Arzneimittel pocket plus 2018

	1
	2
	3
	4
Nephrologie	5
Endokrinologie	6
Hämatologie, Onkologie	7
Rheumatologie	8
Infektiologie	9
Immunologie	10
Anästhesie	11
Neurologie	12
Psychiatrie	13
Dermatologie	14
Ophthalmologie	15
HNO	16
Urologie	17
Gynäkologie	18
Pädiatrie	19
Toxikologie	20
Geriatrie	21

Herausgeber:
Dr. med. Andreas Ruß
Prof. Dr. med. Stefan Endres

Autoren:
P. Baumann, D. Brodmann, H. Bruckbauer, T. Bschor, D. Clasing, M. Drey, S. Endres, F. Eyer, M. Helbig, S. Helbig, M. Humpich, M. Jakob, S. Karl, V. Klauss, B. Kloos-Drobner, A. Macke, A. Meurer, N. Reisch, A. Ruß, R. Schmidmaier, S. von Stuckrad-Barre, H. Veldink

Lektorat:
Andrea Rauneker, Dr. Carla Knobloch, Dr. Maria Manukyan, Dr. Katja Neundörfer, Dr. Anja Schäfer, Dr. Bettina Spengler

Herstellung:
Tobias Angermann

Umschlaggestaltung:
Mariona Dieguez

Wichtiger Hinweis
Der Stand der medizinischen Wissenschaft ist durch Forschung und klinische Erfahrung ständig im Wandel. Autor und Verlag haben größte Mühe darauf verwandt, dass die Angaben in diesem Werk korrekt sind und dem derzeitigen Wissensstand entsprechen.
Für die Angaben kann von Autor und Verlag jedoch keine Gewähr übernommen werden. Jeder Benutzer ist dazu aufgefordert, Angaben dieses Werkes gegebenenfalls zu überprüfen und in eigener Verantwortung am Patienten zu handeln.
Geschützte Warennamen (Warenzeichen) werden nicht besonders kenntlich gemacht.
Aus dem Fehlen eines solchen Hinweises kann also nicht geschlossen werden, dass es sich um einen freien Handelsnamen handelt.
Alle Rechte vorbehalten. Das Werk ist einschließlich aller seiner Teile urheberrechtlich geschützt. Ohne ausdrückliche, schriftliche Genehmigung des Verlags ist es nicht gestattet, das Buch oder Teile dieses Buches in irgendeiner Form durch Fotokopie, Mikroverfilmung, Übertragung auf elektronische Datenträger, Übersetzung oder sonstige Weise zu vervielfältigen, zu verbreiten oder anderweitig zu verwerten.

Die Deutsche Bibliothek verzeichnet diese Publikation in der Deutschen Nationalbibliografie; detaillierte bibliografische Daten sind im Internet über <http://dnb.ddb.de> abrufbar.

© 1995–2017 Börm Bruckmeier Verlag GmbH

Nördliche Münchner Str. 28, 82031 Grünwald, www.media4u.com

14. Auflage, September 2017
ISBN 978-3-89862-789-4
Druck: Kösel GmbH & Co. KG

Vorwort zur 14. Auflage

Im Jahr 2016 wurden in Deutschland 31 neue Medikamente zugelassen, ein Drittel davon für onkologische Indikationen. Dies zeigt erneut die schnelle Entwicklung der Pharmakotherapie und ihren hohen Stellenwert in der modernen Medizin.

In der aktuellen Auflage des **Arzneimittel pocket plus 2018** finden Sie wieder mit höchstmöglicher Aktualität auch die erst kürzlich neu zugelassenen Medikamente. Die Informationen über Wirkmechanismen, unerwünschte Wirkungen und Kontraindikationen wurden erneut aktualisiert und erweitert.

Die 14. Auflage präsentiert sich in der bewährten Aufteilung mit dem Arzneimittel-Teil vorne, in dem alle wichtigen Wirkstoffe, Handelsnamen und Dosierungen aufgeführt sind, und dem Therapie-Teil hinten, in dem die wichtigsten Krankheitsbilder mit den entsprechenden medikamentösen Therapien dargestellt werden. Hierbei wurde besonderer Wert auf leitliniengerechte Therapieempfehlungen gelegt. Im Therapieteil haben wir uns auf häufige Krankheitsbilder und auf häufig oder gelegentlich eingesetzte Wirkstoffe beschränkt. Auf die Aufnahme sehr selten eingesetzter Wirkstoffe und Reservemedikamente (Drittlinien-Therapien) haben wir bewusst verzichtet.

Nach dem großen Erfolg der letztjährigen Auflagen als i-pocket Applikation wird das **Arzneimittel pocket plus 2018** selbstverständlich wieder als **iPhone-** bzw. als **Android App** verfügbar sein. Für zusätzliche Informationen erkundigen Sie sich einfach auf der Website des Börm Bruckmeier Verlags: **www.media4u.com**. Wir wünschen Ihnen Freude und Bestätigung bei der ärztlichen Arbeit und insbesondere bei der bestmöglichen Wahl von Medikamenten, die Sie zum Wohl Ihrer Patientinnen und Patienten einsetzen.

Auch in diesem Jahr möchten wir Ihnen für Ihre Treue, Ihre Kommentare und Verbesserungsvorschläge danken.

Andreas Ruß und Stefan Endres September 2017
für die Autorinnen und Autoren

Autorenverzeichnis

Dr. Andreas Ruß
(Hrsg., Arzneimittel)
Fachärztliche Internistische Praxis, Kirchplatz 1;
83734 Hausham

Prof. Dr. Stefan Endres
(Hrsg. Therapien,
Gastroenterologie – Therapie)
Leiter der Abteilung für klinische Pharmakologie;
Medizinische Klinik und Poliklinik IV;
Klinikum der Universität München

Dr. Philipp Baumann
(Hämatologie, Onkologie – Therapie)
Oberarzt am Zentrum für Innere Medizin;
Klinikum Garmisch-Partenkirchen

Dr. Doreen Brodmann
(Urologie – Therapie)
Leitende Ärztin, Innere Medizin/Nephrologie,
Spitalzentrum Oberwallis, Pflanzettastr. 8, CH-3930 Visp

Dr. Harald Bruckbauer
(Dermatologie – Therapien)
Facharztpraxis für Haut- und Geschlechtskrankheiten,
Allergologie, Neufahrn

Prof. Dr. Tom Bschor
(Psychiatrie – Therapie)
Chefarzt der Abteilung für Psychiatrie, Schlosspark-Kinik,
Heubnerweg 2, 14059 Berlin

Prof. Dr. Dirk Clasing (Doping)
Lohöfenerweg 31, 48153 Münster

PD Dr. Michael Drey
(Geriatrie – Arzneimittel)
Akutgeriatrie, Medizinische Klinik und Poliklinik IV,
Klinikum der Universität München

Prof. Dr. Florian Eyer
(Toxikologie – Arzneimittel)
Leiter der Abteilung für Klinische Toxikologie,
Klinikum rechts der Isar, Technische Universität München

PD Dr. Dr. Matthias Helbig
(HNO – Therapie)
Facharztpraxis für Hals-Nasen-Ohrenheilkunde,
Breslauer Str. 44, 65779 Kelkheim/Taunus

PD Dr. Silke Helbig
(HNO – Therapie)
Oberärztin am Zentrum für HNO-Heilkunde,
Klinikum der J.-W.-Goethe-Universität Frankfurt

Dr. Marek Humpich
(Anästhesie – Therapie)
Facharzt für Anästhesiologie und Neurologie, Notfallmedizin,
HELIOS Dr. Horst Schmidt Kliniken Wiesbaden

Dr. Michael Jakob
(Pneumologie – Therapie)
Leitender Oberarzt der II. Medizinischen Abteilung,
Krankenhaus Dritter Orden, München

Dr. Sonja Karl
(Dermatologie – Therapie)
Facharztpraxis für Haut- und Geschlechtskrankheiten,
Allergologie, Neufahrn

Prof. Dr. Volker Klauss
(Kardiologie – Therapie)
Facharztpraxis Innere Medizin und Kardiologie,
Sonnenstr. 17, 80331 München

Dr. Beate Kloos-Drobner
(Ophthalmologie – Therapie)
ARGUS Augenzentrum Mittelhessen,
Überörtliche Berufsausübungsgemeinschaft, Giessen

Dr. Alfons Macke
(Pädiatrie – Therapie)
Kinder- und Jugendarzt, Neuropädiatrie,
83052 Bruckmühl

Dr. Anja Meurer
(Rheumatologie, Infektiologie – Ther.)
Facharztpraxis für Innere Medizin und Infektiologie,
Ainmillerstraße 26, 80801 München

PD Dr. Nicole Reisch
(Endokrinologie – Therapie)
Abteilung Endokrinologie;
Medizinische Klinik und Poliklinik IV, Universität München

Prof. Dr. Ralf Schmidmaier
(Hämatologie, Onkologie – Therapie)
Oberarzt, Abteilung Hämatologie/Onkologie,
Medizinische Klinik und Poliklinik IV, Universität München

Dr. Sebastian v. Stuckrad-Barre
(Neurologie – Therapie)
Facharztpraxis für Neurologie,
Bahnhofstr. 26a, 55218 Ingelheim am Rhein

Dr. Hendrik Veldink
(Gynäkologie – Therapie)
Gynäkologie, Mathias-Spital Rheine,
Frankenburgstraße 31, 48431 Rheine

5

A 1 Notfall — 17

1.1	Notfallmedikamente	17

A 2 Kardiologie, Angiologie — 21

2.1	Antihypertensiva	21
2.2	Diuretika	42
2.3	Antianginosa	46
2.4	Antiarrhythmika	48
2.5	Digitalisglykoside	53
2.6	Sympathomimetika	54
2.7	Parasympatholytika	56
2.8	Phosphodiesterasehemmer	56
2.9	Gerinnung	57

A 3 Pneumologie — 73

3.1	Inhalative Beta-2-Sympathomimetika	73
3.2	Systemische Beta-2-Sympathomimetika	74
3.3	Inhalative Alpha- und Beta-Sympathomimetika	76
3.4	Inhalative Anticholinergika	76
3.5	Inhalative Glukokortikoide	78
3.6	Methylxanthine	80
3.7	Leukotrienrezeptorantagonisten	81
3.8	Phosphodiesterase-4-Inhibitor	81
3.9	Sekreto- und Mukolytika	81
3.10	Antitussiva	83
3.11	Antihistaminika	84
3.12	Mastzellstabilisatoren und Kombinationen	87
3.13	Monoklonale Antikörper	87
3.14	Immunsuppressiva	88
3.15	Proteinkinaseinhibitoren	88
3.16	Mittel zur Therapie der pulmonalen Hypertonie	89

A 4 Gastroenterologie — 92

4.1	Ulkustherapeutika	92
4.2	Motilitätssteigernde Mittel	96
4.3	Spasmolytika	98
4.4	Laxantien	98
4.5	Darmlavage-Lösungen	100
4.6	Karminativa	100
4.7	Antidiarrhoika	101
4.8	Lebertherapeutika	101
4.9	Gallensäuren, Gallensäureregulatoren	102
4.10	Verdauungsenzyme	102
4.11	Aminosalicylate	103
4.12	Glukokortikoide	104
4.13	Antikörper bei CED	104
4.14	Antiemetika, Antivertiginosa	105
4.15	Regulatorische Peptide	108
4.16	Hämorrhoidalmittel	109
4.17	Glyceroltrinitrat	110

A 5 Nephrologie — 111

5.1	Phosphatbinder	111

A 6 Endokrinologie — 112

6.1	Antidiabetika	112
6.2	Antihypoglykämika	119
6.3	Lipidsenker	120
6.4	Schilddrüse, Nebenschilddrüse	126
6.5	Gichtmittel	129
6.6	Kalziumstoffwechselregulatoren	131
6.7	Abmagerungsmittel	134
6.8	Orphan Drugs	135
6.9	Steroidgenesehemmer	139
6.10	Hypothalamushormone	140
6.11	Hypophysenhinterlappenhormone	140
6.12	Wachstumshormonrezeptorantagonisten	142
6.13	Endokrinologische Diagnostik	142

Inhalt

A 7 Hämatologie, Onkologie 143

7.1	Antianämika	143
7.2	Eisenchelatbildner	146
7.3	Vitamine	146
7.4	Wachstumsfaktoren	149
7.5	Benutzerhinweise Chemotherapeutika	151
7.6	Allgemeine unerwünschte Wirkungen von Zytostatika	151
7.7	Alkylierende Mittel	152
7.8	Antimetabolite	156
7.9	Alkaloide und andere natürliche Mittel	160
7.10	Zytotoxische Antibiotika	163
7.11	Topoisomerase-I-Hemmer	166
7.12	Proteinkinase-Inhibitoren	167
7.13	mTOR-Inhibitoren	175
7.14	Antikörper	176
7.15	Weitere antineoplastische Mittel	184
7.16	Entgiftungsmittel bei Zytostatikatherapie	192

A 8 Rheumatologie 193

8.1	Non-steroidale Antirheumatika	193
8.2	Pyrazolonderivate	198
8.3	Analgetika-Kombinationen	199
8.4	Analgetika + Schleimhautprotektiva	200
8.5	Rheuma-Basistherapeutika	200
8.6	Glukokortikoide	203
8.7	Selektive Immunsuppressiva	206

A 9 Infektiologie 211

9.1	Keimempfindlichkeit	211
9.2	Penicilline	212
9.3	Beta-Lactamase-Inhibitoren	215
9.4	Cephalosporine	217
9.5	Monobactame	224
9.6	Cycline	224
9.7	Makrolide, Ketolide	226
9.8	Lincosamide	227
9.9	Aminoglykoside	228
9.10	Chinolone	229
9.11	Folsäureantagonisten	231
9.12	Nitroimidazole	233
9.13	Nitrofurane/Harnwegantibiotika	233
9.14	Carbapeneme	234
9.15	Glykopeptide	235
9.16	Lipopeptide	237
9.17	Oxazolidinone	237
9.18	Intestinale Antibiotika	238
9.19	Inhalative Antibiotika	239
9.20	Antiprotozoenmittel	239
9.21	Weitere Antibiotika	240
9.22	Antimikrobielle Spüllösung	241
9.23	Tuberkulostatika	241
9.24	Virustatika	245
9.25	Antimykotika zur systemischen Anwendung	258
9.26	Antimykotika zur topischen Anwendung	262
9.27	Anthelminthika	262
9.28	Antimalariamittel	264

A 10 Immunologie 266

10.1	Immunsuppressiva	266
10.2	Interferone	269
10.3	Immunglobuline	270
10.4	Immunstimulanzien	270
10.5	Impfstoffe	271
10.6	Impfkalender	275

A 11 Anästhesie 276

11.1	Opioid-Analgetika	276
11.2	Opioidrezeptor-Agonist	283
11.3	Weitere zentral wirksame Analgetika	284
11.4	Anilinderivate	285
11.5	Narkotika	285

11.6	Muskelrelaxantien	288	
11.7	Xanthinderivate	289	
11.8	Lokalanästhetika	289	
11.9	Synthetische Anticholinergika	291	
11.10	Mineralstoffe	291	
11.11	Parenterale Ernährung	293	
11.12	Plasmaersatzmittel	296	
11.13	Azidose, Alkalose	297	

A 12 Neurologie — 298

12.1	Antiepileptika	298
12.2	Antiparkinsonmittel	307
12.3	Migränemittel	315
12.4	Muskelrelaxantien	318
12.5	Cholinergika	321
12.6	Antidementiva	322
12.7	Kaliumkanalblocker	325
12.8	Cannabinoide	325
12.9	Selektive Immunsuppressiva	326
12.10	Interferone	328
12.11	Kalziumantagonisten	328
12.12	Neuropathiepräparate	329
12.13	VMAT2-Inhibitoren	329
12.14	Dopaminantagonisten	329

A 13 Psychiatrie — 330

13.1	Antidepressiva	330
13.2	Stimmungsstabilisierer	340
13.3	Anxiolytika	341
13.4	Antimanika, Phasenprophylaktika	341
13.5	Neuroleptika	342
13.6	Sedativa, Hypnotika	352
13.7	Psychoanaleptika	358
13.8	Zentral wirksame Alpha-Sympathomimetika	360
13.9	Alkoholentwöhnungsmittel	361
13.10	Rauchentwöhnungsmittel	362

A 14 Dermatologie — 363

14.1	Antipruriginosa, Antiphlogistika	363
14.2	Glukokortikoide	363
14.3	Dermatitistherapeutika	366
14.4	Antipsoriatika	367
14.5	Aknemittel	370
14.6	Antiinfektiva	372
14.7	Keratolytika	376
14.8	Haarwuchsmittel	376
14.9	Antineoplastische Mittel	377
14.10	Photosensitizer	377
14.11	Protektiva gegen UV-Strahlen	378
14.12	Topische Antihistaminika	378
14.13	Weitere Externa	379

A 15 Ophthalmologie — 381

15.1	Oberflächenanästhetika	381
15.2	Antiinfektiva	381
15.3	Antiphlogistika	383
15.4	Glaukommittel	385
15.5	Mydriatika und Zykloplegika	388
15.6	Antiallergika	389
15.7	Vasokonstriktiva	389
15.8	Hornhautpflegemittel	390
15.9	Antineovaskuläre Mittel, Enzyme	391
15.10	Neutralisierungslösungen bei Verätzungen	392

A 16 HNO — 393

16.1	Rhinologika	393
16.2	Nasale Dekongestiva + Antihistaminikum	395
16.3	Otologika	395
16.4	Weitere Hals-Rachen-Therapeutika	396

A 17 Urologie — 398

17.1	Urospasmolytika	398
17.2	Prostatamittel	399
17.3	Erektile Dysfunktion	401
17.4	Sexualhormone	402
17.5	Urolithiasismittel	405
17.6	Phosphatbinder	406
17.7	Kationenaustauscher	406
17.8	Weitere Urologika	406

A 18 Gynäkologie — 407

18.1	Hormonpräparate	407
18.2	Hormonelle Kontrazeptiva	416
18.3	Weheninduktion, Geburtseinleitung	420
18.4	Prolaktinhemmer	422
18.5	Wehenhemmer	422
18.6	Schwangerschaft, Stillzeit	423

A 19 Pädiatrie — 424

A 20 Toxikologie — 425

20.1	Allgemeines	425
20.2	Ärztliche Behandlung	425
20.3	Antidota	426
20.4	Transport	430
20.5	Asservierung	430

A 21 Geriatrie — 431

21.1	Potenziell inadäquate Medikation	431

T 1	Notfall	435
T 1.1	Notfälle – Therapiemaßnahmen	435
T 1.2	Adult Advanced Life Support	436

T 2	Kardiologie	437
T 2.1	Hypertonie	437
T 2.2	Hypertensive Krise	442
T 2.3	Hypotonie	444
T 2.4	Schock	444
T 2.5	Akutes Lungenödem	445
T 2.6	Koronare Herzkrankheit	446
T 2.7	Herzinsuffizienz	455
T 2.8	Herzrhythmusstörungen	461
T 2.9	Infektiöse Endokarditis	467
T 2.10	Endokarditisprophylaxe	468
T 2.11	Perikarditis	469
T 2.12	Periphere arterielle Verschlusskrankheit	470
T 2.13	Akute Extremitätenischämie	470
T 2.14	Thrombophlebitis	470
T 2.15	Tiefe Becken- und Beinvenenthrombose	471

T 3	Pneumologie	473
T 3.1	Asthma bronchiale	473
T 3.2	COPD und Lungenemphysem	480
T 3.3	Alpha-1-Antitrypsinmangel	486
T 3.4	Exogen allergische Alveolitis (chronisch)	486
T 3.5	Idiopathische Lungenfibrose	486
T 3.6	Pneumonie	487
T 3.7	Lungenabszess	493
T 3.8	Pleurale Infektionen	493
T 3.9	Lungenembolie	496
T 3.10	Pulmonale Hypertonie	500
T 3.11	Bronchiektasen	503
T 3.12	Mukoviszidose	504
T 3.13	Sarkoidose	506

T 4	Gastroenterologie	507
T 4.1	Ösophagitis	507
T 4.2	Achalasie	508
T 4.3	Gastritis	508
T 4.4	Ulkuskrankheit	509
T 4.5	Gastroenteritis	511
T 4.6	Divertikulitis	511
T 4.7	Morbus Crohn	512
T 4.8	Colitis ulcerosa	513
T 4.9	Kollagene Kolitis	514
T 4.10	Reizdarmsyndrom	514
T 4.11	Pankreatitis	515
T 4.12	Hepatitis	516
T 4.13	Leberzirrhose	519
T 4.14	Leberabszess	521
T 4.15	Cholelithiasis	521
T 4.16	Akute Cholezystitis oder akut eitrige Cholangitis	521
T 4.17	Darmlavage	522
T 4.18	Sedierung in der gastrointestinalen Endoskopie	522

T 5	Nephrologie	523
T 5.1	Akutes Nierenversagen	523
T 5.2	Chronische Niereninsuffizienz	524
T 5.3	Glomerulonephritis	528
T 5.4	Gefäßerkrankungen	539

T 6	Endokrinologie	540
T 6.1	Dehydratation	540
T 6.2	Hyperhydratation	541
T 6.3	Ödeme	542
T 6.4	Hypokaliämie	542
T 6.5	Hyperkaliämie	542
T 6.6	Hypokalzämie	543
T 6.7	Hyperkalzämie	543
T 6.8	Hypomagnesiämie	544
T 6.9	Hypermagnesiämie	544
T 6.10	Metabolische Azidose	545
T 6.11	Metabolische Alkalose	545

Inhalt

T 6.12	Respiratorische Azidose	545	T 7.10	Chronisch-myeloische Leukämie	581
T 6.13	Respiratorische Alkalose	545	T 7.11	Myelodysplasie	582
T 6.14	Diabetes mellitus	546	T 7.12	Non-Hodgkin-Lymphom	582
T 6.15	Hyperlipoproteinämien	553	T 7.13	Akute Leukämie	588
T 6.16	Hyperurikämie, Gicht	555	T 7.14	M. Hodgkin	589
T 6.17	Porphyrien	556	T 7.15	Multiples Myelom	590
T 6.18	Osteoporose	557	T 7.16	Supportive Therapie nach Symptom	594
T 6.19	Osteomalazie	559	T 7.17	Analkarzinom	594
T 6.20	Ostitis deformans Paget	560	T 7.18	Harnblasenkarzinom	595
T 6.21	Morbus Wilson	560	T 7.19	Bronchialkarzinom	596
T 6.22	Hämochromatose	561	T 7.20	Gallenblasenkarzinom	603
T 6.23	Struma	561	T 7.21	Pleuramesotheliom	604
T 6.24	Hyperthyreose	562	T 7.22	Kopf-Hals-Tumoren	604
T 6.25	Hypothyreose	564	T 7.23	Hodentumoren	605
T 6.26	Thyreoiditiden	564	T 7.24	Kolorektales Karzinom	606
T 6.27	Cushing-Syndrom	565	T 7.25	Leberzellkarzinom	610
T 6.28	Conn-Syndrom, Hyperaldosteronismus	566	T 7.26	Neuroendokrine Tumoren	610
T 6.29	Hypokortisolismus	567	T 7.27	Magenkarzinom	612
T 6.30	Phäochromozytom	568	T 7.28	Malignes Melanom	614
T 6.31	Hyperparathyreoidismus	568	T 7.29	Mammakarzinom	615
T 6.32	Hypoparathyreoidismus	570	T 7.30	Medulläres Schilddrüsenkarzinom	620
T 6.33	Hypopituitarismus	570	T 7.31	Nierenkarzinom	620
T 6.34	HVL-Überfunktion, HVL-Tumoren	572	T 7.32	Ösophaguskarzinom	622
T 6.35	Diabetes insipidus	573	T 7.33	Ovarialkarzinom	622
T 6.36	Insulinom	573	T 7.34	Pankreaskarzinom	623
T 6.37	Verner-Morrison-Syndrom	574	T 7.35	Prostatakarzinom	625
T 6.38	Karzinoid-Syndrom bei GEP-NET	574	T 7.36	ZNS-Malignome	626
T 6.39	Gastrinom	574			
T 6.40	Gynäkomastie	574	**T 8**	**Rheumatologie**	**627**
			T 8.1	Raynaud-Syndrom	627
T 7	**Hämatologie, Onkologie**	**575**	T 8.2	Fibromyalgie-Syndrom	627
			T 8.3	Arthrosis deformans	627
T 7.1	Hämophilie	575	T 8.4	Rheumatoide Arthritis	628
T 7.2	Von-Willebrand-Jürgens-Syndrom	576	T 8.5	M. Bechterew	630
T 7.3	Kongenitaler Mangel an Faktor-XIII-A-Untereinheiten	576	T 8.6	Reaktive Arthritis, M. Reiter	630
T 7.4	Anämie	577	T 8.7	Psoriasisarthritis	631
T 7.5	Zytostatika induzierte Neutropenie	579	T 8.8	Systemischer Lupus erythematodes	632
T 7.6	Idiopathische thrombozytopenische Purpura	579	T 8.9	Progressiv systemische Sklerodermie	633
			T 8.10	Arteriitis temporalis Horton	634
T 7.7	Polyzythaemia vera	580	T 8.11	Panarteriitis nodosa	634
T 7.8	Essenzielle Thrombozythämie	581	T 8.12	ANCA-assoziierte Vaskulitis	634
T 7.9	Primäre Myelofibrose	581	T 8.13	Sjögren-Syndrom	635

T 9 Infektiologie 636

T 9.1	Amöbiasis	636
T 9.2	Borreliose	636
T 9.3	Candidose	637
T 9.4	Cholera	639
T 9.5	Giardiasis	639
T 9.6	Gonorrhoe	639
T 9.7	Herpes-simplex-Virus	640
T 9.8	Primäre Osteomyelitis	640
T 9.9	Oxyuriasis	640
T 9.10	Scharlach	640
T 9.11	Sexuell übertragbare Erkrankungen	641
T 9.12	Shigellose	647
T 9.13	Taeniasis	647
T 9.14	Tuberkulose	648

T 10 Immunologie 650

T 11 Anästhesie 651

T 11.1	Prämedikation	651
T 11.2	Narkosezwischenfälle	652
T 11.3	Narkoseführung	653
T 11.4	Perioperative Probleme	654

T 12 Neurologie 656

T 12.1	Glasgow Coma Scale	656
T 12.2	Chorea	657
T 12.3	Demenz vom Alzheimer-Typ, vaskuläre Demenz	657
T 12.4	Epilepsie	657
T 12.5	Fazialisparese, peripher	660
T 12.6	Kopfschmerzen	660
T 12.7	Lumbago	663
T 12.8	Meningitis/Enzephalitis	664
T 12.9	Multiple Sklerose	665
T 12.10	Myasthenia gravis	668
T 12.11	Myoklonien	668
T 12.12	Parkinson-Syndrom	668
T 12.13	Neuroborreliose	671
T 12.14	Restless-Legs-Syndrom	671
T 12.15	Schwindel	671
T 12.16	Spastik	672
T 12.17	Tremor	673
T 12.18	Zerebrale Ischämie	673

T 13 Psychiatrie 675

T 13.1	Psychiatrischer Notfall	675
T 13.2	Demenz	677
T 13.3	Alkoholabhängigkeit	678
T 13.4	Depression	679
T 13.5	Manie	681
T 13.6	Schizophrenie	682
T 13.7	Wahnerkrankung	683
T 13.8	Angsterkrankung	683
T 13.9	Zwangserkrankung	685
T 13.10	Aufmerksamkeitsdefizit-/Hyperaktivitätsstörung	685

T 14 Dermatologie 686

T 14.1	Hinweis zur Therapie	686
T 14.2	Staph.-aureus-bedingte Infektionen	686
T 14.3	Weitere bakterielle Infektionen	690
T 14.4	Akne und akneiforme Dermatosen	694
T 14.5	Alopezie	697
T 14.6	Ekzemerkrankungen	699
T 14.7	Epizoonosen	703
T 14.8	Ichthyosen	703
T 14.9	Lichen ruber	704
T 14.10	Mykosen	705
T 14.11	Pemphigus vulgaris	707
T 14.12	Psoriasis	708
T 14.13	Sexuell übertragbare Erkrankungen	710
T 14.14	Urtikaria	711
T 14.15	Virale Infektionen	713
T 14.16	Aktinische Präkanzerosen	714
T 14.17	Malignes Melanom	716
T 14.18	Basaliom	717

12 Inhalt

T 15 Ophthalmologie 718

T 15.1	Hordeolum	718
T 15.2	Blepharitis	718
T 15.3	Lidabszess, -furunkel, -phlegmone	718
T 15.4	Virusinfektionen der Lider	719
T 15.5	Dakryoadenitis	719
T 15.6	Dakryozystitis	720
T 15.7	Konjunktivitis	720
T 15.8	Keratitis	722
T 15.9	Verätzung, Verbrennung	723
T 15.10	Episkleritis	723
T 15.11	Skleritis	724
T 15.12	Uveitis anterior	724
T 15.13	Intermediäre und hintere Uveitis	725
T 15.14	Toxoplasmose-Retinochorioiditis	726
T 15.15	Endophthalmitis	727
T 15.16	Neuritis nervi optici	727
T 15.17	Ischämische Optikusneuropathie	727
T 15.18	Zentralarterienembolie	728
T 15.19	Zentralvenenverschluss	729
T 15.20	Primäres Offenwinkelglaukom	730
T 15.21	Akutes Winkelblockglaukom	731
T 15.22	Endokrine Orbitopathie	732
T 15.23	Exsudative altersabhängige Makuladegeneration	732
T 15.24	Diabetisches Makulaödem	733
T 15.25	Zystoides Makulaödem	733

T 16 HNO 734

T 16.1	Rhinitis	734
T 16.2	Nasenfurunkel	735
T 16.3	MRSI der Nasenschleimhäute	736
T 16.4	Sinusitis	736
T 16.5	Tonsillitis	737
T 16.6	Pharyngitis	738
T 16.7	Laryngitis	738
T 16.8	Perichondritis	739
T 16.9	Otitis externa	740
T 16.10	Zoster oticus	741
T 16.11	Otitis media	741
T 16.12	Mastoiditis	742
T 16.13	M. Menière	743
T 16.14	Hörsturz	743
T 16.15	Tinnitus aurium	744
T 16.16	Neuropathia vestibularis	744
T 16.17	Ideopathische Fazialisparese	744
T 16.18	Sialadenitis	745

T 17 Urologie 746

T 17.1	Infektionen	746
T 17.2	Nierensteine	752
T 17.3	Benigne noduläre Prostatahyperplasie	755
T 17.4	Inkontinenz	756
T 17.5	Erektile Dysfunktion	757

T 18 Gynäkologie 758

T 18.1	Mastopathie	758
T 18.2	Mastodynie	758
T 18.3	Prämenstruelles Syndrom	758
T 18.4	Endometriose	758
T 18.5	Vulvadystrophie	759
T 18.6	Vulvovaginitis	759
T 18.7	Zervizitis	759
T 18.8	Salpingitis, Endometritis	759
T 18.9	Pelvic inflammatory disease	760
T 18.10	EPH-Gestose	760
T 18.11	Hyperemesis gravidarum	762
T 18.12	Puerperalfieber	762
T 18.13	Mastitis	763
T 18.14	Hormonelle Kontrazeption	763
T 18.15	Hormonsubstitution	764
T 18.16	Inkontinenz	765

T 19 Pädiatrie 766

T 19.1	Pädiatrische Notfälle	766
T 19.2	Kinderkardiologie	775
T 19.3	Kinderpneumologie	777
T 19.4	Pädiatrische Gastroenterologie	781
T 19.5	Pädiatrische Endokrinologie und Stoffwechsel	783
T 19.6	Pädiatrische Hämatologie	785

T 19.7	Pädiatrische Infektiologie	786
T 19.8	Päd. Allergologie und Immunologie	793
T 19.9	Schmerztherapie im Kindesalter	794
T 19.10	Sedierung im Kindesalter	796
T 19.11	Neuropädiatrie	797
T 19.12	Kinder- und Jugendpsychiatrie	802
T 19.13	Kinderdermatologie	803
T 19.14	Kinder-HNO	806
T 19.15	Pädiatrische Nephrologie, Urologie	808

T 20 Toxikologie 811

T 20.1	Wichtige Hinweise zur Therapie	811
T 20.2	Allgemeinmaßnahmen	812
T 20.3	Acetylsalizylsäure-Intoxikation	813
T 20.4	Ajmalin-, Prajmalin-Intoxikation	813
T 20.5	Amanitin-Intoxikation	814
T 20.6	Amantadin-Intoxikation	814
T 20.7	Amphetamin-Intoxikation	815
T 20.8	Antidepressiva-Intoxikation	815
T 20.9	Antihistaminika-Intoxikation	816
T 20.10	Arsen-Intoxikation	817
T 20.11	Atropin-Intoxikation	817
T 20.12	Barbiturat-Intoxikation	817
T 20.13	Benzodiazepin-Intoxikation	817
T 20.14	Betablocker-Intoxikation	818
T 20.15	Biguanide-Intoxikation	818
T 20.16	Biperiden-Intoxikation	819
T 20.17	Blei-Intoxikation	819
T 20.18	Botulismus-Intoxikation	819
T 20.19	Carbamat-Intoxikation	819
T 20.20	Chinin-Intoxikation	819
T 20.21	Chloroquin-Intoxikation	820
T 20.22	Chrom-Intoxikation	820
T 20.23	Clenbuterol-Intoxikation	820
T 20.24	Clonidin-Intoxikation	820
T 20.25	Cumarin-Intoxikation	821
T 20.26	Cyanid-Intoxikation	821
T 20.27	Dihydroergotamin-Intoxikation	821
T 20.28	Eisen-III-/-II-sulfat-Intoxikation	821
T 20.29	Ethylenglykol-Intoxikation	822
T 20.30	Gammahydroxybuttersäure	822
T 20.31	Heparin-Intoxikation	823
T 20.32	Herzglykosid-Intoxikation	823
T 20.33	Kalziumantagonist-Intoxikation	823
T 20.34	Koffein-Intoxikation	824
T 20.35	Kokain-Intoxikation	824
T 20.36	Kupfer-Intoxikation	825
T 20.37	Lithium-Intoxikation	825
T 20.38	MAO-Hemmer-Intoxikation	825
T 20.39	Methanol-Intoxikation	825
T 20.40	Met-Hb-Bildner-Intoxikation	825
T 20.41	Methotrexat-Intoxikation	826
T 20.42	Mutterkornalkaloid-Intoxikation	826
T 20.43	Neuroleptika-Intoxikation	826
T 20.44	Opiat-Intoxikation	827
T 20.45	Organophosphat-Intoxikation	827
T 20.46	Paracetamol-Intoxikation	827
T 20.47	Penicillin- und Derivate-Intoxikation	827
T 20.48	Pyrazolon-Verbindungs-Intoxikation	827
T 20.49	Quecksilber-Intoxikation	828
T 20.50	Reizgas-Intoxikation	828
T 20.51	Reserpin-Intoxikation	828
T 20.52	Säuren-Intoxikation	829
T 20.53	Schaumbildner-Intoxikation	829
T 20.54	Schilddrüsenhormon-Intoxikation	829
T 20.55	Spice-Intoxikation	829
T 20.56	Sulfonamid-Intoxikation	829
T 20.57	Thallium-Intoxikaiution	829
T 20.58	Theophyllin-Intoxikation	829
T 20.59	Zink-Intoxikation	829
T 20.60	Giftinformationszentralen	830

T 21 Geriatrie 830

T 22 Zusatzinfos 831

T 22.1	Pharmakologische Grundbegriffe	831
T 22.2	Dosisanpassung Niereninsuffizienz	834
T 22.3	Zytochrom-P450-System	836
T 22.4	Bestimmung der Körperoberfläche	838
T 22.5	Doping	841
T 22.6	Betäubungsmittelverordnung	845
T 22.7	Unerwünschte Arzneimittelwirkungen	847
T 22.8	Internetlinks	848

Index 849

Neuzulassungen 2016

Kapitel	Wirkstoff	Handelsname	Klasse; Indikation	Seite
Kardiologie, Angiologie	Amlodipin + Bisoprolol	**Biramlo, Bisodipin**	Kalziumantagonist + Betablocker; Hypertonie	→ 40
	Amlodipin + Ramipril	**Tonotec**	Kalziumantagonist + ACE-Hemmer; Hypertonie	→ 41
	Eftrenonacog alfa (Faktor IX)	**Alprolix**	Gerinnungsfaktor; Hämophilie B	→ 70
	Faktor VIII	**Obizur Elocta**	Gerinnungsfaktor; Hämophilie A	→ 70
	Faktor IX	**Idelvion**	Hämophilie B	→ 70
	Idarucizumab	**Praxbind**	Dabigatran-Antagonist; Antidota für Antikoagulatien	→ 63
	Losartan + Amlodipin	**LosAmlo**	Angiotensin-II-Blocker + Kalziumantagonist; Hypertonie	→ 38
	Octocog alfa (Faktor VIII)	**Iblias, Kovaltry**	Gerinnungsfaktor; Hämophilie A	→ 70
	Sacubitril + Valsartan	**Entresto**	Nephrilysinhemmer + Angiotensin-II-Blocker; Herzinsuffizienz	→ 39
Pneumologie	Mepolizumab	**Nucala**	Interleukin-5-AK; eosinophyles Asthma	→ 87
	Selexipag	**Uptravi**	IP-Rez.-Agonist; pulmonale Hypertonie	→ 91
Endokrinologie	Lumacaftor + Ivacaftor	**Orkambi**	Kombination aus Potentiator des CFTR-Proteins und CFTR-Korrektor; Mukoviszidose	→ 138
	Migalastat	**Galafold**	Bindung mutierter alpha-Gal-A-Formen; Morbus Fabry	→ 138
Hämatologie, Onkologie	Daratumumab	**Darzalex**	Anti-CD38 AK; Multiples Myelom	→ 180
	Eisen-III-Maltol	**Feraccru**	Eisenmangelanämie	→ 144
	Elotuzumab	**Empliciti**	Anti-SLAMF-Antikörper; Multiples Myelom	→ 181
	Irinotecan liposomal	**Onivyde**	Topoisomerase-I-Ihgnhibitor; Pankreaskarzinom	→ 166
	Lenvatinib	**Kisplyx**	Kinaseinhibitor; Nierenzell-Ca, Schilddrüsen-Ca	→ 173
	Necitumumab	**Portrazza**	Anti-EGFR AK; NSCLC	→ 181

Neuzulassungen 2016/2017 15

Neuzulassungen 2016 (Fortsetzung)

Kapitel	Wirkstoff	Handelsname	Klasse; Indikation	Seite
Hämatologie, Onkologie (Fortsetzung)	Olaratumab	Lartruvo	PDGFR-α-Antikörper; Weichgewebesarkom	→ 182
	Osimertinib	Tagrisso	Proteinkinase-Inhibitor; NSCLC	→ 173
	Palbociclib	Ibrance	CDK-4/6 Inhibitor; Mamma-Ca	→ 174
	Talimogen laherparepvec	Imlygic	Zytostatikum: Malignes Melanom	→ 192
	Trifluridin + Tipiracil	Lonsurf	Pyrimidin-Analogon; kolorektales-Ca	→ 160
Infektiologie	Elbasvir + Grazoprevir	Zepatier	Virustatika-Kombination; Hepatitis C	→ 255
	Pivmecillinam	X-Systo	Penicillin; akute Zystitis	→ 215
	Sofosbuvir + Velpatasvir	Epclusa	Virustatika-Kombination; Hepatitis C	→ 255
	Emtricitabin + Rilpivirin + Tenofovir	Odefsey	NRTI; HIV-Infektion	→ 248
Neurologie	Brivaracetam	Briviact	Antiepileptika; Zusatztherapie fokale Anfälle	→ 306
	Daclizumab	Zinbryta	CD-25 AK; Multiple Sklerose	→ 327
	Levodopa + Carbidopa + Pramipexol	PramiDopa	L-DOPA-Kombination; M. Parkinson	→ 308
	Opicapon	Ongentys	COMT-Hemmer; M. Parkinson	→ 312
	Pitolisant	Wakix	H3-Antagonist; Narkolepsie	→ 304
Psychiatrie	Guanfacin	Intuniv	Zentrales Alpha-2-Sympathomimetikum; ADHS	→ 361
	Milnacipran	Milnaneurax	SNRI; Depression	→ 337
	Tasimelteon	Hetlioz	Melatonin-Rezeptoragonisten; Nicht-24-Stunden-Schlaf-Wach-Syndrom bei Blinden	→ 339
Dermatologie	Afamelanotid	Scenesse	Prophylaxe von Phototoxizität bei Protoporphyrie	→ 378
Gynäkologie	Follitropin delta	Rekovelle	FSH-Agonist; ovarielle Stimulation	→ 416
	Ospemifen	Senshio	Postmenopausale vulvovaginale Atrophie	→ 413

Neuzulassungen 2017

Kapitel	Wirkstoff	Handelsname	Klasse; Indikation	Seite
Kardiologie, Angiologie	Lonoctocog alfa (Faktor VIII)	Afstyla	Gerinnungsfaktor; Hämophilie A	→ 70
Pneumologie	Reslizumab	Cinqaero	Interleukin-5 AK; eosinophiles Asthma	→ 88
Gastroenterologie	Nabilon	Canemes	Synth. Cannabinoid; Übelkeit, Erbrechen bei Chemother.	→ 108
	Obeticholsäure	Ocaliva	Agonist am Farnesoid-X-Rezeptor; Primär biliäre Cholangitis	→ 102
Hämatologie, Onkologie	Alectinib	Alecensa	ALK-/RET-Tyrosinkinaseinhibitor; NSCLC	→ 171
	Ixazomib	Ninlaro	Proteasom-Inhibitor; jhMultiples Myelom	→ 190
	Venetoclax	Venclyxto	BCL-2 Inhibitor; CLL	→ 192
Rheumatologie	Baricitinib	Olumiant	JAK 1/2 Kinaseinhib.; chron. Polyarthritis	→ 208
	Tofacitinib	Xeljanz	JAK 1/3 Kinaseinhibitor; chronische Polyarthritis	→ 210
Infektiologie	Ceftazidim + Avibactam	Zavicefta	Parenterales Cephalosporin/ ß-Lactamase-Inhibitor; akute Pyelonephritis	→ 221
	Tenofovir-Alafenamid	Vemlidy	NRTI; Chronische Hepatitis B	→ 249
Dermatologie	Ixekizumab	Taltz	IL-17A AK; Psoriasis	→ 369

Notfallmedikamente

A 1 Notfall – Arzneimittel

A 1.1 Notfallmedikamente

Acetylsalicylsäure	HWZ 15min (3–22h), dosisabhängig → 193
Aspirin i.v. *Inj.Lsg. 0.5g/5ml*	**Akutes Koronarsyndrom:** 500mg i.v.; **akuter Migräneanfall:** 1g i.v.; **akute Schmerzen:** 0.5–1g i.v., max. 5g/d
Adenosin	HWZ < 10s → 52
Adrekar *Inj.Lsg. 6mg/2ml*	**Paroxysmale AV-junktionale Tachykardien:** 3-6-9-12mg jeweils als Bolus je nach Wi
Adrenalin (Epinephrin)	HWZ 1–3min → 55
Suprarenin *Amp. 1mg/1ml; Inj.Fl. 25mg/25ml*	**Kardiopulmonale Reanimation:** 1 : 10 verdünnen, alle 3–5min 1mg i.v. (ggf. intraossär); schwere Anaphylaxie: 0.1mg langsam i.v., je nach Wi. initial alle 1–2min, später alle 5min wiederholen
Ajmalin	HWZ 1,6h → 49
Gilurytmal *Amp. 50mg/10ml*	**Supraventrikuläre Tachykardie bei WPW-Syndrom:** 50mg über 5min i.v.; ggf. Wdh. n. 30min; ggf. Dauerinfusion 20–50mg/h; Perf. (250mg) = 5mg/ml ⇒ 4–10ml/h; max. 1200mg/24h
Amiodaron	HWZ 20h–100d → 51
Cordarex *Amp. 150mg/3ml*	**Reanimation mit rezidiv. Kammerflimmern oder pulsloser VT:** 300mg i.v.
Atropin	HWZ 2h → 56
Atropinsulfat *Amp. 0.5mg/1ml, 100mg/10ml*	**Bradykardie:** 0.5–1.5mg i.v. alle 4–6h; **Alkylphosphatintoxikation:** 2–5mg alle 10–15min i.v. bis zum Rückgang der Bronchialsekretion, bis 50mg
Biperiden	HWZ 11–36h → 313
Akineton *Amp. 5mg/1ml*	**Dyskinesien durch Neuroleptika:** 2.5–5mg i.m./ i.v.
Butylscopolamin	HWZ 5h → 98
Buscopan *Amp. 20mg/1ml*	**Koliken:** 20–40mg i.v./i.m./s.c., max. 100mg/d
Clemastin	HWZ 8h → 85
Tavegil *Amp. 2mg/5ml*	**Allergische Reaktion, Anaphylaxie:** 2mg langsam i.v.
Diazepam	HWZ 24–48h → 354
Diazepam Desitin rectal tube *Rektallsg. 5, 10mg* **Valium** *Amp. 10mg/2ml* **Stesolid** *Amp. 10mg/2ml; Rectiole 5, 10mg*	**Erregungszustände:** 2–10mg i.v./rekt.; **Status epilepticus:** 5–10mg i.v./rekt.

A 1 Notfall – Arzneimittel

Digoxin	HWZ 30–50h → 53
Lanicor *Amp. 0.25mg/1ml*	**Tachyarrhythmie bei Vorhofflimmern:** ini 0.25mg i.v., bis 0.75mg an d1 in 3ED

Dopamin	HWZ 5–10min → 55
Dopamin *Amp. 50mg/5ml; Amp. 250mg/50ml*	**Schockzustände, schwere Hypotension:** 2–20µg/kg/min i.v., max. 50µg/kg/min; Perf. (250mg) = 5mg/ml ⇒ 1.7–17ml/h

Esketamin	HWZ 2–4h → 286
Ketanest S *Amp. 25mg/5ml, 50mg/2ml; Inj.Lsg. 100mg/20ml, 250mg/10ml*	**Narkoseeinleitung, Narkoseerhaltung:** 0.5–1mg/kg i.v.; 2–4mg/kg i.m., dann 50% der Initialdosis alle 10–15min; **Analgesie:** 0.125–0.25mg/kg i.v.; 0.25–0.5mg/kg i.m.

Esmolol	HWZ 9min → 28
Brevibloc *Amp. 100mg/10ml, 2.5g/250ml*	**Supraventrikuläre Tachykardie:** ini 0.5mg/kg über 1min i.v., dann 50µg/kg/min, max. 200µg/kg/min

Etomidat	HWZ 3–5h → 286
Hypnomidate *Amp. 20mg/10ml*	**Kurznarkose, Narkoseeinleitung:** 0.15–0.30mg/kg i.v.

Fenoterol	HWZ 3.2h → 73
Berotec N *DA 0.1mg/Hub* Partusisten *Amp. 0.5mg/10ml*	**Asthma bronchiale:** 1 Hub, ggf. Wdh. nach 5min; **vorzeitige Wehentätigkeit:** 0.5–3µg/min i.v., Perf. (0.5mg) = 10µg/ml ⇒ 3–18ml/h

Fentanyl	HWZ 3–12h → 278
Fentanyl-Janssen *Amp. 0.1mg/2ml, 0.5mg/10ml*	**Analgesie:** 1.5–3µg/kg i.v.; **Narkose:** 2–50µg/kg i.v.

Flumazenil	HWZ 53min → 429
Anexate *Amp. 0.5mg/5ml, 1mg/10ml*	**Benzodiazepinintoxikation:** ini 0.2mg i.v., ggf. minütlich Nachinjektion von 0.1mg bis max. 1mg Gesamtdosis

Furosemid	HWZ 1h → 42
Lasix *Amp. 20mg/2ml, 40mg/4ml*	**Lungenödem:** 20–40mg i.v.

Glucose 40%	HWZ 15 min → 295
Glucose 40 Braun *Amp. 10ml*	**Hypoglykämie:** 20–100ml i.v.

Haloperidol	HWZ 13–30h → 347
Haldol *Amp. 5mg/1ml*	**Akute Psychose:** ini 5mg i.m., bei Bedarf stündlich 5mg i.m. bis ausreichende Symptomkontrolle erreicht ist, max. 20mg/d

Notfallmedikamente 19

Heparin	HWZ 1.5-2h → 58
Heparin-Natrium-ratioph. *Amp. 25.000IE/5ml*	**Akutes Koronarsyndrom, Lungenembolie, Gefäßverschluss:** 5000IE i.v.

Ketamin	HWZ 2-4h → 286
Ketamin-ratioph. *Amp. 50mg/5ml, 100mg/2ml, 500mg/10ml*	**Narkoseeinleitung, Narkoseerhaltung:** 1-2mg/kg i.v.; 4-8mg/kg i.m., dann 50% der Initialdosis alle 10-15min; **Analgesie:** 0.25-0.5mg/kg i.v., 0.5-1mg/kg i.m.

Mepivacain	HWZ 3h → 290
Scandicain 1% *Amp. 50mg/5ml*	**Lokalanästhesie:** max. 30ml infiltrieren

Metamizol	HWZ 1.8-4.6h → 198
Novalgin *Amp. 1g/2ml, 2.5g/5ml*	**Starke Schmerzen:** 1-2.5g i.v., max. 5g/d

Metoclopramid	HWZ 2.6-4.6h → 97
Paspertin *Amp. 10mg/2ml*	**Übelkeit:** 10mg i.v., bis 3x/d

Metoprololtartrat	HWZ 3-5h → 28
Beloc, Lopresor *Amp. 5mg/5ml*	**Tachykarde Herzrhythmusstörungen:** 5mg langsam i.v., ggf. Wdh. alle 5-10min bis max 15mg; **akuter MI:** 5mg langsam i.v., ggf. Wdh. in Abständen v. 2min bis max 15mg

Morphin	HWZ 2.5h → 279
Morphin, MSI *Amp. 10mg/1ml, 20mg/1ml*	**Stärkste Schmerzen, Lungenödem:** 2.5-10mg i.v.; 5-30 mg s.c./i.m.

Naloxon	HWZ 3-4h → 282
Naloxon-ratioph. *Amp. 0.4mg/1ml*	**Opiatintoxikation:** 0.4-2mg i.v./i.m./s.c., ggf. Wdh.; **Opiatüberhang nach Narkose:** 0.1-0.2mg i.v., Wdh. alle 2-3min bis Spontanatmung einsetzt

Natriumhydrogencarbonat 8.4%	→ 297
Natriumhydrogencarbonat 8.4% *Inf.Lsg. 100ml (100ml = 100mmol HCO_3^-)*	**Metabolische Azidose:** Base excess (-) x 0.3 x kgKG=mmol; max. 1.5mmol/kgKG/h i.v.

Nifedipin	HWZ 2.5-5h → 31
Adalat *Kps. 5, 10, 20mg*	**Hypertensiver Notfall:** 10-mg-Kapsel zerbeißen und schlucken, ggf. Wdh. nach 30 min

Nitroglycerin (Glyceroltrinitrat)	HWZ 2-4.4min → 47
Nitrolingual *Spray 0.4mg/Hub; Amp. 5mg/5ml, 25mg/25ml, 50mg/50ml*	**AP, Linksherzinsuffizienz, hypertensiver Notfall, akuter Herzinfarkt:** 0.4-1.2mg s.l., ggf. nach 10min wiederholen; ini 0.5-1mg/h i.v., je nach Wi und RR 2-8mg/h, Perfusor 50mg/50ml (1mg/ml): 0.5-8ml/h

A 1 Notfall – Arzneimittel

Oxytocin
HWZ 1–12min → 421

| Oxytocin HEXAL Amp. 3IE/1ml, 5IE/1ml, 10IE/1ml | **Postpartale Nachblutung:** 5-6IE langsam i.v.; 5-10IE i.m. |

Phenytoin
HWZ 20–60h → 300

| Phenhydan Amp. 250mg/5ml, 750mg/50ml | **Status epilepticus:** 750mg über 20-30min i.v. (bis 50mg/min), ggf. Wdh., max. 17mg/kg/d bzw. 1500mg/d |

Prednisolon
HWZ 1.7–2.7h → 205

| Infectocortikrupp Supp. 100mg
Klismacort Rektalkps. 100mg
Solu-Decortin H Amp. 50mg/1ml, 250mg/5ml, 1000mg/10ml | **Anaphylaktischer Schock:** 1g i.v.;
toxisches Lungenödem: 1g i.v., evtl. Wdh. nach 6, 12 u. 24h;
Status asthmaticus: 100-500mg i.v.;
Pseudokrupp: 100mg rekt., bei Bedarf nach 1h (Infectocortikrupp) bzw. 2-4h (Klismacort) erneut 100mg; 3-5mg/kg i.v., evtl. Wdh. nach 2-3h;
Addison-Krise: 25-50mg i.v. |

Promethazin
HWZ 8–15h → 343

| Atosil N Amp. 50mg/2ml | **Unruhezustände:** 25mg i.v., ggf. Wdh. nach 2h, max. 100mg/d, schw. Fälle 200mg/d; **Ki.: 2-18J:** 12.5-25mg i.v., max. 0.5mg/kg/d |

Propofol 1%
HWZ 40–200min → 287

| Disoprivan Amp. 200mg/20ml, 500mg/50ml; Fertigspritze 500mg/50ml
Propofol lipuro Amp. 200mg/20ml, 500mg/50ml, 1g/100ml | **Narkoseeinleitung:** 1.5-2.5mg/kg langsam i.v.; Patient > 55J oder Risikopatient 1mg/kg;
Narkoseaufrechterhaltung: 4-12mg/kg/h i.v.;
Sedierung bei chirurgischen oder diagnost. Eingriffen: ini 0.5-1mg/kg über 1-5min i.v., dann 1.5-4.5mg/kg/h |

Terbutalin
HWZ 16h → 73

| Bricanyl Amp. 0.5mg/1ml | **Status asthmaticus:** 0.25-0.5mg s.c., ggf. Wdh. nach 15-20min, max. 4x/d |

Theophyllin
HWZ 7–9h (Erw.); 3–5h (Ki.) → 80

| Bronchoparat, Euphylong Amp. 200mg/10ml | **Asthma-Anfall:** 4-5mg/kg über 20min i.v. (2-2.5mg/kg bei Theophyllin-Vorbehandlung), dann 9.5mg/kg/d; Perfusor 800mg/50ml (16mg/ml): 2ml/h |

Urapidil
HWZ 2–3h → 34

| Ebrantil Amp. 25mg/5ml, 50mg/10ml | **Hypertensiver Notfall:** 10-50mg langsam i.v., ggf. Wdh. nach 5min; Dauerinfusion: ini 2mg/min, mittlere Erh.Dos. 9mg/h; Perfusor 100mg/50ml (2mg/ml): 4.5-60ml/h |

Verapamil
HWZ 3–7(12)h → 30

| Isoptin Amp. 5mg/2ml
VeraHEXAL Amp. 5mg/2ml | **Supraventrikuläre Tachykardie, absolute Arrhythmie mit schneller Überleitung:** 5mg langsam i.v., ggf. Wdh. nach 5-10min; Perf. (100mg) = 2mg/ml ⇒ 2-5ml/h |

Antihypertensiva 21

A 2   Kardiologie, Angiologie – Arzneimittel

A 2.1   Antihypertensiva
A 2.1.1   ACE-Hemmer

Wm: kompet. Hemmung des Angiotensin-Konversions-Enzyms ⇒ Angiotensin II ↓, Bradykinin ↑;
Wi: Vasodilatation ⇒ RR ↓, Nierendurchblutung ↑, Aldosteronfreisetzung ↓,
Katecholaminfreisetzung ↓, Rückbildung von Herz- u. Gefäßwandhypertrophie, protektive
Wi bei diabetischer Nephropathie;
UW (Benazepril): Hb/Hkt/Leukozyten/Thrombozyten ↓, Kopfschmerzen, Gleichgewichtsstrg.,
Müdigkeit, Apathie, Schläfrigkeit, Hypotonie, Orthostase, Schwindel, Ohnmacht, Sehvermögen ↓,
Palpitationen, Husten, Bronchitis, Übelkeit, Bauchschmerzen, gastrointestinale Beschwerden,
Verdauungsstrg., Nierenfktstrg., Pollakisurie; **UW** (Captopril): Schlafstrg., Geschmacksstrg.,
Schwindel, Reizhusten, Dyspnoe, Übelköleit, Erbrechen, Obstipation, Diarrhoe, Bauchschmerzen, Mundtrockenheit, Magenverstimmung, Pruritus, Ausschlag, Alopezie;
UW (Cilazapril): Kopfschmerz, Schwindel, Husten, Übelkeit, Müdigkeit;
UW (Enalapril): Husten, Verschwommensehen, Schwindel, Übelkeit, Asthenie, Kopfschmerzen, Depression, Hypotonie, orthostatische Hypotonie, Synkope, Brustschmerzen, Herzrhythmusstrg., Angina pectoris, Tachykardie, Dyspnoe, Diarrhö, Bauchschmerzen, Geschmacksveränderungen, Hautausschlag, Überempfindlichkeit, angioneurotisches Ödem, Müdigkeit;
UW (Fosinopril): Schwindel, Kopfschmerzen, Tachykardie, Hypotonie, Orthostase, Husten,
Übelkeit, Erbrechen, Diarrhoe, Hautausschlag, Angioödem, Dermatitis, Brustschmerz,
Schwächegefühl, aP/LDH/Bili/Transaminasen ↑; **UW** (Lisinopril): Benommenheit, Kopfschmerz, orthostatische Wirkungen, Husten, Durchfall, Erbrechen, Nierenfktsstrg.;
UW (Moexipril): übermäßige initiale RR-Senkung, Schwindel, Schwäche, Sehstrg., Synkope,
Nierenfktstrg., Bronchitis, trockener Reizhusten, dyspeptische Beschwerden, Kopfschmerzen,
Müdigkeit, Hb-Abfall, Leuko-/Thrombopenie;
UW (Perindopril): Kopfschmerzen, Schwindel, Parästhesie, Benommenheit, Sehstrg., Tinnitus, Hypotonie und Folgeerscheinungen, Husten, Dyspnoe, Übelkeit, Erbrechen, Bauchschmerzen, Geschmacksstrg., Dyspepsie, Diarrhoe, Obstipation, Ausschlag, Pruritus,
Muskelkrämpfe, Asthenie;
UW (Quinapril): Nervosität, Benommenheit, Müdigkeit, Schlaflosigkeit, Niedergeschlagenheit, Schwindel, Gleichgewichtsstrg., Schlafstrg., Somnolenz, Hypotonie, Husten, Übelkeit,
Erbrechen, Diarrhoe, Exanthem, Kopfschmerz, Thoraxschmerz;
UW (Ramipril): Kopfschmerzen, Schwindel, Reizhusten, Bronchitis, Sinusitis, Dyspnoe, Entzündungen des Magen-Darm-Trakts, Verdauungsstrg., abdominelle Schmerzen, Dyspepsie,
Übelkeit, Erbrechen, Diarrhoe, Exanthem, Muskelkrämpfe, Myalgie, Kalium ↑, Hypotonie,
Orthostase, Synkope, Brustschmerz, Müdigkeit;
UW (Trandolapril): Kopfschmerzen, Schwindel, Husten, Abgeschlagenheit, Asthenie, Hypotonie;
UW (Zofenopril): Schwindel, Kopfschmerzen, Übelkeit, Erbrechen, Husten, Müdigkeit;
KI (Benazepril): bek. Überempfindlichkeit, anamnestisch bekanntes, durch vorhergehende
Therapie mit einem ACE-Hemmer ausgelöstes angioneurotisches Ödem, hereditäres oder
idiopathisches Angioödem, bds. Nierenarterienstenose, Nierentransplantation, hämodynamisch relevante Aorten-/Mitralklappenstenose, HCMP, primärer Hyperaldosteronismus,
Grav. (2. u. 3. Trimenon);

A 2 Kardiologie, Angiologie – Arzneimittel

KI (Captopril, Cilazapril, Enalapril, Fosinopril, Lisinopril, Perindopril, Quinapril): bekannte Überempfindlichkeit, anamnestisch bekanntes, durch vorhergehende Therapie mit einem ACE-Hemmer ausgelöstes angioneurotisches Ödem, hereditäres oder idiopathisches Angioödem, Grav. (2. u. 3. Trimenon); **KI** (Moexipril): bekannte Überempfindlichkeit, anamnestisch bekanntes, durch vorhergehende Therapie mit einem ACE-Hemmer ausgelöstes angioneurotisches Ödem, hereditäres oder idiopathisches Angioödem, Grav. (2. und 3. Trimenon), CrCl < 40, keine ausreichende Therapieerfahrung, Dialyse, primäre Lebererkrankung/Leberfunktionsstrg., unbehandelte, dekompensierte Herzinsuffizienz, Kinder;
KI (Ramipril): bekannte Überempfindlichkeit, anamnestisch bekanntes, durch vorhergehende Therapie mit einem ACE-Hemmer ausgelöstes angioneurotisches Ödem, hereditäres oder idiopathisches Angioödem, Grav. (2. und 3. Trimenon), bds. Nierenarterienstenose oder Nierenarterienstenose bei Einzelniere, extrakorporale Behandlungen mit Kontakt zwischen Blut und negativ geladenen Oberflächen, hypotensive/hämodynamisch instabile Patienten;
KI (Trandolapril): bek. Überempfindlichkeit, anamnestisch bekanntes, durch vorhergehende Therapie mit einem ACE-Hemmer ausgelöstes angioneurotisches Ödem, hereditäres oder idiopathisches Angioödem, Grav./Lakt., Nierenarterienstenose (bds. oder bei Einzelniere), Z.n. Nierentransplantation, hämodynamisch relevante Mitral-/Aortenklappenstenose, HCM, Hypotonie systolisch < 100mmHg, Schock, primärer Hyperaldosteronismus;
KI (Zofenopril): bek. Überempfindlichkeit gegen Z. bzw. andere ACE-Hemmer; angioneurotisches Ödem durch ACE-Hemmern in der Vorgeschichte; angeborenes/idiopathisches angioneurotisches Ödem; schwere Leberfunktionsstörung; Frauen im gebärfähigen Alter ohne ausreichenden Konzeptionsschutz; Nierenarterienstenose (beidseitig oder einseitig bei Einzelniere), Grav. (2. und 3. Trimenon)

Benazepril Rp	HWZ 6h, Qo 0.05, PPB 95%, PRC C (1.), D (2., 3. Trim.), Lact +
Benazepril AL *Tbl. 5, 10, 20mg* **Benazepril HEXAL** *Tbl. 5, 10mg* **Cibacen** *Tbl. 5, 10, 20mg*	**Art. Hypertonie** → 437: 1 x 10-20mg p.o.; max. 40mg/d; **Herzinsuffizienz** → 455: ini 1 x 2.5mg p.o., Erh.Dos. 1 x 5-10mg p.o., max. 20mg/d p.o.; **DANI** CrCl < 30: max. 10mg/d; **DALI** KI

Captopril Rp	HWZ 2(12) h, Qo 0.15, PPB 30%, PRC C (1.), D (2., 3.Trim.), Lact +
ACE-Hemmer-ratioph. *Tbl. 12.5, 25, 50mg* **Captogamma** *Tbl. 6.25, 12.5, 25, 50, 100mg* **CaptoHEXAL** *Tbl. 25, 50, 100mg*	**Art. Hypertonie** → 437: ini 2 x 12.5-25mg p.o., nach Wi steigern bis 2 x 50-75mg, max. 150mg/d; **Ki.** 0.3mg/kg, s. FachInfo; **Herzinsuff.** → 455: ini 2-3 x 6.25-12.5mg p.o., langsam steigern auf 75-150mg/d p.o., max. 150mg/d; **post Herzinfarkt** → 451: ini 1 x 6.25mg p.o., nach 2h 1 x 12.5mg, nach 12h 1 x 25mg, ab d2 2 x 50mg; **diabet. Nephropathie bei D.m. Typ 1**: 75-100mg/d; **DANI (Ki.)** 0.15mg/kg; **DANI** CrCl > 40: ini 25-50mg, max. 150mg/d; 21-40: ini 25mg, max. 100mg/d; 10-20: ini 12.5, max. 75mg/d; < 10: ini 6.25mg, max. 37.5mg/d

Antihypertensiva 23

Cilazapril Rp	HWZ (9)h, Q0 0.2, PPB 25-30%
Dynorm Tbl. 0.5, 1, 2.5, 5mg	**Art. Hypertonie** → 437: ini 1 x 1.25mg p.o., je nach Wi steigern auf 1 x 2.5mg, max. 5mg/d; **Herzinsuffizienz** → 455: ini 0.5mg, wöchentl. setigern auf 1-2.5mg, max. 5mg/d; **DANI** CrCl 40-60: 1 x 0.5-1mg, max. 2.5mg/d; < 40: KI; **DALI** KI

Enalapril Rp	HWZ (11)h, Q0 0.1, PPB < 50%, PRC C (1.), D (2., 3. Trim.), Lact +
Benalapril Tbl. 5, 10, 20mg **Corvo** Tbl. 2.5, 5, 10, 20mg **EnaHEXAL** Tbl. 2.5, 5, 10, 20, 30, 40mg **Enalapril-ratioph.** Tbl. 2.5, 5, 10, 20mg **Jutaxan** Tbl. 5, 10, 20mg **Xanef** Tbl. 5, 10, 20mg	**Art. Hypertonie** → 437: ini 1 x 20mg p.o., Erh.Dos. 20mg/d, max. 2 x 20mg/d; **Herzinsuffizienz, asympt. linksventr. Dysfunktion** → 455: d1-3: 2.5mg, d4-7: 2 x 2.5mg, d8-14: 10mg, d15-28: 20mg/d, max. 40mg/d; **DANI** CrCl 30-80: 5-10mg/d; 10-30: 2.5mg/d p.o.; HD: 2.5mg/d

Fosinopril Rp	HWZ 11.5 h, Q0 0.5, PPB > 95%, PRC C (1.), D (2., 3. Trim.), Lact +
Fosinopril Tbl. 10, 20mg **Fosino Teva** Tbl. 10, 20mg	**Art. Hypertonie, Herzinsuff.:** ini 1 x 10mg p.o.; je nach Wi steigern auf 1 x 20mg, max. 40mg/d; **DANI, DALI** nicht erforderlich

Lisinopril Rp	HWZ 12 h, Q0 0.3, PPB 3-10%, PRC C (1.), D (2., 3. Trim.), Lact +
Lisidigal Tbl. 5, 10, 20mg **Lisinopril 1A** Tbl. 5, 10, 20, 30mg **Lisigamma** Tbl. 5, 10, 20mg **LisiHEXAL** Tbl. 2.5, 5, 10, 20mg **Lisi Lich** Tbl. 5, 10, 20mg	**Art. Hypertonie** → 437: ini 1 x 10mg p.o., Erh.Dos. 1 x 20mg, max. 80mg/d; **Herzinsuffizienz** → 455: ini 1 x 2.5mg p.o., langs. steigern bis 1 x 10mg, max. 35mg/d; **post Herzinfarkt** → 451: ini 1 x 5mg p.o., nach 24h 1 x 5mg, nach 48h 1 x 10mg, Dosisanp. je nach RR; **diab. Nephropathie bei D.m. Typ 2**: 1 x 10-20mg; **DANI** CrCl 30-80: ini 5-10mg/d; 10-30: ini 2.5-5mg/d; < 10: ini 2.5mg; jew. langsam steigern bis max. 40mg/d

Perindopril-Arginin Rp	HWZ (17)h, Q0 (0.56), PPB 20%, PRC C (1.), D (2., 3. Trim.), Lact +
Coversum Arginin Tbl. 2.5, 5, 10mg	**Art. Hypertonie** → 437: ini 1 x 2.5-5mg p.o., ggf. nach 4W 1 x 10mg; **Herzinsuff.** → 455: ini 1 x 2.5mg, ggf. n. 2 W. 1 x 5mg; **stab. KHK** → 446: ini 1 x 5mg, n. 2W. 1 x 10mg; **DANI** CrCl > 60: 5mg/d; 30-60: 2.5mg/d; 15-< 30: 2.5mg alle 2d; HD: 2.5mg jeweils nach HD; **DALI** nicht erforderlich

A 2 Kardiologie, Angiologie – Arzneimittel

Quinapril Rp	HWZ (3)h, Qo 0.2, PPB ca. 97%, PRC C (1.), D (2., 3. Trim.), Lact +
Accupro *Tbl. 5, 10, 20mg*	**Art. Hypertonie** → 437: ini 1 x 10mg p.o., je nach Wi steigern bis 1-2 x 10mg, max. 40mg/d; **Herzinsuffizienz** → 455: ini 2 x 2.5mg p.o., langs. steigern bis 10-20mg/d, max. 2 x 20mg/d; **DANI** CrCl 30-60: ini 1 x 5mg p.o., dann 5-10mg/d, max. 20mg/d; 10-29: 1 x 2.5mg/d, max. 5mg/d; < 10: KI; **DALI** KI
Ramipril Rp	HWZ 3 (13-17)h, Qo 0.15, PPB 73%, PRC C (1.), D (2., 3. Trim.), Lact +
Delix *Tbl. 2.5, 5, 10mg* Ramilich *Tbl. 2.5, 5, 10mg* Ramipril-CT *Tbl. 2.5, 5, 10mg* Ramipril HEXAL *Tbl. 1.25, 2.5, 5, 7.5, 10mg* Ramipril-ratioph. *Tbl. 2.5, 5, 10mg*	**Art. Hypertonie** → 437: ini 1 x 2.5mg p.o., je nach Wi steigern bis 1 x 5mg, max. 10mg/d; **Herzinsuff.**→ 455, post Herzinfarkt → 451: ini 2 x 1.25-2.5mg p.o., langsam steigern bis max. 2 x 5mg; **kardiovask. Prävention:** ini 1 x 2.5mg, alle 1-2W. Dosisverdopplung auf Erh.Dos. 1 x 10mg; **diabet. Nephropathie:** ini 1 x 1.25mg, n. 2W. 2.5mg, n. 4W. 5mg; **DANI** CrCl 30-60: ini 1 x 2.5mg/d, max. 5mg/d; 10-30, HD: ini 1 x 1.25mg/d, max. 5mg/d; **DALI** KI
Trandolapril Rp	HWZ 1 (16-24)h, Q0 0.44, PPB > 80%, PRC C (1.), D (2., 3. Trim.), Lact +
Udrik *Kps. 0.5, 1, 2mg*	**Art. Hypertonie** → 437: ini 1 x 1mg p.o., je nach Wi steigern bis 1 x 2mg, max. 4mg/d; **post Herzinfarkt** → 451: ini 1 x 0.5mg p.o., nach 24h 1 x 1mg, dann langsam steigern bis 1 x 4mg; **DANI** CrCl 30-60: 100%; < 30: KI; **DALI** ini 0.5mg/d, max. 2mg/d; KI bei schwerer LI
Zofenopril Rp	HWZ 5h, PPB 88%, PRC C (1.), D (2., 3. Trim.), Lact ?
Zofenil *Tbl. 7.5, 15, 30, 60mg*	**Art. Hypertonie** → 437: ini 1 x 15mg p.o., je nach Wi steigern auf 30mg/d, max. 60mg/d; **akuter Myokardinfarkt** → 451: d1-2: 2 x 7.5mg; d3-4: 2 x 15mg; ab d5: 2 x 30mg; Dosis ggf. an RR anpassen, s. FachInfo; **DANI** CrCl < 45: 50% 1-x-Gabe; HD: 25% **DALI** leichte bis mittelschwere LI: 50%; schwere LI: KI

Antihypertensiva 25

A 2.1.2 Angiotensin-II-Blocker (Sartane)

Wm: Blockade des Angiotensin-II-Typ-1-Rezeptors;
Wi: spezifische Hemmung der Angiotensin-II-Wi, ohne Wi auf Bradykinin;
UW (Azilsartan): Schwindel, Diarrhoe, Kreatinphosphokinasespiegel ↑; **UW** (Candesartan): Atemwegsinfektionen, Kopfschmerzen, (Dreh-)Schwindel, Hyperkaliämie, Hypotonie, Einschränkung der Nierenfkt.; **UW** (Eprosartan): Kopfschmerzen, Schwindel, Rhinitis, allergische Hautreaktionen, unspezifische gastrointestinale Beschwerden, Asthenie;
UW (Irbesartan): (orthostatischer) Schwindel, orthostatische Hypotonie, Übelkeit, Erbrechen, muskuloskelettale Schmerzen, Erschöpfung, Hyperkaliämie, Kreatinkinase ↑, Hb ↓;
UW (Losartan): Schwindel, Asthenie, Müdigkeit, Hypotonie, Hyperkaliämie, Hypoglykämie;
UW (Olmesartan): Schwindel, Bronchitis, Husten, Pharyngitis, Rhinitis, Diarrhoe, Übelkeit, Dyspepsie, Gastroenteritis, Arthritis, Abdominal-/Rücken-/Knochenschmerzen, Hämaturie, Infektion der Harnwege, Brustschmerz, Müdigkeit, periphere Ödeme, grippeähnliche Symptome, Kreatinphosphokinase/Harnsäure/Triglyceride/Leberenzyme ↑; **UW** (Telmisartan): keine sehr häufigen/häufigen UW; **UW** (Valsartan): Schwindel, Hypotonie, Nierenfktstörung;
KI (Azilsartan, Irbesartan): bek. Überempf., Grav. (2., 3. Trim.) **KI** (Candesartan): bek. Überempf., schwere LI, Cholestase, Grav. (2., 3. Trim.); **KI** (Eprosartan): bek. Überempf., schwere LI, Grav. (2., 3. Trim.), Nierenarterienstenose (bds. o. bei Einzelniere); **KI** (Losartan): bek. Überempf., schwere LI, Grav. (2., 3. Trim.); **KI** (Olmesartan): bek. Überempf., Grav. (2., 3. Trim.), Gallenwegsobstruktion; **KI** (Telmisartan): bek. Überempf., Grav. (2., 3. Trim.), obstruktive Gallenfunktionsstörung, stark eingeschränkte Leberfunktion;
KI (Valsartan): bek. Überempf., schwere LI, Cholestase, biliäre Zirrhose, Grav. (2., 3. Trim.)

Azilsartanmedoxomil Rp HWZ 11 h, PPB >99%, PRC D (1.), X (2., 3. Trim.), Lact -

| **Edarbi** Tbl. 20, 40, 80mg | **Art. Hypertonie:** ini 1 x 40mg p.o., je nach Wi steigern bis max. 1 x 80mg/d; **DANI** bei schwerer Nierenfktstrg. keine Erfahrungen; **DALI** bei schwerer Funktionsstörung Anw. nicht empfohlen, bei leichter bis mäßiger Funktionsstrg. ini 1 x 20mg/d |

Candesartan Rp HWZ 9 h, Qo 0.4, PPB 99%, PRC C (1.), D (2., 3. Trim.), Lact ?

| **Atacand** Tbl. 4, 8, 16, 32mg
Blopress Tbl. 4, 8, 16, 32mg
Candesartan HEXAL Tbl. 4, 8, 16, 32mg
Candesartan Stada Tbl. 4, 8, 16, 32mg
Candesartan Q-Pharm Tbl. 8, 16, 32mg | **Art. Hypertonie** → 437: ini 1 x 8mg p.o., je nach Wi steigern bis 1 x 16mg, max. 32mg/d; **Ki. ab 6J:** ini 1 x 4mg, ggf. steigern; < 50kg: max. 8mg/d; > 50kg: 8-16mg; **Herzinsuffizienz** → 455: ini 1 x 4mg, alle 2W Dosis verdoppeln bei nach Verträgl. bis 32mg/d; **DANI** ini 4mg; CrCl < 15: Anw. nicht empf.; **DALI** leichte-mittelgradige LI: ini 4mg; schwere LI: KI |

Eprosartan Rp HWZ 5-9 h, Qo 0.9, PPB 98%, PRC C (1.), D (2., 3. Trim.), Lact -

| **Eprosartan-ratioph.** Tbl. 600mg
Teveten Mono Tbl. 600mg | **Art. Hypertonie** → 437: 1 x 600mg p.o.; **DANI** CrCl > 30: 100%; < 30: sorgfältige Dosiseinstellung. **DALI** KI bei schwerer LI |

A 2 Kardiologie, Angiologie – Arzneimittel

Irbesartan Rp — HWZ 11-15h, Q0 1.0, PPB 96%, PRC C (1.), D (2., 3. Trim.), Lact ?

Aprovel *Tbl. 75, 150, 300mg*
Ifirmasta *Tbl. 75, 150, 300mg*
Irbesartan 1A *Tbl. 75, 150, 300mg*
Irbesartan AL *Tbl. 150, 225, 300mg*
Karvea *Tbl. 75, 150, 300mg*

Art. Hypertension → 437, **diabet. Nephropathie bei D.m. Typ 2:** ini 1 x 150mg p.o., je nach Wi steigern bis max. 300mg/d; **DANI** Dialyse: ini 75mg; **DALI** leichte-mittelgradige LI: nicht erforderlich; schwere LI: keine Daten

Losartan Rp — HWZ 2 (6-9)h, Q0 0.95, PPB 99%, PRC C (1.), D (2., 3. Trim.), Lact ?

Cozaar Protect *Tbl. 50mg*
Lorzaar *Tbl. 12.5, 50, 100mg*
Losar-Q *Tbl. 50, 100mg*
Losartan HEXAL *Tbl. 12.5, 25, 50, 75, 100mg*
Losar Teva *Tbl. 25, 50, 100mg*

Art. Hypertonie → 437: 1 x 50mg p.o., je nach Wi steigern bis max. 100mg/d; **Herzinsuffizienz** → 455: ini 1 x 12.5mg p.o., langsam steigern bis 1 x 25-50mg; **Hypertonie + D.m. + Proteinurie:** (> 0.5g/d): ini 1 x 50mg, ggf. nach 1 Monat 1 x 100mg; **Hypertonie + LVH zur Risikoreduktion zerebr. Insult:** 1 x 50mg; ggf. 1 x 100mg; **DANI** nicht erforderlich; **DALI** Dosisreduktion., KI bei schwerer LI

Olmesartan — HWZ 10-15h, PPB 99%, PRC C (1.), D (2., 3. Trim.), Lact ?

Belsar *Tbl. 40mg*
Olmetec *Tbl. 10, 20, 40mg*
Votum *Tbl. 10, 20, 40mg*

Art. Hypertonie → 437: 1 x 10mg p.o., je nach Wi steigern bis max. 40mg/d; **DANI** CrCl > 20: max. 20mg; < 20: nicht empf.; **DALI** leichte Funktionsstrg.: 100%; mäßige Inssuff., max. 20mg/d; schwere LI: Anw. nicht empfohlen

Telmisartan Rp — HWZ > 20h, Q0 1.0, PPB 99%, PRC C (1.), D (2., 3. Trim.), Lact ?

Kinzal mono *Tbl. 20, 40, 80mg*
Micardis *Tbl. 20, 40, 80mg*
Pritor *Tbl. 40, 80mg*
Telmisartan HEXAL *20, 40, 80mg*
Tolura *20, 40, 80mg*

Art. Hypertonie → 437: 1 x 20-40mg p.o., max. 80mg/d; **kardiovask. Präv.:** 1 x 80mg p.o., **DANI** leichte-mäßige NI: 100%; schwere NI, HD: ini 20mg/d; **DALI** max. 40mg/d, KI bei schwerer Leberfktstrg.

Valsartan Rp — HWZ 6h, Q0 0.7, PPB 94-97%, PRC C (1.), D (2., 3. Trim.), Lact ?

Diovan *Tbl. 40, 80, 160, 320mg; Lsg. 3mg/ml*
Provas *Tbl. 40, 80, 160, 320mg*
Valsacor *Tbl. 40, 80, 160, 320mg*
Valsartan Puren *Tbl. 40, 80, 160, 320mg*
Valsartan HEXAL *Tbl. 40, 80, 160, 320mg*
Valsartan Stada *Tbl. 40, 80, 160, 320mg*

Art. Hypertonie → 437: 1 x 80mg p.o.; ggf. ↑ auf max. 320mg/d; **Ki. 6-18J.:** < 35kg: ini 1 x 40mg p.o., max. 80mg/d; > 35kg: ini 1 x 80mg, 35-80kg: max. 160mg/d; 80-160kg: max. 320mg/d; **Herzinsuff.** → 455: ini 2 x 40mg p.o., steigern auf max. 2 x 160mg; **post Herzinfarkt** → 451: ini 2 x 20mg p.o., steigern auf max. 2 x 160mg; **DANI** CrCl > 10: 100%; < 10, HD: nicht empfohlen; **DALI** leichte bis mittelschwere LI: max. 80mg/d, KI bei schwerer LI

Antihypertensiva 27

A 2.1.3 Betablocker

Wm/Wi: kompet. Betarez.-Hemmung ⇒ neg. ino-/chronotrop ⇒ HZV ↓, kard. O_2-Verbrauch ↓, Reninsekretion ↓; hochdosiert: unspez., membranstabilisierende, chinidinartige Wi;
UW (Atenolol): Bradykardie, Kältegefühl an Extremitäten, Schwindel, Schwitzen, Magen-Darm-Beschwerden, Müdigkeit; **UW** (Betaxolol): Schlaflosigkeit, Schwindel, Müdigkeit, Kopfschmerzen, Schwitzen, Bradykardie, Kältegefühl an Extremitäten, Magen-Darm-Beschwerden, allerg. Hautreaktionen, Haarausfall, Schwäche; **UW** (Bisoprolol): Bradykardie (bei chron. Herzinsuff.), Verschlechterung der Herzinsuffizienz, Schwindel, Kopfschmerzen, Übelkeit, Erbrechen, Diarrhö, Obstipation, Kälte- oder Taubheitsgefühl in den Extremitäten, Hypotonie, Asthenie, Müdigkeit; **UW** (Esmolol): Hypotonie, Diaphorese, Anorexie, Depression, Angstzustände, Schwindelgefühl, Somnolenz, Kopfschmerzen, Parästhesie, Aufmerksamkeitsstrg., Verwirrtheitszustand, Unruhe, Übelkeit, Erbrechen, Asthenie, Reaktionen a.d. Injektionsstelle; **KI** (Atenolol): Überempf., manifeste Herzinsuffizienz, Schock, AV-Block II-III°, Sick-Sinus-Syndrom, sinuatrialer Block, Bradykardie, Hypotonie, Azidose, bronchiale Hyperreagibilität, Spätstadium pAVK, gleichzeitige MAO-Hemmer-Therapie; **KI** (Betaxolol): manifeste Herzinsuff., kardiogener Schock, anamnestisch anaphylaktische Reaktion, AV-Block II-III°, Sick-Sinus-Syndrom, sinuatrialer Block, Bradykardie, Hypotonie, Prinzmetal-Angina, Raynaud-Syndrom, Spätstadium pAVK, gleichzeitige MAO-Hemmer-Therapie, schwere Formen von Asthma/COPD, unbeh. Phäochromozytom, Kombination mit Floctafenin, Sultoprid; **KI** (Bisoprolol): akute Herzinsuffizienz, dekompensierte Herzinsuffizienz mit erforderlicher i.v. inotroper Ther., kardiogener Schock, AV-Block II°/III°, Sinusknotensyndrom, SA-Block, Bradykardie < 60/min, Hypotonie, schwere Formen von Asthma bronchiale, schwere COPD, Spätstadium pAVK, Raynaud-Syndrom, unbehandeltes Phäochromozytom, metabolische Azidose; **KI** (Esmolol): bek. Überempf. gegen E. oder andere Betablocker, schwere Sinusbradykardie (< 50/min); Sinusknotensyndrom, schw. Strg. der AV-Knotenleitung (ohne Herzschrittmacher), AV-Block II-III°, kardiogener Schock, schw. Hypotonie, dekompensierte Herzinsuff., gleichzeitige oder kürzlich (bis 48h) erfolgte i.v. Verabreichung von Verapamil; unbehandeltes Phäochromozytom, pulmonale Hypertonie, akuter Asthmaanfall, metabolische Azidose

Acebutolol Rp	HWZ 4(7-13)h, Qo 0.8 (0.4), PPB 25%, PRC B, Lact ?	$β_1$	ISA
Prent *Tbl. 200, 400mg*	**Art. Hypertonie** → 437: ini 1 x 200mg p.o., je n.Wi steigern bis 1 x 400-800mg; **KHK** → 446: 1 x 400-800mg p.o.; **tachyk. HRST** → 461: 2-3 x 200mg p.o.; **DANI** CrCl 10-30: 50%; < 10: 25%; **DALI** Dosisreduktion	+	+

Atenolol Rp	HWZ 6h, Qo 0.12, PPB 3%, PRC D, Lact ?	+	0
Atenolol-ratioph. *Tbl. 25, 50, 100mg* AteHEXAL *Tbl. 25, 50, 100mg* Juventa *Tbl. 25, 50, 100mg* Tenormin *Tbl. 50mg*	**Hyperkin. Herzsyndrom:** 1 x 25mg p.o.; **art. Hypertonie** → 437, **KHK** → 446, **supraventrik. und ventrik. HRST** → 465: 1 x 50-100mg p.o.; **DANI** CrCl 10-30: 50%; < 10: 25%		

Betaxolol Rp	HWZ 18h, Qo 0.8, PPB 50%, PRC C, Lact ?	+	0
Kerlone *Tbl. 20mg*	**Art. Hypertonie** → 437: 1 x 10-20mg p.o.; **DANI** CrCl > 30: 100%; < 30, HD: max. 10mg/d		

A 2 Kardiologie, Angiologie – Arzneimittel

			β_1	ISA
Bisoprolol Rp	HWZ 11h, Qo 0.48, PPB 30%, PRC C, Lact ? ✋		+	0
Bisobeta Tbl. 5, 10mg BisoHEXAL Tbl. 1.25, 2.5, 3.75, 5, 7.5, 10mg Bisoprolol-ratioph. Tbl. 1.25, 2.5, 3.75, 5, 10mg Concor, Jutabis Tbl. 5, 10mg Concor Cor Tbl. 1.25, 2.5, 3.75, 5, 7.5, 10mg	**Art. Hypertonie** → 437, **KHK** → 446: 1 x 2.5-10mg p.o.; **Herzinsuff.** → 455: ini 1 x 1.25mg p.o., je nach Verträgl. steigern um 1.25-2.5mg/W bis 10mg/d; **DANI** CrCl < 20: max. 10mg/d; **DALI** max. 10mg/d			
Carvedilol Rp	HWZ 6-10h, Qo 1.0, PPB 99%, PRC C, Lact ? ✋		0	0
Carvedilol HEXAL Tbl. 3.125, 6.25, 12.5, 25, 50mg Carvedilol-ratioph. Tbl. 6.25, 12.5, 25mg Dilatrend Tbl. 3.125, 6.25, 12.5, 25mg Querto Tbl. 6.25, 12.5, 25mg	**Art. Hypertonie** → 437: ini 1 x 12.5mg, n. 2d 1 x 25mg, ggf. n. 14d 2 x 25mg p.o.; **chron. stab. AP** → 453: ini 2 x 12.5mg, n. 2d 2 x 25mg, ggf. nach 14d 2 x 50mg; **Herzinsuff.** → 455: ini 2 x 3.125mg, je nach Verträglichkeit alle 2W steigern um 3.125-12.5mg; bis 85kg: max. 2 x 25mg; > 85kg: max. 2 x 50mg; **DANI** nicht erforderlich			
Celiprolol Rp	HWZ 5-7h, Qo 0.6 ✋		+	+
Celipro Lich Tbl. 200mg Celitin Tbl. 200, 400mg	**Art. Hypertonie** → 437, **KHK** → 446: 1 x 200-400mg p.o.; **DANI** CrCl < 10: 1 x 100mg			
Esmolol Rp	HWZ 9min, Qo 1.0, PPB 55%, PRC C, Lact ? ✋		+	0
Brevibloc Amp. 100mg/10ml, 2500mg/250ml Esmocard Amp. 100mg/10ml, 2500mg/250ml	**Supraventrik. Tachykardie** → 465: ini 500µg/kg i.v. über 1min, dann 50µg/kg/min, max. 200µg/kg/min; **DANI** CrCl 30-60: Anw. max. 4h; < 30: KI; **DALI** KI bei schw. Leberfktsstrg.			
Metoprololsuccinat Rp	HWZ 3-4h, PPB 10% ✋		+	0
Beloc-Zok Tbl. 23.75(ret.), 47.5(ret.), 95(ret.), 190(ret.)mg MetoHEXAL-Succ Tbl. 23.75(ret.), 47.5(ret.), 95(ret.), 142.5(ret.), 190(ret.)mg Meto-Succinat Sandoz Tbl. 23.75(ret.), 47.5(ret.), 95(ret.), 142.5(ret.), 190(ret.)mg	**Art. Hypertonie** → 437, **KHK** → 446, **tachyk. HRST** → 461, **hyperkin. Herzsyndr.:** 1 x 47.5-190mg p.o.; **Herzinsuff.** → 455: ini 1 x 23.75mg, nach Verträglichkeit Dosis alle 2W verdoppeln bis max. 1 x 190mg; **Migräne-Pro.** → 663: 1 x 95mg p.o.			
Metoprololtartrat Rp	HWZ 3-5(8)h, Qo > 0.8, PPB 12% ✋		+	0
Beloc Amp. 5mg/5ml Jutabloc Tbl. 100, 200(ret.)mg MetoHEXAL Tbl. 50, 100, 100(ret.)mg, 200(ret.)mg Metoprolol AL Tbl. 50, 100, 200(ret.)mg Metoprolol-ratioph. Tbl. 50, 50(ret.), 100, 100(ret.), 200(ret.)mg	**Art. Hypertonie** → 437, **KHK** → 446, **tachykarde HRST** → 461, **hyperkinet. Herzsyndrom:** 1-2 x 50-100mg p.o.; 1 x 100-200mg (ret.); 5-10mg langs. i.v., max. 20mg i.v.; **Migräne-Pro.** → 663: 1-2 x 50-100mg p.o.; 1 x 100-200mg (ret.); **DANI** nicht erforderlich			

Antihypertensiva 29

Nebivolol Rp	HWZ 10-50h, Qo 0.95, PPB 98%	β₁	ISA
Nebilet *Tbl. 5mg* Nebivolol Actavis *Tbl. 5mg* Nebivolol Stada *Tbl. 5mg*	**Art. Hypertonie** → 437: 1 x 5mg p.o.; **chron. Herzinsuffizienz bei > 70J:** ini 1.25mg, max. 10mg/d; **DANI** ini 2.5mg; **DALI** KI	+	0

Pindolol Rp	HWZ 3-4h, Qo 0.5, PPB 40%, PRC B, Lact ?	0	+
Visken *Tbl. 5mg*	**Art. Hypertonie** → 437: 3 x 5-10mg p.o.; **KHK** → 446: 3 x 5mg p.o.; 1 x 15mg; **tachyk. HRST** → 461: 3 x 5-10mg p.o.; **hyperkinet. Herzsyndrom:** 2-3 x 2.5mg; **DALI** Dosisreduktion		

Propranolol Rp	HWZ 3-4h, Qo 1.0, PPB 90%, PRC C, Lact ?	0	0
Dociton *Tbl. 10, 40, 80mg; Kps. 80(ret.), 160(ret.)mg; Amp. 1mg/1ml* Hemangiol *Lsg. (1ml = 3.75mg)* Inderal *Tbl. 40mg* Obsidan *Tbl. 25, 40, 100mg* Propra-ratioph. *Tbl. 10, 40, 80mg* Propranolol Stada *Tbl. 40, 80mg*	**Art. Hypertonie** → 437: 2-3 x 40-80mg p.o.; 2 x 160mg; 1 x 160-320mg (ret.); **KHK** → 446, **tachykarde HRST** → 461: 2-3 x 40-80mg; 1 x 1mg langsam i.v., max. 10mg i.v.; **Arrhythmien Ki.:** 3-4 x 0.25-0.5mg/kg, max. 4 x 1mg/kg bzw. 160mg/d; **hyperkin. Herzsyndrom:** 3 x 10-40mg; **primäres Angstsyndrom** → 683, **essentieller Tremor** → 673, **Migräne-Pro.** → 661: 2-3 x 40mg; **Hyperthyreose** → 562: 3-4 x 10-40mg; **proliferative infantile Hämangiome:** (Hemangiol) Ki. 5W-5M: ini 1mg/kg/d p.o. in 2ED, nach 1W 2mg/kg/d, nach 2W 3mg/kg/d; Ther.-Dauer 6M; **DANI** nicht erforderlich		

Sotalol Rp	HWZ 15h, Qo 0.15, keine PPB, PRC B, Lact ?	0	0
Darob *Tbl. 160mg* Rentibloc *Tbl. 40, 160mg* SotaHEXAL *Tbl. 40, 80, 160mg* Sotalex *Tbl. 80, 160mg* Sotalol-ratioph. *Tbl. 40, 80, 160mg*	**Ventrikuläre HRST:** ini 2 x 80mg p.o., ggf. steigern bis 3 x 80 od. 2 x 160mg; max. 640mg/d in 2-3 ED; **PRO chron. Vorhofflimmern nach DC-Kardioversion:** 2-3 x 80mg p.o., max. 2 x 160mg/d; **PRO paroxysmales Vorhofflimmern:** 2-3 x 80mg p.o.; **DANI** CrCl 30-60: 50%; 10-30: 25%; <10: keine oder vorsichtige Anw.		

$β_1$: selektive Hemmung von Beta-1-Rezeptoren; **ISA**: intrinsische sympathomimetische Aktivität = partieller Agonismus und partieller Antagonismus

A 2.1.4 Direkte Renininhibitoren

Wm/Wi: selektive direkte Hemmung des humanen Renins ⇒ Blockade der Umwandlung von Angiotensinogen zu Angiotensin I ⇒ Plasmareninaktivität ↓; AT-I- und II-Spiegel ↓ ⇒ RR ↓;
UW: Schwindel, Diarrhoe, Arthralgie, Hyperkaliämie, Hautausschlag, Hypotonie, Einschränkung der Nierenfunktion, periphere Ödeme;
KI: angeborenes/idiopathisches Angioödem, Angioödem unter Aliskiren in Vorgeschichte, gleichzeitige Anwendung mit Ciclosporin, Itraconazol u. anderen potenten P-gp-Inhibitoren (z. B. Chinidin), gleichzeitige Anwendung mit Angiotensin-II-Rezeptor-Blockern oder ACE-Hemmern bei Patienten mit Diabetes mellitus oder eingeschränkter Nierenfkt. (CrCl < 60), Grav. (2./3. Trim.), bek. Überempfindlichkeit gegen Wirkstoff oder sonstige Bestandteile

Aliskiren Rp	HWZ 40h, PPB 49%, PRC C (1.), D (2., 3. Trim.), Lact ?
Rasilez Tbl. 150, 300mg	**Art. Hypertonie** → 437: ini 1 x 150mg p.o., ggf. nach 2W steigern auf 1 x 300mg; **DANI** CrCl < 30: vorsichtige Anw.; < 60: KI bei gleichzeitiger Einnahme v. ACE-Hemmern oder AT-II-Blockern; **DALI** nicht erforderlich

A 2.1.5 Kalziumantagonisten (Non-Dihydropyridine)

Wm: Hemmung des Ca^{2+}-Einstroms; **Wi:** negativ inotrop, kardialer O_2-Verbrauch ↓, Vasodilatation (v.a. Arteriolen ⇒ Nachlast ↓, Vorlast unbeeinflusst!), negativ chronotrop, AV-Überleitungszeit ↑, AV-Refraktärzeit ↑;
UW (Verapamil): Übelkeit, Brechreiz, Völlegefühl, Obstipation, Müdigkeit, Nervosität, Schwindel, Benommenheit, Schläfrigkeit, Parästhesie, Neuropathie, Tremor, Entwicklung/Verschlechterung einer Herzinsuffizienz, Hypotonie, Orthostase, Sinusbradykardie, AV-Block I°, Knöchelödeme, Flush, Hautrötung, Wärmegefühl, allergische Reaktionen, Erythem, Pruritus, Urtikaria, makulopapulöses Exanthem, Erythromelalgie, Schwitzen, Kopfschmerzen;
KI (Verapamil): Herz-Kreislauf-Schock, akuter MI mit Komplik., ausgeprägte Reizleitungsstrg. (z.B. SA- bzw. AV-Block II° u. III°), Sinusknotensyndr., manifeste Herzinsuff., Vorhofflimmern/flattern u. gleichzeit. WPW-Syndrom, i.v.-Appl. von Betablockern (Ausnahme Intensivmedizin)

Diltiazem Rp	HWZ 6h, Q_0 > 0,9, PPB 70-85%, PRC C, Lact -
DiltaHEXAL Tbl. 60, 90(ret.)mg **Diltiazem-ratioph.** Tbl. 60mg; Kps. 90(ret.), 120(ret.), 180(ret.)mg **Dilzem** Tbl. 90(ret.), 120(ret.), 180(ret.)mg	**Art. Hypertonie** → 437, **KHK** → 446: 3 x 60mg; 2 x 90-180mg (ret.); **DANI, DALI** vorsichtige Anw.

Verapamil Rp	HWZ 3-7h, Q_0 > 0,8, PPB 90%, PRC C, Lact +
Isoptin Tbl. 40, 80, 120, 120(ret.), 240(ret.)mg; Inj.Lsg. 5mg/2ml **VeraHEXAL** Tbl. 40, 80, 120, 120(ret.), 240(ret.)mg; Kps. 120(ret.), 180(ret.), 240(ret.)mg; Inj.Lsg. 5mg/2ml **Veramex** Tbl. 40, 80, 120, 240(ret.)mg **Verapamil-ratioph.** Tbl. 40, 80, 120, 240(ret.)mg; Inj.Lsg. 5mg/2ml	**Art. Hypertonie** → 437, **KHK** → 446, **supraventr. Tachyk.** → 465: 3 x 80-120mg; 2 x 120-240mg (ret.) p.o.; 5mg langs. i.v., dann 5-10mg/h, max. 100mg/d; Perf. (100mg) = 2mg/ml ⇒ 2-5ml/h; **Ki. 6-14J:** 80-360mg/d, 2,5-5mg i.v.; **< 6J:** 80-120mg/d, 2-3mg i.v.; **Sgl.:** 0,75-2mg i.v.; **NG:** 0,75-1mg i.v.; **DANI** nicht erforderlich; **DALI** 2-3 x 40mg

Antihypertensiva 31

A 2.1.6 Kalziumantagonisten (Dihydropyridine)

Wm/Wi: Hemmung des Ca^{2+}-Einstroms ⇒ negativ inotrop, kardialer O_2-Verbrauch ↓, Vasodilatation v.a. der Arteriolen ⇒ Nachlast ↓, Vorlast unbeeinflusst!;
UW (Amlodipin): Knöchelschwellung, Kopfschmerzen, Schläfrigkeit, Schwindel, Schwäche, Palpitationen, Übelkeit, Dyspepsie, Bauchschmerzen, Gesichtsrötung mit Hitzeempfindung;
KI (Amlodipin): Überempfindlichkeit gegen Amlodipin oder andere Dihydropyridine, schwere Hypotonie, Schock, kardiogener Schock, Herzinsuffizienz nach akutem Herzinfarkt (erste 4W), hochgradige Aortenstenose, instabile Angina pectoris

---

Amlodipin Rp   HWZ 40h, Qo 0.85, PPB 93%, PRC C, Lact ?

Amlobesilat Sandoz *Tbl. 5, 10mg*
Amlodipin Corax *Tbl. 5, 10mg*
Amlodipin HEXAL *Tbl. 5, 7,5, 10mg*
Amlodipin-ratioph. *Tbl. 5, 10mg*
Norvasc *Tbl. 5mg*

Art. Hypertonie → 437,
chron. stabile AP → 446: 1 x 5-10mg p.o.;
DANI nicht erforderlich;
DALI KI b. schwerer LI

Felodipin Rp   HWZ 10-16h, Qo 1.0, PPB 99%, PRC C, Lact ?

Felocor *Tbl. 2.5(ret.), 5(ret.), 10(ret.)mg*
Felodipin-CT *Tbl. 2.5(ret.), 5(ret.), 10(ret.)mg*
Modip *Tbl. 2.5(ret.), 5(ret.), 10(ret.)mg*

Art. Hypertonie → 437: ini 1 x 2.5-5mg;
Erh.Dos. 1 x 5-10mg (ret.) p.o.;
DANI CrCl < 30: KI; **DALI** sorgf. Dosiseinstellg., KI bei Child C

Isradipin Rp   HWZ 8.4h, Qo 1.0, PPB 95%, PRC C, Lact ?

Lomir Sro *Kps. 5(ret.)mg*
Vascal uno *Kps. 2.5(ret.), 5(ret.)mg*

Art. Hypertonie → 437: 2 x 2.5-5mg;
1 x 5-10mg (ret.) p.o.; **DANI** CrCl > 30:
ini 50%; < 30: nicht empfohlen; **DALI** KI

Lercanidipin Rp   HWZ 8-10h, PPB > 98%

Carmen, Corifeo *Tbl. 10, 20mg*
Lercanidipin Heumann *Tbl. 10, 20mg*
Lercanidipin Stada *Tbl. 10, 20mg*

Art. Hypertonie → 437: 1 x 10-20mg p.o.;
DANI CrCl > 30: 100%; < 30: nicht empf.;
DALI KI bei schwerer Leberfktstrg.

Manidipin Rp   PPB 99%

Manyper *Tbl. 10, 20mg*

Art. Hypertonie → 437: ini 1 x 10mg p.o.,
nach 4W je nach Wi 1 x 20mg;
DANI CrCl < 10: KI; **DALI** max. 10mg/d

Nifedipin Rp   HWZ 2.5-5h, Qo 1.0, PPB 98%, PRC C, Lact +

Adalat *Kps. 10mg; Tbl. 20(ret.), 30(ret.), 60(ret.); Inf.Lsg. 5mg/50ml*
Aprical *Kps. 10mg; Tbl. 60(ret.)mg*
NifeHEXAL *Kps. 5, 20mg; Tbl. 10(ret.), 20(ret.), 30(ret.), 40(ret.), 60(ret.)mg; Gtt. (1ml = 20mg)*
Nifical *Tbl. 10(ret.), 20(ret.)mg; Gtt. (1ml = 20mg)*

Art. Hypertonie → 437, KHK → 446:
3 x 10-20mg, 1 x 30-60mg (ret.),
2 x 20mg (ret.); max. 60mg/d p.o.;
0.63-1.25mg/h i.v.; Perf. (5mg) = 0.1mg/ml
⇒ min1-5: 60-120ml/h, dann 6-12ml/h;
hypertensive Krise → 442: 10mg p.o.
(Kps. anbeißen), evtl. Wdh. nach 30min;
Raynaud-Syndrom → 627: 3 x 10-20mg p.o.;
DANI nicht erforderlich;
DALI sorgfältige Dosiseinstellung

A 2 Kardiologie, Angiologie – Arzneimittel

Nilvadipin Rp	HWZ 15-20h, Q_0 1.0, PPB 99%
Escor *Kps. 8(ret.), 16(ret.)mg* **Nivadil** *Kps. 8(ret.), 16(ret.)mg*	**Art. Hypertonie** → 437: ini 1 × 8mg p.o., je nach Wi steigern bis 1 × 16mg; **DANI** CrCl < 30: nicht empfohlen; **DALI** max. 8mg/d

Nisoldipin Rp	HWZ 7-12h, Q_0 1.0, PPB 99%, PRC C, Lact ?
Baymycard *Tbl. 5, 10mg* **Baymycard RR** *Tbl. 10(ret.), 20(ret.), 30(ret.)mg*	**Art. Hypertonie** → 437: 2 × 5-10mg, max. 2 × 20mg p.o.; 1 × 10-40mg (ret.); **chronisch stabile AP** → 446: 2 × 5-10mg, max. 2 × 20mg p.o.; **DANI** nicht erforderlich; **DALI** KI bei schwerer Leberfktstrg.

Nitrendipin Rp	HWZ 8-12h, Q_0 1.0, PPB 99%, PRC C
Bayotensin *Tbl. 10, 20mg; Phiole 5mg* **Jutapress** *Tbl. 10, 20mg* **Nitrendipin-ratioph.** *Tbl. 10, 20mg* **Nitrepress** *Tbl. 10, 20mg*	**Art. Hypertonie** → 437: 1-2 × 10-20mg p.o.; **hypertensive Krise** → 442: 5mg s.l., evtl. Wdh. nach 30 min; **DANI** nicht erforderlich; **DALI** ini 10mg/d, häufige RR-Kontrolle

A 2.1.7 Zentral angreifende Alpha-2-Rezeptoragonisten

Wm: Stimulation zentraler Alpha-2-Rez. ⇒ präsynaptisch ⇒ Noradrenalinfreisetzung ↓ ⇒ postsynaptisch ⇒ peripherer Sympathikotonus ↓, Reninfreisetzung ↓ ⇒ Hemmung des RAAS;
Wm (Alpha-Methyldopa): bildet zusätzl. „falschen" Transmitter Alpha-Methylnoradrenalin;
Wm (Moxonidin): Stimulation von zentralen Imidazolinrezeptoren; relativ schwache Stimulation zentraler Alpha-2-Rez.; **Wi:** peripherer Widerstand ↓, HF ↓, HZV ↓ ⇒ RR ↓;
UW (Alpha-Methyldopa): Sedierung, Schwindel, orthostatische Strg., Benommenheit, Kopfschmerzen, HF ↓, Mundtrockenheit, Ödeme, Schlafstrg., Depression, Halluzinationen, Libidostrg., Gynäkomastie, Amenorrhoe;
UW (Clonidin): Schlafstrg., Depression, Kopfschmerzen, AV-Block, HF ↓, Sedierung, Mundtrockenheit, Potenz- u. Libidostrg.;
UW (Moxonidin): Benommenheit, Mundtrockenheit, Schläfrigkeit, Schwäche, Schwindel, Kopfschmerzen, gestörte Denkprozesse, Schlafstrg., Übelkeit, Obstipation, Vasodilatation;
KI (Alpha-Methyldopa): akute u. chronische Lebererkrankungen, schwere Nierenfktstrg., Phäochromozytom, Depression, schwere Herzinsuffizienz, hämolytische Anämie;
KI (Clonidin): Depressionen, HF ↓ < 50/min, AV-Block II°-III°, Sick Sinus; Grav./Lact.
KI (Moxonidin): Sick Sinus, sinuatrialer Block, AV-Block II°-III°, HF ↓ < 50, maligne Arrhythmien, Herzinsuffizienz, schwere Koronarinsuffizienz, instabile AP, schwere Nierenfunktionsstörung, Angioödem, schwere Lebererkrankung

Alpha-Methyldopa Rp	HWZ 2h, Q_0 0.4, PPB 10-15%, PRC B, Lact +
Dopegyt *Tbl. 250mg* **Methyldopa Stada** *Tbl. 250mg* **Presinol** *Tbl. 125, 250, 500mg*	**Art. Hypertonie** → 437: ini 1-3 × 125mg p.o., je nach Wi steigern bis 2-3 × 250mg; **Schwangerschaftshypertonie** → 761: 250-2000mg/d; **DANI** sorgf. Dosiseinst., Erh.Dos. max. 50%

Antihypertensiva 33

Clonidin Rp	HWZ 10-20h, Qo 0.4, PPB 30-40%, PRC C, Lact ?
Catapresan *Tbl. 0.075, 0.15, 0.3mg* **Clonidin-ratioph.** *Tbl. 0.075, 0.15, 0.3mg;* *Kps. 0.25mg; Amp. 0.15mg/1ml* **Clonistada** *Tbl. 0.15, 0.3, 0.25 (ret.)mg*	**Art. Hypertonie** → 437: 2 x 0.075-0.3mg; 1-2 x 0.25mg (ret.), max. 0.9mg/d p.o.; **hypertensive Krise** → 442: 1-4 x 0.075-0.15mg i.m./s.c./i.v.; Perf. (0.45mg) = 9µg/ml ⇒ 1-5ml/h; s. a. Alkoholentwöhnungsmittel → 361; **DANI** max. 0.3mg/d p.o./i.v.

Moxonidin Rp	HWZ 2-3h, Qo 0.4, PPB 7%
Cynt *Tbl. 0.2, 0.3, 0.4mg* **Moxobeta** *Tbl. 0.2, 0.3, 0.4mg* **Moxonidin HEXAL** ↓ *Tbl. 0.2, 0.3, 0.4mg* **Physiotens** *Tbl. 0.2, 0.3, 0.4mg*	**Art. Hypertonie** → 437: 1-2 x 0.2-0.4mg p.o., max. 0.6mg/d; **DANI** CrCl: 30-60: max. 0.4mg/d; < 30: KI; **DALI** KI bei schwerer LI

A 2.1.8 Alphablocker

Wm: revers. Alpha-1-Rezeptorblock.; (Phenoxybenzamin) irrev. Alpha-1-/Alpha-2-Rez.-Block.;
Wi: Vasodilatation, Pre- und Afterload ↓; Urapidil: zusätzsis Agonist am 5-HT1A-Rezeptor;
UW (Doxazosin): Atemwegsinfekte, Harnwegsinfekt, Benommenheit, Kopfschmerzen, Somnolenz, Schwindel, Hypotonie, othostat. Hypotonie, Palpitationen, Tachykardie, Bronchitis, Dyspnoe, Rhinitis, Bauchschmerzen, Dyspepsie, Mundtrockenheit, Übelkeit, Pruritus, Rückenschmerzen, Myalgien, Zystitis, Harninkontinenz, Schwächegefühl, Brustschmerz, Grippesymptome, periph. Ödeme; **KI** (Doxazosin): bekannte Überempfindlichkeit, orthostatische Hypotonie, Pat. mit benigner Prostatahyperplasie, die gleichzeitig eine Stauung der oberen Harnwege, einen chronischen, Harnwegsinfekt oder Blasensteine aufweisen, Pat. mit gastrointest. Obstruktion, ösophagealer Obstruktion oder verringertem Lumendurchmesser des GI-Trakts in der Anamnese, Lakt., benigne Prostatahyperplasie mit Überlaufblase, Anurie oder progressive Niereninsuffizienz als Monotherapie

Doxazosin Rp	HWZ 8.8-22h, Qo 0.95, PPB 98%, PRC C, Lact ?
Cardular PP *Tbl. 4(ret.), 8(ret.)mg* **Diblocin PP** *Tbl. 4(ret.)mg* **Doxacor** *Tbl. 1, 2, 4, 8mg* **Doxazosin-ratioph.** *Tbl. 2, 4, 4(ret.), 8(ret.)mg* **Doxazosin Stada** *Tbl. 1, 2, 4, 4(ret.), 8mg* **Jutalar** *Tbl. 2, 4, 4(ret.), 8mg*	**Art. Hypertonie** → 437: ini 1 x 1mg/d, bei Bedarf um 1mg/W steigern bis 1 x 8mg/d p.o., max. 16mg/d; **DANI** nicht erforderlich; **DALI** leichte LI: sorgfältige Dosiseinstellung; schwere LI: Anw. nicht empfohlen

Phenoxybenzamin Rp	HWZ 24h, PRC C, Lact ?
Dibenzyran *Kps. 10mg*	**Phäochromozytom** → 568: 1-3W präop.: ini 1 x 10mg p.o., je nach Wi steigern bis 100mg/d; inop.: ini 10mg/d, Erh.Dos. 2-3 x 20-40mg; **Ki.:** ini 0.2-0.4mg/kg/d; **DANI** KI

Terazosin Rp	HWZ 8-14h, Qo 0.95, PPB 90-94%, PRC C, Lact ?
Heitrin *Tbl. 1, 2, 5mg* **Terazosin Stada** *Tbl. 2, 5, 10mg*	**Art. Hypertonie** → 437: ini 1 x 1mg p.o., je nach Wi steigern bis max. 20mg/d; **DANI** nicht erf.; **DALI** Dosisreduktion

A 2 Kardiologie, Angiologie – Arzneimittel

Urapidil Rp	HWZ 4.7 (10)h, Q0 1.0, PPB 80%
Ebrantil *Kps. 30(ret.), 60(ret.), 90(ret.)mg; Amp. 25mg/5ml, 50mg/10ml* **Urapidil Carino** *Amp. 25mg/5ml, 50mg/10ml, 100mg/20ml* **Urapidil Stragen** *Amp. 25mg/5ml, 50mg/10ml, 100mg/20ml*	**Art. Hypertonie** → 437: 2 x 30-90mg (ret.) p.o.; **hypertensiver Notfall** → 442: 10-50mg langs. i.v., ggf. Wdh. nach 5min; Dauerinfusion ini 2mg/min, mittlere Erh.Dos. 9mg/h; Perfusor 100mg/50ml (2mg/ml): 4.5-60ml/h; **DANI, DALI** sorgfältige Dosiseinstellung

A 2.1.9 Direkte Vasodilatatoren

Wm: direkter Angriff an der glatten Muskulatur kleinerer Arterien und Arteriolen ⇒ peripherer Widerstand ↓ (Afterload) ⇒ RR ↓
UW (Dihydralazin): orthostat. Hypotonie, Schwindel, Appetit ↓, Übelkeit, Erbrechen, Durchfall, Verstopfung, paralytischer Ileus, migräneartige Kopfschmerzen, Nasenverstopfung, Hautrötung, Ödeme, periphere Neuropathie, Parästhesien, Tremor, Muskelkrämpfe; **UW** (Minoxidil): Salz- u. Wasserretention, Tachykardie, Perikarditis, Perikarderguss u. -tamponade, Magen-Darm-Unverträglichkeit, Hypertrichose, Veränderung der Haarfarbe, EKG-Veränderungen;
KI (Dihdralazin): bek. Überempf. (auch gegen Hydralazin); idiopathisch u. medikamentös induzierter Lupus erythem., Aortenaneurysmen, Herzklappenstenosen, hypertrophe Kardiomyopathie, isolierte Rechtsherzinsuff. infolge pulmonaler Hypertonie, Grav. (1. Trimenon);
KI (Minoxidil): bek. Überempf., pulm. Hypertonie wegen Mitralstenose, Phäochromozytom

Dihydralazin Rp	HWZ 4-5h, PPB 84-90%, PRC B
Nepresol *Tbl. 25, 50mg; Amp. 25mg/2ml*	**Art. Hypertonie** → 437: ini 2 x 12.5mg p.o., je nach Wi steigern bis 2 x 25mg; max. 100mg/d; **hypertensive Krise** → 442, **Eklampsie** → 761: 12.5-25mg i.m.; 6.25-12.5mg langs. i.v., evtl. Wdh. nach 20min; Perf. (75mg) = 1.5mg/ml ⇒ 1-5ml/h; max. 100mg/24h; **DANI, DALI** sorgfältige Dosiseinstellung

Minoxidil Rp	HWZ 4h, Q0 0.9, keine PPB, PRC C, Lact -
Loniten *Tbl. 2.5, 10mg* **Lonoten** *Tbl. 10mg* **Lonolox** *Tbl. 2.5, 10mg*	**Therapieresistente art. Hypertonie** → 437: ini 2 x 2.5mg p.o., alle 3d um 5-10mg steigern, ab 50mg um 25mg/d steigern bis max. 100mg/d; Komb. mit Diuretikum u. Betablocker; **Ki.** bis 12J: ini 0.1mg/kg, alle 3d steigern um 0.1-0.2mg/kg, max. 1mg/kg bzw. 50mg/d; **DANI** CrCl < 30, HD: sorgfältige Dosiseinst.

A 2.1.10 ACE-Hemmer + Diuretikum

Benazepril + Hydrochlorothiazid Rp	PPB (H) 64%, PRC C (1.), D (2., 3. Trim.), Lact -
Benazeplus AL *Tbl. 10+12.5, 20+25mg* **Benazeplus Stada** *Tbl. 10+12.5, 20+25mg* **Benazepril HEXAL comp., Benazepril Winthrop comp.** *Tbl. 10+12.5, 20+25mg* **Cibadrex** *Tbl. 10+12.5, 20+25mg*	**Art. Hypertonie** → 437: 1 x 10-20 + 12.5-25mg p.o., max. 2 x 20+25mg; **DANI** CrCl 30-60: sorgfältige Dosiseinstellung; < 30: KI; **DALI** KI

Antihypertensiva 35

Captopril + Hydrochlorothiazid Rp	PRC C (1.), D (2., 3. Trim.), Lact - 🖐
ACE-Hemmer-ratioph. comp. *Tbl. 25+12.5, 25+25, 50+25mg* **CaptoHEXAL comp.** *Tbl. 25 +12.5, 25+25, 50+25mg* **Tensobon comp.** *Tbl. 50+25mg*	**Art. Hypertonie** → 437: 1 x 25-50+12.5-25mg p.o.; **DANI** CrCl 30-80: ini 1 x 25+12.5mg; < 30: KI; **DALI** sorgfältige Dosiseinstellung, KI bei schwerer LI
Cilazapril + Hydrochlorothiazid Rp	
Dynorm Plus *Tbl. 5+12.5mg*	**Art. Hypertonie** → 437: 1 x 5+12.5mg p.o.; **DANI** CrCl 30-60: sorgfältige Dosiseinstellung; < 30: KI; **DALI** KI bei schwerer LI
Enalapril + Hydrochlorothiazid Rp	PPB (E) < 50%, PRC C (1.), D (2., 3. Trim.), Lact - 🖐
Corvo HCT *Tbl. 10+25mg* **EnaHEXAL comp.** *Tbl. 10+25mg, 20+6mg, 20+12.5mg* **Enalagamma HCT** *Tbl. 10+25, 20+12.5mg* **Enalapril HCT Sandoz** *Tbl. 10+25, 20+6, 20+12.5mg* **Enaplus AI** *Tbl. 10+25mg, 20+6mg, 20+12.5mg* **Renacor** *Tbl. 10+25mg*	**Art. Hypertonie** → 437: 1 x 10-20+6-25mg p.o.; **DANI** CrCl 30-60: sorgfältige Dosiseinstellung; < 30: KI; **DALI** KI bei schwerer LI
Fosinopril + Hydrochlorothiazid Rp	🖐
Dynacil comp. *Tbl. 20+12.5mg* **Fosinopril Act comp.** *Tbl. 20+12.5mg* **Fosino Teva comp.** *Tbl. 20+12.5mg*	**Art. Hypertonie** → 437: 1 x 20+12.5mg p.o.; **DANI** CrCl 30-60: sorgf. Dosiseinstellung; < 30: KI; **DALI** KI
Lisinopril + Hydrochlorothiazid Rp	PRC C (1.), D (2., 3. Trim.), Lact - 🖐
Acercomp *Tbl. 10+12.5, 20+12.5mg* **Lisibeta comp.** *Tbl. 10+12.5, 20+12.5mg* **Lisidigal HCT** *Tbl. 10+12.5, 20+12.5mg* **Lisigamma HCT** *Tbl. 10+12.5, 20+12.5mg*	**Art. Hypertonie** → 437: 1 x 10-20+12.5mg p.o.; **DANI** CrCl 30-60: sorgf. Dosiseinstellung; < 30: KI; **DALI** KI bei schwerer LI
Moexipril + Hydrochlorothiazid Rp	PRC C (1.), D (2., 3. Trim.), Lact - 🖐
Fempress Plus *Tbl. 15+25mg*	**Art. Hypertonie** → 437: 1 x 15+25mg p.o.; **DANI** CrCl 40-60: 50%; < 40: KI; **DALI** KI
Perindopril + Indapamid Rp	🖐
BiPreterax N *Tbl. 5+1.25mg* **Perindo In 1A** *Tbl. 2+0,625mg, 4+1.25mg* **Preterax N** *Tbl. 2.5+0.625mg*	**Art. Hypertonie** → 437: 1 x 2.5-5+0.625-1.25mg p.o.; **DANI** CrCl 30-60: max. 1 x 2.5+0.625mg; < 30: KI; **DALI** KI
Quinapril + Hydrochlorothiazid Rp	PRC C (1.), D (2., 3. Trim.), Lact - 🖐
Accuzide *Tbl. 10+12.5, 20+12.5mg* **Accuzide diuplus** *Tbl. 20+25mg* **Quinaplus Stada** *Tbl. 10+12.5, 20+12.5, 20+25mg* **Quinapril HEXAL comp.** *Tbl. 10+12.5, 20+12.5, 20+25mg*	**Art. Hypertonie** → 437: 1 x 10-20+12.5-25mg p.o.; **DANI** CrCl 30-60: sorgfältige Dosiseinstellung; < 30: KI; **DALI** KI bei schwerer LI

A 2 Kardiologie, Angiologie – Arzneimittel

Ramipril + Piretanid Rp

Arelix ACE *Tbl. 5+6mg* **Ramipril Piretanid Actavis** *Tbl. 5+6mg* **Ramitanid AL** *Tbl. 5+6mg*	**Art. Hypertonie** → 437: 1 x 5-10+6-12mg p.o.; **DANI** CrCl 30-60: sorgfältige Dosiseinstellung, max. 1 x 5 + 6mg; < 30: KI; **DALI** KI bei schwerer LI

Ramipril + Hydrochlorothiazid Rp

Delix plus *Tbl. 2.5+12.5, 5+25mg* **Ramiplus AL** *Tbl. 2.5+12.5, 5+12.5, 5+25mg* **Ramipril comp.-CT** *Tbl. 2.5+12.5, 5+12.5, 5+25mg* **Ramipril-ratioph. comp.** *Tbl. 2.5+12.5, 5+12.5, 5+25mg* **Rami-Q comp.** *Tbl. 2.5+12.5mg, 5+25mg*	**Art. Hypertonie** → 437: 1 x 2.5-5+12.5-25mg p.o.; **DANI** CrCl 30-60: sorgfältige Dosiseinstellung; < 30: KI; **DALI** KI bei schwerer LI

A 2.1.11 Angiotensin-II-Blocker + Diuretikum

Candesartan + Hydrochlorothiazid Rp

Atacand plus *Tbl. 8+12.5, 16+12.5, 32+12.5, 32+25mg* **Blopresid plus** *Tbl. 16+12.5, 32+12.5, 32+25mg* **Blopress plus** *Tbl. 8+12.5, 16+12.5, 32+12.5, 32+25mg* **Candesartan-ratioph. comp.** *Tbl. 8+12.5, 16+12.5, 32+12.5, 32+25mg*	**Art. Hypertonie** → 437: 1 x 8-16+12.5mg p.o.; **DANI** CrCl > 30: 100%; < 30: KI; **DALI** KI bei schwerer LI

Eprosartan + Hydrochlorothiazid Rp — PRC C (1.), D (2., 3. Trim.), Lact -

Eprosartan comp.-CT *Tbl. 600+12.5mg* **Eprosartan-ratioph. comp.** *Tbl. 600+ 12.5mg* **Teveten plus** *Tbl. 600+12.5mg*	**Art. Hypertonie** → 437: 1 x 600+12.5mg p.o.; **DANI** CrCl > 30: 100%; < 30: KI; **DALI** leichte bis mittelschwere Leberfktstrg.: nicht empfohlen, schwere LI: KI

Irbesartan + Hydrochlorothiazid Rp — PRC C (1.), D (2., 3. Trim.), Lact -

CoAprovel *Tbl. 150+12.5, 300+12.5, 300+25mg* **Irbecor comp.** *Tbl. 150+12.5, 300+12.5, 300+25mg* **Irbesartan comp. HEXAL** *Tbl. 150+12.5, 300+12.5, 300+25mg* **Karvezide** *Tbl. 150+12.5, 300+12.5, 300+25mg*	**Art. Hypertonie** → 437: 1 x 150-300+12.5-25mg p.o.; **DANI** CrCl > 30: 100%; < 30: KI; **DALI** KI bei schwerer LI

Antihypertensiva 37

Losartan + Hydrochlorothiazid Rp	PRC C (1.), D (2., 3. Trim.), Lact - 🖐
Cozaar comp. *Tbl. 50+12.5mg* **Fortzaar** *Tbl. 100+25mg* **Hyzaar plus** *Tbl. 50+12.5mg* **Lorzaar plus** *Tbl. 50+12.5, 100+25mg* **Losar-Q comp.** *Tbl. 50+12.5; 100+25mg* **Losartan HEXAL comp.** *Tbl. 50+12.5; 100+25mg*	**Art. Hypertonie** → **437:** 1 x 50+12.5-25mg p.o.; ggf. steigern bis max. 1 x 100+25mg; **DANI** CrCl > 30: 100%; < 30: KI; **DALI** KI bei schwerer LI

Olmesartan + Hydrochlorothiazid Rp	PRC C (1.), D (2., 3. Trim.), Lact - 🖐
Belsar plus *Tbl. 20+12.5mg, 20+25mg* **Mencord plus** *Tbl. 40+12.5mg, 40+25mg* **Olmetec plus** *Tbl. 20+12.5mg, 20+25mg, 40+12.5mg, 40+25mg* **Votum plus** *Tbl. 20+12.5mg, 20+25mg, 40+12.5mg, 40+25mg*	**Art. Hypertonie** → **437:** 1 x 20-40+12.5-25mg p.o.; **DANI** CrCl 30-60: max. 1 x 20+12.5-25 mg/d; < 30: KI; **DALI** leichte bis mäßige LI: vorsichtige Anwendung bzw. max. 20+12.5-25 mg/d; starke Leberfktstrg.: KI

Telmisartan + Hydrochlorothiazid Rp	PRC C (1.), D (2., 3. Trim.), Lact - 🖐
Actelsar *Tbl. 40+12.5, 80+12.5, 80+25mg* **Kinzalkomb** *Tbl. 40+12.5, 80+12.5, 80+25mg* **Micardis plus** *Tbl. 40+12.5, 80+12.5, 80+25mg* **Pritor plus** *Tbl. 40+12.5, 80+12.5, 80+25mg* **Tolucombi** *Tbl. 40+12.5, 80+12.5, 80+25mg*	**Art. Hypertonie** → **437:** 1 x 40-80+12.5-25mg p.o.; **DANI** CrCl > 30: 100%; < 30: KI; **DALI** max. 40+12.5mg, KI bei schwerer Leberfktstrg.

Valsartan + Hydrochlorothiazid Rp	PRC C (1.), D (2., 3. Trim.), Lact - 🖐
CoDiovan *Tbl. 80+12.5, 160+12.5, 160+25, 320+12.5, 320+25mg* **Cordinate plus** *Tbl. 80+12.5, 160+12.5, 160+25, 320+12.5, 320+25mg* **Cotareg** *Tbl. 80+12.5, 160+12.5, 160+25, 320+12.5, 320+25mg* **Provas comp.** *Tbl. 80+12.5, 160+12.5, 320+12.5mg* **Provas maxx** *Tbl. 160+25mg, 320+25mg* **Valsacor comp.** *Tbl. 80+12.5, 160+12.5, 160+25, 320+12.5, 320+25mg* **Valsartan-ratioph. comp.** *Tbl. 80+12.5, 120+12.5, 160+12.5, 160+25, 320+12.5, 320+25mg*	**Art. Hypertonie** → **437:** 1 x 80-320+12.5-25mg p.o.; ggf. steigern auf max. 320+25mg/d; **DANI** CrCl > 30: 100%; < 30: KI; **DALI** Anwendung nicht empfohlen

A 2 Kardiologie, Angiologie – Arzneimittel

A 2.1.12 Angiotensin-II-Blocker + Kalziumantagonist

Candesartan + Amlodipin Rp

Caramlo *Tbl. 8+5, 16+10mg*	**Art. Hypertonie** → 437: 1 x 8-16 + 5-10mg p.o.; max. 32+10mg; **DANI** bei mäßiger NI: Ka⁺ u. Krea kontrollieren; **DALI** schw. LI und/oder Cholestase: KI

Losartan + Amlodipin Rp

Losamlo *Tbl. 50+5, 50+10, 100+5, 100+10mg*	**Art. Hypertonie** → 437: 1 x 50-100 + 5-10mg p.o.; max. 100+10mg; **DANI** nicht erf.; **DALI** vors. Anw.; schwere LI:KI

Olmesartan + Amlodipin Rp

Sevikar *Tbl. 20+5, 40+5, 40+10mg* **Vocado** *Tbl. 20+5, 40+5, 40+10mg*	**Art. Hypertonie** → 437: 1 x 20-40 + 5-10mg p.o.; **DANI** CrCl 20-60: max. 20+5mg; < 20: Anw. nicht empf.; **DALI** leicht bis mäßig eingeschr. Leberfkt: vorsichtige Anw.; KI bei schwerer LI, Gallenwegsobstruktion

Telmisartan + Amlodipin Rp

Twynsta *Tbl. 40+5, 40+10, 80+5, 80+10mg*	**Art. Hypertonie** → 437: 1 x 40-80 + 5-10mg p.o.; **DANI** leicht bis mäßig eingeschr. Nierenfkt.: 100%, vorsichtige Anw. bei schwerer NI; **DALI** leicht bis mäßig eingeschr. Leberfkt: vorsichtige Anwendung; KI bei schwerer LI, Gallenwegsobstruktion

Valsartan + Amlodipin Rp

Dafiro *Tbl. 80+5, 160+5, 160+10mg* **Exforge** *Tbl. 80+5, 160+5, 160+10mg*	**Art. Hypertonie** → 437: 1 x 5-10+80-160mg p.o.; **DANI** CrCl < 30, HD: KI; **DALI** schwere LI, biliäre Leberzirrhose, Cholestase: KI

A 2.1.13 Angiotensin-II-Blocker + Kalziumantagonist + Diuretikum

Amlodipin + Valsartan + Hydrochlorothiazid Rp

Dafiro HCT *Tbl. 5+160+12,5, 5+160+25, 10+160+12,5, 10+160+25, 10+320+25mg* **Exforge HCT** *Tbl. 5+160+12,5, 5+160+25, 10+160+12,5, 10+160+25, 10+320+25mg*	**Art. Hypertonie** → 437: 1 x 5-10+160-320+12,5-25 mg p.o.; **DANI** leichte bis mittelschwere Nierenfktstrg.: 100%; CrCl < 30, Anurie, HD: KI; **DALI** KI bei Leberfktsstrg., Cholestase, biliärer Zirrhose

Antihypertensiva 39

Amlodipin + Olmesartan + Hydrochlorothiazid Rp	
Sevikar HCT Tbl. 20+5+12,5, 40+5+12,5, 40+5+25, 40+10+12,5, 40+10+25mg **Vocado HCT** Tbl. 20+5+12,5, 40+5+12,5, 40+5+25, 40+10+12,5, 40+10+25mg	**Art. Hypertonie** → 437: 1 x 20-40+5-10+12,5-25 mg p.o.; **DANI** CrCl 30-60: max. 1 x 20+5+12,5mg, < 30: KI; **DALI** Child A: vorsichtige Anw., Child B: max. 1 x 20+5+12,5mg, Child C/Cholestase/Gallenwegsobstruktion: KI

A 2.1.14 Neprilysinhemmer + Angiotensin-II-Blocker

Wm/Wi (Sacubitril): Hemmung von Neprilysin ⇒ Anreicherung natriuretischer Peptide ⇒ Diurese u. Natriurese ↑, Sympathikolyse, Vasodilatation, antiproliferative Wi;
UW (Sacubitril + Valsartan): Anämie, Hyperkaliämie, Hypokaliämie, Hypoglykämie, Schwindel, Kopfschmerzen, Synkope, Hypotonie, Husten, Diarrhoe, Übelkeit, Gastritis, Nierenfktstrg., Nierenversagen, Asthenie, Ermüdung; **KI** (Sacubitril + Valsartan): bek. Überempf., gleichz. Anw. von ACE-Hemmern, anamnest. bek. Angioödem im Zusammenhang mit einer früheren ACE-Hemmer- oder ARB-Therapie; hereditäres oder idiopathisches Angioödem; gleichz. Anw. mit aliskirenhaltigen Arzneimitteln bei Pat. mit D.m. oder bei Pat. mit Nierenfktstrg. (CrCl < 60); schwere LI, biliäre Zirrhose, Cholestase, Grav. (2. u. 3 Trim.)

Sacubitril + Valsartan Rp	
Entresto Tbl. 24+26, 49+51, 97+103mg	**Herzinsuffizienz mit reduzierter EF:** ini 2 x 49 + 51mg p.o., bei guter Verträglichkeit nach 2-4W steigern auf 2 x 97 + 103mg; **DANI** CrCl 30-60: evtl. ini 2 x 24 + 26mg; <30: ini 2 x 24 + 26mg; chron. Nierenversagen: Anw. nicht empfohlen; **DALI** Child A: 100%; B: vorsichtige Anw.; C, biliäre Zirrhose, Cholestase: KI

A 2.1.15 Betablocker + Diuretikum

Atenolol + Chlortalidon Rp	PRC D, Lact -
AteHEXAL comp. Tbl. 50+12,5, 100+25mg **Atenogamma comp.** Tbl. 50+12,5, 100+25mg **Atenolol comp. Stada** Tbl. 50+12,5, 100+25mg **Teneretic** Tbl. 100+25mg	**Art. Hypertonie** → 437: 1 x 50-100+12,5-25mg p.o.; **DANI** sorgfältige Dosiseinst.; CrCl < 30: KI; **DALI** KI bei schwerer LI

Bisoprolol + Hydrochlorothiazid Rp	PRC C, Lact ?
Bisolich comp. Tbl. 5+12,5, 10+25mg **Bisoplus AL** Tbl. 5+12,5mg, 10+25mg **Bisoplus Stada** Tbl. 5+12,5mg, 10+25mg **Concor plus** Tbl. 5+12,5mg, 10+25mg	**Art. Hypertonie** → 437: 1 x 5-10+12,5-25mg p.o.; **DANI** sorgfältige Dosiseinstellung; CrCl < 30: KI

Metoprololtartrat + Hydrochlorothiazid Rp	
MetoHEXAL comp. Tbl. 100+12,5mg **Metoprolol-ratioph. comp.** Tbl. 100+ 12,5mg	**Art. Hypertonie** → 437: 1 x 100+12,5mg p.o.; **DANI** sorgfältige Dosiseinst.; CrCl < 30: KI; **DALI** KI bei Coma/Praecoma hepaticum

A 2 Kardiologie, Angiologie – Arzneimittel

Metoprololsuccinat + Hydrochlorothiazid Rp

Beloc-Zok comp *Tbl. 95(ret.)+12.5mg* **MetoHEXAL Succ comp.** *Tbl. 95(ret.) +12.5mg* **Metoprololsuccinat plus 1A** *Tbl. 95(ret.) +12.5mg*	**Art. Hypertonie** → 437: 1 x 95-190+12.5-25mg p.o.; **DANI** sorgfältige Dosiseinstellung; CrCl < 30: KI; **DALI** KI bei Coma/Praecoma hepaticum

Penbutolol + Furosemid Rp

Betasemid *Tbl. 20+10, 40+20mg*	**Art. Hypertonie** → 437: 1 x 20-40+10-20mg p.o., max. 80+40mg/d; **DANI** KI bei termin. NI; **DALI** KI bei Coma/Praecoma hepaticum

Propranolol + Triamteren + Hydrochlorothiazid Rp

Beta-Turfa *Tbl. 80+25+12.5mg* **Dociteren** *Tbl. 80+25+12.5mg* **Propra comp.-ratioph.** *Tbl. 80+25+12.5mg*	**Art. Hypertonie** → 437: 1-2 x 80-160+25-50+12.5-25mg p.o.; **DANI** sorgfältige Dosiseinst.; CrCl < 30: KI; **DALI** Dosisreduktion, KI bei schwerer LI

A 2.1.16 Direkte Renininhibitoren + Diuretikum

Aliskiren + Hydrochlorothiazid Rp

Rasilez HCT *Tbl. 150+12.5, 150+25, 300+12.5, 300+25mg*	**Art. Hypertonie** → 437: 1 x 150-300+12.5-25mg p.o.; **DANI** CrCl < 30: KI; < 60: KI in Komb. mit ACE-Hemmern oder AT-II-Blockern; **DALI** KI bei schw. LI

A 2.1.17 Kalziumantagonisten + Diuretikum

Verapamil + Hydrochlorothiazid Rp

Isoptin RR plus *Kps. (ret.) 240+12.5mg*	**Art. Hypertonie** → 437: 1 x 240+12.5mg p.o.; **DANI** CrCl < 30: KI; **DALI** KI bei (Prae-)Coma hepat.

Verapamil + Hydrochlorothiazid + Triamteren Rp

Veratide *Tbl. 160+25+50mg*	**Art. Hypertonie** → 437: 1-2 x 160+25+50mg p.o.; **DANI** CrCl 50-75: max. 50mg Triamteren; 30-50: max. 25mg Triamteren; < 30: KI; **DALI** sorgfältige Dosiseinstellung

A 2.1.18 Kalziumantagonisten + Betablocker

Amlodipin + Bisoprolol Rp

Biramlo *Tbl. 5+5, 5+10, 10+5, 10+10mg* **Bisodipin** *Tbl. 5+5, 5+10, 10+5, 10+10mg*	**Art. Hypertonie** → 437: 1 x 5-10+5-10mg p.o.; **DANI** CrCl < 20: max. 10mg Bisoprolol/d; HD: vorsicht. Anw.; **DALI** leichte-mäßige LI: vors. Anw.; schwere LI: max.10mg Bisoprolol/d

Felodipin + Metoprololsuccinat Rp

Logimat *Tbl. (ret.) 5+47.5mg* **Logimax** *Tbl. (ret.) 5+47.5mg* **Mobloc** *Tbl. (ret.) 5+47.5mg*	**Art. Hypertonie** → 437: 1 x 5-10+47.5-95mg p.o.; **DANI** CrCl > 30: nicht erf., < 30: KI; **DALI** KI bei schwerer Leberfunktionsstörung

Antihypertensiva 41

Nifedipin + Atenolol Rp

Bresben Sandoz Kps. 10(ret.)+25, 20(ret.)+50mg **Nifatenol** Kps. 20(ret.)+50mg **Nif Ten** Kps. 10(ret.)+25, 20(ret.)+50mg	**Art. Hypertonie** → 437: 1 x 10-20(ret.)+25-50mg p.o.; **DANI** CrCl > 30: 100%; < 30: nicht empf.

Nifedipin + Metoprololtartrat Rp

Belnif Kps. (ret.) 15+50mg	**Art. Hypertonie** → 437: 1-2 x 15+50mg p.o.; **chronisch stabile AP** → 446: 2 x 15+50mg; **DANI** CrCl < 30: nicht empf.; **DALI** KI bei schwerer LI

A 2.1.19 Kalziumantagonisten + ACE-Hemmer

Amlodipin + Perindopril-Arginin Rp

Viacoram Tbl. 2.5+3.5mg, 5+7mg	**Art. Hypertonie** → 437: ini 1 x 2.5+3.5mg p.o., ggf. nach 4W steigern auf 1 x 5+7mg; **DANI** CrCl 30-60: ini 2.5+3.5mg alle 2d, ggf. steigern auf 2.5+3.5mg/d; < 30: KI; **DALI** schwere LI: vorsichtige Anw.

Amlodipin + Ramipril Rp

Ramipril HEXAL plus Amlodipin Tbl. 5+5, 5+10, 10+5, 10+10mg **Tonotec** Tbl. 5+5, 5+10, 10+5, 10+10mg	**Art. Hypertonie** → 437: 1 x 5-10+5-10mg p.o.; **DANI** CrCl < 60: max. 5mg Ramipril; HD: vorsichtige Anw.; **DALI** Anw. nicht empf.

Felodipin + Ramipril Rp

Delmuno Tbl. (ret.) 2.5+2.5mg, 5+5mg **Unimax** Tbl. (ret.) 2.5+2.5mg, 5+5mg	**Art. Hypertonie** → 437: 1 x 2.5-5+2.5-5mg p.o., **DANI** CrCl 20-60: s. Einzelsubstanz; < 20: KI; **DALI** s. Einzelsubstanz

Lercanidipin + Enalapril Rp

Carmen ACE Tbl. 10+10mg, 10+20mg **Lercaprel** Tbl. 10+10mg, 10+20mg **Zanipress** Tbl. 10+10mg, 10+20mg	**Art. Hypertonie** → 437: 1 x 10 +10-20mg p.o.; **DANI** CrCl < 30, HD: KI; **DALI** KI bei schwerer Leberfunktionsstörung

Nitrendipin + Enalapril Rp

Eneas Tbl. 20+10mg	**Art. Hypertonie** → 437: 1 x 20+10mg p.o.; **DANI** CrCl < 10, HD: KI; **DALI** KI bei schwerer LI

Verapamil + Trandolapril Rp   PRC D, Lact -

Tarka Tbl. (ret.) 180+2, 240+2, 240+4mg	**Art. Hypertonie** → 437: 1 x 180-240+2-4mg p.o.; **DANI** CrCl < 10: KI; **DALI** bei schwerer LI nicht empfohlen, KI bei Leberzirrhose mit Aszites

A 2.1.20 Statin + ACE-Hemmer + Kalziumantagonist

Atorvastatin + Perindopril + Amlodipin Rp (UW, KI → 124)

Triveram Tbl. 10+5+5, 20+5+5, 20+10+5, 20+10+10, 40+10+10mg	Hypertonie und/oder stabile KHK + prim. Hypercholesterinämie od. gemischte Hyperlipidämie: 1 x 10–40 + 5–10 + 5–10mg p.o.; **DANI** CrCl ≥ 60: 100%; < 60: Anw. nicht empfohlen; **DALI** KI bei aktiver Leberkrkr.

A 2.2 Diuretika
A 2.2.1 Schleifendiuretika

Wm: Rückresorption ↓ von Na^+, Cl^-, K^+, H_2O, v.a. im aufsteigenden Teil der Henle-Schleife; **Wi:** Exkretion von Na^+, Cl^-, K^+, H_2O, Ca^{2+}, Mg^{2+} ↑; **UW** (Furosemid): Hämokonzentration, Dehydratation, Hypotonie, Orthostasesyndrom, Hyponatriämie, Hypochlorämie, Hypokaliämie, Hyperurikämie, Hypercholesterinämie, Hypertriglyzeridämie, hepat. Enzephalopathie bei Pat. mit LI, Kreatinin ↑, Urinvolumen ↑; **KI** (Furosemid): bek. Überempf. gegen Furosemid/Sulfonamide, Nierenversagen mit Anurie (spricht auf Furosemid nicht an), hepat. Enzephalopathie mit (Prae-)Coma hepaticum, schwere Hypokaliämie, schwere Hyponatriämie, Hypovolämie, Dehydratation, Lakt.; bei Tbl. 500mg, Inf.Lsg. 250: normale Nierenfkt. bzw. CrCl > 20 wegen Gefahr des zu starken Flüssigkeits-/Elektrolyt-Verlusts

Furosemid Rp   HWZ 30–120min, Qo 0.3, PPB 95%, PRC C, Lact ?

Furanthril Tbl. 40, 500mg **Furorese** Tbl. 40, 80, 125, 250, 500mg; Kps. 30(ret.), 60(ret.), 120(ret.)mg; Amp. 20mg/2ml, 40mg/4ml **Furosemid-ratioph.** Tbl. 20, 40, 125, 250, 500mg; Kps. 30(ret.)mg; Amp. 20mg/2ml, 40mg/4ml, 250mg/25ml **Fusid** Tbl. 40mg **Lasix** Tbl. 40, 500mg; Kps. 30(ret.)mg; Gtt. (1ml = 10mg); Amp. 20mg/2ml, 40mg/4ml, 250mg/25ml	Ödeme → 542, Aszites, art. Hypertonie → 437: 1–2 x 20–40mg p.o.; 1 x 60mg (ret.) p.o.; 20–40mg i.v., Wdh. je nach Diurese; **Ki.:** 1–2mg/kg/d, max. 40mg/d p.o., 0.5mg/kg/d i.v.; **Oligurie bei terminaler NI:** 250–1000mg/d p.o.; ini 100–200mg i.v., je nach Diurese bis 1000mg/d; **akutes Nierenversagen** → 523: ini 40mg i.v., je nach Diurese 50–100mg/h, max. 1500mg/d; **DANI** nicht erforderlich, s. auch FachInfo; **DALI** KI bei Praecoma/Coma hepaticum

Piretanid Rp   HWZ 1–1.7h, Qo 0.5, PPB 90%

Arelix Tbl. 3, 6mg; Kps. 6(ret.)mg **Piretanid 1A** Tbl. 3, 6mg **Piretanid HEXAL** Tbl. 3, 6mg **Piretanid Stada** Tbl. 6mg	Ödeme → 542: ini 1 x 6mg p.o., Erh.Dos. 1 x 3–6mg; **arterielle Hypertonie** → 437: ini 2 x 6mg (ret.), nach 2–4W 1 x 6mg (ret.) p.o.; **DANI** Dosisred.; **DALI** KI bei Coma hepaticum

Torasemid Rp   HWZ 3–4h, Qo 0.75, PPB 99%

Toragamma Tbl. 2.5, 5, 10, 20, 200mg **Torasemid HEXAL** Tbl. 2.5, 5, 10, 20, 50, 100, 200mg **Torem** Tbl. 2.5, 5, 10, 200mg; Amp. 10mg/2ml, 20mg/4ml; Inf.Lsg. 200mg/20ml **Unat** Tbl. 5, 10mg	**Art. Hypertonie** → 437: 1 x 2.5–5mg p.o.; **kard. Ödeme** → 542: 1 x 5mg p.o., je nach Wi bis 20mg/d steigern; 10mg i.v., max. 40mg/d; **Oligurie bei termin. Niereninsuff.** → 524: ini 50mg, je nach Diurese bis 200mg/d p.o./i.v.; **DANI** nicht erforderlich, s. auch FachInfo

Diuretika 43

A 2.2.2 Benzothiadiazine und Analoga

Wm: Hemmung der Rückresorpt. von Na^+, Cl^- und H_2O im dist. Tubulus, K^+-Sekretion ↑;
Wi: Ausscheidung von Na^+, Cl^-, H_2O und K^+ ↑; Exkretion von Ca^{2+} und PO_4^{3-} ↓;
UW (Chlortalidon): Hypokaliämie, Hyperurikämie, Gichtanfälle, Cholesterin-/Triglyzeridspiegel ↑, Hyponatriämie, Hypomagnesiämie, Hyperglykämie, Glukosurie, diabet. Stoffwechsellage ↓; Krea/Harnstoff ↑; Kopfschmerzen, Schwindel, Schwächegefühl, Hypotonie, Orthostase, Palpitationen, Appetit ↓, Mundtrockenheit, Übelkeit, Erbrechen, Oberbauchschmerzen, Bauchkrämpfe, Obstipation, Diarrhoe, allerg. Reakt., Pruritus, Hypotonie der Skelettmuskulatur, Muskelkrämpfe, Impotenz;
UW (Hydrochlorothiazid): Hypokaliämie, Serumlipide ↑, Hyponatriämie, Hypomagnesiämie, Hyperurikämie, Urtikaria, Exanthem, Appetitlosigkeit, Übelkeit, Erbrechen; orthostatische Hypotonie, die durch Alkohol, Anästhetika od. Sedativa verstärkt werden kann;
UW (Xipamid): Hypokaliämie, Störungen des Elektrolyt- und Flüssigkeitshaushalts, Hypermagnesiurie, Kopfschmerzen, Schwindel, Mundtrockenheit, Müdigkeit, orthostat. Hypotonie, Antriebsarmut, Lethargie, Muskelspasmen/-krämpfe, Herzklopfen, Schwitzen, Angst, Agitiertheit, Oberbauchbeschwerden, Bauchkrämpfe, Diarrhoe oder Obstipation, reversibler Anstieg von Harnstoff, Kreatinin;
KI (Chlortalidon): bek. Überempf. gegen C., andere Thiazide und Sulfonamide; Anurie, schwere Nierenfktsstrg., CrCl < 30, Serum-Krea >1,8mg/100ml, GN, schwere Leberfktsstrg., Hyperkalzämie, therapieresist. Hypokaliämie oder Zustände mit erhöhten Kaliumverlusten, schwere Hyponatriämie, symptomatische Hyperurikämie;
KI (Hydrochlorothiazid): bek. Überempf. gegen H., andere Thiazide und Sulfonamide, Weizenstärke, Anurie, schwere Nierenfktsstrg., CrCl < 30, Serum-Krea > 1,8mg/100ml, Glomerulonephritis, Coma und Praecoma hepaticum, therapieresistente Hypokaliämie oder Hyperkalzämie, therapierefrakt. Hyponatriämie, Hypovolämie, symptomatische Hyperurikämie/Gicht, Grav./Lakt.;
KI (Xipamid): bek. Überempf. gegen X., and. Thiazide u. Sulfonamide, schwere Leberfktsstrg., therapieres. Hypokaliämie, schw. Hyponatriämie, Hyperkalzämie, Hypovolämie, Gicht, Grav./Lakt.

Bemetizid nur in Komb. mit anderen Diuretika	HWZ 3h, Qo 0.8

Bendroflumethiazid nur in Komb. mit anderen Diuretika	HWZ 3.5h, Qo 0.7

Chlortalidon Rp	HWZ 50h, Qo 0.5, PPB 76%
Hygroton *Tbl. 25, 50mg*	**Ödeme** → 542, **Herzinsuffizienz** → 455: ini 1 x 50-100mg, max. 200mg p.o., Erh.Dos. 1 x 25-50mg; **art. Hypertonie** → 437: ini 1 x 12.5-50mg, Erh.Dos. alle 2d 25-50mg; **renaler Diabetes insipidus** → 573: ini 2 x 100mg, Erh.Dos. 1 x 50mg; **DANI** CrCl > 30: 100%; < 30: KI; **DALI** KI bei schwerer LI

Clopamid nur in Komb. mit anderen Diuretika	HWZ 4-5h, Qo 0.6

Hydrochlorothiazid Rp	HWZ 6-8h, Qo 0.05, PPB 64%, PRC B, Lact +
Disalunil *Tbl. 25mg* Esidrix *Tbl. 25mg* HCT Beta *Tbl. 12.5, 25mg* HCT HEXAL *Tbl. 12.5, 25mg* HCTad *Tbl. 25mg*	**Ödeme** → 542: ini 1 x 25-50mg p.o., Erh.Dos. 1 x 25-50mg; **art. Hypertonie** → 437: 1 x 12.5-25mg; **DANI** CrCl > 30: 100%; < 30: KI; **DALI** KI bei Coma hepaticum

Indapamid Rp	HWZ 15-18h, Qo 0.95, PPB 76-79%, PRC B, Lact ?
Indapamid Actavis Tbl. 1.5(ret.)mg, Kps. 2.5mg **Indapamid Heumann** Tbl. 1.5(ret.)mg, 2.5mg **Natrilix** Tbl. 1.5(ret.), 2.5mg	**Art. Hypertonie** → 437: 1 x 2.5mg p.o.; 1 x 1.5mg(ret.); **DANI** CrCl > 30: 100%; < 30: KI; **DALI** KI bei Coma hepaticum

Mefrusid nur in Komb. mit anderen Diuretika	HWZ 3-12(10-14)h

Xipamid Rp	HWZ 7h, Qo 0.6, PPB 99%
Aquaphor Tbl. 10, 20, 40mg **Xipamid HEXAL** Tbl. 10, 20, 40mg **Xipamid Stada** Tbl. 10, 20, 40mg	**Ödeme** → 542: 1 x 10-40mg p.o., max. 2 x 40mg; **art. Hypertonie** → 437: 1 x 10-20mg; **DANI** vorsichtige Anw., Wirkungsverlust bei mittlerer-schwerer NI; **DALI** Dosis anpassen, KI bei schwerer Leberfunktionsstörung

A 2.2.3 Kaliumsparende Diuretika

Wm: Hemmung der Rückresorption von Na^+, Cl^- und H_2O, Hemmung der K^+-Sekretion im distalen Tubulus; **Wi:** vermehrte Ausscheidung von Na^+, Cl^- und H_2O, K^+-Ausscheidung ↓;

Amilorid nur in Komb. mit anderen Diuretika HWZ 9.6h, Qo 0.25, PPB 40%, PRC B, Lact ?

Triamteren nur in Komb. mit and. Diuretika HWZ 1.5-2.5h, Qo 0.8, PPB 60%, PRC D, Lact-

A 2.2.4 Aldosteronantagonisten

Wm: kompetitive Blockade des Aldosteronrezeptors im spätdistalen Tubulus;
Wi: Ausscheidung von Na^+, Cl^- und H_2O ↑; K^+-Ausscheidung ↓;
UW (Eplerenon): Eosinophilie, Hyperkaliämie, Dehydrierung, Hypercholesterinämie, Hypertriglyzeridämie, Hyponatriämie, Schlaflosigkeit, Benommenheit, Kopfschmerzen, Vorhofflimmern, MI, Linksherzinsuff., Hypotonie, Beinarterienthrombose, Pharyngitis, Durchfall, Übelkeit, Erbrechen, Blähungen, Juckreiz, Schwitzen ↑, Rückenschmerzen, Beinkrämpfe, Nierenfktsstrg., Kreatinin ↑, Harnsäure ↑, Kraftlosigkeit, Unwohlsein, Pyelonephritis; **UW** (Spironolacton): Haarausfall, Gynäkomastie, Kopfschmerzen, Schläfrigkeit, Ataxie, Verwirrtheit, Impotenz, Amenorrhoe, Hirsutismus, Stimm-, Hautveränderungen, Harnsäure ↑; **KI** (Eplerenon): Kalium > 5 mmol/l bei Behandlungsbeginn, NI CrCl < 50, LI Child C, Kombination mit kaliumsparenden Diuretika/starken CYP3A4-Hemmern (Itraconazol, Ketoconazol, Ritonavir, Nelfinavir, Clarithromycin, Telithromycin);
KI (Spironolacton): bek. Überempf., NI CrCl < 30 oder Krea > 1,8mg/dl, Anurie, akutes Nierenversagen, Hyperkaliämie, Hyponatriämie, Hypovolämie, Dehydratation, Grav./Lakt.

Eplerenon Rp	HWZ 3-5h, PPB 50%
Elecor Tbl. 25, 50mg **EplerenHEXAL** Tbl. 25, 50mg **Eplerenon Stada** Tbl. 25, 50mg **Inspra** Tbl. 25, 50mg	**Herzinsuffizienz mit linksventrikulärer Dysfunktion nach MI** → 451: ini 1 x 25mg p.o., innerhalb von 4W auf 1 x 50mg steigern; **DANI** CrCl < 50: KI; **DALI** Child C: KI

Kaliumcanrenoat Rp	HWZ 23h, PPB > 98%
Aldactone Amp. 200mg/10ml	**Primärer/sekundärer Hyperaldosteronismus** → 566: 1-2 x 200mg i.v., max. 800mg/d; **Ki.:** ini 4-5mg/kg i.v., dann max. 2-3mg/kg; **Sgl.:** ini 2-3mg/kg i.v., dann max. 1.5-2mg/kg/d; **DANI** CrCl 30-60: sorgf. Dosiseinstellg.; < 30: KI

Diuretika 45

Spironolacton Rp	HWZ 1-2(13-15)h, Q0 1.0, PPB 98%, PRC D, Lact +
Aldactone Tbl. 25, 50mg; Kps. 100mg **Osyrol** Tbl. 50mg **Spiro-CT** Tbl. 50, 100mg **Spironolacton-ratioph.** Tbl. 50, 100mg	**Primärer/sekundärer Hyperaldosteronismus** → 566: ini 100-200mg, max. 400mg/d p.o., nach 3-6d 50-100mg, max. 200mg/d; **Ki.:** ini 3mg/kg/d, nach 3-5d 2-3mg/kg/d; **Sgl.:** ini 2-3mg/kg/d, nach 3-4d 1.5-2mg/kg/d; **DANI** CrCl 30-60: sorgf. Dosiseinstellg.; < 30: KI

A 2.2.5 Osmotische Diuretika

Wm: osmotische Bindung von Wasser im Tubuluslumen der Niere;
Wi: vermehrte Wasserausscheidung bei geringer Mehrausscheidung von Elektrolyten;
UW: Exsikkose, Hypernatriämie, Volumenbelastung; **KI:** Herzinsuffizienz, Lungenödeme

Mannitol OTC	HWZ 71-100min, Q0 0.05, PRC C, Lact ?
Deltamannit, Mannit, Mannitol, **Osmofundin, Osmosteril** *Inf.Lsg. 10, 15, 20%*	**Beginnendes akutes Nierenvers. nach Trauma,** **Schock** → 444, → 523: bis 1.5g/kg/d, max. 0.3g/kg/h i.v.; **Hirnödem:** 1.5-2g über 30-60min i.v.; **Ki.:** ini 1ml/kg über 3-5min, dann 2.5-7.5ml/kg

A 2.2.6 Diuretika-Kombinationen

Amilorid + Bendroflumethiazid Rp	
Tensoflux Tbl. 5+2.5mg	**Ödeme** → 542, **art. Hypertonie** → 437: 1-2 x 1Tbl. p.o.; **Aszites:** 1 x 1Tbl.; **DANI** CrCl < 30: KI; **DALI** KI bei Coma hepat.

Amilorid + Hydrochlorothiazid Rp	PRC B, Lact -
Amiloretik Tbl. 2.5+25mg; 5+50mg **Amilorid comp.-ratioph.** Tbl. 5+50mg **Diursan** Tbl. 5+50mg	**Art. Hypertonie** → 437: ini 1 x 2.5+25mg p.o., Erh.Dos. 1 x 1.25+12.5mg; **Ödeme** → 542: 1 x 2.5-5+25-50mg, max. 10+100mg/d; **DANI** CrCl < 60: KI; **DALI** KI bei Coma hepat.

Amilorid + Furosemid Rp	
Diaphal Tbl. 5+40mg	**Ödeme** → 542, **Aszites, art. Hypertonie** → 437: 1-2 x 5+40mg p.o.; **DANI** CrCl 30-60: max. 5+40mg/d; < 30: KI; **DALI** KI bei Coma hepaticum

Triamteren + Hydrochlorothiazid Rp	PRC D, Lact -
Dytide H Tbl. 50+25mg **Nephral** Tbl. 50+25mg **Triampur comp.** Tbl. 25+12.5mg **Triamteren comp.-ratioph.** Tbl. 50+25mg **Triarese** Tbl. 50+25mg **Tri Thiazid** Tbl. 50+25mg **Turfa Gamma** Tbl. 50+25mg	**Art. Hypertonie** → 437: ini 1-2 x 50+25mg, Erh.Dos. 1 x 25-50+12.5-25mg; **Ödeme** → 542: ini 2 x 50-100+25-50mg, Erh.Dos. 1 x 25+12.5mg oder 50+25mg alle 2d; **Herzinsuffizienz** → 455: 1-2 x 50+25mg/d; **DANI** CrCl 75-100: max. 100mg Triamteren/d; 50-74: max. 50mg Triamteren/d; 30-49: max. 25mg Triamteren/d; < 30: KI; **DALI** KI bei Praecoma/Coma hepaticum

A 2 Kardiologie, Angiologie – Arzneimittel

Triamteren + Furosemid Rp

| Furesis comp. Tbl. 50+40mg | Ödeme → 542, art. Hypertonie → 437, Herzinsuff. → 455: 1-2 x 50+40mg p.o.; **DANI** CrCl 30-60: sorgfältige Dosiseinstellung; < 30: KI; **DALI** KI bei Coma hepaticum |

Triamteren + Xipamid Rp

| Neotri 30+10mg | Art. Hypertonie → 437: 1 x 30+10mg p.o., Ödeme → 542: 1 x 30-60 + 10-20mg; **DANI** CrCl 30-60: sorgfältige Dosiseinstellung; < 30: KI; **DALI** KI bei Coma hepaticum |

Triamteren + Bemetizid Rp

| Diucomb Tbl. 20+10, 50+25mg
Dehydro sanol tri Tbl. 20+10mg | Ödeme → 542, art. Hypert. → 437: 1 x 10-50+5-25mg p.o.; **DANI** CrCl 30-60: sorgfältige Dosiseinst.; < 30: KI; **DALI** KI bei Coma hepaticum |

Spironolacton + Furosemid Rp

| Furorese comp. Tbl. 50+20, 100+20mg
Osyrol-Lasix Kps. 50+20, 100+20mg
Spiro comp. Tbl. 50+20, 100+20mg
Spiro D Tbl. 50+20, 100+20mg | Hyperaldosteronismus mit Ödemen → 566, Aszites: ini 1-4 x 50-100 + 20mg p.o., nach 3-6d Erh.Dos. 50-300 + 20-60mg/d, evtl. nur alle 2-3d; **DANI** CrCl 30-60: sorgfältige Dosiseinst.; < 30: KI; **DALI** KI bei Coma hepaticum |

A 2.3 Antianginosa

A 2.3.1 Nitrate

Wm (Nitrate): Metabolit NO relaxiert glatte Gefäßmuskulatur;
Wi (Nitrate): Vorlast ↓ durch venöses Pooling, Koronarspasmolyse, Nachlast ↓;
Wm/Wi (Trapidil): Hemmung der Phosphodiesterase ⇒ Hemmung der intrazellulären cAMP- und cGMP-Degradation ⇒ Vasorelaxation; Thromboxan-A_2-Bildung ↓ ⇒ Thrombozytenaggregation ↓;
UW (ISDN): Tachykardie, Schwächegefühl, Kopfschmerzen, Benommenheit, Schwindelgefühl, Schläfrigkeit, Hypotonie; **UW** (Molsidomin): Kopfschmerzen, reflektorische Tachykardie, orthostat. Dysregulation; **UW** (Trapidil): keine sehr häufigen bzw. häufigen UW;
KI (Glyceroltrinitrat): bek. Überempf. ggü. Nitraten, akutes Kreislaufversagen, kardiogener Schock, ausgeprägte Hypotonie (RR < 90 mmHg), tox. Lungenödem; Erkr., die mit erhöhtem intrakraniellem Druck einhergehen; gleichz. Anw. von Sildenafil, Vardenafil, Tadalafil;
KI (ISDN): bek. Überempf. gegen ISDN bzw. andere Nitrate; akutes Kreislaufversagen, nicht ausreichend behandelter kardiogener Schock, HOCM, konstriktive Perikarditis, Hypotonie mit RR < 90 mmHg, gleichzeitige Anwendung von Sildenafil, Vardenafil, Tadalafil;
KI (Molsidomin): bek. Überempf., akutes Kreislaufversagen, schwere Hypotonie, Lakt., gleichzige Anw. von Sildenafil, Vardenafil, Tadalafil;
KI (Trapidil): bek. Überempf., Schock, Hypotonie, Grav./Lakt.

Antianginosa 47

Glyceroltrinitrat (Nitroglycerin) Rp	HWZ 2-4.4min, Q0 1.0, PPB 60%, PRC C, Lact ?
Minitrans *TTS 5, 10mg/d* **Nitro Carino** *Inf.Lsg. 50mg/50ml* **Nitroderm** *TTS 5, 10mg/d* **Nitrolingual** *Spray 0.4mg/Hub* **Nitronal** *Kps. 0.8mg*	**AP, Ther. und Pro.** → 446: 0.4-1.2mg s.l.; TTS 1 Pfl. (5-10mg)/d; **akute Linksherzinsuff., akuter MI** (RR syst. >100): 0.4-1.2mg s.l., ggf. Wdh. n. 10min; 2-8mg/h i.v.; Perf. (50mg) = 1mg/ml ⇒ 2-8ml/h; **Pro. katheterinduzierte koron. Spasmen:** 0.4-0.8mg vor Koronarangio; **DANI** nicht erf.

Isosorbidmononitrat Rp	HWZ 4-5h, Q0 0.8, PRC C, Lact ?
IS 5 mono-ratioph. *Tbl. 20, 40, 40(ret.), 60(ret.), 100(ret.)mg; Kps. 50(ret.)mg* **ISMN-CT** *Tbl. 20, 40mg* **Ismo** *Tbl. 20, 40(ret.)mg* **Isomonit** *Tbl. 60(ret.), 100(ret.)mg* **Mono-Mack Depot** *Tbl. 100(ret.)mg*	**Pro., Langzeit-Therapie der AP** → 453: 2 x 20-40mg; 1 x 40-100mg (ret.) p.o.; **DANI** nicht erforderlich

Isosorbiddinitrat Rp	HWZ 0.5(5)h, Q0 1.0, PPB 16-40%, PRC C, Lact ?
ISDN HEXAL *Kps. 20(ret.), 40(ret.), 60(ret.)mg* **ISDN-ratioph.** *Tbl. 5mg; Kps. 20(ret.), 40(ret.), 60(ret.), 80(ret.)mg* **Isoket** *Subling.Tbl. 5mg; Tbl. 10, 20, 40, 20(ret.), 40(ret.), 60(ret.)mg; Kps. 80(ret.), 120(ret.)mg; Spray 1.25mg/Hub; Amp. 10mg/10ml*	**Akute AP** → 446: 5mg s.l.; 1-3 Hübe, evtl. Wdh. nach 10min; ini 1-2mg/h, max. 8-10mg/h i.v.; **Pro., Langzeit-Therapie der AP:** 2 x 10-40mg p.o.; 2 x 20mg (ret.); 1-2 x 40-60mg (ret.); 1 x 80-120mg (ret.); **DANI** nicht erforderlich

Molsidomin Rp	HWZ 0.25(1-2)h, Q0 0.9, PPB 3-11%
Corvaton *Tbl. 2, 4, 8(ret.)mg; Amp. 2mg/1ml* **Molsidomin Heumann** *Tbl. 2, 4, 8(ret.)mg* **MolsiHEXAL** *Tbl. 8(ret.)mg*	**Pro., Langzeit-Therapie der AP** → 453: 2 x 2-4mg, max. 3-4 x 4mg p.o.; 1-2 x 8mg (ret.), max. 3 x 8mg (ret.); **instabile AP** → 446: ini 2-4mg i.v., dann 4mg/h; **DANI/DALI** niedrigere Initialdosis i.v.

Pentaerithrityltetranitrat Rp	HWZ 0.1 h
Pentalong *Tbl. 50, 80mg*	**Pro., Langzeit-Therapie der AP** → 453: 2-3 x 50-80mg p.o.

Trapidil Rp	HWZ 2-4h, PPB 80%
Rocornal *Kps. 200mg*	**Chronisch stabile AP:** 2-3 x 200mg p.o.

A 2.3.2 I_f-Kanal-Hemmer

Wm/Wi: selektive Hemmung des I_f-Kanals, der die spontane Depolarisation am Sinusknoten kontrolliert ⇒ negativ chronotrop, myokardialer O_2-Verbrauch ↓, O_2-Versorgung ↑; **UW:** lichtbed. visuelle Symptome, Verschwommensehen, HF ↓, AV-Block I°, VES, SVES, Vorhofflimmern, Palpitationen, Kopfschmerzen, Schwindel, Übelkeit; **KI:** bek. Überempf. gegen I_f-Kanal-Hemmer, HF in Ruhe < 70/min, kardiogener Schock, akuter MI, schwere Hypotonie, schwere LI, Sick Sinus, SA-Block, AV-Block III°, instabile oder akute Herzinsuff., Herzschrittmacherabhängigkeit, instab.AP, gleichzeitige Anw. starker CYP 3A4-Hemmer (Ketoconazol, Itraconazol, Clarithromycin, Erythromycin) p.o., Josamycin, Telithromycin, Nelfinavir, Ritonavir, Nefazodon), Kombination mit Verapamil oder Diltiazem, Grav./Lakt.

A 2 Kardiologie, Angiologie – Arzneimittel

Ivabradin Rp	HWZ 2h, PPB 70%
Procoralan *Tbl. 5, 7.5mg*	**Symptomat. KHK** → 446: ini 2 x 5mg p.o., je n. Ansprechen auf Ther. n. 3-4W ↑ auf 2 x 7.5mg; **chron. stabile Herzinsuff. NYHA II-IV** → 455: ini 2 x 5mg p.o., bei HF > 60 nach 2W ↑ auf 2 x 7.5mg; **DANI** CrCl > 15: 100%; CrCl < 15: vorsichtige Anw.; **DALI** KI bei schwerer LI

Metoprololtratrat + Ivabradin Rp	
Implicor *Tbl. 25+5, 25+7.5, 50+5, 50+7.5mg*	**Chron. stabile AP** → 453: 2 x 5-7.5+25-50mg p.o.; **DANI** CrCl > 15: 100%; CrCl < 15: vorsicht. Anw., **DALI** KI bei schwerer LI

A 2.3.3 I$_{Na}$-late Inhibitor

Wm/Wi: weitestgehend unbekannt; Hemmung des späten Natriumeinstroms in die kardialen Myozyten, dadurch Reduktion der intrazellulären Kalziumüberladung ⇒ O$_2$-Bedarf ↓, O$_2$-Angebot ↑, Verbesserung der myokardialen Relaxation und Mikrozirkulation; hämodynamisch neutral, nur minimale Beeinflussung von RR und HF;
UW: Schwindel, Kopfschmerzen, Obstipation, Erbrechen, Übelkeit, Asthenie;
KI: bek. Überempf.; schwere NI und/oder mäßige bis schwere LI; gleichz. Anw. von starken CYP3A4-Inhibitoren (z.B. Itraconazol, Ketoconazol, Voriconazol, Posaconazol, HIV-Proteasehemmer, Clarithromycin, Telithromycin, Nefazodon); gleichz. Anw. von Antiarrhythmika der Klasse Ia (Chinidin) oder Klasse III (z.B. Dofetilid, Sotalol) mit Ausnahme von Amiodaron

Ranolazin Rp	HWZ 7h, PPB 62% PRC Q, Lact –
Ranexa *Tbl. 375(ret.), 500(ret.), 750(ret.)mg*	**Stabile AP** → 453: ini 2 x 375 mg p.o., nach 2-4W 2 x 500mg, dann je nach Anspr. auf max. 2 x 750mg steigern; **DANI** CrCl < 30: KI; **DALI** KI bei mäßiger oder schwerer LI

A 2.4 Antiarrhythmika

A 2.4.1 Klasse-Ia-Antiarrhythmika

Wm/Wi: Na$^+$-Einstrom ↓ ⇒ Depolarisation ↓, Leitungsgeschwindigkeit ↓ (neg. dromotrop), Schwellenpot. AP ↑ (Erregbark. ↓), neg. inotrop, K$^+$-Ausstrom ↓ ⇒ AP-Dauer ↑, Refraktärzeit ↑
UW (Ajmalin): Transaminasen ↑, Cholestase, BB-Veränd., Proarrhythmien, Reizleitungsstrg., Kammerfrequenz ↑ bei Vorhofflimmern, Flush-, GI-Sympt.; **UW** (Chinidin): Übelkeit, Erbrechen, Durchfall, Proarrhythmien, ventrik. Tachykardie, Torsade de pointes; **UW** (Prajmaliumbitartrat): Übelkeit, Appetitlosigkeit, Erbrechen, Durchfall, Verstopfung, intrahepatische Cholestase;
KI (Ajmalin): bek. Überempf., AV-Block II° und III°, vorbestehende intraventr. Erregungsleitungsstrg., Adam-Stokes-Anfälle, manifeste Herzinsuff., erhebliche Verbreiterung des QRS-Komplexes bzw. Verlängerung der QT-Zeit, Intox. mit herzwirksamen Glykosiden, hypertrophe Kardiomyopathie, Bradykardien < 50/min; Tachykardien aufgrund v. Herzdekompensation, Myasthenia gravis, innerhalb der ersten drei Monate nach MI oder bei Pat. mit einer linksventrikulären Auswurffraktion von < 35% (Ausnahme: Pat. mit lebensbedrohl. ventrikulären Herzrhythmusstörungen); **KI** (Chinidin): kardiale Dekompensation, Digitalisüberdosierung, AV-Block II°-III°, Myokarditis, Thrombopenie, QT-Zeit ↑, bis 90d nach MI;
KI (Prajmaliumbitartrat): s. Ajmalin, Z.n. medikamentös induzierter Cholestase

Antiarrhythmika 49

Ajmalin Rp	HWZ 1.6h, Q0 0.85, PPB 75%
Gilurytmal Amp. 50mg/10ml	**(Supra-)ventrikuläre Tachykardie → 465:** 50mg langsam i.v., ggf. Wdh. nach 30min; ggf. Dauerinf. 20-50mg/h, max. 1200mg/24h; **DANI** sorgfältige Dosiseinst.; **DALI** 10-30mg/h

Chinidin nur in Komb. mit anderen Antiarrhythmika	HWZ 6–7h, Q0 0.8
Chinidin + Verapamil Rp	
Cordichin Tbl. 160+80mg	**Nach Kardioversion von Vorhofflimmern → 462:** 2 x 160+80 p.o., ab d2 3 x 160+80mg; **Vorhofflimmern, Rezidiv-Pro. → 462:** d1: 1 x 160+80mg, d2-3: 2 x 160+80mg, ab d4: 3 x 160+80mg

Prajmaliumbitartrat Rp	HWZ 4-7h, Q0 0.95, PPB 60%
Neo-Gilurytmal Tbl. 20mg	**(Supra-)ventrikuläre Tachykardie → 465:** ini 3-4 x 20mg p.o., nach 2-3d 2-4 x 10mg; **DANI** CrCl 30-60: 50%; < 30: KI; **DALI** nicht erforderlich

A 2.4.2 Klasse-Ib-Antiarrhythmika

Wm: Na^+-Einstrom ↓, K^+-Ausstrom ↑, Phase-4-Depolarisation verlangsamt;
Wi: Erregbarkeit ↓, v.a. am Ventrikel (s. Kl. Ia), AP-Dauer + Refraktärzeit (Purkinje-System) ↓, an Vorhof/Ventrikel ↑; Ausfilterung hochfrequenter Erregungen (Extrasystolen), AV-Überleitung evtl. ↑, negative Inotropie geringer als Klasse Ia; in hohen Konz. negativ dromo-, inotrop;
UW (Lidocain): Benommenheit, Schwindel, Sprachstrg., Parästhesien bis hin zu generalisierten Krämpfen, kardiovaskuläre Strg., Blutdruckabfall, Bradykardie, AV-Blockierungen, Asystolie, proarrhythmische Wirkungen mit der möglichen Folge eines Herzstillstandes, Erhöhung der Defibrillationsschwelle bei Herz-Kreislauf-Stillstand, respiratorische Strg.;
KI (Lidocain): bek. Überempf. gegen Lidocain bzw. gegen Lokalanästhetika vom Säureamid-Typ; bei AV-Block II. und III. Grades ohne verfügbaren Herzschrittmacher, innerhalb der ersten drei Monate nach Myokardinfarkt oder bei eingeschränkter Herzleistung (linksventrikuläres Auswurfvolumen < 35%) außer bei Pat. mit lebensbedrohenden ventrikulären HRST

Lidocain Rp	HWZ 1.5-2(3.5)h, Q0 0.9, PRC B, Lact +
Xylocain 2% Amp. 100mg/5ml, 1000mg/50ml **Xylocitin Cor 1%, 2%** Amp. 100mg/10ml, 100mg/5ml, 200mg/10ml	**Ventrikuläre HRST → 466:** ini 50-100mg bzw. 1-1,5mg/kg langsam über 2-3min. i.v.; ggf. Wdh. in Abständen v. 5-10min. dann Dauerinfusion: 1mg/min.; max. 4 mg/min. bzw. 200-300mg/h; alternativ: Erh.Dos. 30µg/kg/min. über 24-30h; **endotracheopulmonale Anwendung:** 2- 2,5-fache der i.v. initialen Bolusgabe; **DANI, DALI** sorgfältige Dosiseinstellung, 50% bei ausgeprägter NI, LI

A 2.4.3 Klasse-Ic-Antiarrhythmika

Wm/Wi (Flecainid): bindet an schnelle Natriumkanäle und verlangsamt die Depolarisationsgeschwindigkeit; Überleitung in Vorhof, AV-Knoten, Ventrikel und Purkinje-Fasern ↓;
Wm/Wi (Propafenon): Blockade von Natriumkanälen ⇒ neg. dromotrop; Refraktärzeiten ↑ in Vorhof, AV-Knoten, akzessorischen Bahnen (WPW-Syndrom) und Kammern;
UW (Flecainid): Schwindel, Depression, Angstzustände, Schlaflosigkeit, Kopfschmerzen, Parästhesien, Hypästhesien, Ataxien, Synkope, Hautrötung, Schwitzen ↑, Zittern, Sehstrg., Tinnitus, proarrhythm. Wi., Atemnot, Übelkeit, Erbrechen, Durchfall, Verdauungsstrg., Verstopfung, Exanthem, Schwäche, Müdigkeit, Ödeme; **UW** (Propafenon): Schwindel, Benommenheit, Überleitungsstrg. (SA-Block, AV-Block, intraventr. Block), Angst, Schlafstörungen, Kopfschmerzen, Geschmacksstrg., Sehstrg., Sinusbradykardie, Bradykardie, Tachykardie, Vorhofflattern, Dyspnoe, Bauchschmerzen, Erbrechen, Übelkeit, Durchfall, Verstopfung, Mundtrockenheit, Anomalien der Leberfkt., Brustschmerzen, Asthenie, Müdigkeit, Pyrexie;
KI (Flecainid): bek. Überempf., strukturelle Herzerkr. und/oder eingeschränkte linksventr. Fkt. (EF < 35 %); nach MI – außer bei Pat. mit lebensbedrohenden ventrik. Herzrhythmusstörungen); kardiogener Schock, schwere Bradykardie, SA-Blockierungen, AV-Block II-III u. intraventrik. Leitungsstrg. bei Pat. ohne Herzschrittmacher; Sinusknotensyndrom oder Bradykardie-Tachykardie-Syndrom bei Pat. ohne Herzschrittmacher; permanentes Vorhofflimmern, hämodynamisch wirksame Herzklappenfehler, gleichz. Anw. von Antiarrhythmika der Klasse I;
KI (Propafenon): bek. Überempf., Brugada-Syndrom, manifeste Herzinsuff., kardiogener Schock (außer wenn dieser durch eine Störung der Herzschlagfolge bedingt ist); schwere symptomatische Bradykardie, innerhalb der ersten drei Monate nach MI oder bei eingeschränkter Herzleistung (EF < 35%), außer bei Pat. mit lebensbedrohenden ventrik. Herzrhythmusstörungen; ausgeprägte Reizleitungsstrg. wie SA- bzw. AV-Block II-III°, Schenkelblock ohne Schrittmacherimplant., bei Sinusknotensyndrom (ohne Schrittmacherimplant.); ausgeprägte Hypotonie, manifeste Strg. des Elektrolythaushalts, schwere obstruktive Atemwegerkr., Myasthenia gravis, gleichz. Anw. von Ritonavir

Flecainid Rp	HWZ 20h, Q_0 0.7, PPB 40%, PRC C, Lact +
Flecadura Tbl. 50, 100mg **Flecainid HEXAL** Tbl. 50, 100mg **Tambocor** Tbl. 50, 100mg; Amp. 50mg/5ml	**(Supra-)ventrikuläre Tachykardie** → 465: 2 x 50-150mg p.o.; 1mg/kg langsam i.v., evtl. nach 15-20min 0.5mg/kg; Dauerinfusion: 200-400mg/d; **DANI, DALI** CrCl < 50: ini max. 2 x 50mg p.o., Erh.Dos. max. 2 x 150mg oder 200-300mg i.v.
Propafenon Rp	HWZ 5-8h, Q_0 1.0, PPB 85-95%, PRC C, Lact ?
Propafenon-ratioph. Tbl. 150, 300mg **Rytmonorm** Tbl. 150, 300mg; Amp. 70mg/20ml **Rytmonorm SR** Kps. 225(ret.), 325(ret.), 425(ret.)mg	**(Supra-)ventrikuläre Tachykardien** → 465: 3 x 150 oder 2 x 300mg, max. 3 x 300mg p.o.; **Ki.:** 10-20mg/kg p.o. in 3-4ED; 0.5-1mg/kg i.v., ggf. 2mg/kg Kurzzeitinf. über 1-3h mit 0.5-1mg/Min; Langzeitinf. max. 560mg/d **Rezidiv-Pro. Vorhofflimmern:** ini 2 x 225mg p.o., ggf. nach 5d 2 x 325mg bzw. nach 10d 2 x 425mg; **DANI** sorgfältige Dosiseinstellung; **DALI** ggf. Dosisred.

Antiarrhythmika 51

A 2.4.4 Klasse-II-Antiarrhythmika = Betablocker → 27

A 2.4.5 Klasse-III-Antiarrhythmika

Wm/Wi: Blockade von K⁺Kanälen ⇒ AP-Dauer ↑;
UW (Amiodaron): Korneaablagerung, Lungenfibrose, Photosensibilität, Leberschäden, Sehstrg., Erythema nodosum, Hypo-, Hyperthyreose; **UW** (Sotalol): AV-Block, HF yx ↓, Hypotonie, Herzinsuffizienz ↑, QT-Verlängerung, ventrikuläre Tachyarrhythmien, Torsade de pointes, Broncho-, periphere Vasokonstriktion, Insulinsekretion ↓, Glykogenolyse ↓, Hypoglykämiesymptome maskiert, Potenzstörung;
KI (Amiodaron): bek. Überempfindlichkeit, Sinusbradykardie (< 55/min), alle Formen einer Leitungsverzögerung (sinuaurikuläre und nodale Leitungsverzögerung, einschließlich Sick-Sinus, AV-Block II und III sowie bi- und trifaszikuläre Blöcke, sofern kein Herzschrittmacher eingesetzt ist); Schilddrüsenerkrankungen, vorbestehende QT-Verlängerung, Hypokaliämie, Jodallergie, gleichzeitige Ther. mit MAO-Hemmern, gleichzeitige Ther. mit Arzneimitteln, die Torsade de pointes auslösen können; Kreislaufkollaps, Hypotonie, schwere Ateminsuffizienz, Kardiomyopathie, Herzinsuffizienz, Kinder bis 3J., Grav./Lakt.;
KI (Sotalol): Herzinsuff. NYHA IV, akuter Herzinfarkt, AV-Block II°–III°, SA-Block, Sick Sinus, HF ↓ < 50/min, vorbestehende QT-Verlängerung, COPD, schwere pAVK s. Betablocker → 27

Amiodaron Rp	HWZ 64d, Qo 1.0, PPB 95%, PRC D, Lact –

Amiodaron-ratioph. *Tbl. 100, 200mg;* *Amp. 150mg/3ml* **AmioHEXAL** *Tbl. 200mg* **Cordarex** *Tbl. 200mg; Amp. 150mg/3ml* **Cordarone** *Tbl. 200mg; Amp. 150mg/3ml*	**(Supra-)ventrikuläre HRST → 465:** d1-10: 3-6 x 200mg, Erh.Dos. 1 x 200mg an 5d/W p.o.; 5mg/kg über 3min i.v.; Dauerinfusion: 10-20mg/kg in 250-500ml Glucose 5% für max. 7d; **DANI** nicht erforderlich

Sotalol (s. auch Betablocker → 29) Rp	HWZ 7-18h, Qo 0.015, keine PPB, PRC B, Lact ?

A 2.4.6 Klasse-IV-Antiarrhythmika
= Ca-Antagonisten mit antiarrhythmischer Wi → 30

A 2.4.7 Mehrkanalblocker

Wm/Wi: (Dronedaron): Hemmung des Kalium-, Natrium- u. Kalziumstroms, AP und Refraktärzeit verlängert, nicht kompetitiver Antagonist adrenerger Aktivität ⇒ effektive Refraktärzeit von Vorhof, AV-Knoten und Ventrikel verlängert ⇒ Verhinderung von Vorhofflimmern oder Wiederherstellung eines Sinusrhythmus, Reduktion der Herzfrequenz;
Wm/Wi: (Vernakalant): Blockade von elektrischen Strömen in allen Phasen des atrialen Aktionspotentials ⇒ antiarrhythmische Wi v.a. im Vorhof, atriale Refraktärzeit ↑, Überleitungsgeschwindigkeit ↓ ⇒ Konversion in Sinusrhythmus;
UW (Dronedaron): Kreatininanstieg, QTc-Verlängerung, Bradykardie, Diarrhoe, Erbrechen, Übelkeit, Bauchschmerzen, Dyspepsie, Exanthem, Juckreiz, Müdigkeit, Asthenie;
UW (Vernakalant): Dysgeusie, Parästhesie/Hypoästhesie, Schwindel, Kopfschmerz, Bradykardie, Vorhofflattern, Hypotonie, Niesen, Husten, nasale Beschwerden, Übelkeit, Erbrechen, Mundtrockenheit, Pruritus, Hyperhidrose, Schmerzen/Parästhesien an Inf.Stelle, Hitzegefühl;

A 2 Kardiologie, Angiologie – Arzneimittel

KI (Dronedaron): bek. Überempf., AV-Block II°/III° oder Sick-Sinus-Syndrom (außer bei gleichzeitigem Schrittmacher), Bradykardie < 50/min; Herzinsuff. NYHA IV oder instabile NHYA III, hämodyn. instabile Pat.; gleichz. Anw. starker CYP-3A4-Inhibitoren (z.B. Ketoconazol, Itraconazol, Voriconazol, Posaconazol, Telithromycin, Clarithromycin, Nefazodon, Ritonavir); gleichz. Anw. von Arzneimitteln, die Torsade de pointes verursachen können (z.B. Phenothiazine, Cisaprid, Bepridil, trizyklische Antidepressiva; Terfenadin, bestimmte orale Makrolid-Antibiotika, Klasse-I- und -III-Antiarrhythmika), QTc-Verlängerung ≥ 500 ms, schwere Leberfktsstrg., stark eingeschränkte Nierenfunktion (CrCl < 30ml/min);
KI (Vernakalant): Überempf., schwere Aortenklappenstenose, RR < 100mmHg (systolisch), NYHA III/IV, QT-Verlängerung, schwere Bradykardie, AV-Block II°/III°/Sinusknotenerkr. (ohne Schrittmacher), i.v.-Anw. von Antiarrhythmika in letzten 4h, ACS innerhalb der letzten 3d

Dronedaron Rp	HWZ 25-30h, PRC X, Lact ?
Multaq *Tbl. 400mg*	**Nichtpermanentes Vorhofflimmern** → 462: 2 x 400mg p.o.; **DANI** CrCl ≥ 30: 100%; < 30: KI; **DALI** KI bei schwerer LI

Vernakalanthydrochlorid Rp	HWZ 3-5,5h , PRC X, Lact ?
Brinavess *Inf.Lsg. 20mg/ml*	**Kürzlich aufgetret. Vorhofflimmern** → 462: (ohne herzchir. Eingriff < 7d, mit herzchir. Eingriff < 3d): ini 3mg/kg über 10min i.v. (max. 339mg), nach 15min ggf. Wdh. mit 2mg/kg über 10min. (max. 226mg); max. 5mg/kg/24h; **DANI, DALI** nicht erforderlich

A 2.4.8 Weitere Antiarrhythmika

Wm/Wi (Adenosin): über Purin-1-Rezeptoren vermittelte Verlangsamung der Überleitungszeit am AV-Knoten und Sinusknoten ⇒ Terminierung von Reentry-Tachykardien; Relaxierung von Gefäßmuskelzellen;
UW (Adenosin): Flush, thorakale Schmerzen, HF↓, Asystolie (meist transient), Sinuspause, ventrikuläre und supraventrikuläre Extrasystolen, Vorhofflimmern, ventrikuläre Tachykardien, Vorhofflimmern, Dyspnoe, Kopfschmerzen, Schwindel, innere Unruhe, Verschwommensehen, metallischer Geschmack, Bronchospasmus, RR↓;
KI (Adenosin): bek. Überempfindlichkeit, AV-Block II°-III°, Sick-Sinus-Syndrom, Vorhofflimmern/-flattern, chronisch obstruktive Lungenerkrankungen, verlängertes QT-Intervall, schwere Hypotonie, dekomp. Herzinsuffizienz, gleichzeitige Anw. v. Dipyridamol

Adenosin Rp	HWZ < 10s, Q0 1.0, PRC C, Lact ?
Adenoscan *Inj.Lsg. 30mg/10ml* Adenosin Life Medical *Inj.Lsg. 10mg/2ml, 50mg/10ml* Adrekar *Inj.Lsg. 6mg/2ml*	**Paroxysmale AV-junktionale Tachykardien** → 465: 3-6-9-12mg jeweils als Bolus je nach Wi; **Ki.:** ini 100µg/kg i.v., je nach Wi steigern um 50µg/kg alle 2min bis 250µg/kg; **pharmakologische Provokation einer Myokardischämie:** 140µg/kg/min über 4-6min i.v.; **DANI** nicht erforderlich

Digitalisglykoside 53

A 2.5 Digitalisglykoside

Wm: Hemmung des aktiven Na^+-K^+-Transports an der Muskelzelle $\Rightarrow$ intrazelluläres Na^+ ↑ $\Rightarrow Na^+$-Ca^{2+}-Austausch ↓ $\Rightarrow$ intrazelluläres Ca^{2+} ↑ ; Vagusaktivität ↑, Sympathikusaktivität ↓;
Wi: positiv inotrop, Schlagvolumen ↑ $\Rightarrow$ Wirkungsgrad des insuffizienten Herzens ↑, Gewebs- und Koronarperfusion ↑, negativ chrono-, dromotrop, Refraktärzeit am AV-Knoten ↑, am Myokard ↓ $\Rightarrow$ Aktivierung ektoper Schrittmacher, positiv bathmotrop;
UW: AV-Block, Arrhythmie, Extrasystolie, Nausea, Erbrechen, Diarrhoe, Farbsehstörung, Verwirrtheit; **KI:** AV-Block II°-III°, WPW-Syndrom, ventrikuläre Tachykardie, Carotissinussyndrom, HOCM, Hyperkalzämie, Hypokaliämie, thorakales Aortenaneurysma

Digitoxin Rp	HWZ 7-8d, Q0 > 0.7, PPB 90-97%, PRC C, Lact + therap. Serumspiegel (ng/ml): 10-30
Digimed Tbl. 0.07, 0.1mg **Digimerck** Tbl. 0.05, 0.07, 0.1mg; Amp. 0.1mg/1ml, 0.25mg/2.5ml **Digitoxin Philo** Amp. 0.25mg/1ml **Digitoxin AWD** Tbl. 0.07mg	**Herzinsuff.** → 455, **tachykardes Vorhofflimmern** → 462: d1-3: 3 × 0.07-0.1mg p.o., dann: 1 × 0.07-0.1mg; d1: 0.5mg i.v., d2, 3: 0.25mg i.v., dann 0.07-0.1mg/d p.o./i.v.; **Ki.:** bis zur Sättigung 0.03mg/kg/d, dann 0.003mg/kg/d p.o.; **DANI** CrCl < 10: Dosisreduktion

Digoxin Rp	HWZ 30-50h, Q0 0.3, PPB 20%, PRC C, Lact + therap. Serumspiegel (ng/ml): 0.8-2.0
Digacin Tbl. 0.25mg **Lanicor** Tbl. 0.25mg; Amp. 0.25mg/1ml **Lenoxin** Tbl. 0.125, 0.25mg; Gtt. (1ml = 0.05mg)	**Herzinsuff.** → 455, **tachykardes Vorhofflimmern** → 462: d1-3: 1 × 0.25-0.5mg p.o.; 2-3 × 0.25mg i.v., dann 1 × 0.25-0.375mg p.o.; 1 × 0.25mg i.v.; **Ki.:** s. FachInfo; **DANI** CrCl 50-100: 50%; 20-49: 33-50%; < 20: 33%; **DALI** nicht erforderlich

Beta-Acetyldigoxin Rp	HWZ (36)h, Q0 0.3, PPB 30%; therap. Serumspiegel (ng/ml): 0.8-2.0
Beta-Acetyl Acis Tbl. 0.2mg **Novodigal** Tbl. 0.1, 0.2mg	**Herzinsuff.** → 455, **tachykardes Vorhofflimmern** → 462: d1-2: 3 × 0.2mg p.o.; dann: 1 × 0.2-0.3mg; **Ki. 1-3J:** d1 40µg/kg in 3ED, dann 10µg/kg; **4-12J:** d1: 25-30µg/kg in 3ED, dann 5µg/kg; **DANI** CrCl 50-100: 50%; 20-49: 33-50%; < 20: 33%; **DALI** nicht erforderl.

Metildigoxin Rp	HWZ 48h, Q0 0.35, PPB 20-30%; therap. Serumspiegel (ng/ml): 0.8-2.0
Lanitop Tbl. 0.05, 0.1, 0.15mg; Gtt. (15Gtt. = 0.2mg)	**Herzinsuff.** → 455, **tachykardes Vorhofflimmern** → 462: d1-2: 1 × 0.3-0.4mg p.o., dann 1 × 0.1-0.3mg; **Ki.:** s. Packungsbeilage; **DANI** CrCl 50-100: 50%; 20-49: 33-50%; < 20: 33%

A 2.6 Sympathomimetika

Wm/Wi (Dobutamin): v.a. beta-1- u. alpha-1-, geringer auch beta-2- u. alpha-2-agonistisch, Kontraktilität ↑, Schlagvolumen ↑, linksventrikulärer Füllungsdruck ↓, systemischer Gefäßwiderstand ↓; **Wm/Wi** (Dopamin): dosisabhängig dopaminerg, alpha-/beta-agonistisch, renale Vasodil., HZV ↑, Vasokonstriktion, RR ↑; **Wm/Wi** (Ephedrin): sympathomimet. Amin, das direkt an Alpha- und Betarez. wirkt; indirekte Wi über ↑ Freisetzung von Noradrenalin, Wi als MAO-Hemmer; **Wm/Wi** (Epinephrin): beta- > alphaagonistisch, pos. ino-, chrono-, bathmotrop, syst. RR ↑, diast. RR ↓, Bronchodilatation; **Wm/Wi** (Etilefrin): alpha-/betaagonistisch, RR ↑ durch Vasokonstriktion, positiv ino- und chronotrop; **Wm/Wi** (Midodrin): alpha-1-agonistisch, syst. u. diast. RR ↑; **Wm/Wi** (Norepinephrin): alpha-/beta-1-agonistisch, Vasokonstriktion, syst. und diast. RR ↑; **Wm/Wi** (Theodreanlin + Cafedrin): beta-agonistisch, Kontraktilität ↑, Schlagvolumen ↑, peripherer Gefäßwiderstand ↑;
UW (Cafedrin + Theodrenalin): Herzklopfen, pektanginöse Beschwerden, ventrikuläre Herzrhythmusstörungen, Miktionsbeschwerden, Muskeltremor, Gewöhnung, Abhängigkeit; **UW** (Dobutamin): HRST, Palpitationen, AP, RR ↑ u. RR ↓, Kopfschmerzen, Übelkeit, Exanthem, Fieber, Bronchospasmus, Hemmung d. Thrombozytenfkt.; **UW** (Dopamin): HRST, AP, Dyspnoe, Übelkeit, Erbrechen, Angstgefühl, Kopfschmerzen, RR ↑ und RR ↓; **UW** (Ephedrin): Verwirrtheit, Angstzustände, Depressionen, Nervosität, Reizbarkeit, Unruhe, Schwäche, Schlaflosigkeit, Kopfschmerz, Schwitzen, Palpitationen, Hypertonie, Tachykardie, Dyspnoe, Übelkeit, Erbrechen; **UW** (Epinephrin): tachykarde HRST, Kammerflimmern, AP, hypertone Rkt., Vasokonstriktion, Hyperglykämie, metabol. Azidose, Übelkeit, Tremor, Angst, Halluzinationen; **UW** (Etilefrin): Palpitationen, HRST, RR ↑, AP, Unruhe, Angstzustände, Schwitzen, Tremor, Kopfschmerzen, Schwindel; **UW** (Midodrin): Liegendhypertonie, Reflexbradykardie, Palpitationen, Tachykardie, Parästhesien, Pruritus, Piloarrektion, Kältegefühl, Nausea, Dyspepsie, Harnverhalt; **UW** (Norepinephrin): Herzklopfen, AP, Myokardischämie, starker RR ↑, Lungenödem, Vasokonstriktion, ischämische Nekrosen, Oligurie, Anurie;
KI (Cafedrin + Theodrenalin): bek. Überempf., Hypertonie, Mitralstenose, Hyperthyreose, Engwinkelglaukom, Phäochromozytom, Prostataadenom mit Restharnbildung, Bronchialasthmatiker mit Sulfitüberempf.; **KI** (Dobutamin): mechan. Behinderung der ventrik. Füllung u./o. des Ausflusses, Hypovolämie; **KI** (Dopamin): Thyreotoxikose, Phäochromozytom, Glaukom, Blasenentl.-Strg., hochfrequ. absol. Arrhythmie, Hypovolämie, Kammerflimmern, Grav.; **KI** (Ephedrin): bek. Überempf., Behandlung mit MAO-Hemmern, Koronarthrombose, Diabetes mellitus, ischämische Herzerkrankung, Hypotonie, Thyreotoxikose, Winkelblockglaukom, ältere Patienten, Prostatahypertrophie; **KI** (Epinephrin): system. Anw.: bek. Überempf., Hypertonie, Hyperthyreose, Phäochromozytom, Engwinkelglaukom, Prostataadenom mit Restharnbildung, paroxysmale Tachykardie, hochfrequente absolute Arrhythmie, schwere Nierenfktsstr., Koronar- und Herzmuskelerkrankungen, sklerotische Gefäßveränderungen, Cor pulmonale, Sulfitüberempfindlichkeit, intraarterielle Anwendung; lokale Anw.: bek. Überempfindlichkeit, Engwinkelglaukom, paroxysmale Tachykardie, hochfrequente absolute Arrhythmie; Anästhesien im Endstrombereich (inkls. Finger, Zehen, Penis, Nasenspitze); Sulfitüberempfindlichkeit; **KI** (Etilefrin, Midodrin): Thyreotoxikose, Phäochromozytom, Glaukom, Blasenentleerungsstrg., RR ↑, KHK, tachykarde HRST, Herzklappenstenose, HOCM; **KI** (Norepinephrin): Hypertonie, Hyperthyreose, Phäochromozytom, Engwinkelglaukom, Prostataadenom mit Restharnbildung, paroxysmale Tachykardie, hochfrequente absol. Arrhythmie, schwere Nierenfunktionsstörungen, Koronar- und Herzmuskelerkrankungen, Arteriosklerose, Cor pulmonale, bek. Überempf., Sulfit-Überempf., intraarterielle Anw.

Sympathomimetika 55

Adrenalin (Epinephrin) Rp	HWZ 1-3min, Q0 > 0.7, PRC C, Lact ?
Adrenalin Infectopharm *Amp. 1mg/1ml* **Emerade** *Pen 0.15/0.15ml, 0.3/0.3ml, 0.5mg/0.5ml* **Epipen** *Autoinjektor 0.15mg/0.3ml, 0.3mg/0.3ml* **Fastjekt** *Autoinjektor 0.15, 0.3mg/ED* **Jext** *Autoinjektor 0.15mg/0.3ml, 0.3mg/0.3ml* **Suprarenin** *Amp. 1mg/1ml; Inj.Lsg. 25mg/25ml*	**Kardiopulmonale Reanimation** → 436: 1 : 10 verdünnen, 1mg i.v. alle 3-5min; **Ki.:** 0.01mg/kg i.v./i.o., ggf. Wdh. nach 3-5min; bei persist. Erfolglosigkeit 0.1mg/kg i.v./i.o., max. 1mg; **Anaphylaxie** → 444: 1 : 10 verdün., 0.1mg i.v.; Wdh. nach Wi; **Ki.:** 0.01mg/kg über 1-2min i.v.; ggf. Perfusor mit 0.05-0.5µg/kg/min i.v.; Autoinj. Pen: Selbstmedikation 0.3mg i.m.; **Ki.:** 15-30kg: 0.15-0.3mg i.m.; > 30kg: 0.3mg i.m.; **Septischer Schock** → 444: 0.014-0.28µg/kg/min als Dauerinf. i.v.; **lokale Blutstillung:** 1 : 10 verdünnen, davon 10 Gtt. auf Tupfer bzw. einige ml in Harnröhre instillieren; **Blasenblutung:** 1:10-50 verdün- nen, davon 100-150ml zur Spülung
Dobutamin Rp	HWZ 2-3min, Q0 0.7, PRC B, Lact ?
Dobutamin Carino, Dobutamin Fresenius *Inf.Lsg. 250mg/50ml, 500mg/50ml* **Dobutamin HEXAL** *Inf.Lsg. 250mg/50ml* **Dobutamin-ratioph.** *Inf.Lsg. 250mg/10ml*	**Akute Herzinsuffizienz** → 455: 2.5-10µg/kg/min i.v.; Perf. (250mg) = 5mg/ml ⇒ 2-10ml/h; **Ki.:** 1-15µg/kg/min i.v
Dopamin Rp	HWZ 5-10min, Q0 0.95, PRC C, Lact ?
Dopamin Carino *Amp. 50mg/5ml, 250mg/50ml* **Dopamin Fresenius** *Amp. 50mg/5ml, 200mg/5ml; Inf.Lsg. 250mg/50ml*	**Kardiale und andere Schockzustände** → 444: 2-20µg/kg/min i.v.; Perf. (250mg) = 5mg/ml ⇒ 2-18ml/h; max. 50µg/kg/min i.v.; **Ki.:** 5-10µg/kg/min i.v.
Ephedrin Rp	HWZ 3-6h
Ephedrin Carino *Inj.Lsg. 30mg/ml* **Ephedrin Meduna** *Inj.Lsg. 50mg/5ml*	**Verringerung des RR-Abfalls während Spinalanästhesie:** bis zu 30mg in Teildosen von 3-7.5mg i.v
Etilefrin OTC	HWZ 2.5h, Q0 0.7, PPB 23%, PRC C
Bioflutin *Gtt. (1ml = 5mg)* **Effortil** *Tbl. 5mg, Gtt. (1ml = 7.5mg)* **Thomasin** *Tbl. 10, 25(ret.)mg; Gtt. (1ml = 15mg)*	**Hypotone Kreislaufregulationsstörung** → 444: 3 x 5-10mg p.o.; 1-2 x 25mg (ret.) p.o.; **Ki. 2-6J:** 3 x 2.5-5mg p.o.; < **2J:** 3 x 2-5Gtt. (1-2.5mg)
Midodrin OTC	HWZ 0.5h, Q0 0.4, PRC C, Lact ?
Gutron *Tbl. 2.5mg; Gtt. (1ml = 10mg)*	**Orthostat. Hypotonie** → 444: 2-3 x 2.5mg (= 7Gtt.) p.o.; ggf. ↑, max. 30mg/d
Norepinephrin (Noradrenalin) Rp	HWZ 1-3min, Q0 > 0.7, PPB 50%, PRC C, Lact ?
Arterenol *Amp 1mg/1ml;* *Inj.Lsg. 25mg/25ml*	**Sept. Schock** → 444: 0.014-0.28µg/kg/min i.v.; Perf. (5mg) = 0.1mg/ml ⇒ 0.6-12ml/h

A 2 Kardiologie, Angiologie – Arzneimittel

Theodrenalin + Cafedrin OTC	HWZ 1h (Cafedrin)
Akrinor *Amp. 10+200mg/2ml*	**Anästhesie-bedingte, klinisch relevante Blutdruckabfälle; klinisch relevante Hypotonien i.d. Notfallmedizin → 444:** 1 Amp. mit 8ml NaCl 0.9% verdünnen (1ml = 1 + 20mg); nach Wi. Einzelgaben von 1 + 20mg i.v./i.m., max 30 + 600mg/d

A 2.7 Parasympatholytika

Wm: kompetitiver Antagonismus an muscarinartigen Cholinozeptoren; **Wi:** HF ↑, Spasmolyse, Tränen-/Speichel-/Schweiß-/Bronchialsekretion ↓, Mydriasis; **UW** (Atropin) ohne Häufigkeitsangabe: Mundtrockenheit, Schweißsekretion ↓, Tachykardie, Sehstrg. infolge Mydriasis und Störung der Akkomodation, supraventrik. und ventrik.Arrhythmien, Verkürzung der AV-Überleitung, Muskelschwäche, muskuläre Koordinationsstrg., Miktionsstrg., Strg. der Darmperistaltik, Schluckstrg., gastroösophagealer Reflux, Sprachstrg., Unruhe- und Erregungszustände, Halluzinationen, Verwirrtheitszustände, Krämpfe, Delirien, komatöse Zustände, Glaukomanfall; **KI** (Atropin): bek. Überempf. gegen A./andere Anticholinergika, Engwinkelglaukom, Tachykardie bei Herzinsuff. und Thyreotoxikose, tachykarde Herzrhythmusstrg., Koronarstenose, mech. Verschlüsse des Magen-Darm-Trakts, paralytischer Ileus, Megakolon, obstrukt. Harnwegerkrankungen, bestehende Prostatahypertrophie mit Restharnbildung, Myasthenia gravis, akutes Lungenödem, Schwangerschaftstoxikose

Atropin Rp	HWZ 2h, Q0 0.45, PPB 2-40%, PRC C, Lact ?
Atropinsulfat *Amp. 0.5mg/1ml; Inj.Lsg. 100mg/10ml* **Atropinum sulfuricum** *Amp. 0.25mg/1ml, 0.5mg/1ml, 1mg/1ml*	**Bradykarde HRST → 467:** 0.5-1.5mg i.v./i.m. alle 4-6h; **Ki.:** 0.01mg/kg i.v. (min. 0.1, max. 0.5mg); **Narkoseprämed.:** 0.01mg/kg i.v.; **Alkylphosphatintoxikation:** 2-5mg alle 10-15min i.v. bis zum Rückgang der Bronchialsekretion, max. 50mg in Einzelfällen; Erh.Dos. 0.5-1mg alle 1-4h; **Ki.:** 0.5-2mg i.v., Erh.Dos. nach Klinik; **Neostigmin-/Pyridostigminintox.:** 1-2mg i.v

A 2.8 Phosphodiesterasehemmer

Wm: Hemmung der Phosphodiesterase ⇒ intrazelluläre cAMP-Konzentration ↑ und Ca^{2+} ↑ ⇒ Kontraktion ↑; **Wi:** positiv chrono- und inotrop (Schlagvolumen und HZV ↑), Broncho-/Vasodilatation (Vor-/Nachlast ↓); **Wm** (Levosimendan): ↑ Kalziumsensitivität der kontraktilen Proteine durch Bindung an kardiales Troponin C; Öffnung der ATP-sensitiven Kaliumkanäle ⇒ Vasodilatation systemischer und koronarer art. Widerstandsgefäße und systemischer von Kapazitätsgefäße; **Wi** (Levosimendan): positiv ino- u. chronotrop, Vasodilatation, Vor- und Nachlast ↓, aktiviert "stunned" Myokard, myokardiale Durchblutung ↑, Endothelin-1-Spiegels ↓; **UW** (Enoximon): Hb-Wert/Hämatokrit ↓ um mind. 5 %, ventrik. Tachykardie, andere Arrhythmien, Hypotonie, Schlaflosigkeit, Gedächtnisstrg., Somnolenz, Angst, Unruhe, Kopfschmerzen, Übelkeit, Erbrechen, Muskelschmerzen, Thrombopenie, petechiale Blutungen, Purpura, and. Blutungskomplik., GOT ↑, Bilirubin ↑, bei schwerer Herzinsuff. bedrohliche ventrik. Arrhythmien

Gerinnung 57

UW (Levosimendan): Hypokaliämie, Schlaflosigkeit, Kopfschmerzen, Schwindel, ventrik. Tachykardie, Vorhofflimmern, Tachykardie, ventrik. Extrasystolen, Herzversagen, Myokardischämie, Eytrasystolen, Hypotonie, Übelkeit, Obstipation, Diarrhoe, Erbrechen, Hämoglobinwerte ↓ ;
UW (Milrinon): ventrik. Ektopien, ventrik. Tachykardie, supraventrik. Arrhythmien, Hypotonie, Kopfschmerzen; **KI** (Enoximon): bek. Überempf., extravasale Injektion, Gabe der Erh.Dos. als Inf. bei Kreatinin-Clearance < 40ml/min, Grav.; **KI** (Levosimendan): bek. Überempf., schwere Hypotonie und Tachykardie, signif. mech. Behinderung, die die ventrikuläre Füllung und/oder den Ausstrom beeinflussen; CrCl < 30ml/min, schwer beeinträchtigte Leberfkt., Torsades de Pointes in der Anamnese; **KI** (Milrinon): bek. Überempfindlichkeit, schwere Hypovolämie

Enoximon Rp	HWZ 4.2-6.2h, Q0 1.0 (0), PPB ca. 85%
Perfan *Inj.Lsg. 100mg/20ml*	**Akute Herzinsuff.** → 455: ini 90μg/kg/min i.v., nach 10-30 min 2.5-10μg/kg/min; 0.5mg/kg (max. 12.5mg/min, max. 8 x/d); **DANI** CrCl 0-5: 33%, 6-15: 50%, 16-30: 67%, 31-40: 80%, > 40: 100%; **DALI** s. FachInfo
Levosimendan Rp	HWZ 1h, PPB ca. 97%
Simdax *Inf.Lsg. 12.5mg/5ml, 25mg/10ml*	**Akut dekompensierte schwere chronische Herzinsuffizienz:** ini 6-12μg/kg i.v. über 10min, dann 0.1μg/kg/min über 24h i.v., ggf. Dosisanpassung auf 0.05-0.2μg/kg/min; **DANI** CrCl < 30: KI; **DALI** KI bei schwerer LI
Milrinon Rp	HWZ 2.3h, Q0 0.2, PPB 70-91%
Milrinon Carino *Amp. 10mg/10ml* Milrinon Hikma *Amp. 10mg/10ml* Milrinon Stragen *Amp. 10mg/10ml*	**Schwere Herzinsuff.** → 455: ini 50μg/kg i.v. langsam über 10min, anschließend Erh.Dos. 0.375-0.75μg/kg/min; max. 1.13mg/kg/d; **DANI** CrCl 0-5: 0.2μg/kg/min, 6-10: 0.23μg/kg/min, 11-20: 0.28μg/kg/min, 21-30: 0.33μg/kg/min, 31-40: 0.38μg/kg/min, 41-50: 0.43μg/kg/min

A 2.9 Gerinnung

A 2.9.1 Unfraktioniertes Heparin

Wm/Wi: Komplexbildung mit AT-III ⇒ beschleunigte inhibierende Wi von AT-III um Faktor 1000 ⇒ v.a. Hemmung von Thrombin, Xa, XIa, XIIa und Kallikrein, Aktivierung der Lipoproteinlipase;
UW (Heparin): Heparininduzierte Thrombopenie Typ 1, Blutungen, Reakt. an Injektionsstelle, Transaminasen/gGT/Lipase/LDH ↑ ; **KI** (Heparin): bek. Überempf., aktive Blutungen, Heparininduzierte Thrombopenie Typ II (HIT-II), mit hämorrhagischer Diathese verbundene Erkrankungen und Organschäden wie Koagulopathien, Thrombozytopenie, schwere Erkrankungen von Leber und Pankreas; Krankheiten, bei denen der Verdacht von Gefäßschäden besteht, z.B. Blutungen im Magen-Darm-Trakt; nicht eingestellte und schwere arterielle Hypertonie mit einem diastolischen Blutdruck von mehr als 110 mmHg, intrakranielle Blutungen, Hirnarterienaneurysma, Retinopathien, Glaskörperblutungen, ophthalmologische Eingriffe oder Verletzung, aktive Tuberkulose, infektiöse Endokarditis, Abortus imminens

A 2 Kardiologie, Angiologie – Arzneimittel

Heparin Rp HWZ 90-120 min, Q0 0.8, PPB 90%, PRC C, Lact +

Heparin-Calcium-ratioph. Amp. 5000IE/0.2ml, 12500IE/0.5ml;
Heparin-Natrium-ratioph. Amp. 5000IE/0.2ml, 25000IE/5ml; Fertigspr. 5000IE/0.2ml, 7500IE/0.3mg

Thrombose-Pro. → 470: 3 x 5000IE oder 2 x 7500IE s.c.; **Ther. Thromboemb.:** 5000IE als Bolus i.v., dann 300-600IE/kg/d; Perf. (25000IE) = 500IE/ml: 1.7-3.3ml/h; Dosisanp. nach PTT (1.5-2.5 x Normwert); **Ki.:** ini 50IE/kg i.v., dann 20IE/kg/h; **DANI** nicht erforderlich

A 2.9.2 Niedermolekulare Heparine

Wm/Wi: Molekulargewicht ↓ ⇒ Thrombinhemmung ↓, während Faktor-Xa-Hemmung ↑; Wi auf Thrombozytenfkt. ↓, Thrombolyse ↑ ⇒ antithrombotische Wi ↑, Blutungsgefahr ↓; geringere Neutralisation durch Plättchenfaktor 4; bei s.c.-Anwendung deutlich höhere Bioverfügbarkeit; längere HWZ; **UW** (Enoxaparin): Blutung, Thrombozytose, Thrombopenie, Transaminasen ↑, allergische Reaktion, Urtikaria, Pruritus, Erythem, Hämatom/Schmerzen an Injektionsstelle; **KI** (Enoxaparin): bek. Überempf., < 6W zurückliegende OP an ZNS, Auge, Ohr, < 30d zurückliegende, klin. relevante Blutung, < 6M zurückliegender hämorrhagischer Schlaganfall oder andere intrakranielle Blutungen, akute oder anamnestisch bek. intrakranielle Erkrankung (Neoplasma, arteriovenöse Malformation, Aneurysma), klinisch relevante Gerinnungsstrg., Magen- od. Darmulzera, Abortus imminens, schwere Leber- oder Pankreaserkr., unkontrollierbare schwere Hypertonie, Endokarditis, allergisch bed. Thrombozytopenie (HIT-Typ II) auf Heparin, V. a. vaskuläre Retinopathie, Glaskörperblutungen oder andere intraokuläre Blutungen, gleichzeitige Lumbalpunktion, Epidural- oder Periduralanaesthesie

Certoparin Rp HWZ 4.3h

Mono-Embolex Fertigspr. 3000IE/0.3ml, 8000IE/0.8ml
Mono-Embolex multi Inj.Lsg. 90000IE/15ml (3000 IE/0.5ml)

Postop. Thromb.-Pro.: ini 3000IE s.c. 1-2h vor OP-Beginn, dann 1 x tgl. 3000IE; **Thromb.-Pro. internist. Pat. u. bei ischäm. Schlaganfall:** 1 x 3000IE s.c.; **Ther. tiefe VT** → 471: 2 x 8000IE s.c.; **Antikoag. bei Dialyse:** ini 3000IE i.v., dann 600IE/h, individ. Dosisanp.; **DANI** vorsichtige Anw. bei schwerer NI (CrCl < 30); **DALI** KI bei schwerer LI

Dalteparin Rp HWZ 2-5h, PRC B, Lact ?

Fragmin P Fertigspr. 2500IE/0.2ml
Fragmin P forte Fertigspr. 5000IE/0.2ml
Fragmin Amp. 10000IE/1ml; Fertigspr. 10000IE/0.4ml, 12.500IE/0.5ml, 15000IE/0.6ml, 18000/0.72ml
Fragmin D Amp. 10000IE/4ml
Fragmin Multidose Inj.Lsg. 100000IE/4ml, 100000IE/10ml

Postop. Thrombose-Pro.: ini 2500IE s.c. 2h vor OP-Beginn, dann 1 x 2500IE; bei hohem Risiko: 5000IE am Abend vor OP, dann 1 x 5000IE; **Thrombose-Pro. internist. Pat.:** 1 x 5000IE; **Ther. tiefe Venenthrombose** → 471: 1 x 200IE/kg s.c. oder 2 x 100IE/kg s.c., max. 18000IE/d; **Rezidiv-Pro. Thromboembolie bei onkologischen Pat.:** 1 x 150IE/kg s.c., Dosisred. bei Thrombopenie (s. FachInfo) **Antikoag. bei Dialyse:** Bolus 85IE/kg i.v.; **kontinuierliche Antikoagulation:** ini 30-35IE/kg, dann 10-15IE/kg/h; bei hohem Blutungsrisiko ini 5-10IE/kg, dann 4-5IE/kg/h; **DANI, DALI** vorsichtige Anwendung

Gerinnung 59

Enoxaparin Rp — HWZ 4.5h

Clexane Fertigspr. 20mg/0.2ml, 40mg/0.4ml, 60mg/0.6ml, 80mg/0.8ml, 100mg/1ml
Clexane multidose Inj.lsg. 1000mg/10ml
Lovenox Fertigspr. 20mg/0.2ml, 40mg/0.4ml, 60mg/0.6ml, 80mg/0.8ml, 100mg/1ml

Postop. Thrombose-Pro.: 1 x 20mg s.c., Beginn 2h präop.; hohes Risiko 1 x 40mg s.c., Beginn 12h präop.; **Thrombose-Pro. nicht-chirurg. Pat.:** 1 x 40mg s.c.; **Ther. TVT** → 471: 2 x 1mg/kg s.c.; **Antikoagul. bei Dialyse:** 0.01ml/kg (Lsg. multidose) i.v. bzw. individ. Dosis; **NSTEMI, instabile AP** → 446: 2 x 1mg/kg s.c.; **STEMI** → 448: Pat. < 75J: Bolus 30mg i.v., 2 x 1mg/kg s.c.; Pat. > 75J: kein Bolus, 2 x 0.75mg/kg s.c.; **DANI** CrCl > 30: 100%; < 30: s. FachInfo; **DALI** KI bei schwerer LI

Nadroparin Rp — HWZ 3.3h

Fraxiparin Fertigspr. 1900IE/0.2ml, 2850IE/0.3ml, 3800IE/0.4ml, 5700IE/0.6ml, 7600IE/0.8ml, 9500IE/1ml
Fraxiparin Multi Amp. 47.500IE/5ml, 142.500IE/15ml (1ml = 9500IE)
Fraxodi Fertigspr. 11400IE/0.6ml, 15200IE/0.8ml, 19000IE/1.0ml

Postop. Thromb.-Pro.: 2850IE 2h vor OP, dann 1 x tgl. 2850IE s.c. für 7d; Hüft-OP: s. Packungsbeil.; **Antikoagul. bei Dialyse:** 2850-5700IE i.v.; **Ther. TVT** → 471: Fraxiparin: < 50kg: 2 x 0.4ml; 50-59kg: 2 x 0.5ml; 60-69kg: 2 x 0.6ml; 70-79kg: 2 x 0.7ml; 80-89kg: 2 x 0.8ml; > 90kg: 2 x 0.9ml s.c.; Fraxodi: 1 x tgl. s.c. ml/kg s.o.; **DANI** KI bei schw. NI (CrCl < 30), vorsichtige Anw. bei CrCl 30-60; **DALI** KI bei schwerer LI

Reviparin Rp — HWZ 3.3h

Clivarin 1750 Fertigspr. 1750IE/0.25ml
Clivarin 5726IE/ml Fertigspr. 3436IE/0.6ml
Clivarodi Fertigspr. 17178IE/ml

Thrombose-Pro. perioperativ bzw. bei Immobilisation: ini 1750IE s.c. 2h vor OP-Beginn, dann 1 x tgl. 1750IE s.c.; **Pro. bei hohem Thromboserisiko:** ini 3436IE/0.6ml s.c. 12 h vor OP-Beginn, dann 1 x tgl. 3436IE/0.6ml s.c.; **Therapie TVT** → 471: 35-45kg: 2 x 2863IE; 46-60kg: 2 x 3436IE; >60kg: 2 x 5153IE oder 1 x tgl. 10307IE/0.6ml s.c. (Clivarodi); **DANI, DALI:** KI bei schwerer NI/LI

Tinzaparin Rp — HWZ 3-4h, PRC B, Lact ?

innohep Fertigspr. 3500IE/0.3ml
innohep multi 20000IE/2ml, 50000IE/5ml
innohep 20000 Fertigspr. 8000IE/0.4ml, 10000IE/0.5ml, 12000IE/0.6ml, 14000IE/0.7ml, 16000IE/0.8ml, 18000IE/0.9ml; Amp. 40000IE/2ml

Postop. Thrombose-Pro.: 1 x 3500IE s.c. 2h vor OP-Beginn, dann 1 x tgl. 3500IE s.c.; **Ther. TVT** → 471: 1 x tgl. 175IE/kg s.c.; **Thromboembolie-Ther./Rezidiv-Pro. bei aktiver Tumorerkr.:** 1 x tgl. 175IE/kg s.c. f. 3-6M; **DANI** CrCl < 30 vorsichtige Anw.; **DALI** keine Daten

A 2.9.3 Heparinoide, andere Faktor-Xa-Hemmer

Wm/Wi (Apixaban, Edoxaban, Rivaroxaban als NOAK): selektiver, direkter Inhibitor von Faktor Xa; **Wm/Wi** (Danaparoid/Fondaparinux): Faktor-Xa-Hemmung;
UW (Apixaban): Anämie, Blutungen, Übelkeit, Hämatome, Hämaturie, Kontusion;
UW (Danaparoid): Blutungskomplikationen, allergische Reaktionen, Thrombopenie;
UW (Edoxaban): Anämie, Epistaxis, GI-Blutungen, Mund/Pharynx-Blutungen, Hämaturie, vaginale Blutung, Blutung an Punktionsstelle, Übelkeit, Erhöhung von gGT, Bilirubin, anomaler Leberfunktionstest, kutane Weichteilgewebsblutung, Exanthem, Juckreiz;
UW (Fondaparinux): Blutungskomplik., Anämie, Thrombopenie, Ödeme, veränderte Leberfunktionstests; **UW** (Rivaroxaban): postop. Blutungen, Anämie, Schwindel, Kopfschmerzen, Augeneinblutungen, Hypotonie, Hämatome, Epistaxis, Hämoptyse, Zahnfleischbluten, GI-Blutungen, GI-Schmerzen, Dyspepsie, Verstopfung, Durchfall, Erbrechen, Übelkeit, Transaminasen ↑, Pruritus, Hautrötung, Ecchymose, kutane und subkutane Blutung, Extremitätenschmerzen, Blutung im Urogenitaltrakt, Nierenfunktion ↓, Fieber, Ödeme, Leistungsfähigkeit ↓;
KI (Apixaban): bek. Überempf., klinisch relevante aktive Blutung, Lebererkrankung mit Koagulopathie, Läsionen oder klinische Situationen mit hohem Blutungsrisiko;
KI (Danaparoid): hämorrhagische Diathese, kurz zuvor Schlaganfall/OP am Gehirn, bakterielle Endokarditis, diabetische Retinopathie, fortgeschrittene NI und LI, Überempfindlichkeit gegen Wirkstoff bzw. Sulfit, Grav./Lakt.;
KI (Edoxaban): bek. Überempf., klinisch relevante akute Blutung; Lebererkrankungen, die mit Koagulopathie und klinisch relevantem Blutungsrisiko einhergehen; Läsionen oder signif. Risiko für eine schwere Blutung (z.B. gastrointestinale Ulzerationen, maligne Neoplasien mit hohem Blutungsrisiko, kürzlich aufgetretene Hirn- oder Rückenmarksverletzungen, kürzlich durchgeführte chirurgische Eingriffe an Gehirn, Rückenmark oder Augen, kürzlich aufgetretene intrakranielle Blutungen, Ösophagusvarizen, arteriovenöse Fehlbildungen, vaskuläre Aneurysmen, größere intraspinale oder intrazerebrale vaskuläre Anomalien); nicht eingestellte schwere Hypertonie, gleichzeitige Anw. anderer Antikoagulanzien, Grav./Lakt.;
KI (Fondaparinux): bek. Überempf., aktive Blutung, bakterielle Endokarditis, CrCl < 20 (1.5–2.5mg); < 30 (5–10mg);
KI (Rivaroxaban): aktive Blutung, Läsionen oder signif. Risiko einer schweren Blutung, bek. Überempf., Lebererkrankung mit Koagulopathie oder klin. relevantem Blutungsrisiko, gleichz. Anw. anderer Antikoagulanzien außer bei Umstellung der antikoag. Ther., Grav./Lakt.

Apixaban Rp	HWZ 12h, PPB 87%
Eliquis *Tbl.* 2.5, 5mg	**Pro. ven. Thromboembolien bei Hüft-/Kniegelenkersatz:** 2 x 2.5mg p.o., Beginn 12-24h post OP, für 32-38d (Hüfte) bzw. 10-14d (Knie); **Ther. tiefer Venenthrombosen und Lungenembolien:** 2 x 10mg, nach 7d 2 x 5mg; **Pro. rezidiv. TVT/LE:** 2 x 2.5mg; **Pro. Schlaganfall/system. Embolien bei VHF:** 2 x 5mg p.o.; Pat. mit mind. 2 Kriterien (≥ 80J, ≤ 60kg oder Krea ≥ 1.5mg/dl): 2 x 2.5 mg; **DANI:** CrCl > 30: 100%, 15–29: vors. Anw., < 15: Anw. nicht empfohlen; **DALI:** Child A/B: vors. Anw., Child C: Anw. nicht empfohlen

Gerinnung 61

Danaparoid Rp	HWZ 7-14h, Qo 0.58, PRC B, Lact ?
Orgaran *Amp. 750E/0.6ml*	**Thrombose-Pro.:** 2 x 750E s.c.; **Ki.:** 2 x 10E/kg s.c.; **Thromboembolie bei HIT-2:** ini 2500E (< 55kg: 1250E; > 90kg: 3750E) i.v., dann 400E/h für 4h, dann 300E/h für 3h, Erh.Dos. 150-200E/h; **Ki.:** ini 30E/kg, dann 1.2-4E/kg/h i.v.; **DANI, DALI** KI bei schwerer NI/LI

Edoxaban Rp	HWZ 10-14h, PPB 55% , PRC C, Lact ?
Lixiana *Tbl. 15, 30, 60mg*	**Pro. Schlaganfall/system. Embolien bei VHF:** 1 x 60mg p.o.; **Ther. tiefe VT, LE, Pro. rezidiv. TVT, LE:** ini parent. Antikoagulans über 5d, dann 1 x 60mg p.o.; Pat. ≤ 60kg od. gleichz. Anw. von Ciclosporin, Erythromycin, Ketoconazol, Dronedaron: 1 x 30 mg p.o.; **DANI** CrCl > 50: 100%; 15-50: 1 x 30mg; < 15: Anw. nicht empfohlen; **DALI** leichte bis mäßige LI: 100%; schwere LI: Anw. nicht empfohlen; Lebererkr. mit Koagulopathie = KI

Fondaparinux Rp	HWZ 17-21h, PRC B, Lact ?
Arixtra *Fertigspr. 1.5mg/0.3ml, 2.5mg/0.5ml, 5mg/0.4ml, 7.5mg/0.6ml, 10mg/0.8ml* Fondaparinux-Natrium beta *Fertigspr. 2.5mg/0.5ml, 5mg/0.4ml, 7.5mg/0.6ml, 10mg/0.8ml*	**Thrombose-Pro.:** ini 6h post-OP 2.5mg s.c., dann 1 x 2.5mg für 5-9d; **DANI** CrCl > 50: 100%; 20-50: 1.5mg/d; < 20: KI; **Ther. oberfl. VT unt. Extr.:** 1 x 2.5mg s.c. für 30-45d; **Ther. tiefe VT, LE:** < 50kg: 1 x 5mg s.c.; 50-100kg: 1 x 7.5mg; > 100kg: 1 x 10mg; **NSTEMI, instab. AP:** 1 x 2.5mg s.c. für max. 8d; **STEMI:** 1 x 2.5 mg, 1. Dosis i.v., dann s.c. max. 8d; **DANI** untersch. je nach Ind/Dos. s. FachInfo; KI s.o.; **DALI** schwere LI: vors. Anw.

Rivaroxaban Rp	HWZ 7-11 h, PPB 94%
Xarelto *Tbl. 2,5, 10, 15, 20 mg*	**Pro. Thromboembolie bei elekt. Knie-/Hüftgelenkersatz:** 1 x 10mg p.o. 6-10h post-OP, dann 10mg/d für 35d (Hüfte) bzw. 14d (Knie); **Ther./Pro. rez. tiefer VT:** d1-21 2 x 15mg p.o., ab d22 1 x 20mg; **Ther./Pro. rez. LE bei hämodyn. stabilen Pat.:** d1-21 2 x 15mg p.o., ab d22 1 x 20mg; **Sek.-Pro. nach ACS mit ↑ kard. Biomarkern:** 2 x 2.5 mg in Komb. mit ASS oder mit ASS + Clopidogrel/Ticlopidin; **Pro. von Schlaganfällen/system. Embolien bei Vorhofflimmern:** 1 x 20mg p.o.; **DANI** CrCl > 50: 100%; 15-49: s. Fachinfo; < 15: Anw. nicht empf.; **DALI** KI bei Lebererkr. mit Koagulopathie und ↑ Blutungsrisiko

A 2.9.4 Direkte Thrombininhibitoren

Wm/Wi (Argatroban, Bivalirudin; Dabigatran als NOAK): direkter spezif. Thrombininhibitor; **UW** (Argatroban): Blutungskomplikationen, Anämie, Leukopenie, Thrombopenie, Thrombose, Thrombophlebitis, Purpura, Übelkeit, Erbrechen, Kopfschmerzen; **UW** (Bivalirudin): Blutungskomplik., allerg. Rkt., Fieber, Anämie, Thrombopenie, Kopfschmerz, HRST, Exanthem, Rückenschmerz; **UW** (Dabigatran): Anämie, Nasenbluten, GI-Blutung, Bauchschmerzen, Diarrhoe, Übelkeit, Dyspepsie, abnorme Leberfkt. bzw. Leberfunktionstests, urogenitale Blutung; **KI** (Argatroban): unkontrollierbare Blutungen, bek. Überempfindlichkeit, schwere Leberfktsstrg.; **KI** (Bivalirudin): aktive Blutungen, Gerinnungsstrg., unkontrollierte Hypertonie, subakute bakt. Endokarditis, NI mit CrCl < 30, Hämodial.; **KI** (Dabigatran): bek. Überempf., schwere NI (CrCl < 30), akute klin. relev. Blutung, Läsionen od. klin. Situationen mit signif. Risiko einer schweren Blutung; Beeinträchtigung der Leberfkt. oder Lebererkr. mit evtl. Auswirkungen auf das Überleben; gleichzeit. Anw. anderer Antikoagulanzien außer bei Umstellung der Antikoagulationsther.; gleichzeit. Anw. von Ketoconazol, Ciclosporin, Itraconazol, Tacrolimus und Dronedaron; Pat. mit künstlichen Herzklappen, die eine gerinnungshemmende Therapie benötigen

Argatroban Rp	HWZ 1 h PPB 54% PRC B, Lact ?
Argatra *Inj.Lsg. 250mg/2.5ml*	Antikoagulation bei HIT-2: 2µg/kg/min i.v., Dosisanp. n. PTT (Ziel: 1.5-3 x Ausgangswert), max. 10µg/kg/min, Ther.-Dauer max. 14d; **DANI** nicht erforderlich; **DALI** Child B: ini 0.5µg/kg/min; Child C: KI

Bivalirudin Rp	HWZ 13-37 min
Angiox *Inj.Lsg. 250mg* **Bivalirudin Accord** *Inj.Lsg. 250mg*	Instabile AP, NSTEMI → 446: ini 0.1mg/kg i.v., dann 0.25mg/kg/h bis zu 72h; s. FachInfo für Dosierung bei nachfolgenden Interventionen; **perkutane Koronarintervention:** ini 0.75mg/kg i.v.-Bolus, dann 1.75mg/kg/h für Dauer des Eingriffs, ggf. weitere 4h; **DANI** CrCl 30-59: 1.4mg/kg/h, akt. Gerinnung (ACT) kontr.; < 30, HD: KI; **DALI** nicht erf.

Dabigatran Rp	HWZ 12-14 h PPB 35%
Pradaxa *Kps. 75, 110, 150mg*	**Pro. Thromboembolie bei elektivem Knie-/Hüftgelenkersatz:** 110mg p.o. 1-4h post-OP, dann 1 x 220mg für 10d (Knie) bzw. 28-35d (Hüfte); > 75J. oder Pat., die Verapamil, Amiodaron od. Chinidin einnehmen: 1 x 150mg; **Pro. von Schlaganfällen/system. Embolien bei Vorhofflimmern:** 2 x 150mg p.o., > 80J. oder Pat., die Verapamil, Amiodaron oder Chinidin einnehmen: 2 x 110mg; **Ther./Pro. rez. tiefer VT und LE:** 2 x 150mg; > 80J. oder Pat., die Verapamil, Amiodaron oder Chinidin einnehmen: 2 x 110mg; **DANI:** CrCl < 30: KI; 30-50: s. FI; > 50: 100%; **DALI:** GPT > 2 x ob. Grenzwert: Anw. nicht empf.

Gerinnung 63

A 2.9.5 Sonstige antithrombotische Mittel

Wm/Wi (Defibrotid): schützt Endothelzellen vor Fludarabin-induz. Apoptose, Funktion des Gewebeplasminogenaktivators (t-PA) ↑, Aktivität des Plasminogenaktivator-Inhibitors (PAI-1) ↓;
UW (Defibrotid): Koagulopathie, Blutungen, Hypotonie, Erbrechen, Hämaturie;
KI (Defibrotid): bek. Überempfindlichkeit, gleichzeitige Anw. einer thrombolytischen Ther.

Defibrotid Rp	HWZ 1h
Defitelio *Inf.Lsg. 200mg/2.5ml*	Schwere hepatische venookklusive Erkrankung bei Stammzell-Tx.: 6.25mg/kg alle 6h i.v., Anw. f. mindestens 21d; **DANI, DALI** vorsichtige Anwendung

A 2.9.6 Antidota für Antikoagulantien

Wm/Wi (Idarucizumab): monoklonales Fab-AK-Fragment ⇒ bindet an Dabigatran und neutralisiert dessen antikoagulatorische Wi.; **Wm/Wi** (Protamin): bildet salzartige Heparinverbindung ⇒ Inaktivierung von Heparin; **UW** (Idarucizumab): keine; **UW** (Protamin): Wärmegefühl, Flush, Hypotonie; **KI** (Idarucizumab): keine; **KI** (Protamin): bek. Überempf.

Idarucizumab Rp	HWZ 10h
Praxbind *Inj.Lsg. 2.5g/50ml*	Antagonisierung der Dabigatran-Wi: 5g i.v., ggf. Wh innerhalb von 24h; **DANI, DALI** nichterforderlich

Protamin OTC	HWZ (24min) PRC C, Lact ?
Protamin Me *Amp. 5000IE/5ml, 25000IE/5ml* Protaminsulfat Leo *Amp. 7000IE/5ml*	Antagonisierung der Heparin-Wi: 1000IE inaktivieren 1000IE Heparin, langsam i.v.; Antagonisierung von niedermolekularen Heparinen: s. FachInfo

A 2.9.7 Cumarinderivate

Wm/Wi: Hemmung der Vit.-K-vermittelten Carboxylierung Ca^{2+}-abhäng. Gerinnungsfakt. (II, VII, IX, X) in der Leber; **UW** (Phenprocoumon): Hämaturie, Epistaxis, Zahnfleischbluten, Hämatome nach Verletzungen, Hepatitis, Ikterus; **KI** (Phenprocoumon): bek. Überempf., Erkr. mit erhöhter Blutungsbereitschaft, frischer Apoplex, Endocarditis lenta, Perikarditis, Hirnarterienaneurysma, dissez. Aortenaneurysma, Magen-Darm-Ulzera, OPs am Auge, OPs od. Traumen am ZNS, Retinopathien ↑, Blutungsrisiko, fixierte u. behandlungsrefraktäre Hypertonie (> 200/105 mmHg), kavernöse Lungen-Tbc, nach Uro-OP mit Makrohämaturie, ausgedehnte offene Wunden, schwere Leberparenchymschäden, Grav. (Ausnahme: absolute Ind. zur Antikoagulation bei lebensbedrohlicher Heparinunverträglichkeit)

Phenprocoumon Rp	HWZ 150h, Q_0 1.0, PPB 99%
Falithrom *Tbl. 1.5, 3mg* Marcumar *Tbl. 3mg* Phenprocoumon Acis *Tbl. 3mg* Phenpro-ratioph. *Tbl. 3mg* Phenprogamma *Tbl. 3mg*	Langzeitantikoagulation, Pro. arterieller und venöser Thrombosen und Embolien: d1: 6-9mg p.o., d2: 6mg; Erh.Dos. je nach INR-Wert 1 x 1.5-4.5mg (abends); **DANI** nicht erforderlich; **DALI** schwere Leberparenchymschäden: KI

A 2 Kardiologie, Angiologie – Arzneimittel

Warfarin Rp	HWZ 35-45h, Q0 1.0, PPB 99%, PRC X, Lact +
Coumadin *Tbl. 5mg*	**Langzeitantikoagulation, Pro. arterieller und venöser Thrombosen und Embolien:** ini 2.5-10mg, Erh.Dos. je nach INR-Wert 2.5-10mg (abends); **DANI** nicht erf.

A 2.9.8 Thromboembolische Risiken und Ziel-INR bei oraler Antikoagulation

Indikation	Risiko ohne OAK	RR durch OAK	Ziel-INR
Akute venöse Thromboembolie, 1. M	40%	80%	2.0-3.0
Akute venöse Thromboembolie 2. + 3. M	10%	80%	2.0-3.0
Rezidiv venöse Thromboembolie	15%	80%	2.0-3.0
Arterielle Embolie	15%	66%	2.0-3.0
Absolute Arrhythmie + Z.n. Embolie	12%	66%	2.0-3.0
Absolute Arrhythmie ohne Klappenbeteiligung	4.5%	66%	2.0-3.0
Aortenklappenersatz*	12%	80%	2.0-3.0
Mitralklappenersatz*	22%	85%	2.5-3.5
Doppelklappenersatz*	90%	95%	2.5-3.5

* Bei Bioklappen OAK nur in den ersten 3M postop., INR 2.0-3.0; OAK: orale Antikoagulation; RR: Risikoreduktion; INR: International Normalized Ratio; Bauersachs R.: Moderne Antikoagulation, Internist 2004, 45 Heft 6: 717-726, Springer Verlag

A 2.9.9 Fibrinolytika

Wm (Urokinase, rtPA): proteolytische Umwandlung von Plasminogen in Plasmin;
Wm (Streptokinase): bildet Streptokinase-Plasminogen-Komplex ⇒ freies Plasminogen → Plasmin (Plasmin baut Fibrin ab); **Wi:** Auflösung noch nicht organisierter Thromben;
UW: Blutungskomplik., Kopf-/Rückenschmerzen, anaphylaktische Reaktionen;
KI: schwere Hypertonie, Aortenaneurysma, Endokarditis, Ulzera, Pankreatitis, fortgeschrittenes Malignom, pathol. Hämostase, OP/Punktion < 10d, i.m.-Injektion < 7d, Ösophagusvarizen, Grav.: 1. Trimenon

Alteplase (rt-PA) Rp	HWZ 26-46min, Q0 1.0, PPB 0%, PRC C, Lact ?
Actilyse *Inj.Lsg. 10mg/10ml, 20mg/20ml, 50mg/50ml* Actilyse Cathflo *Inj.Lsg. 2mg/2ml*	**Herzinfarkt, akut** → 448: 15mg über 2min i.v., dann 50mg über 0.5h, dann 35mg über 1h; < 65kg: 15mg über 2min i.v., dann 0.75mg/kg, dann 0.5mg/kg; **Lungenembolie** → 496: 10mg i.v. über 2min, dann 90mg über 2h; < 65kg Gesamtdosis max. 1.5mg/kg; **zerebr. Ischämie** → 673: 0.9mg/kg, max. 90mg über 1h, davon 10% als Initialbolus, kein Heparin! **DALI** KI bei schwerer Lebererkrankung; **Thrombolyse verschlossener ZVK, Port-Hämodialysekatheter:** ≥ 30kg: 2mg in den dysfunktionalen Venenkatheter instillieren, ggf. Wdh. nach 2h; < 30kg: s. FachInfo

Gerinnung

Streptokinase Rp	HWZ 18-83min, Qo 1.0, PRC C, Lact ?
Streptase *Inf.Lsg. 0.25, 1.5 Mio IE*	**Herzinfarkt, akut** → 448: 1.5 Mio IE i.v. über 1h; **periph. ven./art. Gefäßverschluss** → 470: 0.25 Mio IE i.v. über 30min, dann 1.5 Mio IE/h über 6h, evtl. Wdh. nach 1d oder 100000IE/h über max. 5d

Tenecteplase Rp	HWZ 17-20min, PRC C, Lact ?
Metalyse *Inj.Lsg. 10000U (50mg)/10ml*	**Herzinfarkt, akut** → 448: < 60kg: 30mg; 60-69kg: 35mg; 70-79kg: 40mg; 80-89kg: 45mg; > 90kg: 50mg als Bolus i.v.; **DALI** KI bei schwerer Leberfunktionsstrg.

Urokinase Rp	HWZ 20min od. weniger, PRC B, Lact ?
Urokinase medac *Inf.Lsg. 10000IE, 50000IE, 100000IE, 250000IE, 500000IE*	**Art. Thrombose:** 0.25-0.6 Mio IE über 10-20 min i.v., dann 80000-150000IE/h über 4-5d; **Lungenembolie** → 496: 2000-4400IE/kg über 10-20min i.v., dann 2000IE/kg/h; **ven. Thrombose** → 471: 0.25-0.6 Mio IE über 10-20min i.v., 40000-100000IE/h über 7-14d; **DANI, DALI** KI bei schwerer NI, LI

A 2.9.10 Protein C

Protein C Rp	
Ceprotin *Inj.Lsg. 500, 1000IE*	**Purpura fulm., cumarininduz. Hautnekrosen, schwerer angeborener Protein-C-Mangel:** ini 60-80IE/kg i.v., dann n. Protein-C-Spiegel; **DANI, DALI** engmaschige Kontrolle

A 2.9.11 Antifibrinolytika

Wm/Wi (Aminomethylbenzoesäure, Aprotinin): Hemmung der Plasminbildung/-wirkung ⇒ sofortige Fibrinolysehemmung; **Wm/Wi** (Aprotinin): Hemmung von Trypsin, Plasmin, Plasma- u. Gewebekallikrein ⇒ Fibrinolysehemmung;
Wm/Wi (Tranexamsäure): Plasminogenaktivatorhemmung ⇒ verzögerte Fibrinolysehemmung;
UW (Aminomethylbenzoes., Aprotinin): keine sehr häufigen bzw. häufigen UW;
UW (Tranexamsäure): Diarrhoe, Übelkeit, Erbrechen; **KI** (Aminomethylbenzoesäure): bek. Überempf., schw. NI, Glaskörperblutungen, akute Thrombosen oder thromboembol. Erkr., außer als Antidot bei vital bedrohl. Blutungen unter fibrinolytischer Ther. **KI** (Aprotinin): bek. Überempf.; pos. Aprotinin-Antikörpertest; erneute Gabe innerhalb v. 12M, wenn zuvor Aprotinin-Antikörpertest nicht durchgeführt werden kann; **KI** (Tranexamsäure): bek. Überempf.; akute ven. oder art. Thrombosen, Hyperfibrinolyt. Zustände infolge Verbrauchskoagulopathie, außer vorherrschender Aktivierung des fibrinolytischen Systems mit akuten schw. Blutungen, schwere Nierenfktsstrg., Krampfanfälle in Anamnese, intrathekale und intraventrikuläre Inj., intrazerebr. Appl.

Aminomethylbenzoesäure Rp	
Pamba *Tbl. 250mg*	**Lokale und generalis. hyperfibrinolytische Blutungen:** 2-3 x 250mg p.o., max. 1000mg/d; **DANI** KI bei schwerer NI

A 2 Kardiologie, Angiologie – Arzneimittel

Aprotinin Rp	HWZ 5-10h
Trasylol *Inf.Lsg. 500.000KIE/50ml*	**Pro.** eines hohen Bluverlusts bei extrakorp. Zirkulation: zunächst Testdosis mit 10.000 KIE; dann 1-2 Mio KIE über 20-30min i.v., weitere 1-2 Mio KIE in das Priming-Volumen der Herz-Lungen-Maschine, dann 250.000-500.000 KIE/h bis OP-Ende, max. 7 Mio KIE Gesamtdosis; **DANI** nicht erforderl.; **DALI** keine Daten

Tranexamsäure Rp	HWZ 1.9-3.3h, Q0 0.03
Cyklokapron *Tbl. 500mg; Inj.Lsg. 500mg/5ml* **Tranexamsäure HEXAL** *Inj.Lsg. 500mg/5ml*	**Pro./Ther.** hyperfibrinolytische Blutung: 6-8 x 500mg p.o.; 2-3 x 500-1000mg i.v./i.m.; **Ki.:** ini 10mg/kg i.v./i.m. in 15min, dann 1mg/kg/h; **DANI** Krea (mg/dl): 1.35-2.82: 2 x 10mg/kg i.v., 2 x 15mg/kg p.o.; 2.82-5.65: 1 x 10mg/kg i.v., 1 x 15mg/kg p.o.; > 5.65: 1 x 5mg/kg i.v., 1 x 7.5mg/kg p.o.; schwere NI: KI; **DALI** nicht erforderl.

A 2.9.12 Thrombozytenaggregationshemmer

Wm (Abciximab, Eptifibatid, Tirofiban): Antagonist des Glykoprotein-IIb/IIIa-Rezeptors; **Wm** (ASS): Hemmung der Cyclooxygenase ⇒ ↓ Synthese v. Thromboxan A2 (Aggregationsaktivator von Thrombozyten) und von Prostacyclin (Aggregationsinhibitor im Endothel); **Wm** (Clopidogrel, Prasugrel, Ticagrelor, Ticlopidin): Blockade des ADP-Rezeptors an Thrombozyten; **Wm** (Dipyridamol): Hemmg. der Phosphodiesterase ⇒ aggregationshemm. cAMP in Thromboz. ↑; **UW** (Abciximab, Tirofiban): Blutung, Thrombopenie, Übelkeit, Fieber, Kopfschmerz; **UW** (ASS): Ulkus, allerg. Hautreakt., Schwindel, Tinnitus, Sehstrg., Nausea, Bronchospasmus, Alkalose, Azidose; **UW** (Cangrelor): Blutungen, Hämatom, Ekchymose, Hb-Abfall, Ausfluss aus Punktionsstelle; **UW** (Clopidogrel): Bauchschmerzen, Dyspepsie, Durchfall, Übelkeit, Exanthem, Juckreiz, Kopfschmerzen, Schwindel, Parästhesien, Blutungen, Thrombopenie; **UW** (Prasugrel): Anämie, Hämatom, Epistaxis, GI-Blutung, Exanthem, Ekchymose, Hämaturie, Hämatom/Blutung an Punktionsstelle; **UW** (Ticagrelor): Dyspnoe, Epistaxis, GI-Blutung, subkutane/dermale Blutungen; **UW** (Ticlopidin): Agranulozytose, Panzytopenie, allerg. Hautrkt.; **KI** (Abciximab, Tirofiban): zerebrovask. Komplik. in letzten 2J, OP/Trauma in letzten 2M, Thrombopenie, Vaskulitis, Aneurysma, AV-Fehlbildungen, hypertensive/diabet. Retinopathie; **KI** (ASS): Ulzera, hämorrhag. Diathese, Anw.Beschr. Grav./Lakt., K.i.; **KI** (Cangrelor): bek. Überempf., aktive Blutungen od. ↑ Risiko von Blutungen bei beeinträchtigter Hämostase u./od. irreversiblen Koagulationsstrg. oder kürzlich erfolgten großen chirurgischen Eingriffen, Traumata oder unkontrollierter schwer einstellbarer Hypertonie; Schlaganfall oder TIA in Anamnese; **KI** (Clopidogrel): schwere Leberfktsstrg., akute Blutung, Grav./Lakt.; **KI** (Prasugrel): bek. Überempf., Schlaganfall u./od. TIA in Anamnese, aktive pathol. Blutung, Leberfktsstrg. Child C; **KI** (Ticagrelor): bek. Überempf., aktive pathol. Blutung, intrazerebrale Blutung in Anamnese, mäßige/schwere Leberfktsstrg.; **KI** (Ticlopidin): BB-Veränderung, Grav./Lakt.

Abciximab Rp	HWZ 10-30min, Q0 1.0, PRC C, Lact ?
ReoPro *Inf.Lsg. 10mg/5ml*	**Koronarintervention, instab. AP** → 448: ini 0.25mg/kg i.v., dann 0.125µg/kg/min über 12h; **DANI, DALI** KI bei HD, schwerer NI, LI

Gerinnung 67

Acetylsalicylsäure (ASS) OTC	HWZ 15min (3 h), Qo 1.0 (0.8), PRC D, Lact ?
Aspirin Tbl. 100, 300mg **ASS Dexcel protect** Tbl. 75, 100mg **ASS-ratioph.** Tbl. 100, 300mg **Godamed** Tbl. 50, 100, 300mg **Herz ASS-ratioph.** Tbl. 50, 100mg	**Instabile AP, akuter Herzinfarkt** → 448: 1 x 75-300mg p.o.; **Sekundär-Pro. KHK** → 451, **AVK** → 470, **zerebrale Ischämie, TIA** → 673: 1 x 30-300mg p.o.; s. auch → 193
Cangrelor Rp	HWZ 3-6 min, PPB 98% PRC C, Lact ?
Kengrexal Inf.Lsg. 50mg	**Pro. thrombotisch-kardiovaskulärer Ereignisse bei PCI:** ini 30µg/kg als Bolus i.v., dann 4µg/kg/min f. die Dauer der Intervention, mindest. 2h, max 4h; Komb. mit ASS; **DANI, DALI** nicht erforderlich
Cilostazol Rp	HWZ 10h, PPB 98%
Cilostazol AL Tbl. 50,100mg **Cilostazol HEXAL** Tbl. 100mg **Pladizol** Tbl. 100mg **Pletal** Tbl. 50, 100mg	**AVK** → 470: 2 x 100mg p.o.; **DANI:** CrCl > 25: 100%; < 25: KI; **DALI** KI bei mittelschwerer bis schwerer LI
Clopidogrel Rp	HWZ 8h, Qo > 0.8, PRC B, Lact ?
Clopidogrel HEXAL Tbl. 75mg **Clopidogrel-ratioph.** Tbl. 75mg **Grepid** Tbl. 75mg **Iscover** Tbl. 75, 300mg **Plavix** Tbl. 75, 300mg	**Sek.-Pro. KHK** → 451, **AVK** → 470, **zerebrale Ischämie, TIA** → 673: 1 x 75mg p.o.; **NSTEMI** (inkl. Pat. nach PCI mit Stenting), **STEMI** (f. Thrombolyse infrage kommende Pat.) → 446: ini 300mg p.o., dann 1 x 75mg, Komb. mit ASS; **Pro. atherothrombotischer und thromboembolischer Ereignisse bei Vorhofflimmern:** 1 x 75mg. Komb. m. ASS; **DANI** vorsi. Anw.; **DALI** KI bei schwerer LI
Clopidogrel + ASS Rp	
Clopidogrel HEXAL plus ASS 100 Tbl. 75+100mg **DuoPlavin** Tbl. 75+100mg	**ACS ohne ST-Hebung** (inkl. Pat. PCI mit Stenting), **STEMI** (für Thrombolyse infrage komm. Pat.) → 446: 1 x 75 + 100mg p.o.; **DANI, DALI** KI bei schwerer NI, LI
Dipyridamol + ASS Rp	
Aggrenox Kps. 200+25(ret.)mg **Asasantin Retard** Kps. 200+25(ret.)mg **ASS HEXAL plus Dipyridamol** Kps. 200+25(ret.)mg **Dipyridamol Ass beta** Kps. 200+25(ret.)mg	**Sekundär-Pro. nach TIA,** **zerebraler Ischämie** → 673: 2 x 1Kps. p.o.
Eptifibatid Rp	HWZ 1.13-2.5h, Qo 0.6, PRC B, Lact ?
Eptifibatid Accord Inj.Lsg. 20mg/10ml; Inf.Lsg. 75mg/100ml **Integrilin** Inj.Lsg. 20mg/10ml; Inf.Lsg. 75mg/100ml	**Instabile AP, Non-Q-wave-Infarkt:** ini 180µg/kg i.v., dann 2µg/kg/min bis 20-24h n. PCI, max für 72h; **DANI** CrCl 30–50: 1µg/kg/min; < 30: KI

A 2 Kardiologie, Angiologie – Arzneimittel

Prasugrel Rp	HWZ 7h, PPB 98%
Efient *Tbl. 5, 10mg*	**Pro. atherothrombotischer Ereignisse bei akutem Koronarsyndrom (instabile AP, NSTEMI → 446, STEMI → 448) mit prim./ verzögerter PCI:** ini 60mg p.o., dann 1 x 10mg, Komb. mit ASS; < 60kg: 1 x 5mg; > 75J: Anw. nur nach sorgfältiger Nutzen-Risiko-Abwägung, 1 x 5mg; **DANI** nicht erforderlich; **DALI** Child C KI

Ticagrelor Rp	HWZ 7(8.5)h, PPB > 99%, PRC C, Lact ?
Brilique *Tbl. 60, 90mg*	**Akutes Koronarsyndrom:** (komb. mit ASS), ini 1 x 180mg, dann 2 x 90mg p.o. für 12M; **Z.n. MI (> 1J) und hohem atherothrombotischem Risiko → 448:** 2 x 60-90mg (Komb. mit ASS); **DANI** nicht erf., HD: Anw. nicht empfohlen; **DALI** mäßige LI: vorsicht. Anw.; schwere LI: KI

Ticlopidin Rp	HWZ 30-50h, Q0 1.0, PPB 98%, PRC B, Lact ?
Tiklyd *Tbl. 250mg* Ticlopidin HEXAL *Tbl. 250mg* Ticlopidin-ratioph. *Tbl. 250mg*	**Sekundär-Pro. nach TIA, PRIND, zerebraler Ischämie → 673:** 2 x 250mg p.o.

Tirofiban Rp	HWZ 1.5h, Q0 0.6, PRC B, Lact ?
Aggrastat *Inf.Lsg. 12.5mg/50ml, 12.5mg/250ml* Tirofiban HEXAL *Inf.Lsg. 12.5mg/50ml, 12.5mg/250ml* Tirofiban Hikma *Inf.Lsg. 12.5mg/50ml, 12.5mg/250ml*	**Instabile AP, Non-Q-wave-Infarkt:** ini 0.4μg/kg/min in 30min i.v., dann 0.1μg/kg/min, Ther.-Dauer mind. 48h, max. 108h bzw. mind. 12h und max. 24h nach PCI, Komb. mit unfraktioniertem Heparin und ASS; **bei vorgesehener PCI innerhalb der ersten 4h:** ini 25μg/kg als Bolus i.v. über 3min, dann 0.15 μg/kg/min über 12-24h, max. 48h, Komb. m. Heparin und oralen Thrombozytenaggregationshemmern; **DANI** CrCl < 30: 50%; **DALI** KI bei schwerer LI

A 2.9.13 Durchblutungsfördernde Mittel

Wm/Wi (Alprostadil, Iloprost): Prostaglandine ⇒ Vasodilatation, Hemmung der Thrombozytenaggregation;
Wm/Wi (Na-PPS): Hemmung der Thrombozytenaggregation; Hemmung des Faktors Xa, Wechselwirkung mit Faktor VIIIa, Hemmung der Aktivierung des Faktors V; Freisetzung von t-PA aus den Endothelien, Aktivierung des Faktors XII und Modifikation der Fibrinbildung ⇒ fördert Thrombusauflösung;
Wm/Wi (Pentoxifyllin): Vasodilatation, Erythrozytenverformbarkeit ↑, Blutviskosität ↓;

Gerinnung 69

UW (Alprostadil): Temperatur ↑, Verwirrtheit, Krampfanfälle, RR ↓, Tachykardie, Kopfschmerz, Durchfall, Übelkeit, Erbrechen, Flush-Reaktion, Schmerz, Erytheme, Ödeme an infundierter Extremität, Rötungen der infundierten Vene; **UW** (Na-PPS): Thrombozytopenie, Thromboembolie, zerebrale Ischämie, Myokardinfarkt, Übelkeit, Erbrechen, allergische Reaktionen, Aortenstenose; **UW** (Pentoxifyllin): Hautreaktionen, Flush, Kopfschmerzen, Schwindel, GI-Störung, Tachykardie, RR ↓, Stenokardien;
KI (Alprostadil): schwere Herzinsuffizienz, HRST, KHK, Lungenödem, Lungeninfiltrationen, schwere COPD, Lebererkrankung, Magenulkus, Grav./Lakt.; **KI** (Na-PPS): bek. Überempf., allergische Thrombopenie Typ II in der Anamnese, aktuelle Blutung, Blutungsgefahr, ZNS-/Augen-OP, Lumbalanästhesie, schwere Leber-, Nieren-, Pankreaserkr., Endokarditis lenta, drohender Abort, drohende Plazentalösung, Placenta praevia, Cave in Grav.;
KI (Pentoxifyllin): frischer MI, Massenblutungen, großflächige Retinablut., Grav., Cave in Lakt.

Alprostadil Rp	HWZ 5-10 (0.5)min, PRC X, Lact –
Alprostadil HEXAL Kardio *Inf.Lsg. 20µg* **Pridax** *Amp. 20µg/1ml* **Prostavasin** *Amp. 20µg*	**AVK Stadium III-IV** → 470: 2 x 40µg in 250ml NaCl über 2h i.v.; 1 x 10-20µg in 50ml NaCl über 60-120min i.a.; **DANI** Krea (mg/dl) > 1.5: ini 2 x 20µg i.v., nach 2-3d evtl. 2 x 40µg i.v.; **DALI** KI bei Lebererkrankung

Iloprost Rp	HWZ 0.5h, Qo 1.0, PPB 60%
Ilomedin *Amp. 20mg/1ml* **Iloprost Ibisqus** *Amp. 50µg/0.5ml*	**Thrombangitis obliterans:** 0.5-2ng/kg/min über 6h i.v.; **DANI** CrCl > 30: 100%; HD: sorgfält. Dosiseinst., Dosisintervall mind. 3h; **DALI** Dosisred.

Naftidrofuryl Rp	HWZ 1h
Dusodril *Kps. 100mg; Tbl. 100(ret.), 200mg* **Naftilong** *Kps. 100(ret.), 200(ret.)mg* **Nafti-ratioph.** *Kps. 100(ret.), 200(ret.)mg*	**AVK Stadium II** → 470: 3 x 100-200mg p.o.; 3 x 100-200mg (ret.) p.o.; **DALI** KI bei Leberfunktionsstrg.

Natrium-Pentosanpolysulfat (Na-PPS) Rp	HWZ 24h, Qo 0.7, PRC B, Lact –
Pentosanpolysulfat SP 54 *Tbl. 25mg;* *Inj.Lsg. 100mg*	**AVK Stadium IIb** → 470: schwere akute Zustände: ini 100mg s.c. alle 12h; stufenweise auf 1 x 100mg/d s.c. red.; Dauerinf. d1-2: 300mg/24h verdünnt i.v., d3-6: 200mg/24h verdünnt i.v.; subakute/chron. Zustände: 3 x 100mg s.c./W; 3 x 75-100mg/d p.o.

Pentoxifyllin Rp	HWZ 1.6 h, Qo 1.0, PRC C, Lact ?
PentoHEXAL *Tbl. 400(ret.), 600(ret.)mg;* *Amp. 100mg/5ml, 300mg/15ml* **Rentylin** *Tbl. 400(ret.)mg* **Trental** *Tbl. 400(ret.), 600(ret.)mg;* *Amp. 100mg/5ml, 300mg/15ml*	**AVK Stadium IIb** → 470: 2-3 x 400mg (ret.) p.o.; 2 x 600mg (ret.) p.o.; 1-2 x 100-600mg i.v., max. 100mg/h; **DANI** CrCl < 30: 50-70%; **DALI** Dosisreduktion

A 2 Kardiologie, Angiologie – Arzneimittel

A 2.9.14 Gerinnungsfaktoren

Faktor I (Fibrinogen) Rp — HWZ 72–96 h

Haemocomplettan P *Inf.Lsg.* 1, 2g	Hypo-, Dys-, Afibrinogenämie: 1–2g i.v., weiter nach Bedarf

Faktor VIIa (Eptacog alfa) Rp — HWZ 2.9 h

NovoSeven *Inj.Lsg.* 50, 100, 250, 400kIE	Angeb. Hämophilie → 575, erworb. Hemmkörper gegen Fakt. VIII u. IX: ini 4.5kIE/kg über 2–5min i.v., dann 3–6kIE/kg pro Inj.

Faktor VIII (antihämophiles Globulin A) Rp, Haemoctin — HWZ 8–24 h

Beriate P, Haemate HS, Immunate *Inj.Lsg.* 250, 500, 1000IE Advate, Helixate, Iblias, Kogenate, Kovaltry *Inj.Lsg.* 250, 500, 1000, 2000IE Afstyla, Elocta, NovoEight *Inj.Lsg.* 250, 500, 1000, 1500, 2000, 3000 IE Nuwiq *Inj.Lsg.* 250, 500, 1000, 2000IE Obizur *Inj.Lsg.* 500 IE Recombinate *Inj.Lsg.* 250, 500, 1000IE	Hämophilie A → 575: 1IE/kg erhöht den Faktor-VIII-Spiegel um 2%; **erworbene Hämophilie mit Faktor-VIII-Ak:** Obizur: ini 200 IE/kg i.v., weitere Gaben nach Faktor-VIII-Aktivität

Faktor IX (Christmasfaktor, antihämophiles Globulin B) Rp

Alphanine *Inj.Lsg.* 500, 1000IE Alprolix *Inj.Lsg.* 250, 500, 1000, 2000, 3000IE Benefix (rekombinant) *Inj.Lsg.* 250, 500, 1000, 2000, 3000IE Berinin P *Inj.Lsg.* 300, 600, 1200IE Idelvion *Inj.Lsg.* 250, 500, 1000, 2000IE Immunine *Inj.Lsg.* 600, 1200IE Mononine, Octanine *Inj.Lsg.* 500, 1000IE Rixubis *Inj.Lsg.* 250, 500, 1000, 2000, 3000IE	Hämophilie B → 575: 1IE/kg erhöht den Faktor-X-Spiegel um 0.5–1.5%

Faktor XIII (fibrinstabilisierender Faktor) Rp — HWZ 96–168 h

Fibrogammin P *Inj.Lsg.* 250, 1250IE	Angeborener und erworbener Faktor-XIII-Mangel: 10–35 E/kg i.v.

Prothrombinkomplex (Faktor II, VII, IX, X) Rp

Beriplex *Inj.Lsg.* 250, 500, 1000IE Octaplex *Inj.Lsg.* 500IE	Angeborener und erworbener Mangel an Faktor II, VII, IX, X, Cumarinüberdosierung: 1IE/kg hebt Quick-Wert um ca. 1%

Prothrombinkomplex (Faktor II, VII, VIII, IX, X) Rp

FEIBA *Inj.Lsg.* 500E, 1000IE	Hämophilie-A und B und erworbener Mangel an Faktor VIII, IX, XI; in Kombination mit Faktor-VIII-Konzentrat für LZ-Therapie mit F VIII: 50–100 E/kg KG (max. 100 E/kg, max. 200 E/kg/d)

Gerinnung 71

A 2.9.15 Thrombininhibitoren

Antithrombin III Rp — HWZ 36-72h

Anbinex *Inj.Lsg. 500, 1000IE* **AT III NF** *Inj.Lsg. 500, 1000IE* **Atenativ, Kybernin Hs** *Inj.Lsg. 500, 1000IE*	**Angeborener und erworbener AT-III-Mangel:** 1IE/kg erhöht den AT-III-Spiegel um ca. 1-1.5%

A 2.9.16 Enzyminhibitoren

Wm/Wi (Alpha-1-Proteinase-Inhibitor): Hemmung der Neutrophilen-Elastase ⇒ Hemmung der Proteolyse des Lungengewebes;
Wm/Wi (C1-Esterase-Inhibitor): Hemmung des Komplementsystems;
Wm/Wi (Conestat alfa): rekombin. Analogon des humanen C1-Esterase-Inhibitors;
Wm/Wi (Icatibant): selektiver kompetitiver Antagonist des Bradykininrezeptors Typ 2;
UW (Alpha-1-Proteinase-Inhibitor): Schwindel, Kopfschmerzen;
UW (C1-Esterase-Inhibitor): Hautausschlag;
UW (Conestat alfa): Kopfschmerzen, allergische Reaktion;
UW (Icatibant): Erythem, Schwellung, Brennen, Jucken, Hautschmerzen, Wärmegefühl, Übelkeit, Bauchschmerzen, Schwächegefühl, Schwindel, Kopfschmerzen, verstopfte Nase, Exanthem, CK-Erhöhung, abnorme Leberfunktionswerte;
KI (Alpha-1-Proteinase-Inhibitor): bek. Überempf., IgA-Mangel und bek. AK gegen IgA;
KI (Conestat alfa): Allergie gegen Kaninchen, bekannte Überempfindlichkeit;
KI (C1-Esterase-Inhibitor, Icatibant): bekannte Überempfindlichkeit

Alpha-1-Proteinase-Inhibitor Rp — HWZ 5d

Prolastin *Inf.Lsg. 1g* **Respreeza** *Inf.Lsg. 1g*	**Schw. Alpha-1-Proteinase-Inhib.-Mangel:** 60mg/kg 1x/W i.v.; **DANI, DALI** keine Daten

C1-Esterase-Inhibitor Rp — HWZ 4.5d

Berinert *Inj.Lsg. 500E*	**Erbliches Angioödem** → 712: 500-1000E i.v., ggf. Wdh. je nach Wi; **Ki.:** s. Erw.
Cinryze *Inj.Lsg. 500E*	**Erbliches Angioödem** → 712: 1000E i.v., ggf. Wdh. nach 60 min od. früher; **Pro:** alle 3-4 d 1000E i.v. bzw. 24h vor Eingriff; **Ki.:** s. Erw.; **DANI/DALI** nicht erforderlich

Conestat alfa Rp — HWZ 2h, PRC C, Lact ?

Ruconest *Inj.Lsg. 2100IE (150IE/ml)*	**Attacke eines hereditären Angioödems** → 712: Erw. < 84kg: 50IE/kg i.v. über 5min; > 84kg: 4200IE i.v.; max. 2 Dosen/24h; < 18J: KI; **DANI** nicht erforderlich, **DALI** keine Daten

Icatibant Rp — HWZ 1-2h PPB 44%

Firazyr *Fertigspr. 30mg/3ml*	**Attacke eines hereditären Angioödems** → 712: 30mg s.c., max 3 x 30mg/24h; **DANI, DALI** nicht erforderlich

A 2.9.17 Fusionsproteine

Wm/Wi (Eltrombopag): Aktivierung der Thrombozytenproduktion über Interaktion mit der Transmembrandomäne des Thrombopoetin-Rez.;
Wm/Wi (Romiplostim): Fusionsprotein, aktiviert über den Thrombopoetin-Rezeptor die Thrombozytenproduktion;
UW (Eltrombopag): Schlaflosigkeit, Kopfschmerzen, Katarakt, Augentrockenheit, Übelkeit, Diarrhoe, Obstipation, Bauchschmerzen, Transaminasen- u. Bilirubinerhöhung, Exanthem, Juckreiz, Haarausfall, Arthralgie, Myalgie, Knochenschmerzen, Fatigue, peripheres Ödem;
UW (Romiplostim): Kopfschmerzen, Knochenmarkstrg., Thrombopenie, Schlaflosigkeit, Schwindel, Parästhesie, Migräne, Übelkeit, Dyspepsie, Bauchschmerzen, Diarrhoe, Obstipation, Pruritus, Ekchymose, Exanthem, Arthralgie, Myalgie, Knochenschmerzen, Müdigkeit, Ödeme, grippeähnl. Sympt., Schmerzen, Fieber, Asthenie, Reaktion an Injektionsstelle, Kontusion;
KI (Eltrombopag): bek. Überempf.; **KI** (Romiplostim): Überempf. gg. Romiplostim, E.-coli-Proteine

Eltrombopag Rp	HWZ 21-32h; PPB 99%
Revolade *Tbl. 25, 50, 75mg*	**Immunthrombozytopenische Purpura mit Splenektomie; Thrombopenie b. chron. Hepatitis C; schwere aplastische Anämie:** ini 1 x 50mg p.o. (Ostasiaten 25mg), dann Dosisanpassung an Thrombozytenzahl (s. FI), max. 75mg/d; **DANI** vorsichtige Anw.; **DALI** mäßige bis schwere LI: Anw. nicht empf.

Romiplostim Rp	HWZ 3.5d
Nplate *Inj.Lsg. 250, 500µg*	**Immunthrombozytopenische Purpura:** ini 1x/W 1µg/kg s.c., weitere Dosis je nach Thrombozytenzahl (s. FachInfo), max. 10µg/kg/W; **DANI, DALI** keine Daten

Inhalative Beta-2-Sympathomimetika 73

A 3 Pneumologie – Arzneimittel

A 3.1 Inhalative Beta-2-Sympathomimetika
A 3.1.1 SABA (short acting beta-agonist)

Wm/Wi (alle): Stimulation der Beta-2-Rezeptoren ⇒ Erschlaffung der Bronchialmuskulatur, Anregung der mukoziliären Clearance;
Wi (Fenoterol): pos. ino-/chronotrop, Relaxation der Uterusmuskulatur;
UW (Fenoterol): Tremor, Schwindel, Husten, Übelkeit, Schwitzen;
UW (Salbutamol): Tremor, Übelkeit, Kopfschmerzen, Schwindel, Palpitationen, Tachykardie, Arrhythmie, Urtikaria, Myalgien, Schlafstrg., K^+↓;
KI (alle): bekannte Überempfindlichkeit;
KI (Salbutamol): HOCM, tachykarde Arrhythmien;
KI (Terbutalin): Hyperthyreose, Thyreotoxikose, Tachykardie, idiopathische hypertrophe subvalvuläre Aortenstenose, Phäochromozytom

Fenoterol Rp	HWZ 3.2h, Qo 0.85
Berotec N *DA 100µg/Hub*	**Asthma bronchiale** → 473, **COPD (akute Atemnot)** → 480: Erw., Ki. ab 6J: 100µg, evtl. Wdh. nach 5min; Ki. 4-6J: 100µg ED; **Dauerther.:** 3-4 x 100-200µg, max. 800µg/d; **4-6J:** 4 x 100µg; **Pro. Anstrengungsasthma:** 100-200µg 10min zuvor; **4-6J:** 100µg

Salbutamol Rp	HWZ 2.7-5h, Qo 0.7, PPB 10%
Apsomol N *DA 0.1mg/Hub* **Bronchospray** *DA u. Autohaler 0.1mg/Hub* **Pentamol** *Fert.Inh.Lsg. 1.25mg/2.5ml* **SalbuHEXAL** *DA 0.1mg/Hub; Fert.Inh.Lsg. 1.25mg/2.5ml; Inh.Lsg. (1ml = 5mg)* **Salbulair N** *Easi-Breathe 0.1mg/Hub* **Salbutamol-ratioph.** *DA 0.1mg/Hub; Fert. Inh.Lsg.1.25mg/2.5ml; Inh.Lsg. (1ml = 5mg)* **Sultanol** *DA 0.12mg/Hub; Fert.Inh.Lsg. 1.25mg/2.5ml; 2.5mg/2.5ml; Inh.Lsg. (1ml = 5mg)* **Ventilastin Novolizer** *DA 0.1mg/Hub*	**Asthma bronchiale** → 473, **COPD (akute Atemnot)** → 480: 0.1-0.2mg; Ki. < 12J: 0.1mg; **Dauerther.:** 3-4 x 0.1-0.2mg, max. 1.0mg/d; Ki. < 12J: 3-4 x 0.1mg, max. 0.4mg/d; **Akute Atemnot: Erw., Ki. 4-18J:** 1.25mg über Vernebler inhalieren lassen, ggf. nach 5-10min wiederholen, max. 7.5mg/d; **Pro. Anstrengungsasthma:** 0.1-0.2mg 10min zuvor; **4-11J:** 0.1mg

Terbutalin Rp	HWZ 3-4h, Qo 0.4, PPB 25%, PRC B, Lact +
Aerodur *Turbohaler 0.5mg/Hub* **Bricanyl** *Turbohaler 0.5mg/Hub*	**Asthma bronchiale** → 473, **COPD (akute Atemnot)** → 480: **Erw., Ki. ab 5J:** 0.5mg, evtl. Wdh. nach 5min; **Dauerther.:** 3 x 0.5mg, max. 6mg/d; **< 12J:** max. 4mg/d; **Pro. Anstrengungsasthma:** 0.5mg 10min zuvor

A 3 Pneumologie – Arzneimittel

A 3.1.2 LABA (long acting beta-agonist)

Wm/Wi (alle): Stimulation der Beta-2-Rezeptoren ⇒ Erschlaffung der Bronchialmuskulatur, Anregung der mukoziliären Clearance; **Wm/Wi** (Formoterol, Salmeterol): lang wirksame Beta-2-Sympathomimetika, nicht zur Therapie des akuten Asthma-Anfalls geeignet;
UW (Formoterol): Kopfschmerzen, Tremor, Palpitationen; **UW** (Indacaterol): Nasopharyngitis, Infektion der oberen Atemwege, Sinusitis, Diabetes mellitus, Hyperglykämie, Kopfschmerzen, Schwindel, ischämische Herzerkrankung, Palpitationen, Husten, pharyngolaryngealer Schmerz, Rhinorrhoe, Atemwegsobstruktion, Muskelspasmus, periphere Ödeme;
UW (Olodaterol): keine häufigen bzw. sehr häufigen UW;
UW (Salmeterol): Tremor, Kopfschmerzen, Palpitationen, Muskelkrämpfe;
KI (alle): bekannte Überempfindlichkeit

Formoterol Rp	HWZ 2-3h, Qo 0.9
Atimos *DA 12µg/Hub* **Foradil P** *Inh.Kps. 12µg/Hub; DA 12µg/Hub* **Forair** *DA 12µg/Hub* **Formoterol-ratioph.** *Inh.Kps. 12µg* **Formatris** *Novolizer 6, 12µg/Hub* **Formotop** *Novolizer 6, 12µg/Hub* **Oxis** *Turbohaler 6, 12µg/Hub*	**Asthma bronchiale** → 473, **COPD** → 480: 1-2 x 6-12µg, max. 48µg/d; Ki. > 6J: 1-2 x 12µg/d, max. 24µg/d

Indacaterol Rp	HWZ 40-52h, PPB 95%
Onbrez Breezhaler *150, 300µg*	**COPD** → 480: 1 x 150-300µg, max. 300µg/d; **DANI** nicht erf.; **DALI** leichte bis mittelschwere LI: nicht erf.; schwere LI: keine Daten

Olodaterol Rp	HWZ 45h, PPB 60%
Striverdi Respimat *DA 2.5µg/Hub*	**COPD** → 480: 1 x 5µg; **DANI** nicht erf.; **DALI** leichte bis mittelschwere LI: nicht erf.; schwere LI: keine Daten

Salmeterol Rp	HWZ 5.5h, PRC C, Lact ?
Salmeterol HEXAL *DA 0.025mg/Hub* **Serevent** *DA 0.025mg; Diskus 0.05mg/Hub*	**Asthma bronchiale** → 473, **COPD Dauerther.:** 2 x 0.025-0.1mg, max. 0.2mg/d; Ki. ab 4J: 2 x 0.05mg

A 3.2 Systemische Beta-2-Sympathomimetika

Wm: Stimulation der Beta-2-Rezeptoren, **Wi:** Erschlaffung der Bronchialmuskulatur, Anregung der mukoziliären Clearance, antiallergisch;
UW (Bambuterol): Urtikaria, Exanthem, Palpitationen, Überempfindlichkeitsreakt., Verhaltensstrg., Schlafstrg., Tremor, Kopfschmerzen, Muskelkrämpfe; **UW** (Clenbuterol): Tremor, Kopfschmerzen, Unruhegefühl, Übelkeit, Palpitationen; **UW** (Orciprenalin): Nervosität, Kopfschmerzen, Schwindel, Tachykardie, Arrhythmie, Palpitationen, Husten, lokale Irritationen, Hautreaktionen, Muskelkrämpfe, Myalgie; **UW** (Reproterol): Kopfschmerzen, Unruhe, Tremor, Palpitationen, Muskelkrämpfe; **UW** (Terbutalin): Tremor, Palpitationen, Kopfschmerzen, Muskelkrämpfe, Tachykardie, Hypokaliämie, Urtikaria, Exantheme;

Systemische Beta-2-Sympathomimetika 75

KI (Bambuterol): bek. Überempf., frischer MI, Tachykardie, subvalvuläre Aortenstenose;
KI (Clenbuterol): bek. Überempf., schwere Hyperthyreose, tachykarde Arrhythmien, HOCM;
KI (Orciprenalin): bek. Überempf., HOCM, Tachyarrhythmien, schwere Hyperthyreose, Phäochromozytom; **KI** (Reproterol): bek. Überempfindlichkeit, schwere Hyperthyreose, HOCM, Phäochromozytom; **KI** (Terbutalin): bekannte Überempfindlichkeit, Tachykardie, Hyperthyreose, Phäochromozytom, idiopathische subvalvuläre Aortenstenose

Bambuterol Rp	HWZ 13(22)h, Qo 0.45
Bambec *Tbl. 10mg*	**Asthma bronchiale** → 473, **COPD** → 480: ini 1x 10mg p.o. z.N., nach 1-2W evtl. 1 x 20mg; **Ki. 2-6J:** 1 x 10mg p.o.; **6-12J:** s. Erw.; **DANI** CrCl < 60: 50%

Clenbuterol Rp	HWZ 34h, Qo 0.4
Spiropent *Tbl. 0.02mg;*	**Asthma bronchiale** → 473, **COPD** → 480: 2 x 0.01-0.02mg p.o.; **Ki. 0-8M:** 2 x 2.5µg; **8-24M:** 2 x 5µg; **2-4J:** 2 x 7.5µg; **4-6J:** 2 x 10µg; **6-12J:** 2 x 15µg

Reproterol Rp	HWZ 1.5h
Bronchospasmin *Amp. 0.09mg/1ml*	**Bronchospastischer Anfall, Status asthmaticus** → 478: 0.09mg langsam i.v.; Dauerinfusion: 18-90µg/h i.v.; **Ki.:** 1.2µg/kg langsam i.v.; Dauerinfusion: 0.2µg/kg über 36-48h

Orciprenalin Rp	HWZ 2.6h, PRC C, Lact ?
Alupent *Inj.Lsg. 0.5mg/1ml; Inf.Lsg. 5mg/10ml*	**Akute Zustände bei Asthma bronchiale oder bronchopulmonale Erkr. mit asthmat. Komponente:** 0.5-1mg i.m./s.c.; 0.25mg unter Monitoring langsam i.v.; 5-10µg/min i.v.; **DANI, DALI** keine Daten

Salbutamol Rp	HWZ 2.7-5h, PPB 10%
Salbubronch Elixier *Gtt. (1ml enth. 1mg)* Salbubronch Forte *Gtt. (1ml enth. 5mg)*	**Asthma bronchiale, chron. Bronchitis, Emphysem: Ki. 2-23M:** ini 0.15mg/kg/d p.o. in 3ED, max. 0.6mg/kg/d; **2-13J:** 2-4 x 1-2mg p.o., max. 8mg/d; **ab 14J.,** Erw.: 3-4 x 2-4mg p.o., max. 16mg/d; **DANI, DALI** keine Daten

Terbutalin Rp	HWZ 11-26h, PPB 25% PRC B, Lact +
Bricanyl *Amp. 0.5mg/1ml* Terbutalin AL *Tbl. 2.5mg/Kps. 7.5(ret.)mg*	**Asthma bronchiale** → 473, **COPD** → 480: 2-3 x 2.5-5mg p.o.; 2 x 7.5mg (ret.) p.o., max. < 15mg/d p.o.; bis 4 x 0.25mg s.c.; **Ki. < 3J:** 2-3 x 0.75mg p.o.; **3-6J:** 2-3 x 0.75-1.5mg p.o.; **7-14J:** 2-3 x 1.5-3mg p.o.

A 3 Pneumologie – Arzneimittel

A 3.3 Inhalative Alpha- und Beta-Sympathomimetika

Wm: Stimulation von Alpha-/Beta-Rezeptoren;
Wi: Bronchodilatation, Abschwellung der Schleimhäute im Bereich der Luftwege;
UW (Epinephrin inhalativ): Herzklopfen, Rhythmusstörung, Blutzuckeranstieg;
KI (Epinephrin inhalativ): bekannte Überempfindlichkeit, paroxysmale Tachykardie, Engwinkelglaukom, hochfrequente absolute Arrhythmie

Epinephrin (Adrenalin) Rp	HWZ 1-3 min
InfectoKrupp Inhal *Inh.Lsg.* (4mg/ml = 0.56mg/Hub)	**Akute stenosierende Laryngotracheitis:** 7-14 Hübe über Vernebler applizieren

A 3.4 Inhalative Anticholinergika

A 3.4.1 SAMA (short acting muscarinergic-antagonist)

Wm/Wi: Hemmung der vagusinduzierten Reflexbronchokonstriktion, Freisetzung bronchospastisch wirksamer Mediatoren ↓;
UW (Ipratropium): Kopfschmerzen, Schwindel, Husten, Rachenreizung, trockener Mund, Übelkeit, Geschmacksstörung, gastrointestinale Motilitätsstörungen;
KI: bek. Überempfindlichkeit, auch gegen Atropinderivate

Ipratropiumbromid Rp	HWZ 4h, PRC B, Lact ?
Atrovent *DA 20µg/Hub; Fert.Inh.Lsg. 0.25mg/2ml; 0.5mg/2ml* **Atrovent Ls** *Inh.Lsg. (1ml = 0.25mg)* **Ipratronch** *Inh.Lsg. 0.25mg/1ml; 0.5mg/2ml* **Ipratropium Teva** *Inh.Lsg. 0.25mg/1ml; 0.5mg/2ml* **Ipratropiumbromid HEXAL** *DA 20mg/Hub*	**Asthma bronchiale** → 473, **COPD** → 480: DA: 3-6 x 20-40µg, max. 240µg/d; **Ki.:** s. Erw.; Inh.Lsg.: 3-4 x 0.5mg; Ki. 6-12J: 3-4 x 0.25mg; < 6J: 3-4 x 0.1-0.25mg

A 3.4.2 LAMA (long acting muscarinergic-antagonist)

Wm/Wi: Hemmung der vagusinduzierten Reflexbronchokonstriktion, Freisetzung bronchospastisch wirksamer Mediatoren ↓;
UW (Aclidinium): Sinusitis, Nasopharyngitis, Kopfschmerz, Husten, Diarrhoe;
UW (Glycopyrronium): trockener Mund, Insomnie, Kopfschmerzen, Gastroenteritis, Harnwegsinfekt; **UW** (Tiotropium): trockener Mund; **UW** (Umeclidinium): Nasopharyngitis, Infektion der oberen Atemwege, Infektion der Harnwege, Sinusitis, Kopfschmerzen, Tachykardie, Husten; **KI** (alle): bek. Überempfindlichkeit, auch geg. Atropinderivate

Aclidiniumbromid Rp	HWZ 2-3h
Eklira Genuair *Inh.Pulver 322µg/Hub* **Bretaris Genuair** *Inh.Pulver 322µg/Hub*	**COPD** → 480: 2 x 322µg/d; **DANI** nicht erforderlich; **DALI** nicht erforderlich

Glycopyrroniumbromid Rp	HWZ 33-57h
Seebri Breezhaler *Inh.Kps. 44µg* **Tovanor Breezhaler** *Inh.Kps. 44µg*	**COPD** → 480: 1 x 44µg/d; **DANI** CrCl > 30: 100%; < 30: vorsichtige Anw.; **DALI** nicht erforderl.

Inhalative Anticholinergika 77

Tiotropiumbromid Rp	HWZ 5-6d, PRC C, Lact ?
Braltus Zonda *Inh.Kps. 10µg* **Spiriva HandiHaler** *Inh.Kps. 18µg* **Spiriva Respimat** *DA 2.5µg/Hub*	**COPD** → 480: Spiriva Handihaler: 1 x 18µg, max. 18µg/d; Spiriva Respimat: 1 x 5µg, max. 5µg/d; Braltus Zonda: 1 x 10µg, max. 10µg/d; **Asthma bronchiale** zusätzlich zu ICS + LABA; Spiriva Respimat: 1 x 5µg; **DANI** CrCl > 50: 100%; < 50: vorsichtige Anw.; **DALI** nicht erf.

Umeclidiniumbromid Rp	HWZ 19h
Incruse Ellipta *55µg* **Rolufta Ellipta** *55µg*	**COPD:** 1 x 55µg/d, max. 55µg/d **DANI** nicht erf.; **DALI** schwere LI: vors. Anw.

A 3.4.3 Kombinationen

Wm/Wi (Vilanterol): selektiver, langwirksamer beta-2-adrenerger Agonist ⇒ zyklisches AMP ↑ ⇒ Relaxation der glatten Bronchialmuskulatur, Hemmung der Freisetzung von Mediatoren d. allerg. Sofortreaktion; **UW** (Aclidinium + Formoterol): Nasopharyngitis, Sinusitis, Harnwegsinf., Zahnabszesse, Schlafst., Angstzustände, Kopfschmerzen, Schwindel, Tremor, Husten, Diarrhoe, Übelkeit, Mundtrockenheit, Myalgie, Muskelkrämpfe, Ödeme, CK ↑; **UW** (Umeclidinium + Vilanterol): Harnwegsinf., Sinusitis, Nasopharyngitis, Pharyngitis, Inf. der oberen Atemwege, Kopfschmerzen, Husten, Schmerzen im Oropharynx, Obstipation, trockener Mund

Aclidiniumbromid + Formoterol Rp	
Brimica Genuair *Inh.Pulver 340+12µg/Hub* **Duaklir Genuair** *Inh.Pulver 340+12µg/Hub*	**COPD:** 2 x 340 + 12µg/d; **DANI, DALI:** nicht erforderl.

Glycopyrroniumbromid + Indacaterol Rp	
Ultibro Breezhaler *Inh.Kps. 43+85µg* **Ulunar Breezhaler** *Inh.Kps. 43+85µg* **Xoterna Breezhaler** *Inh.Kps. 43+85µg*	**COPD** → 480: 1 x 43 + 85µg/d; **DANI:** CrCl ≥ 30: 100%; < 30: vorsichtige Anw.; **DALI:** schwere LI: vorsichtige Anw.

Ipratropiumbromid + Fenoterol Rp	
Berodual N *DA 0.02mg+0.05mg/Hub* **Berodual Ls** *Inh.Lsg., Pumpspender* *(1ml = 0.25+0.5mg; 1Hub = 0.1ml)* **Duovent** *DA 0.02mg+0.05mg/Hub*	**Asthma bronchiale, COPD** → 480: DA: **Erw., Ki. ab 6J:** 3-4 x 0.02-0.04+0.05-0.1mg; **Akut-Ther. plötzlicher Bronchialkrämpfe:** Berodual LS: **Erw., Ki. ab 12J:** 1-2.5, max. 4ml inhalieren; **Ki. 6-12J.:** 0.5-2ml inhalieren; **Pro. Anstrengungsasthma, allerg. Asthma:** Berodual LS: **Erw., Ki. ab 6J:** 0.1-0.2ml inhal.

Ipratropiumbromid + Salbutamol Rp	
Ipramol, SalbuHEXAL plus Ipratropiumbromid *Inh.Lsg. (2.5ml = 0.5+2.5mg)*	**COPD: Erw., Ki. ab 12J:** 3-4 x 0.5 +2.5mg inhalieren; **DANI, DALI** keine Daten

Umeclidiniumbromid + Vilanterol Rp	PRC C, Lact ?
Anoro Ellipta *Inh.Pulver 55+22µg*	**COPD** → 480: 1 x 55+22µg p.i.; **DANI** nicht erf.; **DALI** vorsichtige Anw. bei schwerer LI

Tiotropiumbromid + Olodaterol Rp	
Spiolto Respimat *DA 2.5+2.5µg/Hub*	**COPD:** 1 x 5+5µg p.i.; **DANI, DALI** nicht erf.

A 3.5 Inhalative Glukokortikoide

Wi: Entzündungsreakt. ↓, Empfindlichkeit v. Beta-Rezeptoren ↑, antiallergisch, antiödematös, antiexsudativ; **UW** (Beclometason): Laryngitis, Pharyngitis, Übelkeit, Dyspepsie, Husten; **UW** (Budesonid): oropharyngeale Candida-Inf., Reizungen im Rachenraum, Husten, Heiserkeit; **UW** (Ciclesonid): keine sehr häufigen bzw. häufigen UW; **UW** (Fluticason): Heiserkeit, Blutergüsse, Pneumonie bei COPD-Patienten, Candidose der Mund- u. Rachenschleimhaut; **UW** (Mometason): Candidose, Pharyngitis, Dysphonie, Kopfschmerzen; **KI** (alle): bekannte Überempfindlichkeit

Beclometason Rp

BecloHEXAL *DA 0.1mg/Hub* Beclomet *Easyhaler 0.1, 0.2, 0.4mg/Hub* Beclometason-ratioph. *DA 0.05, 0.1, 0.2, 0.25mg/Hub* Junik *DA 0.05, 0.1mg/Hub*; *Autohaler 0.05, 0.1mg/Hub* Sanasthmax *DA 0.05, 0.25mg/Hub*; *Jetspacer 0.05, 0.25mg*; *Inh.Susp. 0.4mg/1ml* Ventolair *DA 0.05, 0.1, 0.25mg/Hub*	**Asthma bronchiale** → 473, **COPD** → 480: 2 x 0.2-0.5mg, max. 1.5-2mg/d; **Ki. 6-12J:** 2 x 0.25mg, max. 0.5mg/d; **Rauchgasinhalation:** unmittelbar nach Exposition 0.4mg, nach ambulanter Aufnahme erneut 0.4mg, nach weiteren 2h 0.4mg; bei persistierenden Symptomen alle 2h 0.4mg bis zum Abklingen

Budesonid Rp — HWZ 2-3h, PRC C, Lact?

Budes N *DA 0.2mg/Hub* Budiair *DA 0.2mg/Hub* Cyclocaps Budesonid *Inh.Kps. 0.1, 0.2, 0.4, 0.8mg* Larbex *Inh.Lsg. 0.5mg/2ml* Miflonide *Inh.Kps. 0.2, 0.4mg* Novopulmon *Novolizer 0.2, 0.4mg/Hub* Pulmicort *Turbohaler 0.2, 0.4mg/Hub*; *Inh.Lsg. 0.5mg/2ml, 1mg/2ml*	**Asthma bronchiale** → 473, **COPD** → 480: 2 x 0.2-0.4mg, max. 1.6mg/d; **Ki. < 12J:** 1-2 x 0.1-0.2mg, max. 0.8mg/d; Inh.Lsg.: 2 x 0.5-1mg über Vernebler

Ciclesonid Rp

Alvesco *DA 80, 160µg/Hub*	**Asthma bronchiale** → 473: ini 1 x 160µg, ggf. reduz. auf 1 x 80µg; **DANI** nicht erforderl.

Fluticason Rp — HWZ 7.8h, PRC C, Lact?

Fluticason Cipla *DA 0.125, 0.25mg/Hub* Flutide *DA 0.05, 0.125, 0.25mg/Hub*; *Diskus 0.05, 0.1, 0.25, 0.5mg*; FlutiHEXAL *DA 0.125, 0.25mg/Hub*	**Asthma bronchiale** → 473, **COPD** → 480: 2 x 0.25-0.5mg; **Ki. > 4J:** 2 x 0.05-0.1mg

Mometason Rp — HWZ 4.5h

Asmanex *Twisthaler 200, 400µg/Hub*	**Asthma bronchiale** → 473: 1-2 x 200µg, 1 x 400µg, max. 2 x 400µg

Inhalative Glukokortikoide 79

A 3.5.1 Kombinationen

Wm/Wi: Stimulation der Beta-2-Rezeptoren ⇒ Erschlaffung der Bronchialmuskulatur ⇒ Bronchodilatation, Anregung der mukoziliären Clearance, Entzündungsreaktion ↓, Empfindlichkeit von Beta-Rezeptoren ↑; **Wm/Wi** (Vilanterol): selektiver, langwirksamer beta-2-adrenerger Agonist ⇒ zyklisches AMP ↑ ⇒ Relaxation der glatten Bronchialmuskulatur, Hemmung der Freisetzung von Mediatoren der allergischen Sofortreaktion;
UW (Formoterol + Beclometason): Pharyngitis, Kopfschmerzen, Dysphonie;
UW (Formoterol + Budesonid): Candidiasis Mund/Rachenraum, Kopfschmerzen, Tremor, Palpitationen, leichte Reizung des Rachens, Husten, Heiserkeit; **UW** (Salmeterol + Fluticason): Kopfschmerzen, Nasopharyngitis, Candidiasis Mund/Rachenraum, Pneumonie, Bronchitis, Hypokaliämie, Heiserkeit, Dysphonie, Sinusitis, Blutergüsse, traumatische Frakturen, Arthralgien, Myalgien; **UW** (Vilanterol + Fluticason): Pneumonie, Infektion der oberen Atemwege, Bronchitis, Influenza, Candidiasis im Mund- und Rachenraum, Kopfschmerzen, Nasopharyngitis, Schmerzen im Oropharynx, Sinusitis, Pharyngitis, Rhinitis, Husten, Dyspnoe, Bauchschmerzen, Arthralgie, Rückenschmerzen, Frakturen, Fieber;
KI: bek. Überempfindlichkeit

Formoterol + Beclometason Rp

Inuvair *DA 6+100µg/Hub* **Formodual** *DA 6+100µg/Hub* **Foster** *DA 6+100, 6+200µg/Hub;* *Nexthaler 6+100, 6+200µg/Hub* **Kantos** *DA 6+100, 6+200µg/Hub;* *Nexthaler 6+100, 6+200µg/Hub*	**Asthma bronchiale** → 473: Erhaltungsther.: 2 x 6+12 + 100-400µg; Erhaltungs- und Bedarfstherapie: 2 x 6 + 100µg, ggf. 6 zusätzliche Gaben bis max. 48 + 800µg/d; **COPD** → 480: 2 x 12 + 200µg; Pat. < 18J: nicht empf.; **DANI, DALI** keine Daten

Formoterol + Budesonid Rp

DuoResp *Spiromax 4.5+160, 9+320µg/Hub* **Gibiter** *Easyhaler 4.5+160, 9+320µg/Hub* **Pulmelia Elpenhaler** *5.5+97, 5.5+194, 11+388µg/Hub* **Symbicort** *Turbohaler 4.5+80, 4.5+160, 9+320µg/Hub*	**Asthma bronchiale** → 473: Erhaltungsther.: 2 x 4.5+80-160mg – 9+320µg; zusätzliche Bedarfsth. möglich mit 4.5+160µg, max. 12 Inh./d mit 4.5+160µg f. begrenzten Zeitraum; DuoResp: nur Erw. ab 18J; Symbicort: **Ki. 6-12J:** 2 x 2 Inh.; Erhaltungs- u. Bedarfsther.: 2 x 1 Inh., max. 12 Inh./d; 4.5+160µg: Erhaltungsther.: 2 x 1-2 Inh., max. 8 Inh./d; **12-17J:** 2 x 1-2 Inh.; Erhaltungs- u. Bedarfsther.: 2 x 1-2 Inh., max. 12 Inh./d; 9+320µg: 2 x 1 Inh., max. 4 Inh./d; **COPD** → 480: 4.5+160µg: 2 x 2 Inh.; 9+320µg: 2 x 1 Inh.

Formoterol + Fluticason Rp

Flutiform *DA 5+50, 5+125, 10+250µg/Hub*	**Asthma bronchiale** → 473: Erw.: 2 x 5-10 + 50-250µg; **Ki ab 12J.:** 2 x 5-10 + 50-125µg; **DANI, DALI** keine Daten

A 3 Pneumologie – Arzneimittel

Salmeterol + Fluticason Rp

Airflusal DA 25+125, 25+250µg/Hub; Inh.Pulver 50+500µg
Atmadisc DA 25+50, 25+125, 25+250µg/Hub; Diskus 50+100, 50+250, 50+500µg
Rolenium Inh.Pulver 50+250µg, 50+500µg
Seretide DA 25+250µg/Hub; Diskus 50+250, 50+500µg
Serroflo DA 25+125, 25+250µg/Hub
Viani DA 25+50, 25+125, 25+250µg/Hub; Diskus 50+100, 50+250, 50+500µg

Asthma bronchiale → 473: 2 x 50+100-500µg; **Ki. 4-12J:** 2 x 50+100µg; **COPD** → 480: 2 x 50+500µg; **DANI** nicht erforderlich; **DALI** keine Daten

Vilanterol + Fluticason Rp

Relvar Ellipta Inh.Pulver 22+92, 22+184µg

Asthma bronchiale → 473: Erw., **Ki. ab 12J:** 1 x 22+92-184µg; **COPD** → 480: Erw. ab 18J: 1 x 22+92µg; **DANI** nicht erf.; **DALI** vorsichtige Anw.; Child B, C: max. 22+92µg/d

A 3.6 Methylxanthine

Wm: Hemmung der intrazell. Phosphodiesterase ⇒ cAMP ↑; **Wi:** Bronchospasmolyse, zentr. Atemstimulation, positiv ino-, chronotrop, Vasodilatation (Ausnahme Hirngefäße), Diurese ↑; **UW** (Aminophyllin, Theophyllin): Tachykardie, Arrhythmie, Palpitationen, RR ↓, Magen-Darm-Beschwerden, Übelkeit, Erbrechen, Diarrhoe, Hypokaliämie, Hyperkalziämie, Hyperglykämie, Hyperurikämie, Kopfschmerzen, Erregungszustände, Tremor, Unruhe, Schlaflosigkeit, Schwindel, Krampfanfälle, verstärkte Diurese, Krea ↑;
KI (Aminophyllin, Theophyllin): bek. Überempf., frischer MI, akute tachykarde Arrhythmien

Aminophyllin Rp
HWZ 6h, Qo 0,8, PRC C, Lact ?

Aminophyllin 125 Tbl. 125mg

Asthma bronchiale → 473, **COPD** → 480: 11-13mg/kg p.o. in 3-4 ED; **Ki. 6-8J:** 24mg/kg/d; **8-12J:** 20mg/kg/d; **12-16J:** 18mg/kg/d; Dosisanpas. an Serumspiegel

Theophyllin Rp
HWZ (5-10)h, Qo 0,8, ther. Serumspiegel: 8-20mg/l

Bronchoretard Kps. 100(ret.), 200(ret.), 350(ret.), 500(ret.)mg
Contiphyllin Tbl. 300(ret.)mg
Euphylong Kps. 125(ret.), 200(ret.), 250(ret.), 300(ret.), 375(ret.) mg, Amp. 200mg/10ml
Solosin Tbl. 135(ret.), 270(ret.)mg; Gtt. (24Gtt. = 104mg); Amp. 624mg/15ml
Theophyllin-ratioph. Kps. 125(ret.), 250(ret.), 375(ret.), 500(ret.)mg
Uniphyllin 300(ret.), 400(ret.), 600(ret.)mg

Asthma bronchiale, COPD: 11-13mg/kg/d p.o. in 2ED; **Ki. 1-8J:** 24mg/kg/d p.o.; **8-12J:** 20mg/kg/d p.o.; **12-16J:** 18mg/kg/d p.o.; Dosisanpassung an Theophyllinserumspiegel; **akute Bronchokonstr.:** ohne Theophyllinvorbehandlung: 4-5mg/kg über 20min i.v.; mit Theophyllinvorbeh.: 2-2.5mg/kg in 20min i.v.; Erh.Dos. 9.5mg/kg/d i.v.; Raucher: 15mg/kg/d i.v.; > 60J: 5.5mg/kg/d i.v.; **Ki. 6M-9J:** 19mg/kg/d i.v.; **9-16J:** 15mg/kg/d i.v.; Dosisanp. an Theophyllinserumspiegel; **DANI** nicht erforderlich

Leukotrienrezeptorantagonisten 81

A 3.7 Leukotrienrezeptorantagonisten

Wm: Blockade der Leukotrienrezeptoren; **Wi:** Bronchodilatation, bronchiale Hyperreagibilität ↓; **UW:** Infektion der oberen Atemwege, Fieber, Diarrhoe, Nausea, Erbrechen, Erhöhung von GOT/GPT, Ausschlag, Pyrexie; **KI:** bekannte Überempfindlichkeit

Montelukast Rp	HWZ 2.7-5 h, PRC B, Lact -
Lukastang *Tbl. 10mg; Kautbl. 4, 5mg* **Monkasta** *Tbl. 10mg* **Montelair HEXAL, Montelubronch** *Tbl. 10mg; Kautbl. 4, 5mg; Gran. 4mg* **Montelukast AL** *Tbl. 10mg; Kautbl. 4, 5mg* **Singulair** *Tbl. 10mg; Kautbl. 4, 5mg;* *Gran. 4mg*	**Asthma bronchiale** → 473: 1 x 10mg p.o. z.N.; **Ki. 6–14J:** 1 x 5mg p.o. z.N.; **6M–5J:** 1 x 4mg; **DANI** nicht erforderlich; **DALI** Child-Pugh < 9: 100%; > 9: keine Daten

A 3.8 Phosphodiesterase-4-Inhibitor

Wm/Wi: Phosphodiesterase-4-Inhibitor, nicht-steroidale antiinflammatorische Substanz ⇒ cAMP-Spiegel intrazellulär ↑ ⇒ systemische u. pulmonale Entzündung ↓;
UW: Gewicht ↓, Appetit ↓, Schlafstr., Kopf-/Bauchschmerzen, Diarrhoe, Übelkeit;
KI: Überempfindlichkeit, Child-Pugh B/C

Roflumilast Rp	HWZ 17 (30)h, PPB 99%, PRC C, Lact -
Daxas *Tbl. 500µg*	**Begleitther. bei schw. COPD** → 480/**häufiger Exazerbation:** 1 x 1 Tbl.; **DANI** nicht erforderl.; **DALI** Child A: vorsichtige Anw., Child B/C: KI

A 3.9 Sekreto- und Mukolytika

Wm/Wi (ACC): Spaltung von Disulfidbrücken der Schleimproteine ⇒ Sputumviskosität ↓;
Wm/Wi (Ambroxol, Bromhexin): Schleimproduktion ↑ ⇒ Sputumviskosität ↓;
Wm/Wi (Carbocistein): Hemmung der Becherzellhyperplasie und der Neuraminidaseaktivität ⇒ Hemmung des Bradykininsystems über Sialoglycoproteine ⇒ Sputumviskosität ↓;
Wm/Wi (Mannitol): verändert viskoelastische Eigenschaften des Schleims, steigert Hydration der periziliären Solschicht und fakt mukoziliäre Aktivität ⇒ verstärkte Sputumclearance.
Wm (Tyloxapol): Oberflächenspannung u. Mucusviskosität ↓;
UW (ACC): keine sehr häufigen bzw. häufigen UW;
UW (Ambroxol): i.v.: Tachykardie, Palpitationen, Übelkeit, Erbrechen; p.o.: Übelkeit;
UW (Bromhexin): keine sehr häufigen bzw. häufigen UW;
UW (Carbocistein): Sodbrennen, Übelkeit, Erbrechen, Diarrhoe, Kopfschmerzen;
UW (Mannitol): Kopfschmerzen, Husten, Hämoptysen, Rachen-/Kehlkopfschmerzen, Thoraxbeschwerden, Giemen, Rachenreizung, (posttussives) Asthma;
UW (Tyloxapol): Überempfindlichkeitsreaktion, Übelkeit, initialer Hustenreiz;
KI (ACC, Bromhexin): bek. Überempfindlichkeit; **KI** (Carbocistein): bek. Überempfindlichkeit, akute Magen-Darm-Ulzera; **KI** (Mannitol): bek. Überempfindlichkeit, bronchiale Hyperreaktivität gegen inh. Mannitol; **KI** (Tyloxapol): Lungenödem, Flüssigkeitsansammlung in der Lunge, Sekretstau durch Strg. des Abtransportes des Schleims aus der Lunge, Grav./Lakt.

A 3 Pneumologie – Arzneimittel

Acetylcystein (ACC) OTC/Rp
HWZ 2h, Qo 0.7, PRC B, Lact ?

ACC HEXAL *Tbl. 100*, 200, 600mg; *Brausetbl. 100*, 200, 600mg; *Saft* (5ml = 100mg); Amp. 300mg/3ml
Fluimucil *Brausetbl.* 200, 600mg; *Gran.* 200mg; *Saft* (5ml = 100mg); Amp. 300mg/3ml, 5g/25ml
NAC-ratioph. *Trinktbl.* 200, 600mg; *Brausetbl.* 200, 600mg; *Gran.* 200, 600mg; Amp. 300mg/3ml
NAC Stada akut *Brausetbl.* 600mg

Erkältungsbedingte Bronchitis: 600mg/d in 1–3ED; **Ki. 6–14J:** 3-4 x 100mg p.o.;
Akute/chronische bronchopulmonale Erkrankung: 2-3 x 200-300mg p.o.; 1 x 600mg p.o.; 1-2 x 300mg i.v.;
Ki. < 2J: 2-3 x 50mg p.o.; **2–5J:** 2-3 x 100mg p.o.; **6–14J:** 3-4 x 100mg p.o.;
Mukoviszidose: Ki. < 2J: 3 x 50mg p.o., **2–6J:** 4 x 100mg p.o.; **> 6XJ:** 3 x 200mg p.o.;
Paracetamol-Intoxikation → 827;
DANI nicht erforderlich

Ambroxol OTC/Rp
HWZ 9h, Qo 0.9, PPB 85%

AmbroHEXAL *Tbl. 30mg; Brausetbl. 60mg*; *Gtt.* (1ml = 7.5mg); *Saft* (5ml = 15, 30mg);
Lindoxyl K *Supp. 15mg*
Mucosolvan *Tbl. 60mg; Brausetbl. 60mg*; *Lutschtbl. 15mg*; *Kps. 75(ret.)mg*; *Gtt.* (20Gtt. = 15mg); *Saft* (5ml = 30mg); *Inh.Lsg.* (1ml = 7.5mg); Amp. 15mg/2ml; Inf.Lsg. 1g/50ml
Paediamuc *Saft (5ml = 30mg)*

Akute/chronische bronchopulmonale Erkrankung: ini 2-3 x 30mg p.o., nach 3d 2 x 30mg o.d. 3 x 15mg; 1 x 75mg (ret.) p.o.; 2-3 x 15-30mg i.v.; 1-2 x 2-3ml inhalieren;
Ki. < 2J: 2 x 7.5mg p.o./i.v.; 1 x 15mg rekt.;
2–5J: 3 x 7.5mg p.o./i.v.; 2 x 15mg rekt.;
6–12J: 3 x 15mg p.o./i.v.; 2-3 x 15mg rekt.;
Atelektasenpro. Intensivpatient: 1 x 1g über 3-4h i.v.;
Atemnotsyndrom FG- u. NG: 30mg/kg/d in 4ED i.v.

Bromhexin OTC
HWZ 1h

Bisolvon *Tbl.* 8mg; *Saft* (5ml = 8mg)
Bromhexin Berlin Chemie *Tbl.* 8mg; *Gtt.* (1ml = 12mg)
Bromhexin KM *Tbl.* 12mg; *Gtt.* (1ml = 8, 12mg); *Saft* (10ml = 8mg)

Akute/chronische bronchopulmonale Erkrankung: 3 x 8-16mg p.o.;
Ki. 3–6J: 3 x 4mg p.o.;
6–14J: 3 x 8mg p.o.

Carbocistein
HWZ 23 min

Transbronchin *Kps.* 375mg

Akute/chronische bronchopulmonale Erkr.: Erw., Ki. ab 13J.: 3 x 750mg p.o.;
DANI, DALI keine Angaben

Mannitol Rp
HWZ 4-5h, PRC B, Lact ? ☕

Bronchitol *Inh.Kps.* 40mg

Mukoviszidose → 504: 2 x 400mg p.i.; nach Initialdosis-Test (s. Fachinfo);
DANI, DALI nicht erforderlich

Tyloxapol OTC

Tacholiquin *Inh.Lsg.* 1%

Entzündungen/akute/chron. Reizzustände d. Atemwege: 3-5 x 5ml a. 1%-Lsg. inhalieren; bei Dauerinh. 0.1%- od. 1%-Lsg. verwenden

Antitussiva

A 3.10 Antitussiva

Wm/Wi: (Codein): Bindung an supraspinale Opiatrezeptoren (μ) ⇒ zentral analgetisch und antitussiv (dosisabhängig); **Wm/Wi** (Dextromethorphan, Pentoxyverin): Derivat d. Levorphanols ⇒ antitussiv, nur schwaches Abhängigkeitspotenzial; **Wm/Wi** (Dihydrocodein): opioid-agonistische Wirkung ⇒ antitussiv, zentral analgetisch; **Wm/Wi** (Dropropizin): vagale Afferenzen in der Lunge ↓ ⇒ Unterbrechung des Hustenreflexes; **Wm/Wi** (Noscapin): Hemmung des Hustenzentrums im Gehirn ⇒ Häufigkeit, Intensität von Hustenstößen ↓;
UW (Codein): Kopfschmerzen, Schläfrigkeit, Übelkeit, Erbrechen, Obstipation;
UW (Dextromethorphan, Pentoxyverin): Müdigkeit, Schwindel, Übelkeit/Erbrechen, Magen-Darm-Beschwerden; **UW** (Dihydrocodein): Sedierung, Kopfschmerzen, Schwindel, Obstipation, Übelkeit, Erbrechen, Abdominalschmerz, Mundtrockenheit; **UW** (Dropropizin): keine sehr häufigen bzw. häufigen UW; **UW** (Noscapin): Kopfschmerzen, Benommenheit;
KI (Codein): bek. Überempfindlichkeit, Ateminsuffizienz, Atemdepression, Pneumonie, akuter Asthmaanfall, Koma, Ki. < 12J, nahende Geburt, drohende Frühgeburt, tiefe Bewusstlosigkeit; **KI** (Dextromethorphan, Pentoxyverin): bek. Überempfindlichkeit, Ateminsuffizienz, -depression, Pneumonie, Asthma bronchiale, COPD, Lakt.;
KI (Dihydrocodein): bek. Überempfindlichkeit, Ateminsuffizienz, Asthmaanfall, akute/chron. Pankreatitis; **KI** (Dropropizin): bek. Überempf., eingeschränkte Leber-/Nierenfkt., Ki. < 12J, schwere Herz-/Kreislaufbeschwerden, Grav./Lakt., Asthma bronchiale;
KI (Noscapin): bek. Überempfindlichkeit, produktiver Husten;
KI (Pentoxyverin): bek. Überempfindlichkeit gegen P., Methyl(4-hydroxybenzoat), Propyl(4-hydroxybenzoat); Grav./Lakt., Ki. < 2J.

Codein Rp	HWZ 3-5h, PRC C, Lact +
Bronchicum Mono Codein *Gtt. (30Gtt= 24mg)* **Codeintropfen-CT** *Gtt. (20Gtt. = 20mg)* **Codicaps Mono** *Kps. 30mg* **Codicompren** *Tbl. 50(ret.)mg* **Tryasol Codein** *Gtt. (30Gtt. = 30mg);* *Lsg. (10ml = 25mg)*	**Reizhusten:** 2-4 x 30-50mg p.o.; 2 x 30-50mg (ret.), max. 200mg/d;

Dextromethorphan OTC	HWZ 1.2-2.2h
Dextro Bolder *Pastillen 7.7mg* **Hustenstiller-ratioph. Dmp.** *Kps. 30mg* **Wick Husten** *Pastillen 7.3mg;* *Saft (15ml = 15mg)*	**Reizhusten:** Kps.: 30mg alle 6h p.o., max. 120mg/d; **Ki. 1-6J:** Saft: 3 x 5ml; **7-12J:** 3 x 7.5ml; **>13J:** 3 x 15ml

Dihydrocodein Rp	HWZ 3.3-5.8h
DHC *Tbl. 60(ret.), 90(ret.), 120(ret.)mg* **Paracodin** *Tbl. 6.7mg; Saft (1ml = 2.43mg);* *Gtt. (20Gtt. = 10mg)* **Tiamon** *Kps. 23.4(ret.)mg*	**Reizhusten:** 1-3 x 10-30mg p.o., 1-2 x 40-80mg (ret.); **mäßig starke bis starke Schmerzen:** 2 x 60-120mg (ret.) p.o.

Dropropizin OTC	HWZ 2h
Larylin Hustenstiller *Pastillen 20mg;* *Saft (10ml = 30mg)*	**Reizhusten:** 1-3 x 20-60mg p.o., max. 180mg/d; **DANI, DALI** KI

A 3 Pneumologie – Arzneimittel

Noscapin Rp — HWZ 4.5h

Capval Tbl. 25mg; Gtt. (30Gtt. = 25mg);
Saft (5ml = 25mg)

Reizhusten: **Tbl.:** 1-3 x 50mg p.o.;
Ki. > 6M: 2 x 12.5mg p.o.; **3-12J:** 3 x 25mg;
Saft: 3 x 10ml; **Ki. > 6M:** 2 x 2.5ml;
3-12J: 3 x 5ml; **Gtt.:** 6 x 30Gtt.;
Ki. > 6M: 6 x 8Gtt.; **3-12J:** 6 x 15Gtt.

Pentoxyverin OTC — HWZ 2-6h

Sedotussin Saft (5ml = 6.76mg);
Gtt. (1ml = 19mg);
Silomat Pentoxyverin Saft (10ml = 13.5mg);
Gtt. (30Gtt. = 30mg)

Reizhusten: 4-6 x 20-30mg,
max. 120mg/d p.o.; 2 x 50mg p.o.;
Ki. 2-5J: 0.5-1mg/kg/d p.o. in 3ED;
6-14J: 1-2mg/kg/d p.o. in 3ED

A 3.11 Antihistaminika

Wm/Wi (alle): kompetitive Blockade von H1-Rezeptoren ⇒ antiallergisch;
UW (Azelastin): Müdigkeit, Schläfrigkeit, Mundtrockenheit;
UW (Cetirizin): Müdigkeit, Schläfrigkeit, Bauchschmerzen, Kopfschmerzen, Schwindel, Agitiertheit, Mundtrockenheit, Übelkeit, Pharyngitis, Rhinitis;
UW (Clemastin): Sedierung, Erregungszustände des ZNS, Somnolenz;
UW (Desloratadin): Diarrhoe, Fieber, Schlaflosigkeit, Kopfschmerzen, Müdigkeit;
UW (Dimetinden): Erschöpfung, Schläfrigkeit, Mundtrockenheit;
UW (Ebastin, Hydoxyzin): Somnolenz, Kopfschmerzen, Mundtrockenheit;
UW (Fexofenadin): Kopfschmerzen, Schläfrigkeit, Schwindel, Übelkeit;
UW (Levocetirizin): Somnolenz, Kopfschmerzen, Schwindel, Pharyngitis, Rhinitis, Bauchschmerzen, Mundtrockenheit, Übelkeit, Müdigkeit;
UW (Loratadin): Kopfschmerzen, Nervosität, Müdigkeit;
UW (Mizolastin): Diarrhoe, Übelkeit, Abdominalschmerzen, Mundtrockenheit;
UW (Rupatadin): Somnolenz, Kopfschmerzen, Schwindel, Müdigkeit, Schwäche, Mundtrockenheit;
KI (Cetirizin): bek. Überempf., schwere Niereninsuffizienz;
KI (Clemastin): bek. Überempf., Porphyrie, Leber-, Niereninsuffizienz;
KI (Dimetinden): bek. Überempf., Ki. < 3J.;
KI (Ebastin): bek. Überempf., schwere Leberinsuffizienz;
KI (Hydroxyzin): bek. Überempf., Porphyrie, QT-Zeit-Verlängerung, Engwinkelglaukom, Prostataadenom mit Restharnbildung, Ther. mit MAO-Hemmern, Intoxikation mit Alkohol/zentraldämpfenden Med., Ki. < 6 J., Grav./Lakt.;
KI (Levocetirizin): bek. Überempf., schwere Niereninsuffizienz;
KI (Mizolastin): bek. Überempf. gleichzeitige Ther. mit Makroliden/Imidazol-Antimykotika/QT-Zeit-verlängernden Medikamenten, schwere Herzerkr./Arrythmien, QT-Zeit-Verlängerung, Strg. d. Elektrolythaushaltes, relevante Bradykardie;
KI (Terfenadin): bek. Überempf., schwere Leberfkt.strg., gleichz. Ther. mit Azolabkömmlingen/Makroliden/Mibefradildihydrochlorid, QT-Verlängerung, QT-verlängernde Umstände

Antihistaminika 85

Azelastin Rp	HWZ 20h, PRC C, Lact -
Allergodil *Tbl. 2mg*	**Allerg. Rhinitis** → 734: **Erw., Ki. ab 6J:** 2 x 2mg p.o.
Cetirizin OTC	HWZ 7.4 h, Qo 0.3, PRC B, Lact ?
Cetidex *Tbl. 10mg* Cetirizin 1A *Tbl. 10mg* Cetirizin HEXAL *Tbl. 10mg;* *Gtt. (20Gtt. = 10mg); Saft (10ml = 10mg)* Reactine *Tbl. 10mg* Zyrtec *Tbl. 10mg; Gtt. (20Gtt. = 10mg)*	**Allergische Rhinokonjunktivitis** → 734, **Urtikaria** → 712: 1 x 10mg p.o.; **Ki. 2-6J:** 2 x 2.5mg p.o.; **6-12J:** 2 x 5mg p.o.; **DANI** CrCl >50: 100%; 30-49: 1 x 5mg; 10-29: 5mg alle 2d; < 10: KI; **DALI** nicht erforderlich
Clemastin OTC	HWZ 8h, Qo 1.0, PRC B, Lact -
Tavegil *Tbl. 1mg; Amp. 2mg/5ml*	**Chron. idiopathische Urticaria, allergische Rhinitis:** 2 x 1mg, max. 6mg/d p.o.; **Ki. 6-12J:** 2 x 0.5mg p.o., max. 2 x 1mg; **Akute allergische Zustände, anaphylaktischer Schock:** 2mg langsam i.v.; **Prophylaxe v. Kontrastmittel-Allergien:** 2mg i.v./i.m.; **Ki. ≥ 1J:** 0.03mg/kg langs. i.v.; **DANI** KI; **DALI** KI
Desloratadin Rp	HWZ 27h, PRC C, Lact -
Aerius *Tbl. 5mg; Schmelztbl. 2.5mg, 5mg;* *Gtt. (1ml = 0.5mg)* Dasselta *Tbl. 5mg* Desloraderm *Tbl. 5mg; Gtt. (1ml = 0.5mg)* Desloratadine-ratioph. *Tbl. 5mg*	**Allergische Rhinitis** → 734, **chronische Urtikaria** → 712: 1 x 5mg p.o.; **Ki. 1-5J:** 1 x 1.25mg; **6-11J:** 1 x 2.5mg; > 12J: s. Erw.
Dimetinden OTC	HWZ 5-7h, Qo 0.9, PRC B
Fenistil *Tbl. 1mg; Kps. 4(ret.)mg;* *Gtt. (20Gtt. = 1mg); Amp. 4mg/4ml*	**Allergische Haut-, Schleimhautprozesse** → 711: 3 x 1-2mg p.o.; 1 x 4mg (ret.) p.o.; 1-2 x 4mg i.v.; **Ki. > 3J:** Tbl. 3 x 1mg p.o.; **Ki. 1-8J:** Gtt. 3 x 0.5-0.75mg p.o.; > 9J: Gtt 3 x 1mg p.o.
Ebastin Rp	HWZ (15-19h)
Ebastel *Tbl. 10, 20mg* Ebastin Aristo *Schmelztbl. 10mg;* *Tbl. 10, 20mg* Ebastin Lindopharm *Tbl. 10, 20mg*	**Allergische Rhinitis** → 734, **Urtikaria** → 712: 1 x 10-20mg p.o.; **Ki. ab 12J:** s. Erw.; **DANI** bei Therapie < 6d nicht erforderlich; **DALI** bei Therapie < 8d nicht erforderlich

A 3 Pneumologie – Arzneimittel

Fexofenadin Rp
HWZ 11-15h, PRC C, Lact -

Fexofenaderm *Tbl. 120, 180mg*
Fexofenadin Winthrop *Tbl. 120, 180mg*
Telfast *Tbl. 30, 120, 180mg*

Allergische Rhinitis → 734:
1 x 120-180mg p.o.;
Ki. 6-11J: 2 x 30mg; **Ki. ab 12J:** s. Erw.;
DANI, DALI nicht erforderlich

Hydroxyzin Rp
HWZ 5-24h, PRC C, Lact -

AH 3 N *Tbl. 25mg*
Atarax *25mg*
Hydroxyzin Bluefish *Tbl. 25mg*

Allergische Haut-, Schleimhautprozesse
→ 711, **Angst-, Spannungszustände** → 683:
2-3 x 12.5-25mg p.o.;
Ki. 6-10J: 25-50mg/d;
Schlafstrg.: 37.5-75mg z.N.

Levocetirizin Rp
HWZ 6-10h, Q0 0.15

Levocetirizin HEXAL *Tbl. 5mg*
Levocetirizin Stada *Tbl. 5mg*
Xusal *Tbl. 5mg, Gtt. (20Gtt. = 1mg), Saft (10ml=5mg)*
Xyzall *Tbl. 5mg; Gtt. (20Gtt. = 1mg)*

Allergische Haut-, Schleimhautprozesse
→ 711: 1 x 5mg p.o.;
Ki. 2-6J: 2 x 1.25mg; **6-12J:** 1 x 5mg;
DANI CrCl 30-49: 5mg alle 2d; < 30: 5mg alle 3d; < 10, Dialyse: KI

Loratadin OTC
HWZ 12-15h, Q0 1.0 (0.5), PRC B, Lact ?

Loraderm *Tbl. 10mg*
Lorano *Tbl. 10mg*
Loratadin Stada *Tbl. 10mg*

Allergische Haut-, Schleimhautprozesse
→ 711: 1 x 10mg p.o., **Ki. 2-12J:** < 30kg:
1 x 5mg p.o.; > 30kg: 1 x 10mg;
DALI Erw., **Ki. > 30kg:** ini 10mg alle 2d;
Ki. < 30kg: ini 5mg alle 2d

Mizolastin Rp
HWZ 13h, Q0 1.0

Mizollen *Tbl. 10mg*
Zolim *Tbl. 10mg*

Allergische Haut-, Schleimhautprozesse
→ 711: 1 x 10mg p.o.; **Ki. ab 12J:** s. Erw.

Rupatadin Rp
HWZ 6-9h

Rupafin *Tbl. 10mg*
Rupatadin AL *Tbl. 10mg*
Urtimed *Tbl. 10mg; Saft (10ml = 10mg)*

Allergische Rhinitis → 734, **chron. idiopathische Urtikaria** → 712:
Erw. u. Ki. > 12J: 1 x 10mg p.o.;
Ki. < 12J: nicht empfohlen;
DANI, DALI nicht empfohlen

Terfenadin Rp
HWZ (20h), Q0 0.6, PRC C

Terfenadin AL *Tbl. 60mg*

Allergische Haut-, Schleimhautprozesse
→ 711: **Erw. u. Ki. > 12J:** 1-2 x 60mg p.o.;
1 x 120mg;
DANI CrCl < 40: 50%

S. auch Rhinologika, Antiallergika → 393

Mastzellstabilisatoren und Kombinationen 87

A 3.12 Mastzellstabilisatoren und Kombinationen

Wm/Wi (Cromoglicinsäure): Stabilisierung der Mastzellmembran ⇒ Mediatorfreisetzung ↓; Permeabilität der Darmmukosa ↓ ⇒ Durchtritt von Allergenen, Mediatoren ↓;
Wm/Wi (Ketotifen): Stabilisierung der Mastzellmembran, H1-Rezeptor-Antagonist;
UW (Cromoglicinsäure): oral: Überempfindlichkeitsreaktionen; inhalativ: Überempfindlichkeitsreaktionen, Irritation Rachenraum, Husten, Heiserkeit, unangenehmer Geschmack, Übelkeit, Myalgien, Arthralgien, Dermatitis, Myositis, Gastroenteritis; **UW** (Ketotifen): Müdigkeit, initial Verschlechterung d. Asthma bronchiale, Kopfschmerzen, Schwindel, Mundtrockenheit, Übelkeit; **KI** (Cromoglicinsäure): oral: bekannte Überempfindlichkeit, Sgl. im 1. u. 2. M; inhalativ: bekannte Überempfindlichkeit; **KI** (Cromoglicinsäure + Reproterol): bek. Überempf., eosinophile Pneumonie, Ki. < 2J.; **KI** (Ketotifen): bek. Überempf.

Cromoglicinsäure OTC	HWZ 1.4h, Qo 0.6
Allergoval *Kps. 100mg* Colimune *Gran. 100, 200mg* Cromo-ratioph. *Inh.Lsg. (2ml = 20mg)* DNCG Oral paedia *Kps. 100mg* Intal *DA 1mg/Hub* Pentatop *Kps. 100mg; Gran. 200mg*	**Asthma bronchiale** → 473: **Erw., Ki. ab 5J:** DA: 4 x 2mg; Inh.Lsg.: 4 x 20mg über Vernebler; **Nahrungsmittelallergien:** 4 x 200mg p.o. vor den Mahlzeiten, max. 2g/d; **Ki. 2-14J:** 4 x 100mg p.o., max. 40mg/kg/d; **Sgl., Ki. bis 2J:** 20-40mg/kg/d in 4 ED

Cromoglicinsäure + Reproterol Rp	
Aarane N *DA 1mg+0.5mg/Hub* Allergospasmin N *DA 1mg+0.5mg/Hub*	**Asthma bronchiale** → 473: 4 x 2 Hub, max. 16 Hub/d

Ketotifen Rp	HWZ 21h, Qo 1.0
Ketof *Kps. 1mg* Ketotifen Stada *Kps. 1mg*	**Allergische Haut-, Schleimhautprozesse** → 711; **Asthma-Pro.** → 473: **Erw., Ki. ab 3J:** d1-4: 1mg p.o. z.N., dann 2 x 1mg; **Ki. 6M-3J:** 2 x 0.5mg p.o.

A 3.13 Monoklonale Antikörper

Wm/Wi (Mepolizumab, Reslizumab): humanisierter monoklonaler Antikörper, der an Interleukin-5 bindet ⇒ Hemmung vor Produktion bzw. Überleben der Eosinophilen;
Wm/Wi (Omalizumab): rekombinanter monoklonaler Antikörper, der an IgE bindet ⇒ freies IgE ↓, Hemmung der allergischen Kaskade; **UW** (Mepolizumab): Kopfschmerzen, Infektion d. unteren Atemwege, Pharyngitis, Harnweginfektion, Überempfindlichkeitsreaktionen, nasale Kongestion, Oberbauchschmerzen, Rückenschmerzen, Ekzem, Fieber, Reaktionen an der Injektionsstelle; **UW** (Omalizumab): Kopfschmerzen, Reakt. an der Injektionsstelle, Fieber, Oberbauchschmerzen; **UW** (Reslizumab): CK-Anstieg; **KI** (Mepolizumab): bekannte Überempf.; **KI** (Omalizumab): bek. Überempf.; **KI** (Omalizumab): bek. Überempf.

Mepolizumab Rp	HWZ 16-22d
Nucala *Inj.Lsg. 100mg*	**Schweres refrakt. eosinophiles Asthma:** 100mg alle 4W s.c.; **DANI, DALI** nicht erf.

A 3 Pneumologie – Arzneimittel

Omalizumab Rp	HWZ 26d
Xolair *Fertigspr. 75, 150mg; Inj.Lsg. 75, 150mg*	**Schweres persistierendes allergisches Asthma bronchiale** → 473: je nach Gewicht und IgE-Serumspiegel 75-600mg s.c., s. FachInfo; **Ki.** > 6J: s. Erw.

Reslizumab Rp	HWZ 24d
Cinqaero *Inf.Lsg. 100mg/10ml*	**Schweres refrakt. eosinophiles Asthma:** 3mg/kg alle 4W i.v.; **DANI, DALI** nicht erf.

A 3.14 Immunsuppressiva

Wm/Wi (Pirfenidon): reduziert Akkumulation von Entzündungszellen, dämpft die Fibroblastenproliferation ⇒ antifibrotisch, antiinflammatorisch;
UW (Pirfenidon): Infektion der oberen Atemwege, Harnwegsinfektion, Gewicht ↓, Appetit ↓, Anorexie, Insomnie, Kopfschmerzen, Schwindel, Somnolenz, Dysgeusie, Hitzewallung, Dyspnoe, Husten, Auswurf, Dyspepsie, Übelkeit, Durchfall, Reflux, Erbrechen, abdominelle Beschwerden, Gastritis, Obstipation, Flatulenz, AST/ALT/GGT ↑, Photosensibilitätsreaktion, Hautausschlag, Juckreiz, Erythem, Myalgie, Arthralgie, Müdigkeit, Asthenie, nichtkardialer Thoraxschmerz, Sonnenbrand;
KI (Pirfenidon): Überempf., gleichzeitige Anw. von Fluvoxamin, schwere NI/LI

Pirfenidon Rp	HWZ 2.4h, PPB 50-58%, PRC C, Lact ?
Esbriet *Kps. 267mg*	**Idiopathische Lungenfibrose** → 486: d1-7: 3 x 1 Kps. p.o., d8-14: 3 x 2 Kps., ab d15: 3 x 3 Kps.; **DANI** CrCl > 30: nicht erforderlich, < 30: KI; **DALI** Child A, B: nicht erford., Child C: KI

A 3.15 Proteinkinaseinhibitoren

Wm/Wi (Nintedanib): Tyrosinkinaseinhibitor ⇒ Hemmung des von Blutplättchen abgeleiteten Wachstumsfaktor-Rezeptors α und β, des Fibroblasten-Wachstumsfaktor-Rezeptors 1-3 und VEGFR 1-3 ⇒ Hemmung der Proliferation, Migration und Differenzierung von Lungenfibroblasten/Myofibroblasten ⇒ antifibrotisch, antiinflammatorisch;
UW (Nintedanib): Gewicht ↓, Appetit ↓, Diarrhoe, Übelkeit, Bauchschmerzen, Erbrechen, GPT/GOT/γGT ↑;
KI (Nintedanib): bekannte Überempfindlichkeit, Erdnuss-, Sojallergie

Nintedanib Rp	HWZ 10-15h, PPB 98%, PRC C, Lact ?
Ofev *Kps. 100, 150mg*	**Idiopathische Lungenfibrose:** 2 x 150mg p.o., bei schlechter Verträglichkeit ggf. 2 x 100mg p.o.; **DANI** CrCl > 30: nicht erforderlich, CrCl < 30: keine Daten; **DALI** Child A: nicht erforderlich; Child B, C: Anwendung nicht empfohlen

A 3.16 Mittel zur Therapie der pulmonalen Hypertonie

Wm/Wi (Ambrisentan): selektiver Antagonist am Endothelinrezeptor Typ ET_A ⇒ Hemmung der Vasokonstriktion und Proliferation glatter Muskelzellen;
Wm/Wi (Bosentan, Macitentan): spezifischer und kompetitiver Antagonist am Endothelinrezeptor Typ ET_A und ET_B ⇒ Inh. von Endothelin-1-Wi ⇒ pulmonal arterieller Druck ↓;
Wm/Wi (Iloprost): Prostaglandin ⇒ Vasodilatation; **Wm/Wi** (Riociguat): Stimulator der löslichen Guanylatcyclase, nach Bindung an NO wird die cGMP-Synthese gesteigert ⇒ Verminderung von Tonus, Proliferation, Fibrose und Entzündung in pulmonalarteriellen Gefäßen;
Wm/Wi (Selexipag): Stimulation des IP-Rezeptors ⇒ Vasodilatation, Hemmung von Zellproliferation und Fibrose; **Wm/Wi** (Sildenafil, Tadalafil): Hemmung der Phosphodiesterase Typ 5 ⇒ cGMP-Abbau ↓ ⇒ pulmonal arterieller Druck ↓ (Phosphodiesterase-5-Inhibitor);
UW (Ambrisentan): Kopfschmerzen, periphere Ödeme, Flüssigkeitsretention, Palpitationen, Anämie, Schleimhautschwellungen in oberen Atemwegen, Sinusitis, Rhinitis, abdominelle Schmerzen, Obstipation, Hautrötungen; **UW** (Bosentan): Kopfschmerzen, Nasopharyngitis, Hypotension, Flush, Ödeme, Anämie, Transaminasen ↑, Leberschaden;
UW (Macitentan): Nasopharyngitis, Bronchitis, Influenza, Harnwegsinfekt, Anämie, Kopfschmerzen, Hypotonie; **UW** (Riociguat): Schwindel, Kopfschmerz, Diarrhoe, Übelkeit, Erbrechen, Dyspepsie, Ödeme, Gastroenteritis, Anämie, Palpitationen, Hypotonie, Hämoptoe, Epistaxis, vertsopfte Nase, Gastritis, Reflux, Bauchschmerzen, Dysphagie, Obstipation, Meteorismus; **UW** (Selexipag): Kopfschmerzen, Flush, Nasopharyngitis, Diarrhoe, Übelkeit, Erbrechen, Kieferschmerzen, Myalgie, Arthralgie, Extremitätenschmerz, Anämie, Hyperthyreose, reduzierter Appetit, Gewichtsverlust, Hypotonie, Bauchschmerzen, Exanthem, Urtikaria, Erythem, Schmerzen; **UW** (Sildenafil): Kopfschmerzen, Flush, Gliederschmerzen, Myalgie, Dyspepsie, Diarrhoe, Husten, Epistaxis, Schlaflosigkeit, Fieber, Grippe, Sehstörung;
UW (Tadalafil): Kopfschmerzen, Verschwommensehen, Hautrötung, Hypotonie, Epipharyngitis, Epistaxis, Übelkeit, Erbrechen, Muskelschmerzen, vermehrte uterine Blutung;
UW (Treprostinil): Kopfschmerzen, Vasodilatation, Diarrhoe, Übelkeit, Hautausschlag, Kieferschmerzen, Schmerzen an der Infusionsstelle, Reaktionen an der Infusionsstelle, Blutung oder Hämatom, Benommenheit, Hypotonie, Pruritus, Ödem, Blutungen;
KI (Ambrisentan): bekannte Überempfindlichkeit, stark eingeschränkte Leberfunktion, keine Kontrazeption, Grav./Lakt.; **KI** (Bosentan): Grav.; **KI** (Macitentan): bek. Überempfindlichkeit, Grav./Lakt., Frauen im gebärfähigen Alter, die keine zuverlässigen Verhütungsmethoden anwenden; schwere Leberfunktionsstörung, vor Behandlungsbeginn bestehende Transaminasenerhöhung (>3 ONW); **KI** (Selexipag): bek. Überempfindlichkeit, schwere KHK oder instabile Angina pectoris, Myokardinfarkt innerhalb der letzten 6M, dekomp. Herzinsuffizienz, sofern nicht engmaschig überwacht, schwere Arrhythmien, zerebrovaskuläre Ereignisse innerhalb der letzten 3M, angeborene oder erworbene Klappendefekte mit klinisch relevanten myokardialen Funktionsstörungen, die nicht mit einer pulmonalen Hypertonie in Verbindung stehen;
KI (Riociguat): bek. Überempfindlichkeit, gleichzeitige Anwendung von PDE-5-Hemmern (wie z.B. Avanafil, Sildenafil, Tadalafil, Vardenafil); schwere Leberfunktionsstörung (Child C); gleichzeitige Anwendung von Nitraten oder Stickstoffmonoxid-Donatoren (wie z.B. Amylnitrit) in jeglicher Form; RR syst. < 95 mmHg bei Behandlungsbeginn; Grav.;
KI (Tadalafil): bek. Überempfindlichkeit, schw. Hypotonie, Herzinfarkt < 90d, gleichzeitige Anwendung von Nitraten, nichtarteriitische anteriore ischämische Optikusatrophie (NAION);

KI (Treprostinil): Bekannte Überempfindlichkeit, pulmonale arterielle Hypertonie in Verbindung mit einer Venenverschlusserkrankung; kongestive Herzinsuffizienz infolge einer schweren LV-Dysfunktion; schwere Leberinsuffizienz (Child C); aktives Magen-Darm-Geschwür, intrakranielle Blutung, Verletzung oder andere Blutungen; kongenitale oder erworbene Herzklappenfehler mit klinisch relevanter myokardialer Funktionsstörung, die nicht mit pulmonaler Hypertonie zusammenhängt; schwere koronare Herzkrankheit oder instabile Angina; Herzinfarkt innerhalb der letzten sechs Monate; dekompensierte Herzinsuffizienz, wenn diese nicht unter genauer ärztlicher Aufsicht steht; schwere Arrhythmien; zerebrovask. Ereignisse (z. B. transitorischer ischämischer Schlaganfall, Schlaganfall) innerhalb der letzten drei Monate

Ambrisentan Rp	HWZ 14–17h, PPB 99%, PRC X Lact ?
Volibris *Tbl. 5, 10mg*	**Pulmonale Hypertonie** (WHO II–III) → 500: 1 x 5mg p.o.; **PAH + Bindegewebserkrankung:** ini 1 x 5mg, evtl. auf 10mg/d steigern; **Ki. < 18J:** Anwendung nicht empfohlen; **DANI** CrCl > 30: 100%; < 30: vorsichtige Anwendung; **DALI** Transaminasenerhöhung > 3 x ULN: KI

Bosentan Rp	HWZ 5h, PPB 98%, PRC X, Lact –
Tracleer *Tbl. 32, 62.5, 125mg*	**Pulmonale Hypertonie** (WHO III–IV) → 500: ini 2 x 62.5mg p.o., nach 4W 2 x 125mg; max. 2 x 250mg; **Ki. > 3J: 10–20kg:** ini 1 x 31.25mg, Erh.Dos. 2 x 31.25mg; **20–40kg:** ini 2 x 31.25mg, Erh.Dos. 2 x 62.5mg; **> 40kg:** ini 2 x 62.5mg, Erh.Dos. 2 x 125mg; **DANI** nicht erforderlich; **DALI** Child B-C: KI

Iloprost Rp	HWZ 0.5h, Qo 1.0, PPB 60%
Ventavis *Amp. 10µg/1ml, 20µg/2ml*	**Primäre pulmonale Hypertonie** NYHA III → 500: 6-9 x 2.5-5µg inhalieren; **DANI** CrCl > 30: 100%; HD: sorgfältige Dosiseinstellung, Dosisintervall mind. 3h; **DALI** Dosisreduktion

Macitentan Rp	HWZ 16 (48)h, PPB 99%
Opsumit *Tbl. 10mg*	**Pulmonale Hypertonie** NYHA II–III → 500: 1 x 10mg p.o.; **DANI** nicht erford.; HD: Anw. nicht empfohlen; **DALI** schwere LI: KI

Mittel zur Therapie der pulmonalen Hypertonie 91

Selexipag Rp	HWZ 0.8-2.5 (6.2-13.5)h, PPB 99%
Uptravi *Tbl. 200, 400, 600, 800, 1000, 1200, 1400, 1600mg*	**Pulmonale Hypertonie WHO II-III:** ini 2 x 200mg p.o., wöchentl. um 2 x 200mg steigern bis zur höchsten individuell verträglichen Dosis, max. 2 x 1600mg; **DANI** CrCl < 30: vorsichtige Dosistitration; **DALI** Child A: 100%; B: ini 1 x 200mg, um 1 x 200mg steigern; C: Anw. nicht empf.

Riociguat Rp	HWZ 7-12h, PPB 95%
Adempas *Tbl. 0.5, 1, 1.5, 2, 2.5mg*	**Pulmonale Hypertonie, chronisch thrombo-embolische pulm. Hypertonie NYHA II-III** → 500: ini 3 x 1mg p.o. f. 3W, dann alle 2W um 3 x 0.5mg steigern sofern syst. RR ≥ 95mmHg, bis max. 3 x 2.5mg; **DANI** CrCl 30-50: vorsichtige Dosistitration; < 30: Anw. nicht empfohlen; **DALI** Child B: vorsichtige Dosistitration; C: KI

Sildenafil Rp	HWZ 3-5h, PPB 96%, PRC B, Lact ?
Granpidam *Tbl. 20mg* **SildeHEXAL PAH** *Tbl. 20mg* **Revatio** *Tbl. 20mg; Trockensaft (1ml = 10mg); Inj.Lsg. 10mg/12.5ml*	**Pulmonale Hypertonie** (WHO III) → 500: 3 x 20mg p.o.; 3 x 10mg i.v.; **Ki. 1-17J:** < 20kg: 3 x 10mg p.o; > 20kg: 3 x 20mg; **DANI** CrCl < 30: bei schlechter Verträglichkeit 2 x 20mg; **DALI** Child-Pugh A, B: evtl. 2 x 20mg; C: KI

Tadalafil Rp	HWZ 16h, PPB 94%, PRC B, Lact ?
Adcirca *Tbl. 20mg*	**Pulmonale Hypertonie** (WHO II-III) → 500: 1 x 40mg p.o.; **DANI** leichte bis mäßige NI: ini 20mg, ggf. steigern auf 40mg/d; schwere NI: Anwendung nicht empfohlen; **DALI** Child-Pugh A, B: evtl. ini 20mg; C: Anwendung nicht empfohlen

Treprostinil Rp	
Remodulin *Inf.Lsg. 20mg/20ml, 50mg/20ml, 100mg/20ml, 200mg/20ml*	**Idiopathische oder familiäre pulmonal-arterielle Hypertonie (NYHA III):** ini 1.25ng/kg/min i.v.; in der ersten 4W um 1.25ng/kg/min/W steigern, dann 2.5ng/kg/min; s.a. FachInfo; **DANI, DALI** vorsichtige Anw.

A 4 Gastroenterologie – Arzneimittel

A 4.1 Ulkustherapeutika

A 4.1.1 H_2-Blocker

Wm: kompetetiver Antagonismus am H_2-Rezeptor der Belegzellen;
Wi: basale und Histamin-stimulierte Säuresekretion ↓;
UW (Cimetidin): keine sehr häufigen bzw. häufigen UW;
UW (Famotidin): Kopfschmerzen, Schwindel, Verstopfung, Durchfall;
UW (Ranitidin): Diarrhoe, Hepatitis, Obstipation, Exantheme;
KI (Cimetidin): bek. Überempfindl., Kinder u. Jugendliche im Wachstumsalter, Grav., Lakt.;
KI (Famotidin): bekannte Überempfindlichkeit, Kinder;
KI (Ranitidin): bek. Überempf., Ki. < 10J, akute Porphyrie, schwere Niereninsuffizienz

Cimetidin Rp	HWZ 2 h, Qo 0.3, PPB 20%, PRC B, Lact +
Cimetidin Acis Tbl. 200, 400, 800mg Cim Lich Tbl. 800mg H_2-Blocker-ratioph. Amp. 200mg/2ml Tagamet Amp. 200mg/2ml	**Gastroduodenale Ulzera** → 509: 800–1000mg/d p.o. in 1–2ED; **Stressulkus-Pro.** → 508: 1–2g/d i.v. in 3–5ED oder Dauerinfusion, max. 80mg/h; **Prämed. zur Vermeidung anaphylaktoider Reaktionen:** 5mg/kgKG i.v.; **Refluxösophagitis** → 507: 2 x 400–800mg p.o.; **Zollinger-Ellison-Syndrom** → 574: 1–2g/d p.o. in 2–3ED; **Ki.:** 15–30mg/kg/d p.o., max. 1600mg/d in 4ED; **DANI** CrCl 0–15: 400mg/d; 15–30: 600mg/d; 30–50: 800mg/d

Famotidin Rp	HWZ 2.6–4h, Qo 0.2, PPB 20% PRC B, Lact ?
Famotidin-CT Tbl. 20mg Famotidin-ratioph. Tbl. 20, 40mg Pepdul Tbl. 20, 40mg	**Gastroduod. Ulzera** → 509: 1 x 40mg p.o. z.N., Rezidiv-Pro.: 1 x 20mg; **Zollinger-Ellison-Syndrom** → 574: 4 x 20mg p.o., je nach Wi steigern bis 800mg/d; **DANI** CrCl < 30, HD:50%

Ranitidin Rp/OTC	HWZ 2.5 h, Qo 0.25, PPB 15%, PRC B, Lact +
Ranibeta Tbl.150, 300mg Ranitic Tbl. 75, 150, 300mg; Amp. 50mg/5ml Ranitidin-ratioph. Tbl. 75, 150, 300mg; Brausetbl. 150, 300mg; Amp. 50mg/5ml Zantic Tbl. 75mg	**Gastroduod. Ulzera** → 509, **Refluxösophagitis** → 507: 1 x 300mg oder 2 x 150mg p.o.; **Stressulkus-Pro.** → 509: 3–4 x 50mg i.v.; **Zollinger-Ellison-Syndrom** → 574: 3 x 150mg, je nach Wi steigern bis 900mg/d; **Ki. > 10J:** 2 x 2mg/kg p.o.; **Sodbrennen:** 1–2 x 75mg p.o., max. 300mg/d; **DANI** CrCl < 10: KI; < 30: 150mg/d p.o.; 3–4 x 25mg i.v.; > 30: 300mg/d; 3–4 x 50mg i.v.

Ulkustherapeutika

A 4.1.2 Protonenpumpenblocker

Wm/Wi: Blockade der H$^+$/K$^+$-ATPase $\Rightarrow$ stärkste Suppression der Säurebildung.
UW (Dexlansoprazol): Kopfschmerzen, Diarrhoe, Bauchschmerzen, Übelkeit, Flatulenz, Obstipation; **UW** (Esomeprazol): Bauchschmerzen, Verstopfung, Diarrhoe, Blähungen, Übelkeit/Erbrechen, Kopfschmerzen; **UW** (Lansoprazol): Kopfschmerzen, Schwindel, Übelkeit, Diarrhoe, Magenschmerzen, Obstipation, Erbrechen, Flatulenz, trockener Mund/Hals, Anstieg der Leberenzyme ↑, Urtikaria, Juckreiz, Hautausschlag, Müdigkeit; **UW** (Omeprazol): Diarrhoe, Verstopfung, Flatulenz, Bauchschmerzen, Übelkeit, Erbrechen, Müdigkeit, Schläfrigkeit, Schlafstörungen, Schwindel, Kopfschmerzen; **UW** (Pantoprazol): Diarrhoe, Kopfschmerzen; **UW** (Rabeprazol): Infekte, Kopfschmerzen, Schwindel, Schlaflosigkeit, Pharyngitis, Rhinitis, Husten, Diarrhoe, Erbrechen, Übelkeit, Bauchschmerzen, Obstipation, Flatulenz, unspezifische Schmerzen, Rückenschmerzen, Asthenie, Influenza-/ähnliche Symptome;
KI (Dexlansoprazol): bek. Überempf., Kombination mit Atazanavir; **KI** (Esomeprazol): bek. Überempf., Kombination mit Atazanavir, Nelfinavir; **KI** (Lansoparzol): bek. Überempf., Kombination mit Atazanavir; **KI** (Omeprazol): bek. Überempf., Kombination mit Atazanavir; **KI** (Pantoprazol): bek. Überempf., gegen P., Soja, Erdnuss; Kombination mit Atazanavir; **KI** (Rabeprazol): bek. Überempf., Kombination mit Atazanavir, Grav./Lakt.

Dexlansoprazol Rp
HWZ 1-2h, PPB 98%

Dexilant Kps 30, 60mg	**Erosive Refluxösophagitis:** 1 × 60mg p.o. für 4W, ggf. f. 8W, dann 1 × 30mg f. bis zu 6M; **nichterosive Refluxkrankheit:** 1 × 30mg für bis zu 4W.; **DANI** nicht erforderlich; **DALI** schwere LI Anw. nicht empfohlen

Esomeprazol Rp/OTC*
HWZ 1.5h, Q$_0$ > 0.9, PPB 97%, PRC B, Lact ?

Esomep Tbl. 20, 40mg **Esomeprazol-CT** Tbl. 20, 40mg **Esomeprazol Normon** Inf.Lsg. 40mg **Esomeprazol-ratioph.** Tbl. 20, 40mg **Nexium Mups** Tbl. 20, 40mg **Nexium** Tbl. 20, 40mg; Gran. 10mg; Inf.Lsg. 40mg	**Refluxösophagitis** → 507: Erw. u. Ki. ab 12J: ini 1 × 40mg p.o. für 4-8W, dann 1 × 20mg; 1 × 20-40mg i.v.; **Ki 1-11J:** 10-20kg: 1 × 10mg p.o.; ≥ 20kg: 1 × 10-20mg bis zu 8W; **H.P.-Erad.** → 509: 2 × 20mg p.o. + Antibiose; **Pro. gastroduodenale Ulzera bei NSAR-Ther.** → 509: 1 × 20mg; **Zollinger-Ellison-Syndrom** → 574: 2 × 40mg p.o., ggf. bis 2 × 80mg; **DANI** nicht erforderlich; **DALI** bei schwerer LI max. 20mg/d

*20mg Tbl. teils als OTC in kleinen Packungsgrößen verfügbar

Lansoprazol Rp
HWZ 0.9-1.5h, Q$_0$ 1.0 (0.7), PPB 97%, PRC B, Lact ?

Agopton Kps. 15, 30mg **Lansogamma** Kps. 15, 30mg **Lansoprazol HEXAL** Kps. 15, 30mg **Lansoprazol-ratioph.** Kps. 15, 30mg	**Gastroduod. Ulzera** → 509, **Refluxösophagitis** → 507: 1 × 30mg p.o.; Rezidiv-Pro.: 1 × 15mg; **H.P.-Erad.** → 509: 2 × 30mg + Antibiose; **Pro. gastroduodenale Ulzera bei NSAR-Ther.** → 509: 1 × 15mg; **Zollinger-Ellison-Syndrom** → 574: ini 1 × 60mg, je nach Wi bis 180mg/d; **DANI** max. 30mg/d; **DALI** leichte bis mäßige LI: 30 bzw. 15mg/d; schwere LI: Anwendung nicht empfohlen

A 4 Gastroenterologie – Arzneimittel

Omeprazol Rp/OTC*
HWZ 0.5–1.5h, Q0 1.0, PPB > 90%, PRC C, Lact ?

Antra Mups Tbl. 10, 20mg
Omedoc Kps. 20mg
Omep Kps. 10, 20, 40mg; Inf.Lsg. 40mg
Omeprazol-ratioph. NT Kps. 10, 20, 40mg
Omeprazol Dexcel Kps. 10, 20, 40mg
Ome Tad Kps. 20mg

*20mg Tbl. teils als OTC in kleinen Packungsgrößen verfügbar

Gastroduodenale Ulzera → 509:
1 x 20–40mg p.o.; 1 x 10–20mg i.v.;
Refluxösophagitis → 507: 1 x 20–40mg p.o.;
Ki. > 2J: < 20kg: 1 x 10mg; > 20kg: 1 x 20mg;
H.P.-Eradikation → 509: 2 x 20mg;
Pro. gastroduoden. Ulzera bei NSAR-Ther.
→ 509: 1 x 20mg; **Zoll.-Ellison-Syndr.** → 574:
ini 1 x 60mg p.o., je nach Wi steigern bis
2 x 40–60mg, max. 200mg/d i.v.;
DANI nicht erforderlich; **DALI** max. 20mg/d

Pantoprazol Rp/OTC*
HWZ 1h, Q0 0.7, PPB 98%, PRC B, Lact ?

Gastrozol Tbl. 20, 40mg
Pantoprazol HEXAL Tbl. 20, 40mg; Inj.Lsg. 40mg
Pantoprazol NYC Tbl. 20, 40 mg
Pantoprazol Stada Tbl. 20, 40mg
Pantorc Tbl. 20, 40mg; Inj.Lsg 40mg
Pantozol control Tbl. 20mg
Rifun Tbl. 20, 40mg

*20mg Tbl. teils als OTC in kleinen Packungsgrößen verfügbar

Gastroduodenale Ulzera → 509,
Refluxösophagitis → 507: 1 x 40mg p.o.;
1 x 40mg i.v.;
Langzeittherapie u. Rezidiv-Pro. Refluxösophagitis → 507, **Pro. gastroduod. Ulzera bei NSAR-Therapie** → 509: 1 x 20mg;
Zollinger-Ellison-Syndrom → 574:
1 x 80mg p.o./i.v., ggf. zeitweilig 2 x 80mg;
H.P.-Eradik. → 509: 2 x 40mg p.o. + Antib.;
DANI nicht erforderlich
DALI schwere LI max. 40mg alle 2d

Rabeprazol Rp
HWZ 1–2h, Q0 0.8, PPB 97%, PRC B, Lact ?

Pariet Tbl. 10, 20mg
Rabeprazol Puren Tbl. 10, 20mg
Rabeprazol-ratioph. Tbl. 10, 20mg

Gastroduod. Ulzera → 509, **Refluxösophagitis**
→ 509: 1 x 20mg p.o.; Rezidiv-Pro. 1 x 10mg;
H.P.-Eradikation → 509: 2 x 20mg p.o. + Antibiose; **Zollinger-Ellison-Syndrom**
→ 574: 1 x 60mg, ggf. bis 2 x 60mg;
DANI, DALI nicht erforderlich

A 4.1.3 Kombinationen zur Helicobacter-pylori-Therapie

Wm/Wi (Bismut): genauer Wm nicht bekannt, scheint mit direkter Toxizität für die Membranfunktion, Hemmung der Protein- und Zellwandsynthese, Hemmung der Urease-Enzymaktivität, Verhinderung von Zytoadhärenz, der ATP-Synthese und einer unspez. kompetitiven Beeinträchtigung des Eisentransportes zusammenzuhängen;
UW (Pylera): metallischer Geschmack, Übelkeit, Diarrhoe, Schwarzfärbung des Stuhls, Vaginalinfektion, Anorexie, verminderter Appetit, Kopfschmerzen, Schwindel, Somnolenz, Erbrechen, Bauchschmerzen, Dyspepsie, Obstipation, Mundtrockenheit, Flatulenz, Transaminasenerhöhung, Exanthem, Chromurie, Schwächezustände;
KI (Pylera): bek. Überempf., Ki. bis 12J., Nieren- oder Leberfunktionsstrg., Grav./Lakt.

Pantoprazol + Amoxicillin + Clarithromycin Rp

ZacPac Packung enth. 14 Tbl. Pantozol 40mg, 14 Tbl. Amoxicillin 1g, 14 Tbl. Clarithromycin 500mg

H.P.-Eradikation → 509: 2 x 1Tbl. p.o. für 7d;
DANI CrCl < 30: KI;
DALI KI bei mittelschwerer bis schwerer LI

Ulkustherapeutika 95

Omeprazol + Amoxicillin + Clarithromycin Rp

| Omep plus *Packung enth. 14 Tbl. Omeprazol 20mg, 14 Tbl. Amoxicillin 1g, 14 Tbl. Clarithromycin 500mg* | **H.P.-Eradikation** → 509: Erw. u. **Ki. ab 12J:** 2 x 1Tbl. p.o. für 7d; **DANI, DALI** Anw. nicht empf. |

Bismut-III-Oxid-Citrat + Metronidazol + Tetracyclin

| Pylera *Kps. 140+125+125mg* | **H.P.-Eradikation, PRO rezidivierender peptischer H.P.-induzierter Ulzera:** 4 x 3 Kps. n. d. Essen p.o. + 2 x 20mg Omeprazol für 10d; **DANI, DALI** KI |

A 4.1.4 Antazida

Wm/Wi: Neutralisierung der Magensäure; **UW** (Hydrotalcit): weiche Stühle, Diarrhoe; bei NI: Hypermagnesiämie, Aluminiumeinlagerung v.a. in Knochen und Nervengewebe, Phosphatverarmung, **KI** (Hydrotalcit): Niereninsuffizienz (CrCl < 30) nur unter Kontrolle des Magnesium- u. Aluminiumspiegels, Hypophosphatämie, Ki. < 12J

Almasilat OTC

| Megalac Almasilat *Btl. 1g*
 Simagel *Tbl. 430mg* | **Säurebedingte Magenbeschwerden:** bis zu 6 x 430–860mg p.o.; **DANI** CrCl < 30: Al- und Mg-Spiegel-Kontrolle erforderlich |

Hydrotalcit OTC

| Ancid *Kautbl. 500, 1000mg*
 Hydrotalcit-ratioph. *Kautbl. 500mg*
 Talcid *Kautbl. 500mg; Btl. 1000mg; Saft 1g/Messl.*
 Talidat *Kautbl. 500mg* | **Säurebedingte Magenbeschwerden:** 3–4 x 500–1000mg p.o., max. 6g/d; **DANI** CrCl < 30: Al- und Mg-Spiegel kontrollieren |

Magaldrat   PRC B, Lact ?

| Magaldrat-ratioph. *Tbl. 800mg*
 Marax *Tbl. 800mg*
 Riopan *Tbl. 800mg; Btl. 1600mg* | **Säurebedingte Magenbeschwerden:** 3–4 x 400–1600mg p.o.; max. 6400mg/d; **DANI** CrCl < 30: Al- und Mg-Spiegel kontrollieren |

Al-Na-carbonat-Dihydroxid OTC

| Kompensan *Tbl. 300mg; Btl. 300mg* | **Säurebedingte Magenbeschwerden:** 3–4 x 300–600mg p.o.; **DANI** CrCl < 30: KI |

Al-Mg-Silicat OTC

| Gelusil Lac *Kautbl. 500mg* | **Säurebedingte Magenbeschwerden:** bis 3 Kautbl. mehrmals/d p.o.; **DANI** Kontrolle von Al- und Mg-Spiegel erf.; CrCl < 30: KI |

Mg-hydroxid + Al-oxid OTC   PRC B, Lact ?

| Maalox *Kautbl. 400+200mg*
 Maaloxan *Kautbl. 400+200mg; Btl. 400+230mg; Susp. (10ml = 400+230mg)* | **Säurebedingte Magenbeschwerden:** 3–4 x 400–800 + 200–900mg p.o.; **DANI** CrCl < 30: Al-/Mg-Spiegel kontrollieren |

A 4 Gastroenterologie – Arzneimittel

A 4.1.5 Anticholinergika, Schleimhautprotektiva

Wm/Wi (Misoprostol): prostaglandinvermittelte Hemmung der Säuresekretion, Aktivierung der Bikarbonat- und Schleimsekretion; **Wm/Wi** (Pirenzepin): Parasympatholyse durch kompetitive Blockade der Muscarinrezeptoren ⇒ Säure- und Pepsinogensekretion ↓ ;
UW (Misoprostol): Diarrhoe, Schwindel, Kopfschmerzen, Metrorrhagien, Übelkeit, Erbrechen;
UW (Pirenzepin): Kopfschmerzen, Akkommodationsstörung, Mundtrockenheit, Diarrhoe, Obstipation, Exanthem; **UW** (Sucralfat): Obstipation, Aluminiumspiegel ↑ bei NI;
KI (Misoprostol): entzündliche Darmerkrankungen, Grav./Lakt.;
KI (Pirenzepin): bek. Überempf., in Grav./Lakt. zu vermeiden; **KI** (Sucralfat): bek. Überempf.; relative KI bei schwerer Einschränkung der Nierenfunktion, Ki. < 14 J, Grav./Lakt.

Misoprostol Rp	HWZ 0.5 h, Qo 1.0, PPB 85%, PRC X, Lact –
Cytotec *Tbl. 200µg* (Int. Apotheke)	**Ulkus-Pro. bei NSAR-Ther.** → 509: 2–4 × 200µg p.o.; **Gastroduod. Ulzera** → 509: 4 × 200µg/d

Pirenzepin Rp	HWZ 10–14h, Qo 0.6, PPB 12%
Gastrozepin *Tbl. 50mg*	**Ulcus ventrikuli/duodeni** → 509: 2 × 50mg p.o.; max. 3 × 50mg; **DANI** nicht erforderlich

Sucralfat Rp	PRC B, Lact +
Sucrabest *Tbl. 1g; Gran. 1g*	**Gastroduodenale Ulzera** → 509, **Refluxösophagitis** → 507: 4 × 1g p.o.; Rezidiv-Pro.: 2 × 1g; **DANI** KI bei dialysepflichtiger NI

A 4.2 Motilitätssteigernde Mittel

Wm/Wi (Domperidon, MCP): Antagonismus an zentr. u. periph. Dopaminrezeptoren ⇒ Acetylcholinfreisetzung ↑; **Wm/Wi** (Methylnaltrexon): selektiver Opioid-Antagonist am µ-Rezeptor; **Wm/Wi** (Naloxegol): peripher wirkender µ-Opioidrezeptor-Antagonist im GI-Trakt, wobei es die obstipierenden Wirkungen der Opioide reduziert;
Wm/Wi (Prucaloprid): selektiver Serotonin-(5HT4)-Agonist ⇒ enterokinet. Aktivität ↑;
UW (Domperidon): Mundtrockenheit; **UW** (MCP): Durchfall, Müdigkeit, akute Dyskinesien, Dystonien, Parkinsonismus, Kopfschmerzen, Schwindel, Angst, Ruhelosigkeit, Exanthem, HRST, Prolaktin ↑; **UW** (Methylnaltrexon): abdom. Schmerzen, Übelkeit, Diarrhoe, Flatulenz, Schwindel, allg. Injektionsbeschwerden; **UW** (Naloxegol): Bauchschmerzen, Diarrhoe, Nasopharyngitis, Kopfschmerzen, Flatulenz, Übelkeit, Erbrechen, Hyperhidrose;
UW (Prucaloprid): Kopfschmerzen, Schwindel, Übelkeit, Bauchschmerzen, Diarrhoe, Erbrechen, Dyspepsie, Rektalblutung, Flatulenz, anormale Darmgeräusche, Pollakisurie, Müdigkeit;
KI (Domperidon): bek. Überempfindlichkeit, Prolaktinom, mäßige oder schwere Leberfunktionsstörungen; best. Verlängerung des kard. Reizleitungsintervalls, insbes. der QTc-Zeit, sign. Elyt.Störungen, kongestive Herzinsuffizienz; gleichzeitige Anw. von Disopyramid, Chinidin, Amiodaron, Dofetilid, Dronedaron, Ibutilid, Sotalol, Haloperidol, Pimozid, Sertindol, Citalopram, Escitalopram, Erythromycin, Clarithromycin, Telithromycin, Levofloxacin, Moxifloxacin, Spiramycin, Pentamidin, Halofantrin, Lumefantrin, Cisaprid, Prucaloprid, Mequitazin, Mizolastin, Toremifen, Vandetanib, Vincamin, Bepridil, Diphemanil, Methadon, Proteasehemmer, systemische Azol-Antimykotika;

Motilitätssteigernde Mittel 97

KI (MCP): bek. Überempfindlichkeit, Phäochromozytom, prolaktinabhängige Tumoren, mechan. Darmverschluss, Darmdurchbruch, Epilepsie, M. Parkinson, extrapyramidalmotor. Störung, Vorgeschichte neurolept. od. durch Metoclopramid verursachter Spätdyskinesie, Komb. mit Levodopa oder dopaminergen Agonisten, bekannte Vorgeschichte von Methämoglobinämie mit Metoclopramid oder eines NADH-Cytochrom-b5-Reduktase-Mangels, Ki. < 1J;
KI (Methylnaltrexon): bek. Überempfindlichkeit, Darmverschluss, akutes chirurg. Abdomen;
KI (Naloxegol): bek. Überempfindlichkeit, bek. oder vermuteter gastrointestinaler Verschluss, Krebserkrankung mit erhöhtem Risiko f. GI-Perforation (Malignome des GI-Trakts bzw. des Peritoneums, rezidiv. oder fortgeschr. Ovarial-Ca, Ther. mit VGEF-Inhibitoren), gleichzeitige Anw. von starken CYP3A4-Inhibitoren (z. B. Clarithromycin, Ketoconazol, Itraconazol, Telithromycin, Ritonavir, Indinavir, Saquinavir; Grapefruitsaft in großen Mengen);
KI (Prucaloprid): bek. Überempfindlichkeit, Dialysepflicht, Darmperforation od. Verstopfung infolge einer strukturellen od. funkt. Erkrankung der Darmwand, obstruktiver Ileus, schwere chron. entzündl. Darmerkrankungen, tox. Megakolon

Domperidon Rp	HWZ 7h, Qo 1.0, PPB 80–90%
Domperidon HEXAL *Tbl. 10mg* Domperidon Teva *Tbl. 10mg* Motilium *Tbl. 10mg; Gtt. (1ml = 10mg)*	**Übelkeit, Erbrechen:** Erw., Ki. ab 12J u. > 35kg: 1–3 × 10mg p.o.; max. 30mg/d f. max.1W; **DANI** schwere NI: 1–2 × 10mg; **DALI** mäßige bis schwere LI: KI

Metoclopramid Rp	HWZ 2.5–5h, Qo 0.7, PPB 40%, PRC B, Lact ?
Gastronerton *Tbl. 10 mg* Gastrosil *Tbl. 10mg* MCP HEXAL *Tbl. 10mg; Amp. 10mg/2ml* MCP-ratioph. *Tbl. 10mg; Kps. 30(ret.)mg; Lsg. (10ml = 10mg); Supp. 10mg; Amp. 10mg/2ml* MCP Stada *Tbl. 10mg; Lsg. (10ml = 10mg);* Paspertin *Tbl. 10mg; Amp. 10mg/2ml*	**Prävention von verzögerter chemo-/strahlentherapieinduzierter/postoperativer Übelkeit und Erbrechen, symptomatische Behandlung von Übelkeit und Erbrechen:** 1–3 × 10mg p.o.; max. 2 × 15mg (ret.) p.o.; 3 × 10mg rekt.; 1–3 × 10mg i.v.; Behandlungsdauer max. 5 Tage; **Ki./Jug. 1–18J:** 0.1–0.15mg/kg/ED, max. 3 × 0.5mg/kg/d; **Übelkeit, Erbrechen bei Chemotherapie:** 30min vor Chemother. 2mg/kg über 15min i.v., Wdh. nach 2, 4, 6 und 9h, max. 10mg/kg/d; 2h vor Chemother. 1mg/kg/h i.v., während Chemother. 0.5mg/kg/h über 24h i.v.; **DANI** CrCl < 15: 25%, CrCl 15–60: 50%; **DALI** schwere LI mit Aszites: 50%

Methylnaltrexon Rp	HWZ 8h, PPB 13%, PRC B, Lact ?
Relistor *Inj.Lsg. 12mg/0.6ml*	**Opioid-induzierte Obstipation:** Erw. 38–61kg: 1 × 8mg (0.4ml) alle 2d s.c.; 62–114kg: 1 × 12mg (0.6ml) alle 2d s.c., < 38kg; > 114kg: 0.15mg/kg alle 2d s.c.; **DANI** CrCl < 30: 62–114kg: 1 × 8mg s.c., < 62kg: 1 × 0.075mg/kg s.c.; term. NI: Anw. nicht empf.; **DALI** Child C: Anw. nicht empf.

Naloxegol Rp	HWZ 6-11h, PPB 0-20%
Moventig *Tbl. 12.5, 25mg*	**Opiod-induzierte Obstipation:** 1 × 25mg p.o.; **DANI** mittelschwere bis schwere NI: ini 1 × 12.5mg, bei guter Verträglichkeit 1 × 25mg; **DALI** schwere LI: Anw. nicht empfohlen

Prucaloprid Rp	HWZ 24h, PPB 30%
Resolor *Tbl. 1, 2mg*	**Chron. Obstipation:** 1 × 2mg p.o.; > 65J: ini 1 × 1mg, ggf. steigern auf 2mg/d; **DANI** CrCl < 30: 1mg/d; **DALI** Child C: 1mg/d

A 4.3 Spasmolytika

Wm/Wi: Antagonismus am Muscarinrezeptor (Parasympatholyse); **Wm/Wi** (Mebeverin): zusätzlich papaverinartige Wi (direkte Wi auf glatte Muskulatur); **UW** (Butylscopolamin): keine sehr häufigen bzw. häufigen UW; **UW** (Mebeverin): keine sehr häufigen bzw. häufigen UW; **KI** (Butylscopolamin): bek. Überempf., mechanische Stenosen des MD-Trakts, Megakolon, Harnverhaltung bei subvesikaler Obstruktion, Engwinkelglaukom, Tachykardie, Tachyarrhythmie, Myasthenia gravis; **KI** (Mebeverin): bek. Überempf., paralytischer Ileus

Atropin Rp	HWZ 2-3h, Qo 0.45, PPB 2-40%, PRC C, Lact?
Dysurgal *Tbl. 0.5mg*	**Magen-Darm-/Harnwegspasmen:** 1-3 × 0.5-1mg p.o.; Ki. 2-5J: 1-3 × 0.25mg; **6-14J:** 1-3 × 0.5mg

Butylscopolamin *OTC*/Rp	HWZ 5h, Qo 0.55, PPB 3-11%, PRC C
BS-ratioph. *Amp. 20mg/1ml* Buscopan *Tbl. 10mg; Supp. 10mg; Amp. 20mg/1ml* Butylscopolamin Rotexmed *Amp. 20mg/1ml*	**Magen-Darm-Spasmen:** 3-5 × 10-20mg p.o./rekt.; 20-40mg i.v./i.m./s.c., max. 100mg/d; Ki. ab 6J, Jug.: 0.3-0.6mg/kg i.v./i.m./s.c., max. 1.5mg/kg/d

Mebeverin Rp	HWZ 2h, PPB 76%
Duspatal *Tbl. 135mg; Kps. 200(ret.)mg* Duspatalin *Tbl. 135mg* Mebeverin Puren *Tbl. 135mg*	**Reizdarmsyndrom:** 2 × 200mg (ret.) p.o.; 3 × 135mg, evtl. Dosisreduktion nach einigen W

A 4.4 Laxantien

Wm/Wi (Bisacodyl, Natriumpicosulfat): nach Resorption und Metabolisierung in der Leber biliäre Exkretion, im Darm als freies Diphenol wirksam ⇒ antiresorptiv, hydragog; **Wm/Wi** (Lactulose): osmotische Wirkung, Vergärung durch Bakterien zu Säuren ⇒ Anregung der Peristaltik; **Wm/Wi** (Macrogol) = Polyethylenglycol: nicht resobierbar, keine Metabolisierung, Wasserbindung ⇒ Auslösung von Diarrhoe; **Wm/Wi** (Plantago ovata): Stuhlvolumen ↑ ⇒ Darmpassage ↑ (Gleit- u. Füllmittel); **Wm/Wi** (Senna): Spaltung der enthaltenen Anthraglykoside durch Colibakt. zu Anthronen bzw. Anthranolen ⇒ antiresorptive u. hydragoge Wi; **ÜW** (Laxantien): Elektrolytverlust (v.a. K$^+$), Melanosis coli, Albuminurie, Hämaturie; **UW** (Plantago ovata): Blähungen, Völlegefühl, allerg. Reakt.; **KI** (Laxantien): Ileus, Grav./Lakt.

Laxantien

Bisacodyl OTC	PRC B, Lact ?
Dulcolax *Tbl. 5mg; Supp. 10mg* **Hemolax** *Tbl. 5mg* **Laxans-ratioph.** *Tbl. 5mg; Supp. 10mg* **Pyrilax** *Supp. 10mg* **Tirgon** *Tbl. 5mg*	**Obstipation:** 5–10mg p.o.; 10mg rekt.; **Ki.** > 2J: 5mg p.o./rekt.

Lactulose OTC	PRC B, Lact ?
Bifiteral *Saft (10ml = 6.67g); Btl. 10g* **Lactuflor** *Saft (10ml = 6.5g)* **Lactulose-ratioph.** *Saft (10ml = 6.67g)*	**Obstipation:** 1–2 x 5–10g p.o. **Ki.:** 1–2 x 3–6g p.o.; **hepatische Enzephalopathie:** ini 3–4 x 5–10g p.o., langsam steigern bis 3–4 x 20–30g bis 2–3 weiche Stühle/d entleert werden

Macrogol OTC	
Bellymed Abführpulver *(1 Messl. = 14g)* **Dulcolax M Balance** *Lsg. (1ml = 500mg)* **Kinderlax** *Btl. 6g* **Laxofalk** *Btl. 10g*	**Obstipation:** 1–2 x 10–14g p.o.; **Ki. 6M–1J:** 4g/d; **1–4J:** 4–8g/d; **4–8J:** 8–16g/d; > **8J:** 10–20g/d

Macrogol + NaCl + NaHCO$_3$ + KCl Rp/OTC	
Isomol *Btl. 13.1g+351mg+179mg+47mg* **Macrogol Stada** *Btl. 13.1g+350mg+179mg+46mg* **Movicol** *Btl. 13.1g+351mg+179mg+47mg* **Movicol Junior** *Btl. 6.56g+175mg+89mg+23mg*	**Obstipation:** 1–3 x 1Btl. p.o.; **Koprostase:** 8Btl./d p.o.; **Ki. 5–11J:** Movicol Junior: 4–12Btl./d

Natriumpicosulfat OTC	
Agiolax Pico *Tbl. 5mg* **Guttalax** *Gtt. (1ml = 7.5mg)* **Laxoberal** *Tbl. 5mg; Perlen 2.5mg;* *Gtt. (14Gtt. = 7.5mg)*	**Obstipation:** 1 x 5–10mg p.o.; **Ki. > 4J:** 1 x 2.5–5mg p.o.

Paraffin OTC	
Obstinol M *Emulsion (1ml = 332mg)*	**Obstipation:** 10–45ml/d; **Ki. 2–6J:** 10–20ml/d; **6–12J:** 10–30ml

Plantago ovata (Flohsamenschalen) OTC	
Agiocur *Gran. (5g enth. 3.25g)* **Mucofalk** *Gran. (5g enth. 3.25g)* **Flosine Balance** *Gran. (5g enth. 3g)* **Metamucil** *Pulver (10g enth. 5.3g)*	**Obstipation:** Granulat: 1–3 x 5–10g; Pulver: 1–3 x 7.5g (1TL)

Plantago ovata (Flohsamen) + Sennoside OTC	
Agiolax *Gran. (5g enth. 2.6g+15mg)*	**Obstipation:** 1–2 x 1TL Granulat

A 4 Gastroenterologie – Arzneimittel

A 4.5 Darmlavage-Lösungen

Wm/Wi (Macrogol): Polyethylenglycol, nicht resorbierbar, keine Metabolisierung, Wasserbindung ⇒ Diarrhoe; **Wm/Wi** (Na_2SO_4 = Natriumsulfat): verhindert Resorption von Na-Ionen ⇒ osmotische Diarrhoe; **UW:** Übelkeit, Völlegfühl, Erbrechen, Magenkrämpfe, Reizung des Darmausgangs; **KI:** Ileus, V.a. Ileus, GI-Obstruktion oder Perforation, hochfloride Kolitis, tox. Megacolon, Entleerungsstrg. des Magens, Bewusstseinsstrg. mit Aspirationsneigung

Citronensäure + Magnesiumoxid + Natriumpicosulfat OTC	
Citrafleet *Btl. 12g+3.5g+10mg* Picoprep *Btl. 12g+3.5g+10mg*	**Koloskopie-Vorbereitung** → 522: 1Btl. in 150ml Wasser lösen; am Vortag um 8 Uhr und 6-8h später jeweils 1 Btl. trinken; Picoprep: **Ki. 1-2J:** 2 x 1/4 Btl.; **2-4J:** 2 x 1/2 Btl.; **4-9J:** 1Btl. morgens, 1/2Btl. nachmittags; > 9J: s. Erw.

Kaliumsulfat + Magnesiumsulfat + Natriumsulfat	
Eziclen *2 x Konzentrat 3.13+3.28+17.51g/176ml*	**Koloskopie-Vorbereitg.:** Konzentrat mit Wasser auf 0.5l auffüllen; am Vortag um 18 u. 20Uhr 0.5l Lösung + jeweils 1l klare Flüssigkeit trinken; auch 2-d-Schema möglich, s. FachInfo

Macrogol + Na_2SO_4 + $NaHCO_3$ + NaCl + KCl OTC	
Delcoprep *Lsg. (1l = 59+12.88+1.68+1.46+0.75g)* Klean Prep *Btl. 59+5.68+1.68+1.46+0.74g*	**Koloskopie-Vorbereitung** → 522: 1Btl. in 1l Wasser lösen; 3-4l über 4-6h trinken

Macrogol + Na_2SO_4 + NaCl + KCl + Ascorbinsäure + Natriumascorbat OTC	
Moviprep *Lsg. (1l = 100+7.5+2.69+1.01+4.7+5.9g)*	**Koloskopie-Vorbereitung** → 522: Btl. A und B in 1l Wasser lösen; 2l über 2-4h trinken, zusätzlich 1l klare Flüssigkeit trinken

Macrogol + $NaHCO_3$ + NaCl + KCl OTC	
Endofalk Classic *Btl. 52.5+0.71+1.4+0.18g* Isomol *Btl. 13+0.18+0.35+0.05g*	**Koloskopie-Vorbereitung** → 522: 2Btl. in 1l Wasser lösen; 3-4l über 4-6h trinken

A 4.6 Karminativa

Wm/Wi: Oberflächenspannung ↓ ⇒ entschäumend, antimeteoristisch; **UW/KI:** keine

Simeticon OTC	
Elugan *Kautbl. 40mg; Gtt. (1ml = 40mg)* **Espumisan** *Kautbl. 40mg; Kps. 40mg; Emulsion (1ml = 40mg)* **Imogas** *Kps. 120, 240mg* **Lefax** *Kautbl. 41, 100mg; Kps. 250mg; Granul. 250mg; Gtt. (1ml = 40mg); Susp. (5ml = 40mg)* **sab simplex** *Kautbl. 80mg; Gtt. (25Gtt. = 69mg)* **Simethicon-ratioph.** *Kautbl. 80mg*	**Meteorismus:** 3-4 x 40-240mg p.o.; **Sgl.:** 15Gtt. zu jeder Flaschennahrung; **Kleinki.:** 3-4 x 15 Gtt. p.o.; **Schulki.:** 4-6 x 20-30 Gtt; **Spülmittelintoxikation:** 5-20ml Suspension p.o.; **Ki.:** 2.5-10ml Suspension; **DANI** nicht erforderlich

Antidiarrhoika 101

A 4.7 Antidiarrhoika

Wm/Wi (Loperamid): Stimulation peripherer Opiatrezeptoren ⇒ Hemmung der Peristaltik;
Wm/Wi (Carbo medicinalis): Adsorption von Bakterientoxinen; **Wm/Wi** (Racecadotril):
Hemmung der Enkephalinase ⇒ Enkephalinabbau ↓ ⇒ antisekretorisch;
UW (Loperamid): Kopfschmerzen, Müdigkeit, Schwindel, Mundtrockenheit, Nausea;
UW (Racecadotril): Kopfschmerzen, Übelkeit, Erbrechen, Fieber, K^+ ↓, Ileus, Bronchospasmus;
KI (Loperamid): Ileus, Ki. < 2J, Grav./Lakt.; **KI** (Racecadotril): Sgl. < 3M, Nieren-/Leberfkt. ↓,
Fruktoseintoleranz, Glukose-Galaktose-Malabsorption, Saccharase-Isomaltase-Mangel

Carbo medicinalis OTC

Kohle Hevert *Tbl. 250mg* **Kohle Pulvis** *Pulver 10g* **Ultracarbon** *Granulat 50g*	**Diarrhoe:** 3–4 x 500–1000mg p.o.; **Ki.:** 3–4 x 250–500mg p.o.; **Vergiftungen** → 812: 50g in 400ml H_2O suspendieren ⇒ p.o. oder über Magensonde

Loperamid Rp/OTC   HWZ 7–15h, Q0 1.0, PRC B, Lact +

Imodium *Lingualtbl. 2mg; Kps. 2mg;* *Lsg. (1ml = 0.2mg)* **Lopedium** *Tbl. 2mg; Brausetbl. 2mg;* *Kps. 2mg; Gtt. (30Gtt. = 2mg)* **Loperamid-ratioph.** *Tbl. 2mg; Lsg. (1ml = 0.2mg)* **Loperhoe** *Tbl. 2mg; Kps. 2mg*	**Akute Diarrhoe:** ini 4mg p.o., nach jedem Durchfall 2mg, max. 16mg/d; **Ki. 2–8J:** 0.04mg/kg/d p.o.; > **8J:** ini 2mg p.o.; max. 8mg/d; **chronische Diarrhoe:** 4mg/d p.o.; **DANI** nicht erf.; **DALI** vorsichtige Anw.

Racecadotril Rp/OTC   HWZ 3h, PPB 90%

Tiorfan *Kps. 100mg; Granulat 10, 30mg* **Vaprino** *Kps. 100mg*	**Akute Diarrhoe:** 3 x 100mg p.o. für max. 7d; **Ki. > 3M:** 3 x 1.5mg/kg p.o. (5–7d)

Saccharomyces boulardii OTC

Eubiol *Kps. 375mg* **Perenterol** *Kps. 50, 250mg; Btl. 250mg* **Perocur forte, Yomogi** *Kps. 250mg*	**Akute Diarrhoe, Reisediarrhoe-Pro.:** 3 x 100–200mg p.o.; 1–2 x 250mg p.o.; 1 x 375mg p.o.; **Ki. > 2J:** s. Erw.; **chronische Akne:** 2 x 375mg p.o.

Smektit OTC

Colina *Btl. 3g*	**Diarrhoe, funkt. Magen-Darm-Störg.:** 3 x 3–6g p.o.; **Ki. < 2J:** 1–2 x 3g; **Ki. > 2J:** 2–3 x 3–6g

A 4.8 Lebertherapeutika

Wm/Wi: (Ornithinaspartat): Ammoniakentgiftung ↑ über günstige Beeinflussung der Harnstoff-
und Glutaminsynthese; **UW:** (Ornithinaspartat): keine sehr häufigen bzw. häufigen UW;
KI: (Ornithinaspartat): bek. Überempf., schwere Nierenfunktionsstörung

Ornithinaspartat OTC   HWZ 0.3–0.4h

Hepa Merz *Granulat 3000, 6000mg;* *Inf.Lsg. 5g/10ml*	**Latente/manifeste hep. Enzephalopathie:** 3 x 3000–6000mg p.o.; 20g/d i.v., max.5g/h; bei beginn. Bewusstseinsstrg./Koma: 40g/d; **DANI:** Krea>3mg/dl KI; **DALI** nicht erforderl.

A 4 Gastroenterologie – Arzneimittel

A 4.9 Gallensäuren, Gallensäureregulatoren

Wm/Wi (Obeticholsäure): Agonist am Farnesoid-X-Rezeptor ⇒ ↓ der de-novo-Gallensäuresynthese, Förderung der Cholerese ⇒ Verminderung des zirkulierenden Gallensäurepools;
Wm/Wi (Ursodeoxycholsäure/UDC): Hemmung der biliären Cholesterinsekretion und der intestinalen Cholesterinresorption, Hemmung der HMG-CoA-Reduktase ⇒ Cholesterinsynthese ↓, Auflösung von Cholesterinsteinen; relativer Austausch lipophiler, detergentienartig wirkender, toxischer Gallensäuren gegen die hydrophile, zytoprotektive, untoxische Ursodeoxycholsäure ⇒ sekretor. Leistung der Leberzelle ↑, Einfluss auf immunregulat. Prozesse;
UW (Obeticholsäure): Pruritus, Bauchschmerzen, Müdigkeit, Schilddrüsenfktsstrg. Schwindel, Herzklopfen, Schmerzen im Mund- und Rachenraum, Obstipation, Ekzem, Hautausschlag, Gelenkschmerz, periph. Ödem, Fieber; **UW** (UDC): Durchfall, schwere rechtsseitige Oberbauchschmerzen, Verkalkung von Gallensteinen, Dekompensation einer Leberzirrhose, Urtikaria;
KI (Obeticholsäure): bek. Überempf., totaler Gallengangsverschluss;
KI (UDC): Entzünd. der Gallenblase/-wege, Choledochus- oder Zystikusverschluss, gestörte Kontraktionsfähigkeit der Gallenblase, kalzifizierte Gallensteine, bek. Überempf., Grav./Lakt.

Obeticholsäure Rp	Qo 1.0, PPB 99%
Ocaliva *Tbl. 5, 10mg*	**Primär biliäre Cholangitis Monoth. oder Komb. mit UDC:** ini 1 × 5mg p.o., nach 6M 1 × 10mg; **DANI** nicht erforderl.; **DALI** Child A: 100%; B, C: ini 1x/W 5mg für 3M, dann je n. Ansprechen 2 × 5mg/W, ggfs. 2 × 10mg/W

Ursodeoxycholsäure (UDC) Rp	HWZ 3.5–5.8d
UDC *Tbl. 250, 400mg* Urso *Tbl. 250, 400mg* Ursochol *Tbl. 150, 300mg* Ursofalk *Tbl. 500mg; Kps. 250mg;* *Susp. (5ml = 250mg)*	**Auflösung von Cholesteringallensteinen** (bis 15mm) → 521: 10mg/kg p.o.; **Gallenrefluxgastritis:** 1 × 250mg p.o.; **prim. biliäre Cholangitis** → 519: 10–15mg/kg p.o.; **hepatobiliäre Erkr. bei zystischer Fibrose; Ki. 6–18J:** 20mg/kg/d p.o. in 2–3 ED, ggf. 30mg/kg/d

A 4.10 Verdauungsenzyme

Pankreatin OTC	PRC C, Lact [?]
Cotazym *Kps. 20000, 30000, 40000E** Kreon *Kps. 10000, 25000, 40000E*; Btl. 20800E** Kreon f. Kinder *Granulat (1 Messl. = 5000E*)* Ozym *Kps. 10000, 20000, 40000E** Pangrol *Kps. 10000, 25000, 40000E*;* *Tbl. 20000E** Pankreatin Mikro-ratioph. *Kps. 20000E** Panzytrat *Kps. 10000, 25000, 40000E*;* *Pellets (1 Messl. = 20000E*)*	**Bei exokriner Pankreasinsuffizienz:** mind. 25000–40000E zu den Hauptmahlzeiten, mind. 10000–25000E zu den Nebenmahlzeiten; Faustregel: pro Gramm Nahrungsfett ca. 2000E Lipase; **Störung der Pankreasfunktion bei Mukoviszidose: Sgl.:** 5000E zu jeder Mahlzeit, nach Bedarf steigern, max. 20.000E/kg

Aminosalicylate

Pankreatin + Simeticon (Dimeticon) OTC	
Enzym Lefax Kautbl. 2100E*+41.2mg; Kps. 10500E*+40mg	**Verdauungsstörung, Meteorismus bei exokriner Pankreasinsuffizienz:** 3 x 1-2 Kautbl. p.o.; 2-4 Kps. zu jeder Mahlzeit
Meteozym Tbl. 15000E* + 100mg	**Verdauungsstörung, Meteorismus bei exokriner Pankreasinsuffizienz:** 1-2 Tbl. zu jeder Mahlzeit p.o.

* Gehalt an Triacylglycerollipase

A 4.11 Aminosalicylate

Wm/Wi (Mesalazin): Beeinflussung der Prostaglandinbiosynthese, Hemmung der Leukotrien-Bildung ⇒ lokal antiphlogistisch;
Wi (Sulfasalazin): antiinflammatorisch, immunsuppressiv, bakteriostatisch;
UW (Mesalazin): Flatulenz, Kopfschmerzen, Nausea;
UW (Sulfasalazin): Folsäuremangelanämie, Leukopenie, Kopfschmerzen, Schwindel, Geschmacksstörung, Husten, Nausea, Bauchschmerzen, Appetitlosigkeit, Dyspepsie, Magenbeschwerden, Proteinurie, Arthralgie, Exantheme, Pruritus, Müdigkeit, Fieber, Schlaflosigkeit, Konzentrationsstörung, Leberenzyme ↑, reversible Oligospermie;
KI (Mesalazin): bek. Überempf., schwere Leber-/Nierenfunktionsstörung, bestehendes Ulcus ventriculi/duodeni, hämorrhagische Diathese, Cave in Grav./Lakt. (absolute KI in letzten 2W!);
KI (Sulfasalazin): bek. Überempfindlichkeit, Erkrankung der blutbildenden Organe, akute intermittierende Porphyrie, schwere NI/LI, Glucose-6-Phosphat-Dehydrogenase-Mangel, Leuko-/Thrombozytopenie, Ileus, Erythema exsudativa multiforme (auch in der Anamnese)

Mesalazin (= 5-ASA) Rp	HWZ 0.5-2.4(6-9)h, Q₀ 0.75, PPB 43%
Asacol Tbl. 400, 800mg; **Claversal** Tbl. 500mg; Pellets 1.5g; Supp. 250, 500mg; Klysma 4g; Rektalschaum (5g enth. 1g) **Mesalazin Kohlpharma** Tbl. 500mg; Supp. 500mg; Rektalschaum (5g enth. 1g) **Mesavancol** Tbl. 1.2g **Mezavant** Tbl. (ret.) 1.2g **Pentasa** Tbl. 500(ret.), 1000(ret)mg; Granulat 1(ret.), 2(ret.)g, Supp. 1g; Klysma 1g **Salofalk** Tbl. 250, 500mg; Gran. 500(ret.), 1000(ret.), 1500(ret.), 3000(ret.)mg; Supp. 250, 500, 1000mg; Klysma 2, 4g; Rektalschaum (5g enth. 1g)	**Chron. entzündl. Darmerkr.** → 512: akuter Schub: 3 x 400-1000mg p.o.; 1-2 x 2g p.o.; 1 x 1.5-4.8g(ret.) p.o.; 3 x 250-500mg rekt.; 1 x 1g rekt.; Klysma: 1 x 1-4g rekt. z.N.; Rektalschaum: 1 x 2g rekt.; Rezidivpro. 1500mg/d p.o.; 0.75-1g rekt.; **Ki.:** akuter Schub 30-50mg/kg/d p.o., max. 75mg/kg/d; >6J.: 1-1,5g/d rekt.; Rezidivpro. 15-30mg/kg/d p.o.; > 6J. 0.75-1g rekt.; **DANI/DALI** KI bei schwerer Nieren- bzw. Leberinsuffizienz

Olsalazin Rp	HWZ 0.9h, PRC C, Lact ?
Dipentum Kps. 250mg; Tbl. 500mg	**Colitis ulcerosa** → 513: Akuttherapie: 3 x 500-1000mg p.o.; Rezidiv-Pro.: 2 x 500mg; **DANI/DALI** KI bei schwerer NI/LI

A 4 Gastroenterologie – Arzneimittel

Sulfasalazin Rp HWZ 7.6h, PPB > 95%, PRC B, Lact ?

Azulfidine *Tbl.* 500mg Colo-Pleon *Tbl.* 500mg Salazopyrine *Tbl.* 500mg Sulfasalazin HEXAL *Tbl.* 500mg Sulfasalazin Heyl *Tbl.* 500mg	**Chron. entzündl. Darmerkr.** → 512, **Strahlen-, kollagene Kolitis:** Akut: 3–4 x 1g p.o.; Rezidiv-Pro.: 2 x 1–1.5g p.o.; 2 x 500–1000mg rekt.; **Ki.:** ini 40–60mg/kg, Erh.Dos. 30–40mg/kgKG p.o. in 3–4ED; **DANI/DALI** KI bei schwerer NI/LI

A 4.12 Glukokortikoide

Wm/Wi (Budesonid): Induktion spezifischer Proteine ⇒ Hemmung der Phospholipase A2
⇒ verhindert Bildung entzündungsauslösender Mediatoren ⇒ antientzündlich,
antiallergisch, antiexsudativ, antiödematös;
UW (Budesonid): cushingoid, Dyspepsie, Mukelkrämpfe, Palpitationen, Nervosität,
Schlaflosigkeit, Verschwommensehen, Exantheme, Urtikaria, Menstruationsstrg., K$^+$ ↓;
UW (rektal): Brennen im Enddarm, Schmerzen;
KI (Budesonid): bek. Überempf., lokale Infekt. des Darms, Leberzirrhose, portale Hypertension

Betamethason Rp Qo 0.95

Betnesol *Lsg.* (100ml = 5mg)	**Colitis ulcerosa** → 513: 1 x 5mg rekt. für 2–4 W

Budesonid Rp HWZ 2–3h, Qo 1.0, PPB 90%, PRC C, Lact ?

Budenofalk *Kps.* 3mg; *Granulat* 9mg; *Rektalschaum* 2mg/Hub Cortiment MMX *Tbl.* 9(ret.)mg Entocort Kapseln *Kps.* 3(ret.)mg Entocort rektal *Klysma* 2.3mg	**M. Crohn** → 512, **kollagene Kolitis** → 514: 1 x 9mg oder 3 x 3mg p.o.; **Autoimmunhepatitis:** 3 x 3mg p.o., nach Erreichen einer Remission 2 x 3mg; **Colitis ulcerosa** → 513: Cortiment zur Remissionsinduktion, wenn Mesalazin nicht ausreicht: 1 x 9mg p.o. f. max. 8W; Entokort rektal: 1 x 2.3mg rekt. f. 4-8W

Hydrocortison Rp HWZ 1–2h, Qo 1.0, PRC C, Lact -

Colifoam *Schaum* (1g enth. 90mg)	**Proktosigmoiditis bei M. Crohn,** **Colitis ulcerosa** → 512 → 513: 1–2 x 90mg rekt., nach 2W 1 x 90mg

A 4.13 Antikörper bei CED

Adalimumab → 208	Ustekinumab → 369
Golimumab → 209	Vedolizumab → 210
Infliximab → 210	

A 4.14 Antiemetika, Antivertiginosa
A 4.14.1 H$_1$-Antihistaminika

Wm/Wi: kompetitive Hemmung zentraler Histaminrezeptoren ⇒ antiemetisch;
UW: Somnolenz, Benommenheit, Schwindel, Muskelschwäche, Mundtrockenheit, Tachykardie, Sehstrg., Miktionsstörungen, Glaukom, Magen-Darm-Beschwerden, Stimmungsschwankungen;
KI: bekannte Überempfindlichkeit, akuter Asthma-Anfall, Engwinkelglaukom, Phäochromozytom, Porphyrie, Prostatahyperplasie mit Restharn, Epilepsie, Eklampsie

Dimenhydrinat Rp/OTC	HWZ 5–10h, Q$_0$ > 0.7, PPB 99%, PRC B, Lact +
Dimenhydrinat AL *Tbl. 50mg* Reisegold, Reisetabletten-ratioph., Rodavan S, Rubiemen *Tbl. 50mg;* Superpep *Tbl. 50mg; Kautbl. 20mg;* Vertigo-Vomex *Kps. 120(ret.)mg; Supp. 80mg* Vomacur *Tbl. 50mg; Supp. 40, 70mg* Vomex A *Tbl. 50, 200(ret.)mg; Kps. 50(ret.)mg; Supp. 40, 70, 150mg; Saft (10ml = 33mg); Amp. (i.v.) 62mg/10ml, (i.m.) 100mg/2ml*	**Reisekrankheit:** Pro.: 3 x 20–50mg p.o.; 2 x 200mg (ret.) p.o.; Ther.: 50–100mg p.o. alle 4h, max. 300mg/d; Ki. 6–12J: 5mg/kg p.o. in 4ED, max. 150mg/d; **Übelkeit, Erbrechen, zentrales vestibuläres Reizsyndrom:** 3–4 x 50–100mg p.o.; 2 x 120–200mg (ret.) p.o.; 3–4 x 80–150mg rekt.; 100–200mg i.m.; 62–124mg i.v.; **Ki.:** 1–2mg/kg i.v./i.m.; 6–15kg: 1–2 x 40mg rekt.; 15–25kg: 2–3 x 40mg rekt.; > 25kg: 2–4 x 40mg rekt.; 6–14J: 3 x 50mg p.o.

A 4.14.2 Partielle Histaminagonisten

UW: Magen-Darm-Unverträglichkeit, Übelkeit, Augenbrennen, Herzklopfen, Brustbeklemmungen, Kopfdruck, Hitzegefühl, Benommenheit, Nervosität, flüchtiger Hautausschlag;
KI: Asthma bronchiale, Phäochromozytom, Grav.

Betahistin Rp	PPB 1–5%
Aequamen *Tbl. 6, 12mg* Betahistin-ratioph. *Tbl. 6, 12mg* Betavert *Tbl. 6, 12mg* Vasomotal *Tbl. 16, 24mg; Gtt. (1ml = 8mg)*	**Schwindelanfälle, M. Menière:** 3 x 6–16mg p.o.; 1–2 x 24mg

A 4.14.3 Prokinetika

Wm/Wi: Antagonismus an zentralen + peripheren Dopaminrezeptoren ⇒ stark antiemetisch und gastroprokinetisch; **UW/KI:** s. motilitätssteigernde Mittel → 96

Alizaprid Rp	HWZ 3h, PPB 75%
Vergentan *Tbl. 50mg; Amp. 50mg/2ml*	**Übelkeit, Erbrechen bei Chemotherapie, Bestrahlung:** 30min vor + nach Chemotherapie jeweils 150mg p.o., dann 3 x 50mg; jeweils 100mg vor + 4h nach Chemotherapie i.v./i.m.; **DANI** CrCl < 10: 25%; < 50: 50%

Domperidon → 97

Metoclopramid → 97

A 4.14.4 Serotoninantagonisten

Wm/Wi (Granisetron, Ondansetron, Palonosetron): selektive Blockade zentraler 5-HT3-Rezeptoren ⇒ antiemetisch;
Wm/Wi (Netupitant): selektiver Antagonist an hum. Substanz P/Neurokinin 1-Rezeptoren ⇒ antiemetisch, insbes. bei verzögert einsetzender Nausea;
UW (Ondansetron): Kopfschmerzen, Wärmegefühl, Flush, Obstipation, lokale Irritation an Applikationsstelle;
UW (Palonosetron + Netupitant): Kopfschmerzen, Obstipation, Ermüdung;
KI (Ondansetron): bek. Überempfindlichkeit, gleichzeitige Anw. v. Apomorphin;
KI (Palonosetron + Netupitant): bek. Überempfindlichkeit, Grav.

Granisetron Rp	HWZ 10–11h, Q₀ 0.85, PPB 65%, PRC B, Lact ?
Axigran Amp. 1mg/1ml; Tbl. 2mg **Granisetron HEXAL** Tbl. 1, 2mg; Amp. 1mg/1ml, 3mg/3ml **Granisetron-ratioph.** Tbl. 1, 2mg; Amp. 1mg/1ml, 3mg/3ml **Granisetron Stada** Tbl. 2mg **Kevatril** Tbl. 2mg; Amp. 1mg/1ml, 3mg/3ml **Kytril** Amp. 3mg/3ml **Sancuso** TTS 3.1mg/24h	**Übelkeit, Erbrechen bei Chemother.** → 594: 1h vor Chemother. 2mg p.o.; vor Chemother. 1–3mg i.v., max. 3 x 3mg/d i.v.; **TTS:** 24–48h vor bis 24h nach Chemother. applizieren, max. 7d; **Ki.** > **1J:** 20µg/kg p.o. 1h vor Chemother., bis 2 x 20µg/kg p.o. für 5d; > **2J:** 40µg/kg i.v. vor Chemother., ggf. zus. 2 x 20µg/kg i.v.; **DANI/DALI** nicht erforderlich
Ondansetron Rp	HWZ 3h, Q₀ > 0.8, PPB 70–76%, PRC B, Lact ?
Axisetron Tbl. 4, 8mg; Lingualtbl. 4, 8mg; Amp. 4, 8mg **Cellondan** Tbl. 8mg; Lingualtbl. 4, 8mg; Amp. 4, 8mg **Ondansetron HEXAL** Tbl. 4, 8mg; Lingualtbl. 4, 8mg; Amp. 4, 8mg **Ondansetron-ratioph.** Tbl. 4, 8mg; Lingualtbl. 4, 8mg; Amp. 4, 8mg **Zofran** Tbl. 4, 8mg; Lingualtbl. 4, 8mg; Saft (5ml = 4mg); Amp. 4mg/2ml, 8mg/4ml	**Übelkeit, Erbrechen bei Chemother.** → 594: 1–2h vor Chemother. 8mg p.o., dann 2 x 8mg bis max. 5d; bei hochemetogener Chemother. ggf. bis 24mg p.o. + 12mg Dexamethason p.o.; 8mg vor Chemother. i.v., ggf. zusätzl. 2 x 8mg i.v.; bei hochemetogener Chemother. ggf. 16mg in 50-100ml NaCl 0.9% über 15min i.v + 20mg Dexamethason i.v.; **Ki. 6M–17J:** ≤10kg: d1 bis 3 x 0.15mg/kg i.v., d2-6 2 x 2mg i.v. ; >10kg: d1 bis 3 x 0.15mg/kg i.v., d2-6 2 x 4mg i.v./p.o.; **postop. Übelkeit, Erbrechen:** 16mg p.o. 1h präop. oder 4mg i.v. bei Narkosebeginn; **Ki. 1M–17J:** 0.1mg/kgKG, max. 4mg i.v.; **DANI** nicht erf.; **DALI** max. 8mg/d p.o.
Palonosetron Rp	HWZ 40h, PPB 62%
Aloxi Kps. 500µg; Inj.Lsg. 250µg/5ml **Palonosetron HEXAL** Inj.Lsg. 250µg/5ml **Palonosetron Riboseph.** Inj.Lsg. 250µg/5ml	**Übelkeit, Erbrechen bei Chemother.** → 594: einmalig 1h vor Chemotherapie 500µg p.o. oder 30min vor Chemotherapie 250µg i.v.; **DANI/DALI** nicht erforderlich

Antiemetika, Antivertiginosa 107

Netupitant + Palonosetron Rp	
Akynzeo Kps. 300mg + 0.5mg	Pro. akut u. verzögert auftretender Übelkeit, Erbrechen bei mäßig/stark emetogener Chemother.: einmalig 1h vor Chemother. 300mg+500µg p.o.; DANI HD: Anw. nicht empf.; DALI Child-Pugh ≥ 9: vorsichtige Anw.

Tropisetron Rp	HWZ 8h, Qo 0.9, PPB 71%
Navoban Kps. 5mg; Amp. 2mg/2ml, 5mg/5ml	Übelkeit, Erbrechen bei Chemother. → 594: vor Chemother. 5mg i.v., dann 1 x 5mg p.o.; Ki.: 0.2mg/kg i.v.; DANI/DALI nicht erf.

A 4.14.5 Anticholinergika

Wm/Wi: Antagonist am Muscarinrezeptor ⇒ Parasympatholyse, zentrale antiemetische Wi durch Hemmung der cholinergen Reizübertragung; **UW:** Mundtrockenheit, Mydriasis, Verschwommensehen, Glaukom; **KI:** Ki. bis 10J, Engwinkelglaukom

Scopolamin	HWZ 1(4,5)h, Qo 0.9
Scopoderm TTS TTS 1mg/72h	Reisekrankheit: 1 Pflaster 5–6h oder am Abend vor Reiseantritt auf unbehaarte Haut hinter dem Ohr aufkleben; Wi-Dauer: bis 72h

A 4.14.6 Neuroleptika

Wm/Wi: Neuroleptikum, wirkt hemmend auf dopaminerge Rez. in der Area postrema, keine antihistaminerge, keine anticholinerge Wi ⇒ antiemetisch; **UW:** Benommenheit, Hypotonie, Halluzinationen, Epilepsie, Parkinson-S., Koma, QT-Verläng., Bronchospasmus, Laryngospasmus; **KI:** Überempf. gg. Droperidol bzw. Butyrophenone, bek./vermutetes verlängertes QT-Intervall, Hypokaliämie od. Hypomagnesiämie, Bradykardie (< 55/min); Begleitmed., die evtl. zu Bradykardie führt; Phäochromozytom, komatöse Zustände, M. Parkinson, schwere Depression

Droperidol Rp	HWZ 2h; PPB 85-90%
Droperidol Rotexmedica Inj.Lsg. 2.5mg/1ml Ponveridol Inj.Lsg. 1.25mg/1ml Xomolix Inj.Lsg. 2.5mg/1ml	Postoperative Übelkeit/Erbrechen: Pro. u. Ther.: 0.625–1.25mg i.v.; Ki. > 2J: 20–50µg/kg, max. 1.25mg; DANI, DALI max. 0.625mg; morphininduzierte Übelkeit/Erbrechen: Pro.: 15–50µg/mg Morphin, max. 5 mg/d

A 4.14.7 Neurokinin-1-Antagonisten

Wm/Wi: selektiver Antagonismus am Human-Substanz-P-Neurokinin-Rez. ⇒ antiemetisch; **UW:** Kopfschmerzen, Schluckauf, Appetitlosigkeit, Obstipation, Diarrhoe, Müdigkeit, Transaminasen ↑; **KI:** bek. Überempf., Komb. mit Pimozid, Terfenadin, Astemizol, Cisaprid

Aprepitant Rp	HWZ 9-13h, PPB 97%
Emend Kps. 80, 125mg; Btl. 125mg	Übelkeit, Erbrechen bei Chemotherapie: 1h vor Chemother. 125mg p.o., d2+3 jeweils 1 x 80mg p.o.; Kombin. mit Dexamethason und 5-HT3-Antagonisten; DANI nicht erf.

A 4 Gastroenterologie – Arzneimittel

Fosaprepitant Rp	HWZ 9–13h; PPB 97%
Ivemend *Inj.Lsg. 150mg*	**Übelkeit, Erbrechen bei Chemotherapie:** 150mg über 15min i.v. 30min vor Chemother. an d1; Kombination mit Dexamethason und 5-HT3-Antagonist; **DANI** nicht erf.; **DALI** vors. Anw.

A 4.14.8 Cannabinoide

Wm/Wi: synthetische Variante von Tetrahydrocannabinol ⇒ antiemetisch;
UW: Somnolenz, Vertigo, Euphorie, Ataxie, Sehstrg., Konzentrationsschwierigkeiten, Schlafstrg., Dysphorie, Kopfschmerzen, Hypotonie, Mundtrockenheit, Nausea;
KI (Nabilon): bekannte Überempfindlichkeit

Nabilon Rp (Btm)	HWZ 2(5–10)h
Canemes *Kps. 1mg*	**Übelkeit, Erbrechen bei Chemotherapie:** 2 x 1-2mg p.o., max 6mg/d in 3 ED; **DANI** keine Daten, vorsichtige Anw.; **DALI** schwere LI: Anw. nicht empfohlen

A 4.14.9 Kombination

Dimenhydrinat + Cinnarizin Rp	PPB (Cinnarizin) 80%
Arlevert *Tbl. 40+20mg* Cinna/Dimen-neuraxpharm *Tbl. 40+20mg*	**Schwindel verschiedener Genese:** 3 x 1Tbl. p.o., max. 5Tbl./d

A 4.15 Regulatorische Peptide

Wm/Wi (Lanreotid): Octapeptidanalogon des natürlichen Somatostatins, Hemmung der Wachstumshormonsekretion durch Bindung an Somatostatinrezeptoren, v.a. SSTR 2 und 5;
Wm/Wi (Octreotid, Somatostatin): Hemmung d. Freisetzung von Wachstumshormon, Gastrin, Insulin u. Glucagon, Vasokonstr. im Splanchnikusbereich;
Wm/Wi (Teduglutid): GLP-2-Analogon, Hemmung der Magensäuresekretion u. Darmaktivität, Darmzottenhöhe/Darmkryptentiefe ↑;
UW (Lanreotid): Diarrhoe, Bauchschmerzen, Nausea, Erbrechen, Dyspepsie, Flatulenz, Cholelithiasis, Kopfschmerzen, Müdigkeit, Sinusbradykardie, Hypo- und Hyperglykämie;
UW (Octreotid): Übelkeit, Erbrechen, Diarrhoe, Bauchschmerzen, Hepatitis;
UW (Somatostatin): ini Blutzucker ↓, Brechreiz, Hitzegefühl;
UW (Teduglutid): Atemweginf., Kopfschmerzen, Bauchschmerzen, Blähungen, Übelkeit, Erbrechen, gastrointestinale Stomakomplikationen, periph. Ödem, Reaktionen an Injektionsstelle, Grippe, Appetit ↓, Angstzustände, Schlafstrg., Parästhesie, kongestive Herzinsuffizienz, Hitzegefühl, Dyspnoe, Husten, Pankreatitis, Darmverschluss, Cholestase, Cholezystitis, allergische Dermatitis, Gelenkschmerzen, Nierenkolik, Empfindl. im Nierenlager, Brustschmerzen, nächtl. Schwitzen, CRP ↑;
KI (Lanreotid): bekannte Überempfindlichkeit, Anwendung in Grav./Lakt. nicht empfohlen;
KI (Octreotid): Cave in Grav./Lakt.; **KI** (Somatostatin): peri- u. postnatal, Grav./Lakt.;
KI (Teduglutid): bek. Überempfindlichkeit gegen T. bzw. Tetracyclin, aktives oder vermutetes Malignom, Vorgeschichte eines Malignoms im GI-Trakt in den vergangenen 5J

Hämorrhoidalmittel 109

Lanreotid Rp
HWZ 23-33d (s.c.)

Somatuline Autogel *Fertigspr. 60, 90, 120mg*	**Akromegalie → 572, karzinoide Tumoren:** ini 60mg s.c., Wdh. alle 4W; nach 3M Dosisanp. je nach Wi bzw. GH- und IGF-1-Spiegel; **gastropankreatische neuroendokr. Tumore:** 120mg s.c., Wdh. alle 4W; **DANI, DALI** nicht erf.

Octreotid Rp
HWZ 1.5h, Qo 0.8, PPB 65%, PRC B, Lact ?

Sandostatin *Inj.Lsg. 0.05mg/1ml, 0.1mg/1ml, 0.5mg/1ml, 1mg/5ml; Pen 1500µg/3ml* Sandostatin LAR Monatsdepot *Inj.Lsg. 10(ret.)mg/2ml, 20(ret.)mg/2ml, 30(ret.)mg/2ml* Octreotid HEXAL *Inj.Lsg 0.05mg/1ml, 0.1mg/1ml, 0.5mg/1ml*	**Hormonaktive Tumoren des GI-Trakts:** ini 1-2 x 0.05mg s.c., dann ↑ bis 3 x 0.1-0.2mg, max. 3 x 0.5mg; 10-30mg (ret.) alle 4W i.m.; **Akromegalie → 572:** ini 2-3 x 0.05-0.1mg s.c., Erh.Dos. 0.3mg/d, max. 1.5mg/d; **Pro. postoperative pankreatische Komplik.:** 3 x 0.1mg s.c. für 7d; **DANI, DALI** nicht erf.

Somatostatin Rp
HWZ 1.1-3min

Somatostatin HEXAL *Inj.Lsg. 3mg* Somatostatin Inresa *Inj.Lsg. 3mg*	**Schwere gastrointestinale Blutung, stark sezernierende postop. Pankreasfisteln:** ini 3.5µg/kg in 1min. i.v., dann 3.5µg/kg/h i.v.

Teduglutid Rp
HWZ 2h

Revestive *Inj.Lsg. 5mg/0.5ml*	**Kurzdarmsyndrom:** 1 x 0.05mg/kg s.c.; **DANI** CrCl <50: 50%; **DALI** Child A, B: 100%; C: keine Daten

A 4.16 Hämorrhoidalmittel

Wm/Wi (Cinchocain, Lidocain): Lokalanästhetika ⇒ schmerzstillend;
Wm/Wi (Bismut): Adstringentium ⇒ blutstillend, austrocknend, antiphlogistisch;
Wm/Wi (Glukokortikoide): antiphlogistisch, antiinflammatorisch; **UW** (Glukokortikoide): Hautatrophie, Sekundärinfektionen; **KI** (Glukokortikoide): vorhandene lokale Infektionen

Cinchocain Rp

Dolo Posterine N *Creme 25, 50, 100g (1g enth. 5mg); Supp. 6mg; Kombipackung (Supp. + Creme)* Dolo Posterine Haemotamp *Supp. mit Mulleinlage 6mg*	**Hämorrhoiden, Pruritus, Fissuren:** 2 x tgl. auftragen bzw. 2 x 1 Supp. rekt.

Hydrocortison Rp

Postericort *Salbe (1g enth. 2.96mg); Supp. 2.96mg*	**Analekzem:** 2 x tgl. auftragen bzw. 2 x 1 Supp. rekt.; Ther.-Dauer max. 10d

Lidocain OTC

Posterisan Akut *Salbe (1g enth. 50mg); Supp. 60mg*	**Hämorrhoiden, Fissuren, Proktitis:** 2-3 x tgl. auftragen bzw. 2 x 1 Supp. rekt.; max. 4g Salbe/Einzelanwendung

A 4 Gastroenterologie – Arzneimittel

Fluocinonid + Lidocain Rp	
Jelliproct *Salbe (1g enth. 0.25+50mg); Supp. 0.25+60mg; Kombipackung (Supp. + Salbe)*	**Hämorrhoiden, Analekzem:** 2 x/d auftragen bzw. 2 x 1 Supp. rekt.; Ther.-Dauer max. 14d
Fluocortolon + Lidocain Rp	
Doloproct *Creme (1g enth. 1+20mg); Supp. 1+40mg*	**Hämorrhoiden, Proktitis:** ini bis 3 x/d auftragen bzw. 2–3 x 1 Supp. rekt., dann 1–2 x/d; Ther.-Dauer max. 14d
Prednisolon + Bismut + Zinkoxid Rp	
Bismolan H Corti *Salbe (1g enth. 1+22+33mg)*	**Hämorrhoiden I–II° mit Brennen, Juckreiz:** Salbe ein- oder mehrmals tgl. auftragen; Ther.-Dauer max. 14d

A 4.17 Glyceroltrinitrat zur topischen Anwendung

Wm/Wi (Glyceroltrinitrat): Gefäßerweiterung ⇒ Durchblutung ↑ ⇒ bessere Abheilung;
UW (Glyceroltrinitrat): Kopfschmerzen, Schwindelgefühl, Übelkeit, anales Brennen/Jucken;
KI (Glyceroltrinitrat): bek. Überempf.; gleichzeitige Anw. anderer Nitraten, Sildenafil, Vardenafil, Tadalafil, orthostatischer Hypotonus, unbeh. Hypovolämie, erhöhter Schädelinnendruck, zerebrale Durchblutungsstrg., Migräne, Aorten- oder Mitralstenose, HOCM, konstriktive Perikarditis, Perikardtamponade, ausgeprägte Anämie, Engwinkelglaukom

Glyceroltrinitrat Rp	
Rectogesic *Salbe (1g enth. 4mg)*	**Chronische Analfissuren:** 2 x tgl. 2.5cm langen Salbenstrang auftragen

A 5 Nephrologie – Arzneimittel

A 5.1 Phosphatbinder

Wm (Sevelamer): Ca- u. Al-freies Polymer; **Wi** (alle): Hemmung d. enteralen Phosphatresorption;
UW (Aluminiumchlorid-OH-Komplex): Obstipation, Ileus, Al-Einlagerung in Nerven/Knochen;
UW (Lanthancarbonat): Bauchschmerzen, Obstipation, Diarrhoe, Dyspepsie, Blähungen, Übelkeit, Erbrechen, Hypokalzämie; **UW** (Calciumacetat): Hyperkalzämie, Aufstoßen, Blähungen, Übelkeit, Erbrechen, Obstipation, Diarrhoe; **UW** (Sevelamer): Schmerz, Übelkeit, Erbrechen, Diarrhoe, Obstipation, Dyspnoe; **UW** (Sucroferric-Oxyhydroxid): Diarrhoe, Stuhlverfärbung, Obstipation, Übelkeit, Erbrechen, Dyspepsie, Bauchschmerzen, Flatulenz, Zahnverfärbung;
KI (Aluminiumchlorid-OH-Komplex): manifeste Al-Intox.;
KI (Calciumacetat): bek. Überempf., Hyperkalzämie; **KI** (Lanthancarbonat): Hypophosphatämie, bek. Überempf.; **KI** (Sevelamer): Hypophosphatämie, Ileus, Cave in Grav./Lakt.;
KI (Sucroferric-Oxyhydroxid): bek. Überempfindlichkeit, Hämochromatose

Aluminiumchloridhydroxid-Komplex OTC

Phosphonorm Kps. 300mg	**Hyperphosphatämie bei NI:** 3–6 x 300mg p.o.

Calciumdiacetat OTC

Calcet Tbl. 475, 900mg **Calciumacetat** Tbl. 475, 900mg **Calciumacetat-Nefro** Tbl. 500, 700, 950mg **Calciumacetat Prorenal** Tbl. 500mg **Renacet** Tbl. 475, 900mg	**Hyperphosphatämie bei NI:** 2500–7000mg/d p.o. in mehreren ED zu den Mahlzeiten

Calciumdiacetat + Mg^{2+} OTC

OsvaRen Tbl. 435 + 60mg **RenaMag** Tbl. 435 + 55mg	**Hyperphosphatämie bei NI:** 3–10 Tbl./d p.o. in mehreren ED zu den Mahlzeiten; max. 12 Tbl./d

Lanthancarbonat Rp PRC C, Lact ?

Fosrenol Kautbl. 500, 750, 1000mg, Btl. 750, 1000mg	**Hyperphosphatämie bei NI:** nach Serumphosphat (mmol/l): 1.8–2.4: 750mg/d p.o., > 2.4–2.9: 1500mg/d, > 2.9: 2250mg/d

Sevelamer Rp PRC C, Lact ?

Renagel Tbl. 800mg **Renvela** Tbl. 800mg; Btl. 2.4g **Sevelamer HEXAL** Tbl. 800mg	**Hyperphosphatämie bei NI:** nach Serumphosphat (mmol/l): 1.76–2.42: 3 x 800mg p.o., > 2.42: 3 x 1600mg

Sucroferric Oxyhydroxide Rp

Velphoro Tbl. 500mg	**Hyperphosphatämie bei Nil:** ini 3 x 1 Tbl. p.o. zu den Mahlz., je n. P-Sp. ↑, max. 6 Tbl./d

A 5.2	Kationenaustauscher → 406	A 5.5	Vitamin D → 147
A 5.3	Eisen → 143	A 5.6	Vitamin-D-Analoga → 147
A 5.4	Erythropoetin → 144	A 5.7	Azidosetherapeutika → 297

A 6 Endokrinologie – Arzneimittel

A 6.1 Antidiabetika

A 6.1.1 Sulfonylharnstoffe

Wm: Blockade ATP-abhängiger K^+-Kanäle; **Wi:** Insulinfreisetzung aus Pankreas-Beta-Zellen ↑;
UW (Glibenclamid): Hypoglykämie, Gewichtszunahme; **UW** (Gliclazid): ohne Häufigkeitsangabe: Hypoglykämie, GI-Störungen, Anstieg der Leberenzyme, Rash, Pruritus, Urtikaria, Erythem, makulopapulöses Exanthem, bullöse Reaktionen, Blutbildveränderungen;
UW (Glimepirid): keine sehr häufigen oder häufigen UW;
UW (Gliquidon): Hypoglykämie, Gewichtszunahme;
KI (Glibenclamid): bekannte Überempfindlichkeit gegen Glibenclamid oder andere Sulfonylharnstoffe/Sulfonamide, Typ-1-D.m., diabetisches Koma, Ketoazidose, schwere Nieren- und Leberfunktionsstörung; gleichzeitige Anw. von Bosentan; Grav./Lakt.;
KI (Gliclazid): bekannte Überempfindlichkeit gegen Gliclazid oder andere Sulfonylharnstoffe/Sulfonamide, Typ-1-D.m., diabetisches Koma, Ketoazidose, schwere Nieren- und Leberfunktionsstörung; gleichzeitige Anwendung von Miconazol, Stillzeit;
KI (Glimepirid): bek. Überempf. gegen Glimepirid oder andere Sulfonylharnstoffe/Sulfonamide, insulinpflichtiger D.m., diabetisches Koma und Präkoma, Ketoazidose, schwere Nieren- und Leberfunktionsstörung; **KI** (Gliquidon): bekannte Überempf. gegen Gliquidon oder andere Sulfonylharnstoffe/Sulfonamide, komplettes Sekundärversagen einer Sulfonylharnstofftherapie bei D.m. Typ 2; Typ-1-D.m., diabetisches Koma, Ketoazidose, schwere Nieren- und Leberfunktionsstörung

Glibenclamid Rp	HWZ 2-5h, Q0 1.0, PPB 99%
Euglucon N *Tbl. 3.5mg* Glib-ratioph. *Tbl. 1.75, 3.5mg* Gliben-CT *Tbl. 3.5mg* GlibenHEXAL *Tbl. 3.5mg* Maninil *Tbl. 1, 1.75, 3.5, 5mg*	**D.m. Typ 2** → 548: ini 1.75-3.5mg/d p.o., Steigerung bis max. 10.5mg/d; **DANI** CrCl < 30: KI **DALI** KI bei schwerer Leberinsuffizienz
Gliclazid Rp	HWZ 12h, Q0 0.8, PPB 95%
Diamicron Uno *Tbl. 60mg*	**D.m. Typ 2** → 548: ini 1 × 30mg p.o., ggf. steigern auf 1 × 60-120mg; **DANI** CrCl < 30: KI; **DALI** KI bei schwerer LI
Glimepirid Rp	HWZ 5-8h, Q0 1.0, PPB 99%, PRC C, Lact -
Amaryl *Tbl. 1, 2, 3, 4, 6mg* Glimepirid-CT *Tbl. 1, 2, 3, 4, 6mg* GlimepiridHEXAL *Tbl. 1, 2, 3, 4, 6mg* Glimepirid Stada *1, 2, 3, 4mg*	**D.m. Typ 2** → 548: ini 1 × 1mg p.o. morgens, ggf. schrittweise steigern bis max. 6mg/d; **DANI** CrCl < 30: KI; **DALI** KI bei schwerer Leberinsuffizienz
Gliquidon Rp	HWZ 1.5h
Glurenorm *Tbl. 30mg*	**D.m. Typ 2** → 548: ini 1 × 15, ggf. schrittweise steigern bis max. 120mg/d p.o.; **DANI** CrCl < 30: KI; **DALI** KI

Antidiabetika

A 6.1.2 Glinide

Wm: Blockade von ATP-abhängigen K⁺-Kanälen;
Wi: Insulinfreisetzung aus Pankreas-Beta-Zellen ↑;
UW (Nateglinid): Hypoglykämie, Nausea, Dyspepsie, abdominelle Schmerzen;
UW (Repaglinid): Hypoglykämie, grippeähnliche Symptome, Rücken-/Kopfschmerzen, Rhinitis, Bronchitis, abdominelle Schmerzen, Diarrhoe, Arthralgien;
KI (Nateglinid): bekannte Überempfindlichkeit, Typ-1-D.m., Ketoazidose, Grav./Lakt., schwere Lebererkrankung;
KI (Repaglinid): bekannte Überempfindlichkeit, Typ-1-D.m., Ketoazidose, Grav./Lakt., schwere Lebererkrankung, gleichzeitige Einnahme von Gemfibrozil

Nateglinid Rp   HWZ 1,5 h, Q0 > 0.8, PPB 98%

Starlix Tbl. 60, 120mg	**D.m. Typ 2** → 548, **Komb. m. Metformin:** 3 x 60-120mg vor den Hauptmahlzeiten p.o., max. 3 x 180mg; **DANI** nicht erforderlich; **DALI** KI bei schwerer Leberinsuffizienz

Repaglinid Rp   HWZ < 1 h, PPB 98%, PRC C, Lact ?

Enyglid Tbl. 0.5, 1, 2mg **Novonorm** Tbl. 0.5, 1, 2mg **Prandin** Tbl. 0.5, 1, 2mg **Repaglinid HEXAL** Tbl. 0.5, 1, 2, 4mg **Repaglinid Stada** Tbl. 0.5, 1, 2mg	**D.m. Typ 2** → 548: ini 0.5mg vor den Hauptmahlzeiten p.o., je nach BZ-Verlauf steigern bis 4mg, max. 16mg/d; **DANI** sorgfältige Dosiseinstellung; **DALI** KI bei schwerer Leberinsuffizienz

A 6.1.3 Biguanide

Wm (Metformin): Glukoseaufnahme in die Zelle ↑, nichtoxidativer Glukosemetabolismus ↑;
UW (Metformin): Nausea, Erbrechen, Diarrhoe, Bauchschmerzen, Appetitverlust, Geschmacksveränderung, Laktatazidose (sehr selten);
KI (Metformin): bek. Überempf., diabetische Ketoazidose, diabetisches Präkoma; Niereninsuffizienz (CrCl < 45); akute Zustände, die zu einer Beeinträchtigung der Nierenfunktion führen können, z.B.: Dehydratation, schwere Infektionen, Schock; Erkrankungen, die zu einer Gewebshypoxie führen können, wie dekompensierte Herzinsuffizienz, respiratorische Insuffizienz, frischer Myokardinfarkt, Schock; Leberinsuffizienz, akute Alkoholintoxikation, Alkoholismus

Metformin Rp   HWZ 1.5-6.2 h, Q0 < 0.1, PPB 0%, PRC B, Lact ?

Diabesin Tbl. 500, 850, 1000mg **Glucobon** Tbl. 850mg **Glucophage** Tbl. 500, 850, 1000mg **Juformin** Tbl. 500, 850, 1000mg **Metfoliquid Geriasan** Lsg. (5ml = 500mg) **Metformin-ratioph.** Tbl. 500, 850, 1000mg **Metformin Dura** Tbl. 500, 850, 1000mg **Metsop** Tbl. 500, 850, 1000mg **Siofor** Tbl. 500, 850, 1000mg	**D.m. Typ 2** → 548: 2-3 x 500-850mg p.o., max. 3 x 1g; **Ki. ab 10J.:** ini 1 x 500-850mg p.o., max. 2g/d in 2-3ED; **DANI** CrCl 45-59: ini 1 x 500-850mg, max. 1g/d; < 45: KI; **DALI** KI

A 6 Endokrinologie – Arzneimittel

A 6.1.4 Alpha-Glukosidase-Inhibitoren

Wm/Wi: Glukosidasehemmung ⇒ intestinale Glukosefreisetzung ↓;
UW: Meteorismus, Bauchschmerzen, Diarrhoe;
KI: bek. Überempfindlichkeit, chronisch entzündliche Darmerkrankungen mit deutlichen Verdauungs- und Resorptionsstörungen, Kolon-Ulzerationen; bei teilweisem Darmverschluss oder bei Pat. mit prädisponiertem Darmverschluss: Zustände, die sich durch eine vermehrte Gasbildung im Darm verschlechtern können (z. B. Roemheldscher Symptomenkomplex, größere Hernien, Verengungen und Geschwüre des Darms); schwere Niereninsuff. (CrCl < 25); schwere Leberfunktionsstrg.

Acarbose Rp	HWZ 2h, PRC B, Lact ?
Acarbose-CT *Tbl. 100mg* Acarbose Stada *Tbl. 50, 100mg* Glucobay *Tbl. 50, 100mg*	**Zusatzther. bei D.m.** → 546: ini 3 x 50mg p.o. vor den Hauptmahlzeiten, ggf. steigern bis 3 x 100mg p.o., max. 3 x 200mg/d; **DANI** CrCl < 25: KI

Miglitol Rp	HWZ 2h, PPB < 4%, PRC B, Lact -
Diastabol *Tbl. 50, 100mg*	**Zusatzther. bei D.m.** → 546: ini 3 x 50mg p.o., nach 4 W ggf. 3 x 100mg; **DANI** CrCl > 25: 100%; < 25: KI; **DALI** nicht erforderlich

A 6.1.5 GLP1-Agonisten

Wm/Wi (Albiglutid, Exenatid, Liraglutid): Inkretin-Mimetikum mit verschiedenen antihyperglykämischen Wirkungen des Glucagon-like-Peptide (GLP-1);
UW (Albiglutid): Hypoglykämie, Diarrhoe, Übelkeit, Reaktionen an Inj.Stelle, Pneumonie, Erbrechen, Obstipation, Dyspepsie, gastroösophageale Refluxerkrankung, Vorhofflimmern, Vorhofflattern; **UW** (Dulaglutid): Hypoglykämie, Übelkeit, Diarrhoe, Erbrechen, Bauchschmerzen, Appetit ↓, Obstipation, Meteorismus, Dyspepsie, abdominale Distension, gastroösophageale Refluxerkrankung, Aufstoßen, Fatigue, Sinustachykardie, AV-Block I°;
UW (Exenatid): Übelkeit, Erbrechen, Diarrhoe, Hypoglykämie, Appetit ↓, Kopfschmerzen, Schwindel, Bauchschmerzen, Reflux, vermehrtes Schwitzen, innere Unruhe;
UW (Liraglutid): Übelkeit, Erbrechen, Diarrhoe, Obstipation, Bauchschmerzen, Dyspepsie, Kopfschmerzen, Nasopharyngitis, Hypoglykämie, Schwindel, Schlaflosigkeit, Geschmacksstörung, Cholelithiasis, Refluxkrankheit, Asthenie, Erschöpfung;
KI (Albiglutid, Exenatid, Liraglutid): bek. Überempfindlichkeit

Albiglutid Rp	HWZ 5d PRC C Lact ?
Eperzan *Pen 30, 50mg/Dosis*	**D.m. Typ 2** → 548 **als Monother. oder in Komb. mit anderen Antidiabetika inkl. Basalinsulin:** 1x/W 30mg s.c., ggf. steigern auf 1x/W 50mg; **DANI** CrCl ≥ 30: nicht erfordl.; CrCl < 30: Anw. nicht empfohlen; **DALI** nicht erforderlich

Antidiabetika

Dulaglutid	HWZ 4.6d PRC C Lact ?
Trulicity Pen 0.75, 1.5mg	D.m. Typ 2 als Monotherapie oder in Komb. mit anderen Antidiabetika inkl. Insulin: Monoth. 1 x/W 0.75mg s.c.; Komb. Ther. 1x/W 1.75mg; **DANI** CrCl ≥ 30: nicht erforderl.; CrCl < 30: Anwendung nicht empfohlen; **DALI** nicht erforderlich

Exenatid Rp	HWZ 2.4h PRC C Lact ?
Bydureon Inj.Lsg. 2mg, Pen 2mg Byetta Pen 5µg/Dosis, 10µg/Dosis	D.m. Typ 2 → 548 in Komb. mit Metformin, Sulfonylharnstoff, Thiazolidindion oder Metformin und Sulfonylharnstoff oder Metformin und Thiazolidindion: 2 x 5µg s.c. für 1M, dann ggf. 2 x 10µg, jeweils < 1h vor Mahlzeit; 1 x 2mg/W. s.c.; **DANI** CrCl > 50: nicht erforderl.; CrCl < 30: Anw. nicht empfohlen; **DALI** nicht erforderlich

Liraglutid Rp-L/Rp	HWZ 13h, PPB 98%
Saxenda Pen 18mg/3ml Victoza Pen 18mg/3ml	D.m. Typ 2 → 548 in Komb. mit Basalinsulin oder Metformin u./o. Sulfonylharnstoff oder Thiazolidindion: ini 1 x 0.6mg s.c., nach 1W 1.2mg, ggf. nach 2W 1.8mg; **Gewichtsregulierung bei BMI ≥ 30 oder BMI 27-29 + mindestens 1 Erkrankung (Prädia-betes, D.m., Hypertonie, Dyslipidämie, obstr. Schlafapnoe):** Saxenda: W1: 1 x tgl. 0.6mg s.c., wöchentl. um 0.6mg steigern, ab W5: 1 x tgl. 3mg; **DANI** CrCl ≥ 30: nicht erforderl.; < 30: Anw. nicht empf.; **DALI** schwere LI: Anw. nicht empf.

A 6.1.6 DPP-4-Inhibitoren

Wm/Wi (Saxagliptin, Sitagliptin): Dipeptidylpeptidase-4-Inhibitor ⇒ Spiegel aktiver Inkretin-Hormone (GLP-1, GIP) ↑ ⇒ glukoseabhängige Insulinfreisetzung aus Pankreas-Beta-Zellen↑, Glukagonfreisetzung aus Pankreas-Alpha-Zellen ↓;
UW (Saxagliptin): Infektion der oberen Atemwege/Harnwege, Gastroenteritis, Sinusitis, Nasopharyngitis, Hypoglykämie, Kopfschmerzen, Erbrechen, periphere Ödeme;
UW (Sitagliptin): Kopfschmerzen, Obstipation, Schwindel, Hypoglykämie;
KI (Saxagliptin): bekannte Überempfindlichkeit gegen S. bzw. andere DDP-4-Inhibitoren;
KI (Sitagliptin): bekannte Überempfindlichkeit, Grav./Lakt.

A 6 Endokrinologie – Arzneimittel

Saxagliptin Rp	HWZ 2.5-3.1h, PRC B, Lact?
Onglyza *Tbl. 2.5, 5mg*	**D.m. Typ 2** als Monother. oder in Komb. mit Metformin, Sulfonylharnstoff, Thiazolidindion oder Insulin (mit/ohne Metformin): 1 x 5mg p.o.; **DANI** CrCl > 50: 100%, 30-50: 1 x 2.5mg, < 30: vorsicht. Anw.; HD: Anw. nicht empf.; **DALI** leichte bis mäßige LI: vorsicht. Anw.; schwere LI: Anwendung nicht empfohlen

Sitagliptin Rp	HWZ 12.4h, PPB 38% PRC B Lact ?
Januvia *Tbl. 25, 50, 100mg* **Xelevia** *Tbl. 25, 50, 100mg*	**D.m. Typ 2** als Monotherapie (bei Gegenanzeigen/Unverträgl. von Metformin) oder in Komb. mit Metformin, Pioglitazone (mit/ohne Metformin), Sulfonylharnstoffen (mit/ohne Metformin) oder Insulin (mit/ohne Metformin): 1 x 100mg p.o.; **DANI** CrCl ≥ 50: 100mg, 30-49: 50mg, < 30: 25mg; **DALI** leichte bis mäßige LI: 100%; schwere LI: keine Daten

A 6.1.7 DPP-4-Inhibitor-Kombinationen

Saxagliptin + Metformin Rp	
Komboglyze *Tbl. 2.5 + 850mg, 2.5 + 1000mg*	**D.m. Typ 2** → 548: 2 x 2.5+850-1000mg p.o., Komb. mit Insulin oder Sulfonylharnstoff möglich; **DANI** CrCl <60: KI; **DALI** KI

Sitagliptin + Metformin Rp	
Janumet *Tbl. 50+850mg, 50+1000mg* **Velmetia** *Tbl. 50+850mg, 50+1000mg*	**D.m. Typ 2** → 548: 2 x 50+850-1000mg p.o., Komb. mit Sulfonylharnstoff, Thiazolidindion o. Insulin mögl.; **DANI** CrCl < 60: KI; **DALI** KI

A 6.1.8 Glitazone und Kombinationen

Wm/Wi (Glitazone) = Thiazolidindione = Insulinsensitizer: spezifische Bindung an Peroxisome Proliferator Activated(PPA)-Rezeptor in Insulinzielgeweben ⇒ verbesserte Insulinwirkung ⇒ zelluläre Glukoseaufnahme ↑, hepatische Glukoneogenese ↓;
UW: Kombination mit Metformin: Anämie, Hypo-/Hyperglykämie, Kopf-/Bauchschmerzen, Durchfall, Übelkeit, Müdigkeit, Ödeme, Kombination mit Sulfonylharnstoff, Anämie, Thrombopenie, Hypo-/Hyperglykämie, Gewicht ↑, Ödeme; **KI** (Pioglitazon): bek. Überempf., Herzinsuff. (auch i.d. Anamnese), eingeschränkte Leberfkt., diabetische Ketoazidose

Pioglitazon Rp	HWZ 3-7h, Q0 > 0.8, PPB 99%, PRC C, Lact ?
Actos *Tbl. 15, 30, 45mg* **Pioglitazon Aurobindo** *Tbl. 15, 30, 45mg*	**D.m. Typ 2** → 548: 1 x 15-30mg p.o., max. 45mg/d; Monother. oder Komb. m. Metformin und/oder Sulfonylharnstoff oder Insulin; **DANI** CrCl > 4: 100%; HD: KI; **DALI** KI

Pioglitazon + Metformin Rp	
Competact *Tbl. 15+850mg*	**D.m. Typ 2** → 548: 2 x 15+850mg p.o.; **DANI** CrCl < 60: KI; **DALI** KI

Antidiabetika

A 6.1.9 SGLT-2-Inhibitoren

Wm/Wi (Dapagliflozin, Empaglifozin): selektiver reversibler Inhibitor des renalen Natrium-Glucose-Cotransporters 2 ⇒ renale Glucose-Reabsorption ↓ ⇒ Glucose-Ausscheidung mit Harn ↑ ⇒ Nüchtern- und postprandialer Plasma-Glucosespiegel ↓;
UW (Dapagliflozin): Infektion des Genitalbereichs, Harnwegsinfekte, Hypoglykämie, Rückenschmerzen, Dysurie, Polyurie, Dyslipidämie, Hämatokrit ↑;
UW (Empagliflozin): Hypoglykämie (bei Komb.-Ther.), vaginale Moniliasis, Vulvovaginitis, Balanitis, genitale Infektionen, Harnwegsinfekt, Pruritus, verstärkte Harnausscheidung;
KI (Dapagliflozin, Empaglifozin): bekannte Überempfindlichkeit

Dapagliflozin Rp	HWZ 13 h, PPB 91%
Forxiga Tbl. 5, 10mg	**D.m. Typ 2** → 548: 1 x 10mg p.o. Monother. oder Komb. mit anderen Antidiabetika; **DANI** CrCl > 60: 100%, < 60: Anwendung nicht empfohlen; **DALI** Child-Pugh A, B: 100%; C: ini 1 x 5mg/d

Empagliflozin Rp	HWZ 12 h, PPB 86%
Jardiance Tbl. 10, 25mg	**D.m. Typ 2:** 1 x 10mg p.o. Monotherapie oder Kombination mit anderen Antidiabetika; ggf. steigern auf 1 x 25mg p.o.; **DANI** CrCl > 60: 100%, 45-60: 1 x 10mg; < 45: Anwendung nicht empfohlen; **DALI** Child-Pugh A, B: 100%; C: Anwendung nicht empfohlen

A 6.1.10 SGLT-2-Inhibitor-Kombinationen

UW (Dapagliflozin + Metformin): Vulvovaginitis, Balanitis, Infektion des Genitalbereichs, Harnwegsinfektion, Hypoglykämie, Geschmackstrg., gastrointest. Symptome, Rückenschmerzen, Dysurie, Polyurie, Dyslipidämie, Hämatokrit ↑;
KI (Dapagliflozin+Metformin): bek. Überempf., diabetische Ketoazidose, diabetisches Präkoma, moderate/schwere Nierenfunktionsstörung, akute Erkrankung, die potenziell die Nierenfunktion beeinflussen kann (Dehydratation, schwere Infektion, Schock), akute/chronische Erkrankung, die zur Gewebehypoxie führen kann (Herz-/Lungeninsuffizienz, Myokardinfarkt, Schock), Leberfunktionsstörung, akute Alkoholvergiftung, Alkoholismus

Dapaglifozin + Metformin Rp	PRC C, Lact ?
Xigduo Tbl. 5+850, 5+1000mg	**D.m. Typ 2** → 548: 2 x 5 + 850-1000mg p.o. **DANI** CrCl > 60: 100%; < 60: KI; **DALI** KI

A 6.1.11 Insuline – Übersicht

Wm/Wi (Insuline): Glukoseaufnahme in Muskel- und Fettzellen ↑, anaboler Stoffwechsel ↑ (Glykogen-/Lipid-/Proteinsynthese ↑), katabol. Stoffwechsel ↓ (Glykogeno-, Lipo-, Proteolyse ↓)

Insuline/Insulin-Analoga (IA)	Wirkstoff (Handelsname)	Wirk-beginn	Wirk-max.	Wirk-dauer
Sehr kurz wirksame IA	Insulin glulisin (Apidra®); Insulin lispro (Humalog®, Liprolog®); Insulin aspart (NovoRapid®, Fiasp®)	0.25h	0.5–3h	2–5h
Kurz wirksame Insuline (humane Insuline)	Normalinsulin = Altinsulin (Berlinsulin H Normal®, Huminsulin Normal®, Insuman Rapid®, Actrapid HM®, Humulin Normal®)	0.25–0.5h	1–4h	6–9h
Mittellang wirksame Insuline (Verzögerungsinsuline)	NPH-Insulin (Berlinsulin H Basal®, Huminsulin Basal®, Insuman Basal®, Protaphane HM®, Humulin Basal®, Insulatard®)	0.75–1.5h	3–12h	11–20h
Lang wirksame IA	Insulin detemir (Levemir®)	3–4h	10–14h	16–20h
Sehr lang wirksame IA	Insulin glargin (Abasaglar®, Lantus®, Toujeo®)	3–4h	10–16h	20–30h

A 6.1.12 Sehr kurz wirksame Insulin-Analoga

Wm/Wi (Insulinaspart, Insulinglulisin, Insulin lispro): schnellere Resorption durch Veränderung der Aminosäuresequenz ⇒ Verkürzung des Spritz-Ess-Abstands

Insulin aspart Rp	HWZ 81min, PRC ?, Lact ?
NovoRapid, Fiasp	D.m. Typ 1/2 → 546: nach Bedarf
Insulin glulisin Rp	HWZ 42min, PRC C, Lact ?
Apidra	D.m. Typ 1/2 → 546: nach Bedarf
Insulin lispro Rp	HWZ 26–52min, PRC B, Lact ?
Humalog, Liprolog	D.m. Typ 1/2 → 546: nach Bedarf

A 6.1.13 Kurz wirksame Insuline (Normalinsulin)

Insulin normal (Altinsulin) human Rp HWZ wenige min (i.v.), 2–5h (s.c.), PPB gering, PRC B

Actrapid, Berlinsulin H Normal, Huminsulin Normal, Humulin Normal, Insuman Infusat, Insuman Rapid	D.m. Typ 1/2 → 546: nach Bedarf

A 6.1.14 Mittellang wirksame Insuline (Verzögerungsinsuline)

Wm/Wi: plus Protamin als Depotstoff ⇒ Wi-Dauer ↑; NPH = Neutrales Protamin Hagedorn

Verzögerungsinsulin (NPH-Insulin), human Rp

Berlinsulin H Basal, Huminsulin Basal, Humulin Basal, Protaphane, Insuman Basal, Insulatard	D.m. Typ 1/2 → 546: nach Bedarf

Antihypoglykämika

A 6.1.15 Insulin-Kombinationen

Insulin normal (Altinsulin) + Verzögerungsinsulin Rp

| Actraphane 30, 50 *30/70, 50/50%*
Berlinsulin H 30/70 *30/70%*
Huminsulin Profil III *30/70%*
Insuman Comb 15, 25, 50 *15/85, 25/75, 50/50%*
Mixtard 30 *30/70%* | D.m. Typ 1/2 → 546: nach Bedarf |

Insulin lispro + Verzögerungsinsulin (NPL-Insulin) Rp

| Humalog Mix 25, 50 *25/75, 50/50%*
Liprolog Mix 25, 50 *25/75, 50/50%* | D.m. Typ 1/2 → 546: nach Bedarf |

Insulinaspart + Verzögerungsinsulin (NPA-Insulin) Rp

| Novomix 30 *30/70%* | D.m. Typ 1/2 → 546: nach Bedarf |

A 6.1.16 Lang und sehr lang wirksame Insulin-Analoga

Wm/Wi (Insulindetemir): gentechnisch verändertes Insulinmolekül, starke Selbstassoziation an der Injektionsstelle, Bindung an Albumin ⇒ langsamere Abgabe in peripheres Zielgewebe; **Wm/Wi** (Insulin glargin): gentechnisch verändertes Insulinmolekül, im physiologischen pH-Bereich schwer löslich ⇒ langsame Resorption ⇒ Wirkdauer ↑

Insulin detemir Rp — HWZ 5-7h, PRC C, Lact ?

| Levemir | D.m. Typ 1/2 → 546: nach Bedarf |

Insulin glargin Rp — PRC C, Lact ?

| Abasaglar, Lantus, Toujeo | D.m. Typ 1/2 → 546: nach Bedarf |

A 6.2 Antihypoglykämika

Wm/Wi (Diazoxid): reversible Hemmung der Insulinausschüttung an Pankreas-Beta-Zellen; **Wm/Wi** (Glucagon): cAMP-vermittelte Glykogenolyse in der Leber ⇒ Glukoneogenese ↑ ⇒ Blutglukose ↑; **UW** (Diazoxid): Übelkeit, Erbrechen, Ödeme, Kaliumverlust, Tachykardie, Hypotonie, Hautausschlag, Hypertrichose, BB-Veränd., IgG ↓; **UW** (Glucagon): Übelkeit, Erbrechen, Bauchschmerzen, Hypotonie, Tachykardie, sekundäre Hypoglykämie; **KI** (Diazoxid): bek. Überempf., MI, Herzinsuff., idiop. postprandiale Hypoglykämie, Lakt.; **KI** (Glucagon): bek. Überempf., Phäochromozytom; **KI** (Glucose 40%): Hyperglykämie, Hypokaliämie, Azidose

Diazoxid Rp — HWZ 24-36h, Q0 0.8, PPB 90%, PRC C, Lact ?

| Proglicem *Kps. 25, 100mg* | Hypoglykämie verschiedener Genese:
ini 5mg/kg p.o. in 2-3ED, ggf. steigern;
Ki.: u.U. 15-20mg/kg; **DANI** Dosisreduktion |

Glucagon Rp — HWZ 8-18min, PRC B, Lact ?

| GlucaGen *Inj.Lsg. 1mg/1ml* | Hypoglykämie: Erw., Ki. > 25kg oder > 6-8J:
1mg s.c./i.m./i.v.; Ki. < 25kg oder < 6-8J: 0.5mg;
Relaxation Magen-Darm-Trakt:
0.2-0.5mg i.v.; 1-2mg i.m. |

A 6 Endokrinologie – Arzneimittel

Glucose 40% Rp/OTC

Glucose 40 Miniplasco *Amp. 4g/10ml* Glucosteril 40% *Amp. 4g/10ml*	Hypoglykämie: 20-100ml i.v.

A 6.3 Lipidsenker

Therapieziele abhängig von Begleiterkrankung[1]

Diabetes mellitus	D.m. plus makro- u./od. mikrovaskuläre Komplikationen oder weitere RF wie arterielle Hypertonie oder Albuminurie
• Hypercholesterinämie LDL-Zielwert < 100 mg/dl • Kombinierte Hyperlipidämie LDL-Zielwert < 100 mg/dl TG-Zielwert < 150 mg/dl	• Hypercholesterinämie LDL-Zielwert < 70 mg/dl • Kombinierte Hyperlipidämie LDL-Zielwert < 70 mg/dl TG-Zielwert < 150 mg/dl

[1] Vereinfachte schematische Darstellung nach aktuellen DDG/DEGIM-und DGK-Empfehlungen 2012; ESC/EAS Guidelines for the management of dyslipidaemias, European Society of Cardiology. European Heart Journal (2011) 32, 1769–1818.

A 6.3.1 Fibrate

Wm: Lipoproteinlipase-Aktivität ↑ ⇒ Triglyzeride ↓, LDL ↓, HDL ↑;
UW (Bezafibrat): Krea/CPK/AP ↑, Appetitlosigkeit;
UW (Fenofibrat): Bauchschmerzen, Übelkeit, Diarrhoe, Erbrechen, Flatulenz, Transaminasen ↑;
UW (Gemfibrozil): Dyspepsie, Diarrhoe, Übelkeit, Bauchschmerzen, Erbrechen, Meteorismus, Obstipation, Ekzem, Exanthem, Müdigkeit;
KI (Bezafibrat): bek. Überempf., Gallenblasen-/Lebererkrankungen (Ausnahme: Fettleber), bek. photoallergische/-toxische Reaktion auf Fibrate, schwere Niereninsuff. (Krea > 6mg/dl bzw. CrCl < 15), Dialyse, Grav./Lakt., Ki.;
KI (Fenofibrat): Niereninsuffizienz, primär biliäre Zirrhose, unerklärbar persistierende Leberfunktionsabnormität, Gallenblasenerkrankungen, schwere chronische Nierenerkrankung, chron. oder akute Pankreatitis mit Ausnahme einer akuten Pankreatitis aufgrund schwerer Hypertriglyceridämie, bek. photoallergische oder phototoxische Reaktionen unter Behandlung mit Fibraten oder Ketoprofen;
KI (Gemfibrozil): bek. Überempf., eingeschränkte Leberfunktion, schwere Niereninsuff., bek. Gallenblasen- oder Gallenwegserkrankung mit Cholelithiasis, auch in der Anamnese, gleichzeitige Anw. von Repaglinid oder Simvastatin; photoallergische oder phototoxischen Reaktionen unter Behandlung mit Fibraten in der Anamnese

Bezafibrat Rp	HWZ 2.5h, Q0 0.15, PPB 95%
Befibrat *Tbl. 200, 400(ret.)mg* Bezafibrat AL *Tbl. 400(ret.)mg* Bezafibrat-ratioph. *Tbl. 200, 400(ret.)mg* Cedur *Tbl. 200, 400(ret.)mg*	Schwere Hypertriglyzeridämie, gemischte Hyperlipidämie (bei Statin-KI/-Unverträgl.): 3 x 200mg p.o.; 1 x 400mg (ret.); **DANI** CrCl: > 60: 100%; 40-60: 2 x 200mg; 15-40: 200mg alle 1-2d; < 15: KI; HD: KI; **DALI** KI

Lipidsenker 121

Fenofibrat Rp	HWZ 21 h, Q0 0.2, PPB 99%, PRC C, Lact -
Cil Kps. 160, 200mg **Durafenat** Kps. 200mg **Fenofibrat-ratioph.** Kps. 100, 250(ret.)mg **Lipidil** Kps. 200mg **Lipidil 145 ONE** Tbl. 145mg (Nanopartikel) **Lipidil Ter** Tbl. 160mg	**Schwere Hypertriglyzeridämie, gemischte Hyperlipidämie** (bei Statin-KI/-Unverträgl.), **gemischte Hyperlipidämie** (bei hohem kardiovask. Risiko zusätzl. zu Statin, wenn Triglyzerid- u. HDL-Cholest. nicht ausreich. kontrolliert werden können): 3 x 100mg p.o.; 1 x 160-200mg; 1 x 145mg; 1 x 250mg (ret.); **DANI** Krea (mg/dl) > 2: 1 x 100mg/d; HD: 100mg alle 2d; Krea (mg/dl) > 6: KI; **DALI** KI

Gemfibrozil Rp	HWZ 1.5h, Q0 1.0, PPB > 97%, PRC C, Lact -
Gevilon Tbl. 600, 900mg	**Schwere Hypertriglyzeridämie, gemischte Hyperlipidämie od. prim. Hypercholesterinämie** (bei Statin-KI/-Unverträglichkeit), **Pro. kardiovask. Morbidität** (Männer mit nicht-HDL-Hypercholest. u. Statin-KI/-Unverträgl.): 1 x 900mg p.o.; 2 x 600mg; **DANI** CrCl 50-80: ini 900mg/d; KI bei schw. NI; **DALI** KI

A 6.3.2 Statine (CSE-Hemmer)

Wm: kompetitive Hemmung der HMG-CoA-Reduktase (= Cholesterol-Synthese-Enzym = CSE); **Wi**: intrazelluläre Cholesterinsynthese ↓, LDL ↓, HDL ↑; **UW** (Atorvastatin): Nasopharyngitis, allerg. Reakt., Hyperglykämie, Kopfschmerzen, Epistaxis, pharyngolaryngeale Schmerzen, Obstipation, Diarrhoe, Dyspepsie, Übelkeit, Meteorismus, Myalgie, Arthralgie, Extremitätenschmerzen, Muskelspasmen, Gelenkschwellungen, Rückenschmerzen, veränderte Leberfunktionstests, CK ↑; **UW** (Rosuvastatin): D.m., Kopfschmerzen, Schwindel, Verstopfung Übelkeit, Bauchschmerzen, Myalgie, Asthenie; **UW** (Simvastatin): Transaminasen ↑, Myopathie, Myalgie, CK ↑, Rhabdomyolyse, Exanthem, Anämie, periph. Neuropathie, Kopfschmerzen, Hypersensitivitätssyndrom; **KI** (Atorvastatin): bek. Überempf., aktive Lebererkr., Transaminasen ↑ > 3 x oberer Normwert, Grav./Lakt., Frauen im gebärfähigen Alter ohne geeignete Empfängnisverhütung; **KI** (Rosuvastatin): bek. Überempf., aktive Lebererkr., unklare Transaminasen ↑, schwere Niereninsuff., Myopathie, gleichzeitige Anw. von Ciclosporin, Grav./Lakt.; 40mg-Dosis bei Pat. mit prädisponierenden Faktoren für eine Myopathie/Rhabdomyolyse wie mittelschwere Niereninsuff., Hypothyreose, erbliche Muskelerkr. in der pers. oder fam. Anamnese, Alkoholmissbrauch, asiatische Abstammung, gleichzeitige Anw. von Fibraten, muskelschädigende Wi. durch frühere Einnahme eines Fibrats oder and. Statins; **KI** (Simvastatin): bek. Überempf., aktive Lebererkr., unklare Transaminasen ↑, Grav./Lakt., gleichz. Anw. potenter CYP3A4-Inhibit. (z.B. Itraconazol, Ketoconazol, Proteaseinhibitoren, Erythromycin, Clarithromycin, Telithromycin, Nefazodon)

Atorvastatin Rp	HWZ 14h, Q0 > 0.7, PPB 98%, PRC X, Lact -
Atoris Tbl. 10, 20, 30, 40, 60, 80mg **Atorvastatin-CT** Tbl. 10, 20, 30, 40mg **Atorvastatin HEXAL** Tbl. 10, 20, 30, 40, 60, 80mg **Lipitor** Tbl. 20mg **Sortis** Tbl. 10, 20, 40, 80mg	**Hypercholesterin-, komb. Hyperlipidämie** → 553, **Primärpräv. kardiovask. Erkr.**: ini 1 x 10mg p.o., je nach Wi steigern auf 1 x 20-40mg, max. 80mg/d; **DANI** nicht erf.; **DALI** regelmäßige Transaminasenkontrolle, KI bei aktiver Lebererkrankung

A 6 Endokrinologie – Arzneimittel

Fluvastatin Rp	HWZ 1-3h, Q0 1.0, PPB 98%, PRC X, Lact -
Fluvastatin PUREN *Kps. 20, 40mg; Tbl. 80(ret.)mg* **Fluvastatin HEXAL** *Kps. 20, 40mg; Tbl. 80(ret.)mg* **Locol** *Tbl. 80(ret.)mg*	**Hypercholesterin-, kombinierte Hyperlipidämie** → 553, **KHK nach Herzkatheter:** 1 x 20-40mg p.o., max. 2 x 40mg oder 1 x 80mg (ret.); **Ki. < 18J:** KI; **DANI** nicht erford.; **DALI** KI bei aktiver Lebererkrankung/unklarer Transaminasenerhöhung

Lovastatin Rp	HWZ 1.4h, Q0 1.0, PPB 95%, PRC X, Lact -
Lovabeta *Tbl. 10, 20, 40mg* **LovaHEXAL** *Tbl. 10, 20, 40mg* **Lovastatin-ratioph.** *Tbl. 20, 40mg*	**Hypercholesterin-, komb. Hyperlipidämie** → 553: 1 x 20-40mg p.o., max. 80mg/d; **DANI** CrCl: > 30: 100%; < 30: 20mg/d; **DALI** KI

Pravastatin Rp	HWZ 1.5-2h, Q0 0.55, PPB 45%, PRC X, Lact -
Lipifacil *Tbl. 10, 20, 40mg* **Prava Basics** *Tbl. 10, 20, 40mg* **Pravalich** *Tbl. 10, 20, 40mg* **Pravasin protect** *Tbl. 10, 20, 40mg* **Pravastatin-CT** *Tbl. 10, 20, 40mg* **Pravastatin HEXAL** *Tbl. 10, 20, 30, 40mg*	**Hypercholesterin-, kombin. Hyperlipidämie** → 553: 1 x 10-40mg p.o.; **Primär-/Sekundärpräv. kardiovask. Erkr.:** 1 x 40mg/d; **Post-Transplantations-Hyperlipidämie:** ini 1 x 20mg, ggf. steigern auf 1 x 40mg; **Ki. 8-13J:** max. 1 x 20mg; **DANI, DALI** ini 1 x 10mg/d, Anpassung unter med. Kontrolle; KI bei aktiver Lebererkrankung/unklarer Transaminasenerhöhung

Rosuvastatin Rp	HWZ 19h, PPB 90%, PRC X, Lact -
Crestor *Tbl. 5, 10, 20mg*	**Hypercholesterin-, kombinierte Hyperlipidämie** → 553, **homozygote, familiäre Hypercholesterinämie:** ini 1 x 5-10mg/d, max. 40mg/d; > 70J: ini 1 x 5mg; **Ki. 6-9J:** 1 x 5-10mg; **10-17J:** 1 x 5-20mg; **Pro. kardiovaskulärer Ereignisse:** 1 x 20mg; **DANI** CrCl > 60: 100%, 30-60: ini 1 x 5mg, max. 20mg/d, < 30: KI; **DALI** Child-Pugh < 7: 100%, 8-9: Bestimmung Nierenfunktion, > 9: keine Daten, KI bei aktiver Lebererkrankung

Simvastatin Rp	HWZ 1.9h, Q0 1.0, PPB 95%, PRC X, Lact -
Simva Aristo *Tbl. 10, 20, 30, 40, 60, 80mg* **Simvabeta** *Tbl. 5, 10, 20, 30, 40, 80mg* **SimvaHEXAL** *Tbl. 5, 10, 20, 30, 40, 60, 80mg* **Simvastatin-ratioph.** *Tbl. 5, 10, 20, 30, 40, 60, 80mg* **Zocor** *Tbl. 10, 20, 40mg*	**Hypercholesterin-, komb. Hyperlipidämie** → 553, **KHK:** ini 1 x 10-20mg, je nach Wi alle 4W steigern bis max. 80mg/d; **homozygote, famil. Hypercholesterinämie:** 1 x 40mg/d oder 80mg/d in 3ED (20-20-40mg); **DANI** CrCl > 30: 100% < 30: 10mg/d; **DALI** KI bei aktiver Lebererkrankung/unklarer Transaminasenerhöhung

Lipidsenker 123

A 6.3.3 Statin-Kombinationen

UW (Fenofibrat + Pravastatin): Abdominelles Spannungsgefühl, Bauchschmerzen, Oberbauchschmerzen, Obstipation, Diarrhoe, Mundtrockenheit, Dyspepsie, Aufstoßen, Flatulenz, Übelkeit, abdominelle Beschwerden, Erbrechen, Transaminasen ↑;

UW (ASS + Atorvastatin + Ramipril): Sodbrennen, Übelkeit, Erbrechen, Magenschmerzen, Diarrhoe, Obstipation, Dyspepsie, geringfügige Blutverluste aus GI-Trakt, paroxysmaler Bronchospasmus, schwerwiegende Dyspnoe, Rhinitis, Nasophyryngitis, allergische Reaktionen, Hyperglykämie, Kopfschmerzen, Schwindel, pharyngolaryngeale Schmerzen, Epistaxis, Myalgie, Arthralgie, Schmerzen in den Extremitäten, Muskelkrämpfe, Gelenkschwellungen, Rückenschmerzen, Leberenzymerhöhungen, CK ↑, Reizhusten, Bronchitis, Sinusitis, Exanthem, Muskelkrämpfe, Myalgie, Hyperkaliämie, Hypotonie, orthostat. RR-Abfall, Synkope, Thoraxschmerz, Erschöpfung;

UW (Atorvastatin + Perindopril + Amlodipin): Nasopharyngitis, allerg. Reakt., Hyperglykämie, Schläfrigkeit, Schwindel, Kopfschmerzen, Geschmacksstörungen, Parästhesie, Sehstörungen, Tinnitus, Palpitationen, Hypotonie, Flush, pharyngolaryngeale Schmerzen, Nasenbluten, Husten, Dyspnoe, Übelkeit, Erbrechen, Bauchschmerzen, Diarrhoe, Obstipation, Blähungen, Exanthem, Pruritus, Gelenkschwellungen, Knöchelschwellungen, Extremitätenschmerzen, Arthralgie, Myalgie, Muskelkrämpfe, Rückenschmerzen, Asthenie, Ödeme, CK ↑, veränderte Leberfunktionstests;

KI (Fenofibrat + Pravastatin): Überempfindlichkeit gegen Pravastatin oder Fenofibrat; schwere Leberfunktionsstörung inkl. biliärer Zirrhose oder aktive Lebererkrankung einschließl. nicht abgeklärter, persistierend erhöhter Werte bei Leberenzymen (> 3 x ULN); Ki. (< 18J), mittelschwere bis schwere NI, bek. Lichtallergie oder phototoxische Reaktion während Therapie mit Fibraten oder Ketoprofen, Gallenblasenerkr., chronische oder akute Pankreatitis mit Ausnahme einer akuten Pankreatitis infolge schw. Hypertriglyzeridämie, Myopathie u./od. Rhabdomyolyse unter Statinen und/oder Fibraten in der Anamnese oder gesicherte Erhöhung der Creatinphosphokinase (CK) > 5 x ULN unter einer früheren Behandlung mit Statinen, Grav./Lakt.;

KI (ASS + Atorvastatin + Ramipril): Überempfindlichkeit gegen Wirkstoffe, Soja, Erdnuss, andere Salicylate, NSAR, andere ACE-Hemmer, bei anamnest. bek. Asthmaanfällen oder anderen allergischen Reaktionen auf Salicylsäure oder andere NSAR, akute Magen-Darm-Ulzera, Hämophilie und andere Blutungsstörungen, stark eingeschränkte Nieren- und Leberfunktion, Hämodialyse-Patienten, schwere Herzinsuffizienz, gleichzeitige Behandlung mit Methotrexat (in einer Dosierung von 15mg oder mehr pro Woche), Patienten mit Nasenpolypen im Zusammenhang mit Asthma, das durch ASS ausgelöst oder verschlimmert wird; aktive Lebererkrankung oder unerklärte anhaltende Transaminasenerhöhung (> 3 x ULN), Grav./Lakt.; Frauen im gebärfähigen Alter, die keine geeigneten Empfängnisverhütungsmethoden anwenden; gleichzeitige Behandlung mit Tipranavir, Ritonavir, Ciclosporin; Angioödem in der Vorgeschichte (hereditär, idiopathisch oder früheres Angioödem bei Einnahme von ACE-Hemmern oder AT-II-Rezeptorantagonisten); extrakorporale Behandlungen, bei denen es zu einem Kontakt zwischen Blut und negativ geladenen Oberflächen kommt; signifikante beidseitige Nierenarterienstenose oder Nierenarterienstenose bei nur einer funktionsfähigen Niere, hypotensive oder hämodynamisch instabile Zustände, Ki. < 18J., gleichzeitige Anwendung von Aliskiren bei Patienten mit Diabetes mellitus oder eingeschränkter Nierenfunktion mit CrCl < 60;

A 6 Endokrinologie – Arzneimittel

KI (Atorvastatin + Perindopril + Amlodipin): bek. Überempf. gegen die Wirkstoffe; aktive Lebererkr. oder unklare dauerhafte ↑ der Serumtransaminasen (> 3 x ULN); Grav./Lakt.; Frauen im gebärfähigen Alter, die keine geeigneten Empfängnisverhütungsmethoden anwenden; schwere Hypotonie, Schock, Obstruktion des linksventrikulären Ausflusstrakts, hämodynamisch instabile Herzinsuff. nach einem akuten Myokardinfarkt, Angioödem (Quincke-Ödem) in Anamnese im Zusammenhang mit vorausgegangener ACE-Hemmer-Ther., hereditäres oder idiopathisches Angioödem; gleichzeit. Anw. mit Aliskiren-haltigen Arzneimitteln bei Patienten mit D.m. oder Nierenfunktionstrg. (CrCl < 60)

Fenofibrat + Pravastatin Rp

Pravafenix *Tbl.* 160+40mg	Komb. Hyperlipidämie und hohes KHK-Risiko: 1 x 160 + 40 mg p.o.; **DANI** CrCl < 60: **KI**; **DALI** mittelschwere LI: Anw. nicht empfohlen; schwere LI: **KI**

ASS + Atorvastatin + Ramipril Rp

Sincronium *Tbl.* 100+20+2.5mg, 100+20+5mg, 100+20+10mg	Sekundär-Pro. kardiovask. Ereignisse: 1 x 100+20+2.5-10mg p.o.; **DANI** CrCl 30-60: max. 5mg Ramipril; < 30, HD: **KI**; **DALI** vors. Anw. unter Transaminasen-Ktr., max. 2.5mg Ramipril; schwere LI: **KI**

Atorvastatin + Perindopril + Amlodipin Rp

Triveram *Tbl.* 10+5+5, 20+5+5, 20+10+5, 20+10+10, 40+10+10mg	Hypertonie und/oder stabile KHK + prim. Hypercholesterinämie oder gemischte Hyperlipidämie: 1 x 10-40 + 5-10 + 5-10mg p.o.; **DANI** CrCl ≥60: 100%; <60: Anw. nicht empf.; **DALI** **KI** bei aktiver Lebererkrankung

A 6.3.4 Gallensäurenkomplexbildner

Wm/Wi: Bindung von Gallensäuren im Darm ⇒ Unterbrechung des enterohepat. Kreislaufs der Gallensäuren ⇒ Gallensäureprod. aus Cholesterin ↑ ⇒ Cholesterin i.S. ↓; LDL-Rezeptoraktivität ↑ ⇒ LDL-Aufnahme der Leber ↑ ⇒ Cholesterin i.S. ↓; **UW** (Cholestyramin): Obstipation, Völlegefühl, Nausea, Diarrhoe, Resorptionsstörung (Medikamente, lipophile Vit.); **UW** (Colesevelam): Dyspepsie, Obstipation, Myalgie; **KI** (Cholestyramin): Gallengangverschluss; **KI** (Colesevelam): bek. Überempf., Darmverschluss, Gallengangobstruktion

Colestyramin Rp

Colestyramin HEXAL, Colestyramin-ratioph., Quantalan, Questran *Btl. 4g* **Lipocol** *Kautbl. 2g* **Vasosan** *Btl. 4g; Gran. (2 Messl. enth. 4g)*	Hypercholesterinämie → 553: 3 x 4-8g p.o.; Pruritus/Ikterus bei partiellem Gallengangverschluss: 1-2 x 4g p.o.; chologene Diarrhoe: 3 x 4g p.o.; **Ki.**: kg x Erw.-Dosis/70kg

Colesevelam Rp

Cholestagel *Tbl.* 625mg	Hypercholesterinämie → 553: 4-6 Tbl./d; max. 3 x 2Tbl.

Lipidsenker 125

A 6.3.5 Cholesterinresorptionshemmstoffe, Omega-3-Fettsäuren

Wm/Wi (Ezetimib): selektive Hemmung der intestinalen Cholesterinresorption;
UW (Ezetimib): Kopfschmerzen, Bauchschmerzen, Diarrhoe, bei Komb. mit CSE-Hemmer auch Transaminasen ↑, Myalgie; **UW** (Omega-3-S.): Oberbauchschmerzen, Meteorismus, Obstipation, Diarrhoe, Dyspepsie, Flatulenz, Aufstoßen, Refluxösophagitis, Übelkeit, Erbrechen; **KI** (Ezetimib): Grav./Lakt.; **KI** (Omega-3-S.): bek. Überempfindlichkeit

Ezetimib Rp   HWZ 22h, PPB 99%

Ezetrol *Tbl. 10mg* Zetia *Tbl. 10mg*	Primäre Hypercholesterinämie, homozygote familiäre Hypercholesterinämie → 553, homozygote Sitosterinämie: 1 x 10mg p.o. allein oder in Kombination mit CSE-Hemmer; Ki. < 10J: KI; **DANI** nicht erforderlich; **DALI** Child-Pugh 5-6: nicht erforderl.; > 7: KI

Ezetimib + Atorvastatin Rp

Atozet *Tbl. 10+10mg, 10+20mg, 10+40mg, 10+80mg* Tioblis *Tbl. 10+10mg, 10+20mg, 10+40mg, 10+80mg*	Primäre Hypercholesterinämie: 1 x 10+10 bis 10+80mg p.o.; **homozygote fam. Hypercholesterinämie**: 1 x 10+40 bis 10+80mg; **DANI** nicht erforderl.; **DALI** KI bei aktiver Leberkrkr./unklarer Transaminasenerhöhung

Ezetimib + Simvastatin Rp

Goltor *Tbl. 10+10mg, 10+20mg, 10+40mg, 10+80mg* Inegy *Tbl. 10+10mg, 10+20mg, 10+40mg, 10+80mg* Vytorin *Tbl. 10+40mg*	Primäre Hypercholesterinämie → 553: 1 x 10+10 bis 10+80mg p.o.; **homozygote fam. Hypercholesterinämie**: 1 x 10+40 bis 10+80mg; **DANI** CrCl < 30: sorgf. Dosisanp.; **DALI** Child-Pugh 5-6: nicht erf.; > 7: KI ; KI bei aktiver Leberkrkr./unklarer Transaminasenerh.

Omega-3-Säureethylester Rp

Omacor *Kps. 1g* Zodin *Kps. 1g*	Pro. nach Herzinfarkt: 1g/d; Hypertriglyzeridämie → 554: 2g/d p.o., ggf. steigern bis 4g/d; **DANI, DALI** keine Daten

A 6.3.6 Sonstige Mittel, den Lipidstoffwechsel beeinflussend

Wm/Wi (Alipogentiparvovec): enthält humane LPL-Genvariante LPL^{S447X} in einem Adeno-assoziierten Virus vom Serotyp 1 (AAV1)-Vektor ⇒ wird von Muskelzellen aufgenommen ⇒ Expression des LPL^{S447X} - Gens und Produktion des transgenen LPL^{S447X} Proteins ⇒ Schlüsselenzym für die Metabolisierung von Lipoproteinen; **Wm/Wi** (Alirocumab, Evolocumab): Proproteinkonvertase Subtilisin/Kexin Typ 9 (PCSK9) bindet an und zerstört LDL-Rez. an der Leberzelle ⇒ LDL-Chol.-Aufnahme und Abbau in Leberzelle ↓ ⇒ LDL-Cholesterin im Blut ↑; PCSK9-Inhibitoren binden PCSK9 ⇒ LDL-Cholesterin-Aufnahme und -Abbau in Leberzelle ↑ ⇒ LDL-Chol. im Blut ↓; **UW** (Alipogentiparvovec): Appetit ↓, Hypoglykämie, Kopfschmerz, Brennen, Benommenheit, Schwindelgefühl, Ameisenlaufen, Präsynkope, Lipaemia retinalis, Hypertonie, Belastungsdyspnoe, Lungenembolie, Bauchschmerzen, Übelkeit, Verstopfung, Xanthom, abnormes Haarwachstum, palmarplant. Erythrodysästhesiesyndrom, Ausschlag;

A 6 Endokrinologie – Arzneimittel

UW (Alipogentiparvovec, Fortsetzung): Schmerzen in Extremität, Arthritis, Gliederschmerzen, Muskelspasmen, Muskelzerrung, muskuloskelettale Steifigkeit, Myalgie, Nackenschmerzen, Schweregefühl, Ermüdung, Hyperthermie, Schüttelfrost, Schmerzen/Ödem/Juckreiz/Beschwerden an Injektionsstelle, peripheres Ödem, Fieber, Prellung;
UW (Alirocumab): lokale Reaktionen an Injektionsstelle, klinische Zeichen und Symptome im Bereich der oberen Atemwege, Pruritus; **UW** (Evolocumab): Influenza, Nasopharyngitis, Inf. d. oberen Atemwege, Hautausschlag, Urtikaria, Übelkeit, Rückenschmerzen, Arthralgie, Reaktionen an Injektionsstelle; **KI** (Alipogentiparvovec): bek. Überempf., Immundefizienz, Blutungsneigung ↑, Muskelerkrankungen, gleichzeitige Anw. mit Thrombozytenaggregationshemmern oder sonstigen gerinnungshemmenden Arzneimitteln, Einnahme oraler Kontrazeptiva; **KI** (Alirocumab): bek. Überempfindlichkeit; **KI** (Evolocumab): bek. Überempfindlichkeit

Alipogentiparvovec Rp		Lact -
Glybera *Inj.Lsg. 3 x 10^{12} gc/ml*	**Familiäre Lipoproteinlipasedefizienz:** max. 1 x 10^{12} gc/kgKG, einmalige Anw. mittels mehrerer i.m.-Injekt., max. 0.5ml pro Injektionsstelle; **DANI, DALI** nicht erf.	

Alirocumab Rp	HWZ 17-20d
Praluent *Pen 75, 150mg*	**Primäre Hypercholesterinämie, gemischte Dyslipidämie:** ini 75mg s.c. alle 2W; ggf. 150mg alle 2W je nach Ansprechen/Ther.-Ziel; **DANI** leichte-mittelschw.NI: 100%; schw. NI: vorsichtige Anw.; **DALI** leichte-mittelschw. LI: 100%; schw. LI: vorsichtige Anw.

Evolocumab Rp	HWZ 11–17d
Repatha *Pen 140mg/1ml*	**Primäre Hypercholesterinämie, gemischte Dyslipidämie:** 140mg alle 2W oder 420mg 1 x /M s.c.; **homozygote familiäre Hypercholesterinämie:** ini 420mg 1x/M s.c., nach 12W ggf.420mg s.c. alle 2W; **DANI** CrCl < 30: vorsichtige Anw.; **DALI** geringe LI: 100%; mäßige LI: engmaschige Überwachung; schw. LI.: vorsichtige Anw.

A 6.4 Schilddrüse, Nebenschilddrüse

A 6.4.1 Schilddrüsenhormone

Wm/Wi: Stimulierung von Wachstum, körperlicher/geistiger Entwicklung, Proteinsynthese ↑, oxidativer Abbau von Fetten/Kohlenhydraten ↑ (Grundumsatz ↑);
UW: Herzrhythmusstörungen (z. B. Vorhofflimmern und Extrasystolen), Tachykardie, Herzklopfen, pektanginöse Zustände, Kopfschmerzen, Muskelschwäche und Krämpfe, Flush, Fieber, Erbrechen, Menstruationsstörungen, Pseudotumor cerebri, Tremor, innere Unruhe, Schlaflosigkeit, Hyperhidrosis, Gewichtsabnahme, Diarrhoe; **KI:** bek. Überempf., unbehandelte Nebennierenrindeninsuff., unbehandelte Hypophyseninsuff., unbehandelte Hyperthyreose; Ther.-Beginn bei akutem Myokardinfarkt, akuter Myokarditis und akuter Pankarditis; Komb. Ther. mit T4 und Thyreostatika bei Hyperthyreose während der Schwangerschaft

Schilddrüse, Nebenschilddrüse

Levothyroxin (T4) Rp	HWZ 7d (22h), Q0 1.0 (1.0), PPB 99%, PRC A, Lact ?
Berlthyrox Tbl. 50, 75, 100, 125, 150µg **Eferox** Tbl. 25, 50, 75, 100, 125, 150, 175, 200µg **Euthyrox** Tbl. 25, 50, 75, 88, 100, 112, 125, 137, 150, 175, 200µg **L-Thyrox HEXAL** Tbl. 25, 50, 75, 88, 100, 112, 125, 150, 175, 200µg **L-Thyroxin inject Henning** Inj.Lsg. 500µg/5ml **L-Thyroxin-Na ratioph.** Tbl. 25, 50, 75, 100, 125, 150, 175, 200µg **Thevier** Tbl. 50, 100µg	**Hormonsubstitution bei Hypothyreose** → 564: ini 1 × 25-50µg p.o., alle 2-4W um 25-50µg steigern bis 100-200µg/d; **Ki.:** ini 12.5-50µg/m² KOF, dann 100-150µg/m² KOF; **euthyreote Struma, Pro. Rezidivstruma** → 561: 75-200µg/d; **hypothyreotes Koma:** ini 0.3-0.5mg i.v.; ab d2: 100µg/d; **Suppressionstherapie bei SD-Malignom:** 150-300µg/d

Liothyronin (T3) Rp	HWZ 22h, Q0 1.0, PPB 99%, PRC A, Lact ?
Thybon Tbl. 20, 100µg **Thyrotardin-inject** Inf.Lsg. 100µg	**Hormonsubstitution bei Hypothyreose** → 564: ini 20µg/d p.o., Erh.Dos. 50-75µg/d in 3 ED; **hypothyreotes Koma:** 0.1mg i.v.; **SD-Suppressionstest:** 60-100µg/d für 6-10d

T4 + T3 Rp	PRC A, Lact ?
Novothyral Tbl. 75+15, 100+20µg **Prothyrid** Tbl. 100+10µg	**Hormonsubst. bei Hypothyreose** → 564, **euthyr. Struma, Pro. Rezidivstruma** → 561: ini 50µg T4/d, nach 2W evtl. 75µg T4/d, Erh.Dos. 50-100µg T4/d; **SD-Malignom postop.:** 100-200µg T4/d

T4 + Kaliumiodid Rp	PRC A
Eferox-Jod Tbl. 50+150, 75+150, 88+150, 100+100, 100+150, 112+150, 125+150, 150+150µg **Jodthyrox** Tbl. 100+131µg **L-Thyrox Jod HEXAL** Tbl. 50+150, 75+150, 88+150, 100+100, 100+150, 112+150, 125+150, 150+150µg **Thyronajod** Tbl. 50+196, 75+196, 100+196, 125+196, 150+196µg	**Euthyreote Struma, Pro. Rezidivstruma** → 561: 1 × 50-150µg T4 p.o.

A 6.4.2 Thyreostatika

Wm/Wi (Carbimazol, Propylthiouracil, Thiamazol): Hemmung thyreoidaler Peroxidase (J⁻ → J) und Hormonsynthese, Inkretion bereits fertiger Hormone wird nicht gehemmt, Propylthiouracil: zusätzl. part. Hemmung d. Konversion T4 → T3; **Wm/Wi** (Natriumperchlorat): kompet. Hemmung thyreoidaler Iodidaufnahme; **UW:** (Carbimazol, Thiamazol): Agranulozytose, Leukos ↓, allerg. Hautreaktion, Strumaentwicklung, GI-Beschwerden, Hepatitis, transiente Cholestase; **UW:** (Natriumperchlorat): flüchtiges Exanthem, Übelkeit, Brechreiz, Mundtrockenheit, pharyngitische Reizungen, Lymphadenopathie, Leukopenie, Purpura, fieberhafte Arthralgie; **KI** (Carbimazol, Thiamazol): bek. Überempf., Granulozytopenie, frühere Knochenmarkschädigung durch Thyreostatika, Cholestase, bei zusätzl. Therapie mit SD-Hormonen in der Grav.; **KI** (Natriumperchlorat): retrosternale Struma, bek. Überempf.; zuvor unter Perchlorat-Gabe aufgetretene BB-Veränd., v.a. Agranulozytose; während Plummerung zur OP-Vorbereitung

A 6 Endokrinologie – Arzneimittel

Carbimazol Rp	HWZ 0.5(4)h, Q0 1.0 (0.9), PPB 0%, PRC C
Carbimazol Aristo *Tbl. 5, 10mg* **Carbimazol Henning** *Tbl. 5, 10mg* **Carbimazol HEXAL** *Tbl. 5, 10mg*	**Hyperthyreose** → 562: ini 40–60mg p.o., Erh.Dos. 1 x 5–20mg; **Ki.:** ini 0.5–0.7 mg/kg/d, Erh.Dos. 0.3–0.5 mg/kg/d; **DALI** möglichst niedrige Dosis

Propylthiouracil Rp	HWZ 0.9–4.3h, Q0 0.9, PPB 80%, PRC D, Lact ?
Propycil *Tbl. 50mg*	**Hyperthyreose:** ini 3 x 75–100mg/d p.o., in schweren Fällen: 300–600mg/d in 4–6ED, Erh.Dos. 25–150mg/d; **Ki. 6–10J:** ini 50–150mg/d, Erh.Dos. 25–50mg/d; **neonatal:** ini 5–10mg/d in 3ED, Erh.Dos. 3–4mg/kg/d; **DANI** milde bis mäßige NI: 75%, schwere NI: 50%; **DALI** ggf. Dosisreduktion

Thiamazol Rp	HWZ 3h, Q0 0.9, PPB 0%, PRC C
Methizol *Tbl. 5, 20mg* **Thiamazol Henning** *Tbl. 5, 20mg; Amp. 40mg/1ml* **Thiamazol HEXAL** *Tbl. 5, 10, 20mg* **Thyrozol** *Tbl. 5, 10, 20mg*	**Hyperthyreose** → 562: ini 20–40mg/d p.o. in 2–4ED, Erh.Dos. 1 x 5–20mg; **Ki.:** ini 0.3–0.5mg/kg/d, Erh.Dos. 0.2–0.3mg/kg/d; **thyreotoxische Krise:** ini 80mg i.v., dann Dauerinfusion 120–240mg/d; **DALI** möglichst niedrige Dosis

Natriumperchlorat Rp	
Irenat *Gtt. (15Gtt. = 300mg)*	**Hyperthyreose** → 562: ini 4–5 x 10Gtt., nach 1–2W 4 x 5Gtt.; **Ki. 6–14J:** 3–6 x 1Gtt. oder 4–6 x 2Gtt.; **Schilddrüsenblockade vor szintigraphischer Untersuchung:** 10–20Gtt.; **Perchlorat-Discharge-Test:** 30–50 Gtt. nach Radiojodtracerdosis; **Ki.:** 300–600mg/m² KOF

A 6.4.3 Parathormon

Wm/Wi (Teriparatid): rekombinantes Parathormon ⇒ Knochenbildung ↑ durch Osteoblastenstimulation, intest. Kalziumresorption ↑, tubuläre Kalziumreabsorption ↑, renale Phosphatausscheidung ↑; **UW** (Teriparatid): Gliederschmerzen, Kopfschmerzen, Schwindel, Nausea, Emesis, Depression, Anämie, Hypercholesterinämie, Müdigkeit, Thoraxschmerzen, Schwitzen; **KI** (Teriparatid): bek. Überempf., Ca^{++} ↑, schwere NI, M. Paget, Hyperparathyreoidismus, ungeklärte aP ↑, Z.n. Strahlentherapie des Skeletts

Teriparatid Rp	HWZ 1h, PRC C, Lact -
Forsteo *Injector 750µg/3ml (20µg/Dosis), 600µg/2.4ml (20µgDosis)*	**Manifeste Osteoporose:** 1 x 20µg s.c. für max. 18M; **DANI** KI bei schw. NI; **DALI** keine Daten

Gichtmittel 129

A 6.4.4 Kalzimimetikum

Wm/Wi: erhöht Empfindlichkeit des kalziumsensitiven Rez. der Nebenschilddrüse auf extrazelluläres Kalzium ⇒ Parathormonspiegel ↓ ⇒ Serumkalziumspiegel ↓;
UW: Übelkeit, Erbrechen, Anorexie, Schwindel, Parästhesien, Rash, Myalgien, Asthenie, Hypokalzämie, Testosteronspiegel ↓, allergische Reaktionen, Krampfanfälle, Hypotonie, Verschlechterung einer Herzinsuffizienz, Dyspepsie, Diarrhoe;
KI: bek. Überempf., Galak-toseintoleranz, Laktase-Mangel, Glukose-Galaktose-Malabsorption, Ki. und Jugendl.

Cinacalcet Rp	HWZ 30-40h, Q0 0.2, PPB 97%, PRC B, Lact ?
Mimpara *Tbl.* 30, 60, 90mg	**Sek. HPT bei dialysepflichtiger, terminaler NI** → 569**:** ini 1 x 30mg p.o., Dosistitration alle 2-4W nach PTH-Spiegel, max. 180mg/d; regelmäßige Ca- u. PTH-Kontr.; **Hyperkalzämie bei Nebenschilddrüsen-Ca** → 543, **prim. HPT** → 568**:** ini 2 x 30mg p.o., alle 2-4W ED um 30mg steigern bis 2 x 90mg, max. 3-4 x 90mg; regelmäßige Ca-Kontrollen; **DALI** sorgfältige Dosiseinstellung

A 6.5 Gichtmittel

A 6.5.1 Urikosurika

Wm/Wi (Benzbromaron, Probenecid): Hemmung der tubulären Harnsäurerückresorption;
UW (Benzbromaron): Nausea, Brechreiz, Völlegefühl, Diarrhoe, Gichtanfall, Uratsteine;
UW (Probenecid): Anorexie, Nausea, Brechreiz, Völlegefühl, Hautreakt., Zahnfleischentzündung, Haarausfall, Hautjucken, Kopfschmerzen, Benommenheit, Gichtanfall, Uratsteine;
KI (Benzbromaron): bek. Überempf., Nierensteindiathese, Niereninsuff. akuter Gichtanfall, Lebererkr., Grav.; **KI** (Probenecid): bek. Überempf., akuter Gichtanfall, Ki. < 2J, Nierensteindiathese, Niereninsuffizienz, Grav./Lakt.

Benzbromaron Rp	HWZ 3(17-20)h, Q0 1.0 (1.0), PPB 99%
Benzbromaron AL *Tbl.* 100mg Narcaricin mite *Tbl.* 50mg	**Hyperurikämie** → 555**:** ini 1 x 20-25mg p.o., Erh.Dos. 1 x 100mg; **DANI, DALI** KI

Probenecid Rp	HWZ 3-17h, Q0 0.9, PPB 90%, PRC B, Lact ?
Probenecid *Tbl.* 500mg	**Hyperurikämie** → 555**:** W1: 2 x 250mg p.o., dann 2 x 500mg; **Ki. > 2J:** ini 25mg/kg, dann 40mg/kg; **DANI** KI

A 6.5.2 Xanthin-Oxidase-Inhibitoren

Wm/Wi: Hemmung der Xanthinoxidase ⇒ Harnsäureproduktion ↓ (Urikostatikum);
UW (Allopurinol): Nausea, Erbrechen, Hautreakt., Diarrhoe, Leukopenie, reakt. Gichtanfall;
UW (Febuxostat): Leberfkt. Strg., Durchfall, Übelkeit, Hautausschlag, Kopfschmerzen;
KI (Allopurinol): bek. Überempf., Cave in Grav./Lakt.;
KI (Febuxostat): bek. Überempf.

A 6 Endokrinologie – Arzneimittel

Allopurinol Rp	HWZ 1.5(19)h, Q0 0.8 (0.1), PPB < 1%, PRC C, Lact ?
Allo-CT Tbl. 100, 300mg **Allopurinol-ratioph.** Tbl. 100, 300mg **Epidropal** Tbl. 300mg **Jenapurinol** Tbl. 100mg **Zyloric** Tbl. 100, 300mg	**Hyperurikämie** → 555, **Uratnephropathie** → 755, **Pro. von Ca-Oxalatsteinen** → 754, **Lesch-Nyhan-Syndrom:** 1 x 100-300mg p.o., max. 800mg/d; **Ki. < 15J:** 10mg/kg/d in 3ED; max. 400mg/d; **DANI** CrCl 10-20: 100-200mg/d; < 10: 100mg/d; HD: 2-3 x/W 300-400mg; **DALI** s. DANI

Febuxostat Rp	HWZ 5-8h, PPB 99%, PRC C, Lact ?
Adenuric Tbl. 80, 120mg	**Chron. Hyperurikämie mit Uratablagerungen:** 1 x 80mg p.o.; ggf. 1 x 120mg, wenn Harnsäurespiegel nach 2-4W > 6mg/dl; **DANI** leichte-mittelschw. NI: 100%; schwere NI: keine Daten; **DALI** leichte LI: 80mg/d; mittelschwere bis schwere LI: keine Daten

A 6.5.3 Allopurinol-Kombinationen

Allopurinol + Benzbromaron Rp	
Allopurinol-ratioph. comp. Tbl. 100+20mg	**Hyperurikämie** → 555: 1 x 100+20mg p.o., evtl. vorübergehend 300+60mg/d; **DANI** KI; **DALI** KI

A 6.5.4 Weitere Gichtmittel

Wm/Wi (Colchicin): verhindert Phagozytose abgelagerter Uratkristalle durch Leukozyten, die Entzündungsmediatoren freisetzen = Mitosehemmstoff;
Wm/Wi (Rasburicase): Katalyse der enzymat. Oxidation von Harnsäure in Allantoin, das leichter über die Niere ausgeschieden wird;
UW (Colchicin): Durchfälle, Nausea, Erbrechen, Leukopenie, Alopezie;
UW (Rasburicase): Fieber, Erbrechen, Übelkeit, Diarrhoe, Kopfschmerzen, allerg. Reaktionen;
KI (Colchicin): Grav./Lakt.; **KI** (Rasburicase): G-6-PDH-Mangel, Grav./Lakt.

Colchicin Rp	HWZ 4.4h, Q0 1.0, PRC D, Lact +
Colchicum-Dispert Tbl. 0.5mg **Colchysat** Gtt. (25Gtt. = 0.5mg)	**Akuter Gichtanfall** → 555: ini 1mg p.o., dann alle 1-2h 0.5-1.5mg bis Besserung, max. 8mg/d bzw. 12mg/Anfall; **DANI, DALI** KI

Rasburicase Rp	HWZ 19h, keine PPB
Fasturtec Inj.Lsg. 1.5mg/1ml, 7.5mg/5ml	**Akute Hyperurikämie** → 555, **Tumorlyse bei Therapie hämatologischer Malignome:** 1 x 0.2mg/kg über 30min i.v. über 5-7d; **DANI, DALI** nicht erforderlich

Kalziumstoffwechselregulatoren 131

A 6.6 Kalziumstoffwechselregulatoren

A 6.6.1 Bisphosphonate

Wm/Wi: Osteoklastentätigkeit ↓ ⇒ ossäre Kalziumfreisetzung ↓, Knochenabbau ↓;
UW (Alendronsäure): Kopfschmerzen, Bauchschmerzen, Dyspepsie, Obstipation, Diarrhoe, Flatulenz, Ösophagusulzera, Dysphagie, aufgetrieb. Abdomen, saures Aufstoßen, muskuloskelettaler Schmerz; **UW** (Zoledronsäure): Anämie, Kopfschmerzen, Konjunktivitis, Übelkeit, Erbrechen, Appetit ↓, Knochenschmerzen, Myalgie, Arthralgie, generalisierte Schmerzen, Nierenfktsstrg., Fieber, grippeähnliche Symptome, Hypophosphatämie, Hypokalzämie, Serum-Krea/-Harnstoff ↑;
KI (Alendronsäure): bek. Überempf.; Ösophagusanomalien und and. Faktoren, die die Ösophagusentleerung verzögern wie Striktur oder Achalasie; Unfähigkeit, für mind. 30 Min zu stehen oder aufrecht zu sitzen; Hypokalzämie; **KI** (Zoledronsäure): bek. Überempfindlichkeit, Lakt.

Alendronsäure Rp	HWZ bis zu 10a (im Knochen), Q0 0, PPB 78%, PRC C, Lact ?
Alendron Beta *Tbl. 70mg* Alendron HEXAL *Tbl. 10, 70mg* Alendronsäure Basics *Tbl. 10, 70mg* Alendronsäure-ratioph. *Tbl. 70mg* Binosto *Brausetbl. 70mg* Fosamax *Tbl. 10, 70mg* Tevanate *Tbl. 10, 70mg*	Postmenopausale Osteoporose, Osteoporose bei Männern, Ther./Pro. der glukokortikoid-induzierten Osteoporose: 1 x 10mg p.o.; postmenopausale Osteoporose: 1 x 70mg/W; **DANI** CrCl 35-60: 100%; < 35: Anw. nicht empfohlen; **DALI** nicht erforderlich

Alendronsäure + Colecalciferol Rp	
Alendronsäure/Colecalciferol AbZ *Tbl. 70mg+5600IE* Alendronsäure-ratioph. + Colecalciferol *Tbl. 70mg+2800IE, 70mg+5600IE* Fosavance *Tbl. 70mg+2800IE, 70mg+5600IE*	Postmenopausale Osteoporose bei Risiko für Vit.-D-Mangel: 1 x/W 70mg + 2800IE p.o.; bei fehlender zusätzlicher Vitamin-D-Supplementierung 1 x/W 70mg+5600IE; **DANI** CrCl 35-60: 100%; < 35: Anw. nicht empf.

Alendronsäure + Colecalciferol + Calcium Rp	
Alendron HEXAL plus Calcium D *Kombipck. mit Tbl. Alendronsäure 70mg u. Brausetbl. Calcium 1000mg + Colecalciferol 880 IE* Alendrokit Dura *Kombipck. mit Tbl. Alendronsäure 70mg u. Tbl. Calcium 600mg + Colecalciferol 400 IE*	Postmenopausale Osteoporose → 557 bei Risiko für Vit.-D- u. Calcium-Mangel: 1 x/W 70mg Alendrons. p.o.+1 x tgl. 600-1000mg Ca + 400-880IE Colecalciferol p.o.; **DANI** CrCl 35-60: 100%; < 35: Anw. nicht empfohlen

Alendronsäure + Alfacalcidol Rp	
Alendronsäure-ratioph. plus *Kombipack. mit Alendrons. Tbl. 70mg u. Alfacalcidol Kps.1µg* Tevabone *Kombipck. mit Alendronsäure Tbl. 70mg und Alfacalcidol Kps.1µg*	Postmenopausale Osteoporose → 557: 1 x/W 70mg Alendronsäure + 1 x tgl. 1µg Alfacalcidol p.o.; **DANI** CrCl 35-60: 100%; < 35: Anw. nicht empfohlen

A 6 Endokrinologie – Arzneimittel

Clodronsäure Rp	HWZ 2h, geringe PPB
Bonefos *Amp. 300mg/5ml, 1,5g/25ml* Clodron HEXAL *Tbl. 400, 800mg* Ostac *Tbl. 520mg*	**Tumorinduz. Hyperkalzämie, Osteolyse:** ini 2400-3200mg/d p.o., langs. auf 1600mg/d red.; 1500mg i.v. einmalig oder 300mg/d i.v. für 10d; **DANI** CrCl 50-80: 75% i.v. bzw. 1600mg/d p.o.; 12-50: 50-75% i.v. bzw. 1200mg/d p.o.; < 12: 50% i.v. bzw. 800mg/d p.o.

Etidronsäure Rp	HWZ 1-6h, PRC C, Lact -
Etidronat Jenapharm *Tbl. 200mg*	**Postmenopausale Osteoporose** → 557, **Pro. der glukokortikoid-induzierten Osteoporose:** 400mg p.o. für 14d, dann 500mg Ca für 76d; **M. Paget** → 560: 5mg/kg für max. 6M, Steigerung auf max. 20mg/kg/d; Wdh. evtl. nach 3M; **DANI** KI bei schw. NI

Ibandronsäure Rp	HWZ 10-16h, PRC C, Lact ?
Ascendra *Fertigspr. 3mg/3ml* Bondronat *Tbl. 50mg; Amp. 2mg/2ml, 6mg/6ml* Bonviva *Tbl. 150mg; Fertigspr. 3mg/3ml* Ibandronsäure HEXAL *Tbl. 150mg; Inf.Lsg. 2mg/2ml, 3mg/3ml, 4mg/4ml, 6mg/6ml* Ibandronsäure-ratioph. *Tbl. 50, 150mg; Fertigspr. 3mg/3ml* Ibandronsäure Stada *Tbl. 150mg; Inf.Lsg. 2mg/2ml, 3mg/6ml, 6mg/6ml* Ribobandron *Inf.Lsg. 2mg/2ml, 6mg/6ml*	**Tumorinduzierte Hyperkalzämie** → 543: 2-4mg, max. 6mg i.v. als ED; **Pro. skelettbezogener Komplikationen bei Knochenmetastasen** → 557: 1 x 50mg p.o.; 6mg i.v. alle 3-4W; **postmenopausale Osteoporose** → 557: 150mg p.o. 1 x/M; 3mg i.v. alle 3M; **DANI** CrCl > 30: 100%; < 30: 2mg i.v. alle 3-4W bzw. 50mg p.o. 1 x/W; **DALI** nicht erforderlich

Pamidronsäure Rp	HWZ 1.6-27h, Q0 0.5, PPB 54%, PRC C, Lact ?
Aredia *Inj.Lsg. 15mg/5ml, 30mg/10ml, 60mg/10ml, 90mg/10ml* Axidronat *Inj.Lsg. 15mg/5ml, 30mg/10ml, 60mg/10ml, 90mg/10ml* Pamidron HEXAL *Inj.Lsg. 15mg/1ml, 30mg/2ml, 60mg/4ml, 90mg/6ml* Pamifos *Inj.Lsg. 15mg/5ml, 30mg/10ml, 60mg/20ml, 90mg/30ml* Ribodronat *Inj.Lsg. 60mg/20ml, 90mg/30ml*	**Tumorinduzierte Hyperkalzämie** → 543, **osteolytische Metastasen, Multiples Myelom** → 590: 90mg i.v. alle 4W; **M. Paget** → 560: 1 x 30mg/W über 6W i.v.; **DANI** CrCl > 30: 100%, max. 90mg/4h; < 30: KI; **DALI** leichte bis mittlere LI: 100%, schwere LI: keine Daten

Risedronsäure Rp	HWZ 1.5(24)h, PPB 24%, PRC C, Lact ?
Acara *Tbl. 35mg* Actonel *Tbl. 5, 30, 35, 75mg* Risedronat Heumann *Tbl. 35mg* Risedron HEXAL *Tbl. 35, 75mg* Risedronsäure-CT *Tbl. 75mg*	**Osteoporose** → 557: 1 x 5mg p.o.; 1 x/W 35mg; **postmenopausale Osteoporose mit erhöhtem Frakturrisiko:** 75mg p.o. d1+2, Wh d29; **M. Paget:** 1 x 30mg p.o. für 2M, evtl. Wdh. nach 2M; **DANI** CrCl < 30: KI

Kalziumstoffwechselregulatoren 133

Zoledronsäure Rp	HWZ 167h, Q0 0.1, PPB 56%, PRC D, Lact ?
Aclasta *Inf.Lsg. 5mg/100ml* **Ribometa** *Inf.Lsg. 4mg/5ml* **Steozol** *Inf.Lsg. 4mg/5ml* **Zerlinda** *Inf.Lsg. 4mg/100ml* **Zoledron HEXAL** *Inf.Lsg. 4mg/5ml, 4mg/100ml* **Zoledronsäure Actavis** *Inf.Lsg. 4mg/5ml* **Zoledronzentiva** *Inf.Lsg. 4mg/5ml, 4mg/100ml* **Zometa** *Inf.Lsg. 4mg/5ml, 4mg/100ml*	**Tumorinduzierte Hyperkalzämie** → 543, **Pro. skelettbezogener Komplikationen bei Knochenmetastasen:** Zometa: 4mg in 100ml NaCl 0.9% über 15min i.v., alle 3-4W; **DANI** CrCl 50-60: 3.5mg; 40-49: 3.3mg; 30-39: 3mg; < 30: Anw. nicht empfohlen; **M. Paget** → 560: Aclasta: einmalig 5mg i.v.; **erhöhtes Frakturrisiko bei postmenopaus./ cortisoninduz. Osteoporose, Osteoporose bei Männern** → 557: Aclasta: 1 x/J 5mg i.v.; **DANI** CrCl > 35: 100%; < 35: KI; **DALI** nicht erf.

A 6.6.2 Calcitonin

Wm/Wi: ossärer Kalzium- und Phosphateinbau ↑, renale Kalzium- und Phosphatausscheidung ↑;
UW: Flush, Übelkeit, Erbrechen, Malignombildg.; **KI:** bek. Überempf., Hypokalzämie, Pat. < 18J

Calcitonin (vom Lachs) Rp	HWZ 5h, PPB 30-40%, Q0 0.95, PRC C, Lact ?
CalciHEXAL *Amp. 100IE/1ml* **Calcitonin Rotexmedica** *Amp. 50IE/1ml, 100IE/1ml*	**Pro. von akutem Knochenverlust nach plötzlicher Immobilisation:** 100IE s.c./i.m. in 1-2ED für 2-4W; **Hyperkalzämie durch Malignome:** ini 100IE i.m./s.c. alle 6-8h, Steigerung bis max. 400IE alle 6-8h; in schweren Fällen 5-10IE/kg über 6h i.v.; **M. Paget** → 560: ini 1 x 100IE s.c./i.m., Erh.Dos. 100IE alle 2d; **DANI, DALI** nicht erforderlich

A 6.6.3 RANKL-Inhibitoren

Wm/Wi: humaner monoklon. AK, inhibiert RANKL, hemmt Bildung, Funktion und Überleben der Osteoklasten u. Vorläuferzellen ⇒ Knochenresorption im kortikalen u. trabekulären Knochen ↓;
UW: Hypokalzämie (v.a. bei renaler Funktionsstörung), Hypophosphatämie, Dyspnoe, Diarrhoe, Hyperhidrose, Kieferosteonekrose, Zahnextraktion, Katarakt, Harnwegsinfektion, Infekte der oberen Atemwege, Ischiassyndrom, Obstipation, Exanthem, Gliederschmerzen;
KI: Hypokalzämie, bekannte Überempfindlichkeit, Anwendung in Grav./Lact. nicht empf.

Denosumab Rp	HWZ 26d, PRC C Lact-
Prolia *Fertigspr. 60mg/1ml*	**Postmenop. Osteoporose, O. bei Männern u. bei Z.n. Androgenentzug bei Prostata-Ca:** 60mg s.c. alle 6M; **DANI** nicht erf.; **DALI** k. Dat.
Xgeva *Inj.Lsg. 120mg*	**Pro. skelettbez. Komplik. bei Knochenmetast. solider Tumore:** 120mg alle 4W. s.c., Komb. mit mind. 500mg Kalzium und 400IE Vit. D, außer bei Hyperkalzämie; **Riesenzelltumore des Knochens:** 120mg s.c. d1, 8, 15, Wdh. d29; **DANI** nicht erforderlich; **DALI** keine Daten

A 6.6.4 Knochenmorphogene Proteine

Wm/Wi: osteoinduktives Protein, bindet an Oberflächenrezeptoren von Mesenchymzellen ⇒ Bildung von trabekulärem Knochen;
UW: Amylase ↑, Kopfschmerzen, Tachykardie, Hypomagnesiämie;
KI: bekannte Überempfindlichkeit gegen Dibotermin alfa bzw. Rinderkollagen Typ I, noch nicht ausgewachsener Knochenbau, akute Infektion an der Frakturstelle, Kompartmentsyndrom, pathologische Frakturen, M. Paget, Malignome, Grav.

Dibotermin alfa Rp

InductOs *Implantationskit 12mg/8ml*	**Zur anterioren Lendenwirbelfusion, Tibiafraktur:** Lsg. auf Matrix auftragen und Frakturoberfläche damit bedecken

A 6.7 Abmagerungsmittel

A 6.7.1 Zentral wirksame Mittel

Wm/Wi (Amfepramon): indirektes Sympathomimetikum durch präsynaptische Freisetzung adrenerger Amine ⇒ Appetithemmung durch Erregung der Neuronen im lat. Hypothalamus;
UW (Amfepramon): Psychosen, Depression, Nervosität, Schwindel, Tachykardie, Herzklopfen, präkardiale Schmerzen, Mundtrockenheit, Abhängigkeit, pulmonale Hypertonie;
KI (Amfepramon): tachyk. Arrhythmien, Phäochromozytom, Hyperthyreose, schwere AP, Engwinkelglaukom, pulm. Hypertonie, schwere art. Hypertonie, Psychosen, Anorexia nerv., Grav./Lakt.

Amfepramon Rp-L! — HWZ 4–6h, PRC B, Lact ?

Regenon *Kps. 25, 60(ret.)mg* **Tenuate** *Tbl. 75(ret.)mg*	**Adipositas** (BMI > 30kg/m²): bis 3 x 25mg p.o.; 1 x 60–75mg (ret.); Therapiedauer max. 12W

A 6.7.2 Lipasehemmer

Wm: hemmt gastrische und der pankreatische Lipase; **Wi:** Triglyzeride können nicht mehr in freie Fettsäuren und Monoglyzeride hydrolysiert und somit nicht resorbiert werden;
UW: Bauchschmerzen, Fettstuhl, Flatulenz mit Stuhlabgang, Stuhldrang, Kopfschmerzen, Abgeschlagenheit, Resorption fettl. Vit. ↓;
KI: chron. Malabsorptionssyndrom, Cholestase, Grav./Lakt.

Orlistat Rp-L!/*OTC* — HWZ 1–2h, PPB 99%, PRC B, Lact ?

Orlistat HEXAL *Kps. 60, 120mg* **Orlistat-ratioph.** *Kps. 60, 120mg* **Xenical** *Kps. 120mg*	**Adipositas:** BMI > 30kg/m² oder > 28kg/m² + Risikofakt.: 3 x 120mg; BMI > 28kg/m²: 3 x 60mg; jeweils zur oder bis 1h nach der Hauptmahlzeit; **DANI, DALI** nicht erforderlich

A 6.8 Orphan Drugs

Orphan Drugs: Medikamente zur Therapie seltener Erkrankungen;
Wm (Agalsidase, Galsulfase, Imiglucerase, Laronidase, Sebelipase alfa, Velaglucerase alfa): Enzymsubstitution der entsprechenden Mangelerkrankung;
Wm/Wi (Amifampridin): Blockade spannungsabhängiger Kaliumkanäle ⇒ Verlängerung der Depolarisation ⇒ Erhöhung der intrazellulären Kalziumkonzentration ⇒ Steigerung der Exozytose acetylcholinhaltiger Vesikel; **Wm/Wi** (Asfotase alfa): humanes rekombinantes Fusionsprotein ⇒ Förderung der Skelettmineralisierung; **Wm/Wi** (Ataluren): verhindert die durch ein Stopcodon bedingten vorzeitige Beendigung des Translationsprozess am Ribosom ⇒ Proteine können in voller Länge erzeugt werden; **Wm/Wi** (Betain): Methylgruppendonator ⇒ Remethylierung von Homocystein zu Methionin; **Wm/Wi** (Canakinumab): bindet an Interleukin-1-beta ⇒ Bildung von Entzündungsmediatoren; **Wm/Wi** (Carglumsäure): Aktivierung der Carbamoylphosphatsynthetase (erstes Enzym des Harnstoffzyklus) ⇒ Normalisierung des Ammoniakspiegels; **Wm/Wi** (Cholsäure): Substitution der vorherrschenden primären Gallensäure;
Wm/Wi (Eliglustat): Inhibitor der Glukocerebrosid-Synthase ⇒ Hemmung der pathologischen Glucocerebrosid-Anreicherung; **Wm/Wi** (Elosulfase alfa): liefert exogenes Enzym N-Acetylgalactosamin-6-Sulfatase ⇒ wird in Lysosomen aufgenommen ⇒ steigert Katabolismus der Glukosaminglykane; **Wm/Wi** (Hemin): Ausgleich des bei Porphyrien auftretenden Häminmangels, Verhinderung einer erhöhten Delta-Amino-Laevulinsäure-Synthase-Aktivität, Reduktion der Porphyriensynthese bzw. Bildung toxischer Zwischenprodukte;
Wm/Wi (Ivacaftor): selek. Potentiator des CFTR-Proteins, ↑ CFTR-Kanal-Gating-Aktivität und Chloridtransport; **Wm/Wi** (Lumacaftor): CFTR-Korrektor, der die Menge an funktionellem CFTR an der Zelloberfläche erhöht;
Wm/Wi (Migalastat): bindet mutierte, fehlgefaltete alpha-Gal-A-Formen => fördert den Abtransport in Lysosomen; **Wm** (Miglustat): Hemmung der Glucosylceramidsynthase;
Wm/Wi (Natriumphenylbutyrat): Prodrug, Verstoffwechselung zu Phenylacetat u. Phenylacetatglutamin ⇒ alternativer Träger zur Stickstoffausscheidung; **Wm/Wi** (Tafamidis): Stabilisator von Transthyretin ⇒ Verlangsamung des Krankheitsverlaufs;
Wm/Wi (Sapropterin): synthetische Form des 6R-Tetrahydrobiopterins ⇒ Aktivität der Phenylalaninhydroxylase ↑;

UW, KI (alle): s. Packungsbeilage; **UW** (Asfotase alfa): Zellulitis an der Injektionsstelle, Hämatomneigung ↑, Kopfschmerzen, Hitzewallung, orale Hypästhesie, Übelkeit, Erythem, Lipohypertrophie, Cutis laxa, Hautverfärbung mit Hypopigmentierung, gespannte Haut, Extremitätenschmerzen, Myalgie, Fieber, Reizbarkeit, Schüttelfrost, Kontusion, Narbe;
UW (Ataluren): Kopfschmerzen, Übelkeit, Erbrechen, Appetit ↓, Schwindel, Hypertonie, Epistaxis, Husten, Oberbauchschmerzen, Flatulenz, Diarrhoe, Magenbeschw., Bauchschmerzen, Obstipation, Regurgitation, Erythem, Schmerzen in Extremitäten, Einnässen, Nierenzyste, Pollakisurie, anomale Urinfarbe, Pyrexie, Müdigkeit, Gewicht ↓;
UW (Cholsäure): ohne Häufigkeitsangabe: Diarrhoe, Pruritus, Gallensteine, Transaminasen ↑;
UW (Eliglustat): Kopfschmerzen, Übelkeit, Diarrhoe, Bauchschmerzen, Blähungen, Arthralgie, Ermüdung; **UW** (Elosulfase alfa): Überempf., Kopfschmerzen, Schwindel, Dyspnoe, Diarrhoe, Erbrechen, Schmerzen im Mundrachenbereich, Oberbauchschmerzen, Übelkeit, Myalgie, Schüttelfrost, Pyrexie;
UW (Ivacaftor): Nasopharyngitis, Inf. ob. Atemwege, Rhinitis, Kopfschmerzen, Schwindel, Ohrbeschwerden, Tinnitus, Trommelfellhyperämie, verstopfte Nase/NNH, oropharyngeale Schmerzen, Rachenrötung, Bauchschmerzen, Diarrhoe, Hautausschlag, Bakt. im Sputum;

A 6 Endokrinologie – Arzneimittel

UW (Ivacaftor + Lumacaftor): Nasopharyngitis, Inf. ob. Atemwege, Rhinitis, Kopfschmerzen, Schwindel, Ohrbeschwerden, Tinnitus, Trommelfellhyperämie, vestibuläre Störung, verstopfte Nase/NNH, Dyspnoe, oropharyng. Schmerzen, Rachenrötung, Bauchschmerzen, Diarrhoe, Übelkeit, Erbrechen, Flatulenz, Transaminasenerhöhung, Hautausschlag, Dysmennorhoe, Metrorrhagie, gutartige Knoten i.d. Brust, Bakt. im Sputum;
UW (Migalastat): Kopfschmerzen, Depression, Parästhesie, Hypästhesie, Benommenheit, Schwindel, Herzklopfen, Dyspnoe, Epistaxis, Diarrhoe, Übelkeit, Bauchschmerzen, Obstipation, Mundtrockenheit, Stuhldrang, Dyspepsie, Exanthem, Juckreiz, Muskelspasmen, Myalgie, Schiefhals, Proteinurie, Müdigkeit, Gewicht ↑, CK ↑;
UW (Natriumphenylbutyrat): Anämie, Thrombozytopenie, Leukopenie, Leukozytose, Thrombozytose, metabolische Azidose, Alkalose, Appetit ↓, Depression, Reizbarkeit, Synkope, Kopfschmerzen, Ödem, abdominelle Schmerzen, Erbrechen, Übelkeit, Verstopfung, Dysgeusie, Hautausschlag, abnormaler Hautgeruch, renaltubuläre Azidose, Amenorrhoe, unregelmäßige Menstruation, Hypokaliämie, Hypalbuminämie, Hypoproteinämie, Hypophosphatämie, aP/GOT/GPT/Bilirubin/Harnsäure/Chlorid/Phosphat/Natrium ↑; Gewicht ↑;
UW (Sebelipase alfa): Augenlidödem, Agitiertheit, Reizbarkeit, Hypotonus, Herzerkr., Tachykardie, Gefäßerkrankungen, Hypertonie, Blässe, Atemnot, Giemen, Husten, Rhinitis, Nasenverstopfung, Niesen, Diarrhoe, gastroösophageale Refluxkrankheit, Brechreiz, Erbrechen, Urtikaria, Ausschlag, Ekzem, Pruritus, makulopapulöser Ausschlag, Schüttelfrost, Hyperthermie, Pyrexie, Ödem, Körpertemperatur ↑, Sauerstoffsättigung ↓, RR ↑, Herzfrequenz ↑, Atemfrequenz ↑, Harnweginfektion, anaphylaktische Reaktion, Hypercholesterinämie, Hypertriglyzeridämie, Angst, Schlaflosigkeit, Schwindelgefühl, Hyperämie, Kehlkopfödem, Abdominalschmerz, aufgetriebener Bauch, Übelkeit, Menorrhagie, thorakale Beschwerden, Ödem, Ermüdung, Induration an Infusionsstelle, Pyrexie;
UW (Tafamidis): Harnwegsinfekte, Scheideninfektionen, Diarrhoe, Oberbauchschmerzen;
KI (Asfotase alfa): bek. Überempfindlichkeit;
KI (Ataluren): bek. Überempfindlichkeit, gleichzeitige i.v.-Anw. von Aminoglykosiden;
KI (Cholsäure): bek. Überempfindlichkeit, gleichzeitige Anw. von Phenobarbital;
KI (Eliglustat): bek. Überempf.; **KI** (Elosulfase alfa): bek. Überempf.;
KI (Ivacaftor, Lumacaftor): bek. Überempf.;
KI (Migalastat): bek. Überempf.; **KI** (Natriumphenylbutyrat): bek. Überempf., Grav., Lakt.;
KI (Sebelipase alfa): lebensbedrohliche Überempfindlichkeit;
KI (Tafamidis): bekannte Überempfindlichkeit

Agalsidase alfa Rp	Keine PPB zu erwarten
Replagal *Inf.Lsg. 3.5mg/3.5ml*	**M. Fabry (Alpha-Galactosidase-A-Mangel):** alle 2W 0.2mg/kg über 40min i.v.; **DANI** nicht erforderlich; **DALI** keine Daten

Agalsidase beta Rp	HWZ 45–102min, PRC B, Lact ?
Fabrazyme *Inf.Lsg. 35mg*	**M. Fabry (Alpha-Galactosidase-A-Mangel):** alle 2W 1mg/kg über 2h i.v.; **DANI** nicht erforderlich

Alglucosidase alfa Rp	HWZ 2–3h, PRC B, Lact ?
Myozyme *Inf.Lsg. 50mg*	**M. Pompe (Alpha-Glukosidase-Mangel):** alle 2W 20mg/kg i.v.; **DANI, DALI** keine Daten

Orphan Drugs 137

Amifampridin Rp	HWZ 2h
Firdapse *Tbl. 10mg*	**Lambert-Eaton-Myasthenisches-Syndrom:** ini 15mg/d p.o., alle 4-5d um 5mg steigern bis max. 60mg in 3-4ED, max. 20mg/ED; **DANI, DALI** leichte NI/LI ini 10mg; mäßige bis schwere NI/LI ini 5mg

Asfotase alfa Rp	
Strensiq *Inj.Lsg. 12, 18, 28, 40, 80mg*	**Hypophosphatasie bei Ki. und Jug.:** 3x/W 2mg/kg s.c. oder 6x/W 1mg/kg; **DANI, DALI** keine Daten

Ataluren Rp	HWZ 2-6h, PPB 99%
Translarna *Granulat 125, 250, 1000mg*	**Duchenne-Muskeldystrophie mit Nonsense-Mutation im Dystrophin-Gen:** Erw., Ki. ab 5J: 3 x tgl. Einnahme mit 10-10-20mg/kg p.o.; **DANI, DALI** vorsichtige Anw.

Betain Rp	HWZ 14h
Cystadane *Pulver (1g enth. 1g)*	**Homocystinurie:** Erw., Ki >10J: 2 x 3g p.o.; Ki <10J: 100mg/kg/d in 2 Einzeldosen; **DANI, DALI** nicht erforderlich

Canakinumab Rp	HWZ 26d
Ilaris *Inj.Lsg. 150mg*	**Cryopyrin-assoziierte periodische Syndrome ab 4J:** ≥ 15-40kg: 2mg/kg alle 8W s.c.; > 40kg: 150mg alle 8W s.c.; **DANI** nicht erforderlich; **DALI** keine Daten

Carglumsäure Rp	HWZ 28h
Carbaglu *Tbl. 200mg*	**Hypermammonämie bei N-Acetylglutamatsynthasemangel:** ini 100-250mg/kg in 2-4 Einzeldosen p.o., Erh.Dos. 10-100mg/kg; **DANI, DALI** keine Daten

Cholsäure Rp	
Orphacol *Kps. 50, 250mg*	**Angeb. Störung d. primären Gallensäuresynthese:** Erw., Ki. ab 1M: 5-15mg/kg p.o., Mindestdosis 50mg, Erw. max. 500mg, Dosiseinst. n. Gallensäurespiegel in Blut/Urin; **DANI** keine Daten, **DALI** vorsichtige Anw.

Eliglustat Rp	HWZ 4-9h PPB 76-83%
Cerdelga *Kps. 84mg*	**M. Gaucher Typ 1:** 2 x 84mg p.o. (intermed. u. schnelle CYP2D6-Metabolisierer); 1 x 84mg (langs. CYP2D6-Met.); **DANI, DALI** keine Daten

A 6 Endokrinologie – Arzneimittel

Elosulfase alfa Rp	HWZ 7-36min, PRC B, Lact ?
Vimizim *Inf.Lsg. 5mg/5ml*	Mucopolysaccharidose Typ IVa: 1 x 2mg/kg KG/W über 4h i.v.; **DANI**, **DALI** keine Daten

Galsulfase Rp	PRC B, Lact ?
Naglazyme *Inj.Lsg. 5mg/5ml*	Mukopolysacch. VI: 1 x/W 1mg/kg über 4h i.v.

Hemin Rp	HWZ 11h
Normosang *Amp. 250mg/10ml*	Akute Schübe d. akuten intermitt. Porphyrie, Porphyria variegata, hered. Koproporphyrie: 1 x 3mg/kg i.v. für 4-7d; **DANI**, **DALI** KI

Idursulfase Rp	HWZ 45min
Elaprase *Inj.Lsg. 6mg/3ml*	Hunter-Syndrom (Mukopolysacch. II): 1 x/W 0.5mg/kg über 3h i.v.; **DANI**, **DALI** keine Daten

Imiglucerase Rp	
Cerezyme *Inf.Lsg. 400U*	M. Gaucher Typ I/III: alle 2W 60U/kg über 3h i.v.; **DANI** nicht erforderlich

Ivacaftor Rp	HWZ 12h, PPB 99%, PRC B, Lact ?
Kalydeco *Tbl. 150mg*	Mukoviszidose mit G551D-Mutation: 2 x 150mg/d p.o.; **DANI** CrCl > 30: 100%, < 30: vors. Anw.; **DALI** Child-Pugh A: 100%; B: 1 x 150mg/d; C: keine Dat., ini 1 x 150mg alle 24h

Laronidase Rp	HWZ 1.5-3.6h PRC B, Lact ?
Aldurazyme *Inf.Lsg. 500U/5ml*	Mukopolysaccharidose I: 1 x/W 100U/kg i.v.

Lumacaftor + Ivacaftor Rp	
Orkambi *Tbl. 200 + 125mg*	Mukoviszidose mit homozyg. F508del-Mutation: Erw., Ki. ab 12J: 2 x 400+250mg p.o.; **DANI** CrCl > 30: 100%, < 30: vors. Anw.; **DALI** Child-Pugh A: 100%; B: 600+375mg/d; C: keine Daten, 400+250mg/d

Migalastat Rp	HWZ 3-5h, keine PPB
Galafold *Kps. 123mg*	M. Fabry: Erw., Ki. ab 16J: 1 x 123mg alle 2d p.o.; **DANI** CrCl< 30: Anw. nicht empf.; **DALI** nicht erforderlich

Miglustat Rp	HWZ 6-7h, keine PPB
Zavesca *Kps. 100mg*	M. Gaucher Typ I: 3 x 100mg p.o.; **DANI** CrCl 50-70: 2 x 100mg; 30-50: 1 x 100mg; < 30: KI; **DALI** keine Daten

Steroidgenesehemmer 139

Natriumphenylbutyrat Rp	HWZ 1.3-2.4h
Pheburane *Granulat 483mg/g* Ammonaps *Granulat 940mg/g; Tbl. 500mg*	**Zusatztherapie bei Stoffwechselstörungen des Harnstoffzyklus:** < 20kg: 450-600mg/kg/d p.o. in mehreren ED zu den Mahlzeiten; > 20kg: 9.9-13 g/m2/d, max. 20g/d; **DANI, DALI** vorsichtige Anwendung
Nitisinon Rp	
Orfadin *Kps. 2, 5, 10mg*	**Tyrosinämie Typ I:** ini 1mg/kg/d p.o. in 2 ED, ggf. 1.5-2mg/kg/d
Sapropterin Rp	
Kuvan *Tbl. 100mg*	**Hyperphenylalaninämie bei Phenylketonurie:** ini 1 x 10mg/kg/d p.o. morgens, ggf. 5-20mg/kg/d; **bei Tetrahydrobiopterin-Mangel:** ini 1 x 2-5mg/kg/d p.o., ggf. bis 20mg/kg/d steigern, evtl. in 2-3 ED; **DANI, DALI** keine Daten
Sebelipase alfa Rp	HWZ 0.1h
Kanuma *Inf.Lsg 20mg/10ml*	**Lysosomale saure Lipase-Mangel: Ki.** < 6M ini 1 x/W 1mg/kg i.v., ggf. 1 x/W 3mg/kg; **Ki > 6M, Erw.** 1mg/kg alle 2W i.v.; **DANI, DALI** nicht erforderlich
Tafamidis Rp	HWZ 59h, PPB 99,9%
Vyndaqel *Kps. 20mg*	**Transthyretin-Amyloidose mit symptomatischer PNP (Stadium I):** 1 x 20mg/d p.o.; **DANI** nicht erf.; **DALI** schwere LI: vors. Anw.
Velaglucerase alfa Rp	PRC B, Lact ?
Vpriv *Inf.Lsg. 400IE (100IE/1ml)*	**M. Gaucher Typ I:** 60 IE/kg i.v. alle 2 W.; **DANI, DALI** nicht erforderlich

A 6.9 Steroidgenesehemmer

Wm/Wi (Ketoconazol): Hemmung der 17-alpha-Hydroxylase und der 11-Hydroxylierung ⇒ Hemmung der Cortison- u. Aldosteronsynthese, Hemmung kortikotroper Tumorzellen bei Cushing-Syndrom; **UW** (Ketoconazol): Nebennierenrindeninsuffizienz, Übelkeit, Erbrechen, Bauchschmerzen, Diarrhoe, erhöhte Leberenzyme, Pruritus, Exanthem;
KI (Ketoconazol): bek. Überempf. gegen K. bzw. Imidazol enthaltende Antimykotika; Grav./Lakt., akute oder chron. Lebererkr. und/oder Leberenzymerhöhung (> 2 x ULN), gleichzeitige Anw. Simvastatin, Atorvastatin, Lovastatin, Eplerenon, Methadon, Disopyramid, Chinidin, Dronedaron, Pimozid, Sertindol, Saquinavir, Saquinavir/Ritonavir, Ranolazin, Mizolastin, Halofantrin, Dabigatran, Triazolam, orales Midazolam und Alprazolam, Ergotalkaloide, Lurasidon, Quetiapin, Felodipin, Nisoldipin, Colchicin, Irinotecan, Everolimus, Sirolimus, Vardenafil bei Männern über 75J; bei Patienten mit eingeschränkter Nierenfunktion: Telithromycin, Clarithromycin, Fesoterodin, Solifenacin

Ketoconazol Rp	HWZ 2h, PPB 99%
Ketoconazole HRA *Tbl. 200mg*	**Endogenes Cushing-Syndrom:** Erw., **Ki ab12J:** ini 400-600mg/d in 2-3ED, rasche Steigerung auf 800-1200mg/d mögl.; Dosisanpassung an Plasmacortisolspiegel; Erh. Dos. 400-1200mg/d; s. FachInfo; **DANI:** nicht erforderlich; **DALI:** KI

A 6.10 Hypothalamushormone

A 6.10.1 Somatostatin-Analagon

Wm/Wi (Pasireotid): Bindung an Somatostatin-Rezeptoren (Subtypen hsst 1-5) mit starker Affinität zu hsst5 der kortikotropen Zellen von ACTH-produzierenden Adenomen ⇒ Hemmung der ACTH-Sekretion; **UW** (Pasireotid): Anämie, Nebenniereninsuffizienz, Hyperglykämie, Diabetes mellitus, Appetit ↓, Kopfschmerzen, Sinusbradykardie, QT-Verlängerung, Hypotonie, Durchfall, Bauchschmerzen, Übelkeit, Erbrechen, Cholelithiasis, Haarausfall, Pruritus, Myalgie, Arthralgie, Reaktion an Injektionsstelle, Erschöpfung, glykosyliertes Hb/γGT/ALAT/BZ/Lipase/Amylase, Prothrombinzeit ↑;
KI (Pasireotid): Überempfindlichkeit gegen Wirkstoff oder Bestandteile, Child-Pugh C

Pasireotid Rp	HWZ 12h, PPB 88% PRC C, Lact -
Signifor *Inj.Lsg. 0.3, 0.6, 0.9mg/ml; 20, 40, 60mg*	**M. Cushing:** 2 x 0.6mg/d s.c., ggf. steigern auf 2 x 0.9mg/d s.c.; **DANI** nicht erf.; **DALI** Child-Pugh A: 100%; B: 2 x 0.3mg/d, max. 2 x 0.6mg/d; C: KI **Akromegalie:** 40mg i.v. alle 4W; ggf. nach 3M steigern auf max. 60mg; ggf. Dosisred. um 20mg bei UW bzw. Überreaktion; **DANI** nicht erf.; **DALI** Child-Pugh A: 100%; B: ini 20mg alle 4W, max. 40mg alle 4W; C: KI

A 6.11 Hypophysenhinterlappenhormone

A 6.11.1 Agonisten

Wm/Wi (Argipressin): = Vasopressin, renale H_2O-Rückresorption ↑; vasokonstriktiv;
Wm/Wi (Desmopressin): renale H_2O-Rückresorption ↑; vasokonstriktiv;
Wm/Wi (Oxytocin): Kontraktion der Uterusmuskulatur, Förderung der Milchejektion durch Kontraktion der glatten Muskulatur der Milchdrüse;
Wm/Wi (Terlipressin): Durchblutung im Portalgefäßgebiet ↓ + Kontraktion der glatten Ösophagusmuskulatur ⇒ Kontraktion der Ösophagusvarizen ⇒ portale Hypertension ↓;
UW (Argipressin): ohne Häufigkeitsangabe: Herzstillstand, Anaphylaxie, Bronchokonstriktion, Hautnekrose, digitale Ischämie, Arrhythmien, Myokardinfarkt, Übelkeit, Erbrechen, intestinale Ischämie; **UW** (Terlipressin): Bronchospasmus, RR-Schwankungen, Kopfschmerzen, Diarrhoe;
KI (Argipressin): bek. Überempf.; **KI** (Terlipressin): schwere Hypertonie, Arteriosklerose, AP, Epilepsie, Grav.; Anw. Beschr. bei Asthma bronchiale, Herzinsuffizienz

Hypophysenhinterlappenhormone 141

Argipressin Rp	HWZ 10-20min
Empressin *Inj.Lsg. 40 IE/2ml*	**Katecholaminrefraktäre Hypotonie bei septischen Schockzuständen:** ini 0.01IE/min i.v., ggf. alle 15-20min steigern bis 0.03IE/min; Perfusor 40IE/50ml (0.8IE/ml) 0.75-2.25 ml/h; **DANI, DALI** keine Daten

Desmopressin Rp	HWZ 75min i.v./90-150min p.o., Q0 1.0, PRC B, Lact ?
Desmogalen *Spray (10µg/Hub)* Desmopressin *Tbl. 0.1, 0.2mg* Desmotabs *Tbl. 0.1, 0.2mg* Minirin *Schmelztbl. 60, 120, 240µg;* *Tbl. 0.1, 0.2mg; Spray (10µg/Hub);* *Rhinyle (0.1ml = 10µg); Amp. 4µg/1ml* Nocturin *Tbl. 0.1mg* Nocutil *Tbl. 0.1, 0.2mg; Spray (10µg/Hub)* Octostim *Spray (150µg/Hub)*	**Zentr. Diabetes insipidus:** 3 x 60-200µg p.o.; 1 x 10-20µg nasal; 1-2 x 0.5-2µg i.v./i.m./s.c.; **Ki.:** 2-3 x 10-40µg p.o.; 1 x 10µg nasal; 1-2 x 0.2-0.5µg i.v./i.m./s.c.; **diagnostisch:** 1 x 40µg nasal; 4µg i.m./s.c.; **Ki.** < 1J: 1 x 10µg nasal; 0.4µg i.m./s.c.; > 1J: 1 x 20µg nasal; 1-2µg i.m./s.c.; **Nykturie bei nächtl. Polyurie:** ini 60µg p.o. z.N., ggfs. steigern auf 120-240µg; **Enuresis noct. Ki. ab 5J:** ini 120-200µg p.o. z.N., evtl. 240-400µg; **Steigerung der F-VIII-Gerinnungsaktivität, Thrombozytendysfkt:** 0.3-0.4µg/kg über 30min i.v. präop.; 300µg nasal 1-2h präop.

Oxytocin → 20, → 421	HWZ 15min, PRC X, Lact -, Nasenspray +

Terlipressin Rp	HWZ 24min
Glycylpressin *Inj.Lsg. 0.1mg/ml* Haemopressin *Inj.Lsg. 1mg/5ml* Variquel *Inj.Lsg. 0.2mg/ml*	**Ösophagusvarizenblutung:** ini 1-2mg i.v., Erh.Dos. 1mg alle 4-6h für 2-3d; max. 6 x 20µg/kg/d

A 6.11.2 Vasopressinantagonisten

Wm/Wi: selektiver Vasopressin-V2-Rezeptorantagonist ⇒ Harnausscheidung ↑ ⇒ Aquaresis ↑, Osmolarität des Urins ↓, Serumnatriumkonzentration ↑;
UW: Polydipsie, Hyperkaliämie, Dehydration, Hyperglykämie, Appetit ↓, orthostatische Hypotonie, Obstipation, Mundtrockenheit, Ecchymosis, Pruritus, Polyurie, Pollakisurie, Durst, Asthenie, Pyrexie, Blukreatininwerte ↑;
KI: bek Überempf., Anurie, Volumendepletion, hypovolämische Hyponatriämie, Hypernatriämie, Patient ohne Durstgefühl, Grav./Lakt.

Tolvaptan Rp	HWZ 12h, PPB 98%, Q0 1.0, PRC C, Lact ?
Jinarc *Tbl. 15, 30mg* Samsca *Tbl. 15, 30mg*	**Hyponatriämie bei SIADH:** ini 1 x 15mg/d p.o., max. 60mg/d; **Verlangsamung der Progr. von Zystenentwicklung und NI bei autos.-dom. polyzystischer Nierenerkr.:** Jinarc: ini 60mg/d, nach 1W 90mg/d, n. 2W 120mg/d; **DANI** CrCl > 10: nicht erf.; < 10: keine Daten; Anurie: KI; **DALI** Ch. A-B: nicht erf.; C: vors. Anw.

A 6.12 Wachstumshormonrezeptorantagonisten

Wm/Wi: selektive Bindung an Wachstumshormonrezeptoren ⇒ Hemmung d. Wachstumshormonwirkung ⇒ IGF-1 ↓, IGF-Bindungsproteine ↓; **UW:** Diarrhoe, Übelkeit, Erbrechen, grippeähnliche Symptome, Müdigkeit, Arthralgie, Myalgie, Kopfschmerzen, Schwindel, Somnolenz, Tremor, Schwitzen, Pruritus, Exanthem; **KI:** bekannte Überempfindlichkeit

Pegvisomant Rp	6d, PRC B, Lact ?
Somavert *Inj.Lsg. 10mg/1ml, 15mg/1ml, 20mg/1ml*	**Akromegalie:** ini 80mg s.c., dann 10-20mg/d s.c., Dosisanp. alle 4-6W in 5-mg-Schritten n. IGF-1-Serumsp., max. 30mg/d; **DANI, DALI** keine Daten

A 6.13 Endokrinologische Diagnostik

Corticorelin (CRH) Rp	
Cortirel *Inj.Lsg. 0.1mg/1ml* **CRH Ferring** *Inj.Lsg. 0.1mg/1ml*	**Test der kortikotropen Partialfunktion des HVL:** 0.1mg i.v., bei übergewichtigen Pat. 2µg/kg; ACTH- und Cortisolbestimmung zuvor und nach 15, 30, 60, 90min

Gonadorelin (LHRH) Rp	PPB < 15%
LhRh Ferring *Amp. 0.1mg/1ml* **Relefact LHRH** *Amp. 0.1mg/1ml*	**Diagnostik hypothalamischer, hypophys. u. gonadaler Funktionsstörung:** 0.1mg i.v.; **Ki.:** 60µg/m² KOF, mindestens 25µg i.v.; LH-/FSH-Bestimmung zuvor und nach 30min

Metyrapon Rp	HWZ 2h
Metopiron *Kps. 250mg*	**ACTH-Insuffizienz-Kurztest:** 30mg/kg, max. 3g um 0 Uhr p.o., nach 7.5-8h Bestimmung von 11-Desoxycortisol und/oder ACTH; **Mehrfachdosistest:** s. FachInfo; Ther. **Cushing-Syndrom:** ini 250-1000mg p.o., Erh.Dos. 500-6000mg/d in 3-4 ED

Protirelin (TRH) Rp	
Antepan *Spray 1mg/Hub, Amp. 0.2mg/1ml* **TRH Ferring** *Amp. 0.2mg/1ml*	**Diagnostik v. Hypophysen- u. Schilddrüsenfunktionsstörung:** 2mg nasal; 0.2-0.4mg i.v.; **Ki.:** 1mg nasal; 1µg/kg oder 50-100µg i.v.; erneute Diagnostik nach 30-45min (Spray) bzw. nach 30min (Amp.)

Somatorelin (GHRH) Rp	
GHRH Ferring *Inj.Lsg. 0.05mg/1ml*	**Test der somatotropen Partialfkt. des HVL:** 0.05mg i.v.; **Ki.:** 1µg/kg i.v.; Wachstumshormonbest. zuvor und nach 30, 60, 90, 120min

Tetracosactid (ACTH) Rp	
Synacthen *Amp. 0.25mg/1ml (= 25IE)*	**Test d. Nebennierenrindenfkt.:** 0.25mg i.v./i.m.; Cortisolbestimmung zuvor und nach 30min

A 7 Hämatologie, Onkologie – Arzneimittel

A 7.1 Antianämika

A 7.1.1 Eisen

UW (Eisen-II-Ion): Übelkeit, Erbrechen, Diarrhoe, Obstipation, epigastrische Beschwerden, Dunkelfärbung d. Stuhls;
UW (Eisen-III-Ion): Geschmacksstrg.;
UW (Eisen-III-Maltol): Bauchschmerzen, Flatulenz, Obstipation, Diarrhoe, Übelkeit, aufgetriebener Bauch;
KI (Eisen-II-Ion): bek. Überempf., Hämochromatose, chron. Hämolysen mit Zeichen der Eisenüberladung, Bleianämie, Thalassämie, sideroachrestische Anämie;
KI (Eisen-III-Ion): bek. Überempf.; Anämien, die nicht durch Eisenmangel verursacht sind; Hämochromatose, Hämosiderose, Thalassämie, sideroachrestische Anämie, gleichzeitige Anw. oraler Eisenpräparate;
KI (Eisen-III-Maltol): bek. Überempfindlichkeit, Hämochromatose und sonstige Eisenüberladungssyndrome; Pat., die wiederholt Bluttransfusionen erhalten

Eisen-II-Ion OTC	
Eisentabletten-ratioph. *Tbl. 50, 100mg* **Eryfer** *Kps. 100mg* **ferro sanol** *Tbl. 40mg; Gtt. (20Gtt. = 30mg)* **ferro sanol duodenal** *Kps. 50, 100mg* **Ferrum Hausmann** *Kps. (ret.) 100mg* **Lösferron** *Brausetbl. 80.5mg* **Tardyferon** *Tbl. (ret.) 80mg* **Vitaferro** *Brausetbl. 80.5mg*	**Eisenmangelanämie** → 577: 1-2 x 50-100mg p.o. für mind. 8 W; nach Normalisierung des Hb-Werts Weiterbehandlung für 6-8W

Eisen-III-Ion Rp	
Ferrlecit *Amp. 40mg/3.2ml, 62.5mg/5ml* **Venofer** *Amp. 100mg/5ml*	**Ausgeprägte Eisenmangelzustände** → 577: 1 x 40-62.5mg langsam i.v.; Venofer: 2-3x/W 100-200mg i.v.; **Ki.:** 2-3x/W 0.15ml/kg i.v.

Eisen-III-Hydroxid-Dextran-Komplex Rp	
CosmoFer *Amp. 625mg (= 100mg Fe^{3+})/2ml*	**Ausgeprägte Eisenmangelzustände** → 577: 2-3x/W 100-200mg Fe^{3+} i.v., max. 20mg Fe^{3+}/kg/Infusion

Eisen-III-Hydroxid-Oxidcitrat-Isomaltooligosaccharidalkohol-Hydrat-Komplexe Rp	
MonoFer *Amp. 100mg Fe^{3+}/1ml,* *500mg Fe^{3+}/5ml, 1000mg Fe^{3+}/10ml*	**Eisenmangelanämie:** bis 3x/W 100-200mg Fe^{3+} i.v.; Ges. Dosis max. 20mg Fe^{3+}/kg/Inf. in 500ml NaCl über 60min i.v.; s.a. FachInfo

Eisen-III-Hydroxid-Polymaltose-Komplex Rp

Ferinject Amp. 370mg (=100mg Fe^{3+})/2ml, 1850mg (= 500mg Fe^{3+})/10ml
Ferrum Hausmann
Gtt. 186mg (= 50mg Fe^{3+})/1ml;
Saft 186mg (= 50mg Fe^{3+})/5ml

Ausgeprägte Eisenmangelzustände → 577: max. 2-3x/W 200mg Fe^{3+} i.v.-Inj. oder max. 15mg Fe^{3+}/kg bzw. max. 1x/W 1g Fe^{3+} als Inf.; Gesamtdosis indiv. berechnen, s. FI;
Erw.: 1 x 100-200mg Fe^{3+}/d p.o.;
Ki.: 1 x 50-100mg Fe^{3+}/d p.o.;
< 2J: 1 x 25-50mg Fe^{3+}/d p.o.;
FG: 2.5-5mg Fe^{3+}/kg/d p.o.;
DANI, DALI KI b. schwerer NI, LI

Eisen-III-Maltol Rp

Feraccru Kps. 30mg

Eisenmangelanämie bei CED:
2 x 30mg p.o.; **DANI, DALI** keine Daten

A 7.1.2 Erythropoetin

Wm/Wi (Erythropoetin): spez. Interaktion mit dem Erythropoetinrezeptor auf erythroiden Vorläuferzellen im Knochenmark ⇒ Erythropoese ↑;
Wm/Wi (Darbepoetin): s. Erythropoetin, längere HWZ durch veränderte Molekülstruktur;
UW (Darbepoetin): Kopfschmerz, Hypertonie, Shuntthrombose, Schmerze an der Einstichstelle;
UW (Erythropoetin): Hypertonie, Hautreaktion, Schwindel, Kopfschmerz, grippeähnliche Symptome, epileptische Anfälle;
UW (Epoetin theta): Kopfschmerzen, Hypertonie, hypertensive Krise, Hautreaktionen, Arthralgie, grippeähnliche Erkrankung, Shuntthrombose;
UW (Epoetin zeta): Kopfschmerzen, Benommenheit, Thrombosen, Lungenembolie, Exanthem, Gelenkschmerzen, Blutdruckanstieg, Schwächegefühl, grippeähnliche Symptome, Müdigkeit, Blutgerinnsel in künstlichen Nieren;
KI (alle): bek. Überempf. gegen Inhaltsstoffe;
KI (Darbepoetin): schwer kontrollierbare Hypertonie, Lakt., keine Daten bezüglich Grav.;
KI (Erythropoetin): schwer kontrollierbare Hypertonie, Ki. < 2J;
KI (Epoetin theta): bek. Überempf., unkontrollierte Hypertonie;
KI (Epoetin zeta): bek. Überempf., unkontrollierte Hypertonie, bek. Erythroblastopenie nach Epoetin-Therapie, Pat. ohne adäquat durchführbare Thromboseprophylaxe; bei Ind. autologe Blutspende: MI, Schlaganfall innerhalb 1M vor Ther., instabile AP, Risiko für Thromboembolien ↑; bei Ind. vor großen orthopädischen OPs: schwere Koronar-, periphere Gefäß-, Karotiden- oder Hirngefäßkrankheit, inkl. Pat. mit kürzlichem MI oder zerebrovaskulärem Ereignis

Darbepoetin alfa Rp HWZ 49h (s.c.); 21h (i.v.), Qo > 0.7

Aranesp Fertigspr. 10, 15, 20, 30, 40, 50, 60, 80, 100, 130, 150, 300, 500µg

Anämie bei chron. Niereninsuff. → 577,
Anämie nach Chemotherapie → 577:
ini 0.45µg/kg 1x/W i.v./s.c.; Dosisanpassung nach Hb (s. Packungsbeilage)

Antianämika

Epoetin alfa Rp — HWZ 16h

Abseamed/Binocrit/Epoetin Alfa HEXAL
Fertigspr. 1000IE/0.5ml, 2000IE/1ml, 3000IE/0.3ml, 4000IE/0.4ml, 5000IE/0.5ml, 6000IE/0.6ml, 8000IE/0.8ml, 10000IE/1ml
Erypo *Fertigspr. 1000IE/0.5ml, 2000IE/0.5ml, 3000IE/0.3ml, 4000IE/0.4ml, 5000IE/0.5ml, 6000IE/0.6ml, 8000IE/0.8ml, 10000IE/1ml, 20000IE/0.5ml, 30000IE/0.75ml, 40000 IE/1ml*

Anämie bei chron. Niereninsuff. → 577: ini 50IE/kg 3x/W s.c./i.v., Dosisanpassung +/- 25IE/kg je nach Hb (Ziel: 10-12g/dl);
Tumoranämie bei Chemotherapie → 577: 150IE/kg 3x/W s.c., alternativ: 450IE/kg 1x/W s.c., bei Hb ↑ < 1g/dl: 300IE/kg;
autologe Blutspende: 600IE/kg 2x/W s.c. für 3W prä-OP

Epoetin beta Rp — HWZ 4-12h, Qo 0.9

NeoRecormon *Inj.Lsg. 10000IE/1ml, 20000IE/1ml, 50000IE/10ml, 100000IE/5ml; Fertigspr. 500IE/0.3ml, 1000IE/0.3ml, 2000IE/0.3ml, 3000IE/0.3ml, 4000IE/0.3ml, 5000IE/0.3ml, 6000IE/0.3ml, 10000IE/0.6ml, 20000IE/0.6ml, 30000IE/0.6ml*

Anämie bei chron. Niereninsuff. → 577: ini 20IE/kg 3x/W s.c., evtl. Dosis ↑ um 20IE/kg; Erh.Dos. 50% der Initialdosis; **Anämie bei Chemotherapie** → 577: 150IE/kg 3x/W s.c., max. 900IE/kg/W; **Pro. der Frühgeborenenanämie:** 250IE/kg 3x/W s.c. für 6W

Epoetin theta Rp — HWZ 22-41h, Qo 0.9

Biopoin *Fertigspr. 1000IE/0,5ml, 2000IE/0,5ml, 3000IE/0,5ml, 4000IE/0,5ml, 5000IE/0,5ml, 10.000IE/1ml*
Eporatio *Fertigspr. 1000IE/0,5ml, 2000IE/0,5ml, 3000IE/0,5ml, 4000IE/0,5ml, 5000IE/0,5ml, 10.000IE/1ml, 20.000IE/1ml, 30.000IE/1ml*

Anämie bei chron. Niereninsuff. → 577: ini 20IE/kg 3x/W s.c., evtl. nach 4W 40IE/kg falls Hb-Anstieg < 1g/dl; ini 40IE/kg 3x/W i.v., evtl. nach 4W 80IE/kg; max 700 IE/kg; Erh.Dos. je nach Hb; **Anämie bei Chemother.** → 577: ini 20.000IE 1x/W s.c., evtl. nach 4W 40.000IE falls Hb-Anstieg < 1g/dl; Ther. bis 4W nach Chemotherapie; s.a. FachInfo

Epoetin zeta Rp — HWZ 4-12h, Qo 0.9

Retacrit *Fertigspr. 1000IE/0.3ml, 2000IE/0.6ml, 3000IE/0.9ml, 4000IE/0.4ml, 5000IE/0.5ml, 6000IE/0.6ml, 8000IE/0.8ml, 10.000IE/1.0ml, 20.000IE/0.5ml, 30.000IE/0.75ml, 40.000IE/1.0ml*
Silapo. *Fertigspr. 1000IE/0.3ml, 2000IE/0.6ml, 3000IE/0.9ml, 4000IE/0.4ml, 5000IE/0.5ml, 6000IE/0.6ml, 8000IE/0.8ml, 10.000IE/1.0ml, 20.000IE/0.5ml, 30.000IE/0.75ml, 40.000IE/1.0ml*

Anämie bei chron. Niereninsuff. → 577: ini 50IE/kg 2-3 x/W s.c./i.v., evtl. nach 4W steigern um 25IE/kg je nach Hb-Verlauf; Erh. Dos. 17-300IE/kg/W;
Ki. + HD: ini 3 x 50 IE/kg i.v., evtl. nach 4W steigern um 25IE/kg je nach Hb-Verlauf, Erh.Dos. 30-150IE/kg;
Anämie bei Chemother. → 577: ini 150IE/kg 3 x/W s.c. oder 450IE 1 x/W s.c., ggf. nach 4W 300IE/g 3x/W. falls Hb-Anstieg < 1g/dl; **autologe Blutspende:** 600IE/kg 2 x/W s.c. für 3W; **vor großem orthopädischem Eingriff:** 600IE/kg 1x/W s.c. 3W vor OP und am OP-Tag; s.a. FachInfo

PEG-Epoetin beta Rp — HWZ 140h

Mircera *Fertigspr. 30, 50, 75, 100, 120, 150, 200, 250, 360µg*

Anämie bei chron. Niereninsuff. → 577: ini 0.6µg/kg alle 2W s.c./i.v.; Dosisanp. nach Hb, z.B. 25% steigern, wenn Hb < 1g/dl in 1M ansteigt; bei EPO-Vorbehandlung: s. FachInfo

A 7.2 Eisenchelatbildner

Wm/Wi (Deferasirox, Deferipron, Deferoxamin): Komplexbildung mit 3-wertigen Eisenionen und Aluminiumionen ⇒ Ausscheidung des chelatgebundenen Eisens über Urin bzw. Stuhl; **UW** (Deferasirox): Diarrhoe, Obstipation, Erbrechen, Übelkeit, Bauchschmerzen, Blähungen, Dyspepsie, Transaminasenerhöhung, Exanthem, Juckreiz, Kreatininerhöhung, Proteinurie; **UW** (Deferipron): Übelkeit, Erbrechen, Bauchschmerzen, Chromaturie, Neutropenie, Agranulozytose, Appetitzunahme, Kopfschmerz, Diarrhoe, Arthralgie, Mattigkeit, erhöhte Leberwerte; **UW** (Deferoxamin): Kopfschmerzen, Übelkeit, Urtikaria, Arthralgie, Myalgie, Fieber; Schmerzen, Rötung, Schwellung a.d. Inj.Stelle; **KI** (Deferasirox): bek. Überempf., Komb. mit anderen Eisenchelattherapien, CrCl < 60ml/min; **KI** (Deferipron): bek. Überempf., anamnest. belegte rezidivierende; Neutropenie-Schübe bzw. Agranulozytose, Grav./Lakt., gleichzeitige Anw. von Arzneimitteln, die zu Neutropenie oder Agranulozytose führen können; **KI** (Deferoxamin): bek. Überempfindlichkeit

Deferasirox Rp	HWZ 8-16h, PPB 90%, PRC C, Lact ?
Exjade *Tbl. 125, 250, 500mg*	**Eisenüberladung durch Transfusionen bei Thalassaemia, Eisenüberladung bei anderen Anämien:** Erw., Ki. ab 2J: ini 10-30mg/kg p.o., Dosisanpassung an Ferritinspiegel, max 40mg/d; s.a. FachInfo. **DANI** CrCl < 60: KI; **DALI** Child B: Dosisreduktion; C: Anw. nicht empfohlen

Deferipron Rp	HWZ 2-3h, PRC D, Lact ?
Ferriprox *Tbl. 500, 1000mg;* *Lsg. (1ml enth. 100mg)*	**Eisenüberladung bei Thalassaemia major:** Erw., Ki. ab 10J: 3 x 25mg/kg p.o.; **DANI, DALI** vorsichtige Anw.

Deferoxamin Rp	HWZ 3-6h, PRC C, Lact ?
Desferal *Inj.Lsg. 0.5, 2g*	**Chron. Eisenüberladung:** 20-60mg/kg/d als s.c.-Infusion über 8-12h, 5-7 x/W; **DANI** vorsichtige Anw.; **DALI** keine Daten

A 7.3 Vitamine

A 7.3.1 Vitamin B

B_1 (Thiamin) OTC	PRC A, Lact +
B1 Asmedic *Tbl. 100mg* **Novirell B_1** *Amp. 50mg/1ml* **Vitamin B1 Hevert** *Amp. 200mg/2ml* **Vitamin-B_1-ratioph.** *Tbl. 200; Amp. 100mg/2ml*	**Thiaminmangelzustände:** 1-3 x 100mg p.o.; 1 x 100mg i.v.; i.m.

B_2 (Riboflavin) OTC	PRC A, Lact +
B_2-Asmedic *Tbl. 10mg* **Vitamin B_2 Jenapharm** *Tbl. 10mg*	**Riboflavinmangelzustände:** 1-2 x 100mg p.o.; **Ki.:** 1-2 x 5mg p.o.

Vitamine 147

B₆ (Pyridoxin) OTC
HWZ 15-20d, PRC A, Lact +

B6 Asmedic *Tbl. 40mg* B₆-Vicotrat *Tbl. 300mg* Vitamin B6 Hevert *Tbl. 100mg;* *Amp. 25mg/2ml* Vitamin B₆-ratioph. *Tbl. 40mg*	Pro. Vit.-B₆-Mangel-Neuropathie: 1 x 25-50mg p.o.; Therapie von Vit.-B₆-Mangelzuständen: 50-300mg/d p.o.; ini 100-250mg/d i.v./i.m.

B₁₂ (Cyanocobalamin) OTC
HWZ 6d PRC A, Lact +

B₁₂-Ankermann *Tbl. 1000µg; Gtt.* *(1ml = 50µg); Amp. 100µg/1ml, 1000µg/1ml* Lophakomp B₁₂ *Amp. 3mg/2ml* Novirell B₁₂ *Amp. 1mg/1ml* Vitamin B₁₂-ratioph. *Tbl. 10µg;* *Amp. 1000µg/1ml*	Perniziöse Anämie, funikuläre Myelose: ini 100µg tgl. oder 1000-2000µg/W i.m. für 14d, dann 1 x 100µg/M. i.m.; 1 x 300-1000µg p.o.

B₁ + B₆ OTC

Medivitan N Neuro *Tbl. 100+100mg* Neuro-ratioph. 100/100 N *Tbl. 100+100mg* Neurotrat S forte *Tbl. 100+100mg*	Neurol. Systemerkrankung durch B1- und B6-Mangel: 1 x 1Tbl. p.o., bei manifestem nachgewiesenem Mangel max. 3 x 1 Tbl. p.o.

B₆ + B₁₂ + Folsäure (+ Lidocain) OTC

Medivitan IM mit Lidocain *Amp. 5+1+1.1mg*	B₆-, B₁₂-, Folsäure-Mangelzustände: 2 x 1 Amp./W i.m. über 4 W

A 7.3.2 Vitamin C

UW: z.T. osmotische Diarrhoe;
KI: Anw. Beschr. bei Oxalaturolithiasis, Thalassämie, Hämochromatose

Ascorbinsäure OTC
HWZ 3h, Q₀ 0.3, PRC C, Lact ?

Ascorvit *Tbl. 200, 500mg* Cetebe *Kps. 500(ret.)mg* Pascorbin *Inj.Lsg. 7.5g/50ml; Amp. 750mg/5ml* Vitamin C Loges *Amp. 500mg/5ml*	Vitamin-C-Mangel: 200-1000mg/d p.o.; 100-500mg i.v.; Ki.: 5-7mg/kg/d i.v.; Methämoglobinämie: 500-1000mg i.v.

A 7.3.3 Vitamin D

UW: Hyperkalzämie, Nausea, Erbrechen, Kalzifizierung verschiedener Organe, Nierensteine;
KI: Hyperkalzämie, Cave in Grav./Lakt.

Alfacalcidol Rp
HWZ (35)h

Alfacalcidol HEXAL *Kps. 0.25, 0.5, 1µg* Bondiol *Kps. 0.25, 0.5, 1µg* Doss *Kps. 0.25, 0.5, 1µg* EinsAlpha *Kps. 0.25, 0.5, 1µg; Gtt.* *(20Gtt. = 2µg); Amp. 1µg/0.5ml, 2µg/1ml* One-Alpha *Kps. 0.25, 0.5, 1µg; Gtt.* *(20Gtt. = 2µg); Amp. 1µg/0.5ml, 2µg/1ml*	Renale Osteodystrophie, postmenopausale Osteoporose → 557, Osteomalazie → 559: 1 x 1µg p.o.; Ki.: < 20kg: 0.05µg/kg/d; 1µg/Dialyse i.v., max. 12µg/W i.v.; Doss: zur Sturzprophylaxe bei Älteren: 1 x 1µg p.o.

A 7 Hämatologie, Onkologie – Arzneimittel

Calcitriol Rp	HWZ 5-8h, PRC C, Lact ?
Calcitriol Kyramed *Tbl. 0.25, 0.5µg* **Decostriol** *Tbl. 0.25, 0.5µg; Amp. 1µg/1ml, 2µg/1ml* **Osteotriol** *Kps. 0.25, 0.5µg* **Renatriol** *Tbl. 0.25, 0.5µg* **Rocaltrol** *Tbl. 0.25, 0.5µg*	**Renale Osteodystrophie:** 0.25µg alle 2d p.o.; ini 0.5µg i.v. 3 x/W nach Dialyse, Erh.Dos. 0.5-3µg 3 x/W nach Dialyse; **Hypoparathyreoidismus** → 570, **hypophosphatämische Rachitis:** 0.25µg/d; Dosissteigerung nach Serum-Ca

Colecalciferol OTC/Rp	HWZ 12 h
D 3 Vicotrat *Amp. 100.000IE/1ml* **Dekristol** *Tbl. 400, 500, 1000IE; Kps. 20000IE* **Heliodrei** *Lsg. 25.000, 100.000/1ml* **Vigantol** *Gtt. (30Gtt. = 20000IE)* **Vigantoletten** *Tbl. 500, 1000IE* **Vitamin D$_3$-Hevert** *Tbl. 1000IE*	**Osteoporose** → 557: 1000-3000IE/d p.o.; **Malabsorption:** 3000-5000IE/d p.o.; 50000-100000IE i.m. alle 3 M; **Vitamin-D-Mangelzustände:** ini 1x/W 100.000 IE p.o.; Erh.Dos. im Verlauf niedriger; **Rachitis, Osteomalazie** → 559: 1000-5000IE/d für 1J; **Rachitis-Pro. Sgl.:** 500IE/d

Colecalciferol + Calciumcarbonat OTC	
Calci Aps D$_3$ *Brausetbl. 880IE+2.5g* **Calcicare D$_3$** *Kautbl. 400IE+1.5g; Brausetbl. 880IE+2.5g* **Calcimagon D$_3$** *Kautbl. 400IE+1.25g* **Calcivit D** *Kautbl. 400IE+1.5g; Brausetbl. 400IE+1.5g; 880IE+2.5g* **DEOS** *Kautbl. 400IE+1.25g* **Ossofortin** *Brausetbl. 800IE+3g* **Ossofortin forte** *Brausetbl. 400IE+1.5g; Kautbl. 400IE+1.5g* **Sandocal-D** *Gran. 440/880IE+1.25/2.5g*	**Osteoporose** → 557, **Vitamin-D-, Kalziummangel bei älteren Patienten:** 800-880IE/d Colecalciferol p.o. in 1-2 ED; **DANI** KI bei schwerer NI; **DALI** nicht erforderlich

Colecalciferol + Fluorid OTC	
D-Fluoretten *Tbl. 500IE+0.25mg* **Fluor-Vigantoletten** *Tbl. 500IE+0.25mg, 1000IE+0.25mg* **Zymafluor D** *Tbl. 500IE+0.25mg, 1000IE+0.25mg*	**Rachitis- und Karies-Pro.:** **FG:** 1 x 1000IE p.o.; **Sgl., Ki. bis 2J:** 1 x 500IE p.o.

Dihydrotachysterol Rp	HWZ 16-18h PRC C, Lact ?
A.T. 10 *Kps. 0.5mg; Gtt. (26Gtt. = 1mg)* **Atiten** *Gtt. (26Gtt. = 1mg)*	**Hypoparathyreoidismus** → 570: 0.5-1.5mg/d p.o., je nach Serum-Ca-Spiegel

Paricalcitol Rp	HWZ 15h PPB 99%
Paricalcitol HEXAL *Amp. 4µg/2ml, 5µg/1ml, 10µg/2ml* **Pasonican** *Kps. 1, 2µg* **Zemplar** *Kps. 1, 2µg; Amp. 5µg/1ml, 10µg/2ml*	**Pro. Hyperparathyreoidismus bei chron. Niereninsuff.** → 568: nach PTH-Serumspiegel [pg/ml]: Dosis in µg = PTH/80, alle 2d i.v. während Dialyse; Dosisanpassung nach PTH s. FachInfo; **DALI** nicht erforderlich

Wachstumsfaktoren 149

A 7.3.4 Vitamin K

UW: bei i.v.-Anwendung anaphylaktische Reaktionen mit Atemstillstand

K1 (Phytomenadion) OTC HWZ 1.5-3h, Q0 0.95

Ka Vit Gtt. (20Gtt. = 20mg) **Konakion** Amp. 2mg/0.2ml, 10mg/1ml	**Blutung bei Cumarinüberdosierung:** 5-10mg p.o.; 1-10mg langsam i.v.; **Pro. M. haemorrhagicus: NG:** 2mg p.o. oder 2mg i.m./s.c. bei U1, U2, U3

A 7.3.5 Carotinoide

Wm/Wi (Betacaroten): Antioxidans, Fänger von Singulett-Sauerstoff und freien Radikalen; protektive Wi bei phototoxischen Prozessen;
UW (Betacaroten): keine häufigen oder sehr häufigen UW;
KI (Betacaroten): bek. Überempfindlichkeit, Leberschäden, starke Raucher ($\geq$ 20 Zigaretten)

Betacaroten OTC

Carotaben Kps. 25mg	**Erythropoetische Protoporphyrie, polymorphe Lichtdermatosen:** ini 150-200mg p.o.; Dosisanp. nach Schweregrad bzw. Stärke der Sonneneinstrahlung; **Ki., Vorschulki.:** 50-75mg; **Schulki.:** 50-125mg; **Pigmentstörungen:** ini 75-125mg, nach 3-5W 25-50mg; **DANI** vorsichtige Anwendung

A 7.3.6 Folsäure

UW (Folsäure): selten ZNS-Strg., GI-Strg.;
KI (Folsäure): megaloblastäre Anämie infolge Vitamin-B_{12}-Mangels

Folsäure OTC HWZ 1.5-2h PRC A, Lact +

Folarell Tbl. 5mg; Amp. 5mg/1ml **Folsan** Tbl. 0.4, 5mg **Folsäure Hevert** Tbl. 5mg; Amp. 5mg/2ml, 20mg/2ml **Rubiefol** Tbl. 5mg	**Folsäuremangel: Pro.:** 0.4-0.8mg/d; 1-5mg i.v./i.m.; **Therapie:** ini 1-20mg i.v./i.m., dann 5-20mg 1-3x/W i.v./i.m.; ini 5-15mg/d p.o., dann 1-3x/W; **Ki.:** 2.5-7.5mg p.o.

Folsäure + Fe^{2+} OTC

Plastulen Duo Kps. 0.5+102mg **Tardyferon-FOL** Tbl. 0.35+80mg	**Eisen- und Folsäuremangelzustände:** 1-3 x 1Tbl. p.o.

A 7.4 Wachstumsfaktoren

Wm/Wi (Filgrastim, Lenograstim): humaner Granulozytenkolonie-stimul. Faktor (G-CSF) reguliert Entstehung und Freisetzung funktionsfähiger neutrophiler Granulozyten aus dem Knochenmark; **Wm/Wi** (Lipegfilgrastim): kovalentes Konjugat von Filgrastim mit verlängerter Verweildauer; **Wm/Wi** (Plerixafor): selektiver, reaktiver Antagonist des CXCR4-Chemokin-Rezeptors $\Rightarrow$ Leukozytose u. Spiegel zirkulierender, hämatopoetischer Progenitorzellen $\uparrow$; Mobilisierung von $CD34^+$-Zellen (funktionell und transplantionsfähig);

A 7 Hämatologie, Onkologie – Arzneimittel

UW (Filgrastim): Knochenschmerzen, Miktionsbeschwerden, LDH/aP/gGT/Harnsäure ↑, Übelkeit, Erbrechen, Kopfschmerzen;
UW (Lipefilgrastim): Thrombozytopenie, Hypokaliämie, Kopfschmerzen, Hautreaktionen, Schmerzen des Muskel- und Skelettsystems/ im Brustraum;
UW (Plerixafor): Schlaflosigkeit, Benommenheit, Kopfschmerzen, Durchfall, Übelkeit, Erbrechen, Bauchschmerzen, Obstipation, Flatulenz, Mundtrockenheit, orale Hypästhesie, Hyperhidrose, Erytheme, Arthralgie, Reaktion am Injektionsort, Müdigkeit, Unwohlsein;
KI (Filgrastim): Überempf. gegen Filgrastim, Kostmann-Syndrom (kongenitale Neutropenie);
KI (Lipegfilgrastim): bekannte Überempfindlichkeit;
KI (Plerixafor): bekannte Überempfindlichkeit

Filgrastim (G-CSF) Rp	HWZ 2-7h, PRC C, Lact ?
Accofil *Fertigspr. 300, 480µg* Filgrastim HEXAL *Fertigspr. 300, 480µg* Grastofil *Fertigspr. 300, 480µg* Neupogen 30, 48 *Inj.Lsg. 300, 480µg;* *Fertigspr. 300, 480µg* Nivestim *Inj.Lsg. 120, 300, 480µg* Ratiograstim *Fertigspr. 300, 480µg* Zarzio *Fertigspr. 300, 480µg*	**Neutropenie nach Chemotherapie:** 5µg/kg/d s.c.; **Mobilisierung peripherer Blutstammzellen:** 10µg/kg/d als s.c.-Dauerinfusion über 24h für 5-7d; **schwere kongenitale Neutropenie:** 12µg/kg/d, max. 24µ/kg/d; **Neutropenie bei HIV:** 1µg/kg/d, max. 4µg/kg/d; **Spender von allogener Stammzellspende:** 10µg/kg/d für 4-5d

Lenograstim (G-CSF) Rp	HWZ 3-4h
Granocyte 13 *Inj.Lsg. 105µg (13.4 Mio IE)* Granocyte 34 *Inj.Lsg. 263µg (33.6 Mio IE)*	**Neutropenie nach Chemotherapie,** **Mobilisierung peripherer** **Blutstammzellen:** 150µg/m² KOF/d s.c.

Lipegfilgrastim (G-CSF) Rp	HWZ 32-62h, PRC C, Lact -
Lonquex *Fertigspr. 6mg/0.6ml (13.4 Mio IE)*	**Neutropenie nach Chemotherapie:** 1 x 6mg s.c. je Zyklus, 24h nach CTX

Pegfilgrastim (G-CSF) Rp	
Neulasta *Fertigspr. 6mg/0.6ml*	**Neutropenie nach Chemotherapie:** 6mg s.c. einmalig pro Chemo-Zyklus

Plerixafor Rp	HWZ 3-5h, PPB 58%, PRC D, Lact ?
Mozobil *Inj.Lsg 24mg/1.2ml*	**Mobilisierung peripherer Blutstammzellen zur autologen Tx bei Lymphom/Multiplem Myelom** → 590: 0.24mg/kg/d s.c. 6-11h vor Apherese nach 4-tägiger G-CSF-Vorbehandlung, Anwendung für 2-7d; **DANI** CrCl > 50: 100%, 20-50: 0.16mg/kg/d, < 20: keine Daten

A 7.5 Benutzerhinweise für Chemotherapeutika

Die Angaben zu Indikation und Dosierung sind den aktuellen Fachinformationen der entsprechenden Handelspräparate entnommen. Hierbei ist zu beachten, dass Chemotherapeutika bei einigen angegebenen Indikationen heute kaum mehr eingesetzt werden. Andererseits erfolgt der Einsatz zahlreicher Substanzen bei hier nicht aufgeführten Indikationen nach aktuellen Therapiestandards.
Bei den Dosierungsangaben unterscheiden sich die hier abgebildeten Angaben aus den FachInfos teils erheblich von der in Klinik und Praxis etablierten Vorgehensweise. Auch kann nicht immer auf die in der Onkologie häufig durchgeführten Kombinationstherapien mit mehreren Substanzen eingegangen werden. Hier sei auf aktuelle Therapieleitlinien von Fachgesellschaften und Tumorzentren verwiesen.
Am Anfang dieses Kapitels sind die unerwünschten Wirkungen (UW) angegeben, die bei nahezu allen Zytostatika auftreten können. Weitere substanzspezifische UW sind in den Tabellen der jeweiligen Wirkstoffgruppe aufgeführt.

A 7.6 Allgemeine unerwünschte Wirkungen von Zytostatika

Sofortreaktionen
Übelkeit, Erbrechen, Fieber, allergische Reaktionen, RR ↓, HRST, Venenentzündungen

Verzögert einsetzende, reversible Nebenwirkungen
Knochenmarkdepression (Leuko- und Thrombopenie, weniger häufig Anämie), Mukositis, Stomatitis, aregenerative Enteropathie mit Appetitlosigkeit und Diarrhoe, Haarausfall, Hautveränderungen (Pigmentierungen, Hyperkeratosen), Hautausschläge, Lungen-, Nieren-, Leberfunktionsstörung, Gerinnungsstörung, Amenorrhoe, Azoospermie, Wachstumshemmung bei Kindern

Bleibende chronische Toxizität
Kardiotoxizität, Nieren- und Leberschädigung, Neurotoxizität (Lähmungen, Sensibilitätsstrg., Polyneuropathie), Mutagenität, Teratogenität, Karzinogenität (Zweittumor)

Indirekte Wirkungen, Paravasat
Immunsuppressive Wirkung als Folge der Leukopenie, Infektanfälligkeit, Hyperurikämie, akute Nephropathie und akutes Nierenversagen;
Zytostatika-Paravasat: initial Ödem, Rötung, Schmerzen, Überwärmung, im weiteren Verlauf Gewebsnekrose, Superinfektion möglich

A 7.7 Alkylierende Mittel

A 7.7.1 Stickstofflost-Analoga

Wm/Wi (alkylierende Mittel): Quervernetzung von DNA-Einzel und -Doppelsträngen durch Alkylierung, Strg. von Matrixfunktion und Synthese der DNA;
UW (alle) s. allgemeine UW von Zytostatika → 151;
UW (Bendamustin): Infektion, Leukopenie, Thrombopenie, Übelkeit, Erbrechen, Mukositis, Erschöpfung, Fieber, Hb-Abfall, Krea/Harnstoff-Anstieg, Tumorlysesyndrom, Schlaflosigkeit, Palpitationen, Angina pectoris, Arrhythmie, Hypotonie, Hypertonie, Lungenfunktionsstörung, Diarrhoe, Obstipation, Stomatitis, Hautveränderungen, Alopezie, Schmerzen, Schüttelfrost, Dehydrierung, Appetitlosigkeit, Transaminasen/aP/Bili-Anstieg, Hypokaliämie;
UW (Cyclophosphamid): transiente Transaminasen ↑, Cholestase, hämorrhagische Zystitis, Blasenfibrose, bei Hochdosistherapie akute Myo-/Perikarditis, Herzinsuffizienz, hämorrhagische Myokardnekrosen, akute Enzephalopathie, Lungenfibrose, Pneumonitis;
UW (Chloroambucil): Lungenfibrose v.a. bei kumulativer Dosis > 2000mg, transiente Transaminasen ↑, Lebertoxizität, periphere/zentrale Neurotoxizität, Zystitis;
UW (Melphalan): pulmonale Fibrose;
UW (Ifosfamid): transiente Transaminasen ↑, Cholestase, hämorrhagische Zystitis, akute Enzephalopathie und zerebelläre Neurotoxizität, Verwirrtheit, Psychose, Ataxie, Krampfanfälle, Somnolenz, Koma;
UW (Trofosfamid): transiente Transaminasen ↑, hämorrhagische Zystitis bei hochdosierter oder Langzeittherapie

Bendamustin Rp	HWZ 30min, PPB 95%
Bendamustin HEXAL *Inf.Lsg. 25, 100mg* Bendamustin Ribosepharm *Inf.Lsg. 25, 100mg* Levact *Inf.Lsg. 25, 100mg*	Non-Hodgkin-Lymphome→ 582: 120mg/m² d1-2, Wdh. d22; Multiples Myelom → 590: 120-150mg/m² d1-2, Wdh. d29 + Prednison; CLL: 70-100mg/m² d1-2, Wdh. d29; DANI CrCl ≥ 10: 100%; DALI Serumbili 1.2-3mg/dl: 70%; > 3mg/dl: keine Daten; s.a. FachInfo

Cyclophosphamid Rp	HWZ (4-8h), Qo 0.5, PPB 15%
Cyclophosphamid Baxter *Inf. Lsg, 1000, 2000mg* Endoxan *Tbl. 50mg;* *Inf.Lsg. 200, 500, 1000mg*	ALL, AML, maligne Lymphome, Hoden-→ 605, Mamma-→ 615, Ovarial-Ca → 622, Ewing-Sarkom, Neuroblastom, kleinzell. Bronchial-Ca → 596, Rhabdomyosarkom, Autoimmunerkrankung, immunsuppressive Therapie nach Organ-Tx: Dauertherapie 120-240mg/m² i.v. tgl. oder 1 x 50-200mg p.o.; Intervalltherapie 400-600mg/m² i.v. in Abständen von 2-5d; 800-1600mg/m² i.v. alle 21-28d; DANI CrCl < 10: 50%; DALI Serumbili 3.1-5mg/dl: 75%

Alkylierende Mittel 153

Chlorambucil Rp	HWZ 1-1.5(2.4)h, Qo 1.0, PPB 98%
Leukeran *Tbl. 2mg*	**CLL, niedrig maligne Non-Hodgkin-Lymphome** → 582: 1 x 0.4mg/kg p.o. d1, Wdh. d15, ggf. um 0.1mg/Zyklus steigern; bei Komb. mit Prednison 5mg/m² d1-3, Wdh. d15, ggf. um 1.3mg/m² steigern; **M. Waldenström:** 0.1mg/kg tgl. oder 0.3mg/kg für 7d, Wdh. alle 6W; **DANI** nicht erforderlich; **DALI** Dosisreduktion empfohlen

Melphalan Rp	HWZ (1.5-2h), Qo 0.9, PPB 90%
Alkeran *Tbl. 2mg; Inf.Lsg. 50mg*	**Multiples Myelom** → 590: 0.25mg/kg p.o. d1-4, Wdh. nach 4-6W, Kombination mit Prednison; 15mg/m² i.v. d1, Wdh. nach 4W; Hochdosistherapie: 100-200mg/m²; **fortgeschrittenes Ovarial-Ca:** 0.2mg/kg p.o. d1-5, Wdh. nach 4-8W; **DANI** CrCl 30-50: 50%

Ifosfamid Rp	HWZ 6-8(4-7)h, Qo 0.5, PPB gering
Holoxan *Inf.Lsg. 0.5, 1, 2, 3g* IFO-cell *Inf.Lsg. 1, 2, 5g*	**Hoden-** → 605, **Zervix-, Mamma-** → 615, **nichtkleinzelliges Bronchial-Ca** → 598, **kleinzelliges Bronchial-Ca** → 596, **Weichteil-, Ewing-Sarkome, Non-Hodgkin-Lymphome** → 582, **M. Hodgkin** → 589: 1200-2400mg/m² i.v. d1-5 oder 5-8g/m² über 24h d1; **DANI** KI bei schwerer Niereninsuffizienz

Trofosfamid Rp	HWZ 1-1.5(4-8)h
Ixoten *Tbl. 50mg*	**Non-Hodgkin-Lymphome:** 3 x 50mg p.o.; **DANI** k.A.

A 7.7.2 Alkylsulfonate

Wm/Wi (alkylierende Mittel): Quervernetzung von DNA-Einzel- und -Doppelsträngen durch Alkylierung, Strg. von Matrixfunktion und Synthese der DNA;
UW (alle): s. allgemeine UW von Zytostatika → 151;
UW (Busulfan): Lungenfibrose, insbesondere bei kumulativer Dosis > 300mg, bei Hochdosistherapie Lebervenenverschlusssyndrom, Katarakt, Gynäkomastie, retroperitoneale Fibrose, Endokardfibrose, hämorrhagische Zystitis;
UW (Treosulfan): Lungenfibrose, allergische Alveolitis, Pneumonie, Cholestase, Sklerodermie, Psoriasis, Parästhesien, hämorrhagische Zystitis

A 7 Hämatologie, Onkologie – Arzneimittel

Busulfan Rp
HWZ 2.5h, Q0 1.0, PPB 32%

Busilvex *Inf.Lsg. 60mg/10ml*
Myleran *Tbl. 2mg*

Konditionierung vor konventioneller Stammzell-Tx: 0.8mg/kg i.v. alle 6h über 4d; **CML** → 581: Remissionseinleitung 0.06mg/kg p.o., Erhaltungstherapie 0.5-2mg/d; **Polycythaemia vera** → 580: 4-6mg/d; **DANI** nicht erforderlich

Treosulfan Rp
HWZ 1.5-1.8h

Ovastat *Kps. 250mg; Inf.Lsg. 1, 5g*

Ovarial-Ca → 622: 4 x 100-150mg/m² p.o. für 28d, Wdh. d56; 5-8g/m² i.v. d1, Wdh. d21-28; **DANI** k.A.

A 7.7.3 Nitrosoharnstoffe

Wm/Wi (alkylierende Mittel): Quervernetzung von DNA-Einzel- und -Doppelsträngen durch Alkylierung, Strg. von Matrixfunktion und DNA-Synthese;
UW: s. allgemeine UW von Zytostatika → 151; **UW** (Lomustin): pulmonale Infiltrate, Lungenfibrose, transiente Transaminasen ↑, periphere und zentrale Neurotoxizität

Lomustin Rp
HWZ (72h), PPB 60%

Cecenu *Kps. 40mg*

M. Hodgkin → 589, **Hirntumoren** → 626, **Hirnmetastasen, malignes Melanom** → 716, **kleinzell. Bronchial-Ca** → 596: 70-100mg/m² p.o. d1, Wdh. nach 6W; **DANI** Dosisreduktion, KI bei stark eingeschränkter Nierenfunktion

A 7.7.4 Platinhaltige Verbindungen

Wm/Wi (alkylierende Mittel): Quervernetzung von DNA-Einzel- und -Doppelsträngen durch Alkylierung, Störung von Matrixfunktion und Synthese der DNA;
UW: s. allg. UW von Zytostatika → 151; **UW** (Carboplatin): transiente Transaminasen ↑, Nephrotoxizität, periphere Neurotoxizität, Hörstörung, Optikusneuritis;
UW (Cisplatin): Herzinsuff., Enteritis, transiente Transaminasen ↑, Elektrolytveränderungen (Ca^{2+} ↓, Mg^{2+} ↓, K^+ ↓, Na^+ ↓), kumulative Nephrotoxizität mit Tubulusschädigung, Otoxizität, periphere Neurotoxizität, Geschmacksstörung, fokale Enzephalopathie, Sehstörung, Optikusneuritis, Schwindel; **UW** (Oxaliplatin): meist transiente periphere Neuropathie mit Dysästhesien, Parästhesien der Extremitäten (ausgelöst/verstärkt durch Kälteexposition), akute laryngeale/pharyngeale Dysästhesie mit Erstickungsgefühl

Carboplatin Rp
HWZ 2(24)h, Q0 0.25, PPB < 25%

Axicarb *Inf.Lsg. 10mg/ml*
Carboplatin-GRY *Inf.Lsg. 10mg/ml*
CARBO-cell *Inf.Lsg. 10mg/ml*
Carboplatin HEXAL *Inf.Lsg. 50, 150, 450, 600, 1000mg*
Ribocarbo-L *Inf.Lsg. 50, 150, 450, 600mg*

Ovarial- → 622, **Zervix-Ca, kleinzelliges Bronchial-Ca** → 596, **Plattenepithel-Ca des Kopf-/Halsbereichs:** 300-400mg/m² i.v., Wdh. nach 4W; alternativ Dosierung nach AUC;
DANI CrCl 40-60: 250mg/m²; 20-40: 200mg/m²; < 20: KI

Alkylierende Mittel 155

Cisplatin Rp	HWZ 58-90h, Qo 0.6, PPB > 90%
Cisplatin-Lsg.-Ribosepharm *Inj.Lsg.* 10, 25, 50mg Cisplatin medac *Inf.Lsg.* 10, 25, 50, 100mg Cisplatin HEXAL PI *Inf.Lsg.* 10, 50mg Cisplatin Neocorp *Inf.Lsg.* 10, 50, 100mg	Hoden- → 605, Prostata- → 625, Ovarial-Ca → 622, kleinzelliges → 596 und nicht-kleinzelliges Bronchial-Ca → 598, Oesophagus- → 622, Zervix-, Blasen-, Endometrium-Ca, Kopf-Hals-Ca, **Osteosarkom**: 50-120mg/m² i.v. d1 oder 15-20mg/m² d1-5, Wdh. nach 3-4W; **DANI** KI bei Niereninsuffizienz

Oxaliplatin Rp	HWZ biphasisch 0.4h und 38h
Croloxat *Inf. Lsg.* 150mg/30ml Eloxatin *Inf.Lsg.* 100, 200mg Medoxa *Inf.Lsg.* 50mg/10ml, 100mg/20ml, 150mg/30ml Oxaliplatin HEXAL *Inf.Lsg.* 50, 100, 150ml Riboxatin *Inf.Lsg.* 50mg/10ml, 100mg/20ml	**Kolorektales Karzinom, adjuvant und metastasiert** → 606: 85mg/m² i.v. d1, Wdh. d15, Kombination mit 5-FU; **DANI** CrCl < 30: KI

A 7.7.5 Weitere alkylierende Mittel

Wm/Wi (alkylierende Mittel): Quervernetzung von DNA-Einzel- und -Doppelsträngen durch Alkylierung, Strg. von Matrixfunktion und Synthese der DNA;
Wm/Wi (Procarbazin): hemmt die Inkorporation von kleinen DNA-Präkursoren sowie die RNA- und Protein-Synthese, direkte Schädigung der DNA durch Alkylierungsreaktion, schwacher Inhibitor der MAO im ZNS;
UW: s. allgemeine UW v. Zytostatika → 151;
UW (Dacarbazin): transiente Transaminasen ↑, Lebervenenverschlusssyndrom, Lebernekrose, Photosensitivität, ZNS-Störung (Kopfschmerzen, Sehstörung, Verwirrtheit, Lethargie, Krämpfe), Parästhesien, Thrombophlebitis, ausgeprägte Nausea;
UW (Procarbazin): KM-Suppression, Anämie, Neutropenie, Leukopenie, Thrombozytopenie mit Blutungstendenz, Panzytopenie, allergische Reaktionen mit makulopapillarem Exanthem, Hypereosinophilie, Fieber, Hautrötung, Urtikaria, Neuropathien, Parästhesien der Extremitäten, Schläfrigkeit, Verwirrtheit, interstitielle Pneumonie, Nausea, Erbrechen, Anorexie, Obstipation, Diarrhoen, Stomatitis, Leberfktsstrg., Azoospermie, Beendigung der Ovarialfunktion, Alopezie, inkurrente Infektionen, Herpes zoster; **UW** (Temozolomid): Obstipation, Kopfschmerzen, Schwindel, Geschmacksanomalien, Parästhesien;
KI (Procarbazin): bek. Überempf., Myelosuppression mit Granulozyto- und Thrombozytopenie (nicht durch maligne Grunderkrankung bedingt), Lakt., schwere Nieren- und Leberschäden

Dacarbazin Rp	HWZ 0.5-3.5h, Qo 0.3, PPB 5%
Dacarbazin Lipomed *Inf.Lsg.* 100, 200mg Detimedac *Inf.Lsg.* 100, 200, 500, 1000mg	**Malignes Melanom**: 200-250mg/m² i.v. d1-5 oder 850mg/m² d1, Wdh. nach 3W; **Weichteilsarkom**: 250mg/m² d1-5, Wdh. nach 3W; **M. Hodgkin**: 375mg/m² d1, Wdh. d15; **DANI** leichte bis mittlere NI: 100%, schwere NI: KI; **DALI** leichte bis mittlere LI: 100%, schwere LI: KI

A 7 Hämatologie, Onkologie – Arzneimittel

Procarbazin Rp	PRC D, Lact -
Natulan *Kps. 50mg*	**M. Hodgkin:** 100mg/m² KOF für 7-14 d p.o. in Kombination mit anderen Zytostatika

Temozolomid Rp	HWZ 1.8h, PPB 10-20%
Temodal *Kps. 5, 20, 100, 140, 180, 250mg* **Temozo Cell** *Kps. 5, 20, 100, 140, 180, 250mg* **Temozolomid HEXAL** *Kps. 5, 20, 100, 140, 180, 250mg*	**Rezidivierende oder progrediente maligne Gliome:** 200mg/m² d1-5, Wdh. nach 4W; vorbehandelte Patienten beim 1. Zyklus 150mg/m²; **DANI** nicht erforderlich

A 7.8 Antimetabolite

A 7.8.1 Folsäure-Analoga

Wm/Wi (Antimetabolite): Einbau als falsches Substrat in die DNA oder RNA, Hemmung der DNA- oder RNA-Polymerase;
UW: s. allgemeine UW von Zytostatika → 151;
UW (Methotrexat): GI-Blutungen, Transaminasen ↑, Tubulusschädigung, reversible akute Enzephalopathie nach i.v.-/intrathekaler Applikation, Leukenzephalopathie, Konjunktivitis;
UW (Pemetrexed): Transaminasen ↑, Fieber, motorische und sensible Neuropathie, Diarrhoe, Fatigue, Hautrötung, Appetitverlust, Stomatitis, Angina pectoris, kardiovaskuläre Ereignisse

Methotrexat → 202 Rp	HWZ 12-24h, Q₀ 0.06, PPB 50%
Methotrexat-Gry *Inf.Lsg. 5, 50, 500, 1000, 5000mg* **Methotrexat medac** *Inj.Lsg. 5, 15, 50mg; Inf.Lsg. 250, 500, 1000, 5000mg* **MTX HEXAL** *Tbl. 2.5, 5, 7.5, 10, 15mg; Inj.Lsg. 5, 7.5, 10, 15, 25, 50, 500, 1000mg; Fertigspritze 2.5mg/0.33ml, 7.5mg/1ml, 10mg/1ml, 10mg/1.33ml, 15mg/2ml, 20mg/2.67ml, 25mg/3.33ml*	**Chorionepitheliom, Mamma-Ca** → 615, **Kopf-Hals-Ca, Non-Hodgkin-Lymphom** → 582, **ALL, kleinzelliges Bronchial-Ca** → 596, **Osteosarkom, Meningeosis leucaemica + carcinomatosa, maligne Lymphome im Kindesalter, ZNS-Tumoren** → 626: ED i.v. je nach Therapie-Schema, niedrigdosierte Therapie: < 100mg/m²; mittelhochdosierte Therapie: 100-1000mg/m²; hochdosierte Therapie: > 1000mg/m²; intrathekal: 8-12mg/m², max. 15mg absolut, ini alle 2-3d, später alle 4W; **DANI** CrCl > 80: 100%; 80: 75%; 60: 63%; < 60: KI

Pemetrexed Rp	HWZ 3.5h, PPB 81%
Alimta *Inf.Lsg. 100, 500mg*	**Malignes Pleuramesotheliom:** 500mg/m² i.v. d1, Kombination mit Cisplatin 75mg/m² d1, Wdh. d22; **NSCLC:** 500mg/m² d1, Wdh. d22; **DANI** CrCl ≥ 45: 100%; < 45: Anwendung nicht empfohlen

Antimetabolite 157

A 7.8.2 Purin-Analoga

Wm/Wi (Antimetabolite): Einbau als falsches Substrat in die DNA oder RNA, Hemmung der DNA- oder RNA-Polymerase; **Wm/Wi** (Cladribin): DNA-Synthese und -Reparatur wird blockiert; **Wm/Wi** (Nelarabin): wird zu ara-G metabolisiert;
UW: s. allgemeine UW von Zytostatika → 151;
UW (Cladribin): transiente Transaminasen ↑, toxische Epidermiolyse, periphere od. zentrale Neurotoxizität, Immunsuppression mit T-Zell-Defizienz (CD^{4+} ↓↓, CD^{8+} ↓), Kopfschmerzen;
UW (Clofarabin): febrile Neutropenie, Ängstlichkeit, Kopfschmerzen, Nausea, Erbrechen, Diarrhoe, Dermatitis, Pruritus, Schleimhautentzündung, Pyrexie, Erschöpfung;
UW (Fludarabin): akute Kardiotoxizität mit Arrhythmien, Hypotonie, transiente Transaminasen ↑, periphere Neuropathie mit Parästhesien, ZNS-Strg., Immunsuppression mit T-Zell-Defizienz, (CD^{4+} ↓↓, CD^{8+} ↓), Tumorlysesyndrom, Hämolyse;
UW (Mercaptopurin): transiente Transaminasen ↑, Cholestase, Lebervenenverschlusssyndrom;
UW (Nelarabin): Infektionen, Tumor-Lyse-Syndrom, Hypoglykämie, Hypokalzämie, Hypomagnesiämie, Hypokaliämie, Verwirrtheit, Somnolenz, Kopfschmerzen, periphere neurologische Störung, Schwindel;
UW (Tioguanin): transiente Transaminasen ↑, Cholestasen, Lebervenenverschlusssyndrom, Darmperforation

Cladribin Rp	HWZ 3-22h (kontinuierl. Infusion in 7d), 11h (s.c.-Bolus an 5d), PPB 20%
Leustatin *Inf.Lsg. 10mg/10ml* **LITAK** *Inj.Lsg. 10mg/5ml*	**Haarzell-Leukämie:** 0.14mg/kg s.c. d1-5 oder 0.09mg/kg i.v. über 24h d1-7; **DANI, DALI** vorsichtige Anwendung

Clofarabin Rp	HWZ 5.2h
Evoltra *Inf.Lsg. 20mg/20ml*	**ALL:** Ki > 21kg: $52mg/m^2$ über 2h i.v. d1-5; **DANI, DALI** KI bei schwerer NI, LI

Fludarabin Rp	HWZ 10-30h, PPB nicht ausgeprägt
Bendarabin *Inf.Lsg. 50mg* **Fludara** *Inf.Lsg. 50mg* **Fludarabinphosphat-GRY** *Inj.Lsg. 50mg*	**CLL vom B-Zell-Typ:** $25mg/m^2$ i.v. d1-5, Wdh. d29; **DANI** CrCl 30-70: 50%; < 30: KI; **DALI** vorsichtige Anwendung

Mercaptopurin Rp	HWZ 1.5h, Qo 0.8, PPB 20%
Mercaptopurin Medice *Tbl. 10mg* **Puri-Nethol** *Tbl. 50mg* **Xaluprine** *Susp. (1ml = 20mg)*	**ALL:** 2.5mg/kg/d p.o., Therapiedauer je nach Schema; **DANI, DALI** Dosisreduktion erwägen

Nelarabin Rp	HWZ 0.5(3)h, PPB 25%
Atriance *Inf.Lsg. 250mg/50ml*	**T-ALL, T-LBL:** $1.5g/m^2$ i.v. d 1, 3, 5, Wdh. d22; Ki., Jug. < 21J: $650mg/m^2$ i.v. d1-5, Wdh. d22; **DANI, DALI** keine Daten

Tioguanin Rp	HWZ (0.5-6h)
Thioguanin Aspen *Tbl. 40mg* **Thioguanin Wellcome** *Tbl. 40mg*	**AML:** Induktion: $100mg/m^2$ alle 12h p.o.; **ALL:** $60mg/m^2$ p.o.; Therapiedauer je nach Schema; **DANI, DALI** Dosisreduktion erwägen

A 7.8.3 Pyrimidin-Analoga

Wm/Wi (Antimetabolite): Einbau als falsches Substrat in die DNA oder RNA, Hemmung der DNA- oder RNA-Polymerase; **Wm/Wi** (Gimeracil): Dihydropyrimidindehydrogenase-(DPD)-Hemmer ⇒ verhindert Abbau von 5-FU ⇒ 5-FU-Plasmakonzentration ↑;
Wm/Wi (Oteracil): Orotatphosphoribosyltransferase-(OPRT)-Hemmer ⇒ setzt Aktivität von 5-FU in der normalen Magen-Darm-Mukosa herab;
UW: s. allgemeine UW von Zytostatika → 151;
UW (Azacitidin): Pneumonie, Nasopharyngitis, Anorexie, Schwindel, Kopf-, Bauch-, Brustschmerzen, Diarrhoe, Obstipation, Petechien, Exanthem, Pruritus, Ekchymosen, Arthralgien, Erythem an der Injektionsstelle, Hypokaliämie, Myalgie;
UW (Capecitabin): Ödeme der unteren Extremitäten, Hand-Fuß-Syndrom, Kopfschmerzen, Parästhesien, Geschmacksstörung, Schwindel, Schlaflosigkeit, Lethargie, Dehydrierung;
UW (Cytarabin): bei hochdosierter Therapie akute Pulmotoxizität, Lungenödem, ARDS, Pankreatitis, Ulzera, Darmnekrose, Ösophagitis, transiente Transaminasen ↑, Cholestase, Konjunktivitis, Keratitis, periphere und zentrale Neurotoxizität, zerebrale und zerebelläre Störung, bei intrathekaler Gabe akute Arachnoiditis, Leukenzephalopathie, Myalgien, Arthralgien, Knochenschmerzen; **UW** (Fluorouracil): akute Kardiotoxizität mit Arrhythmien, Ischämie, Herzinfarkt, Konjunktivitis, hoher Tränenfluss, ZNS-Strg. (Somnolenz, Verwirrtheit), reversible zerebelläre Strg. (Ataxie, Müdigkeit, Sprachstrg.), Palmar- und Plantarveränderungen; **UW** (Gemcitabin): Fieber, Schüttelfrost, Kopf-, Rückenschmerzen, transiente Transaminasen ↑, mäßiggradige Proteinurie/Hämaturie, Lungenödem, periphere Ödeme;
UW (Teysuno): Neutro-/Leuko-/Lymphopenie, Anämie, Thrombopenie, febrile Neutropenie, Anorexie, Dehydratation, Hypokaliämie, Hyponatriämie, Hypokalzämie, Hypomagnesiämie, Hypalbuminämie, Hyperkaliämie, Schlaflosigkeit, periphere Neuropathie, Schwindel, Kopfschmerzen, Dysgeusie, Sehstörungen, Erkrankungen der Tränenwege, Konjunktivitis, Augenerkrankung, Hörschäden, Taubheit, Hypotonie, Hypertonie, tiefe Venenthrombose, Dyspnoe, Epistaxis, Singultus, Husten, Diarrhoe, Erbrechen, Obstipation, Übelkeit, gastrointestinale Blutung/Entzündung, Stomatitis, Flatulenz, abdominelle Beschwerden, Dysphagie, Dyspepsie, trockener Mund, Erhöhung von Bilirubin/GPT/GOT, Erythrodysästhesie-Syndrom der Handflächen und Fußsohlen, Ausschlag, Pruritus, Hyperpigmentation der Haut, trockene Haut, Alopezie, Schmerzen des Bewegungsapparates, Nierenversagen, Erhöhung von Kreatinin/Harnstoff, verminderte CrCl, Müdigkeit, Asthenie, Gewichtsverlust, Pyrexie, Schleimhautentzündung, peripheres Ödem, Schüttelfrost; **UW** (Trifluridin): Neutropenie, Leukopenie, Anämie, Thrombopenie, vermind. Appetit, Diarrhoe, Übelkeit, Erbrechen, Ermüdung, Infektion d. unteren/oberen Atemwege, febrile Neutropenie, Lymphopenie, Monozytose, Hypoalbuminämie, Schlaflosigkeit, Geschmacksstrg., periph. Neuropathie, Schwindelgefühl, Kopfschmerzen, Flush, Dyspnoe, Husten, Abdominalschmerz, Obstipation, Stomatitis, Erkrank. d. Mundraumes, Hyperbilirubinämie, palmarplantares Erythrodysästhesie-Syndrom, Hautausschlag, Alopezie, Pruritus, trockene Haut, Proteinurie, Fieber, Ödem, Schleimhautentzünd., Unwohlsein, Leberenzyme ↑, alkalische Phosphatase ↑, Gewicht ↓;
KI (Teysuno): Überempfindlichkeiten, schwere UW gegen Fluoropyrimidin-Therapie in der Vorgeschichte, bekannter Mangel an DPD, Grav./Lakt., schwere Knochenmarkdepression, terminale/dialysepflichtige Niereninsuffizienz, gleichzeitige Gabe von anderen Fluoropyrimidinen, Behandlung mit DPD-Hemmern innerhalb von 4 W;
KI (Trifluridin): bek. Überempfindlichkeit

Antimetabolite

Azacitidin Rp	HWZ 41min
Vidaza *Inj.Lsg. 100mg*	**Myelodysplastische Syndrome, CMML, AML:** 75mg/m^2 s.c. d1-7, Wdh. d29; **DANI** s. FachInfo; **DALI** sorgf. Überwachung

Capecitabin Rp	HWZ 0.25h, Qo 1.0, PPB 54%
Capecitabin Accord *Tbl. 150, 300, 500mg* Capecitabin HEXAL *Tbl. 150, 500mg* Capecitabin Medac *Tbl. 150, 500mg* Ecansya *Tbl. 150, 300, 500mg* Xeloda *Tbl. 150, 500mg*	**Kolorektales Ca → 606:** 2 x 1250mg/m^2/d p.o. d1-14, Wdh. d22; **Mamma-Ca → 615:** 2 x 1250mg/m^2/d p.o. d1-14, Wdh. d22, Komb. mit Docetaxel; **Kombinationsther. bei Kolorektal- und Magen-Ca:** 2 x 800-1000mg/m^2 d1-14, Wdh. d22; bei fortlaufender Gabe 2 x 625mg/m^2; **DANI** CrCl 30-50: 75%; < 30: KI

Cytarabin Rp	HWZ (1-3h), Qo 0.9, PPB 15%
DepoCyte *Inj.Susp. 50mg* ARA-cell *Inj.Lsg. 40mg/2ml, 100mg/5ml; Inf.Lsg. 1g/20ml, 4g/80ml, 5g/50ml, 10g/100ml* Alexan *Inj.Lsg. 100mg/5ml; Inf.Lsg. 1000mg/20ml*	**Akute Leukämien:** Induktion 100-200mg/m^2 i.v. für 5-10d; Remissionserhaltung: 70-200mg/m^2 i.v./s.c. d1-5, Wdh. d29; **NHL → 582:** 300mg/m^2 i.v. je nach Schema, z.B. d8; **Meningeosis lymphomatosa:** DepoCyte: 50mg intrathekal W1+3, dann W5, 7, 9, 13, 17, 21, 25, 29; **DANI** CrCl < 10: 50-75%

Fluorouracil (5-FU) Rp	HWZ 8-40min, Qo 1.0, PPB 0%
Fluorouracil-GRY *Inf.Lsg. 1000mg/20ml, 5000mg/100ml* 5-FU HEXAL *Lsg. 5000mg* 5-FU medac *Inf.Lsg. 500, 1000, 5000, 10000mg* Benda 5 Fu *Inf.Lsg. 1g/20ml, 5g/200ml* Eurofluor *Inf.Lsg. 500mg/10ml, 1g/20ml, 5g/100ml* Ribofluor *Inf.Lsg. 250mg/5ml, 500mg/10ml, 1000mg/20ml, 5000mg/100ml* Efudix *Salbe (1g enth. 50mg)*	**Kolorektales Karzinom → 606:** 370-600mg/m^2 als i.v.-Bolus; 200-750mg/m^2 als Dauerinfusion; **Pankreas-Ca → 623:** 400-500mg/m^2 als i.v.-Bolus; 1000mg/m^2 als Dauerinfusion; **Mamma-Ca → 615, Magen-Ca → 612:** 500-600mg/m^2; **DANI** CrCl < 10: 50-75%; **solare und solide Keratosen, M. Bowen, Basaliome:** Effudix: 1-2 x tgl. auftragen

A 7 Hämatologie, Onkologie – Arzneimittel

Gemcitabin Rp	HWZ 42-94min (0.7-12h), Qo > 0.9
Gemci Cell Inf.Lsg. 200, 1000, 1500, 2000mg **Gemcitabin HEXAL** Inf.Lsg. 200, 1000, 2000mg **Gemedac** Inf.Lsg. 200, 1000, 1500mg **Gemzar** Inf.Lsg. 200, 1000mg	**Blasen-Ca** → 595: $1g/m^2$ i.v. d1, 8, 15, Wdh. d29, Komb. mit Cisplatin $70mg/m^2$ d2; **nichtkleinzelliges Bronchial-Ca** → 598: $1250mg/m^2$ d1, 8, Wdh. d22 oder $1000mg/m^2$ d1, 8, 15, Wdh. d29; **Mamma-Ca** → 615: $1250mg/m^2$ d1, 8, Wdh. d22, Komb. mit Paclitaxel $175mg/m^2$ d1; **Ovarial-Ca**: $1g/m^2$ d1, 8, Wdh. d22, Komb. mit Carboplatin d1 (Ziel-AUC 4.0mg/ml × min); **Pankreas-Ca** → 623: $1g/m^2$ 1 x/W für 7W, dann d1, 8, 15, Wdh. d29; **DANI** vorsichtige Anwendung

Tegafur + Gimeracil + Oteracil Rp		Lact -
Teysuno Kps. 15+4.35+11.8mg, 20+5.8+15.8mg	**Fortgeschrittenes Magen-Ca in Komb. mit Cisplatin**: 2 x 25mg Tegafur/m^2/d p.o. d1-21, Wh. d29; **DANI** CrCl > 50: 100%, 30-50: 2 x 20mg Tegafur/m^2/d, < 30: Anwendung nicht empfohlen; **DALI** nicht erforderlich	

Trifluridin + Tipiracil Rp	
Lonsurf Tbl. 15+6.14, 20+8,19mg	**Metastasierendes kolorektales Ca**: 2 x $35mg/m^2$ p.o. d1-5 und d8-12, Wdh. d29; **DANI** CrCl 30-89: 100%, <30: keine Daten; **DALI** leichte LI: 100%; mäßige bis schwere LI: keine Daten

A 7.9 Alkaloide und andere natürliche Mittel

A 7.9.1 Vinca-Alkaloide und -Analoga

Wm/Wi (Vinca-Alkaloide und -Analoga): Bindung an mikrotubuläre Proteine mit Depolarisation, Verhinderung der mitotischen Spindel, Strg. der Protein-, DNA- und RNA-Synthese;
UW: s. allgem. UW von Zytostatika → 151;
UW (Vinca-Alkaloide und -Analoga): kardiovaskuläre Strg., RR ↑, RR ↓, akute interstitielle Pneumonitis/Bronchospasmus v.a. bei Gabe mit Mitomycin C, Obstipation, Ileus, Polyurie (ADH-Sekretion ↓), Dysurie, Harnverhalten (Blasenatonie), dosisabhängige periphere Neurotoxizität, autonome Neurotoxizität, Hirnnervenausfälle und ZNS-Strg.: Hypästhesie, Parästhesien, motorische Strg., Areflexie, Paralyse, Ataxie, paralytischer Ileus, Optikusatrophie, Erblindung, Krampfanfälle, Muskelkrämpfe/Schmerzen in Unterkiefer/Hals/Rücken/Extremitäten nach Injektion, Pankreatitis, schwere Gewebsnekrose bei Paravasat;
UW (Vinflunin): Panzytopenie, Infektionen, Anorexie, Dehydratation, Überempf., Insomnie, periph. sensorische Neuropathie, Synkope, Kopf-, Ohrenschmerzen, Neuralgie, Tachykardie, Hypo-, Hypertension, Venenthrombose, gastrointestinale Strg., Husten, Dyspnoe, Alopezie, Myalgie, Hautreaktionen, muskuloskeletale Schmerzen, Asthenie, Reaktion an der Applikationsstelle, Schüttelfrost

Alkaloide und andere natürliche Mittel 161

Vinblastin Rp	HWZ 25h, Qo 0.95, PPB 44-75%
Vinblastinsulfat Teva *Inf.Lsg. 10mg*	Hoden-Ca → 605, Mamma-Ca → 615, M. Hodgkin → 589, Non-Hodgkin-Lymphom → 582, **Histiocytosis X:** ini 3.7mg/m²/W, dann steigern um 1.8-1.9mg/m²/W bis 6mg/m² i.v. 1 x/W; **Ki.:** ini 2.5mg/m² 1 x/W, steigern auf max. 7.5mg/m²/W; **DANI** nicht erf.; **DALI** Bilirubin i.S. (µmol/l) < 25: 100%; 20-50: 50%; > 50: KI

Vincristin Rp	HWZ 85h, Qo 0.95, PPB 44%
Cellcristin *Inj.Lsg. 1mg/1ml, 2mg/2ml* Vincristinsulfat HEXAL *Inj.Lsg. 1mg, 2mg* Vincristin Liquid L *Inj.Lsg. 1mg/1ml* Vincristinsulfat Teva *Inj.Lsg. 1mg/1ml, 2mg/2ml, 5mg/5ml*	ALL, M. Hodgkin → 589, Non-Hodgkin-Lymphom → 582, Mamma-Ca → 615, kleinzelliges Bronchial-Ca → 596, Sarkome, Wilms-Tumor, Neuroblastom, M. Werlhof: 1.4mg/m² i.v. 1 x/W, max. 2mg/W; **Ki.:** < 10kg: 0.05mg/kg 1 x/W; > 10kg: 2mg/m² 1 x/W; **DANI** k.A.; **DALI** Bili > 3mg/dl: 50%

Vindesin Rp	HWZ 25h
Eldisine *Inj.Lsg. 5mg*	Akute Leukämien, Blastenschub der CML → 581, maligne Lymphome, malignes Melanom → 716, NSCLC und SCLC, Mamma- → 615, Ösophagus- → 622, Kopf-Hals-, Hoden-Ca: 3mg/m² i.v.; **Ki.:** 4mg/m²; **DANI** k.A.; **DALI** Bili > 3mg/dl: 50%

Vinflunin Rp	HWZ 40h, PPB 67%
Javlor *Inf.Lsg. 25mg/ml*	Fortgeschrittenes/metastasiertes Urothel-Übergangszell-Ca: 320mg/m² über 20min. i.v. d1, Wdh. d22; **DANI** CrCl > 60: 100%; 40-60: 280mg/m²; 20-39: 250mg/m² alle 3W; **DALI** s. FachInfo

Vinorelbin Rp	HWZ 38-40h, Qo > 0.7, PPB 14%
Bendarelbin *Inf.Lsg. 10mg/1ml, 50mg/5ml* Navelbine *Inf.Lsg. 10mg/1ml, 50mg/5ml;* Kps. 20, 30, 80mg Navirel *Inf.Lsg. 10mg/1ml, 50mg/5ml* Vinorelbin Actavis *Inf.Lsg. 10mg/1ml, 50mg/5ml* Vinorelbin Nc *Inf.Lsg. 10mg/1ml*	Fortgeschrittenes nichtkleinzelliges Bronchial-Ca → 598, anthrazyklinresistentes Mamma-Ca→ 615: 25-30mg/m² i.v. d1, Wdh. d29; 60mg/m² p.o. 1 x/W, nach 3 Gaben 80mg/m²; **DANI** nicht erforderlich; **DALI** massive Lebermetasen/schwere LI: 66%

A 7 Hämatologie, Onkologie – Arzneimittel

A 7.9.2 Podophyllotoxin-Derivate

Wm/Wi (Podophyllotoxin-Derivate): Interaktion mit Topoisomerase II, DNA-Einzel- und -Doppelstrangbrüche; **UW:** s. allgemeine UW von Zytostatika → 151;
UW (Etoposid): Hypotonie bei i.v.-Gabe, Ischämie, Dysphagie, Obstipation, transiente Transaminasen ↑, allerg. Reaktionen bis zur Anaphylaxie, periphere Neuropathie/ZNS-Störung;
UW (Tenisposid): transiente Transaminasen ↑, Lebervenenverschlusssyndrom, allergische Reaktionen bis zur Anaphylaxie, periphere Neuropathie/ZNS-Störung

Etoposid Rp	HWZ 6-8h, Q0 0.65, PPB 98%
Eto Cell *Inf.Lsg.* 100, 500mg Eto-GRY *Inf.Lsg.* 20mg/ml Etomedac *Inf.Lsg.* 100mg/5ml, 500mg/25ml Etopophos *Inf.Lsg.* 100, 1000mg Etoposid HEXAL *Inf.Lsg.* 50, 100, 200, 400, 1000mg Lastet *Kps.* 25, 50, 100mg Riboposid *Inf.Lsg.* 100mg/5ml, 200mg/10ml, 400mg/20ml Vepesid *Kps.* 50, 100mg	Kleinzelliges Bronchial-Ca → 596, nichtkleinzelliges Bronchial-Ca → 598, M. Hodgkin → 589, NHL → 582, AML, Hoden- → 605, Chorion-, Ovarial-Ca → 622: 50-100mg/m² i.v. d1-5 oder 120-150mg/m² d1, 3, 5; 100-200mg/m² p.o. d1-5, Wdh. nach 3-4W; **DANI, DALI** KI bei schwerer Nieren-/Leberinsuffizienz

A 7.9.3 Taxane

Wm/Wi (Taxane): pathol. Bildung und Stabilisierung von Mikrotubuli ⇒ Störung der Mitose;
UW: s. allgemeine UW von Zytostatika → 151; **UW** (Cabazitaxel): Hyperglykämie, Hypokaliämie, Dehydratation, Angst, Verwirrtheitszustände, Geschmacksstörungen, Schwindel, Kopfschmerzen, Lethargie, Ischialgie, Konjunktivitis, Tränenfluss ↑, Tinnitus, TVT, Dyspnoe, Husten, Schmerzen im Oropharynx, Abdominalschmerz, Hämorrhoiden, Reflux, Mundtrockenheit, Rückenschmerzen, Arthralgie, Myalgie, Hämaturie, Dysurie; **UW** (Docetaxel): Ischämiesymptomatik, Obstipation, transient Transaminasen ↑, Dermatoxizität, Dysästhesien, Epidermiolyse, periphere Neurotoxizität mit Parästhesien und motor. Störungen, paralytischer Ileus, ZNS-Störung, Hypersensitivitätsreaktion, Flüssigkeitsretention (Kapillarpermeabilität ↑) mit Gewichtszunahme u. Ödemen, Hypotonie, Pleuraerguss, Aszites; **UW** (Paclitaxel): Erregungsleitungsstrg. (Herz), Ischämie, Obstipation, transiente Transaminasenerhöhung, periphere Neurotoxizität mit Parästhesien, paralytischer Ileus, ZNS-Strg., Hypersensitivitätsreaktion

Cabazitaxel Rp	HWZ 95h, Q0 > 0.95, PPB 89-92%
Jevtana *Inf.Lsg.* 60mg	Hormonrefraktäres, metast. Prostata-Ca (nach Vorbehandlung mit Docetaxel): 25mg/m² über 1h i.v. d1, Wdh. d22; **DANI** CrCl > 50: 100%, <50: vorsichtige Anwendung; **DALI** KI bei schw. LI

Docetaxel Rp	HWZ 11h, Q0 > 0.9, PPB 95%
Bendadocel *Inf.Lsg.* 20, 80, 140mg Docetaxel Nc *Inf.Lsg.* 20, 80, 160mg Ribodocel *Inf.Lsg.* 20, 80, 160mg Taxceus *Inf.Lsg.* 20, 80, 140mg Taxotere *Inf.Lsg.* 20, 80, 160mg	Mamma-Ca → 615: 75-100mg/m² i.v. d1, Wdh. d22; nichtkleinzell. Bronchial-Ca → 598, Prostata-→ 625, Magen-Ca → 612, Plattenepithel-Ca des Kopf-/Halsbereichs: 75mg/m² i.v. d1, Wdh. d22; **DANI** k.A.; **DALI** KI bei schwerer LI

Zytotoxische Antibiotika 163

Paclitaxel Rp	HWZ 6.4-12.7h, Q$_0$ > 0.8, PPB 89-98%
Abraxane *Inf.Lsg. 5mg/ml* Celltaxel *Inf.Lsg. 300mg* Neotaxan *Inf.Lsg. 30, 100, 150, 300, 600mg* Paclitaxel HEXAL *Inf.Lsg. 30, 100, 150, 300mg* Ribotax *Inf.Lsg. 30, 100, 300mg* Taxomedac *Inf.Lsg. 30, 100, 300mg*	**Ovarial-Ca** ⇒ 622: 175mg/m² über 3h i.v. d1; 135mg/m² über 24h i.v. d1, Wdh. d22; **Mamma-Ca** ⇒ 615, fortgeschr. nichtkleinzell. **Bronchial-Ca** ⇒ 598: 175mg/m² über 3h i.v. d1, Wdh. d22; **Kaposi-Sarkom bei AIDS:** 100mg/m² über 3h i.v. d1, Wdh. d15; **DANI** k.A.; **DALI** auf verstärkte Myelosuppression achten; KI bei schwerer LI

A 7.10 Zytotoxische Antibiotika

A 7.10.1 Anthracycline

Wm/Wi (Anthracycline): Interkalation in die Doppelhelix der DNA, Hemmung der Topoisomerase I und II; **Wm/Wi** (Pixantron): schwacher Inhibitor der Topoisomerase II, alkyliert direkt DNA ⇒ bildet stabile DNA-Addukte und Doppelstrangbrüche;
UW: s. allg. UW von Zytostatika → 151; **UW** (Daunorubicin): akute Kardiotoxizität (EKG-Veränd., Arrhythmien, Ischämie, Infarkt) u. chron. Kardiotoxizität (dilatative Kardiomyopathie, LVEF ↓), Tubulusschädigung, Rezidiv früherer Strahlendermatitis; **UW** (Doxorubicin): akute Kardiotoxizität (EKG-Veränd., Arrhythmien, Ischämie, Infarkt) u. chron. Kardiotoxizität (dilatative Kardiomyopathie, LVEF ↓), Rezidiv früherer Strahlendermatitis;
UW (Doxorubicin liposomal): im Vergleich zu Doxorubicin geringere chron. Kardiotoxizität; **UW** (Epirubicin): Kardiotoxizität geringer als bei Dauno-/Doxorubicin: akute Kardiotoxizität (EKG-Veränd., Arrhythmien, Ischämie, Infarkt) u. chron. Kardiotoxizität (dilatative Kardiomyopathie mit LVEF ↓), Rezidiv früherer Strahlendermatitis; **UW** (Idarubicin): Kardiotoxizität ist geringer als bei anderen Anthrazyklinen: akute Kardiotoxizität (EKG-Veränd., Arrhythmien, Ischämie, Infarkt) u. chron. Kardiotoxizität (dilatative Kardiomyopathie);
UW (Mitoxantron): chron. Kardiotoxizität: Kardiomyopathie, Herzinsuff. (im Vergl. zu Doxorubicin weniger ausgeprägt), GI-Blutungen, Transaminasen ↑(transient), Cholestase, Pruritus, bläuliche Verfärbung von Skleren/Fingernägeln/Injektionsstelle u. Urin;
UW (Pixantron): neutropenische Infektion, Inf. der Atemwege, Neutro-, Leuko-, Lymphopenie, Anämie, Thrombozytopenie, febrile Neutropenie, Bluterkrankung, Anorexie, Hypophosphatämie, Geschmacksstrg., Kopfschmerzen, Somnolenz, Parästhesie, Konjunktivitis, linksventr. Dysfunktion, Herzerkrankung, kongestive Herzinsuff., Tachykardie, Schenkelblock, Blässe, Venenverfärbung, Hypotonie, Dyspnoe, Husten, Übelkeit, Erbrechen, Stomatitis, Diarrhoe, Obstipation, Abdominalschmerz, Dyspepsie, Mundtrockenheit, Hautverfärbung, Haarausfall, Erythem, Pruritus, Nagelstörungen, Knochenschmerzen, Chromaturie, Proteinurie, Hämaturie, Asthenie, Müdigkeit, Entzündung der Schleimhaut, Fieber, Schmerzen in der Brust, Ödeme, GOT/GPT/aP/Kreatinin ↑; **KI** (Pixantron): Überempfindlichkeit, Immunisierung mit Lebendvirusimpfstoff, starke Knochenmarkdepression, schwere Leberfunktionsstörung

Daunorubicin Rp	HWZ 11-27h, Q$_0$ 0.9
Daunoblastin *Inf.Lsg. 20mg*	**AML, ALL:** 24-60mg/m²/d i.v.; Kumulativdosis max. 550mg/m²; **Ki.** > 2J max. 300mg/m²; **DANI** Krea (mg/dl) > 3: 50%; **DALI** Bili 1.2-3: 50%; 3.1-5: 25%

A 7 Hämatologie, Onkologie – Arzneimittel

Daunorubicin liposomal Rp

Daunoxome Inf.Lsg. 50mg/25ml	**AIDS-assoziiertes Kaposi-Sarkom:** 40mg/m² d1, Wdh. d15; **DANI, DALI** Anw. nicht empfohlen; **AML, ALL:** 20-120mg/m² alle 7-14d i.v.; Kumulativdosis max. 550mg/m²

Doxorubicin Rp   HWZ 30-50h, Q0 0.95, PPB 75%

Adrimedac Inf.Lsg. 10, 20, 50, 200mg DOXO-cell Inj.Lsg. 10, 50, 150mg, 50mg+BIS Doxorubicin HEXAL Inj.Lsg. 10, 50, 100, 200mg Doxorubicin NC Inf.Lsg. 10, 50, 100mg Ribodoxo Inf.Lsg. 10, 50mg UROKIT Doxo-cell Instillationsset 50 ml	Kleinzell. Bronchial-Ca → 596, Mamma-Ca → 615, Ovarial-Ca → 622, Harnblasen-Ca → 595, Osteosarkom, Weichteilsarkom, Ewing-Sarkom, Hodgkin-Lymphom → 589, Non-Hodgkin-Lymphom → 582, ALL, AML, Multiples Myelom → 590, Endometrium-Ca, Wilms-Tu., Schilddrüsen-Ca, Neuroblastom, Magen-Ca → 612, **AIDS-ass. Kaposi-Sarkom:** Monotherapie: 50-80mg/m² i.v. d1, Wdh. d22; Polychemotherapie: 30-60mg/m² d1; Wdh. d22/29; Kumulativdosis max. 450-550mg/m²; **Rezidiv-Pro. Harnblasen-Ca nach TUR:** 50mg 1x/W intravesikale Instillation f. 1-2h; **DANI** CrCl < 10: 75%; **DALI** Bili 1.2-3: 50%; 3.1-5: 25%; > 5: KI

Doxorubicin liposomal Rp

Myocet Inf.Lsg. 50mg	**Metastasiertes Mamma-Ca:** 60-75mg/m² i.v. d1 in Kombination mit Cyclophosphamid, Wdh. d22; **DANI** nicht erforderlich

Doxorubicin liposomal, polyethylenglykolisiert Rp   HWZ 74h

Caelyx Inf.Lsg. 20mg/10ml, 50mg/25ml	**Mamma-Ca, Ovarial-Ca:** 50mg/m² i.v. d1, Wdh. d29; **AIDS-ass. Kaposi-Sarkom:** 20mg/m² i.v. d1, Wdh. nach 2-3W; **Multiples Myelom:** 30mg/m² i.v. d4 in Komb. mit Bortezomib; **DANI** nicht erforderlich

Epirubicin Rp   HWZ 30-40h, Q0 1.0

Axirubicin Inj.Lsg. 50, 200mg Bendaepi Inj.Lsg. 50, 100, 200mg EPI-cell Inj.Lsg. 10, 20, 50, 200mg Epirubicin HEXAL Inj.Lsg. 10, 50, 100, 200mg Eracin Inj.Lsg. 50, 200mg Farmorubicin Inf.Lsg., 20, 50, 200mg Riboepi Inj.Lsg. 10, 50, 100, 200mg	Mamma-Ca → 615, Ovarial-Ca → 622, kleinzell. Bronchial-Ca → 596, Magen-Ca → 612, **Weichteilsarkom:** konventionelle Dos.: 75-90mg/m² i.v. d1, Wdh. d22; intensivierte Dosierung: bis 135mg/m² d1, Wdh. d22/29; Kumulativdosis max. 1g/m²; **Harnblasen-Ca, Rezidiv-Pro.** → 595: 50mg intravesical 1 x/W, Wdh. s. FachInfo; **DANI** CrCl < 10: 75%; **DALI** Bili 2.1-3: 75%, > 3: 50%

Zytotoxische Antibiotika 165

Idarubicin Rp	HWZ 11-35(41-69)h
Zavedos *Inj.Lsg.* 5mg/5ml, 10mg/10ml, 20mg/20ml **Zavedos Oral** *Kps.* 5, 10, 25mg	**AML, ALL:** 15-30mg/m² p.o. d1-3; 12mg/m² i.v. d1-3 od. 8mg/m² d1-5; Kumulativdosis max. 120mg/m² i.v.; **DANI** Krea (mg/dl) > 2.5: KI; **DALI** Bili > 2: KI

Mitoxantron Rp	HWZ 5-18d, Q0 0.95, PPB 90%
Mitoxantron HEXAL *Inj.Lsg.* 10mg, 20mg **Novantron** *Inf.Lsg.* 10mg/5ml, 20mg/10ml **Onkotrone** *Inf.Lsg.* 10mg /5ml, 20mg/10ml, 25mg/12ml, 30mg/15ml **Ralenova** *Inf.Lsg.* 20mg/10ml	**Mamma-Ca** → 615, **Non-Hodgkin-Lymphom** → 582: 12-14mg/m² i.v. d1, Wdh. d22; intrapleural: 20-30mg; **AML:** 10-12mg/m² d1-5; **Prostata-Ca** → 625: 12mg/m² i.v. d1, Wdh. d22; **Multiple Sklerose** → 665: Ralenova: 12mg/m² i.v. alle 3M; **DANI** k.A.

Pixantron Rp	HWZ 14.5-44.8h , PPB 50%, PRC C, Lact -
Pixuvri *Inj.Lsg.* 29mg	**Mehrfach rezidiv. oder therapierefrakt. Non-Hodgkin-B-Zell-Lymphom:** 50mg/m² i.v. d1, 8 und 15, Wh. d29, bis zu 6 Zyklen; **DANI** keine Daten/vors. Anw.; **DALI** leichte-mittelschwere LI: vors. Anw.; KI bei schwerer LI

A 7.10.2 Weitere zytotoxische Antibiotika

Wm/Wi (Bleomycin): Einzel- und Doppelstrangbrüche der DNA infolge einer Redoxreaktion; **Wm/Wi** (Mitomycin): Alkylierung der DNA ⇒ Hemmung der DNA-Synthese, DNA-Brüche; **UW:** s. allgemeine UW von Zytostatika → 151; **UW** (Bleomycin): interstitielle Pneumonitis und Lungenfibrose, Nagelveränderungen, Pruritus, Striae, Ödeme, idiosynkratische Reaktionen bis zur Anaphylaxie; **UW** (Mitomycin): Herzinsuffizienz, Ischämie, Pulmotoxizität (Pneumonitis, Fibrose), transiente Transaminasen ↑, hämolytisch-urämisches Syndrom, Photosensitivität, Neurotoxizität: Sehstörungen, Parästhesien

Bleomycin Rp	HWZ 3h, Q0 0.45
BLEO-cell *Inj.Lsg.* 15mg **Bleomedac** *Inj.Lsg.* 15, 30mg **Bleomycin HEXAL** *Inj.Lsg.* 15mg	**Hoden-Ca** → 605: 30mg i.v. d1, 8, 15; **M. Hodgkin** → 589: 10mg/m² i.v.; **NHL** → 582: 5mg/m² i.v.; **maligne Pleuraergüsse:** 60mg intrapleural; **DANI** k.A.

Mitomycin Rp	HWZ 30-70min
Ametycine *Inj.Lsg.* 20mg **Mitem** *Inj.Lsg.* 10, 20mg **Mito-extra** *Inj.Lsg.* 40mg *(zur Blaseninstillation)* **Mito-medac** *Inj.Lsg.* 20mg *(zur Blaseninstillation)* **Mitomycin medac** *Inj.Lsg.* 2, 10, 15mg **Mitomycin HEXAL** *Inj.Lsg.* 10, 20mg	**Blasentumoren** → 595: 20-40mg intravesikal 1 x/W; **Magen-** → 612, **Bronchial-** → 596, **Pankreas-** → 623, **Kolon-** → 606, **Rektum-** → 606, **Mamma-** → 615, **Leberzell-, Zervix-, Ösophagus-Ca** → 622, **CML** → 581, **Osteosarkom, Karzinome im Kopf-Hals-Bereich:** 10-20mg/m² i.v. d1, Wdh. nach 6-8W oder 8-12mg/m², Wdh. nach 3-4W; **DANI** k.A.

A 7.11 Topoisomerase-I-Hemmer

Wm/Wi (Topoisomerase-I-Hemmer): Hemmung der Topoisomerase I;
UW: s. allgemeine UW von Zytostatika → 151;
UW (Irinotecan): cholinerges Frühsyndrom (u.a. Diarrhoe, Bauchkrämpfe, Konjunktivitis, HF ↓, Miosis, Flush), verzögert einsetzende Diarrhoe, Fieber, Dyspnoe, Bauchschmerzen, Transaminasen ↑;
UW (Irinotecan liposomal): septischer Schock, Sepsis, Pneumonie, febrile Neutropenie, Gastroenteritis, orale Candidose, Neutropenie, Leukopenie, Anämie, Thrombopenie, Hypokaliämie, Hypomagnesiämie, Dehydratation, Appetitmangel, Hypoglykämie, Hyponatriämie, Hypophosphatämie, Schlaflosigkeit, Schwindel, cholinerges Syndrom, Geschmackstörung, Hypotonie, Lungenembolie, Embolie, tiefe Beinvenenthrombose, Dyspnoe, Dysphonie, Diarrhoe, Erbrechen, Übelkeit, Abdominalschmerz, Stomatitis, Kolitis, Hämorrhoiden, Hypalbuminämie, Alopezie, akutes Nierenversagen, Fieber, peripheres Ödem, Schleimhautentzündung, Ermüdung, Asthenie, Reaktion im Zusammenhang mit der Infusion, Ödem, Gewichtsverlust, Transaminasenerhöhung, INR-Erhöhung;
UW (Topotecan): schwere Zytopenie, Hautausschläge, Dyspnoe;
KI (Irinotecan): bek. Überempf., CED und/oder Darmverschluss, Lact., Bilirubin > 3fach ULN, schwere Knochenmarkdepression, WHO Performance Status > 2, gleichzeitige Anw. von Johanniskrautpräparaten; **KI** (Irinotecan liposomal): bek. Überempfindlichkeit, Lact.;
KI (Topotecan): bek. Überempfindlichkeit, Lact., schwere Knochenmarkdepression

Irinotecan Rp	HWZ 14.2h, Qo 0.8, PPB 65%
Irinotecan HEXAL *Inf.Lsg.* 40mg/2ml, 100mg/5ml, 150mg/7.5ml, 300mg/15ml, 500mg/25ml **Riboirino** *Inf.Lsg.* 40mg/2ml, 100mg/5ml, 300mg/15ml, 500mg/25ml	**Kolorektales Karzinom** → 606: Monotherapie: 350mg/m² i.v. d1, Wdh. d22; Kombinationstherapie mit 5-FU: 180mg/m² d1, Wdh. d15; weitere Komb. mgl. mit Cetuximab, Bevacizumab, Capecitabin s. FachInfo; **DANI** Anwendung nicht empfohlen; **DALI** s. FachInfo

Irinotecan liposomal Rp	Qo 0.8, PPB < 1%
Onivyde *Inf.Lsg.* 50mg/10ml	**Vorbehandeltes (Gemcitabin) metas. Pankreas-Ca** → 623: 80mg/m² über 90min i.v. d1, Komb. mit 5-FU, Folins. Wdh. d15; **DANI** CrCl < 30: Anw. nicht empfohlen; **DALI** Bili > 2.0mg/dl oder GOT/GPT > 2,5-fach ULN bei Leberfiliae: Anw. nicht empf.

Topotecan Rp	HWZ 2-3h, Qo 0.6, PPB 35%
Hycamtin *Kps.* 0.25, 1mg; *Inf.Lsg.* 1mg, 4mg **Potactsol** *Inf. Lsg.* 1, 4mg **Topotecan Medac** *Inf.Lsg.* 1, 2, 4mg	**Ovarial-Ca** → 622, **kleinzelliges Bronchial-Ca** (sec. line): 1.5mg/m² i.v. d1-5, Wdh. d22; **DANI** CrCl 20-40: 50%; < 20: Anw. nicht empf.

A 7.12 Proteinkinase-Inhibitoren

Wm/Wi (Afatinib): selektiver irreversibler Blocker der ErbB-Familie (u.a. EGFR, HER2);
Wm/Wi (Alectinib): ALK- und RET-Tyrosinkinaseinhibitor ⇒ Tumorzell-Apoptose;
Wm/Wi (Axitinib): selektiver Tyrosinkinase-Inhibitor der vaskulären, endothelialen Wachstumsfaktor-Rez. (VEGFR-1 bis 3) ⇒ Verzögerung des Tumorwachstums, Tumorregression, Hemmung von Metastasen;
Wm/Wi (Bosutinib): hemmt die pathologisch veränderte BCR-ABL-Kinase und die Aktivität von Kinasen der Src-Familie, minimale Hemmung von PDGF-Rezeptoren und c-Kit;
Wm/Wi (Cabozantinib): Hemmung mehrerer Tyrosinkinasen, die an Tumorwachstum, Angiogenese und pathologischem Knochenumbau beteiligt sind;
Wm/Wi (Crizotinib): selekt. Inhibitor der ALK-Rezeptor-Tyrosinkinase (RTK) + Inhibitor der Hepatozyten-Wachstumsfaktor-Rezeptor-RTK; **Wm/Wi** (Cobimetinib): Inhibitor der Kinasen MEK1 und 2 ⇒ antiproliferativ; **Wm/Wi** (Dabrafenib): Inhibitor der RAF-Kinasen;
Wm/Wi (Dasatinib): Hemmung der BCR-ABL-Kinase und anderer onkogener Kinasen;
Wm/Wi (Erlotinib): Hemmung der Tyrosinkinase und dadurch Hemmung der Aktivierung des Wachstumsfaktors HER1/EGFR; **Wm/Wi** (Gefitinib): Hemmung der Tyrosinkinase des epidermalen Wachstumsfaktors (EGF); **Wm/Wi** (Ibrutinib): Bruton-Tyrosinkinase-Inhibitor ⇒ wichtiges Signalmolekül im Signalweg des B-Zell-Antigen-Rezeptors und des Zytokin-Rezeptors ⇒ effektive Hemmung der Proliferation und des Überlebens maligner B-Zellen;
Wm/Wi (Imatinib): Protein-Tyrosinkinase-Inhibitor, starke Hemmung der Tyrosinkinase-Aktivität von BCR-ABL, Inhibition der Proliferation und Induktion von Apoptose;
Wm/Wi (Lapatinib): Inhibition der intrazellulären Tyrosinkinase-Domänen, des EGFR- und ErbB2-Rez.; **Wm/Wi** (Lenvatinib): Hemmung von Kinasen, u.a. VEGFR (Vascular Endothelial Growth Factor Receptor) ⇒ antitumoral, antiangiogenet.;
Wm/Wi (Nilotinib): Hemmung der BCR-ABL-Kinase; **Wm/Wi** (Nintedanib): Angiokinasein-hibitor ⇒ blockiert vaskulär endotheliale, von Blutplättchen abgeleitete Wachstumsfaktor-rezeptoren und die Kinaseaktivität von Fibroblasten-Wachstumsfaktorrezeptoren;
Wm/Wi (Osimertinib): irreversible Hemmung des EGF-Rezeptors; **Wm/Wi** (Palbociclib): hochselektiver und reversibler Inhibitor der cyclinabhängigen Kinase 4 und 6 ⇒ Hemmung der Zellproliferation;
Wm/Wi (Pazopanib): Multi-Tyrosinkinase-Inhibitor ⇒ antiproliferativ, antiangiogen;
Wm/Wi (Ponatinib): starker pan-BCR-ABL-Inhibitor ⇒ Hemmung von Tyrosinkinaseaktivitäten;
Wm/Wi (Ruxolitinib): selektive Hemmung der JAK1- und JAK2-Kinasen ⇒ Hemmung des Signalwegs und der Zellproliferation von Zytokin-abh. Zellmodellen hämatologischer Malignome; **Wm/Wi** (Sorafenib): Multi-Kinase-Inhibitor ⇒ antiproliferativ, antiangiogen;
Wm/Wi (Trametinib): Inhibitor der Kinasen MEK1 und 2 ⇒ antiproliferativ ↑;
Wm/Wi (Vandetanib): Inhibitor von VEGFR-2, EGFR, der RET-Tyrosinkinase und der vaskulären endothelialen Rezeptor-3-Tyrosinkinase ⇒ antiangiogen, antiproliferativ;
Wm/Wi (Vemurafenib): Inhibitor der BRAF-Serin-Threonin-Kinase;
UW (Afatinib): Paronychie, Zystitis, Appetit ↓, Dehydratation Hypokaliämie, Geschmacksstrg., Konjunktivitis, trockenes Auge, Epistaxis, Rhinorrhoe, Diarrhoe, Stomatitis, Dyspepsie, Cheilitis, GPT/GOT ↑, Ausschlag, akneiforme Dermatitis, Pruritus, palmar-plantares Erythrodysästhesie-Syndrom, Muskelspasmen, eingeschränkte Nierenfunktion/Nierenversagen, Fieber, Gewicht ↓;
UW (Alectinib): Anämie, Sehstrg., Bradykardie, Übelkeit, Erbrechen, Diarrhoe, Obstipation, Exanthem, Lichtempf., Myalgie, Ödeme, CK-, Krea-, Transaminasen-, Bilirubin-Erhöhung;

UW (Axitinib): Anämie, Thrombozytopenie, Hypothyreose, Appetit ↓, Dehydrierung, Kopfschmerzen, Dysgeusie, Schwindel, Tinnitus, Hypertonie, Hämorrhagie, arterielle/venöse thrombot./embol. Ereignisse, Dysphonie, Dyspnoe, Husten, oropharyngealer Schmerz, Diarrhoe, Erbrechen, Nausea, Stomatitis, Obstipation, (Ober-)Bauchschmerzen, Dyspepsie, Blähungen, Hämorrhoiden, Hand-Fuß-Syndrom, Ausschlag, trockene Haut, Pruritus, Erytheme, Alopezie, Myalgie, Arthralgie, Schmerz in Extremitäten, Proteinurie, Nierenversagen, Müdigkeit, Asthenie, Mukositis, Gewicht ↓, TSH/GOT/GPT/aP/Amylase/Lipase ↑; **UW (Bosutinib):** Atemwegsinfekt., Pneumonie, Grippe, Bronchitis, Nasopharyngitis, Thrombozytopenie, (febrile) Neutropenie, Anämie, Leukopenie, Arzneimittelüberempf., Appetit ↓, Dehydratation, Hyperkaliämie, Hypophosphatämie, Kopfschmerzen, Schwindel, Geschmacksstörung, Perikarderguss, QT-Verlängerung, Husten, Dyspnoe, Pleuraerguss, Diarrhoe, Erbrechen, Übelkeit, Oberbauchschmerz, Gastritis, GOT/GPT/Bilirubin/γGT/Lipase/Amylase/Kreatinin/Kreatinphosphokinase ↑, Hepatotoxizität, anormale Leberfunktion, Hautausschlag, Urtikaria, Akne, Pruritus, Arthralgie, Myalgie, Rückenschmerzen, Nierenversagen, Fieber, Ödem, Fatigue, Thoraxschmerz, Asthenie; **UW (Cabozantinib):** Appetit ↓, Hypokalzämie, Hypophosphatämie, Hyperbilirubinämie, Hypokaliämie, Hypomagnesiämie, Dysgeusie, Kopfschmerzen, Schwindel, Hypertonie, Dysphonie, orophar. Schmerzen, Diarrhoe, Übelkeit, Stomatitis, Obstipation, Erbrechen, abdominale Schmerzen, Dyspepsie, Dysphagie, Glossodynie, palmoplantares Erythrodysästhesie-Syndrom, farbliche Veränderung der Haare; Exanthem, Erythem, trockene Haut, Alopezie, Arthralgie, Muskelkrämpfe, Erschöpfung, Schleimhautentzündung, Asthenie, Gewichts ↓, Leberenzyme/LDH/TSH ↑, Lymphopenie, Thrombopenie, Neutropenie, Abszess, Pneumonie, Follikulitis, Pilzinfektion, Hypothyreose, Dehydratation, Angst, Depression, Verwirrtheit, periph. Neuropathie, Parästhesien, Ageusie, Tremor, Verschwommensehen, Ohrschmerz, Tinnitus, Vorhofflimmern, Hypotonie, Thrombose, periph. Durchblutungsstrg., tracheale Fistelbildung, Lungenembolie, Blutung d. Atemwege, Aspirationspneumonie, GI-Perforation, GI-Blutung, Pankreatitis;
UW (Cabozantinib, Fortsetzung): Hämorrhoiden, Analfissur, Cholelithiasis, Hyperkeratose, Akne, Blasen, unnatürliches Haarwachstum, Hautabschälung, Hypopigmentierung, muskuloskelettaler Brustschmerz, Kieferosteonekrose, Proteinurie, Dysurie, Hämaturie, gestörte Wundheilung, Schüttelfrost, Gesichtsödem, Kreatinin/CPK ↑;
UW (Cobimetinib): Anämie, seröse Retinopathie, Hypertonie, Blutungen, Übelkeit, Erbrechen, Diarrhoe, Lichtempfindlichkeit, Exanthem (makulopapulös, akneiform), Hyperkeratose, Pyrexie, CPK/GOT/GPT/γGT/aP/Bili ↑; Basalzell-Ca, kutanes Plattenepithel-Ca, Keratoakanthom, Dehydration, Hypophosphatämie, Hyponatriämie, Hyperglykämie, verschwommenes Sehen, Sehschwäche, Pneumonitis, Schüttelfrost, verminderte Auswurffraktion;
UW (Crizotinib): Neutro-, Leuko-, Lymphopenie, Anämie, Appetit ↓, Hypophosphatämie, Neuropathie, Schwindel, Dysgeusie, Sehstörungen, Bradykardie, Pneumonitis, Übelkeit, Erbrechen, Diarrhoe, Obstipation, ösophageale Störungen, Dyspepsie, Ausschlag, Müdigkeit, Ödeme, GPT/GOT/aP ↑, QT-Zeit-Verlängerung; **UW (Dabrafenib):** Papillom, Plattenepithelkarzinom der Haut, seborrhoische Keratose, Akrochordon, Basalzellkarzinom, verminderter Appetit, Hypophosphatämie, Hyperglykämie, Kopfschmerzen, Husten, Übelkeit, Erbrechen, Durchfall, Obstipation, Hyperkeratose, Haarausfall, Hautausschlag, palmar-plantares Erythrodysästhesiesyndrom, trockene Haut, Pruritus, aktinische Keratose, Hautläsion, Erythem, Arthralgie, Myalgie, Schmerzen in Extremitäten, Pyrexie, Fatigue, Schüttelfrost, Asthenie, grippeartige Erkrankung, Verringerung der LVEF; **UW (Dasatinib):** Flüssigkeitsretention, Diarrhoe, Hautausschlag, Kopfschmerzen, Blutungen, Erschöpfung, Übelkeit, Dyspnoe, febrile Neutropenie; **UW (Erlotinib):** Exanthem, Pruritus, Diarrhoe, Übelkeit, Erbrechen, Husten, Konjunktivitis, Stomatitis, Bauchschmerzen, Ermüdung, Anorexie;

Proteinkinase-Inhibitoren 169

UW (Geftinib): Anorexie, Konjunktivitis, Blepharitis, trockene Augen, Hämorrhagie, Epistaxis, Hämaturie, interstitielle Lungenerkrankung, Diarrhoe, Übelkeit, Erbrechen, Stomatitis, Dehydratation, Transaminasen- und Bilirubin ↑, Hautreaktionen, Alopezie, Nagelstörung, Krea ↑, Proteinurie, Asthenie, Pyrexie; **UW** (Ibrutinib): Pneumonie, Inf. der oberen Atemwege, Sinusitis, Sepsis, Harnwegsinfektion, Infektion der Haut, Neutropenie, Thrombozytopenie, Anämie, Leukozytose, Lymphozytose, Dehydratation, Hyperurikämie, Schwindel, Kopfschmerz, Verschwommensehen, Vorhofflimmern, Blutung, Bluterguss, Petechien, subdurales Hämatom, Epistaxis, Diarrhoe, Erbrechen, Stomatitis, Übelkeit, Obstipation, trockener Mund, Hautausschlag, Arthralgie, muskuloskelettale Schmerzen, Fieber, periphere Ödeme; **UW** (Imatinib): Hepatotoxizität mit reversibler Enzymerhöhung, Flüssigkeitsretention, Ödeme, Muskelkrämpfe, Arthralgie; **UW** (Lapatinib): linksventrikuläre Ejektionsfraktion ↓, Diarrhoe, Erbrechen, Hautausschlag, Nagelveränderungen, Anorexie, Müdigkeit, Hyperbilirubinämie, Hepatotoxizität, Dyspepsie, trockene Haut, Kopfschmerzen, Stomatitis, Obstipation, palmarplantare Erythrodysästhesie, Schmerzen in Extremitäten/Rücken, Schlaflosigkeit;
UW (Lenvatinib): (sehr) häufig: Harnwegsinfektion, Thrombozytopenie, Lymphopenie, Hypothyreose, Thyreoidea-stimulierendes Hormon im Blut ↑, Hypokalzämie, Hypokaliämie, Gewichtsverlust, Appetit ↓, Dehydrierung, Hypomagnesiämie, Hypercholesterinämie, Insomnie, Schwindel, Kopfschmerz, Dysgeusie, Schlaganfall, MI, Herzinsuff., verlängerte QT-Zeit im EKG, red. Ejektionsfraktion, Blutung, Hypertonie, Hypotonie, Dysphonie, Lungenembolie, Diarrhoe, gastrointest. u. abd. Schmerzen, Erbrechen, Übelkeit, orale Entzündung, Schmerzen im Mundbereich, Verstopfung, Dyspepsie, Mundtrockenheit, Analfistel, Flatulenz, AST ↑, Hypalbuminämie, ALT ↑, aP ↑, Leberfunktionsstrg.; **UW** (Lenvatinib): γGT ↑, Bili ↑, palmar-plantares Erythrodysästhesie-Syndrom, Hautausschlag, Alopezie, Hyperkeratose, Rückenschmerzen, Arthralgie, Myalgie, Schmerzen der Extremitäten, Muskel- und Knochenschmerzen, Proteinurie, Fälle von NI, Nierenfunktionsstörungen, Kreatinin ↑, Harnstoff ↑, Ermüdung, Asthenie, peripheres Ödem, Unwohlsein; **UW** (Nilotinib): Exanthem, Pruritus, Diarrhoe, Übelkeit, Obstipation, Ödeme, Knochenschmerzen, Arthralgien, Muskelspasmen; **UW** (Nintedanib): Neutropenie, Abszesse, Sepsis, Appetit ↓, Elektrolytverschiebung, Dehydratation, periphere Neuropathie, Blutung, venöse Thromboembolie, Hypertonie, Diarrhoe, Erbrechen, Übelkeit, Abdominalschmerz, GOT/GPT/Bilirubin ↑, Mukositis; **UW** (Osimertinib): interstitielle Lungenerkrankung, Diarrhoe, Stomatitis, Exanthem, trockene Haut, Paronychie, Pruritus, Thrombo-, Leuko-, Neutropenie; **UW** (Palbociclib): Infektionen, Neutropenie, Leukopenie, Anämie, Thrombopenie, febrile Neutropenie, verminderter Appetit, Dysgeusie, verschwommenes Sehen, verstärkte Tränensekretion, trockenes Auge, Epistaxis, Stomatitis, Übelkeit, Erbrechen, Diarrhö, Exanthem, Alopezie, trockene Haut, Fatigue, Asthenie, Pyrexie, Transaminasenerhöhung; **UW** (Pazopamib): Hypothyreose, Appetit ↓, Thrombo-, Leuko-, Neutropenie, Geschmacksstrg., Kopfschmerzen, Lethargie, Parästhesie, Schwindel, Hypertonie, Hitzewallungen, Nasenbluten, Dysphonie, Diarrhoe, Übelkeit, Erbrechen, Bauchschmerzen, Dyspepsie, Flatulenz, Stomatitis, Leberfunktionsstrg., Hyperbilirubinämie, Haarausfall, Verfärbung der Haare, Hautausschlag, palmar-plantares Erythrodysästhesiesyndrom, Hypopigmentierung der Haut, Erythem, Pruritus, trockene Haut, Hyperhidrose, Myalgie, Muskelkrämpfe, Proteinurie, Fatigue, Asthenie, Mukositis, Ödeme, Brustschmerzen, GPT/GOT/Krea/Lipase/γGT ↑, Gewicht ↓, Zahnfleischinfektion, Tumorschmerzen, Hyperalbuminämie, Dehydratation, Schlaflosigkeit, periphere sensorische Neuropathie, verschwommenes Sehen, kardiale Dysfunktion, Bradykardie, venöses thromboembolisches Ereignis, Dyspnoe, Pneumothorax, Singultus, orale/anale Blutungen;

A 7 Hämatologie, Onkologie – Arzneimittel

UW (Ponatinib): Pneumonie, Sepsis, Infekt. der oberen Atemwege, Follikulitis, Anämie, Thrombopenie, Neutropenie, Panzytopenie, Appetit ↓, Dehydratation, Flüssigkeitsretention, Hypokalzämie, -kaliämie, -phosphatämie Hyperglykämie/-urikämie/-triglyzeridämie, Gewicht ↓, Schlaflosigkeit, Kopfschmerzen, periphere Neuropathie, Müdigkeit, Benommenheit, Migräne, Hyper-/Hypo-/Parästhesie, Verschwommensehen, trockene Augen, Herzinsuff., MI, KHK, Vorhofflimmern, Perikarderguss, Angina pectoris, LVEF ↓, Hypertonie, TVT, Hitzewallungen, Flush, Dyspnoe, Husten, Pleuraerguss, Epistaxis, Dysphonie, Bauchschmerzen, Diarrhoe, Erbrechen, Obstipation, Übelkeit, Lipase/Amylase/GOT/GPT/Bilirubin/aP/yGT ↑, Pankreatitis, GERD, Stomatitis, Dyspepsie, Meteorismus, Mundtrockenheit, Hautausschlag, Hauttrockenheit, Erythem, Alopezie, Pruritus, Hyperhidrosis, Petechien, Ekchymose, periorbitales/peripheres/Gesichts-Ödem, Knochenschmerzen, Arthralgie, Myalgie, Gliederschmerzen, Rückenschmerzen, erektile Dysfunktion, Asthenie, Pyrexie, Schüttelfrost, grippaler Infekt, nichtkardialer Thoraxschmerz, tastbare Knoten;
UW (Ruxolitinib): Harnweginfektionen, Herpes zoster, Anämie, Thrombozytopenie, Neutropenie, Blutungen, Gewicht ↑, Hypercholesterinämie, Schwindel, Kopfschmerzen, Flatulenz, Obstipation, GOT/GPT ↑, Hypertonie;
UW (Sorafenib): Lymphopenie, Hypophosphatämie, Blutungen, Hypertonie, Durchfall, Übelkeit, Erbrechen, Exanthem, Hand-Fuß-Syndrom, Müdigkeit, Pruritus, Schmerzen, Leukopenie, Anämie, Thrombopenie, Depression;
UW (Sunitinib): Anämie, Kopfschmerzen, Geschmacksstrg., Verfärbung der Haut, Übelkeit, Erbrechen, Diarrhoe, Bauchschmerzen, palmoplantare Erythrodysästhesie;
UW (Trametinib): Anämie, Überempf., Dehydratation, verschwommenes Sehen, periorbitales Ödem, Sehstörung, linksventrikuläre Dysfunktion, Auswurffraktion ↓, Hypertonie, Hämorrhagie, Lymphödem, Husten, Atemnot, Pneumonitis, Diarrhoe, Übelkeit, Erbrechen, Obstipation, Mundtrockenheit, Exanthem, Stomatitis, akneiforme Dermatitis, trockene Haut, Juckreiz, Haarausfall, Erythem, palmoplantares Erythrodysästhesie-Syndrom, Hautfissuren, Fatigue, periph. Ödem, Pyrexie, Gesichtsödem, Schleimhautentzündung, Asthenie, Follikulitis, Nagelbettentzündung, Zellulitis, pustulärer Huatausschlag, Transaminasen/gGT/aP/CK ↑, Harnweginfekt, Nasopharyngitis, kutanes Plattenepithel-Ca, Papillom, seborrhoische Keratose, Akrochordon, Anämie, Leukopenie, Thrombopenie, Kopfschmerz, Schwindel, Arthralgie, Myalgie;
UW (Vandetanib): Nasopharyngitis, Bronchitis, Infektion der oberen Atemwege, Harnweginfektionen, Pneumonie, Sepsis, Influenza, Zystitis, Sinusitis, Laryngitis, Follikulitis, Furunkel, Pilzinfektion, Pyelonephritis, Hypothyreose, Appetit ↓, Hypo-/Hyperkalziämie, Hypokaliämie, Hyperglykämie, Dehydratation, Hyponatriämie, Insomnia, Depression, Angst, Kopfschmerzen, Parästhesie, Dysästhesie, Schwindel, Tremor, Lethargie, Bewusstseinsverlust, Gleichgewichtsstörungen, Dysgeusie, verschwommenes Sehen, Strukturveränderungen der Hornhaut, Sehstörung, Dyspepsie, Colitis, Mundtrockenheit, Stomatitis, Halos, Photopsie, Glaukome; Konjunktivitis, Augentrockenheit, Keratopathie, QT-Zeit-Verlängerung, Hypertonie, hypertensive Krisen, ischämische zerebrovaskuläre Störungen, Epistaxis, Hämoptyse, Pneumonitis, Abdominalschmerz, Diarrhoe, Übelkeit, Erbrechen, Dyspepsie, Colitis, Mundtrockenheit, Stomatitis, Dysphagie, Obstipation, Gastritis, gastrointestinale Hämorrhagie, Cholelithiasis, Ausschlag und andere Hautreaktionen, palmar-plantares Erythrodysästhesie-Syndrom, Alopezie, Proteinurie, Nephrolithiasis, Dysurie, Hämaturie, Nierenversagen, Pollakisurie, Harndrang, Asthenie, Erschöpfung, Schmerzen, Ödeme, Pyrexie, GOT/GPT/Kreatinin ↑, Gewichtsverlust;

Proteinkinase-Inhibitoren 171

UW (Vemurafenib): Follikulitis, Plattenepithelkarzinom der Haut, seborrhoische Keratose, Hautpapillom, Basalzellkarzinom, neue primäre Melanome, Kopfschmerzen, Dysgeusie, Lähmung des N. facialis, Schwindelgefühl, Uveitis, Husten, Diarrhoe, Erbrechen, Übelkeit, Obstipation, Lichtempfindlichkeitsreaktionen, aktinische Keratose, Ausschlag, Pruritus, Hyperkeratose, Erythem, Alopezie, trockene Haut, Sonnenbrand, palmar-plantares Erythrodysästhesie-Syndrom, Pannikulitis, Keratosis pilaris, Arthralgie, Myalgie, Schmerzen in den Extremitäten, Schmerzen des Bewegungsapparats, Rückenschmerzen, Arthritis, Abgeschlagenheit, Pyrexie, periphere Ödeme, Asthenie, γGT/GPT/aP/Bilirubin ↑, Gewicht ↓, QT-Verlängerung; **KI** (Afatinib): bek. Überempf.; **KI** (Alectinib): bek. Überempf.; **KI** (Axitinib): bek. Überempf.; **KI** (Bosutinib): bek. Überempf., Leberinsuff.; **KI** (Cabozantinib): bek. Überempf.; **KI** (Cobimetinib): bek. Überempf.; **KI** (Crizotinib): bek. Überempf., schwere Leberfkt. Strg.; **KI** (Dabrafenib): bek. Überempf.; **KI** (Ibrutinib): bek. Überempf., gleichzeitige Anw. mit Johanniskraut-Präparaten; **KI** (Levatinib): bek. Überempf.; **KI** (Nintedanib): bek. Überempf., Soja-, Erdnussallergie; **KI** (Osimertinib): bek. Überempf., gleichzeitige Anw. von Johanniskraut-Präparaten; **KI** (Palbociclib): bek. Überempf., gleichzeitige Anw. von Johanniskraut-Präparaten; **KI** (Pazopanib): bek. Überempf.; **KI** (Ponatinib): bek. Überempf.; **KI** (Ruxolitinib): bek. Überempf., Grav./Lakt.; **KI** (Trametinib): bek. Überempf.; **KI** (Vandetanib): bek. Überempf., kongenitales Long-QT-Syndrom, QT-Intervall > 480ms, gleichzeitige Anw. von arsenhaltiger Arzneimittel, Cisaprid, Erythromycin (i.v.), Toremifen, Mizolastin, Moxifloxacin, Antiarrhythmika der Klasse IA und III; **KI** (Vemurafenib): bek. Überempf.

Afatinib Rp	HWZ 37h, PPB 95%, PRC B, Lact -
Giotrif *Tbl. 20, 30, 40, 50mg*	**Lokal fortgeschrittenes u./od. metastasiertes NSCLC mit aktivierenden EGFR-Mutationen:** 1 x 40mg/d p.o., ggf. steigern auf 1 x 50mg/d; **DANI** CrCl > 30: 100%, < 30: Anw. nicht empf.; **DALI** Child-Pugh A, B: 100%; C: Anw. nicht empf.

Alectinib Rp	HWZ 32h, PPB 99%
Alecensa *Kps. 150mg*	**Fortgeschrittenes, ALK-pos. NSCLC Crizotinib-vorbehandelt:** 2 x 600mg p.o., Dosisanpassung n. Toxizität, s. FachInfo; **DANI** nicht erforderl.; **DALI** leichte LI: 100%; mittlere-schwere LI: Anw. nicht empf.

Axitinib Rp	HWZ 2.5-6h, PPB 99%, PRC C, Lact -
Inlyta *Tbl. 1, 5mg*	**Fortgeschrittenes Nierenzell-Ca:** 2 x 5mg/d p.o., ggf. steigern auf max. 2 x 10mg/d; **DANI** CrCl > 15: 100%, < 15: keine Daten; **DALI** vorsichtige Dosiseinstellung

Bosutinib Rp	HWZ 34h, PPB 95%, PRC C, Lact -
Bosulif *Tbl. 100, 500mg*	**Ph-positive CML in chron./akzelerierter Phase und Blastenkrise mit mind. einer Vorbeh.:** 1 x 500mg/d p.o., ggf. steigern auf max. 1 x 600mg/d; **DANI, DALI** keine Daten

A 7 Hämatologie, Onkologie – Arzneimittel

Cabozantinib Rp	HWZ 120h, PPB 99%
Cometriq Kps. 20, 80mg	**Fortgeschrittenes medulläres Schilddrüsen-Ca.:** 1 x 140mg p.o.; ggf. Dosisanpassung bei Toxizität s. FachInfo.; **DANI** leichte-mittelschwere NI: vorsichtige Anw.; schwere NI: Anw. nicht empfohlen; **DALI** leichte-mittelschwere LI: 1 x 60mg; schwere LI: Anw. nicht empfohlen

Ceritinib Rp	HWZ 31-41h, PPB 97%, PRC D, Lact ?
Zykadia Kps. 150mg	**ALK-posit. NSCLC, Crizotinib-vorbehandelt:** 1 x 750mg p.o.; **DANI** leichte-mäßige NI: 100%; schwere NI: vorsichtige Anw.; **DALI** mäßig-starke LI: Anw. nicht empfohlen

Cobimetinib Rp	HWZ 44h, PPB 95%, Lact -
Cotellic Tbl. 20mg	**Nicht-resezierbares oder metastasiertes Melanom (BRAF-V600-Mutation-positiv):** 1 x 60mg p.o. d1-21, Wdh. d29; Komb. mit Vemurafenib; **DANI** schw. NI: vorsicht. Anw.; **DALI:** mäßige bis schwere LI: vorsicht. Anw.

Crizotinib Rp	HWZ 42h, PPB 91%, PRC C, Lact ?
Xalkori Kps. 200, 250mg	**Vorbehandeltes ALK-positives NSCLC:** 2 x 250mg/d p.o.; **DANI** CrCl > 30: 100%, < 30: keine Daten; **DANI** leichte-mäßige Funktionsstrg.: vors. Anw., KI bei schwerer Funktionsstrg.

Dabrafenib Rp	HWZ 10h, PPB 99%, PRC C, Lact ?
Tafinlar Kps. 50, 75mg	**Nicht-resezierbares oder metastasiertes Melanom (BRAF-V600-Mutation-positiv):** 2 x 150mg/d p.o.; Monoth. oder Komb. mit Trametinib; **DANI** leichte-mäßige Funktionsstrg.: 100%, schwere Funktionsstrg.: vorsichtige Anwendung; **DALI** mäßige bis schwere Funktionsstörung: vorsichtige Anwendung

Dasatinib Rp	HWZ 5-6h, Q0 0.99, PPB 96%
Sprycel Tbl. 20, 50, 70, 80, 100, 140mg	**Chron. Phase neu diagnost. Ph+CML, chron./akzelerierte Phase der CML oder Blastenkrise mit Resistenz/Intoleranz gegen vorherige Behandlung (einschl. Imatinibmesilat), Ph+ALL oder lymphat. Blastenkrise der CML:** chron. Phase: 1 x 100mg/d p.o; akzelerierte Phase, myeloische oder lymphatische Blastenkrise: 1 x 140mg/d p.o; **DANI** nicht erf.; **DALI** vors. Dosiseinstellung

Proteinkinase-Inhibitoren

Erlotinib Rp	HWZ 36h, Q0 0.97
Tarceva *Tbl. 25, 100, 150mg*	**Nichtkleinzell. Bronchial-Ca:** 1 x 150mg p.o.; **Pankreas-Ca** → 623: 1 x 100mg p.o., Kom. mit Gemcitabin; **DANI, DALI:** Anw. bei schwerer Nieren-/Leberinsuff. nicht empf.
Gefitinib Rp	HWZ 41h, Q0 0.9, PPB 90%
Iressa *Tbl. 250mg*	**Nichtkleinzelliges Bronchial-Ca** → 598: 1 x 250mg p.o., **DANI** CrCl > 20: 100%; < 20: vorsichtige Anwendung; **DALI:** Child B, C: engmaschige Überwachung hinsichtlich UW
Ibrutinib Rp	HWZ 4–13h, PPB 97% PRC D, Lact ?
Imbruvica *Kps. 140mg*	**Rezidiv. oder refrakt. Mantelzell-Lymphom:** 1 x 560mg p.o.; **CLL:** 1 x 420mg p.o.; **DANI** CrCl > 30: nicht erf.; < 30: vors. Anw.; **DALI:** Child A: 1 x 280mg/d p.o.; B: 1 x 140mg/d p.o.; C: Anw. nicht empfohlen
Imatinib Rp	HWZ 18h, Q0 0.95, PPB 95%
Glivec *Tbl. 100, 400mg* Imanivec *Tbl. 100, 400mg* Imatinib Heumann *Tbl. 100, 400mg* Imatinib Onkovis *Kps. 100, 200, 400mg*	**Ph+CML:** chronische Phase: 1 x 400mg p.o.; akzelerierte Phase, Blastenkrise: 600mg p.o.; Ki. > 2J: 340mg/m², max. 570mg/m² bzw. 800mg/d; **Ph+ALL:** 1 x 600mg; **MDS:** 1 x 400mg; **hypereosinophiles Syndr., chron. eosinophile Leukämie:** 1 x 100mg, ggf. bis 400mg/d steig.; **CD117+GIST:** 1 x 400mg; **Dermatofibrosarcoma protuberans:** 1 x 800mg; **DANI** vors. Anw. bei schwerer NI; **DALI** 400mg/d
Lapatinib Rp	HWZ 24h PPB 99%
Tyverb *Tbl. 250mg*	**Fortgeschritt./metastasiertes Mamma-Ca** → 615 **mit Her2-Überexpression:** 1 x 1250mg/d p.o. in Komb. mit Capecitabin; **DANI** CrCl > 30: 100%; < 30: keine Daten; **DALI** Child A, B: keine Daten, Child C: KI
Lenvatinib Rp	HWZ 17h, Q0 0.9, PPB 98%
Kisplix *Kps. 4, 10mg* Lenvima *Kps. 4, 10mg*	**Fortgeschrittenes Nierenzell-Ca, VGEF-vorbehandelt:** Kisplyx: 1 x 18mg p.o., Dosisanpassung n. Toxizität s. FachInfo; Komb. m. Everolimus; **DANI, DALI** schwere NI/LI: ini 10mg; **Progr., lokal fortgeschritt. od. metastasiertes differenziertes (papilläres/follikuläres/Hürthle-Zell-)Schilddrüsen-Ca** (DTC), das nicht auf Radiojodtherapie (RAI) angesprochen hat: Lenvima: 24mg p.o.; **DANI** nicht erford.; **DALI** nicht erford.

A 7 Hämatologie, Onkologie – Arzneimittel

Nilotinib Rp	HWZ 17h, Q0 0.9, PPB 98%
Tasigna *Kps. 150, 200mg*	**Ph+CML:** 2 x 400mg p.o., ggf. Dosisanpass. nach Blutbild, s. FachInfo; **DANI** nicht erf.
Nintedanib Rp	HWZ 10-15h, PPB 98%
Vargatef *Kps. 100, 150mg*	**Lokal fortgeschrittenes, metastasiertes oder lokal rezidiviertes NSCLC:** 2 x 200mg p.o. d2-21 in Komb. mit Docetaxel; **DANI** CrCl > 30: 100%, < 30: keine Daten; **DALI** Child A: 100%, Child B, C: Anw. nicht empf.
Osimertinib Rp	HWZ 48h
Tagrisso *Kps. 40, 80mg*	**Lokal fortgeschrittenes oder metastasiertes NSCLC mit T790M-Mutation:** 1 x 80mg p.o.; **DANI** schwere NI, HD: vorsichtige Anw.; **DALI** mittlere bis schw. LI: Anw. nicht empf.
Palbociclib Rp	HWZ 29h, PPB 85%
Ibrance *Kps. 75, 100, 125mg*	**Lokal fortgeschrittenes oder metastasiertes Mamma-Ca, HR-pos., HER-2-neg.:** 1 x 125mg p.o. d1-21, dann 7d Pause; je n. UW Dosisreduktion auf 100-75mg.; **DANI** CrCl < 30, HD: keine Daten, vorsichtige Anw.; **DALI** mittlere bis schw. LI: vors. Anw.;
Pazopanib Rp	HWZ 31h, PPB 99%, PRC C, Lact ?
Votrient *Tbl. 200, 400mg*	**Fortgeschrittenes Nierenzell-Ca, Weichteilsarkom (WTS, STS):** 1 x 800mg/d p.o.; **DANI** CrCl > 30: 100%, < 30: keine Daten; **DALI** Child A: keine Daten, B: max. 20mg/d, C: KI
Ponatinib Rp	HWZ 22h, PPB >99%, PRC C, Lact -
Iclusig *Tbl. 15, 45mg*	**CML in chron. oder akzelerierter Phase oder Blastenkrise und Ph+ALL:** 1 x 45mg/d p.o.; **DANI** CrCl > 50: 100%, < 50: vorsichtige Anwendung; **DALI** vors. Anwendung
Ruxolitinib Rp	HWZ 3h, PPB 97%
Jakavi *Tbl. 5, 10, 15, 20mg*	**Myelofibrose (MF):** ini 2 x 15-20mg p.o., max. 2 x 25mg/d; **Polycythaemia vera (PV):** ini 2 x 10mg p.o., max. 2 x 25mg/d; **DANI** CrCl > 30: 100%, < 30: MF: 50%, PV: ini 2 x 5mg/d; HD: MF: 1 x 15-20mg oder 2 x 10mg am Dialysetag; PV: 1 x 10mg oder 2 x 5mg am Dialysetag; **DALI** 50%

mTOR-Inhibitoren 175

Sorafenib Rp	HWZ 25-48h, Q0 >0.9
Nexavar *Tbl. 200mg*	**Leberzell-Ca** → 610, **fortgeschr. Nierenzell-Ca** → 620, **Schilddrüsen-Ca:** 2 x 400mg p.o.; **DANI** CrCl > 30: 100%, < 30: keine Daten; **DALI** Child A, B: 100%, C: keine Daten
Sunitinib Rp	HWZ 40-60(80-110)h, Q0 >0.7, PPB 95%
Sutent *Kps. 12.5, 25, 50mg*	**GIST, fortgeschr. Nierenzell-Ca** → 620: 1 x 50mg/d, ggf. Dos. in 12.5mg-Schritten anpassen; mind. 25mg/d, max. 75mg/d; über 4W, dann 2W Pause; **pankreat. neuroendokrine Tumore:** 1 x 37.5mg ohne Therapie-Pause; **DANI** nicht erf.; **DALI** Child A, B: 100%; C: keine Daten, Anw. nicht empfohlen
Vandetanib Rp	HWZ 19d, PPB 93%, PRC C, Lact -
Caprelsa *Tbl. 100, 300mg*	**Medull. SD-Ca mit nicht resektabler, lokal fortgeschritt. od. metast. Erkr.:** 1 x 300mg p.o.; **DANI:** CrCl 30-50: ggf. ini 200mg/d, < 30: Anw. nicht empf.; **DALI** keine Daten
Trametinib Rp	HWZ 5d, PPB 97%, PRC D, Lact ?
Mekinist *Tbl. 0.5, 2mg*	**BRAF-V600-Mutation-positives, nicht resezierbares oder metastasiertes Melanom:** 1 x 2mg p.o. Monother. oder Komb. mit Dabrafenib; **DANI** leichte-mäßige NI: 100%; schwere NI: keine Daten; **DALI** leichte LI: 100%; mäßige-schwere LI: vorsichtige Anw.
Vemurafenib Rp	HWZ 51.6h, PPB > 99%, PRC B, Lact ?
Zelboraf *Tbl. 240mg*	**BRAF-V600-Mutation-pos., nicht resezierbares od. metastas. Melanom:** 2 x 960mg p.o.; **DANI, DALI** engmaschige Überwachung bei schw. Nierenfunktionsstrg. bzw. mittlerer bis schw. Leberfunktionsstrg.

A 7.13 mTOR-Inhibitoren

Wm/Wi (Everolimus, Temsirolimus): Hemmung des mTOR (mammalian target of rapamycin) = Enzymkomplex, der u.a. das Zellwachstum reguliert ⇒ antitumorale und antiangiogene Wi; **UW** (Everolimus): Stomatitis, Hautausschlag, Hauttrockenheit, Nagelveränd., Hand-Fuß-Syndr., Erythem, Exfoliation, akneförmige Dermatitis, Hautläsionen, Alopezie, Erschöpfung, Asthenie, Diarrhoe, Übelkeit, Appetitlosigkeit, Mukositis, Infektionen, Erbrechen, Husten, Pruritus, Epistaxis, Pneumonitis, Dyspnoe, Anämie, Cholesterin/Triglyzeride/GOT/GPT/Krea/Blutzucker ↑, Thrombopenie, Leukopenie, Neutropenie, Lymphopenie, D.m., Hypophosphatämie, Hypokaliämie, Hypokalzämie, Dehydratation, Hyperlipidämie, Schlaflosigkeit, Dysgeusie, Kopfschmerzen, Konjunktivitis, Ödeme der Augenlider, Hypertonie, Blutungen, Lungenembolie, Bluthusten, Mundtrockenheit, Abdominalschmerzen, Schmerzen im Mund, Dysphagie, Dyspepsie, Arthralgie, Nierenversagen, Proteinurie, peripheres Ödem, Pyrexie, Brustschmerzen, Gewichtsverlust;

A 7 Hämatologie, Onkologie – Arzneimittel

UW (Temsirolimus): Kreatinin ↑, Thrombopenie, Anämie, Dysgeusie, Atemnot, Nasenbluten, Husten, Bauchschmerzen, Erbrechen, Stomatitis, Diarrhoe, Übelkeit, Exanthem, Hautjucken, Akne, Nagelveränderungen, Rückenschmerzen, Arthralgie, Hypokaliämie, bakterielle und virale Infektionen, Pharyngitis, Rhinitis, Mukositis, Schmerzen, Schmerzen im Brustkorb, Ödeme, Pyrexie, Asthenie; **KI** (Everolimus): bekannte Überempfindlichkeit

Everolimus Rp	HWZ 30h, PPB 74%, PRC D, Lact ?
Afinitor *Tbl. 2.5, 5, 10mg*	**Nierenzell-Ca → 620, Hormonrezeptor-pos. Mamma-Ca, neuroendokrine Tumore pankreatischen Ursprungs:** 1 x 10mg p.o., ggf. 5mg bei intolerablen UW; **DANI** nicht erf.; **DALI** Child A: 1 x 7.5mg/d; Child B: 5mg/d; Child C: nach Nutzen-Risiko-Abwägung, max. 1 x 2.5mg/d

Temsirolimus Rp	HWZ 17(55)h, PRC D, Lact ?
Torisel *Inf.Lsg. 30mg*	**Nierenzell-Ca → 620:** 1 x/W 25mg über 30-60min i.v., zuvor Antihistaminikum; **DANI** vorsichtige Anw. bei schwerer NI; **DALI** Anw. bei schwerer LI nicht empfohlen

A 7.14 Antikörper

Wm/Wi (Antikörper): Bindung an spezifisches Antigen, durch Komplementfixierung entsteht antikörperabhängige, zellvermittelte Zytotoxizität; **Wm/Wi** (Bevacizumab): bindet an Gefäßwachstumsfaktor VEGF, Hemmung der Tumorvaskularisierung; **Wm/Wi** (Blinatumomab): bindet an CD19 und CD3 ⇒ Bildung einer zytolytischen Synapse zwischen T-Zelle und Tumorzelle mit Freisetzung proteolytischer Enzyme; **Wm/Wi** (Brentuximab Vedotin): AK-Wirkstoff-Konjugat ⇒ setzt Zytostatikum frei ⇒ bindet an CD30-tragende Tumorzellen ⇒ Unterbrechung des Zellzyklus und programmierter Zelltod; **Wm/Wi** (Cetuximab): Blockierung von EGFR, dadurch Reduktion der Invasion von Tumorzellen ins Normalgewebe und Reduktion von Metastasenbildung; **Wm/Wi** (Daratumumab): humaner monoklonaler IgG-AK, der an CD38-Protein bindet, welches in hoher Konz. auf Tumorzellen des mult. Myeloms exprimiert wird ⇒ Apoptose; **Wm/Wi** (Eculizumab): rekombinanter humanisierter IgG-AK, der an das Komplementprotein C5 bindet, Hemmung der komplementvermittelten intravaskulären Hämolyse; **Wm/Wi** (Elotuzumab): Monoklonaler IgG1-Antikörper, der an SLAMF bindet, welches stark auf Myelomzellen exprimiert wird ⇒ erleichtert die Interaktion mit natürlichen Killerzellen; **Wm/Wi** (Necitumumab): humaner, monoklonaler IgG1-Antikörper, der an EGFR bindet ⇒ Hemmung der Angiogenese, Induktion von Apoptose bzw. Zelltod;
Wm/Wi (Nivolumab, Pembrolizumab): PD-1-Inhibitor (Programmed-Cell-Death-Protein-1-Inhibitor) blockiert Bindung von PD-L1 u. PD-L2 an die PD-1-Rezeptoren auf T-Zellen ⇒ T-Zell-Proliferation ↑, Zytokinbildung ↑, Immunantwort gegen Krebszellen ↑;
Wm/Wi (Obinutuzumab): monoklon., humanisierter AK ⇒ bindet an CD-20-Transmembranantigen auf der Oberfläche nicht-maligner und maligner prä-B- und reifer B-Lymphozyten ⇒ direkter Zelltod, antikörperabhängige zelluläre Zytotoxizität und Phagozytose.

Antikörper 177

Wm/Wi (Ofatumumab): humaner monoklonaler Antikörper ⇒ bindet an CD20-Epitope, Lyse von Tumorzellen, Zelltodinduktion durch antikörperabhängige, zellvermittelte Zytotoxizität;
Wm/Wi (Olaratumab): humaner monoklonaler IgG1-Antikörper bindet an PDGFR-alpha ⇒ Hemmung des Tumorzellwachstums;
Wm/Wi (Panitumumab): humaner monoklonaler IgG2-Antikörper gegen EGF-Rezeptor, dadurch Hemmung des Zellwachstums, Induktion der Apoptose und Verminderung der Produktion von Interleukin 8 und vaskulärem, endothelialem Wachstumsfaktor;
Wm/Wi (Pertuzumab): humanisierter monoklonaler Antikörper ⇒ bindet an HER2 und hemmt Heterodimerisierung von HER2 mit anderen Rezeptoren der HER-Rezeptorfamilie ⇒ zellulärer Wachstumsstopp bzw. Apoptose; **Wm/Wi** (Ramucirumab): humaner Antikörper ⇒ bindet sepzifisch an VEGF Rezeptor-2 ⇒ verhindert die Liganden-stimulierte Aktivierung des VEGF Rezeptor-2 und der nachfolgenden Signalkaskaden ⇒ Proliferation und Migration der humanen Endothelzellen wird neutralisiert; **Wm/Wi** (Rituximab): bindet spezifisch an das Transmembran-Antigen CD20, das auf > 95% aller Zellen von Non-Hodgkin-Lymphomen des B-Zell-Typs exprimiert wird; **Wm/Wi** (Trastuzumab): monoklonaler AK gg. menschl. epidermalen Wachstumsfaktor 2 (HER2); **Wm/Wi** (Trastuzumab Emtansin): gegen HER2 gerichtetes Antikörper-Wirkstoff-Konjugat; Emtansin verleiht Zytostatikum Selektivität für Tumorzellen mit Überexpression von HER2;

UW: s. allgemeine UW von Zytostatika → 151;

UW (Bevacizumab): Sepsis, Abszess, Infektion, (febrile) Neutropenie, Leuko-, Thrombozytopenie, Anämie, Ovarialinsuffizienz, Dehydrierung, Anorexie, periphere sensorische Neuropathie, Schlaganfall, Synkope, Somnolenz, Kopfschmerzen, Dysgeusie, Dysarthrie, Augenerkrankung, erhöhter Tränenfluss, kongestive Herzinsuffizienz, supraventrikuläre Tachykardie, Hypertonie, arterielle/venöse Thromboembolie, Asthenie, Fatigue, Lethargie, Schleimhautentzündung, Pyrexie, Diarrhoe, Übelkeit, Erbrechen, Obstipation, Schmerzen, Magen-Darm-Perforation, Ileus, Bauchschmerzen, Erkrankung des GI-Trakts, Blutungen, Lungenembolie, Dyspnoe, Hypoxie, Epistaxis, Rhinitis, Stomatitis, palmoplantares Erythrodysästhesiesyndrom, exfoliative Dermatitis, trockene Haut, Hautverfärbung, Muskelschwäche, Myalgie, Arthralgie, Proteinurie, Harnwegsinfektion;

UW (Blinatumomab): Infektionen, (febrile) Neutropenie, Anämie, Thrombopenie, Leukopenie, Zytokinfreisetzungssyndrom, Hypokaliämie, Hypomagnesiämie, Hyperglykämie, verminderter Appetit, Schlaflosigkeit, Kopfschmerzen, Tremor, Schwindel, Hypotonie, Husten, Übelkeit, Verstopfung, Diarrhoe, Bauchschmerzen, Erbrechen, Exanthem, Rückenschmerzen, Gliederschmerzen, Arthralgie, Knochenschmerzen, Fieber, periph. Ödeme, Schüttelfrost, Fatigue, Brustschmerzen, Transaminasen- und yGT ↑, Infusionsreaktionen, Sepsis, Pneumonie, Leukozytose, Lymphopenie, Überempfindlichkeit, Hypophosphatämie, Hypalbuminämie, Tumorlysesyndrom, Verwirrtheit, Desorientiertheit, Enzepahlopathie, Aphasie, Parästhesie, Krämpfe, kognitive Störungen, Gedächtnisstörungen, Tachykardie, Ödem, erniedrigte Immunglobuline, Bilirubinerhöhung;

UW (Brentuximab Vedotin): Infektion, Infektion der oberen Atemwege, Herpes zoster, Pneumonie, Neutropenie, Anämie, Thrombozytopenie, Hyperglykämie, periphere sensorische/motorische Neuropathie, Schwindel, demyelinisierende Polyneuropathie, Husten, Dyspnoe, Diarrhoe, Übelkeit, Erbrechen, Obstipation, Haarausfall, Juckreiz, Hautausschlag, Myalgie, Arthralgie, Rückenschmerzen, Fatigue, Fieber, infusionsbedingte Reaktionen, Schüttelfrost;

A 7 Hämatologie, Onkologie – Arzneimittel

UW (Catumaxomab): Lymphopenie, Leukozytose, Anämie, Neutrophilie, Thrombozythämie, Tachykardie, Vertigo, Bauchschmerzen, Übelkeit, Erbrechen, Diarrhoe, Ileus, Obstipation, Flatulenz, Reflux, Stomatitis, Fieber, Schüttelfrost, Schmerzen, Asthenie, Ödeme, Durst, Hyperbilirubinämie, Hepatitis, Infektionen, Anorexie, Elektrolytstrg., Arthralgie, Rückenschmerzen, Myalgie, Angst, Oligurie, Proteinurie, Hämaturie, Dyspnoe, Hautausschlag, Hypo-/Hypertonie, Hitzewallungen; **UW (Cetuximab):** Atemnot, Paronychie, Konjunktivitis, akneartiges Exanthem; **UW (Daratumumab):** Pneumonie, Nasopharyngitis, Infektion der oberen Atemwege, Anämie, Thrombopenie, Leukopenie, Lymphopenie, Appetitminderung, Kopfschmerzen, Hypertonie, Husten, verstopfte Nase, Dyspnoe, Übelkeit, Diarrhoe, Obstipation, Erbrechen, Rückenschmerzen, Arthralgie, Gliederschmerzen, muskuloskelettale Brustschmerzen, Fatigue, Pyrexie, Schüttelfrost, infusionsbedingte Reaktion; **UW (Eculizumab):** Schwindel, Dysgeusie, Parästhesie, Vertigo, progressive Hypertonie, Husten, verstopfte Nase, Pharynx-/Larynxschmerzen, Bauchschmerzen, Obstipation, Diarrhoe, Dyspepsie, Übelkeit, Erbrechen, Alopezie, trockene Haut, Pruritus, Exanthem, Arthralgie, Rückenschmerzen, Myalgie, Nackenschmerzen, Extremitätenschmerzen, Dysurie, Spontanerektion, Thoraxbeschwerden, Schüttelfrost, Fatigue, Asthenie, infusionsbed. Reaktion, Ödeme, Fieber, pos. Coombs-Test; **UW (Elotuzumab):** Herpes zoster, Nasopharyngitis, Pneumonie, Infekt d. oberen Atemwege, Lymphopenie, Hypersensitivität, Stimmungsschwankungen, Kopfschmerzen, Hypästhesie, Husten, tiefe Venenthrombose, oropharyngeale Schmerzen, Diarrhoe, Nachtschweiß, Brustschmerzen, Fatigue, Fieber, Gewichtsverlust, infusionsbedingte Reaktionen; **UW (Necitumumab):** Harnwegsinekt, Kopfschmerzen, Dysgeusie, Konjunktivitis, venöse/arterielle thromboembolische Ereignisse; Phlebitis, Hämoptysen, Epistaxis, oropharyngeale Schmerzen, Erbrechen, Stomatitis, Dysphagie, Mundulzerationen, Hautreaktionen, Überempfindlichkeitsreaktionen, Muskelkrämpfe, Dysurie, Pyrexie, Hypomagnesiämie, Hypokalzämie, Hypophosphatämie, Hypokaliämie, Gewichtsabnahme;
UW (Nivolumab): häufig: Infekt. der oberen Atemwege, infusionsbedingte Reaktion, Hypothyreose, Hyperthyreose, Hyperglykämie, Hyponatriämie, Appetit ↓, periphere Neuropathie, Kopfschmerzen, Schwindelgefühl, Hypertonie, Pneumonitis, Dyspnoe, Husten, Diarrhö, Übelkeit, Kolitis, Stomatitis, Erbrechen, Bauchschmerzen, Obstipation, Hautausschlag, Juckreiz, Vitiligo, trockene Haut, Erythem, Alopezie, Muskel- und Skelettschmerzen, Arthralgie, Müdigkeit, Pyrexie, Ödeme (einschließl. peripheres Ödem), AST/ALT/Gesamtbilirubin/aP/Kreatinin ↑, Lymphozytopenie, Thrombozytopenie, Anämie, Lipase/Amylase ↑, Neutropenie; **UW (Obinutuzumab):** Harnweginfektion, Nasopharyngitis, Lippenherpes, Rhinitis, Pharyngitis, Plattenepithelkarzinom der Haut, Neutropenie, Thrombozytopenie, Anämie, Leukopenie, Tumorlysesyndrom, Hyperurikämie, Vorhofflimmern, Hypertonie, Husten, Diarrhoe, Obstipation, Alopezie, Arthralgie, Rückenschmerzen, muskuloskelettale Thoraxschmerzen, Fieber, Gewichtszunahme, infusionsbedingte Reaktionen; **UW (Ofatumumab):** Infektionen, Sepsis, Neutropenie, Anämie, Thombopenie, allerg. Reaktion, Tachykardie, Hypo-/Hypertonie, Bronchospasmus, Husten, Hypoxie, Dyspnoe, Brustbeschwerden, Exanthem, Fatigue, Hyperhidrose, Dünndarmobstruktion, Diarrhoe, Übelkeit, Pruritus, Rückenschmerzen, Fieber, Schüttelfrost; **UW (Olaratumab):** Neutropenie, Lymphopenie, Kopfschmerzen, Diarrhoe, Übelkeit, Erbrechen, Mukositis, muskuloskelettale Schmerzen, infusionsbedingte Reaktionen; **UW (Panitumomab):** Exanthem, akneiforme Dermatitis, Exfoliation, Paronychie, Pruritus, Fissuren, Diarrhoe, Fatigue, Infusionsreaktionen, Elektrolytverschiebungen, Nausea, Emesis, Dyspnoe, Husten, Kopfschmerzen, Konjunktivitis, Wimpernwachstum, Stomatitis, Onycholyse, Hypertrichose, Alopezie, trockene Haut/Nase/Mund, Lungenembolie;

Antikörper 179

UW (Pembrolizumab): häufig: Anämie, Thrombozytopenie, Hypophysitis, Hyper-/Hypothyreose, verminderter Appetit, Dehydrierung, Kopfschmerzen, Dysgeusie, periphere Neuropathie, Schwindel, Parästhesie, trockene Haut, Vertigo, Hitzewallungen, Pneumonitis, Dyspnoe, Husten, Diarrhö, Übelkeit, Komitees, Erbrechen, Abdominalschmerzen, Obstipation, Mundtrockenheit, aufgeblähtes Abdomen, Hautausschlag, Pruritus, Schwere Hautreaktionen, Vitiligo, Hauttrockenheit, Erythem, Ekzem, Hyperhidrose, Hyperpigmentierung der Haut, Alopezie, Athralgie, Myalgie, Muskelschwäche, muskuloskelettale Schmerzen, Schmerzen in den Extremitäten, Rückenschmerzen, Arthritis, Muskelkrämpfe, muskuloskelettale Steifheit, Müdigkeit, Erschöpfung, tödliche Reaktionen, Fieber, Schleimhautentzündungen, periphere Ödeme, grippeähnliche Erkr., Schüttelfrost, Aspartataminotransferase (AST) ↑, Alaninaminotransferase (ALT) ↑, Gewicht ↓, alkalische Phosphatase im Blut ↑, infusionsbed. Reaktionen; **UW** (Pertuzumab): Infektion der oberen Atemwege, Nasopharyngitis, (febrile) Neutropenie, Leukopenie, Anämie, Überempfindlichkeit, anaphylakt. Reaktion, infusionsbedingte Reaktion/Zytokin-Freisetzungs-Syndrom, Appetit ↓, Schlaflosigkeit, periphere (sensorische) Neuropathie, Kopfschmerzen, Schwindel, Dysgeusie, Tränensekretion ↑, linksventrikuläre Dysfunktion, Dyspnoe, Husten, Pleuraerguss, Diarrhoe, Erbrechen, Stomatitis, Übelkeit, Obstipation, Dyspepsie, Alopezie, Exanthem, Nagelveränderungen, Pruritus, trockene Haut, Myalgie, Arthralgie, Mukositis, Ödem, Schmerzen, Pyrexie, Fatigue, Asthenie, Schüttelfrost; **UW** (Ramucirumab): Neutro-/Leukopenie, Thrombozytopenie, Hypoalbuminämie, Hypertonie, Epistaxis, gastrointestinale Blutungsereignisse, Stomatitis, Diarrhoe, Proteinurie, Fatigue/Asthenie, periph. Ödeme, Hypokaliämie, Hyponatriämie, Kopfschmerzen, abd. Schmerzen; **UW** (Rituximab): Hypertonie, Angina pectoris od. Herzinsuff. bei bek. Herzerkrankung, Husten, Sinusitis, Bronchitis (obliterans), Dyspepsie, Transaminasen ↑, Kopfschmerz, Tumorschmerz, Parästhesien, Schwindel, Angstgefühl, allerg. Reaktionen (u.a. Dyspnoe, Bronchospasmus, Angioödem), Nachtschweiß, periphere Ödeme, Arthralgien, Myalgien, Knochenschmerz, Konjunktivitis, Hyperkalzämie, LDH ↑, Lymphadenopathie, Geschmacksveränderungen; **UW** (Trastuzumab): Vasodilatation, Tachykardie, Herzinsuffizienz, Kardiomyopathie, Ischämie, Perikarderguss, Herzstillstand, Kopfschmerzen, Schwindel, Parästhesien, Neuropathie, Tremor, Depression, allerg. Reaktionen (u.a. Dyspnoe, Bronchospasmus, Urtikaria, Angioödem, Anaphylaxie), Arthralgie, Myalgie, Mastitis, transienter Tumorschmerz, Ödeme, AK-Bildung; **UW** (Trastuzumab Emtansin): Harnwegsinfektionen, Neutro-, Leukozytopenie, Arzneimittelüberempfindlichkeit, Hypokaliämie, Insomnie, periph. Neuropathie, Kopfschmerzen, Schwindel, Dysgeusie, Gedächtnisstrg., trockenes Auge, Konjunktivitis, verschwommenes Sehen, verstärkte Tränensekretion, LV-Dysfkt., Blutung, Hypertonie, Epistaxis, Husten, Dyspnoe, Stomatitis, Diarrhoe, Erbrechen, Übelkeit, Obstipation, Mundtrockenheit, Abdominalschmerz, Dyspepsie, Zahnfleischbluten, Ausschlag, Pruritus, Alopezie, Nagelstörungen, Hand-Fuß-Syndrom, Urtikaria, Myalgie, Arthralgie, Fatigue, Fieber, Asthenie, Schüttelfrost, peripheres Ödem, erhöhte Transaminasen/aP, infusionsbed. Reaktionen; **KI** (Bevacizumab): Überempf. gegen Wirkstoff, CHO-Zellprodukte o. a. rekomb. humane/humanisierte AK, Grav.; **KI** (Blinatomomab): bek. Überempfindlichkeit, Lact.; **KI** (Brentuximab Vedotin): bek. Überempfindlichkeit, kombin. Anw. mit Bleomycin; **KI** (Daratumumab): bek. Überempf.; **KI** (Elotuzumab): bek. Überempf.; **KI** (Necitumumab): bek. schw. oder lebensbedrohliche Überempf.; **KI** (Nivolumab): siehe FI; **KI** (Obinutuzumab, Olaratumab): bek. Überempf.; **KI** (Pembrolizumab): siehe FachInfo; **KI** (Pertuzumab): bek. Überempf.; **KI** (Ramucirumab): bek. Überempf.; **KI** (Rituximab): bek. Überempf., aktive/schw. Infektionen, stark geschwächte Immunabwehr; **KI** (Trastuzumab Emtansin): bek. Überempf.

A 7 Hämatologie, Onkologie – Arzneimittel

Bevacizumab Rp — HWZ 20d, Lact ?
Avastin *Inf.Lsg. 100mg/4ml, 400mg/16ml*

Kolorektales Karzinom → 606: 5-10mg/kg i.v. d1, Wdh. d15 oder 7.5-15mg/kg d1, Wdh. d22; Kombination mit 5-FU/Folinsäure/Irinotecan; **Mamma-Ca** → 615: 10mg/kg i.v. d1, Wdh. d15 oder 15mg/kg d1, Wdh. d22; **nichtkleinzelliges Bronchial-Ca** → 598: 7.5 bzw. 15mg/kg d1, Wdh. d22, Komb. mit platinhaltiger Chemoth.; **Nierenzell-Ca** → 620: 10mg/kg i.v. d1, Wdh. d15, Komb. mit Interferon; **epitheliales Ovarial-Ca, Eileiter-Ca, prim. Peritoneal-Ca:** Primärbeh.: 15mg/kg i.v. d1, Wdh. d22, in Komb. mit Carboplatin und Paclitaxel; Rezidiv: 15mg/kg d1, Wdh. d22, in Komb. mit Carboplatin und Gemcitabin; **DANI, DALI** keine Daten

Blinatumomab Rp — HWZ 2h, PRC C, Lact ?
Blincyto *Inf.Lsg. 38.5µg*

Philadelphia-Chrom.-neg., rezidiv. oder refr. B-Vorläufer ALL: 9µg/d Dauerinf. i.v. d1-7, 28µg/d d8-28, dann 2W Pause, danach 28µg/d d1-28; **DANI** leichte-mäßige NI: 100%; schw. NI: keine Daten; **DALI** keine Daten

Brentuximab vedotin Rp — HWZ 4-6d, PPB 68-82% PRC C, Lact ?
Adcetris *Inf.Lsg. 50mg/10ml*

Rezidiviertes/refraktäres CD30+Hodgkin-Lymphom, rezidiv. refraktäres großzelliges anaplastisches Lymphom: 1.8mg/kg i.v. über 30min alle 21d, 8-16 Zyklen; **DANI, DALI** k.A.

Catumaxomab Rp — HWZ 0.7-17
Removab *Inf.Lsg. 10µg/0.1ml, 50µg/0.5ml*

Maligner Aszites bei EpCAM-pos. Ca: 10µg intraperitoneal an d1, 20µg d3, 50µg d7, 150µg d10; **DANI, DALI** k.Ä.

Cetuximab Rp — HWZ 70-100h
Erbitux *Inf.Lsg. 100mg/20ml, 500mg/100ml*

Kolorektales Karzinom → 606, **fortgeschrittenes Plattenepithel-Ca im Kopf-/Halsbereich:** ini 400mg/m² i.v. d1, dann 1 x/W 250mg/m²; **DANI, DALI** k.A.

Daratumumab Rp — HWZ 18d
Darzalex *Inf.Lsg. 100mg/5ml*

Rezidiviertes und refraktäres multiples Myelom: 16mg/kg i.v. W1-8: 1x/W; W9-24: alle 2W; W25 bis Progress: alle 4W; Begleit-Medikation beachten, s. FachInfo; **DANI** nicht erforderl.; **DALI** leichte LI: 100%; mäßige bis schwere LI: keine Daten

Antikörper 181

Eculizumab Rp	HWZ 11d
Soliris *Inf.Lsg. 300mg/30ml*	**Par. nächt. Hämoglobinurie:** ini 600mg i.v. 1x/W f. 4W, dann 900mg alle 14d; **atyp. häm.-uräm. Synd.:** ini 900mg i.v. 1 x/W für 4W, dann 1200mg alle 14d; **DANI** nicht erforderlich; **DALI** keine Daten

Elotuzumab Rp	
Empliciti *Inf.Lsg. 300, 400mg*	**Multiples Myelom mit mindestens einer Vorbehandlung:** 10mg/kg i.v. d1, 8, 15, 22 Wdh. d29, nach 2 Zyklen: d1, 15, Wdh. d29; Kombination mit Lenalidomid; **DANI** nicht erford.; **DALI** leichte LI: 100%; mäßige bis schwere Li: keine Daten

Necitumumab Rp	HWZ 14d
Portrazza *Inf.Lsg. 800mg/50ml*	**Fortgeschrittenes EGFR-exprimierendes NSCLC:** 800mg i.v. d1, 8, Wdh. d22, Kombination mit Gemcitabin, Cisplatin; **DANI** (leicht-moderat) nicht erforderlich; schwer: keine Daten; **DANI** (moderat-schwer) keine Daten

Nivolumab Rp	HWZ 11d
Opdivo *Inf.Lsg. 40mg/4ml, 100mg/10ml*	**Fortgeschrittenes (nicht-resezierbares oder metastasierendes) Melanom:** 3mg/kg alle 2Wo über 60min i.v.; **DANI** (leicht, moderat) n. erford., (schwer) keine Daten; **DALI** (leicht, mäßig) nicht erf., (schwer) keine Daten; Grav.: keine Daten

Obinutuzumab Rp	HWZ 30d, PRC C, Lact ?
Gazyvaro *Inf.Lsg. 1000mg/40ml*	**CLL Komb. mit Chlorambucil: Zyklus 1:** 100mg i.v. d1, 900mg d2, 1000mg d8 und 15, Wh. d29, **Zyklus 2-6:** 1000mg an d1; **DANI** CrCl > 30: nicht erforderlich, < 30: keine Daten; **DALI** keine Daten

Ofatumumab Rp	HWZ 1.3d (1.), 11.5d (4.), 15.8d (8.Inf.), PRC C, Lact ?
Arzerra *Inf.Lsg. 100mg/5ml, 1000mg/50ml*	**CLL** (refraktär auf Fludarabin u. Alemtuzumab): ini 300mg i.v. (12ml/h, steigern bis max. 200ml/h), dann 2000mg (25ml/h, steigern bis max. 400ml/h) 1 x/W für 8 W, dann 2000mg 1 x alle 4W; **DANI** CrCl > 30: 100%, < 30: keine Daten; **DALI** keine Daten

A 7 Hämatologie, Onkologie – Arzneimittel

Olaratumab Rp	HWZ 11d
Lartruvo *Inf.Lsg. 500mg/50ml*	**Fortgeschrittenes Weichgewebesarkom:** 15mg/kg i.v. d1, 8, Wdh. d22, Komb. mit Doxorubicin; **DANI, DALI** leichte-moderate NI, LI: 100%; schwere NI, LI: keine Daten
Panitumumab Rp	HWZ 7.5d
Vectibix *Inf.Lsg. 100mg/5ml, 400mg/20ml*	**Metastasiertes EGFR-exprimierendes kolorektales Karzinom → 606:** 6mg/kg alle 14d über 60min. i.v., Verdünnung mit NaCl auf < 10mg/ml; **DANI, DALI** k.A.
Pembrolizumab Rp	HWZ 26d
Keytruda *Inf.Lsg. 50mg/2ml*	**Fortgeschrittenes (nicht-resezierbares oder metastasierendes) Melanom:** 2mg/kg alle 3W über 30min i.v.; **DANI** (leicht, moderat) nicht erf., (schwer) keine Daten; **DALI** (leicht) nicht erf., (moderat, schwer) keine Daten; Grav.: keine Daten
Pertuzumab Rp	HWZ 18d, PRC C, Lact ?
Perjeta *Inf.Lsg. 420mg/14ml (30mg/ml)*	**HER2-positives metastasiertes oder lokal rezidivierendes, inoperables Mamma-Ca:** ini 840mg über 60 min. i.v., Erhaltungsdosis 420mg alle 3 Wochen über 30-60 min. i.v.; **DANI** CrCl > 30: 100%, < 30: k.A.; **DALI** k.A.
Ramucirumab Rp	HWZ 15d, PRC C, Lact ?
Cyramza *Inf.Lsg. 100mg/10ml, 500mg/50ml*	**Fortgeschrittenes Adeno-Ca des Magens oder gastroösophagealen Übergangs mit Tumorprogress nach Platin- und Fluoropyrimidin-haltiger Chemotherapie:** Monotherapie: 8mg/kg über 60min i.v. alle 2W; Kombination mit Paclitaxel: 8mg/kg KG i.v. d1, 15, Wdh. d29; **DANI/DALI** keine Daten
Siltuximab Rp	HWZ 12-18d
Sylvant *Inf.Lsg. 100, 400mg*	**Multizentrische Castlemann-Krankheit, HIV- u. HHV-8 neg.:** 11mg/kg über 1h i.v. d1, Wdh. d22 bis zum Therapieversagen; **DANI, DALI** keine Daten

Antikörper 183

Rituximab Rp		HWZ 76-206h
MabThera *Inf.Lsg. 100, 500mg* MabThera SC *Inj.Lsg. 1400mg/11.7ml* Truxima *Inf.Lsg. 500mg*	**Follikuläres Lymphom:** Monotherapie: 375mg/m^2 i.v. d1, Wdh. d8, 15, 22; Komb. mit CVP-Schema: 375mg/m^2 d1; Induktionstherapie: 1 x 1400mg s.c. pro Zyklus; Erhaltungstherapie: 1 x 1400mg s.c. alle 2M bzw. alle 3M beim rezidivierenden/refraktärem follikulärem Lymphom; **CD20+ großzellig diffuses B-Zell-Lymphom:** 375mg/m^2 i.v. d1 bzw. 1 x 1400mg s.c. pro Zyklus, Komb. mit CHOP-Schema; **CLL:** 375mg/m^2 d1 + Chemotherapie, ab 2. Zyklus 500mg/m^2, insgesamt 6 Zyklen; **rheumatoide Arthritis:** 1g i.v. d1, Wdh. d15; **DANI, DALI** k.A.	
Trastuzumab Rp		HWZ 28.5d
Herceptin *Inf.Lsg. 150mg* Herceptin s.c. *Inj.Lsg. 600mg/5ml*	**Mamma-Ca mit HER2-Überexpression:** metastasiert: ini 4mg/kg i.v. d1, dann 2mg/kg 1 x/W; Frühstadium: ini 8mg/kg i.v., dann 6mg/kg alle 3W; 600mg s.c. alle 3W; **metastasiertes Magen-Ca mit HER2-Überexpression:** ini 8mg/kg i.v. d1, dann 6mg/kg alle 3W; 600mg s.c. alle 3W, Komb. mit Capecitabin oder 5-FU u. Cisplatin; **DANI** k.A.	
Trastuzumab Emtansin Rp		HWZ 4d
Kadcyla *Inf.Lsg. 100, 160mg*	**Inoperables o. metastasiertes Mamma-Ca (HER2-positiv):** 3.6mg/kg i.v. d1, Wdh. d22; **DANI** leicht bis mäßig eingeschränkte Fkt.: nicht erf.; schwere Funktionseinschränkung: engmaschige Überwachung; **DALI** keine Daten	

A 7.15 Weitere antineoplastische Mittel

Wm/Wi (Aflibercept): agiert als löslicher Rezeptor und bindet an VEGF-A, -B und PIGF ⇒ blockiert rezeptorvermittelte Signalübertragung ⇒ hemmt Wachstum von neuen Gefäßen;
Wm/Wi (Aldesleukin): vergleichbar mit nativem humanen IL-2 ⇒ vielfältige immunologische Effekte ⇒ inhibiert Wachstum und Ausbreitung von Tumoren;
Wm/Wi (Alitretinoin): Vitamin A verwandtes Hormon, steuert Prozess der Zelldifferenzierung und -proliferation;
Wm/Wi (Amsacrin): Interkalation in die DNA, dadurch Hemmung der DNA-Synthese, DNA-Brüche, Chromosomenaberrationen und falsche Chromosomenteilungen;
Wm/Wi (Anagrelid): Hemmung der zyklischen AMP-Phosphodiesterase III, Verzögerung der Megakaryozytenreifung;
Wm/Wi (Asparaginase): Senkung des Asparaginspiegels ⇒ Stillstand der Proteinsynthese;
Wm/Wi (Bexaroten): selektive Bindung und Aktivierung der drei RXR;
Wm/Wi (Bortezomib, Carfilzomib): Proteasom-Inhibitor;
Wm/Wi (Eribulin): hemmt die Wachstumsphase der Mikrotubuli und kapselt Tubulin in nicht produktive Aggregate ab ⇒ Mitoseblockade und apoptotischer Zelltod;
Wm/Wi (Estramustin): antimitotische und antimikrotubuläre Effekte durch Interaktion mit mikrotubuliassoziierten und Tau-Proteinen; estragene Komponente ⇒ LH ↓, FSH ↓ ⇒ Androgenproduktion ↓;
Wm/Wi (Folinsäure): Blockade der Thymidilatsynthase, Hemmung der DNA-Synthese;
Wm/Wi (Histaminhydrochlorid): Hemmung der NAPDH-Oxidase ⇒ Schutz der von IL-2 aktivierten NK- und T-Zellen vor sauerstofffreier Radikal-induzierter Inhibition u. Apoptose;
Wm/Wi (Hydroxycarbamid): Blockade des Ribonukleotidreduktase-Systems ⇒ Hemmung der DNA-Synthese;
Wm/Wi (Idelalisib): Hemmung der Phosphatidylinositol-3-Kinase p110δ ⇒ induziert Apoptose und hemmt die Proliferation in Zelllinien aus malignen B-Lymphozyten und Primärtumorzellen;
Wm/Wi (Ixazomib): Proteasom-Inhibitor ⇒ bindet und hemmt die Chymotrypsin-ähnliche Aktivität der Beta-5-Untereinheit des 20S-Proteasoms ⇒ Apoptose-Induktion;
Wm/Wi (Lenalidomid): Proliferationshemmung bestehender hämatopoetischer Tumorzellen, Hemmung der Angiogenese, Produktionshemmung von TNF-alpha und IL-6;
Wm/Wi (Mifamurtid): Analogon von Muramyldipeptid (Bestandteil der Zellwand von Mycobacterium sp.) ⇒ bindet an NOD2, ein starker Monozyten-/Makrophagenaktivator;
Wm/Wi (Miltefosin): Hemmung membranständiger Enzymsysteme;
Wm/Wi (Mitotan): bindet kovalent an die Makromoleküle der Mitochondrien ⇒ Zerstörung der Mitochondrien, Zelltod und Nekrose, wirkt selektiv zytotoxisch auf die Zonae fasciculata und retikularis, hemmt die Produktion von Kortikosteroiden und beeinflusst den extraadrenalen Metabolismus von endogenen und exogenen Steroiden;
Wm/Wi (Olaparib): Inhibitor der humanen Poly(ADP-ribose)-Polymerase-Enzyme (PARP), die zur effizienten Reparatur von DNA-Einzelstrangbrüchen benötigt werden ⇒ genomische Instabilität ⇒ Absterben der Tumorzelle;
Wm/Wi (Panobinostat): Hemmung der Histon-Deacetylase ⇒ Akkumulation acetylierter Histone ⇒ Stillstand des Zellzyklus und/oder Apoptose transformierter Zellen;
Wm/Wi (Pentostatin): Hemmung der Adenosin-Deaminase, direkte Hemmung der RNA-Synthese und erhöhte Schädigung der DNA;

Weitere antineoplastische Mittel 185

Wm/Wi (Pomalidomid): direkt gegen das Myelom gerichtete, tumorizide Wirkung, immunmodulierende Wirkungen, hemmt das Tumorzellwachstum beim multiplen Myelom, hemmt die Proliferation und induziert die Apoptose hämatopoetischer Tumorzellen, hemmt die Proliferation von Lenalidomid-resistenten Zelllinien, hemmt die Angiogenese, verstärkt die durch T-Zellen und Killerzellen vermittelte Immunität, hemmt die Bildung von proinflammatorischen Zytokinen;
Wm/Wi (Talimogen laherparepvec): modifiziertes HSV-Virus, das sich in Melanomzellen vermehrt ⇒ Produktion von GM-CSF ⇒ systemische Anti-Tumor-Immunantwort;
Wm/Wi (Thalidomid): Suppression der TNF-alpha-Produktion, Hemmung bestimmter Adhäsionsmoleküle und der antiangiogenetischen Aktivität ⇒ immunmodulatorisch, antiinflammatorisch, antineoplastisch;
Wm/Wi (Venetoclax): selektiver Inhibitor des antiapoptotischen B-Zell-Lymphom(BCL)-2-Proteins ⇒ Einleitung des programmierten Zelltods;
UW (Aflibercept): (neutropenische) Infektion, Sepsis, HWI, Nasopharyngitis, Leuko-, Neutro-, Thrombopenie, Überempf., Appetit ↓, Gewicht ↓, Dehydratation, Kopfschmerzen, Hypertonie, Blutung, arterielle/venöse Thromboembolie, Dyspnoe, Epistaxis, Dysphonie, Schmerzen im Oropharynx, Rhinorrhoe, Diarrhoe, Stomatitis aphtosa, Abdominalschmerz, Rektalblutung, Fistel, Hämorrhoiden, Zahnschmerzen, Proktalgie, GOT/GPT ↑, palmoplantares Erythrodysästhesiesyndrom, Hauthyperpigmentierung, Proteinurie, Kreatinin ↑, Schwächezustände;
UW (Aldesleukin): Infektion des Respirationstrakts, Sepsis, Anämie, Thrombozytopenie, Leukopenie, Koagulopathie (u.a. DIC), Eosinophilie, Hypothyreose, Hyperthyreose, Anorexie, Azidose, Hyperglykämie, Hypo-/Hyperkalziämie ⇒, Hyperkaliämie, Dehydratation, Angstgefühl, Verwirrtheit, Depression, Schlaflosigkeit, Reizbarkeit, Agitiertheit, Halluzinationen, Schwindel, Kopfschmerzen, Parästhesie, Somnolenz, Neuropathie, Synkopen, Sprachstrg., Verlust des Geschmackssinns, Lethargie, Konjunktivitis, Tachykardie, Arrhythmie, Brustschmerzen, Zyanose, vorübergehende EKG-Veränderungen, Myokardischämie, Palpitationen, kardiovask. Erkrankungen (u.a. Herzversagen), Hypotonie, Hypertonie, Phlebitis, Dyspnoe, Husten, Lungenödem, Pleuraergüsse, Hypoxie, Hämoptyse, Epistaxis, nasale Kongestion, Rhinitis, Übelkeit, Erbrechen, Diarrhoe, Stomatitis, Dysphagie, Dyspepsie, Obstipation, gastrointest. Blutungen, Hämatemesis, Aszites, Cheilitis, Gastritis, GOT/GPT/aP/LDH/Bilirubin/Harnstoff/Kreatinin ↑, Hepatomegalie, Hepatosplenomegalie, Erythem, Ausschlag, exfoliative Dermatitis, Pruritus, Schwitzen, Alopezie, Urtikaria, Myalgie, Arthralgie, Oligurie, Hämaturie, Nierenversagen, Anurie, Reaktion/Schmerzen/Entzündung/Knötchen an der Injektionsstelle, Fieber, Schüttelfrost, Unwohlsein, Asthenie, Müdigkeit, Exanthem, Schmerzen, Ödeme, Gewicht ↑/↓, Hypothermie; **UW** (Alitretinoin, lokal): Erythem, Ödem, Pruritus, Krustenbildung, Nässen, exfoliative Dermatitis, Schmerzen; **UW** (Amsacrin): Herzinsuffizienz, Herzstillstand, transient Transaminasen ↑, Gelbfärbung, periphere und zentrale Neurotoxizität mit Kopfschmerzen, Verwirrtheit, Krampfanfällen; **UW** (Anagrelid): Anämie, Flüssigkeitsretention, Kopfschmerzen, Schwindel, Palpitationen, Tachykardie, Müdigkeit, Exanthem, Übelkeit, Erbrechen, Diarrhoe, Bauchschmerzen; **UW** (Asparaginase): Transaminasen ↑, Hepatitis, Pankreatitis, Hyperglykämie, Strg. der Gerinnungsfaktorsynthese, thromboembolische Ereignisse, Blutungen, akutes Nierenversagen, reversible Enzephalopathie: Antriebslosigkeit, Somnolenz, Verwirrtheit, hirnorganisches Psychosyndrom (chronisch), allergische Reaktionen bis zum anaphylaktischen Schock; **UW** (Bexaroten): Hyperlipämie, Hyperthyroidismus, Hypercholesterinämie, Kopfschmerzen, Schmerzen; **UW** (Bortezomib): Dehydratation, periphere Neuropathie, Kopfschmerzen, orthostatische Hypotonie, Dyspnoe, Myalgie, Anorexie, Obstipation;
UW (Carfilzomib): s. FachInfo;

A 7 Hämatologie, Onkologie – Arzneimittel

UW (Eribulin): HWI, orale Candidiasis, Infektion der oberen Atemwege, Nasopharyngitis, Rhinitis, Neutropenie, Leukopenie, Anämie, Thrombozytopenie, Lymphopenie, Appetit ↓, Hypokaliämie, Hypomagnesiämie, Dehydratation, Hyperglykämie, Hypophosphatämie, Insomnie, Depression, periphere Neuropathie, Kopfschmerzen, Dysgeusie, Schwindel, Hypoästhesie, Lethargie, Neurotoxizität, Tränenfluss ↑, Konjunktivitis, Vertigo, Tachykardie, Hitzewallungen, Dyspnoe, Husten, oropharyngeale Schmerzen, Epistaxis, Rhinorrhoe, Übelkeit, Obstipation, Diarrhoe, Erbrechen, Bauchschmerzen, Stomatitis, Mundtrockenheit, Dyspepsie, gastroösophageale Refluxkrankheit, Mundschleimhautgeschwüre, aufgetriebenes Abdomen, GOT/GPT ↑, Alopezie, Hautausschlag, Pruritus, Nagelerkrankungen, nächtl. Schweißausbrüche, palmarplantare Erythrodysästhesie, trockene Haut, Erythem, Hyperhidrose, Arthralgie, Myalgie, Schmerzen in Extremitäten, Muskelspasmen, muskuloskelettale Schmerzen, Muskelschwäche, Knochenschmerzen, Rückenschmerzen, Müdigkeit, Asthenie, Pyrexie, peripheres Ödem, Schüttelfrost, grippeähnl. Zustand, Gewicht ↓;
UW (Estramustin): Ischämie, Herzinsuff., Ödeme, transient Transaminasen ↑, Gynäkomastie, Missempfindungen im Perineum bzw. Prostatabereich;
UW (Folinsäure): hochdosiert GI-Strg.;
UW (Histamindihydrochlorid + IL-2): Eosinophilie, Thrombozytopenie, Anorexie, Schlaflosigkeit, Kopfschmerzen, Benommenheit, Geschmacksstörungen, Tachykardie, Palpitationen, Flush, Hypotonie, Husten, Dyspnoe, verstopfte Nase, Übelkeit, Dyspepsie, Durchfall, Erbrechen, Oberbauchbeschwerden, trockener Mund, Hautausschlag, Erytheme, vermehrtes Schwitzen, Nachtschweiß, Pruritus, Arthralgie, Myalgie, Gliederschmerzen, Rückenschmerzen, influenzaartige Erkrankung, Schüttelfrost, Entzündung/Schmerzen/Urtikaria/Pruritus/Exanthem/ blaue Flecke/Granulome an der Injektionsstelle, Schwächegefühl, Schmerzen in der Brust;
UW (Hydroxycarbamid): akute Pulmotoxizität mit diffuser pulmonaler Infiltration/Lungenödem, Obstipation, transiente Transaminasenerhöhung, Proteinurie, Hyperurikämie, periphere/zentrale Neurotoxizität;
UW (Idelalisib): Infektionen, Neutropenie, Pneumonitis, Diarrhoe, Kolitis, Transaminasen/ Triglyceride ↑, Exanthem, Pyrexie; UW (Ixazomib): Infektion d. oberen Atemwege, Herpes zoster, Thrombopenie, Neutropenie, periph. Neuropathie, Übelkeit, Erbrechen, Diarrhoe, Obstipation, Exanthem, Rückenschmerzen, per. Ödem;
UW (Lenalidomid): Neutropenie, Müdigkeit, Asthenie, Obstipation, Muskelkrämpfe, Thrombopenie, Anämie, Diarrhoe, Exanthem, venöse Thromboembolie;
UW (Mifamurtid): Infektionen und parasitäre Erkrankungen, Tumorschmerzen, Anämie, Leukopenie, Thrombopenie, Anorexie, Dehydratation, Verwirrtheit, Depression, Angstzustände, Verschwommensehen, Hörstörungen, Tachykardie, Hypo-/Hypertonie, Dyspnoe, Pleuraerguss, Husten, Diarrhoe, Emesis, Hyperhidrosis, Exanthem, Arthralgien, Myalgien, Dysurie, Dysmenorrhoe, Fieber, Schüttelfrost, Schmerzen, Ödeme;
UW (Mitotan): subjektive und objektive Symptome einer Hypervitaminose A, Retinoic-Acid-Syndrome, Lethargie, Ataxie, Schwäche, Schwindel, Anorexie, Hypertonie, Hämaturie, hämorrhagische Zystitis, Albuminurie, Leberveränderungen, bei hoher Dosierung M. Addison;
UW (Olaparib): Appetit ↓, Kopfschmerzen, Schwindel, Dysgeusie, Übelkeit, Erbrechen, Diarrhoe, Dyspepsie, Oberbauchschmerzen, Stomatitis, Erschöpfung, Anämie, Neutropenie, Lymphopenie, Thrombozytopenie, Anstieg des Kreatinin-Wertes/MCV;
UW (Olaparib): Appetit ↓, Kopfschmerzen, Schwindel, Dysgeusie, Übelkeit, Erbrechen, Diarrhoe, Dyspepsie, Oberbauchschmerzen, Stomatitis, Erschöpfung, Anämie, Neutropenie, Lymphopenie, Thrombozytopenie, Kreatinin-Wert/MCV ↑;

Weitere antineoplastische Mittel 187

UW (Panobinostat): Infektion d. oberen u. unteren Atemwege, Pneumonie, septischer Schock, Harnwegsinf., Virusinf., orale Herpesinf., Clostridium-difficile-Kolitis, Otitis media, Zellulitis, Sepsis, Gastroenteritis, Candidiasis, Panzytopenie, Thrombopenie, Anämie, Leukopenie, Neutropenie, Lymphopenie, Hypothyreose, Appetit ↓, Hypophosphatämie, Hyponatriämie, Hypokaliämie, Hyperglykämie, Dehydration, Hypalbuminämie, Flüssigkeitsretention, Hyperurikämie, Hypokalzämie, Hypomagnesiämie, Schlaflosigkeit, Schwindel, Kopfschmerz, intrakranielle Blutung, Synkope, Tremor, Geschmacksstrg., Bindehautblutung, Bradykardie, Vorhofflimmern, Sinustachykardie, Tachykardie, Palpitation, QT-Verlängerung, Hypotonie, Hypertonie, Hämatom, orthostatische Hypotonie, Husten, Dyspnoe, respiratorische Insuffizienz, Lungenrasseln, Giemen, Epistaxis, Diarrhoe, Übelkeit, Erbrechen, Abdominalschmerz, Dyspepsie, GI-Blutung, Hämatochezie, Gastritis, Cheilitis, aufgeblähter Bauch, Mundtrockenheit, Flatulenz, anomale Leberfkt., Bilirubin/Transaminasen/aP/Kreatinin/Harnstoff ↑; GFR ↓, Hautläsionen, Ausschlag, Erythem, Gelenkschwellung, Nierenversagen, Hämaturie, Harninkontinenz, Fatigue, peripheres Ödem, Fieber, Asthenie, Schüttelfrost, Unwohlsein, Gewicht ↓;
UW (Pentostatin): EKG-Veränderungen, Herzinsuffizienz, transiente Transaminasenerhöhung, Photosensibilität, Pruritus, Keratokonjunktivitis, periorbitales Ödem;
UW (Pomalidomid): (Broncho-)Pneumonie, neutropenische Sepsis, Bronchitis, Atemweginfektion, Nasopharyngitis, (febrile) Neutropenie, Thrombozytopenie, Anämie, Leukopenie, Appetit ↓, Hyperkaliämie, Hyponatriämie, Verwirrtheit, Bewusstseinstrübung, periphere sensorische Neuropathie, Schwindel, Tremor, Vertigo, tiefe Venenthrombose, Dyspnoe, Husten, Lungenembolie, Diarrhoe, Nausea, Obstipation, Erbrechen, Hautausschlag, Pruritus, Knochenschmerzen, Muskelkrämpfe, Nierenversagen, Harnverhalt, Unterleibsschmerzen, Fatigue, Pyrexie, periphere Ödeme, Erhöhung der GPT; Bilirubin -, aP-, gGT-, Transaminasen ↑;
UW (Talimogen laherparepvec): Zellulitis, oraler Herpes, Tumorschmerzen, infizierte Neoplasien, periph. Ödem, Anämie, immunvermittelte Ereignisse, Dehydratation, Kopfschmerzen, Verwirrtheit, Angst, Depression, Schwindel, Schlaflosigkeit, Ohrenschmerzen, Tachykardie, tiefe Venenthrombose, Hypertonie, Erröten, Husten, Belastungsdyspnoe, oropharyngeale Schmerzen, Infektion der oberen Atemwege, Erbrechen Diarrhoe, Obstipation, Übelkeit, Bauchschmerzen, abdomin. Unwohlsein, Vitiligo, Exanthem, Dermatitis, Myalgie, Arthralgie, Schmerzen in Extremitäten, Rückenschmerzen, Schmerzen in d. Leiste, grippeähnl. Erkr., Pyrexie, Schüttelfrost, Fatigue, Schmerzen, Reaktion a.d. Inj.Stelle, Unwohlsein, Schmerzen i.d. Achselhöle, Gewicht ↓, Wundkomplik., Wundsekretion, Quetschung, Schmerzen durch Eingriff;
UW (Thalidomid): Neutro-, Leuko-, Thrombozytopenie, Anämie, periphere Neuropathie, Tremor, Schwindel, Somnolenz, Obstipation, periphere Ödeme, Herzinsuffizienz, Bradykardie, Koordinationsstrg., thromboembolische Ereignisse, Bronchopneumopathie, Erbrechen, toxische Hautausschläge, Fieber, Verwirrtheit, Teratogenität;
UW (Trabectedin): CK-Erhöhung, Obstipation, Anorexie, Asthenie, Abgeschlagenheit;
UW (Tretinoin): Cheilitis, Konjunktivitis, Kopfschmerzen, intrakranieller Druck ↑, Pseudotumor-cerebri-Syndrom, Schwindelgefühl, Verwirrtheit, Depression, Parästhesien, Seh-/Hörstrg., Pankreatitis, Kreatinin/Transaminasen/Triglyceriden/Cholesterol/VLDL/LDL ↑, Hyperkalzämie, Dyspnoe, Ateminsuffizienz, Knochen-, Brust-, Muskelschmerzen;
UW (Venetoclax): Infektion d. oberen Atemwege, Harnwegsinfekt, Pneumonie, febrile Neutropenie, Lymphopenie, Hyperphosphatämie, Tumorlysesyndrom, Hyperkalämie, Hyperurikämie, Hypokalzämie, Diarrhoe, Übelkeit, Erbrechen, Obstipation, Fatigue, Krea ↑;
UW (Vismodegib): Leberenzyme ↑, Appetit ↓, Dehydratation, Hyponatriämie, Dys-/Hypo-/Ageusie, Übelkeit, Diarrhoe, Erbrechen, Dyspepsie, Oberbauchschmerzen, Alopezie, Pruritus, Ausschlag, Madarosis, unnorm. Haarwachstum, Muskelspasmen, Myalgie, Arthralgie, Glieder-/Rücken-/Brustmuskel-/Leistenschmerzen, Amenorrhoe, Gewicht ↓, Müdigkeit, Asthenie;

KI (Aflibercept): bek. Überempf., Anw. am Auge/intravitreale Anw.; Autoimmunkrankheit;
KI (Aldesleukin): bek. Überempfindlichkeit, ECOG ≥ 2, ECOG ≥ 1 plus metastatischer Befall in > 1 Organ plus Intervall < 24 M zwischen Erstdiagnose und Indikationsstellung zur Aldesleukin-Therapie, bek. schwere Herzkrankheit, akute schwere Infektion mit Ind. zur Antibiose, PaO_2 < 60mmHg in Ruhe, bestehende schwere organische Erkr., ZNS-Metastasierung, Anfallsleiden, Leukozyten < 4.000/mm³, Thrombozyten < 100.000/mm³, Hkt <30%, Serumbilirubin-/Kreatininwerte außerhalb der Norm, Pat. mit allogener Organtransplantation, potenzielle Notwendigkeit zur Kortikosteroidgabe, bestehende Autoimmunkrankheit;
KI (Carfilzomib): bek. Überempf., Lakt.; **KI (Eribulin):** bek. Überempfindlichkeit, Lakt.;
KI (Histamindihydrochlorid): bek. Überempf. **KI (Idelalisib):** bek. Überempf.;
KI (Ixazomib): bek. Überempf.; **KI (Olaparib):** bek. Überempf., Lakt. (während u. 1M nach letzter Dosis); **KI (Pomalidomid):** bek. Überempf., Grav., gebärfähige Frauen (ohne Grav.-Verhütungsprogramm), männliche Patienten ohne Einhalt der erford. Verhütungsmaßnahmen;
KI (Talimogen laherparepvec): bek. Überempfindlichkeit, schwere Immunschwäche;
KI (Thalidomid): bek. Überempf., Grav., gebärfähiges Alter;
KI (Venetoclax): bek. Überempf., gleichzeitige Anw. von Johanniskraut, Ketoconazol, Ritonavir, Clarithromycin, Itraconazol, Voriconazol, Posaconazol;
KI (Vismodegib): bek. Überempfindlichkeit, Grav./Lakt., gebärfähiges Alter, gleichzeitige Anwendung von Johanniskraut

Aflibercept Rp	HWZ 6d, PRC D, Lact ?
Zaltrap *Inf.Lsg. 100mg/4ml, 200mg/8ml*	**Metastasiertes kolorektales Ca in Komb. mit FOLFIRI:** 4mg/kg i.v. über 1h, gefolgt von FOLFIRI, Wdh. nach 14d

Aldesleukin Rp	PRC C, Lact ?
Proleukin S *Inj./Inf.Lsg 1.1mg/ml (18 x 10⁶ IE/ml)*	**Metastasiertes Nierenzellkarzinom:** 18 x 106 IE/m² KÖ i.v. d1-5, nach 2-6d weit. 5d Therapie, Wdh. nach weiteren 3W Pause; Erhaltung: bis zu 4 Zyklen (18 x 106 IE/m² d1-5) alle 4W; 18 x 106 IE s.c. d1-5, Pause an d6+7, dann 18 x 106 IE s.c. an d1+2 und 9 x 106IE s.c. an d3-5 der folgenden 3W, Zyklus an d8 wdh.; **DANI, DALI** keine Daten

Alitretinoin Rp	
Panretin *Gel 0.1% (1g enth. 1mg)*	**Kaposi-Sarkom bei AIDS:** ini 2 x tgl. auf die Hautläsionen auftragen, nach 14d je nach Wi und Verträglichkeit ggf. auf 3-4 x tgl. steigern

Amsacrin Rp	HWZ 6.3h, PPB 95%
Amsidyl *Inf.Lsg. 75mg*	**AML, ALL:** Induktion, Monotherapie: 90mg/m² i.v. d1-5; Erhaltungstherapie: 50mg/m² i.v. d1-3, Wdh. nach 3-4W; **DANI, DALI** 60-75mg/m² i.v. d1-5; Kontrolle der Nieren-/Leberwerte bei NI/LI

Weitere antineoplastische Mittel 189

Anagrelid Rp	HWZ 1.3h
Xagrid *Kps. 0.5mg*	**Essentielle Thrombozythämie** → 581: ini 2 x 0.5mg p.o., nach 1W je nach Thrombo-Zahl (Ziel: 150-400/nl) steigern um max. 0.5mg/W; Erh.Dos. 1-3mg/d; **DANI** CrCl < 30: KI; **DALI** Child-Pugh C: KI

Asparaginase Rp	HWZ 14-22h
Asparaginase Medac *Inf.Lsg. 5000, 10.000 IE* Oncaspar *Inf.Lsg. 3750IE*	**Non-Hodgkin-Lymphom** → 582: 200E/kg oder 6000E/m² i.v. tgl.; 45000E/m² und mehr 2 x/W; 100-400E/kg/d oder 3000-12000E/m²/d i.m.; **Oncaspar: ALL:** 2500IE/m² alle 14d; Ki. mit KOF < 0.6m²: 82.5 IE/kg; **DANI** k.A.

Bexaroten Rp	HWZ 1-3h, PPB 99%
Targretin *Kps. 75mg*	**Kutanes T-Zell-Lymphom:** 300mg/m²/d p.o.; **DANI** sorgfältige Überwachung; **DALI** KI

Bortezomib Rp	HWZ 5-15h PPB 83%
Velcade *Inf.Lsg. 3.5mg*	**Multiples Myelom** → 590: 1.3mg/m² i.v. d1, 4, 8, 11, Wdh. d22; **DANI, DALI** sorgfältige Überwachung, evtl. Dosisreduktion

Carfilzomib Rp	HWZ 1h PPB 97%
Kyprolis *Inf.Lsg. 60mg*	**Multiples Myelom:** 20mg/m², max. 44mg i.v. d1, 2, 8, 9, 15, 16, Wdh. d29; bei guter Verträglichkeit im 1. Zyklus ab d8 27mg/m², max. 60mg; Komb. m. Lenalidomid u. Dexamethason; **DANI** nicht erforderlich; **DALI** sorgfältige Überwachung

Eribulin Rp	HWZ 40h, PPB 49-65%, PRC C, Lact -
Halaven *Inj.Lsg. 0.44mg/ml*	**Lokal fortgeschr. oder metast. Mamma-Ca:** 1.23mg/m² über 2-5min i.v. d1, 8, Wdh. d22; **DANI** CrCl < 40: ggfs. Dosisreduktion; **DALI** Child A: 0.97mg/m² d1, 8, Wdh. d22; Child B: 0.62mg/m²; Child C: keine Daten;

Estramustin Rp	HWZ 20-24h, Qo 1.0, PPB 99%
Cellmustin *Kps. 140, 280mg* Estracyt *Kps. 140mg* Estramustin HEXAL *Kps. 140, 280mg*	**Prostata-Ca** → 625: 300-450mg i.v. für 5-10d; ini 3 x 280mg p.o., nach 4W 2 x 280mg; **DANI** k.A.

A 7 Hämatologie, Onkologie – Arzneimittel

Folinsäure Rp — HWZ 0.5-2(2.25-6)h

Calciumfolinat HEXAL *Kps. 15mg; Amp. 30mg; Inf.Lsg. 100, 200, 300, 400, 500, 800, 1000mg;*
Foli Cell *Inf.Lsg. 200, 500, 1000mg*
Leukovorin *Tbl. 15mg; Amp. 10, 30, 50mg*
Oncofolic *Inf.Lsg. 100, 200, 300, 400, 500, 900mg*
Vorina *Inf.Lsg. 100, 350, 500, 1000mg*

Kolorektales Karzinom → 606: 20-500mg/m² i.v. + 5-FU; **Pro. von Intoxikationserscheinungen bei Methotrexat-Therapie:** nach MTX-Serumspiegel, s. FachInfo; **DANI** k.A.

Histamindihydrochlorid Rp — HWZ 0.75-1.5h

Ceplene *Inj.Lsg. 0.5mg/0.5ml*

AML in erster Remission mit gleichzeitiger IL-2-Th.: 0.5mg über 5-15min i.v., jeweils 1-3 Minuten vor jeder IL-2-Injektion; **DANI, DALI** vorsichtige Anwendung

Hydroxycarbamid Rp — HWZ 2-4.5h, Q0 0.5

Hydrea *Kps. 500mg*
Hydroxycarbamid 1A *Kps. 500mg*
Litalir *Kps. 500mg*
Syrea *Kps. 500mg*
Siklos *Tbl. 1000mg*

CML → 581: ini 40mg/kg p.o., wenn Leukozyten < 20/nl 20mg/kg, Leukozytenziel: 5-10/nl; **essentielle Thrombozythämie** → 581: ini 15mg/kg p.o., Dosisanpassung n. Thrombozyten (Ziel < 600/nl); **Polycythaemia vera** → 580: ini 15-20mg/kg p.o., Dosisanpassung je nach Hkt, Leukozyten; **DANI** k.A.

Idelalisib Rp — HWZ 8.2h, PPB 93-94%, Lact ?

Zydelig *Tbl. 100, 150mg*
Zydlig *Tbl. 100, 150mg*

CLL in Komb. mit Rituximab (als Zweitlinientherapie oder bei Vorliegen einer 17p-Deletion oder TP53-Mutation); **Follikuläres Lymphom** (Drittlinientherapie): 2 x 150mg p.o.; **DANI** nicht erforderlich; **DALI** schwere LI: vorsichtige Anw.

Ixazomib Rp — HWZ 9.5d, PPB 99%

Ninlaro *Kps. 2.3, 3, 4mg*

Multiples Myelom → 590: 4mg p.o. d1, 8, 15, Wdh. d29; Komb. mit Lenalidomid und Dexamethason; Dosisanpassung n. Toxizität; **DANI** CrCl < 30: 3mg; **DALI** mäßige-schwere LI: 3mg

Lenalidomid Rp — HWZ 3h, PPB 22-29%, PRC X, Lact -

Revlimid *Kps. 2.5, 5, 7.5, 10, 15, 20, 25mg*

Multiples Myelom → 590: ini 1 x 25mg p.o. d1-2, Wdh. d29, Komb. mit Dexamethason, ggf. Dosisanpassung nach Blutbild, s. FachInfo; **myelodysplastische Syndrome:** ini 1 x 10mg p.o. d1-21, Wdh. d29; Dosisanpassung nach Blutbild, s. FachInfo; **DANI** CrCl 30-50: 1 x 10mg; < 30: 15mg alle 2d; HD: 15mg 3 x/W

Weitere antineoplastische Mittel 191

Mifamurtid Rp	HWZ 18h
Mepact *Inf.Lsg. (4mg/50ml)*	**High-grade Osteosarkom:** 2-30J als postop. Kombinationstherapie: W1-12: 2mg/m² i.v. 2 x/W, W13-24: 2mg/m² 1 x/W, jeweils als Inf. über 60min; **DANI, DALI** keine Daten

Miltefosin Rp	HWZ 150-200h
Impavido *Kps. 10, 50mg*	**Hautmetastasen bei Mamma-Ca:** 1 x tgl. auftragen (1-2Gtt./10cm²), nach 1W 2 x tgl.; **viszerale Leishmaniasis:** 1.5-2.5mg/kg/d p.o. in 2-3ED für 28d; **kutane Leishmaniasis:** 30-45kg: 2 x 50mg; > 45kg: 3 x 50mg für 28d; **DANI, DALI** KI bei schwerer NI, LI

Mitotan Rp	HWZ 0.14h
Lysodren *Tbl. 500mg*	**Nebennierenrinden-Ca:** ini 2-3g/d p.o., nach 8W 1-2g/d; **< 18J:** ini 1.5-3.5g/m²/d; **DANI, DALI** Anwendung bei schwerer NI, LI nicht empfohlen

Olaparib Rp	HWZ 11.9h, PPB 82%, PRC D, Lact ?
Lynparza *Kps. 50mg*	**Platin-sensitives Rezidiv eines epithelialen Ovarial-Ca, Eileiter-Ca, primären Peritoneal-Ca:** 2 x 400mg/d p.o.; **DANI** CrCl ≥ 50: 100%; < 50: Anw. nicht empfohlen; **DALI** Anw. nicht empfohlen

Panobinostat Rp	HWZ 37h, PPB 90%
Farydak *Kps. 10, 15, 20mg*	**Multiples Myelom, rezidiviert und/oder refraktär:** 1 x 20mg p.o. d 1, 3, 5, 8, 10, 12 eines 21-tägigen Zyklus, Komb. mit Bortezomib, Dexamethason; **DANI** leichte-schwere NI: 100%; HD: keine Daten; **DALI** leichte LI: ini 15mg, bei guter Verträglichkeit 20mg; mittelschwere LI: ini 10mg, bei guter Verträglichkeit 15mg; schwere LI: Anw. nicht empfohlen

Pentostatin Rp	HWZ 5.7h, PPB 4%
Nipent *Inf.Lsg. 10mg*	**Haarzell-Leukämie:** 4mg/m² i.v. d1, Wdh. d15; **DANI** CrCl < 60: KI; **DALI** vorsichtige Anw.

Pomalidomid Rp	HWZ 7.5h, PPB 12-44%, PRC X, Lact ?
Imnovid *Kps. 3, 4mg*	**Rezidiviertes oder refraktäres Multiples Myelom:** 1 x 4mg p.o. d1-21, Wh. d29 in Kombination mit Dexamethason; **DANI, DALI** vorsichtige Dosiseinstellung

A 7 Hämatologie, Onkologie – Arzneimittel

Talimogen laherparepvec Rp	
Imlygic *Inj.Lsg.* 10^6, 10^8 *Plaque-bildende Eineiten (PFU)/ml*	Mal. Melanom, lokal od. entfernt metastasiert (Stadien IIIB, IIIC, IVM1a) → 716: je n. Läsionsgröße bis zu 4ml intraläsional, Wdh. n. 3 u. 5W; s. FachInfo; **DANI, DALI** nicht erf.

Thalidomid Rp	HWZ 5.5-7.3h, PPB 55-65%, PRC X, Lact –
Thalidomide Celgene *Kps. 50mg*	Multiples Myelom → 590 bei Pat. > 65J oder bei KI für hochdosierte Chemother.: 1 x 200mg abends, max. 12 x 6W; in Kombination mit Melphalan und Prednison; **DANI, DALI** vorsichtige Dosiseinstellung

Trabectedin Rp	HWZ 180h, PPB 96%
Yondelis *Inf.Lsg. 0.25, 1mg*	Fortgeschrittene Weichteilsarkome: $1.5mg/m^2$ i.v. (ZVK) d1, Wdh. d22; **DANI** CrCl < 30: KI; **DALI** KI bei ↑ Bilirubin

Tretinoin Rp	HWZ 0.7h
Vesanoid *Kps. 10mg*	Akute Promyelozytenleukämie: $45mg/m^2$ p.o. in 2ED bis Vollremission erreicht, max. 90d; **DANI, DALI** $25mg/m^2$

Venetoclax Rp	HWZ 26h PPB99%
Venclyxto *Tbl. 10, 50, 100mg*	CLL nach Ther.-Versagen bzw. bei 17p-Deletion oder TP53-Mutation: W1 20mg/d, W2 50mg/d, W3 100mg/d, W4 200mg/d; W5 u. danach 400mg/d p.o.; **DANI** CrCl 30-90: 100%; < 30, HD: keine Daten; **DALI** leichte-mittelschwere LI: vorsichtige Anw.; schw. LI: Anw. nicht empf.

Vismodegib Rp	HWZ 12d, PPB > 99%, PRC X, Lact –
Erivedge *Kps. 150mg*	Symptomatisches metast. oder lokal fortgeschrittenes Basalzellkarzinom: 1 x 150mg/d p.o.; **DANI, DALI** keine Daten

A 7.16 Entgiftungsmittel bei Zytostatikatherapie

Wm/Wi (Mesna): Stabilisierung urotoxischer Hydroxymetaboliten, Bildung atoxischer Additionsverbindungen mit Acrolein; **UW** (Mesna): Überempfindlichkeitsreaktionen, Übelkeit, Erbrechen, Juckreiz, Exantheme, Enantheme, Fieber; **KI** (Mesna): bek. Überempf., Ki. < 3J

Mesna Rp	
Mesna Cell *Inj.Lsg. 400, 1000, 5000mg* Uromitexan *Tbl. 400, 600mg; Inj.Lsg. 400, 1000, 5000mg*	Verhütung der Harnwegstoxizität von Oxazaphosphorinen (Ifosfamid, Cyclophosphamid, Trofosfamid): ini 20% der Oxazaphosphorindosis i.v., n. 2 u. 6h 40% p.o.

A 8 Rheumatologie – Arzneimittel

A 8.1 Non-steroidale Antirheumatika (NSAR)

A 8.1.1 Salicylsäurederivate (Salizylate)

Wm: Hemmung der Cyclooxygenase ⇒ Prostaglandinsynthese ↓;
Wi: analgetisch, antiphlogistisch, antipyretisch, (ASS): thrombozytenaggregationshemmend;
UW (NSAR-Säuren): allergische Hautreaktion, Schwindel, Nausea, Tinnitus, Magen-Darm-Ulzera, Bronchospasmus, Blutbildungsstörung, Nierenfunktionsstörung, Abszesse bei i.m.-Anwendung; **UW** (ASS): zusätzlich Panzytopenie, Störung des Säure-Basen-Haushalts, Blutungszeit ↑; **KI** (NSAR-Säuren): Magen-Darm-Ulzera, Blutbildungsstörung, Grav./Lakt. (nicht alle Wirkstoffe); **KI** (ASS): Grav. (nach 36. SSW, vorher strenge Ind.Stell.); Anw.Beschr. bei Ki. und Jugendlichen mit fieberhaften Erkrankungen (Cave: Reye-Syndrom)

Acetylsalicylsäure (ASS) OTC/Rp   HWZ (2-4)h, Qo 1.0, PPB 70-90%, PRC D, Lact ?

Acesal *Tbl. 250, 500mg* Aspirin *Tbl. 100, 300, 500mg; Kautbl. 500mg; Brausetbl. 500mg; Gran. 500mg* Aspirin i.v. *Inj.Lsg. 500mg/5ml* ASS HEXAL *Tbl. 100, 500mg* ASS-ratioph. *Tbl. 100, 300, 500mg* Delgesic *Pulver 500mg, 1000mg* Godamed *Tbl. 50, 100, 300mg*	Leichte, mäßig starke Schmerzen → 655, Fieber: 2-3 × 0.5-1g p.o., max. 3g/d; 1-2 × 0.5-1g i.v., max. 5g/d; Thrombozytenaggregationshemmung → 66: Ki. 6-14J: 1-3 × 250-500mg p.o.; max. 13mg/kg/ED; 10-25mg/kg/d i.v.; DANI, DALI Dosisreduktion

A 8.1.2 Propionsäurederivate

Wm/Wi (Ibuprofen): Hemmung der Cyclooxygenase ⇒ Prostaglandinsynthese ↓ ⇒ analgetisch, antiphlogistisch, antipyretisch, gering thrombozytenaggregationshemmend;
Wm/Wi (Naproxen): Hemmung der Cyclooxygenase ⇒ Prostaglandinsynthese ↓ ⇒ analgetisch, antiphlogistisch, antipyretisch;
UW (Ibuprofen): Sodbrennen, Bauchschmerzen, Obstipation, Übelkeit, Erbrechen, GI-Blutungen/Ulzera, Diarrhoe, Stomatitis, Verschlechterung von Colitis ulcerosa bzw. M. Crohn, Kopfschmerzen, Schwindel, Schlaflosigkeit, Erregung, Reizbarkeit, Müdigkeit; **UW** (Naproxen): Kopfschmerzen, Schwindel, Schlaflosigkeit, Erregung, Reizbarkeit, Müdigkeit, Sehstrg., Hörstrg., Tinnitus, Übelkeit, Erbrechen, Sodbrennen, Magenschmerzen, Völlegefühl, Obstipation, Diarrhoe; geringfügige Blutverluste im Magen-Darm-Trakt, die in Ausnahmefällen eine Anämie verursachen können; GI-Ulzera, GI-Blutung, periph. Ödeme, Exanthem, Pruritus, Purpura, Ekchymosen;
KI (Ibuprofen): bek. Überempf., bek. bronchospastische Reaktion, Asthma, Rhinitis oder Urtikaria nach ASS-/NSAR-Einnahme in der Anamnese, ungeklärte Blutbildungsstrg., akute und in der Anamnese wiederholt aufgetretene peptische Ulzera oder Blutungen, zerebrovaskuläre oder andere aktive Blutungen, schwere Leber- oder Nierenfktsstrg., schwere Herzinsuffizienz, Grav. (3. Trimenon); **KI** (Naproxen): bek. Überempf., bek. Reaktionen von Bronchospasmus, Asthma, Rhinitis, Urtikaria nach Einnahme von ASS oder anderen NSAR; ungeklärte Blutbildungsstrg., bestehende oder Z.n. peptischen Ulzera oder Hämorraghien (mind. 2 unterschiedliche Episoden nachgewiesener Ulzeration od. Blutung), NSAR-induzierte GI-Blutungen oder Perforation i.d. Vorgeschichte, zerebrovaskuläre oder andere aktive Blutungen, schwere Leber- oder Nierenfktsstrg.; schwere Herzinsuffizienz, Grav. (3. Trimenon), Ki. < 5J.

A 8 Rheumatologie – Arzneimittel

Dexibuprofen Rp	HWZ 1.8-3.5h, Q0 1.0, PPB 99%
Deltaran *Tbl. 200, 300, 400mg* **Dolomagon** *Tbl. 400mg*	**Schmerzen bei degen. Gelenkerkrankung, Dysmenorrhoe:** 2-3 x 200-300mg p.o., max. 1200mg/d; **DANI** CrCl < 30: KI; **DALI** KI bei schwerer Leberfktsstrg.

Dexketoprofen Rp	HWZ 0.35-1.65h, PPB 99%
Sympal *Tbl. 12.5, 25mg; Granulat 25mg; Inj.Lsg. 50mg/2ml*	**Leichte, mäßig starke Schmerzen → 655:** 4-6 x 12.5mg p.o.; 3 x 25mg p.o., max. 75mg/d; **DANI** CrCl 50-80: max. 50mg/d; < 50: KI; **DALI** Child A-B: max. 50mg/d, C: KI

Ibuprofen OTC/Rp	HWZ 1.8-3.5h, Q0 1.0, PPB 99%, PRC D, Lact +
Aktren *Tbl. 200, 400mg; Kps. 400mg* **Dolgit** *Tbl. 200, 400, 600, 800mg;* *Gel (1g enth. 50mg)* **Dolormin** *Tbl. 200, 400mg; Saft (5ml = 100, 200mg); Gran. 200mg; Supp. 542mg;* *Gel (1g enth. 50mg)* **IbuHEXAL** *Tbl. 200, 400, 600, 800, 800(ret.)mg; Supp. 600mg; Gel (1g enth. 50mg); Saft (5ml = 100, 200mg)* **Ibu-ratioph.** *Tbl. 200, 400, 600, 800, 800(ret.)mg; Saft (5ml = 100, 200mg)* **ib-u-ron** *Supp. 75, 150mg* **Imbun IBU-Lysinat** *Tbl. 500, 1000mg; Supp. 500mg* **Nurofen** *Schmelztbl. 200mg; Supp. 60, 125mg; Saft (1ml = 100, 200mg)* **Pedea** *Inj.Lsg. 10mg/2ml*	**Leichte, mäßig starke Schmerzen → 655, Dysmenorrhoe, Fieber, rheumatische Erkrankungen → 628:** 2-3 x 200-600mg p.o.; 1-2 x 800mg (ret.) p.o.; 2-3 x 500mg rekt.; max. 2400mg/d; **Ki. ≥ 6M:** 7-10mg/kg p.o./rekt. Einzeldosis, max. 30mg/kg/d; **Schwellung, Entzündung gelenknaher Weichteile, Prellungen, Verstauchungen, Zerrungen:** Gel mit 4-10 cm langem Strang 3 x tgl. auftragen, max. 15g Gel (=750mg)/d; **Offener Ductus arteriosus Botalli, Frühgeborene vor 34. SSW:** Pedea: ini 10mg/kg i.v., n. 6 und 12h jeweils 5mg/kg; **DANI, DALI** leichte-mäßige NI, LI: 100%; schwere NI, LI: KI

Ketoprofen Rp	HWZ 1.5-2.5h, Q0 0.9, PPB 99%, PRC B, Lact ?
Alrheumun *Kps. 50, 100mg* **Gabrilen N** *Kps. 50, 100, 200(ret.)mg; Amp. 100mg/2ml* **Phardol Ketoprofen** *Gel (1g enth. 25mg)*	**Arthritiden → 628, rheumat. Erkr. → 628, schmerzhafte Schwellung, Dysmenorrhoe:** 1-2 x 50-150mg p.o.; 1 x 200mg (ret.) p.o.; 1 x 100mg i.m.; **Zerrungen, Prellungen:** 3-4 x 2-4g Gel lokal, max. 16g Gel/d; **DANI** sorgfältige Dosiseinstellung

Non-steroidale Antirheumatika 195

Naproxen OTC/Rp	HWZ 12-15h, Qo 0.9, PPB 100%
Aleve _Tbl. 200mg_ **Naproxen AL** _Tbl. 250, 500mg_ **Naproxen HEXAL** _Tbl. 250, 500mg_ **Naproxen Infectoph.** _Susp. (1=50mg)_ **Naproxen Stada** _Tbl. 250, 500, 750mg_	**Arthritiden** → 628, **rheumat. Erkr.** → 628, **schmerzhafte Schwellung, Dysmenorrhoe:** 500-1250mg/d p.o. in 2-3ED, max. 1000mg ED; **leichte bis mäßig starke Schmerzen, Fieber:** ini 200-500mg p.o., max. 750mg/d; **akuter Gichtanfall:** ini 750mg p.o., dann 250mg alle 8h bis Anfall vorüber ist; **Juvenile rheumatoide Arthritis, Ki. ab 2J:** 10mg/kg/d p.o. in 2ED; **DANI** CrCl < 30: KI; **DALI** KI bei schwerer LI

Tiaprofensäure Rp	HWZ 1.5-3h, Qo 0.55, PPB 98-99%
Surgam _Tbl. 300mg_	**Arthritiden** → 628, **rheumat. Erkr.** → 628, **schmerzhafte Schwellung:** 2 x 300mg p.o., max. 600mg/d; **DANI, DALI** KI bei schwerer NI, LI

A 8.1.3 Essigsäurederivate

Wm/Wi (Diclofenac, Indometacin): Hemmung der Cyclooxygenase ⇒ Prostaglandinsynthese ↓ ⇒ analgetisch, antiphlogistisch, antipyretisch, gering thrombozytenaggregationshemmend;
UW (Diclofenac): Erbrechen, Diarrhoe, Nausea, GI-Blutung, Überempfindlichkeit, anaphylaktische Reaktionen, Gesichtsödem, Zungenschwellung, Kehlkopfschwellung mit Einengung der Luftwege, Luftnot, Asthmaanfall, Herzjagen, RR ↓, Schock, Reizbarkeit, Schlaflosigkeit, Kopfschmerzen, Erregung, Müdigkeit, Schwindel, Benommenheit, Dyspepsie, Bauchschmerzen, Blähungen, Anorexie, GI-Ulzera, Transaminasen ↑, Exanthem, Juckreiz, Verschlechterung chronisch entzündlicher Darmerkrankungen;
UW (Indometacin): Exanthem, Juckreiz, Depression, Kopfschmerzen, Benommenheit, Schwindel, Schläfrigkeit, leichte Ermüdbarkeit, Erschöpfung, Tinnitus, Übelkeit, Erbrechen Diarrhoe, geringfügige Magen-Darm-Blutverluste (evtl. mit Anämie), Dyspepsie, Flatulenz, Bauchkrämpfe, Bauchschmerzen, Inappetenz, GI-Ulzera, Transaminasenerhöhung;
KI (Diclofenac): bek. Überempfindlichkeit, bek. Reaktionen von Bronchospasmus, Asthma, Rhinitis oder Urtikaria nach der Einnahme von ASS oder anderen NSAR in der Vergangenheit, ungeklärte Blutbildungsstrg., bestehende oder in der Vergangenheit wiederholt aufgetretene peptische Ulzera od. Hämorrhagien, GI-Blutungen od. Perforationen in der Anamnese im Zusammenhang mit einer vorherigen Therapie mit NSAR; zerebrovaskuläre oder andere aktive Blutungen, schwere Leber-/Nierenfunktionsstrg., Herzinsuff. (NYHA II-IV), ischämische Herzkrankheit, pAVK, zerebrovask. Erkrankung, Grav. (3. Trim.), Ki. <15J;
KI (Indometacin): bek. Überempfindlichkeit, bek. Reaktionen von Bronchospasmus, Asthma, Rhinitis od. Urtikaria nach Einnahme von ASS oder anderen NSAR in d. Vorgeschichte; bestehende oder Z.n. peptischen Ulzera oder Hämorrhagien (mindestens 2 unterschiedliche Episoden nachgewiesener Ulzeration oder Blutung); NSAR-induzierte GI-Blutungen oder Perforation i.d. Vorgeschichte; ungeklärte Blutbildungs- und Blutgerinnungsstörungen, zerebrovaskuläre oder andere aktive Blutungen, schw. Herzinsuffizienz, Grav. (3. Trimenon)

A 8 Rheumatologie – Arzneimittel

Aceclofenac Rp	HWZ 4-4.3h, PPB 99%
Beofenac *Tbl. 100mg*	Aktivierte Arthrose → 627, chron. Polyarthritis → 628, M. Bechterew → 630: 1-2 x 100mg p.o.; DANI KI bei schwerer Nierenfunktionsstrg.; DALI ini 100mg/d, KI bei schw. Leberfktsstrg.

Acemetacin Rp	HWZ 4.5(6)h, Qo 0.6 (0.85), hohe PPB
Acemetacin Stada *Kps. 30, 60mg* Azeat *Kps. 30, 60mg* Rantudil *Kps. 60, 90(ret.)mg* Ziloxicum *Kps. 60mg*	Arthrose → 627, chron. Polyarthritis → 628, M. Bechterew → 630: 1-3 x 30-60mg p.o.; 1-2 x 90mg (ret.) p.o.

Diclofenac OTC/Rp	HWZ 1-2(1-3)h, Qo 1.0, PPB 99%, PRC B, Lact ?
Diclac Dolo *Tbl. 12.5, 25mg* Diclac *Tbl. 25, 50, 75(ret.), 100(ret.), 150(ret.)mg; Supp. 50, 100mg; Amp. 75mg/3ml* Diclofenac-ratioph. *Tbl. 25, 50mg; Supp. 50, 100mg; Pflaster 130mg; Amp. 75mg/2ml; Gel (1g enth. 10mg); Gtt. (20Gtt. = 50mg)* Effekton *Tbl. 50mg; Amp. 75mg/3ml* Voltaren *Tbl. 12.5, 25, 50, 100(ret.)mg; Kps. 75mg; Supp. 25, 50, 100mg; Pflaster 130mg; Gel (1g enth. 9.3mg)*	Arthritiden → 628, rheumat. Erkr. → 628, schmerzh. Schwellungen: 1-3 x 25-50mg p.o./rekt.; 2 x 75mg p.o.; 1 x 100mg rekt.; 2 x 1 Pfl.; 1 x 100mg (ret.) p.o.; 1 x 75mg (ret.) i.m.; max. 150mg/d (ret.) p.o./rekt./i.m.; **Ki. >16J.**: 1-3 x 25mg p.o.; DANI, DALI leichte bis mäßige NI, LI: 100%; schwere NI, LI: KI; **äußerl. Therapie von Schmerzen, Entzündungen, Schwellungen bei rheumat.** → 628 **und degenerativen Erkr., Sportverletzungen**: 3-4 x tgl. auftragen

Indometacin Rp	HWZ 4-11h, Qo 0.85, PPB > 90%, PRC D
Indo-CT *Kps. 50, 75(ret.)mg; Supp. 50, 100mg* Indometacin AL *Tbl. 50mg* Indomet-ratioph. *Kps. 25, 50, 75(ret.)mg; Supp. 50, 100mg; Gel (1g enth. 10mg)* Indo-paed *Susp. (1ml = 5mg)*	Arthritiden → 628, rheumat. Erkr. → 628, schmerzh. Schwellungen: 2-3 x 25-50mg p.o.; 1-2 x 75mg (ret.) p.o.; 1-3 x 50mg oder 1 x 100mg rekt.; max. 200mg/d kurzfristig; Gel: 2-4 x lokal; **Ki. 6-14J:** 1-3mg/kg/d p.o. in 2-3ED; DANI sorgfältige Dosiseinstellung

A 8.1.4 Oxicame

Wm/Wi (Meloxicam): Hemmung der Cyclooxygenase ⇒ Prostaglandinsynthese ↓ ⇒ analgetisch, antiphlogistisch, antipyretisch; **Wm/Wi** (Piroxicam): Hemmung der Cyclooxygenase ⇒ Prostaglandinsynthese ↓ ⇒ analgetisch, antiphlogistisch, thrombozytenaggregationshemmend; **UW** (Meloxicam): Dyspepsie, Übelkeit, Erbrechen, Bauchschmerzen, Diarrhoe, Obstipation, Blähungen, Kopfschmerzen; **UW** (Piroxicam): Kopfschmerzen, Schwindel, Übelkeit, Tinnitus, Sodbrennen, Bauchschmerzen, Übelkeit, Erbrechen, Blähungen, Diarrhoe, Obstipation, GI-Ulzera/-Blutung, GI-Perforation, ulzerative Stomatitis, Verstärkung Colitis/M. Crohn, Harnstoff ↑, Transaminasen ↑, aP ↑; Exanthem; **KI** (Meloxicam): bek. Überempf. gegen Meloxicam/andere NSAR, Ki. und Jugendliche < 16J, NSAR-induzierte GI-Blutungen oder Perforation in der Anamnese, peptische Ulzera/Hämorrhagien (mind. 2 unterschiedliche Episoden), schw. Leberinsuff., schw. nichtdialysiertes Nierenversagen, GI-Blutung, zerebrovaskuläre Blutung/andere erhöhte Blutungsneigung in der Anamnese, Grav. (letztes Trim.)

Non-steroidale Antirheumatika 197

KI (Piroxicam): bek. Überempf. gegen Piroxicam/andere NSAR, GI-Ulzera/-Blutungen oder -Perforationen aktuell oder anamnestisch, andere gastrointestinale Erkrankungen, die für Blutungen prädisponieren, z.B. Colitis ulcerosa, M. Crohn, gastrointestinale Malignome, Divertikulitis, entzündliche GI-Erkrankungen, Komb. mit anderen NSAR incl. COX-2-selektiven NSAR und ASS in analgetisch wirksamen Dosen, Komb. mit Antikoagulantien, schwere (allergische) Arzneimittelreaktionen in der Anamnese, v.a. Hautreaktionen (z.B. Erythema multiforme, Stevens-Johnson-Syndrom, toxische epidermale Nekrolyse), ungeklärte Blutbildungs-/Blutgerinnungsstörung, zerebrovaskuläre/andere aktive Blutungen, schwere Leber-/Nierenfktsstrg., mäßige/schwere Herzinsuffizienz, Grav. (letztes Trim.);

Meloxicam Rp	HWZ 15-20h, Q0 1.0, PPB 99%, PRC N, Lact ?
Meloxicam AL *Tbl. 7.5, 15mg* Meloxicam-ratioph. *Tbl. 7.5, 15mg* Mobec *Tbl. 7.5, 15 mg*	Arthrose → 627, chron. Polyarthritis → 628, M. Bechterew → 630: 1 x 7.5-15mg p.o., max. 15mg/d; DANI CrCl > 25: 100%; Dialyse max. 7.5mg/d

Piroxicam OTC/Rp	HWZ 50h, Q0 0.9, PPB 98%, PRC C, Lact +
Piroxicam AL *Tbl. 10, 20mg;* *Gel (1g enth. 5mg)* Piroxicam HEXAL *Tbl. 10, 20mg;* *Amp. 20mg/1ml* Piroxicam-ratioph. *Amp. 20mg/1ml*	Arthritiden → 628, rheumat. Erkr. → 628, schmerzhafte Schwellungen: 10-20mg p.o./i.m., max. 20mg/d; Entzündungen von Sehnen/Sehnenscheiden, schmerzhafte Schultersteife, Prellung, Zerrung, Verstauchung: Creme, Gel: 3-4 x lokal; DANI, DALI leichte/mittlere Fktsstrg.: 100%, schwere Fktsstrg.: KI

A 8.1.5 Coxibe

Wm: selektive Hemmung der Cyclooxygenase-2 ⇒ Prostaglandinsynthese ↓;
Wi: analgetisch, antiphlogistisch;
UW (Celecoxib): Sinusitis, Infektionen der oberen Atemwege, Harnwegsinfektionen, Verschlechterung einer Allergie, Schlaflosigkeit, Schwindel, Muskeltonus ↑, Herzinfarkt, Hypertonie, Pharyngitis, Rhinitis, Husten, Dyspnoe, Bauchschmerzen, Diarrhoe, Dyspepsie, Flatulenz, Erbrechen, Dysphagie, Exanthem, Pruritus, grippeähnliche Symptome, periphere Ödeme, Flüssigkeitsretention; **UW** (Etoricoxib): alveoläre Osteitis, Ödeme, Schwindel, Kopfschmerzen, Palpitationen, Hypertonie, Bauchschmerzen, Dyspepsie, Meteorismus, Sodbrennen, Übelkeit, Diarrhoe, Transaminasen ↑, Ekchymose, Asthenie, Müdigkeit, grippeartige Erkrankung;
KI (Celecoxib): bek. Überempf. gegen C. bzw. Sulfonamide; aktive peptische Ulzera oder GI-Blutungen, allergische Reaktionen auf ASS, NSAR, COX-2-Hemmer i. d. Vorgeschichte, Grav., Lakt., gebärfähige Frauen (Ausnahme: sichere Methode zur Schwangerschaftsverhütung); schwere Leberfunktionsstrg. (Serumalbumin <25 g/l oder Child-Pugh >10), Niereninsuff. CrCl < 30; entzündliche Darmerkrankungen, Herzinsuff. (NYHA II-IV), klinisch gesicherte KHK, pAVK, zerebrovaskuläre Erkrankungen;
KI (Etoricoxib): bek. Überempf., aktives peptisches Ulkus, aktive GI-Blutung; allergische Reaktion auf ASS, NSAR, COX-2-Hemmer in der Anamnese, Grav., Lakt.; schw. Leberfunktionsstörungen (Serum-Albumin < 25 g/l oder Child-Pugh-Score > 10), Niereninsuffizienz mit CrCl < 30 ml/min., Ki. < 16J.; entzündliche Darmerkrankungen, Herzinsuff. (NYHA II-IV), Hypertonie mit RR > 140/90 mmHg; gesicherte KHK, AVK, zerebrovaskuäre Erkrankungen

A 8 Rheumatologie – Arzneimittel

Celecoxib Rp	HWZ 8-12h, $Q_0 > 0.7$, PPB 97%, PRC C, Lact ?
Celebrex Tbl. 100, 200mg Celecox HEXAL Tbl. 100, 200mg Celecoxib Actavis Tbl. 100, 200mg Celecoxib Pfizer Tbl. 100, 200mg Celecoxib Stada Tbl. 100, 200mg	**Aktivierte Arthrose → 627, chronische Polyarthritis → 628, M. Bechterew:** 1-2 x 100-200mg p.o., max. 400mg/d **DANI** vorsichtige Dosiseinstellung, CrCl < 30: KI; **DALI** 50%, Child >10: KI

Etoricoxib Rp	HWZ 22h, PPB 92%
Algix Tbl. 90mg Arcoxia Tbl. 30, 60, 90, 120mg Etoricoxib Libra Tbl. 30, 60, 90, 120mg Exxiv Tbl. 90mg Tauxib Tbl. 90mg	**Arthrose:** 1 x 30-60mg p.o.; **rheumatoide Arthritis:** 1 x 90mg; **akute Gichtarthritis:** 1 x 120mg; **M. Bechterew:** 1 x 90mg; **postop. Schmerzen n. Zahn-OP:** 1 x 90mg f. 3d; **DANI** CrCl > 30: 100%; < 30: KI; **DALI** Child-Pugh 5-6: max. 60mg/d; 7-9: max. 30mg/d; > 10: KI

Parecoxib Rp	HWZ (8h) Q_0 0.95 (> 0.7), PRC C, Lact ?
Dynastat Inj.Lsg. 40mg/2ml	**Postop. Schmerzen, Kurzzeittherapie:** 40mg i.v./i.m., nach 6-12h evtl. 20-40mg für 2d, max. 80mg/d, < 50kg: max. 40mg/d; **DANI** nicht erforderlich; **DALI** Child-Pugh 7-9: 50%, max. 40mg/d; > 10: KI

A 8.2 Pyrazolonderivate

Wm/Wi: Hemmung der Cyclooxygenase ⇒ Prostaglandine ↓; analgetisch, antipyretisch;
Wi (Phenylbutazon): zusätzlich antiphlogistisch;
UW (Metamizol): allerg. Reaktionen, Bronchospasmus, RR ↓, Stevens-Johnson-/Lyell-Syndrom, Leukopenie, Agranulozytose, Nierenfunktion ↓, akute interstitielle Nephritis;
KI (Metamizol): bek. Allergie gegen Metamizol oder Pyrazolone/Pyrazolidine, bek. Analgetika-Asthma-Syndrom, bek. Analgetika-Intoleranz (Urtikaria-Angioödem-Typ), akute intermittierende hepatische Porphyrie, G-6-PDH-Mangel, Knochenmarksinsuff., Sgl. < 3M oder < 5 kg; letztes Grav.-Trimenon, keine i.v.-Gabe bei Hypotonie und instabilem Kreislauf oder bei Sgl. (3-11M)

Metamizol Rp	HWZ 2.5(4)h, $Q_0 > 0.8$ (0.6), PRC D
Analgin Tbl. 500mg; Amp. 1g/2ml Berlosin Tbl. 500mg; Supp. 1000mg; Amp. 1g/2ml Metamizol HEXAL Tbl. 500mg; Gtt. (20Gtt. = 500mg); Supp. 1000mg; Amp. 2.5g/5ml Novalgin Tbl. 500mg; Gtt. (20Gtt. = 500mg); Supp. 300, 1000mg; Amp. 1g/2ml, 2.5g/5ml Novaminsulfon-ratioph. Tbl. 500mg; Gtt. (20Gtt. = 500mg); Amp. 1g/2ml, 2.5g/2ml	**Starke Schmerzen → 655, Tumorschmerz, Koliken, Fieber:** 1-4 x 8-16mg/kg p.o./rekt./i.v.; Erw., Ki. ab 15J: max. 4 x 1g/d p.o./rekt.; max 2.5g ED bzw. 5g/d i.v.; Sgl. > 3M bzw. > 5kg: 1-4 x 8-16mg/kg p.o./rekt./i.v.; **Ki.:** s. Erw.; **DANI, DALI** mehrfache höhere Dosen vermeiden

Analgetika-Kombinationen 199

Phenazon OTC	HWZ 11-12h, Qo 0.95, geringe PPB
Eu-Med *Tbl. 500mg* Migräne-Kranit *Tbl. 500mg; Supp. 500mg*	**Leichte, mäßig starke Schmerzen** → 655, **Fieber:** 1-4 x 0.5-1g p.o./rekt., max. 4g/d; **Ki. 7-15J:** 3-4 x 250mg p.o., max. 1250mg/d; **DANI** max. 500mg/ED, max. 2g/d

Phenylbutazon Rp	HWZ 70(48)h, Qo 1.0 (1.0), PPB 99%
Ambene *Tbl. 200mg*	**M. Bechterew** → 630, **chron. Polyarthritis** → 628: d1-2: 2-3 x 200mg p.o., dann: 1-2 x 200mg; Dauer max. 7d; **akuter Gichtanfall** → 555: ini 400mg p.o., dann 2 x 200mg p.o.; **DANI, DALI** KI

Propyphenazon OTC	HWZ 1.5h, Qo 0.9
Demex *Tbl. 500mg*	**Leichte bis mäßig starke Schmerzen** → 655, **Fieber:** 1-4 x 0.5-1g p.o., max. 4g/d; **Ki. 7-15J:** 1-4 x 250mg p.o.; max. 1200mg/d

A 8.3 Analgetika-Kombinationen

ASS + Codein Rp	
Dolviran N *Tbl. 500+30mg*	**Mäßig starke/starke Schmerzen** → 655: 1-3 x 500-1000+30-60mg p.o.; **DANI, DALI** Dosisreduktion

ASS + Paracetamol + Coffein OTC	
Dolopyrin AL, Neuralgin, Neuranidal N, Temagin Pac, Thomapyrin Classic Schmerz, Thomapyrin Intensiv, Titralgan *Tbl. 250+200+50mg*	**Leichte, mäßig starke Schmerzen** → 655: 1-3 x 250-500+200-400+50-100mg p.o.; **DANI** KI bei schwerer Nierenfunktionsstrg.

ASS + Paracetamol + Codein/Coffein Rp	
Dolomo TN *Kombipackung* *Tbl.-T: 250+250+50mg Coffein;* *Tbl.-N: 250+250+50mg Codein*	**Mäßig starke Schmerzen** → 655: tagsüber: 1-3 x 1-2Tbl.-T p.o.; nachts: 1 x 1-2Tbl.-N p.o.; **DANI** CrCl < 10: Dosisintervall mindestens 8h; **DALI** Dosisreduktion, Child-Pugh > 9: KI

Diclofenac + Codein Rp	
Voltaren plus *Tbl. 50+50mg*	**Starke/sehr starke Schmerzen** → 655: 1-3 x 50+50mg p.o.; **DANI** sorgf. Dosiseinstell.

Paracetamol + Codein Rp	PRC C, Lact ?
Gelonida Schmerztbl. *Tbl. 500+30mg* Paracetamol comp. Stada *Tbl. 500+30mg* Talvosilen *Tbl. 500+20, 500+30mg;* *Kps. 500+30mg; Supp. 1000+60mg* Titretta *Tbl. 500+30mg; Supp. 1g+60mg*	**Mäßig starke und starke Schmerzen** → 655: Erw., Ki. ab 12j: 1-4 x 500-1000+20-60mg p.o./rekt.; **DANI** Dosisreduktion; **DALI** Dosisreduktion, Child-Pugh > 9: KI

A 8 Rheumatologie – Arzneimittel

Paracetamol + Coffein + Codein Rp

Azur compositum *Tbl. 350+50+30mg; Supp. 600+50+40mg*	**Starke Schmerzen** → 655: 1-4 x 350-700+50-100 +30-60mg p.o.; 1-4 x 600+50+40mg rekt.; **DANI** Dosisred.; **DALI** Dosisred., Child-Pugh > 9: KI

Paracetamol + Metoclopramid Rp

Migraeflux Mcp *Tbl. 500+5mg* **Migränerton** *Kps. 500+5mg*	**Migräneanfall** → 661: ini 1000+10mg p.o., ggf. alle 4h 500+5mg, max. 3000+30mg/d; **DANI** Dosisred.; **DALI** LI mit Aszites: 50%

Paracetamol + N-Butylscopolamin OTC

Buscopan plus *Tbl. 500+10mg; Supp. 800+10mg*	**Krampfartige Magen-Darm-Schmerzen, Dysmenorrhoe:** 3 x 500-1000+10-20mg p.o.; 3-4 x 800+10mg rekt.; **DALI** KI bei schwerer LI

Paracetamol + Tramadol Rp

Zaldiar *Tbl. 325+37.5mg*	**Mäßig starke und starke Schmerzen** → 655: Erw. u. Ki. > 12J: ini 2Tbl., dann nach Bedarf bis max. 4 x 2Tbl.; **DANI** CrCl 10-30: Dosisintervall 12h; < 10: Anw. nicht empfohlen; **DALI** schwere LI Anw. nicht empfohlen

S. auch Migränemittel → 315

A 8.4 Analgetika + Schleimhautprotektiva

Diclofenac + Misoprostol Rp

Arthotec forte, Arthrotec forte, Artrotec forte *Tbl. 75+0.2mg*	**Aktivierte Arthrose** → 627: 2 x 75+0.2mg p.o.; **DANI, DALI** sorgfältige Dosiseinstellung

A 8.5 Rheuma-Basistherapeutika DMARD (disease modifying antirheumatic drugs)

Wm (Chloroquin): Stabilisierung der Lysosomenmembran, Beeinflussung des Bindegewebsstoffwechsels; **Wm** (Cyclophosphamid): Alkylans ⇒ Strangbrüche und Vernetzungen der DNS; **Wm** (Gold): Auranofin): Hemmung der Leukozytenauswanderung in die Synovia; **Wm** (Leflunomid): Hemmung der Dihydroorotatdehydrogenase ⇒ ↓ Pyrimidinsynthese ⇒ Lymphozytenproliferation ↓; **Wm** (Methotrexat): immunsuppressiv, Zytokinsynthese ↓; **Wm** (Penicillamin): Spaltung von Rheumafaktoren, mesenchymsuppressiv; **Wm** (Sulfasalazin): Beeinflussung der Prostaglandinsynthese; **Wi:** Beeinflussung des rheumatischen Grundprozesses;
UW (Chloroquin): Hornhauttrübung, Retinopathia pigmentosa, Exantheme;
UW (Cyclophosphamid): Myelosuppression, Übelkeit, Erbrechen, hämorrhagische Zystitis, Haarausfall, Leberfktsstrg., Mukositis, venoocculsive disease;
UW (Gold): Haarausfall, Dermatitis, Stomatitis, Panzytopenie, Nierenschäden;

Rheuma-Basistherapeutika 201

UW (Penicillamin): Nierenschäden, BB-Veränderungen, Geschmackstrg., Muskellähmungen;
UW (Leflunomid): Leukopenie, allerg. Reaktionen, CK ↑, Parästhesie, Kopfschmerzen, Schwindel, RR ↑, Durchfall, Übelkeit, Erbrechen, Erkr. der Mundschleimhaut, Bauchschmerzen, Anstieg der Leberenzyme, Haarausfall, Ekzem, Exanthem, Pruritus, trockene Haut, Sehnenscheidenentzündung, Appetitlosigkeit, Gewichtsverlust, Asthenie;
UW (Methotrexat): Leukopenie, Anämie, Thrombopenie, Kopfschmerzen, Müdigkeit, Benommenheit, Pneumonie, interstitielle Alveolitis/Pneumonitis (oft verbunden mit Eosinophilie), Stomatitis, Dyspepsie, Übelkeit, Appetitlosigkeit, Ulzerationen der Mundschleimhaut, Diarrhoe, Transaminasenanstieg, Exanthem, Erythem, Pruritus;
KI (Chloroquin): Retinopathie, G-6-PDH-Mangel, Grav./Lakt.;
KI (Cyclophosphamid): floride Infektionen, schwere Knochenmarksuppression, Harnabflussstrg.;
KI (Gold und Penicillamin): Niereninsuff., Blutbildungsstrg., Leberschäden, Grav./Lakt.;
KI (Leflunomid): bek. Überempf., schw. Immundefekte, eingeschränkte Knochenmarkfunktion, schw. Infektion, eingeschränkte Leberfunktion, mittlere bis schwere Niereninsuff., schwere Hypoproteinämie, Grav./Lakt., Kinder und Jugendliche < 18J;
KI (Methotrexat): bek. Überempf., stark eingeschränkte Leberfkt., Alkoholabusus, stark eingeschränkte Nierenfkt., vorbestehende Blutbildveränderungen wie Knochenmarkhypoplasie, Leukopenie, Thrombozytopenie oder signifikante Anämie, schwere akute oder chronische Infektionen wie Tuberkulose, HIV oder andere Immundefizienzsyndrome, Ulzera der Mundhöhle und Ulzera des GI-Traktes, Grav./Lakt., gleichzeitige Impfung mit Lebendimpfstoffen

Auranofin Rp	HWZ 15-31d, Qo 0.9, PPB 60%, PRC C, Lact ?
Ridaura *Tbl. 3mg*	**Chronische Polyarthritis** → 628: 1 x 6mg oder 2 x 3mg p.o.; nach 4-6M evtl. 3 x 3mg; **DANI** nicht erforderlich

Chloroquin Rp	HWZ 30-60d, Qo 0.3, PPB 50-60%, PRC C, Lact +
Resochin *Tbl. 50, 155mg; Amp. 155mg/5ml*	**Chron. Polyarthritis** → 628, **Lupus erythematodes** → 632: Erw. + **Ki.:** 2.5mg/kg/d; max. Kumulativdos. 100g

Cyclophosphamid → 152 Rp	HWZ 7(9)h, Qo 0.5, PPB 13%
Endoxan *Tbl. 50mg;* *Inf.Lsg. 200, 500, 1000mg*	**Schwere Formen von Lupus-Nephritis, Wegener-Granulomatose:** ini 500-1000mg/m² i.v./p.o., dann 1-2mg/kg p.o.; **DANI** CrCl < 10: 50%; **DALI** Bilirubin 3.1-5mg/dl: 75%

Hydroxychloroquinsulfat Rp	HWZ 30-60d, PRC C, Lact ?
Plaquenil *Tbl. 200mg* Quensyl *Tbl. 200mg*	**Chron. Polyarthritis** → 628, **juven. idiopath. Arthritis, Lupus erythematodes** → 632: ini 2-3 x 200mg p.o., Erh.Dos. 1-2 x 200mg; **Ki.:** 5-6.5mg/kg/d; **DANI, DALI** Dosis anpassen

A 8 Rheumatologie – Arzneimittel

Leflunomid Rp	HWZ 4-28d, PPB 99%, PRC X, Lact -
Arava *Tbl. 10, 20, 100mg* **Leflunomid HEXAL** *Tbl. 10, 20mg* **Leflunomid medac** *Tbl. 10, 15, 20mg* **Leflunomid Stada** *Tbl. 10, 20, 100mg* **Leflunomid Winthrop** *Tbl. 10, 20, 100mg*	**Chron. Polyarthritis** → 628, **Psoriasisarthritis** → 631: d1-3: 1 x 100mg p.o., dann: 1 x 10-20mg p.o.; **DANI** KI bei mittlerer bis schwerer NI; **DALI** KI bei eingeschränkter Fkt.
Methotrexat → 156 Rp	HWZ 5.1-9.3h, Qo 0.06, PPB 60%, PRC X, Lact -
Lantarel *Tbl. 2.5, 7.5, 10mg; Fertigspr. 7.5mg/1ml, 10mg/1.34ml, 15mg/2ml, 20mg/2.67ml, 25mg/1ml* **Metex** *Tbl.2.5, 7.5, 10mg; Inj.Lsg., Fertigspr. 7.5mg/0.15ml, 10mg/0.20ml, 12.5mg/ 0.25ml, 15mg/0.30ml, 17.5mg/0.35ml, 20mg/0.40ml, 22.5mg/0.45 ml; 25mg/ 0.50ml, 27.5mg/0.55ml, 30mg/0.60ml* **MTX HEXAL** *Tbl. 2.5, 5, 7.5 10, 15mg; Inj.Lsg. 5mg/2ml, 7.5mg/1ml, 10mg/4ml, 15mg/2ml, 25mg/1ml, 50mg/2ml, 500mg/20ml, 1g/40ml* **MTX Sandoz** *Tbl. 7.5mg; Inj.Lsg. 7.5mg/1ml, 10mg/1.33ml, 15mg/2ml, 20mg/2.67ml, 25mg/3.33ml*	**Chronische Polyarthritis** → 628, **Psoriasisarthritis** → 631: ini 1 x/W 7.5mg p.o./i.v., bei guter Verträglichkeit evtl. 1 x/W 10-15mg, max. 20mg/W p.o./i.v. **Juvenile idiopathische Arthritis:** Ki. <16J: 10-15mg/m^2/W s.c./i.m.; bei therapierefraktären Fällen bis 20mg/m^2/W. **M. Crohn:** ini 25mg/W s.c./i.v./i.m., Wi-Eintritt nach 8-12 W, Erh.Dos. 15mg/W s.c./i.v./i.m.; **DANI** CrCl > 50: 100%; 20-50: 50%, <20: KI; **DALI** Anw. nur mit großer Vorsicht; Bili > 5 mg/dl: KI
Penicillamin Rp	HWZ 1-7.5h, Q0 0.85, PPB 90%, PRC D, Lact -
Metalcaptase *Tbl. 150, 300mg*	**Chronische Polyarthritis** → 628: W1-2 150mg/d p.o., dann alle 2W um 150mg steigern, max. 1200mg, nach Wi-Eintritt reduzieren auf Erh.Dos. 300-600mg/d; **Ki.:** ini 3-5mg/kg, max. 15-20mg/kg, nach Wi-Eintritt auf Erh.Dos. 5-10mg/kg/d reduzieren; **M. Wilson:** 1 x 10-20mg/kg p.o.; **DANI, DALI** KI
Sulfasalazin Rp	HWZ 7.6h, PPB > 95%, PRC B, Lact ?
Azulfidine RA *Tbl. 500mg* **Pleon RA** *Tbl. 500mg* **Salazopyrine RA** *Tbl. 500mg* **Sulfasalazin HEXAL** *Tbl. 500mg*	**Chronische Polyarthritis** → 628: W1: 1 x 500mg/d p.o.; W2: 2 x 500mg/d; W3: 1500mg/d; W4: 2 x 1g/d; **DANI, DALI** KI bei schwerer NI, LI

A 8.6 Glukokortikoide

Wi: Gluconeogenese ↑, Proteinkatabolismus ↑, Lipolyse, Hemmung mesenchymaler Reaktionen (Entzündung, Exsudation, Proliferation), immunsuppressiv, antiallergisch (Lympho-/Eosinopenie, lymphatisches Gewebe ↓, B-/T-Zellaktivität ↓);
UW diabetogen: Glukose ↑, Glukosurie, Steroiddiabetes;
katabol: negative Stickstoffbilanz, Wachstum ↓, Osteoporose;
Fettstoffwechsel: Stammfettsucht, Vollmondgesicht, Fettsäurespiegel ↑;
BB: Thrombos ↑, Erys ↑, Neutrophile ↑, Eosinophile ↓, Basophile ↓, Lymphos ↓;
ulzerogen: Produktion von Magensäure ↑, Magenschleim ↓;
Augen: Hornhautulkus, Glaukom, Katarakt;
Haut: Atrophie, Striae rubrae, Akne;
Kapillarbrüchigkeit ↑: Petechien, Ekchymosen, Purpura;
mineralokortikoide Wi: H_2O-, Na-Retention, K^+ ↓, RR ↑, Alkalose;
Immunschwäche: Infektgefährdung, Tbc-Aktivierung;
endokrines Psychosyndrom: Euphorie, Depression, Verwirrung, Halluzination;
Muskeln: Schwäche, Atrophie;
NNR-Atrophie: Kortison-Entzugssyndrom (Schwäche, Schwindel, Schock);
KI (bei chronischer Anwendung): GI-Ulzera, schwere Osteoporose, akute virale/bakterielle Infektionen, Systemmykosen, Glaukom, psychiatrische Anamnese;
Glu: relative glukokortikoide Potenz; **Min:** relative mineralokortikoide Potenz

Die Dosierung richtet sich nach der Schwere der jeweiligen Erkrankung.

Betamethason Rp	HWZ 6h, Q0 0.95, PPB 58-70%, PRC C, Lact-✋		Glu	Min
Celestamine N Tbl. 0.5mg; Gtt. (1ml = 0.5mg) **Celestan Depot** Amp. 5.7mg **Celestan solubile** Amp. 4mg/1ml **Celestone** Tbl. 0.5mg; Gtt. (1ml = 0.5mg); Amp. 4mg/1ml	Entzündliche/degenerative Gelenkerkr.: 1.4-11.4mg (je nach Gelenkgröße) intraartikulär; **entzündl./degen. Bindegewebserkr.:** 1.4-5.7mg intraläsional; **Hauterkr.** (s. FachInfo): max. 1.1mg/cm², max. 5.7mg/Behandlung intradermal; **akuter Asthmaanfall** → 478: 11.4mg i.m.; 8-20mg p.o.; **Induktion der Lungenreife bei drohender Frühgeburt:** 2 x 5.7mg im Abstand von 24h, ggf. Wdh. nach 7d; **Panarteriitis nodosa** → 634, **aktive Phasen rheumat. Systemerkr.** → 628, SLE → 632, **aktive rheumat. Arthritis** → 628: 6-15mg/d p.o.; **juvenile idiopath. Arthritis (Still-Syndrom)** → 628, **rheum. Fieber mit Karditis** → 467: 12-15mg/d p.o.; **interstit. Aspirationspneumonie:** ini 2-4mg/d, dann 0.25-1mg/d p.o.		25	0
Cloprednol Rp	HWZ 2h, Q0 1.0, PPB 67-84% ✋		8	0
Syntestan Tbl. 2.5, 5mg	**Asthma bronchiale** → 473, **chronische Polyarthritis** → 628: 1 x 1.25-12.5mg/d p.o., langsame Dosisreduktion anstreben			

A 8 Rheumatologie – Arzneimittel

Deflazacort Rp	HWZ 1.5h, Qo 0.8	Glu	Min
Calcort *Tbl. 6mg*	**Rheumatoide Arthritis → 628:** 1 x 6-18mg p.o., Reduktion bis zur niedrigsten noch wirksamen Dosis	3	3

Dexamethason Rp	HWZ 2-5h, Qo 0.9, PPB gering, PRC C, Lact -	Glu	Min
Dexa-Allvoran *Amp. 4mg/1ml* Dexaflam Inject *Amp. 4mg/1ml* DexaHEXAL *Amp. 4mg/1ml, 8mg/2ml* Dexamethason-ratioph. *Tbl. 4, 8mg* Fortecortin *Tbl. 0.5, 2, 4, 8mg; Amp. 4mg/1ml, 8mg/2ml, 40mg/5ml, 100mg/10ml* Lipotalon *Amp. 4mg/1ml*	**Hirnödem:** ini 8-80mg i.v., dann 16-48mg/d p.o. in 3-6 ED; **Hirnödem bei bakt. Meningitis → 664:** 0.15mg/kg alle 6h für 4d p.o./i.v.; **Ki:** 0.4mg/kg alle 12h für 2d; **schwerer, akuter Asthmaanfall → 478:** 8-20mg p.o./i.v., bei Bedarf 8mg alle 4h; **Ki:** 0.15-0.4mg/kg p.o.; **akute Hauterkr.:** 8-40mg p.o./i.v.; **aktive Phasen rheumat. Systemerkrankung, rheumatische Arthritis → 628:** 6-16mg/d p.o./i.v.; **schwere Infektionserkrankung:** 4-20mg/d p.o./i.v.; **Palliativtherapie maligner Tumore:** 8-16mg/d p.o./i.v.; **kongenitales AGS:** 1 x 0.25-0.75mg/d p.o.; **Pro./Therapie postoperatives → 654/ Chemotherapie-induziertes Erbrechen → 594:** 8-20mg vor Chemo/OP p.o./i.v., dann s. FachInfo; **posttraumatischer/ anaphylakt. Schock → 444:** 40-100mg i.v.; **lokale Infiltrations-/Injektionstherapie:** 2-8mg lokal	30	0

Fludrocortison Rp	HWZ 3.5-4.8h, PRC C, Lact ?	Glu	Min
Astonin H *Tbl. 0.1mg*	**Substitution bei M. Addison → 567, Salzverlustsyndrom:** 0.05-0.2mg/d p.o.; **hypoadrenerge orthostatische Hypotension:** ini 0.1-0.2mg/d p.o., ggf. steigern, Therapie für max. 2M	10	125

Hydrocortison (=Cortisol) Rp	HWZ 1-2h, Qo 1.0, PPB 75-95%, PRC C, Lact -	Glu	Min
Hydrocortison Acis *Tbl. 10mg* Hydrocortison Hoechst *Tbl. 10mg* Hydrocortison *Amp. 100mg/2ml, 250mg/2ml, 500mg/4ml, 1g/8ml*	**Substitution bei primärer/sekundärer NNR-Insuff.:** 10-20mg/d, max. 30mg/d; **Ki:** 10-15mg/m² in 2-3 ED p.o.; **Hemmtherapie bei AGS:** 15-20mg/m² in 3 ED p.o.; **Schwere akute Schockzustände → 444, akute NNR-Insuff.:** 10-50mg/h i.v., Wdh. nach Bedarf	1	2

Glukokortikoide 205

Methylprednisolon Rp	HWZ 2-3h, Qo 0.9, PPB 77%, PRC C, Lact ?	Glu	Min
Methylprednisolon Acis Tbl. 4, 8, 16, 32mg **Metypred** Tbl. 4, 8, 16, 40mg; Amp. 125mg/2ml, 250mg/4ml, 1g/16ml **M PredniHEXAL** Tbl. 4, 8, 16mg **Urbason** Tbl. 4, 8, 16, 40mg; Amp. 16mg/1ml, 32mg/1ml, 250mg/5ml, 1g/10ml	Zahlreiche Ind (s. FachInfo); **Anfangsdosen:** 12-160mg/d p.o.; **Erhaltungsdosen:** 4-12mg/d p.o.; **Ki: Anfangsdosen:** 0.8-1.5mg/kg/d, max. 80mg/d; **Erhaltungsdosen:** 2-4mg/d; **Akut lebensbedrohliche Zustände** (s. FachInfo): 250-1000mg i.v.; **Ki:** 4-20mg/kg i.v.	5	0
Prednisolon Rp	HWZ 2.6-3h, Qo 0.75, PPB 95%, PRC C, Lact -	4	1
Decortin H Tbl. 1, 5, 10, 20, 50mg **Infectocortikrupp** Supp. 100mg **Klismacort** Rektalkps. 100mg **PredniHEXAL** Tbl. 5, 10, 20, 50mg **Prednisolon Jenaph.** Tbl. 1, 5, 10, 20, 50mg **Prednisolon-ratioph.** Tbl. 5, 50mg **Prednisolut** Amp. 10mg/2ml, 25mg/5ml, 50mg/2ml, 50mg/5ml, 250mg/5ml, 500mg/5ml, 1g/10ml **Solu-Decortin H** Amp. 10mg/1ml, 25mg/1ml, 50mg/1ml, 100mg/1ml, 250mg/5ml, 500mg/5ml, 1g/10ml	Zahlreiche Ind (s. FachInfo); **hohe Dosis:** 80-100(250)mg/d; **mittl. Dosis:** 40-80mg/d; **niedrige Dosis:** 10-40mg/d; **sehr niedrige Dosis:** 1.5-7.5 (10) mg/d; **Ki: hohe Dosis:** 2-3mg/kg/d; **mittlere Dosis:** 1-2mg/kg/d; **Erhaltungsdosis:** 0.25mg/kg/d; **Anaphyl. Schock:** 1g i.v; **toxisches Lungenödem:** 1g i.v., **Ki. 10-15mg/kgKG**, evtl. nach 6, 12 u. 24h wiederholen; **Status asthmaticus:** 100-500mg i.v., **Ki. 2mg/kgKG**; Weiterbehandl. alle 6h mit gleicher oder niedrigerer Dosis, dann Dosisred.; **Pseudokrupp:** 100mg rekt., bei Bedarf nach 1h erneut 100mg; 3-5mg/kgKG i.v., evtl. nach 2-3h wdh.; **Addison-Krise:** 25-50mg i.v., dann orale Weiterbehandlung + Mineralokortikoid		
Prednison Rp	HWZ 1.7-3h, Qo 1.0, PPB 75%, PRC C, Lact +	3.5	1
Cutason Tbl. 5, 20, 50mg **Decortin** Tbl. 1, 5, 20, 50mg **Prednison HEXAL** Tbl. 5, 20, 50mg **Rectodelt** Supp. 100mg	Zahlreiche Ind. (s.FachInfo); **hohe Dosis:** 80-100 (250) mg/d; **mittlere Dosis:** 40-80mg/d; **niedrige Dosis:** 10-40mg/d; **sehr niedrige Dosis:** 1.5-7.5 (10) mg/d; **Ki: hohe Dosis:** 2-3mg/kg/d; **mittlere Dosis:** 1-2mg/kg/d; **Erhaltungsdosis:** 0.25mg/kg/d; **(Pseudo-)Krupp, spastische Bronchitis bei Ki.:** 1 × 100mg rekt., max. 200mg/d		
Triamcinolon Rp	HWZ 2-3h, Qo 1.0, PPB 80%, PRC C, Lact ?	5	0
TriamHEXAL 10/40(KS)mg/1ml **Volon** Tbl. 4, 8, 16mg **Volon A** Amp. 10(KS)mg/1ml, 40(KS)mg/1ml; Inj.Lsg. 50mg/5ml, 200mg/5ml; Fertigspr. 40(KS)mg/1ml	**Anw. in Rheumatologie, Dermatologie, Nephrologie, Pulmologie:** 1-100mg/d p.o.; **intraartikuläre, intrafokale, intramuskuläre, subläsionale Anwendung:** 10-80mg		

A 8.7 Selektive Immunsuppressiva

Wm/Wi (Abatacept): Inhibierung der Aktivierung von T-Lymphozyten; **Wm/Wi** (Adalimumab): spezifische Bindung an Tumornekrosefaktor-alpha (TNF-alpha); **Wm/Wi** (Anakinra): kompetitiver Antagonist an Interleukin-1-Typ-I-Rez. ⇒ Neutralisierung der proinflammatorischen Interleukin-1-Aktivität; **Wm/Wi** (Apremilast): Phosphodiesterase-4-Inhibitor ⇒ Modulation eines Netzwerks pro- und antiinflammatorischer Mediatoren ⇒ Downregulation der Entzündungsreaktion; **Wm/Wi** (Baricitinib): selektiver und reversibler Inhibitor der JAK 1 u. 2 ⇒ Modulation der immunologischen und inflammatorischen Antwort; **Wm/Wi** (Belimumab): humaner monoklonaler IgG1Kappa-AK ⇒ Bindung an B-Lymphozyten-Stimulator-Protein ⇒ hemmt Überleben von B-Zellen und reduziert deren Ausdifferenzierung; **Wm/Wi** (Canakinumab): humaner monoklonaler IL-1-beta-Antikörper ⇒ hemmt Bildung von Entzündungsmediatoren; **Wm/Wi** (Certolizumab): Fab-Fragment eines humanisierten AK ⇒ neutralisierende Wi auf TNF-Alpha ⇒ Hemmung der Entzündungsaktivität; **Wm/Wi** (Etanercept): rekombin., dimeres Protein: bindet TNF und hemmt kompetitiv; **Wm/Wi** (Golimumab): humaner, monoklonaler AK ⇒ Komplexbildung mit TNF-Alpha ⇒ Hemmung der Entzündungsaktivität; **Wm/Wi** (Infliximab): chimärer, monoklon., humanmuriner AK von TNF-alpha ⇒ hemmt Entzündungsaktivität bei M. Crohn und rheumatoider Arthritis; **Wm/Wi** (Tocilizumab): bindet an IL-6-Rez. ⇒ hemmt proinflammtorische IL-6-Wi; **Wm/Wi** (Tofacitinib): selektiver Inhibitor der JAK 1 u. 3 ⇒ ↓ Signalübertragung von Interleukinen ⇒ Modulation der immunologischen und inflammatorischen Antwort; **Wm/Wi** (Vedolizumab): humanisierter monoklonaler Antikörper, der an das α4-β7-Integrin von T-Helfer-Lymphozyten bindet ⇒ Hemmung der Migration in den GI-Trakt; **UW** (Abatacept): Kopfschmerzen, Übelkeit, Leberwerte ↑, Benommenheit, Husten, Bauchschmerzen, Übelkeit, Exanthem, Atemwegsinfekte, Hypertonie, Flush, Fatigue; **UW** (Adalimumab): BB-Veränd., Kopfschmerzen, Atemwegs- und Harnwegsinf., Übelkeit, Diarrhoe, Hautausschlag, Herpes simplex, Grippesyndrom; **UW** (Anakinra): Kopfschmerzen, Reaktion an Einstichstelle, Infekte, Neutrophile ↓; **UW** (Apremilast): Bronchitis, Infekt. der oberen Atemwege, Nasopharyngitis, Appetit ↓, Schlaflosigkeit, Migräne, (Spannungs-)Kopfschmerz, Husten, Diarrhoe, Übelkeit, Erbrechen, Dyspepsie, häufiger Stuhlgang, Oberbauchschmerzen, gastroösoph. Refluxkrankheit, Rückenschmerzen, Fatigue; **UW** (Baricitinib): Infektion d. oberen Atemwege, Hypercholesterinämie, Herpes zoster, Herpes simplex, Gastroenteritis, Harnwegsinfektionen, Übelkeit, Thrombozytose, Übelkeit, ALT-Erhöhung; **UW** (Belimumab): Bronchitis, virale Gastroenteritis, (Naso-)Pharyngitis, Zystitis, Leukopenie, Überempfindlichkeitsreaktion, Depression, Schlaflosigkeit, Migräne, Diarrhoe, Übelkeit, Schmerzen an den Extremitäten, Infusionsreaktionen, Fieber; **UW** (Canakinumab): Nasopharyngitis, Harnwegsinfektionen, Infektion der oberen Atemwege, Virusinfektion, Influenza, Pneumonie, Gastroenteritis, Sinusitis, Tonsillitis, Otitis media, Nasopharyngitis, Schwindel, Vertigo, Reaktion a. d. Inj.Stelle, Oberbauchbeschwerden, Gelenkschmerzen, Schmerzen der Skelettmuskulatur, Rükkenschmerzen, Verminderte renale CrCl, Proteinurie, Leukopenie, Neutropenie, Erschöpfung, Asthenie; **UW** (Certolizumab): Infektionen der Harnwege/oberen Atemwege, Kopfschmerzen, Schwindel, Erbrechen, Hautausschlag, Pruritus, Erschöpfung, Reaktion an der Einstichstelle; **UW** (Etanercept): Kopfschmerzen, Reaktion an der Einstichstelle, Infektionen, Rhinitis;

Selektive Immunsuppressiva 207

UW (Golimumab): Infekt. d. oberen Atemwege, virale Inf., oberfl. Pilzinfektionen, Anämie, allerg. Reaktionen, Depression, Schlaflosigkeit, Schwindel, Parästhesien, Kopfschmerzen, Hypertonie, GI-Strg., Alopezie, Dermatitis, Juckreiz, Hautausschlag, Transaminasen ↑, verzögerte Wundheilung, Fieber, Asthenie, Reaktion an der Einstichstelle; **UW** (Infliximab): virale Infektionen, Bronchitis, Pneumonie, Sinusitis, Kopfschmerzen, Schwindel, Benommenheit, RR ↑, Nausea, Diarrhoe, Hautausschlag, Harnwegsinfekt., Brustschmerz, Ermüdung; **UW** (Tocilizumab): Infektionen des oberen Respirationstrakts, Leukopenie, Hypertonie, Kopfschmerzen, Konjunktivitis, Hypercholesterinämie, Schwindel, Transaminasen ↑, Exanthem, Pruritus, Mundulzera, Gastritis, Pneumonie, Herpes zoster/simplex; **UW** (Tofacitinib): Nasopharyngitis, Pneumonie, Influenza, Herpes Zoster, Harnwegsinfekt, Sinusitis, Bronchitis, Leukopenie, Anämie, Dyslipidämie, Hyperlipidämie, Insomnie, Kopfschmerzen, Hypertonie, Dyspnoe, Husten, Bauchschmerzen, Erbrechen, Diarrhoe, Übelkeit, Gastritis, Dyspepsie, Exanthem, Muskelschmerzen, Arthralgie, per. Ödem, Pyrexie, Fatigue, Leberenzymerhöhung, Gewichtszunahme, Erhöhung von Transaminasen, Cholesterin, CK; **UW** (Vedolizumab): Nasopharyngitis, Bronchitis, Gastroenteritis, Infektionen der oberen Atemwege, Grippe, Sinusitis, Pharyngitis, Kopfschmerzen, Parästhesie, Hypertonie, oropharyngeale Schmerzen, verstopfte Nase, Husten, anale Abszesse, Analfissur, Übelkeit, Verdauungsstrg., Verstopfung, Meteorismus, Hämorrhoiden, Exanthem, Juckreiz, Erythem, Ekzem, Nachtschweiß, Akne, Arthralgie, Muskelkrämpfe, Rückenschmerzen, Muskelschwäche, Müdigkeit, Fieber;
KI (Abatacept): bek. Überempf., schwere/opportunistische Infekte;
KI (Adalimumab): aktive Tbc, schwere/opportunistische Infekte, Herzinsuff. NYHA III–IV;
KI (Anakinra): bek. Überempf., schwere Nierenfunktionsstrg.;
KI (Apremilast): bek. Überempf., Grav.;
KI (Baricitinib): bek. Überempf., Grav.; **KI** (Belimumab): bek. Überempf.;
KI (Canakinumab): bek. Überempf., aktive schwere Infektionen; **KI** (Certolizumab, Golimumab): bek. Überempf., aktive Tbc, schwere/opportunistische Infekte, Herzinsuff., NYHA III–IV;
KI (Etanercept): bekannte Überempf., akute Infektionen;
KI (Infliximab): Sepsis, manifeste Infektionen, Abszesse, Tbc, Grav./Lakt., Ki. < 17J, wiederholte Verabreichung nach arzneimittelfreiem Intervall von 15W bis 2J;
KI (Tocilizumab): bekannte Überempfindlichkeit, aktive schwere Infektionen;
KI (Tofacitinib): bek. Überempfindlichkeit, aktive Tuberkulose, schwere Infektionen, opportunistische Infektionen, schwere Leberfunktionsstörung, Grav./Lakt.;
KI (Vedolizumab): bekannte Überempfindlichkeit, aktive schwere Infektionen wie Tuberkulose, Sepsis, CMV-Infektion, Listeriose, opportunistische Infektionen, wie z.B. PML

Siehe auch Immunsuppressiva → 266

Abatacept Rp	HWZ 13d, PRC C, Lact ?
Orencia Inj.Lsg. 125; Inf.Lsg. 250mg	**Chron. Polyarthritis** → 628: Komb. mit MTX, W 0, 2, 4, dann alle 4W; < 60kg: 500mg i.v.; 60–100kg: 750mg i.v; > 100kg: 1g i.v.; 1 x 125mg s.c. wöchentlich, ggf. mit Aufsättigungsdosis i.v. an d0; **Juvenile idiopath. Arthritis** → 628: Ki. 6–17J: 10mg/kg i.v., max. 1g W 0, 2, 4, dann alle 4W; **DANI, DALI** keine Daten

A 8 Rheumatologie – Arzneimittel

Adalimumab Rp	HWZ 10-20d, PRC B, Lact ?
Humira *Fertigspr./Pen/Inj.Lsg. 40mg/0.8ml*	**Chron. Polyarthritis:** 40mg alle 2W s.c. bei Komb. mit MTX; bei Monother. bis 40mg 1x/W; **Ankylosierende Spondylitis, axiale Spondylarthritis, Psoriasisarthritis:** 40mg s.c. alle 2W; **Hidradenitis suppurativa:** W0 160mg, W2 80mg, ab W4 40mg 1x/W; **juvenile idiopathische Arthritis: Ki. 2-12J:** 24mg/m² alle 2W; **13-17J:** 40mg s.c. alle 2W; **Enthesitis-assoziierte Arthritis:** 24mg/m² s.c. alle 2 W, max. ED 40mg; **M. Crohn:** W0: 80 (ggf. 160)mg; W2: 40 (ggf. 80)mg; dann 40mg s.c. alle 2W (ggf. 1x/W); **Ki. < 40kg:** W0: 40 (ggf. 80)mg; W2: 20 (ggf. 40)mg, dann 20mg s.c. alle 2W (ggf. 1x/W); **> 40kg:** W0 80 (ggf. 160)mg; W2: 40 (ggf. 80)mg, dann 40mg s.c. alle 2W (ggf. 1x/W); **Colitis ulcerosa:** W0: 160mg s.c.; W2: 80mg, dann 40mg alle 2W; **Psoriasis:** ini 80mg s.c., dann 40mg alle 2W; **Plaque-Psoriasis: Ki.** 0.8mg/kg, max. 40mg W0 und 1, dann 0.8mg/kg alle 2W; **Uveitis:** W0: 80mg s.c., W1: 40mg, dann 40mg alle 2W; **DANI, DALI** keine Daten

Anakinra Rp	HWZ 4-6h, PRC B, Lact ?
Kineret *Fertigspr. 100mg/0.67ml*	**Chron. Polyarthritis** → 628: 1 x 100mg s.c.; Kombination mit Methotrexat → 202; **Cryopyrin-assoz. periodische Syndrome: Ki.** ab 8M, 10kg: ini 1-2mg/kg tgl. s.c., bei schwerem Verlauf ggf. ↑ auf 3-4mg/kg, max. 8mg/kg; **DANI** CrCl < 30: KI; **DALI** nicht erf.

Apremilast Rp	HWZ 9h, PPB 68%, PRC C, Lact ?
Otezla *Tbl. 10, 20, 30mg*	**Aktive Psoriasisarthritis, chron. Plaque-Psoriasis:** d1: 1 x 10mg p.o.; d2: 2 x 10mg; d3: 10mg morgens, 20mg abends; d4: 2 x 20mg; d5: 20mg morgens, 30mg abends; ab d6: 2 x 30mg p.o.; **DANI** CrCl ≥ 30: 100%; < 30: 1 x 30mg p.o.; **DALI** nicht erforderlich

Baricitinib Rp	HWZ 12.5h, PPB 50%
Olumiant *Tbl. 2, 4mg*	**Chron. Polyarthritis** → 628: 1 x 4mg p.o.; Kombination mit Methotrexat → 202; **DANI** CrCl 30-60: 1 x 2mg; < 30: Anw. nicht empfohlen; **DALI** leichte-mittelschwere LI: 100%; schwere LI: Anw. nicht empfohlen;

Selektive Immunsuppressiva

Belimumab Rp	HWZ 19.4d, PRC C, Lact ?
Benlysta *Inf.Lsg. 120, 400mg*	**Zusatztherapie bei aktivem systemischen Lupus erythematodes** → 632: 10mg/kg i.v. an d0, 14, 28, dann alle 4W; **DANI, DALI** nicht erf.

Canakinumab Rp	HWZ 26d
Ilaris *Inj.Lsg. 150mg*	**Cryopyrin-assoziierte periodische Syndrome:** Ki 2–<4J, ≥7.5kg: 4mg/kg alle 8W s.c.; Erw., ≥4J, 7.5–<15kg: 4mg/kg; ≥15–≤40kg: 2mg/kg; >40kg: 150mg jeweils alle 8W s.c.; ggf. bis 8mg/kg od. 600mg alle 8W.; **Still-Syndrom, adultes Still-Syndrom, systemische juvenile idiopath. Arthritis** → 628: ≥7.5kg: 4mg/kg, max. 300mg alle 4W s.c.; **Gichtarthritis:** 150mg s.c. als ED; **DANI** nicht erforderl.; **DALI** keine Daten

Certolizumab Pegol Rp	HWZ 14d, PRC B, Lact ?
Cimzia *Fertigspr. 200mg/ml*	**Alle Ind:** ini 400mg s.c. in W 0, 2 und 4; **Erh.Dos.: Chron. Polyarthritis, Psoriasisarthritis:** Komb. mit MTX, 200mg s.c. alle 2W oder 400mg alle 4W; **axiale Spondylarthritis:** 200mg alle 2W oder 400mg alle 4W; **DANI, DALI** keine Datends

Etanercept Rp	HWZ 90-300h, PRC B, Lact ?
Enbrel *Fertigspr. 25, 50mg; Inj.Lsg. 10mg/1ml, 25mg/1ml, 50mg/1ml*	**Chron. Polyarthritis** → 628: 2 x 25mg/W oder 1 x 50mg/W s.c.; **Juv. idiopath. Arthritis** → 628: Ki. > 2J: 2 x 0.4mg/kg/W s.c., max. 25mg oder 1 x 0.8mg/kg/W, max. 50mg s.c.; **Psoriasisarthritis** → 631, **M. Bechterew** → 630: 2 x 25mg/W oder 1 x 50mg/W s.c.; **Plaque-Psoriasis:** 2 x 25mg/W od. 1 x 50mg/W, ggf. 2 x 50mg/W bis zu 12W, dann 2 x 25mg/W, max. für 24W; Ki. > 6J.: 1 x 0.8mg/kg/W s.c., max. 50mg bis zu 24W; Ki. ab 6J: 1 x 0.8mg/kg, max. 50mg für max. 24W; **DANI, DALI** nicht erforderlich

Golimumab Rp	HWZ 9-15d, PRC B, Lact ?
Simponi *Fertigspr. 50mg/0.5ml; Inj.Lsg. 50mg/0.5ml*	**Chron. Polyarthr.** → 628, **Psoriasisarthr.** → 631, **M. Bechterew** → 630: 1 x 50mg/M s.c.; > 100kg: bei fehl. Ansprechen evtl. ↑ auf 1 x 100mg/M; **Colitis ulcerosa** → 513: < 80kg: ini 200mg s.c., nach 2W 100mg, dann 50mg alle 4W; ≥ 80kg: ini 200mg s.c., n. 2W 100mg, dann 100mg alle 4W; **DANI, DALI** keine Daten

A 8 Rheumatologie – Arzneimittel

Infliximab Rp
HWZ 9.5d, PRC C, Lact ?

Flixabi *Inf. Lsg. 100mg*
Inflectra *Inf. Lsg. 100mg*
Remicade *Inf.Lsg. 100mg*
Remsima *Inf.Lsg. 100mg*

Chron. Polyarthritis → 628: 3mg/kg über 2h i.v., Wdh. nach 2 u. 6W, dann alle 8W; ggf. steigern bis max. 7.5mg/kg alle 8W od. 3mg/kg alle 4W; Kombination mit MTX → 202;
M. Crohn → 512, **Colitis ulcerosa** → 513: **Erw., Ki 6-17J:** 5mg/kg über 2h i.v., Wdh. nach 2 und 6W, dann alle 8W;
M. Bechterew → 630, **Psoriasis** → 708, **Psoriasisarthritis** → 631: 5mg/kg über 2h i.v., in W2 und 6 wdh., bei gutem Ansprechen alle 6-8W wdh. (s. FachInfo);
DANI, DALI keine Daten

Rituximab Rp
HWZ 76-206h

MabThera *Inf.Lsg. 100, 500mg;*
Inj.Lsg. 1400mg/11.7ml (120mg/ml)
Truxima *Inf.Lsg. 500mg*

Chron. Polyarthritis → 628: 1g i.v. d1, Wdh. d15;
Non-Hodgkin-Lymphom, CLL → 183;
Granulomatose mit Polyangiitis/mikroskopische Polyangiitis:
1 x 375mg/m² /W i.v. für 4W;
DANI, DALI keine Angaben

Tocilizumab Rp
HWZ 8-14d

RoActemra *Inf.Lsg. 80mg/4ml, 200mg/10ml, 400mg/20ml;*
Inj.Lsg. 162mg/0.9ml

Chron. Polyarthritis → 628: alle 4W 8mg/kg über 1h i.v., max. 800mg/Inf.; 1 x 162mg s.c. alle 7d; Monoth. u./o. Komb. mit MTX → 202;
system. juvenile idiopath. Arthritis:
≥ 30kg: 8mg/kg alle 2W i.v.;
< 30kg: 12mg/kg alle 2W i.v.;
polyartikuläre juvenile idiopath. Arthritis:
≥ 30kg: 8mg/kg alle 4W i.v.;
< 30kg: 10mg/kg alle 4W i.v.;
DANI nicht erforderlich; **DALI** keine Daten

Tofacitinib Rp
HWZ 3h, Qo 0.7, PPB 40%

Xeljanz *Tbl. 5mg*

Chron. Polyarthritis → 628:
2 x 5mg p.o., Komb. m. MTX;
Dosisanpassung nach Toxizität s. FachInfo;
DANI CrCl < 30: 1x5mg;
DALI Child-Pugh A: 100%; B: 1x5mg; C: KI

Vedolizumab Rp
HWZ 25d

Entyvio *Inf.Lsg. 300mg/5ml*

Colitis ulcerosa, M. Crohn: 300mg über 30min i.v. W0, 2 und 6, dann alle 8W;
DANI keine Daten; **DALI** keine Daten

Keimempfindlichkeit: Keime – Antibiotika

A 9 Infektiologie – Arzneimittel

A 9.1 Keimempfindlichkeit: Keime – Antibiotika

Keime (Grampositiv = 1. Spalte):
- Streptokokken A, B, C, G
- Streptococcus viridans
- Pneumokokken[1]
- Enterococcus faecalis
- VRE[2]
- Staph. aureus (MSSA[3])
- Staph. aureus (MRSA[4])
- Corynebact. diphtheriae
- Meningokokken[5]
- Haemophilus influenzae
- Escherichia coli
- Klebsiella spp.
- Proteus mirabilis
- Proteus vulgaris
- Enterobacter spp.
- Serratia spp.
- Salmonella enterica
- Pseudomonas aeruginosa
- Stenotrophomonas
- Borrelia (systemisch)
- Treponema
- Legionella pneumophila
- Actinomyces spp.
- Clostridien (ohne Cl. difficile)
- Bacteroides fragilis
- Chlamydien
- Mykoplasmen
- Rickettsien

Antibiotika (Spalten):
Penicillin G, Penicillin V, Flucloxacillin, Amoxicillin, Amox. + Clav., Piperac.+Tazob., Cefadroxil, Cefuroxim-Axetil, Cefotaxim, Imipenem, Doxycyclin, Clarithromycin, Gentamicin, Moxifloxacin, Levofloxacin, Ciprofloxacin, Cotrimoxazol, Metronidazol, Vancomycin, Linezolid

Legende:
- ■ Therapie 1. Wahl
- ▫ Alternativtherapie
- (dunkelgrau) Gut wirksam
- (hellgrau) Mäßig wirksam
- (weiß) Nicht anzuraten

Quelle: Antibiotika pc Set 2016; Hof, Börm Bruckmeier Verlag; 1 = Streptococcus pneumoniae; 2 = Vancomycinresist. Enterokokken; 3 = Methicillinsensitiver Staph. aureus; 4 = Methicillinresistenter Staph. aureus; 5 = Neisseria meningitidis

A 9.2 Penicilline

A 9.2.1 Beta-Lactamase-sensitive Penicilline

Empf.: Pneumo-, Strepto-, Meningo-, Staphylokokken (nur noch wenige Stämme), Aktinomyceten, Leptospiren, C. diphtheriae, Treponemen, Borrelien, Pasteurella multocida, Fusobakterien, Peptokokken, Clostridien;
resist.: Enterobakterien, Pseudomonas, B. fragilis, E. faecium, Nocardia, Mykoplasmen, Chlamydien, Beta-Lactamase-Bildner;
UW (Penicillin G, Benzylpenicillin-Benzathin): dosisabhängige Neutropenie, allergische Hautreaktionen, angioneurotisches Ödem, Larynxödem, allergische Vaskulitis, Erythema nodosum, allergische Purpura, arterielle Gefäßverschlüsse, eosinophile pulmonale Infiltrate, Arzneimittelfieber, Bronchospasmen, Serumkrankheit, anaphylaktische Reaktionen, Benommenheit, Halluzinationen, Hyperreflexie, Myoklonien (Übergang in fokale, später generalisierte Krampfanfälle und komatöse Zustände möglich);
UW (Phenoxymethylpenicillin): Übelkeit, Erbrechen, Appetitlosigkeit, Magendrücken, Bauchschmerzen, Flatulenz, weiche Stühle, Diarrhoe, Exanthem, Urtikaria, Juckreiz, Schleimhautentzündungen (besonders Glossitis, Stomatitis);
KI: bekannte Überempfindlichkeit gegen Penicilline und Betalactam-Antibiotika

Penicillin G (Benzylpenicillin) Rp HWZ 20-50min, Qo 0.4, PPB 45-65%, PRC B, Lact +

Gewebe-gängigkeit	ZNS	entzünd. Lunge		ELF	Galle	Leber	Prostata	Niere	Knochen
	+	++	++	++	++	++	++	++	+

Infectocillin Parent *Inf. Lsg. 1, 5, 10 Mio IE*	**Normal empfindliche Keime:** 1-5 Mio IE/d i.v./i.m. in 4-6ED; **Meningitis → 664, Endokarditis → 467:** 20-60 Mio IE/d i.v.; **NG:** 0.05-0.1 Mio IE/kg/d i.v. in 2ED; **Ki. 1-12M:** 0.05-1 Mio IE/kg/d i.v. in 3-4ED; **1-12J:** 0.05-0.5 Mio IE/kg/d i.v. in 4-6ED; **DANI** CrCl 46-120: 5 Mio IE in 3ED; 19-45: 4 Mio IE in 3ED; 9-18: 5 Mio IE in 2ED; 3-8: 3 Mio IE in 2ED; < 2: 2 Mio IE in 2ED

Benzylpenicillin-Benzathin Rp HWZ Tage bis Wochen

Gewebe-gängigkeit	ZNS	entzünd. Lunge		ELF	Galle	Leber	Prostata	Niere	Knochen
	+	++	++	k.A.	++	++	++	++	+

Pendysin *Inj.Lsg. 1.2 Mio IE* Tardocillin *Inj.Lsg. 1.2 Mio IE*	**Rezidiv-Pro. rheumatisches Fieber:** 1-2 x/M 1.2 Mio IE i.m.; **Lues I/II:** 2.4 Mio IE i.m. (verteilt auf 2 Injektionsstellen); **Ki. > 1M:** 50000 IE/kg/W, max. 2.4 Mio. IE, für 3 W

Penicilline

PenicillinV (Phenoxymethylpenicillin) Rp HWZ 35min Qo 0.6 PPB 71-89% PRC B Lact+

Gewebe-gängigkeit	ZNS	entzünd. Lunge	ELF	Galle	Leber	Prostata	Niere	Knochen
	-	-	++	++	++	++	++	++	k.A.

Infectocillin *Trockensaft (5ml = 0.25, 0.3, 0.4, 0.5 Mio IE)*
Isocillin *Tbl. 1.2 Mio IE;*
Trockensaft (5ml = 0.3 Mio IE)
Ispenoral *Tbl. 1, 1.5 Mio. IE*
PenHEXAL *Tbl. 1, 1.5 Mio IE;*
Trockensaft (4ml = 0.32 Mio IE)
Penicillin V-CT *Tbl. 1.5 Mio IE*
Penicillin V-ratioph. *Tbl. 1, 1.5 Mio IE;*
Trockensaft (5ml = 0.4 Mio IE)

HNO-, Atemweg-, Haut-, Mund-Kiefer-Zahn-Infektionen, Endokarditispro. → 467, Rezidiv-Pro. rheumatisches Fieber, Scharlach → 640, Erysipel → 692, Lymphadenitis: 3 x 0.6-1.5 Mio IE p.o.;
Ki. < 1M: 45000-60000IE/kg/d;
2.-3.M: 400000-640000IE/kg/d;
4.M-1J: 400000-600000IE/d p.o. in 3-4ED;
1-2J: 600000-900000IE/d;
2-4J: 900000-1.4 Mio IE/d;
4-8J: 1.2-1.8 Mio IE/d;
8-12J: 1.2-2.4 Mio IE/d;
DANI CrCl > 15: 100%; < 15: 2 x 0.6-1.5 Mio IE

A 9.2.2 Beta-Lactamase-resistente Penicilline (Isoxazolylpenicilline)

Empf. und resist.: gute Aktivität gegen Beta-Lactamase-bildende Staphylokokken; bei den übrigen grampositiven Bakterien jedoch schwächere Aktivität als Penicillin G;
UW (Flucloxacillin): Übelkeit, Erbrechen, Diarrhoe, Thrombophlebitis (bei i.v.-Gabe);
KI (Flucloxacillin): bekannte Überempfindlichkeit gegen Penicilline und Betalactam-Antibiotika, Ikterus/Leberenzymanstieg unter Flucloxacillin-Therapie in der Vorgeschichte; intraarterielle, intrathekale oder subkonjunktivale Anwendung

Flucloxacillin Rp HWZ 0.7-1 h, Qo 0.3, PPB 92-96%

Gewebe-gängigkeit	ZNS	entzünd. Lunge	ELF	Galle	Leber	Prostata	Niere	Knochen
	-	-	k.A.	++	k.A.	k.A.	k.A.	k.A.	++

Fluclox *Inf.Lsg. 1, 2g*
Flucloxacillin Altamedics *Kps. 500mg*
Staphylex *Kps. 250, 500mg;*
Inf.Lsg. 0.25, 0.5, 1, 2g

Staphylokokken-Infektion: 3 x 1g p.o.;
3 x 1-2g i.v./i.m., max. 12g/d p.o./i.v.,
max. i.m.-ED: 2g;
Ki. < 6J: 40-50mg/kg/d p.o./i.v. in 3ED;
6-10J: 3 x 250-500mg p.o./i.v.;
10-14J: 3-4 x 500mg p.o./i.v.;
DANI CrCl 18: 1.5g in 4ED; 8: 1.5g in 3ED;
2: 1g in 3ED; 0.5: 2g 1x/d;
DALI nicht erforderlich

Methicillin   Wegen Toxizität nicht mehr im Handel

Verwendung nur noch zur Resistenzprüfung bei Staphylokokken; **MRSA** = Methicillin-resistant Staphylococcus-aureus; **MSSA** = Methicillin-sensitive Staphylococcus-aureus

A 9 Infektiologie – Arzneimittel

A 9.2.3 Penicilline mit erweitertem Spektrum

Empf. (Amoxicillin, Ampicillin): im Vergleich zu Penicillin G zusätzlich Enterokokken, H. influenzae, E. coli, Listerien, Proteus mirabilis, Salmonellen, Shigellen;
resist. (Amoxicillin, Ampicillin): Bacteroides fragilis, Pseudomonas, E. faecium, Nocardia, Mykoplasmen, Chlamydien, Beta-Lactamase-Bildner, Klebsiellen, Yersinien;
empf. (Pivmecillinam): Enterobacter spp., E. coli, Klebsiellaspp., Proteus mirabilis;
resist. (Pivmecillinam): Ent. faecalis, E. faecium, Pseudomonas spp.
UW (Amoxicillin): dosisabhängig Magenschmerzen, Übelkeit, Erbrechen, Meteorismus, weiche Stühle, Diarrhoe, Exanthem, Juckreiz, Enanthem;
UW (Ampicillin): Magenschmerzen, Übelkeit, Erbrechen, Meteorismus, weiche Stühle, Diarrhoe, Pruritus, Rash, Exanthem (masernartig);
UW (Pivmecillinam): Diarrhoe, Übelkeit, vulvovaginale Pilzinfektion
KI (Amoxicillin): bek. Überempfindlichkeit gegen Penicilline und Betalactam-Antibiotika;
KI (Ampicillin): bek. Überempfindlichkeit gegen Ampicillin bzw. Penicilline;
KI (Pivmecillinam): bek. Überempfindlichkeit gegen P., Penicilline und Cephalosporine, alle Bedingungen, die den Durchgang durch die Speiseröhre beeinträchtigen; genetische Stoffwechselstörungen, die zu einem schweren Carnitinmangel führen, z. B. Carnitin-Transporter-Defekte, Methylmalonazidurie und Propionazidämie

Amoxicillin Rp				HWZ 1-2h, Q0 0.12, PPB 17-20%, PRC B, Lact +				
Gewebe-gängigkeit	ZNS	entzünd. Lunge		ELF	Galle	Leber	Prostata	Niere	Knochen
	-	+	-	++	++	++	k.A.	k.A.	k.A.

Amoxicillin-ratioph. Tbl. 500, 750, 1000mg; Trockensaft (1 Messl. = 250, 500mg) **AmoxiHEXAL** Tbl. 500, 750, 1000mg; Saft (1 Messl. = 250, 500mg) **Amoxi-Saar** Tbl. 500, 100mg **Infectomox** Tbl. 1g; Trockensaft (1 Messl. = 250, 500, 750mg)	**HNO-, Atemweg-, Harnweg-, MD-Trakt-, Haut-, Weichteilinfektionen, Listeriose:** 3 x 750-1000mg p.o.; **Ki. < 6J:** 50mg/kg/d in 3-4ED; **6-12J:** 900-2000mg/d in 3-4ED; **Endokarditis-Pro.:** 3g p.o. 3h vor Eingriff; **Ki.:** 50mg/kg; **H.P.-Eradikation:** 2 x 1g p.o. + 2 x 500mg Clarithromycin + 2 x 20mg Omeprazol; **DANI** CrCl: 20-30: 66%; < 20: 33%

Ampicillin Rp				HWZ 0.9h, Q0 0.06, PPB 20%, PRC B, Lact +				
Gewebe-gängigkeit	ZNS	entzünd. Lunge		ELF	Galle	Leber	Prostata	Niere	Knochen
	-	+	k.A.	++	++	k.A.	k.A.	k.A.	k.A.

Ampicillin-ratioph. Tbl. 1g; Inf.Lsg. 0.5, 1, 2, 5g	**HNO-, Atemweg-, Harnweg-, MD-Trakt-, Haut-, Weichteilinf., Listeriose, Osteomyelitis, Typhus, Meningitis** → 664, **Endokarditis** → 467: 2-6g/d p.o. in 3-4ED; 1.5-6g/d i.v. in 2-4ED, max. 15g/d; **Ki. < 6J:** 100(-150-200)mg/kg/d p.o./i.v. in 3-4ED; **> 6J:** s. Erw.; **Meningitis < 6J:** 200-400mg/kg/d i.v.; **DANI** CrCl: 20-30: 66%; < 20: 33%

Beta-Lactamase-Inhibitoren 215

Pivmecillinam Rp								HWZ 1h	
Gewebe-gängigkeit	ZNS	entzünd.	Lunge	ELF	Galle	Leber	Prostata	Niere	Knochen
	k.A.	k.A.	k.A.	k.A.	+	k.A	k.A.	++	k.A.

X-Systo *Tbl. 400mg*	**Akute, unkomplizierte Zystitis:** 3 x 400mg p.o. für 3d; **DANI, DALI:** nicht erforderl.

A 9.2.4 Penicilline mit Pseudomonaswirkung (Acylaminopenicilline)

Empf. und resist.: weitgehend identisch mit Breitbandpenicillinen; Piperacillin: zusätzlich gute Aktivität bei Pseudomonas aeruginosa;
ÜW (Piperacillin): allergische Hautreaktionen, Juckreiz, Exanthem, Kopfschmerzen, Purpura, zentralnervöse Erregungszustände, Muskelzuckungen (Myoklonien), tonisch/klonische Krämpfe, Tremor, Schwindel, Schleimhautentzündungen, Schleimhautblutungen, Anstieg von Serumkreatinin und Harnstoff; **KI** (Piperacillin): bek. Überempfindlichkeit gegen Penicilline und Betalactam-Antibiotika

Piperacillin Rp					HWZ 1h, Qo 0.3, PPB 16–21%, PRC B, Lact +				
Gewebe-gängigkeit	ZNS	entzünd.	Lunge	ELF	Galle	Leber	Prostata	Niere	Knochen
	0	+	++	++	++	++	++	++	+

Piperacillin Eberth *Inf.Lsg. 1, 2, 4g* Piperacillin Fresenius *Inf.Lsg. 1, 2, 4g* Piperacillin Ibisqus *Inf.Lsg. 1, 2, 3, 4g* Piperacillin Hikma *Inf.Lsg. 2, 4g*	**Sepsis, Endokarditis** → 467, **Meningitis** → 664, **Peritonitis, Pneumonie** → 487, **abdominelle, gynäkologische, Knochen-, Weichteilinfektionen:** 6–12g/d i.v. in 2-4ED max. 24g/d; **Ki.** < **2kg:** 150mg/kg/d i.v. in 3ED; > **2kg:** 300mg/kg/d in 3-4ED; **1M–12J:** 100–200mg/kg/d in 2-4ED; **DANI** CrCl 40–80: max. 4 x 4g; 20–40: 3 x 4g; < 20: 2 x 4g; HD: 3 x 2g

A 9.3 Beta-Lactamase-Inhibitoren

Empf.: Erweiterung des Spektrums von Penicillinen um Beta-Lactamase-bildende Stämme von Staphylokokken, Moraxella catarrhalis, E. coli, Haemophilus influenzae, Klebsiellen, Proteus, Gonokokken, Bacteroides fragilis; nur zusammen mit Beta-Lactam-Antibiotika wirksam!

Clavulansäure Nur in Kombination → 216	HWZ 60–75min

Sulbactam Rp					HWZ 1–2h, Qo 0.13, PPB 38%				
Gewebe-gängigkeit	ZNS	entzünd.	Lunge	ELF	Galle	Leber	Prostata	Niere	Knochen
	k.A.	k.A.	k.A.	k.A.	k.A.	k.A.	k.A.	k.A.	k.A.

Sulbactam Eberth *Inf.Lsg. 1g*	**Kombination mit Beta-Lactam-Antibiotika:** 3-4 x 0.5-1g i.v., **Sgl., Ki.:** 50mg/kg/d in 3-4ED, max. 80mg/kg/d; **DANI** CrCl 15–30: max. 2g/d; < 15: max. 1g/d; HD: 1g alle 48h

Tazobactam Nur in Kombination → 217	

A 9 Infektiologie – Arzneimittel

A 9.3.1 Penicilline + Beta-Lactamase-Inhibitoren

Empf. (Amoxicillin + Clavulansäure): Enterococcus faecalis, Gardnerella vaginalis, Staph. aureus (Methicillin-empfindlich), Staph. agalactiae, Strept. pneumoniae, Strept. pyogenes und andere betahämolysierende Streptokokken, Strept.-viridans-Gruppe, Capnocytophaga spp., Eikenella corrodens, Haemophilus influenzae, Moraxella catarrhalis, Pasteurella multocida, Bacteroides fragilis, Fusobacterium nucleatum, Prevotella spp.;
resist. (Amoxicillin + Clavulansäure): Acinetobacter sp., Citrobacter freundii, Enterobacter sp., Legionella pneumophila, Morganella morganii, Providencia spp., Pseudomonas sp., Serratia sp., Stenotrophomonas maltophilia, Chlamydophila pneumoniae, Chlamydophila psittaci, Coxiella burnetii, Mycoplasma pneumoniae;
UW (Amoxicillin + Clavulansäure): Diarrhoe, mukokutane Candidose, Übelkeit, Erbrechen;
KI (Amoxicillin + Clavulansäure): bekannte Überempfindlichkeit gegen Amoxicillin + Clavulansäure, gegen Penicilline, schwere allergische Sofortreaktion gegen ein anderes Betalaktam-Antibiotikum in der Vorgeschichte, Gelbsucht/Leberfunktionsstrg. in der Vorgeschichte, die durch Amoxicillin/Clavulansäure hervorgerufen wurde; Trockensaft: Überempfindlichkeit gegen Schwefeldioxid

Amoxicillin + Clavulansäure Rp								PRC B, Lact +	
Gewebe-gängigkeit	ZNS	entzünd.	Lunge	ELF	Galle	Leber	Prostata	Niere	Knochen
	–	+	k.A.	++	k.A.	k.A.	k.A.	k.A.	++

Amoclav plus Tbl. 500+125, 875+125mg; Trockensaft (5ml = 125+31.25, 250+62.5, 400+57mg) **Amoxidura plus** Tbl. 500+125, 875+125mg; Trockensaft (10ml = 250+62.5) **Augmentan** Tbl. 500+125, 875+125mg; Trockensaft (10ml = 500+125, 800+114mg) **Augmentin** Inf.Lsg. 1000+200mg **Infectosupramox** Trockensaft (5ml = 400+57mg)	**Atemweg-, Harnweg-, Haut-, Weichteil-, abdominelle Infektionen, amb. erworbene Pneumonie, Knochen- u. Gelenkinfektionen:** 3 x 500+125mg p.o.; 2 x 875+125mg p.o.; 3 x 1000-2000+200mg i.v.; **Ki.** < 2J: max. 40+10mg/kg/d p.o. in 3ED; **2–12J:** max. 60+15mg/kg/d p.o. in 3ED; **DANI** CrCl 10-30: 2 x 500+125mg p.o.; ini 1000+200mg, dann 2 x 500+100mg i.v.; < 10: 1 x 500+125mg p.o.; ini 1000+200mg, dann 1 x 500+100mg; **DALI** vorsichtige Anw.

Ampicillin + Sulbactam Rp								PRC B, Lact +	
Gewebe-gängigkeit	ZNS	entzünd.	Lunge	ELF	Galle	Leber	Prostata	Niere	Knochen
	k.A.	+	k.A.	++	++	k.A.	k.A.	k.A.	++

Ampicillin/Sul Kabi Inf.Lsg. 1+0.5g, 2+1g **Ampicillin + Sulbactam Aurobindo** Inf.Lsg. 1+0.5g, 2+1g **Ampicillin + Sulbactam-ratioph.** Inf.Lsg. 1+0.5g, 2+1g	**Atemweg-, Harnweg-, Haut-, Weichteil-, abdominelle Infektionen, Gonorrhoe:** 3-4 x 1.5-3g i.v.; **Ki.** < 1W: 75mg/kg/d i.v. in 2ED; > 1W: 150mg/kg/d in 3-4ED; **DANI** > 30: 100%; 15-30: Dosierungsintervall 12h; 5-14: 24h; < 5: 48h

Cephalosporine 217

Piperacillin + Tazobactam Rp							PRC B, Lact +		
Gewebe-gängigkeit	ZNS	entzünd. Lunge		ELF	Galle	Leber	Prostata	Niere	Knochen
	-	+	++	++	++	k.A.	k.A.	k.A.	++

Piperacillin/Tazobactam Aurobindo *Inf.Lsg. 2 + 0.25g; 4+0.5g* **Piperacillin/Tazobactam HEXAL** *Inf.Lsg. 4+0.5g* **Piperacillin/Tazobactam Kabi** *Inf.Lsg. 2 + 0.25g; 4+0.5g*	**Schwere (inkl. nosokomiale) Pneumonien:** 4 x 4+0.5g i.v.; **kompliz. Harnweg-, Haut-, Weichteil- infektionen inkl. diabet. Fuß:** 3 x 4+0.5g i.v.; **Ki. 2-12J:** 3 x 100+12.5mg/kg i.v.; **abdominelle Inf.:** 3 x 100+12.5mg/kg i.v.; **DANI** CrCl 40: 100%; 20-40: max 3 x 4+0.5g; < 20: max. 2 x 4+0.5g; nach HD Zusatzdosis mit 2+0.25g; **DALI** nicht erforderl.

Sultamicillin (Ampicillin + Sulbactam) Rp									
Gewebe-gängigkeit	ZNS	entzünd. Lunge		ELF	Galle	Leber	Prostata	Niere	Knochen
	-	+	k.A.	++	++	k.A.	k.A.	k.A.	++

Sultamicillin-ratioph. *Tbl. 375mg* **Unacid PD** *Tbl. 375mg; Trockensaft (1 Messl. = 375mg)* **Unasyn PD oral** *Tbl. 375mg*	**Atemweg-, Harnweg-, Haut-, Weichteil- infektionen:** 2 x 375-750mg p.o.; **Ki.:** 50mg/kg/d p.o. in 2ED; **DANI** CrCl 5-14: 1 x 375-750mg; < 5: 375-750mg alle 2d

A 9.4 Cephalosporine

A 9.4.1 Parenterale Cephalosporine Gruppe 1 (Cefazolin-Gruppe)

Empf.: Staphylo-, Strepto-, Meningo-, Pneumokokken, Escherichia coli, Klebsiella, Proteus mirabilis, Haemophilus influenzae; **resist.:** Enterokokken, Pseudomonas, Acinctobacter, Listerien, Chlamydien, Mykoplasmen, gramnegative Beta-Lactamase-Bildner; **UW** (Cefazolin): Diarrhoe, Übelkeit, Erbrechen, Appetitmangel, Meteorismus, Bauchschmerzen, Exanthem, Urtikaria, Pruritus; **KI** (Cefazolin): bek. Überempf. gegen Cephalosporine, Frühgeborene/Säuglinge im 1. Lebensmonat

Cefazolin Rp					HWZ 2h, Qo 0.06, PPB 65-92%, PRC B, Lact +				
Gewebe-gängigkeit	ZNS	entzünd. Lunge		ELF	Galle	Leber	Prostata	Niere	Knochen
	-	-	++	++	++	++	k.A.	++	++

Cefazolin HEXAL *Inf.Lsg. 2g* **Cefazolin Hikma** *Inf.Lsg. 1, 2g* **Cefazolin Saar** *Inf.Lsg. 2g* **Cephazolin Fresenius** *Inf.Lsg. 1, 2g*	**Atem-, Harn-, Gallenweg-, Haut-, Weichteil-, Knocheninfektionen, Sepsis, Endokarditis:** grampositive Erreger: 1.5-2g/d; gramnegative Erreger: 3-4g/d i.v. in 2-3ED, max. 12g/d; **Ki. > 2M:** 25-50mg/kg in 3-4ED, max. 100mg/kg/d, **Ki. < 2M:** KI; **DANI** CrCl > 35: 100%; 10-34: 50% alle 12h; < 10: 50% alle 18-24h

A 9.4.2 Parenterale Cephalosporine Gruppe 2 (Cefuroxim-Gruppe)

Empf.: vgl. Cefazolin-Gruppe → 217; deutlich besser bei E. coli, Klebsiella, Proteus mirabilis, Haemophilus influenzae, Beta-Lactamase-Bildnern;
resist.: Enterokokken, Pseudomonas, Acinetobacter, Listerien, Chlamydien, Mykoplasmen;
UW: Serumkreatinin- u. Harnstoffkonzentration ↑, v.a. bei Pat. mit bereits bestehender Nierenfktstrg.; leichte, vorübergehende Erhöhung von Bilirubin, GOT, GPT, aP; Exanthem, Juckreiz, Urtikaria, Schwellungen, Thrombophlebitis;
KI: bekannte Überempfindlichkeit gegen Cephalosporine, intraarterielle Anwendung

Cefuroxim Rp					HWZ 80min, Q0 0.1, PPB 30%, PRC B, Lact +				
Gewebe-gängigkeit	ZNS	entzünd.	Lunge	ELF	Galle	Leber	Prostata	Niere	Knochen
	-	+	++	++	++	++	+	k.A.	++

Cefuroxim Fresenius *Inf.Lsg. 0.25, 0.75, 1.5g* **Cefuroxim-ratioph.** *Inf.Lsg. 0.25, 0.75, 1.5g* **Zinacef** *Inf.Lsg. 0.25, 0.75, 1.5g*	**Atemweg-, Harnweg-, Haut-, HNO-, Knochen-, abdom. Infektionen, Sepsis:** unkompliziert: 1.5-2.25g/d i.v.; schwer: 3-4.5g/d i.v. in 2-3ED, max. 6g/d; **Ki.** 1M-12J: 30-100mg/kg/d in 3ED; **DANI** CrCl > 20: 100%; 10-20: 2 x 750mg; < 10: 1 x 750mg; nach HD Zusatzdosis von 750mg; **DALI** nicht erforderl.

Orales Cefuroxim s. Oralcephalosporine Gruppe 2 → 223

A 9.4.3 Parenterale Cephalosporine Gruppe 3a (Cefotaxim-Gruppe)

Empf.: Staphylokokken, Haemophilus influenzae, Proteus mirabilis, Streptokokken, Escherichia coli, Klebsiella pneumoniae, Gonokokken, Meningokokken, Salmonellen, Shigellen, Anaerobier, Morganella, Serratia; gegenüber der Cefuroximgruppe bessere Aktivität im gramnegativen Bereich;
resist.: Enterokokken, Listerien, Pseudomonas, Clostridien, Legionellen, Mykoplasmen, Chlamydien, Treponema, MRSA, Bacteroides fragilis;
UW (Ceftriaxon): Dermatitis, Exanthem, Urtikaria, Pruritus, Ödeme, Transaminasen u. aP ↑, Arzneimittelfieber, Schüttelfrost, Herxheimer-artige Reaktionen, Thrombophlebitis;
KI (Ceftriaxon): bek. Überempf. gegen Cephalosporine, schwere Überempfindlichkeitsreaktionen auf Penicilline oder anderes Betalactam-Arzneimittel in der Vorgeschichte, Frühgeborene bis zu einem korrigierten Alter von 41W (SSW + Lebenswoche), Hyperbilirubinämie, Ikterus, Hypoalbuminämie oder Azidose bei reifen Neugeborenen (bis zu einem Alter von 28d) bzw. die eine intravenöse Kalziumbehandlung oder Kalzium-haltige Infusionen erhalten haben oder erhalten werden (wegen des Risikos von Ceftriaxon-Kalzium-Präzipitationen)

Cephalosporine

Cefotaxim Rp				HWZ 1h, Qo 0.35, PPB 25-40%, PRC B, Lact +				
Gewebegängigkeit	ZNS	entzünd. Lunge	ELF	Galle	Leber	Prostata	Niere	Knochen
	+	++	++	++	++	++	k.A.	k.A.	++

Cefotaxim Eberth *Inf.Lsg.* 0.5, 1, 2g
Cefotaxim Fresenius *Inf.Lsg.* 0.5, 1, 2g
Cefotaxim HEXAL *Inf.Lsg.* 1g
Claforan *Inf.Lsg.* 1, 2g

Atemweg-, Harnweg-, Haut-, Weichteil-, Knochen-, abdomin. Infektionen, Sepsis, Endokarditis→ 467, **Meningitis** → 664:
2 x 1-2g i.v.; schwere Infektion: 3-4 x 2-3g;
Gonorrhoe: 1 x 0.5g i.v.;
Borreliose: 6g/d i.v. in 2-3ED f. 14-21d;
Ki. bis 12J: 50-100mg/kg/d i.v. in 2ED;
FG: max. 50mg/kg/d;
DANI CrCl < 10: 50%; < 5: 1g in 2ED;
nach HD Zusatzdosis erforderl.

Ceftriaxon Rp				HWZ 8h, Qo 0.5, PPB 85-95%, PRC B, Lact +				
Gewebegängigkeit	ZNS	entzünd. Lunge	ELF	Galle	Leber	Prostata	Niere	Knochen
	++	++	+	+	++	++	k.A.	k.A.	++

Cefotrix *Inf.Lsg.* 1, 2g
Ceftriaxon HEXAL *Inf.Lsg.* 0.5, 1, 2g
Ceftriaxon Kabi *Inf.Lsg.* 0.5, 1, 2g
Ceftriaxon-ratioph. *Inf.Lsg.* 1, 2g
Rocephin *Inf.Lsg.* 1, 2g

Atemweg-, Harnweg-, Haut-, Weichteil-, Knochen-, abdominelle Infektionen, Meningitis → 664, **Borreliose II-III** → 636:
1 x 1-2g i.v.; schwere Infektion: 1 x 4g;
Gonorrhoe: 1 x 250mg i.m.;
Ki. < 2W: 1 x 20-50mg/kg;
2W-12J: 1 x 20-80mg/kg;
Meningitis: 1 x 100mg/kg i.v., max. 4g/d;
DANI CrCl: < 10: max. 2g/d; **DALI** nicht erforderl. bei normaler Nierenfunktion

A 9.4.4 Parenterale Cephalosporine Gruppe 3b (Ceftazidim-Gruppe)

Empf. und resist.: weitgehend identisch mit Cefotaxim-Gruppe → 218, jedoch erheblich stärkere Pseudomonas-Aktivität; **UW:** Diarrhoe, Thrombophlebitis, vorübergehende Erhöhung v. GOT, GPT, LDH, GGT, aP; makulopapulöse oder urtikarielle Ausschläge, pos. Coombs-Test; **KI:** bekannte Überempfindlichkeit gegen Cephalosporine

Ceftazidim Rp				HWZ 1.7h, Qo 0.05, PPB 10%, PRC B, Lact +				
Gewebegängigkeit	ZNS	entzünd. Lunge	ELF	Galle	Leber	Prostata	Niere	Knochen
	-	++	+	++	++	k.A.	k.A.	k.A.	++

Ceftazidim Eberth *Inf.Lsg.* 0.5, 1, 2g
Ceftazidim HEXAL *Inf.Lsg.* 0.5, 1, 2g
Ceftazidim Kabi *Inf.Lsg.* 0.5, 1, 2g

Atemweg-, Harnweg-, Haut-, Weichteil-, Knochen-, abdominelle Infektionen, Sepsis, Meningitis → 664: 2-3 x 1-2g i.v.;
Ki. 0-8W: 2 x 12.5-30mg/kg i.v.;
2M-1J: 2 x 25-50mg/kg;
1-14J: 2 x 15-50mg/kg od. 3 x 10-33mg/kg;
max. 3 x 50mg/kg bzw. 6g/d;
DANI CrCl 31-50: 2 x 1g; 16-30: 1 x 1g;
6-15: 1 x 0.5g; < 5: 0.5g alle 48h

A 9.4.5 Parenterale Cephalosporine Gruppe 4 (Cefepim-Gruppe)

Empf. und resist.: weitgehend identisch mit Cefotaxim-Gruppe → 218, jedoch erheblich stärkere Pseudomonas-Aktivität; **UW:** Verlängerung von Prothrombin- u. partieller Thromboplastinzeit, pos. Coombs-Test, Anämie, Eosinophilie, Gefäßwandentzündung, Reaktionen/Schmerzen a. d. Inf.Stelle, Exanthem, Diarrhoe, ↑ GOT, GPT, aP, Bilrubin

Cefepim Rp					HWZ 2h, Q0 0.07, PPB < 19%, PRC B, Lact ?				
Gewebe-gängigkeit	ZNS	entzünd. Lunge		ELF	Galle	Leber	Prostata	Niere	Knochen
	-	+	++	++	++	k.A.	k.A.	k.A.	++

Cefepim Rotexmedica *Inf.Lsg. 1, 2g* Maxipime *Inf.Lsg. 1, 2g*	**Sepsis, schwere Pneumonie** → 487, **Harnweg-, Gallenweginfektionen:** 2-3 × 2g i.v.; **Ki. 1-2M:** 2-3 × 30mg/kg/d; **2M bis 40kg:** 2-3 × 50mg/kg/d; **DANI** CrCl > 50: 100%; 30-50: 1-2 × 2g; 11-30: 1 × 1-2g; < 10: 1 × 0.5-1g; HD 1g an d1, dann 0.5g/d, bei febriler Neutropenie 1g/d; **DALI** nicht erforderl.

A 9.4.6 Parenterale Cephalosporine Gruppe 5 (Ceftarolin-Gruppe)

Empf. (Ceftarolin): Staph. aureus (inkl. MRSA), Streptococcus pyogenes/agalactiae/anginosus-Gruppe/dysgalactiae/pneumoniae, E. coli, Klebsiella pneumoniae/oxytoca, Morganella morganii, Haemophilus influenzae/parainfluenzae;
empf. (Ceftobiprol): Staph. aureus (inkl. MRSA), Streptococcus pneumoniae (inkl. MDRSP), E. coli, Klebsiella pneumoniae, Acinetobacter spp., Citrobacter spp., Enterobacter spp., Haemophilus influenzae, Klebsiella oxytoc, Moraxella catarrhalis, Morganella morganii, Proteus mirabilis, Providencia spp., Pseudomonas spp., Serratia spp.;
resist. (Ceftobiprol): Chlamydia pneumoniae, Burkholderia cepacia complex, Mycoplasma pneumoniae, Mykobakterien, Nocardia spp., Stenotrophomonas maltophilia;
Wm/Wi (Ceftarolin): bakterizid und Hemmung der Bakterienzellwand-Synthese;
Wm/Wi Ceftobiprol: bakterizid durch Bindung an wichtige penicillinbindende Proteine;
UW (Ceftarolin): Ausschlag, Pruritus, Kopfschmerzen, Schwindel, Phlebitis, Diarrhoe, Übelkeit, Erbrechen, Abdominalschmerzen, ↑ Transaminasen, Pyrexie, Reaktion an Inj.-Stelle, positiver direkter Coombs-Test; **UW (Ceftobiprol):** Pilzinfektionen, Überempf., Hyponatriämie, Geschmackstörung, Kopfschmerzen, Schwindel, Schläfrigkeit, Übelkeit, Erbrechen, Diarrhoe, Bauchschmerzen, Dyspepsie, Anstieg der Leberenzyme, Hautausschlag, Pruritus, Reaktionen am Infusionsort; **KI** (Ceftarolin): bekannte Überempf., schwere Überempf. gegen Betalactam-Antibiotika; **KI** (Ceftobiprol): bek. Überempf. gegen C. oder Antibiotika der Cephalosporin-Gruppe oder gegen Betalaktam-Antibiotika (z.B. Penicilline, Carbapeneme)

Ceftarolinfosamil Rp					HWZ 2.5h, PPB 20%, PRC B, Lact ?				
Gewebe-gängigkeit	ZNS	entzünd. Lunge		ELF	Galle	Leber	Prostata	Niere	Knochen
	k.A.	k.A.	k.A.	++	k.A.	k.A.	k.A.	k.A.	++

Zinforo *Inf.Lsg. 600mg*	**Komplizierte Haut-/Weichteilinfektionen, ambulant erworbene Pneumonie** → 488: 2 × 600mg über 60min i.v.; **DANI** CrCl > 50: 100%, 31-50: 2 × 400mg, < 30: keine Daten; **DALI** nicht erforderlich

Cephalosporine 221

Ceftobiprol Rp — HWZ 3h, PPB 16%, PRC B, Lact ?

Gewebe-gängigkeit	ZNS	entzünd.	Lunge	ELF	Galle	Leber	Prostata	Niere	Knochen
	-	+	++	++	k.A.	k.A.	k.A.	++	++

Zevtera Inf.Lsg. 500mg — **Nosokomiale Pneumonie** (nicht beatmungs-assoziiert), **ambulant erworbene Pneumonie** → 488: 3 x 500mg über 2h i.v.; **DANI** CrCl > 50: 100%; 30–50: 2 x 500mg; < 30: 2 x 250mg i.v.; HD: 1 x 250mg/d i.v.; **DALI** nicht erforderlich

A 9.4.7 Parenterale Cephalosporine + Beta-Lactamase-Inhibitoren

Empf. (Ceftazidim/Avib.): Citrobact. freundii, Ent. cloacae, E. coli, Klebsiella oxytoca, Klebsiella pneumoniae, P. aeruginosa, Proteus mirabilis, **resist.** (Ceftazidim/Avib.): S. aureus, Anaerobier, Enterococcus spp., Stenotrophomonas maltophilia, Acinetobacter spp.; **empf.** (Ceftolozan/Tazob.): Ent. cloacae, E. coli, Klebsiella oxytoca, Klebsiella pneumoniae, Proteus mirabilis, P. aeruginosa, Streptococcus anginosus, Streptococcus constellatus, Streptococcus salivarius; **resist.**: S. aureus, Ent. faecalis, Ent. faecium; **UW** (Ceftazidim/Avib.): pos. dir. Coombs Test, Candidose, Eosinophilie, Thrombozytose, Kopfschmerzen, Schwindel, Diarrhoe, Abdominalschmerz, Übelkeit, Erbrechen, Erhöhung v. GOT, GPT, gGT, aP, LDH, makulopapulöses Exanthem, Urtikaria, Phlebitis/Thrombose am Infusionsort, Pyrexie; **UW** (Ceftolozan/Tazob.): Thrombozytose, Hypokaliämie, Schlaflosigkeit, Angst, Kopfschmerzen, Schwindel, Hypotonie, Übelkeit, Erbrechen, Bauchschmerzen, Diarrhoe, Obstipation, Exanthem, ↑ Transaminasen; **KI** (Ceftazidim/Avib.; Ceftolozan/Tazob.): bek. Überempf. gegen Cephalosporine, schwerwiegende Überempfindlichkeitsreaktionen auf Penicilline oder anderes Betalactam-Arzneimittel in der Vorgeschichte

Ceftazidim + Avibactam Rp

Gewebe-gängigkeit	ZNS	entzünd.	Lunge	ELF	Galle	Leber	Prostata	Niere	Knochen
	-	+	k.A.	++	k.A.	k.A.	k.A.	++	k.A.

Zavicefta Inf.Lsg. 2+0.5g — **Komplizierte intraabdominelle Infektionen, komplizierte Harnwegsinfektionen, nosokomiale Pneumonie, beatmungsassoziierte Pneumonie**: 3 x 2 + 0.5g über 2h i.v.; **DANI** CrCl > 51: 100%; 31–50: 3 x 1+0.25g; 16–30: 2 x 0.75+0.1875g; 6–15: 1 x 0.75+ 0.1875g; terminale NI, HD: 1 x 0.75+0.1875g alle 48h; **DALI** nicht erforderl.

Ceftolozan + Tazobactam Rp — PRC B, Lact ?

Gewebe-gängigkeit	ZNS	entzünd.	Lunge	ELF	Galle	Leber	Prostata	Niere	Knochen
	k.A.	k.A.	k.A.	k.A.	k.A.	k.A.	k.A.	++	k.A.

Zerbaxa Inf.Lsg. 1+0.5g — **Komplizierte intraabdominelle Infektionen, akute Pyelonephritis, komplizierte Harnwegsinfektionen**: 3 x 1 + 0.5g über 1h i.v.; **DANI** CrCl 30-50: 3 x 500 + 250mg; 15–29: 3 x 250 + 125mg; HD: ini 500 + 250mg, dann 3 x 100 + 50mg; **DALI** nicht erforderl.

A 9.4.8 Oralcephalosporine Gruppe 1

Empf.: ähnliches Spektrum wie Cefazolin-Gruppe → 217; gute Aktivität gegen grampositive, geringe gegen gramnegative Keime; **resist.:** Pseudomonas, Enterokokken, Proteus vulgaris, Morganella, Citrobacter, Serratia, Enterobacter, Acinetobacter, Bacteroides fragilis, Listerien, Mykoplasmen, Chlamydien;
UW (Cefaclor): Übelkeit, Erbrechen, Appetitlosigkeit, Bauchschmerzen, weiche Stühle, Diarrhoe, Juckreiz, urtikarielles Exanthem, makulopapulöse u. morbilliforme Exantheme;
KI (Cefaclor): bek. Überempf gegen Cephalosporine, schwerwiegende Überempfindlichkeitsreaktionen auf Penicilline oder anderes Betalactam-Arzneimittel in der Vorgeschichte

Cefaclor Rp					HWZ 30–60 min, Qo 0.25, PPB 25%, PRC B, Lact +				
Gewebe-gängigkeit	ZNS	entzünd.	Lunge	ELF	Galle	Leber	Prostata	Niere	Knochen
	k.A.	k.A.	+	++	++	k.A.	+	k.A.	+

CEC Tbl. 250, 500mg; Brausetbl. 250, 500, 1000mg; Trockensaft (5ml = 125, 250mg)
Cefaclor-ratioph. Kps. 500mg; Saft/Trockensaft (5ml = 125, 250mg)
Infectocef Trockens. (5ml = 125, 250, 500mg)
Panoral Kps. 500mg; Trockensaft (5ml = 125, 250mg)

Atemweg-, HNO-, Harnweg-, Haut-, Weichteilinfektionen: 3 × 500mg p.o., max. 4g/d; unkomplizierte Infektion: 3 × 250mg; **Gonorrhoe:** 1 × 3g + 1g Probenecid p.o.; **Ki.** < 6J: 3 × 10mg/kg p.o., max. 1g/d; **6–10J:** 3 × 250mg p.o.; > **10J:** s. Erw.; **DANI** nicht erforderlich

Cefadroxil Rp					HWZ 1.2–1.7h, Qo 0.1, PPB 20%, PRC B, Lact +				
Gewebe-gängigkeit	ZNS	entzünd.	Lunge	ELF	Galle	Leber	Prostata	Niere	Knochen
	k.A.	k.A.	++	++	++	++	++	++	++

Cefadroxil 1A Tbl. 1000mg; Trockensaft (5ml = 250, 500mg)
Cefadroxil HEXAL Tbl. 1000mg; Trockensaft (5ml = 250, 500mg)
Grüncef Tbl. 1g; Trockensaft (5ml = 500mg)

Atemwegs-, HNO-, Harnweg-, Haut-, Weichteil-, Knochen-, gynäkologische Infektionen: 2 × 1g p.o., max. 4g/d; **Ki.** bis 40kg: 25-100mg/kg/d p.o. in 2-4ED; **Streptokokken-Tonsillopharyngitis:** Erw., **Ki.** > **40kg:** 1 × 1g p.o. für 10d; **Ki. bis 40kg:** 1 × 30mg/kg; **DANI** CrCl 25–50: ini 1g, dann 2 × 500mg; 10–24: ini 1g, dann 1 × 500mg; < 10: ini 1g, dann 500mg alle 36h; nach HD Zusatzdosis 500–1000mg erforderl.; **DALI** nicht erforderl.

Cefalexin Rp					HWZ 1h, Qo 0.04, PPB 6–15%, PRC B, Lact +				
Gewebe-gängigkeit	ZNS	entzünd.	Lunge	ELF	Galle	Leber	Prostata	Niere	Knochen
	–	–	+	++	+	+	k.A.	+	–

Cephalex-CT Tbl. 500, 1000mg
Cephalexin-ratioph. Tbl. 500, 1000mg

Atemweg-, HNO-, Harnweg-, Haut-, Weichteil-, Knocheninfektionen: 3-4 × 0.5-1g p.o.; unkomplizierte Infektion: 2 × 500mg; **Ki. bis 12J:** 25-100mg/kg/d in 2-4ED; **DANI** CrCl 15–30: Dosisintervall 8-12h; 5-14: 24h; < 5: 48h; CrCl 20-50: max. 3g/d; 5-19: max. 1.5g/d; < 5: max. 0.5g/d

Cephalosporine 223

A 9.4.9 Oralcephalosporine Gruppe 2

Empf. u. resist.: weitgehend identisch mit Cefuroxim-Gruppe → 218;
UW: Candidose, Anstieg der Leberenzyme, Eosinophilie, Kopfschmerzen, Schwindel, Diarrhoe, Übelkeit, Bauchschmerzen; **KI:** bek. Überempf. gegen Cephalosporine, schwerwiegende Überempf.Reaktionen auf P. oder anderes Betalactam-Arzneimittel in der Vorgeschichte

Cefuroxim-Axetil Rp HWZ 1.1–1.3h, Q0 0.1, PPB 20–50%, PRC B, Lact +

Gewebe-gängigkeit	ZNS	entzünd.	Lunge	ELF	Galle	Leber	Prostata	Niere	Knochen
	–	+	++	++	++	++	k.A.	k.A.	++

Cefurax *Tbl. 250, 500mg;*
Trockensaft (5ml = 125mg)
CefuHEXAL *Tbl. 250, 500mg;*
Trockensaft (5ml = 125mg)
Cefuroxim-ratioph. *Tbl. 250, 500mg;*
Trockensaft (5ml = 125mg)
Elobact *Tbl. 125, 250, 500mg;*
Trockensaft (5ml = 125mg)

Atemweg-, HNO-, Haut-, Weichteilinfektionen: 2 x 250-500mg p.o.;
Harnweginfektion: 2 x 125-250mg;
Erythema migrans: 2 x 500mg p.o. für 20d;
Ki. 3M–5J: 2 x 10mg/kg p.o.;
> 5J: 2 x 125-250mg;
DANI CrCl ≥ 30: 100%; 10-29: Standard-ED 1 x tgl; < 10: Standard-ED alle 2d; nach HD zusätzl. Standard-ED erforderl.

A 9.4.10 Oralcephalosporine Gruppe 3

Empf. u. resist.: höhere Aktivität und breiteres Spektrum als Gruppe 2 gegen gramnegative Keime; etwas geringere Aktivität gegen grampositive Keime;
UW (Cefpodoxim): Magendrücken, Übelkeit, Erbrechen, Appetitlosigkeit, Blähungen, Diarrhoe, Erythem, Exanthem, Urtikaria, Purpura;
KI (Cefpodoxim): bek. Überempf. gegen Cephalosporine, schwerwiegende Überempfindlichkeitsreaktionen auf Penicilline oder anderes Betalactam-Arzneimittel in der Vorgeschichte

Cefixim Rp HWZ 3-4h, Q0 0.5, PPB 65%, PRC B, Lact ?

Gewebe-gängigkeit	ZNS	entzünd.	Lunge	ELF	Galle	Leber	Prostata	Niere	Knochen
	k.A.	k.A.	++	++	++	k.A.	k.A.	k.A.	k.A.

Cefixdura *Tbl. 200, 400mg*
Cefixim AL *Tbl. 400mg;*
Trockensaft (5ml = 100mg)
Cefixim-ratioph. *Tbl. 200, 400mg;*
Trockensaft (5ml = 100mg)

Atemweg-, HNO-, Harnweg-, Gallenweginfektionen:
2 x 200mg p.o.; 1 x 400mg p.o.;
Ki. bis 12J: 8mg/kg/d p.o.;
DANI CrCl < 20: 50%

Cefpodoxim-Proxetil Rp HWZ 2.4h, Q0 0.2, PPB 40%

Gewebe-gängigkeit	ZNS	entzünd.	Lunge	ELF	Galle	Leber	Prostata	Niere	Knochen
	k.A.	k.A.	++	ELF	k.A.	k.A.	++	++	k.A.

Cefpo Basics *Tbl. 100, 200mg*
Cefpodoxim-ratioph. *Tbl. 100, 200mg;*
Trockensaft (5ml = 40mg)
Orelox *Tbl. 100, 200mg;*
Trockensaft (5ml = 40mg)
Podomexef *Tbl. 100, 200mg;*
Trockensaft (5ml = 40mg)

Atemweg-, HNO-, Harnweg-, Haut-, Weichteilinfektionen: 2 x 200mg p.o.;
Gonorrhoe: 1 x 200mg p.o.;
Ki. 4W–12J: 5-12mg/kg/d in 2ED;
DANI CrCl > 40: 100%; 10-40: Dosisintervall 24h; < 10: 48h; HD: 40-200mg nach Dialyse
DALI nicht erforderl.

A 9.5 Monobactame

Empf.: gramnegative aerobe Bakterien; **resist.:** grampositive und anaerobe Bakterien;
UW: Husten, verstopfte Nase, pfeifendes Atemgeräusch, pharyngolaryngeale Schmerzen, Dyspnoe, Bronchospasmus, Brustbeschwerden, Rhinorrhoe, Hämoptysen, Exanthem, Arthralgie, Fieber, verminderte Werte bei Lungenfunktionstests; **KI:** bekannte Überempf.

Aztreonam Rp — HWZ 1.6h, Q0 0.2, PPB 56%, PRC B, Lact +

Gewebe-gängigkeit	ZNS	entzünd.	Lunge	ELF	Galle	Leber	Prostata	Niere	Knochen
	-	-	++	-	-	-	-	-	-

Cayston *Inh.Lsg. 75mg*	**Chronische Pseudomonas-aeruginosa-Lungeninfektion bei Mukoviszidose:** 3 x 75mg über 28d inhalieren; **Ki. ab 6J:** s. Erw.; **DANI, DALI** nicht erforderlich

A 9.6 Cycline
A 9.6.1 Tetracycline

Empf.: zahlreiche grampositive u. gramnegative Bakterien, u.a. Chlamydien, Mykoplasmen, Rickettsien, Yersinien, Borrelien, Leptospiren, Treponemen, Aktinomyceten;
resist.: Pseudomonas aeruginosa, Providencia, Serratia, Proteus, Morganella;
UW: allergische Hautreaktionen, phototoxische Reaktionen, reversible Knochenwachstumsverzögerung (Ki. < 8J), irreversible Zahnverfärbung und Zahnschmelzschädigung (Ki. < 8J), intrakranieller Druck ↑, BB-Veränderungen, Superinfektion durch Bakterien bzw. Sprosspilze;
KI: bekannte Überempfindlichkeit, schwere Leberfktsstrg., Niereninsuff., Ki. < 8J, Grav./Lakt.

Doxycyclin Rp — HWZ 12-24h, Q0 0.7, PPB 80-90%, PRC D, Lact ?

Gewebe-gängigkeit	ZNS	entzünd.	Lunge	ELF	Galle	Leber	Prostata	Niere	Knochen
	-	-	++	+	++	++	++	++	++

Doxycyclin-ratioph. *Kps. 100mg*; Amp. *100mg/5ml* DoxyHEXAL *Tbl. 100, 200mg*; Amp. *100mg/5ml*	**HNO-, Atemweg-, Harnweginfektionen, diverse Infektionen mit o.g. Erregern:** d1: 1 x 200mg p.o./i.v.; dann 1 x 100mg p.o./i.v.; **Ki. > 8J:** d1: 1 x 4mg/kg, dann 1 x 2mg/kg; **Borreliose** → 636: 1 x 200mg für 14-21d; **Lues bei Penicillinallergie** → 646: 1 x 300mg f. 15d; **Akne vulgaris** → 694, **Rosacea** → 696: ini 100mg/d für 7-21d, dann 50mg/d; **DANI** nicht erforderlich, **DALI** KI bei schwerer Leberfunktionsstörung

Cycline

Minocyclin Rp				HWZ 11-22h, Q0 0.85, PPB 70-75%, PRC D, Lact +					
Gewebe-gängigkeit	ZNS	entzünd. Lunge	ELF	Galle	Leber	Prostata	Niere	Knochen
	−	+	++	+	++	++	++	++	++

Aknosan *Tbl. 50mg* **Minocyclin-ratioph.** *Kps. 50, 100mg* **Skid** *Tbl. 50, 100mg* **Udima** *Kps. 50, 100mg*	**HNO-, Atemweg-, Harnweginfektionen, diverse Infektionen mit o.g. Erregern:** ini 200mg, dann 2 x 100mg p.o.; **Akne vulg.** → 694: 100mg/d in 2ED; **Ki.** > **8J:** ini 4mg/kg, dann 2 x 2mg/kg; **DANI** nicht erforderlich; **DALI** KI bei schwerer Leberfunktionsstörung

Tetracyclin Rp				HWZ 8-10h, Q0 0.12, PPB 36-64%, PRC D, Lact +					
Gewebe-gängigkeit	ZNS	entzünd. Lunge	ELF	Galle	Leber	Prostata	Niere	Knochen
	−	−	+	+	++	++	++	++	++

Tetracyclin Wolff *Kps. 250, 500mg*	**HNO-, Atemweg-, Urogenitaltrakt-, gastrointestinale Infektionen, diverse Infektionen mit o.g. Erregern:** 4 x 250-500mg p.o., max. 2g/d; **Ki.** > **8J:** 25-35mg/kg/d p.o. in 2-4ED; **DANI, DALI** KI

A 9.6.2 Glycylcycline

Empf.: gegen zahlreiche grampositive und gramnegative Bakterien inkl. Anaerobier und speziell gegen problematische Keime wie MRSA, VRE (E. faecalis und E. faecium), ESBL, Chinolon-resistente Escherichia coli, multiresistente Enterobacter und Acinetobacter;
resist.: Pseudomonas aeruginosa;
UW: Übelkeit, Erbrechen, Diarrhoe, Abszess, Infektionen, verlängerte aPTT u. Prothrombinzeit, Schwindel, Phlebitis, Bauchschmerzen, Dyspepsie, Anorexie, Transaminasen ↑, Bilirubinämie, Pruritus, Exanthem, Kopfschmerzen, Amylase und Harnstoff ↑;
KI: bekannte Überempfindlichkeit gegen Tigecyclin bzw. gegen Tetracycline, Grav.;

Tigecyclin Rp				HWZ 42h, Q0 0.78, PPB 71-89%, PRC D, Lact ?					
Gewebe-gängigkeit	ZNS	entzünd. Lunge	ELF	Galle	Leber	Prostata	Niere	Knochen
	++	++	k.A.	+	++	++	k.A.	++	k.A.

Tygacil *Inf.Lsg. 50mg*	**Komplizierte Haut-, Weichteil- (außer diabetische Fußinfektion) und abdominelle Infektionen:** ini 100mg i.v., dann 2 x 50mg i.v. für 5-14d; **DALI** Child-Pugh C: ini 100mg, dann 2 x 25mg; **DANI** nicht erforderlich

A 9.7 Makrolide, Ketolide

Empf.: Strepto-, Pneumokokken, Chlamydien, Legionellen, Mycoplasma pneumoniae, Listerien, Aktinomyceten, Campylobacter, Helicobacter, Mycobacterium avium intracellulare (MAC);
resist.: Brucellen, Enterobakterien, Nocardia, Mycoplasma hominis, Bacteroides fragilis, Fusobakterien, Pseudomonas;
UW (Azithromycin): Diarrhoe, Übelkeit, Blähungen, Erbrechen, Dyspepsie, Arthralgie, Pruritus, Exanthem, Taubheit, Sehstrg., Benommenheit, Kopfschmerzen, Parästhesien, Strg. des Geruchs- u. Geschmackssinnes, Lymphopenie, Eosinophilie, erniedrigtes Bicarbonat;
UW (Clarithromycin): Übelkeit, Erbrechen, epigastrisches Druckgefühl, Bauchschmerzen, Diarrhoe, Beeinträchtigung des Geruchssinnes, Dyspepsie, Stomatitis, Glossitis, Zahn- und Zungenverfärbungen, orale Candidose, Kopfschmerzen, erhöhte Blut-Harnstickstoffwerte;
KI (Azithromycin): bekannte Überempfindlichkeit gegen Makrolide bzw. Ketolide;
KI (Clarithromycin): bek. Überempf. gegen Makrolide; gleichzeitige Anwendung von Cisaprid, Pimozid, Terfenadin, Astemizol, Dihydroergotamin, Ergotamin

Azithromycin Rp					HWZ 40h, Q0 0,8, PPB 12-52%, PRC B, Lact ?				
Gewebe-gängigkeit	ZNS	entzünd. Lunge		ELF	Galle	Leber	Prostata	Niere	Knochen
	-	-	++	+	++	++	++	k.A.	k.A.

Azi Teva Tbl. 250, 500mg; Trockensaft (5ml = 200mg) **Azithrobeta** Tbl. 250, 500mg **Azithromycin HEXAL** Tbl. 250, 500mg; Trockensaft (5ml = 200mg) **Ultreon** Tbl. 600mg **Zithromax** Tbl. 250, 500mg; Trockensaft (5ml = 200mg)	HNO-, Atemweg-, Haut-, Weichteilinfekt., atyp. Pneumonie → 487: 1 x 500mg für 3d p.o. oder 500mg an d1, dann 250mg d2-4; Ki.: 1 x 10mg/kg für 3d oder 10mg/kg an d1, dann 5mg/kg d2-4; Gonorrhoe → 643, Genitalinfektion mit Chlamydia trachomatis → 642: 1 x 1g p.o.; MAC-Pro. bei HIV-Infektionen: 1 x/W 1200mg p.o.; DANI CrCl > 40: 100%

Clarithromycin Rp					HWZ 3-7h, Q0 0,6, PPB 72%, PRC C, Lact ?				
Gewebe-gängigkeit	ZNS	entzünd. Lunge		ELF	Galle	Leber	Prostata	Niere	Knochen
	-	-	++	+	++	++	++	k.A.	k.A.

Clarilind Tbl. 250, 500mg **Clarithromycin 1A** Tbl. 250, 500mg; Trockensaft (5ml = 125, 250mg) **Clarithromycin-ratioph.** Tbl. 250, 500mg; Trockensaft (5ml = 125, 250mg) **Klacid** Tbl. 250, 500(ret.)mg; Trockensaft (5ml = 125, 250mg); Inf.Lsg. 500mg	HNO-, Atemweg-, Haut-, Weichteil-infektionen, atypische Pneumonie → 487: 2 x 250-500mg p.o.; 2 x 500mg i.v.; Ki. 6M-12J: 15mg/kg/d p.o. in 2ED; H.P.-Eradikation → 509: 2 x 500mg p.o. + 2 x 1g Amoxycillin + 2 x 20mg Omeprazol; DANI CrCl < 30: p.o.: 50%; i.v. d1: 100%, ab d2: 50%

Lincosamide 227

Erythromycin Rp				HWZ 2-3h, Q0 > 0.8, PPB 60-70%, PRC B, Lact +				
Gewebe-gängigkeit	ZNS	entzünd. Lunge	ELF	Galle	Leber	Prostata	Niere	Knochen
	-	- ++	k.A.	++	++	++	++	k.A.

EryHEXAL *Trockensaft (5ml = 200, 400mg)* Erythrocin *Tbl. 500mg; Inf.Lsg. 500, 1000mg* Erythromycin-ratioph. *Tbl. 500mg;* *Gran. 1000mg* Infectomycin *Trockensaft* *(5ml = 100, 200, 400, 600mg)* Paediathrocin *Trockensaft (5ml = 200mg)*	HNO-, Haut-, Atemweginfektionen, atypische Pneumonie → 487: 3-4 × 500mg p.o., 4 × 0.5-1g i.v., max. 4g/d; **Ki.** < 8J: 30-50mg/kg/d p.o. in 3-4ED; **8-14J:** 1-2g/d p.o. in 3-4ED; **Gonorrhoe** → 643: 3 × 1g p.o. für 7d; **Lues Primärstadium:** 3 × 1g p.o. für 15d; **Urethritis durch Chlamydia trachomatis, Ureaplasma urealyticum:** 3 × 1g p.o. für 7d; **DANI** Krea (mg/dl) > 2: max. 2g/d

Roxithromycin Rp						HWZ 12h, Q0 0.7, PPB 95%		
Gewebe-gängigkeit	ZNS	entzünd. Lunge	ELF	Galle	Leber	Prostata	Niere	Knochen
	-	- ++	k.A.	+	k.A.	++	k.A.	k.A.

Roxi Aristo *Tbl. 150, 300mg* RoxiHEXAL *Tbl. 50, 150, 300mg* Roxithromycin Heumann *Tbl. 150, 300mg* Rulid *Tbl.150, 300mg*	HNO-, Atemweg-, Haut-, Urogenitaltrakt-infektionen: 2 × 150mg, 1 × 300mg p.o.; **Ki.** bis 40kg: 5-7.5mg/kg/d p.o. in 2ED; > 40kg: s. Erw.; **DANI** nicht erforderlich; **DALI** 50%

Telithromycin Rp						HWZ 10h, PPB 60-70%		
Gewebe-gängigkeit	ZNS	entzünd. Lunge	ELF	Galle	Leber	Prostata	Niere	Knochen
	-	- ++	+	++	++	k.A.	k.A.	k.A.

Ketek *Tbl. 400mg*	**Amb. erworbene Pneumonie** → 487, **Sinusitis, Exazerbation einer chron. Bronchitis:** 1 × 800mg p.o.; **Tonsilitis, Pharyngitis durch Strept. pyogenes: Ki.** 12-18J: 1 × 800mg; **DANI** CrCl < 30: 50%; **DALI** nicht erforderlich

A 9.8 Lincosamide

Empf.: Pneumo-, Staphylo-, Streptokokken, Corynebacterium diphtheriae, Anaerobier, Bacteroides fragilis, Clostridium perfringens;
resist.: Enterobakterien, Pseudom. aeruginosa, Entero-, Gono-, Meningokokken, Haemophilus influenzae, Mykoplasmen, Listerien;
UW: Übelkeit, Erbrechen, Diarrhoe, pseudomembranöse Kolitis, allergische Hautreaktionen, Erythema exsudativum, Thrombophlebitis (i.v.-Anwendung);
KI: Grav./Lakt.; Anw.Beschr. bei Myasthenia gravis

A 9 Infektiologie – Arzneimittel

Clindamycin Rp
HWZ 1.5–5h, Q0 > 0.8, PPB 90%, PRC B, Lact ?

Gewebe-gängigkeit	ZNS	entzünd.	Lunge	ELF	Galle	Leber	Prostata	Niere	Knochen
	–	–	+	+	++	++	–	k.A.	++

ClindaHEXAL Kps. 150, 300mg; Tbl. 450, 600mg; Amp. 600mg **Clindamycin-ratioph.** Kps. 150, 300mg; Tbl. 600mg; Amp. 300mg/2ml, 600mg/4ml, 900mg/6ml **Clindasol** Tbl. 150, 300, 600mg; Amp. 300mg/2ml, 600mg/4ml, 900mg/6ml; **Clindastad** Kps. 300mg **Sobelin** Kps. 75, 150, 300mg; Gran. (5ml = 75mg); Amp. 300/2ml, 600mg/4ml; Vaginalcreme (5g enth. 100mg)	**HNO-, Zahn-, Kiefer-, Atemweg-, abdominelle, Haut-, Knochen-, Weichteil-infektionen:** 4 x 150-450mg p.o.; 2-4 x 200-600mg i.v./i.m., max. 4.8g/d i.v.; **Ki. 4W-14J:** 8-25mg/kg/d p.o. in 3-4ED; 20-40mg/kg/d i.v./i.m. in 3-4ED; **bakt. Vaginose:** 1 x 5g Creme vaginal f. 3-7d; **DANI** leichte bis mäßige NI: 100%; schwere NI: Plasmaspiegel-Kontrolle, ggf. Dosisanpassg.; **DALI** schwere LI: Plasmaspiegel-Kontrolle, ggf. Dosisanpassung

A 9.9 Aminoglykoside

Empf.: Enterobakterien, Pseudomonas, Staphylokokken, Serratia, Yersinien, Pasteurellen, Brucellen; **resist.:** Streptokokken, Pneumokokken, Enterokokken, Anaerobier;
UW: Schädigung des N. vestibulocochlearis, neuromusk. Blockade, Parästhesien, Nierenschäden, BB-Veränd., allerg. Reakt.; **KI:** Vorschädigung des N. vestibulocochlearis, terminale NI, Grav./Lakt.

Amikacin Rp
HWZ 2.3h, Q0 0.02, PPB 10%, ther. Serumspiegel (mg/l): min. < 10, max. 25

Gewebe-gängigkeit	ZNS	entzünd.	Lunge	ELF	Galle	Leber	Prostata	Niere	Knochen
	–	+	++	++	++	k.A.	–	++	+

Amikacin B. Braun Inf.Lsg. 250mg/100ml, 500mg/100ml **Amikacin Fresenius** Inf.Lsg. 250mg/50ml, 500mg/100ml	**Atemweg-, abdominelle, Urogenital-infektionen, Sepsis, Endokarditis → 467, Meningitis → 664, Verbrennungen:** 10-15mg/kg i.v./i.m.; max. 1.5g/d, max. Gesamtdosis: 15g; **Ki. < 6J:** ini 10mg/kg, dann 2 x 7.5mg/kg i.v./i.m.; **> 6J:** s. Erw.; **DANI** CrCl < 70: ini 7.5mg/kg, dann Krea (mg/dl) x 9 = Dosisintervall (h); Kontrolle Serumspiegel!

Gentamicin Rp
HWZ 2h, Q0 0.02, PPB < 10%, ther. Serumspiegel (mg/l): min. < 2, max. 10-12

Gewebe-gängigkeit	ZNS	entzünd.	Lunge	ELF	Galle	Leber	Prostata	Niere	Knochen
	–	–	++	++	+	+	–	++	–

Gentamicin HEXAL Amp. 40mg/1ml, 80mg/2ml, 160mg/2ml **Gentamicin-ratioph.** Amp. 40mg/1ml, 80mg/2ml, 160mg/2ml **Refobacin** Amp. 10mg/2ml, 40mg/1ml, 80mg/2ml, 120mg/2ml	**Abdominelle, Urogenital-, Knocheninf., nosokomiale Pneumonie → 491, Sepsis, Endokarditis → 467, gramneg. Meningitis → 664:** ini 1.5-2mg/kg, Erhaltungsdosis 1 x 3-6mg/kg i.v./i.m. (als Kurzinfus. über 60min); **Ki. bis 3W:** 4-7mg/kg/d i.v./i.m. in 1-2 ED; **> 4W:** 3 x 1.5-2.5mg/kg; **DANI** s. Fl

Chinolone

Tobramycin Rp   HWZ 2 h, Q0 0.02, keine PPB, ther. Serumspiegel (mg/l): min. < 2, max. 12

Gewebe-gängigkeit	ZNS	entzünd. Lunge	ELF	Galle	Leber	Prostata	Niere	Knochen
	-	-	+	++	+	+	-	++	-

Bramitob *Inh.Amp. 300mg/4ml*
Gernebcin *Inj.Lsg. 40mg/1ml, 80mg/2ml, 160mg/2ml*
Tobi *Inh.Amp. 300mg/5ml*
Tobi Podhaler *Inh.Kps. 28mg*
Tobramycin B. Braun *Inj. Lsg. 80, 240, 360mg*
Tobrazid *Inj.Lsg. 40mg/1ml, 80mg/2ml*
Vantobra *Inh.Amp. 170mg/1.7ml*

Atemweg-, Harnweg-, abdom., Haut-, Weichteilinf., Sepsis, Endokarditis, gramneg. **Meningitis** → 664: ini 1.5-2mg/kg/d über 30-60min i.v., dann 3 x 1-2mg/kg i.v./ i.m.;
NG: 2 x 2.5mg/kg i.v./i.m.;
Sgl.: 3 x 1.5-2.5mg/kg i.v./i.m.;
Ki.: 3 x 2-2.5mg/kg i.v./i.m.;
chron. Lungeninfektion mit Pseudomonas aeruginosa bei Mukoviszidose: Ki. > 6J: 2 x 300mg (Amp.) bzw. 2 x 112mg (Kps.) inhalieren für 28d, dann 28d Pause;
DANI s. FachInfo

A 9.10 Chinolone (Gyrasehemmer)

A 9.10.1 Fluorierte Chinolone Gruppe I

Empf.: Enterobakterien, Salmonellen, Shigellen, Gonokokken;
resist.: Anaerobier, Chlamydien, Mykoplasmen, E. faecium, Ureaplasmen;
UW: Leukopenie, Neutropenie, Eosinophilie, Erhöhung von GOT, GPT, aP; Kopfschmerzen, Benommenheit, Schwindel, Magenbeschwerden, Bauchschmerzen, Übelkeit, Exanthem;
KI: bekannte Überempfindlichkeit gegen Chinolone; Tendinitis oder Sehnenruptur durch Chinolone in der Vorgeschichte

Norfloxacin Rp   HWZ 2-4h, Q0 0.7, PPB < 15%, PRC C, Lact ?

Gewebe-gängigkeit	ZNS	entzünd. Lunge	ELF	Galle	Leber	Prostata	Niere	Knochen
	-	-	k.A.	++	++	++	++	++	k.A.

Barazan *Tbl. 400mg*
NorfloHEXAL *Tbl. 400mg*
Norflosal *Tbl. 400mg*
Norfloxacin Stada *Tbl. 400mg*
Norfluxx *Tbl. 400mg*

Harnweginf. → 746, **Prostatitis** → 751, **bakt. Enteritis:** 2 x 400mg p.o.; **Gonorrhoe** → 643: 1 x 800mg p.o.;
Pro. gramnegative Infektion bei Neutropenie: 2-3 x 400mg;
DANI CrCl < 30: 1 x 400mg

A 9.10.2 Fluorierte Chinolone Gruppe II

Empf.: hohe Aktivität gegen Enterobakterien, Haemophilus influenzae, Legionella, unterschiedliche Aktivität gegen Pseudomonas aeruginosa, schwache Aktivität gegen Staphylo-, Pneumo-, Enterokokken, Mykoplasmen, Chlamydien;
UW (Ciprofloxacin): Übelkeit, Diarrhoe;
KI (Ciprofloxacin): bekannte Überempfindlichkeit gegen Chinolone; gleichzeitige Anwendung von Tizanidin

230 A 9 Infektiologie – Arzneimittel

Ciprofloxacin Rp HWZ 3-6h, Q0 0.5, PPB 20-30%, PRC C, Lact -

Gewebe-gängigkeit	ZNS	entzünd.	Lunge	ELF	Galle	Leber	Prostata	Niere	Knochen
	+	+	++	++	++	++	++	++	++

Ciprobay Tbl. 250, 500, 750mg; Trockensaft (5ml = 250, 500mg); Inf.Lsg. 200mg/100ml, 400mg/200ml **Ciprobeta** Tbl. 250, 500mg **Cipro HEXAL** Tbl. 100, 250, 500, 750mg; Inf.Lsg. 200mg/100ml, 400mg/200ml **Ciprofloxacin-ratioph.** Tbl. 100, 250, 500, 750mg **Keciflox** Tbl. 250, 500mg	HNO-, Atemweg-, Urogenital-, abdom., Haut-, Weichteil-, Knocheninfektionen, Sepsis, Neutropenie: 2 x 250-750mg p.o.; 2 x 200-400mg i.v.; **unkomplizierte Harnweginfektion:** 2 x 100mg p.o./i.v.; **DANI** CrCl > 60: 100%; 30-60: 2 x 200-400mg i.v., 2 x 250-500mg p.o.; < 30, HD: 1 x 200-400mg i.v., 1 x 250-500mg p.o., nach HD geben; **DALI** nicht erforderl.

Ofloxacin Rp HWZ 5-7.5h, Q0 0.1, PPB 25%, PRC C, Lact -

Gewebe-gängigkeit	ZNS	entzünd.	Lunge	ELF	Galle	Leber	Prostata	Niere	Knochen
	k.A.	k.A.	++	++	k.A.	k.A.	++	++	k.A.

OfloHEXAL Tbl. 100, 200, 400mg **Oflox Basics** Tbl. 100, 200, 400mg **Ofloxacin-ratioph.** Tbl. 100, 200, 400mg **Ofloxacin Stada** Tbl. 200, 400mg **Tarivid** Tbl. 200mg; Inf.Lsg. 200mg/100ml	HNO-, Atemweg-, Urogenital-, abdom., Weichteil-, Haut-, Knocheninf., Enteritis, Neutropenie: 2 x 200mg p.o./i.v.; **unkompl. Harnweginf.:** 2 x 100mg p.o./i.v. f. 3d; **Gonorrhoe:** 1 x 400mg p.o. als Einmalgabe; **DANI** CrCl 20-50: 100-200mg/d; < 20, HD: 100mg/d; **DALI** max. 400mg/d

A 9.10.3 Fluorierte Chinolone Gruppe III

Empf.: zusätzlich Aktivität gegen Staphylokokken, Pneumokokken, Streptokokken, Chlamydien, Mykoplasmen; **UW:** Schlaflosigkeit, Diarrhoe, Erbrechen, Übelkeit, Kopfschmerzen, Benommenheit, Phlebitis (bei i.v.-Gabe); **KI:** bek. Überempf. gg. Chinolone, Epilepsie, anamnestisch bek. Sehnenbeschwerden nach früherer Anw. von Fluorchinolonen, Ki./Jug. im Wachstum, Grav./Lakt.

Levofloxacin Rp HWZ 7h, Q0 0.23, PPB 30-40%, PRC C, Lact -

Gewebe-gängigkeit	ZNS	entzünd.	Lunge	ELF	Galle	Leber	Prostata	Niere	Knochen
	+	k.A.	++	++	++	++	++	++	++

Levitis Tbl. 250, 500mg **Levoflox-CT** Tbl. 500mg **Levofloxacin Actavis** Tbl. 250, 500mg; Inf.Lsg. 250mg/50ml, 500mg/100ml **Levofloxacin HEXAL** Tbl. 250, 500mg **Levofloxacin Kabi** Inf.Lsg. 250mg/50ml, 500mg/100ml **Quinsair** Lsg. f. Vernebler 240mg **Tavanic** Tbl. 250, 500mg; Inf.Lsg. 250mg/50ml, 500mg/100ml	Exazerbierte chron. Bronchitis, Sinusitis, kompl. Harnweginf. → 746, **Prostatitis** → 751, **Lungenmilzbrand:** 1 x 500mg p.o./i.v.; **ambulant erworbene Pneumonie** → 488, **komplizierte Haut- u. Weichteilinfektionen:** 1-2 x 500mg p.o./i.v.; **unkompl. Zystitis** → 746: 1 x 250mg p.o. f. 3d; **chron. Lungeninfektion mit P. aeruginosa bei Mukoviszidose, Erw.:** 2 x 240mg inhalieren f. 28d, dann 28d Pause; **DANI** CrCl 20-50: max. 2 x 250mg; 10-19: max. 2 x 125mg; < 10, HD: max. 1 x 125mg; **DALI** nicht erforderlich

Folsäureantagonisten

A 9.10.4 Fluorierte Chinolone Gruppe IV

Empf.: zusätzlich verbesserte Aktivität gegen Anaerobier;
UW: Superinfektionen durch resistente Bakterien oder Pilze; Übelkeit, Benommenheit, QT-Verlängerung bei Hypokaliämie, Übelkeit, Erbrechen, Bauchschmerzen, Diarrhoe;
KI: bekannte Überempfindlichkeit gegen Chinolone; anamnestisch bekannte Sehnenbeschwerden nach früherer Anwendung von Fluorchinolonen, Pat. < 18J; angeborene oder dokumentierte erworbene QT-Verlängerungen, unkorrigierte Hypokaliämie, klinisch relevante Bradykardie, klinisch relevante Herzinsuffizienz mit reduzierter LV-Auswurffraktion, symptomatische Herzrhythmusstrg. in der Vorgeschichte; gleichzeitige Anwendung von Arzneimitteln, die das QT-Intervall verlängern; eingeschränkte Leberfunktion (Child C bzw. Transaminasen > 5 x oberer Normwert), Grav./Lakt.

Moxifloxacin Rp HWZ 12h, Q0 0.8, PPB 41%, PRC C

Gewebe-gängigkeit	ZNS	entzünd.	Lunge	ELF	Galle	Leber	Prostata	Niere	Knochen
	+	k.A.	++	+	++	++	++	++	++

Actira Tbl. 400mg Avalox Tbl. 400mg; Inf.Lsg. 400mg/250ml Avelox Tbl. 400mg Moxifloxacin Actavis Tbl. 400mg Moxifloxacin HEXAL Tbl. 400mg Moxifloxacin Kabi Inf.Lsg. 400mg	Exazerbierte chronische Bronchitis, ambulant erworbene Pneumonie → 488, Sinusitis, komplizierte Haut- und Weichteilinfektionen, Infektionen der weiblichen Beckenorgane → 760: 1 x 400mg p.o./i.v.; **DANI** nicht erforderlich; **DALI** Child-Pugh C: KI

A 9.11 Folsäureantagonisten

A 9.11.1 Sulfonamide

Empf.: Toxoplasmen in Kombination mit Pyrimethamin;
UW: Übelkeit, Erbrechen, allergische Reaktionen, Erythema exsudativum multiforme, Photosensibilisierung, Nierenschädigung, Blutbildveränderungen);
KI: Sulfonamidüberempfindlichkeit, Erythema exsudativum in der Anamnese, schwere Leber- und Nierenfktsstrg., Grav. (1. + 3. Trim.), strenge Ind.Stell. in der Lakt.

Sulfadiazin Rp HWZ 7-16h, Q0 0.45, PPB 55%, PRC C, Lact -

Gewebe-gängigkeit	ZNS	entzünd.	Lunge	ELF	Galle	Leber	Prostata	Niere	Knochen
	++	k.A.	k.A.	++	k.A.	k.A.	k.A.	k.A.	k.A.

Sulfadiazin-Heyl Tbl. 500mg	**Toxoplasmose:** 2-4g/d p.o. in 3-6ED; **Ki. > 2M:** 65-150mg/kg/d in 3-6ED; max. 1.5g/d; Komb. mit Pyrimethamin → 240; **DANI** CrCl < 25: KI; **DALI** KI bei schwerer Funktionsstrg.

A 9.11.2 Trimethoprim und Sulfonamid-Kombinationen

Empf. (Cotrimoxazol): fast alle aeroben Bakterien; Pneumocystis jirovecii (carinii);
resist. (Cotrimoxazol): Pseudomonas aeruginosa, Treponema, Clostridien, Leptospiren, Rickettsien, Chlamydia psittaci, Mykoplasmen;
UW (Cotrimoxazol): allergische Reaktionen (z.B. Exantheme), Pruritus, Purpura, Photodermatose, Erythema nodosum, Glossitis, Gingivitis, Stomatitis, abnormer Geschmack, epigastrische Schmerzen, Appetitlosigkeit, Übelkeit, Erbrechen, Diarrhoe;
KI (Cotrimoxazol): bekannte Überempfindlichkeit, Erythema exsudativum multiforme (auch in der Anamnese), Thrombozytopenie, Granulozytopenie, megaloblastische Anämie, angeborener Glukose-6-Phosphat-Dehydrogenase-Mangel der Erythrozyten, Hämoglobinanomalien wie Hb Köln u. Hb Zürich, Nierenschäden oder hochgradige Niereninsuffizienz (CrCl < 15 ml/min), schwere Leberschäden oder Leberfktsstrg., akute Hepatitis, akute Porphyrie, Frühgeborene, Neugeborene mit Hyperbilirubinämie, Osteomyelitis

Trimethoprim Rp HWZ 5-17h, Q0 0.5, PRC C, Lact +

Gewebe-gängigkeit	ZNS	entzünd. Lunge	ELF	Galle	Leber	Prostata	Niere	Knochen
	+	k.A.	k.A.	++	k.A.	k.A.	k.A.	k.A.	k.A.

Infectotrimet Tbl. 50, 100, 150, 200mg; Saft (5ml = 50, 100mg)	Unkomplizierte Harnweginfektion: 2 x 150-200mg p.o.; **Ki.** < 12J: 2 x 3mg/kg; **Pro. rezidivierende Harnweginfektion:** 1 x 100mg; **Ki.** < 12J: 1 x 2mg/kg **DANI** CrCl: 15-25: 2 x 200mg für 3d, dann 1 x 100mg; 10-15: 2 x 100mg; < 10: KI

Trimethoprim + Sulfamethoxazol Rp Q0 (T/S) 0.5/0.8, PPB 65%/40%, PRC C, Lact ?
(Cotrimoxazol)

Gewebe-gängigkeit	ZNS	entzünd. Lunge	ELF	Galle	Leber	Prostata	Niere	Knochen
	++	++	++	++	++	++	++	++	++

CotrimHEXAL Tbl. 160+800mg Cotrim-ratioph. Tbl. 80+400, 160+800mg; Saft (5ml = 40+200, 80+400mg); Amp. 80+400mg/5ml Cotrim 960 1A Pharma Tbl. 160+800mg Eusaprim Tbl. 160+800mg; Saft (5ml = 40+200, 80+400mg) Kepinol Tbl. 20+100mg, 80+400, 160+800mg	Atemweg-, HNO-, Harnweg-, Genitaltraktinfektionen, bakterielle Enteritis, Salmonellose, Shigellose, Nocardiose: 2 x 160+800mg p.o./i.v.; **Ki.** 6W-5M: 2 x 20+100mg, **6M-5J:** 2 x 40+200mg, **6-12J:** 2 x 80+400mg; **Pneumocystis-jirovecii-Pneumonie:** **Ther.:** 20+100mg/kg/d p.o./i.v. in 4ED für 21d; **Pro.:** 160+800mg p.o. 3x/W; **DANI** CrCl > 30: 100%; 15-30: 50%; < 15: KI; **DALI** KI bei schwerer Funktionsstörung

Nitroimidazole 233

A 9.12 Nitroimidazole

Empf.: obligat anaerobe Bakterien (u.a. Bacteroides, Clostridium), Campylobacter, Helicobacter, Gardnerella vaginalis; Protozoen: Trichomonas vaginalis, Giardia lamblia, Entamoeba histolytica;
resist.: alle aeroben u. fakultativ anaeroben Bakterien, Aktinomyceten, Propionibakterien;
UW: metallischer Geschmack, bitteres Aufstoßen, Zungenbelag, Glossitis, Stomatitis, Magendrücken, Übelkeit, Erbrechen, Appetitlosigkeit, Diarrhoe, Dunkelfärbung des Urins, allergische Hautreaktionen, Photodermatose, Erythema nodosum;
KI: bek. Überempfindlichkeit gegen M. bzw. andere 5-Nitroimidazole

Metronidazol Rp					HWZ 7 (10)h, Qo 0.85 (0.3), PPB < 20%, PRC B, Lact ?				
Gewebe-gängigkeit	ZNS	entzünd. Lunge		ELF	Galle	Leber	Prostata	Niere	Knochen
	++	++	k.A.	++	++	++	k.A.	k.A.	k.A.

Arilin Tbl. 250, 500mg; Vaginalsupp. 100, 1000mg Metronidazol Fresenius Inf.Lsg. 500mg Metronidazol-ratioph. Tbl. 400mg Metronidazol Serag Inf.Lsg. 500mg Vagimid Tbl. 500mg; Vaginaltbl. 100mg	Abdominelle, Genital-, Atemweg-, Knochen-, Zahn-Mund-Kieferinfektionen, Sepsis, Endokarditis → 467, Hirnabszess, Amöbiasis → 636, Lambliasis → 639: 0.8-1g/d p.o., max. 2g/d in 2-3ED; 2-3 x 500mg i.v., Ther.dauer max. 10d; **Ki.:** 20-30mg/kg/d p.o./i.v.; **Trichomoniasis** → 647: 1 x 100mg vaginal für 6d, 1 x 1g für 1-2d; Mitbehandlung des Partners: 1 x 2g p.o.; **DANI** CrCl < 10: max. 1g/d

A 9.13 Nitrofurane/Harnwegantibiotika

Empf. (Nitrofurantoin): Enterococcus faecalis, Staph. saprophyticus, E. coli;
resist. (Nitrofurantoin): Proteus mirabilis, Proteus vulgaris, Pseudomonas aeruginosa;
Empf. (Nitroxolin): Staph. aureus, Staph. epidermidis, ß-hämol. Streptokokken, Citrobacter, Enterobacter, E. coli, Klebsiella oxytoca, Morganella morganii, Proteus mirabilis/vulgaris, Providencia, Mycoplasma hominis, Ureaplasma urealyticum, Candida;
resist. (Nitroxolin): Burkholderia cepacia, Pseudomonas, Stenotrophomonas maltophilia, evtl. auch Enterococcus, koagulasenegative Staphylokokken, Acinetobacter, Klebsiella pneumoniae, Serratia;
UW (Nitrofurantoin): Schwindel, Ataxie, Nystagmus, Arzneimittelfieber, Pruritus, Urtikaria, angioneurotisches Ödem, Kopfschmerzen, allergisches Lungenödem, interstitielle Pneumonie, Pleuritis, Atemnot, Husten, Thoraxschmerz, Appetitlosigkeit, Übelkeit, Erbrechen;
UW (Nitroxolin): Übelkeit, Erbrechen, Diarrhoe;
KI (Nitrofurantoin): bek. Überempf., NI jeden Grades, Oligurie, Anurie, pathologische Leberenzymwerte, Glukose-6-Phosphat-Dehydrogenase-Mangel, Polyneuropathien, Grav. im letzten Trimenon, FG u. Sgl. < 3M;
KI (Nitroxolin): bek. Überempfindlichkeit, schwere Nieren- und/oder Leberinsuffizienz

A 9 Infektiologie – Arzneimittel

Nitrofurantoin Rp — HWZ 20min–1h, Q0 0.7, PPB 50–60%, PRC B, Lact. ⌀

Gewebe-gängigkeit	ZNS	entzünd.	Lunge	ELF	Galle	Leber	Prostata	Niere	Knochen
	-	-	-	++	-	-	-	-	-

Furadantin *Kps. 50, 100(ret.)mg*
Nifurantin *Tbl. 50, 100mg*
Nifuretten *Tbl. 20mg*
Nitrofurantoin-ratioph. *Kps. 100(ret.)mg*
Uro-Tablinen *Tbl. 50mg*

Harnweginfektion: 3-4 x 100mg p.o.;
2-3 x 100mg ret.; **Ki.:** 5mg/kg/d;
Langzeittherapie: 2-3 x 50mg;
1-2 x 100mg ret.; **Ki.:** 2-3mg/kg/d;
DANI KI

Nitroxolin Rp — HWZ 2.6h, Q0 0.99, PPB 10%

Gewebe-gängigkeit	ZNS	entzünd.	Lunge	ELF	Galle	Leber	Prostata	Niere	Knochen
	-	-	-	+	-	-	+	+	-

Nilox mini *Kps. 80mg*
Nilox midi *Kps. 80mg*
Nitroxolin forte *Kps. 250mg*

Akute Harnweginfektion:
3 x 150–250mg p.o.;
Ki. ab 3J: 5mg/kg/d; 10-20mg/kg/d in 3 ED;
Chron. Harnweginfekte: 150-500mg/d;
DANI, DALI KI bei schwerer NI/LI

A 9.14 Carbapeneme

Empf.: fast alle grampositiven u. gramnegativen Bakterien;
resist. (Ertapenem, Imipenem, Meropenem): MRSA, Burkholderia cepacia, Xanthomonas maltophilia, E. faecium;
UW (Ertapenem, Imipenem, Meropenem): Erbrechen, Diarrhoe, Transaminasen ↑, allergische Reaktion, BB-Veränderungen, ZNS-Strg.;
KI (Ertapenem, Imipenem, Meropenem): Grav./Lakt., Ki. < 3M

Ertapenem Rp — HWZ 4h, Q0 0.6, PPB 92-95%, PRC B, Lact ?

Gewebe-gängigkeit	ZNS	entzünd.	Lunge	ELF	Galle	Leber	Prostata	Niere	Knochen
	k.A.	k.A.	++	++	k.A.	k.A.	k.A.	++	k.A.

Invanz *Inf.Lsg. 1g*

Abdominelle, akute gynäkol. Infektionen, ambulant erworbene Pneumonie → 488, Haut- und Weichteilinfektionen bei diabetischem Fuß; Pro. abdomineller Infektionen bei elektiven kolorektalen Eingriffen: 1 x 1g i.v.;
Ki. 3M-12J: 2 x 15mg/kg/d i.v.;
DANI CrCl > 30: 100%; < 30, HD: KI;
DALI nicht erforderlich

Glykopeptide 235

Imipenem + Cilastatin Rp				HWZ 0.9/1 h, Qo 0.3/0.1, PPB 20/35%, PRC C, Lact ?					
Gewebe-gängigkeit	ZNS	entzünd. Lunge		ELF	Galle	Leber	Prostata	Niere	Knochen
	–	+	++	++	++	++	k.A.	k.A.	++
Imipenem/Cilastatin Actavis *Inf.Lsg. 500+500mg/100ml* Imipenem/Cilastatin Basics *Inf.Lsg. 500+500mg/100ml* Zienam *Inf.Lsg. 500+500mg/100ml*				Atemweg-, Harnweg-, abdominelle, Genital-, Haut-, Knochen-, Weichteil-infektionen, Sepsis, neutropenisches Fieber: 3-4 x 500+500-1000+1000mg i.v., max. 50+50mg/kg/d bzw. max. 4+4g/d; Ki. < 3M: 50+50mg/kg/d in 2-3ED; > 3M: 60+60mg/kg/d i.v. in 4ED, max. 2+2g/d; DANI CrCl 41-70: max. 3 x 750+750mg; 21-40: max. 4 x 500+500mg; 6-20: max. 2 x 500+500mg; DALI nicht erforderl.					

Meropenem Rp				HWZ 1 h, Qo 0.12, PPB 2%, PRC B, Lact ?					
Gewebe-gängigkeit	ZNS	entzünd. Lunge		ELF	Galle	Leber	Prostata	Niere	Knochen
	+	+	++	++	++	++	k.A.	k.A.	++
Meronem *Inf.Lsg. 500, 1000mg* Meropenem HEXAL *Inf.Lsg. 500, 1000mg* Meropenem Kabi *Inf.Lsg. 500, 1000mg*				Atemweg-, Harnweg-, abdominelle, intra- und postpartale Infektionen Haut-, Weichteilinf., Sepsis, neutropen. Fieber: 3 x 0.5-1g i.v.; Ki. > 3M: 3 x 10-20mg/kg i.v.; Meningitis: 3 x 2g i.v.; Ki.: 3 x 40mg/kg i.v.; DANI CrCl > 50: 100%; 26-50: 2 x 0.5-1g; 10-25: 2 x 250-500mg; < 10: 1 x 250-500mg; DALI nicht erforderl.					

A 9.15 Glykopeptide

Empf.: an-/aerobe grampositive Bakterien, MRSA; Telavancin: MRSA, MSSA;
resist.: alle gramnegativen Bakterien, Mykoplasmen, Chlamydien, Enterobakterien;
UW (Teicoplanin): Exanthem, Erythem, Juckreiz, Schmerzen, Fieber;
UW (Telavancin): Pilzinfektion, Schlaflosigkeit, Geschmackstörung, Kopfschmerzen, Schwindel, Übelkeit, Obstipation, Diarrhoe, Erbrechen, Transaminasenerhöhung, Juckreiz, Exanthem, akutes Nierenversagen, Kreatininerhöhung, schaumiger Urin, Müdigkeit, Schüttelfrost;
UW (Vancomycin i.v.): Venenentzündung, Rötung von Körper/Gesicht, Blutdruck ↓, Dyspnoe, Stridor, Exanthem, Schleimhautentzündung, Juckreiz, Nesselfieber, Nierenschädigung;
UW (Vancomycin oral): keine;
KI (Teicoplanin): bek. Überempfindlichkeit;
KI (Telavancin): bek. Überempfindlichkeit, schwere NI, akutes Nierenversagen, Grav.;
KI (Vancomycin i.v./oral): bek. Überempfindlichkeit

A 9 Infektiologie – Arzneimittel

Teicoplanin Rp							HWZ 70-100h, Q0 0.3, PPB 90%		
Gewebe-gängigkeit	ZNS	entzünd. Lunge	ELF	Galle	Leber	Prostata	Niere	Knochen
	–	+	++	++	++	++	k.A.	k.A.	++

Targocid *Amp. 100/1.8ml, 200mg/3.2ml, 400mg/3.2ml*	Kompliz. Haut- u. Weichteilinf., Knochen- u. Gelenkinf., nosokomiale Pneumonien, amb. erw. Pneumonien → 488, kompliz. Harnweginf., infektiöse Endokarditis → 467, Peritonitis, assoziiert mit kontin. amb. Peritonealdialyse (CAPD): d1: 1 x 400mg, max. 800mg, dann 1 x 200-400mg i.v./i.m.; **Ki.<2M:** d1: 16mg/kg i.v./i.m., dann 1 x 8mg/kg; **2M-12J:** d1: 10mg/kg alle 12h, dann 1 x 6-10mg/kg i.v./i.m.; **Cl. difficile Enterokolitis:** 2 x 100-200mg p.o. f. 7-14d; **DANI** CrCl 40-60: ab d4 50%; < 40: CrCl/100 x norm. Dos.; HD: ini 800mg, dann 1 x 400mg/W

Telavancin Rp							HWZ 8h, PPB 90%		
Gewebe-gängigkeit	ZNS	entzünd. Lunge	ELF	Galle	Leber	Prostata	Niere	Knochen
	k.A.	k.A.	k.A.	k.A.	k.A.	k.A.	k.A.	k.A.

Vibativ *Inf.Lsg. 250, 750mg*	Nosokomiale inkl. beatmungsassoziierte Pneumonie mit gesicherter od. vermuteter **MRSA-Genese:** 1 x 10mg/kg i.v. f. 7-10d; **DANI** CrCl >50: 100%; 30-50: 7.5mg/kg; <30, HD: KI; **DALI** Child A, B: 100%; C: keine Daten, vorsichtige Anw.

Vancomycin Rp HWZ 4-6(15)h, Q0 0.05, PPB 55%, ther. Serumsp. (mg/l) min. 5-10, max. 30-40									
Gewebe-gängigkeit	ZNS	entzünd. Lunge	ELF	Galle	Leber	Prostata	Niere	Knochen
	–	+	+	++	+	+	k.A.	k.A.	+

Vanco Cell *Inf.Lsg. 0.5, 1g* Vancomycin Enterocaps *Kps. 250mg* Vancomycin Hikma *Inf.Lsg. 0.5, 1g* Vancomycin-ratioph. *Inf.Lsg. 0.5, 1g*	Knochen- → 487, Weichteilinf., Pneumonie, Sepsis, Endokarditis → 467: 4 x 500mg oder 2 x 1g i.v.; **NG/Sgl.:** ini 15mg/kg/d, Erhaltungsdosis: 2-3 x 10mg/kg/d; **Ki. < 12J:** 4 x 10mg/kg i.v.; Spiegelkontrollen bei längerer Anwendung, v.a. bei NI, gleichzeitiger Anwendung oto-/nephrotoxischer Substanzen; **DANI** CrCl: 100: 100%; 70: 70%; 30: 30%; 10: 10%; HD: ini 1g, dann 1g alle 7-10d; **DALI** nicht erforderl.; **C.-difficile- oder Staph.-Enterokolitis:** 0.5-2g/d p.o. in 3-4ED; **Ki.:** 40mg/kg/d

Lipopeptide

A 9.16 Lipopeptide

Empf.: Staph. aureus, alle anderen grampositiven Keime inkl. multiresistente Keime; **resist.:** alle gramnegativen Keime; **UW:** Pilzinfektionen, Kopfschmerzen, Übelkeit, Erbrechen, Durchfall, Exanthem, Reaktion an Infusionsstelle, Leberenzyme ↑ (GOT, GPT, aP), CK ↑, Geschmacksstrg., supraventr. Tachykardie, Extrasystolie, Flush, RR ↑/RR ↓, Obstipation, Bauchschmerzen, Dyspepsie, Glossitis, Ikterus, Pruritus, Urtikaria, Myositis, Muskelschwäche, Muskelschmerzen, Arthralgie, Vaginitis, Pyrexie, Schwäche, Erschöpfung, Schmerzen, Elektrolytstrg., Kreatinin ↑, Myoglobin ↑, LDH ↑; **KI:** bek. Überempfindlichkeit, Grav./Lakt.

Daptomycin Rp					HWZ 8-9h, Q0 0.5, PPB 90% PRC B, Lact ?				
Gewebe-gängigkeit	ZNS	entzünd.	Lunge	ELF	Galle	Leber	Prostata	Niere	Knochen
	k.A.	k.A.	k.A.	++	k.A.	k.A.	k.A.	k.A.	++

Cubicin Inf.Lsg. 350, 500mg	**Komplizierte Haut-/Weichteilinfektionen:** 1 x 4mg/kg i.v. für 10-14d; **Staph.-aureus-Bakteriämie, rechtsseitige Endokarditis mit Staph. aureus:** 1 x 6mg/kg i.v.; **DANI** CrCl > 30: 100%; < 30, HD: 4mg/kg alle 48h; **DALI** Child-P. A, B: 100%; C: keine Daten

A 9.17 Oxazolidinone

Empf. (Linezolid): alle grampositiven Keime; **resist.** (Linezolid): alle gramnegativen Keime; **empf.** (Tedizolid): St. aureus, S. pyogenes, S. agalactiae, S. anginosus-Gruppe; **resist.** (Tedizolid): St. lugdunensis; gramneg. Keime;
UW (Linezolid): Kopfschmerzen, Juckreiz, Übelkeit, Erbrechen, Diarrhoe, Candidiasis, Mykosen, metallischer Geschmack, Blutbildveränderungen, Transaminasen ↑, aP ↑, LDH ↑, Harnstoff ↑, Lipase ↑, Amylase ↑, CK ↑, Glukose ↑, Gesamteiweiß ↓, Albumin ↓, Na ↓, Ca ↓, Kalium ↑ ↓, Bicarbonat ↑ ↓;
UW (Tedizolid): Kopfschmerzen, Schwindel, Übelkeit, Erbrechen, Diarrhoe, Pruritus, Ermüdung;
KI (Linezolid): bek. Überempf., unkontrollierbare Hypertonie, Phäochromozytom, Karzinoid, Thyreotoxikose, bipolare Depression, schizoaffektive Psychose, akute Verwirrtheitszustände, gleichzeitige Anw. von Serotonin-Wiederaufnahmehemmer, trizyklische Antidepressiva, Serotonin-5HT1-Rezeptor-Agonisten (Triptane), direkt oder indirekt wirkende Sympathomimetika inkl. adrenerger Bronchodilatatoren, Pseudoephedrin, Phenylpropanolamin, Adrenalin, Noradrenalin, Dopamin, Dobutamin; **KI** (Tedizolid): bek. Überempfindlichkeit

Linezolid Rp					HWZ 5h, Q0 0.65, PPB 31%, PRC C, Lact ?				
Gewebe-gängigkeit	ZNS	entzünd.	Lunge	ELF	Galle	Leber	Prostata	Niere	Knochen
	++	++	++	+	k.A.	k.A.	k.A.	k.A.	++

Linezolid 1A Tbl. 600mg Linezolid HEXAL Tbl. 600mg; Inf.Lsg. 600mg/300ml Zyvoxid Tbl. 600mg; Gran. (5ml = 100mg); Inf.Lsg. 600mg/300ml	Nosokomiale, ambulant erw. Pneumonie → 488, schw. Haut-, Weichteilinfektionen: 2 x 600mg p.o./i.v. für 10-14d, max. 28d, nach 14d Blutbildkontrolle; **DANI, DALI** nicht erforderlich

Tedizolid Rp					HWZ 12h, Q0 0.9 PPB 70-90%, PRC C, Lact ?				
Gewebe-gängigkeit	ZNS	entzünd.	Lunge	ELF	Galle	Leber	Prostata	Niere	Knochen
	+	k.A.	++	++	k.A.	++	k.A.	++	+
Sivextro *Tbl. 200mg; Inf.Lsg. 200mg*					Haut- und Weichteilinf.: 1 x 200mg p.o./i.v. für 6d; DANI, DALI nicht erforderlich				

A 9.18 Intestinale Antibiotika

Empf. (Colistin): gramnegative Bakterien (außer Proteus spp.) inkl. Pseudomonas; **empf.** (Fidaxomicin): Clostridium difficile; **empf.** (Rifaximin): E. coli (ETEC, EAEC), Salmonella spp., Shigella spp., Non-V Vibrio cholerae, Plesiomonas spp., Aeromonas spp., Campylobacter spp.; **Wm/Wi** (Fidaxomicin): lokal wirksames Antibiotikum aus der Klasse der Makrozykline, bakterizid und Hemmung der RNA-Polymerase; **UW** (Colistin): Übelkeit, Erbrechen, Magenschmerzen, Diarrhoe; **UW** (Fidaxomicin): Erbrechen, Übelkeit, Obstipation; **UW** (Paromomycin): Diarrhoe, Appetitlosigkeit, Übelkeit, Erbrechen, Bauchschmerzen; **UW** (Rifaximin): Benommenheit, Kopfschmerz, Blähungen, Bauchschmerzen, Stuhldrang, Übelkeit, Erbrechen, Tenesmus ani, Erschöpfung, Pyrexie; **KI** (Colistin): bek. Überempf., geschädigte Darmmukosa, FG- und NG; **KI** (Fidaxomicin): bek. Überempf.; **KI** (Paromomycin): bek. Überempf., Myasthenia gravis, Obstipation, Ileus, Vorschädigung des Vestibular- oder Cochleaorgans, Grav.; **KI** (Rifaximin): Überempf. gegen R. bzw. andere Rifamycinderivate

Colistin Rp									
Gewebe-gängigkeit	ZNS	entzünd.	Lunge	ELF	Galle	Leber	Prostata	Niere	Knochen
	-	-	-	-	-	-	-	-	-
Diaroent Mono *Tbl. 95mg; Trockensaft (1ml = 5.95mg)*					Selektive Darmdekontamination: 3-4 x 95mg p.o., Ki 6-11J: 3-4 x 47,5mg; >12J: 3-4 x 47,5-95mg				

Fidaxomicin Rp					HWZ 8-10h, PRC B, Lact ?				
Gewebe-gängigkeit	ZNS	entzünd.	Lunge	ELF	Galle	Leber	Prostata	Niere	Knochen
	-	-	-	-	-	-	-	-	-
Dificlir *Tbl. 200mg*					Clostridium-difficile-Infektion: 2 x 200mg p.o. für 10d; DANI, DALI nicht erforderl.				

Paromomycin Rp									
Gewebe-gängigkeit	ZNS	entzünd.	Lunge	ELF	Galle	Leber	Prostata	Niere	Knochen
	-	-	-	-	-	-	-	-	-
Humatin *Kps. 250mg; Pulver (1Fl. = 1g)*					**Präcoma/Coma hepat.** → 553: 35-75mg/kg/d p.o.; **Pro. portosystem. Enzephalopathie** → 520: 1-2g/d; **Darmdekontam. präop.:** 4g/d p.o. für 2d; **nichtinvas. Amöbenenteritis** → 636: 15-100mg/kg/d p.o. für 5d; DANI vorsichtig dosieren				

Inhalative Antibiotika

Rifaximin Rp									
Gewebe-gängigkeit	ZNS	entzünd. Lunge	ELF	Galle	Leber	Prostata	Niere	Knochen
	-	-	-	-	-	-	-	-

Tixteller Tbl. 550mg **Rifaxan** Tbl. 200mg **Xifaxan** Tbl. 200, 550mg	Reisediarrhoe: 3 x 200mg p.o. für 3d, max. 2 x 400mg/d; **Hepatische Enzephalopathie** → 520: 2 x 550mg p.o.

A 9.19 Inhalative Antibiotika

Wm/Wi (Colistimethatnatrium): zyklischer antibakterieller Polypeptid-Wirkstoff ⇒ Schädigung der Zellmembran von gramnegativen Bakterien;
UW (Colistimethatnatrium): Gleichgewichtsstrg., Kopfschmerzen, Tinnitus, Dyspnoe, Husten, Dysphonie, Rachenreizung, Hämoptysen, Bronchospasmus, Asthma, Keuchen, thorakale Beschwerden, Infektion der unteren Atemwege, produktiver Husten, Lungenknistern, Dysgeusie, Übelkeit, Erbrechen, Arthralgie, Pyrexie, Asthenie, Müdigkeit, FEV ↓;
KI (Colistimethatnatrium): bekannte Überempfindlichkeit

Colistimethatnatrium Rp								PRC C, Lact ?	
Gewebe-gängigkeit	ZNS	entzünd. Lunge	ELF	Galle	Leber	Prostata	Niere	Knochen
	-	-	++	-	-	-	-	-

Colistin CF Inh.Lsg. 80mg = 1Mio IE **Colobreathe** Inh.Kps. 125mg **Promixin** Inh.Lsg. 80mg = 1Mio IE	**Mukoviszidose** → 504, **chron. pulmonale Infekte durch Pseudom. aeruginosa** → 494: Erw., Ki ab 6J: 2 x 1 Kps. bzw. 2 x 1 Mio IE p.i., bei Erregerpersistenz bis 3 x 2 Mio IE; **DANI, DALI** nicht erforderlich

A 9.20 Antiprotozoenmittel

Empf. (Atovaquon): Pneumocystis jirovecii;
empf. (Pentamidin): Pneumocystis jirovecii, Leishmania, Trypanosoma;
empf. (Pyrimethamin): Malariaplasmodien, Toxoplasma gondii;
UW (Atovaquon): Übelkeit, Exanthem, Juckreiz, Durchfall, Erbrechen, Kopfschmerzen, Schlaflosigkeit, erhöhte Leberenzyme, Anämie, Neutropenie, Hyponatriämie, Überempfindlichkeitsreaktionen inkl. Angioödem, Entzündung, Enge im Rachen, Urtikaria, Fieber;
UW (Pentamidin): i.v: Azotämie, akutes Nierenversagen, Hämaturie, lokale Reaktionen am Verabreichungsort wie Schwellung, Entzündung, Schmerz, Induration, Abszeß, Muskelnekrose, Anämie, Leukopenie, Thrombopenie, Hypoglykämie, Hyperglykämie, Diabetes mellitus, Hypermagnesiämie, Hyperkaliämie, Hypokalzämie, Hypertonie, Hypotonie, Kollaps, Hitzegefühl, Nausea, Erbrechen, Geschmacksstrg., Exanthem; inhalativ: Husten, Dyspnoe, Bronchospasmus, Giemen, Geschmacksstrg., Übelkeit;
UW (Pyrimethamin): Übelkeit, Erbrechen, Diarrhoe, Exanthem, Kopfschmerzen, Schwindel, Anämie, Leukopenie, Thrombopenie;
KI (Atovaquon, Pentamidin): bekannte Überempfindlichkeit;
KI (Pyrimethamin): bekannte Überempfindlichkeit, Lakt.

A 9 Infektiologie – Arzneimittel

Atovaquon Rp					HWZ 50-84h, PPB 99%, PRC C, Lact ?				
Gewebe-gängigkeit	ZNS	entzünd.	Lunge	ELF	Galle	Leber	Prostata	Niere	Knochen
	k.A.	k.A.	++	k.A.	k.A.	k.A.	k.A.	k.A.	k.A.

Wellvone *Susp. (5ml = 750mg)*	P.-jirovecii-Pneumonie: 2 x 750mg p.o.

Pentamidin Rp					HWZ 6-9h, Q0 0.95, PPB 70%, PRC C, Lact -				
Gewebe-gängigkeit	ZNS	entzünd.	Lunge	ELF	Galle	Leber	Prostata	Niere	Knochen
	k.A.	k.A.	++	k.A.	k.A.	k.A.	k.A.	k.A.	k.A.

Pentacarinat *Inf.Lsg. 300mg*	**Pneumocystis-jirovecii-Pneum.: Ther.:** für 14d 4mg/kg i.v. oder 300-600mg/d inhalieren; **Pro.:** 200mg für 4d, dann 300mg alle 4W inhalieren; **Leishmaniasis:** 3-4mg/kg alle 2d i.m., 10 x; **Trypanosomiasis:** 4mg/kg alle 2d i.v./i.m., 7-10 x; **DANI** s. FachInfo; **DALI** nicht erf.

Pyrimethamin Rp					HWZ 80-96h, Q0 1.0, PPB 80%, PRC C, Lact +				
Gewebe-gängigkeit	ZNS	entzünd.	Lunge	ELF	Galle	Leber	Prostata	Niere	Knochen
	+	+	k.A.	k.A.	k.A.	k.A.	k.A.	k.A.	k.A.

Daraprim *Tbl. 25mg*	**Toxoplasmose:** d1 100mg p.o., dann 1 x 25-50mg; **Ki. < 3M:** 6.25mg alle 2d; **3-9M:** 1 x 6.25mg; **10M-2J:** 1 x 1mg/kg/d, max. 25mg; **3-6J:** d1 2mg/kg, dann 1mg/kg; Kombination mit Sulfadiazin! → 231

A 9.21 Weitere Antibiotika

Empf. (Fosfomycin): Staphylokokken, Streptokokken, Escherichia coli, Enterobacter, Proteus, Pseudomonas aeruginosa, Neisseria, Haemophilus influenzae, Citrobacter, Serratia;
resist. (Fosfomycin): Morganella, Bacteroides; **UW** (Fosfomycin i.v.): Brechreiz, Magendrücken, Phlebitis; **UW** (Fosfomycin, oral): Kopfschmerzen, Schwindel, Asthenie;
KI (Fosfomycin i.v.): bek. Überempf. gegen F. bzw. gegen Bernsteinsäure;
KI (Fosfonycin oral): bek. Überempf. gegen F.; schwere Niereninsuffizienz

Fosfomycin Rp					HWZ 2h, Q0 0.1, keine PPB, PRC B, Lact ?				
Gewebe-gängigkeit	ZNS	entzünd.	Lunge	ELF	Galle	Leber	Prostata	Niere	Knochen
	++	++	+	++	++	++	k.A.	k.A.	++

Fosfouro *Granulat 3g* Fosfomycin Aristo *Granulat 3g* Infectofos *Inf.Lsg. 2, 3, 5, 8g* Monuril *Granulat 3g*	**Unkompl. Harnweginf. bei Frauen:** Erw., Ki. ab 12J: 1 x 3g p.o.; **DANI** CrCl < 20: KI; **Atemweg-, HNO-, Harn-/Gallenweg-, Haut-, Weichteil-, Knocheninf., Meningitis, Sepsis, Endokarditis** → 467: 2-3 x 3-5g i.v., max. 20g/d; **Ki < 4W:** 100mg/kg/d in 2ED i.v.; **5W-1J:** 200-250mg/kg/d in 3ED; **1-12J:** 100-200mg/kg/d in 3ED, max. 300mg/kg/d; **DANI** s. FachInfo

A 9.22 Antimikrobielle Spüllösung

Wm/Wi (Taurolidin): Methylolgruppen-Übertragung, Denaturierung von Oligosaccharid-Peptid-Komplexen der Bakterien, Entgiftung von Lipopolysacchariden;
UW (Taurolidin): keine häufigen bzw. sehr häufigen UW;
KI (Taurolidin): bek. Überempfindlichkeit, terminale Niereninsuffizienz, Ki. < 6J

Taurolidin Rp	HWZ (3-6h), PPB 40%
Taurolodin Nova 2% *Instillationslsg. 2g/100ml, 5g/250ml*	**Lokale oder diffuse Peritonitis:** 300-500ml 0.5% oder 100-250ml 2%; **Ki. 6-15J.:** bis max. 300ml 0.5% oder 50-100ml 2%; **DANI** KI bei terminaler NI

A 9.23 Tuberkulostatika

A 9.23.1 Monopräparate

Empf. (Bedaquilin): M. tuberculosis; **empf.** (Delamanid): M. tuberculosis; **empf.** (EMB): M. tuberculosis, M. kansasii, M. avium-intracellulare; **empf.** (INH): M. tuberculosis, M. kansasii; **empf.** (PTH): M. tuberculosis, M. kansasii, M. leprae; **empf.** (PZA): M. tuberculosis; **empf.** (RMP): M. tuberculosis, grampositive Kokken, Legionellen, Chlamydien, M. leprae, Meningokokken, Gonokokken, Haemophilus influenzae, Bacteroides;
empf. (SM): M. tuberculosis, Brucellen, Yersinia pestis, Francisella tularensis;
Wm/Wi (Bedaquilin): spezif. Hemmung der mykobakteriellen ATP-Synthase ⇒ bakterizide Wi in sich teilenden und sich nicht teilenden Tuberkulosebakterien; **Wm/Wi** (Delamanid): Hemmung der Synthese der Zellwandkomponenten Methoxy- und Keto-Mykolsäure;
UW (Bedaquilin): Kopfschmerzen, Schwindel, verlängerte QT-Zeit, Nausea, Erbrechen, Diarrhoe, Transaminasen ↑, Arthralgie, Myalgie; **UW** (Delamanid): Anämie, Eosinophilie, Retikulozytose, Hypertriglyceridämie, Hypokaliämie, Hyperurikämie, Appetitlosigkeit, Schlaflosigkeit, Psychose, Erregung, Angststörung, Unruhe, Depression, Schwindel, Kopfschmerzen, Parästhesie, Tremor, Tinnitus, Herzklopfen, per. Neuropathie, Somnolenz, Hypästhesie, trockenes Auge, Photophobie, Ohrenschmerzen, Hypertonie, Hypotonie, Hämatome, Hitzewallungen, Dyspnoe, Husten, Oropharyngeale Schmerzen, Rachenreizung, trockener Rachen, Rhinorrhoe, Hämoptyse, Erbrechen, Diarrhoe, Dyspepsie, Gastritis, Obstipation, Bauchschmerzen, Dermatitis, Urtikaria, juckender Hautausschlag, Juckreiz, Exanthem, Akne, Hyperhidrose, Osteochondrose, Muskelschwäche, Muskel- und Skelettschmerzen, Flankenschmerz, Gliederschmerzen, Arthralgie, Myalgie, Hämaturie, Asthenie, Pyrexie, Brustschmerzen, Unwohlsein, thorakale Beschwerden, periph. Ödeme, Asthenie, QT-Verlängerung, Kortisolspiegel ↑; **UW** (EMB): N.-opticus-Schädigung, Transaminasen ↑, allerg. Reaktionen; **UW** (INH): periphere Neuropathie, Transaminasen ↑, Akne, Leukopenie, Mikrohämaturie; **UW** (PTH): gastrointestinale Störung, Transaminasen ↑, allergische Reaktionen; **UW** (PZA): Hyperurikämie, Transaminasen ↑, Erbrechen, Strg. der Hämatopoese; **UW** (RMP): Transamin. ↑, Cholestase, Rotfärbung des Urins, Neutro- und Thrombopenie, Nierenversagen; **UW** (SM): Schädigung des N. vestibularis, Nephrotoxizität;
KI (Bedaquilin): bek. Überempfindlichkeit; **KI** (EMB): Vorschädigung des N. opticus;
KI (INH): akute Lebererkr., periphere Neuropathien; **KI** (PTH): schwere Leberfktsstrg., Grav.;
KI (PZA): schwere Leberfunktionsstrg.; **KI** (RMP): schwere Leberfktsstrg., Lakt.; Cave in Grav.;
KI (SM): schwere Niereninsuffizienz, Innenohrschädigung, Grav./Lakt.

A 9 Infektiologie – Arzneimittel

Bedaquilin Rp — HWZ 5.5 Monate, PPB >99%, PRC B, Lact ?

Gewebe-gängigkeit	ZNS	entzünd.	Lunge	ELF	Galle	Leber	Prostata	Niere	Knochen
	k.A.	k.A.	k.A.	k.A.	k.A.	k.A.	k.A.	k.A.	k.A.

Sirturo *Tbl. 100mg*

Multiresistente pulmonale TBC → 648: W 1–2: 1 x 400mg/d p.o.; W 3–24: 200mg 3 x/W; Komb. mit anderen Tuberkulostatika; **DANI** CrCl > 30: nicht erforderlich; <30, HD: vorsichtige Anwendung; **DALI** Child A, B: nicht erforderlich; C: Anw. nicht empfohlen

Delamanid Rp — HWZ 30–38h PPB >99%

Gewebe-gängigkeit	ZNS	entzünd.	Lunge	ELF	Galle	Leber	Prostata	Niere	Knochen
	k.A.	k.A.	k.A.	k.A.	k.A.	k.A.	k.A.	k.A.	k.A.

Deltyba *Tbl. 50mg*

Multiresistente pulm. TBC: 2 x 100mg p.o. f. 24W, Komb. mit anderen Tuberkulostatika; **DANI** leichte-mäßige NI: 100%; schwere NI: Anw. nicht empfohlen; **DALI** mäßige bis schwere LI: Anw. nicht empfohlen

Ethambutol (EMB) Rp — HWZ 2.5–4h, Q_0 0,8, PPB 10–20%, PRC B, Lact +

Gewebe-gängigkeit	ZNS	entzünd.	Lunge	ELF	Galle	Leber	Prostata	Niere	Knochen
	–	+	++	++	k.A.	k.A.	k.A.	k.A.	k.A.

EMB-Fatol *Tbl. 100, 400, 500mg; Inf.Lsg. 1000mg/10ml*

TBC → 648: 1 x 25mg/kg p.o./i.v./i.m., nach 2–3M 1 x 20mg/kg; **DANI** CrCl 40–75: 1 x 15mg/kg; 30–39: 15mg/kg alle 2d; < 30: nach Serumspiegel

Isoniazid (INH) Rp — HWZ 0.7–4h, Q_0 0,6, PPB 30%, PRC C, Lact +

Gewebe-gängigkeit	ZNS	entzünd.	Lunge	ELF	Galle	Leber	Prostata	Niere	Knochen
	+	++	++	k.A.	k.A.	k.A.	k.A.	k.A.	k.A.

Isozid *Tbl. 50, 100, 200mg; Inf.Lsg. 0.5g*

TBC: Therapie → 648: 1 x 5mg/kg p.o./i.v.; 15mg 2–3 x/W; **Ki.:** 1 x 200mg/m² KOF; **Pro.:** 500mg p.o./i.v. für mindestens 6–9M; **Ki.:** 15mg/kg 3 x/W p.o., 5mg/kg/d i.v.; **DANI** nicht erforderlich, evtl. 1–2d/W Pause; **DALI** max. 100–200mg/d

Protionamid (PTH) Rp — HWZ 1–2h, keine PPB

Gewebe-gängigkeit	ZNS	entzünd.	Lunge	ELF	Galle	Leber	Prostata	Niere	Knochen
	++	++	++	++	k.A.	k.A.	k.A.	k.A.	k.A.

Peteha *Tbl. 250mg*

TBC → 648: 10–15mg/kg p.o. in 1–3ED; **Ki.** < 4J: 25mg/kg p.o.; **5–8J:** 20mg/kg; > **9J:** 15mg/kg; **DANI** 2–3 x/W 1g p.o.; **DALI** KI

Tuberkulostatika 243

Pyrazinamid (PZA) Rp — HWZ 9-23h, Q0 1.0, PPB 50%, PRC C, Lact ?

Gewebe-gängigkeit	ZNS	entzünd. Lunge	ELF	Galle	Leber	Prostata	Niere	Knochen
	++	++	++	++	k.A.	++	k.A.	++	k.A.

Pyrafat *Tbl. 500mg*
Pyrazinamid *Tbl. 500mg*

TBC → 648: 1 x 20-30mg/kg p.o., max. 2.5g/d für 2-3M; **Ki.** 1 x 30mg/kg p.o., max. 1.5g/d; **DANI** 2 x/W 3g; **DALI** KI bei schwerer Fkt.Strg.

Rifampicin (RMP) Rp — HWZ 2-3h, Q0 0.85, PPB 90%, PRC C, Lact -

Gewebe-gängigkeit	ZNS	entzünd. Lunge	ELF	Galle	Leber	Prostata	Niere	Knochen
	++	++	++	-	k.A.	++	k.A.	+	+

Eremfat *Tbl. 150, 300, 450, 600mg;*
Saft (5ml = 100mg); Inf.Lsg. 300, 600mg

TBC → 648: 1 x 10mg/kg p.o./i.v., max. 600mg/d; minimal 450mg/d;
Ki. < 2M: 10mg/kg;
2M-6J: 15mg/kg;
> 6J: 10-20mg/kg, max. 450mg/d;
andere Infektionen:
600-1200mg/d p.o./i.v. in 2-3ED;
Meningokokken-Pro.: 2 x 600mg p.o. für 2d;
Ki. 3-11M: 2 x 5mg/kg für 2d;
1-12J: 2 x 10mg/kg für 2d;
DANI nicht erforderlich;
DALI KI bei schwerer Funktionsstrg.

Streptomycin (SM) Rp — HWZ 2.5h, Q0 0.04, PPB 32-35%, PRC D, Lact +

Gewebe-gängigkeit	ZNS	entzünd. Lunge	ELF	Galle	Leber	Prostata	Niere	Knochen
	-	-	++	++	k.A.	k.A.	k.A.	k.A.	k.A.

Strepto-Fatol *Inj.Lsg. 1g*

TBC → 648, **Brucellose, Tularämie:**
1 x 15mg/kg i.m.; > **50J:** 1 x 0.5g/d;
Ki. < 3M: 1 x 10mg/kg, max. 50mg/d;
3-6 M: 1 x 15-25mg/kg;
0.5-12J: 1 x 20-30mg/kg, max. 1g/d;
Enterokokkenendokarditis: 1 x 2g für 10-14d;
DANI CrCl 50-60: 1g alle 40h; 40-50: 1g alle 60h; 30-40: 1g alle 72h; < 30: KI;
HD: zusätzlich 3.5-5mg

A 9.23.2 Kombinationspräparate

Rifampicin + Isoniazid Rp

Iso-Eremfat *Tbl. 150+100mg*	**TBC:** 1 x 10+5mg/kg p.o.

Isoniazid + Pyridoxin Rp

Isozid compositum *Tbl. 100+20mg, 200+40mg, 300+60mg*	**TBC:** 1 x 5mg/kg INH p.o.

A 9.23.3 Tuberkulostatika – Reservemittel

Empf. (Capreomycin): M. tuberculosis, auch streptomycinresistente Stämme;
empf. (Dapson): M. tuberculosis, M. leprae, Pneumocystis jirovecii (carinii);
empf. (Rifabutin): M. tuberculosis, M. marinum, M. kansasii, M. leprae, M. avium intracellulare, grampositive Kokken, Legionellen, Chlamydien;
UW (Rifabutin): rotorange Färbung des Urins, Übelkeit, Erbrechen, Leberenzyme ↑, Gelbsucht, Leukopenie, Eosinophilie, Thrombopenie, Anämie, Fieber, Hautrötung, Bronchospasmen, Schock, reversible Uveitis, Wirkung hormoneller Kontrazeptiva u.a. ↓;
KI (Rifabutin): Überempf. gegen andere Rifamycine, Verschlussikterus, Leberzirrhose, akute Hepatitis, Cave in Grav./Lakt.

Capreomycin

Gewebe-gängigkeit	ZNS	entzünd. Lunge	ELF	Galle	Leber	Prostata	Niere	Knochen
	k.A.	k.A. k.A.	k.A.	k.A.	k.A.	k.A.	k.A.	k.A.

Ogostal *(Int. Apotheke) Inj.Lsg. 1g*	**TBC** → 648: 1 x 1g i.m. für 1-2M, dann: 1g 2-3 x/W

Dapson Rp
HWZ 10-50h, PPB 70-90%, PRC C, Lact -

Gewebe-gängigkeit	ZNS	entzünd. Lunge	ELF	Galle	Leber	Prostata	Niere	Knochen
	k.A.	++	+	k.A.	k.A.	k.A.	k.A.	k.A.

Dapson-Fatol *Tbl. 50mg*	**TBC** → 648: 50-200mg p.o.; **Lepra:** 1 x 50-100mg p.o.

4-Aminosalicylsäure Rp
HWZ 26min, PPB 50-70%

Gewebe-gängigkeit	ZNS	entzünd. Lunge	ELF	Galle	Leber	Prostata	Niere	Knochen
	–	+	+	+	k.A.	k.A.	k.A.	k.A.

Granupas *Granulat 4g* PAS-Fatol N *Inf.Lsg. 13.5g*	**TBC** → 648: 3 x 4g p.o.; **Ki.** > 1M: 150mg/kg/d in 2 ED p.o.; 1 x 10-15g i.v., max. 40g/d; **Ki.** < 6J: 200-300mg/kg/d; > 6J: 200mg/kg/d; **Jug.** > 14J: s. Erw.

Rifabutin Rp
HWZ 45h, Qo 0.9, PPB 91-94%, PRC B, Lact ?

Gewebe-gängigkeit	ZNS	entzünd. Lunge	ELF	Galle	Leber	Prostata	Niere	Knochen
	+	+	++	++	k.A.	k.A.	k.A.	k.A.

Mycobutin *Kps. 150mg*	**TBC** → 648: 1 x 150mg für 6-9M; vorbehand. u. immunsuppr. Patienten: 1 x 300-450mg p.o.; **Mycobacterium-avium-Infektion: Ther.:** 1 x 450-600mg p.o. **Pro.:** 1 x 300mg; **DANI** CrCl < 30: 50%; **DALI** Dosisreduktion, KI bei schwerer Leberfktsstrg.

Virustatika

A 9.24 Virustatika

A 9.24.1 Herpes-Präparate

Wm (Aciclovir): Hemmung der viralen DNA-Polymerase;
Wm (Brivudin): Nukleosidanalogon, Replikationshemmung des Varizella-Zoster-Virus;
Wm (Famciclovir): Hemmung der viralen DNA-Polymerase;
Wm (Valaciclovir): bessere Resorption als Aciclovir;
UW (Aciclovir): Nierenfunktionsstrg., Exanthem, Blutbildveränderungen;
UW (Brivudin): Übelkeit, Kopfschmerzen, Erbrechen, Diarrhoe, Schwindel, Pruritus;
KI (Aciclovir): Grav./Lakt., **KI** (Brivudin): bereits voll ausgeprägte Hautmanifestation, Immundefizienz, Kinder, Grav./Lakt., Einnahme von 5-FU oder anderen 5-Fluoropyrimidinen (Abstand zur Brivudineinnahme muss > 4W sein)

Aciclovir Rp	HWZ 3h, Qo 0.25, PPB 9-33%, PRC B, Lact ?
Acic Tbl. 200, 400, 800mg; Inf.Lsg. 250, 500mg **Aciclostad** Tbl. 200, 400, 800mg **Aciclovir-ratioph.** Tbl. 200, 400, 800mg; Inf.Lsg. 250, 500mg **Virzin** Tbl. 200, 400, 800mg **Zovirax** Susp. (5ml = 200mg)	**Herpes zoster → 714:** 5 x 800mg p.o.; 3 x 5mg/kg i.v. (5-7d); immunsupprimierte Patienten: 3 x 10mg/kg i.v.; **Herpes genitalis → 643:** 5 x 200mg p.o.; 3 x 5mg/kg i.v. (5d); **Herpes-Enzephalitis → 665:** 3 x 10mg/kg i.v. für 10d; **Ki.** < **3M** > **12J:** s. Erw. (mg/kg); **3M-12J:** 3 x 250-500mg/m² KOF i.v.; **DANI** CrCl: > 50: 100%; 25-50: Dosisintervall 2 x i.v.; 10-25: Dosisintervall 1 x i.v.; < 10, HD: 50% 1 x i.v., nach Dialyse

Brivudin Rp	HWZ 16h, PPB > 95%
Zostex Tbl. 125mg	**Herpes zoster** (immunkompetente Patienten): 1 x 125mg p.o. für 7d; **DANI, DALI** nicht erforderlich

Famciclovir Rp	HWZ 2.2h, Qo 0.14, PPB < 20%, PRC B, Lact ?
Famvir Tbl. 125, 250, 500mg	**Herpes genitalis → 643:** Ersterkrankung: 3 x 250mg p.o. für 5d, immunsupprimierte Pat.: 2 x 500mg; Frührezidiv: 2 x 125mg; **Herpes zoster → 714:** 3 x 250mg für 7-10d; bei immunsupprimierten Patienten oder **Zoster ophthalmicus:** 3 x 500mg; **DANI** CrCl > 40: 100%; 30-39: 2 x 250mg; 10-29: 1 x 250mg; **DALI** nicht erforderlich

Valaciclovir Rp	HWZ 3h, Qo 0.25
Valaciclovir 1A Pharma Tbl. 500, 1000mg **Valaciclovir HEXAL** Tbl. 500, 1000mg **Valtrex** Tbl. 500mg	**Herpes zoster → 714:** 3 x 1g p.o. für 7d; **DANI** CrCl 15-30: max. 2 x 1g; < 15, HD: max. 1 x 1g nach Dialyse; **Herpes genitalis:** 2 x 500mg p.o. für 10d; **DANI** CrCl < 15: 1 x 500mg

A 9.24.2 CMV-Präparate

Wm (Foscarnet): Hemmung viraler Polymerasen; **Wm** (Ganciclovir): Nukleosidanalogon, Hemmung der DNA-Synthese; **Wm** (Valganciclovir): Prodrug von Ganciclovir;
UW (Ganciclovir): Neutropenie, Thrombopenie, Fieber, Kopfschmerzen, Nausea;
KI (Ganciclovir): schwere Leuko- bzw. Thrombopenie, Grav./Lakt., Kinder < 18J

Foscarnet Rp	HWZ 3-6h, Q0 0.1, PPB < 20%, PRC C, Lact ?
Foscavir *Inf.Lsg. 6g*	**CMV-Infektion:** W1-3: 3 × 60mg/kg i.v., dann: 1 × 90-120mg/kg; **Herpesinfektion (Aciclovir-resistent):** 3 × 40mg/kg i.v.; **DANI** s. FachInfo

Ganciclovir Rp	HWZ 2.5-5h, Q0 0.6, PPB 2%, PRC C, Lact ?
Cymeven *Inf.Lsg. 500mg* Ganciclovir HEXAL *Inf.Lsg. 500mg*	**CMV-Retinitis:** W1-2: 2 × 5mg/kg i.v., dann 1 × 5mg/kg i.v.; **DANI** CrCl 50-69: 2 × 2.5mg/kg i.v.; 25-49: 1 × 2.5mg/kg; 10-24: 1 × 1.25mg/kg; < 10: 1.25mg 3 x/W

Valganciclovir Rp	HWZ 3 h
Valcyte *Tbl. 450mg, Trockensaft (1ml = 50mg)* Valganciclovir HEXAL *Tbl. 450mg* Valganciclovir Mylan *Tbl. 450mg*	**CMV-Retinitis:** 2 × 900mg p.o. für 21d, dann 1 × 900mg/d; **DANI** CrCl > 60: 100%; 40-59: ini 2 × 450mg, dann 1 × 450mg; 25-39: ini 1 × 450mg, dann 450mg alle 2d; 10-24: ini 450mg alle 2d, dann 450mg 2 x/W; < 10, HD: KI

A 9.24.3 Influenza-Präparate

Wm (Amantadin): verhindert Uncoating und Reifung von Influenza-Viren;
Wm (Oseltamivir, Zanamivir): Hemmung der viralen Neuraminidase, Hemmung der Freisetzung neu gebildeter Influenza-A- und -B-Viren;
UW (Amantadin): Schlafstrg., motorische und psychische Unruhe, Ataxie, Angstzustände, Livedo reticularis, Gedächtnis- und Konzentrationsstrg.;
UW (Oseltamivir): Kopfschmerzen, Übelkeit, Erbrechen, Bronchitis, Herpes simplex, Nasopharyngitis, Infektionen der oberen Atemwege, Sinusitis, Schlaflosigkeit, Husten, Halsentzündung, Rhinorrhoe, Schmerzen, Bauchschmerzen, Dyspepsie, Benommenheit, Abgeschlagenheit, Fieber, Gliederschmerzen, Otitis media, Konjunktivitis, Ohrenschmerzen;
KI (Amantadin): HF ↓, Hypokaliämie, Hypomagnesiämie, Long-QT-Syndrom;
KI (Oseltamivir): bekannte Überempfindlichkeit

Amantadin Rp	HWZ 10-14h, Q0 0.1, keine PPB, PRC C, Lact -
Amantadin HEXAL *Tbl. 100, 200mg* Amantadin-ratioph. *Tbl. 100mg*	**Influenza-A-Virusgrippe:** 2 × 100mg p.o. für 10d, > 65J: 1 × 100mg; **Ki.** 5-9J: 1 × 100mg; > 10J: 2 × 100mg; **DANI** CrCl 50-60: 1 × 150mg; 30-49: 1 × 100mg; 20-29: 200mg 2 x/W; 10-19: 100mg 3 x/W; < 10, HD: 100mg 1 x/W

Virustatika 247

Oseltamivir Rp	HWZ 6-10h, Q0 0.01, PPB 3%
Tamiflu *Trockensaft (1ml = 6mg);* *Kps. 30, 45, 75mg*	**Influenza: Ther.:** 2 x 75mg p.o. (5d); **Pro.:** 1 x 75mg (7d); **Ki.: > 1J: Ther.:** < 15kg: 2 x 30mg; 15-23kg: 2 x 45mg; 23-40kg: 2 x 60mg; > 40kg: 2 x 75mg; **DANI** CrCl > 30: Ther./Pro.: 2 x 75mg/1 x 75mg; 10-30: 1 x 75mg/75mg alle 2d oder tgl. 30mg; < 10, HD: nicht empf.; **DALI** nicht erforderl.

Zanamivir Rp	HWZ 1.6-5.1h, PRC B, Lact ?
Relenza *Diskhaler (ED = 5mg)*	**Influenza A, B: Erw. u. Ki ab 5J:** 2 x 10mg inhalieren für 5d; **Postexpositions-Pro.:** 1 x 10mg für 10d; **saisonale Pro.:** 1 x 10mg für bis zu 28d; **DANI, DALI** nicht erforderlich

A 9.24.4 Nukleosidische und nukleotidische Reverse-Transkriptase-Inhibitoren (NRTI)

Wm/Ind: Blockade der Umwandlung von RNA in DNA durch ein chemisch verändertes Nukleosid; **UW** (Abacavir): Übelkeit, Müdigkeit, Fieber, Kopfschmerzen, Diarrhoe, Anorexie;
UW (Adefovir): Asthenie, Bauchschmerzen, Kopfschmerzen, Übelkeit, Diarrhoe, Krea ↑;
UW (Didanosin, Stavudin): Polyneuropathie, Pankreatitis, Diarrhoe, Exanthem;
UW (Emtricitabin): Kopfschmerzen, Übelkeit, Diarrhoe, CK ↑, Exanthem;
UW (Lamivudin): Kopfschmerzen, Übelkeit, Pankreatitis;
UW (Tenofovir-Alafenamid): Diarrhoe, Übelkeit, Erbrechen, Bauchschmerzen, Völlegefühl, Flatulenz, Erschöpfung, Kopfschmerzen, Schwindel, Exanthem, Pruritus, ALT ↑, Arthralgie;
UW (Tenofovir-Disoproxil): Diarrhoe, Übelkeit, Erbrechen, Hypophosphatämie, Flatulenz;
UW (Zidovudin): Anämie, Leuko ↓, Myopathie, Übelkeit, Kopfschmerzen;
KI (Abacavir): schwere Leberfunktionsstrg., Grav./Lakt.; **KI** (Adefovir): bek. Überempf.;
KI (Didanosin): akute Pankreatitis, Grav./Lakt.; **KI** (Emtricitabin): bek. Überempf.;
KI (Lamivudin, Stavudin): Grav./Lakt.; **KI** (Tenofovir-Alafenamid/Disoproxil): bek. Überempf.;
KI (Zidovudin): Leukozytenabnahme < 750/μl, Hb < 7.5g/dl, Grav./Lakt.

Abacavir (ABC) Rp	HWZ 1-2h, Q0 0.95, PPB 50%, PRC C, Lact -
Abacavir HEXAL *Tbl. 300mg* **Ziagen** *Tbl. 300mg; Saft (1ml = 20mg)*	**HIV-Infektion:** 2 x 300mg p.o.; **Ki. 3M–12J:** 2 x 8mg/kg, max. 600mg/d; **DANI** nicht erforderl.; **DALI** Anw. nicht empf.

Abacavir + Lamivudin Rp	PRC C, Lact -
Abacavir/Lamivudin beta *Tbl. 300+600mg* **Abacavir/Lamivudin HEXAL** *Tbl. 300+600mg* **Kivexa** *Tbl. 600+300mg*	**HIV-Infektion: Erw., Ki. ab 25kg:** 1 x 600+300mg p.o.; **DANI** CrCl < 50: Anw. nicht empfohlen; **DALI** Anwendung nicht empfohlen

Adefovir Rp	HWZ 1-2h, PPB < 4%, PRC C, Lact -
Hepsera *Tbl. 10mg*	**Chron. Hepatitis B** → 516: 1 x 10mg p.o.; **DANI** CrCl > 50: 100%; 20-49: 10mg alle 48h; 10-19: 10mg alle 72h; HD: 10mg alle 7d

A 9 Infektiologie – Arzneimittel

Didanosin (DDI) Rp
HWZ 1.3-1.5h, Q$_0$ 0.5, PPB < 5%, PRC B, Lact ?

Videx *Kps. 125, 200, 250, 400mg; Trockensaft (10ml = 200mg)*

HIV-Infektion: < 60kg: 250mg/d p.o.; > 60kg: 400mg/d in 1-2ED;
Ki. > 3M: 240mg/m^2 KOF p.o. in 1-2ED, 180mg/m^2 bei Kombination mit Zidovudin;
DANI CrCl > 60: 100%; 30-59: ≥ 60kg: 200mg/d, < 60kg: 150mg/d; 10-29: ≥ 60kg: 150mg/d, < 60kg: 100mg/d; < 10: ≥ 60kg: 100mg/d, < 60kg: 75mg/d; **DALI** nicht erf.

Emtricitabin (FTC) Rp
HWZ 10h, PPB < 4%, PRC B, Lact -

Emtriva *Kps. 200mg; Saft (1ml = 10mg)*

HIV-Infektion: 1 x 200-240mg p.o.;
Ki. < 33kg: 6mg/kg/d, max. 240mg/d;
Ki. > 33kg: s. Erw.;
DANI CrCl > 50: 100%; 30-49: 200mg alle 48h; 15-29: 200mg alle 72h; < 15, HD: 200mg alle 96h (gilt für Tbl., Saft s. FachInfo)

Emtricitabin + Tenofovir Rp
PRC B, Lact -

Descovy *Tbl. 200+10, 200+25mg*
Truvada *Kps. 200+245mg*

HIV-Infektion: Descovy: Erw., **Ki. ab 12J ≥ 35kg:** je n. Komb. mit anderen Virustatika (s. FachInfo) 1 x 200+10-25mg p.o.;
DANI CrCl ≥30: 100%; <30: Anw. nicht empf.;
DALI Child A, B: 100%; C: Anw. nicht empf.;
Truvada: Erw. ≥18J: 1 x 200+245mg p.o.;
DANI CrCl > 50: 100%; 30-49: 1Kps. alle 48h; < 30, HD: Anw. nicht empf.; **DALI:** nicht erf.

Emtricitabin + Rilpivirin → 251 + Tenofovir-Alafenamid Rp
PRC B, Lact -

Eviplera *Tbl. 200+25+245mg*
Odefsey *Tbl. 200+25+245mg*

HIV-Infektion: Eviplera: Erw.: 1 x 200+25+245mg p.o. mit einer Mahlzeit; Odefsey: Erw., **Ki. ab 12J.:** 1 200+25+25mg;
DANI Eviplera: CrCl < 50, Odefsey: < 30: Anwendung nicht empf.;
DALI Child A, B: 100%; C: Anw. nicht empf.

Entecavir Rp
HWZ 128-149h, PPB 13%, PRC C, Lact-

Baraclude *Tbl. 0.5, 1mg; Saft (1ml = 0.5mg)*
Entecavir HEXAL *Tbl. 0.5, 1mg*

Chron. Hepatitis B → 516: nukleosid-naive Patienten, kompensierte Lebererkrankung: 1 x 0.5mg p.o.; Lamivudin-refraktäre Pat. und/oder dekompensierte Lebererkrankung: 1 x 1mg p.o.; Ki. 2-18J: ab 10kg s. FachInfo;
DANI CrCl 30-49: 0.25/0.5mg/d; 10-29: 0.15-0.3mg/d; < 10, HD: 0.05-0.1mg/d;
DALI nicht erforderlich

Virustatika 249

Lamivudin (3TC) Rp	HWZ 3-7h, Qo 0.03, PPB 16-36%, PRC C, Lact ?
Epivir Tbl. 150, 300mg; Saft (1ml = 10mg) **Zeffix** Tbl. 100mg; Saft (1ml = 5mg) **Lamivudin HEXAL** Tbl. 100, 150, 300mg **Lamivudin Teva** Tbl. 100, 150, 300mg	**HIV-Infektion:** 300mg/d p.o. in 1-2ED; **Ki.** > 3M: 2 x 4mg/kg; **DANI** CrCl > 50: 100%; 30-50: 1 x 150mg; 15-29: 1 x 100mg; 5-14: 1 x 50mg; < 5: 1 x 25mg; **chron. Hepatitis B** → 516: 1 x 100mg p.o.; **DANI** CrCl 30-49: ini 100mg, dann 50mg/d; 15-29: ini 100mg, dann 25mg/d; 5-14: ini 35mg, dann 15mg/d; < 5: ini 35mg, dann 10mg/d

Lamivudin + Zidovudin (CBV) Rp	PRC C, Lact ?
Combivir Tbl. 150+300mg **Lamivudin/Zidovudin HEXAL** Tbl. 150+300mg **Lamizido** Tbl. 150+300mg	**HIV-Infektion:** 2 x 1Tbl. p.o.; **Ki. 14-21kg:** 2 x 1/2Tbl.; **21-30kg:** 1 x 1/2Tbl. morgens + 1 x 1Tbl. abends; **DANI** CrCl < 50: Monopräparate empfohlen

Lamivudin + Zidovudin + Abacavir Rp	PRC C, Lact -
Trizivir Tbl. 150+300+300mg	**HIV-Infektion:** 2 x 1Tbl. p.o.; **DANI** CrCl < 50: Monopräp. empf.; **DALI** KI

Stavudin (D4T) Rp	HWZ 1-1.5h, Qo 0.6, PPB unerheblich, PRC C, Lact ?
Zerit Kps. 20, 30, 40mg; Trockensaft (1ml = 1mg)	**HIV-Infektion:** < 60kg: 2 x 30mg p.o.; > 60kg: 2 x 40mg; **Ki.** > 3M < 30kg: 2 x 1mg/kg; > **30kg:** s. Erw.; **DANI** CrCl 26-50: 2 x 15-20mg; < 26, HD: 1 x 15-20mg; **DALI** nicht erforderlich

Telbivudin Rp	HWZ 42h, PPB 3%, PRC B, Lact -
Sebivo Tbl. 600mg	**Chron. Hepatitis B** → 516: 1 x 600mg p.o.; **DANI** CrCl 30-49: 400mg/d oder 600mg alle 48h, < 30: 200mg/d oder 600mg alle 72h, terminale NI: 120mg/d oder 600mg alle 96h; **DALI** nicht erforderlich

Tenofovir-Alafenamid Rp	HWZ 0.5h, PPB 80%
Vemlidy Tbl. 25mg	**Chron. Hepatitis B** → 516: Erw., **Ki. ab 12J**, > 35kg: 1x25mg p.o.; **DANI** CrCl ≥ 15: 100%%; HD: 100% (Gabe nach HD); < 15 ohne HD: keine Daten; **DALI** nicht erforderlich

Tenofovir-Disoproxil (TDF) Rp	HWZ 12-18h, PPB < 0,7%
Viread Tbl. 123, 163, 204, 245mg, Granulat (1g enth. 33mg)	**HIV-Infektion:** 1 x 245mg p.o.; **Ki. 6-12J**, 17-21kg: 1 x 123mg; 22-27kg: 1 x 163mg; 28-34kg: 1 x 204mg; **chron. Hepatitis B** → 516: Erw., Ki. ab 12J, > 35kg: 1 x 245mg p.o.; **DANI** CrCl 30-49: 245mg alle 48h; 10-29: 245mg alle 72-96h; HD: 1 x 245mg/W; **DALI** nicht erforderlich

250 A 9 Infektiologie – Arzneimittel

Zidovudin (AZT) Rp	HWZ 1h, Q₀ 0.85, PPB 35%, PRC C, Lact ?
Retrovir Kps. 100, 250mg; Saft (5ml = 50mg); Inf.Lsg. 200mg **Zidovudin Aurobindo** Kps. 100, 250mg	**HIV-Infektion:** 500-600mg/d p.o. in 2-3ED; 6 x 1-2mg/kg i.v.; **Ki. 3M-12J:** 360-480mg/m² KOF p.o. in 3-4ED; 4 x 80-160mg/m² KOF i.v.; **DANI** CrCl < 10: 300-400mg/d p.o.; 3-4 x 1mg/kg i.v.

A 9.24.5 Non-nukleosidische Reverse-Transkriptase-Inhibitoren (NNRTI)

Wm/Ind: Blockade der reversen Transkriptase von HIV-1;
UW (Efavirenz): Schwindel, Benommenheit, Konzentrationsstörung, Schlaflosigkeit, Exanthem, Leberenzyme ↑; **UW** (Etravirin): Hautausschlag, Diarrhoe, Übelkeit;
UW (Nevirapin): Hautausschlag, Übelkeit, Fieber, Kopfschmerzen, Leberwerte ↑;
UW (Rilpivirin): Leukopenie, Anämie, Thrombopenie, erhöhtes Gesamt-/LDL-Cholesterin, erhöhte Triglyzeride, verminderter Appetit, Schlafstrg., abnorme Träume, Depression, Kopfschmerzen, Schwindel, Übelkeit, Somnolenz, Amylase ↑, Lipase ↑, Bauchschmerzen, Erbrechen, Mundtrockenheit, Transaminasen ↑, Bilirubin ↑, Exanthem, Fatigue;
KI (Efavirenz): Grav./Lakt., Ki. < 3J, bek. Überempf., schw. Leberschädigung, gleichz. Anw. von Johanniskrautpräparaten und verschiedenen anderen Präparaten (s. FachInfo);
KI (Etravirin): bek. Überempf., Lakt., strenge Ind.Stell. in der Grav.;
KI (Nevirapin): bek. Überempf., schw. Leberfunktionsstrg., gleichzeitige Anw. von Johanniskrautpräparaten, Lakt., strenge Ind.Stell. in der Grav.;
KI (Rilpivirin): bek. Überempf., gleichzeitige Anw. von Carbamazepin, Oxcarbazin, Phenobarbital, Phenytoin, Rifabutin, Rifampicin Rifampicin, Omeprazol, Esomeprazol, Pantoprazol, Rabeprazol, Lansoprazol, Dexamethason (außer Einzeldosis), Johanniskraut

Efavirenz (EFV) Rp	HWZ 40-55h, Q₀ > 0.9, PPB 99%, PRC C, Lact -
Efavirenz Teva Tbl. 600mg **Stocrin** Tbl. 600mg **Sustiva** Kps. 50, 100, 200mg; Tbl. 600mg; Saft (1ml = 30mg)	**HIV-Infektion:** 1 x 600mg p.o.; 1 x 720mg p.o.; **Ki. 3-17J:** <15kg: 200mg; 15-19kg: 250mg; 20-24kg: 300mg; 25-32kg: 350mg; 32.5-39kg: 400mg; > 40kg: 600mg; **DANI** nicht erforderlich; **DALI** Child C: KI

Efavirenz + Emtricitabin → 248 + Tenofovir-Disoproxil → 249	
Atripla Tbl. 600+200+245mg	**HIV-1-Infektion:** 1 x 1 Tbl. p.o.; **DANI** CrCl <50: Anw. nicht empfohlen; **DALI** Child C: KI

Etravirin Rp	HWZ 30-40h, PPB 99.9%, PRC B, Lact -
Intelence Tbl. 25, 100, 200mg	**HIV-Inf.:** 2 x 200mg p.o.; **Ki. 16 bis < 20kg:** 2x100mg; **20 bis < 25kg:** 2x125mg; **25-30kg:** 2 x 150mg; **≥ 30kg:** 2 x 200mg; nur komb. mit geboosterten PI/antiretrovir. Substanzen; **DANI** nicht erf.; **DALI** Child C: Anw. nicht empf.

Nevirapin (NVP) Rp	HWZ 22-84h, Q₀ 0.95, PPB 60%, PRC C, Lact ?
Nevirapin Aurobindo Tbl. 200mg **Nevirapin HEXAL** Tbl. 200mg **Nevirapin-ratioph.** Tbl. 200mg **Viramune** Tbl. 100(ret.), 200, 400(ret.)mg; Saft (5ml = 50mg)	**HIV-Infektion:** 1 x 200mg p.o., nach 14d 2 x 200mg oder 1 x 400mg (ret.); **Ki. 2M-8J:** 1 x 4mg/kg p.o., nach 14d 2 x 7mg/kg; **8-16J:** 1 x 4mg/kg, nach 14d 2 x 4mg/kg; **DANI** HD: weitere 200mg n. jeder Dialyse; **DALI** Child C: KI

Virustatika 251

Rilpivirin Rp	HWZ 45 h, PPB 99%, PRC B, Lact -
Edurant *Tbl. 25mg*	**HIV-Infektion:** 1 x 25mg p.o. mit einer Mahlzeit; **DANI** leichte bis mäßige NI: 100%; schwere NI: vorsichtige Anw.; **DALI** Child A, B: 100%; Child C: Anw. nicht empf.

A 9.24.6 Protease-Inhibitoren (PI)

Wm/Ind: spezifische Hemmung der viralen Protease ⇒ Produktion wichtiger Virusproteine ↓ (z.B. reverse Transkriptase); **UW** (Atazanavir): Ikterus, Lipodystrophie, Kopfschmerzen, Schlaflosigkeit, Sklerenikterus, Bauchschmerzen, Diarrhoe, Dyspepsie, Übelkeit, Erbrechen, Ausschlag, Asthenie; **UW** (Boceprevir): Bronchitis, Entzündung von Haut/Bindegewebe, Herpes simplex, Influenza, orale Pilzinfektion, Sinusitis, Anämie, Neutropenie, Leukopenie, Thrombopenie, Struma, Hypothyreose, Appetit ↓, Dehydratation, Hyperglykämie, Hypertriglyzeridämie, Hyperurikämie, Angst, Depression, Schlaflosigkeit, Reizbarkeit, Affektlabilität, Agitiertheit, Libidoverlust, Stimmungsänderung, Schlafstrg., Schwindel, Kopfschmerz, Hypästhesie, Parästhesie, Synkope, Amnesie, Aufmersamkeitsstrg., Gedächtnisstrg., Migräne, Parosmie, Tremor, Drehschwindel, trockenes Auge, Retinaexsudate, verschwommenes Sehen, Sehstrg., Tinnitus, Palpitation, Hypotonie, Hypertonie, Husten, Dyspnoe, Epistaxis, verstopfte Nase, oropharyngeale Schmerzen, Atemwegblockade, Diarrhoe, Übelkeit, Erbrechen, Mundtrockenheit, Dysgeusie, Bauchschmerzen, Obstipation, Reflux, Hämorrhoiden, aphtöse Stomatitis, Glossodynie, Alopezie, Hauttrockenheit, Pruritus, Ekzem, Exanthem, Erythem, Dermatitis, Lichtreaktion, Urtikaria, Arthralgie, Myalgie, Rücken-/Gliederschmerzen, Muskelkrämpfe, Muskelschwäche, Nackenschmerzen, Pollakisurie, erektile Dysfkt., Asthenie, Schüttelfrost, Erschöpfung, Pyrexie, Beschwerden im Brustbereich, Unwohlsein, Schleimhauttrockenheit, Gewicht ↓; **UW** (Fosamprenavir): Diarrhoe, Triglyzeride ↑, Kopfschmerzen, Schwindel, weiche Stühle, Übelkeit, Erbrechen, Unterleibsschmerzen, Müdigkeit, erythematöse/makulopapuläre Hauteruptionen, Transaminasen ↑, Lipase ↑; **UW** (Indinavir, Ritonavir): Übelkeit, Diarrhoe, Kopfschmerzen, Müdigkeit, Exanthem; **UW** (Saquinavir): Diarrhoe, Übelkeit, Exanthem; **UW** (Telaprevir): Pruritus, Exanthem, Ekzem, Gesichtsschwellung, exfoliativer Hautausschlag, orale Candidose, Anämie, Thrombopenie, Lymphopenie, Hypothyreose, Hyperurikämie, Hypokaliämie, Geschmacksstrg., Synkope, Übelkeit, Diarrhoe, Erbrechen, Hämorrhoiden, Proktalgie, analer Pruritus, Analfissur, rektale Blutung, Hyperbilirubinämie, periph.Ödeme, abnormaler Geschmack des Produkts; **UW** (Tipranavir): Hautausschlag, Pruritus, Photosensibilität, Lebertoxizität, Hypertriglyzeridämie, Anorexie, Kopfschmerzen, Diarrhoe, Übelkeit, Erbrechen, Flatulenz, Bauchschmerzen, Dyspepsie; Erschöpfung; **KI** (Atazanavir): bek. Überempf., mäßige/schwere Leberinsuff.; **KI** (Boceprevir): bek. Überempf., Autoimmunhepatitis, Grav., gleichzeitige Anwendung v. Midazolam, Triatolam, Bepridil, Pimozid, Lumefantrin, Halofantrin, Tyrosinkinaseinhibitoren, Ergotaminderivaten; **KI** (Fosamprenavir): bek. Überempf., schwere LI; **KI** (Indinavir): Grav./Lakt.; **KI** (Ritonavir): schwere LI, Cave in Grav./Lakt.; **KI** (Saquinavir): bek. Überempf.; **KI** (Telaprevir): bek. Überempf., gleichz. Anw. von Alfuzosin, Amiodaron, Bepridil, Chinidin, Astemizol, Terfenadin, Cisaprid, Pimozid, Ergotaminderivaten, Lovastatin, Simvastatin, Atorvastatin, Sildenafil, Tadalafil (nur bei Ther. der pulm. Hypertonie), Midazolam/Triazolam p.o., Klasse Ia-/-III-Antiarrhythmika, Lidocain (i.v.), Rifampicin, Johanniskraut, Carbamazepin, Phenytoin, Phenobarbital; **KI** (Tipranavir): bek. Überempf., Leberinsuff. (Child B-C)

Atazanavir (AZV) Rp	HWZ 8.6 h, PPB 86%, RCB, Lact -
Reyataz *Kps. 150, 200, 300mg*	**HIV-Infektion:** 1 x 300mg p.o., Kombination mit 1 x 100mg Ritonavir; **DANI** nicht erforderlich; **DALI** Child B, C: KI

A 9 Infektiologie – Arzneimittel

Boceprevir Rp	HWZ 3.4 h, PPB 75%, PRC B, Lact -
Victrelis Kps. 200mg	**Chron. Hepatitis C Genotyp 1 mit/ohne Vortherapie** → 517: Kombination mit PEG-Interferon alfa + Ribavirin: 3 x 800mg p.o. mit einer Mahlzeit; Ther. Dauer s. FachInfo; **DANI, DALI** nicht erforderlich
Darunavir Rp	HWZ 15h, PPB 95%, PRC B, Lact -
Prezista Tbl. 75, 150, 400, 600, 800mg; Susp. (1ml = 100mg)	**HIV-Infektion:** Behandlungsnaive 1 x 800mg p.o. mit 1 x 100mg Ritonavir, Vorbehandelte 2 x 600mg p.o. mit 2 x 100mg Ritonavir; **Ki. 3-17J, vorbehandelt: 15 bis < 30kg:** 2 x 375mg mit 2 x 50mg Ritonavir; **30 bis < 40kg:** 2 x 450mg mit 2 x 60mg Ritonavir; **≥ 40kg:** 2 x 600mg mit 2 x 100mg Ritonavir; **DANI** nicht erforderlich; **DALI** Child C: KI
Fosamprenavir (FPV) Rp	HWZ 15-23h, PPB 90%, PRC C, Lact -
Telzir Tbl. 700mg; Susp. (5ml = 250mg)	**HIV-Infektion:** 2 x 700mg p.o., Kombination mit 2 x 100mg Ritonavir; **Ki. 25-39kg:** 2 x 18mg/kg + 2 x 3mg/kg Ritonavir; **DANI** nicht erf.; **DALI** Child-Pugh < 7: 100%; 7-9: 2 x 450mg + 2 x 100mg Ritonavir; > 9: KI
Indinavir (IDV) Rp	HWZ 1.5-2h, Qo 0.8, PPB 40%, PRC C, Lact -
Crixivan Kps. 200, 400mg	**HIV-Infektion:** 3 x 800mg p.o.; **Ki. 4-17J:** 3 x 500mg/m²; **DALI** leichte bis mittelschwere Leberfktsstrg.: 3 x 600mg
Lopinavir + Ritonavir Rp	
Kaletra Tbl. 100+25, 200+50mg; Saft (5ml = 400+100mg)	**HIV-Inf.:** 2 x 400+100mg p.o.; 2 x 5ml p.o.; **Ki. > 2J:** 2 x 230 (max. 400) +57.5 (max. 100)mg/m²; s. auch FachInfo; **DANI** nicht erforderl.; **DALI** KI bei schwerer LI
Paritaprevir Rp nur in Kombation mit anderen Virustatika → 254	
Ritonavir (RTV) Rp	HWZ 3-3.5h, Qo 0.7, PPB 99%, PRC B, Lact ?
Norvir Tbl. 100mg; Saft (7.5ml = 600mg)	**Verbesserung der Pharmakokinetik von Proteaseinhibitoren:** 1-2 x 100-200mg p.o.; s. a. FachInfo d. jeweiligen Proteaseinhibitors; **HIV-Inf.:** ini 2 x 300mg p.o., steigern bis 2 x 600mg; **Ki. > 2J:** ini 2 x 250mg/m², alle 2-3d um 50mg/m² steigern bis 2 x 350mg/m²; **DANI** nicht erforderl.; **DALI** KI bei schw. LI

Virustatika 253

Saquinavir (SQV) Rp	HWZ 13 h, Q₀ > 0,95, PPB 97%, PRC B Lact ?
Invirase Tbl. 500mg	**HIV-Infektion:** 2 x 1g p.o., Kombination mit 2 x 100mq Ritonavir; **DANI** nicht erforderl.; **DALI** KI bei schw. LI
Simeprevir Rp	HWZ 10-13 h, PPB 99%, PRC C Lact ?
Olysio Kps. 150mg	**Chronische Hepatitis C:** 1 x 150mg p.o., Komb. mit Ribavirin bzw. PEG-IFN-alfa bzw. Sofosbuvir f. 12W je nach Genotyp, s. FachInfo; **DANI** CrCl <30: vors. Anw.; **DALI** Child A, B: 100%; C: keine Daten, vors. Anw.
Telaprevir Rp	HWZ 9-11 h, PPB 59-76%, PRC B Lact ?
Incivo Tbl. 375mg	**Chron. Hepatitis C Genotyp 1 mit/ohne Vorther.** → 517: Komb. mit PEG-Interferon alfa-2a oder -2b + Ribavirin: 3 x 750mg p.o. mit einer Mahlzeit; Ther. Dauer s. FachInfo. **DANI** nicht erforderlich; **DALI** Child A 100%; B-C: Anwendung nicht empfohlen
Tipranavir (TPV) Rp	HWZ 5-6h, PPB 99%, PRC C Lact -
Aptivus Kps. 250mg; Saft (1ml = 100mg)	**HIV-Infektion:** 2 x 500mg p.o., Kombination mit Ritonavir 2 x 200mg; **Ki. 2-12J:** 2 x 375mg/m² mit Ritonavir 2 x 150mg/m²; **DANI** nicht erforderlich; **DALI** Child B, C: KI

A 9.24.7 NS5A-Inhibitoren

Wm/Wi (Daclatasvir): Inhibitor des Nichtstrukturproteins 5A ⇒ Hemmung der RNA-Replikation und der Virus-Assembly; **UW** (Daclatasvir, Komb. mit Sofosbuvir + Ribavirin): Anämie, Appetit ↓, Depression, Angst, Schlaflosigkeit, Kopfschmerz, Schwindel, Migräne, Hitzewallung, Husten, Dyspnoe, Belastungsdyspnoe, Nasenverstopfung, Übelkeit, Diarrhoe, Oberbauchschmerzen, Obstipation, Flatulenz, gastroösophageale Refluxerkrankung, trockener Mund, Erbrechen, Pruritus, trockene Haut, Alopezie, Ausschlag, Arthralgie, Myalgie, Ermüdung, Reizbarkeit; **KI** (Daclatasvir): bek. Überempf.; Komb. mit Phenytoin, Carbamazepin, Oxcarbazepin, Phenobarbital, Rifampicin, Rifabutin, Rifapentin, systemisch angewendetes Dexamethason, Johanniskraut

Daclatasvir (DCV) Rp	HWZ 12-15 h, PPB 99%
Daklinza Tbl. 30, 60, 90mg	**Chronische Hepatitis C, Genotyp 1-4:** 1 x 60mg p.o., Komb. m. anderen Virustatika; s. FachInfo bei gleichzeitiger Anw. von CYP3A4-Inhibitoren/Induktoren; **DANI, DALI** nicht erforderlich
Ledipasvir (LDV) Rp nur in Komb. mit anderen Virustatika → 255	
Ombitasvir (OMV) Rp nur in Komb. mit anderen Virustatika → 255	

A 9.24.8 NS5B-Inhibitoren, nukleos(t)idisch

Wm/Wi (Sofosbuvir): Hemmung der NS5B-RNA-Polymerase ⇒ Hemmung der Virusreplikation;
UW (Sofosbuvir, Komb. mit Ribavirin und PEG-IFN): Anämie, Lymphopenie, Thrombopenie, Neuropenie, ↓ Appetit, Gewichtsabnahme, Schlaflosigkeit, Depression, Angst, Unruhe, Schwindel, Kopfschmerzen, Migräne, Gedächtnisstrg., Aufmerksamkeitsstrg., Sehstrg., Dyspnoe, Husten, Belastungsdyspnoe, Diarrhoe, Übelkeit, Erbrechen, Obstipation, Mundtrockenheit, Reflux, Bilirubinanstieg, Exanthem, Pruritus, Alopezie, trockene Haut, Arthralgie, Myalgie, Rückenschmerzen, Muskelkrämpfe, Schüttelfrost, Erschöpfung, grippeähnliche Symptome, Reizbarkeit, Schmerzen, Fieber, Brustschmerzen, Asthenie; **KI** (Sofosbuvir): bek. Überempf.

Sofosbuvir Rp	HWZ 0.4 (27)h, PPB 85%
Sovaldi *Tbl.* 400mg	**Chronische Hepatitis C:** 1 x 400mg p.o., Komb. mit Ribavirin bzw. PEG-IFN-alfa für 12-24W je nach Genotyp, s. FachInfo; **DANI** CrCl > 30: 100%; ≤ 30: keine Daten; **DALI** nicht erforderlich

A 9.24.9 NS5B-Inhibitoren, nicht-nukleosidisch

Wm/Wi (Dasabuvir): nicht-nukleosidischer Inhibitor der RNA-abhängigen HCV-RNA-Polymerase, die durch das NS5B-Gen kodiert wird und von entscheidender Bedeutung für die Replikation des Virusgenoms ist;
UW (Dasabuvir in Komb. mit Ombitasvir, Paritaprevir, Ritonavir, Ribavirin): Anämie, Schlaflosigkeit, Übelkeit, Pruritus, Asthenie, Erschöpfung; Transaminasen ↑, Bilirubin;
KI (Dasabuvir): bek. Überempf., gleichzeitige Anw. von Ethinylestradiol, Carbamazepin, Phenytoin, Phenobarbital, Efavirenz, Nevirapin, Etravirin, Enzalutamid, Johanniskraut, Mitotan, Rifampicin, Gemfibrozil

Dasabuvir (DSV) Rp	HWZ 6h PPB 99% PRC B Lact ?
Exviera *Tbl.* 250mg	**Chron. Hepatitis C Genotyp 1:** 2 x 250mg p.o. nur in Komb. mit anderen Virustatika; **DANI** nicht erforderlich; **DALI** Child A: 100%; B: keine Daten; C: Anw. nicht empfohlen

A 9.24.10 Hepatitis-C-Virustatika-Kombinationen

UW (Elbasvir + Grazoprevir): Appetit ↓, Schlaflosigkeit, Kopfschmerzen, Angst, Depression, Schwindel, Übelkeit, Diarrhoe, Bauchschmerzen, Erbrechen, Mundtrockenheit, Pruritus, Alopezie, Arthralgie, Myalgie, Ermüdung, Asthenie, Reizbarkeit;
UW (Ledipasvir + Sofosbuvir): Kopfschmerzen, Erschöpfung;
UW (Ombitasvir + Paritaprevir + Ritonavir + Dasabuvir + Riavirin): Anämie, Schlaflosigkeit, Übelkeit, Pruritus, Asthenie, Erschöpfung;
UW (Velpatasvir + Sofosbuvir): Kopfschmerzen, Erschöpfung, Übelkeit;
KI (Elbasvir + Grazoprevir): bek. Überempf., LI Child B, C; gleichz. Anw. von Rifampicin, Atazanavir, Darunavir, Lopinavir, Saquinavir, Tipranavir, Cobicistat, Ciclosporin, Efavirenz, Phenytoin, Carbamazepin, Bosentan, Etravirin, Modafinil, Johanniskraut;
KI (Ledipasvir + Sofosbuvir): bek. Überempfindlichkeit; gleichzeitige Anwendung von Johanniskraut, Rosuvastatin;

Virustatika

KI (Ombitasvir + Paritaprevir + Ritonavir): bek. Überempfindlichkeit, schwere Leberfktsstrg. Child C, gleichz. Anw. von ethinylestradiolhaltigen Arzneimitteln, Alfuzosinhydrochlorid, Amiodaron, Astemizol, Terfenadin, Chinidin, Cisaprid, Colchicin bei Patienten mit Nieren- oder Leberfunktionsstörung, Ergotamin, Dihydroergotamin, Ergometrin, Methylcgrometrin, Fusidinsäure, Lovastatin, Simvastatin, Atorvastatin, oral angew. Midazolam, Triazolam, Pimozid, Quetiapin, Salmeterol, Sildenafil (bei Behandlung einer pulmonalen arteriellen Hypertonie), Ticagrelor, Carbamazepin, Phenytoin, Phenobarbital, Efavirenz, Nevirapin, Etravirin, Enzalutamid, Johanniskraut, Mitotan, Rifampicin, Clarithromycin, Telithromycin, Cobicistat, Conivaptan, Indinavir, Lopinavir/Ritonavir, Saquinavir, Tipranavir, Itraconazol, Ketoconazol, Posaconazol, Voriconazol;
KI (Velpatasvir + Sofosbuvir): bek. Überempf., Komb. mit Rifampicin, Rifabutin, Johanniskraut, Carbamazepin, Phenobarbital, Phenytoin

Elbasvir + Grazoprevir

Zepatier Tbl. 50+100mg	Chronische Hepatitis C, Genotyp 1b: 1 x 50 + 100mg p.o. f. 12W; **Genotyp 1a, 4:** 1 x 50 + 100mg p.o. f. 12W; bei initialer Viruslast > 800.000 IE/ml Ther.-Dauer 16W u. Komb. mit Ribavirin zu erwägen; **DANI** nicht erforderlich; **DALI** Child B, C: KI

Ledipasvir + Sofosbuvir

Harvoni Tbl. 90+400mg	Chronische Hepatitis C, Genotyp 1, 3, 4: 1 x 90 + 400mg, Ther.-Dauer, Kombination mit Ribavirin s. FachInfo; **DANI** CrCl ≥ 30: 100%; <30: keine Daten; **DALI** nicht erforderlich

Ombitasvir + Paritaprevir + Ritonavir

Viekirax Tbl. 12.5+75+50mg	Chronische Hepatitis C, Genotyp 1, 4: 1 x 25 + 150 +100mg, Ther.-Dauer, Komb. mit Ribavirin und/oder Dasabuvir s. FachInfo; **DANI** nicht erforderlich; **DALI** Child A: 100%; B: keine Daten; C: KI

Sofosbuvir + Velpatasvir

Epclusa Tbl. 400+100mg	Chronische Hepatitis C, alle Genotypen: ohne Zirrhose 1 x 400+400mg p.o. f. 12W, bei Genotyp 3 u. komp. Zirrhose Komb. mit Ribavirin zu erwägen; bei dekomp. Zirrhose Komb. mit Ribavirin; s.a. FachInfo; **DANI** CrCl ≥ 30: 100%; < 30: keine Daten; **DALI** nicht erforderl.

A 9.24.11 Weitere antivirale Mittel

Wm/Wi (Cobicistat): selektiver Inhibitor der CYP3A-Unterfamilie der Cytochrome P450 ⇒ Steigerung der systemischen Exposition von CYP3A-Substraten wie Elvitegravir; **Wm/Wi** (Dolutegravir): HIV-Integrase-Strangtransfer-Inhibitor (INSTI) ⇒ verhindert Einbau der HIV-1-DNA in genomischen Wirts-DNA; **Wm/Wi** (Elvitegravir): HIV-Integrase-Strangtransfer-Inhibitor (INSTI) ⇒ verhindert Einbau der HIV-1-DNA in genomische Wirts-DNA; **Wm/Wi** (Enfuvirtid): hemmt virale und zelluläre Membranenfusion ⇒ Hemmung des Eintritts von HIV-1 in menschl. Zellen; **Wm/Wi** (Maraviroc): bindet selektiv an den Chemokin-Rez. CCR5 beim Menschen ⇒ Hemmung des HIV-Eindringens in die Zielzellen; **Wm/Wi** (Raltegravir): hemmt virale Integrase ⇒ Hemmung der Integration des HIV-Genoms in das Wirtszellgenom; **Wm** (Ribavirin): Guanosinanalogon, Hemmung der RNA-Polymerase;

UW (Cobicistat+Elvitegravir+Emtricitabin+Tenofovir): Neutropenie, allerg. Reaktion, Hypophosphatämie, Hyperglykämie, Hypertriglyceridämie, Appetit ↓, Schlaflosigk., abnorme Träume, Kopfschmerzen, Schwindelgefühl, Diarrhoe, Erbrechen, Übelkeit, Amylase/Lipase/Transaminasen/Bilirubin/CK/Kreatinin ↑, Abdominalschmerzen, Dyspepsie, Obstipation, Völlegefühl, Flatulenz, Hautausschlag, Pruritus, Urtikaria, Verfärbung der Haut, Asthenie, Schmerzen, Müdigkeit;
UW (Dolutegravir): Kopfschmerzen, Übelkeit, Diarrhoe, Schlafstrg., anormale Träume, Schwindel, Erbrechen, Meteorismus, Bauchschmerzen, Exanthem, Pruritus, Abgeschlagenheit, Transam./CK ↑;
UW (Dolutegravir + Abacavir + Lamivudin): Überempfindlichkeitsreaktion, Anorexie, Schlaflosigkeit, anormale Träume, Depression, Albträume, Schlafstrg., Kopfschmerzen, Schwindel, Schläfrigkeit, Lethargie, Husten, nasale Symptome, Übelkeit, Diarrhoe, Erbrechen, Blähungen, abdominale Schmerzen, gastroösophageale Refluxkrankheit, Dyspepsie, Hautausschlag, Pruritus, Haarausfall, Arthralgie, Muskelbeschwerden, Fatigue, Asthenie, Fieber, allgemeines Unwohlsein, ↑ CK/GOT/GPT; **UW** (Enfuvirtid): Diarrhoe, Übelkeit, Müdigkeit, Pneumonie, Pankreatitis, Hautreaktion an der Einstichstelle; **UW** (Maraviroc): Leberenzyme ↑, Gewicht ↓, Schwindel, Parästhesien, Geschmacksstrg., Schläfrigkeit, Übelkeit, Husten, Erbrechen, Bauchschmerzen, Dyspepsie, Exanthem, Juckreiz, Muskelkrämpfe, Rückenschmerzen, Myokardischämie, Panzytopenie; **UW** (Raltegravir): Schwindel, Bauchschmerzen, Obstipation, Flatulenz, Pruritus, Lipodystrophie, Hyperhidrose, Arthralgie, Müdigkeit, Schwächegefühl;
UW (Ribavirin oral; Komb. mit Peg-Interferon alfa-2a): Anämie, Anorexie, Depression, Schlaflosigkeit, Kopfschmerzen, Benommenheit, Konzentrationsschwäche, Dyspnoe, Husten, Diarrhoe, Übelkeit, Abdominalschmerzen, Haarausfall, Dermatitis, Pruritus, trockene Haut, Myalgie, Arthralgie, Fieber, Rigor, Schmerzen, Schwäche, Müdigkeit, Reakt. an Applikationsstelle, Reizbarkeit, Inf. der oberen Atemwege, Bronchitis, orale Candidamykose, Herpes simplex, Thrombopenie, Lymphadenopathie, Hypo-/Hyperthyreose, Stimmungsschwankungen, emotionale Verstimmung, Angstgefühl, Aggressivität, Nervosität, Libido ↑, Gedächtnisstrg., Synkopen, Schwäche, Migräne, Hypo-/Hyperästhesie, Parästhesie, Tremor, Geschmacksstrg.;
UW (Ribavirin oral; Komb. mit Peg-Interferon alfa-2a, Fortsetzung): Albträume, Somnolenz, Verschwommensehen, Augenschmerzen, Augenentzündung, Xerophthalmie, Vertigo, Ohrenschmerzen, Tachykardie, Palpitationen, periphere Ödeme, Erröten, Belastungsdyspnoe, Epistaxis, Nasopharyngitis, Sinus-/Nasen-Sekretstauungen, Rhinitis, rauer Hals, Erbrechen, Dyspepsie, Dysphagie, Mundgeschwüre, Zahnfleischbluten, Glossitis, Stomatitis, Flatulenz, Verstopfung, Mundtrockenheit, Exanthem, Schwitzen ↑, Psoriasis, Urtikaria, Ekzem, Hautrkr., Lichtempfindlichkeitsreaktionen, Nachtschweiß, Rückenschmerzen, Arthritis, Muskelschwäche, Knochenschmerzen, Nackenschmerzen, Schmerzen der Skelettmuskulatur, Muskelkrämpfe, Impotenz, Schmerzen im Brustkorb, grippeähnliche Erkr., Unwohlsein, Lethargie, Hitzewallungen, Durst, Gewicht ↓;

Virustatika

KI (Cobicistat + Elvitegravir + Emtricitabin + Tenofovir): bek. Überempf., abgebrochene Vorbehandlung mit Tenofovir wegen Nierentoxizität, gleichz. Anw. mit zahlreichen anderen Med. (s. Fachinfo); **KI** (Dolutegravir): bek. Überempf., gleichzeitige Anw. von Dofetilid;
KI (Dolutegravir+Abacavir+Lamivudin): bekannte Überempfindlichkeit, gleichzeitige Anw. von Dofetilid; **KI** (Enfuvirtid, Maraviroc, Raltegravir): bekannte Überempfindlichkeit;
KI (Ribavirin oral): bek. Überempf., schwere Herzkrankheit, schwere Leberfktsstrg. oder dekomp. Leberzirrhose, Hämoglobinopathien (z.B. Thalassämie, Sichelzellanämie), Grav./Lakt.

Cobicistat + Elvitegravir + Emtricitabin + Tenofovir-Disoproxil Rp	PRC C, Lact -
Genvoya *Tbl. 150+150+200+10mg* **Stribild** *Tbl. 150+150+200+136mg*	**HIV-1-Inf.:** Stribild: Erw. ab 18J: 1 x 1Tbl. p.o.; **DANI** vor Therapiebeginn: CrCl < 70: KI, 70-90: Anw. nicht empf., nur falls keine Alternat. verfügbar; während Ther.: CrCl < 70: Therapieabbruch empfohlen, < 50: KI; **DALI** Child-Pugh A, B: 100%; C: keine Daten; Genvoya: Erw., Ki. > 12J ≥35kg: 1 x 1Tbl. p.o.; **DANI** CrCl ≥ 30: 100%; < 30: Anw. nicht empf.; **DALI** Child-P. A, B: 100%; C: Anw. nicht empf.

Dolutegravir + Abacavir + Lamivudin Rp	PRC C, Lact -
Triumeq *Tbl. 50+600+300mg*	**HIV-1-Infektion:** 1 x 1Tbl. p.o.; **DANI** CrCl < 50: Anw. nicht empfohlen; **DALI** Child A: ggf. Dosisreduktion; B, C: Anw. nicht empfohlen

Dolutegravir Rp	HWZ 14h, PPB 99%, PRC B, Lact -
Tivicay *Tbl. 10, 25, 50mg*	**HIV-1-Infektion:** 1 x 50mg p.o., 2 x 50mg b. Komb. mit Efavirenz, Nevirapin, Tipranavir, Ritonavir, Rifampicin bzw. bei Integrase-Inhibitor-Resistenz; **Ki. 12-17J:** 1 x 50mg; **DANI** nicht erford.; **DALI** Child C vorsicht. Anw.

Enfuvirtid (T20) Rp	HWZ 3.8h, PPB 92%, PRC B, Lact -
Fuzeon *Inj.Lsg. 90mg/1ml*	**HIV-1-Infektion:** 2 x 90mg s.c.; **Ki. 6-16J:** 2 x 2mg/kg s.c., max. 2 x 90mg; **DANI** nicht erforderlich

Maraviroc (MVC) Rp	HWZ 13h, PPB 76%, PRC B, Lact -
Celsentri *Tbl. 150, 300mg*	**HIV-1-Infektion:** 2 x 150-600mg p.o.; Dosis u. **DANI** abhängig von Komedikation (CYP3A4-Hemmer/-Induktor) s. FachInfo; **DALI** vorsichtige Anwendung

Raltegravir Rp	HWZ 9h; PPB 83%; PRC C Lact -
Isentress *Kautbl. 25, 100mg; Tbl. 400mg; Granulat 100 mg*	**HIV-1-Inf.:** 2 x 400mg p.o.; **Ki. 2-11J:** 12bis < 14kg: 2 x 75mg; 14 bis < 20kg: 2 x 100mg; 20 bis < 28kg: 2 x 150mg; 28 bis < 40kg: 2 x 200mg; ≥ 40kg: 2 x 300mg; **DANI** nicht erf.; **DALI** vors. Anw. bei schwerer LI

258 A 9 Infektiologie – Arzneimittel

Ribavirin Rp HWZ 9.5h (Inhal.), 79h (p.o.), Qo 0.6, PRC X, Lact ?
Copegus Tbl. 200, 400mg
Rebetol Kps. 200mg; Saft (5ml = 200mg)
Ribavirin-CT Tbl. 200, 400mg
Ribavirin-ratioph. Tbl. 200, 400mg

Chronische Hepatitis C (in Kombination mit Interferon → 269): 800-1200mg/d je nach Gewicht bzw. Virus-Genotyp, s. FachInfo; **DANI** CrCl < 50: KI; **DALI** KI bei schwerer LI bzw. dekompensierter Zirrhose

A 9.25 Antimykotika zur systemischen Anwendung

A 9.25.1 Azole

Empf. (Fluconazol): Candida-Arten (außer C. krusei, C. glabrata), Cryptococcus, Histoplasma, Blastomyces, Trichosporon, Dermatophyten, keine Aktivität gegen Schimmelpilze; **empf.** (Isavuconazol): Aspergillus, Mucorales; **empf.** (Itraconazol): Candida, Cryptococcus, Coccidioides, Histoplasma, Aspergillus, Dermatophyten; **empf.** (Posaconazol): Candida-Arten, Cryptococcus, Coccidioides, Histoplasma, alle Aspergillus-Spezies, Cladosporium, Zygomyceten, Fusarium-Spezies; **empf.** (Voriconazol): Candida-Arten, Trichosporon, Cryptococcus, Coccidioides, Histoplasma, einige Aspergillus-Spezies, eingeschränkt bei Scedosporium, Fusarium;
UW (Fluconazol): Nausea, Kopf-/Bauchschmerzen, Diarrhoe, Exantheme, periph. Neuropathie, Veränderung von Leberfunktionswerten;
UW (Isavuconazol): Hypokaliämie, Appetit ↓, Delirium, Kopfschmerzen, Somnolenz, Thrombophlebitis, Dyspnoe, akute resp. Insuffizienz, Übelkeit, Erbrechen, Diarrhoe, Bauchschmerzen, erhöhte Leberwerte, Exanthem, Pruritus, NI, thorakale Schmerzen, Müdigkeit;
UW (Itraconazol): Bauchschmerzen, Übelkeit, Dyspepsie, schlechter Geschmack;
UW (Posaconazol): Neutropenie, Anorexie, Schlaflosigkeit, Schwindel, Kopfschmerzen, Parästhesien, Somnolenz, Hitzewallungen, Bauchschmerzen, Diarrhoe, Übelkeit, Erbrechen, Exanthem, Pruritus, Rückenschmerzen, Asthenie, Müdigkeit, Fieber, Störung des Elektrolythaushalts, Geschmackstörung, Hypertonie, Leberenzymerhöhung, Müdigkeit, anorektale Beschwerden;
UW (Voriconazol): Fieber, Kopf-/Bauchschmerzen, Übelkeit, Erbrechen, Durchfall, Panzytopenie, Ödeme, Exanthem, Sehstrg., akutes Nierenversagen, Halluzinationen, Depressionen, Ängstlichkeit, Benommenheit, Verwirrtheit, Tremor, Unruhe, Paraesthesie, Leberwerte↑, Ikterus, Kreatinin↑, Gastroenteritis, Grippesymptome, Sinusitis, Hypoglykämie, Hypokaliämie, Phlebitis, Hypotonie, Rückenschmerzen;
KI (Fluconazol): schwere Leberfktsstrg., Grav./Lakt.; Anw.Beschr. bei Ki.;
KI (Isavuconazol): bek. Überempfindlichkeit, gleichzeitige Anw. von Ketoconazol, gleichzeitige Anw. von hochdosiertem Ritonavir (> 400mg/d), gleichzeitige Anw. von CYP3A4/5-Induktoren (z.B. Rifampicin, Rifabutin, Carbamazepin, Phenobarbital, Phenytoin, Johanniskraut, Efavirenz, Nafcillin, Etravirin); familiäres Short-QT-Syndrom;
KI (Itraconazol): NI CrCl < 30, Grav./Lakt.;
KI (Posaconazol): bek. Überempf.; gleichzeitige Anw. von Mutterkorn-Alkaloiden, Terfenadin, Astemizol, Pimozid, Halofantrin, Chinidin, Simvastatin, Lovastatin, Atorvastatin;
KI (Voriconazol): bek. Überempf., gleichzeitige Anw. von Terfenadin, Astemizol, Pimozid, Chinidin, Rifampicin, Carbamazepin, Phenobarbital, hochdosiertes Ritonavir, Mutterkorn-Alkaloide, Sirolimus, Johanniskraut

Antimykotika zur systemischen Anwendung 259

Fluconazol Rp	HWZ 30h, Q0 0.2, PPB 11%, PRC C, Lact -
Diflucan Kps. 50, 100, 200mg; Saft (10ml = 50mg); Trockensaft (5ml = 50mg); Inf.Lsg. 100, 200, 400mg **FluconazolHEXAL** Kps. 50, 100, 150, 200mg; Inf.Lsg. 100mg/50ml, 200mg/100ml, 400mg/200ml **Flucobeta** Kps. 100, 150, 200mg **Fluconazol-ratioph.** Kps. 50, 150mg; Inf.Lsg. 100mg/50ml, 200mg/100ml, 400mg/200ml **Flunazul** Kps. 50, 100, 150, 200mg **Fungata** Kps. 150mg	**Oropharyngeale, ösophageale Candidose** → 738: 200-400mg an d1, dann 1 x 100-200mg p.o.; **Candidurie:** 200-400mg/d; **akute Vaginalcandidose, Candida-Balanitis:** einmalig 150mg p.o.; **Systemcandidosen** → 637, **Kryptokokkenmeningitis:** d1: 1 x 400mg, dann 1 x 200-400mg p.o./i.v., max. 800mg/d; **Ki. > 1M:** 1 x 6-12mg/kg p.o./i.v.; weitere Ind s. FachInfo; **DANI** CrCl: > 50: 100%; 11-50: 50%; HD: 100% nach jeder Dialyse; **DALI** vorsichtige Anw.

Isavuconazol Rp	HWZ 110h, Q0 1.0, PPB > 99%, PRC C, Lact -
Cresemba Kps. 100mg; Inf.Lsg. 200mg	**Invasive Aspergillose, Mukormykose, bei der Ampho B nicht angemessen ist:** d1-2 3 x 200mg i.v., dann 1 x 200mg i.v./p.o.; **DANI** nicht erforderl.; **DALI** Child A, B: 100%; C: Anw. nicht empfohlen

Itraconazol Rp	HWZ 24-36h, Q0 1.0, PPB > 95%, PRC C, Lact ?
Itraconazol-ratioph. Kps. 100mg **Sempera** Kps. 100mg; Saft (1ml = 10mg); Inf.Lsg. 250mg **Siros** Kps. 100mg	**Hautmykosen** → 705, **Systemmykosen, Aspergillose:** 1-2 x 100-200mg p.o. (Saft wird deutlich besser resorbiert); **vulvovag. Candidose:** 2 x 200mg p.o. für 1d; **invasive Mykose:** 2 x 200mg p.o. (für 2-5M); **Histoplasmose, Systemmykosen:** d1 + 2: 2 x 200mg über 1h i.v., dann 1 x 200mg; max. 14d; **DANI** CrCl < 30: KI; **DALI** Dosisanpassung

Posaconazol Rp	HWZ 35h, PPB 98%
Noxafil Inf.Lsg. 300mg; Tbl. 100, 300mg; Saft (5ml = 200mg)	**Systemcandidosen** → 637, **Aspergillose, Fusariose, Myzetom, Chromoblasto-, Kokzidioidomykose:** d1 2 x 300mg i.v., dann 1 x 300mg i.v.; 2 x 400mg p.o., bei Pat. ohne enterale Ernährung 4 x 200mg; **Pro. invasiver Mykosen:** d1 2 x 300mg i.v., dann 1 x 300mg i.v.; 3 x 200mg; **DANI** CrCl < 50: orale Anw. empfohlen; **DALI** vorsichtige Anwendung

Voriconazol Rp	HWZ 6h, Q0 0.98, PPB ca. 58%, PRC D, Lact -
VFEND Tbl. 50, 200mg; Trockensaft (1ml = 40mg); Inf.Lsg. 200mg **Voriconazol Aristo** Tbl. 50, 100, 200mg **Voriconazol HEXAL** Tbl. 50, 100, 200mg **Voriconazol Mylan** Tbl. 200mg; Inf.Lsg. 200mg **Voriconazol Stada** Tbl. 200mg; Inf.Lsg. 200mg	**Invas. Aspergillose, Candidämie, schwere Candida-Infektion** (Fluconazol-resistent), **Pilzinfektion** (Scedosporium, Fusarium spp.): d1: 2 x 6mg/kg i.v.; 2 x 400mg p.o.; ab d2: 2 x 4mg/kg i.v.; 2 x 200mg p.o.; Pat. < 40kg: d1: 2 x 200mg p.o., ab d2: 2 x 100mg; **Ki. 2-12J:** 2 x 7mg/kg i.v., 2 x 200mg p.o.; **DANI** möglichst orale Anwendung; **DALI** Child A, B: d1: 100%, ab d2: 50%; Child C: nicht empfohlen

A 9.25.2 Polyene

Empf.: Candida-Arten, Aspergillus, Histoplasma, Sporothrix, Blastomyces, Cryptococcus, Coccidioides; **UW:** Fieber, Schüttelfrost, Nausea, Erbrechen, Diarrhoe, generalisierte Schmerzzustände, Anämie, Nierenfunktionsstörung, Hypokaliämie;
KI: schwere Leber-, Nierenfunktionsstörung; Cave in Grav./Lakt.

Amphotericin B Rp	HWZ 24h (15d), Q0 0.95, PPB 90-95%, PRC B Lact ?
Amphotericin B Inf.Lsg. 50mg **Fungizone** Inf.Lsg. 50mg	**Generalisierte Mykosen:** ini 0.1mg/kg i.v., dann: 1 x 0.5-0.7mg/kg i.v., max. 1mg/kg; **Ki.** 1-2mg/d, max. 0.25mg/kg/d i.v.; **DANI, DALI** KI bei schwerer NI/LI

Amphotericin B liposomal Rp	HWZ 7-153h, Q0 0.95, PRC B, Lact ?
AmBisome Inf.Lsg. 50mg	**Schwere systemische Mykosen:** ini 1 x 1mg/kg i.v., steigern bis 3-5mg/kg; **Ki.:** s. Erw.; **DANI, DALI** KI bei schwerer NI/LI

A 9.25.3 Echinocandine

Empf.: Candida albicans und Candida spp.: fungizid, Schimmelpilze: fungistatisch;
UW (Anidulafungin): Hautrötung, Hitzewallungen, Pruritus, Exanthem, Hypokaliämie, Übelkeit, Erbrechen, Diarrhoe, Transaminasen/aP/GGT/Bili/Kreatinin ↑, Koagulopathie, Konvulsionen, Kopfschmerzen; **UW** (Caspofungin): Fieber, Schüttelfrost, Kopfschmerzen, Flush, Exanthem, Anämie, Thrombopenie, Leukopenie, Eosinophilie, Tachykardie, Leberenzyme ↑, Arthralgie;
UW (Micafungin): Leukopenie, Thrombopenie, Hämolyse, Anämie, Hypokaliämie, Hypokalzämie, Hypomagnesiämie, Kopfschmerzen, Phlebitis, Übelkeit, Erbrechen, Diarrhoe, Bauchschmerzen, Bilirubin/Transaminasen ↑, Exanthem, Fieber, Rigor; **KI** (Anidulafungin): bek. Überempf. gegen Echinocandine; **KI** (Caspofungin): bek. Überempf. gegen Caspofungin;
KI (Micafungin): bek. Überempf. gegen Echinocandine

Anidulafungin Rp	HWZ 40-50h, PPB 99%, PRC C, Lact ?
Ecalta Inf.Lsg. 100mg	**Invas. Candidose bei nichtneutropen. Pat.:** d1: 1 x 200mg i.v., dann 1 x 100mg für 14d; **DANI, DALI** nicht erforderlich

Antimykotika zur systemischen Anwendung 261

Caspofungin Rp	HWZ 9-11h, PPB 93-96%, PRC C, Lact ?
Cancidas *Inf.Lsg. 50, 70mg* **Caspofungin-ratioph.** *Inf.Lsg. 50, 70mg* **Caspofungin Zentiva** *Inf.Lsg. 50, 70mg*	**Invasive Aspergillose/Candidose, neutropenisches Fieber mit V.a. Pilzinfektion:** d1: 1 x 70mg i.v., dann 1 x 50mg, > 80kg: 1 x 70mg; **Ki. 12M-17J:** d1: 70mg/m², max. 70mg, dann 50mg/m², ggf. 70mg/m² bei inadäquatem Ansprechen; **DANI** nicht erforderlich; **DALI** Child 7-9: d1: 70mg, dann 1 x 35mg/d
Micafungin Rp	HWZ 13-17h, PPB 99%, PRC C, Lact ?
Mycamine *Inf.Lsg. 50, 100mg*	**Invasive Candidose:** 1 x 100mg i.v.; < 40kg: 2mg/kg/d; bei fehl. Ansprechen Dosis verdoppeln; **Ki.:** s. Erw.; **ösophageale Candidose:** 1 x 150mg i.v.; < 40kg: 3mg/kg/d; **Pro. Cand.:** 1 x 50mg/d; < 40kg: 1mg/kg/d; **Ki.:** s. Erw.; **DANI** nicht erforderlich; **DALI** leichte bis mittelschwere LI nicht erforderlich

A 9.25.4 Weitere Antimykotika

Empf. (Flucytosin): Candida, Cryptococcus, Aspergillus (nur fungistatisch);
UW (Flucytosin): Anämie, Leukopenie, Neutropenie, Granulozytopenie, Thrombozytopenie, Diarrhoe, Übelkeit, Erbrechen, Leberfunktionsstörungen, Transaminasenerhöhung;
UW (Griseofulvin): Unruhe, Depression, Schlaflosigkeit, Kopfschmerzen, Schwindel, Parästhesien, periphere Neuritiden, Nausea, Erbrechen, Diarrhoe, Bläschenschübe sowie Parästhesien an Händen/Füßen bei dyshidrosiformen Epidermophytien;
UW (Terbinafin): Appetitlosigkeit, Depression, Kopfschmerzen, Geschmackstörung, gastrointestinale Beschwerden, allergische Hautreaktionen, Myalgien, Arthralgien, Müdigkeit;
KI (Flucytosin): bek. Überempfindlichkeit, gleichzeitige Anw. von Ganciclovir und Valganciclovir, Brivudin, Sorivudin und Analoga; Grav.;
KI (Griseofulvin): bek. Überempfindlichkeit, Porphyrin-Stoffwechselstörungen, schwere Leberinsuffizienz, aktueller Kinderwunsch, Grav., Lakt.;
KI (Terbinafin): bek. Überempfindlichkeit, chronische oder akute Lebererkrankungen; Nagelmykosen infolge einer primär bakteriellen Infektion

Flucytosin Rp	HWZ 3-8h, Q0 0.03, PPB 5%, PRC C, Lact ?
Ancotil *Inf.Lsg. 2.5g/250ml*	**Schwere Systemcandidose** → 637: 100-150mg/kg i.v. in 4ED in Kombination mit Amphotericin B (0.5mg/kg/d); **FG/NG:** 50-100mg/kg/d in 2ED; **Kryptokokkenmeningitis:** 100mg/kg/d + 0.7-1mg/kg/d Amphotericin B; **Chromoblastomykose:** 70-100mg/kg/d i.v. in 4ED + 50mg Amphotericin B; **DANI** CrCl 20-40: Dosisintervall 12h; 10-19: Dosisintervall 24h; HD: 50mg/kg n. jed. Dialyse

A 9 Infektiologie – Arzneimittel

Griseofulvin Rp	HWZ 22h, Q0 1.0, PPB 80%, PRC C
Griseo-CT *Tbl. 125, 500mg*	**Dermatophyteninfektion der Haut/Haare:** 1-4 x 125-500mg p.o. (Wirkungseintritt erst nach W!); **Ki. 2-14J:** 10mg/kg/d p.o. in 1-4ED; **DANI** nicht erforderl.; **DALI** KI bei schwerer LI

Terbinafin Rp	HWZ 17h, Q0 1.0, PPB 99%, PRC B, Lact –
Amiada, Dermatin, Lamisil, Myconormin *Tbl. 250mg* Terbinafin HEXAL *Tbl. 125, 250mg* Terbinafin Sandoz *Tbl. 125, 250mg*	**Schwere Dermatophyteninfektion der Haut:** 1 x 250mg p.o.; **DANI** CrCl < 50: 50%; **DALI** Anw. bei schwerer LI nicht empfohlen

A 9.26 Antimykotika zur topischen Anwendung

Empf. (Amphotericin B): Candida, Aspergillus fumigatus; **empf.** (Natamycin): Candida; **empf.** (Nystatin): Candida, Blastomyces, Coccidioides, Histoplasma, Aspergillus;
UW (Amphotericin B): allergische Hautreaktionen, Glossitis, Übelkeit, Erbrechen, Diarrhoe;
UW (Nystatin): bei hoher Dosis Brechreiz;
KI (Amphotericin B): bek. Überempf.

Amphotericin B Rp	
Ampho-Moronal *Tbl. 100mg; Lutschtbl. 10mg; Susp. (1ml = 100mg)*	**Mundsoor:** 4 x 1Tbl. bzw. 4 x 1ml p.o., bis 2-3d nach Verschwinden der sichtbaren Sympt.; **Pro.** einer gastrointest. Hefepilzüberwucherung: 4 x 1 ml p.o.; **DANI** nicht erf.

Natamycin Rp	
Pimafucin *Lutschtbl. 10mg*	**Mundsoor:** 4-6 x 10mg p.o.

Nystatin OTC	PRC C, Lact ?
Adiclair, Biofanal *Tbl. 500000IE; Susp. (1ml = 100.000IE); Mundgel (1g = 100000IE)* Moronal, Mykundex *Tbl. 500000IE; Susp. (1ml = 100.000IE)* Nystatin Stada *Tbl. 500000IE*	**Candida-Infektion:** Mundhöhle: 4-6 x 100000IE p.o.; Magen-Darm-Trakt: 3 x 1-2Tbl.; **Ki.** s. Erw.; **DANI** nicht erforderlich

A 9.27 Anthelminthika

Wm/Wi (Ivermectin): bindet an glutamatgesteuerte Chloridkanäle in den Nerven- und Muskelzellen ⇒ Membranpermeabilität für Chloridionen ↑ ⇒ neuromuskuläre Paralyse der Parasiten durch Hyperpolarisation;
UW (Albendazol): Kopfschmerzen, Schwindel, Bauchschmerzen, Diarrhoe, Übelkeit, Erbrechen, reversibler Haarausfall, Fieber; **UW** (Ivermectin): je n. Ind unterschiedliche UW, s. FachInfo;
UW (Praziquantel): Kopfschmerzen, Benommenheit, Schwindel, Somnolenz, Unwohlsein, Bauchschmerzen, Übelkeit, Erbrechen, Diarrhoe, Urtikaria, Fieber, Anorexie, Myalgie;
KI (Albendazol): bek. Überempf., Grav./Lakt.; **KI** (Ivermectin): bek. Überempfindlichkeit;
KI (Praziquantel): bek. Überempf., intraokuläre Zystizerkose, gleichz. Anw. von Rifampicin

Anthelminthika 263

Albendazol Rp	HWZ 8h, PRC C, Lact ?
Eskazole Tbl. 400mg	**Echinokokkose:** 2 x 400mg p.o. für 28d, dann 14d Pause, 2-3 Zyklen; **Trichinose:** 2 x 400mg für 6d; **Strongyloidiasis:** 400-800mg/d für 3d; Pat. < 60kg: 15mg/kg/d in 2ED; **DANI** nicht erforderl.; **DALI** vorsichtige Anw., Transaminasen-Ktr.

Ivermectin Rp	HWZ 12h, Q0 1.0
Scabioral Tbl. 3mg	**Strongyloidiasis:** einmalig 200µg/kg p.o.; **Mikrofilarämie durch Wuchereria bancrofti:** einmalig 150-200µg/kg p.o. alle 6M oder 300-400µg/kg alle 12M; **Skabies:** einmalig 200µg/kg p.o., ggf. 2. Dosis nach 8-15d bei schweren Formen; **DANI, DALI:** keine Daten

Mebendazol Rp	HWZ 2-8h, Q0 0.95, PRC C, Lact ?
Surfont Tbl. 100mg Vermox Tbl. 100, 500mg	**Enterobiasis:** 1 x 100mg p.o. für 3d, Wdh. nach 2 und 4W; **Ascariasis, Ancylostomiasis:** 2 x 100mg f. 3d; **Trichuriasis:** 2 x 100mg f. 4d; **Taeniasis, Strongyloidiasis:** 2 x 300mg für 3d; **Ki.:** s. Erw., max. 2 x 100mg; **Trichinose:** d1: 3 x 250mg, d2: 4 x 250mg, d3-14: 3 x 500mg; **Echinokokkose:** d1-3: 2 x 500mg, d4-6: 3 x 500mg, dann 3 x 500-1500mg; **DANI** nicht erf.; **DALI** vors. Anw.; bei schwerer Hepatopathie u. hoher Dosis Anw. nicht empf.

Niclosamid OTC	
Yomesan Tbl. 500mg	**Taeniasis** → 647, **Fischbandwurm:** 1 x 2g p.o.; **Ki. 2-6J:** 1 x 1g; < 2J: 1 x 0.5g; **Zwergbandwurm:** d1: 1 x 2g, d2-7: 1 x 1g; **Ki. 2-6J:** d1: 1 x 1g, d2-7: 1 x 0.5g; < 2J: d1: 1 x 0.5g, d2-7: 1 x 250mg; **DANI** nicht erforderlich

Praziquantel Rp	HWZ 1-2.5(4)h, Q0 0.8, PPB 85%, PRC B
Biltricide Tbl. 600mg Cysticide Tbl. 500mg	**Schistosomiasis:** 40-60mg/kg p.o. in 2-3ED für 1d; **Leber- u. Lungenegel:** 75mg/kg in 3ED für 2-3d; **Neurozystizerkose:** 50mg/kg in 3ED für 15d; **Taeniasis:** 1 x 5-10mg/kg; **Fischbandwurm:** 1 x 10mg/kg; **Zwergbandwurm:** 15-25mg/kg, evtl. Wdh. nach 10d; **DALI** vorsichtige Anw. bei schwerer LI

Pyrantel Rp	HWZ 26h PRC C, Lact ?
Helmex Kautbl. 250mg; Saft (5ml = 250mg)	**Enterobiasis, Ascariasis, Ankylostomiasis:** 1 x 10mg/kg p.o., max. 1g; **Hakenwurm:** 20mg/kg für 2d; **DALI** KI bei vorbestehender Leberschädigung

Pyrviniumembonat OTC	PRC B
Molevac Tbl. 50mg; Saft (5ml = 50mg) **Pyrcon** Saft (5ml = 50mg)	**Enterobiasis:** 1 x 5mg/kg p.o., max. 400mg; **DANI, DALI** KI

A 9.28 Antimalariamittel

Wm/Wi (Piperaquintetraphosphat): Wm nicht genau bekannt, evtl. ähnlich wie Chloroquin;
Wm/Wi (Dihydroartemisinin): Schädigung in den parasitären Membransystemen durch freie Radikale; **UW** (Artemether + Lumefantrin): Bauch-/Kopfschmerzen, Anorexie, Diarrhoe, Übelkeit, Schwindel, Pruritus, Exanthem, Husten, Palpitationen, Arthralgie, Myalgie, Asthenie, Müdigkeit; **UW** (Chloroquin): Hornhauttrübung, Retinopathia pigmentosa, Exanthem;
UW (Mefloquin): GI-Strg., ZNS-Strg., Rhythmusstrg., Psychose, Leuko-/ Thrombopenie;
UW (Piperaquintetraphosphat + Dihydroartemisinin): Anämie, Kopfschmerzen, QT-Verlängerung, Tachykardie, Asthenie, Fieber, Grippe, Plasmodium-falciparum-Infektion, Atemweg-/Ohrinfektion, Leukozytose, Leuko-, Thrombo-, Neutropenie, Anorexie, Konjunktivitis, unregelmäßige Herzfrequenz, Husten, Bauchschmerzen, Erbrechen, Durchfall, Dermatitis, Rash;
UW (Proguanil + Atovaquon): Kopfschmerzen, Übelkeit, Erbrechen, Diarrhoe, Bauchschmerzen, Anämie, Neutropenie, allergische Reakt., Hyponatriämie, Appetitlosigkeit, ungewöhnl. Träume, Depression, Schlaflosigkeit, Schwindel, Leberenzyme ↑, Pruritus, Exanthem, Fieber, Husten;
KI (Artemether + Lumefantrin): komplizierte Malaria, Herzerkrankung, QT ↑, Lakt.;
KI (Chloroquin): Retinopathie, G-6-PDH-Mangel, Grav./Lakt.;
KI (Mefloquin): bek. Überempf. gegen M., Chinin, Chinidin; aktive Depression, Depression in Anamnese, generalisierte Angsterkrankung, Psychose, Suizidversuche, suizidale Gedanken und selbstgefährdendes Verhalten, Schizophrenie, andere psychiatrische Störungen, Epilepsie, Komb. mit Halofantrin bzw. Ketoconazol gleichzeit bzw. bis 15 Wochen nach letzter Mefloquin-Einnahme, Schwarzwasserfieber i.d. Anamnese, schwere Leberfunktionssstrg.;
KI (Piperaquintetraphosphat + Dihydroartemisinin): bek. Überempf., schwere Malaria (nach WHO), plötzliche Todesfälle/angeborene QT-Verlängerung in Familienanamnese, bekannte QT-Verlängerung, symptomatische HRST, schwere Bradykardie, schwere Hypertonie, linksventrikuläre Hypertrophie, dekompensierte Herzinsuffizienz, Elektrolytstrg., Einnahme von Medikamenten, die QT-Intervall verlängern (unter Berücksichtigung der HWZ;
KI (Proguanil + Atovaquon): bekannte Überempfindlichkeit, schwere Nierenfunktionsstrg.

Artemether + Lumefantrin Rp	HWZ (A/L) 2h/2-6d
Riamet Tbl. 20+120mg	**Unkomplizierte Malaria-tropica-Ther.:** ini 4Tbl., Wdh. nach 8, 24, 36, 48, 60h; **Ki.:** 5-15kg: s. Erw. mit je 1Tbl.; 15-25kg: je 2Tbl.; 25-35kg: je 3Tbl.

Antimalariamittel 265

Chloroquinphosphat Rp	HWZ 30-60d, Q₀ 0.3, PPB 50-60%, PRC C, Lact +
Resochin Tbl. 81, 250mg; Amp. 250mg	**Malaria-Pro.:** 1 x/W 8mg/kg p.o., 1W vor bis 4W nach Exposition; **Malaria-Ther.:** ini 16mg/kg p.o., nach 6h 8mg/kg, dann 1 x 8mg/kg für 2-3d; ini 16mg/kg über 4h i.v., dann 8mg/kg über 4h alle 12h bis Gesamtdosis von 40-50mg/kg; **Ki.:** s. Erw.
Mefloquin Rp	HWZ 13-30d, Q₀ 0.9, PPB 98%, PRC C, Lact ?
Lariam Tbl. 250mg	**Malaria-tropica-Pro.:** 1 x/W 250mg p.o., 1W vor bis 4W nach Exposition; **Ki.** > 5kg: 1 x/W 5mg/kg; **Malaria-Ther.:** ini 750mg p.o., nach 6h 500mg, nach 12h 250mg; **Ki.** > 5kg: 20-25mg/kg, Gesamtdosis in 2-3ED; **DANI** nicht erford.; **DALI** KI bei schwerer LI
Piperaquintetraphosphat + Dihydroartemisinin Rp	HWZ 22d bzw. 1h, PPB > 99% bzw. 44-93%, PRC C, Lact ?
Eurartesim Tbl. 320+40mg	**Unkomplizierte Plasmodium-falciparum-Malaria:** 5-6kg: 1 x 80+10mg p.o. für 3d, 7-12kg: 1 x 160+20mg, 13-23kg: 1 x 320+40mg, 24-35kg: 1 x 640+80mg, 36-74kg: 1 x 960+120mg, 75-100kg: 1 x 1280+160mg, > 100kg: keine Daten; **DANI, DALI** vorsichtige Anwendung bei mäßiger/schwerer Nieren-/Leberfunktionsstrg.
Primaquin Int. Apotheke	HWZ 4-7h, PRC C, Lact ?
Primaquine Tbl. 15mg	**Malaria-tertiana-Nachbehandlung:** 1 x 15mg p.o. für 14d
Proguanil + Atovaquon Rp	
Atovaquon Proguanil AL Tbl. 100 + 250mg **Atovaquon Proguanil Stada** Tbl. 100 + 250mg **Malarex** Tbl. 100+250mg **Malarone** Tbl. 100+250mg **Malarone junior** Tbl. 25+62.5mg	**Malaria-Pro.:** 1-2d vor bis 7d nach Exposition: 1 x 100+250mg p.o.; **Ki. 11-20kg:** 1 x 25+62.5mg p.o.; **21-30kg:** 1 x 50+125mg; **31-40kg:** 1 x 75+187.5mg; **unkomplizierte Malaria-tropica-Ther.:** 1 x 400+1000mg p.o. für 3d; **Ki. 11-20kg:** 1 x 100+250mg für 3d; **21-30kg:** 1 x 200+500mg für 3d; **31-40kg:** 1 x 300+750mg für 3d; **DANI** CrCl > 30: 100%; < 30: KI; **DALI** nicht erforderlich

A 10 Immunologie – Arzneimittel

A 10.1 Immunsuppressiva

Wm/Wi (Azathioprin): Umwandlung in 6-Mercaptopurin = Purinantimetabolit;
Wm/Wi (Belatacept): selektiver Kostimulationsblocker ⇒ blockiert CD28-vermittelte Kostimulation von T-Zellen ⇒ Hemmung der Immunantwort gegen transplantierte Niere;
Wm/Wi (Ciclosporin): Blockade ruhender Lymphozyten in der G0- oder G1-Phase, Hemmung der Produktion und Freisetzung von Lymphokinen und T-Zell-Wachstumsfaktor;
Wm/Wi (Mycophenolat): Hemmung der Inosinmonophosphatdehydrogenase ⇒ Hemmung der Synthese v. Guanosin-Nukleotiden ⇒ zytostatischer Effekt auf Lymphozyten;
Wm/Wi (Tacrolimus): hemmt Bildung zytotoxischer T-Zellen; hemmt Lymphokin-Bildung u. Expression des Interleukin-2-Rezeptors;
UW (Azathioprin): Nausea, Erbrechen, Diarrhoe, Panzytopenie, Fieber, Infektionsrisiko ↑, Cholestase, Pankreatitis, Alopezie; **UW** (Ciclosporin): Nierenschädigung, Störung der Leberfunktion, Kardiotoxizität, Tremor, Hirsutismus, Gingivahypertrophie, Ödeme;
UW (Belatacept): Infektionen (Harnweg-, Atemweg-, CMV-, Herpes-, Pilzinfektionen, lokale und Wundinfektionen, BK-Virus-Infektion, Sepsis, Influenza, Gastroenteritis), Zellulitis, Plattenepithelkarzinom der Haut, Basaliom, Hautpapillome, Anämie, Leukopenie, Leukozytose, Thrombopenie, Lymphopenie, Polyzythämie, IgG/M ↓, Cushingoid, Hypophosphatämie, -kaliämie, -kalzämie, -proteinämie, Dyslipidämie, Hyperglykämie, -kaliämie, Gewicht ↓ ↑, Diabetes mellitus, Dehydratation, Azidose, Flüssigkeitsretention, Schlaflosigkeit, Angst, Depression, Kopfschmerzen, Tremor, Schwindel, apoplektischer Insult, Parästhesie, Synkope, Lethargie, periphere Neuropathie, Katarakt, okuläre Hyperämie, Verschwommensehen, Vertigo, Tinnitus, Ohrschmerz, Herzfrequenz ↓ ↑, Vorhofflimmern, Herzinsuff., Angina pectoris, Linkshypertrophie, RR ↓ ↑, Schock, Infarkt, Hämatom, Angiopathie, Lymphozele, Arterienfibrosierung, Husten, Dyspnoe, Pulmonarödeme, Keuchen, Hypokapnie, Orthopnoe, Epistaxis, oropharyngeale Schmerzen, Diarrhoe, Konstipation, Übelkeit, Erbrechen, Bauchschmerzen, Dyspepsie, Stomatitis aphtosa, Abdominalhernie, Zytolytische Hepatitis, gestörte Leberfkt., Akne, Pruritus, Alopezie, Hautläsionen, Ausschlag, Nachtschweiß, Hyperhidrose, Arthralgie, Myalgie, Rücken-, Glieder-, Knochenschmerzen, Gelenkschwellung, Muskelschwäche, Muskelspasmus, Bandscheibenerkrankung, Osteoarthrose, Gelenksperre, Protein-, Dys-, Hämaturie, Kreatinin ↑, Nierentubulusnekrose, -arterienstenose, -venenthrombose, Glykosurie, Hydronephrose, vesikoureteraler Reflux, Nykturie, Harninkontinenz, Harnretention, Hydrozele, periph. Ödeme, Pyrexie, Brustschmerz, Müdigkeit, Unwohlsein, verzögerte Heilung, CRP ↑, Parathormon ↑, Dysfunktion des Transplantats, chron. Allotransplantatnephropathie, Narbenhernie;
UW (Everolimus): Infektionen, Knochenmarkdepression, Hyperlipidämie, Hypertonie, Thromboembolie, Bauchschmerzen, Diarrhoe, Erbrechen, Nausea, Akne, Ödeme, Schmerzen;
KI (Azathioprin): Überempfindlichkeit gegen 6-Mercaptopurin, schwere Leber-, Nieren- und Knochenmarkschäden, schwere Infektionen;
KI (Belatacept): EBV-Serostatus negativ/unbekannt, bekannte Überempfindlichkeit;
KI (Ciclosporin): Nierenfunktionsstörung, unkontrollierte arterielle Hypertonie, unkontrollierte Infektionen, Tumoren, schwere Lebererkrankungen, Lakt.; Cave in Grav.;
KI (Everolimus): Überempfindlichkeit gegenüber Everolimus oder Sirolimus

Immunsuppressiva

Azathioprin Rp	HWZ 4.5h, Q0 1.0, PPB 30%, PRC D, Lact -
Azafalk *Tbl. 50, 75, 100mg* **Azamedac** *Tbl. 50mg* **Aza Q** *Tbl. 50mg* **Azaimun** *Tbl. 50mg* **Azathioprin HEXAL** *Tbl. 25, 50, 75, 100mg* **Azathioprin-ratioph.** *Tbl. 25, 50mg* **Imurek** *Tbl. 25, 50mg; Inj.Lsg. 50mg* **Imurel** *Tbl. 50mg* **Zytrim** *Tbl. 50mg*	**Nach Organtransplantation (Organ-Tx):** d1: 5mg/kg p.o./i.v., dann 1–4mg/kg/d; **Multiple Sklerose** → 665, **Myasthenia gravis** → 668: 2–3mg/kg/d; **Autoimmunhepatitis** → 518: ini 1–1.5mg/kg, Erh.Dos. bis 2mg/kg; **chronische Polyarthritis** → 628, **M. Crohn** → 512, **Colitis ulcerosa** → 513, **systemischer Lupus erythematodes** → 632, **Dermatomyositis, Panarteriitis nodosa** → 634, **Pemphigus vulgaris** → 707, **bullöses Pemphigoid, M. Behçet, refraktäre autoimmune hämolytische Anämie durch IgG-Wärmeantikörper** → 578, **chron. refraktäre idiopath. thrombozytopenische Purpura** → 579: 1–3mg/kg/d; **Ki.:** s. Erw.; **DANI, DALI** sorgfältige Dosiseinstellung

Basiliximab Rp	HWZ 173h, PRC B, Lact ?
Simulect *Amp. 10, 20mg*	**Pro. der akuten Transplantatabstoßung:** 20mg i.v. 2h vor Tx, 20mg 4d nach Tx; **Ki.** < 35kg: 10mg i.v. 2h vor Tx, 10mg 4d nach Tx; Kombination mit Ciclosporin u. Steroiden

Belatacept Rp	HWZ 8.2–9.8d, PRC C, Lact ?
Nulojix *Inf.Lsg. 250mg*	**Nach Nieren-Tx:** d1, 5, 14, 28 nach Tx: je 10mg/kg i.v.; Ende W8 und 12 nach Tx: je 10mg/kg i.v.; Erhaltungsphase ab Ende W16 nach Tx: 5mg/kg alle 4 W; **DANI** nicht erforderlich; **DALI** keine Daten

Ciclosporin Rp HWZ 7–8 (16–19)h, Q0 1.0, PPB 90%, ther. Serumspiegel (µg/l): 100–300	
Cicloral *Kps. 25, 50, 100mg* **Ciclosporin 1A** *Kps. 25, 50, 100mg* **Deximune** *Kps. 25, 50, 100mg* **Immunosporin** *Kps. 25, 50, 100mg* **Sandimmun** *Kps. 10, 25, 50, 100mg;* *Susp. (1ml = 100mg); Amp. 50mg/1ml,* *250mg/5ml*	**Nach Organ-Tx:** ini 10–14mg/kg p.o. (3–5mg/kg i.v.) 4–12h vor Tx, dann 1 x 10–14mg/kg/d für 1–2W, dann 2–6mg/kg/d p.o. in 1–2ED; **nach KM-Tx:** 12.5–15mg/kg p.o. 1d vor Tx, dann 12.5–15mg/kg für 5d, dann 12.5mg/kg für 3–6M; **nephrotisches Syndrom** → 527: 5mg/kg p.o.; **Ki.:** 6mg/kg p.o.; **schwere Psoriasis** → 708: 2.5mg/kg p.o. in 2ED, max. 5mg/kg; **DANI** KI außer nephrotisches Syndr.

A 10 Immunologie – Arzneimittel

Everolimus Rp	HWZ 21-35h, PPB ca. 74%, ther. Serumspiegel (ng/ml): 3-8
Certican Tbl. 0.25, 0.5, 0.75, 1mg; Susp. 0.1, 0.25mg	**Pro. Transplantatabstoßung bei Nieren- und Herz-Tx:** 2 x 0.75mg p.o., Dosisanpas. nach Serumspiegel; Komb. mit Ciclosporin; **DANI** nicht erforderlich; **DALI** Child A, B: ini 50%; C: keine Daten

Mycophenolatmofetil Rp	HWZ 6h, Q0 > 0.7, PPB 97%, PRC D, Lact -
CellCept Kps. 250mg; Tbl. 500mg; Trockensaft (5ml = 1g); Susp. (5mg = 1ml); Inj.Lsg. 500mg **Mowel** Tbl. 250, 500mg **Mycophenolatmofetil AL** Kps. 250mg; Tbl. 500mg **Myfenax** Kps. 250mg; Tbl. 500mg	**nach Nieren-Tx:** 2 x 1g p.o./i.v.; **nach Herz-Tx:** 2 x 1.5g p.o.; **nach Leber-Tx:** d1-4: 2 x 1g i.v., dann 2 x 1.5g p.o.; Pat. > 65J: 2 x 1g p.o./i.v.; **Ki. 2-18J:** 2 x 600mg/m² p.o., max. 2g/d; **DANI** CrCl < 25: max. 2 x 1g

Mycophenolatnatrium Rp	HWZ 12h, Q0 > 0.7
Myfortic Tbl. 180, 360mg	**Nach Nieren-Tx:** 2 x 720mg p.o.; **DANI** CrCl < 25: sorgfältige Überwachung, max. 1440mg/d; **DALI** nicht erforderlich

Sirolimus Rp	HWZ 57-63h, Q0 1.0, ther. Serumspiegel (ng/ml): 4-12 (12-20 nach Absetzen v. Ciclosporin)
Rapamune Tbl. 0.5, 1, 2mg; Lsg. (1mg/ml)	**Nach Nieren-Tx:** ini 6mg, dann 1 x 2mg p.o., bzw. nach Serumspiegel; Kombination in den ersten 2-3M mit Ciclosporin und Steroiden; **DANI** nicht erforderlich

Tacrolimus Rp	HWZ 11-15h, Q0 1.0, PPB 99%, PRC C, Lact -
Advagraf Kps. (ret.) 0.5, 1, 3, 5mg **Crilomus** Kps. 0.5, 0.75, 1, 2, 5mg **Envarsus** Kps. (ret.) 0.75, 1, 4mg **Modigraf** Gran. 0.2, 1mg **Prograf** Kps. 0.5, 1, 5mg; Amp. 5mg/1ml **Tacni** Kps. 0.5, 1, 5mg **Tacpan** Kps. 0.5, 1, 5mg **Tacrolimus HEXAL** Kps. 0.5, 1, 5mg	**Nach Nieren-Tx:** 0.2-0.3mg/kg/d p.o. in 2ED; 0.05-0.1mg/kg/d i.v. als 24h-Dauerinf.; **Ki.:** 0.3mg/kg/d p.o. in 2ED; 0.075-0.1mg/kg/d i.v. als 24h-Dauerinfusion; **nach Leber-Tx:** 0.1-0.2mg/kg/d p.o. in 2ED; 0.01-0.05mg/kg/d i.v. als 24h-Dauerinfusion; **Ki.:** 0.3mg/kg/d p.o. in 2ED; 0.05mg/kg/d i.v. als 24h-Dauerinfusion; **nach Herz-Tx:** 0.075mg/kg/d p.o. in 2ED; 0.01-0.02mg/kg/d i.v. als 24h-Dauerinf.; **Ki.:** 0.1-0.3mg/kg/d p.o. in 2ED; 0.03-0.05mg/kg/d i.v. als 24-h-Dauerinf.; Dosisreduktion bei allen Ind im Verlauf; ret. Kps. Gabe in 1 ED; **Th Tx-Abstoßung:** s. FachInfo; **DANI** nicht erforderlich; **DALI** individuelle Dosisreduktion in 20- bis 25-%-Schritten

S. auch Selektive Immunsuppressiva → 206

Interferone

A 10.2 Interferone

Wm/Wi (Interferone): antiviral, wachstumshemmend und immunregulatorisch;
UW: Fieber, Schwitzen, Schüttelfrost, Müdigkeit, Gelenk- und Weichteilschmerzen, BB-Veränderungen, HRST, Depression, Tremor, Krampfanfälle, Parästhesien, GI-Strörung, Haarausfall, Exantheme, Pruritus; **KI:** Herz-, ZNS-Erkrankung, schwere Leberfktsstörung, Niereninsuffizienz, schwere KM-Schäden, Cave in Grav./Lakt.

Interferon alfa-2a Rp — HWZ 3.7-8.5h, Q0 1.0

Roferon A *Fertigspr. 3, 4.5, 6, 9 Mio IE*

Chronische Hepatitis B → 516:
3 x/W 2.5-5 Mio IE/m² KOF s.c.;
Ki.: bis 10 Mio IE/m² KOF 3 x/W s.c.;
chron. Hepatitis C → 517:
3 x/W 3-4.5 Mio IE s.c.; Komb. mit Ribavirin → 258; andere Ind. s. Pck. Beilage;
DANI, DALI KI bei schwerer NI, LI

Interferon alfa-2b Rp — HWZ 2-3h, Q0 1.0

Intron A *Inj.Lsg. 18, 25 Mio IE; Pen 18, 25, 30, 60 Mio IE*

Chronische Hepatitis B → 516:
3 x/W 5-10 Mio IE s.c.;
chronische Hepatitis C → 517:
3 x/W 3 Mio IE s.c.; Komb. mit Ribavirin → 258; andere Ind. s. Pck. Beilage; **DANI, DALI** KI

Interferon beta-1a → 328

Interferon beta-1b → 328

Interferon gamma-1b Rp — HWZ 7h, Q0 1.0

Imukin *Inj.Lsg. 2 Mio IE*

Septische Granulomatose, maligne Osteopetrose: Pat. < 0.5m² KOF: 3 x/W 1.5µg/kg s.c.; Pat. > 0.5m² KOF: 3 x/W 50µg/m² KOF s.c.

Peginterferon alfa-2a Rp — HWZ 50-130h

Pegasys *Fertigspr. 90µg, 135µg, 180µg*

Chron. Hepatitis B → 516:
180µg s.c. 1 x/W für 48W;
chron. Hepatitis C → 517: 180µg s.c. 1 x/W;
Ki. ≥ 5J: s. FachInfo;
Kombination mit Ribavirin → 258;
DANI ini 135µg 1 x/W; **DALI** s. FachInfo

Peginterferon alfa-2b Rp — HWZ 27-33h

Pegintron *Inj.Lsg. 50, 80, 100, 120, 150µg*

Chron. Hepatitis C → 517:
1 x/W 1.5µg/kg s.c.; Komb. mit Ribavirin → 258;
DANI Monotherapie: CrCl 30-50: ini 75%, < 30: ini 50%; Kombinationstherapie: CrCl< 50: KI

A 10.3 Immunglobuline

Wm/Wi (Immunglobuline): antiviral, wachstumshemmend und immunregulatorisch; **UW:** Schüttelfrost, Kopfschmerzen, Fieber, Übelkeit, Erbrechen, allergische Reaktionen, Hypotonie, Anaphylaxie, Gelenkschmerzen, Rückenschmerzen; **KI:** bek. Überempfindlichkeit

Immunglobuline Rp — HWZ ca. 20–40d

Flebogamma 5% *Inf.Lsg. 0.5g/10ml, 2.5g/50ml, 5g/100ml, 10g/200ml (97% IgG; max. 0.05mg/l IgA)* **Gammagard S/D** *Inf.Lsg. 0.5g/10ml, 2.5g/50ml, 5g/100ml, 10g/200ml (92% IgG; max. 0.003mg/l IgA)* **Gamunex 10%** *Inf.Lsg. 1g/10ml, 5g/50ml, 10g/100ml, 20g/200ml (98% IgG; max. 0.084mg/l IgA)* **Kiovig** *Inf.Lsg. 1g/10ml, 2.5g/25ml, 5g/50ml, 10g/100ml, 20g/200ml, 30g/300ml (98% IgG; max. 140µg/ml IgA)* **Octagam** *Inf.Lsg. 1g/20ml, 2.5g/50ml, 5g/100ml, 10g/200ml (95% IgG; max. 0.2mg/l IgA)* **Privigen** *Inf.Lsg. 2.5g/25ml, 5g/50ml, 10g/100ml, 20g/200ml (98% IgG)*	**Primäre Immunmangelsyndrome:** ini 0.4-0.8g/kg i.v. alle 2-4W bis IgG-Spiegel 4-6g/l, dann 0.2-0.8g/kg; **sekundäre Immunmangelsyndrome (CLL, Myelom):** 0.2-0.4g/dl alle 3-4W; **Ki. mit AIDS:** 0.2-0.4g/kg alle 3-4W; **idiopathische thrombozytopenische Purpura (ITP):** 0.8-1g/kg an d1, ggf. Wdh. innerhalb von 3d oder 0.4g/kg über 2-5d; **Guillain-Barré-Syndrom:** 0.4g/kg d1-5; **Kawasaki-Syndrom:** 1.6-2.0g/kg über 2-5d; **allogene KM-Tx:** 0.5g/kg/W, s. auch FachInfo; **Chronisch inflammatorische demyelinisierende Polyneuropathie (CIDP):** Gamunex: ini 2g/kg, Erh.Dos. 1g/kg alle 3W alle Ind: s. FachInfo der einzelnen Präparate

A 10.4 Immunstimulanzien

Wm/Wi (CD34⁺ Zellen): wandern ins Knochenmark ein, Wiederbesiedelung des hämatopoetischen Systems mit Zellen, die pharmakologisch wirksame Spiegel des ADA-Enzyms exprimieren; **UW:** Anämie, Neutropenie, Hypothyreose, Hypertonie, Asthma, allergische Rhinitis, atopische Dermatitis, Ekzem, Fieber, pos. ANA, erhöhte Leberenzyme, autoimmunhämolyt. Anämie, autoimmunbedingte aplastische Anämie, Autoimmunthrombozytopenie, Autoimmunthyreoiditis, Guillain-Barré-Syndrom, Autoimmunhepatitis, ANCA pos., SMA pos.; **KI:** bek. Überempf., bestehende oder frühere Anamnese von Leukämie oder Myelodysplasie; pos. Test auf das hum. Immundefizienz-Virus (HIV) oder jegliches andere Agens, das in der aktuellen Zell- und Geweberichtlinie der EU gelistet ist; Genther. in der Vorgeschichte

CD34⁺ Zellsuspension Rp

Strimvelis *Inf.Lsg. 1-10Mio Zellen/ml*	**Schwerer kombinierter Immundefekt durch Adenosin-Desaminase-Mangel:** einmalig 2-20Mio Zellen/kg i.v.; **DANI, DALI:** vermutlich nicht erforderlich, keine Daten

Impfstoffe

A 10.5 Impfstoffe

A 10.5.1 Bakterielle Impfstoffe

Wm/Wi: Bildung von Antikörpern durch das Immunsystem nach Applikation von attenuierten, abgetöteten oder fragmentierten Krankheitserregern oder deren Toxinen;
UW (TD-Impfstoff): Rötung, Schwellung, Schmerzen an der Injektionsstelle, Abszess, Granulombildung, Kopfschmerzen, Übelkeit, Fieber, Schweißausbruch, allergische Reaktionen;
UW (Typhusimpfstoff): Asthma-Anfall, Übelkeit, Erbrechen, Diarrhoe, Bauchschmerzen, Arthralgien, Myalgien, Serumkrankheit;
KI (TD-Impfstoff): bek. Überempf./Allergie, Infektion, fieberhafte Erkrankung;
KI (Typhusimpfstoff.): akute Erkrankung, Immundefekte, bek. Überempf.

Meningokokken-C-Oligosaccharid Rp	PRC C, Lact +
Meningitec *Fertigspr. 10µg/0.5ml* Menjugate *Amp. 10µg/0.5ml* Neisvac C *Amp. 10µg/0.5ml*	**Meningokokken-Immunisierung:** Sgl. bis 12M: 2 x 0.5ml im Abstand von 8W; Ki. > 1J, Erw.: 1 x 0.5ml

Meningokokken-A-,-C-,-W135-,-Y-Oligosaccharid Rp	PRC C Lact+
Menveo *Inj.Lsg. 25µg/0.5ml*	**Meningokokken-Immunisierung:** Erw., Ki. ab 11J: 0.5ml als ED i.m.

Meningokokken-B-Adsorbat Rp	PRC C Lact+
Bexsero *Inj.Lsg. 175µg/0.5ml*	**Meningokokken-B-Immunisierung:** Ki. 2-5M: 3 x 0.5ml im Abstand von 4W; Ki. 6M-10J: 2 x 0.5ml im Abstand von 8W; Ki. 11J, Erw.: 2 x 0.5ml im Abstand von 4W;

Pneumokokkenpolysaccharid Rp	PRC C, Lact +
Prevenar-13 *Fertigspr. 0.5ml* Pneumovax 23 *Amp. 0.5ml* Synflorix *Fertigspr. 0.5ml*	**Pneumokokken-Immunisierung:** Prevenar, Synflorix: 1 x 0.5ml im 2., 3. u. 4. Lebensmonat und 1 x 0.5ml im 2.Lj.; **Impfung bei erhöhtem Risiko:** Pneumovax: ab 2.Lj.: 0.5ml i.m.

Salmonella-typhi-Polysaccharid Rp	
Typhim Vi *Fertigspr. 25µg/0.5ml*	**Typhus-Immunisierung:** ab 2.Lj.: 25µg i.m., Wdh. nach 3J

Tetanus- + Diphtherie-Toxoid Rp	PRC C, Lact +
Td-Impfstoff Mérieux *Amp. 20IE+2IE/0.5ml* Td-pur *Fertigspr. 20IE+2IE/0.5ml* TD Rix *Fertigspr. 20IE+2IE/0.5ml*	**Tetanus-/Diphtherie-Grundimmunisierung:** ab 6J: 0.5ml i.m., Wdh. nach 4-8W und nach 6-12M; **Auffrischimpfung:** routinemäßig 0.5ml ab Beginn 6.Lj.; 0.5ml 11.-15.Lj., dann alle 10J 0.5ml; **Immunisierung bei Verletzung:** 0.5ml, wenn letzte Impfung 5-10J zurückliegt

A 10 Immunologie – Arzneimittel

Tetanus- + Diphtherie- + Pertussis-Toxoid Rp — PRC C, Lact +

Boostrix Fertigspr. 20IE + 2IE + 8µg/0.5ml	**Tetanus/Diphtherie/Pertussis-Grundimmun.:** Infanrix: je 0.5ml i.m. 2., 3. und 4. Lebensmon. u. 1 x 0.5ml im 2. Lj.; **Auffrischimpfung:** Boostrix, Covaxis: ab 4. Lj.: 0.5ml
Covaxis Amp. 20IE + 2IE + 8µg/0.5ml	
Infanrix Fertigspr. 40IE + 30IE + 25µg/0.5ml	

A 10.5.2 Virale Impfstoffe

Wm/Wi: Bildung von Antikörpern durch das Immunsystem nach Applikation von attenuierten, abgetöteten oder fragmentierten Krankheitserregern oder deren Toxinen;
UW (FSME-Impfstoff): Reakt. an Injektionsstelle, Kopfschmerzen, Übelkeit, Myalgie, Arthralgie, Müdigkeit, Krankheitsgefühl; **UW** (Gelbfieberimpfstoff): Kopfschmerzen, Übelkeit, Erbrechen, Diarrhoe, Myalgien, Lokalreaktionen an Injektionsstelle, Fieber, Abgeschlagenheit;
UW (Hepatitis-A-Impfstoff): Kopfschmerzen, Unwohlsein, Fieber, Appetitverlust;
UW (Hepatitis-B-Impfstoff): Rötung, Schwellung, Schmerzen an der Injektionsstelle, Kopfschmerzen, Übelkeit, Erbrechen, Bauchschmerzen, Fieber, Schweißausbruch, allerg. Reaktionen, Leberfunktionsstrg., Arthralgie, Myalgie; **UW** (MMR-Impfstoff): Fieber, Schweißausbruch, Schüttelfrost, Abgeschlagenheit, Kreislaufreaktionen, Kopfschmerzen, Katarrh, GI-Störung;
UW (Pandemrix): Lymphadenopathie, Kopfschmerzen, Hautblutungen/Verhärtung/Schwellung/Schmerzen an Injektionsstelle, verstärktes Schwitzen, Arthralgie, Myalgie, Schüttelfrost, Fieber;
UW (Rotavirusimpfstoff): Fieber, Durchfall, Erbrechen, Reizbarkeit, Bauchschmerzen;
UW (Tollwutimpfstoff): Schmerzen/Rötung an der Einstichstelle, Unwohlsein, Fieber, grippeähnl. Symptome, Lymphadenopathie, Kopfschmerzen, Myalgie, Exanthem;
UW (Zoster-Impfstoff): Kopfschmerzen, Erythem/Schwellung/Schmerz/Hämatom/Pruritus/Überwärmung an der Injektionsstelle;
KI (FSME-Impfstoff): bek. Überempf., schwere Überempf. gegen Eiprotein, Hühnereiweiß, moderate oder schwere akute Erkrankungen; **KI** (Gelbfieberimpfstoff): bek. Überempf. gegen G. bzw. Eier, Hühnereiweiße; Immunsuppression, kongenital od. idiopathisch od. nach Behandlung mit syst. Steroiden, nach Bestrahlung od. nach Th. mit Zytostatika, Dysfunktion des Thymus i. d. Anamnese (einschließlich Thymom u. Thymektomie); symptom. HIV-Inf., asymptom. HIV-Inf. bei nachgewiesener verminderter Immunfunktion, Ki. < 6M, akute, schwere, fieberhafte Erkrankung;
KI (Hepatitis-B-Impfstoff): bek. Überempf./Allergie, Infektion, fieberhafte Erkrankung;
KI (MMR-Impfstoff): bek. Überempf./Allergie, akute Erkrankung, angeborene, erworbene oder therapiebedürftige Immundefizienz, Schwangerschaft; **KI** (Pandemrix): bek. Überempf.;
KI (Rotavirusimpfstoff): bek. Überempfindlichkeit, angeborene Fehlbildungen im GI-Trakt, HIV-Infektion; **KI** (Tollwutimpfstoff): bek. Überempfindlichkeit;
KI (Zosterimpfstoff): bek. Überempfindlichkeit, angeborene/erworbene Immundefizienz, immunsuppressive Therapie, aktive/unbehandelte Tbc, Grav.

FSME-Impfstoff, Stamm K23 Rp

Encepur Kinder Fertigspr. 0.75µg	**FSME-Immunisierung:** 3 x M 0, 1-3 und 9-12; **Ki. 1–11J:** 0.75µg; **Ki. ab 12J**, Erw. jeweils 1.5µg i.m.; 1. Auffrischung nach 3J, danach alle 5J, Erw. > 49J. alle 3J
Encepur Erwachsene Fertigspr. 1.5µg	

Impfstoffe 273

FSME-Impfstoff, Stamm Neudörfl Rp

FSME Immun Junior *Fertigspr. 1.2µg* FSME Immun *Fertigspr. 2.4µg*	FSME-Immunisierung: 3 x M 0, 1-3 und 5-12; Ki. 1-15J 1.2µg; Ki. ab 16J, Erw. jeweils 2.4µg i.m.; 1. Auffrischung nach 3J, danach alle 5J, Erw. >60J. alle 3J

Gelbfieber-Impfstoff Rp
PRC C, Lact ?

Stamaril *Inj.Lsg. 1000 IE/0.5ml*	Gelbfieber-Immunisierung: Erw., Ki. ab 9M: 1 x 1000 IE s.c./i.m., ggf. Wdh n. 10J

Hepatitis-A-Impfstoff Rp
PRC C, Lact ?

Havrix *Fertigspr. 720E/0.5ml, 1440E/1ml* Vaqta *Fertigspr. 25E/0.5ml, 50E/1ml*	Hepatitis-A-Immunisierung: **Erw.:** 50 bzw. 1440E i.m. M 0, Wdh. nach 6-12M; **Ki.:** 25 bzw. 720E i.m. M 0, Wdh. nach 6-12M; Auffrischung alle 10J

Hepatitis-B-Impfstoff Rp
PRC C, Lact ?

Engerix B Erwachsene *Fertigspr. 20µg/1ml* Engerix B Kinder *Fertigspr. 10µg/1ml* Hbvaxpro *Amp. 5µg/0.5ml, 10µg/1ml, 40µg/1ml; Fertigspr. 5µg/0.5ml, 10µg/1ml*	Hepatitis-B-Immunisierung: **Erw.:** 20µg i.m. M 0, 1 und 6; **NG, Ki. bis 16J:** 10µg i.m. M 0, 1, 2 und 12, alternativ M 0, 1, 6

Hepatitis-A- + -B-Impfstoff Rp
PRC C, Lact ?

Twinrix Erwachsene *Fertigspr. 720E+20µg/1ml* Twinrix Kinder *Fertigspr. 720E+10µg/0.5ml*	Hepatitis-A- +-B-Immunisierung: **Erw.:** 720E + 20µg i.m. M 0, 1 und 6; **Ki. 1-16J:** 720E + 10µg i.m. M 0, 1 und 6

Influenza-Impfstoff (epidemische Influenza) Rp
PRC C Lact +

Fluad 2016/2017 *Fertigspr. 0.5ml* Influvac 2014/2015 *Fertigspr. 0.5ml*	Pro. epidemische Influenza: **Erw., Ki ab 3J:** 0.5ml i.m./s.c.; **Ki. 6M-3J:** 0.25ml i.m/s.c.; Wdh. bei Kindern nach 4W

Japanische-Enzephalitis-Virus-Impfstoff Rp

Ixiaro *Fertigspr. 0.5ml*	Japanische-B-Enzephalitis-Immunisierung: 0.5ml i.m. M 0 und 1

Masern-Mumps-Röteln-Impfstoff Rp
PRC C, Lact +

MMR Triplovax *Fertigspr. 0.5ml* MMR Vaxpro *Fertigspr. 0.5ml* Priorix MMR *Fertigspr. 0.5ml*	Masern-Mumps-Röteln-Immunisierung: **Ki. ab 12. Lebensmonat:** 0.5ml i.m. M 0 und 4 (möglichst bis Ende 2.Lj.)

Masern-Mumps-Röteln-Varizellen-Impfstoff Rp
PRC C, Lact +

Priorix Tetra *Fertigspr. 0.5ml* ProQuad *Fertigspr. 0.5ml*	Masern-Mumps-Röteln-Varizellen-Immun.: **Ki. ab 9. M-12.Lj.:** 0.5ml s.c. W0 und 6

A 10 Immunologie – Arzneimittel

Papillomvirusimpfstoff Rp

Cervarix *Fertigspr. 0.5ml* Gardasil *Fertigspr. 0.5ml*	Pro. HPV-assoziiertes Zervix-Ca, Anal-Ca Dysplasien von Zervix und Vulva, Condylomata acuminata → 642: **9–13J:** 0.5ml i.m. M 0 und 6; **ab 14J:** 0.5ml i.m. M 0, 2 und 6

Poliomyelitis-Impfstoff (Typ I, II, III) Rp

PRC C, Lact +

IPV Merieux *Fertigspr. 40+8+32E/0.5ml* Imovax Polio *Fertigspr. 40+8+32E/0.5ml*	**Poliomyelitis-Immunisierung:** Erw. u. Ki.: 40+8+32E i.m. M 0, 2 und 12; Auffrischung nach 10J

Rotavirusimpfstoff Rp

Rotarix *Susp. 1ml* RotaTeq *Dosiertube 2ml*	**Rotaviren-Immunisierung:** 1 bzw. 2ml p.o., 1. Dosis 6.–12. Lebenswoche, Wdh. nach 4 und 8W

Tollwutimpfstoff Rp

Rabipur *Inj.Lsg. 2.5IE/1ml* Tollwutimpfstoff (HDC) inaktiviert *Inj.Lsg. 2.5IE/1ml*	**Tollwut-Immunisierung:** 2.5IE i.m. d 0, 7, 21 oder 28; Auffrischung nach Titer oder alle 2-5J; **Impfung nach Exposition:** 2.5IE d 0, 3, 7, 14, 28

Varizellen-Impfstoff Rp

PRC C, Lact ?

Varilrix *Fertigspr. 2000E/0.5ml* Varivax *Fertigspr. 1350E/0.5ml*	**Varizellen-Immunisierung:** Erw., Ki. > 12M: 0.5ml i.m./s.c. W 0 und 6

Varicella-Zoster-Impfstoff Rp

PRC C Lact ?

Zostavax *Fertigspr. 19.400PBE/0.65ml*	Pro. Herpes zoster und postherpetische Neuralgie → 713: Patienten > 50J: 1 x 0.65ml s.c.

A 10.5.3 Bakterielle und virale Impfstoffe kombiniert

UW (Infanrix Hexa): Reaktionen an der Injektionsstelle, ungewöhnliches Schreien, Ruhelosigkeit, virale Infekte, Infekte der oberen Atemwege, Bronchitis, Konjunktivitis, Husten, Schnupfen, Diarrhoe, Erbrech., Dermatitis, Bauchschmerzen, Otitis media, Ekzem, Schläfrigkeit;
KI (Infanrix Hexa): bek. Überempfindlichkeit gegen die enthaltenen Impfstoffe bzw. gegen Neomycin, Polymyxin; führe Enzephalopathie innerhalb von 7d nach Pertussis-Impfung

Diphtherie-Tetanus-Pertussis-Poliomyelitis-Haemophilus-influenzae-Hepatitis-B-Impfstoff Rp

Infanrix Hexa *Fertigspr. 0.5ml*	**Immunisierung o.g. Erreger:** 0.5ml i.m. z.B. 2. 3. 4. und 12. Lebensmonat

A 10.6 Impfkalender

Impfung	Wo. 6	Monate 2	Monate 3	Monate 4	Monate 11–14	Monate 15–23	Jahre 2–4	Jahre 5–6	Jahre 9–17	Jahre >18	Jahre ≥ 60
Diphtherie (D/d) Tetanus (T) Pertussis (aP/ap)		DTaP	DTaP	DTaP	DTaP	DTaP (G)	DTaP (G)	DTaP (A)	DTaP (A)	dTap (A)[e]	dTap (G)
H. Influenza B (Hib)		Hib	Hib[c]	Hib	Hib	Hib (G)	Hib (G)				
Polio (IPV)		IPV	IPV[c]	IPV	IPV	IPV (G)	IPV (G)	IPV (G)	IPV (A)	IPV (G)	
Hepatitis B (HB)		HB	HB[c]	HB	HB	HB (G)	HB (G)				
Pneumokokken (P)[a]		P		P	P	P (G)					P (S)[g]
Rotaviren (R)	R[b]	R	(R)								
Meningokokken C (M)						M (ab vollend. 12. Monat)	M (G)				
Masern, Mumps, Röteln (MMR)					MMR	MMR	MMR (G)			Masern (S)[f]	
Varicellen (V)					V	V	V (G)				
Human Papilloma Virus (HPV)									Mädchen 9–17 J. HPV[d]		
Influenza (I)										I (S)[h]	

- ▨ Zeitpunkt empfohlener Impfungen mit Impfstoff; (A) = Auffrischung
- ▨ Grundimmunisierung aller noch nicht Geimpften bzw. Komplettierung eines vollständigen Impfschutzes (G)
- ▨ Standardimpfung mit allgemeiner Anwendung = Regelimpfung (S)

a Frühgeborene erhalten eine zusätzliche Impfstoffdosis im Alter von 3 Monaten, d. h. insgesamt 4 Dosen

b Die 1. Impfung sollte bereits ab dem Alter von 6 Wochen erfolgen, je nach verwendetem Impfstoff sind 2 bzw. 3 Dosen im Abstand von mindestens 4 Wochen erforderlich

c Bei monovalenter Anwendung kann diese Dosis entfallen

d Standardimpfung für Mädchen im Alter von 9–13 bzw. 9–14 Jahren (je nach verwendetem Impfstoff) mit 2 Dosen im Ab- stand von 6 Monaten, bei Nachholimpfung beginnend im Alter > 13 bzw. > 14 Jahren oder bei einem Impfabstand von < 6 Monaten zwischen 1. und 2. Dosis ist eine 3. Dosis erforderlich (Fachinformation beachten)

e Ab 5 oder 6J wird zur Auffrischung u. Grundimmunisierung ein Impfstoff mit reduziertem Diphtherietoxoid-Gehalt (d) bzw. Pertussis-Antigen-Gehalt (ap) verwendet; Td-Auffrischung alle 10 Jahre; bei allen Erw. wird die nächste fällige Td-Impfung einmalig als Tdap (bei entsprechender Indikation als Tdap-IPV)-Kombinationsimpfung empfohlen

f Für nach 1970 geborene Personen ab 18J ohne Impfung, mit nur einer Impfung in der Kindheit oder mit unklarem Impfstatus, vorzugsweise mit einem MMR-Impfstoff

g Einmalige Impfung mit Polysaccharid-Impfstoff

h Jährlich mit dem von der WHO empfohlenen aktuellen Impfstoff

Impftabelle nach STIKO (Ständige Impfkommission am Robert Koch-Institut, Berlin), Stand 2016
http://www.rki.de/DE/Content/Kommissionen/STIKO/Empfehlungen/Aktuelles/Impfkalender.html

A 11 Anästhesie – Arzneimittel

A 11.1 Opioid-Analgetika

A 11.1.1 Äquianalgetische Dosierungen

Opioid	Parent. (mg)	Oral (mg)	Wirdauer (h)	Btm
Alfentanil	0.5	-	0.2	X
Buprenorphin	0.3	-	6–8	X
Buprenorphin s.l.	0.4	8	6–8	X
Codein	-	120	3–5	-
Dihydrocodein	-	90	3–4	-
Fentanyl	0.1	-	0.4	X
Hydrocodon	7	-	4–8	-
Hydromorphon	2	4	4	X
Hydromorphon Oros	-	6	24	X
Levomethadon	4	7.5	6	X
Meptazinol	100	-	1–3	-
Methadon	8	15	6	X
Morphin	10	30	2–4	X
Oxycodon	7.5	15	4	X
Pethidin	75	-	2–4	X
Piritramid	15	-	4–6	X
Remifentanil	0.05	-	0.2	X
Sufentanil	0.02	-	0.5	X
Tilidin/Naloxon	-	300	3–4	-
Tramadol	100	300	3–4	-

Opioidähnliche Analgetika (MOR-NRI)

	Parent. (mg)	Oral (mg)	Wirdauer (h)	Btm
Tapentadol	-	~75		X

A 11.1.2 Opioid-Umstellung auf Pflaster

Morphin → Fentanyl

Morphin mg/24h		Fentanyl µg/h
p.o.	Parent.	TTS
0–45	-	12
46–90	0–22	25
91–150	23–37	50
151–210	38–52	75
211–270	53–67	100
271–330	68–82	125
331–390	83–97	150
391–450	98–112	175

Dosisbereiche gelten als Orientierung, die Dosisstärke des Pflasters muss individuell auf den Patienten abgestimmt werden.

Morphin → Buprenorphin

Morphin mg/24h		Buprenorphin mg/24h		µg/h
p.o.	Parent.	s.l.	Parent.	TTS
0–90	0–30	Bis 1.1	Bis 0.8	35
91–130	31–43	Bis 1.6	Bis 1.2	52.5
131–170	44–57	Bis 2.1	Bis 1.5	70
171–340	58–113	Bis 4.3	Bis 3.1	87.5–140

Maximale Pflastergröße: Fentanyl 100µg/h, Buprenorphin 70µg/h; bei höherer Dosierung verschiedene Pflastergrößen für die korrekte Dosis kombinieren

A 11.1.3 Opioid-Umstellung, allgemein

1. Errechnung der Tagesdosis des bisherigen Opioids
2. Errechnung der äquianalgetischen Tagesdosis des neuen Opioids (bezogen auf Applikationsart)
3. **50-%-Regel:** ini 30-50% d. rechnerisch ermittelten Äquivalenzdosis; Ausnahmen: bei L-Methadon individuelle Titration; bei Umstellung mit MOR-NRI i.d.R. keine Reduktion, da 2 Wirkmechanismen
4. Aufteilung der Tages- in Einzeldosen entsprechend der Wirkdauer der Substanz
5. Titration gegen den Schmerz mittels schnell freisetzender Bedarfsmedikation
6. Festlegen der neuen Basis- ggf. auch Bedarfsmedikation

Opioid-Analgetika 277

A 11.1.4 Opioidagonisten

Wm: Stimulation zentraler Opioid-Rezeptoren; **Wi:** analgetisch, sedativ, atemdepressiv, antitussiv, emetisch und antiemetisch; vgl. auch UW;
UW (Fentanyl): Übelkeit, Erbrechen, Muskelrigidität, Dyskinesie, Sedierung, Schwindel, Sehstörung, Bradykardie, Tachykardie, Arrhythmie, Hypotonie, Hypertonie, Venenschmerz, Laryngospasmus, Bronchospasmus, Apnoe, allergische Dermatitis, postoperative Verwirrtheit, neurologische, anästhesiologische Komplikationen; **UW** (Fentanyl TTS): Somnolenz, Schwindel, Kopfschmerzen, Übelkeit, Erbrechen, Obstipation, immunologische Überempf., Appetitlosigkeit, Schlaflosigkeit, Depression, Angstgefühl, Verwirrtheitszustand, Halluzinationen, Tremor, Parästhesie, Konjunktivitis, Drehschwindel, Palpitationen, Tachykardie, Hypertonie, Dyspnoe, Diarrhoe, Mundtrockenheit, abdominale Schmerzen, Oberbauchschmerzen, Dyspepsie, Schwitzen, Pruritus, Hautausschlag, Erythem, Muskelkrämpfe, Harnverhalt, Fatigue, periphere Ödeme, Asthenie, Unpässlichkeit, Malaise, Kältegefühl; **UW** (Morphin): Stimmungsänderungen, Veränd. der Aktiviertheit, Schlaflosigkeit, Denkstrg., Wahrnehmungsstrg. wie Halluzinationen, Verwirrtheitszustände, Kopfschmerzen, Schwindel, Geschmacksstrg., Obstipation, Erbrechen, Dyspepsie, Schwitzen, Urtikaria, Pruritus, Harnretention; **UW** (Pethidin): Verwirrtheit, Stimmungsveränd., Veränderungen der kognitiven u. sensorischen Leistungsfähigkeit, Erregungszustände, Wahnvorstellungen, Halluzinationen, Sedierung, Schwindel, Atemdepression; **UW** (Piritramid): Tachykardie, Hypotonie, Stupor, Schwindel, Somnolenz, Übelkeit, Erbrechen, Würgereiz, Blässe; **UW** (Oxycodon): Appetit ↓, Stimmungs- und Persönlichkeitsänderung, Aktivität ↓, Unruhe, psychomotorische Hyperaktivität, Agitiertheit, Nervosität, Schlaflosigkeit, Denkstörung, Verwirrtheitszustände, Sedierung, Schwindel, Kopfschmerz, Synkope, Parästhesien, Hypotonie, Dyspnoe, Obstipation, Erbrechen, Übelkeit, Abdominalschmerz, Diarrhoe, Mundtrockenheit, Schluckauf, Dyspepsie, Pruritus, Harnretention, Dysurie, Harndrang, Hyperhidrosis, Schüttelfrost, Asthenie; **UW** (Sufentanyl): Sedierung, Pruritus, Fieber, neonataler Tremor, Schwindel, Kopfschmerzen, Tachykardie, Hypertonie, Hypotonie, Blässe, neonatale Zyanose, Hautverfärbung, Muskelzuckungen, Harnverhalt, Harninkontinenz;
KI (Fentanyl): bek. Überempfindlichkeit.; Patienten mit Epilepsie, bei denen eine intraoperative Herdlokalisation vorgenommen werden soll; **KI** (Fentanyl TTS): akute oder postoperative Schmerzzustände, da bei einer kurzzeitigen Anwendung keine Dosistitration möglich ist; schwer beeinträchtigte ZNS-Funktion, schwere Atemdepression; **KI** (Morphin): bek. überempf., Ileus, Atemdepression, schwere COPD, akutes Abdomen, Gerinnungsstörungen und Infektionen im Injektionsgebiet bei intrathekaler oder epiduraler Anw.; **KI** (Oxycodon): bek. Überempf., schwere Atemdepression mit Hypoxie und/oder Hyperkapnie, schwere chronisch obstruktive Lungenerkrankung, Cor pulmonale, schweres Bronchialasthma, paralytischer Ileus, Stillzeit; **KI** (Jurnista): Ki./Jug. < 18J; **KI** (Pethidin): bek. Überempf., gleichz. Anw. von MAO-Hemmern oder binnen 14d nach der letzten Einnahme, schwere respiratorische Insuffizienz, Ki. < 1J; **KI** (Piritramid): bek. Überempfindlichkeit, Atemdepression, komatöse Zustände; **KI** (Sufentanyl): bekannte Überempfindlichkeit, während der Lakt. (24h nach der Anästhesie kann wieder mit dem Stillen begonnen werden); unter der Geburt oder während des Kaiserschnittes vor Abnabelung des Kindes; akute hepatische Porphyrien; Krankheitszustände, bei denen eine Dämpfung des Atemzentrums vermieden werden soll

Alfentanil Rp (Btm)	HWZ 1.5h, Q0 1.0, PPB 92%, PRC C, Lact?
Alfentanil-Hameln Amp. 1mg/2ml, 5mg/10ml **Rapifen** Amp. 1mg/2ml, 5mg/10ml	**Anästhesie:** Erw. und Ki. nach OP-Dauer als Bolus: bis 10min: 15-20µg/kg i.v.; 10-30min: 20-40µg/kg; 0.5-1h: 40-80µg/kg; > 1h: 80-150µg/kg; Dauerinfusion: 0.5-3µg/kg/min

278 A 11 Anästhesie – Arzneimittel

Fentanyl Rp (Btm)	HWZ 3-12h, Q0 0.9, PPB 80-85%, PRC C, Lact ?
Fentanyl Hameln *Amp. 0.1mg/2ml, 0.5mg/10ml, 2.5mg/50ml* **Fentanyl HEXAL** *Amp. 0.1mg/2ml, 0.5mg/10ml* **Fentanyl-Janssen** *Amp. 0.1mg/2ml, 0.5mg/10ml*	**Prämed.:** 50-100µg i.m. 30-60min. präOP; **analgetische Komponente bei Allgemeinanästhesie:** mittlere Dosis 2-20µg/kg i.v.; hohe Dosis 20-50µg/kg i.v.; Ki. 12-17J. s Erw.; 2-11J.: ini 1-3µg/kg, ergänzend 1-1.25µg/kg; **analgetische Komponente bei Regionalanästhesie:** 50-100µg i.m. oder langsam i.v.; **Monoanästhetikum bei Allgemeinanästhsie:** 50-100µg/kg i.v., in Einzelfällen bis 150µg/kg; **DANI, DALI** verlängerte postOP Überwachung

Fentanyl oral/nasal Rp (Btm)	HWZ 4-22h Q0 0.9, PPB 85%, PRC C, Lact ?
Abstral *Lingualtbl. 100, 200, 300, 400, 600, 800µg* **Actiq** *Lutschtbl. 200, 400, 600, 800, 1200, 1600µg* **Breakyl** *Buccalfilm 200, 400, 600, 800, 1200µg* **Effentora** *Buccaltbl. 100, 200, 400, 600, 800µg* **Fentanyl HEXAL** *Lingualtbl. 67, 133, 267, 400, 533, 800µg* **Instanyl** *Nasenspray 50, 100, 200 µg/Stoß* **PecFent** *Nasenspray 100, 400µg/Stoß*	**Durchbruchschmerz bei chron. Tumorschm.:** **Actiq:** ini 200µg, ggf. Wdh nach 15min; weitere Dosistitration je nach Wi bis 1600µg; **Abstral, Effentora:** ini 100µg, ggf. Wdh nach 30min, weitere Dosistitr. je nach Wi bis max. 800µg; **Breakyl:** ini 200µg, ggf. nach 30min höhere Dosis, weitere Dosistitr. je nach Wi bis max. 1200µg; **Instanyl:** ini 50µg, ggf. Wdh. nach 10min, weitere Dosistitration je nach Wi; **Pecfent:** ini 100µg, ggf. nächste Dosis nach 4h, weitere Dosistitration je nach Wi bis 800µg; s.a. FachInfo der einzelnen Präparate; **DANI, DALI** sorgfältige Dosiseinstellung

Fentanyl transdermal Rp (Btm)	HWZ 13-22h , Q0 0.9, PPB 85%, PRC C, Lact ?
Durogesic SMAT *TTS 12, 25, 50, 75, 100µg/h* **Fentadolon** *TTS 25, 50, 75µg/h* **Fentamat** *TTS 12, 25, 37.5, 50, 75, 100µg/h* **Fentanyl HEXAL, Fentanyl Sandoz** *TTS 12, 25, 37.5, 50, 75, 100, 150µg/h* **Fentavera** *TTS 12, 25, 50, 75, 100µg/h* **Matrifen** *TTS 12, 25, 50, 75, 100µg/h*	**Chronische Schmerzen:** alle 3d 1 Pflaster, Dosis je nach Vortherapie: → 655; **DANI, DALI** sorgfältige Dosiseinstellung

Hydromorphon Rp (Btm)	HWZ 2.5h, Q0 1.0, PPB 8%, PRC C, Lact ?
Hydromorphon HEXAL *Tbl. 4(ret.), 8(ret.), 16(ret.), 24(ret.)mg; Kps. 2(ret.), 4(ret.), 8(ret.), 16(ret.), 24(ret.)mg; Amp. 2mg/1ml, 10mg/1ml, 100mg/10ml* **Hydromorphon Stada** *Tbl. 4(ret.), 8(ret.), 16(ret.), 24(ret.)mg* **Palladon** *Kps. 1.3, 2.6mg; Kps. 4(ret.), 8(ret.), 16(ret.), 24(ret.)mg; Amp. 2mg/1ml, 10mg/1ml, 100mg/10ml*	**(Sehr) starke Schmerzen → 655:** ini 1.3-2.6mg alle 4h p.o.; 2 x 4-24mg (ret.) p.o.; 1-2mg i.m./s.c.; 1-1.5mg i.v.; **Ki. < 6J:** 0.015mg/kg i.m./s.c.; **6-12J:** 0.5-1mg i.m/s.c.; **DANI, DALI** sorgfältige Dosiseinstellung

Opioid-Analgetika 279

Hydromorphon Oros Rp (Btm)	HWZ 12.5-14.7h, Qo 1.0, PPB < 30%, PRC C, Lact ?
Jurnista *Tbl. 4(ret.), 8(ret.), 16(ret.), 32(ret.), 64(ret.)mg*	**Starke chron. Schmerzen → 655:** 1 x 4-64mg p.o.; DANI, DALI sorgf. Dosiseinst.

Levomethadon Rp (Btm)	HWZ 15-60h, Qo 0.25, PPB 85%
L-Polamidon *Tbl. 5, 20, 30mg* **L-Polaflux** *Lsg. (1ml=5mg)* **L-Polamidon** *Tbl. 5, 20mg;* *Amp. 2.5mg/1ml, 5mg/2ml;* *Gtt. (1ml = 20Gtt. = 5mg)* **L-Polamidon** *Lsg. zur Substitution* *Lsg. (1ml = 5mg)*	**(Sehr) starke Schmerzen → 655:** 2.5mg i.v.; bis 7.5mg i.m./s.c., evtl. Wdh. alle 4-6h; 4-6 x 2.5-7.5mg p.o., bei Tumorschmerz ggf. weitere Dosiseinst. **Ki. 2-5J:** 0.25-0.5mg/d; **> 5J:** 0.5-1.3mg; **Substitutionsther. bei Opiatabhängigkeit:** ini morgens 15-20mg p.o., abends 10-25mg, n. 1-6d Tagesdosis 1 x/d; DANI, DALI Dosisred.

Morphin Rp (Btm)	HWZ 2.5h, Qo 0.9 (0.3), PPB 20-35%, PRC C, Lact ?
Capros *Kps. 5, 10, 10(ret.), 20, 20(ret.), 30, 30(ret.), 60(ret.), 100(ret.)mg* **M-long** *Kps. 10(ret.), 30(ret.), 60(ret.), 100(ret.)mg* **Morphanton** *Brausetbl. 20mg; Tbl. (ret.) 10, 20, 30, 60, 100mg* **Morphin Merck** *Gtt. (1ml = 5, 20mg);* *Amp. 10mg/1ml, 20mg/1ml, 100mg/10ml* **MSI** *Amp. 10mg/1ml, 20mg/1ml, 100mg/5ml, 200mg/10ml* **MSR** *Supp. 10, 20, 30mg* **MST** *Tbl. 10(ret.), 30(ret.), 60(ret.), 100(ret.), 200(ret.)mg; Gran. 20(ret.), 30(ret.), 60(ret.), 100(ret.), 200(ret.)mg* **Painbreak** *Brausetbl. 15mg* **Sevredol** *Tbl. 10, 20mg* **Substitol** *Kps. 30(ret.), 60(ret.), 100(ret.), 200(ret.)mg*	**(Sehr) starke Schmerzen → 655:** 2-6 x 10-60mg p.o.; 1-2 x 30-200mg (ret.) p.o.; 4-6 x 5-10mg i.v./s.c./i.m.; **Ki. 0-1J:** 4-6 x 0.2mg/kg p.o.; **2-5J:** 4-6 x 2.5-5mg p.o.; **6-12J:** 4-6 x 5-10mg p.o.; **13-16J:** 4-6 x 10-20mg; **Ki. bis 6M:** 0.01mg/kg/h i.v. Dauerinfusion; **> 6M:** 4-6 x 0.05-0.1mg i.v.; DANI, DALI sorgfältige Dosiseinstellung; **Substitutionsbehandlung bei Opioidabhängigkeit (Substitol):** ohne Vorbehandlung: ini 100-200mg p.o., ggf. n. 6h zusätzl. 200mg, Erh.Dos. individuell 500-800mg/d; Umstellung von Methadon im Verhältnis 1:6-1:8 (Methadonhydrochlorid:Morphin)

Oxycodon Rp (Btm)	HWZ 3.2-8h, PPB 38-45%, PRC C, Lact ?
Oxycodon Beta *Tbl. 5(ret.), 10(ret.), 20(ret.), 30(ret.), 40(ret.), 60(ret.), 80(ret.)mg* **Oxycodon HEXAL** *Tbl. 5(ret.), 10(ret.), 20(ret.), 40(ret.), 60(ret.), 80(ret.)mg* **Oxycodon Stada** *Tbl. 10(ret.), 20(ret.), 40(ret.), 80(ret.)mg* **Oxycodon-ratioph.** *Tbl. 5 (ret.), 10(ret.), 20(ret.), 30(ret.), 40(ret.), 60(ret.), 80(ret.)mg* **Oxygesic** *Tbl. 5(ret.), 10(ret.), 20(ret.), 40(ret.), 80(ret.), 120(ret.)mg; Kps. 5, 10, 20mg; Lingualtbl. 5, 10, 20mg; Inj.Lsg. 10mg/1ml, 20mg/2ml, 50mg/1ml*	**(Sehr) starke Schmerzen → 655:** ini 2 x 10mg p.o. (nicht opioidgewöhnte Pat.), nach Bedarf steigern; 1-10mg über 1-2min i.v. bzw. 5mg s.c. als Bolus, max. 6x/d; Infusion 2mg/h i.v.; **Nichttumorschmerz:** bis 40mg/d; **Tumorschmerz:** 80-120mg/d; max. 400mg/d; DANI, DALI ini 50%

A 11 Anästhesie – Arzneimittel

Oxycodon + Naloxon Rp (Btm)	
Targin *Tbl. 5+2.5(ret.), 10+5(ret.), 20+10(ret.), 40+20(ret.)mg*	**(Sehr) starke Schmerzen → 655:** ini 2 x 10+5mg p.o., max. 80+40mg/d; **DANI, DALI** vorsichtige Dosiseinstellung

Pethidin Rp (Btm)	HWZ 3.5-4h, Q₀ 0.9, PPB 60%
Dolantin *Gtt. (21 Gtt. = 50mg); Amp. 50mg/1ml, 100mg/2ml* **Dolcontral** *Supp. 100mg* **Pethidin Hameln** *Amp. 50mg/1ml, 100mg/2ml*	**Starke Schmerzen → 655:** 1-5 x 100mg rekt.; 25-150mg p.o./s.c./i.m.; 50mg i.v. Wdh. nach Bedarf, max. 500mg/d p.o./rekt./i.v.; **Ki.:** 0.6-1.2mg/kg/ED p.o.; **DANI** Dosisintervall verlängern; **DALI** sorgfältige Dosiseinstellung

Piritramid Rp (Btm)	HWZ 4-10h, Q₀ 1.0, PRC C
Dipidolor *Amp. 15mg/2ml* **Piritramid Hameln** *Amp. 7.5mg/1ml, 15mg/2ml, 45mg/6ml*	**(Sehr) starke Schmerzen → 655:** bis 4 x 7.5-22.5mg i.v.; bis 4 x 15-30mg i.m./s.c.; **Ki.:** bis 4 x 0.05-0.2mg/kg i.m./s.c.; bis 4 x 0.05-0.1mg/kg i.v.; **DANI** nicht erforderlich; **DALI** Dosisreduktion

Remifentanil Rp (Btm)	HWZ 3-10min, Q0 > 0.9, PPB 70%, PRC C, Lact ?
Remifentanil B. Braun *Inj.Lsg. 1, 2, 5mg* **Remifentanil Hameln** *Inj.Lsg. 1, 2, 5mg* **Remifentanil Kabi** *Inj.Lsg. 1, 2, 5mg* **Ultiva** *Inj.Lsg. 1mg/3ml, 2mg/5ml, 5mg/10ml*	**Anästhesie bei Spontanatmung:** ini 0.04µg/kg/min i.v., dann nach Bedarf 0.02-0.1µg/kg/min; **Anästhesie mit Beatmung:** ini 0.5-1µg/kg/min i.v., dann je nach Narkoseverfahren; **Ki. 1-12J:** ini 0.25µg/kg/min i.v., dann je nach Narkoseverfahren 0.05-1.3µg/kg/min; **DANI** nicht erforderlich

Sufentanil Rp (Btm)	HWZ 158-164min, Q0 1.0, PPB 92%, PRC C, Lact ?
Sufentanil Hameln *Amp. 0.01mg/2ml, 0.05mg/10ml, 0.25mg/5ml, 1mg/20ml* **Sufentanil Hikma** *50µg/10ml; 250µg/5ml*	**Anästhesie bei Kombinationsnarkose:** ini 0.5-2µg/kg i.v., dann 0.15-0.7µg/kg; **Monoanästhesie:** ini 15-20µg/kg i.v., dann 25-50µg nach Bedarf; **epidural:** intraop. 10-15ml Bupivacain 0.25% + 1µg Sufentanil/ml; postoperativ kontinuierlich Bupivacain 0.175% + 1µg Sufentanil/ml; 4-14ml/h; **DANI, DALI** ggf. Dosisreduktion

Opioid-Analgetika 281

A 11.1.5 Opioide mit gemischt-agonistischer-antagonistischer Aktivität

Wm/Wi (Buprenorphin): kappa-Antagonist und μ-Agonist ⇒ analgetisch;
Wm/Wi (Nalbuphin): kappa-Agonist und μ-Antagonist ⇒ analgetisch;
UW (Buprenorphin): Übelkeit, Erbrechen, Erythem, Juckreiz, Schwindel, Kopfschmerzen, Dyspnoe, Schwitzen, Exanthem, Obstipation, Ödeme, Müdigkeit; **UW** (Nalbuphin): Sedierung, Schweißausbrüche, Schläfrigkeit, Vertigo, Mundtrockenheit, Kopfschmerzen, Dysphorie, Übelkeit, Erbrechen; **KI** (Buprenorphin TTS): bek. Überempf., opioidabhängige Pat. bzw. zur Drogensubstitution, Strg. des Atemzentrums bzw. der Atemfunktion, Myasthenia gravis, Kombination mit MAO-Hemmern, Delirium tremens, Grav.; **KI** (Nalbuphin): bek. Überempf., schwere NI, Leberschäden, gleichzeitige Therapie mit μ-agonistischen Opioiden

Buprenorphin Rp (Btm)	HWZ 5h, TTS 30h, Q0 1.0, PPB 96%, PRC C, Lact ?
Bup 4-Tagepflaster TTS 35, 52.5, 70µg/h **Bupensan** Lingualtbl. 2, 4, 8mg **Buprenaddict** Lingualtbl. 0.4, 2, 8mg **Buprenorphin AWD** TTS 35, 52.5, 70µg/h **Buprenorphin-ratioph. Matrixpflaster** TTS 35, 52.5, 70µg/h **Norspan** TTS 5, 10, 20, 30, 40µg/h **Subutex** Lingualtbl. 0.4, 2, 8mg **Temgesic** Lingualtbl. 0.2, 0.4mg; Amp. 0.3mg/1ml **Transtec PRO** TTS 35, 52.5, 70µg/h	**(Sehr) starke Schmerzen → 655:** 3-4 x 0.2-0.4mg s.l., 3-4 x 0.15-0.3mg i.v./i.m.; max. 1.2mg/d; TTS: 35-70µg/h, Wechsel alle 4d (alle 3d bei Buprenorphin AWD und Buprenorphin-ratioph.); TTS (Norspan): 5-20µg/h, Wechsel alle 7d; **Ki.:** 3-4 x 3-6µg/kg i.v./i.m.; > 35kg: 3-4 x 0.2mg p.o.; > 45kg: 3-4 x 0.4mg p.o.; **Substitutionsther. bei Opiatabhängigkeit:** ini 1 x 2-4mg p.o., dann langsame Dosisred.; **DANI** nicht erforderlich; **DALI** Dosisreduktion, KI bei schwerer LI

Buprenorphin + Naloxon Rp (Btm)	
Suboxone Lingualtbl. 2+0.5mg, 8+2mg, 16+4mg	**Substitutionsther. bei Opiatabhängigkeit:** ini 2-4+0.5-1mg p.o., an d1 ggf. erneut 1-2 x 2+0.5mg, Dosisanp. nach klinischer Wi, max. 24mg Buprenorphin/d, s. a. FachInfo; **DANI** nicht erforderl., CrCl < 30: vors. Anw.; **DALI** Dosisreduktion, KI bei schwerer LI

Meptazinol Rp	HWZ 3h, Q0 0.95
Meptid Amp. 100mg/1ml	**Mittelstarke bis starke Schmerzen → 655:** 50-100mg i.v., 75-100mg i.m., ggf. Wdh alle 2-4h

Nalbuphin Rp	HWZ 2-3h
Nalpain Inj.Lsg. 10mg/1ml	**Mittelstarke bis starke Schmerzen → 655:** 0.1-0.3mg/kg i.v./i.m./s.c., dann je nach Wi nach 3-6h wdh., max. 20mg/d; **Ki.:** 0.1-0.2mg/kg i.v./i.m./s.c.; **Ki.** < 1.5J: keine Daten; **DANI** KI bei schweren Nierenschäden; **DALI** KI bei schweren Leberschäden

A 11.1.6 Opioidantagonisten

Wm: kompetitiver Antagonismus am Opioidrezeptor;
UW (Naloxon): Schwindel, Kopfschmerzen, Tachykardie, Hypotonie, Hypertonie, Übelkeit, Erbrechen, postoperative Schmerzen;
UW (Naltrexon): Bauchschmerzen, Übelkeit, Erbrechen, Diarrhoe, Obstipation, Appetit ↓, Schlafstörungen, Angstzustände, Nervosität, Affektstörungen, Reizbarkeit, Kopfschmerzen, Unruhe, Schwindel, gesteigerter Tränenfluss, Tachykardie, Palpitationen, Änderungen EKG, Thoraxschmerzen, Exanthem, Gelenk- und Muskelschmerzen, verzögerte Ejakulation, erektile Dysfunktion, Asthenie, Durst, gesteigerte Energie, Schüttelfrost, Hyperhidrose,
KI (Naloxon): bek. Überempfindlichkeit;
KI (Naltrexon): bek. Überempfindlichkeit, schwere Leberinsuffizienz, akute Hepatitis, schwere Nierenfunktionsstörung; Pat., die Opioid-Analgetika erhalten; opioidabhängige Pat. ohne erfolgreichen Entzug, oder Pat., die Opiat-Agonisten erhalten (z. B. Methadon); akute Opiat-Entzugssymptome, Pat. mit einem positiven Opioid-Nachweis im Urin oder einem negativen Ergebnis im Naloxon-Provokationstest

Naloxon Rp	HWZ 3-4h, Q0 1.0, PPB 32-45%, PRC B, Lact ?
Naloxon Hameln Amp. 0.4mg/1ml **Naloxon-ratioph.** Amp. 0.4mg/1ml **Naloxon Inresa** Amp. 0.4mg/1ml	**Opioidintox.** → 827: ini 0.4-2mg i.v./i.m./s.c., dann je nach Wi alle 2min 0.4-2mg; **Ki.:** 0.01mg/kg i.v., je n. Wi Wdh. nach 3-5min; **postop. Atemdepression:** 0.1-0.2mg i.v., Wdh. alle 2-3min, bis Spontanatmung einsetzt; **Ki.:** 0.005-0.01mg/kg; **NG, deren Mutter Opioide erhalten hat:** 0.01mg/kg i.v./i.m., je nach Wirkung Wdh. nach 2-3min

Naltrexon Rp	HWZ 2.7(9)h, Q0 1.0, PPB 21%, PRC C, Lact ?
Nalorex Tbl. 50mg **Naltrexon-HCL neuraxpharm** Tbl. 50mg **Nemexin** Tbl. 50mg	**Unterstützung einer Entwöhnungstherapie nach erfolgter Opiatentgiftung:** nach neg. Naloxon-Test d1 25mg, dann 1 x 50mg p.o.; od. Montag, Mittwoch, Freitag 100, 100, 150mg; Adepend → 362 **DANI, DALI** KI bei schwerer NI, LI

A 11.1.7 Weitere Opioid-Analgetika

Wm/Wi (Tilidin+Naloxon): Kombination Opioidagonist und -Antagonist ⇒ analgetisch, gleichzeitig Verminderung des Missbrauchspotentials durch Opiatabhängige;
Wm/Wi (Tramadol) zentral wirksamer Opioidrezeptor-Agonist, Hemmung der neuronalen Wiederaufnahme von Noradrenalin ⇒ analgetisch, antitussiv, nur gering atemdepressiv;
UW (Tilidin+Naloxon): Übelkeit, Erbrechen, Diarrhoe, Bauchschmerzen, Schwindel, Benommenheit, Müdigkeit, Kopfschmerzen, Nervosität, vermehrtes Schwitzen; **UW** (Tramadol): Schwindel, Kopfschmerzen, Benommenheit, Übelkeit, Erbrechen, Obstipation, Mundtrockenheit, Schwitzen, Erschöpfung; **KI** (Tilidin+Naloxon): bek. Überempf., Opiatabhängigkeit, andere Abhängigkeitserkrankungen, Porphyrie; **KI** (Tramadol): bek. Überempf., akute Alkohol-, Schlafmittel-, Analgetika-, Opioid- oder Psychopharmakaintox.; Pat., die MAO-Hemmer erhalten oder innerhalb der letzten 14d angewendet haben; nicht ausreichend kontrollierte Epilepsie; Anwendung zur Drogensubstitution

Opioidrezeptor-Agonist 283

Tilidin + Naloxon Rp (Btm unretardierte Formen)	HWZ 3 h, Q0 0.95
Tilicomp Beta Tbl. 50+4(ret.), 100+8(ret.), 150+12(ret.)mg; **Tilidin HEXAL comp.** Kps. 50+4mg; Tbl. 50+4(ret.), 100+8(ret.), 150+12(ret.), 200+16(ret.)mg; **Valoron N** Tbl. 50+4(ret.), 100+8(ret.), 150+12(ret.), 200+16(ret.)mg; Gtt. (20 Gtt. = 50+4mg)	**(Sehr) starke Schmerzen** → 655: bis 4 x 50-100+4-8mg p.o., max. 600+48mg/d; 2 x 50-200+4-16mg (ret.) p.o.; **Ki. 2-13J:** bis 4 x 1Gtt./Lj., minimal 3Gtt./ED; **DANI** nicht erforderlich

Tramadol Rp	HWZ 6(5-10)h, Q0 0.6, PPB 20%, PRC C, Lact -
Tramadolor Kps. 50, 50(ret.), 100(ret.), 150(ret.), 200(ret.)mg; Tbl. 50, 50(ret.), 100(ret.), 150(ret.), 200(ret.), 300(ret.)mg; Brausetbl. 100mg; Gtt. (20Gtt. = 50mg); Pumplsg. 100mg/1ml; Amp. 50mg/1ml, 100mg/2ml **Tramadol-ratioph.** Tbl. 50, 100(ret.)mg; Kps. 50, 150(ret.), 200(ret.)mg; Brausetbl. 50mg; Gtt. (20Gtt. = 50mg); Pumplsg. 100mg/1ml; Amp. 50mg/1ml, 100mg/2ml **Tramal** Kps. 50mg; Supp. 100mg; Gtt. (20 Gtt. = 50mg); Amp. 50mg/1ml, 100mg/2ml **Tramal long** Tbl. 50(ret.), 100(ret.), 150(ret.), 200(ret.)mg **Travex One** Tbl. 150(ret.), 200(ret.), 300(ret.), 400(ret.)mg	**Mäßige, starke Schmerzen** → 655: bis 4 x 50-100mg p.o./i.v./i.m./s.c./rekt.; 1-2 x 50-200mg ret. p.o.; max. 400mg/d; **Ki. 1-11J:** 1-2mg/kg p.o./i.v.; max. 400mg/d bzw. 8mg/kgKG/d; **DANI** bei kurzfristiger Gabe keine Dosisanpassung erforderlich; bei schwerer NI Dauertherapie nicht empfohlen; CrCl < 10: KI; **DALI** KI bei schwerer LI

A 11.2 Opioidrezeptor-Agonist mit Noradrenalin-Reuptake-Hemmung (MOR-NRI)

Wm/Wi: µ-Opioidrezeptor-Agonist mit Noradrenalin-Wiederaufnahmehemmung ⇒ starke analgetische Wi bei chronischen nozizeptiven, neuropathischen und gemischten Schmerzen;
UW: Schwindel, Somnolenz, Kopfschmerz, Übelkeit, Obstipation, Appetit ↓, Angst, depressive Stimmung, Schlafstrg., Nervosität, Ruhelosigkeit, Aufmerksamkeitsstrg., Tremor, unwillkürliche Muskelkontraktionen, Erröten, Dyspnoe, Erbrechen, Diarrhoe, Dyspepsie, Pruritus, Hyperhidrose, Hautausschlag, Asthenie, Müdigkeit, Gefühl der Körpertemperaturveränderung, trockene Schleimhäute, Ödeme;
KI: bekannte Überempfindlichkeit, ausgeprägte Atemdepression, akutes/starkes Bronchialasthma, Hyperkapnie, paralytischer Ileus, akute Intoxikation mit Alkohol, Hypnotika, zentralen Analgetika, psychotropen Substanzen

A 11 Anästhesie – Arzneimittel

Tapentadol Rp (Btm)   HWZ 4h, PPB 20%

Palexia Tbl. 25(ret.), 50, 50(ret.), 100(ret.), 150(ret.), 200(ret.), 250(ret.)mg; Lsg. (1ml = 20mg) **Yantil** Tbl. 25(ret.), 50(ret.), 100(ret.), 150(ret.), 200(ret.), 250(ret.)mg	**Starke chronische Schmerzen → 655:** ohne Opioid-Vorbehandlung ini 2 x 50mg/d p.o., mit Opioid-Vorbeh. ini ggf. höhere Dosis → 655; nach Bedarf steigern; max. 2 x 250mg/d; **DANI** leichte bis mäßige NI: 100%, schwere NI: Anwendung nicht empfohlen **DALI** leichte LI: 100%; mäßige LI: ini 1 x 50mg/d, nach Verträglichkeit steigern; schwere LI: Anwendung nicht empfohlen
Umdosierung: < 80mg Morphin/d → 2 x 50mg/d Tapentadol ≥ 80–< 120mg Morph./d → 2 x 100mg/d Tapentadol ≥ 120–< 160mg Morph./d → 2 x 150mg/d Tapentadol ≥ 160–< 200mg Morph./d → 2 x 200mg/d Tapentadol	

A 11.3 Weitere zentral wirksame Analgetika

Wm/Wi (Flupirtin): aktiviert Kaliumkanäle der Nervenzelle ⇒ K⁺-Ausstrom ⇒ Stabilisierung des Ruhemembranpotenzials, Aktivierung der Nervenzellmembran ↓ ⇒ indirekte Hemmung von NMDA-Rezeptoren;
Wm/Wi (Ziconotid): inhibiert spannungsabhängigen Kalziumeinstrom in die primären nozizeptiven afferenten Nerven, die im Rückenmarkshinterhorn enden;
UW (Flupirtin): Müdigkeit, v.a. zu Therapiebeginn, Schwindel, Sodbrennen, Appetitlosigkeit, Magenbeschwerden, Übelkeit, Erbrechen, Verstopfung, Schlafstrg., Schweißausbrüche, Tremor, Depressionen, Kopf-/Bauchschmerzen, Mundtrockenheit, Unruhe/Nervosität, Blähungen, Durchfall, Transaminasenerhöhung;
UW (Ziconotid): Schwindel, Übelkeit, Nystagmus, Verwirrung, Gangabnormalitäten, Gedächtnisstrg., Verschwommensehen, Kopfschmerz, Asthenie, Erbrechen, Somnolenz;
KI (Flupirtin): bekannte Überempfindlichkeit, bei Risiko einer hepatischen Enzephalopathie, Cholestase, Myasthenia gravis, vorbestehende Lebererkrankung und Alkoholabusus, kürzlich überwundener oder aktiv bestehender Tinnitus;
KI (Ziconotid): bek. Überempfindlichkeit, Kombination mit intrathekaler Chemotherapie

Flupirtin Rp   HWZ 10h, Q₀ > 0.7, PPB 80%

Flupigil Kps. 100mg **Flupirtinmaleat Winthrop** Kps. 100mg; Tbl. 400(ret.)mg **Katadolon** Kps. 100mg; Tbl. 400(ret.)mg; Supp. 150mg **Trancopal Dolo** Kps. 100mg **Trancolong** Tbl. 400(ret.)mg	**Akute Schmerzen (wenn NSAR bzw. schwache Opiode KI sind):** 3-4 x 100mg p.o., max 600mg/d; 1 x 400mg (ret.) p.o.; 3-4 x 150mg, max. 900mg rekt.; Anw. für max. 2W.; **DANI** max. 300mg p.o./450mg rekt.; **DALI** KI

Ziconotid Rp   HWZ 4.5h, (intrathekal)

Prialt Inf.Lsg. 100µg/1ml, 500µg/5ml	**Starke chron. Schmerzen → 655:** ini 2.4µg/d intrathekal, nach Bed. um max. 2.4µg/d steigern, max. 21.6µg/d; **DANI, DALI** keine Daten

A 11.4 Anilinderivate

Wm: Hemmung der zerebralen Prostaglandinsynthese, Hemmung des Effekts endogener Pyrogene auf die hypothalamische Temperaturregulation; **Wi:** antipyretisch, analgetisch, nur sehr gering antiphlogistisch; **UW** (Paracetamol): keine sehr häufigen/häufigen UW; **KI** (Paracetamol): bekannte Überempfindlichkeit; schwere Leberinsuffizienz

Paracetamol (Acetaminophen) OTC/Rp* HWZ 1-4h, Q_0 > 0.9, PPB 10%, PRC B, Lact+

Ben-u-ron *Tbl. 500, 1000mg; Kps. 500mg; Brausetbl. 1000mg; Gran. 250, 500, 1000mg; Supp. 75, 125, 250, 500, 1000mg; Saft (5ml = 200mg)* Enelfa *Tbl. 500, 1000mg; Supp. 125, 250, 500mg;* Paracetamol HEXAL *Tbl. 500mg; Supp. 125, 250, 500, 1000mg; Saft (5ml = 200mg)* Paracetamol-ratioph. *Brausetbl. 500mg; Tbl. 500mg; Supp. 75, 125, 250, 500, 1000mg; Saft (5ml = 200mg)* Perfalgan *Inf.Lsg. 500/50, 1000mg/100ml* Rubiemol *Supp. 125, 250, 500mg; Saft (5ml = 250mg)*	**Leichte bis mäßig starke Schmerzen → 655, Fieber:** 3-4 x10-15mg/kg, max. 60mg/kg/d p.o./rekt.; 1g i.v., ggf. Wdh. nach 4h, max. 4g/d i.v.; **Ki.:** p.o./rekt.: s. Erw.; i.v.: <10kg: 7.5mg/kg i.v., ggf. Wdh. nach 4h, max. 30mg/kg/d; 10-33kg: 15mg/kg i.v., max. 60mg/kg/d bzw. max. 2g/d; > 33kgKG: 15mg/kg i.v., ggf. Wdh. nach 4h, max. 60mg/kg/d bzw. max. 3g/d i.v.; **DANI** CrCl < 30: (i.v.) Dosisintervall 6h; **DALI** Dosisinterv. verlängern, Child-Pugh > 9: KI

* Verschreibungspflichtig, wenn eine Packung > 10g enthält!

A 11.5 Narkotika

A 11.5.1 Injektionsnarkotika – Barbiturate

Wm/Wi (Methohexital): kurz wirksames Barbiturat, Hypnotikum, keine Analgesie;
Wm/Wi (Thiopental): Barbiturat, hypnotisch, antikonvulsiv, hirndrucksenkend;
UW (Methohexital): RR-Senkung, Atemdepression, Bronchospasmus;
UW (Thiopental): Atemdepression, euphorische Stimmungslagen, Traumerlebnisse z. T. unangenehmer Art, Übelkeit, Erbrechen, Singultus, Husten, Niesen, allergische und pseudo-allergische Reaktionen, Broncho- und Laryngospasmus, Hautrötung;
KI (Methohexital): Cave in Grav./Lakt.; **KI** (Thiopental): bek. Überempf. gegen Barbiturate; akute Vergiftungen mit Alkohol, Schlafmitteln, Schmerzmitteln und Psychopharmaka; akute hepat. Porphyrie, maligne Hypertonie, Schock, Status asthmaticus, Lakt.; Cave in Grav.

Methohexital Rp	HWZ 70-125min, Q_0 1.0, PPB 73%, PRC B, Lact ?
Brevimytal *Inj.Lsg. 500mg*	**Narkoseeinleitg.:** 50-120mg od. 1-1.5mg/kg i.v.; **DANI** nicht erf.; **DALI** vorsichtige Anw.

Thiopental Rp	HWZ 3-18h, Q_0 1.0, PPB 50-80%
Thiopental Rotexmedica, Thiopental Inresa *Inj.Lsg. 0.5g/20ml, 1g/20ml*	**Narkoseeinleitung:** 5mg/kg i.v.; **DANI, DALI** Dosisreduktion

A 11.5.2 Injektionsnarkotika – Benzodiazepine

S. Psychiatrie → 352

A 11.5.3 Injektionsnarkotika - Nichtbarbiturate

Wm/Wi (Etomidat): Hypnotikum zur Narkoseeinleitung, keine Analgesie;
Wm/Wi (4-Hydroxybuttersäure): hypnotisch, keine Analgesie;
Wm/Wi (Ketamin): analgetisch, hypnotisch ohne wesentliche Atemdepression;
Wm/Wi (Propofol): Hypnotikum zur Narkoseeinleitung/-aufrechterhaltung, keine Analgesie;
UW (4-Hydroxybuttersäure): Myoklonien; **UW** (Ketamin): Aufwachreaktionen wie lebhafte Träume, Albträume, motor. Unruhe, Schwindel; verschwommenes Sehen, Anstieg von Blutdruck und Herzfrequenz, Tachykardie, pulmon. Hypertonie, pulmonale Mucussekretion ↑, Sauerstoffverbrauch ↑, Laryngospasmus, Atemdepression, Übelkeit, Erbrechen, Salivation ↑, Hyperreflexie, Muskeltonus ↑, Hirndruck und intraokulärer Druck ↑;
UW (Propofol): RR ↓, Apnoe, Exzitationssymptome, Husten, Übelkeit, Erbrechen, Kopfschmerzen, Euphorie, Hypertonie, Flush, Singultus, Brady-/Tachykardie, Arrhythmien, Kältegefühl, Hyperventilation, Überempfindlichkeitsreaktionen, Fieber, sexuelle Hemmschwelle ↓;
KI (Etomidat): Ki. < 6J; Lakt.; Cave in Grav.; **KI** (4-Hydroxybuttersäure): Nephropathie, Hypertonie, Epilepsie, Alkoholismus; **KI** (Ketamin): bek. Überempf., Pat., bei denen erhöhter RR oder gesteigerter Hirndruck ein ernsthaftes Risiko darstellt; Hypertonie (> 180/100 mmHg); Präeklampsie, Eklampsie, Hyperthyreose; Situationen, die einen muskelentspannten Uterus erfordern, z.B. drohende Uterusruptur, Nabelschnurvorfall; wenn es als einziges Anästhetikum bei Pat. mit manifesten ischämischen Herzerkrankungen angewendet wird;
KI (Propofol): bek. Überempf., Überempf. gegen Soja und Erdnuss, Kinder < 1M zur Narkose, Kinder < 16J zur Sedierung; Propofol 2%: Kinder < 3J

Esketamin Rp HWZ 2-4h, PPB 47%

Ketanest S *Amp. 25mg/5ml, 50mg/2ml, 250mg/10ml; Inj.Lsg. 100mg/20ml*	**Narkose:** ini 0.5-1mg/kg i.v.; 2-4mg/kg i.m., dann 50% der Initialdosis alle 10-15min oder 0.5-3mg/kg/h; **Analgesie Notfallmedizin:** 0.125-0.25mg/kg i.v.; 0.25-0.5mg/kg i.m.; **Analgesie bei Beatmung:** ini 0.25mg/kg i.v., dann 0.2-0.5mg/kg/h; **Status asthmaticus:** 0.5-1mg/kg i.v., max. 2.5mg/kg

Etomidat Rp HWZ 3-5h, Q0 1.0, PPB 76%, PRC C, Lact ?

Etomidat lipuro *Amp. 20mg/10ml* Hypnomidate *Amp. 20mg/10ml*	**Narkoseeinleitg.:** 0.15-0.3mg/kg i.v, max. 60mg Gesamtdosis; **Ki.** bis 15J: 0.15-0.2mg/kg i.v.

4-Hydroxybuttersäure Rp

Somsanit *Amp. 2g/10ml*	**Narkose:** 60-90mg/kg i.v.; DANI KI bei schwerer NI

Ketamin Rp HWZ 2-3h, Q0 1.0, PPB 47%, PRC D, Lact -

Ketamin Hameln *Amp. 500mg/10ml* Ketamin Inresa *Amp. 100mg/2ml, 500mg/10ml* Ketamin Rotexmedica *Amp. 50mg/5ml, 100mg/2ml, 500mg/10ml*	**Narkose:** ini 1-2mg/kg i.v.; 4-8mg/kg i.m., dann 50% der Initialdosis alle 10-15min; **Analgesie Notfallmedizin:** 0.25-0.5mg/kg i.v.; 0.5-1mg/kg i.m.; **Analgesie bei Beatmung:** ini 0.5mg/kg i.v., dann 0.4-1mg/kg/h; **Status asthmaticus:** 1-2mg/kg i.v., bei Bedarf bis 5mg/kg/min

Narkotika

Propofol Rp	HWZ 40-200min, Q0 1.0, PPB 98%, PRC B, Lact ?
Disoprivan *Amp. 200mg/20ml; Inj.Lsg. 500mg/50ml, 1g/50ml* **Propofol lipuro** *Amp. 200mg/20ml; Inj.Lsg. 500mg/50ml, 1g/50ml, 1g/100ml* **Propofol-ratioph.** *Amp. 200mg/20ml, 500mg/50ml, 1g/50ml*	**Narkoseeinleitung** → 654: 1.5-2.5mg/kg langs. i.v.; Pat. > 55J oder Risikopat. 1mg/kg; **Narkoseaufrechterhaltung:** 4-12mg/kg/h i.v.; **Sedierung bei chirurgischen oder diagnostischen Eingriffen:** ini 0.5-1mg/kg über 1-5min i.v., dann 1.5-4.5mg/kg/h; **Sedierung bei Intensivbehandlung:** 0.3-4mg/kg/h i.v.

A 11.5.4 Injektionsnarkotika – Alpha-2-Agonisten

Wm/Wi: selektiver Alpha-2-Agonist ⇒ Noradrenalinfreisetzung ↓ sympatholytisch, sedierend, analgetisch, kardiovaskuläre Wi (HF ↓, RR ↓ bzw. bei höheren Dosen HF ↓, RR ↑);
UW: Hyper-/Hypoglykämie, Unruhe, Bradykardie, myokard. Ischämie/Infarkt, Tachykardie, RR ↑, RR ↓, Übelkeit, Erbrechen, Mundtrockenheit, Entzugssyndrom, Hyperthermie;
KI: bek. Überempf., AV-Block II-III°, unkontrollierte Hypotonie, akute zerebrovask. Ereignisse

Dexmedetomidin Rp	HWZ 1.9-2.5h, PPB 94%, PRC C, Lact ?
Dexdor *Inf.Lsg. 200µg/2ml, 400µg/4ml, 1000µg/10ml*	**Sedierung von intensivmed. Patienten:** ini 0,7µg/kg/h i.v., je n. Bed. 0,2-1,4µg/kg/h; **DANI** nicht erf., **DALI** vorsichtige Anw.

A 11.5.5 Inhalationsnarkotika

Wm: unbek., u.a. Hemmung spannungsabhängiger Ionenkanäle; **Wi:** narkotisch, analgetisch;
UW (Desfluran): Hypotonie, Atemdepression, Herzrhythmusstrg., Myokardischämie, Speichelfluss ↑, Laryngo- und Bronchospasmus, Husten, Übelkeit, Erbrechen;
UW (Isofluran): Hypotonie, negativ inotrope Effekte, Arrhythmien, Atemdepression, Husten, Laryngospasmus, Leberenzyme ↑, Frösteln, Übelkeit, Erbrechen, Ileus, passagere Leukozytose, maligne Hyperthermie; **UW (Sevofluran):** Hypotonie, Hypertonie, Übelkeit, Erbrechen, Husten, Fieber, Frösteln, Bradykardie, Tachykardie, Laryngospasmus, Bronchospasmus, Speichelfluss ↑, Agitiertheit, Schwindel;
KI: bekannte Überempfindlichkeit, maligne Hyperthermie (Vorgeschichte bzw. genetische Disposition), Pat. mit Leberfktsstrg., Leukozytose, unklares Fieber nach Inhalationsnarkose in der Anamnese; **KI (Isofluran):** Kombination mit nichtselektiven MAO-Hemmer

Desfluran Rp	Blut-Gas-Verteilungskoeffizient 0.42
Suprane *Inh.Lsg.*	**Narkoseeinleitung** → 653: 4-11 Vol.% (nicht bei Kindern!); **Narkoseaufrechterhaltung:** 2-6 Vol.% bei Kombination mit Lachgas; 2.5-8.5% bei alleiniger Anwendung + O_2; **DANI, DALI** nicht erforderlich

Isofluran Rp	Blut-Gas-Verteilungskoeffizient 1.4
Forene *Inh.Lsg.* **Isofluran Baxter** *Inh.Lsg.* **Isofluran Piramal** *Inh.Lsg.*	**Narkoseeinleitung** → 653: 1.5-3.0 Vol.%; **Narkoseaufrechterhaltung:** 1.0-2.5 Vol.%, bei Kombination mit Opioiden 0.5-1.5 Vol.%; **DANI, DALI** nicht erforderlich

Sevofluran Rp	Blut-Gas-Verteilungskoeffizient 0.65
Sevofluran Baxter *Inh.Lsg.* **Sevofluran Piramal** *Inh.Lsg.* **Sevorane** *Inh.Lsg.*	**Narkoseeinleitung** → 653: bis zu 8 Vol.%; **Narkoseaufrechterhaltung:** 0.5-3 Vol.%; **DANI, DALI** nicht erforderlich

A 11.6 Muskelrelaxantien

A 11.6.1 Stabilisierende Muskelrelaxantien

Wm/Wi: kompetitive Verdrängung von Acetylcholin an Nikotinrezeptoren der motorischen Endplatte ⇒ Verhinderung der Depolarisation;
UW: Bronchospasmus, Tachykardie, Urtikaria, RR ↓ ; **KI:** Unmöglichkeit der künstlichen Beatmung; Anw.Beschr. bei Myasthenia gravis und Eaton-Lambert-Syndrom

Atracurium Rp	HWZ 20-30min, Wi 25min, Q0 1.0, PPB 82%
Atracurium Hikma, Atracurium Hameln, Atracurium HEXAL *Amp. 25mg/2.5ml, 50mg/5ml*	**Muskelrelaxierung i.R. einer Narkose:** ini 0.3-0.6mg/kg i.v., dann 0.1-0.2mg/kg alle 15-20min oder 0.3-0.6mg/kg/h Dauerinf.; **DANI, DALI** nicht erforderlich

Cisatracurium Rp	HWZ 22-29min, Wi 35min, Q0 0.85, PRC B, Lact ?
Cisatracurium Accord, Cisatracurium Hameln, Cisatracurium HEXAL, Nimbex *Amp. 5mg/2.5ml, 10mg/5ml*	**Muskelrelaxierung i.R. einer Narkose:** ini 0.15mg/kg i.v., dann 0.03mg/kg alle 20min; **DANI, DALI** nicht erforderlich

Mivacurium Rp	HWZ 1.8-2min, Wi 15min, PRC C, Lact ?
Mivacron *Amp. 10mg/5ml, 20mg/10ml*	**Muskelrelaxierung i.R. einer Narkose:** ini 0.2mg/kg i.v., dann 0.1mg/kg alle 15min oder 0.5-0.6mg/kg/h; **DANI, DALI** ini 0.15mg/kg i.v.

Pancuronium Rp	HWZ 110-160min, Wi 50min, Q0 0.33, PPB 30%, PRC C, Lact ?
Pancuronium Hikma *Amp. 4mg/2ml* **Pancuronium Inresa** *Amp. 4mg/2ml* **Pancuronium Rotexmedica** *Amp. 4mg/2ml*	**Muskelrelaxierung i.R. einer Narkose:** ini 0.08-0.1mg/kg i.v., dann 0.01-0.02mg/kg

Rocuronium Rp	HWZ 84-131min, Wi 35min, Q0 0.8, PRC B, Lact ?
Esmeron *50mg/5ml, 100mg/10ml* **Rocuroniumbromid Inresa** *50mg/5ml, 100mg/10ml* **Rocuroniumbromid Kabi** *50mg/5ml, 100mg/10ml*	**Muskelrelaxierung i.R. einer Narkose:** ini 0.6mg/kg i.v., dann 0.15mg/kg; **DANI, DALI** vorsichtige Anwendung

Vecuronium Rp	HWZ 65-80min, Wi 25min, Q0 0.8, PPB 30%, PRC C, Lact ?
Vecuronium Inresa *Inj.Lsg. 10mg* **Vecuronium Hikma** *Inj.Lsg. 10mg*	**Muskelrelaxierung i.R. einer Narkose:** ini 0.08-0.1mg/kg i.v., dann 0.02-0.03mg/kg oder 0.8-1.4µg/kg/min

A 11.6.2 Depolarisierende Muskelrelaxantien

Wm/Wi: Dauerdepolarisation der mot. Endplatte, Verhinderung der sofortigen Repolarisation;
UW: allerg.Hautreaktionen, Faszikulationen, Muskelschmerzen, HRST, maligne Hyperthermie;
KI: bek. Überempf., Unmöglichkeit der künstlichen Beatmung, maligne Hyperthermie in der Anamnese, Pat. mit schwerwiegenden Verbrennungen/Verletzungen, schwerwiegende langandauernde Sepsis; subakute schwerwiegende Denervierung der Skelettmuskulatur oder nach Verletzungen der oberen Nervenbahnen; schwerwiegende Hyperkaliämie

Suxamethonium (Succinylcholin) Rp   HWZ 2-10min, QO 1.0, PPB 30%

| Lysthenon 100mg/2ml, 100mg/5ml
Succinylcholin Inresa Inj.Lsg. 100mg/5ml | Muskelrelaxierung im Rahmen einer Narkose: 1-1.5mg/kg i.v.;
Ki.: 1-1.5mg i.v.; 2-3mg/kg i.m. |

A 11.6.3 Relaxans-Antagonisten

Wm/Wi: Komplexbildung mit Rocuronium bzw. Vecuronium; **UW:** metallischer/bitterer Geschmack, Narkosekomplikationen; **KI:** bekannte Überempfindlichkeit

Sugammadex Rp   HWZ 1.8h, PPB 0%

| Bridion Inj.Lsg. 200mg/2ml, 500mg/5ml | Aufhebung einer durch Rocuronium bzw. Vecuronium induz. neuromusk. Blockade
→ 655: 2-4mg/kg i.v.; 16mg/kg für sofortige Aufhebung d. Blockade; **DANI** CrCl < 30: Anw. nicht empf.; **DALI** vors. Anw. bei schwerer LI |

A 11.7 Xanthinderivate

Wm/Wi (Coffeincitrat): ZNS-Stimulans durch Antagonisierung der Adenosinrezeptoren
⇒ Stimulation des Atemzentrums, Erhöhung der Minutenventilation, Absenkung der Hyperkapnieschwelle, vermehrtes Ansprechen auf eine Hyperkapnie, Erhöhung des Skelettmuskeltonus, Verminderung der Zwerchfellerschöpfung, Erhöhung der Stoffwechselrate;
UW (Coffeincitrat): Phlebitis/Entzündung an Infusionsstelle; **KI** (Coffeincitrat): bek. Überempf.

Coffeincitrat Rp   HWZ 3-4d, PPB keine Daten

| Peyona Inj.Lsg. 20mg/1ml;
Lösung (oral) 20mg/1ml | Primäre Apnoe bei FG: ini 20mg/kg über 30min i.v., nach 24h Erh.Dos. von 1 × 5mg/kg über 10min i.v. oder 1 × 5mg/kg über nasogastrale Sonde; **DANI, DALI** vors. Anw. |

A 11.8 Lokalanästhetika

A 11.8.1 Säureamide und Esther

Wm: Membranpermeabilität für Kationen ↓, v.a. Na$^+$; **Wi:** Erregbarkeit von Nervenfasern ↓ bis aufgehoben; **UW:** Schwindel, Erbrechen, Benommenheit, Krämpfe, HF ↓, HRST, Schock;
KI: schwere Überleitungsstrg., akut dekomp. Herzinsuff., Schock, Infekt. im Injektionsbereich, bek. Allergie; **UW** (Chloroprocain): Hypotonie, Übelkeit, Erbrechen, Angst, Unruhe, Parästhesien, Schwindel; **KI** (Chloroprocain): bek. Überempf., dekomp. Herzinsuff., hypovolämischer Schock, i.v. Regionalanästhesie, schwere kardiale Erregungsleitungsstr., schwere Anämie

A 11 Anästhesie – Arzneimittel

Bupivacain Rp
HWZ 3.5h, Q0 > 0.9, PPB 92-96%, PRC B

Bucain 0.25%, 0.5%, 0.5% (hyperbar), 0.75%; Amp. 2, 4, 5, 10, 20, 50ml
Carbostesin 0.25%, 0.5%, 0.5% (hyperbar), 0.75%; Amp. 4, 5, 20ml
Dolanaest 0.25%; Amp. 5ml

Leitungsanästhesie: z.B. N.-ischiadicus-Blockade: 10-20ml 0.25-0.5%; max. 2mg/kg;
Spinalanästhesie: 0.5-4ml 0.5% hyperbar subarachnoidal

Chloroprocain Rp
HWZ 19-26sec

Ampres Amp. 50mg/5ml

Spinalanästhesie: 40-50mg intrathekal, max. 50mg

Lidocain Rp
HWZ 1.5-2(3.5)h, Q0 0.9, PPB 60%, PRC B, Lact +

Heweneural Amp. 1%: 2ml
Licain Amp. 0.5%: 50, 100ml; Amp. 1%: 2, 5, 10, 50, 100ml
Xylocain Amp. 1%: 50ml; Amp. 2%: 5, 50ml; Gel, Lösung (viskös) 2% (1g enth. 20mg); Spray (1 Sprühstoß = 10mg)
Xylocitin Loc Amp. 0.5%: 10ml; Amp. 1%: 10ml; Amp. 2%: 2, 5, 10ml

Infiltrationsanästhesie: max. 300mg 0.5-2%; **Periduralanästh.:** lumbal: 1-1.5ml/Segment 0.5-1%; **Schleimhautanästhesie b. Intubation:** 100mg (5g Gel) auf unteres Tubusdrittel, max. 320mg (16g Gel); **Haut-, Schleimhautanästhesie:** 1-5 Sprühstöße, max. 20 Sprühst. bzw. 3mg/kg; bis 6 x 5-15ml viskose Lsg. im Mund verteilen; **DANI, DALI** Dosisreduktion

Mepivacain Rp
HWZ 1.9-3.2h, Q0 0.95, PPB 65-78%, PRC C, Lact ?

Meaverin Amp. 0.5%, 1%, 2%, 3%, 4% (hyperbar): 1.8, 2, 5, 50ml
MepiHEXAL Amp. 1%: 5, 50ml
Scandicain 1%, 2%, 4% (hyperbar) Amp. 2, 5, 50ml

Infiltrationsanästhesie: bis max. 300mg (30ml 1%), max. 200mg im HNO-Bereich;
Spinalanästhesie: 0.5-2ml 4% (hyperbar)
Leitungsanästh.: z.B. Interkostalblockade: 2-4ml 1%; **DANI, DALI** Dosisreduktion empf.

Prilocain Rp
HWZ 1.5h, PPB 55%

Takipril Amp. 2% (hyperbar) 5ml
Xylonest Amp. 0.5%, 1%, 2%: 10, 50ml

Spinalanästhesie: Takipril: 40-60mg (2-3ml 2%) intrathekal;
Infiltrationsan.: bis max. 400mg (40ml 1%);
Oberst-Leitungsanästhesie: 2ml 2%

Procain OTC/Rp
HWZ 0.5-1h

Pasconeural Injectopas Amp. 1%, 2%: 2, 5ml
Procain Actavis Amp. 0.5%, 1%, 2%: 2, 5, 50ml

Schmerzen: 4mg/kg als 1promillige Lsg. über 20min i.v.;
Neuralgie, Neuritis: 5-30ml 1-2% perineural

Ropivacain Rp
HWZ 1.8h, Q0 1.0, PPB 94%

Naropin Amp. 20mg/10ml, 40mg/20ml, 75mg/10ml, 100mg/10ml, 150mg/20ml, 200mg/20ml; Inf.Lsg. 200mg/100ml, 400mg/200ml
Ropivacain Kabi Amp. 20mg/10ml, 40mg/20ml, 75mg/10ml, 100mg/10ml, 200mg/20ml, 200mg/100ml, 400mg/200ml

Postop. Analgesie: 12-28mg/h epidural = Lsg. 2mg/ml: 6-14ml/h;
Plexusblockade: 225-300mg = Lsg. 7.5mg/ml: 30-40ml

Synthetische Anticholinergika

A 11.8.2 TRPV1-Rezeptoragonisten

Wm/Wi: TRPV1-Agonist ⇒ Aktivierung kutaner Nozizeptoren ⇒ im Verlauf dann Schmerzlinderung durch Desensibilisierung; **UW:** Schmerzen, Erythem, Pruritus, Papeln, Bläschen, Schwellung an der Anwendungsstelle; **KI:** bek. Überempfindlichkeit

Capsaicin Rp

Qutenza *Pflaster 179mg/280cm^2*	**Periphere neuropathische Schmerzen:** Pflaster auf schmerzhafte Areale für 60min aufkleben, an Füßen nur 30min; Wdh. n. 90d möglich; s.a. FachInfo; **DANI, DALI** nicht erf.

A 11.9 Synthetische Anticholinergika

Wm/Wi: synthet. Anticholinergikum ⇒ Speichelfluss ↓, Bronchialsekretion ↓, Vagushemmung; **UW:** Mundtrockenheit, Transpiration ↓, verzögerte Miktion, Akkomodationsstrg., Augendruck ↑, Tachykardie, Übelkeit, Erbrechen, Obstipation, Kopfschmerzen, Schwindel, Verwirrtheit, allerg. Reaktionen; **KI:** bek. Überempf., Stenosen der Harnwege bzw. des GI-Trakts, paralyt. Ileus, schwere C. ulcerosa, tox. Megakolon, Myasthenia gravis, kardiovask. Labilität bei akuten Blut.

Glycopyrroniumbromid Rp

Robinul *Inj.Lsg. 0.2mg/1ml*	**Periop. Sekretionshemmung** (Speichel, Bronchialsekret): 0.2-0.4mg i.m. 30-60min präop.; **Ki.:** 0.004-0.008mg i.m., max. 0.2mg; **Bradykardie bei Narkoseeinleitg.:** 0.1mg i.v.; **Schutz vor cholinergen Nebenwirkungen:** 0.2mg pro 1.0mg Neostigmin oder pro 5.0mg Pyridostigmin i.v.; **DANI, DALI** keine Angaben

A 11.10 Mineralstoffe

A 11.10.1 Kaliumpräparate

UW (Kalium oral): Nausea, Erbrechen, Aufstoßen, Sodbrennen, Blähungen, Leibschmerzen, Durchfälle; (ret.): Schleimhautulzera, GI-Blutungen;
KI: Hyperkaliämie, Hyperchlorämie, Niereninsuffizienz, M. Addison

Kalium OTC

Kalinor *Brausetbl. 40mmol K^+* **Kalinor ret. P** *Kps. 8mmol K^+* **Kalitrans** *Brausetbl. 25mmol K^+* **Kalium Verla** *Gran. 20mmol K^+* **Rekawan** *Tbl. 13.4mmol K^+;* *Kps. (ret.) 8.05mmol K^+*	**Kaliumsubstitution** → 542: 40-100mmol/d p.o., max. 150mmol/d

Kaliumchlorid OTC   PRC C, Lact ?

Kaliumchlorid 7.45% *Amp. 20mmol K^+/20ml, 50mmol K^+/50ml, 100mmol K^+/100ml*	**Kaliumsubstitution** → 542: max. 20mmol K^+/h bzw. max. 2-3mmol K^+/kg/d i.v.; als Zusatz zu Inf.Lsg. max. 40mmol/l

A 11.10.2 Kalziumpräparate

UW (Kalzium i.v.): starkes Wärmegefühl, Schweißausbruch, RR ↓, Übelkeit, Erbrechen, HRST;
KI (Kalzium i.v.): Hyperkalzämie, Nephrokalzinose, Digitalisintox., schwere Niereninsuffizienz;
KI (Calciumglukonat): bek. Überempf., Hyperkalzämie, Hyperkalziurie, Therapie bzw. Vergiftung mit herzwirksamen Glykosiden; gleichzeitige Gabe von Ceftriaxon und intravenösen kalziumhaltigen Produkten bei unreifen Neugeborenen und Neugeborenen (< 28d alt)

Calcium-Ion OTC

Calcitrat *Tbl.* 200mg **Calcium HEXAL** *Brausetbl.* 500, 1000mg **Calcium-Sandoz** *Brausetbl.* 500, 1000mg, *Amp.* (10ml = 2.25mmol) **Frubiase Calcium T** *Trinkamp.* 109mg/10ml	**Kalziumsubstitution → 542:** 1-3 x 500mg p.o., **Ki.:** 500-1000mg/d; **Osteoporose → 557:** 500-1500mg/d; **Hyperphosphatämie:** 2-8g/d in 2-4 ED

Calciumgluconat Rp   PRC C, Lact ?

Calciumgluconat Braun 10% *Amp.* 2.26mmol/10ml	**Flusssäureverätzungen der peripheren Extremitäten:** 10-20ml i.a. bis Schmerz nachlässt; an anderen Stellen Unterspritzung mit 10ml oder mehr bei großen Flächen; **akute symptomat. Hypokalzämie → 543:** Erw. 10ml 10% Lsg. i.v., **Ki.<4J:** 0.4-1ml/kg i.v.; **Ki. 4-12J:** 0.2-0.5ml/kg; **>12J:** s. Erw.

A 11.10.3 Magnesiumpräparate

UW: Müdigkeit, Diarrhoe, ZNS-Störungen, HRST, Muskelschwäche, Atemdepression;
KI: Anw.Beschr. bei eingeschränkter Nierenfunktion; i.v.: AV-Block, Myasthenia gravis

Magnesium OTC

Magium *Brausetbl.* 5, 10mmol **Magnetrans** *Kps.* 6.2, 10mmol **Magnesium Diasporal** *Kps.* 6.2mmol; *Lutschtbl.* 4mmol; *Gran.* 12mmol; *Amp.* 2mmol/5ml, 4mmol/2ml **Magnesium-ratiopah.** *Kautbl.* 5mmol **Magnesium Verla** *Tbl.* 1.65mmol; *Kautbl.* 5mmol; *Brause* 5mmol; *Gran.* 5mmol; *Amp.* 3.15mmol; *Inf.Lsg.* 20.3mmol **Magnesiocard** *Tbl.* 2.5mmol; *Brausetbl.* 7.5mmol; *Gran.* 5, 10mmol; *Amp.* 2.5mmol/5ml, 10mmol/10ml **Mg 5-Longoral** *Kautbl.* 5mmol **Mg 5 Sulfat** 10% *Amp.* 4.05mmol/10ml, 50% *Amp.* 20.25mmol/10ml	**Magnesiummangel → 544:** ini 0.37mmol/kg/d p.o., Erh.Dos. 0.185mmol/kg/d; alle 1-2d 2.5-4mmol i.v./i.m.; **Torsade-de-pointes-Tachykardie → 466:** ini 8mmol über 15min i.v., dann 3mmol/h für 10h; **Muskelrelaxierung bei Abortneigung, vorzeitige Wehen:** ini 8-16mmol über 15-30min i.v., dann 4-8mmol/h

A 11.10.4 Magnesium-Kombinationen

Kalium + Magnesium OTC

Tromcardin duo *Tbl.* 117.3 + 36.5mg	**Nahrungserg. mit K → 542, Mg → 544:** 2-4 Tbl. p.o.

Parenterale Ernährung

A 11.10.5 Spurenelemente

Selen (Natriumselenit) OTC/Rp

Cefasel *Tbl. 50, 100, 300µg; Amp. 300µg/1ml* **Selenase** *Tbl. 50, 300µg; Lsg. 50µg/1ml, 100µg/2ml; Amp. 100µg/2ml*	Selenmangel: 1 x 50-300µg p.o.; 1 x 100-300µg i.v.

Zink OTC

Cefazink *Tbl. 10, 20mg* **Curazink** *Kps. 15mg* **Unizink** *Tbl. 10mg; Amp. 5.95mg/10ml* **Zinkit** *Brausetbl. 10mg*	Zinkmangel: 1 x 10-20mg p.o.; 1 x 5-20mg i.v.; Kleinkinder: 1 x 1-2mg/kg i.v.

A 11.11 Parenterale Ernährung

A 11.11.1 Tagesbedarf bei parenteraler Ernährung

Substrat	Einheit	Bedarf	Substrat	Einheit	Bedarf
Wasser	[ml/kg]	30-50	K^+	[mmol/kg]	0.5-2
Energie	[kcal/kg]	25-35	Ca^{2+}	[mmol/kg]	0.1
Kohlenhydrate	[g/kg]	3-4	Cl^-	[mmol/kg]	2-4
Aminosäuren	[g/kg]	1	Mg^{2+}	[mmol/kg]	0.1
Fett	[g/kg]	1	PO_4^{3-}	[mmol/kg]	0.2
Na^+	[mmol/kg]	1-2			

A 11.11.2 Stufenschema zur parenteralen Ernährung

		Infusionslösungen	Beispiel
Stufe 1	**Tag 1** nach kleinen Eingriffen, guter EZ, Nahrungskarenz < 2d	30 ml/kg als Vollelektrolytlsg., evtl. mit 5%igem Glucosezusatz	2000 ml Sterofundin, 500 ml Glucose 5%, evtl. 500ml NaCl 0.9%
Stufe 2	**Tag 2-3** bei mittelfristiger Nahrungskarenz und geringgradiger Katabolie	2.5-3.5%ige Aminosäurelsg., 5-10%ige Kohlenhydratlsg., 2/3-Elektrolytlsg.	1000ml Periamin G, 1000ml Glucose 10%, 500-1000ml Thomaejonin OP
Stufe 3	Ab **Tag 4** bei längerfristiger, vollständiger parenteraler Ernährung, ZVK erforderlich	10-15%ige Aminosäurelsg., 20-50%ige Kohlenhydratlsg., 10-20%ige Fettlsg., Vitamine, Spurenelemente	1.0l Aminomel 10, 0.5l Glucose 50%, 1.25l Normofundin OP, 0.25l Lipofundin 20% + 1A Multibionta + 1A Vitintra + 1A Addel

A 11.11.3 Vollelektrolytlösungen (Na⁺ 121–160 mmol/l)

Ind.: plasmaisotoner Flüssigkeitsersatz bei isotoner und hypotoner Dehydratation

	Na⁺ mmol/l	Ca²⁺ mmol/l	Cl⁻ mmol/l	K⁺ mmol/l	Mg²⁺ mmol/l	Acet. mmol/l	Lact. mmol/l	Gluc. g/l
Ringer-Lösung	147	2.3	155	4.0	-	-	-	-
Ringer-Lactat	130	2.0	112	5.0	-	-	27	-
Jonosteril	137	1.65	110	4.0	1.25	36.8	-	-
Sterofundin	140	2.5	106	4.0	1.0	-	45	-
Tutofusin	140	2.5	153	5.0	1.5	-	-	-
Tutofusin HG5	140	2.5	153	5.0	1.5	-	-	50

A 11.11.4 Zweidrittelelektrolytlösungen (Na⁺ 91–120 mmol/l)

Ind.: Flüssigkeitsersatz bei hypertoner und isotoner Deydratation, partielle Deckung des Energiebedarfs durch Kohlenhydratzusatz

	Na⁺ mmol/l	Ca²⁺ mmol/l	Cl⁻ mmol/l	K⁺ mmol/l	Mg²⁺ mmol/l	Acet. mmol/l	Gluc. g/l	Xyl. g/l	Kcal/l
Normofundin G5	100	2.0	90	18	3.0	38	50	-	200
Jonosteril Na 100	100	2.5	100	20	2.5	20	-	-	0
Tutofusin OPG	100	2.0	90	18	3.0	38	55	-	200

A 11.11.5 Halbelektrolytlösungen (Na⁺ 61–90 mmol/l)

Ind.: Flüssigkeitsersatz bei hypertoner Dehydratation, partielle Deckung des Energiebedarfs durch Kohlenhydratzusatz

	Na⁺ mmol/l	Ca²⁺ mmol/l	Cl⁻ mmol/l	K⁺ mmol/l	Mg²⁺ mmol/l	Acet. mmol/l	Gluc. g/l	Xyl. g/l	Kcal/l
Jonosteril HD 5	68.5	0.82	73.4	2.0	0.62	-	55	-	200
Normofundin OP	80	2	76	18	3	32	-	-	0
Tutofusin H G5	70	1.25	76.5	2.5	0.75	-	55	-	200

A 11.11.6 Kaliumfreie Lösungen

Ind.: kaliumfreier Flüssigkeitsersatz bei gestörter bzw. unbekannter Nierenfunktion

	Na⁺ mmol/l	Ca²⁺ mmol/l	Cl⁻ mmol/l	K⁺ mmol/l	Mg²⁺ mmol/l	Acet. mmol/l	Gluc. g/l	Xyl. mmol/l	Kcal/l
NaCl 0.9%	154	-	154	-	-	-	-	-	-

Parenterale Ernährung 295

A 11.11.7 Kohlenhydratlösungen

Ind.: Glucose 5%, 10%: Zufuhr freien Wassers bei hypertoner Dehydratation, partielle Deckung des Kohlenhydratbedarfs, Glucose 20-70%: partielle bis komplette Kohlenhydratzufuhr

	Na+ mmol/l	Ca2+ mmol/l	Cl- mmol/l	K+ mmol/l	Mg2+ mmol/l	Gluc. g/l	Osmo mosm/l	Kcal/l
Glucose 5%	-	-	-	-	-	50	277	200
Glucose 10%	-	-	-	-	-	100	555	400
Glucose 20%	-	-	-	-	-	200	1110	800
Glucose 40%	-	-	-	-	-	400	2200	1600
Glucose 50%	-	-	-	-	-	500	2775	2000
Glucose 70%	-	-	-	-	-	700	3885	2870

A 11.11.8 Aminosäurelösungen

Ind.: Zufuhr von essentiellen und nichtessentiellen Aminosäuren zur parenteralen Ernährung; z.T. mit Kohlenhydraten und Elektrolyten kombiniert

	Na+ mmol/l	Ca2+ mmol/l	Cl- mmol/l	K+ mmol/l	AS g/l	Gluc. g/l	Xyl. g/l	Osmo mosm/l	Kcal/l
Aminomix 3 Novum	-	-	-	-	50	120	-	1164	680
AKE 1100 mit Xylit	50	3	40	25	30	-	60	838	360
Nutriflex combi	60	4	60	30	100	100	50	1540	800

A 11.11.9 Aminosäurelösungen bei Niereninsuffizienz

Ind.: Zufuhr v.a. von essentiellen Aminosäuren ⇒ angestauter Harnstoff wird zur Synthese nicht essentieller Aminosäuren verwendet

	Na+ mmol/l	Ca2+ mmol/l	Cl- mmol/l	K+ mmol/l	AS g/l	Osmo mosm/l	Kcal/l
Aminomel nephro	-	-	-	-	K.A.	510	222
Nephrotect	-	-	-	-	100	935	400

A 11.11.10 Aminosäurelösungen bei Leberinsuffizienz

Ind.: Zufuhr v.a. verzweigtkettiger AS ⇒ günstige Beeinflussung einer hep. Enzephalopathie

	Na+ mmol/	Ca2+ mmol/l	Cl- mmol/	K+ mmol/l	AS g/l	Osmo mosm/l	Kcal/l
Aminoplasmal Hepa 10%	-	-	10	-	100	K.A.	400
Aminosteril N Hepa 8%	-	-	-	-	80	770	320

A 11.11.11 Fettlösungen

Ind.: Zufuhr von Lipiden in Form von langkettigen Triglyzeriden (LCT), mittelkettigen Triglyzeriden (MCT), Phospholipiden (Pholip) und Glyzerol (Glyc) zur parenteralen Ernährung

	LCT g/l	MCT g/l	Pholip g/l	Glyc. g/l	Osmo mosm/l	Kcal/l
Deltalipid 20%	200	-	12	25	350	2030
Lipofundin 20%	200	-	12	25		2000
Lipovenös MCT 20	100	100	12	25	273	1950

A 11.12 Plasmaersatzmittel

A 11.12.1 Stärkederivate

Wm/Wi: (Hydroxyethylstärke = HAES/HES) mit Wasserbindungsvermögen und i.v.-Verweildauer ⇒ intravasales Volumen ↑;
Ind: Hypovolämie aufgrund akuten Blutverlustes, wenn kristalloide Infusionslösungen allein nicht ausreichend sind;
UW: allergische Reaktionen, Hyperamylasämie;
KI: bek. Überempfindlichkeit, Sepsis, Verbrennungen, Nierenfunktionsstörung oder Nierenersatztherapie, intrakranielle oder cerebrale Blutung, kritisch kranke Pat. (in der Regel Pat., die auf die Intensivstation aufgenommen werden müssen), Hyperhydratation, Lungenödem, Dehydratation, schwere Hypernatriämie oder schwere Hyperchlorämie, schwere Leberfunktionsstörungen, dekompensierte Herzinsuffizienz, schwere Gerinnungsstörung, organtransplantierte Patienten

	HWZ	MW	HES g/l	Na$^+$ mmol/l	Ca^{2+} mmol/l	Cl$^-$ mmol/l	K$^+$ mmol/l	Lact. mmol/l	Gluc. g/l
Venofundin 6% Voluven 6%	2-4 h	130000	60	154	-	154	-	-	-
Voluven 10%	2-4h	130000	100	154	-	154	-	-	-

A 11.12.2 Gelatinederivate

Wm/Wi: kolloidale Substanzen mit Wasserbindungsvermögen und intravenöser Verweildauer ⇒ intravasales Volumen ↑;
UW: selten allergische Reaktionen;
KI: bek. Überempfindlichkeit, Hypervolämie, Hyperhydratation, schwere Herzinsuffizienz, schwere Blutgerinnungsstörungen, Hypernatriämie, Hyperchlorämie

	HWZ	MW	Gela g/l	Na$^+$ mmol/l	Ca^{2+} mmol/l	Cl$^-$ mmol/l	K$^+$ mmol/l	Azet. mmol/l	Gluc. g/l
Gelafusal	3-4h	30000	40	130	0.9	85	5.4	27	-
Gelafundin		30000	40	154	-	120	-	-	-

A 11.13 Azidose, Alkalose

A 11.13.1 Azidosetherapeutika

Wm/Wi (Na-Hydrogencarbonat): $H^+ + HCO_3^- \Rightarrow H_2CO_3 \Rightarrow H_2O + CO_2$; H^+-Elimination v.a. aus dem Extrazellulärraum;
Wm/Wi (Trometamol): Ausscheidung von Tris-H über den Urin; H^+-Elimination im Intra- und Extrazellulärraum;
UW (Na-Hydrogencarbonat): Alkalose, Hypernatriämie, Nekrose bei Paravasat, hypokalzämische Tetanie, CO_2-Retention bei respiratorischer Insuffizienz;
UW (Trometamol): Alkalose, Nekrose bei Paravasat, Atemdepression;
KI (Na-Hydrogencarbonat): Alkalose, Hypernatriämie;
KI (Trometamol): Alkalose, Nireninsuffizienz

Natriumhydrogencarbonat OTC

bicaNorm Tbl. 1g *(11.9mmol HCO_3^-)* **Natriumhydrogencarbonat 4.2%** *Inf.Lsg. 250ml (100ml = 50mmol HCO_3^-)* **Natriumhydrogencarbonat 8.4%** *Inf.Lsg. 20, 100, 250ml* *(100ml = 100mmol HCO_3^-)*	**Metabolische Azidose** → 545: Base excess (-) x 0.3 x kg = mmol; max. 1.5mmol/kg/h i.v., 3-5g/d p.o.

Trometamol OTC
HWZ 5-6h, Q_0 0.1

Tham Koehler 3M *Amp. 20ml = 60mmol*	**Metabolische Azidose** → 545: Base excess (-) x 0.3 x kg = mmol; max. 1mmol/kg/h i.v., max. 5mmol/kg/d; Verdünnung auf 0.3mmol/ml; **DALI KI**

A 11.13.2 Alkalosetherapeutika

Wm/Wi (Argininhydrochlorid): Bikarbonat-Neutralisation durch HCl;
UW (Salzsäure): Nekrosen bei paravenöser oder intraarterieller Infusion;
KI (Argininhydrochlorid): Azidosen

Argininhydrochlorid OTC

L-Arginin-Hydrochlorid 21% *Amp. 20ml = 20mmol H^+*	**Metabolische Alkalose** → 545: Base excess x 0.3 x kg = mmol; max. 1mmol/kg/h i.v., max. 1mmol/kg/d; Verdünnung erforderlich!

Salzsäure OTC

Salzsäure 7.25% *Amp. 10ml = 20mmol H^+*	**Metabolische Alkalose** → 545: Base excess x 0.3 x kg = mmol; max. 0.25mmol/kg/h i.v.; Verdünnung erforderlich

A 12 Neurologie – Arzneimittel

A 12.1 Antiepileptika

A 12.1.1 Natrium-Blocker

Wm/Wi (Carbamazepin): hemmt die synaptische Übertragung ⇒ reduziert Fortleitung von konvulsiver Entladungen; **Wm/Wi** (Eslicarbazepinacetat): Hemmung wiederholter neuronaler Entladungen vermutl. durch Stabilisierung des inaktiven Zustands spannungsabhängiger Na$^+$-Kanäle; **Wm/Wi** (Lacosamid): Stabilisierung hypererregbarer Neuronalmembranen; **Wm/Wi** (Lamotrigin): exakter Wm unbekannt, Hemmung spannungsabh. Na$^+$-Kanäle, Glutamatfreisetzung ↓; **Wm/Wi** (Oxcarbazepin): Membranstabilisierung durch Blockade von Na$^+$-Kanälen, Durchlässigkeit der Zellmembran für K$^+$ ↑, Modulation spannungsaktivierter Kalziumkanäle; **Wm/Wi** (Phenytoin): Ionenpermeabilität ↓, Membranstabilisierung; **Wm/Wi** (Rufinamid): Modulation der Aktivität von Na$^+$-Kanälen; **Wm/Wi** (Zonisamid): Hemmung spannkungsabhängiger Na$^+$- und Ca^{2+}-Kanäle, Modulation der GABA-Inhibition;
UW (Carbamazepin): Somnolenz, Sedierung, Schläfrigkeit, Schwindel, Ataxie, cholestatische Hepatitis, Hämatopoesestrg., allergische Hautreaktionen, Appetitlosigk., Mundtrockenheit, Übelkeit, Erbrechen, Hyponatriämie; **UW** (Eslicarbazepinacetat): Schwindel, Schläfrigkeit, Kopfschmerzen, Koordinations-/Aufmerksamkeitsstrg., Tremor, Doppelsehen, verschwommenes Sehen, Übelkeit, Erbrechen, Durchfall, Hautausschlag, Müdigkeit, Gangstörungen;
UW (Lacosamid): Schwindel, Kopfschmerzen, Diplopie, Nausea, Depression, Verwirrtheit, Schlaflosigkeit, Gedächtnis-, Gleichgewichts-, Konzentrations-, Aufmerksamkeits-, kognitive Störungen, Somnolenz, Tremor, Nystagmus, Hypästhesie, Dysarthrie, Verschwommensehen, Vertigo, Tinnitus, Erbrechen, Obstipation, Flatulenz, Dyspepsie, Mundtrockenheit, Pruritus, Rash, Muskelspasmen, Asthenie, Gehstörung, Müdigkeit, Reizbarkeit, Stürze, Hautwunden;
UW (Lamotrigin): Aggressivität, Reizbarkeit, Agitiertheit, Kopfschmerzen, Schläfrigkeit, Insomnie, Tremor, Ataxie, Nystagmus, Diplopie, Verschwommensehen, Müdigkeit, Schwindel, Übelkeit, Erbrechen, Hautausschlag, Arthralgie, Rückenschmerzen;
UW (Oxcarbazepin): Hyponatriämie, Verwirrtheitszustände, Depression, Apathie, Unruhe, Affektlab., Müdigkeit, Schwächegefühl, Schläfrigkeit, Schwindel, Kopfschmerz, Ataxie, Tremor, Nystagmus, Konzentrationsschwäche, Amnesie, Übelkeit, Erbrechen, Obstipation, abdom. Schmerzen, Diarrhoe, Doppelbilder, Verschwommensehen, Sehstrg., Akne, Alopezie, Exanthem; **UW** (Phenytoin): zahlreiche UW ohne Häufigkeitsangabe, s. FachInfo;
UW (Rufinamid): Schläfrigkeit, Kopfschmerzen, Schwindel, Übelkeit, Erbrechen, Oberbauchschmerzen, Obstipation, Diarrhoe, Dyspepsie, Ausschlag, Akne, Rückenschmerzen, Oligomenorrhoe, Müdigkeit, Pneumonie, Influenza, Infekte der oberen Atemwege des Ohrs, Anorexie, Anorexie, Appetitminderung, Essstörung, Gewicht ↓, Angst, Schlaflosigkeit, Status epilepticus, Koordinationsstörung, Nystagmus, psychomotorische Hyperaktivität, Tremor, Diplopie, Verschwommensehen, Epistaxis, Gangstrg., Kopfverletzung, Kontusion;
UW (Zonisamid): kleinflächige Hautblutungen, Überempfindlichkeit, Schläfrigkeit, Schwindel, Anorexie, Diplopie, Verwirrtheit, Depression, Agitiertheit, Reizbarkeit, Affektlabilität, Angst, Schlaflosigkeit, psychotische Störung, Ataxie, Gedächtnisstörung, abdominelle Schmerzen, Fieber, Obstipation, Dyspepsie, Diarrhoe, Übelkeit, Bradyphrenie, Aufmerksamkeitsstörung, Nystagmus, Parästhesie, Sprachstörung, Tremor, Hautausschlag, Pruritus, Alopezie, Nephrolithiasis, Müdigkeit, grippeähnliche Erkrankung, periphere Ödeme, Gewichtsabnahme, erniedrigter Bikarbonatspiegel;

Antiepileptika 299

KI (Carbamazepin): bek. Überempf., KM-Schädigung, KM-Depression in der Vorgeschichte, AV-Block, akute intermittierende Porphyrie, gleichzeitige Anw. mit MAO-Hemmern oder Voriconazol, schwere Leberfunktionsstörungen, Grav. (1. Trim.);
KI (Eslicarbazepinacetat): bek. Überempfindlichkeit, AV-Block II°-III°;
KI (Lacosamid): Überempfindlichkeit gegen Lacosamid/Soja/Erdnuss, AV-Block II°-III°;
KI (Lamotrigin): bek. Überempfindlichkeit; **KI** (Oxcarbazepin): bek. Überempf., Lakt.;
KI (Phenytoin): bek. Überempfindlichkeit, schwere Schädigungen der Blutzellen/des Knochenmarks, AV-Block II°-III°, Sick Sinus, in ersten 3M nach Myokardinfarkt, Herzinsuffizienz (EF < 35%), Cave in Grav./Lakt.;
KI (Rufinamid): bek. Überempfindlichkeit gegen Rufinamid und Triazolderivate, Lakt.;
KI (Zonisamid): bek. Überempfindlichkeit

Carbamazepin Rp	HWZ 15h (mult. Dosis), 36h (1 x Dosis), Q0 1.0, PPB 70-80%, ther. Serumspiegel: 3-8mg/l
Carbadura Tbl. 200, 300(ret.), 400(ret.), 600(ret.)mg **Carbamazepin-ratioph.** Tbl. 200, 200(ret.), 400(ret.)mg **Carbamazepin HEXAL** Tbl. 150(ret.), 200, 300(ret.), 400, 400(ret.), 600(ret.)mg **Tegretal** Tbl. 200, 200(ret.), 400(ret.), 600(ret.)mg; Saft (5ml = 100mg) **Timonil** Tbl. 150(ret.), 200, 200(ret.), 300(ret.), 400(ret.) 600(ret.)mg; Saft (5ml = 100mg)	**Alle Ind:** ini 200-400mg/d p.o., in 2-4 (unret.) bzw. 1-2 (ret.) ED, langsam steigern bis Erh.Dos.; **Epilepsien** → 657: Erh.Dos. 600-1200mg p.o.; **Ki.:** Erh.Dos. 10-20mg/kg/d; **Trigeminusneuralgie** → 663: Erh.Dos. 400-800mg/d; **diabetische PNP:** Erh.Dos. 600mg/d, max. 1200mg/d; **Pro. manisch-depressive Phasen** → 680: Erh.Dos. 200-400mg/d, max. 800mg/d; **Anfalls-Pro. bei C2-Entzug** → 678: 600mg/d, in schweren Fällen 1200mg/d in den ersten d; **DANI** nicht erforderlich

Eslicarbazepinacetat Rp	HWZ 20-24h, PPB < 40%, PRC B, Lact ?
Zebinix Tbl. 800mg	**Begleittherapie bei partiell epileptischen Anfällen** → 657: ini 1 x 400mg, nach 1-2W 1 x 800mg, max. 1 x 1200mg/d; nur in Kombination mit bestehender Therapie; **DANI** CrCl > 60: 100%; 30-60: ini 400mg alle 2d, nach 2W 1 x 400mg/d; < 30: Anw. nicht empfohlen; **DALI** Anw. bei schwerer LI nicht empfohlen

Lacosamid Rp	HWZ 13h, PPB < 15%
Vimpat Tbl. 50, 100, 150, 200mg; Saft (1ml = 10mg); Inf.Lsg. 200mg/20ml	**Fokale Anfälle** → 657: ini 2 x 50mg p.o./i.v., nach 1W: 2 x 100mg p.o./i.v., Dosissteigerung um 2 x 50mg/d/W; max. 2 x 200mg p.o./i.v.; **Ki.** < 16J: KI; **DANI** CrCl > 30: 100%; < 30: max. 250mg/d; **DALI** leichte bis mäßige LI: nicht erf.

A 12 Neurologie – Arzneimittel

Lamotrigin Rp (s.a. → 340)	HWZ 29h, Q0 0.9, PPB 55%, PRC C, Lact ?
Lamictal Tbl. 2, 5, 25, 50, 100, 200mg **Lamotrigin Acis** Tbl. 25, 50, 100, 200mg **Lamotrigin HEXAL** Tbl. 25, 50, 100, 200mg **Lamotrigin-ratioph.** Tbl. 5, 25, 50, 100, 200mg	**Epilepsien** → 657: d1-14: 1 x 25mg p.o., d15-29: 1 x 50mg, dann alle 1-2W um 50-100mg,m, Erh.Dos. 100-200mg/d in 1-2ED; **Ki. 4-11J:** d1-14: 0.6mg/kg, d15-29: 1.2mg/kg, dann alle 1-2W um 1.2mg/kg steigern, Erh.Dos. 5-15mg/kg/d, max. 400mg/d; bei Kombinationstherapie s. FachInfo; **DANI** vorsichtige Anwendung, **DALI** Child B: 50%, Child C: 25%

Oxcarbazepin Rp	HWZ 1-2.5(9)h, Q0 1.0(0.7), PPB 40%, PRC C, Lact ?
Apydan Extent Tbl. 150, 300, 600mg **Oxcarbazepin Dura** Tbl. 150, 300, 600mg **Timox extent** Tbl. 150, 300, 600mg Saft (5ml = 300mg) **Trileptal** Tbl. 150, 300, 600mg; Saft (5ml = 300mg)	**Epilepsien** → 657: ini 2 x 300mg p.o., um 600mg/W steigern, Erh.Dos. 600-2400mg/d; **Ki. > 6J:** ini 8-10mg/kg/d, max. 10mg/kg/W steigern, Erh.Dos. 30mg/kg/d, max. 46mg/kg/d; **DANI** CrCl < 30: ini 1 x 300mg

Phenytoin Rp	HWZ 22h, Q0 1.0, PPB 83-94%, ther. Serumspiegel 10-20mg/l
Phenhydan Tbl. 100mg; Amp. 250mg/5ml; Inf.Lsg. 750mg/50ml **Phenytoin AWD** Tbl. 100mg **Zentropil** Tbl. 100mg	**Epilepsien** → 657: ini 3 x 100mg p.o., dann nach Wi bzw. Serumspiegel; **Ki. < 12J:** ini 2mg/kg/d, dann alle 3d um 1mg/kg steigern, dann nach Serumspiegel; **Status epilept.** → 660: 250mg über 10min i.v., ggf. Wdh. nach 20min, dann Wdh. alle 1.5-6h; 750mg über 20-30min i.v., max. 17mg/kg/d; **Ki. < 12J:** d1: 30mg/kg i.v.; d2: 20mg/kg; d3: 10mg/kg, max. 1mg/kg/min i.v.; **DANI** nicht erforderlich

Rufinamid Rp	HWZ 6-10h, PPB 34%
Inovelon Tbl. 200, 400mg, Saft (10ml = 400mg)	**Lennox-Gastaut-Syndrom:** Erw., Ki. ab 4J: ini 400mg/d, ggf. alle 2d um 400mg/d steigern, 30-50kg: max. 1800mg/d; 51-70kg: max. 2400mg/d; > 70kg: max. 3200mg/d; **Ki. ab 4J:** < 30kg: ini 200mg p.o., ggf. alle 2d um 200mg/d bis 1g steigern, bei Komb. mit Valproat max. 400mg; **DANI** nicht erforderlich; **DALI** Anw. bei schwerer LI nicht empfohlen

Zonisamid Rp	HWZ 60h, PPB 40-50%
Desizon Kps. 25, 50, 100mg **Zonegran** Kps. 25, 50, 100mg **Zonisamid-ratioph.** Kps. 25, 50, 100mg	**Epilepsie** → 657: ini 2 x 25mg p.o., nach 1W 2 x 50mg, dann wöchentlich um 100mg steigern, Erh.Dos. 300-500mg/d; **DANI** sorgfältige Dosiseinstellung; **DALI** KI bei schwerer Leberfunktionsstrg.

Antiepileptika 301

A 12.1.2 Kalzium-Blocker

Wm/Wi: Verringerung der Ströme spannungsabhängiger Kalzium-Kanäle vom T-Typ;
UW: Übelkeit, Erbrechen, Singultus, Leibschmerzen, Lethargie, Kopfschmerzen, Zurückgezogenheit, Ängstlichkeit, Schlaf-/Appetitstörung, Gewichtsverlust, Diarrhoe, Obstipation, Ataxie; **KI:** bekannte Überempfindlichkeit, Lakt.

Ethosuximid Rp   HWZ 33-55h, Qo 0.8, keine PPB, Serumspiegel: 40-100mg/l

Ethosuximid-neuraxpharm Gtt. (1ml = 500mg); Saft (5ml = 250mg) **Petnidan** Kps. 250mg; Saft (5ml = 250mg) **Suxilep** Kps. 250mg	**Absencen, myoklonische Anfälle** → 657: ini 5-10mg/kg p.o., alle 4-7d um 5mg/kg steigern; Erh.Dos. 15mg/kg, max. 30mg/kg; **Ki.:** Erh.Dos. 20mg/kg, max. 40mg/kg in 1-3ED; **DANI** nicht erforderlich

A 12.1.3 GABA-erge Substanzen

Wm/Wi (Phenobarbital): Verstärkung der GABA-ergen Hemmwirkung im ZNS ⇒ sedierend, schlafinduzierend, anxiolytisch, antiaggressiv, antikonvulsiv, muskelrelaxierend;
Wm/Wi (Vigabatrin): irreversible Hemmung des enzymatischen Abbaus von GABA (GABA-Transaminase);
UW (Phenobarbital): starke Beruhigung, Müdigkeit, Schwindel, Kopfschmerzen, Benommenheit, Ataxie, kognitive Störung, Verwirrtheit, Störung der Sexualfunktion, Überhangeffekte, paradoxe Erregungszustände;
UW (Vigabatrin): Gewichtszunahme, Somnolenz, Sprachstörungen, Kopfschmerzen, Schwindel, Parästhesien, Aufmerksamkeits- und Gedächtnisstörungen, psychische Beeinträchtigungen, Tremor, Gesichtsfelddefekte, Verschwommensehen, Diplopie, Nystagmus, Übelkeit, abdominale Schmerzen, Erregbarkeit, Ödeme, Müdigkeit, Agitation, Aggression, Nervosität, Depression, paranoide Reaktionen, Kinder: Erregung, Agitiertheit;
KI (Phenobarbital): bek. Überempfindlichkeit, akute Alkohol-, Schlafmittel- und Schmerzmittelvergiftung, Vergiftung durch Anregungsmittel oder dämpfende Psychopharmaka;
KI (Vigabatrin): bekannte Überempfindlichkeit

Phenobarbital Rp   HWZ 60-150h, Qo 0.7, PPB 40-60%, PRC D, Lact -

Luminal Tbl. 100mg; Amp. 200mg/1ml **Luminaletten** Tbl. 15mg **Phenobarbital-neuraxpharm** Tbl. 15, 100mg	**Epilepsien** → 657: 1-3mg/kg/d p.o. in 2ED; 200-400mg i.v., max. 800mg/d i.v.; **Ki.:** 3-4mg/kg p.o. in 2ED; 2-3 × 20-75mg i.v.; **DANI** CrCl < 10: Dosisreduktion

Vigabatrin Rp   HWZ 5-8h, Qo 0.01, keine PPB

Sabril Tbl. 500mg; Granulat 500mg	**Fokale Anfälle** → 657: ini 1g p.o., steigern um 0.5g/W, Erh.Dos. 2-3g/d; **Ki.:** ini 40mg/kg/d, Erh.Dos. 50-100mg/kg/d; **infantile Spasmen:** ini 50mg/kg/d p.o., Erh.Dos. bis 150mg/kg/d; **DANI** CrCl < 60: sorgfältige Dosiseinstellung

A 12.1.4 Benzodiazepine

Wm/Wi: Verstärkung natürlicher GABA-beteiligter Hemm-Mechanismen im ZNS ⇒ vorwiegend antikonvulsive aber auch beruhigende, schlafanstoßende, anxiolytische, muskelrelaxierende Eigenschaften; **UW:** Somnolenz, verlängerte Reaktionszeit, verminderter Muskeltonus, Muskelschwäche, Schwindel, Ataxie, Müdigkeit, Mattigkeit; **KI:** bek. Überempf. gegen C. oder andere Benzodiazepine; Medikamenten-, Drogen-, Alkoholabhängigkeit; Myasthenia gravis, schwere Ateminsuff., schwere Leberinsuff.

Clonazepam Rp
HWZ 30-40h, Q0 1.0, PPB 83-87%

Antelepsin Tbl. 0.5, 2mg
Clonazepam-neuraxpharm
Gtt. (1ml = 2.5mg)
Rivotril Tbl. 0.5, 2mg; Gtt. (25Gtt. = 2.5mg); Amp. 1mg/2ml

Epilepsien → 657: ini 2 x 0.5mg p.o., über 2-4W steigern bis Erh.Dos. 4-8mg/d in 3-4ED;
Sgl.: ini 2 x 0.1mg/d, Erh.Dos. 0.5-1mg/d;
Kleinki.: ini 3 x 0.2mg/d, Erh.Dos. 1.5-3mg/d;
Schulki.: ini 2 x 0.25mg/d, Erh.Dos. 3-6mg/d;
Status epilepticus → 660: 1mg langsam i.v., Wdh. nach Bedarf, max. 13mg/d;
Sgl., **Klki.:** 0.5mg i.v.;
DANI nicht erforderlich

Diazepam → 354, Dikaliumclorazepat → 354, Lorazepam → 355

A 12.1.5 Natrium-Blocker und GABA-erge Substanzen

Wm/Wi (Topiramat): Membranstabilisierung durch Blockade von Na^+-Kanälen, Antagonisierung der exzitatorischen Glutamatwirkung, GABA-erge Hemmwirkung ↑;
Wm/Wi (Valproinsäure): exakter Wm unklar, Blockade von Na^+-Kanälen, enzymatischer Abbau von GABA ↓; **UW** (Topiramat): Nasopharyngitis, Anämie, Hypersensitivität, Anorexie, verminderter Appetit, Depression, Sprachstrg., Bradyphrenie, Insomnie, Angst, Verwirrtheit, Desorientierung, Aggression, Stimmungsschwankungen, Parästhesie, Schwindel, Somnolenz, Gedächtnis-, kognitive, Aufmerksamkeits- Koordinations- Gleichgewichts-, Gangstörung, Tremor, Nystagmus, Dysarthrie, Dysgeusie, Sedierung, Sehstörung, Verschwommensehen, Diplopie, Tinnitus, Ohrschmerzen, Dyspnoe, Epistaxis, verstopfte Nase, Rhinorrhoe, Übelkeit, Erbrechen, Obstipation, Diarrhoe, abdominale Schmerzen, Mundtrockenheit, Parästhesien, Alopezie, Hautausschlag, Pruritus, Arthralgie, Myalgie, Nephrolithiasis, Pollakisurie, Dysurie, Fieber, Fatigue, Gewichtszu-/abnahme; **UW** (Valproinsäure): Anämie, Thrombopenie, Leukopenie, Hyperammonämie, Gewicht ↑/↓, Appetitlosigkeit, Appetit ↑, Hyponatriämie, Verwirrtheitszustände, Aggression, Agitiertheit, Aufmerksamkeitsstrg., Tremor, extrapyramidale Strg., Stupor, Schläfrigkeit, Parästhesien, Konvulsionen, eingeschränktes Erinnerungsvermögen, Kopfschmerzen, Nystagmus, Taubheit, Blutungen, Übelkeit, Diarrhoe, Oberbauchschmerzen, Haarausfall, Leberschäden, Dysmenorrhoe;
KI (Topiramat): bek. Überempf., Prophylaxe von Migräne-Kopfschmerz in Grav. oder bei Frauen ohne Verhütung; **KI** (Valproinsäure): bek. Überempf., anamnestisch/fam. Lebererkr., schwerwiegende Leber- und Pankreasfunktionsstrg., Leberfunktionsstrg. mit tödlichem Ausgang während Valproinsäurether. bei akuten Formen, hepatische Porphyrie, Blutgerinnungsstrg., mitochondriale Erkr., die durch Mutationen durch das mitochondriale Enzym POLG kodierende Kerngen verursacht sind (z.B. Alpers-Huttenlocher-Syndrom); Ki. < 2J, bei denen der V. a. eine POLG-verwandte Erkr. besteht; bek. Strg. des Harnstoffzyklus; s. FachInfo bei Anw. in Grav.

Antiepileptika 303

Topiramat Rp　　　　　　　　　　HWZ 18-24h, Qo < 0.5, PPB 13-17%, PRC C, Lact ?

Topamax Tbl. 25, 50, 100, 200mg; Kps. 25, 50mg **Topiramat Heumann** Tbl. 25, 50, 100, 200mg **Topiramat-neuraxpharm** Tbl. 25, 50, 100, 200mg	**Epilepsie** → 657: Monother.: ini 1 x 25mg abends p.o., alle 1-2W um 25-50mg steigern, Erh.Dos. 100mg/d, max. 500mg/d; **Ki.** > 6J: ini 0.5-1mg/kg/d abends p.o., alle 1-2W um 0.5-1mg/kg steigern, initiale Zieldosis 2mg/kg/d; Komb.Therapie s. FachInfo; **Migräne:** → 661; **DANI** CrCl < 60: sorgfältige Dosiseinstellung, HD Erh.Dos. 50%

Valproinsäure Rp　　HWZ 6-16h, Qo 0.95, PPB 90-95%, ther. Serumspiegel: 50-100mg/l

Convulex Kps. 300, 500mg **Depakine** Gtt. (1ml = 300mg) **Ergenyl** Tbl. 150, 300, 300(ret.), 500, 500(ret.)mg; Gtt. (1ml = 300mg); Amp. 400mg/4ml **Leptilan** Tbl. 150, 300, 600mg **Orfiril** Tbl. 150, 300, 500(ret.), 600, 1000(ret.)mg; Kps. 150(ret.), 300(ret.)mg; Saft (5ml = 300mg); Amp. 300mg/3ml, 1g/10ml **Valproat HEXAL** Tbl. 150, 300, 600mg Lsg. (1ml = 300mg)	**Epilepsien** → 657: ini 5-10mg/kg/d p.o., alle 4-7d um 5mg/kg steigern, Erh.Dos. 20mg/kg/d; 5-10mg/kg i.v., dann 1mg/kg/h; max. 2.5g/d i.v.; **Jugendl.:** 25mg/kg/d; **Ki.:** 30mg/kg/d; **akute Manie** → 681: ini 20mg/kg/d; Erh.Dos.1-2g/d; **DANI** nicht erforderlich; **DALI** KI bei Lebererkrankung

A 12.1.6 Antiepileptika mit anderen Wirkmechanismen

Wm/Wi (Gabapentin): GABA-Analogon, bindet an Bindungsstellen, die mit alpha$_2$delta-Untereinheiten von spannungsabhängigen Ca-Kanälen assoziiert sind ⇒ Freisetzung verschiedener Monoamin-Neurotransmitter ↓;
Wm/Wi (Pitolisant): Histamin-H3-Antagonist/inverser Agonist ⇒ Verstärkung der Aktivität histaminerger Neuronen; Modulation verschiedener Neurotransmitter ⇒ erhöhte Ausschüttung von Acetylcholin, Noradreanlin, Dopamin;
Wm/Wi (Pregabalin): GABA-Analogon, bindet an Bindungsstellen, die mit alpha$_2$delta-Untereinheiten von spannungsabhängigen Ca-Kanälen assoziiert sind ⇒ Veränderung der Calcium-Ströme, Modulation der Freisetzung verschiedener Monoamin-Neurotransmitter (u.a. Glutamat, Noradrenalin, Substanz P);
Wm/Wi (Stiripentol): GABA-Konzentration ↑; **Wm** (Sultiam): Hemmung der Carboanhydrase;
UW (Gabapentin): Virusinfektionen, Infektionen der Atemwege/Harnwege, sonstige Infekte, Otitis media, Pneumonie, Leukopenie, Anorexie, gesteigerter Appetit, Feindseligkeit, Verwirrtheitszustände, Affektlabilität, Depressionen, Angst, Nervosität, Denkstörungen, Somnolenz, Schwindel, Ataxie, Krämpfe, Hyperkinesie, Dysarthrie, Amnesie, Tremor, Schlaflosigkeit, Kopfschmerzen, Missempfindungen, Koordinationsstörungen, Nystagmus, verstärkte/abgeschwächte/fehlende Reflexe, Sehstörungen, Palpitationen, Hypertonie, Vasodilatation, Dyspnoe, Bronchitis, Pharyngitis, Husten, Rhinitis, Erbrechen, Übelkeit, Mundtrockenheit, Flatulenz, Gingivitis, Diarrhoe, Bauchschmerzen, Dyspepsie, Obstipation, Mundtrockenheit, Flatulenz, Gesichtsödem, Purpura, Akne, Pruritus, Hautauschlag, Arthralgie, Myalgie, Rückenschmerzen, Muskelzucken, Inkontinenz, Impotenz, Ermüdung, Fieber, periphere oder generalisierte Ödeme, anormaler Gang, Asthenie, Schmerzen, Unwohlsein, Grippesymptome, Gewichtszunahme, unfallbedingte Verletzungen, Frakturen, Abschürfungen);

A 12 Neurologie – Arzneimittel

UW (Pitolisant): Schlaflosigkeit, Angst, Reizbarkeit, Depression, Schlafstörung, Kopfschmerzen, Schwindel, Tremor, Übelkeit, Erbrechen, Dyspepsie, Ermüdung;
UW (Pregabalin): gesteigerter Appetit, Benommenheit, Schläfrigkeit, Euphorie, Verwirrung, verringerte Libido, Reizbarkeit, Desorientierung, Schlaflosigkeit, Ataxie; Aufmerksamkeits-, Koordinations-, Gedächtnis- Gleichgewichtsstrg.; Tremor, Dysarthrie, Parästhesie, Sedierung, Lethargie, Kopfschmerzen, Verschwommensehen, Diplopie, Schwindel, Mundtrockenheit, Obstipation, Erbrechen, Flatulenz, erektile Dysfunktion, periphere Ödeme, Trunkenheitsgefühl, Ödeme, Gangstrg., Abgeschlagenheit, Gewichtszunahme;
UW (Stiripentol): Neutropenie, Anorexie, Gewichts-, Appetitverlust, Schlaflosigkeit, Aggressivität, Reizbarkeit, Verhaltensstörungen, ablehnendes Verhalten, Übererregbarkeit, Schlafstörungen, Benommenheit, Ataxie, Hypotonie, Dystonie, Übelkeit, Erbrechen, Hyperkinesie, erhöhte γGT; **UW** (Sultiam): Magenbeschwerden, Parästhesien in den Extremitäten und im Gesicht, Tachypnoe, Hyperpnoe, Dyspnoe, Schwindel, Kopfschmerzen, Stenokardien, Tachykardien, Doppelbilder, Singultus, Gewichtsverlust, Appetitlosigkeit;
KI (Gabapentin, Pregabalin, Retigabin): bek. Überempfindlichkeit.
KI (Pitolisant): bek. Überempf., schwere Leberfunktionsstörung, Lakt.;
KI (Stiripentol): bek. Überempf., Vorgeschichte mit Psychosen in Form deliranter Anfälle;
KI (Sultiam): bek. Überempf., akute Porphyrie, Hyperthyreose, arterielle Hypertonie, Grav./Lakt.

Gabapentin Rp	HWZ 5-7h, Q_0 0.08, PPB < 3%, PRC C, Lact ?
Gabaliquid Geriasan *Lsg.* (1ml = 50mg) **Gabapentin HEXAL** *Kps.* 100, 300, 400mg; *Tbl.* 600, 800mg **Gabapentin-ratioph.** *Kps.* 100, 300, 400mg; *Tbl.* 600, 800mg **Gabapentin Stada** *Kps.* 100, 300, 400mg; *Tbl.* 600, 800mg **Neurontin** *Kps.* 100, 300, 400mg; *Tbl.* 600, 800mg	**Epilepsien → 657, neuropath. Schmerzen:** d1: 300mg/d, d2: 600mg/d, d3: 900mg/d in 1-3ED p.o., dann 1800-3600mg/d in 3ED, max. 3600mg/d; **Ki. 6-12J:** d1: ini 10-15mg/kg/d, Erh.Dos. 25-35mg/kg/d, max 50mg/kg/d; **DANI** CrCl > 80: 900-3600mg/d; 50-79: 600-1800mg/d; 30-49: 300-900mg/d; 15-29: 150-600mg/d; <15: 150-300mg/d; HD: ini 300-400mg, nach 4-stündiger HD jeweils 200-300mg

Pitolisant Rp	HWZ 10-12h, PPB 90%
Wakix *Tbl.* 4.5, 18mg	**Narkolepsie mit oder ohne Kataplexie:** W1 1 x 9mg p.o., W2 4.5-18mg, W3 bis max. 36mg/d; **DANI** max. 18mg/d; **DALI** Child A: 100%; B: max 18mg/d; C: KI

Pregabalin Rp	HWZ 6.3h, keine PPB, PRC C, Lact ?
Lyrica *Kps.* 25, 50, 75, 100, 150, 200, 225, 300mg **Pregabador** *Kps.* 25, 50, 75, 100, 150, 200, 225, 300mg **Pregaba HEXAL** *Kps.* 25, 50, 75, 100, 150, 200, 225, 300mg **Pregabalin Glenmark** *Kps.* 25, 50, 75, 100, 150, 200, 225, 300mg	**Neuropath. Schmerzen → 657, Epilepsie:** ini 150mg/d in 2-3ED, nach Bedarf nach 3-7d steigern auf 300mg/d, max. 600mg/d; **generalisierte Angststrg.:** ini 150mg/d, nach Bedarf nach 1W steigern auf 300mg/d, nach 2W ggf. 450mg/d, max.600mg/d; **DANI** CrCl 30-60: ini 75mg/d, max. 300mg/d; 15-29: ini 25-50mg/d, max. 150mg/d; < 15: ini 25mg/d, max. 75mg/d; **DALI** nicht erford.

Antiepileptika 305

Stiripentol Rp	HWZ 4.5–13h, PPB 99%
Diacomit *Kps. 250, 500mg; Pulver 250, 500mg/Beutel*	**Schwere myoklonische Epilepsie (Dravet-Syndr.):** Komb. mit Valproat und Clobazam; in 3d langsam steigern auf 50mg/kg/d p.o.; **DANI, DÁLI** Anwendung nicht empfohlen

Sultiam Rp	HWZ 3–30h, PPB 29%
Ospolot *Tbl. 50, 200mg*	**Rolando-Epil.** → 657: Erh.Dos. 5–10mg/kg p.o.

A 12.1.7 Antiepileptika mit unbekannten Wirkmechanismen

Wm/Wi (Brivaracetam): antikonvulsive Wi durch Bindung an synapt. Vesikelprotein 2A (SV2A);
Wm/Wi (Felbamat, Levetiracetam): genauer Wm unbek.;
Wm/Wi (Mesuximid): genauer Wm unklar, Krampfschwelle ↑;
Wm/Wi (Primidon): Hyperpolarisation von Membranen, gen. Wm unklar ⇒ sedierend, schlaffindusierend, anxiolytisch, antiaggressiv, antikonvulsiv, muskelrelax.;
Wm/Wi (4-Hydroxybuttersäure): exakter Wm unbek., dämpfend auf ZNS, antikataplektisch;
UW (Brivaracetam): Schwindel, Somnolenz, Konvulsion, Vertigo, Infektionen d. oberen Atemwege, Husten, Influenza, Übelkeit, Erbrechen, Obstipation, Fatigue, Depression, Angst, Insomnie, Reizbarkeit, Appetit ↓; **UW** (Felbamat): Gewicht ↓, Anorexie, Schlaflosigkeit, Somnolenz, Ataxie, Schwindel, Kopfschmerzen, Sehstrg., Diplopie, Übelkeit, Erbrechen, Dyspepsie, Abdominalschmerzen, Müdigkeit; **UW** (Levetiracetam): Nasopharyngitis, Anorexie, Depression, Feindseligkeit/Aggression, Angst, Insomnie, Nervosität/Reizbarkeit, Somnolenz, Kopfschmerzen, Konvulsion, Gleichgewichtsstrg., Schwindel, Lethargie, Tremor, Drehschwindel, Husten, Bauchschmerzen, Diarrhoe, Dyspepsie, Erbrechen, Nausea, Rash, Asthenie, Müdigkeit; **UW** (Mesuximid): Kopfschmerzen, Schwindel, Sedierung, Schlaflosigkeit, Gangstrg., Sehstrg., Magenbeschwerden, Singultus, Übelkeit, Erbrechen, Diarrhoe, Appetit ↓, Gewicht ↓, Euphorie, Reizbarkeit, Bewegungsdrang;
UW (Primidon): megaloblastäre Anämie, T4/fT4 ↓, Hypokalzämie, aP/γGT ↑, Teilnahmslosigkeit, Reizbarkeit, Verstimmung, Schwindel, Ataxie, Somnolenz, Akkommodationsstrg., Übelkeit, Erbrechen, makulopap. Exanthem, Müdigkeit, Gleichgewichtsstrg.;
UW (4-Hydroxybuttersäure): Anorexie, Appetit ↓, Gewicht ↓, Depression, Kataplexie, Angst, abnorme Träume, Verwirrtheitszustand, Desorientiertheit, Alpträume, Schlafwandeln, Schlafstrg., Nervosität, Schwindel, Kopfschmerzen, Schlaflähmung, Somnolenz, Tremor, Gleichgewichtsstrg., Aufmerksamkeitsstrg., Hypästhesie, Parästhesie, Sedierung, Dysgeusie, Schwindel, Palpitationen, Hypertonie, verschwommen. Sehen, Dyspnoe, Schnarchen, verstopfte Nase, Nausea, Erbrechen, Diarrhoe, Oberbauchschmerzen, Hyperhidrosis, Hautausschlag, Arthralgie, Muskelspasmen, Rückenschmerzen, Enuresis noct., Harninkontinenz, Nasopharyngitis, Sinusitis, Asthenie, Müdigkeit, Gefühl d. Betrunkenseins, periphere Ödeme, Stürze;
KI (Brivaracetam): bek. Überempf. gegen B. oder andere Pyrrolidon-Derivate;
KI (Felbamat): Bluterkrankungen, Leberfktstrg. (auch in Anamnese), bek. Überempf., Grav./Lakt.;
KI (Levetiracetam): bek. Überempf.;
KI (Mesuximid): bek. Überempf., hepatische Porphyrie, hämatol. Erkrankungen, Lakt.;
KI (Primidon): akute hepatische Porphyrie, schwere Leber- u. Nierenfktstrg., schwere Myokardschäden, akute Vergiftung mit zentral dämpfenden Pharmaka oder Alkohol;
KI (4-Hydroxybuttersäure): bek. Überempf., schwere Depression, Succinatsemialdehyddehydrogenase-Mangel, gleichzeitige Beh. mit Opioiden/Barbituraten

A 12 Neurologie – Arzneimittel

Brivaracetam Rp	HWZ 9h, PPB 20%, PRC C, Lact ?
Briviact *Lsg. (10mg/ml)*	**Zusatztherapie fokaler Anfälle mit/ohne sekundäre Generalisierung:** Erw., Ki. ab 16J: ini 2 x 25-50mg p.o./i.v., Erh.Dos. 50-200mg/d; **DANI** nicht erforderl.; HD: Anw. nicht empf.; **DALI** ini 50mg, max. 2 x 75mg

Felbamat Rp	HWZ 15-23h, PPB 22-25%, PRC ??, Lact ??
Taloxa *Tbl. 600mg; Lsg. 600mg/5ml*	**Lennox-Gastaut-Syndr.:** ini 600-1200mg p.o. in 2-3ED, wöchentlich steigern bis 3600mg/d in 3-4ED; **Ki., Jug. 4-14J:** ini 7.5-15mg/kg/d p.o. in 2-3ED, wöchentlich ↑ bis 45mg/kg/d (nicht > 3600mg/d) in 3-4ED; Dosisanpassung antiepileptischer Begleitmedikation (s. Fachinfo); **DANI** CrCl: > 50: Anfangsdosis 50%, vorsichtige Dosistitration

Levetiracetam Rp	HWZ 6-8h, PPB < 10%, PRC C, Lact ?
Keppra *Tbl. 250, 500, 750, 1000mg; Lsg. (1ml = 100mg); Inf.Lsg. 500mg/5ml* Levetiracetam UCB *Tbl. 250, 500, 750, 1000mg; Lsg. (1ml = 100mg); Inf.Lsg. 500mg/5ml* Levetiracetam Winthrop *Tbl. 250, 500, 750, 1000mg*	**Epilepsien** → 657: ini 2 x 500mg p.o./i.v., nach Bedarf alle 2-4W um 2 x 500mg/d steigern bis 2 x 1500mg; **Ki (< 50kg):** ini 2 x 10mg/kg, dann max. 2 x 30mg/kg; **DANI** CrCl: > 80: 100%; 50-79: max. 2 x 1g; 30-49: max. 2 x 750mg; < 30: max. 2 x 500mg; HD: 1 x 0.5-1g, nach HD zusätzl. 250-500mg

Mesuximid Rp	HWZ 2.5(40)h, Qo 1.0, PPB unerheblich
Petinutin *Kps. 150, 300mg*	**Epilepsien, Absencen → 657:** d1-7 1 x 150mg p.o., dann über 7W um 150mg/W steigern, Erh.Dos. 9.5-11mg/kg/d, max. 15mg/kg/d

Primidon Rp	HWZ 8(80)h, Qo 0.6(0.2), geringe PPB, ther. Serumspiegel 5-10mg/l
Liskantin *Tbl. 250mg; Saft (5ml =125mg)* Mylepsinum *Tbl. 250mg* Primidon Holsten *Tbl. 250mg*	**Epilepsien, Absencen → 657:** ini 60-125mg/d p.o., alle 3d um 125mg ↑, Erh.Dos. 15mg/kg/d; **Ki.:** Erh.Dos. 20mg/kg/d; **DANI** Krea (mg/dl) > 8: max. 250mg/d

4-Hydroxybuttersäure (Natriumoxybat) Rp (Btm)	HWZ 0.5-1h, PPB < 1%
Xyrem *Saft (1ml = 500mg)*	**Kataplexie mit Narkolepsie:** ini 2 x 2.25g p.o., ggf. um 1.5g/d steigern bzw. reduz., max. 9g/d; **DANI** nicht erf.; **DALI** ini 50% Reduktion

A 12.2 Antiparkinsonmittel

A 12.2.1 L-Dopa (Dopaminergikum)

Wm/Wi (Levodopa): Levodopa passiert Blut-Hirn-Schranke, gelangt in dopaminerge Zellen, Decarboxylierung zu Dopamin, beeinflusst aller Parkinsonsymptome, v.a. Akinesie und psychische Störungen;
Wm/Wi (Decarboxylase-Hemmstoffe: Benserazid, Carbidopa, DDI = Dopamin-Decarboxylase-Inhibitoren): passieren Blut-Hirn-Schranke nicht, verhindern Decarboxylierung von L-Dopa in der Peripherie; **Wm/Wi** (Entacapon): spezifischer und v.a. peripher wirksamer COMT-Hemmer ⇒ klinisches Ansprechen auf L-Dopa wird verstärkt und verlängert;
UW (L-Dopa + Benserazid): fieberhafte Infektionen, Bronchitis, Schnupfen, Anorexie, Schlafstörungen, Depression, Halluzination, Ängstlichkeit, Dyskinesien, Fluktuationen im therapeutischen Ansprechen, Kopfschmerzen, Mundtrockenheit, Dysgeusie, Arrhythmie, Hypotonie, orthostatische Dysregulation, Übelkeit, Erbrechen, Diarrhoe, Erhöhung von aP/Harnstoff;
UW (L-Dopa + Carbidopa): Anorexie, Verwirrtheit, depressive Verstimmung, Alpträume, Halluzinationen, On-Off-Phänomene, Schwindel, Parästhesien, Schläfrigkeit, orthostatische Regulationsstörungen, Atemnot, Durchfall, Erbrechen, Brustschmerzen;
UW (L-Dopa + Carbidopa + Entacapon): Anämie, Gewichtsabnahme, Appetitverlust, Depression, Halluzinationen, Verwirrtheit, ungewöhnliche Träume, Angst, Schlaflosigkeit, Dyskinesie, Verstärkung der Parkinson-Symptome, On-Off-Phänomene, Tremor, Dystonie, mentale Beeinträchtigung, Somnolenz, Kopfschmerzen, Benommenheit, Verschwommensehen, Symptome der KHK, Arrhythmie, Hypertonie, orthostatische Hypotonie, Dyspnoe, Diarrhoe, Übelkeit, Erbrechen, Dyspepsie, Abdominalschmerzen, Mundtrockenheit, Hautausschlag, Hyperhidrosis, Myalgie, Arthralgie, Muskelkrämpfe, Urinverfärbung, Harnweginfektionen, Brustschmerzen, Ödeme, Stürze, Gangstörungen, Asthenie, Fatigue;
UW (L-Dopa + Carbidopa + Pramipexol): Appetitverlust, Gewichtsabnahme, Unruhe, Angst, Schlafstörungen, Halluzinationen, Wahnvorstellungen, Aggressivität, depressive Dysphorie mit oder ohne Suizidtendenzen, hypomanische Episoden, Verwirrtheit, Albträume, Hyperkinesie choreiformer oder dystonischer Art, Myoklonie der Gesichtsmuskeln, plötzliches Off-Phänomen, Schwindel, Benommenheit, metallischer Geschmack, Parästhesie, übermäßige Tagesschläfrigkeit und Schlafattacken, Verschwommensehen, Herzrhythmusstrg., Palpitationen, Kreislaufstörungen, Hitzewallungen, Hypertonie, Übelkeit, Erbrechen, Diarrhoe, Müdigkeit, Thoraxschmerz, Schwindel, Dyskinesien, Somnolenz, Amnesie, Kopfschmerzen, Sehstrg., Obstipation, Erbrechen, Müdigkeit, periphere Ödeme, Gewichtsverlust;
KI (L-Dopa + Benserazid): bek. Überempf., Pat. < 25J., schwere Schilddrüsenüberfunktion, Tachykardien, Phäochromozytom, schw. Stoffwechsel-, Herz-, Leber-, Nieren- und Knochenmarkserkr., endogene und exogene Psychosen, Behandlung mit Reserpin oder nicht selektiven MAO-Hemmern, Engwinkelglaukom, Grav.; **KI** (L-Dopa + Carbidopa): bek. Überempf., gleichzeitige Gabe von nichtselektiven MAO-Hemmern, verdächtige nicht diagnostizierte Hautveränderungen oder anamnestisch bek. Melanom, Engwinkelglaukom, Pat. < 18J.;
KI (L-Dopa + Carbidopa + Entacapon): bek. Überempf., schwere Leberinsuff., Engwinkelglaukom, Phäochromozytom, gleichzeitige Anw. mit nicht-selektiven oder selektiven MAO-Hemmern, malignes neuroleptisches Syndrom und/oder atraumatische Rhabdomyolyse in der Anamnese; **KI** (L-Dopa + Carbidopa + Pramipexol): bek. Überempf., arzneimittel-induzierte Parkinson-Syndrome, Engwinkelglaukom, schw. Psychose, Ki. <18J, gleichzeitige Anw. von nichtselektiven MAO-Hemmern und selektiven MAO-A-Hemmern

A 12 Neurologie – Arzneimittel

L-Dopa + Benserazid Rp	HWZ (L-D) 1.5 h, Q0 (L-D/B) 1.0/1.0
Levodopa comp. *Tbl.* 200+50mg **Levopar** *Kps.* 50+12.5, 100+25, 200+50mg **Madopar** *Kps.* 50+12.5, 100+25, 100(ret.)+25mg; *Tbl.* 100+25, 200+50mg **Restex** *Tbl.* 100+25mg; *Kps.* 100(ret.)+25mg	**M. Parkinson, Parkinson-Syndrom** → 668: ini 100-200+25-50mg/d p.o. in 3ED, je nach Wi alle 3-7d um 50-100+12.5-25mg steigern, max. 800+200mg/d; **Restless-Legs-Syndrom** → 671: 100+25mg p.o. z.N., evtl. zusätzlich 100(ret.)+25mg

L-Dopa + Carbidopa Rp	HWZ L/C 1.5/10h Q0 L/C 1.0/> 0.7, PRC C, Lact ?
Duodopa *Gel* (1ml enth. 20+5mg) **Isicom** *Tbl.* 100+25, 250+25mg; *Tbl.* 100(ret.)+25, 200(ret.)+50mg **Levodopa-ratioph. comp.** *Tbl.* 100+25, 100(ret.)+25mg, 200+50mg, 200(ret.)+50mg **Nacom** *Tbl.* 100+25, 100(ret.)+25, 200(ret.)+50, 250+25mg **Sinemet** *Tbl.* 100(ret.)+25, 200(ret.)+50mg	**M. Parkinson, Parkinson-Syndrom** → 668: ini 50-150+12.5-37.5mg/d p.o., je nach Wi alle 3-7d um 50-125+12.5-25mg steigern, max. 700+175mg/d in 3-4ED; (Duodopa): Gabe über intest. Sonde u. Pumpe: Morgendosis als Bolus 5-10ml, max. 15ml, Erh.Dos. individuell 1-10ml/h über 16h; s.a. FachInfo; **DANI, DALI** nicht erforderlich

L-Dopa + Carbidopa + Entacapon Rp	
LCE 1A-Pharma *Tbl.* 50+12.5+200mg, 75+18.75+200mg, 100+25+200mg, 125+31.25+200mg, 150+37.5+200mg, 200+50+200mg **Stalevo** *Tbl.* 50+12.5+200mg, 75+18.75+200mg, 100+25+200mg, 125+31.25+200mg, 150+37.5+200mg, 200+50+200mg	**M. Parkinson** → 668: Einstellung entsprechend L-Dopa-Vormedikation; s. Pck.Beil.

L-Dopa + Carbidopa + Pramipexol Rp	
Pramidopa *Tbl.* 100+25+0.18, 100+25+0.35mg, 100+25+0.7mg	**M. Parkinson** → 668: Einstellung entsprechend L-Dopa-Vormedikation; s. Pck.Beil.; **DANI** CrCl > 50: 100%; 20-50: max 1.57mg Pramipexol/d; < 20: max 1.1mg Pramipexol/d; **DALI** keine Daten

Antiparkinsonmittel

A 12.2.2 Dopaminagonisten (Dopaminergika)

Wm/Wi: direkter dopaminerger Agonismus, Beeinflussung aller Parkinsonsymptome, v.a. Akinesie und psychische Störung;
UW (Bromocriptin): Übelkeit, Erbrechen, Magen-Darm-Beschwerden, Appetitlosigkeit, Obstipation, Kopfschmerzen, Schwindel, Müdigkeit, depressive Verstimmung, psychomotorische Unruhe, Schlafstrg., Sehstrg., visuelle Halluzinationen, Psychosen, Verwirrtheit, Benommenheit, Angst, Nervosität, Dyskinesien, Ataxien, Synkope, Miktionsbeschwerden, allergische Hautreaktionen, Ödeme, Erythromelalgie, Muskelkrämpfe, Mundtrockenheit, Haarausfall, Gefühl der verstopften Nase; **UW** (Cabergolin): Halluzinationen, Schlafstrg., Benommenheit, Schläfrigkeit, Dyskinesien, orthostatische Hypotonie, Übelkeit, Verstopfung, Dyspepsie, Gastritis, Erbrechen, periphere Ödeme, Verwirrtheit, Herzklappenveränderungen, Schwindel, Müdigkeit, Libido ↑, Kopfschmerzen, Ermüdung, Dyspnoe, Asthenie, abnormer Leberfunktionstest; bei Zusatztherapie zu Levodopa: Angina pectoris, Verringerung des Hämoglobinwerts, des Hämatokrits und/oder des roten Blutbilds;
UW (Pergolid): Schmerzen, Herzklappenveränderungen u.a. kardiale Erkrankungen, Übelkeit, Erbrechen, Dyspepsie, Dyskinesie, Halluzinationen, Schläfrigkeit, Rhinitis, Dyspnoe, Diplopie;
UW (Piribedil): Übelkeit, Erbrechen, Blähungen, Halluzinationen, Erregung, Schwindel, Zerstreutheit, Schläfrigkeit; **UW** (Pramipexol): abnorme Träume, Impulskontrollstörungen, zwanghaftes Verhalten, Verwirrtheit, Halluzinationen, Schlaflosigkeit, Schwindel, Dyskinesie, Somnolenz, Kopfschmerzen, Sehstörungen, Synkope, Übelkeit, Obstipation, Erbrechen, Müdigkeit, periphere Ödeme, Gewichtsabnahme, Appetit ↓; **UW** (Ropinirol): Monotherapie: Halluzinationen, Somnolenz, Schwindel, Übelkeit, Erbrechen, Obstipation, peripheres Ödem, Synkope, Sodbrennen; Kombinationstherapie: Dyskinesie, (orthostatische) Hypotonie, Verwirrtheit, Übelkeit; **UW** (Rotigotin): Überempfindlichkeit, Schlafattacken, ungewöhnliche Träume, Störung des sexuellen Verlangens, Schlaflosigkeit, Kopfschmerzen, Somnolenz, Hypertonie, Übelkeit, Erbrechen, Dyspepsie, Juckreiz, Reaktionen an Applikationsstelle, Reizbarkeit, Schwächezustände, Gewichtsabnahme, Sturzneigung, Singultus, Obstipation, Schwindel, Mundtrockenheit, Dyskinesie, Lethargie, orthostatische Hypotonie, Palpitationen, peripheres Ödem, Halluzinationen, Bewusstseinsstörungen, Hyperhidrosis, Erythem;
KI (Bromocriptin): bek. Überempf., Schwangerschaftstoxikose, unkontrollierte Hypertonie, KHK, arterielle Verschlusskrankheiten, schwere psychische Störung, echokardiographischer Nachweis einer Herzklappenerkrankung; **KI** (Cabergolin): bek. Überempf.; fibrotische Veränderungen an Lunge, Herzbeutel oder im Retroperitonealraum; Präeklampsie, Eklampsie, unkontrollierte Hypertonie, echokardiographischer Nachweis einer Herzklappenerkrankung; **KI** (Pergolid): bek. Überempf., fibrotische Erkrankungen, echokardiographischer Nachweis von Herzklappenerkrankungen; **KI** (Piribedil): bek. Überempf., kardiovaskulärer Schock, akuter Herzinfarkt, Komb. mit Neuroleptika außer Clozapin; **KI** (Pramipexol): bek. Überempf.; **KI** (Ropinirol): bek. Überempf., schwere NI (CrCl < 30) ohne regelmäßige Hämodialyse, LI; **KI** (Rotigotin): bek. Überempf., MRT, elektrische Kardioversion

Bromocriptin Rp	HWZ 1(38)h, Qo 1.0, PPB 95%, PRC B, Lact -
Bromocriptin Abz *Tbl. 2.5mg* **Bromocriptin-ratioph.** *Tbl. 2.5mg; Kps. 5, 10mg* **Kirim** *Tbl. 2.5, 5mg* **Pravidel** *Tbl. 2.5mg; Kps. 5mg*	**M. Parkinson** → 668: ini 1 x 1.25mg p.o. z.N., um 1.25mg/W steigern bis 3 x 2.5mg, max. 30mg/d; **DANI** nicht erforderlich

A 12 Neurologie – Arzneimittel

Cabergolin Rp — HWZ 63-68h, PPB 41-42%, PRC B, Lact ?

Cabaseril Tbl. 1, 2mg
Cabergolin HEXAL Tbl. 0.5, 1mg
Cabergolin-ratioph. Tbl. 0.5, 1, 2mg
Cabergolin Teva Tbl. 0.5, 1, 2mg

M. Parkinson → 668: bei Komb. mit L-Dopa: ini 1 x 1mg p.o., alle 1-2W um 0.5-1mg steigern, Erh.Dos. 1 x 2-3mg; Monotherapie: ini 0.5mg, langsam steigern bis 2mg/d, max. 3mg/d; **DANI** nicht erforderlich;
DALI Child C: vorsichtige Anwendung

Pergolid Rp — HWZ 7-16h, PPB 90%, PRC B, Lact ?

Pergolid HEXAL Tbl. 0.25, 1mg
Pergolid-neuraxpharm Tbl. 0.05, 0.25, 1mg

M. Parkinson → 668: d1-2: 1 x 0.05mg p.o., dann alle 3d um 0.1-0.15mg steigern, ab d17 alle 3d um 0.25mg steigern, Erh.Dos.: 3 x 1mg p.o.

Piribedil Rp — HWZ 12h, PPB 70-80%

Clarium Tbl. 50(ret.)mg
Pronoran Tbl. 50(ret.)mg
Trivastal Tbl. 50(ret.)mg

M. Parkinson → 668:
Monotherapie: 150-250mg/d p.o. in 3ED;
Kombination mit L-Dopa: 3 x 50mg

Pramipexol Rp — HWZ 8-12h, PPB < 20%, PRC C, Lact ?

Glepark Tbl. 0.088, 0.18, 0.35, 0.7mg
Mirapexin Tbl. 0.088, 0.18, 0.7mg; Tbl. ret. 0.26, 0.52, 1.05, 2.1, 3.15mg
Oprymea Tbl. 0.088, 0.18, 0.35, 0.7mg; Tbl. ret. 0.26, 0.52, 1.05, 1.57, 2.1, 2.62, 3.15mg
Pramipexol HEXAL Tbl. 0.088, 0.18, 0.35, 0.54, 0.7, 1.1 mg; Tbl. ret. 0.26, 0.52, 1.05, 1.57, 2.1, 2.62, 3.15mg
Sifrol Tbl. 0.088, 0.18, 0.35, 0.7mg; Tbl. ret. 0.26, 0.52, 1.05, 1.57, 2.1, 2.62, 3.15mg

M. Parkinson → 668: W1: 3 x 0.088mg p.o., W2: 3 x 0.18mg, W3: 3 x 0.36mg, n. Bedarf weiter um 0.54mg/W steigern, max. 3.3mg/d;
Restless-Legs-Syndrom → 671:
ini 1 x 0.088mg, ggf. alle 4-7d steigern: 0.18, 0.35, 0.54mg, max. 0.54mg;
DANI CrCl > 50: 100%; 20-49: 100% in 2ED; < 20: 100% in 1ED;
DALI: keine Daten, vermutlich nicht erford.

Ropinirol Rp — HWZ 6h, Qo 0.9, PPB 10-40%, PRC C, Lact ?

Adartrel Tbl. 0.25, 0.5, 2mg
Ralnea Tbl. 2(ret.), 4(ret.), 8(ret.)mg
ReQuip Tbl. 0.25, 0.5, 1, 2, 2(ret.), 4(ret.), 5, 8(ret.) mg
Ropinirol dura Tbl. 0.25, 0.5, 1, 2, 5mg
Ropinirol HEXAL Tbl. 0.25, 0.5, 1, 2, 2(ret.), 5, 4(ret.), 8(ret.)mg

M. Parkinson → 668: W1: 3 x 0.25mg p.o., W2: 3 x 0.5mg, W3: 3 x 0.75mg, W4: 3 x 1mg, dann um 0.5-1mg/W steigern, Erh.Dos. 3-9mg/d, max. 24mg/d;
W1: 1 x 2mg (ret.), W2: 1 x 4mg (ret.), ggf. um 2mg/W weiter steigern, max. 24mg/d;
Restless-Legs-Syndrom → 671:
d1+2: 1 x 0.25mg p.o., d3-7: 1 x 0.5mg p.o., d8-14: bis 1mg/d, dann nach Bedarf um 0.5mg/W bis 1 x 2mg steigern, max. 4mg/d;
DANI CrCl > 30: 100%; < 30: KI

Rotigotin Rp — HWZ 5-7h, PPB 92%

Leganto TTS 1mg/24h, 2mg/24h, 3mg/24h, 4mg/24h, 6mg/24h, 8mg/24h
Neupro TTS 1mg/24h, 2mg/24h, 3mg/24h, 4mg/24h, 6mg/24h, 8mg/24h

M. Parkinson → 668: ini 1 x 2mg/24h, dann wöchentlich um 2mg/24h erhöhen auf 4-8mg/24h, max. 8mg/24h;
DANI nicht erforderlich

Antiparkinsonmittel 311

A 12.2.3 MAO-B-Hemmer (Dopaminergika)

Wm: irreversible Hemmung der dopaminabbauenden Monoaminoxidase B (MAO-B) ⇒ Dopamingehalt im Striatum ↑, Verstärkung der Wi und UW von L-Dopa;
Wi: Beeinflussung aller Parkinsonsymptome, v.a. Akinesie und psychische Störungen;
UW (Rasagilin): Grippe, Leukopenie, Melanom, allerg. Reaktion, Depression, Halluzinationen, Kopfschmerzen, Konjunktivitis, Schwindel, Angina pectoris, Rhinitis, Flatulenz, Dermatitis, Myalgien, Arthritis, Harndrang, Unwohlsein, Nackenschmerzen, Fieber, Appetit ↓, Dyskinesie, Dystonie, Karpaltunnelsyndrom, Gleichgewichtsstörung, Dyspepsie, Bauchschmerzen, Obstipation, Übelkeit, Erbrechen, Mundtrockenheit, Hautausschlag, Gewichtsverlust, Stürze, Hypotonie; **UW** (Safinamid): Schlaflosigkeit, Dyskinesie, Somnolenz, Schwindel, Kopfschmerzen, Parkinson-Krankheit, Katarakt, orthostat. Hypotonie, Übelkeit, Stürze; **UW** (Selegilin): Schwindel, Bewegungsstrg., Kopfschmerzen, Bradykardie, Übelkeit, Erbrechen, Leberenzyme ↑, Blutdruckabfall, Psychosen, Schlaflosigkeit, Mundtrockenheit; **KI** (Rasagilin): bek. Überempf., gleichzeit. Anw. von anderen MAO-Hemmern oder Pethidin, stark eingeschränkte Leberfunktion; **KI** (Safinamid): bek. Überempf., gleichzeitige Behandlung mit anderen MAO-Hemmern, gleichzeitige Behandlung mit Pethidin, schw. Leberinsuff., Albinismus, Netzhautdegeneration, Uveitis, erblich bedingte Retinopathie oder schwere progressive diabetische Retinopathie; **KI** (Selegilin): bek. Überempf., aktive Magen-Darm-Geschwüre, Komb. mit SSRI, SNRI, trizyklischen Antidepressiva, Sympathomimetika, MAO-Hemmer, Opioiden, Serotonin-Agonisten, Grav./Lakt.

Rasagilin Rp	HWZ 0.6–2h, PPB 60–70%
Azilect *Tbl. 1mg* **Rasagilin-ratioph.** *Tbl. 1mg*	M. Parkinson → 668: 1 × 1mg p.o.; **DANI** nicht erforderl.; **DALI** KI bei schwerer LI

Safinamid Rp	HWZ 20–30h, PPB 88–90%
Xadago *Tbl. 50, 100mg*	M. Parkinson: ini 1 × 50mg p.o., ggf. steigern auf 1 × 100mg; **DANI** nicht erforderl.; **DALI** mittelschw. LI: max 50mg/d; schw. LI: KI

Selegilin Rp	HWZ 1.5h, Qo 1.0, PPB 94%
Selegilin-neuraxpharm *Tbl. 5, 10mg* **Selegilin-ratioph.** *Tbl. 5mg*	M. Parkinson → 668: 5–10mg/d p.o. in 1–2ED (morgens und mittags); max. 10mg/d; Lingualtbl.: 1 × 1.25mg; **DANI** KI; **DALI** KI

A 12.2.4 COMT-Hemmer (Dopaminergika)

Wm: Hemmung der Catechol-O-Methyltransferase ⇒ L-Dopa-Plasmaspiegel ↑ (Anw. nur komb. mit L-Dopa); **Wi:** beeinflusst alle Parkinsonsymptome, v.a Akinesie, psychische Strg.; **UW** (Entacapon): Schlaflosigkeit, Halluzinationen, Verwirrtheit, unangenehme Träume, Dyskinesien, Parkinsonsymptome ↑, Benommenheit, Dystonie, Hyperkinesie, KHK-Symptome, Übelkeit, Diarrhoe, Abdominalschmerzen, Mundtrockenheit, Urinverfärbung, Müdigkeit, Hyperhidrosis, Stürze, Obstipation, Erbrechen; **UW** (Opicapon): Dyskinesie, Halluzinationen, abnorme Träume, Schlaflosigkeit, Schwindel, Somnolenz, Kopfschmerzen, orthostatische Hypotonie, Obstipation, Mundtrockenheit, Erbrechen, Muskelspasmen, CK-Erhöhung;

A 12 Neurologie – Arzneimittel

UW (Tolcapon): Infekte der oberen Atemwege, Schlafstörungen, exzessives Träumen, Schläfrigkeit, Verwirrtheit, Halluzinationen, Dyskinesie, Dystonie, Kopfschmerzen, Schwindel, Hypokinesie, orthostatische Strg., Synkopen, Influenza, Übelkeit, Anorexie, Diarrhoe, Erbrechen, Verstopfung, Xerostomie, Bauchschmerzen, Dyspepsie, verstärktes Schwitzen, Urinverfärbung, Brustschmerzen; **KI** (Entacapon): bek. Überempf., Leberinsuff., Phäochromozytom, malignes neuroleptisches Syndrom bzw. atraumatische Rhabdomyolyse in der Anamnese, Behandlung mit nicht-selektiven MAO-Hemmern, Behandlung mit selektiven MAO-A und MAO-B-Hemmern zusammen, Grav./Lakt.; **KI** (Opicapon): bek. Überempf., Phäochromozytom, Paragangliom oder andere Katecholamin-sezernierende Neubildungen, malignes neuroleptisches Syndrom und/oder atraumatische Rhabdomyolyse i.d. Anamnese; gleichzeitige Anw. von MAO-Hemmern (z. B. Phenelzin, Tranylcypromin, Moclobemid) mit Ausnahme der bei M. Parkinson angewendeten; **KI** (Tolcapon): bek. Überempf., Lebererkr., erhöhte Leberenzyme, schwere Dyskinesie, Phäochromozytom, malignes neuroleptisches Syndrom bzw. atraumatische Rhabdomyolyse oder Hyperthermie in der Anamnese, Behandlung mit nichtselektiven MAO-Hemmern

Entacapon Rp	HWZ 2.4h, Q_0 1.0, PPB 98%, PRC C, Lact ?
Comtess *Tbl. 200mg* Entacapon-neuraxpharm *Tbl. 200mg*	**M. Parkinson** → 668: 200mg p.o. zu jeder L-Dopa-Dosis, max. 2g/d; **DANI** nicht erforderlich; **DALI** KI

Opicapon Rp	HWZ 0.7-3.2h, Q_0 1.0, PPB 99%
Ongentys *Kps. 50mg*	**M. Parkinson** → 668: 1 x 50mg p.o. beim Zubettgehen; mind. 1 h vor oder nach L-Dopa-Einnahme; **DANI** nicht erforderlich; **DALI** Child A: 100%; B: vorsichtige Anw.; C: Anw. nicht empfohlen

Tolcapon Rp	HWZ 2h, Q_0 1.0, PPB 99%, PRC C, Lact ?
Tasmar *Tbl. 100mg* Tolcapon-neuraxpharm *Tbl. 100mg*	**M. Parkinson** → 668: 100mg p.o. zu jeder L-Dopa-Dosis, in Ausnahmefällen 3 x 200mg; **DANI** CrCl < 30: vorsichtige Anw.; **DALI** KI

A 12.2.5 Zentral wirksame Anticholinergika

Wm: Hemmung zentraler cholinerger Neuronen;
Wi: Reduktion v.a. der Plus-Symptome Rigor und Tremor;
UW (Biperiden): Müdigkeit, Schwindelgefühl, Benommenheit; in höheren Dosen Unruhe, Angst, Erregung, Euphorie, Verwirrtheit; bei Hirnleisungsstrg.: zentrale Erregung, Mundtrockenheit, Akkomodationsstrg., Mydriasis mit Photophobie, Schweißminderg., Obstipation, Tachykardie, Magenbeschwerden, Übelkeit, Miktionsstrg.;
UW (Bornaprin): zahlreiche UW ohne Häufigkeitsangabe (s. Fachinfo);
UW (Procyclidin): Mundtrockenheit, Obstipation, Harnverhalt, verschwomm. Sehen;
UW (Trihexyphenidyl): Akkomodationsstrg., Benommenheit, Nervosität, Übelkeit, Erbrechen, Mundtrockenheit;
KI (Biperiden): bek. Überempf., unbeh. Engwinkelglaukom, mechan. Stenosen im Magen-Darm-Trakt, Megakolon, Ileus; **KI** (Bornaprin): bek. Überempf., Engwinkelglaukom, mechan. Stenosen im Magen-Darm-Trakt, Megakolon, Ileus, Gedächtnisstrg.;

Antiparkinsonmittel 313

KI (Procyclidin): bek. Überempf., Demenz, unbehandeltes Engwinkelglaukom, Darmatonie, mechanische Stenosen im Magen-Darm-Trakt, Megakolon; Intox. mit Alkohol, Schlafmitteln, trizyklischen Antidepressiva, Antikonvulsiva, Antihistaminika und Tranquilizern;
KI (Trihexyphenidyl): bek. Überempf., akute Intoxikation mit zentral dämpfenden Pharmaka oder Alkohol, Prostatahypertrophie mit Restharnbildung, akute Delirien und Manien, unbehandeltes Engwinkelglaukom, Pylorusstenose, paralytischer Ileus, akutes Harnverhalten, Megakolon, Tachyarrhythmie, Ki., Jug., Grav., Lakt.

Biperiden Rp	HWZ 24h, Qo 1.0, PPB 94%, PRC C, Lact ?
Akineton *Tbl. 2, 4 (ret.)mg; Amp. 5mg/1ml* Biperiden-neuraxpharm *Tbl. 2, 4mg;* *Amp. 5mg/1ml*	**Parkinson-Syndrom** → 668: ini 2 x 1mg p.o., um 2mg/d steigern, Erh.Dos. 3-4 x 1-2mg, max. 16mg/d; 10-20mg i.m./langsam i.v.; **medik. bed. extrapyramidale Symptomatik:** 1-4 x 1-2mg p.o.; 2.5-5mg i.m./langsam i.v., ggf. Wdh. nach 30min, max. T0-20mg/d; **Ki. 3-15J:** 1-3 x 1-2mg p.o.; < **1J:** 1mg i.v.; **1-6J:** 2mg i.v.; < **10J:** 3mg i.v.; **Nikotinvergiftung:** 5-10mg i.m.

Bornaprin Rp	HWZ 5.2h, PPB 72%
Sormodren *Tbl. 4mg*	**Parkinson-Syndrom** → 668, **medikamentös bedingte extrapyramidale Symptomatik:** ini 1 x 2mg p.o., Erh.Dos. 6-12mg/d in 2-3ED; **Hyperhidrosis:** ini 2mg/d, Erh.Dos. 4-8mg/d

Procyclidin Rp	HWZ 12h
Osnervan *Tbl. 5mg*	**Parkinson-Syndrom** → 668, **medikamentös bedingte extrapyramidale Symptomatik:** ini 3 x 2.5mg p.o., alle 2-3d um 2.5-5mg steigern, Erh.Dos. 3 x 5-10mg

Trihexyphenidyl Rp	HWZ 8.6h
Artane *Tbl. 2, 5mg* Parkopan *Tbl. 2, 5mg*	**Parkinson-Syndrom** → 668: ini 1mg/d p.o., dann tgl. um 1mg ↑, Erh.Dos. 6-12mg/d p.o. in 3-4ED, max. 16mg/d; **medik. bed. extrapyramidale Symptomatik:** 2-16mg/d p.o. in 1-4ED; Pat. > 60J: 50%

A 12.2.6 Glutamatrezeptorantagonisten

Wm: indirekt agonistische Wi am striatalen Dopaminrezeptor; Hemmung der NMDA-Rezeptor vermittelten Freisetzung von Acetylcholin; **Wi:** Beeinflussung v.a. von Akinesie und Rigor (s. auch Virustatika → 246);
UW: Schwindel, Schlafstörungen, motorische und psychische Unruhe, Harnretention bei BPH, Livedo reticularis, Übelkeit, Mundtrockenheit, orthostatische Dysregulation;
KI: bek. Überempf., schwere Herzinsuff. (NYHA IV), Kardiomyopathien, Myokarditis, AV-Block II-III°, Bradykardie (< 55/min), Long-QT-Syndrom oder erkennbare U-Welle oder QT-Syndrom in Familienanamnese, anamnestisch schwerwiegende ventrikuläre Arrhythmien (inkl. Torsade de pointes), Hypokaliämie, Hypomagnesiämie, gleichzeitige Therapie mit Budipin oder anderen QT-verlängernden Medikamenten

Amantadin Rp	HWZ 10-30h, Q0 0.1, PPB 67%, PRC C, Lact -
Amantadin HEXAL *Tbl.* 100, 200mg **Amantadin-neuraxpharm** *Tbl.* 100, 200mg **Amantadin Serag** *Inf.Lsg.* 200mg/500ml **PK-Merz** *Tbl.* 100, 150mg; *Inf.Lsg.* 200mg/500ml **Tregor** *Tbl.* 100, 200mg	**M. Parkinson → 668, medikamentös bedingte extrapyramidale Symptomatik:** ini 1 x 100mg p.o., wöchentlich um 100mg steigern, Erh.Dos. 200-600mg/d in 2-3ED; 1-3 x 200mg über 3h i.v.; **DANI** CrCl 60-80: 2 x 100mg p.o.; 50-59: 100/200mg im Wechsel; 30-49: 1 x 100mg; 20-29: 200mg 2 x/W; 10-19: 100mg 3 x/W; < 10, HD: 100mg 1 x/W

A 12.2.7 Weitere Antiparkinsonmittel

Wm/Wi (Apomorphin): direkte Stimulation von Dopaminrezeptoren;
Wm/Wi (Budipin): NMDA-antagonistische Eigenschaften, indirekte dopaminerge Wi ⇒ günstige Beeinflussung des Tremors;
Wm/Wi (Dihydroergocriptin): stimuliert D2-Rezeptoren und partiell D1-Rezeptoren;
UW (Apomorphin): Verwirrtheit, optische Halluzinationen, Sedierung, Somnolenz, Schwindel, Benommenheit, Gähnen, Übelkeit, Erbrechen, Reaktionen an Injektionsstelle;
UW (Budipin): Benommenheit, Mundtrockenheit, Übelkeit; **UW** (Dihydroergocriptin): Übelkeit, Magenschmerzen, Schwächegefühl, Kopfschmerzen, Schwindel, Erbrechen, Sodbrennen, Magenkrämpfe, Blutdruckerniedrigung, orthostatische Kreislaufbeschwerden, Tachykardie, Unruhe, Ödeme, depressive Verstimmung, Schlaflosigkeit, Exantheme, Gewichtsveränderung, trockener Mund; **KI** (Apomorphin): bek. Überempfindlichkeit, Atemdepression, Demenz, Psychosen, Leberinsuffizienz, Ki. <18J; **KI** (Budipin): bekannte Überempfindlichkeit, Myasthenia gravis, fortgeschrittene neurologische Erkrankungen (außer durch Parkinson-Krankheit bedingt), Herzinsuffizienz NYHA IV, Kardiomyopathie, Myokarditis, AV-Block II°-III°, Bradykardie (< 55/min), Hypokaliämie, Hypomagnesiämie, QT-Zeitverlängerung, schwerwiegende ventrikuläre HRST, Kombination mit Amantadin o.a. QT-Zeit-verlängernden Med., Grav./Lakt.; **KI** (Dihydroergocriptin): bek. Überempfindlichkeit gegen D. bzw. andere Mutterkornalkaloide, Kinder, Grav., Lact.; gleichzeitige Einnahme anderer Mutterkornalkaloide; Herzklappenerkrankung (bei Langzeit-Anwendung)

Apomorphin Rp	HWZ 33min
Apomorphinhydrochlorid *Inf.Lsg.* 100mg/20ml **Apomorphin-Archimedes** *Amp.* 50mg/5ml **APO-go** *Amp.* 50mg/5ml; *Fertigspr.* 50mg/10ml, *Pen* 30mg/3ml	**M. Parkinson mit on-off-Phänomen:** ini 1mg s.c., ggf. alle 40min steigern bis Wi einsetzt, weiter n. Bedarf mit ermittelter Schwellendosis; Komb. mit Domperidon: 3 x 20mg, i.v.-Gabe s. FachInfo. **Abstinenzsyndrome bei Opiatabhängigen:** 3-4 x 10mg s.c., Komb. m. Etilefrin; **akute Alkoholintoxikation:** 10mg s.c./i.m., Komb. mit Etilefrin; **Auslösen von Erbrechen:** 10mg i.m., Komb. mit Etilefrin; **Schulkinder:** 0.1mg/kg s.c. + 7-10mg Etilefrin; **DANI** nicht erforderl.; **DALI:** KI

Migränemittel 315

Budipin Rp	HWZ 31(59)h, Q0 0.3, PPB 96%
Parkinsan *Tbl. 10, 20mg*	**M. Parkinson** → 668: ini 3 x 10mg p.o., nach 1W 3 x 20 oder 2 x 30mg; **DANI, DALI** max. 30mg/d

Dihydroergocriptin Rp	HWZ 10-15h, PPB 45-64%
Almirid Cripar *Tbl. 20, 40mg*	**M. Parkinson** → 668: Monoth.: ini 2 x 5mg p.o., nach 2W 2 x 10mg, nach 4W 2 x 20mg, ggf. weiter erhöhen um 20mg alle 2W, Erh.Dos. 30-120mg/d; Komb. mit L-Dopa: ini 2 x 5mg p.o., nach 2W 2 x 10mg, nach 4W 2 x 15mg oder 3 x 10mg, ggf. weiter erhöhen um 10mg alle 2W, Erh. Dos. 60mg/d, max. 120mg/d; **DANI**: keine Angaben; **DALI**: KI

A 12.3 Migränemittel

A 12.3.1 Secale-Alkaloide (Ergotamine)

Wm/Wi (Ergotamin): Vasokonstriktion v.a. durch alpha-adrenergen Agonismus, serotoninerge Wirkung; **UW** (Ergotamin): Übelkeit, Erbrechen, Diarrhoe; **KI** (Ergotamin): bek. Überempf., Sepsis, zentrale Durchblutungsstörungen, periph. art. Gefäßerkrankungen, Erkrankungen an Herzkranzgefäßen, arterielle Hypertonie, schwere Leber- und Nierenfunktionsstrg., Basilaris-Migräne, familiäre hemiplegische Migräne, Phäochromozytom, Thyreotoxikose, anamnestisch medikamenteninduzierte Fibrose, Komb. mit Betablockern/Makroliden/Tetracyclinen/Vasokonstriktoren, Grav./Lakt., < 16J., > 65J.;

Ergotamin Rp	HWZ 20-34h, Q0 0.5, PPB > 90%
Ergo-Kranit Migräne *Tbl. 2mg*	**Migräneanfall** → 661, vask. Kopfschmerzen: 1 x 2mg p.o., ggf. erneut 2mg nach 4-6h; max. 4mg/d bzw. 6mg/W; **DANI, DALI** KI bei schwerer NI/LI

A 12.3.2 Triptane

Wm/Wi: selektive 5-HT1-Rez.-Agonisten ⇒ Vasokonstriktion; **UW** (Almotriptan): Schwindel, Somnolenz, Übelkeit, Erbrechen, Müdigkeit; **UW** (Eletriptan): Pharyngitis, Rhinitis, Schläfrigkeit, Kopfschmerz, Benommenheit, abnorme Empfindungen, Muskeltonus ↑, Hypästhesie, Myasthenie, Schwindel, Palpitationen, Tachykardie, Flush, Engegefühl im Hals, abdominelle Schmerzen, Übelkeit, Mundtrockenheit, Dyspepsie, Schwitzen, Rückenschmerzen, Myalgie, Schwächegefühl, Brustschmerzen, Frösteln; **UW** (Frovatriptan): Schwindel, Parästhesien, Kopfschmerzen, Somnolenz, Dysästhesie, Hypoästhesie, Sehstörungen, Flush, Engegefühl des Halses, Übelkeit, Mundtrockenheit, Dyspepsie, Abdominalschmerzen, Hyperhidrosis, Ermüdung, Thoraxbeschwerden; **UW** (Naratriptan): Kribbeln, Schwindel, Schläfrigkeit, Übelkeit, Erbrechen, Hitzegefühl, Unwohlsein; **UW** (Rizatriptan): Schwindel, Schläfrigkeit, Parästhesien, Kopfschmerzen, Hypästhesie, Aufmerksamkeitsstrg., Tremor, Palpitationen, Tachykardie, Hitzewallungen, Rachenbeschwerden, Atemnot, Übelkeit, Mundtrockenheit, Erbrechen, Diarrhoe, Flush, Schwitzen, Hautausschlag, Schweregefühl, Schwäche, Müdigkeit, Bauch-/Brustschmerzen;

A 12 Neurologie – Arzneimittel

UW (Sumatriptan): Schwindel, Schläfrigkeit, Sensibilitätsstrg., RR ↑, Flush, Dyspnoe, Übelkeit, Erbrechen, Schweregefühl, Myalgie, Schmerzen, Hitze-/Kälte-/Druck-/Engegefühl, Schwäche, Müdigkeit; **UW** (Zolmitriptan): Sensibilitätsstrg., Schwindel, Kopfschmerzen, Schläfrigkeit, Palpitationen, abdominale Schmerzen, Übelkeit, Erbrechen, Mundtrockenheit, Muskelschwäche, Myalgien, Asthenie, Schwere-/Enge-/Druckgefühl;
KI (Almotriptan): bek. Überempfindlichkeit, ischämische Herzerkrankung, arterielle Hypertonie, anamnestisch Apoplex/TIA, periphere Gefäßkrankheit, Kombination mit Ergotamin(-derivaten)/5-HT1B1D-Agonisten, schwere Leberfunktionsstörung;
KI (Eletriptan): bek. Überempfindlichkeit, schwere Leber-/Nierenfunktionseinschränkung, arterielle Hypertonie, KHK, ischämische Herzerkrankungen (od. entsprechende Symptome), Prinzmetal-Angina, signifikante Arrhythmien oder Herzinsuffizienz, periphere Gefäßerkr., anamnestisch zerebrovaskuläre Ereignisse/TIA, Kombination mit Ergotamin(-derivaten)/ anderen 5-HT1-Rezeptor-Agonisten; **KI** (Frovatriptan): bek. Überempf., anamnestisch Myokardinfarkt, ischäm. Herzerkrankung, koronarer Vasospasmus, periphere Gefäßerkr., arterielle Hypertonie, anamnestisch zerebrovask. Ereignisse/TIA, schwere Leberinsuffizienz, Kombination mit Ergotamin(-derivaten)/anderen 5-HT1-Rezeptor-Agonisten;
KI (Naratriptan): bek. Überempfindlichkeit, zur Migräne-Prophylaxe, arterielle Hypertonie, anamnestisch Myokardinfarkt, ischäm. Herzerkrankung, koronarer Vasospasmus, periphere Gefäßerkrankung, anamnestisch zerebrovaskuläre Ereignisse/TIA, Leber-/Nierenfunktionsstörungen, Kombination mit Ergotamin(-derivaten)/anderen 5-HT1-Rezeptor-Agonisten, hemiplegische/ophtalmoplegische/Basilaris-Migräne;
KI (Rizatriptan): bek. Überempf., Kombination mit MAO-Hemmern/Ergotamin(-derivaten)/ anderen 5-HT1-Rezeptor-Agonisten, schwere Leber-/Nierenfunktionseinschränkung, anamnestisch zerebrovaskuläre Ereignisse/TIA, arterielle Hypertonie, anamnestisch Myokardinfarkt, ischäm. Herzerkrankung, koronarer Vasospasmus, periphere Gefäßerkrankung;
KI (Sumatriptan): bek. Überempfindlichkeit, Kombination mit MAO-Hemmern/Ergotamin(-derivaten)/anderen 5-HT1-Rezeptor-Agonisten, anamnestisch Myokardinfarkt, ischäm. Herzerkrankung, koronarer Vasospasmus, periphere Gefäßerkrankung, anamnestisch zerebrovaskuläre Ereignisse/TIA, schwere Leberfunktionsstrg., arterielle Hypertonie;
KI (Zolmitriptan): bek. Überempfindlichkeit, arterielle Hypertonie, anamnestisch Myokardinfarkt, ischäm. Herzerkrankung, koronarer Vasospasmus, periph. Gefäßerkrankung, anamnestisch zerebrovaskuläre Ereignisse/TIA, schwere Nierenfunktionseinschränkung (CrCl < 15), Kombination mit Ergotamin(-derivaten)/anderen 5-HT1-Rezeptor-Agonisten

Almotriptan Rp/OTC	HWZ 3.5h
Almogran *Tbl. 12.5mg* Dolortriptan *Tbl. 12.5mg*	**Migräneanfall** → 661: 12.5mg p.o., ggf. Wdh. nach 2h; **DANI** bei schwerer NI max. 12.5mg/d

Eletriptan Rp	HWZ 4h, PPB 85%
Relpax *Tbl. 20, 40mg*	**Migräneanfall** → 661: 1 x 40mg p.o., ggf. Wdh. n. 2h, max. 80mg/d; **DANI** 20mg, max. 40mg/d; KI bei schwerer NI; **DALI** KI bei schwerer LI

Frovatriptan Rp	HWZ 26h, PPB ca. 15%
Allegro *Tbl. 2.5mg* Tigreat *Tbl. 2.5mg*	**Migräneanfall** → 661: 2.5mg p.o., ggf. Wdh. nach 2h, max. 5mg/d; **DANI** nicht erf.; **DALI** Child C KI

Migränemittel 317

Naratriptan Rp/<u>OTC</u>	HWZ 6h, Q0 0.5, PPB 30%, PRC C, Lact ?
Formigran *Tbl. 2.5mg* **Naratriptan Actavis** *Tbl. 2.5mg* **Naramig** *Tbl. 2.5mg* **Naratriptan-neuraxpharm** *Tbl. 2.5mg*	**Migräneanfall** → 661: 1 x 2.5mg p.o., ggf. Wdh. nach 4h, max. 5mg/d; **DANI** CrCl < 15: KI; **DALI** Child C KI

Rizatriptan Rp	HWZ 2-3h, Q0 > 0.8, PPB 14%, PRC C, Lact ?
Maxalt *Tbl. 5, 10mg; Lingualtbl. 5, 10mg* **Rizatriptan-neuraxpharm** *Tbl. 5, 10mg; Lingualtbl. 5,10mg* **Rizatriptan HEXAL** *Lingualtbl. 5, 10mg*	**Migräneanfall** → 661: 1 x 10mg p.o., ggf. Wdh. n. 2h, max. 20mg/d; Komb. mit Propranolol! **DANI** 5mg, KI bei schwerer NI; **DALI** 5mg, KI bei schwerer LI

Sumatriptan Rp	HWZ 2h, Q0 0.8, PPB 14-21%, PRC C, Lact -
Imigran *Tbl. 50, 100mg; Supp. 25mg; Pen 6mg/0.5ml; Nasenspray (1 Hub = 10, 20mg)* **Sumatriptan 1A** *Tbl. 50, 100mg* **Sumatriptan-CT** *Tbl. 50, 100mg* **Sumatriptan HEXAL** *Tbl. 50, 100mg* **Sumatriptan-ratioph.** *Tbl. 50, 100mg*	**Migräneanfall** → 661, **Horton-Syndrom:** 1 x 50–100mg p.o., ggf. Wdh. nach 2h, max. 300mg/d; 6mg s.c., ggf. Wdh. nach 2h, max. 12mg/d; 25mg rekt., ggf. Wdh. nach 2h, max. 50mg/d; 20mg nasal, ggf. Wdh. nach 2h, max. 40mg/d; **12-17J:** 10mg nasal, max. 20mg/d; s.c. Anw. nicht empfohlen; **DANI** nicht erforderlich; **DALI** 25-50mg/d, KI bei schwerer LI

Zolmitriptan Rp	HWZ 2.5-3h, Q0 0.7, PPB 25%, PRC C, Lact ?
AscoTop *Tbl. 2.5, 5mg; Lingualtbl. 2.5, 5mg; Nasenspray (5mg/ED)* **Zolmitriptan HEXAL** *Tbl. 2.5, 5mg; Lingualtbl. 2.5, 5mg* **Zolmitriptan Stada** *Tbl. 2.5, 5mg; Lingualtbl. 2.5, 5mg* **Zomig** *Tbl. 2.5, 5mg; Lingualtbl. 2.5mg; Nasenspray (5mg/0.1ml)*	**Migräneanfall** → 661: 1 x 2.5mg p.o., 1 x 2.5mg nasal, bei erneutem Anfall 2.5-5mg p.o./nasal, max. 10mg/d; **DANI** CrCl < 15: KI; **DALI** max. 5mg/d

S. auch Analgetika → 193-198

A 12.3.3 Weitere Migränemittel

Wm/Wi (Topiramat): genauer Wm unbekannt; antiepileptisch, Migräne-prophylaktisch;
UW (Topiramat): Gewichtsabnahme, -zunahme, Anämie, Parästhesie, Somnolenz, Schwindel, Aufmerksamkeits-/Gedächtnis-/Koordinations-/Gleichgewichts-/Gangstörung, Amnesie, kognitive Störung, Konvulsion, Tremor, Lethargie, Hypästhesie, Nystagmus, Dysgeusie, Dysarthrie, Sedierung, Sehstörungen, Schwindel, Tinnitus, Ohrenschmerzen, Dyspnoe, Epistaxis, Rhinorrhoe, verstopfte Nase, Übelkeit, Erbrechen, Diarrhoe, Obstipation, Reflux, abdominale Schmerzen, Mundtrockenheit, orale Parästhesie, Nephrolithiasis, Pollakisurie, Dysurie, Alopezie, Hautausschlag, Pruritus, Arthralgie, Myalgie, Muskelspasmen, Brustschmerz, Anorexie, verminderter Appetit, Nasopharyngitis, Fatigue, Fieber, Asthenie, Hypersensitivität, Depression, Angst, psychische Störungen;
KI (Topiramat): bek. Überempfindlichkeit, Grav., Frauen ohne wirksame Verhütung

Topiramat Rp	HWZ 18-24h, Q$_0$ < 0.5, PPB 13-17%, PRC C, Lact ?
Topamax *Tbl. 25, 50, 100, 200mg; Kps. 25, 50mg* **Topiramat Migräne Stada** *Tbl. 25, 50, 100mg*	**Migräne-Pro.** → 663: ini 1 x 25mg p.o., alle 1-2W um 25mg steigern, Erh.Dos. 50-100mg/d

S. auch Antiepileptika → 298

A 12.4 Muskelrelaxantien

A 12.4.1 Peripher wirksame Muskelrelaxantien

Wm/Wi (Chininsulfat): Verlängerung der Refraktärzeit, Verminderung der Erregbarkeit an motorischer Endplatte, Beeinflussung der Verteilung von Kalzium in Muskelfaser ⇒ Häufigkeit und Intensität von Muskelkrämpfen ↓;
Wm/Wi (Clostridium-Toxine): spezif. Bindung an den präsynaptischen Akzeptor cholinerger Nervenenden, Blockierung der Acetylcholinfreisetzung;
Wm/Wi (Dantrolen): Interferenz mit Kalziumfreisetzung aus sarkoplasmatischem Retikulum ⇒ entkoppelt Nervenreiz und Kontraktion des Skelettmuskels;
UW (Chininsulfat): keine häufigen/sehr häufigen UW;
UW (Clostridium-Toxin A): Oberlidptosis, Keratitis punctata, Lagophthalmus, trockenes Auge, Photophobie, Augenreizung, Zunahme Lakrimation, Ekchymose, Irritationen, Gesichtsödem, Rhinitis, Infektion der oberen Atemwege, Schwindel, Muskelhypertrophie, Hypoästhesie, Somnolenz, Kopfschmerzen, Dysphagie, Mundtrockenheit, Übelkeit, Rigor, Schmerz, Asthenie, grippeähnliche Symptome, Virusinfektion, Ohrinfektion, Somnolenz, Gangstrg., Parästhesie, Myalgie, Harninkontinenz, Stürze, Hitzewallungen, Hyperhidrosis, Pruritus, Alopezie, Harnweginfekt, Dysurie, Harnverhalt, Pollakisurie, Insomnie, Obstipation;
UW (Clostridium-Toxin B): Mundtrockenheit, Kopfschmerzen, Dysphagie, Torticollis, Geschmacksveränderungen, Veschwommensehen, Dysphonie, Dysphagie, Verdauungsstrg., Myasthenie, Schmerzen an Injektionsstelle, Nackenschmerzen, grippeähnl. Symptome;
UW (Dantrolen): Kopfschmerz, Sprachstörungen, Krampfanfälle, Appetitlosigkeit, Bauchkrämpfe, Übelkeit, Erbrechen, erhöhte Leberwerte, Hautausschlag, Akne, Muskelschwäche, Schüttelfrost, Fieber;
KI (Chininsulfat): bek. Überempfindlichkeit, Grav., Glucose-6-Phosphat-Dehydrogenase-Mangel, Myasthenia gravis, bekannte Ohrgeräusche, Schädigungen des Sehnervs, Hypokaliämie, Bradykardie, klinisch relevante HRST, Herzinsuffizienz NYHA IV, Long-QT-Syndrom (oder familienanamnestisch), erworbene QT-Zeit-Verlängerung, Kombination mit Medikamenten, die Torsades de pointes hervorrufen oder QT-Intervall verlängern;
KI (Clostridium-Toxin A): bekannte Überempfindlichkeit, Infektionen an Injektionsstelle, bei Behandlung von Blasenfunktionsstörung: Harnwegsinfekt, akuter Harnverhalt;
KI (Clostridium-Toxin B): bek. Überempfindlichkeit, neuromuskuläre Erkrankungen;
KI (Dantrolen): bek. Überempfindlichkeit, Lebererkrankungen, eingeschränkte Lungenfunktion, schwere Herzmuskelschäden, Grav./Lakt.

Chininsulfat Rp	
Limptar N *Tbl. 200mg*	**Nächtliche Wadenkrämpfe:** 1-2 x 200mg p.o.; **DANI** nicht erforderlich

Muskelrelaxantien 319

Clostridium-botulinum-Toxin Typ A Rp/Rp-L

Azzalure *Inj.Lsg. 10 E* **Bocouture** *Inj.Lsg. 50 E* **Botox** *Inj.Lsg. 50, 100, 200E* **Dysport** *Inj.Lsg. 500E* **Vistabel** *Inj.Lsg. 50E* **Xeomin** *Inj.Lsg. 100E*	**Blepharospasmus:** ini 1.25-2.5E i.m., max. 5E/Inj.Stelle bzw. max. 25E/Auge, Wdh. nach 12W, max. Gesamtdosis 100E/12W; **zervikale Dystonie:** max. 50E/Inj.Stelle bzw. max. 100E in den M. sternocleidomastoideus bzw. max. 300E/Behandlung, Wdh. nach 12W; s. auch FachInfo; **Faltenbehandlung der Glabella:** Erw. < 65J: 50E Gesamtdosis; **fokale Spastizität bei infantiler Zerebralparese bzw. n. Schlaganfall, prim. Hyperhidrosis axillaris, idiopathische überaktive Blase, Harninkontinenz bei neurogener Detrusorhyperaktivität, chronische Migräne:** s. FachInfo

Clostridium-botulinum-Toxin Typ B Rp

Wirkdauer: 4-16W

NeuroBloc *Inj.Lsg. 2500E/0.5ml, 5000E/1ml, 10000E/2ml*	**Zervikale Dystonie:** 10000E i.m.

Dantrolen Rp

HWZ 8.7h, Q0 0.95, PPB 90%, PRC C, Lact ?

Dantamacrin *Kps. 25, 50mg* **Dantrolen IV** *Inj.Lsg. 20mg/60ml*	**Spastik der Skelettmuskulatur:** W1: 2 x 25mg p.o., W2: 4 x 25mg, W3: 3 x 50mg, W4: 4 x 50mg; **Ki. > 5J:** ini 1mg/kg/d, W1: 1 x 25mg p.o., W2: 2 x 25mg, W3: 3 x 25mg; **maligne Hyperthermie:** 2.5mg/kg i.v., Infusion fortsetzen, so lange Hyperthermie anhält; Gesamtdosis ca. 10mg/kg/d

A 12.4.2 Zentral wirksame Muskelrelaxantien (Myotonolytika)

Wm/Wi (Baclofen): Verstärkung der präsynaptischen Hemmung ⇒ Dämpfung der Erregungsübertragung ⇒ spastischer Muskeltonus und pathologische Massenreflexe ↓;
Wm (Methocarbamol): Hemmung der polysynaptischen Reflexleitung im Rückenmark und subkortikalen Zentren;
Wm/Wi (Orphenadrin): spezifische Blockade des Förderzentrums in Formatio reticularis ⇒ Entspannung des pathologisch erhöhten Muskeltonus;
Wm/Wi (Pridinol): Hemmung der Rezeptor-vermittelten Reizleitung in spinalen Motoneuronen ⇒ Muskeltonus im Ruhezustand ↓;
Wm/Wi (Tizanidin): Stimulation präsynaptischer Alpha-2-Rezeptoren ⇒ Hemmung der polysynaptischen Signalübertragung ⇒ Reduktion des Muskeltonus;
Wm/Wi (Tolperison): genauer Wm unbekannt; membranstabilisierend, Reduktion des Einstroms von Natrium durch isolierte Nervenmembranen, inhibitorisch auf spannungsabhängige Kalziumkanäle;

UW (Baclofen): Depression, Euphorie, Halluzinationen, Verwirrtheit, Alpträume, Schläfrigkeit, Sedation, Müdigkeit, Benommenheit, Tremor, Ataxie, Kopfschmerzen, Schwindel, Schlafstörungen, Atemdepression, Nystagmus, Akkomodationsstörungen, Sehstörungen, Palpitationen, abnehmende Herzleistung, Hypotonie, Übelkeit, Erbrechen, Mundtrockenheit, Diarrhoe, Obstipation, Magen-Darm-Störungen, Blasenentleerungsstörungen, Exantheme, Hyperhidrosis, Muskelschmerzen;
UW (Methocarbamol): keine häufigen/sehr häufigen UWs;
UW (Orphenadrin): Müdigkeit, Schwindel, Übelkeit, Brechreiz, Sehstörungen;
UW (Pridinol): keine häufigen/sehr häufigen UWs;
UW (Tizanidin): Benommenheit, Müdigkeit, Schwindel, Brady-/Tachykardie, Blutdruckabfall, Rebound-Hypertonie, Mundtrockenheit, Übelkeit, gastrointestinale Störungen;
UW (Tolperison): keine häufigen/sehr häufigen UWs;
KI (Baclofen): bekannte Überempf. gegen Wirkstoff oder Weizenstärke, zerebrale Anfallsleiden, terminale Niereninsuff., Behandlung von Spastizität bei Erkrankungen des rheumathischen Formenkreises, Parkinsonismus oder aufgrund peripherer Verletzungen;
KI (Methocarbamol): bek. Überempf., Grav./Lakt., (prä-)komatöse Zustände, ZNS-Erkrankungen, Myasthenia gravis, Ki. < 12J.; **KI (Orphenadrin):** bek. Überempf., Myasthenia gravis, < 16J.;
KI (Pridinol): bek. Überempf., Glaukom, Prostatahypertrophie, Harnverhalt, Obstruktionen im Magen-Darm-Trakt, Herzrhythmusstrg., Grav. (1.Trim.);
KI (Tizanidin): bek. Überempf., stark eingeschränkte Leberfkt., Komb. mit starken CYP1A2-Hemmern (z.B. Fluvoxamin, Ciprofloxacin);
KI (Tolperison): bek. Überempf., Myasthenia gravis, Lakt.

Baclofen Rp	HWZ 3.5h, Q0 0.3, PPB 20-41%, PRC C, Lact + 🐄
Baclofen-neuraxpharm Tbl. 10, 25mg **Baclofen-ratioph.** Tbl. 10, 25mg **Lioresal** Tbl. 5, 10, 25mg; Amp. 10mg/5ml, 10mg/20ml	**Spastische Syndrome:** ini 3 × 5mg p.o., um 5mg/ED steigern je nach Wi, Erh.Dos. 30–75mg/d, max. 120mg/d; **Ki.:** ini 4 × 2.5mg p.o., langsam steigern, < 10J: max. 0.75–2mg/kg/p.o.; > 10J: 2.5mg/kg/d; intrathekal: Erh.Dos. 300–800µg/d; **DANI** KI bei terminaler NI

Methocarbamol Rp	HWZ 0.9–2h, PRC C, Lact +
Dolovisano Methocarbamol Tbl. 750mg **Ortoton** Tbl. 750mg; Amp. 1g/10ml	**Verspannung und Spasmen der Skelettmuskulatur:** ini 4 × 1.5g p.o., dann 3 × 1.5g; 1–3g langsam i.v.

Orphenadrin Rp	HWZ 14h, Q0 0.9, PPB 90%
Norflex Tbl. 100(ret.)mg; Amp. 60mg/2ml	**Skelettmuskelspasmen untersch. Genese:** 2 × 100mg (ret.) p.o., max.400mg/d p.o.; 60mg langsam i.v./i.m, ggf. Wdh. nach 8–12h

Pridinol Rp	HWZ 4h
Myopridin Inj.Lsg. 1.5mg/1ml	**Zentrale u. periphere Muskelspasmen, Lumbalgie, Torticollis, allgemeine Muskelschmerzen:** 1–3 × 1.5mg i.m.; **DANI, DALI** vorsichtige Anw. bei schw. NI, LI

Cholinergika 321

Tizanidin Rp	HWZ 2.5h, Q0 1.0, PPB 30%, PRC C, Lact ?
Sirdalud *Tbl. 2, 4, 6mg* **Tizanidin Teva** *Tbl. 2, 4, 6mg*	**Spasmen, schmerzhafte Muskelverspannungen:** ini 3 x 2mg p.o., alle 4-7d um 2-4mg/d steigern, Erh.Dos. 12-24mg/d in 3-4ED, max. 36mg/d; **DANI** CrCl < 25: ini 2mg/d, dann langsame Dosissteigerung; **DALI** KI bei schwerer LI

Tolperison Rp	HWZ 2.5h, Q0 1.0
Mydocalm *Tbl. 50mg* **Tolperison HEXAL** *Tbl. 50mg* **Tolperison Stada** *Tbl. 50, 150mg* **Viveo** *Tbl. 150mg*	**Spastizität n. Schlaganfall:** 3 x 50-150mg p.o.; **Ki <15J:** nur in Ausnahmefällen, strenge Indikationsstellung; **DANI/DALI** schwere NI/LI Anw. nicht empf.

A 12.5 Cholinergika

Wm/Wi: Hemmung der Cholinesterase ⇒ Acetylcholinkonzentration ↑ im synaptischen Spalt ⇒ Parasympathikotonus ↑, Tonus der quergestreiften Muskulatur ↑;
UW (Bethanecholchlorid): verstärkte Speichel- u. Schweißbildung, Hypothermie, Bradykardie, Blutdruckabfall, Diarrhoe, verstärkter Harndrang, Hautrötung, Miliaria cristallina;
UW (Distigmin): Diarrhoe, Nausea, Erbrechen, verstärkte Salivation, Bradykardie, Schweißausbrüche, Miosis, Tränenfluss;
UW (Neostigmin): Bradykardie;
UW (Pyridostigmin): zahlreiche UW ohne Häufigkeitsangabe;
KI (Bethanecholchlorid): bek. Überempfindlichkeit, Asthma bronchiale, Hypotonie, Hypertonie, Bradykardie, koronare Herzkrankheit, AV-Überleitungsstörungen, Epilepsie, Parkinsonismus; externe Detrusor-Sphinkter-Dyssynergie, wenn nicht zugleich eine effektive Relaxation des Sphinkter externus vorhanden ist; kürzlich erfolgte gastrointestinale Operationen, mechanischer Ileus oder andere Obstruktionen im Harn- bzw. Gastrointestinaltrakt, Hyperthyreose, ausgeprägter Vagotonus, Peritonitis, Ulkuskrankheit;
KI (Distigmin): bek. Überempfindlichkeit, Obstruktionsileus, Stenosen/Spasmen des Darmtrakts, der Gallen- oder Harnwege, Myotonie, Asthma bronchiale, Iritis, Parkinsonismus, Thyreotoxikose, postoperative Schock- und Kreislaufkrisen, Lakt.;
KI (Neostigmin): bek. Überempfindlichkeit, Obstruktionsileus, Stenosen oder Spasmen des Darmtraktes, der Gallen- oder Harnwege, Myotonie, Parkinsonismus, Kombination mit depolarisierenden Muskelrelaxantien, Iritis, Asthma bronchiale, Hyperthyreose, postoperative Schock- und Kreislaufkrisen;
KI (Pyridostigmin): bek. Überempfindlichkeit, mechanische Verschlüsse der Verdauungs-/Harnwege, Asthma bronchiale, Iritis, Lakt.;

Bethanecholchlorid Rp	
Myocholine-Glenwood *Tbl. 10, 25mg*	**Postoperative Blasenatonie:** bis 4 x 25-50mg p.o.

A 12 Neurologie – Arzneimittel

Distigmin Rp		HWZ 65–69h
Ubretid *Tbl. 5mg; Amp. 0.5mg/1ml*		**Postoperative Darm-/Blasenatonie:** 0.5mg i.m., ggf. steigern auf 0.01mg/kg; **neurogene Blasenstrg.:** 1 × 5mg p.o., 0.5mg i.m. alle 3-4d; Erh.Dos. 5mg p.o. alle 2-3d; **Myasthenia gravis → 668:** W1: 1 × 5mg p.o., W2: 1 × 7.5mg, ab W3: 1 × 10mg; 0.5-0.75mg i.m. alle 2d

Neostigmin Rp	HWZ 24–80min, Q0 0.45, PRC C, Lact +
Neostig Carino *Amp. 0.5mg* Neostigmin Rotexmedica *Amp. 0.5mg/1ml*	**Antagonisierung nichtdepolarisierender Muskelrelaxantien:** 0.5-2mg i.v., ggf. bis 5mg; **Ki.** < 20kg: 50µg/kg i.v.; **Myasth. gravis → 668:** mehrmals tgl. 0.5mg s.c./i.m.

Pyridostigmin Rp	HWZ 1.7h, Q0 0.2, PRC C, Lact +
Kalymin *Tbl. 10, 60, 180(ret.)mg; Amp. 5mg/1ml* Mestinon *Tbl. 10, 60, 180(ret.)mg; Amp. 25mg/5ml*	**Darm-/Blasenatonie:** 60mg p.o. alle 4h; 1-2mg alle 4-6h i.m. für 2d; **paralytischer Ileus: Sgl.:** 10mg p.o. alle 4h für 2d; 0.5mg/4h i.m. für 2d; **Klein-/Schulki.:** 20-30mg p.o. alle 4h für 2d; 1mg/4h i.m. für 2d; **Myasthenia gravis → 668:** 2-4 × 60-180mg p.o.; 2 × 180-540mg (ret.) p.o.; 1-5mg/d i.m./s.c.; **Antagonisierung nichtdepolarisierender Muskelrelaxantien:** 5mg i.v., bei Überdosierung d. Relaxans bis zu 10-20mg langs. i.v.

A 12.6 Antidementiva

Wm/Wi (Dihydroergotoxin): zentrale und periphere Alpha-Sympatholyse ⇒ Abnahme des Gefäßtonus; zentral dopaminerg und serotoninerg, Noradrenalin-antagonistisch ⇒ Aufrechterhaltung der Funktionalität des Neurons; Hemmung der Adrenalin-induzierten Thrombozyten-Aggregation ⇒ Verbesserung der Fließeigenschaft des Bluts;
Wm/Wi (Donepezil, Galantamin, Rivastigmin): spezifische und reversible Hemmung der zerebralen Cholinesterase ⇒ Verbesserung der kognitiven Fähigkeiten;
Wm/Wi (Memantin): spannungsabhängiger NMDA-Rezeptorantagonist ⇒ Regulierung toxisch erhöhter Glutamatkonzentrationen;
Wm/Wi (Nicergolin): Alpha-Rezeptor-Blockade ⇒ antagonistisch auf endogene und exogene Katecholamine;
Wm/Wi (Nimodipin): Kalziumantagonist mit guter Passage der Blut-Hirn-Schranke ⇒ Stabilität und Funktionsfähigkeit von Nervenzellen ↑;
Wm/Wi (Piracetam): Steigerung der zerebralen Durchblutung, der Sauerstoffumsatzrate und der Glukoseumsatzrate in primär ischämisch geschädigten Hirnarealen;

Antidementiva 323

UW (Dihydroergotoxin): Übelkeit, Erbrechen, Magen-Darm-Beschwerden, Appetitlosigkeit;
UW (Donepezil): Übelkeit, Diarrhoe, Appetitlosigkeit, Muskelkrämpfe, Müdigkeit, Erbrechen, Schlaflosigkeit, Kopfschmerzen, Schmerzen, Unfälle, Erkältungen, Magen-Darm-Beschwerden, Schwindel, Halluzinationen, Erregungszustände, aggressives Verhalten, abnormale Träume, Synkope, Juckreiz, Exanthem, Harninkontinenz; **UW** (Galantamin): Appetit ↓, Anorexie, Halluzinationen, Depression, Schwindel, Somnolenz, Synkope, Tremor, Kopfschmerz, Lethargie, Bradykardie, Hypertonie, Erbrechen, Übelkeit, Abdominalschmerz, Diarrhoe, Dyspepsie, Hyperhidrosis, Muskelkrämpfe, Müdigkeit, Asthenie, Malaise, Gewicht ↓, Stürze;
UW (Memantin): Schwindel, Gleichgewichtsstrg., Kopfschmerzen, Verstopfung, Dyspnoe, Schläfrigkeit, Hypertonus, Arzneimittelüberempfindlichkeitsreaktionen, Leberwerte ↑;
UW (Nicergolin): Schlaflosigkeit, Müdigkeit, Kopfdruck, Rötungen, Hitzgefühl;
UW (Nimodipin): Blutdrucksenkung, Übelkeit; **UW** (Piracetam): Nervosität, Aggressivität, Schlafstrg., Hyperkinesie, Gewicht ↑, psychomotor. Aktivität ↑, depressive Verstimmung, Angst, GI-Beschwerden; **UW** (Rivastigmin): Appetitlosigkeit, Agitiertheit, Verwirrtheit, Angst, Schwindel, Kopfschmerzen, Somnolenz, Tremor, Übelkeit, Erbrechen, Diarrhoe, abdominale Schmerzen, Dyspepsie, Hyperhidrosis, Müdigkeit, Asthenie, Unwohlsein, Gewicht ↓, Appetit ↓, Dehydratation, Schlaflosigkeit, visuelle Halluzinationen, Depression, Aggression, Dyskinesie, Hypokinesie, Verschlechterung einer Parkinson-Erkrankung, Bradykardie, Hypertonie, Hypersalivation, Stürze, Gangstrg.; **KI** (Dihydroergotoxin): bek. Überempf. gegen Mutterkornalkaloide, Grav./Lakt., echokardiographischer Nachweis einer Herzklappenerkrankung;
KI (Donepezil, Memantin, Nimodipin): bek. Überempf.; **KI** (Galantamin): bek. Überempf., schwere Leber-/Nierenfktsstrg.; **KI** (Nicergolin): bek. Überempf. gegen Mutterkornalkaloide, frischer MI, akute Blutungen, Bradykardie (< 50/min), Kollapsneigung, orthostatische Dysregulation, Kombination mit Alpha-/Beta-Rezeptor-stimulierenden Sympathomimetika, Grav./Lakt.;
KI (Piracetam): bek. Überempf., zerebrale Blutungen, Chorea Huntington, terminale NI;
KI (Rivastigmin): bek. Überempfindlichkeit, allerg. Kontaktdermatitis mit Rivastigmin-Pflastern

Dihydroergotoxin Rp	HWZ 13-15h
Hydergin forte Tbl. 2mg	**Hirnleistungsstrg. im Alter:** 2-3 x 2mg p.o., max. 2 x 4mg; **DALI** mäßige-starke LI: vorsichtige Anw.

Donepezil Rp	HWZ 70h, Qo 0.95, PPB 95%, PRC C, Lact ?
Aricept Tbl. 5, 10mg **Doneliquid Geriasan** Lsg. (1ml = 1mg) **Donepezil HEXAL** Tbl. 5, 10mg; Lingualtbl. 5, 10mg **Yasnal** Tbl. 5, 10mg; Lingualtbl. 5, 10mg	**Alzheimer-Demenz** → 677: 1 x 5mg p.o. z.N., nach 4W evtl. 1 x 10mg; **DANI** nicht erforderlich

Galantamin Rp	HWZ 7-8h, PPB 18%
Galantamin HEXAL Kps. 8(ret.), 16(ret.), 24(ret.)mg; Lsg. (1ml = 4mg) **Galnora** Kps. 8(ret.), 16(ret.), 24(ret.)mg **Reminyl** Kps. 8(ret.), 16(ret.), 24(ret.)mg; Lsg. (1ml = 4mg)	**Alzheimer-Demenz** → 677: Kps. (ret.): ini morgens 1 x 8mg, nach 4W 1 x 16mg, evtl. nach 8W 1 x 24mg; Lsg.: 2 x 4mg p.o., nach 4W 2 x 8mg, evtl. nach 8W 2 x 12mg; **DANI** CrCl > 9: 100%; < 9: KI; **DALI** KI bei Child-Pugh > 9

A 12 Neurologie – Arzneimittel

Memantin Rp	HWZ (60–100)h, PPB 45%
Axura Tbl. 10, 20mg; Lsg. (5mg/Pumpenhub) **Ebixa** Tbl. 10, 20mg; Lsg. (5mg/Pumpenhub) **Memando** Tbl. 10, 20mg **Memantin-neuraxpharm** Tbl. 5, 10, 15, 20mg; Lingualtbl. 10, 20mg; Gtt. (20Gtt. = 10mg) **Memantin Hennig** Tbl. 10, 20mg	**Alzheimer-Demenz** → 677: W1: 1 x 5mg p.o., W2: 1 x 10mg p.o., W3: 1 x 15mg p.o., ab W4: 1 x 20mg p.o.; **DANI** CrCl 40–60: 10mg/d; **DALI:** Child A, B: 100%; C: Anw. nicht empf.

Nicergolin	HWZ 7.3h, PPB 82–87%
Ergobel Tbl. 30mg **Nicergolin-neuraxpharm** Tbl. 10, 30mg **Nicerium** Tbl. 10mg; Kps. 30mg	**Hirnleistungsstrg. im Alter:** 20–30mg/d, max. 60mg/d

Nimodipin Rp	HWZ 8–9h, Q0 1.0, PPB 98%, PRC C, Lact ?
Nimodipin Carino Inf.Lsg. 10mg/50ml **Nimodipin HEXAL** Tbl. 30mg **Nimotop** Tbl. 30mg; Inf.Lsg. 10mg/50ml	**Hirnleistungsstrg. im Alter:** 3 x 30mg p.o.; **Vasospasmen nach Subarachnoidalblutung:** ini 15μg/kg/h i.v., nach 2h 30μg/kg/h

Piracetam Rp	HWZ 4.5–5.5h, Q0 0.02, PPB 15%
Cebrotonin Tbl. 800mg **Nootrop** Tbl. 800mg; 1200 mg; Amp. 3g/15ml; Inf.Lsg. 12g/60ml **Piracetam-neuraxpharm** Tbl. 800mg; 1200 mg; Lsg. (800mg/2.4ml); Btl. 2.4g; Inf.Lsg. 12g/60ml **Piracetam-ratioph.** Tbl. 800, 1200mg **Piracetam Stada** Tbl. 800, 1200mg	**Dementielles Syndrom** → 657: 2–3 x 2.4g/d, max. 3 x 4.8g/d; 3–12g i.v.; **postkommotionelles Syndrom:** 2–3 x 2.4g/d, bei Bedarf 3 x 4.8g/d; **postanoxisches Myoklonus-Syndrom:** ini 2 x 3.2g, dann alle 3d um 4.8g steigern, max. 24g/d p.o.; ini bis 12g/d i.v., nach 1–2W Dosisreduktion und Umstellung auf orale Therapie; **DANI** Krea (mg/dl) bis 3: 50%; 3–8: 12.5–25%; HD: 100%

Rivastigmin Rp	HWZ 1 h, Q0 1.0, PPB 40%, PRC B, Lact ?
Exelon Kps. 1.5, 3, 4.5, 6mg; TTS 4.6, 9.5, 13.3mg/24h; Lsg. (1ml = 2mg) **Nimvastid** Kps. 1.5, 3, 4.5, 6mg **Rivastigmin HEXAL** Kps. 1.5, 3, 4.5, 6mg; TTS 4.6, 9.5, 13.3mg/24h; Lsg. (1ml = 2mg)	**Alzheimer-Demenz** → 677: ini 2 x 1.5mg/d p.o., nach 2W 2 x 3mg, je nach Verträglichkeit alle 2W um 2 x 1.5mg steigern bis 2 x 6mg p.o.; TTS: ini 4.6mg/24h, Pflaster tgl. wechseln, bei guter Verträglichkeit nach 4W steigern auf 9.5mg/24h; ggf. nach weiteren 6W steigern auf 13.3mg/24h; **DANI** nicht erforderlich

Kaliumkanalblocker 325

A 12.7 Kaliumkanalblocker

Wm/Wi: Blockierung der Kaliumkanäle ⇒ Verlängerung der Repolarisation und Verstärkung der Aktionspotenzialbildung in demyelinisierten Axonen;
UW: Harnwegsinfekt, Schlaflosigkeit, Angst, Schwindel, Kopfschmerzen, Gleichgewichtsstörung, Parästhesie, Tremor, Dyspnoe, pharyngolaryngeale Schmerzen, Übelkeit, Erbrechen, Obstipation, Dyspepsie, Rückenschmerzen, Asthenie;
KI: bekannte Überempfindlichkeit, gleichzeitige Behandlung mit Arzneimitteln, die auch Fampridin enthalten, Krampfanfälle, Krampfanfälle in der Anamnese, Niereninsuffizienz (CrCl < 80), gleichzeitige Anwendung von Cimetidin

Fampridin Rp	HWZ 6h, PPB 7%
Fampyra Tbl. 10(ret.)mg	**MS mit Gehbehinderung** → 665: 2 x 10mg (ret.) p.o.; **DANI** CrCl < 80: KI; **DALI** nicht erforderl.

A 12.8 Cannabinoide

Wm/Wi: Agonismus an Cannabinoidrezeptoren ⇒ Verbesserung der Motorik durch Linderung der Steifigkeit in Extremitäten;
UW: Schwindel, Müdigkeit, Anorexie, reduzierter oder erhöhter Appetit, Depression, Desorientierung, Dissoziation, euphorische Stimmung, Amnesie, Gleichgewichtsstrg., Aufmerksamkeitsstrg., Dysarthrie, Dysgeusie, Lethargie, Gedächtnisstrg., Schläfrigkeit, verschwommenes Sehen, Obstipation, Diarrhoe, Mundtrockenheit, Glossodynie, Mundschleimhautaphten, Nausea, Erbrechen, Unbehagen/Schmerzen in der Mundhöhle, Trunkenheitsgefühl, Indisposition, Sturz;
KI: bekannte Überempfindlichkeit, Lakt., bek./vermutete Anamnese/Familienanamnese von Schizophrenie oder einer anderen psychotischen Krankheit, Anamnese einer schweren Persönlichkeitsstrg. oder einer anderen erheblichen psychiatrischen Störung mit Ausnahme einer Depression, bedingt durch die zugrunde liegende Erkrankung.

Tetrahydrocannabinol + Cannabidiol Rp	HWZ 2-9h, PPB 97%
Sativex Spray 2.7+2.5mg/Hub	**Multiple Sklerose mit mittelschwere bis schwerer Spastik** → 665: ini 1 Hub in die Mundhöhle, bei Bedarf um 1 Hub/d steigern bis max. 12 Hub/d, aufgeteilt in 2ED; **DANI, DALI** keine Daten

A 12.9 Selektive Immunsuppressiva

Wm/Wi (Alemtuzumab): monoklonaler AK ⇒ bindet an CD52 von T- und B-Lymphozyten ⇒ antikörperabhängige, zellvermittelte Zytolyse und komplementvermittelte Lyse;
Wm/Wi (Daclizumab): humanisierter monoklonaler IgG1-Antikörper, der an CD25 bindet und dadurch die Bindung von IL-2 an CD25 verhindert;
Wm/Wi (Dimethylfumarat): genauer Wm nicht vollständig bekannt; Aktivierung des Nuclear factor (erythroid-derived 2)-like 2-Transkriptionswegs ⇒ Hochregulierung antioxidativer Gene ⇒ immunmodulatorisch, entzündungshemmend;
Wm/Wi (Fingolimod): funktioneller Antagonist an Sphingosin-1-Phosphat-Rezeptoren ⇒ blockiert Migration von Lymphozyten ⇒ Infiltration pathogener Lymphozyten im ZNS ↓ ⇒ neuronale Entzündung ↓, Zerstörung von Nervengewebe ↓; **Wm/Wi** (Glatirameracetat): Polymer aus 4 Aminosäuren mit spezifischen immunmodulatorischen Eigenschaften ⇒ Erhöhung der Zahl spezifischer Supressorzellen, die antiinflammatorische Zytokine sezernieren;
Wm/Wi (Natalizumab): bindet spezifisch an ein Integrin auf Leukozytenoberfläche ⇒ Hemmung der transendothelialen Migration von Leukozyten in entzündliches Gewebe;
Wm/Wi (Teriflunomid): selekt. und reversible Hemmung der Dihydroorotat-Dehydrogenase ⇒ blockiert die Prolif. sich teilender Zellen ⇒ immunmodulatorisch, entzündungshemmend;
UW (Alemtuzumab): Infektion der oberen/unteren Atemwege, Harnweginfektion, Herpes zoster, Gastroenteritis, oraler Herpes, orale Candidose, vulvovaginale Candidose, Grippe, Ohreninfektion, Lymphopenie, Leukopenie, Lymphadenopathie, Zytokin-Freisetzungs-Syndrom, Basedow-Krankheit, Hyperthyreose, Immunthyreoiditis, Hypothyreose, Struma, pos. Schilddrüsen-Antikörpertest, Schlaflosigkeit, Ängstlichkeit, Kopfschmerz, MS-Schub, Schwindel, Hypoästhesie, Parästhesie, Tremor, Geschmacksstörung, verschwommenes Sehen, Vertigo, Tachykardie, Bradykardie, Palpitationen, Hitzegefühl, Hypotonie, Hypertonie, Dyspnoe, Husten, Epistaxis, Schmerzen im Oropharynx, Übelkeit, Abdominalschmerz, Erbrechen, Diarrhoe, Dyspepsie, Stomatitis, Urtikaria, Ausschlag, Pruritus, Erythem, Ekchymose, Alopezie, Hyperhidrose, Akne, Myalgie, Muskelschwäche, Arthralgie, Rückenschmerzen, Schmerz in der unteren Extremität, Muskelspasmen, Nackenschmerzen, Proteinurie, Hämaturie, Pyrexie, Ermüdung, Beklemmungsgefühl in der Brust, Schüttelfrost, periphere Ödeme, Asthenie, Unwohlsein, Schmerzen an der Infusionsstelle, Prellung;
UW (Daclizumab): Infektion d. oberen Atemwege, Pneumonie, Bronchitis, Grippe, Laryngitis, Tonsillitis, Pharyngitis, Follikulitis, Lymphadenopathie, Lymphadenitis, Anämie, Depression, Schmerzen im Oropharynx, Diarrhoe, Dermatitis, Ekzem, Psoriasis, seborrhoische Dermatitis, Exfoliation, Exanthem, Akne, Erythem, Pruritus, trockene Haut, Fieber, Lymphopenie, Leberenzymerhöhung;
UW (Dimethylfumarat): Gastroenteritis, Lymphopenie, Leukopenie, brennende Schmerzen, Hitzegefühl, Hitzewallung, Diarrhoe, Übelkeit, Abdominalschmerz, Erbrechen, Dyspepsie, Gastritis, Gastrointestinale Erkrankung, Pruritus, Ausschlag, Erythem, Proteinurie, Ketonurie, Albuminurie, Erhöhung von GOT/GPT; **UW** (Fingolimod): Influenza, Herpesinfektion, Bronchitis, Sinusitis, Gastroenteritis, Tineainfektion, Lympho-/Leukopenie, Depression, Kopfschmerzen, Schwindel, Migräne, Parästhesie, Verschwommensehen, Augenschmerzen, Bradykardie, AV-Block, Hypertonie, Dyspnoe, Husten, Diarrhoe, Ekzem, Pruritus, Alopezie, Rückenschmerzen, Asthenie, Leberwerte ↑, Gewicht ↓;

Selektive Immunsuppressiva 327

UW (Glatirameracetat): Infektionen, grippeähnliche Symptome, Neoplasma, Lymphadenopathie, Überempfindlichkeitsreaktionen, Anorexie, Gewicht ↑, Angst, Depression, Nervosität, Kopfschmerzen, Dysgeusie, Rigor, Sprachstrg., Synkope, Tremor, Diplopie, Funktionsstrg. der Augen/Ohren, Palpitationen, Tachykardie, Vasodilatation, Dyspnoe, Husten, Übelkeit, Obstipation, Karies, Dyspepsie, Dysphagie, Erbrechen, Darminkontinenz, Leberwerte ↑, Rash, Pruritus, Urtikaria, Arthralgie, Rückenschmerzen, Harndrang, Pollakisurie, Harnretention, Reaktionen an der Inj.Stelle, Schmerzen, Ödeme, Fieber; **UW** (Natalizumab): Harnwegsinfekte, Nasopharyngitis, Urtikaria, Kopfschmerzen, Schwindel, Übelkeit, Erbrechen, Arthralgien, Rigor, Fieber, Abgeschlagenheit, Überempfindlichkeitsreaktionen; **UW** (Teriflunomid): Grippe, Infektion der oberen Atemwege, Harnwegsinfektion, Bronchitis, Sinusitis, Pharyngitis, Zystitis, virale Gastroenteritis, Herpes simplex labialis, Zahninfektion, Laryngitis, Tinea pedis, Neutropenie, Leukopenie, allergische Reaktionen, Angst, Parästhesie, Ischialgie, Karpaltunnelsyndrom, Hyperästhesie, Neuralgie, periphere Neuropathie, Hypertonie, Diarrhoe, Übelkeit, Erbrechen, Zahnschmerzen, Alopezie, Exanthem, Akne, Schmerzen im Muskel-/Skelettsystem, Pollakisurie, Menorrhagie, GOT/GPT/γGT ↑, posttraumat. Schmerzen; **KI** (Alemtuzumab): bek. Überempf. HIV-Inf.; **KI** (Daclizumab): bek. schw. Überempfindlichkeitsreaktionen; **KI** (Dimethylfumarat): bek. Überempf.; **KI** (Fingolimod): Immundefizienzsyndrom, geschwächtes Immunsystem, schwere aktive Inf., aktive chron. Inf., aktive maligne Erkr., Überempf., Child C; **KI** (Glatirameracetat): bek. Überempf., Grav.; **KI** (Natalizumab): bek. Überempf., progressive multifokale Leukenzephalopathie, Immunschwäche, laufende immunsuppressive Ther., Komb. mit Interferon beta oder Glatirameracetat, aktive Malignome (Ausnahme: Basaliom), Ki./Jug. < 18J.; **KI** (Teriflunomid): bek. Überempf., Child-C-Leberzirrhose, Grav., Frauen ohne zuverlässige Verhütung, Lakt., Immunschwäche, signif. beeinträchtigte KM-Funktion, signif. Anämie/Neutropenie/Thrombopenie, schw. aktive Infektion, Dialyse, schw. Hypoproteinämie

Alemtuzumab Rp	PRC C, Lact ?
Lemtrada *Inf.Lsg. 12mg/1.2ml*	**Schubförmig-remittierende MS mit aktiver Erkrankung** → 665: 1. Behandlungsjahr: 12mg/d i.v. über 4h an 5 aufeinander folgenden Tagen; 2. Behandlungsjahr: 12mg/d an 3 aufeinander folgenden Tagen; **DANI, DALI** keine Daten

Daclizumab Rp	HWZ 21d
Zinbryta *Fertigspr., Pen 150mg/1ml*	**Schubförmig-remittierende MS** → 665: 1 x/M 150mg s.c.; **DANI** nicht erforderl., **DALI** Child C: Anw. nicht empfohlen

Dimethylfumarat Rp	HWZ 1h, PPB 27-40%, PRC C, Lact ?
Tecfidera *Kps. 120, 240mg*	**Schübförmig-remittierend verlaufende MS** → 665: ini 2 x 120mg/d p.o., nach 7d 2 x 240mg; **DANI, DALI** vorsicht. Anw. bei schwerer NI, LI

Fingolimod Rp	HWZ 6-9d, PPB >99%, PRC D, Lact -
Gilenya *Kps. 0.5mg*	**Hochaktive, schübförmig-remitt. verlauf. Multiple Sklerose** → 665: 1 x 0.5mg/d p.o.; **DANI** nicht erforderl.; **DALI** Child C: KI

Glatirameracetat Rp

Clift Fertigspr. 20mg/1ml **Copaxone** Fertigspr. 20mg/1ml, 40mg/1ml	**Schubförmig remittierende Multiple Sklerose** → 665: 1 x 20mg s.c.; 3x/W 40mg s.c.; **DANI** vorsicht. Anw.; **DALI** keine Daten

Natalizumab Rp

	HWZ 16d, PRC C, Lact ?
Tysabri Inf.Lsg. 300mg/15ml	**Hochaktive, remitt. MS** → 665: 300mg über 1h i.v. alle 4W; **DANI, DALI** keine Daten, vermutl. nicht erf.

Teriflunomid Rp

	HWZ 19d, PPB > 99%, PRC X, Lact -
Aubagio Tbl. 14mg	**Schubförm. remitt. MS** → 665: 1 x 14mg/d p.o.; **DANI** nicht erforderlich, KI bei Dialyse; **DALI** Child A/B: nicht erforderl., Child C: KI

A 12.10 Interferone

Wm/Wi: antiviral, wachstumshemmend und immunregulatorisch;
UW: Fieber, Schwitzen, Schüttelfrost, Müdigkeit, Gelenk- und Weichteilschmerzen, BB-Veränd., HRST, Depression, Tremor, Krampfanfälle, Parästhesien, GI-Störung, Haarausfall, Exantheme, Pruritus; **KI:** Herz-, ZNS-Erkrankung, schwere Leberfunktionsstörung, Niereninsuffizienz, schwere KM-Schäden, Cave in Grav./Lakt.

Interferon beta-1a Rp

HWZ 10h, Q0 1.0

Avonex Inj.Lsg. 30µg; Fertigspr. 30µg **Rebif** Fertigspr. 8.8, 22, 44µg **Plegridy** Fertigspr. 63, 94, 125µg; Pen 63, 94, 125µg	**Multiple Sklerose** → 665: Avonex: W1 7.5µg i.m.; W2 15µg, W3 22.5µg, ab W4 1 x/W30µg; Rebif: W1-2: 3 x/W 8.8µg s.c.; W3-4: 3x/W 22µg; ab W5 3x/W 44µg; Plegridy: d1 63µg s.c., W2 94µg, W4 125µg, dann 125mg alle 2W

Interferon beta-1b Rp

HWZ 5h, Q0 1.0

Betaferon Inj.Lsg. 250µg/ml **Extavia** Inj.Lsg. 250µg/ml	**Multiple Sklerose** → 665: ini 62.5µg s.c. alle 2d, Dosis wchtl. um 62.5µg steigern, Erh.Dosis alle 2d 250µg; **DALI** KI bei dekompensierter LI

A 12.11 Kalziumantagonisten

Wm: Kalziumantagonist ⇒ Vasodilatation, genauer Wm unklar;
UW: Gewichtszunahme, Benommenheit, Müdigkeit;
KI: bek. Überempf., M. Parkinson, extrapyramidale Störungen, Depression

Flunarizin Rp

HWZ 18d, Q0 1.0, PPB > 90%

Flunarizin CT Kps. 5, 10mg **Flunavert** Kps. 5, 10mg **Natil N** Kps. 5, 10mg	**Vestibulärer Schwindel** → 671, **Migräne-Intervall-Therapie** → 661: ini 10mg z.N.; Pat. > 65J: 5mg; Erh.Dos. 5-10mg alle 2d

Neuropathiepräparate 329

A 12.12 Neuropathiepräparate

Wm: Koenzymfunktion bei der oxidativen Decarboxylierung von alpha-Ketosäuren ⇒ es werden weniger sog. „advanced glycosylation end products" gebildet, Verbesserung des endoneuralen Blutflusses, physiologische Antioxidantienspiegel ↑; **UW:** Übelkeit, Schwindel; bei i.v.-Gabe Kopfdruck, Atembeklemmung; **KI:** bekannte Überempfindlichkeit

Alpha-Liponsäure OTC HWZ 1h

Alpha-Lipogamma Tbl. 600mg; Inf.Lsg. 600mg/50ml, 600mg/24ml **Neurium** Tbl. 600mg; Amp. 600mg/24ml **Thioctacid** Tbl. 200, 600mg; Amp. 600mg/24ml; Inf.Lsg. 600mg/50ml	Diabetische Polyneuropathie: 600mg/d p.o. in 1-3ED; 300-600mg/d i.v.

A 12.13 VMAT2-Inhibitoren

Wm: reversible Hemmung des vesikulären Monoamintransporters 2 (VMAT2) ⇒ Entleerung der Speicher von Dopamin und anderen Monoaminen im ZNS; **UW:** Depression, Erregung, Verwirrung, Angstgefühl, Schlaflosigkeit, Benommenheit, Parkinson-Symptome (Gleichgewichtsstörungen, Tremor, vermehrter Speichelfluss); **KI:** bekannte Überempfindlichkeit, prolaktinabhängige Tumore, Phäochromozytom, Depression, gleichzeitige Gabe von Reserpin bzw. MAO-Hemmern, Parkinson-Syndrom, hyperkinetisch-rigides Syndrom, Lakt.

Tetrabenazin Rp HWZ 5h, PPB 0%

Nitoman Tbl. 25mg **Tetmodis** Tbl. 25mg **Xenazine** Tbl. 25mg	Hyperkinetische Bewegungssstrg bei **Chorea Huntington** → 657: ini 3 x 25mg p.o., nach Bedarf alle 3-4d um 25mg/d steigern, max. 200mg/d; **Spätdyskinesien:** ini 12.5mg, ggf. steigern; **DANI, DALI** sorgfältige Dosiseinstellung

A 12.14 Dopaminantagonisten

Wm: Blockade von Dop.-2-Rezeptoren in Nucleus caudatus, Putamen und Corpus striatum; **UW:** Agitation, Apathie, Schlaflosigkeit, Benommenheit, Schwindel, Kopfschmerzen, extrapyramidale Symptome, orthostatische Hypotonie, Schwäche, Müdigkeit, Gleichgültigkeit, erhöhter Prolaktinspiegel; **KI:** bek. Überempfindlichkeit, Prolaktinom, Mammakarzinom, Phäochromozytom, Kombination mit Levodopa, malignes neuroleptisches Syndrom

Tiaprid Rp HWZ 3h, Q0 0.25, PPB 0%

Tiaprid-neuraxpharm Tbl. 100, 200mg **Tiaprid HEXAL** Tbl. 100, 200mg **Tiapridal** Tbl. 100mg; Gtt. (1ml = 137.9mg) **Tiapridex** Tbl. 100mg; Amp. 100mg/2ml; Gtt. (1ml = 137.9mg)	Dyskinesien: 3 x 100-200mg p.o./i.m./i.v.; **Chorea** → 657: 300-1000mg/d in 3-5ED; **DANI** CrCl 50-80: 75%; 10-49: 50%; < 10: 25%

A 13 Psychiatrie – Arzneimittel

A 13.1 Antidepressiva

A 13.1.1 Nichtselektive Monoamin-Reuptake-Inhibitoren (NSMRI), trizyklische Antidepressiva

Wm: Wiederaufnahmehemmung der Monoamine Noradrenalin u. Serotonin in die präsynaptischen Vesikel ⇒ Stimmungsaufhellung durch Verstärkung der noradrenergen und serotoninergen Übertragung im ZNS; antagonistische Eigenschaften an M-Cholinozeptoren, Histaminrezeptoren, Alpha-Adrenozeptoren und Serotoninrezeptoren;
Wi (Amitriptylin): ausgeprägte sedierende Komponente, antinozizeptiv;
Wi (Clomipramin): gering sedierend, antinozizeptiv, leicht antriebsfördernd;
Wi (Desipramin): gering sedierend, ausgeprägt antriebsfördernd;
Wi (Nortriptylin): gering sedierend; **Wi (Trimipramin):** stark sedierend, anxiolytisch;
UW (Amitryptilin): Gewichtszunahme, Aggression, innere Unruhe, Libidoverlust, Impotenz, delirante Syndrome, Benommenheit, Schwindel, Sprachstörg., Tremor, Akkommodationsstrg., Tachykardie, Herzrhythmusstrg., Hypotonie, orthostatische Dysregulation, verstopfte Nase, Mundtrockenheit, Obstipation, Anstieg der Leberenzyme (passager), Schwitzen, Hautausschläge, Miktionsstörg., Müdigkeit, Durstgefühl, Hyponatriämie;
UW (Amitryptilinoxid): s. Amitryptilin + Übelkeit, Erbrechen;
UW (Clomipramin): Benommenheit, Müdigkeit, Schläfrigkeit, innere Unruhe, Appetit ↑, Verwirrtheitszustände, Angstzustände, Erregung, Schlafstörung, Persönlichkeitsstörung, Depressionsverstärkung, Alpträume, Tremor, Schwindel, Kopfschmerzen, Myoklonien, Parästhesien, Sprachstörung, Delir, Muskelschwäche, -hypertrophie, Mundtrockenheit, verstopfte Nase, Akkommodationsstrg., verschwommenes Sehen, Schwitzen, Obstipation, Miktionsstörung, Hitzewallungen, Mydriasis, Hypotonie, orthostatische Dysregulation, Tachykardie, EKG-Veränderungen, Übelkeit, Erbrechen, abdominale Schmerzen, Diarrhoe, Anorexie, Geschmacksstörung, Durstgefühl, Anstieg der Leberenzyme (passager), allergische Hautreaktionen, Pruritus, Photosensibilität, Gewichtszunahme, sexuelle Funktionsstörung, Galaktorrhoe, Gynäkomastie, Tinnitus;
UW (Doxepin): Mundtrockenheit, verstopfte Nase, Müdigkeit, Benommenheit, Schwitzen, Schwindel, Hypotonie, orthostatische Dysregulation, Tachykardie, Herzrhythmusstörung, Tremor, Akkommodationsstörung, Obstipation, Gewicht ↑, Leberenzyme ↑ (passager), Miktionsstörung, innere Unruhe, Durstgefühl, allergische Hautreaktionen, Pruritus, Libidoverlust, Ejakulationsstörung, Impotenz, Verwirrtheitszustände, delirante Syndrome;
UW (Imipramin): Benommenheit, Tremor, Schwindel, Mundtrockenheit, verstopfte Nase, Schwitzen, Akkommodationsstrg., verschwommenes Sehen, Hitzewallungen, Obstipation, Hypotonie, orthostatische Dysregulation, Tachykardie, EKG-Veränderungen, Obstipation, Anstieg der Leberenzyme (passager), Gewicht ↑;
UW (Nortriptylin): Gewicht ↑, EKG-Veränderungen, Verlängerung der QT-Zeit/QRS-Komplex, Palpitationen, Tachykardie, kardiale Erregungsleitungsstrg. (AV-Block, RSB, LSB), Tremor, Schwindel, Aufmerksamkeitsstörung, innere Unruhe, Dysgeusie, Parästhesie, Ataxie, Akkommodationsstörung, Mydriasis, verstopfte Nase, Mundtrockenheit, Obstipation, Übelkeit, Miktionsstrg., Schwitzen, Hautausschläge, Hypotonie, orthostatische Dysregulation, Müdigkeit, Durstgefühl, sexuelle Funktionsstörung, Verwirrtheitszustände, Libidoverlust;

Antidepressiva 331

UW (Trimipramin): Tachykardie, Müdigkeit, Benommenheit, Kopfschmerzen, Schwindel, Tremor, Mundtrockenheit, Akkommodationsstrg., Obstipation, Verdauungstörung, Übelkeit, Miktionsstrg., Schwitzen, Hautausschläge, Hypotonie, orthostatische Dysregulation, Gewichtszunahme, Durstgefühl, Anstieg der Leberenzyme (passager), sexuelle Funktionsstörung, innere Unruhe, Schlafstörungen;
KI (Amitryptilin, -oxid): bek. Überempfindlichkeit, akute Alkohol-/Schlafmittel-/Schmerzmittel-/Psychopharmakavergiftungen, Harnretention, Delirien, unbehandeltes Engwinkelglaukom, Prostatahyperplasie mit Restharn, Pylorusstenose, paralytischer Ileus, Hypokaliämie, Bradykardie, Long-QT-Syndrom, klinisch relevante kardiale Störung, gleichzeitige Therapie mit MAO-Hemmern/QT-verlängernder Medikation;
KI (Clomipramin): bek. Überempfindlichkeit, akute Alkohol-/Schlafmittel-/Schmerzmittel-/Psychopharmakavergiftungen, akuter Harnverhalt, akute Delirien, unbehandeltes Engwinkelglaukom, Prostatahyperplasie mit Restharn, Pylorusstenose, paralytischer Ileus, gleichzeitige Therapie mit MAO-Hemmern, akuter Myokardinfarkt;
KI (Doxepin): bek. Überempfindlichkeit, akute Alkohol-/Schlafmittel-/Schmerzmittel-/Psychopharmakavergiftungen, akuter Harnverhalt, Prostatahyperplasie mit Restharn, paralytischer Ileus, Lakt., Ki. < 12J.;
KI (Imipramin): bek. Überempfindlichkeit, akute Alkohol-/Schlafmittel-/Schmerzmittel-/Psychopharmakavergiftungen, akuter Harnverhalt, akute Delirien, unbehandeltes Engwinkelglaukom, Prostatahyperplasie mit Restharn, Pylorusstenose, paralytischer Ileus, gleichzeitige Therapie mit MAO-Hemmern, Remissionsphase nach Myokardinfarkt;
KI (Nortryptilin): bek. Überempfindlichkeit, akute Alkohol-/Schlafmittel-/Schmerzmittel-/Psychopharmakavergiftung, akuter Harnverhalt, akutes Delir, unbehandeltes Engwinkelglaukom, Prostatahypertrophie mit Restharn, Pylorusstenose, paralytischer Ileus, gleichzeitige Therapie mit MAO-Hemmern;
KI (Trimipramin): bek. Überempfindlichkeit, akute Alkohol-/Schlafmittel-/Schmerzmittel-/Psychopharmakavergiftungen, akuter Harnverhalt, akutes Delir, unbehandeltes Engwinkelglaukom, Prostatahypertrophie mit Restharn, Pylorusstenose, paralytischer Ileus, Grav./Lakt.;

Amitriptylin Rp	HWZ 15h, Qo 1.0, PPB 95%, PRC D/C, Lact ?
Amineurin *Tbl. 10, 25, 50, 100 (ret.)mg* Amitriptylin-neuraxpharm *Tbl. 10, 25, 50, 75, 100mg; Kps. (ret.) 25, 50, 75mg; Lsg. (1ml = 40mg)* Saroten *Tbl. 50, 75 (ret.)mg; Amp. 50mg/2ml* Syneudon *Tbl. 50mg*	**Depression** → 679: ini 3 x 20-25mg p.o., je nach Wi steig. bis 3 x 50 oder 2 x 75mg, ältere Pat. 50%; bis 300mg/d bei stationärer Behandlung; ini 25mg i.v./i.m. über 3-7d auf 150mg/d steigern; **Ki./Jugendl. < 18J**: 25-150mg/d, max. 4-5mg/kg/d; **chronische Schmerzen** → 655: 50-150mg/d; **DANI** nicht erforderlich

Amitriptylinoxid Rp	HWZ 10-20(31)h, PPB 95%
Amioxid-neuraxpharm *Tbl. 30, 60, 90, 120mg*	**Depression** → 679: ini 60mg/d p.o., nach Bed. steigern auf 90-120mg, max. 150mg/d p.o. bzw. 300mg/d bei stationärer Behandlung

A 13 Psychiatrie – Arzneimittel

Clomipramin Rp	HWZ 21 (36)h, Q0 1.0, PPB 98%, PRC C, Lact +
Anafranil Tbl. 10, 25, 75(ret.)mg; **Clomipramin-neuraxpharm** Tbl. 10, 25, 75(ret.)mg	**Depression** → 679, **Zwangsstörung** → 685, **Phobien** → 683: ini 50-75mg/d p.o., über 7d steigern auf 100-150mg/d, bis 300mg/d bei stationärer Behandlung; **Ki. 5-7J**: ini 10mg/d, über 10d steigern auf 20mg/d; **8-14J**: steigern auf 20-50mg/d; **> 14J**: steigern auf 50mg/d; **Narkolepsie**: 25-75mg/d; **chronische Schmerzen** → 655: 25-150mg/d; **DANI** nicht erforderlich

Doxepin Rp	HWZ 17(51)h, Q0 1.0, PPB 80%, PRC C, Lact -
Aponal Tbl. 5, 10, 25, 50, 100mg; Gtt. (20Gtt. = 10mg); Amp. 25mg/2ml **Doneurin** Tbl. 10, 25, 50, 75, 100mg; Kps. 10, 25, 50mg **Doxepin-ratioph.** Tbl. 10, 25, 50, 100mg **Mareen** Tbl. 50, 100mg	**Depression** → 679, **Angstsyndrome** → 683: ini 1 x 50mg p.o. z.N., nach 3-4d 75mg, nach 7-8d 100-150mg/d; bis 300mg/d bei stationärer Behandlung; 25-75mg i.m./i.v.; **Entzugssyndrome** → 678: ini 3 x 50mg p.o., nach 4d langsame Dosisreduktion

Imipramin Rp	HWZ 12(15)h, Q0 1.0 (1.0), PPB 90%, PRC D, Lact ?
Imipramin-neuraxpharm Tbl. 10, 25, 100mg	**Depression** → 679, **Panik- und Angststörung** → 683, **chron. Schmerzen** → 655: ini 2-3 x 25mg p.o., nach 3d 3 x 50-75mg, max. 300mg/d; **Enuresis**: **Ki. 5-7J**: ini 10mg p.o., dann 20mg; **8-14J**: ini 10mg, dann 50mg; **DANI** nicht erfordl.

Nortriptylin Rp	HWZ 18-56h, Q0 1.0, PPB 94%, PRC D, Lact ?
Nortrilen Tbl. 10mg	**Depression** → 679: 2-3 x 10-50mg p.o.; max. 3 x 75mg bei stat. Therapie; **DANI/DALI** Dosisreduktion

Trimipramin Rp	HWZ 24h, Q0 0.9, PPB 95%, PRC C, Lact ?
Stangyl Tbl. 25, 100mg; Gtt. (40Gtt. = 40mg) **Trimineurin** Tbl. 25, 50, 100mg; Gtt. (40Gtt. = 40mg) **Trimipramin-neuraxpharm** Tbl. 25, 50, 75, 100mg; Gtt. (40Gtt. = 40mg)	**Depression** → 679, **chron. Schmerzen** → 655: ini 25-50mg p.o., langsam steigern, Erh.Dos. 100-150mg/d, max. 400mg/d bei stationärer Behandlung; **DANI** sorgfältige Dosiseinstellung

Antidepressiva 333

A 13.1.2 Alpha-2-Rezeptor-Antagonisten, tetrazyklische Antidepressiva

Wm (Maprotilin): v.a. Hemmung des Noradrenalin-Reuptakes, daneben antihistaminerge, Alpha-1-antagonistische und geringe anticholinerge Wirkung;
Wi (Maprotilin): stimmungsaufhellend, sedierend;
Wm (Mianserin): starke antiserotonerge und antihistaminerge Wirkung;
Wi (Mianserin): stimmungsaufhellend, sedierend, anxiolytisch;
Wm/Wi (Mirtazapin): Blockade von zentralen Alpha-2-Rezeptoren ⇒ zentrale noradrenerge/ serotonerge Transmission ↑ ⇒ antidepressiv; Histamin-antagonistische Wirkung ⇒ sedierend;
UW (Maprotilin): Müdigkeit, Schläfrigkeit, Benommenheit, Mundtrockenheit, Verstopfung, Akkommodationsstrg., Miktionsstrg., Schwindel, Myoklonien, Unruhe, Erregungszustände, Kopfschmerzen, Übelkeit, Erbrechen, Schlafstörungen, Angst, Delir, Halluzinationen, Hypomanie, Manie; **UW** (Mianserin): keine sehr häufigen bzw. häufigen UW;
UW (Mirtazapin): Appetit ↑, Gewicht ↑, anormale Träume, Schlaflosigkeit, Verwirrtheit, Angst, Schläfrigkeit, Sedierung, Kopfschmerzen, Lethargie, Tremor, Schwindel, orthostatische Hypotonie, Mundtrockenheit, Übelkeit, Erbrechen, Diarrhoe, Exanthem, Arthralgie, Myalgie, Rückenschmerzen, Ödeme, Erschöpfung, Agranulozytose, Neutropenie, Müdigkeit, Benommenheit, Ikterus, Hypotonie, Tremor, HRST, epileptische Anfälle, Gewichtszunahme, erhöhte Transaminasen, Parästhesien, Verschlechterung psychotischer Symptome;
KI (Maprotilin): bek. Überempfindlichkeit, akute Alkohol-/Schlafmittel-/Opioid-/Psychopharmakavergiftung, akuter Harnverhalt, akute Delirien und Manien, unbehandeltes Engwinkelglaukom, Prostatahypertrophie mit Restharn, Pylorusstenose, paralytischer Ileus, relevante Störung der Blutdruckregulation, akuter Herzinfarkt, Erregungsleitungsstörung des Herzens, Ther. mit MAO-Hemmern in letzten 14d, Lakt.;
KI (Mianserin): bek. Überempfindlichkeit, akute Alkohol-/Schlafmittel-/Schmerzmittel-/ Psychopharmakavergiftung, gleichz. Therapie mit MAO-Hemmern;
KI (Mirtazapin): bek. Überempfindlichkeit, gleichzeitige Anwendung von MAO-Hemmern

Maprotilin Rp	HWZ 27-58(43)h, Q0 1.0, PPB 88%, PRC B, Lact ?
Ludiomil *Tbl. 25, 50, 75mg* Maprotilin-neuraxpharm *Tbl. 25, 50, 75mg* Maprotilin-ratioph. *Tbl. 25, 50, 75mg* Maprotilin-CT *Tbl. 75mg*	**Depression** → 679: ini 25-75mg p.o./i.v., nach 2W um 25mg/d steigern bis 150mg/d; max. 225mg/d bei stationärer Behandlung; **DANI** nicht erforderlich

Mianserin Rp	HWZ 21-61h, Q0 0.95, PPB 90%
Mianserin-neuraxpharm *Tbl. 10, 30, 60mg* Mianserin Holsten *Tbl. 10, 30mg*	**Depression** → 679: ini 30mg p.o., Erh.Dos. 30-90mg/d; **DANI/DALI** ggf. Dosisanpassung

Mirtazapin Rp	HWZ 20-40h, PPB 85%, PRC C, Lact ?
Mirtazapin Stada *Tbl. 15, 30, 45mg;* *Lingualtbl. 15, 30, 45mg* Mirtazelon *Tbl. 15, 30, 45mg* Remergil *Lingualtbl. 15, 30, 45mg* Remeron *Lingualtbl. 15, 30, 45mg*	**Depression** → 679: ini 15mg p.o., Erh.Dos. 1 x 15-45mg; **DANI** CrCl 11-40: 66%; < 10: 50%

A 13.1.3 MOI (MAO-Hemmer)

Wm/Wi (Moclobemid): selektive reversible Hemmung der MAO-A ⇒ Abbau von Noradrenalin, Dopamin, Serotonin ↓ ⇒ stimmungsaufhellend und antriebssteigernd;
Wm/Wi (Tranylcypromin): irreversible Hemmung der MAO-A und der MAO-B ⇒ Hemmung des oxidativen Abbaus, dadurch Konzentration ↑ von Adrenalin, Noradrenalin, Serotonin an der Synapse; zunächst stark antriebssteigernd und psychomotorisch aktivierend, nach ca. 3-5W stimmungsaufhellend und antidepressiv; **UW** (Moclobemid): Schlafstörungen, Schwindel, Kopfschmerzen, Mundtrockenheit, Übelkeit; **UW** (Tranylcypromin): Schlafstörungen, Hypotonie, Orthostase-Reaktionen, Hypertonie, Angstzustände, Agitiertheit, Unruhe, Schwindelgefühl, Mundtrockenheit, Müdigkeit, Herzklopfen, Gewichtszunahme, Gewichtsabnahme, Schwäche;
KI (Moclobemid): bek. Überempfindlichkeit, akute Verwirrtheitszustände, Phäochromozytom, Alter < 18J., Komb. m. Selegilin/SSRI/anderen Antidepressiva/Dextromethorphan/Pethidin/Tramadol/Triptanen; **KI** (Tranylcypromin): bek. Überempfindlichkeit, Phäochromozytom, Karzinoid, vaskuläre Erkrankungen des Gehirns, Gefäßfehlbildungen, schwere Formen von Hypertonie bzw. von Herz-Kreislauf-Erkrankungen, Leberfunktionsstörungen bzw. Lebererkrankungen, schwere Nierenfunktionsstörungen bzw. Nierenerkrankungen, Porphyrie, Diabetes insipidus, maligne Hyperthermie (auch in der Vorgeschichte), akutes Delir, akute Vergiftung mit zentral-dämpf. Pharmaka, Ki. u. Jugendliche, Kombination mit SSRI, Clomipramin, Venlafaxin, Duloxetin, Sibutramin, Milnacipran, L-Tryptophan, Serotonin-Agonisten wie Triptane, Buspiron, Imipramin, indirekte Sympathomimetika; Amphetamine, Pethidin, Tramadol, Dextrometorphan, Disulfiram, Levodopa ohne Decarboxylase-Hemmstoffe

Moclobemid Rp	HWZ 2-4h, Q₀ 1.0, PPB 50%
Aurorix Tbl. 150, 300mg Moclobemid HEXAL Tbl. 150, 300mg Moclobemid Stada Tbl. 150, 300mg	Depression → 679: ini 300mg p.o., Erh.Dos. 300-600mg/d; soziale Phobie → 684: ini 2 x 150mg, nach 4d 2 x 300mg; **DANI** nicht erforderlich

Tranylcypromin Rp	HWZ 2h, Q₀ 0.95, PRC C, Lact ?
Jatrosom Tbl. 10, 20, 40mg Tranylcypromin Aristo Tbl. 10, 20mg Tranylcypromin-neuraxpharm Tbl. 10, 20mg	Depression → 679: ini 1 x 10mg morgens p.o., je nach Wi um 10mg/W steigern, Erh.Dos. 20-40mg/d in 1-3 ED, max. 60mg/d; **DANI** b. schw. NI Anw. nicht empf.; **DALI** KI

A 13.1.4 Selektive Serotonin-Reuptake-Inhibitoren (SSRI)

Wm: selektive Hemmung der Serotoninwiederaufnahme ⇒ Serotoninanreicherung im synaptischen Spalt; **Wi**: antidepressiv, psychomotorisch aktivierend;
UW (Citalopram): Asthenie, Apathie, Appetit ↓, Gewicht ↓, Agitiertheit, verringerte Libido, Ängstlichkeit, Nervosität, Verwirrtheit, anormale Träume, Konzentrationsstörungen, Amnesie, Anorexie, Orgasmusstörungen (Frauen), Schläfrigkeit, Schlaflosigkeit, Kopfschmerzen, Schlafstörungen, Tremor, Geschmacksstörungen, Parästhesie, Migräne, Schwindel, Aufmerksamkeitsstörungen, Akkommodationsstörung, Tinnitus, Herzklopfen, Hypotonie, Hypertonie, Gähnen, Rhinitis, Sinusitis, Mundtrockenheit, Übelkeit, Obstipation, Diarrhoe, Erbrechen, Flatulenz, Speichelfluss ↑, Abdominalschmerzen, Dyspepsie, vermehrtes Schwitzen, Juckreiz, Myalgie, Arthralgie, Polyurie, Impotenz, Ejakulationsstörungen, Erschöpfungszustände;

Antidepressiva 335

UW (Escitalopram): verminderter/gesteigerter Appetit, Gewichtszunahme, Ängstlichkeit, Ruhelosigkeit, anormale Träume, verringerte Libido, Anorgasmie (Frauen), Schlaflosigkeit, Schläfrigkeit, Schwindel, Kopfschmerzen, Tremor, Sinusitis, Gähnen, Übelkeit, Diarrhö, Obstipation, Erbrechen, Mundtrockenheit, vermehrtes Schwitzen, Arthralgie, Myalgie, Ejakulationsstörungen, Impotenz, Müdigkeit, Fieber;
UW (Fluoxetin): verminderter Appetit, Angst, Nervosität, Ruhelosigkeit, Angespanntheit, verminderte Libido, Schlafstörung, anormale Träume, Kopfschmerzen, Aufmerksamkeitsstörung, Schwindel, Geschmacksstörung, Lethargie, Somnolenz, Tremor, verschwommenes Sehen, Palpitation, Flush, Gähnen, Diarrhöe, Übelkeit, Erbrechen, Dyspepsie, Mundtrockenheit, Ausschlag, Nesselsucht, Hyperhidrose, Pruritus, Arthralgie, häufiges Wasserlassen, gynäkologische Blutung, erektile Dysfunktion, Ejakulationsstörung, Müdigkeit, Nervosität, Schüttelfrost, Gewichtsverlust;
UW (Fluvoxamin): Palpitationen, Tachykardie, Kopfschmerzen, Schwindel, Somnolenz, Tremor, Bauchschmerzen, Obstipation, Diarrhö, Mundtrockenheit, Dyspepsie, Schwitzen, Anorexie, Asthenie, Malaise, Agitiertheit, Angst, Schlafstörungen, Nervosität;
UW (Paroxetin): Erhöhung der Cholesterinwerte, verminderter Appetit, Schläfrigkeit, Schlaflosigkeit, Agitiertheit, ungewöhnliche Träume, Schwindelgefühl, Tremor, Kopfschmerzen, Konzentrationsschwierigkeiten, verschwommenes Sehen, Gähnen, Übelkeit, Obstipation, Diarrhö, Erbrechen, Mundtrockenheit, Schwitzen, sexuelle Dysfunktion, Schwächezustände, Gewichtszunahme, Schwindel, sensorische Störungen, Schlafstörungen, Angst, Kopfschmerzen;
UW (Sertralin): Schlaflosigkeit, Schläfrigkeit, Appetitlosigkeit, Gähnen, Agitiertheit, Angst, Tremor, Schwindel, Mundtrockenheit, Kopfschmerzen, Bewegungsstörungen, Parästhesie, Hypästhesie, vermehrtes Schwitzen, Sehstörung, Tinnitus, Palpitation, Brustschmerz, Übelkeit, Diarrhoe, Dyspepsie, Verstopfung, Abdominalschmerz, Erbrechen, Hautausschlag, Menstruationsstörungen, Sexualstörungen, Asthenie, Müdigkeit, Hitzewallungen;
KI (Citalopram, Escitalopram): bekannte Überempfindlichkeit, verlängertes QT-Intervall, angeborenes Long-QT-Syndrom, gleichzeitige Anwendung von MAO-Hemmern, Linezolid, Pimozid, Arzneimittel mit bekannter QT-Intervall-Verlängerung;
KI (Fluoxetin, Fluvoxamin): bek. Überempfindlichkeit, gleichzeitige Anwendung von MAO-Hemmern;
KI (Paroxetin): bek. Überempfindlichkeit, gleichzeitige Anwendung von MAO-Hemmern, Thioridazin, Pimozid;
KI (Sertralin): bek. Überempfindlichkeit, gleichzeitige Anwendung von MAO-Hemmern, Pimozid

Citalopram Rp

HWZ 33-37h, $Q_0 > 0.7$, PPB 80%, PRC C, Lact ?

Cipramil Tbl. 20, 40mg; Inf.Lsg. 20mg/0.5ml **Citalich** Tbl. 20mg **Citalon** Tbl. 20, 40mg **Citalopram HEXAL** Tbl. 10, 20, 30, 40mg **Citalopram-ratioph.** Tbl. 10, 20, 30, 40mg **Citalopram Stada** Tbl. 10, 20, 30, 40mg	**Depression** → 679: 1 x 20mg p.o., max. 40mg/d; > 65J.: max. 20mg/d; 20mg/d i.v., max. 40mg/d i.v.; **Panikstörung** → 683: ini 1 x 10mg p.o., nach 1W 1 x 20mg, je nach Ansprechen bis max. 40mg/d steigern; **DALI** leichte-mittelschwere LI: ini 10mg/d für 14d, dann max. 20mg/d; **DANI** CrCl > 30: 100%; < 30: Anw. nicht empf.

336 A 13 Psychiatrie – Arzneimittel

Escitalopram Rp	HWZ 30h, PPB 80%
Cipralex Tbl. 10, 20mg; Gtt. (20Gtt. = 20mg) Escitalex Tbl. 5, 10, 15, 20mg Escitalopram HEXAL Tbl. 5, 10, 15, 20mg; Lingualtbl. 10, 20mg; Gtt. (1ml = 20mg) Escitalopram-neuraxpharm Tbl. 5, 10, 15, 20mg; Lingualtbl. 10, 20mg Seroplex Tbl. 10, 20mg	**Depression** → 679, **Zwangsstörung** → 685, **generalisierte Angststörung** → 683: 1 x 10mg p.o., ggf. 1 x 20mg; **Panikstörung** → 683: ini 1 x 5mg, nach 7d 1 x 10mg, ggf. 1 x 20mg; **soziale Angststörung:** ini 1 x 10mg, nach 2-4W Dosisanpassung 5-20mg; **Pat. > 65J.:** ini 1 x 5mg, ggf. 1 x 10mg; **DANI** CrCl < 30: sorgfältige Dosisanpassung; **DALI** W1+2: 5mg/d, dann max.10mg/d

Fluoxetin Rp	HWZ 4 (7)d, Q₀ 0.85, PPB 95%, PRC C, Lact -
Fluoxetin 1A Tbl. 10, 20, 40mg Fluoxetin HEXAL Tbl. 10, 20, 40mg; Kps. 10, 20mg Fluoxetin-ratioph. Tbl. 20mg; Kps. 20mg	**Depression** → 679: 1 x 20mg p.o.; **Zwangsstörung** → 685: 1 x 20mg, ggf. 60mg/d; **Bulimie:** 60mg/d; **Ki. > 8J:** ini 10mg/d, nach 1-2W max. 20mg/d; **DANI** nicht erforderlich; **DALI** 20mg alle 2d

Fluvoxamin Rp	HWZ 17-22h, Q₀ 1.0, PPB 80%, PRC C, Lact ?
Fevarin Tbl. 50, 100mg Fluvoxamin-neuraxpharm Tbl. 50, 100mg	**Depression** → 679: ini 50mg p.o., Erh.Dos. 1 x 100-200mg, max. 300mg/d; **Zwangsstörung** → 685: ini 50mg/d, Erh.Dos. 200-300mg/d; **Ki. > 8J:** ini 25-50mg p.o., um 25-50mg/W steigern, max. 200mg/d; **DANI/DALI** Dosisreduktion

Paroxetin Rp	HWZ 17-24h, Q₀ 0.95, PPB 95%, PRC C, Lact ?
Paroxat Tbl. 10, 20, 30, 40mg Paroxetin-ratioph. Tbl. 20, 30, 40mg Paroxetin Stada Tbl. 20mg Seroxat Tbl. 20mg; Saft (1ml = 2mg)	**Depression** → 679, **Angststrg.** → 683, **soziale Phobie** → 684, **posttraumat. Belastungsstrg.:** 1 x 20mg p.o., ggf. steigern, max. 50mg/d; **Panik-** → 683, **Zwangsstrg.** → 685: ini 10mg, um 10mg/W steig., Erh.Dos. 40mg, max. 60mg/d; **DANI** CrCl < 30: red. Dosis; **DALI** red. Dosis

Sertralin Rp	HWZ 24h, Q₀ 1.0, PPB 98%, PRC C, Lact ?
Gladem Tbl. 50mg Sertralin Aristo Tbl. 50, 100mg Sertralin HEXAL Tbl. 50, 100mg Sertralin-neuraxpharm Tbl. 50, 100mg Zoloft Tbl. 50, 100mg; Lsg. (1ml = 20mg)	**Depression** → 679; **Zwangsstrg.** → 683: 1 x 50mg p.o., je nach Wi steig. auf 1 x 100mg, max. 200mg/d; **Panikstrg.** → 683, **posttraumat. Belastungsstrg., soziale Angststrg.** → 683: ini 1 x 25mg, nach 1W 1 x 50mg, ggf. um 50mg/W steigern bis 200mg/d; **Zwangsstrg.** → 685: **Ki. 6-12J.:** ini 1 x 25mg, nach 1W 1 x 50mg; **13-17J.:** ini 1 x 50mg; ggf. um 50mg/W steigern bis 200mg/d; **DANI** nicht erforderlich; **DALI** reduzierte Dosis

Antidepressiva 337

A 13.1.5 Serotonin-Noradrenalin-Reuptake-Inhibitoren (SNRI)

Wm/Wi (Duloxetin, Milnacipran, Venlafaxin): Hemmung der Serotonin- und der Noradrenalin-Wiederaufnahme ⇒ Erhöhung der extrazellulären Konzentration von Serotonin u. Noradrenalin in verschiedenen Gehirnarealen ⇒ schmerzhemmend und antidepressiv;
UW (Duloxetin): verminderter Appetit, Schlaflosigkeit, Agitiertheit, trockener Mund, Übelkeit, Erbrechen, Obstipation, Diarrhoe, Dyspepsie, Abdominalschmerz, Flatulenz, Müdigkeit, Angst, verminderte Libido, Anorgasmie, anomale Träume, Kopfschmerzen, Schläfrigkeit, Schwindel, Tremor, Verschwommensehen, Herzklopfen, Tinnitus, Blutdruckanstieg, Gähnen, Erröten, vermehrtes Schwitzen, Lethargie, Parästhesien, Hautausschlag, muskuloskeletale Schmerzen, Muskelkrämpfe, Dysurie, erektile Dysfunktion, Ejakulationsstörungen, Gewichtsabnahme;
UW (Milnacipran): Kopfschmerzen, Übelkeit, Agitiertheit, Ängstlichkeit, Depression, Essstörungen, Schlafstörungen, suizidales Verhalten, Migräne, Tremor, Schwindel, Empfindungsstörungen, Schläfrigkeit, Tachykardie, Palpitationen, Hitzewallungen, Hypertonie, Verstopfung, Diarrhoe, Bauchschmerzen, Dyspepsie, Erbrechen, Mundtrockenheit, Pruritus, Hautausschlag, Hyperhidrose, Muskelschmerzen, Dysurie, Pollakisurie, Ejakulationsstrg., Erektionsstrg., Hodenschmerzen, Müdigkeit;
UW (Venlafaxin): erhöhte Cholesterinwerte, Gewichtsabnahme, Mundtrockenheit, Obstipation, Übelkeit, Erbrechen, Nervosität, Schlaflosigkeit, Parästhesien, Sedierung, Tremor, Verwirrtheit, Depersonalisation, vermehrtes Schwitzen, sexuelle Störungen, Miktions-, Menstruationsstörungen, Libidoabnahme, erhöhter Muskeltonus, Kopfschmerzen, Asthenie, anomale Träume, Schwindel, Akkommodationsstörung, Mydriasis, Sehstörungen, Blutdruckanstieg, Vasodilatation, Palpitation, Gähnen, verminderter Appetit, Schüttelfrost;
KI (Duloxetin): bekannte Überempfindlichkeit, Leberfunktionsstörung, schwere Niereninsuffizienz, unkontrollierte Hypertonie, Kombination mit MAO-Hemmern, Fluvoxamin, Ciprofloxacin, Enoxacin;
KI (Milnacipran): bek. Überempfindlichkeit, Komb. mit MAO-Hemmern, unkontrollierte Hypertonie, schwere oder instabile KHK, Lact.;
KI (Venlafaxin): bekannte Überempfindlichkeit, Kombination mit MAO-Hemmern

Duloxetin Rp	HWZ 8-17h, PPB 96%
Ariclaim Kps. 30, 60mg **Cymbalta** Kps. 30, 60mg **Xeristar** Kps. 30, 60mg	**Depression** → 679, **Schmerzen bei diabetischer PNP:** 1 x 60mg p.o.; max. 2 x 60mg; **generalisierte Angststörung** → 683: ini 1 x 30mg p.o., ggf. steigern auf 1 x 60mg; **DANI:** CrCl 30-80: 100%; < 30: KI; **DALI:** KI

Milnacipran Rp	HWZ 8h, PPB 13%
Milnaneurax Kps. 25, 50mg	**Depression** → 679: 2 x 50mg p.o.; **DANI:** CrCl ≥ 60: 100%; 30-59: 2 x 25mg; < 30: 1 x 25mg; **DALI:** keine Daten

Venlafaxin Rp	HWZ 5(12)h, Qo 0.45 (0.5), PPB 27%, PRC C, Lact ?
Trevilor *Kps. 37.5(ret.), 75(ret.), 150(ret.)mg* Venlafaxin-CT *Tbl. 75(ret.), 150(ret.), 225(ret.)mg; Kps. 37.5(ret.), 75(ret.), 150(ret.)mg* Venlafaxin-ratioph. *Tbl. 75(ret.), 150(ret.), 225(ret.)mg; Kps. 37.5(ret.), 75(ret.), 150(ret.)mg*	Depression → 679: ini 1 x 75mg p.o., ggf. alle 2W steigern bis max. 375mg/d; generalisierte Angsstörung → 683, soziale Angsststörung → 683: ini 1 x 75mg, ggf. steigern bis 225mg/d; Panikstörung → 683: d1-7: 37.5mg/d, dann 75mg/d; ggf. steigern bis max. 225mg/d; DANI CrCl 30-70: vorsichtige Anwendung; < 30, HD: 50%; DALI 50%

A 13.1.6 Noradrenalin-Reuptake-Inhibitoren (NARI)

Wm/Wi (Reboxetin): Hemmung der Noradrenalin-Wiederaufnahme ⇒ Erhöhung der extrazellulären Konzentration von Noradrenalin in verschiedenen Gehirnarealen und Modifikation der noradrenergen Transmission;
UW (Reboxetin): verminderter Appetit, Schlaflosigkeit, Agitiertheit, Angst, Kopfschmerzen, Parästhesie, Akathisie, Geschmacksstörung, Mundtrockenheit, Übelkeit, Erbrechen, Verstopfung, Hyperhidrosis, Schwindel, Tachykardie, Palpitationen, Vasodilatation, Hypotonie, Hypertonie, Akkommodationsstörungen, Exanthem, Miktionsbeschwerden, Harnwegsinfektionen, Dysurie, Harnverhalt, Erektions-/Ejakulationsstörungen, Schüttelfrost;
KI (Reboxetin): bekannte Überempfindlichkeit

Reboxetin Rp	HWZ 13h, Qo > 0.8, PPB 92-97%, PRC B, Lact ?
Edronax *Tbl. 4mg* Solvex *Tbl. 4mg*	Depression → 679: 2 x 4mg p.o., max. 12mg/d; DANI/DALI ini 2 x 2mg, dann nach Wirkung steigern

A 13.1.7 Melatonin-Rezeptoragonisten

Wm/Wi (Agomelatin): Agonist an melatonergen MT$_1$- u. MT$_2$-Rezeptoren, Antagonist an postsynaptischen 5-HT2C-Rezeptoren ⇒ antidepressiv, Resynchronisierung der zirkadianen Rhythmik, Wiederherstellung des Schlaf-Wach-Rhythmus; speziell im frontalen Kortex Freisetzung von Dopamin und Noradrenalin ↑, kein Einfluss auf den extrazellulären Serotoninspiegel;
Wm/Wi (Melatonin): Hormon der Epiphyse, Agonist an melatonergen MT1-, MT2- und MT3-Rezeptoren ⇒ schlaffördernd, Beeinflussung des zirkadianen Rhythmus;
Wm/Wi (Tasimelteon): Agonist an melatonergen MT1- u. MT2-Rezeptoren ⇒ Regulierung des zirkadianen Rhythmus;
UW (Agomelatin): Kopfschmerzen, Schwindel, Schläfrigkeit, Schlaflosigkeit, Müdigkeit, Migräne, Übelkeit, Erbrechen, Diarrhoe, Obstipation, Bauch-, Rückenschmerzen, Schwitzen, Transaminasen (GOT und/oder GPT) ↑, Angst;
UW (Melatonin): keine sehr häufigen bzw. häufigen UW;
UW (Tasimelteon): Kopfschmerzen, Schlafstörungen, Schlaflosigkeit, ungewöhnliche Träume, Schläfrigkeit, Schwindel, Dyspepsie, Übelkeit, Mundtrockenheit, GPT-Erhöhung;
KI (Agomelatin): bek. Überempf., eingeschränkte Leberfunktion, Transaminasen ↑ > 3 ULN, gleichzeitige Anw. von starken CYP1A2-Inhibitoren (z.B. Fluvoxamin, Ciprofloxacin);
KI (Melatonin): bek. Überempf.; **KI** (Tasimelteon): bek. Überempf.

Antidepressiva

Agomelatin Rp	HWZ 1-2h, PPB 95%
Valdoxan *Tbl. 25mg*	**Depression** → 679: 1 x 25mg p.o. z.N., ggf. steigern auf 1 x 50mg; **DANI** vorsichtige Anwendung; **DALI** KI

Melatonin Rp	HWZ 3.5-4h, PPB 60%
Circadin *Tbl. 2(ret.)mg*	**Insomnie ab 55J:** 1 x 2mg p.o. z.N.; **DANI** vors. Anw.; **DALI** Anw. nicht empfohlen

Tasimelteon Rp	HWZ 1.3h, PPB 90%
Hetlioz *Tbl. 20mg*	**Nicht-24h-Schlaf-Wach-Syndrom bei Blinden:** 1 x 20mg p.o. 1h vor dem Schlafengehen; **DANI** nicht erforderl.; **DALI** Child C: vorsichtige Anw.

A 13.1.8 Weitere Antidepressiva

Wm/Wi (Bupropion): neuronale Hemmung der Dopamin- und Noradrenalin-Wiederaufnahme ⇒ antidepressiv;
Wm/Wi (Tianeptin): erhöhte elektrische Aktivität der Pyramidenzellen im Hippocampus, erhöhte Wiederaufnahme von Serotonin im Kortex und hippocampalen Neuronen, steigert den Dopamin-Stoffwechsel des Gehirns und verringert die Freisetzung von Acetylcholin ⇒ stimulierend und anxiolytisch, Auswirkungen auf somatische Störungen;
Wm/Wi (Trazodon): präsynaptische Hemmung des Serotonin-Reuptakes, postsynaptische Blockade von 5-HT1-Rezeptoren, Blockade von Alpha-1-Rezeptoren ⇒ sedierend, antidepressiv, anxiolytisch, prosexuell;
Wm/Wi (Vortioxetin): direkte Modulation der serotonergen Rezeptoraktivität sowie Hemmung des Serotonin-Transporters ⇒ antidepressiv, anxiolytisch, Verbesserung der kognitiven Funktion, des Lernens und des Gedächtnisses;
UW (Bupropion): Urtikaria, Appetitlosigkeit, Schlaflosigkeit, Agitiertheit, Angst, Kopfschmerzen, Tremor, Schwindel, Geschmacks-/Sehstörungen, Tinnitus, Gesichtsröte, Mundtrockenheit, Übelkeit, Erbrechen, Bauch-/Brustschmerzen, Obstipation, Exanthem, Pruritus, Schwitzen, Hypertonie, Fieber, Asthenie; **UW** (Tianeptin): Anorexie, Alpträume, Schlaflosigkeit, Schläfrigkeit, Schwindel, Kopfschmerz, Zusammenbruch, Tremor, beeinträchtigtes Sehvermögen, Herzrasen, Herzklopfen, Extrasystolen, präkordiale Schmerzen, Hitzewallungen, Dyspnoe, trockener Mund, Darmträgheit, Bauchschmerzen, Übelkeit, Erbrechen, Dyspepsie, Diarrhö, Blähungen, Sodbrennen, Rückenschmerzen, Myalgie, Globusgefühl, Asthenie; **UW** (Trazodon): Hypotonie, HRST, Schwindel, Kopfschmerz, Unruhe, GI-Beschwerden, Mundtrockenheit, Schlafstörungen, Müdigkeit;
UW (Vortioxetin): Übelkeit, Appetitminderung, abnorme Träume, Schwindel, Diarrhö, Obstipation, Erbrechen, generalisierter Pruritus; **KI** (Bupropion): bek. Überempf., Epilepsie, ZNS-Tumor, Alkoholentzug, schwere Leberzirrhose, Anorexia nervosa, Bulimie, gleichzeitige Anw. mit MAO-Hemmern; **KI** (Tianeptin): bek. Überempf., Kombination mit nichtselektiven MAO-Hemmern; **KI** (Trazodon): bekannte Überempf., akute Intoxikation mit zentral dämpfenden Pharmaka bzw. Alkohol, Karzinoid-Syndrom; **KI** (Vortioxetin): bek. Überempf., gleichzeitige Anw. von selektiven oder nicht-selektiven MAO-Hemmern

A 13 Psychiatrie – Arzneimittel

Bupropion Rp	HWZ 20h, Q0 > 0.8, PPB 84%, PRC B, Lact ?
Bupropion-neuraxpharm Tbl. 150, 300mg **Elontril** Tbl. 150, 300mg	**Depression** → 679: ini 1 x 150mg p.o., ggf. nach 4W auf 1 x 300mg steigern; **DANI** max. 150mg/d; **DALI** max. 150mg/d; KI bei schw. Leberzirrhose
Tianeptin	HWZ 2.5-3(7-8)h, PPB 95%
Tianeurax Tbl. 12.5mg	**Depression** → 679: 3 x 12.5mg p.o., **DANI** 2 x 12.5mg; **DALI** nicht erforderlich
Trazodon Rp	HWZ 7(10-12)h, Q0 1.0 (0.7), PPB 89-95%, PRC C, Lact ?
Trazodon HEXAL Tbl. 100mg **Trazodon-neuraxpharm** Tbl. 100mg	**Depression** → 679: W1: 100mg/d, W2: 200mg/d, ab W3: 200-400mg/d; **DANI** nicht erforderlich
Vortioxetin Rp	HWZ 66h, PPB 99%, PRC C, Lact ?
Brintellix Tbl. 5, 10, 20mg	**Depression**: <65J: ini 1 x10mg p.o., ggf. Dosisanpassung auf 5 bzw. 20mg/d; > 65J: ini 1 x 5mg, Vorsicht bei Dosis >10mg/d; **DANI** nicht erforderlich; **DALI** Child C: vorsichtige Anw.

A 13.2 Stimmungsstabilisierer

Wm/Wi (Lamotrigin): Blockade von spannungsgesteuerten Natrium-Kanälen ⇒ repetitive Entladungen der Neurone und Glutamat-Freisetzung ↓ ⇒ antikonvulsiv, Prävention von Stimmungsepisoden;
UW (Lamotrigin): Aggressivität, Reizbarkeit, Kopfschmerzen, Somnolenz, Schwindel, Tremor, Insomnie, Ataxie, Nystagmus, Diplopie, Verschwommensehen, Übelkeit, Erbrechen, Diarrhoe, Hautausschlag, Müdigkeit, Agitiertheit, Mundtrockenheit, Arthralgie, Rückenschmerzen, Schmerzen;
KI (Lamotrigin): bekannte Überempfindlichkeit

Lamotrigin Rp	HWZ 29h, Q0 0.9, PPB 55%, PRC C, Lact ?
Lamictal Tbl. 2, 5, 25, 50, 100, 200mg **Lamotrigin-neuraxpharm** Tbl. 25, 50, 100, 200mg **Lamotrigin-ratioph.** Tbl. 5, 25, 50, 100, 200mg	**Pro. depressiver Episoden bei bipolarer Störung** → 680: W1-2: 1 x 25mg p.o.; W3-4: 50mg in 1-2ED, ab W5: 100mg/d in 1-2ED, Zieldosis 200mg/d, max. 400mg/d; bei Kombinationstherapie s. FachInfo

Anxioloytika 341

A 13.3 Anxioloytika

Wm/Wi (Opipramol): Antagonismus an H1-, D2-, 5-HT2A-, Alpha-1-Rezeptoren, hohe Affinität für Sigmarezeptoren ⇒ Beeinflussung von NMDA-Rezeptoren sowie Transmission/Stoffwechsel von Dopamin im ZNS ⇒ sedierend, anxiolytisch, stimmungsaufhellend;
UW (Opipramol): Hypotonie, orthostatische Dysregulation, Müdigkeit, Mundtrockenheit, verstopfte Nase; **KI** (Opipramol): bek. Überempf., gleichzeitige Anw. mit MAO-Hemmern, akute Alkohol-, Schlafmittel-, Analgetika- und Psychopharmaka-Intox., akuter Harnverhalt, akute Delirien, unbehandeltes Engwinkelglaukom, Prostatahypertrophie mit Restharn, paralytischer Ileus, höhergrad. AV-Block, diffuse (supra-)ventrikuläre Reizleitungsstörungen

Opipramol Rp · HWZ 6-9h, PPB 91%

Insidon *Tbl. 50, 100mg; Gtt. (24Gtt. = 100mg)* **Ophel** *Tbl. 50, 100mg* **Opipram** *Tbl. 50, 100mg* **Opipramol-neuraxpharm** *Tbl. 50, 100, 150mg* **Opipramol-ratioph.** *Tbl. 50, 100, 150mg*	**Generalisierte Angststörung** → 683, **somatoforme Störung**: 50–50–100mg p.o., ggf. Dosisanpassung auf 150mg/d, max. 300mg/d; **Ki.** > 6J: 3mg/kg/d; **DANI** sorgfältige Dosiseinstellung, evtl. Dosisreduktion erforderlich

A 13.4 Antimanika, Phasenprophylaktika

Wm/Wi (Lithiumcarbonat, -sulfat): Beeinflussung vieler neurochem. Systeme (Ionenkanäle, Neurotransmitter, Second-messenger-Systeme) ⇒ Phasenverschiebung biologischer Rhythmen;
UW (Lithiumcarbonat): Durst, Polyurie, GI-Strg., Tremor, Struma, Hypothyreose, Nierenschäden;
UW (Lithiumsulfat): feinschlägiger Tremor, Polyurie, Polydipsie, Übelkeit, Gewicht ↑;
KI (Lithiumcarbonat): bek. Überempf., akutes Nierenversagen/schwere Niereninsuff., akuter MI/Herzinsuff., ausgeprägte Hyponatriämie, Brugada-Syndrom, Grav.; **KI** (Lithiumsulfat): bek. Überempf., akutes Nierenversagen, akuter MI, ausgeprägte Hyponatriämie, Grav.

Lithiumcarbonat Rp · HWZ 14-24h, Q0 0.02, keine PPB, ther. Serumspiegel: 0.6-1.2mmol/l

Hypnorex ret. *Tbl. 400(ret.)mg (= 10.8mmol Li⁺)* **Lithium Apogepha** *Tbl. 295mg (= 8mmol Li⁺)* **Quilonorm** *Tbl. 450 (ret.)mg* **Quilonum ret.** *Tbl. 450(ret.)mg (= 12.2mmol Li⁺)*	**Ther./Pro. manisch-depressiver Erkr.** → 679: d1-3: 12mmol/d p.o., d4-7: 24mmol/d, weitere Dosisanpassung nach Serumspiegel; **DANI** KI bei schwerer NI

Lithiumsulfat Rp · HWZ 14-24h, Q0 0.02, ther. Serumspiegel: 0.6-1.2mmol/l

Lithiofor *Tbl. 660(ret.)mg (= 12mmol Li⁺)*	**Ther./Pro. manisch-depressiver Erkr.** → 679: d1-3: 12mmol/d p.o., d4-7: 24mmol/d, dann Dosisanpassung nach Serumspiegel; **DANI** KI bei schwerer NI

A 13 Psychiatrie – Arzneimittel

A 13.5 Neuroleptika

A 13.5.1 Schwach potente Neuroleptika

Wm (alle): Antagonismus an Dopamin-Rezeptoren im ZNS;
Wi (Chlorprothixen): schwach antipsychotisch, stark sedierend (je höher die antipsychotische Wi, desto geringer die sedierende und umgekehrt); sympathikolytisch, anticholinerg, antihistaminerg, antiserotoninerg; **Wi** (Levomepromazin): ausgeprägt psychomotorisch dämpfend und sedierend, analgetisch, antiemetisch, antiallergisch, depressionslösend, lokalanästhetisch, schwach antipsychotisch; **Wi** (Melperon): affektive Entspannung, sedierend, antipsychotisch; **Wi** (Pipamperon): sedativ-hypnotisch, erregungsdämpfend, gering antipsychotisch; **Wi** (Promethazin): stark sedierend, gering antipsychotisch, antiemetisch, hypnotisch; **Wi** (Prothipendyl): sedierend, antiemetisch; **Wi** (Sulpirid): antidepressiv, Beeinflussung der schizophrenen Symptomatik, antivertiginös; **Wi** (Thioridazin): ausgeprägt antipsychotisch, günstige Beeinflussung katatoner Erregung, affektiv entspannend, stark sedierend;
UW (Chlorprothixen): Frühdyskinesien, Dystonien, malignes neurolept. Syndrom, Müdigkeit, Reaktionszeit ↑, Benommenheit, Schwindel, Verwirrtheit, Asthenie, Abgeschlagenheit, Nervosität, Agitiertheit, Kopfschmerzen, Libido ↓, Hypotonie, orthostat. Dysregulation, Tachykardie, Palpitationen, Strg. der Erregungsausbreitung und -rückbildung am Herzen, Obstipation, Verdauungsstrg., Übelkeit, Miktionsstörungen, Leberenzyme ↑, Strg. der Speichelsekretion, Speichelfluss ↑, Schwitzen ↑ oder ↓, Sprech-, Seh-, Akkommodationsstrg., Mundtrockenheit, Dermatitis, Myalgie, Gewicht ↑, Appetit ↑; **UW** (Levomepromazin): Müdigkeit, extrapyramidalmotorische Strg. (wie Frühdyskinesien, Parkinson-Syndrom, Akathisie), Blickkrämpfe, Akkommodationsstrg., Augeninnendruck ↑, orthostat. Dysregulation, Hypotonie, Tachykardie, EKG-Veränd., verstopfte Nase, Obstipation, Übelkeit, Erbrechen, Diarrhoe, Appetit ↓, Mundtrockenheit, Miktionsstrg.; **UW** (Melperon): Müdigkeit, orthostat. Dysregulation, Hypotonie, Tachykardie, extrapyramidale Strg., Parkinson-Syndrom, Akathisie; **UW** (Pipamperon): Depression, Somnolenz, Zahnradphänomen, Hypertonie, Akathisie, okulogyrische Krise, Opisthotonus, Dyskinesie, Tachykardie, orthostat. Hypotonie, Erbrechen, Urtikaria, muskuläre Spastik, Amenorrhoe, Gangstrg., Asthenie; **UW** (Promethazin): Sedierung, Mundtrockenheit, Strg. der Speichelsekretion; **UW** (Prothipendyl): orthostat. Kreislaufstrg.; **UW** (Sulpirid): Übelkeit, Mundtrockenheit, Speichelsekretion ↑, Transpiration, Kopfschmerzen, Schwindel, Müdigkeit, Hypokinesie, Tachykardie, Hypotonie, Hypertonie, Strg. des Hormonhaushalts, Obstipation, gastroint. Strg. mit Übelkeit und Erbrechen; **UW** (Thioridazin): Sedierung, Schläfrigkeit, Schwindel, Mundtrockenheit, Sehstörung, Akkommodationsstörung, Nasenverstopfung, orthostatische Hypotonie, Galaktorrhö;
KI (Chlorprothixen): bek. Überempf. Kreislaufkollaps, Bewusstseinstrübungen verschiedener Ursache, komatöse Zustände, klinisch signif. Herz-Kreislauf-Störungen, ventrik. Arrhythmien, Torsades de Pointes (anamn.), Hypokaliämie, Hypomagnesiämie, angeb. Long-QT-Syndrom, sek. QT-Intervall-Verlängerung, gleichz. Anw. von QT-Zeit-verlängernden Med., Ki. < 3J;
KI (Levomepromazin): bek. Überempf., akute Alkohol-, Schlafmittel-, Analgetika- und Psychopharmaka-Intox., Kreislaufschock, Koma, BB-Strg., Ki. < 16J.; **KI** (Promethazin): bek. Überempf., schwere Blutzell- und Knochenmarkschädigung, akute Intoxikation mit zentraldämpfenden Medikamenten oder Alkohol, Kreislaufschock, Koma, anamnestisch malignes neuroleptisches Syndrom, Ki. < 2J.; **KI** (Prothipendyl): bek. Überempf., akute Intoxikation mit zentraldämpfenden Medikamenten oder Alkohol, komatöse Zustände;
KI (Sulpirid): bek. Überempf., akute Intox. mit zentraldämpfenden Medikamenten od. Alkohol, maniforme Psychosen, organ. Psychosyndrom, M. Parkinson, Hyperprolaktinämie, Krampfanfälle, prolaktinabhängige Tumore, Mammatumore, Tumore der Nebennieren, Grav./Lakt.;

Neuroleptika

KI (Thioridazin): bek. Überempf., schw. Herzkrankheiten, Kombination mit QT-Zeit- verlängernden Med., Cytochrom P450 2D6-Isoenzym hemmenden Med. (SSRI, trizyklische Antidepressiva, Betablocker), den Metabolismus von Thioridazon verlangsamenden Medikamenten, angeb. oder erw. Cytochrom-P450-2D6-Isoenzym-Mangel, komatöse Zustände, schwere ZNS-Dämpfung, hämatol. Störungen in der Anamnese, Lakt.

Chlorprothixen Rp	HWZ 8-12h, Q0 1.0, PPB 99%
Chlorprothixen-neuraxpharm *Tbl.* 15, 50, 100mg Chlorprotixen Holsten *Tbl.* 15, 50mg Truxal *Saft (1ml = 20mg)*	Unruhe-, Erregungszustände → 675, Schizophrenie → 682, Psychose → 675: 2-4 x 15-100mg p.o.; **Ki.** > **3J:** 0.5-1mg/kg/d p.o. in 2ED; **DANI** sorgfältige Dosiseinst.

Levomepromazin Rp	HWZ 17h, Q0 1.0, PPB 98%
Levium *Tbl.* 25, 100mg Levomepromazin-neuraxpharm *Tbl.* 10, 25, 50, 100mg; *Gtt. (20Gtt. = 40mg);* *Amp. 25mg/1ml* Neurocil *Tbl.* 25, 100mg; *Gtt. (20Gtt. = 20mg); Amp. 25mg/1ml*	Unruhe-, Erregungszustände, Psychose → 675: ini 15-30mg p.o., Erh.Dos. 75-150mg p.o.; bei stat. Behandl. ini 75-100mg/d p.o., auf 150-300mg/d steigern, max. 600mg/d; 25-50mg i.m., ggf. Wdh., bis 150mg/d i.m.; **Ki.:** 1mg/kg/d; **chron. Schmerzen** → 655: ini 25-75mg/d p.o., langsam steigern bis 300mg/d; **DANI/DALI** sorgfältige Dosiseinstellung

Melperon Rp	HWZ 4-8h, Q0 0.9, PPB 50%
Melneurin *Tbl.* 10, 25, 50mg; *Saft (1ml = 5mg)* Melperon-ratioph. *Tbl.* 25, 50, 100mg; *Saft (1ml = 5mg)*	Schlafstrg., Unruhe-, Erregungs-, Verwirrtheitszustände, Psychosen → 675: 3 x 25-100mg p.o., höhere Dosis abends, max. 400mg/d; **DANI/DALI** sorgf. Dosiseinst.

Pipamperon Rp	HWZ 4h
Dipiperon *Tbl.* 40mg; *Saft (5ml = 20mg)* Pipamperon-neuraxpharm *Tbl.* 40, 120mg; *Saft (5ml = 20mg)* Pipamperon HEXAL *Tbl.* 40mg; *Saft (5ml = 20mg)*	Schlafstörung: 40mg/d; Dysphorie, Verwirrtheit, psychomotorische Erregung: ini 3 x 40mg p.o., ggf. steigern bis 3 x 120mg; **Ki.** < **14J:** ini 1mg/kg/d p.o., je nach Wi um 1mg/kg/d steigern, Erh.Dos. 2-6mg/kg/d in 3ED

Promethazin Rp	HWZ 7-15h, Q0 1.0, PPB > 90%, PRC C, Lact 2
Atosil *Tbl.* 25mg; *Gtt. (20Gtt. = 20mg);* *Amp. 50mg/2ml* Closin *Tbl.* 25mg Promethazin-neuraxpharm *Tbl.* 10, 25, 50, 75, 100mg; *Gtt. (20Gtt. = 20, 100mg);* *Amp. 50mg/2ml* Proneurin *Tbl.* 25mg Prothazin *Tbl.* 25mg; *Gtt. (20Gtt. = 20mg)*	Unruhe-, Erregungszustände → 675, allergische Reaktion, Schlafstörung: ini 1 x 25mg p.o. z.N., ggf. steigern auf 1 x 50mg, bis 4 x 25mg, max. 200mg/d; 25-50mg i.v./i.m.; **Ki. 2-18J:** 12.5-25mg i.v., max. 0.5mg/kgKG/d; **DANI/DALI** 50%

A 13 Psychiatrie – Arzneimittel

Prothipendyl Rp	HWZ 2.5 h
Dominal Tbl. 40, 80mg; Gtt. (10Gtt. = 25mg)	**Unruhe-, Erregungszustände** → 675, **Psychosen** → 675: 2-4 x 40-80mg p.o.; **Ki.** > 6J: 2-3 x 40mg p.o.; **DANI/DALI** nicht erf.

Sulpirid Rp	HWZ 8 h, Qo 0.3, kaum PPB
Dogmatil Kps. 50; Tbl. 200mg; Saft (1ml = 5mg); Amp. 100mg/2ml **Meresa** Tbl. 200mg **Sulpirid-CT** Tbl. 50, 200mg **Sulpirid-ratioph.** Tbl. 50, 200mg **Sulpivert** Kps. 50; Tbl. 100, 200mg **Vertigo Meresa** Kps. 50; Tbl. 200mg **Vertigo Neogama** Tbl. 50, 100, 200mg	**Akute/chron. Psychose** → 675: ini 3 x 100mg p.o., Erh.Dos. 400-800mg/d in 2-4ED, max. 1600mg/d; 200-1000mg/d i.m. in 2-4ED; **Ki.** > 6J: ini 1-2mg/kg/d p.o., Erh.Dos. 5mg/kg/d in 2-3ED; **Depression** → 679, **Schwindel** → 671: ini 1-3 x 50mg p.o., Erh.Dos. 150-300mg/d; **DANI** CrCl 30-60: 70%; 10-29: 30%; < 10: 20%; **DALI** Dosisreduktion

Thioridazin Rp	HWZ 10 h, Qo 1.0, PPB > 95%, PRC C, Lact ?
Melleril Tbl. 30(ret.), 200(ret.)mg **Thioridazin-neuraxpharm** Tbl. 25, 50, 100, 200mg	**Chron. Psychose, Unruhe-/Erregungszustände** → 675: ini 25-50mg/d, Erh.Dos. 200-300mg/d, bei stationärer Behandlung bis 600mg/d; **Ki.:** 1-2mg/kg/d p.o.; **DANI/DALI** Dosisredukt.

A 13.5.2 Mittelstark potente Neuroleptika

Wm/Wi (Perazin): antagonistisch auf Dopamin-D1- und D2-Rez. sowie auf alpha-adrenerge, cholinerge, histaminerge (H1stärker als H2) und serotonerge Rez.; antipsychotisch, anxiolytisch, affektiv entspannend, psychomotorisch dämpfend, schlafanstoßend, sedierend; **Wm/Wi** (Zuclopenthixol): potenter Blocker von Dopamin-D1 und -D2-Rez., starke Affinität zu Serotonin-2A und alpha-1-adrenerген Rez.; ausgeprägte antipsychotische Wi, stark wirksam bei manischer Symptomatik; **ÜW** (Perazin): Hypotonie bzw. orthostat. Dysregulation, Tachykardie, EKG-Veränderungen, Sedierung, Leberenzyme ↑, Hyperglykämie; **UW** (Zuclopenthixol): extrapyramidalmot. Strg. (z.B. Frühdyskinesien, Parkinson-Syndrom), Tremor, Akathisie, Müdigkeit, Unruhe, Hypokinese, Schwindel, Erregung, Depression, Kopfschmerzen, Dystonie, Parästhesie, Aufmerksamkeitsstrg., Amnesie, Gangstrg., Insomnie, Angst, anormale Träume, Akkommodationsstrg., Augeninnendruck ↑, Sehstrg., orthostatische Dysregulation, Tachykardie, EKG-Veränderungen, Palpitationen, Dyspnoe, verstopfte Nase, Obstipation, Übelkeit, Erbrechen, Diarrhoe, Dyspepsie, Miktionsstrg., Harnretention, Polyurie, Hautreaktionen, Photosensibilität, Myalgie, Hyperhidrosis, Hypotonie, Asthenie, Schmerzen, Gewichts-/Appetit. ↑, Anorexie, Unwohlsein, Menstruationsstrg., sexuelle Funktionsstörungen; **KI** (Perazin): bek. Überempf., schwere Blutzell-/Knochenmarkschäd.; **KI** (Zuclopenthixol): bek. Überempf., akute Alkohol-/Schlaf-/Schmerzmittel- und Psychopharmakaintox., Kreislaufschock, Koma, Phäochromozytom, BB-Veränd., Leistung des hämatopoetischen Systems ↓

Perazin Rp	HWZ 8-16h, Qo > 0.7, PPB 94-97%
Perazin-neuraxpharm Tbl. 25, 100, 200mg **Taxilan** Tbl. 25, 100mg	**Akute psychotische Syndrome, psychomot. Erregungszustände** → 675: ini 50-150mg p.o., Erh.Dos. 300mg/d, bei stat. Behandlung 200-600mg/d, max. 1g/d; **chron. Psychose** → 675: 75-600mg/d p.o.; **DANI** nicht erf.; **DALI** Dosisreduktion

Neuroleptika 345

Zuclopenthixol Rp	HWZ 15-25h, PPB 98%
Ciatyl-Z *Tbl. 2, 10, 25mg; Gtt. (20Gtt. = 20mg)* Ciatyl-Z Acuphase *Amp. 50mg/1ml* Ciatyl-Z-Depot *Amp. 200mg(Dep.)/1ml* Clopixol *Tbl. 2, 25mg;* *Amp. 200mg(Dep.)/1ml*	Unruhe- → 675, Verwirrtheitszustände bei Demenz → 677: 2-6mg/d p.o. in 2-3ED; akute, chronische Psychosen → 675: ini 25-50mg/d p.o. in 2-3ED, ggf. nach 2-3d steigern auf 75mg/d, bis 150mg/d bei stationärer Behandlung; ini 50-150mg i.m., evtl. Wdh. nach 2-3d; 200-400mg Depot i.m. alle 2-4W

A 13.5.3 Stark potente Neuroleptika

Wm (Perphenazin): postsynaptische Blockade zentraler Dopamin-Rezeptoren; **Wi:** antipsychotisch, antiemetisch; **UW** (Perphenazin): zahlreiche UW ohne Häufigkeitsangabe, s. Fachinfo; **KI:** bekannte Überempfindlichkeit, akute Intoxikation mit zentral dämpfenden Medikamenten oder Alkohol, schwere Blutzell- oder Knochenmarkschädigung, schwere Depression, schwere Lebererkrankung, komatöse Zustände

Perphenazin Rp	HWZ 8-12h, Q₀ 1.0, PPB 90%, PRC C, Lact -
Perphenazin-neuraxpharm *Tbl. 8mg*	Psychosen, katatone, delirante Syndrome, psychomot. Erregungszustände → 675: 3 x 4-8mg p.o.; DANI/DALI sorgf. Dosiseinst.

A 13.5.4 Sehr stark potente Neuroleptika

Wm (alle): spezif. Dopaminantagonist (D2); **Wi** (Benperidol): antipsychotisch, sedierend; **Wi** (Bromperidol): ausgeprägt antipsychotisch, antiemetisch; **Wi** (Fluphenazin): antipsychotisch, Dämpfung psychomot. Erregung und affektiver Gespanntheit; **Wi** (Fluspirilen): antipsychotisch, schwach sedierend; **Wi** (Haloperidol): antipsychotisch, sedierend, antiemetisch; **Wi** (Pimozid): antipsychotisch, aktivierende Eigenschaften; **UW** (Benperidol): Frühdyskinesien, Parkinson-Syndrom, Akathisie, malignes Neuroleptika-Syndrom, Hypotonie, orthostatische Dysregulation, Tachykardie, Müdigkeit; **UW** (Bromperidol): Agitiertheit, Insomnie, Depression, Schlafstg., Somnolenz, Schwindel, Akathisie, extrapyram. Strg., Tremor, Dystonie, Parkinsonismus, Akinesie, Hypokinesie, Dyskinesie, Sedierung, Ataxie, verschwommenes Sehen, okulogyre Krise, Tachy-/Bradykardie, Mundtrockenheit, Obstipation, Hypersalivation, Übelkeit, Erbrechen, Muskelsteifheit, Sekretion aus Brustdrüse, Asthenie, Erschöpfung, EKG-Veränd., Gewicht ↑; **UW** (Fluphenazin): Frühdyskinesien, Parkinson-Syndr., Akathisie, malignes Neuroleptika-Syndr., Müdigkeit, Sedierung, Unruhe, Erregung, Benommenheit, Depression, Lethargie, Schwindelgefühl, Kopfschmerzen, verworrene Träume, delirante Symptome, zerebrale Krampfanfälle, Hypo-/Hyperthermie, Hypotonie, orthostat. Dysregulation, Tachykardie, ventrik. Arrhythmien; **UW** (Fluspirilen): Depression, Insomnie, Schlafstrg., Hypokinesie, extrapyramidale Strg., Akathisie, Parkinson-Syndrom, Tremor, Somnolenz, Dyskinesie, Schwindel, Sedierung, psychomot. Hyperaktivität, Frühdyskinesien, Dystonie, Bradykinesie, Übelkeit, muskuloskelettale Steifheit, Müdigkeit, Reaktion an Inj.Stelle; **UW** (Haloperidol): Agitation, Insomnie, psychotische Strg., Depression, extrapyramidale Strg., Hyperkinesie, Kopfschmerz, Tremor, Maskengesicht, Hypertonie, Dystonie, Somnolenz, Bradykinesie, Schwindel, Akathisie, Dyskinesie, Hypokinesie, tardive Dyskinesie, Sehstrg., oculogyreische Krise, orthostat. Hypotonie, Hypotonie, Obstipation, Mundtrockenheit, Hypersalivation, Erbrechen, Übelkeit, anomaler Leberfunktionstest, Exanthem, Harnretention, erektile Dysfunktion, Gewichtszu- u. abnahme;

UW (Pimozid): Anorexie, Schlaflosigkeit, Depression, Agitation, Ruhelosigkeit, Schwindel, Somnolenz, Kopfschmerzen, Tremor, Lethargie, extrapyramidalmotorische Strg., Akathisie, verschwommenes Sehen, Obstipation, Mundtrockenheit, Erbrechen, Speichelfluss ↑, Hyperhidrose, Überfunktion der Talgdrüsen, Muskelsteifigkeit, Nykturie, Pollakisurie, erektile Dysfunktion, Erschöpfung, Gewicht ↑;
KI (Benperidol): bek. Überempf., Parkinson-Syndrom, malignes neuroleptisches Syndrom nach Benperidol in der Anamnese;
KI (Bromperidol): bek. Überempf., zentralnervöse Dämpfung, komatöse Zustände, depressive Erkrankungen;
KI (Fluphenazin): bek. Überempf., akute Intox. mit zentral dämpfenden Medikamenten oder Alkohol, schwere Blutzell- oder Knochenmarkschädigung, prolaktin-abhängige Tumore, Leukopenie u.a. Erkr. des hämatopoet. Systems, Parkinson-Syndrom, malignes neuroleptisches Syndrom nach Fluphenazin, schwere Lebererkr., schwere Depression, Koma, Ki. < 12J;
KI (Fluspirilen): bek. Überempf., akute Intoxikation mit zentral dämpfenden Medikamenten oder Alkohol, Parkinson-Syndrom, Ki < 18J, in Geweben mit verminderter Durchblutung;
KI (Haloperidol): bek. Überempf., komatöser Zustand, Depression des ZNS infolge von Alkohol oder and. sedierenden Arzneimitteln, Läsion der Basalganglien, Parkinson-Krankheit, anamn. bek. malignes neuroleptisches Syndrom nach Haloperidol, Ki. < 3J; Ki. und Jug. (parenterale Applikationsformen);
KI (Pimozid): bek. Überempf., akute Intox. mit zentral dämpfenden Medikamenten oder Alkohol, M. Parkinson, Depression, angeb./erw. Long-QT-Syndrom (auch in Familienanamnese), anamn. HRST/Torsades de pointes, Hypokaliämie, -magnesiämie, klinisch relevante Bradykardie, gleichzeitige Anwendung von Cytochrom-P450-3A4/-2D6-inhibierenden Arzneimitteln oder Serotonin-Reuptake-Hemmern

Benperidol Rp	HWZ 7–8h
Benperidol-neurapxharm Tbl. 2, 4, 10mg; Gtt. (20Gtt. = 2mg); Amp. 2mg/2ml **Glianimon** Tbl. 2, 5, 10mg; Gtt. (20Gtt. = 2mg); Amp. 2mg/2ml	Akute, chron. Psychose → 675: ini 2-6mg/d p.o./i.m./i.v. in 1-3ED, max. 40mg/d; Erh.Dos. 1-6mg/d; **psychomot. Erreungszustände** → 675: ini 1-3mg/d p.o./i.m./i.v.

Bromperidol Rp	HWZ 36h, PPB > 90%
Impromen Tbl. 5mg; Gtt. (20Gtt. = 2mg)	**Akute Psychosen** → 675: 1 x 10-50mg p.o.; **subakute, chronische Psychosen:** 1 x 5mg

Fluphenazin Rp	HWZ 20h, Q₀ 1.0, PPB > 95%, PRC C, Lact ?
Fluphenazin-neurapxharm Amp. (Dep.) 12.5mg/0.5ml, 25mg/1ml, 50mg/0.5ml, 100mg/1ml, 250mg/10ml **Lyogen** Tbl. 4mg	**Akute, chronische Psychose** → 675, **psychomot. Erregungszustände** → 675: ini 2 x 0.25mg/d p.o.; Erh.Dos. 10-20mg/d; bei stationärer Behandlung 10-20mg/d; 10-20mg i.m./i.v., ggf. Wdh. nach 30min, max. 40mg/d; 12.5-100mg Depot i.m. alle 2-4W; **DANI/DALI** 50%

Fluspirilen Rp	HWZ 7-14d, PPB 81-95%
Imap Amp. 1.5mg/0.75ml, 12mg/6ml	**Akute, chronische Psychose** → 675: ini 2-10mg i.m. alle 7d, Erh.Dos. 4-8mg alle 7d; **DANI, DALI** vorsichtige Anwendung

Neuroleptika 347

Haloperidol Rp	HWZ 24h, i.m.: ~3W; Q0 1.0, PPB 92%, PRC C, Lact ?
Haldol Janssen Tbl. 1, 2, 5, 10, 20mg; Gtt. (20Gtt. = 2, 10mg); Amp. 5mg/1ml; Amp. (Dep.) 50mg/1ml, 150mg/3ml, 500mg/10ml **Haloperidol-neuraxpharm** Tbl. 1, 4, 5, 12, 20mg; Gtt. (20Gtt. = 2, 10mg); Amp. 5mg/1ml; Amp. (Dep.) 50mg/1ml, 100mg/1ml	**Akute u. chron. schizophrene Syndrome:** ini 5-10mg p.o., MTD30mg, Erh.Dos. 3-15mg/d; 5mg i.m., ggf. 5mg stündl., max. 20mg/d; **organisch bedingte Psychosen:** ini 1-5mg p.o., max. 20mg/d, Erh.Dos. 3-15mg/d; **akute manische Syndrome:** ini 5-10mg p.o., max. 30mg/d, Erh.Dos. 3-5mg/d; **akute psychomot. Erregungszustände** → 675: ini 5-10mg p.o., max. 30mg/d; 5mg i.m., ggf. 5mg stündl., max. 20mg/d; bei allen o.g. Ind: im Ausnahmefall bis 100mg/d p.o.; **Tic-Erkrank.:** ini 1mg/d p.o., max. 20mg/d; **Ki. ab 3J:** 0.025mg/kg p.o., max. 0.2mg/kg/d; **Erbrechen:** 1-3mg/d p.o.; **Erhaltungsther. u. Rezidiv-Pro. chron. schizophr. und maniformer Zustände:** 50-150mg (Dep.) alle 4W i.m.; max. 300mg.; **DANI** sorgf. Dosiseinst.

Pimozid Rp	HWZ 5h, Q0 1.0, PPB 99%, PRC C, Lact ?
Orap Tbl. 1, 4mg	**Chronische Psychosen** → 675: ini 1 x 2-4mg p.o., je nach Wi um 2-4mg/W steigern, Erh.Dos. 2-12mg/d, max. 16mg/d

A 13.5.5 Atypische Neuroleptika

Wm/Wi (Amisulprid): hohe Affinität zu D2- und D3-Rez. ⇒ klin. Wirksamkeit auf Positiv- und Negativsymptomatik schizophrener psychotischer Strg.; **Wm/Wi** (Aripiprazol): partiell agonistisch auf D2- und Serotonin-5HT1a-Rez. und antagonistische Wi auf 5HT2a-Rez.; **Wm** (Asenapin): u.a. Antagonismus an D2- und 5-HT2a-Rez.; **Wm** (Clozapin): hohe Affinität zu D4-Rez., starke anti-Alpha-adrenerge, anticholinerge und antihistaminerge Aktivität ⇒ stark sedierend, antipsychotisch; **Wm/Wi** (Flupentixol): Bindung an D1- und D2-Rez. ⇒ antipsychotisch, antidepressiv; **Wm/Wi** (Loxapin) Antagonismus an D2- und 5HT2a-Rez. ⇒ Beruhigung, Unterdrückung aggressiven Verhaltens; **Wm/Wi** (Olanzapin): Antagonismus an D2- und 5HT2a-Rez. ⇒ antimanisch, stimmungsstabilisierend; **Wm/Wi** (Paliperidon): Hemmung von 5-HT2-, D2- und gering Alpha-2-Rez.; **Wm/Wi** (Quetiapin): Blockade von D1-/D2-Rez., antiserotinerg, antihistaminerg und anti-alpha-1-adrenergen ⇒ antipsychotisch; **Wm/Wi** (Risperidon): selekt. Hemmung serotonerger 5-HT2-Rez., D2-Rez. u. Alpha-1-Rez.; **Wm/Wi** (Sertindol): selekt. Hemmung mesolimbischer und dopaminerger Neuronen; inhib. Effekte auf zentr. Dopamin-D2-, Serotonin-5HT2- und Alpha-1-Rez.; **Wm** (Ziprasidon): hohe Affinität zu D2- u. 5HT2a/5HT2C/5HT1D u. 5HT1A-Rez.; **UW** (Amisulprid): extrapyramidale Störungen, akute Dystonien, Schläfrigkeit, Schwindel, Prolaktinkonzentration ↑ (mit z.B. Gynäkomastie, Galaktorrhö, Zyklusstörungen, erektiler Dysfunktion), Hypotension, Gewicht ↑; **UW** (Aripiprazol): Schläfrigkeit, Schwindel, Kopfschmerzen, Akathisie, Übelkeit, Erbrechen, Ruhelosigkeit, Schlaflosigkeit, Angstgefühl, extrapyramidale Störungen, Tremor, Sedierung, verschwommenes Sehen, Dyspepsie, Übelkeit, Erbrechen, Obstipation, Hypersalivation, Abgeschlagenheit;

UW (Asenapin): Angst, Appetit ↑, Gewicht ↑, Somnolenz, Dystonie, Schwindel, Parkinsonismus, Sedierung, Schwindel, Akathisie, Geschmacksstörung, orale Hypästhesie, Muskelrigidität, erhöhte GPT, Ermüdung; **UW** (Clozapin): Leukopenie, Neutropenie, Leukozytose, Eosinophilie, Gewicht ↑, Schläfrigkeit, Sedierung, verschwommenes Sehen, Kopfschmerzen, Tremor, Rigor, Akathisie, extrapyramidale Symptome, Krampfanfälle/Konvulsionen, myoklonische Zuckungen, Tachykardie, EKG-Veränderungen, Hypertonie, orthostatische Hypotonie, Synkope, Obstipation, Hypersalivation, Übelkeit, Erbrechen, Appetitlosigkeit, trockener Mund, Leberwerte ↑, Harninkontinenz, -verhalt, Müdigkeit, Fieber, benigne Hyperthermie, Strg. der Schweiß- und Temperaturregulation; **UW** (Flupentixol): Frühdyskinesien, Parkinson-Syndrom, Akathisie, Hyper-/Hypokinesie, Dystonie, Schwindel, Kopfschmerzen, orthostatische Dysregulation, Hypotonie, Tachykardie, Dyspnoe, verstopfte Nase, Mundtrockenheit, Dyspepsie, Übelkeit, Erbrechen, Diarrhoe, Obstipation, Miktionsstrg., Harnverhalt, Pruritus, Hyperhidrose, Myalgie, Appetit ↑/↓, Gewicht ↑, Libidoverlust, abnormales Sehen, Akkommodationsstrg., Tränenfluss ↑, Augeninnendruck ↑, Müdigkeit, Asthenie; **UW** (Loxapin): Sedierung, Somnolenz, Schwindel, Rachenreizung, Geschmacksstrg., Mundtrockenheit, Müdigkeit; **UW** (Olanzapin): Eosinophilie, Cholesterin-/Glukose-/Triglyzeride/Transaminasen ↑, Gewicht ↑, Glukosurie, Appetit ↑, Schläfrigkeit, Schwindel, Akathisie, Parkinsonismus, Dyskinesie, orthostatische Hypotonie, Obstipation, Mundtrockenheit, Ausschlag, erektile Dysfunktion, Libidoverlust, Asthenie, Müdigkeit, Ödeme; **UW** (Paliperidon): Kopf-, Bauchschmerzen, Akathisie, Schwindel, Dystonie, extrapyramidale Störung, Hypertonie, Parkinsonismus, Sedierung, Somnolenz, Tremor, AV-Block I°, Bradykardie, Schenkelblock, Sinustachykardie, orthostatische Hypotonie, Mundtrockenheit, Speichelfluss ↑, Erbrechen, Asthenie, Erschöpfung, Gewicht ↑; **UW** (Quetiapin): Blutbildveränderungen (z.B. Hb ↓, Leukopenie, Hyperprolaktinämie, T3/T4 ↓, TSH/Triglyzeride/Glucose/Gesamtcholesterin/Transaminasen/γGT ↑, Gewicht ↑, Appetit ↑, abnormale Träume, suizidale Gedanken/Verhalten, Schwindel, Somnolenz, Kopfschmerzen, Synkope, extrapyramidale Störungen, Dysarthrie, Tachykardie, Palpitationen, verschwommenes Sehen, orthostatische Hypotonie, Rhinitis, Dyspnoe, Mundtrockenheit, Dyspepsie, Obstipation, Erbrechen, Asthenie, periphere Ödeme, Gereiztheit, Pyrexie; **UW** (Risperidon): Kopfschmerzen, Angstzustände, Schlaflosigkeit, Agitation, Sedierung; **UW** (Sertindol): Rhinitis, Ejakulationsstrg., Schwindel, Mundtrockenheit, orthostatische Hypotonus, Gewichtszunahme, Ödeme, Dyspnoe, Parästhesien, QT-Verlängerung; **UW** (Ziprasidon): Unruhe, Dystonie, Akathisie, extrapyramidale Symptome, Parkinsonismus, Tremor, Schwindel, Sedierung, Somnolenz, Kopfschmerzen, verschwommenes Sehen, Übelkeit, Erbrechen, Verstopfung, Dyspepsie, Mundtrockenheit, Speichelfluss, muskuloskelettale Rigidität, Asthenie, Müdigkeit; **KI** (Amisulprid): bek. Überempf., prolaktinabhängige Tumore, Phäochromozytom, stark eingeschränkte Nierenfkt., Komb. mit Levodopa o. Med., die schwerwiegende HRST auslösen können, K_i < 3J., Lakt.; **KI** (Aripiprazol): bek. Überempf.; **KI** (Asenapin): bek. Überempf.; **KI** (Clozapin): bek. Überempf., anamnestisch toxische oder allerg. Granulozytopenie/Agranulozytose, wenn keine regelmäßigen Blutuntersuchungen durchgeführt werden können, Schädigung des Knochenmarkfunktion, ungenügend kontrollierte Epilepsie, alkoholische o.a. vergiftungsbedingte Psychosen, Arzneimittelintoxikationen und Bewusstseinstrübungen, Kreislaufkollaps und/oder ZNS-Depression jeglicher Genese, schw. Erkr. der Niere/des Herzens, aktive Lebererkr., paralytischer Ileus; **KI** (Flupentixol): bek. Überempf. (auch gg. Neuroleptika vom Phenothiazin- u. Thioxanthentyp), akute Alkohol-, Opiat-, Hypnotika- oder Psychopharmakaintoxikation, Kreislaufschock, Koma; **KI** (Loxapin): bek. Überempf. gg. L. bzw. Amoxapin; akute respirat. Symptome, COPD, Asthma;

Neuroleptika 349

KI (Olanzapin): bek. Überempf., unbehandeltes Engwinkelglaukom;
KI (Paliperidon): bek. Überempf.;
KI (Quetiapin): bek. Überempf., gleichzeitige Anw. von Cytochrom-P 450-3A4-Hemmern (z.B. Erythromycin, Antimykotika vom Azoltyp, HIV-Protease-Hemmer);
KI (Risperidon): bek. Überempf., nichtmedikamentös bedingte Hyperprolaktinämie;
KI (Sertindol): bek. Überempf. angeb. oder erworb. Long-QT-Syndrom, unbeh. Hypokaliämie bzw. Hypomagnesiämie, dekomp. HF, Arrhythmien, Bradykardie, schwere Leberinsuff.;
KI (Ziprasidon): bek. Überempf., bek. QT-Intervall-Verlängerung, angeborenes QT-Syndrom, akuter MI, nichtkompensierte Herzinsuff., HRST (mit Antiarrhythmika der Klassen IA und III behandelt), gleichzeitige Anwendung von QT-Zeit-verlängernden Medikamenten

Amisulprid Rp	HWZ 12h, Qo 0.5, PPB 16%
Amisulprid HEXAL Tbl. 50, 100, 200, 400mg **AmisulpridLich** Tbl. 50, 100, 200, 400mg **Solian** Tbl.100, 200, 400mg; Lsg. (1ml = 100mg)	**Schizophrene Psychosen** → 682: produktive Zustände: 400-800mg/d p.o., max. 1200mg/d; primär negative Zustände: 50-300mg/d; ED bis 300mg; **DANI** CrCl 30-60: 50%; 10-29: 33%; < 10: KI; **DALI** nicht erforderlich

Aripiprazol Rp	HWZ 75h, PPB > 99%, PRC C, Lact -
Abilify Tbl. 5, 10, 15, 30mg; Lingualtbl. 10mg, 15mg; Saft (1ml=1mg); Inj.Lsg. 7.5mg/1ml **Abilify Maintena** Inj.Lsg. 300, 400mg **Aripipan** Tbl. 5, 10, 15, 30mg **Aripiprazol-ratioph.** Tbl. 10, 15, 20, 30mg	**Schizophrenie** → 682: 1 x 15mg p.o.; ini 1 x 9.75mg i.m., dann 1 x 5.25-15mg i.m.; max. 30mg/d p.o./i.m.) **Erhaltungsth.:** 1 x 400mg/M i.m., ini für 14d gleichz. 10-20mg p.o.; bei Auftreten von UW 300mg/M; **Ki ab 15J.:** d1+2: 1 x 2mg p.o., d3+4 1 x 5mg, dann 1 x 10mg, ggf. steigern bis max. 30mg/d; **Man. Episoden** → 681: 1 x 15mg p.o., max. 30mg/d; **Prävention d. Wiederauftretens manischer Episoden bei der Bipolar-I-Störung** → 680: Weiterbehandlung mit gleicher Dosis; **DANI** nicht erforderlich; **DALI** schwere LI: vorsichtige Dosiseinstellung

Asenapin Rp	HWZ 24h, PPB 95%, PRC C, Lact ?
Sycrest Lingualtbl. 5, 10mg	**Manische Episode einer bipolaren Störung** → 681: 2 x 5-10mg p.o.; **DANI** CrCl > 15: 100%, < 15: keine Daten; **DALI** Child A: 100%, B: vorsichtige Anw., C: Anw. nicht empfohlen

Clozapin Rp	HWZ 8-12h, Qo 1.0, PPB 95%, PRC B, Lact -
Clozapin-neuraxpharm Tbl. 25, 50, 100, 200mg **Clozapin-ratioph.** Tbl. 25, 50, 100, 200mg **Leponex** Tbl. 25, 50, 100mg	**Akute, chron. schizophr. Psychose** → 683: d1: 1-2 x 12.5mg p.o., dann um 25-50mg/d p.o. steigern, Erh.Dos. 200-450mg/d p.o., max. 900mg/d p.o.; Pck.Beil. beachten!

A 13 Psychiatrie – Arzneimittel

Flupentixol Rp	HWZ 22-36h, 70-190h (Dep.), PPB 99%
Fluanxol Tbl. 0.5, 2, 5mg; Gtt. (1ml = 50mg); Amp. (Dep.) 20mg/1ml, 100mg/1ml **Flupendura** Amp. (Dep.) 20mg/1ml, 100mg/1ml, 40mg/2ml **Flupentixol-neuraxpharm** Amp. (Dep.) 20mg/1ml, 100mg/1ml, 40mg/2ml, 200mg/10ml	**Akute, chronische Schizophrenie → 682:** 5-60mg/d p.o. in 2-3ED; 20-100mg i.m. alle 2-4W

Loxapin Rp	HWZ 6-8h, PPB 97%, PRC C, Lact ?
Adasuve Einzeldosisinhalator 4.5, 9.1mg	**Leichte-mittelschwere Agitiertheit bei Schizophrenie oder bipolarer Störung:** 9.1mg inhalieren, ggf. Wdh. nach 2h; ggf. 4.5mg bei schlechter Verträglichkeit; **DANI, DALI** keine Daten

Olanzapin Rp	HWZ 34-52h, Q₀ > 0.7, PPB 93%, PRC C, Lact ?
Olanzapin HEXAL Tbl. 2.5, 5, 7.5, 10, 15, 20mg; Lingualtbl. 5, 10, 15, 20mg; **Zalasta** Tbl. 2.5, 5, 7.5, 10, 15, 20mg; Lingualtbl. 5, 7.5, 10, 15, 20mg **Zypadhera** Inj. Lsg. 210, 300, 405mg **Zyprexa** Tbl. 2.5, 5, 7.5, 10, 15, 20mg; Lingualtbl. 5, 10, 15, 20mg	**Schizophrenie → 682, Phasenpro. bei bipolaren Störungen →** 681: ini 1 x 10mg p.o.; **manische Episoden →** 681: ini 15mg/d bei Monotherapie, 10mg bei Kombinationsther.; Erh.Dos. 5-20mg; **DANI** ggf. ini 5mg/d; **DALI** ini 5mg/d, dann vorsichtig steigern; Zypadhera: zur Erhaltungsther. nach Stabilisierung mit Olanzapin p.o.: z.B. bei 15mg/d ini 300mg i.m./2W, nach 2M 210mg/2W oder 405mg/4W; s.a. FachInfo

Paliperidon Rp	HWZ 7h, PPB 83%, PRC C, Lact ?
Invega Tbl. (ret.) 3, 6, 9mg **Trevicta** Inj. Susp. (Dep.) 175, 263, 350, 525mg **Xeplion** Inj. Susp. (Dep.) 25, 50, 75, 100, 150mg	**Schizophrenie → 682, Erw., Ki. ab15J:** 1 x 6mg p.o., ggf. Dosisanpass. auf 3-12mg; Depot: 150 mg d1 i.m. deltoidal, 100mg d8 i.m. deltoidal, 75mg alle 4W i.m. deltoidal/gluteal, ggf. 25-150mg alle 4W; je n. Vor-Ther. (s. FachInfo) 175-525mg alle 3M i.m.; **DANI:** CrCl 50-80: 1 x 3mg, Dosissteig. mögl.; 30-50: 1 x 3mg; 10-30: 3mg alle 2d, ggf. auf 1 x 3mg/d steigern; < 10: Anw. nicht empf.; Trevicta, Xeplion: < 50: Anw. nicht empf.; **DALI:** vorsichtige Anwendung bei schwerer LI

Neuroleptika 351

Quetiapin Rp	HWZ 7h, PPB 83%, PRC C, Lact ?
Desiquet *Susp. (1ml = 20mg)* **Quentiax** *Tbl. 25, 100, 150, 200, 300mg; Tbl. (ret.) 150, 200, 300mg* **Quetiapin HEXAL** *Tbl. 25, 50, 100, 150, 200, 300, 400mg; Tbl. 50(ret.), 200(ret.), 300(ret.), 400(ret.)mg* **Quetiapin-neuraxpharm** *Tbl. 25, 50, 100, 150, 200, 300, 400mg; Tbl. 50(ret.), 200(ret.), 300(ret.), 400(ret.)mg* **Seroquel** *Tbl. 25, 100, 200, 300mg; Tbl. 50(ret.), 150(ret.), 200(ret.), 300(ret.), 400(ret.)mg*	**Schizophrenie** → 682: d1: 2 x 25mg, d2: 2 x 50mg, d3: 2 x 100mg, d4: 2 x 150mg; Erh.Dos. 150-750mg; **manische Episoden bei bipol. Strg.** → 681: d1: 2 x 50mg, d2: 2 x 100mg, d3: 2 x 150mg, d4: 2 x 200mg, ggf. steigern um max. 200mg/d, Erh.Dos. 400-800mg/d; **depressive Episoden bei bipol. Strg.** → 679: d1: 1 x 50mg, d2: 1 x 100mg, d3: 1 x 200mg, d4: 1 x 300mg; Erh.Dos. 300mg; Erh.Dos. 150-750mg; **DANI** nicht erforderlich; **DALI** ini 25mg, um 25-50mg/d steigern

Risperidon Rp	HWZ 3 (24)h, Qo 0.95 (0.1), PPB 88%, PRC C, Lact ?
Risperdal *Tbl. 0.5, 1, 2, 3, 4mg; Lingualtbl. 1, 2, 3, 4mg; Gtt. (1ml = 1mg)* **Risperdal Consta** *Inj.Susp. (ret.) 25mg/2ml, 37.5mg/2ml, 50mg/2ml* **Risperidon AL** *Tbl. 0.25, 0.5, 1, 2, 3, 4, 6mg; Lsg. 1mg/1ml* **Rispolept Consta** *Inj.Susp. (ret.) 25mg/2ml, 37.5mg/2ml, 50mg/2ml*	**Chronische Schizophrenie** → 682: d1: 2mg, d2: 4mg, dann 4-6mg p.o. in 1-2ED; 25mg alle 2W i.m., ggf. 37.5-50mg alle 2W; **Kurzzeitther. (≤ 6W) anhaltender Aggression bei mäßiger bis schwerer Alzheimer-Demenz mit Risiko für Eigen- u. Fremdgefährdung:** ini 2 x 0.25mg p.o., je nach Wi alle 2d um 2 x 0.25mg steigern, Erh.Dos. 2 x 0.5-1mg; **Verhaltensstörung: Ki. 5-18J., < 50kg:** ini 1 x 0.25mg p.o., nach Bedarf steigern auf 0.5-0.75mg; **≥ 50kg:** ini 1 x 0.5mg p.o., nach Bedarf steigern auf 1-1.5mg; **DANI, DALI** 50%

Sertindol Rp	HWZ 3d, PPB > 99%
Serdolect *Tbl. 4, 12, 16, 20mg*	**Schizophrenie** → 682: ini 1 x 4mg p.o., alle 4-5d um 4mg steigern, Erh.Dos. 12-20mg, max. 24mg/d; **DANI** nicht erforderlich; **DALI** langsame Dosistitration, niedrigere Erh.Dos.; KI bei schwerer LI

Ziprasidon Rp	HWZ 6.6h, PPB > 99%
Zeldox *Kps. 20, 40, 60, 80mg; Susp. (2ml = 20mg); Inj.Lsg. 20mg/1ml* **Ziprasidon Actavis** *Kps. 20, 40, 60, 80mg* **Ziprasidon HEXAL** *Kps. 20, 40, 60, 80mg*	**Schizophrenie** → 682, **bipol. Störung** → 680: **Erw.** ini 2 x 40mg p.o., max. 2 x 80mg, Erh.Dos 2 x 20mg; 10-20mg i.m., ggf. nach 2-4h erneut 10mg, max. 40mg/d; **bipol. Störungen: Ki. 10-17J.:** d1 1 x 20mg p.o., dann über 1-2W steigern, **> 45kg:** 120-160mg/d; **< 45kg:** 60-80mg/d; **DANI** nicht erf.; **DALI** sorgfältige Dosiseinst.

A 13.6 Sedativa, Hypnotika

A 13.6.1 Benzodiazepine

Wm: Öffnung von Chloridkanälen ⇒ Verstärkung der hemmenden Funktion GABA-erger Neuronen v.a. am limbischen System; **Wi:** sedierend, schlafinduzierend, anxiolytisch, antiaggressiv, antikonvulsiv, muskelrelaxierend; **UW** (Alprazolam): Verwirrtheit, Depression, Appetit ↓, Sedierung, Verschlafenheit, Ataxie, Koordinationsstrg., Erinnerungsvermögen ↓, schleppende Sprache, Konzentrationsstrg., Schwindel, Kopfschmerz, verschwommenes Sehen, Obstipation, Übelkeit, Asthenie, Reizbarkeit; **UW** (Bromazepam): Müdigkeit, Schläfrigkeit, Mattigkeit, Benommenheit, Reaktionszeit ↑, Konzentrationsstrg., Kopfschmerzen, Niedergeschlagenheit, anterograde Amnesie, Überhangeffekte, Tagessedierung; **UW** (Brotizolam): Benommenheit, Kopfschmerzen, Magen-Darm-Störungen; **UW** (Chlordiazepoxid): Müdigkeit, Schläfrigkeit, Mattigkeit, Schwindel, Benommenheit, Ataxie, Tagessedierung, Kopfschmerzen, Reaktionszeit ↑, Verwirrtheit, anterograde Amnesie; **UW** (Clobazam): zahlreiche UW ohne Häufigkeitsangabe, s. FachInfo; **UW** (Diazepam): Tagessedierung, Müdigkeit, Schwindel, Kopfschmerzen, Ataxie, Verwirrtheit, anterograde Amnesie, Reaktionsfähigkeit ↓, Sturzgefahr (bei älteren Pat.); **UW** (Dikaliumclorazepat): zahlreiche UW ohne Häufigk., s. FachInfo; **UW** (Flunitrazepam): zahlr. UW ohne Häufigk., s. FachInfo; **UW** (Flurazepam): Somnolenz, Aufmerksamkeit ↓, Müdigkeit, Emotionen ↓, Verwirrtheit, Muskelschwäche, Ataxie, Bewegungsunsicherheit, Kopfschmerzen, Schwindel, Sehstrg., Überhangeffekte; **UW** (Lorazepam): Muskelschwäche, Mattigkeit, Sedierung, Müdigkeit, Benommenheit, Ataxie, Verwirrtheit, Depression, Demaskierung einer Depression, Schwindel; **UW** (Lormetazepam): Angioödem, Angstzustände, Libido ↓, Kopfschmerzen, Schwindel, Benommenheit, Sedierung, Schläfrigkeit, Aufmerksamkeitsstrg., Amnesie, Sehvermögen ↓, Sprachstrg., Dysgeusie, Bradyphrenie, Tachykardie, Erbrechen, Übelkeit, Oberbauchschmerzen, Konstipation, Mundtrockenheit, Pruritus, Miktionsstrg., Asthenie, Hyperhidrosis; **UW** (Medazepam): Schwindel, Kopfschmerzen, Ataxie, Tagessedierung, Müdigkeit, Verwirrtheit, anterograde Amnesie, Überhangeffekte; **UW** (Midazolam): i.v.: dosisabhängige Fluktuationen lebenswichtige Funktionen, v.a.: Atemzugvolumen und Atemfrequenz ↓; Apnoe, Blutdruckschwankungen, Änd. der Herzfrequenz; **UW** (Nitrazepam): zahlreiche UW ohne Häufigk., s. FachInfo; **UW** (Oxazepam): Kopfschmerzen, Schwindel, Somnolenz, Sedierung, Übelkeit, Mundtrockenheit; **UW** (Prazepam): Verwirrtheit, lebhafte Träume, Tagesmüdigkeit, Reaktionszeit ↑, Benommenheit, Schläfrigkeit, Ausgelassenheit, Ataxie, Kopfschmerzen, Tremor, verlangsamtes oder undeutliches Sprechen, Stimulation, Schwindel, Hyperaktivität, Sehstrg., Palpitationen, Mundtrockenheit, Magen-Darm-Beschwerden, Diaphorese, transienter Hautausschlag, muskuläre Hypotonie, Gelenkschmerzen, Erschöpfung, Schwächegefühl; **UW** (Temazepam): zahlreiche UW ohne Häufigkeitsangabe, s. FachInfo; **UW** (Triazolam): Schläfrigkeit, Schwindel, Ataxie, Kopfschmerzen; **KI** (Alprazolam): bek. Überempf., Myasthenia gravis, schwere Ateminsuff., schw. Leberfkt.Strg., Schlafapnoe-Syndrom, akute Intoxikation durch Alkohol oder and. ZNS-aktive Substanzen; **KI** (Bromazepam): bek. Überempf., Drogen-, Alkohol- und Medikamentenabhängigkeit, akute Intox. mit Alkohol, Schlaf-/Schmerzmitteln oder Psychopharmaka, Myasthenia gravis; **KI** (Brotizolam): bek./angeb. Überempf., Abhängigkeitsanamnese; akute Vergiftung mit Alkohol, Schlaf- oder Schmerzmitteln sowie Psychopharmaka, Myasthenia gravis, schwere respirat. Insuff., Schlafapnoe-Syndrom, schw. Leberinsuff., Grav./Lakt., Ki. < 18J.; **KI** (Chlordiazepoxid): bek. Überempf., Abhängigkeitsanamnese, Ki/Jug.; **KI** (Clobazam): bek. Überempf., Abhängigkeitsanamnese, akute Intox mit Alkohol, Schlaf-/ Schmerzmitteln oder Psychopharmaka, Myasthenia gravis, schw. respirat. Insuff., Schlafapnoe-Syndrom, schw. LI, Grav. im 1. Trim., Lakt.;

Sedativa, Hypnotika 353

KI (Diazepam): bek. Überempf., Abhängigkeitsanamnese, Myasthenia gravis, akute Alkohol-, Schlafmittel-, Schmerzmittel- oder Psychopharmakaintoxikation (Neuroleptika, Antidepressiva, Lithium); schwere Ateminsuff., schw. LI, Schlafapnoes; **KI** (Dikaliumclorazepat, Flurazepam): bek. Überempf., Abhängigkeitsanamnese, akute Vergiftung mit Alkohol, Schlaf-/Schmerzmitteln oder Psychopharmaka, Myasthenia gravis, schwere respiratorische Insuff., Schlafapnoe-Syndrom, schwere Leberschädigung, spinale/zerebellare Ataxie; **KI** (Flunitrazepam): bek. Überempf., Abhängigkeitsanamnese, Myasthenia gravis, schwere Ateminsuff., Schlafapnoe-Syndrom, schwere Leberinsuffizienz; **KI** (Lorazepam): bek. Überempfindlichkeit; p.o.: Abhängigkeitsanamnese, Ki < 6J.; i.v.: Kollapszustände, Schock, gleichzeitige Anw. mit Scopolamin, Früh-/Neugeborene; **KI** (Lormetazepam): bek. Überempf., Abhängigkeitsanamnese, Myasthenia gravis, akute Intox. mit Alkohol, Schlaf- oder Schmerzmitteln sowie Psychopharmaka, i.v.-Gabe: zusätzl. FG und NG; **KI** (Medazepam): bek. Überempf., Abhängigkeitsanamnese, Myasthenia gravis; **KI** (Midazolam): bek. Überempf., schwere Ateminsuff.; p.o.: Myasthenia gravis, schwere LI, Schlafapnoe-Syndrom, Abhängigkeitsanamnese, akute Intox. mit Alkohol, Schlaf-/Schmerzmitteln sowie Psychopharmaka, Kinder, gleichz. Behandlung mit Ketoconazol, Itraconazol, Voriconazol und HIV-Protease-inhibitoren; i.v.: akute Atemdepression; **KI** (Nitrazepam): bek. Überempf., Myasthenia gravis, Abhängigkeitsanamnese, schwere Ateminsuffizienz, Schlafapnoe-Syndrom, schwere LI, spinale/zerebrale Ataxien; akute Vergiftung mit Alkohol, Sedativa, Hypnotika, Analgetika oder Psychopharmaka; **KI** (Oxazepam): bek./angeb. Überempf., Abhängigkeitsanamnese, akute Alkohol-, Schlafmittel-, Schmerzmittel- (Opiattyp) sowie Psychopharmakavergiftung; **KI** (Prazepam): bek. Überempf., Abhängigkeitsanamnese, akute Intox. mit Alkohol, Schlaf-/Schmerzmitteln oder Psychopharmaka, Myasthenia gravis, schwere Ateminsuff., Schlafapnoe-Syndrom, schwere LI, Engwinkelglaukom, Ki./Jug. < 18J.; **KI** (Temazepam): bek. Überempf., Myasthenia gravis, schw. Ateminsuff., Schlafapnoe-Syndrom, schwere LI, Ki < 14J., spinale/zerebellare Ataxien, akute Intox. mit Alkohol, Sedativa, Hypnotika, Analgetika oder Psychopharmaka; **KI** (Triazolam): bek. Überempf., Myasthenia gravis, schw. Ateminsuff., Schlafapnoe-Syndrom, schw. LI, Ki./Jug. < 18J., gleichz. Anw. von Ketoconazol, Itraconazol, Nefazodon oder Efavirenz, Grav., Lakt., spinale/zerebellare Ataxien, akute Vergiftung mit zentraldämpfenden Mitteln, Abhängigkeitsanamnese

Alprazolam Rp	HWZ 13h, Qo > 0.7, PPB 80%, PRC D, Lact ?
Alprazolam 1A *Tbl. 0.25, 0.5, 1mg* Alprazolam-ratioph. *Tbl. 0.25, 0.5, 1mg* Tafil *Tbl. 0.5, 1mg*	Spannungs-/Erregungs- → 675, Angstzust. → 683; 3 x 0.25-0.5mg p.o., max. 4mg/d, für max. 8-12W; **Panikstrg.:** ini 0.5-1mg z.N., bei Bedarf alle 3-4d um max. 1mg steigern, max. 10mg/d; **DANI, DALI** Dosisreduktion

Bromazepam Rp	HWZ 16h, Qo 1.0, PPB 70%
Bromazanil *Tbl. 3, 6mg* Bromazepam-ratioph. *Tbl. 6mg* Lexostad *Tbl. 6mg* Normoc *Tbl. 6mg*	Spannungs-, Erregungs- → 675, Angstzustände → 683; ini 1 x 1.5-3mg p.o. z.N., ggf. steigern bis 1 x 6mg; bis 3 x 6mg bei stationärer Behandlung; **DANI, DALI** ini 1.5mg z.N., max. 6mg/d

Brotizolam Rp	HWZ 5h, Qo 1.0, PPB 89-95%
Lendormin *Tbl. 0.25mg* Lendorm *Tbl. 0.25mg*	Ein-, Durchschlafstörung: 0.125-0.25mg p.o. z.N., max. 0.25mg/d, für max. 2W; **DALI** Dosisreduktion, KI bei schwerer LI

A 13 Psychiatrie – Arzneimittel

Chlordiazepoxid Rp	HWZ 15(10-80)h, Q0 1.0 (1.0), PPB 94-97%, PRC D, Lact ?
Librium Tbl. 25mg	Spannungs-, Erregungs- → 675, Angstzustände → 683: 2-3 x 5-10mg p.o., max. 60mg/d, max. 30mg ED; **DANI, DALI** 50%

Clobazam Rp	HWZ 18(50)h, Q0 1.0, PPB 85-91%
Frisium Tbl. 10, 20mg	Spannungs-, Erregungs- → 675, Angstzustände → 683: 20-30mg/d p.o. in 1-2ED; **Ki. 3-15J:** 5-10mg/d; **Epilepsie** → 657: ini 5-15mg/d, langs. Dosis steig., max. 80mg/d; **Ki. 3-15J:** ini 5mg, Erh.Dos. 0.3-1mg/kg; **DANI, DALI** Dosisreduktion

Diazepam Rp	HWZ 24-48(100)h, Q0 1.0 (1.0), PPB 95-99%, PRC D, Lact ?
Diazepam Desitin rectal tube Rektallsg. 5, 10mg Diazepam-ratioph. Tbl. 2, 5, 10mg; Supp. 10mg; Gtt. (20Gtt. = 10mg); Amp. 10mg/2ml Stesolid Rect. Tube 5,10mg; Amp. 10mg/2ml Valocordin Diazepam Gtt. (28Gtt. = 10mg)	Spannungs-, Erregungs- → 675, Angstzustände → 683: 5-20mg/d p.o./rekt. in 1-2ED, 30-60mg/d bei stat. Beh.; 0.1-0.2mg/kg i.v., ggf. wdh. n 3-8h; **Ki.:** 1-2mg i.v./i.m., ggf. wdh. nach 3-4h; **erhöhter Muskeltonus:** ini 10-20mg/d p.o./rekt. in 2-4ED, Erh.Dos. 1-2 x 5mg; ini 1-2 x 5-10mg i.m., max. 1-2 x 10-20mg/d; **Ki.:** 2-10mg i.m.; **Prämed. vor OP:** 10-20mg p.o./rekt./i.m. am Vorabend; **Status epilepticus** → 660: 5-10mg i.v./i.m., Wdh. bei Bed. alle 10min bis 30mg; **Ki. bis 3J:** 2-5mg i.v., 5-10mg i.m.; > 3J: 5-10mg i.v.; **DANI, DALI** 50%

Dikaliumclorazepat Rp	HWZ 2-2.5(25-82)h, Q0 1.0 (1.0), PPB 95%
Tranxilium Kps. 5, 10, 20mg; Tbl. 20, 50mg; Inj.Lsg. 50mg/2.5ml	Spannungs-, Erregungs- → 675, Angstzustände → 683: 10-20mg p.o. in 1-3ED; max. 150mg/d, bei station. Behandl. max. 300mg/d; 50-100mg i.v., evtl. Wdh. n. 2h, max. 300mg/d; **Prämed. vor OP:** 20-100mg p.o./i.v.; **Ki.:** 0.3-1.25mg/kg; **DANI, DALI** 50%

Flunitrazepam Rp (Btm)	HWZ 16-35(28)h, Q0 1.0, PPB 78%
Fluninoc Tbl. 1mg Flunitrazepam 1A Tbl. 1mg Rohypnol Tbl. 1mg	Schlafstörung: 0.5-1mg, max. 2mg p.o. z.N.; **Ki.** > 6J: 0.015-0.03mg/kg i.m./i.v.; **DANI, DALI** sorgfältige Dosiseinstellung, KI bei schwerer LI

Flurazepam Rp	HWZ 2(10-100)h, Q0 1.0 (0.7), PPB 95%, PRC X, Lact ?
Dalmadorm Tbl. 30mg Flurazepam Real Tbl. 30mg Staurodorm Neu Tbl. 30mg	Schlafstörung: 15-30mg p.o. z.N.; **DANI, DALI** Dosisreduktion, KI bei schwerer Leberinsuffizienz

Sedativa, Hypnotika 355

Lorazepam Rp — HWZ 12-16h, Qo 1.0, PPB 80-93%, PRC D, Lact ?

Lorazepam-neuraxpharm Tbl. 1, 2.5mg
Tavor Tbl. 0.5, 1, 2, 2.5mg; Lingualtbl. 1, 2.5mg; Amp. 2mg/1ml
Tolid Tbl. 1, 2.5mg

Spannungs-, Erregungs- → 675, **Angstzustände** → 683: 0.5-2.5mg/d p.o. in 2-3ED, bis 7.5mg/d bei stationärer Beandlung;
akute Angstzustände → 684: 0.05mg/kg i.v., evtl. Wdh. nach 2h;
Schlafstörung: 0.5-2.5mg p.o. z.N.;
Prämed. vor OP: 1-2.5mg p.o. am Vorabend und/oder 2-4mg p.o. 1-2h präop.;
Status epilepticus → 660: 4mg langsam i.v., ggf. Wdh. nach 10-15min, max. 8mg in 12h;
Ki.: 0.05mg/kg i.v., ggf. Wdh. nach 10-15min;
DALI Dosisreduktion

Lormetazepam Rp — HWZ 10(15)h, Qo 0.85 (1.0), PPB 88%

Ergocalm Tbl. 1, 2mg
Loretam Kps. 1, 2mg
Lormetazepam-ratioph. Tbl. 0.5, 1, 2mg
Noctamid Tbl. 1, 2mg
Sedalam Amp. 2mg/10ml

Ein- und Durchschlafstörung: 1-2mg p.o. z.N.;
Prämed. vor OP: 2mg p.o. am Vorabend und/oder 2mg bis 1h präoperativ; 0.4-1mg i.v.;
Sedierung bei chir. Eingriffen in Allgemeinnarkose: 0.4-2mg i.v.; **Sedierung bei diagn. Eingriffen:** 1-2mg i.v.; **akute Spannungs-, Erregungs- u. Angstzustände:** 0.4-1mg, max. 2mg i.v.

Medazepam Rp — HWZ 2(100)h, Qo 1.0

Rudotel Tbl. 10mg

Spannungs-, Erregungs- → 675, **Angstzust.** → 683: 10-30mg/d p.o. in 2-3ED, max. 60mg/d

Midazolam Rp (Btm: Amp > 50mg) — HWZ 1.5-2.2h, Qo 1.0, PPB 95%, PRC D, Lact ?

Buccolam Lsg. zur Anw. i.d. Mundhöhle 2.5mg/0.5ml, 5mg/1ml, 7.5mg/1.5ml, 10mg/2ml
Dormicum Tbl. 7.5mg; Amp. 5mg/1ml, 5mg/5ml, 15mg/3ml
Midazolam HEXAL Amp. 5mg/1ml, 5mg/5ml, 15mg/3ml
Midazolam-ratioph. Saft (1ml = 2mg); Amp. 5mg/1ml, 5mg/5ml, 15mg/3ml, 50mg/50ml, 100mg/50ml

Prämed. vor OP → 651: 7.5-15mg p.o. 30-60min präop., 3.5-7mg i.m. 20-30min präop.;
Sedierung → 651: ini 2-2.5mg i.v., je nach Wi in 1-mg-Schritten bis max. 7.5mg; Pat. > 60J: 50%;
Ki. 6M-5J: 0.05-0.1mg/kg i.v., max. 6mg;
6-12J: 0.025-0.05mg/kg i.v., max. 10mg;
Narkoseeinleitung: 0.1-0.2mg/kg i.v.;
Sedierung Intensivtherapie: ini 0.03-0.3mg/kg i.v., dann 0.03-0.2mg/kg/h;
länger anhaltende akute Krampfanfälle:
Ki. 3M – < 1J: 2.5mg buccal; **1J – < 5J:** 5mg; **5 – < 10J:** 7.5mg; **10 – < 18J:** 10mg
DALI Dosisreduktion, KI bei schwerer LI.

Nitrazepam Rp — HWZ 25-30h, Qo 1.0, PPB 87%

Eatan N Tbl. 10mg
Imeson, Mogadan Tbl. 5mg
Nitrazepam-neuraxpharm Tbl. 5, 10mg
Novanox Tbl. 5, 10mg

Schlafstörung: 2.5-5mg, max. 10mg p.o. z.N.;
BNS-Krämpfe: Sgl., Kleink.: 2.5-5mg p.o.;
DANI, DALI Dosisreduktion; KI bei schwerer Leberinsuffizienz

Oxazepam Rp	HWZ 6-25h, Q0 1.0, PPB 97%, PRC D, Lact ?
Adumbran *Tbl. 10mg* Durazepam *Tbl. 50mg* Oxazepam-ratioph. *Tbl. 10, 50mg* Praxiten *Tbl. 10, 15, 50mg*	Spannungs-, Erregungs- → 675, **Angst-zustände** → 683: 1-2 x 10-20mg p.o., max. 3 x 20mg; bei stat. Behandlung 50-150mg/d in 2-4ED; **Ki.:** 0.5-1mg/kg/d in 3-4ED); **Durchschlafstrg.:** 10-20mg, max. 30mg p.o. z.N.

Prazepam Rp	HWZ 1-3h, Q0 1.0, PPB 88%
Demetrin *Tbl. 10mg* Mono Demetrin *Tbl. 20mg*	Spannungs-, Erregungs- → 675, **Angst-zustände** → 683: 20mg p.o. z.N.; max. 60mg/d; **DANI, DALI** ini 10-15mg/d, vorsichtig steigern

Temazepam Rp	HWZ 3.5-18.4h, Q0 1.0, PPB 96%, PRC X, Lact ?
Planum *Kps. 20mg* Remestan *Kps. 10, 20mg* Temazep-CT *Kps. 10, 20mg*	**Schlafstörung:** 10-20mg p.o. z.N., max. 40mg/d; Jugendl. 14-18J: 10mg/d; **DANI, DALI** 1.0mg/d, max. 10mg/d

Triazolam Rp	HWZ 1.4-4.6h, Q0 1.0, PPB 75-90%, PRC X, Lact ?
Halcion *Tbl. 0.25mg*	**Schlafstörung:** 0.125-0.25mg p.o. z.N.; **DALI** Dosisreduktion, KI bei schwerer LI

A 13.6.2 Weitere Sedativa und Hypnotika

Wm/Wi (Buspiron): Agonist an 5-HT1A-Rezeptoren, alpha-2-antagonistisch; anxiolytisch, antidepressiv; **Wm/Wi** (Chloralhydrat): verstärkt die elektrophysiologische Reaktion auf die inhibitorischen Neurotransmitter GABA und Glycin ⇒ sedativ, hypnotisch und antikonvulsiv; **Wm/Wi** (Clomethiazol): hypnotisch, sedativ, antikonvulsiv; **Wm/Wi** (Diphenhydramin, Doxylamin): kompetitive Blockade von H1-Rezeptoren ⇒ sedierend, antiemetisch, lokalanästhetisch; **Wm/Wi** (L-Tryptophan): Synthese von Serotonin ↑ durch Subst. der physiol. Vorstufe; **Wm/Wi** (Zolpidem, Zopiclon): benzodiazepinähnliche Wi;
UW (Buspiron): nichtspez. Brustschmerzen, Alpträume, Zorn, Feindseligkeit, Verwirrtheit, Schläfrigkeit, Tinnitus, Halsentzündg, verstopfte Nase, Verschwommensehen, Muskelschmerzen, Taubheitsgefühl, Missempfindungen, Koordinationsstrg., Tremor, Ekzeme, Schwitzen, feuchte Hände; **UW** (Chloralhydrat): zahlreiche UW ohne Häufigkeitsangabe, s. Fachinfo; **UW** (Clomethiazol): starke Speichelsekretion, Bronchialsekretion ↑; **UW** (Diphenhydramin): Somnolenz, Benommenheit, Konzentrationsstrg., Schwindel, Kopfschmerzen, Sehstrg., Magen-Darm-Beschwerden, Mundtrockenheit, Obstipation, Reflux, Miktionsstrg., Muskelschwäche; **UW** (Doxylamin): zahlreiche UW ohne Häufigkeitsangabe, s. Fachinfo; **UW** (L-Tryptophan): keine (sehr) häufigen NW; **UW** (Zolpidem): Halluzinationen, Agitiertheit, Alpträume, gedämpfte Emotionen, Verwirrtheit, Somnolenz, Kopfschmerzen, Schwindelgefühl, verstärkte Schlafstrg., anterograde Amnesie, Schläfrigkeit am Folgetag, Aufmerksamkeit ↓, Doppelbilder, Schwindel, Muskelschwäche, Ataxie; **UW** (Zopiclon): Geschmacksstörung, Benommenheit am Folgetag, Mundtrockenheit; **KI** (Buspiron): bek. Überempf., akutes Engwinkelglaukom, Myasthenia gravis, schwere Leber-/Nierenfktsstrg.; **KI** (Chloralhydrat): bek. Überempf., schwere Leber-/Nierenschäden, schwere Herz-Kreislaufschwäche, Grav./Lakt., Beh. mit Antikoagulantien von Cumarin-Typ, Ki/Jug. < 18 J.; **KI** (Clomethiazol): bek. Überempf., Schlafapnoe-Syndrom, zentr. Atemstrg., akute Intox. durch Alkohol o.a. zentraldämpfende Mittel, Abhängigkeitsanamnese (Ausnahme: akute Beh. des Prädelirs, Delirium tremens und akuter Entzugssymptomatik), Asthma bronchiale;

Sedativa, Hypnotika 357

KI (Diphenhydramin): bek. Überempf., akutes Asthma bronchiale, Engwinkelglaukom, Phäochromozytom, Prostatahypertrophie mit Restharn, Epilepsie, Hypokaliämie, Hypomagnesiämie, Bradykardie, angeb. Long-QT-Syndrom oder andere klinisch signif. kard. Strg.; gleichz. Anw. von Arzneimitteln, die das QT-Intervall verlängern/zu Hypokaliämie führen/Alkohol/MAO-Hemmern, Grav./Lakt., Ki < 8kg.; **KI** (Doxylamin): bek. Überempf., Engwinkelglaukom, Prostatahypertrophie mit Restharn, akuter Asthmaanfall, Phäochromozytom, gleichz. Anw. mit MAO-Hemmern, Epilepsie; akute Vergiftung durch Alkohol, Schlaf- oder Schmerzmittel sowie Psychopharmaka; **KI** (L-Tryptophan): bek. Überempf., schw. Leberinsuff., hepatische Enzephalopathie, schwere Nierenerkrankungen und Niereninsuff., Karzinoide, gleichzeitige Anwendung mit MAO-Hemmern/SSRI; **KI** (Zolpidem): bek. Überempf., schw. Leberinsuff., Schlafapnoe-Syndrom, Myasthenia gravis, akute und/oder schw. Ateminsuff., Kinder und Jugendl. < 18J; **KI** (Zopiclon): bek. Überempf., schw. Leberinsuff., schw. Schlafapnoe-Syndrom, Myasthenia gravis, schwere Ateminsuffizienz, Ki. und Jug. < 18J, Lakt.

Buspiron Rp	HWZ 4h, Qo 1.0, PPB > 95%, PRC B, Lact ?
Anxut *Tbl. 5, 10mg* Busp *Tbl. 5, 10mg*	**Angstzustände:** ini 3 x 5-10mg p.o., max. 60mg/d; **DANI/DALI** KI bei schwerer NI/LI

Chloralhydrat Rp	HWZ 4min (7h), Qo 1.0, PPB 40%, PRC C, Lact ?
Chloraldurat *Kps. 250, 500mg*	**Schlafstörung, Erregungszustände** → 675: 250-1000mg p.o. z.N., max. 1.5g/d

Clomethiazol Rp	HWZ 2.3-5h, Qo 0.95, PPB 60-70%
Distraneurin *Kps. 192mg;* *Lsg. (1ml = 31.5mg)*	**Akute Entzugssymptomatik** → 678, **Delirium tremens (stationäre Behandlung!)** → 676: ini 384-768mg p.o., max. 1152-1536mg in den ersten 2h, dann max. 384mg alle 2h; **Verwirrtheit, Unruhe älterer Patienten:** 3 x 192-384mg p.o.; **Schlafstörung älterer Patienten** → 677: 384mg z.N., evtl. Wdh. nach 30-60min

Diphenhydramin OTC	HWZ 4-8h, Qo 0.9, PPB 85-99%, PRC B, Lact -
Betadorm D *Tbl. 50mg* Diphenhydramin Hevert *Inj.Lsg. 20mg/2ml* Dolestan *Tbl. 25, 50mg* Dormutil N *Tbl. 50mg* Emesan *Tbl. 50mg; RektalKps. 20, 50mg* Halbmond *Tbl. 50mg* Nervo Opt N *Tbl. 50mg* Schlaftabletten N *Tbl. 50mg* Sodormwell *Kps. 50mg* Vivinox Sleep *Tbl. 25, 50mg*	**Schlafstörung:** 25-50mg p.o. z.N.; 20-40mg i.v./i.m. z.N.; **vestibulärer Schwindel** → 671, **Übelkeit, Erbrechen, Kinetose** → 672: 1-3 x 50mg p.o./rekt.; 40mg i.m./i.v.; **Ki. ab 2J:** 1.25mg/kg i.m./i.v.; **Ki. 6-12J:** 1-2 x 25mg p.o.; **> 12J:** 1-2 x 50mg p.o.; **Ki. 8-10kg:** 1 x 20mg rekt.; **10-20kg:** 1-2 x 20mg rekt.; **20-39kg:** 1-3 x 20mg rect.; **>12J:** 1-2 x 50mg rekt.; **Unruhe, Angstzustände, Nervosität:** 10-40mg i.m./i.v in 2 ED; **Ki. 2-7J:** 10mg i.m./i.v.; **ab 8 J:** 10-20mg i.m./i.v.; **DANI, DALI** Dosisanpassung

A 13 Psychiatrie – Arzneimittel

Doxylamin OTC	HWZ 10h
Gittalun *Brausetbl.* 25mg **Hoggar Night** *Tbl.* 25mg **Schlafsterne** *Tbl.* 30mg **SchlafTabs-ratioph.** *Tbl.* 25mg **Sedaplus** *Saft/Lsg.* 12.5ml/5mg	Schlafstörung: 25-50mg p.o. z.N.; > 6M: 6.25mg; > 1J: 6.25-12.5mg; **5-12J:** 12.5-25mg

L-Tryptophan OTC	HWZ 2.5h, Q0 1.0, PPB 85%
Ardeydorm *Tbl.* 500mg **Ardeytropin** *Tbl.* 500mg **Kalma** *Tbl.* 500mg **L-Tryptophan-ratioph.** *Tbl.* 500mg	Schlafstörung: 1-2g p.o. z.N.; **DANI/DALI** KI

Zolpidem Rp	HWZ 2-2.6h, Q0 1.0, PPB 92%, PRC B, Lact ?
Bikalm *Tbl.* 10mg **Stilnox** *Tbl.* 10mg **Zolpidem-ratioph.** *Tbl.* 5, 10mg **Zolpidem Stada** *Tbl.* 5, 10mg	Schlafstörung: 10mg p.o. z.N.; **Pat. > 65J, geschwächte Pat.:** 5mg; **DANI** nicht erforderlich; **DALI** max. 5mg/d, KI bei schwerer LI

Zopiclon Rp	HWZ 5h, Q0 0.95, PPB 45%
Optidorm, Somnosan, Ximovan, Zopiclon HEXAL *Tbl.* 7.5mg **Zopiclon-ratioph.** *Tbl.* 3.75, 7.5mg	Schlafstörung: 7.5mg p.o. z.N., ältere Pat. 3.75mg; **DANI, DALI** max. 3.75mg/d, KI bei schw. LI

A 13.7 Psychoanaleptika

Wm/Wi (Atomoxetin): selektive Hemmung des präsynaptischen Noradrenalintransporters;
Wm/Wi (Dexamfetamin): zentral stimulierendes Sympathomimetikum;
Wm/Wi (Lisdexamfetamin): Prodrug von Dexamfetamin, zentral wirk. Sympathomimetikum;
Wm/Wi (Methylphenidat): Amphetaminderivat, zentral erregend durch Katecholaminfreisetzung;
Wm/Wi (Modafinil): Potenzierung der zerebralen Alpha-1-adrenergen Aktivität ⇒ Vigilanz ↑, Zahl plötzlicher Schlafepisoden ↓
UW (Atomoxetin): Appetit ↓, Gewicht ↓, Anorexie, Reizbarkeit, Stimmungsschw., Schlaflosigkeit, Kopfschmerzen, Schläfrigkeit, Schwindel, abdom. Schmerzen, Erbrechen, Übelkeit, Obstipat., Dyspepsie, Dermatitis, Hautausschlag, Müdigkeit, Lethargie, Tachykardie, Hypertonie;
UW (Dexamfetamin): Arrhythmien, Tachykardie, Palpitationen, Abdominalschmerzen, Übelkeit, Erbrechen, Mundtrockenheit, Veränderung des Blutdrucks/Herzfrequenz, Appetit ↓, verringerte Gewichts- und Größenzunahme bei längerer Anw. bei Kindern, Arthralgie, Schwindel, Dyskinesie, Kopfschmerzen, Hyperaktivität, Schlaflosigkeit, Nervosität, abnormes Verhalten, Aggressivität, Erregungs- und Angstzustände, Depression, Reizbarkeit;
UW (Lisdexamfetamin): Appetit ↓, Anorexie, Schlafstörungen, Agitiertheit, Angst, Libido ↓, Tic, Affektlabilität, psychomotorische Hyperaktivität, Aggression, Kopfschmerzen, Schwindel, Unruhe, Tremor, Somnolenz, Mydriasis, Tachykardie, Palpitationen, Dyspnoe, Mundtrockenheit, Diarrhoe, Oberbauchschmerzen, Übelkeit, Erbrechen, Hyperhidrose, Hautausschlag, erektile Dysfunktion, Reizbarkeit, Müdigkeit, Zerfahrenheit, Fieber, Blutdruck ↑, Gewicht ↓;

Psychoanaleptika 359

UW (Methylphenidat): Anorexie, Appetitverlust, mäßige Verminderung der Gewichtszunahme und des Längenwachstums bei längerer Anwendung bei Kindern, Schlaflosigkeit, Nervosität, abnormes Verhalten, Aggression, Affektlabilität, Erregung, Anorexia, Ängstlichkeit, Depression, Reizbarkeit, Konzentrationsmangel und Geräuschempfindlichkeit (bei Erwachsenen mit Narkolepsie), Kopfschmerzen, Somnolenz, Schwindelgefühl, Dyskinesie, psychomotorische Hyperaktivität, Tachykardie, Palpitationen, Arrhythmien, Hypertonie, Bauchschmerzen, Magenbeschwerden, Übelkeit, Erbrechen, Mundtrockenheit, Diarrhoe, Schwitzen, Alopezie, Pruritus, Rash, Urtikaria, Arthralgien, Husten, Rachen- und Kehlkopfschmerzen, Nasopharyngitis, Fieber, Änderung v. Blutdruck/Herzfrequenz, Gewichtsverlust;
UW (Modafinil): verminderter Appetit, Nervosität, Insomnie, Angst, Depression, Denkstörungen, Verwirrtheit, Kopfschmerzen, Schwindelgefühl, Somnolenz, Parästhesien, verschwommenes Sehen, Tachykardie, Palpitationen, Vasodilatation, Bauchschmerzen, Übelkeit, Mundtrockenheit, Diarrhoe, Dyspepsie, Verstopfung, Asthenie, Brustschmerzen, dosisabhängige Erhöhung der γGT und aP, pathologische Leberfunktionstests;
KI (Atomoxetin): bek. Überempfindlichkeit, Engwinkelglaukom, gleichzeitige Anwendung von MAO-Hemmern, schwere kardio-/zerebrovaskuläre Erkrankungen, Phäochromozytom;
KI (Dexamfetamin): bek. Überempf. oder Idiosynkrasie ggü. sympathomimetischen Aminen, Glaukom, Phäochromozytom, Hyperthyreose oder Thyreotoxikose, Diagnose oder Anamnese schwerer Depression, Anorexia nervosa/anorekt. Störungen, Suizidneigung, psychotische Symptome, schwere affektive Störungen, Manie, Schizophrenie, psychopathischen/ Borderline-Persönlichkeitsstörungen, Gilles-de-la-Tourette-Syndrom oder ähnliche Dystonien, Diagnose/Anamnese von schweren und episodischen (Typ I) bipolaren affektiven Störungen, vorbestehende Herz-Kreislauf-Erkrankungen einschließlich mittelschwerer und schwerer Hypertonie, Herzinsuff., arterieller Verschlusskrankheit, Angina pectoris, hämodynamisch signifikanter angeborener Herzfehler, Kardiomyopathien, Myokardinfarkt, potenziell lebensbedrohender Arrhythmien und Kanalopathien, zerebrale Aneurysmen;
KI (Dexamfetamin, Fortsetzung): Gefäßabnormalitäten inkl. Vaskulitis oder Schlaganfall, Porphyrie, anamnestisch Drogenabhängigkeit oder Alkoholismus, gleichzeitige Anwendung von MAO-Hemmern, Grav./Lakt.; **KI** (Lisdexamfetamin): bek. Überempf., gleichzeitige Anw. von MAO-Hemmern, Hyperthyreose/Thyreotoxikose, Erregungszustände, symptomatische Herz-Kreislauf-Erkr., fortgeschrittene Arteriosklerose, mittelschw. bis schw. Hypertonie, Glaukom; **KI** (Methylphenidat): bek. Überempf., Hyperthyreose oder Thyreotoxikose, Glaukom, Phäochromozytom, vorbestehende Herz-Kreislauf-/zerebrovaskuläre Erkr., gleichzeitige Anw. von MAO-Hemmern; Diagnose oder Anamnese von: schwerer Depression, Anorexia nervosa/anorektischen Störungen, Suizidneigung, psychotischen Symptomen, schweren affektiven Strg., Manie, Schizophrenie, psychopathischen/Borderline-Persönlichkeitsstrg., Gilles-de-la-Tourette-Syndrom oder ähnlichen Dystonien, schweren und episodischen (Typ I) bipolaren affektiven Störungen; **KI** (Modafinil): bek. Überempf., nicht kontrollierte mittelschwere-schwere Hypertonie, HRST

Atomoxetin Rp	HWZ 3.6h, PPB 98%
Strattera Kps. 10, 18, 25, 40, 60, 80, 100mg; Lsg. 4mg/ml	**Aufmerksamkeitsdefizit-Hyperaktivitätsstörung** → 685: **Ki.** > 6J: ini 0.5mg/kg/d p.o., nach 7d je nach Wi steigern auf 1.2mg/kg/d; >70kg: ini 1×40mg, dann 80mg, max. 100mg/d; **DANI** nicht erforderlich; **DALI** Child B: 50%, Child C: 25%

A 13 Psychiatrie – Arzneimittel

Dexamfetamin Rp (Btm)	HWZ 10h
Attentin *Tbl. 5, 10, 20mg*	Aufmerksamkeitsdefizit-Hyperaktivitätsstörung mit fehlendem Ansprechen auf Atomoxetin bzw. Methylphenidat: **Ki.** > 6J: ini 5-10mg p.o., ggf. um 5mg/W steigern, max. 20-40mg/d; **DANI, DALI** keine Daten
Lisdexamfetamin Rp (Btm)	HWZ 1(11)h, PRC B, Lact –
Elvanse *Kps. 30, 40, 50, 60, 70mg*	ADHS mit fehlendem Ansprechen auf Methylphenidat → 685: **Ki.** > 6J: ini 1 x 30mg p.o., ggf. um 20mg/W steigern, max. 70mg/d; **DANI, DALI** keine Daten
Methylphenidat Rp (Btm)	HWZ 2-4h, Qo 0,95, PPB 10-33%, PRC C, Lact ?
Concerta *Tbl. 18(ret.), 27 (ret.), 36(ret.), 54(ret.)mg* Equasym *Kps. 10(ret.), 20(ret.), 30(ret.)mg* Medikinet *Tbl. 5, 10, 20mg; Kps. 5(ret.), 10(ret.), 20(ret.), 30(ret.), 40(ret.), 50(ret.), 60(ret.)mg* Methylphenidat HEXAL *Tbl. 10mg* Ritalin *Tbl. 10mg; Kps. (ret.) 20, 30, 40mg* Ritalin Adult *Kps. (ret.) 10, 20, 30, 40mg*	**ADHS** → 685: **Ki.** ab 6J: ini 5mg p.o., um 5-10mg/W steigern, max. 60mg/d in 2-3ED; 1 x 18-36mg (ret.), max. 54mg/d (ret.); **Erw.:** ini 1 x 10-20mg (ret.), ggf. steigern um 10-20mg/W., max. 80mg/d; **Narkolepsie:** 10-60mg/d in 2-3ED; >6J: ini 1-2 x 5mg/d, um 5-10mg/W steigern, max. 60mg/d; **DANI, DALI** keine Daten, vorsichtige Anw.
Modafinil Rp)	HWZ 10-12h, PPB 62%, PRC C, Lact ?
Modafinil-neuraxpharm *Tbl. 100, 200mg* Modafinil Heumann *Tbl. 100mg* Vigil *Tbl. 100, 200mg*	Narkolepsie: 200-400mg/d p.o. in 2ED (morgens, mittags); **DANI** keine Daten; **DALI** schwere LI: 50%

A 13.8 Zentral wirksame Alpha-Sympathomimetika

Wm/Wi (Clonidin): zentrale Stimulation Alpha-2-adrenerger Rezeptoren ⇒ Sympathikusaktivität ↓ ⇒ dämpft Überaktivität noradren. Neurone (die Alkoholentzug bewirken);
Wm/Wi (Guanfacin): zentrale Stimulation Alpha-2-adrenerger Rezeptoren ⇒ Veränderung der Signalübertragung im präfrontalen Kortex und in den Basalganglien;
UW (Clonidin): Depression, Schlafstrg., Schwindel, Sedierung, Kopfschmerzen, orthostatische Hypotonie, Mundtrockenheit, Obstipation, Übelkeit, Erbrechen, Schmerzen in Speicheldrüsen, erektile Dysfunktion, Müdigkeit;
UW (Guanfacin): Depression, Angst, Affektlabilität, Insomnie, Durchschlafstrg., Alpträume, Somnolenz, Kopfschmerzen, Sedierung, Schwindel, Lethargie, Bradykardie, Hypotonie, orthostat. Hypotonie, Bauchschmerzen, Erbrechen, Übelkeit, Diarrhoe, Obstipation, Mundtrockenheit, Exanthem, Enuresis, Ermüdung, Reizbarkeit, Gewicht ↑;
KI (Clonidin): bek. Überempf., ausgeprägte Hypotonie, Major Depression, bestimmte Erregungsbildungs- und Erregungsleitungsstrg. des Herzens, Bradykardie, Grav./Lakt.;
KI (Guanfacin): bek. Überempf.

Alkoholentwöhnungsmittel 361

Clonidin Rp	HWZ 12-16h, Qo 0.4, PPB 30-40%, PRC C, Lact ?
Paracefan *Amp. 0.15mg/1ml, 0.75mg/5ml*	**Alkoholentzugssyndrom:** ini 0.15-0.6mg, max 0.9mg i.v. dann 0.3-4mg/d, max. 10mg/d; Perf. (0.75mg) = 15µg/ml ⇒ 2-8ml/h

Guanfacin Rp	HWZ 18h, PPB 70%, PRC B, Lact ? ✋
Intuniv *Tbl. 1(ret.), 2(ret.), 3(ret.), 4(ret.)mg*	**Aufmerksamkeitsdefizit-Hyperaktivitätsstörung: Ki. 6–17J:** ini 1 x 1mg p.o., je nach Wi/Verträglichkeit steigern um max. 1mg/W, Erh.Dos. 0.05-0.12mg/kg/d; **DANI** CrCl < 30: Dosisreduktion; **DALI:** vorsichtige Anw.

A 13:9 Alkoholentwöhnungsmittel

Wm/Wi (Acamprosat): Stimulierung der inhibitorischen GABAergen Neurotransmission sowie antagonistischer Effekt auf die erregenden Aminosäuren, insbesondere Glutamat;
Wm/Wi (Nalmefen): Agonist am "kappa"-Rezeptor, Antagonist am µ- und Δ-Rezeptor ⇒ Modulierung kortiko-mesolimbischer Funktionen ⇒ Verringerung des Alkoholkonsums;
Wm/Wi (Naltrexon): kompetitiver Antagonismus am Opioidrezeptor;
UW (Acamprosat): erniedrigte Libido, Durchfall, Übelkeit, Erbrechen, Bauchschmerzen, Blähungen, Pruritus, makulopapulöser Ausschlag, Frigidität, Impotenz;
UW (Nalmefen): verminderter Appetit, Schlaflosigkeit, Schlafstörungen, Verwirrtheit, Ruhelosigkeit, verminderte Libido, Halluzinationen, Dissoziation, Schwindel, Kopfschmerzen, Somnolenz, Tremor, Aufmerksamkeitsstörungen, Parästhesie, Hypästhesie, Tachykardie, Palpitationen, Übelkeit, Erbrechen, trockener Mund, Hyperhidrose, Muskelspasmen, Ermüdung, Asthenie, Unwohlsein, Gefühl anomal; erniedrigtes Gewicht;
UW (Naltrexon): Bauchschmerzen, Übelkeit, Erbrechen, Diarrhoe, Obstipation, Appetit ↓, Schlafstrg., Angstzustände, Nervosität, Affektstrg., Reizbarkeit, Kopfschmerzen, Unruhe, Schwindel, gesteigerter Tränenfluss, Tachykardie, Palpitationen, Änderungen EKG, Thoraxschmerzen, Exanthem, Gelenk- u. Muskelschmerzen, verzögerte Ejakulation, erektile Dysfunktion, Asthenie, Durst, gesteigerte Energie, Schüttelfrost, Hyperhidrose;
KI (Acamprosat): bek. Überempf., Lakt., NI; **KI** (Nalmefen): bek. Überempf., gleichz. Anw. von Opioidagonisten bzw. Partialagonisten, Pat. mit bestehender oder kurz zurückliegender Opioidabhängigkeit, mit akuten Opioid-Entzugssymptomen, Pat. mit vermuteter kürzlicher Anw. von Opioiden; schwere LI, NI; Pat. mit jüngster Vergangenheit aufgetretenen akuten Alkoholentzugserscheinungen (inkl. Halluzinationen, Krampfanfälle, Delirium tremens);
KI (Naltrexon): bek. Überempf., schwere LI, akute Hepatitis, schwere Nierenfktsstrg.; Pat., die Opioid-Analgetika erhalten; opioidabhängige Pat. ohne erfolgreichen Entzug oder Pat., die Opiat-Agonisten erhalten (z.B. Methadon); akute Opiat-Entzugssymptome, Pat. mit positivem Opioid-Nachweis im Urin oder negativem Ergebnis im Naloxon-Provokationstest

Acamprosat Rp	HWZ 20.7h, keine PPB
Campral *Tbl. 333mg*	**Aufrechterhaltung der Abstinenz bei Alkoholabhängigkeit** ⇒ **678:** 3 x 666mg p.o.; Pat. < 60kg: 2-1-1Tbl.; **DANI** Krea > 120µmol/l: KI; **DALI** Child C: KI

Nalmefen Rp	HWZ 12.5h, PPB 30%
Selincro Tbl. 18mg	**Zur Reduktion des Alkokolkonsums bei Alkoholabhängigkeit mit hohem Risikoniveau:** n. Bed. 18mg p.o., max 18mg/d; **DANI, DALI** leichte bis mittelschwere NI/LI: 100%; KI bei schwerer NI/LI

Naltrexon → 282 Rp	HWZ 2.7(9)h, Qo 1.0, PPB 21%, PRC C, Lact ?
Adepend Tbl. 50mg	**Minderung des Rückfallrisikos nach Alkoholabhängigkeit:** 1 x 50mg p.o.; **DANI, DALI** vorsichtige Anw. bei leichter bis mäßiger NI/LI; KI bei schwerer NI/LI

A 13.10 Rauchentwöhnungsmittel

Wm/Wi (Bupropion): Hemmung des Katecholamin-Reuptakes im Gehirn ⇒ Noradrenalin ↑, Dopamin ↑ in bestimmten Hirnregionen ⇒ Milderung von Nikotinentzugssymptomen, Rauchdrang ↓; **Wm/Wi** (Vareniclin): bindet an neuronale nikotinerge Acetylcholinrezeptoren ⇒ lindert Symptome des Rauchverlangens und des Rauchentzugs;
UW (Bupropion): Urtikaria, Fieber, Mundtrockenheit, Übelkeit, Erbrechen, Bauchschmerzen, Obstipation, Schlaflosigkeit, Agitiertheit, Zittern, Konzentrationsstörung, Kopfschmerzen, Schwindel, Geschmacksstörungen, Depression, Angst, Hautausschlag, Pruritus, Schwitzen;
UW (Vareniclin): Übelkeit, Erbrechen, Obstipation, Diarrhoe, Magenbeschwerden, Dyspepsie, Flatulenz, Mundtrockenheit, gesteigerter Appetit, abnorme Träume, Schlaflosigkeit, Kopfschmerzen, Somnolenz, Schwindel, Dysgeusie, Müdigkeit;
KI (Bupropion): bek. Überempf., Epilepsie, ZNS-Tumore; abrupter Entzug von Alkohol/Medikamenten kann zu Entzugskrämpfen führen, Bulimie, Anorexie, bipolare Erkr., gleichzeitige Anw. von MAO-Hemmern, schwere Leberzirrhose, Grav.;
KI (Vareniclin): bek. Überempf.

Bupropion (Amfebutamon) Rp-L!	HWZ 20h, Qo > 0.8, PPB 84%, PRC C Lact-
Zyban Tbl. 150(ret.)mg	**Raucherentwöhnung:** d1-6: 1 x 150mg p.o., dann 2 x 150mg; **DANI** 150mg/d; **DALI** 150mg/d, KI bei schwerer LI

Vareniclin Rp-L!	HWZ 24h, PPB < 20%
Champix Tbl. 0.5, 1mg	**Raucherentwöhnung:** d1-3: 1 x 0.5mg p.o.; d4-7: 2 x 0.5mg; ab d8: 2 x 1mg, Dauer 12W; **DANI** CrCl > 30: 100%; < 30: max. 1mg/d; bei term. NI Anw. nicht empf.; **DALI** nicht erf.

A 14 Dermatologie – Arzneimittel

A 14.1 Antipruriginosa, Antiphlogistika

Ammoniumbituminosulfonat OTC

Ichtholan 10, 20, 50% *Salbe (100g enth. 10, 20, 50g)* **Ichtholan spezial** *Salbe (100g enth. 85g)* **Schwarze Salbe Lichtenstein** *Salbe (100g enth. 20, 50g)* **Thiobitum 20%** *Salbe (100 g enth. 20g)*	Unspezifisch entzündliche Hauterkrankungen (Furunkel → 689, Schweißdrüsenabszess → 690): Salbe dick auftragen und mit Verband abdecken, Verbandswechsel alle 2d

Phenolsulfonsäure (Gerbstoff) OTC

Tannolact *Creme (100g enth. 400, 1000mg); Pulver (100g enth. 40g); Lotio (100g enth. 1g)* **Tannosynt** *Creme, Lotio (100g enth. 1g); Konzentrat (100g enth. 40g)* **Delagil** *Creme (100g enth. 400mg); Pulver (100g enth. 40g)*	Hauterkrankungen mit Entzündung, Juckreiz oder Nässen: Creme: 3 x tgl. dünn auftragen; Lotio: 1-2 x tgl. dünn auftragen; Pulver: in warmem Wasser auflösen für Bäder und Umschläge

A 14.2 Glukokortikoide

A 14.2.1 Schwach wirksame topische Glukokortikoide

Hydrocortison Rp

Hydrocortison HEXAL *Salbe (100g enth. 250, 500, 1000mg)* **Hydrocutan** *Creme (100g enth. 250mg); Salbe (100g enth. 100, 1000mg)* **Linolacort Hydro** *Creme (100g enth. 500, 1000mg)*	Entzündliche, allergische → 711, pruriginöse Hauterkrankungen, chemisch und physikalisch induzierte Dermatitiden: 1-3 x tgl. auftragen

Prednisolon Rp

Linola-H N, Linola-H-Fett N *Creme (100g enth. 400mg)* **Prednisolon LAW** *Creme, (100g enth. 250mg)*	Akute Ekzeme → 699, Dermatitiden: 1-3 x tgl. auftragen

A 14.2.2 Mittelstark wirksame topische Glukokortikoide

Clobetason Rp

Emovate Creme (100g enth. 50mg)	Leichtere Formen von Ekzemen → 699, seborrhoische Dermatitis → 700 und steroidempfindliche Dermatosen: 2 x tgl. auftragen

Dexamethason Rp

Dexa Loscon Mono Lsg. (100g enth. 25mg) **Dexamethason LAW** Creme (100g enth. 50mg) **Tuttozem N** Creme (100g enth. 35mg)	Ekzeme → 699, Psoriasis capitis → 708, auf Kortikoide ansprechende akute Dermatitiden: 1–3 x tgl. auftragen

Flumetason Rp

Cerson Creme, Fettcreme, Lsg. (100g enth. 20mg) **Locacorten** Creme (100g enth. 20mg)	Ekzeme → 699, Neurodermitis → 699, Psoriasis → 708, Intertrigo, Lichen ruber → 704, Lichen sclerosus, kutaner Lupus erythematodes: 1 x tgl. auftragen

Fluprednidan Rp

Decoderm Creme (100g enth. 100mg); Salbe (100g enth. 50mg)	Ekzeme → 699, auf Kortikoide ansprechende Dermatitiden: 1–3 x tgl. auftragen

Hydrocortisonbutyrat Rp PRC C, Lact ?

Alfason Creme, Salbe, Emulsion, Lsg. (Crinale) (100g enth. 100mg) **Laticort** Creme, Salbe (100g enth. 10mg)	Ekzeme → 699, auf Kortikoide ansprechende Dermatitiden: 2 x tgl. auftragen

Prednicarbat Rp PRC C, Lact ?

Dermatop Creme, Salbe, Fettsalbe, Lsg. (100g enth. 250mg) **Prednicarbat Acis** Creme, Salbe, Fettsalbe, Lsg. (100g enth. 250mg) **Prednitop** Creme, Salbe, Fettsalbe, Lsg. (Crinale) (100g enth. 250mg)	Ekzeme → 699, auf Kortikoide ansprechende Dermatitiden: 1–2 x tgl. auftragen

Triamcinolonacetonid Rp PRC C, PPB 80% (bei syst. Anwendung), Lact ?

Delphicort Creme (100g enth. 100mg) **Kortikoid-ratioph.** Creme, (100g enth. 100mg) **Triamgalen** Creme, Salbe, Lotion (100g enth. 100mg); Lsg. (100g enth. 200mg) **Volon A** Creme, Salbe, Haftsalbe, Lotio (100g enth. 100mg) **Volonimat** Creme, Salbe (100g enth. 25mg)	Ekzeme → 699, auf Kortikoide ansprechende Dermatitiden: 1–2 x tgl. auftragen

Glukokortikoide

A 14.2.3 Stark wirksame topische Glukokortikoide

Amcinonid Rp	PRC C, Lact ?
Amciderm *Creme, Salbe, Fettsalbe, Lotio* (100g enth. 100mg)	**Ekzeme** → 699, **Lichen ruber** → 704, **steroidempfindliche Dermatosen:** 1-2 x tgl. auftragen

Betamethason Rp	PRC C, Lact -
Bemon *Creme, Salbe* (100g enth. 122mg) **Betnesol V** *Creme, Salbe, Lotio, Lsg. (Crinale)* (100g enth. 100mg) **Celestan V** *Salbe* (100g enth. 100mg) **Diprosis** *Salbe, Gel* (100g enth. 50mg) **Diprosone** *Creme, Salbe, Lsg.* (100g enth. 50mg)	**Ekzeme** → 699, **steroidempfindliche Dermatosen:** 1-2 x tgl. auftragen

Desoximetason Rp	PRC C, Lact ?
Topisolon *Salbe* (100g enth. 250mg)	**Ekzeme** → 699, **steroidempfindliche Dermatosen:** 1-2 x tgl. auftragen

Diflucortolon Rp	
Nerisona *Creme, Salbe, Fettsalbe* (100g enth. 100mg)	**Ekzeme** → 699, **steroidempfindliche Dermatosen:** 1-2 x tgl. auftragen

Fluocinolonacetonid Rp	
Flucinar *Creme, Salbe* (100g enth. 25mg) **Jellin** *Creme, Salbe* (100g enth. 25mg)	**Entzündliche, entzündlich-juckende und allergische Dermatosen** → 711: 1-2 x tgl. auftragen

Fluocinonid Rp	PRC C, Lact ?
Topsym *Creme, Salbe, Lsg.* (100g enth. 50mg)	**Entzündliche, entzündlich-juckende und allergische Dermatosen** → 711: 1-2 x tgl. auftragen

Methylprednisolon Rp	HWZ 2-3h, PRC C, Lact ?
Advantan *Creme, Salbe, Fettsalbe, Lsg., Milch* (100g enth. 100mg)	**Endogene und exogene Ekzeme** → 699, **Neurodermitis** → 699: 1 x tgl. auftragen

Mometason Rp	PRC C, Lact ?
Ecural *Fettcreme, Salbe, Lsg.* (100g enth. 100mg) **Elocon** *Fettcreme, Salbe* (100g enth. 100mg) **Momegalen** *Fettcreme, Salbe, Lsg. (Crinale)* (100g enth. 100mg)	**Entzündliche und juckende steroidempfindliche Dermatosen:** 1 x tgl. auftragen

A 14.2.4 Sehr stark wirksame topische Glukokortikoide

Clobetasol Rp

Butavate *Creme, Salbe, Lsg.* (100g enth. 50mg) Clobegalen *Creme, Salbe, Lsg., Lotion* (100g enth. 50mg) Clobetasol Acis *Creme, Salbe, Fettsalbe, Lsg. (Crinale)* (100g enth. 50mg) Dermoxin *Creme, Salbe* (100g enth. 50mg) Dermoxinale *Lsg. (Crinale)* (100g enth. 50mg) Karison *Creme, Salbe, Lsg., Fettsalbe, Lsg. (Crinale)* (100g enth. 50mg)	Psoriasis → 708, akutes und chronisches Ekzem → 699, **Lichen ruber planus** → 704, Lichen sclerosus et atrophicans, Pustulosis palmaris et plantaris: 1 x tgl. auftragen, max. 20% der KOF, max. 50g Salbe/Creme pro W

A 14.2.5 Glukokortikoid + Triclosan

Flumetason + Triclosan Rp

Duogalen *Creme* (100g enth. 17mg+3g)	**Infizierte Ekzeme, Dermatomykosen mit Begleitentzündung, Impetigo, ekzematisierte Follikulitis:** 2 x tgl. dünn auftragen, Ther.-Dauer ca. 7d

Halometason + Triclosan Rp

Infectocortisept *Creme* (100g enth. 50mg+1g)	**Infizierte Ekzeme, Dermatomykosen mit Begleitentzündung, Impetigo, bakterielle Intertrigo:** 1-2 x tgl. dünn auftragen, Ther.-Dauer ca. 7d

A 14.3 Dermatitistherapeutika

Wm/Wi (Alitretinoin): immunmodulatorisch, antiinflammatorisch;
Wm/Wi (Pimecrolimus, Tacrolimus): Calcineurininhibitoren; immunsuppressiv, Hemmung von Produktion und Freisetzung proinflammatorischer Zytokine;
UW (Alitretinoin): Kopfschmerzen, Hypertriglyzeridämie, Hypercholesterinämie, Anämie, Fe-Bindungskapazität ↑, Thrombozyten ↓, TSH/FT4 ↓, Konjunktivitis, trockene Haut und Augen, Gesichtsröte, Transaminasen ↑, Myalgie, Arthralgie;
UW (Tacrolimus): Brennen, Pruritus, Schmerzen, Exanthem, Wärmegefühl, Reizung, Parästhesie an der Applikationsstelle; Alkoholunverträglichkeit mit Hautrötung, Eczema herpeticum, Follikulitis, Herpes simplex, Herpesvirus-Infektion, Kaposi varicelliforme Eruption;
KI (Alitretinoin): bek. Überempf. gegen Retinoide, Frauen im gebärfähigen Alter (es sei denn, es werden alle Bedingungen des Grav.-Verhütungsprogramms eingehalten), Leberinsuffizienz, schwere Niereninsuffizienz, nicht ausreichend eingestellte Hypercholesterinämie/Hypertriglyzeridämie, nicht ausreichend eingestellter Hypothyroidismus, Hypervitaminose A, Allergie gegen Erdnüsse/Soja, gleichzeitige Anw. von Tetrazyklinen, Vitamin A oder anderen Retinoiden, Grav./Lakt.;
KI (Tacrolimus): bek. Überempfindlichkeit

Antipsoriatika

Alitretinoin Rp	HWZ 2-10h
Toctino *Kps. 10, 30mg*	**Schweres chronisches Handekzem:** ini 1 x 30mg p.o., dann 10-30mg/d; Behandlungszyklus 12-24W; **DANI** KI bei schwerer NI; **DALI** KI bei LI
Pimecrolimus Rp	
Elidel 1% *Creme (1g enth. 10mg)*	**Leichtes/mittelschweres atopisches Ekzem:** 2 x tgl. auftragen bis Abheilung; **Ki.:** s. Erw.
Tacrolimus Rp	
Protopic 0.03%, 0.1% *Salbe (1g enth. 0.3, 1mg)*	**Mittelschweres/schweres atopisches Ekzem:** ini 0.1% 2 x tgl. auftragen, nach 2-3W 0.03% bis zur Abheilung; **Ki.** > 2J: 0.03% 2 x tgl. auftragen, nach 2-3W 1 x tgl. bis zur Abheilung

A 14.4 Antipsoriatika
A 14.4.1 Externa

Calcipotriol Rp	
Calcipotriol HEXAL *Salbe, Lsg. (100g enth. 5mg)* Daivonex *Creme, Salbe, Lsg. (100g enth. 5mg)*	**Leichte bis mittelschwere Psoriasis** → 708: 2 x tgl. auftragen
Calcipotriol + Betamethason Rp	
Daivobet *Salbe, Gel (100g enth. 5+50mg)* Enstilar *Schaum (100g enth. 5+50mg)* Xamiol *Gel (100g enth. 5+50mg)*	**Leichte bis mittelschwere Psoriasis** → 708: 1 x tgl. auftragen: Kopfhaut (nur Gel) 1-4g, max. 15g/d f. 4W; übrige Hautpartien (Gel, Salbe, Schaum) max. 15g/d f. 4-8W
Dithranol Rp	
Micanol 1% *Creme (100g enth. 1mg)*	**Subakute/chron. Psoriasis** → 708: 2 x tgl. auftragen
Dithranol + Harnstoff Rp	
Psoradexan *Creme (1g enth. 0.5, 1, 2mg + je 170mg Harnstoff)*	**Subakute/chronische Psoriasis** → 708: 2 x tgl. auftragen
Steinkohlenteer Rp	
Lorinden Teersalbe *Salbe (1g enth. 15mg)* Tarmed *Shampoo (100g enth. 4g)* Teer Linola Fett *Salbe (1g enth. 20mg)*	**Seborrhoische Dermatitis** → 700, **Seborrhoe oleosa, Pityriasis simplex capitis, Psoriasis der Kopfhaut** → 708: 1-2 x/W auftragen/anwenden
Tazaroten Rp	
Zorac *Gel (1g enth. 1mg)*	**Leichte bis mittelschw. Plaque- Psoriasis** → 708: 1 x tgl. für bis zu 12W auftragen

A 14.4.2 Interna

Wm/Wi (Acitretin): Vitamin-A-Derivat, normalisiert Wachstum/Differenzierung von Haut- und Schleimhautzellen; **Wm/Wi** (Ciclosporin, Methotrexat): Hemmung aktivierter T-Zellen, deren Zytokine zur Hyperproliferation der Keratinozyten beitragen;
Wm/Wi (Dimethylfumarat): vorübergehender Anstieg der intrazell. Ca^{2+}-Konzentration ⇒ Proliferationshemmung der Keratinozyten, intraepidermale Infiltration mit Granulozyten u. T-Helferzellen ↓; **Wm/Wi** (Ixekizumab): monoklonaler IgG4-AK, der an IL-17A bindet ⇒ Hemmung von Proliferation und Aktivierung der Keratinozyten; **Wm/Wi** (Secukinumab): humaner monoklon. AK, bindet an IL 17A ⇒ Hemmung proinflammatorischer Zytokine, Chemokine und Mediatoren der Gewebsschädigung; **Wm/Wi** (Ustekinumab): monoklon. AK, bindet an IL-12 und IL-23 ⇒ Unterdrückung der gesteigerten Immunzellaktivierung;
UW (Acitretin): Trockenheit von Haut und Schleimhäuten, Lippenentzündung, Haarausfall, Transaminasen ↑, BB-Veränderungen, Lipide ↑; **UW** (Ciclosporin): Nierenschädigung, Leberfktsstrg., Kardiotoxizität, Tremor, Hirsutismus, Gingivahypertrophie, Ödeme;
UW (Dimethylfumarat): Gesichtsrötung, Hitzegefühl, Diarrhoe, Völlegefühl, Oberbauchkrämpfe, Blähungen, Leukopenie, Lymphopenie, Eosinophilie; **UW** (Ixekizumab): Infektion der oberen Atemwege, Tinea-Infektion, oropharyngeale Schmerzen, Übelkeit, Reaktion a.d. Injektionsstelle;
UW (Methotrexat): Exanthem, Haarausfall, GI-Ulzera, Hämatopoesestörung;
UW (Secukinumab): Infektionen der oberen Atemwege, oraler Herpes, Rhinorrhoe, Diarrhoe, Urtikaria; **UW** (Ustekinumab): Infektionen Hals/Atemwege, Kopfschmerzen, Schwindel, verstopfte Nase, oropharyngeale Schmerzen, Diarrhoe, Übelkeit, Erbrechen, Juckreiz, Rücken-, Muskelschmerzen, Müdigkeit; Erythem/Schmerzen a.d. Injektionsstelle;
KI (Acitretin): bek. Überempf. gegen Retinoide, LI, NI, D. m., schwere Hyperlipidämie; gleichzeitige Einnahme von Vit. A oder anderen Retinoiden, Methotrexat, Tetrazykline; Grav./Lakt., Frauen im gebärfähigen Alter ohne sichere Kontrazeption; **KI** (Ciclosporin): Nierenfktsstrg., unkontrollierte art. Hypertonie, unkontrollierte Infektionen, Tumoren, schwere Lebererkr., Lakt., Cave in Grav.; **KI** (Dimethylfumarat): bek. überempf., gastroduodenale Ulzera, schwere Leber- und Nierenerkrankungen, leichte Formen der Psoriasis (zu hohes Behandlungsrisiko), Psoriasis pustulosa (fehlende Erfahrung), Pat. <18J, Grav., Lakt.;
KI (Ixekizumab): bek. Überempf., klinisch relevante aktive Infektionen; **KI** (Methotrexat): akute Infektionen, schwere Knochenmarksdepression, Leberfunktionsstrg., GI-Ulzera, Niereninsuff., Grav./Lakt.; **KI** (Secukinumab): bek. Überempf., klinisch relevante Infektionen; **KI** (Ustekinumab): bek. Überempf., klinisch relevante aktive Infektionen

Acitretin Rp	HWZ 50(60)h, Q0 1.0, PPB 99%, PRC X, Lact ?
Acicutan Kps. 10, 25mg **Neotigason** Kps. 10, 25mg	Psoriasis → 708, Hyperkeratosis palmoplant., M. Darier, Pust. palmoplant., Ichthyosis → 703, Pityriasis rubra pil., Lichen ruber planis → 704: ini 30mg/d p.o. für 2–4 W, dann ggf. bis max. 75mg/d; **Ki.**: ini 0.5mg/kg/d, ggf. bis 1mg/kg/d, max. 35mg/d, Erh.Dos. 0.1mg/kg/d, max. 0.2mg/kg/d; DANI, DALI
Ciclosporin Rp HWZ 7–8(16–19)h, Q0 1.0, PPB 90%, ther. Serumspiegel (µg/l): 100–300	
Cicloral Kps. 25, 50, 100mg **Ciclosporin Pro** Kps. 25, 50, 100mg **Immunosporin** Kps. 25, 50, 100mg **Sandimmun** Kps. 10, 25, 50, 100mg; Susp. (1ml = 100mg); Amp. 50mg/1ml, 250mg/5ml	Schwerste Formen der Psoriasis → 708: 2.5mg/kg/d p.o., max. 5mg/kg/d; Kreatininkontrolle! DANI KI → 267; DALI 50–75%

Antipsoriatika 369

Methoxsalen Rp	HWZ 5h, Qo 1.0
Meladinine *Tbl. 10mg; Lsg. (1ml enth. 3mg)*	Schw. Psoriasis → 708, Mycosis fungoides, Vitiligo: 0.6mg/kg 2h vor UV-A-Bestrahlung; Leichtere Psoriasis: Lsg. als Badezusatz (0.5mg/l Badewasser) vor UV-A-Bestrahlung; **DANI** KI bei stark eingeschränkter Nierenfkt.; **DALI** KI bei Hepatopathie
Dimethylfumarat + Ethylhydrogenfumarat Rp	HWZ 11min (36h)
Fumaderm initial *Tbl. 30 +75mg* Fumaderm *Tbl. 120 +95mg*	Mittelschwere bis schwere Psoriasis → 708: W1 1 x 30+75mg; W2 2 x 30+75mg; W3 3 x 30+75mg; W4 1 x 120+95mg, dann n. Wi um 120+95mg/W bis max. 3 x 240+190mg steigern; **DANI, DALI** KI bei schwerer NI, LI
Ixekizumab Rp	HWZ 13d
Taltz *Fertigspr. 80mg; Pen 80mg*	Mittelschwere bis schwere Psoriasis → 708: W0 160mg s.c.; W 2, 4, 6, 8, 10, 12 jeweils 80mg, dann 80mg alle 4W; **DANI, DALI** keine Daten
Methotrexat → 202 Rp	HWZ 5-9h, Qo 0.06, PPB 50%, PRC X, Lact –
Lantarel *Tbl. 2.5, 7.5, 10mg; Fertigspr. 7.5mg/1ml, 10mg/1.34ml, 15mg/2ml, 20mg/2.67ml, 25mg/1ml* Metex *Tbl. 2.5, 7.5, 10mg; Inj.Lsg. 7.5, 10, 15, 20, 25mg; Fertigspr. 7.5mg/0.15ml, 10mg/0.20ml, 15mg/0.30ml, 20mg/0.40ml, 25mg/0.50ml, 30mg/0.60ml* MTX HEXAL *Tbl. 2.5, 5, 7.5, 10mg; Inj.Lsg. 5mg/2ml, 10mg/4ml, 25mg/1ml, 50mg/2ml, 500mg/20ml, 1g/40ml, 5g/200ml; Fertigspr. 2.5mg/0.33ml, 7.5mg/1ml, 10mg/1.33ml, 15mg/2ml, 20mg/2.67ml, 25mg/3.33ml*	Schwerste Formen der Psoriasis → 708: ini 1 x 2.5-5mg zur Toxizitätsabschätzung; dann 7.5-25mg 1 x/W p.o./s.c./i.m./i.v., max. 30mg/W; **DANI** CrCl > 80: 100%, 80: 75%, 60: 63%, < 60: KI
Secukinumab Rp	HWZ 18-46d PRC B, Lact ?
Cosentyx *Fertigspr., Pen 150mg*	Mittelschwere bis schw. Plaque-Psoriasis: ini 300mg s.c. 1x/W, nach 4W 300mg alle 4W; **DANI, DALI** keine Daten
Ustekinumab Rp	HWZ 15-32d
Stelara *Inj.Lsg. 45, 90mg; Fertigspr. 45, 90mg; Inf.Lsg. 130mg*	Mittelschw. bis schw. Plaque-Psoriasis → 708: W0 und 4, dann alle 12W: 45mg s.c.; > 100kg: jeweils 90mg s.c.; **Ki. ab12J:** W0 u. 4, dann alle 12W: < 60kg: 0.75mg/kg s.c.; 60-100kg: 45mg s.c.; > 100kg: 90mg s.c.; **Psoriasis-Arthr.** → 631: W0 u. 4, dann alle 12W: 45mg s.c.; > 100kg: jeweils 90mg s.c. möglich; **M. Crohn** → 512: ini i.v.-Gabe: ≤ 55kg: 260mg; 55-85kg: 390mg; >85kg: 520mg; n. 8W 90mg s.c., dann 90mg alle 12W; **DANI, DALI** keine Daten
Adalimumab, Etanercept, Infliximab → 206	

A 14.5 Aknemittel

A 14.5.1 Antibiotikahaltige Externa

Chlortetracyclin Rp

Aureomycin Salbe (100g enth. 3g)	Akne vulgaris → 694: 1-2 x tgl. auftragen

Clindamycin Rp

Zindaclin Gel (100g enth. 1g)	Akne vulgaris → 694: 1-2 x tgl. auftragen

Erythromycin Rp

Aknefug EL Lsg. (100ml = 1g) **Aknemycin** Salbe, Lsg. (100g enth. 2g) **Inderm** Lsg. (100g enth. 1g); Gel (100g enth. 2, 4g)	Akne vulgaris → 694: 2 x tgl. auftragen

Nadifloxacin Rp

Nadixa Creme (1g enth. 10mg)	Akne vulgaris → 694: 2 x tgl. auftragen für 8W, max. für 12W

Tetracyclin Rp

Imex Salbe (100g enth. 3g)	Akne vulgaris → 694: 1-3 x tgl. auftragen

A 14.5.2 Peroxide

Benzoylperoxid OTC — PRC C, Lact ?

Aknefug Oxid Gel (100g enth. 3, 5, 10g); Susp. (100g enth. 4g) **Akneroxid** Gel (100g enth. 5, 10g); Susp. (100g enth. 4g) **Benzaknen** Gel (100g enth. 5, 10g); Susp. (100ml = 5g) **Cordes BPO** Gel (100g enth. 3, 5, 10g)	Akne vulgaris → 694: 1-2 x tgl. auftragen

A 14.5.3 Retinoide zur topischen Anwendung, Kombinationen

Adapalen Rp — PRC C, Lact ?

Differin Creme, Gel (100g enth. 100mg) **Dipalen** Creme, Gel (100g enth. 100mg)	Akne vulgaris → 694: 1 x tgl. auftragen

Adapalen + Benzoylperoxid Rp

Epiduo Gel (100g enth. 100+2500mg, 300+2500mg)	Akne vulgaris: 1 x tgl. auftragen

Isotretinoin Rp — PRC X, Lact –

Isotrex Gel (100g enth. 50mg)	Akne vulgaris → 694: 1-2 x tgl. auftragen

Isotretinoin + Erythromycin Rp — PRC X, Lact –

Isotrexin Gel (100g enth. 50mg +2g)	Mittelschw. Akne vulgaris: 1-2 x tgl. auftragen

Aknemittel 371

Tretinoin Rp	PRC C (top)/D (syst.), Lact ? (top)/-(syst.)
Airol Creme (100g enth. 50mg) Cordes VAS Creme (100g enth. 50mg)	Akne vulgaris → 694, Halogenakne, Akne medicamentosa: 1-2 x tgl. auftragen

Tretinoin + Clindamycin Rp	PRC C (top)/D (syst.), Lact ? (top)/-(syst.)
Acnatac Gel (100g enth. 25mg + 1g)	Akne vulgaris mit Komedonen, Papeln und Pusteln: 1 x tgl. auftragen f. max. 12W

A 14.5.4 Weitere Externa

Wm/Wi (Ivermectin): antientzündlich durch Hemmung der Lipopolysaccharid-induzierten Produktion entzündlicher Zytokine; antiparasitär Abtötung von Demodex-Milben

Azelainsäure	PPB 43%
Skinoren Creme (100g enth. 20g); Gel (100g enth. 15g)	Akne vulgaris → 694, papulopustulöse Rosacea → 696: 2 x tgl. auftragen

Ivermectin Rp	
Soolantra Creme (1g enth. 10mg)	Papulopustulöse Rosacea: 1 x tgl. auftragen, Ther.-Dauer bis 4M; **DANI** nicht erforderl.; **DALI** schwere LI: vorsichtige Anw.

A 14.5.5 Interna

Wm/Wi (Isotretinoin): Mitoserate von Epidermiszellen ↑, Auflockerung der Hornschicht, Talgproduktion ↓; **Wm/Wi** (Minocyclin): Tetracyclin-Antibiotikum, hemmt Lipase der Propionibakterien; **UW** (Isotretinoin): trockene Haut und Schleimhäute, Lippenentzündung, Haarausfall, Transaminasen ↑, BB-Veränderung, Lipide ↑; **UW** (Minocyclin): Schwindel, Kopfschmerz, Übelkeit, allergische Hautreakt., phototoxische Reaktionen, reversible Knochenwachstumsverzögerung (Ki. < 8J), irreversible Zahnverfärbung u. Zahnschmelzschädigung (Ki. < 8J), ICP ↑, BB-Veränderungen, Superinfektion durch Bakterien/Sprosspilze; **KI** (Isotretinoin): bek. Überempf., Frauen im gebärfähigen Alter (es sei denn, es werden alle Bedingungen des Grav.-Verhütungsprogramms eingehalten), präpubertäre Akne, LI, übermäßig erhöhte Blutfette, Hypervitaminose A, gleichzeitige Behandlung mit Tetrazyklinen, Grav./Lakt.; **KI** (Minocyclin): Tetracyclinüberempf., schw. Leberfktsstrg., Niereninsuff., Ki. < 8J, Grav./Lakt.

Doxycyclin → 224 Rp	HWZ 12-24h, Q0 0.7, PPB 80-90%, PRC D, Lact ?
Doxakne Tbl. 50mg Doxyderma Tbl. 50, 100mg Oraycea Tbl. 40mg (veränderte Wirkstofffreisetzung)	Akne vulgaris → 694, Rosacea → 696: 1 x 100mg p.o. für 7-21d, dann 1 x 50mg für 2-12W; Oraycea: **Rosacea**: 1 x 40mg p.o. **DANI** nicht erforderlich; **DALI** KI

Isotretinoin Rp	HWZ 10-20h, Q0 1.0, PPB 99%, PRC X, Lact -
Aknenormin Kps. 10, 20mg Isoderm Kps. 10, 20mg IsoGalen Kps. 10, 20mg Isotret HEXAL Kps. 10, 20mg Isotretinoin-ratioph. Kps. 10, 20mg	Schwere therapieresist. Akne → 694: ini 0.5mg/kg/d p.o., Erh.Dos. 0.5-1mg/kg/d, in schweren Fällen bis 2mg/kg/d; Gesamtdosis pro Behandlung 120mg/kg; **DANI** ini 10mg/d, dann langsam steigern auf 1mg/kg/d; **DALI** KI

Minocyclin → 225 Rp	HWZ 11-22h, Qo 0.85, PPB 70-75%, PRC D, Lact +
Aknosan *Tbl. 50mg* **Minocyclin-ratioph.** *Kps. 50, 100mg* **Skid** *Tbl. 50, 100mg* **Udima** *Kps. 50, 100mg*	Akne vulgaris → 694: 2 x 50mg p.o.; DALI KI

A 14.6 Antiinfektiva
A 14.6.1 Antibiotika

Framycetin Rp	
Leukase N *Salbe (100g enth. 2g);* *Puder (100g enth. 2g);* *Wundkegel 10mg (+ Lidocain 2mg)*	Pyodermien, Ulcus cruris, Dekubitus, infizierte Wunden, Impetigo, Verbrennungen, bakteriell bedingte Ekzeme: 1 x tgl. auftragen; 1-2 Wundkegel einmalig einlegen; DANI KI
Fusidinsäure Rp	
Fucidine *Creme, Salbe (100g enth. 2g);* *Wundgaze* **Fusicutan** *Creme, Salbe (100g enth. 2g)*	Infizierte Hauterkrankungen: 2-3 x tgl. auftragen; Gaze: 2-3d belassen
Gentamicin Rp	PRC C, Lact ?
Infectogenta *Creme, Salbe* *(100g enth. 100mg)* **Refobacin** *Creme (100g enth. 100mg)*	Ulcus cruris, Dekubitus: 2-3 x tgl. auftragen
Retapamulin Rp	PRC C, Lact ?
Altargo *Salbe (1g enth. 10mg)*	Kurzzeitbehandlung oberflächlicher Hautinfektionen: 2 x tgl. über 5d auftragen

A 14.6.2 Virustatika

Aciclovir OTC/Rp	PRC B, Lact ?
Acic, Aciclovir-ratioph., Aciclostad, **Zovirax** *Creme (100g enth. 5g)*	Herpes labialis → 713, Herpes genitalis → 643: 5 x tgl. auftragen
Docosanol OTC	
Docosanol Engelhard *Creme (1g enth. 100mg)* **Muxan** *Creme (1g enth. 100mg)*	Herpes labialis → 713: 5 x tgl. auftragen
Foscarnet Rp	
Triapten *Creme (100g enth. 2g)*	Herpes labialis → 713, H. genitalis → 643; Herpes integumentalis: 6 x tgl. auftragen
Penciclovir OTC	PRC B, Lact -
Pencivir *Creme (100g enth. 1g)*	Rezid. Herpes labialis → 713: 6-8 x tgl. auftragen

Antiinfektiva

A 14.6.3 Antimykotika

Amorolfin OTC

Amofin 5% *Nagellack (1ml = 50mg)* **Amorolfin-ratioph. 5%** *Nagellack (1ml = 50mg)* **Loceryl** *Creme (100g enth. 250mg); Nagellack (1ml = 50mg)*	Hautmykosen durch Dermatophyten, kutane Candidose → 706: 1 x tgl. auftragen; **Nagelmykose** → 706: Nagellack 1-2 x/W auftragen

Bifonazol OTC

Antifungol HEXAL EXTRA *Creme (100g enth. 1g), Lsg. (1ml = 10mg)* **Bifon** *Creme, Gel (100g enth. 1g); Lsg. (1ml = 10mg); Spray (1 Hub = 1.4mg)* **Canesten Extra** *Creme, Spray (100g enth. 1g)*	Hautmykosen durch Dermatophyten, Hefen, Schimmelpilze, Mallassezia furfur, Infektion durch Corynebacterium minutissimum: 1 x tgl. auftragen bzw. 1 x 3 Gtt. bzw. 1 x 2 Hübe

Ciclopirox OTC/Rp

Batrafen *Creme, Vaginalcreme, Gel, Puder, Lsg., Shampoo (100g enth. 1g)* **Ciclopirox-ratioph.** *Creme, Lsg. (100g enth. 1g)* **Ciclopirox Winthrop** *Nagellsg. (100g enth. 8g)* **Inimur Myko** *Vaginalcreme (100g enth. 1g); Vaginalsupp. 100mg* **Nagel Batrafen** *Nagellsg. (100g enth. 8g)* **Sebiprox** *Lsg. (100g enth. 1.5g)* **Selergo** *Creme, Lsg. (100g enth. 1g)* **Stieprox** *Shampoo (100ml enth. 1.5g)*	Alle Dermatomykosen → 705: 2 x tgl. auftragen; **Nagelmykosen** → 706: Nagellösung W1-4: alle 2d auftragen, W5-8: 2 x/W, ab W9: 1 x/W; **vaginale Candidose** → 759: 1 x tgl. 100mg vaginal; seborrhoische Dermatitis der Kopfhaut: 1-3 x/W auf die Kopfhaut auftragen, einmassieren und ausspülen

Clotrimazol OTC/Rp   HWZ 3.5-5h, PRC B, Lact ?

Antifungol *Creme, Lsg., Spray, Vaginalcreme (100g enth. 1, 2g); Vaginaltbl. 200, 500mg* **Canifug** *Creme, Lsg. (100g enth. 1g); Vaginalcreme (100g enth. 1, 2g); Vaginalsupp. 100, 200mg* **Canesten** *Creme, Lsg., Spray (100g enth. 1g)* **Canesten Gyn** *Vaginalcreme (100g enth. 1, 2, 10g); Vaginaltbl. 100, 200, 500mg* **Fungizid-ratioph.** *Creme, Vaginalcreme, Spray (100g enth. 1g); Vaginaltbl. 100, 200mg*	Hautmykosen durch Dermatophyten, Hefen, Schimmelpilze, Mallassezia furfur, Infektion durch Corynebacterium minutissimum: 2-3 x tgl. auftragen; **vaginale Mykosen**: einmalig 1 Applikatorfüllung Creme 10% oder 1Tbl. 500mg vaginal; 1 x 1 Applikatorfüllung Creme 2% oder 1Tbl./Supp. 200mg vaginal für 3d; 1 x 1 Applikatorfüllung Creme 1% oder 1Tbl./Supp. 100mg vaginal für 6d

Econazol OTC/Rp   PRC C, Lact ?

Epi-Pevaryl *Creme, Lsg., Lotio (100g enth. 1g)* **Gyno-Pevaryl** *Ovulum 50, 150, 150(ret.)mg; Vaginalcreme (100g enth. 1g)*	Alle Dermatomykosen → 705: 2-3 x tgl. auftragen; **vaginale Mykosen**: einmalig 150mg (ret.) vaginal; 1 x 150mg für 3d; 1 x 50mg für 6d

A 14 Dermatologie – Arzneimittel

Ketoconazol OTC	PRC C, Lact ?
Fungoral *Creme, Lsg. (100g enth. 2g)* **Nizoral** *Creme (100g enth. 2g)* **Terzolin** *Creme, Lsg. (100g enth. 2g)* **Ketozolin** *Shampoo (100g enth. 2g)*	**Seborrhoische Dermatitis** → 700: 2 x tgl. auftragen; Shampoo: 2x/W f. 2-4W; **Pityriasis versicolor**: 1 x tgl. auftragen; Shampoo: 1x/d für 5d

Miconazol OTC/Rp	PRC C, Lact ?
Daktar *Creme, Mundgel (100g enth. 2g)* **Gyno-Mykotral** *Vaginalcreme (100g enth. 2g)* **Micotar** *Creme, Lsg., Mundgel (100g enth. 2g)* **Vobamyk** *Creme (100g enth. 2g)*	**Dermatomykosen** → 705, Miconazol-empf. grampositive Hautinfekte: 2 x tgl. auftragen; **Mundsoor** → 637: Erw., Ki.: 4 x 1/2 Messl. p.o.; Sgl.: 4 x 1/4 Messl.; **vaginale Candidose**: 1 x 1 Applikatorfüllung vaginal; 1 x 1 Ovulum 100mg vaginal

Naftifin OTC	PRC B, Lact ?
Exoderil *Creme, Gel (100g enth. 1g)*	**Dermatomykosen durch Dermatophyten, Hefen, Schimmelpilze**: 1 x tgl. auftragen

Nystatin OTC	PRC C, Lact ?
Adiclair *Creme, Salbe, Mundgel (100g enth. 10 Mio IE)* **Candio-Hermal** *Creme, Salbe (100g enth. 10 Mio IE); Mundgel (100g enth. 25 Mio IE)* **Lederlind** *Paste, Mundgel (100g enth.10 Mio IE)* **Nystaderm** *Creme, Paste Mundgel (100g enth. 10 Mio IE)*	**Hautinfektionen durch Nystatin-empf. Hefepilze**: 2-3 x tgl. auftragen; **Mundsoor** → 637: Erw. u. Ki.: 4 x 1g Gel p.o.; Sgl.: 4 x 0.5-1g

Oxiconazol OTC	PRC B, Lact ?
Myfungar *Creme; Vaginaltbl. 688mg*	**Dermatomykosen durch Dermatophyten, Hefen, Schimmelpilze**: Creme 1 x/d auftragen; Vaginitis durch Candida, Hefepilze: 1 x 1 Vaginaltbl. abends, ggf. 2. Dosis nach 1W

Sertaconazol OTC	
Mykosert *Creme, Lsg., Spray (100g enth. 2g)* **Zalain** *Creme (100g enth. 2g)*	**Dermatomykosen durch Dermatophyten, Hefen**: 2 x tgl. auftragen; **Nagelmykose** → 706: Pflaster alle 7d wechseln, Therapiedauer max. 24W

Terbinafin OTC	
Fungizid-ratioph. Extra *Creme (100g enth. 1g)* **Lamisil** *Creme, Gel, Lsg., Spray (100g enth. 1g)* **Terbinafin-CT, Terbinafinhydrochlorid AL/ Stada** *Creme (100g enth. 1g)*	**Dermatomykosen durch Dermatophyten und Hefepilze, Pityriasis versicolor** → 707: 1 x tgl. auftragen

Tolnaftat OTC	
Tinatox *Creme, Lösung (100g enth. 1g)*	**Dermatomykosen durch Dermatophyten, Pityriasis versicolor**: 1-2 x tgl. auftragen

Antiinfektiva

A 14.6.4 Antimykotika-Glukokortikoid-Kombinationen

Clotrimazol + Betamethason Rp

Flotiran, Lotricomb, Lotriderm *Creme, Salbe (100g enth. 1g+50mg)*	**Dermatomykosen mit Entzündung/Ekzem:** 1 x tgl. auftragen f. 3-5d

Clotrimazol + Hydrocortison Rp

Baycuten HC *Creme (100g enth. 1+1g)*	**Dermatomykosen mit Entzündung/Ekzem:** 1-2 x tgl. auftragen, nach 7d Weiterbehandlung ohne Kortikoid

Econazol + Triamcinolonacetonid Rp

Epipevisone *Creme (100g enth. 1+0.1g)*	**Dermatomykosen mit Entzündung, Ekzeme mit Pilzinfektion:** 2 x tgl. auftragen, nach 7d Weiterbehandlung ohne Kortikoid

Miconazol + Flupredniden Rp

Decoderm Tri *Creme (100g enth. 2+0.1g)* **Vobaderm** *Creme (100g enth. 2+0.1g)*	**Dermatomykosen mit Entzündung, Ekzeme mit Pilzinfektion:** 2 x tgl. auftragen, nach 7d Weiterbehandlung ohne Kortikoid

A 14.6.5 Antiparasitäre Mittel

Wm/Wi (Malathion): Metabolit wird irreversibel an Acetylcholinesterase gebunden und inaktiviert sie ⇒ Kumulation von ACh ⇒ Überstimulation und Tod der Insekten (ovizide Wi); **UW** (Benzylbenzoat): Kontaktdermatitis, Urtikaria; **UW** (Allethrin/Piperonylbutoxid): Haut-/Schleimhautreizung; **UW** (Dimeticon): keine sehr häufigen oder häufigen UW; **UW** (Permethrin): Hautirritation, Brennen, Pruritus; **KI** (Benzylbenzoat): Anwendungsbeschränkung bei Sgl./Kleinki.; **KI** (Allethrin/Piperonylbutoxid): Grav. (1. Trim.), Lakt., Sgl.; **KI** (Dimeticon): bek. Überempf.; **KI** (Permethrin): bek. Überempf., Ki. < 2M

Allethrin + Piperonylbutoxid OTC

Jacutin Pedicul *Spray (1g enth. 6.6+26.4mg)*	**Befall mit Kopf-, Filz-, Kleiderläusen, Scabies** → 703: einmalige Applikation auf die befallenen Areale, ggf. Wdh. nach 8d

Benzylbenzoat OTC   PRC B

Antiscabiosum 10%, 25% *Emuls. (100g enth. 10, 25g)*	**Scabies** → 703: an 3d gesamten Körper (ohne Kopf) einreiben; **Ki.:** 10% Emulsion verwenden

Dimeticon OTC

Nyda *Lsg. 50ml* **Nyda Express** *Lsg. 50ml* **Jacutin Pedicul Fluid** *Lsg. 100, 200ml*	**Befall mit Kopfläusen:** Nyda: Haare u. Kopfhaut benetzen, nach 45min auskämmen, nach 8h mit Shampoo waschen; Wdh. nach 8-10d; Nyda express, Jacutin Pedicul fluid: Haare und Kopfhaut benetzen, mind. 10min einwirken lassen, dann auskämmen, dann mit Shampoo 2 x waschen; Wdh. nach 8-10d

Ivermectin (systemisch) → 263

A 14 Dermatologie – Arzneimittel

Permethrin OTC	PRC B
Infectopedicul Lsg. (100g enth. 430mg) **Infectoscab 5% Creme** (1g enth. 50mg) **Permethrin Biomo** Lsg. (1ml enth. 4.3mg), Creme (1g enth. 50mg)	**Befall mit Kopfläusen:** 30-45min einwirken lassen, dann ausspülen; **Ki. 2M-3J:** max. 25ml; **Scabies** → 703: dünn auftragen, bis 30g; **Ki. > 12J:** s. Erw.; **Ki. 6-12J:** bis 15g; **Ki. 2M-5J:** bis 7g
Pyrethrine OTC	PRC B
Goldgeist Forte Lsg. (100g enth. 75mg)	**Befall mit Kopf-, Filz-, Kleiderläusen:** 30-45min einwirken lassen, dann ausspülen

A 14.7 Keratolytika

Harnstoff OTC	
Basodexan Creme, Fettcreme, Salbe (100g enth. 10g) **Elacutan** Creme, Fettcreme (100g enth. 10g) **Linola Urea** Creme (100g enth. 12g) **Nubral** Creme (100g enth. 10g) **Ureotop** Creme, Salbe (100g enth. 12g)	Trockene, rauhe Haut, Ichthyosis → 703, Intervall- und Nachbehandlung abgeklungener Dermatosen bei Kortikoid- und Phototherapie: 1-2 x tgl. auftragen
Salicylsäure OTC	
Guttaplast Pflaster enth. 1.39g **Salicylvaseline** Salbe (100g enth. 2, 5, 10g) **Verrucid** Lsg. (100g enth. 10g)	Hyperkeratosen: Pflaster: 2d belassen, Lsg.: 2 x tgl. auftragen
Salicylsäure + Fluorouracil + Dimethylsulfoxid Rp	
Verrumal Lsg. (100g enth. 10+0.5+8g)	Vulgäre Warzen → 713, plane juv. Warzen → 713, Dornwarzen: 2-3 x tgl. auftragen
Salicylsäure + Milchsäure OTC	
Duofilm Lsg. (100g enth. 16.7+16.7g)	Warzen → 713: 3-4 x tgl. auftragen

A 14.8 Haarwuchsmittel

Wm/Wi (Alfatradiol): Estradiol-Isomer, Antagonisierung der hemmenden Testosteronwirkung an Haarfollikel; **Wm/Wi** (Finasterid): Hemmung der 5-Alpha-Reduktase ⇒ Umwandlungshemmung von Testosteron in Dihydrotestosteron ⇒ Haardichte↑;
Wm/Wi (Minoxidil): unbekannt;
UW (Alfatradiol): Brennen, Rötung, Juckreiz der Haut;
UW (Finasterid): Libido-/Erektionsstrg., Gynäkomastie, Lippenschwellung, Hautausschlag, Cave: schwangere Frauen dürfen Tablettenbruch nicht berühren;
UW (Minoxidil): Pruritus, Hautabschuppung, Dermatitis, Salz- und Wasserretention, Tachykardie, Schwindel, Angina pectoris, Otitis externa, Hypertrichose, Haarausfall;
KI (Alfatradiol): bek. Überempf.; **KI** (Finasterid): Frauen;
KI (Minoxidil): Frauen, Männer < 18J o. > 49J, Glatzenbildung im Schläfenbereich, Anw. anderer topischer Arzneimittel an der Kopfhaut, plötzlich auftretender/unregelmäßiger Haarausfall

Antineoplastische Mittel 377

Alfatradiol OTC-L!

| Ell Cranell *Lsg. (1ml = 0.25mg)*
Pantostin *Lsg. (1ml = 0.25mg)* | **Androgen. Alopezie** → 697: 1 x 3ml auftragen |

Finasterid Rp-L! — HWZ 6h, Qo 1.0, PPB 93%, PRC X, Lact -

| Finahair, Finasterid Stada, Propecia *Tbl. 1mg* | **Androgenetische Alopezie** → 697: 1 x 1mg p.o. |

Minoxidil Rp-L! — PRC C, keine PPB, Lact ?

| Alopexy *Lsg. (1ml = 50mg)*
Minoxicutan Frauen *Lsg. (1ml = 20mg)*
Minoxicutan Männer *Lsg. (1ml = 50mg)*
Regaine Frauen *Lsg. (1ml = 20mg)*
Regaine Männer *Lsg., Schaum (1ml = 50mg)* | **Androgenetische Alopezie** → 697:
2 x tgl. 1ml auf die Kopfhaut im Tonsurbereich auftragen |

A 14.9 Antineoplastische Mittel

Wm/Wi (Ipilimumab): Verstärker der T-Zell-Funktion durch Blockade von CTLA-4 ⇒ T-Zellaktivierung, Proliferation und Lymphozyteninfiltration in Tumore ⇒ Tumorzelltod; **UW** (Ipilimumab): Tumorschmerzen, Anämie, Lymphopenie, Hypopituitarismus, Appetit ↓, Dehydratation, Hypokaliämie, Verwirrtheit, periph. sensor. Neuropathie, Schwindel, Kopfschmerzen, Lethargie, verschwommenes Sehen, Augenschmerzen, Hypotonie, Hautrötungen, Hitzewallungen, Dyspnoe, Husten, Diarrhoe, Übelkeit, Erbrechen, gastrointestinale Hämorrhagie, Kolitis, Obstipation, gastroösoph. Reflux, abd. Schmerzen, Leberfktsstrg., Ausschlag, Pruritus, Erythem, Dermatitis, Alopezie, Vitiligo, Urtikaria, Nachtschweiß, trockene Haut, Arthralgie, Myalgie, Skelettschmerzen, Muskelspasmus, Reaktion an Injektionsstelle, Müdigkeit, Pyrexie, Schüttelfrost, Ödeme, Asthenie, Schmerzen, Transamin./Bili ↑, Gewicht ↓; **KI** (Ipilimumab): bek. Überempf.

Ipilimumab Rp — HWZ 14d, PRC C, Lact ?

| Yervoy *Inf.Lsg. 50, 200mg* | **Fortgeschritt. Melanom (2nd line)** → 716: 3mg/kg i.v. über 90 min, Wdh. d22 für insges. 4 Zyklen; **DANI** bei leichter bis mäßiger NI nicht erf.; **DALI** keine Daten, vors. Anw. |

A 14.10 Photosensitizer

Wm/Wi: Metabolisation zu Protoporphyrin IX ⇒ intrazelluläre Kumulation in aktinischer Keratoseläsion ⇒ Aktivierung durch Rotlicht ⇒ Zerstörung der Zielzelle; **UW** (5-Aminolävulinsäure): Kopfschmerzen, Reaktion an Applikationsstelle (Hautstraffung, Brennen, Erythem, Schmerzen, Pruritus, Ödem, Exfoliation, Induration, Schorfbildung, Vesikel, Parästhesie, Hyperalgesie, Wärmeempf., Erosion); **UW** (5-Amino-4-oxopentansäure): lok. Reakt. (Pruritus, Brennen, Erythem, Schmerzen, Krustenbildung, Hautabschälung, Irritationen, Blutung, Abschuppung, Sekretion, störendes Hautgefühl, Hypo-/Hyperpigmentierung, Erosion, Ödem, Schwellung, Blasen, Pusteln), Kopfschmerzen; **UW** (Methyl-5-amino-4-oxopentanoat): Schmerz, Brennen, Krustenbildung, Erytheme, Parästhesie, Kopfschmerz, Infektion, Geschwürbildung, Ödem, Schwellung, Blasen, Bluten der Haut, Pruritus, Hautabschälung, Hauterwärmung, Reakt. an der Behandlungsstelle, Wärmeempfindung; **KI** (5-Aminolävulinsäure): bek. Überempf., Porphyrie, bek. Photodermatosen; **KI** (5-Amino-4-oxopentansäure): bek. Überempf., kein Ansprechen, Porphyrie; **KI** (Methyl-5-amino-4-oxopent.): bek. Überempf., Porphyrie, morphaeaformes Basaliom

5-Aminolävulinsäure Rp	PRC B, Lact ?
Ameluz *Gel (1g enth. 78mg)*	**Aktinische Keratose im Gesicht/Kopfhaut (Grad I-II nach Olsen):** 1mm auf betroffene Areale + 5mm Randsaum, in Komb. mit PDT

5-Amino-4-oxopentansäure Rp	Lact ?
Alacare *Pflaster 8mg*	**Leichte aktinische Keratose im Gesicht/Kopfhaut:** Pflaster (max. 6 Stück) für 4h auf betroffene Läsionen, dann PDT

Methyl-5-amino-4-oxopentanoat Rp	
Luxerm *Creme (1g enth. 160mg)* Metvix *Creme (1g enth. 160mg)*	**Aktinische Keratose:** Luxerm: erst Sonnenschutz auf alle lichtexponierten Körperteile, nach Eintrocknen Creme dünn auf Läsionen auftragen, für 2h ins Freie gehen, danach Creme abwaschen; s.a. FI; **Aktinische Keratose, oberflächl. Basaliom:** Metvix: 1mm dick auf Läsion und 5-10mm auf umgebende Haut okklusiv auftragen, nach 3h PDT

A 14.11 Protektiva gegen UV-Strahlen

Wm/Wi (Afamelanotid): Analogon des alpha-Melanozyten-stimulierenden Hormons, bindet an Melanocortin-1-Rezeptor ⇒ Bildung des schwarz-braunen Pigments Eumelanin ⇒ verstärkte Hautpigmentierung, antioxidative Wi.;
UW (Afamelanotid): Infektionen d. oberen Atemwege, verminderter Appetit, Kopfschmerzen, Migräne, Lethargie, Schläfrigkeit, Schwindel, Hitzegefühl, Hitzewallung, Übelkeit, Bauchschmerzen, Diarrhoe, Erbrechen, Erythem, melanozytärer Nävus, Pigmentstörung, Verfärbung der Haut, Hyperpigmentierung der Haut, Sommersprossen, Pruritus, Rückenschmerzen, Reaktionen an der Implantatstelle, CK-Erhöhung;
KI (Afamelanotid): bek. Überempf.; schwere Lebererkrankung, LI, NI

Afamelanotid Rp	
Scenesse *Implantat 16mg*	**Pro. von Phototoxizität bei erythropoetischer Protoporphyrie:** 1 Implantat s.c./2M von Frühjahr bis Frühherbst; 3 Implantate/Jahr, max. 4/Jahr; **DANI:** KI; **DALI:** KI

A 14.12 Topische Antihistaminika

Wm/Wi: lokal wirksame Antihistaminika

Bamipin OTC	
Soventol *Gel (1g enth. 20mg)*	**Juckreiz, Insektenstiche, Sonnenbrand, Quallenerytheme, Kälteschäden, leichte Verbrennungen:** mehrmals tgl. auftragen

Weitere Externa 379

Chlorphenoxamin OTC	
Systral *Creme, Gel (1g enth. 15mg)*	**Insektenstiche, Sonnenbrand, Quallenerytheme, Frostbeulen, leichte Verbrennungen, Urtikaria, Ekzeme:** mehrmals tgl. auftragen

Dimetinden OTC	
Fenistil *Gel (1g enth. 1mg)*	**Juckende/allerg. Hauterkr., Sonnenbrand, Insektenstiche:** mehrmals tgl. auftragen

Tripelennamin OTC	
Azaron *Stick (5.75g enth. 115mg)*	**Insektenstiche, nach Kontakt mit Quallen, Brennnesseln:** 1 x tgl. auftragen

A 14.13 Weitere Externa

Wm/Wi (Brimonidin): selektiver alpha-2-Rezeptoragonist ⇒ direkte kutane Vasokonstriktion; **Wm/Wi** (Diclofenac): Wm bei aktinischer Keratose nicht bekannt, evtl. assoziiert mit COX-Hemmung ⇒ Synthese von Prostaglandin E2 ↓; **Wm/Wi** (Eflornithin): Hemmung der Ornithin-Decarboxylase ⇒ Putrescinsynthese ↓ ⇒ Zellwachstum im Haarfollikel ↓; **Wm/Wi** (Grünteeblätterextrakt): Wachstumshemmung aktivierter Keratinozyten; antioxidative Effekte am Applikationsort; **Wm/Wi** (Imiquimod): Immunmodul. durch Induktion v. Zytokinen; **Wm/Wi** (Ingenolmebutat): direkte lok. Zytotoxizität, Förderung einer Entzündungsreakt. mit Infiltration immunkompet. Zellen; **Wm/Wi** (Podophyllotoxin): antimitotische Eigenschaften durch Wirkung am Tubulin ⇒ Blockade der Zellteilung, Nekrose des Warzengewebes; **UW** (Brimonidin): Hitzewallungen, Erythem, Juckreiz, Brennen der Haut; **UW** (Diclofenac): Reakt. am Applikationsort, systemische Wi, Hyper-/Parästhesie, Muskelhypertonie, Konjunktivitis; **UW** (Ingenolmebutat): Kopfschmerzen, Augenlid-/Periorbitalödem, Reaktionen am Anwendungsort: Pusteln, Infektion, Erosion, Bläschen, Schwellung, Exfoliation, Schorf, Erythem, Schmerz, Juckreiz, Reizung; **KI** (Brimonidin): bek. Überempf. Ki. < 2J, gleichz. Anw. von MAO-Hemmern (Selegilin, Moclobemid) bzw. trizyklische o. tetrazyklische Antidepressiva (Maprotilin, Mianserin, Mirtazapin), die die noradrenergege Übertragung beeinflussen; **KI** (Ingenolmebutat): bek. Überempf.

Brimonidin Rp	
Mirvaso *Gel (1g enth. 3mg)*	**Gesichtserythem bei Rosazea → 696:** 1 x tgl. auftragen, max. 1g Gel/d

Clostridium-histolyticum-Kollagenase + Proteasen Rp	
Iruxol N *Salbe (1g = 1.2E+0.24E)*	**Enzymatische Reinigung kutaner Ulzera von nekrotischem Gewebe:** 1-2 x tgl. auftragen

Diclofenac Rp	
Solaraze 3% *Gel (1g enth. 30mg)*	**Aktinische Keratose:** 2 x tgl. auf betroffene Hautstellen für 60-90d; max. 8g/d

A 14 Dermatologie – Arzneimittel

Eflornithin Rp	
Vaniqa Creme (1g enth. 115mg)	**Hirsutismus im Gesicht bei Frauen:** 2 x tgl. auftragen
Grünteeblätterextrakt (Catechine) Rp	
Veregen Salbe (1g enth. 100mg)	**Condylomata acuminata → 642:** 3 x tgl. auftragen bis zur kompletten Abheilung, max. für 16W
Imiquimod Rp	PRC B, Lact ?
Aldara Creme (100g enth. 5g) **Zyclara** Creme (1g enth. 37.5mg)	**Condylomata acuminata → 642:** Aldara: 3 x/W auftragen; **Aktinische Keratose:** Zyclara: 2 Zyklen: 1 x/d 250–500mg Creme für 14d abends auftragen, zwischenzeitlich 2W Pause
Ingenolmebutat Rp	
Picato Gel (1g enth. 150, 500µg)	**Aktinische Keratose:** Kopf: 150µg/g: jeweils 1 x/d 1 Tube (70µg) an 3 Tagen hintereinander auftragen; Stamm/Extremitäten: 500µg/g: jeweils 1 x/d 1 Tube (235µg) an 2 aufeinanderfolgenden Tagen auftragen
Natrium-Pentosanpolysulfat (Na-PPS) OTC	HWZ 24h, Q0 0.7, PRC B, Lact –
Thrombocid Gel (100g enth. 1.5g); Salbe (100g enth. 0.1g)	**Adjuvante topische Ther. der Thrombophlebitis superficialis → 470:** mehrmals tgl. auftragen
Podophyllotoxin Rp	
Condylox Lsg. (1ml enth. 5mg) **Wartec** Creme (1g enth. 1.5mg)	**Condylomata acuminata → 642:** 2 x/d an 3 aufeinanderfolgenden Tagen auf max. 10 Condylome einer Größe von 1–10mm und insgesamt etwa 1,5 cm^2 Fläche auftragen, max. ED 0.25ml; Anw. bis zur Abheilung wöchentlich wdh., max. für 4W

A 15 Ophthalmologie – Arzneimittel

A 15.1 Oberflächenanästhetika

UW: allergische Reaktionen, Hornhautschäden bei längerer Anwendung

Oxybuprocain Rp

Conjuncain-EDO *AT (1ml = 4mg)* Novesine 0.4% *AT (1ml = 4mg)*	Tonometrie: 1-2Gtt. 30s vorher; Anästhesie bei kleinen chirurg. Eingriffen: 3-6 x 1Gtt. im Abstand von 30-60s

Proxymetacain Rp

Proparakain-POS 0.5% *AT (1ml = 5mg)*	Tonometrie: 1-2Gtt. 30s vorher; Anästhesie bei kleinen chirurg. Eingriffen: 3-6 x 1Gtt. im Abstand von 30-60s

A 15.2 Antiinfektiva

A 15.2.1 Aminoglykoside

Gentamicin Rp PRC C, Lact ?

Refobacin *AT (1ml = 3mg)* Gentamicin-POS *AT, AS (1ml = 3mg)* Gent-Ophtal *AS (1g enth. 3mg)* Infectogenta *AT (1ml = 3mg); AS (1g enth. 3mg)*	Bakterielle Infektion/Infektionspro. bei Verletzung des vorderen Augenabschnitts, intraokuläre Eingriffe: 4-6 x 1Gtt. bzw. 2-3 x 0.5cm Salbenstrang

Kanamycin Rp

Kanamycin-POS *AT (1ml = 5mg); AS (1g enth. 5mg)*	Bakt. Infektion/Verletzung des äußeren Auges, nach op. Eingriffen: 3-6 x/d 1Gtt. alle 2-3h bzw. 1cm Salbenstrang alle 3-4h

Tobramycin Rp PRC B, Lact -

Tobramaxin *AT (1ml = 3mg);* *AS (1g enth. 3mg)*	Bakt. Infektion des äußeren Auges/vorderen Augenabschnitts: leichte bis mittelschwere Infektion: 1-2Gtt. alle 4h bzw. 2-3 x 1.5cm Salbenstrang; schwere Infektion: 1-2Gtt. alle 1/2-1h bzw. 1.5cm Salbenstrang alle 3-4h

A 15.2.2 Breitspektrumantibiotika

Azithromycin Rp PRC C, Lact -

Azyter *AT (1g enth. 15mg)* Infectoazit *AT (1g enth. 15mg)*	Bakterielle Konjunktivitis → 721, trachomatöse Konjunktivitis: 2 x 1Gtt. für 3d

Chloramphenicol Rp PRC C, Lact -

Posifenicol C *AS (1g enth. 10mg)*	Bakterielle Infektion des vorderen Augenabschnitts/der Konjunktiven/des Tränenkanals: 0.5cm Salbenstrang alle 2h; Rezidivpro.: 3-4 x 0.5cm Salbenstrang für 2-3d

A 15 Ophthalmologie – Arzneimittel

Ciprofloxacin Rp	PRC C, Lact -
Ciloxan AT (1ml = 3mg)	**Hornhautulzera:** d1: h0-6 1Gtt./15min, h7-24 1Gtt./30min, d2: 1Gtt./h, d3-14: 1Gtt./4h; **bakterielle Konjunktivitis** → 721, **Blepharitis:** 4 x 1Gtt. für 7d

Fusidinsäure Rp	
Fucithalmic AT (1g enth. 10mg)	**Bakterielle Konjunktivitis** → 721: 2 x 1Gtt.

Levofloxacin Rp	
Oftaquix AT (1ml = 5mg)	**Bakterielle Infektion des vorderen Augenabschnitts:** d1+2: bis 8 x 1-2Gtt., d3-5: 4 x 1-2Gtt.

Ofloxacin Rp	PRC C, Lact -
Floxal AT (1ml = 3mg); AS (1g enth. 3mg) Ofloxacin-Ophtal AT (1ml = 3mg) Oflaxacin-ratioph. AT (1ml = 3mg) Ofloxacin Stulln AT (1ml = 3mg)	**Bakterielle Infektion des vorderen Augenabschnitts:** 4 x 1Gtt. bzw. 3-5 x 1cm Salbenstrang

Oxytetracyclin Rp	
Oxytetracyclin AS (1g = 10mg)	**Bakterielle Infektion des vorderen Augenabschnitts:** 3-6 x 1cm Salbenstrang

Polymyxin B + Neomycin + Gramicidin Rp	PRC C, Lact ?
Polyspectran AT (1ml = 7.500+3.500I.E.+0.02mg)	**Bakterielle Infektion des äußeren Auges und seiner Adnexe, Infektionspro. vor und nach Augen-OP:** 3-5 x 1Gtt.; in akuten Fällen alle 2h

A 15.2.3 Virustatika

Aciclovir Rp	PRC B, Lact ?
Acic-Ophtal, Acivision, Virupos, Zovirax AS (1g enth. 30mg)	**Keratitis durch Herpes-simplex-Virus** → 722: 5 x 1cm Salbenstrang

Ganciclovir Rp	
Virgan Augengel (1g enth. 1.5mg)	**Keratitis durch H.-simplex-Virus** → 722: 5 x 1Gtt. bis zur vollständigen Reepithelisierung der Cornea, dann 3 x 1Gtt. f. 7d, Behandlungsdauer max 21d

A 15.2.4 Antiseptika

Bibrocathol OTC	
Posiformin AS (1g enth. 20mg)	**Reizzustände des äußeren Auges, Blepharitis** → 718, **Hordeolum** → 718, **nichtinfizierte frische Hornhautwunden:** Ki. > 12J/Erw.: 3-5 x 0.5cm Salbenstrang

Antiphlogistika

A 15.3 Antiphlogistika

A 15.3.1 Kortikoide

UW: Glaukom, Katarakt, Hornhautulcus, Sekundärinfektion;
KI: bakterielle, virale und pilzbedingte Augenerkrankungen, Verletzungen, Hornhautulzera

Dexamethason Rp	PRC C, Lact -
Dexapos, Dexa-sine, Isopto-Dex, Spersadex *AT (1ml = 1mg)* Dexamethason Augensalbe, Isopto-Dex *AS (1g enth. 1mg)* Ozurdex *Implantat 700µg*	Nichtinfizierte akute u. chron. entzündl. Erkrankungen des vord. Augenabschnitts, Verätzungen → 723, Verbrennungen → 723, postop.: 2-3 x 1-2Gtt., in akuten Fällen bis 6 x 1-2Gtt. an d1 bzw. 3-4 x 1cm Salbenstrang; Makulaödem als Folge eines retinalen Venenast-/Zentralvenenverschluss: 1 Impl. intravitreal; DANI/DALI nicht erf.

Fluocinolonacetonid Rp	
Iluvien *Implantat 190µg*	Chron. diabetisches Makulaödem mit unzureichendem Ansprechen auf andere Therapien → 733: Implantat im betroffenen Auge applizieren, ggf. weiteres Implantat nach 12M

Fluorometholon Rp	PRC C, Lact -
Efflumidex *AT (1ml = 1mg)* Fluoropos *AT (1ml = 1mg)*	Nichtbakt. oder allerg. Entzündung des vorderen Augenabschnitts → 723, postoperativ: 2-4 x 1-2Gtt.

Hydrocortison Rp	PRC C (top), Lact -
Ficortril *AS (1g enth. 5mg)* Hydrocortison POS *AS (1g enth. 10, 25mg)*	Allerg. Veränderungen an Lid/Konjunktiven, nichtinfektiöse Konjunktivitis → 720, Keratitis → 722, Skleritis → 724, nichtbakt. Uveitis (Iritis, Zyklitis, Chorioiditis), Retinitis: 2-3 x 1cm Salbenstrang

Loteprednol Rp	
Lotemax *(1ml = 5mg)*	Postop. Entzündung am Auge: 4 x 1-2Gtt.

Prednisolon Rp	PRC C, Lact -
Inflanefran forte *AT (1ml = 10mg)* Predni POS *AT (1ml = 5, 10mg)* Ultracortenol *AT (1ml = 5mg); AS (1g enth. 5mg)*	Nichtinfektiöse entzündliche Erkrankung des Auges, postoperative Entzündung: 2-4 x 1Gtt. bzw. 2-4 x 0.5cm Salbenstrang

Rimexolon Rp	PRC C, Lact ?
Vexol *AT (1ml = 10mg)*	Postoperative Entzündung, steroidempf. Entzündung: 4 x 1Gtt.; Uveitis→ 724: W1: 1Gtt./h, W2: 1Gtt. alle 2h, W3: 4 x 1Gtt., W4: d1-4: 2 x 1Gtt., d5-7: 1 x 1Gtt.

A 15.3.2 Antibiotika-Kortikoid-Kombinationen

Gentamicin + Dexamethason Rp

Dexa-Gentamicin, Dexamytrex AT (1ml = 3+1mg); AS (1g enth. 3+0.3mg)	Infektion des vorderen Augenabschnitts/ Lidrands → 718, allergische, superinfizierte Entzündung der Konjunktiven/des Lidrands: 4-6 x 1Gtt. bzw. 2-3 x 0.5cm Salbenstrang

Neomycin + Polymyxin B + Dexamethason Rp PRC C, Lact ?

Isopto-Max AT (1ml = 3500IE+6000IE+1mg), AS (1g = 3500IE+6000IE+1mg) Maxitrol AT (1ml = 3500IE+6000IE+1mg)	Entzündung des vorderen Augenabschnitts, Infektionspro., periphere Keratitis, Blepharitis → 718, Verätzungen: 3-6 x 1-2Gtt. bzw. W1-2: 3-4 x 1cm Salben- strang, dann Dosisreduktion

A 15.3.3 Nichtsteroidale Antiphlogistika

Wm/Wi (Nepafenac): antiphlogistisch und analgetisch wirkendes Prodrug ⇒ Umwandlung in Amfenac ⇒ Inhibition der Prostaglandin-H-Synthese;
UW (Nepafenac): Keratitis punctata;
KI (Nepafenac): bek. Überempfindlichkeit gegen bzw. NSAR, Reaktion auf ASS oder NSAR mit Asthma, Urtikaria oder akuter Rhinitis.

Diclofenac Rp PRC B, Lact ?

Diclo Vision AT (1ml = 1mg) Voltaren ophtha AT (1ml = 1mg) Difen Stulln Ud AT (1ml = 1mg)	Postoperative Entzündung, chronische/ nichtinfektiöse Entzündung, Aufrechter- haltung der Mydriasis präop.: 3-5 x 1Gtt.

Flurbiprofen Rp PRC B, Lact ?

Ocuflur O.K. AT (1ml = 0.3mg)	Postop. Entzündung des vorderen Augen- abschnitts, Entz. nach Lasertrabekuloplastik: 4 x 1Gtt.; Vermeidung einer Miosis intraoperativ: 2h vor OP alle 30min 1Gtt.

Ketorolac Rp PRC C, Lact ?

Acular AT (1ml = 5mg) Ketovision AT (1ml = 5mg)	Pro./Ther. postop. Entzündung nach Kataraktextraktion: 3 x 1Gtt. für 3-4W, erstmalig 24h präop.

Nepafenac Rp PRC C, Lact +

Nevanac AT (1ml = 1mg)	Pro./Ther. postop. Entzündg. nach Kata- raktoperationen, Pro. postoperativer Makulaödeme nach Katarakt-OP bei Diabetikern: 1 x 1Gtt. 30-120 min. präop., dann 3 x 1Gtt. für 21d bzw. 60d, erstmalig 24h präop.

Glaukommittel

A 15.3.4 Immunsuppressiva

Wm/Wi (Ciclosporin): Hemmung von Produktion bzw. Freisetzung proinflammatorischer Zytokine einschließlich IL-2 und T-Zell-Wachstumsfaktor;
UW (Ciclosporin): Erythem des Augenlids, verstärkte Produktion von Tränenflüssigkeit, okulare Hyperämie, verschwommenes Sehen, Augenlidödem, konjunktivale Hyperämie, Augenreizung, Augenschmerzen, Schmerzen an der Verabreichungsstelle;
KI (Ciclosporin): bek. Überempf.; akute oder vermutete okulare oder periokulare Infektion

Ciclosporin Rp

Ikervis *AT (1ml = 1mg)*	Schwere Keratitis bei trockenem Auge ohne Erfolg einer Tränenersatzmittel-Ther: 1 x 1Gtt.

A 15.4 Glaukommittel

A 15.4.1 Betablocker

UW: Auge: Bindehautreizung, trockenes Auge, Verschlechterung der Papillenperfusion; systemisch: Bronchospasmus, HF ↓, Hypotonie, Verstärkung einer Herzinsuffizienz;
KI: Herzinsuffizienz (NYHA III und IV), HF ↓, Asthma bronchiale

Betaxolol Rp — PRC C, Lact ?

Betoptima *AT (1ml = 5.6mg)*	Chronisches Weitwinkelglaukom, okuläre Hypertension, Sekundärglaukom: 2 x 1Gtt.

Carteolol Rp — PRC C, Lact ?

Arteoptic *AT (1ml = 10, 20mg)*	Okuläre Hypertension, chronisches Weitwinkelglaukom: 2 x 1Gtt.

Levobunolol Rp — PRC C, Lact -

Vistagan Liquifilm *AT (1ml = 5mg)*	Okuläre Hypertension, chronisches Weitwinkelglaukom: 2 x 1Gtt.

Metipranolol Rp

Betamann *AT (1ml = 1, 3, 6mg)*	Okuläre Hypertension, chronisches Weitwinkelglaukom, Glaukom bei Aphakie/Linsenextraktion: 2 x 1Gtt.

Timolol Rp — PRC C, Lact -

Arutimol, Chibro-Timoptol, Dispatim, Timo-Comod, Timo-Stulln, TimoHEXAL, Timolol 1A Pharma, Tim-Ophtal, Timo Vision *AT (1ml = 1, 2.5, 5mg)*	Okuläre Hypertension, chronisches Offenwinkelglaukom → 730, Aphakieglaukom, kindliches Glaukom: 2 x 1Gtt.

A 15 Ophthalmologie – Arzneimittel

A 15.4.2 Parasympathomimetika

UW (Pilocarpin): Linsenflattern, permanente vordere und hintere Synechien, Pupillarblock (bei engem Kammerwinkel und bestehender Linsentrübung), verminderte Sehschärfe bei Linsentrübung, gestörte Akkommodation mit vorübergehender Kurzsichtigkeit, Akkommodationsspasmen die bis zu 2–3h anhalten können, Pupillenverengung mit Störung des Sehens bei Dämmerung und Dunkelheit besonders bei Pat. < 40J, Muskelkrämpfe des Lides; **KI** (Pilocarpin): bek. Überempfindlichkeit, Iritis acuta und andere Erkrankungen, bei denen eine Pupillenverengung kontraindiziert ist

Pilocarpin Rp — PRC C, Lact ?

Pilomann *AT (1ml = 5, 10, 20mg)* Spersacarpin *AT (1ml = 5, 20mg)*	Chron. Offenwinkelglaukom → 730, chron. Engwinkelglaukom, Miosis nach Mydriatikagabe: 2-4 x 1Gtt.; ölige Substanzen bzw. Gel z.N.; **akuter Glaukomanfall**: in den ersten 30min alle 5min 1Gtt. (0.5-1%), dann alle 15min 1Gtt. bis zum Erreichen des erforderlichen Druckniveaus

A 15.4.3 Sympathomimetika

Apraclonidin Rp — PRC C, Lact ?

Iopidine *AT (1 ml = 5mg)*	Zusatzther.bei chron. Glaukom: 3 x 1Gtt.

Brimonidintartrat Rp — PRC B, Lact -

Alphagan, Brimogen, Brimo Ophtal, Brimonidin HEXAL *AT (1ml = 2mg)*	Okuläre Hypertension, Offenwinkelglaukom: 2 x 1Gtt.

Clonidin Rp — PRC C, Lact ?

Clonid-Ophtal *AT (1ml = 0.625, 1.25mg)*	Alle Formen des Glaukoms: 2-3 x 1Gtt.

A 15.4.4 Carboanhydrasehemmer

Brinzolamid Rp — PRC C, Lact -

Azopt *AT (1ml = 10mg)* Brinzolamid AL *AT (1ml = 10mg)* Brinzolamid-ratioph. *AT (1ml = 10mg)*	Okuläre Hypertension, Offenwinkelglaukom → 730: 2 x 1Gtt.

Dorzolamid Rp — PRC C, Lact -

Dorlazept *AT (1ml = 20mg)* Dorzo Vision *AT 1ml = 20mg* Dorzolamid 1A *AT (1ml = 20mg)* Trusopt *AT (1ml = 20mg)*	Okuläre Hypertension, Offenwinkelglaukom → 730, Pseudoexfoliationsglaukom: 2-3 x 1Gtt.

A 15.4.5 Prostaglandin-Derivate

Bimatoprost Rp — PRC C, Lact ?

Bimato Vision *AT (1ml = 0.3mg)* Bimatoprost HEXAL *AT (1ml = 0.3mg)* Lumigan *AT (1ml = 0.1, 0.3mg)*	Okuläre Hypertension, chronisches Offenwinkelglaukom → 730: 1 x 1Gtt.

Glaukommittel 387

Latanoprost Rp	PRC C, Lact ?
Arulatan, Latan-Ophtal, Latanoprost HEXAL, Monoprost, Xalatan *AT (1ml = 50µg)*	Okuläre Hypertension, chronisches Offenwinkelglaukom → 730: 1 x 1Gtt.

Tafluprost Rp	
Taflotan *AT (1ml = 15µg)*	Okuläre Hypertension, chronisches Offenwinkelglaukom → 730: 1 x 1Gtt.

Travoprost Rp	PRC C, Lact ?
Travatan *AT (1ml = 40µg)*	Okuläre Hypertension, chron. Offenwinkelglaukom → 730: Erw., Ki. ab 2M: 1 x 1Gtt.

A 15.4.6 Kombinationen

Bimatoprost + Timolol Rp	
Ganfort *AT (1ml = 0.3+5mg)*	Okuläre Hypertension, Offenwinkelglaukom → 730: 1 x 1Gtt.

Brimonidin + Timolol Rp	
Combigan *AT (1ml = 2+5mg)*	Okuläre Hypertension, chronisches Weitwinkelglaukom: 2 x 1Gtt.

Brinzolamid + Timolol Rp	
Azarga *AT (1ml = 10+5mg)*	Okuläre Hypertension, Offenwinkelglaukom → 730: 2 x 1Gtt.

Brinzolamid + Brimonidin Rp	
Simbrinza *AT (1ml = 10+2mg)*	Okuläre Hypertension, Offenwinkelglaukom → 730: 2 x 1Gtt.

Dorzolamid + Timolol Rp	
Arutidor *AT (1ml = 20+5mg)* Cosopt *AT (1ml = 20+5mg)* Dorzocomp Vision *AT (1ml = 20+5mg)* Dorzolamid HEXAL comp. *AT (1ml = 20+5mg)* Duokopt *AT (1ml = 20+5mg)*	Offenwinkelglaukom → 730, Pseudoexfoliationsglaukom: 2 x 1Gtt.

Latanoprost + Timolol Rp	
Arucom *AT (1ml = 0.05+5mg)* Latanoprost HEXAL comp. *AT (1ml = 0.05+5mg)* Latanotim Vision *AT (1ml = 0.05+5mg)* Xalacom *AT (1ml = 0.05+5mg)*	Okuläre Hypertension, Offenwinkelglaukom → 730: 1 x 1Gtt.

Pilocarpin + Metipranolol Rp	
Normoglaucon *AT (1ml = 20+1mg)* Normoglaucon Mite *AT (1ml = 5+1mg)*	Eng-, Weitwinkelglaukom: 2-4 x 1Gtt.

Pilocarpin + Timolol Rp	
Fotil AT (1ml = 20+5mg) TP-Ophtal AT (1ml = 10+5mg)	Okuläre Hypertension, Kapselhäutchen-, primäres Weitwinkelglaukom: 2 x 1Gtt.
Travoprost + Timolol Rp	
Duotrav AT (1ml = 0.04+5mg)	Offenwinkelglaukom → 730, okuläre Hypertension: 1 x 1Gtt.

A 15.4.7 Interna

Acetazolamid Rp	HWZ 4-8h, Q0 0.2, PPB 90%, PRC C, Lact -
Acemit Tbl. 250mg Diamox Tbl. 250mg; Inj.Lsg. 500mg Glaupax Tbl. 250mg	Primäres/sekundäres Glaukom, nach Katarakt-, Glaukom-OP: 125-500mg p.o.; 500mg langsam i.v./i.m.; akutes Winkelblockglaukom → 731: ini 1 x 500mg p.o./i.v., dann 125-500mg p.o. alle 4h
Mannitol OTC	HWZ 71-100min, PRC C, Lact ?
Mannitol 10%, 15%, 20% Inf.Lsg. 25g/ 250ml, 50g/500ml, 37.5g/250ml, 50g/250ml	Glaukom → 731: 1.5-2g/kg über 30min i.v.

A 15.5 Mydriatika und Zykloplegika

Atropin Rp	PRC C, Lact ?
Atropin-POS AT (1ml = 5mg)	Ausschaltung der Akkommodation, Refraktionsbestimmung: 3 x 1Gtt.; akute/chron. intraokuläre Entzündung: 1-2 x 1Gtt.; Penalisation: 1 x 1Gtt.; Sprengung von Synechien: 3 x 1Gtt.
Cyclopentolat Rp	PRC C, Lact ?
Cyclopentolat AT (1ml = 5, 10mg) Zyklolat AT (1ml = 5mg)	Mydriasis zur Fundoskopie, Zykloplegie zur Refraktionsbestimmung: 1 x 1Gtt., nach 5-10min wdh.; Iritis, Iridozyklitis: 1 x 1Gtt. alle 5-6h
Phenylephrin Rp	PRC C, Lact +
Neosynephrin POS AT (1ml = 50, 100mg)	Mydriasis zur Fundoskopie, Pro./Therapie hinterer Synechien: 1-4 x 1Gtt.
Tropicamid Rp	PRC C, Lact ?
Mydriaticum AT (1ml = 5mg) Mydrum AT (1ml = 5mg)	Diagnostische Mydriasis: 1 x 1Gtt.
Tropicamid + Phenylephrin Rp	PRC C, Lact -
Mydriasert Insert 0,28/5,4mg	Präoperative/diagnostische Mydriasis: 1 Insert pro Auge, max. 2h vor Eingriff

A 15.6 Antiallergika

Azelastin OTC

Allergodil akut *AT (1ml = 0.5mg)* Azela Vision *AT (1ml = 0.5mg)* Vividrin akut Azela *AT (1ml = 0.5mg)*	Saisonale/perenniale allergische Konjunktivitis → 721: 2-4 x 1Gtt.

Cromoglicinsäure OTC PRC B

Allergo Comod, Allergocrom, Cromo-HEXAL, Cromo-ratioph., Dispacromil, Vividrin *AT (1ml = 20mg)*	Allergisch bedingte akute/chronische Konjunktivitis → 721: 4-8 x 1Gtt.

Emedastin Rp

Emadine *AT (1ml = 0.5mg)*	Saisonale, allergische Konjunktivitis → 721: 2-4 x 1Gtt.

Epinastin Rp

Relestat *AT (1ml = 0.5mg)*	Saisonale, allergische Konjunktivitis → 721: 2 x 1Gtt.

Ketotifen Rp

Allergo Vision, Ketotifen Stulln, Zaditen ophtha, Zalerg ophtha *AT (1ml = 0.25mg)*	Saisonale, allergische Konjunktivitis → 721: 2 x 1Gtt.

Levocabastin OTC PRC C, Lact ?

Livocab *AT (1ml = 0.5mg)*	Allergische Konjunktivitis, Conjunctivitis vernalis → 721: 2-4 x 1Gtt.

Lodoxamid OTC

Alomide *AT (1ml = 1mg)*	Allergische Konjunktivitis → 721: 4 x 1Gtt.

Olopatadin Rp

Opatanol *AT (1ml = 1mg)*	Saisonale, allergische Konjunktivitis → 721: 2 x 1Gtt.

A 15.7 Vasokonstriktiva

UW: Bindehautreizung, Bindehautverdickung, Glaukomanfall, Mydriasis, Akkommodationsstrg., Tachykardie, RR ↑, AP; **KI:** Engwinkelglaukom, Kinder < 2J

Naphazolin OTC PRC C, Lact ?

Proculin *AT (1ml = 0.3mg)* Televis Stulln *AT (1ml = 0.1mg)*	Nichtinfektiöse/allerg. Konjunkt. → 721: Erw., Ki. > 6J: 3-4 x 1Gtt.; **2-6J:** 2 x 1Gtt.

Phenylephrin OTC PRC C, Lact +

Visadron *AT (1ml = 1.25mg)*	Hyperämie der Konjunktiva, Konjunktivitis: 1-5 x 1Gtt.

A 15 Ophthalmologie – Arzneimittel

Tetryzolin OTC	
Berberil N, Ophtalmin N, Vasopos N, Visine Yxin AT (1ml = 0.5mg)	Augenreizungen, allergische Entzündungen des Auges → 720: 2-3 x 1Gtt.
Tramazolin OTC	
Biciron AT (1ml = 0.5mg)	Nichtinfektiöse Konjunktivitis: 2-4 x 1Gtt.

A 15.8 Hornhautpflegemittel

Filmbildner (Povidon Polyvinylalkohol, Hyaluronsäure, Hypromellose, Carbomer) OTC	
Artelac, Celluvisc, Dispatenol, Lacrimal, Lac-Ophtalsystem, Lacrisic, Liquifilm, Protagent, Siccaprotect, Systane, Thilo-Tears	Keratokonjunktivitis sicca → 720, Nachbenetzung bei Tragen von Kontaktlinsen: 4-6 x 1Gtt.
Dexpanthenol OTC	
Bepanthen AS (1g enth. 50mg) Corneregel AT, AS (1ml = 50mg) Pan Ophtal AT (1ml = 50mg); AS (1g enth. 50mg)	Läsionen der Schleimhautoberfläche des Auges: 2-4 x 1Gtt. bzw. 1cm Salbenstrang
Hyaluronsäure OTC	
Artelac Splash AT (1ml = 2.4mg) Hylan AT (0.0975mg/0.65ml) Hylo Gel AT (1ml = 2mg) Xidan Edo AT (0.0975mg/0.65ml)	Keratokonjunktivitis sicca → 720, Nachbenetzung bei Tragen von Kontaktlinsen: 4-8 x 1Gtt.
Perfluorohexyloctan Rp	
Evotears AT	Keratokonjunktivitis sicca → 720, Nachbenetzung bei Tragen von Kontaktlinsen: nach Bedarf mehrmals tgl. 1-2Gtt.
Trehalose OTC	
Thealoz AT (1ml = 30mg)	Keratokonjunktivitis sicca → 720, Nachbenetzung bei Tragen von Kontaktlinsen: nach Bedarf mehrmals tgl. 1-2Gtt.
Trehalose + Hyaluronsäure OTC	
Thealoz Duo AT, Gel (1ml = 30 + 1.5mg)	Keratokonjunktivitis sicca → 720, Nachbenetzung bei Tragen von Kontaktlinsen: nach Bedarf mehrmals tgl. 1-2Gtt.

Antineovaskuläre Mittel, Enzyme 391

A 15.9 Antineovaskuläre Mittel, Enzyme

Wm/Wi (Aflibercept): löslicher Köderrezeptor, der den vaskulären endothelialen Wachstumsfaktor A (VEGF-A) und den Plazenta-Wachstumsfaktor (PIGF) mit hoher Affinität bindet ⇒ hemmt die Bindung und Aktivierung der artverwandten VEGF-Rezeptoren;
Wm/Wi (Idebenon): Antioxidans ⇒ Wiederherstellung der zellulären ATP-Gewinnung ⇒ Reaktivierung retinaler Ganglienzellen; **Wm/Wi** (Ocriplasmin): proteolytisch auf Proteinbestandteile des Glaskörpers und der vitreoretinalen Grenzschicht ⇒ Auflösung der Proteinmatrix, die für abnorme vitreomakulare Adhäsion verantwortlich ist;
Wm/Wi (Pegaptanib): Oligonukleotid, bindet hochspezifisch an VEGF ⇒ Hemmung der Angiogenese, Gefäßpermeabilität ↓; **Wm/Wi** (Ranibizumab): Antikörper, der an den hum. endothelialen Wachstumsfaktor (VEGF) bindet;
Wm/Wi (Verteporfin): Photosensibilisator, nach Lichtapplikation entsteht Singulett-Sauerstoff, der zu Zellschäden und vaskulären Verschlüssen führt;
UW (Aflibercept): Bindehautentzündung, Augenschmerzen, Netzhautablösung, Einriss/Abhebung des retinalen Pigmentepithels, Netzhautdegeneration, Katarakt, Hornhautabrasion, Anstieg des Augeninnendrucks, verschwommenes Sehen, Glaskörperschlieren/-abhebung, Hornhautödem, Schmerzen/Blutungen an Inj.Stelle, Fremdkörpergefühl, Tränensekretion ↑, Augenlidödem, Bindehauthyperämie, okuläre Hyperämie;
UW (Idebenon): Nasopharyngitis, Diarrhoe, Husten, Rückenschmerzen;
UW (Ocriplasmin): Mouches volantes, Augenschmerzen, Bindehautblutung, Sehstörungen, Netzhaut-/Glaskörperblutung, Netzhautabriss/-ablösung/-degeneration, erhöhter intraokularer Druck, Makulaloch/-degeneration/-ödem, Ödem der Retina, Pigmentepithelerkrankung, Metamorphopsie, Glaskörperadhäsionen/-ablösung, Bindehautödem, Augenlidödem, Viritis, Iritis, Vorderkammerflackern, Photopsie, Bindehauthyperämie, okuläre Hyperämie, Augenbeschwerden, Photophobie, Chromatopsie;
UW (Pegaptanib): Endophthalmitis, Glaskörper-/Netzhautblutungen, Netzhautablösungen, Augenschmerzen, Kopfschmerzen, erhöhter Augeninnendruck, Keratitis punctata, Mouches volantes, Glaskörpertrübungen, Konjunktivitis, Hornhautödem;
UW (Verteporfin): Übelkeit, Photosensibilitätsreaktionen, Rückenschmerzen, Pruritus, Asthenie, Schmerzen an der Injektionsstelle, Sehstörung, Visusverschlechterung, subretinale Hämorrhagie, Störung der Tränenbildung; **UW** (Ranibizumab): Übelkeit, Kopfschmerzen, Bindehautblutung, Augenschmerzen, Mouches volantes, retinale Einblutungen, Erhöhung des Augeninnendrucks, Glaskörperabhebung, intraokulare Entzündungen, Augenirritation, Katarakt, Fremdkörpergefühl, Blepharitis, subretinale Fibrose, okuläre Hyperämie, Visusverschlechterung, trockenes Auge, Vitritis, Konjunktivitis, retinale Exsudation, lokale Reaktionen an der Injektionsstelle, verstärkter Tränenfluss, Pruritus des Auges, Konjunktivitis, Makulopathie, Abhebung des retinalen Pigmentepithels;
KI (Aflibercept): Überempf., bestehende oder vermutete (peri-)okuläre Infektion, schwere intraokuläre Entzündung; **KI** (Idebenon): bek. Überempf.;
KI (Ocriplasmin): bek. Überempf., okuläre/periokuläre Infektion;
KI (Pegaptanib): bek. Überempf., okuläre/periokuläre Infektionen, Grav.;
KI (Ranibizumab): bek. Überempf., okuläre/periokuläre Infektionen, schwere intraokuläre Entzündung, Grav.;
KI (Verteporfin): Porphyrie, bekannte Überempfindlichkeit, schwere Leberfktsstörung, Grav.

A 15 Ophthalmologie – Arzneimittel

Aflibercept Rp	PRC C, Lact ?
Eylea *Inj.Lsg. 4mg/100µl*	**Neovaskuläre altersabhängige Makuladegeneration → 732:** 2mg intravitreal alle 4W für 12W, dann 2mg alle 8W; **Makulaödem infolge retinalen Venenverschlusses:** 2mg intravitreal alle 4W; **diabet Makulaödem → 733:** 2mg intravitreal alle 4W für 20W, dann 2mg alle 8W; **myope choroidale Neovaskularisation:** einmalig 2mg intravitreal; **DANI, DALI** nicht erforderlich

Idebenon Rp	PPB 96%
Raxone *Tbl. 150mg*	**Lebersche hereditäre Opitkusneuropathie:** 3 x 300mg p.o.; **DANI, DALI** vorsichtige Anw., keine Daten

Ocriplasmin Rp	
Jetrea *Inj.Lsg. 0.5mg/0.2ml*	**Vitreomakuläre Traktion:** 0.125mg intravitreal, einmalige Anw.; **DANI, DALI** nicht erforderlich

Pegaptanib Rp	
Macugen *Fertigspr. 0.3mg*	**Neovaskuläre altersabhängige Makuladegeneration → 732:** 0.3mg intravitreal alle 6W; **DANI, DALI** nicht erforderlich

Ranibizumab Rp	
Lucentis *Inj.Lsg. 3mg/0.3ml*	**Neovaskuläre altersabhängige Makuladegeneration → 732:** 0.5mg intravitreal alle 4W; **DANI, DALI** nicht erforderlich

Verteporfin Rp	PPB 90%
Visudyne *Inf.Lsg. 15mg*	**Neovaskuläre altersabhängige Makuladegeneration → 732:** 6mg/m^2 über 10min i.v., dann Lichtaktivierung durch Laser auf die neovaskulären Läsionen; 1-4 x/J; **DALI** KI bei schwerer Leberfunktionsstrg.

A 15.10 Neutralisierungslösungen bei Verätzungen

Natriumdihydrogenphosphat OTC	
Isogutt MP *Lsg. 250ml*	**Verätzungen am Auge → 723:** Bindehautsack sofort kräftig spülen, bis schädigender Stoff ausgespült ist

Rhinologika 393

A 16 HNO – Arzneimittel

A 16.1 Rhinologika
A 16.1.1 Sympathomimetika

Wm/Wi: alpha-adrenerg wirkende Sympathomimetika ⇒ Vasokonstriktion ⇒ Schleimhautabschwellung; **UW:** Herzklopfen, Pulsbeschleunigung, Blutdruckanstieg, Brennen und Trockenheit der Nasenschleimhaut, nach Abklingen der Wirkung stärkeres Gefühl einer „verstopften Nase" durch reaktive Hyperämie; **UW** (Xylometazolin): reaktive Hyperämie; **KI** (Naphazolin): bek. Überempf., Rhinitis sicca, Grav. (1. Trimenon), Engwinkelglaukom, Z.n. transsphenoidaler Hypophysektomie oder anderen operativen Eingriffen, die die Dura Mater beschädigen; **KI** (Xylometazolin): bek. Überempf., Rhintis sicca, Ki. < 6J

Naphazolin OTC	PRC C, Lact ?
Privin Lsg. (1ml = 1mg) **Rhinex Nasenspray** Spray (1g enth. 0.5mg)	**Entzündliche Schleimhautschwellung der Nase/NNH:** 1-6 x 1-2Gtt. bzw. Sprühstöße

Oxymetazolin OTC	HWZ 5-8h, PRC C, Lact ?
Nasivin NT (1ml = 0.1, 0.25, 0.5mg); Spray (1ml = 0.25, 0.5mg) **Wick Sinex** Spray (1ml = 0.5mg)	**Entzündliche Schleimhautschwellung der Nase/NNH:** 1-3 x 1-2Gtt. bzw. Sprühstöße

Tramazolin OTC	
Rhinospray Spray (1ml = 1mg)	**Entzündliche Schleimhautschwellung der Nase/NNH:** 1-3 x 1-2Gtt. bzw. Sprühstöße

Xylometazolin OTC	
Nasengel/-spray-ratioph. Gel (1g enth. 1mg); Spray (1Hub = 0.045, 0.09mg) **Nasentropfen-ratioph.** NT (1ml = 0.5, 1mg) **Olynth** NT (1ml = 0.25, 0.5, 1mg); Gel (1g enth. 0.5mg) **Otriven** NT (1ml = 0.25, 0.5mg); Spray (1ml = 0.5, 1mg); Gel (1g enth. 1mg) **Snup** Spray (1ml = 0.5, 1mg)	**Entzündliche Schleimhautschwellung der Nase/NNH:** 1-3 x 1-2Gtt. bzw. Sprühstöße

A 16.1.2 Antihistaminika

Siehe auch Pneumologie - Antihistaminika → 84

Azelastin Rp	
Allergodil Spray (1ml = 1mg)	**Allergische Rhinitis** → 734: 2 x 1 Sprühstoß

Cromoglicinsäure OTC	
CromoHEXAL, Cromo-ratioph., Vividrin gegen Heuschnupfen Spray (1ml = 20mg)	**Allergische Rhinitis** → 734: 4 x 1 Sprühstoß

Levocabastin OTC	
Livocab Spray (1ml = 0.5mg)	**Allergische Rhinitis** → 734: 2-4 x 2 Sprühstöße

A 16 HNO – Arzneimittel

A 16.1.3 Kortikoide

Beclometason Rp — PPB 87%

Beclomet Nasal Spray (1 Hub = 0.1mg) **Beclometason-ratioph.** Spray (1 Hub = 0.05, 0.1mg) **Beclorhinol, Beconase** Spray (1 Hub = 0.05mg) **Rhinivict** Spray (1 Hub = 0.05, 0.1mg)	Allergische Rhinitis → 734, Nasenpolypen: 2–4 x 0.1mg

Budesonid Rp — HWZ 2-3h, PPB 86–90%, PRC C, Lact ?

Aquacort, Budapp, Budes Spray (1 Hub = 0.05mg) **Pulmicort Topinasal** Spray (1 Hub = 64μg)	Allergische Rhinitis → 734, Nasenpolypen: 2 x 1 Sprühstoß

Dexamethason Rp

Dexa Rhinospray N sine, Solupen sine Spray (1 Hub = 10.26μg) **Dexa Siozwo** Nasensalbe (1g enth. 0.181mg)	Allergische Rhinitis → 734: Erw., Ki. ab 6J: 3 x 1–2 Sprühstöße; 3–4 x 1cm Salbenstrang in jede Nasenöffnung

Flunisolid Rp — HWZ 1-2h, PRC C, Lact ?

Syntaris Spray (1ml = 0.25mg)	Allergische Rhinitis → 734: 2–3 x 2 Sprühstöße

Fluticason Rp — HWZ 7.8h, PPB 81–95%, PRC C, Lact ?

Avamys Spray (1 Hub = 22.7μg) **Flutide Nasal** Spray (1 Hub = 0.05mg) **Otri Allergie Fluticason** Spray (1 Hub = 0.05mg)	Allergische Rhinitis: 1–2 x 2 Sprühstöße; Nasenpolypen: 1–2 x 0.2ml in jedes Nasenloch

Mometason Rp — HWZ 6h, PRC C, Lact ?

Aphiasone Spray (1 Hub = 0.05mg) **Mometa HEXAL** Spray (1 Hub = 0.05mg) **Mometason Abz** Spray (1 Hub = 0.05mg) **Mometason-ratioph.** Spray (1 Hub = 0.05mg) **Nasonex** Spray (1 Hub = 0.05mg)	**Allergische Rhinitis** → 734: **Erw., Ki. ab 12J:** 1 x 2 Sprühstöße in jedes Nasenloch; **Ki. 3–11J:** 1 x 1 Sprühstoß; **Nasenpolypen: Erw.:** 1 x 2 Sprühstöße

Triamcinolon Rp — HWZ 3h, PRC C, Lact ?

Nasacort Spray (1 Hub = 0.05mg) **Rhinisan** Spray (1 Hub = 0.05mg)	**Allergische Rhinitis** → 734: **Erw., Ki. ab 12J:** 1 x 2 Sprühstöße in jedes Nasenloch; **Ki. 6–11J:** 1 x 1 Sprühstoß

A 16.1.4 Antihistaminika + Kortikoide

Wm/Wi (Azelastin + Fluticason): synergistischer Effekt durch H_1-Rezeptorblockade und entzündungshemmende Wirkung; **UW** (Azelastin + Fluticason): Kopfschmerzen, unangenehmer Geschmack/Geruch; **KI** (Azelastin + Fluticason): bekannte Überempfindlichkeit

Azelastin + Fluticason Rp

Dymista Spray (1 Hub = 130 + 50μg)	**Allergische Rhinitis: Erw., Ki ab 12J:** 2 x 1 Sprühstoß in jedes Nasenloch

Nasale Dekongestiva + Antihistaminikum 395

A 16.1.5 Topische Antibiotika

Wm/Wi: Kompetitive Hemmung der bakteriellen Isoleucyl-Transfer-RNA-Synthetase;
UW: Reaktionen an der Nasenschleimhaut; **KI:** bek. Überempfindlichkeit, Anw. bei Sgl.

Mupirocin Rp

Bactroban *Salbe (1g enth. 20mg)* Turixin *Salbe (1g enth. 20mg)*	Elimination von Staphylokokken einschließl. Methicillin-resistenter Stämme aus der Nasenschleimhaut: Erw. und Ki.: ca. 2mm Salbenstrang 2-3 x/d in die Nase

A 16.2 Nasale Dekongestiva + Antihistaminikum

Wm/Wi (Pseudoephedrin): Alpha-sympathomimetisch ⇒ Vasokonstriktion ⇒ Abschwellen der Nasenschleimhaut;
UW (Pseudoephedrin + Cetirizin): Nervosität, Schlaflosigkeit, Schwindel, Kopfschmerzen, Somnolenz, Gleichgewichtsstrg., Tachykardie, Mundtrocken-heit, Übelkeit, Asthenie;
UW (Pseudoephedrin + Triprolidin): Müdigkeit, Hypertonie;
KI (Pseudoephedrin + Cetirizin/Triprolidin): bek. Überempfindlichkeit, Glaukom, Komb. mit MAO-Hemmern, schwere Nierenenerkr., Harnverhalt, schwere Hypertonie, Tachyarrhythmien, ischämische Herzkrankheiten, Hyperthyreose, hämorrhag. Schlaganfall, Grav.

Pseudoephedrin + Cetirizin OTC

Reactine Duo *Tbl. 120 + 5(ret.)mg*	Allerg. Rhinitis mit nasaler Kongestion → 734: Erw. bis 60J, Ki. > 12J: 2 x 120 + 5mg p.o., für max. 14d; **DANI, DALI** KI

Pseudoephedrin + Triprolidin OTC

Rhinopront Kombi *Tbl. 60 + 2.5mg*	Allergische oder vasomotorische Rhinitis mit nasaler Kongestion → 734: Erw. bis 60J, Ki. > 12J: 3 x 60 + 2.5mg p.o. für max. 10d; **DANI, DALI** KI bei schwerer NI, LI

A 16.3 Otologika

Phenazon + Procain OTC

Otalgan *OT (1g enth. 50+10mg)*	Otitis externa → 740, Otitis media → 741: Erw., Ki. > 15J: 3-4 x 5Gtt.; Ki. bis 14J: 3-4 x 2-3Gtt.

Docusat + Ethanol OTC

Otitex *OT (1ml enth. 50+150mg)* Otowaxol *OT (1ml enth. 50+150mg)*	Entfernung überschüssigen Cerumens: 10Gtt. in den äußeren Gehörgang, nach 5-10min ausspülen

Dexamethason + Cinchocain Rp

Otobacid N *OT (1ml = 0.22+5.6mg)*	Entzündl. Erkr. von Ohrmuschel/Gehörgang, Gehörgangsekzem: 3-4 x 2-4Gtt.

A 16 HNO – Arzneimittel

Ciprofloxacin Rp

Ciloxan *OT (1ml = 3mg)* Infectocipro *OT (1ml = 2mg)* Panotile Cipro *OT (0.5ml = 1mg)*	**Otitis externa → 740, chron. eitrige Otitis media→ 741:** Ciloxan: 2 x 4Gtt.; **Ki. ab 1J:** 2 x 3Gtt.; Infectocipro: Erw. u. Ki. ab 1J: 2 x 0.5mg; Panotile: Erw. u. Ki. ab 2J: 2 x 1 Pipette

Ciprofloxacin + Dexamethason Rp

Cilodex *OT (1ml = 3+1mg)*	**Otitis media mit Paukenröhrchen, Otitis ext.: Erw., Ki. ≥ 6M:** 2 x 4Gtt. f. 7d

Ciprofloxacin + Fluocinolonacetonid Rp

Infectociprocort *OT (1ml = 3+0.25mg)*	**Otitis ext. → 740: Erw., Ki. ≥ 7J:** 3 x 4-6Gtt. f. 8d

Polymyxin B + Neomycin + Gramicidin Rp

Polyspectran *OT (1ml = 7500IE+3500IE+0.02mg)*	**Otitis externa:** 3-5 x 2-3 Gtt.

A 16.4 Weitere Hals-Rachen-Therapeutika

A 16.4.1 Antiseptika

Wm/Wi (Chlorhexidin, Hexamidin): lokal antiseptisch; **UW** (Chlorhexidin): keine sehr häufigen bzw. häufigen UW; **UW** (Hexamidin): allerg. Schleimhautreaktionen; **KI** (Chlorhexidin): bek. Überempf., Asthma bronchiale, Wunden, Ulzerationen, erosiv-desquamative Veränderungen der Mundschleimhaut; Grav., Lakt.; **KI** (Hexamidin): bek. Überempf.

Chlorhexidindigluconat OTC

Chlorhexamed *Lsg. (1ml enth. 1, 2mg)*	**Zur vorübergehenden Keimzahlminderung d. Mundhöhle, Gingivitis, eingeschränkte Mundhygienefähigkeit:** 2 x tgl. Mundspülung mit je 15ml

Hexamidin OTC

Laryngomedin N *Spray (1g enth. 1mg)*	**Bakterielle Entzündungen der Mund/ Rachenschleimhaut:** mehrmals/d 1-2 Hübe

A 16.4.2 Lokalanästhetika

Benzocain OTC

Anästhesin *Lutschtbl. 8mg* Angin HEXAL Dolo *Lutschtbl. 8mg* Benzocain 1A *Lutschtbl. 8mg*	**Schmerzhafte Beschwerden in Mund- und Rachenraum: Erw., Ki. >16J:** nach Bedarf 1 Lutschtbl./2h, max. 6 Lutschtbl./d

Lidocain OTC

Dynexan Mundgel *Gel (1g enth. 20mg)*	**Schmerzen an Mundschleimhaut, Zahnfleisch und Lippen:** 4-8 x/d erbsengroßes Stück Gel auftragen und leicht einmassieren

A 16.4.3 Antiseptika-Kombinationen

Wm/Wi (Benzalkonium, Cetrimonium): quartäre Ammoniumverbindungen mit hoher Oberflächenaktivität, die sowohl grampositive als auch gramnegative Keime erfassen;
Wm/Wi (Tyrothricin): Polypeptidantibiotikum mit bakterizider Wi gegen grampos. Keime;
UW: Überempfindlichkeitsreaktionen; **KI:** bekannte Überempfindlichkeit

Benzalkonium + Benzocain + Tyrothricin OTC

Dorithricin *Lutschtbl. 1+1.5+0.5mg*	**Halsentzündung mit Schluckbeschwerden:** alle 2-3h 1Tbl. lutschen

Cetrimonium + Lidocain + Tyrothricin OTC

Lemocin *Lutschtbl. 2+1+4mg*	**Halsentzündung mit Schluckbeschwerden:** alle 1-3h 1Tbl. lutschen, max. 8Tbl./d

A 16.4.4 Antiphlogistika

Wm/Wi (Benzydamin): Indazolderivat mit antiphlogistischen, lokalanästhetischen, bakteriziden und fungiziden Eigenschaften;
UW (Benzydamin): keine sehr häufigen bzw. häufigen UW;
KI (Benzydamin): bekannte Überempfindlichkeit

Benzydamin OTC

Tantum Verde *Lutschtbl. 3mg; Spray, Lsg. (1ml enth. 1.5mg)*	**Schmerzen und Reizungen im Mund/Rachenraum: Erw., Ki. >6J:** 1 Lutschtbl. 3x/d; 2-5 x/d mit 15 ml Lsg. spülen bzw. gurgeln; bis 5 x 6 Sprühstöße in den Rachen

A 17 Urologie – Arzneimittel

A 17.1 Urospasmolytika

Wm: Parasympatholytisch durch Blockade des Muscarinrezeptors, v.a. direkte Einwirkung auf die glatte Muskulatur (papaverinartig);
Wi: Tonussenkung der glatten Muskulatur von Magen-Darm- und Urogenitaltrakt;
UW: Schweißdrüsensekretion ↓, Mundtrockenheit, Tachykardie, Akkommodationsstrg., Glaukomanfall, abdominelle Schmerzen, Diarrhoe, Obstipation, Dysurie, Schlaflosigkeit;
KI: Glaukom, Blasenentleerungsstrg. mit Restharn, Tachyarrhythmie, Stenosen im GI-Trakt, toxisches Megacolon, Myasthenia gravis, Grav./Lakt., gleichz. Anw. von CYP3A4 -Hemmern bei mäßiger/schwerer LI/NI, schwere Colitis ulcerosa, Child-C;

Darifenacin Rp	PPB 98%
Emselex *Tbl.* 7.5(ret.), 15(ret.)mg	**Dranginkontinenz, Pollakisurie, imperativer Harndrang** → 756: 1 x 7.5mg p.o., ggf. nach 2W steigern auf 1 x 15mg; **DANI** nicht erforderlich; **DALI** Child B-C: max. 7.5mg/d

Fesoterodin Rp	HWZ 7h, PPB 50%
Toviaz *Tbl.* 4(ret.), 8(ret.)mg	**Dranginkontinenz, Pollakisurie, imperativer Harndrang** → 756: 1 x 4mg p.o., max. 1 x 8mg/d p.o.; **DANI** CrCl > 30: 100%, < 30: max. 4mg/d p.o.; **DALI** Child B: max. 4mg/d, Child C: KI

Flavoxat OTC	HWZ 3h PRC B, Lact ?
Spasuret *Tbl.* 200mg	**Dranginkontinenz, Pollakisurie, imperativer Harndrang** → 756: 3-4 x 200mg p.o.

Oxybutynin Rp	HWZ 1.1-2.3h, Qo 1.0, PRC B, Lact ?
Dridase *Tbl.* 5mg Kentera *TTS* 3.9mg/24h Oxybutynin-ratioph. *Tbl.* 2.5, 5mg Spasyt *Tbl.* 5mg	**Dranginkontinenz, Pollakisurie, imperativer Harndrang** → 756: 3 x 2.5-5mg p.o., ini 1 x 5mg (ret.), ggf. steigern um 5mg/W, max. 20mg/d; **Ki.** > 5J: ini 2 x 2.5mg p.o., max. 0.3-0.4mg/kg/d; TTS: alle 3-4d wechseln; **DANI** nicht erforderlich

Prostatamittel 399

Propiverin Rp	HWZ 20h, Q0 0.9, PPB 90%
Mictonetten *Tbl. 5, 10mg* Mictonorm *Tbl. 15mg; Kps. 30(ret.), 45(ret.)mg* Prodrom *Tbl. 5, 15mg* Proges *Tbl. 5, 15mg* Pronenz *Tbl. 15mg* Propiverin AL *Tbl. 5, 15mg* Propiverin HEXAL *Tbl. 5, 15mg*	**Dranginkontinenz, Pollakisurie, imperativer Harndrang:** 2-3 x 15mg p.o.; 1 x 30-45mg (ret.); **Ki. ab 5J:** 0.8mg/kg/d in 2-3- Einzelgaben; **DANI** CrCl >30: 100%, vorsichtige Anw.; < 30: max. 30mg/d; **DALI** mittelschwere bis schwere LI: Anw. nicht empfohlen

Solifenacin Rp	HWZ 45-68h
Vesicare *Tbl. 5, 10mg* Vesikur *Tbl. 5, 10mg*	**Dranginkontinenz, Pollakisurie, imperativer Harndrang** → 756: 1 x 5mg p.o., ggf. 1 x 10mg; **DANI** CrCl > 30: 100%; < 30: max. 5mg/d; **DALI** Child-Pugh 7-9: max. 5mg/d

Tolterodin Rp	HWZ 1.9-3.7h, PPB 96%, PRC C, Lact -
Detrusitol *Tbl. 1, 2mg; Kps. 4(ret.)mg* Tolterodin Puren *Tbl. 1, 2mg; Kps. 4(ret.)mg* Tolterodin HEXAL *Tbl. 1, 2mg; Kps. 4(ret.)mg*	**Dranginkontinenz, Pollakisurie, imperativer Harndrang:** 2 x 2mg p.o.; 1 x 4mg (ret.) p.o.; **DANI** CrCl < 30: max. 2mg/d; **DALI** max. 2mg/d

Trospiumchlorid Rp	HWZ 5-21h
Spasmex *Tbl. 5, 15, 30, 45mg;* *Amp. 1.2mg/2ml, 2mg/2ml* Spasmolyt *Tbl. 5, 10, 20, 30mg* Spasmo-Urgenin TC *Tbl. 5mg* Trospi *Tbl. 30mg* Urivesc *Kps. 60(ret.)mg*	**Dranginkontinenz, Pollakisurie, imperativer Harndrang** → 756, **Spasmen der glatten Muskulatur** → 752: 3 x 15mg, 2 x 20mg p.o. oder 30-0-15mg; 1 x 60mg (ret.) p.o.; **Magen-Darm-Diagnostik:** 1.2-2mg i.v.; **DANI:** CrCl 10-30: max. 20mg/d

A 17.2 Prostatamittel

Wm/Wi (Alfuzosin, Silodosin, Tamsulosin, Terazosin): selektive Blockade von Alpha-1-Rezeptoren in der glatten Muskulatur von Prostata und Blasenhals ⇒ Urinflussrate ↑;
Wm/Wi (Dutasterid, Finasterid): Hemmung der 5-Alpha-Reduktase ⇒ Umwandlungshemmung von Testosteron in Dihydrotestosteron ⇒ Rückbildung der Hyperplasie;
Wm/Wi (Silodosin): Antagonismus an Alpha-1A-Rezeptor ⇒ Entspannung der glatten Muskulatur ⇒ Verminderung des Blasenauslasswiderstandes;
UW (Alfuzosin, Tamsulosin, Terazosin): Schwindel, orthostatische Hypotension, Kopfschmerzen, Herzklopfen, retrograde Ejakulation; **UW** (Dutasterid): Potenzstörung, Libidoverlust, Gynäkomastie, Ejakulationsstörung; **UW** (Finasterid): Potenzstörung, Libidoverlust, Gynäkomastie, Ejakulationsstörung, Cave: Tablettenbruch darf von schwangeren Frauen nicht berührt werden! **UW** (Silodosin): retrograde Ejakulation, Anejakulation, Schwindel, orthostatische Hypotonie, Nasenverstopfung, Diarrhoe;
KI (Alfuzosin, Tamsulosin, Terazosin): orthostatische Dysregulation, schwere Leberinsuffizienz;
KI (Dutasterid, Finasterid): schwere Leberinsuffizienz, Anwendung bei Frauen;
KI (Silodosin): bekannte Überempfindlichkeit

A 17 Urologie – Arzneimittel

Alfuzosin Rp	HWZ 4-6h, Qo 0.9, PPB 90%
Alfunar Tbl. 10(ret.)mg **Alfuzosin HEXAL** Tbl. 10(ret.)mg **Alfuzosin Winthrop** Tbl. 2.5, 5(ret.), 10(ret.)mg **Uroxatral** Tbl. 2.5, 10(ret.)mg	**Benigne Prostatahyperplasie** → 755: 2-3 x 2.5mg p.o.; 1-2 x 5mg (ret.); 1 x 10mg (ret.)
Finasterid Rp	HWZ 6-8h, Qo 1.0, PPB 93%
Finamed, Finasterid HEXAL, Finasterid-ratioph., Finasterid Sandoz, Finural, Proscar, Prosmin Tbl. 5mg	**Benigne Prostatahyperplasie** → 755: 1 x 5mg p.o.; **DANI** nicht erforderlich; **DALI** keine Daten
Dutasterid Rp	HWZ 3-5W, PPB > 99,5%
Avodart Kps. 0.5mg	**Benigne Prostatahyperplasie** → 755: 1 x 0.5mg p.o.; **DANI** nicht erforderl.; **DALI** leichte bis mittelschwere LI: vorsichtige Anw.; schwere LI: KI
Dutasterid + Tamsulosin Rp	
Duodart Kps. 0.5 + 0.4mg	**Benigne Prostatahyperplasie** → 755: 1 x 0.5+0.4mg p.o.; **DANI** nicht erforderl.; **DALI** leichte bis mittelschwere LI: vorsichtige Anw.; schwere LI: KI
Silodosin Rp	HWZ 40-52h, PPB 95%
Urorec Kps. 4, 8mg	**Benigne Prostatahyperpl.** → 755: 1 x 8mg p.o.; **DANI** CrCl 30-50: ini 4mg, ggf. nach 1W 1 x 8mg; < 30: Anwendung nicht empfohlen; **DALI** leichte bis mittelschwere LI: 100%; schwere LI: Anwendung nicht empfohlen
Sitosterin (Phytosterol) OTC	
Harzol Kps. 10mg **Sitosterin Prostata** Kps. 10mg	**Benigne Prostatahyperplasie** → 755: 3 x 20mg p.o.; 2 x 65mg
Tamsulosin Rp	HWZ 9-13h, Qo 0.9, PPB 99%, PRC B, Lact -
Alna Ocas, Omnic Ocas, Omsula, Prostadil, Prostazid, Tadin, Tamsu-Astellas, Tamsulosin Beta, Tamsulosin HEXAL Kps. 0.4(ret.)mg	**Benigne Prostatahyperplasie** → 755: 1 x 0.4mg (ret.) p.o.; **DANI** nicht erforderlich; **DALI** KI bei schwerer LI
Terazosin Rp	HWZ 9-12h, Qo 0.95, PPB 92%, PRC C, Lact ?
Flotrin Tbl. 1, 2, 5, 10mg **Terablock** Tbl. 2, 5mg **Teranar** Tbl. 1, 2, 5mg **Tera Tad** Tbl. 2, 5, 10mg **Terazosin HEXAL** Tbl. 2, 5mg	**Benigne Prostatahyperplasie** → 755: ini 1 x 1mg p.o., nach 7d 1 x 2mg, Erh.Dos. 2-5mg/d; max. 10mg/d; **DANI** nicht erforderlich; **DALI** vorsichtige Anw.; schwere LI: Anw. nicht empfohlen

Erektile Dysfunktion

A 17.3 Erektile Dysfunktion

Wm (Alprostadil): Prostaglandinvermittelte Vasodilatation des Corpus cavernosum;
Wm/Wi (Avanafil, Sildenafil, Tadalafil, Vardenafil): selektive Hemmung der cGMP-spezifischen Phosphodiesterase (PDE5) ⇒ cGMP im Corpus cavernosumm bei sexueller Erregung ⇒ Relaxierung der glatten Muskulatur ⇒ Bluteinstrom ↑ ⇒ Erektion;
Wm/Wi (Yohimbin): Blockade zentraler Alpha-2-Rez. ⇒ erektionsfördernde Efferenzen ↑;
UW (Avanafil, Sildenafil, Tadalafil, Vardenafil): Kopfschmerz, Flush, Schwindel, Hitzegefühl, Nasenverstopfung, Dyspepsie, Muskelschmerzen, Rückenschmerzen;
UW (Yohimbin): Tremor, Erregungszustände;
KI (Avanafil): Herzinfarkt, Schlaganfall oder eine lebensbedrohliche Arrhythmie in den vergangenen 6 M; anhaltender Hypotonie < 90/50 mmHg oder Hypertonie > 170/100mmHg; instabile Angina pectoris, Angina pectoris während des Geschlechtsverkehrs, Herzinsuffiz. (≥ NYHA II); schwere Leberfunktionsstörung (Child C), schwere Nierenfunktionsstörung (Krea-Clearance < 30 ml/min); nicht arteriitische anteriore ischämische Optikusneuropathie (NAION); bekannte erbliche degenerative Netzhauterkrankungen, gleichzeitige Einnhame von starken CYP3A4-Inhibitoren anwenden (u.a. Ketoconazol, Ritonavir, Atazanavir, Clarithromycin, Indinavir, Itraconazol, Nefazodon, Nelfinavir, Saquinavir und Telithromycin);
KI (Sildenafil, Tadalafil, Vardenafil): bek. Überempfindlichkeit; instabile Angina pectoris, schwere Herz- oder Leberinsuffizienz, Z.n. Schlaganfall/Herzinfarkt, Retinitis pigmentosa; gleichzeitige Anw. v. Nitraten; **KI** (Yohimbin): Hypotonie

Alprostadil Rp	HWZ 5-10(0.5)min, PRC X, Lact -
Caverject *Inj.Lsg.* 10, 20µg **Muse** *Stäbch.* 250, 500, 1000µg **Viridal** *Inj.Lsg.* 10, 20, 40µg	**Erektile Dysfunktion:** ini 1.25-2.5µg intrakavernös, je nach Wi steigern: 2.5-5-7.5-10µg, max. 40µg; ini 250µg intraurethral, je nach Wi steigern auf 500-1000µg

Avanafil Rp	HWZ 6-17h PPB 99%, PRC X, Lact -
Spedra *Tbl.* 50, 100, 200mg	**Erektile Dysfunktion:** ini 100mg p.o. 0.5h vor Koitus, je nach Wi Dosisanpassung auf 50 bzw. 200mg, max. 200mg; max. 1 x/d; **DANI** CrCl ≥ 30: 100%; < 30: KI; **DALI** Child A, B: mit niedrigst wirks. Dosis beginnen; C: KI

Sildenafil Rp-L!	HWZ 4h, Q0 > 0.85, PPB 96%, PRC B, Lact -
Duraviril *Tbl.* 25, 50, 100mg **Ereq** *Tbl.* 50, 100mg **Sildegra** *Tbl.* 25, 50, 100mg; *Lingualtbl.* 25, 50, 100mg **SildeHEXAL** *Tbl.* 25, 50, 100mg **Sildenafil-ratioph.** *Tbl.* 25, 50, 75, 100mg **Viagra** *Tbl.* 25, 50, 100mg	**Erektile Dysfunktion:** ini 50mg p.o. 1h vor Koitus, je nach Wi Dosisanpassung auf 25 bzw. 100mg, max. 100mg; max. 1 x/d; **DALI, DANI** CrCl < 30: ini 25mg

A 17 Urologie – Arzneimittel

Tadalafil Rp-L!	HWZ 17.5h, PPB 94%
Cialis *Tbl. 5, 10, 20mg*	**Erektile Dysfunktion:** ini 10mg p.o. 0.5-12h vor Koitus, je nach Wi Dosisanpassung auf 20 mg; bei tgl. Anwendung 1 x 2.5-5mg; **DANI** bei schwerer Niereninsuffizienz max. 10mg; **DALI** max. 10mg
Vardenafil Rp-L!	HWZ 4h, PPB 95%
Levitra *Tbl. 5, 10, 20mg; Lingualtbl. 10mg*	**Erektile Dysfunktion:** ini 10mg p.o. 25-60 min vor Koitus, je nach Wi Dosisanpassung auf 5 bzw. 20mg, max. 20mg; max. 1 x/d; **DANI:** CrCl < 30: ini 5mg; **DALI** Child A-B max. 10mg
Yohimbin Rp-L!	HWZ 0.6(6)h, PRC N, Lact –
Yocon-Glenwood *Tbl. 5mg*	**Erektile Dysfunktion:** 3 x 5-10mg p.o.

A 17.4 Sexualhormone

A 17.4.1 Androgene

Wm/Wi: Entwicklungsförderung der sekundären männlichen Geschlechtsmerkmale, Regulation der Spermienproduktion, Libido ↑, Potentia coeundi ↑, Muskelaufbau ↑, Knochendichte ↑, Talgproduktion ↑; **UW:** Cholestase, Spermatogenesehemmung, Priapismus, beschleunigte Knochenreifung, Virilisierung bei Frauen, Ödeme, Gewicht ↑, Gynäkomastie, Alopezie, Libido ↑, Prostataschmerzen, Kopfschmerzen, Nausea, Polyzythämie; **KI:** Prostatakarzinom, Mammakarzinom, Grav.

Testosteron Rp	HWZ 10-100min (i.m.), PRC X, Lact ? ✋
Andriol *Kps. 40mg* **Androtop** *Gel-Btl. 25, 50mg* **Axiron** *Lösung 30mg/1.5ml* **Testim** *Gel 50mg/1g* **Testogel** *Gel-Btl. 25, 50mg* **Testopatch** *TTS 1.2, 1.8, 2.4mg/24h* **Testosteron-Depot** *Amp. 250mg/1ml* **Testoviron-Depot** *Amp. 250mg/1ml* **Tostran 2%** *Gel 20mg/1g*	**Hodenunterfunktion, Hypogonadismus:** ini 120-160mg/d p.o., nach 2-3W 40-120mg/d; 50-100mg alle 1-3W i.m.; 250mg alle 2-4W i.m.; Axiron: 30mg unter jede Achsel auftragen; Testopatch: ini 2 Pflaster mit 2.4mg alle 48h; Dosisanpassung nach Testosteronspiegel; Gel: 1 x 50mg auftragen, max. 100mg/d; **Pubertas tarda:** 1 x/M 250mg i.m. für 3M, evtl. nach 3-6M; **Unterdrückung übermäßigen Längenwachstums bei Knaben:** 500mg i.m. alle 2W für 1-2J; **Aplast., renale Anämie beim Mann** → 578: 250mg 2-3 x/W i.m., max. 1000mg/W
Testosteronundecanoat Rp	HWZ 10-100min (i.m.), PRC X, Lact ? ✋
Nebido *Inj.Lsg. 1g/4ml*	**Hodenunterfunktion, Hypogonadismus:** 1g alle 10-14W i.m.

Sexualhormone 403

A 17.4.2 Antiandrogene

Wm/Wi (Abirateronacetat): Inhibition der 17-Alpha-Hydroxylase (CYP17) → Hemmung der Androgenbiosynthese in Hoden, Nebennieren und im Prostatatumorgewebe; Mineralkortikoidsynthese in Nebennieren ↑;
Wm/Wi (Bicalutamid, Flutamid): reines Antiandrogen ohne gestagene Wi;
Wm/Wi (Cyproteronacetat): kompetitiver Antagonismus am Androgenrezeptor, starke gestagene Wi ⇒ LHo ⇒ Testosteron ↓;
Wm/Wi (Enzalutamid): starker Inhibitor des Androgenrezeptor-Signalwegs; keine agonistische Wirkung am Androgenrezeptor ⇒ Wachstum der Prostatakarzinomzellen ↓, Zelltod der Krebszellen, Tumorregression;
UW (Abirateronacetat): periphere Ödeme, Hypokaliämie, Hypertonie, Harnweginfektion, Herzinsuffizienz, HRST, Angina pectoris, Hypertriglyzeridämie, Hepatotoxizität, Nebenniereninsuffizienz;
UW (Cyproteronacetat): Übelkeit, Erbrechen, Gynäkomastie, Libido- und Potenzverlust, Leberfunktionsstörung;
UW (Enzalutamid): Neutropenie, visuelle Halluzinationen, Angst, Kopfschmerzen, kognitive Störung, Gedächtnisstörung, Hitzewallungen, Hypertonie, trockene Haut, Pruritus, Frakturen, Stürze;
KI (Abirateronacetat): bekannte Überempfindlichkeit, Grav.;
KI (Cyproteronacetat): Lebererkrankung, idiopathischer Schwangerschaftsikterus, Schwangerschaftspruritus/Herpes gestationis in der Anamnese, konsumierende Erkrankung (außer Prostata-Ca), schwere Depressionen, Thromboembolien, Sichelzellenanämie, Diabetes mellitus mit Gefäßveränderungen, Jugendliche vor Abschluss der Pubertät, Kinder, Grav./Lakt.;
KI (Enzalutamid): bek. Überempfindlichkeit, Grav./Lakt.

Abirateronacetat Rp	HWZ 15h, Q0 0.95, PPB 99%, PRC C, Lact ?
Zytiga Tbl. 250, 500mg	**Metastasiertes, kastrationsresistentes, trotz docetaxelhaltiger Chemother. progredientes Prostata-Ca:** Männer > 18J: 1 x 1g in Komb. mit 10mg/d Prednison oder Prednisolon (> 2h nach o. 1h vor Mahlzeiten)*; **DANI:** nicht erforderl.; **DALI:** Child B-C: Anw. nicht empfohlen

* In klinischen Studien Anwendung nur bei Gabe eines LHRH-Agonisten oder nach Orchiektomie

Bicalutamid Rp	HWZ 5.8d, PPB 96%, PRC X, Lact ?
Androcal Tbl. 50, 150mg Bicalutamid beta, Bicalutamid Axcount, Bicalutamid Medac Tbl. 50, 150mg Bicalutin Tbl. 50mg, 150mg Bicamed Tbl. 50, 150mg Casodex Tbl. 50, 150mg	**Fortgeschrittenes Prostata-Ca → 625:** 1 x 50mg p.o., Komb. mit medikamentöser oder chirurgischer Kastration; 1 x 150mg als Monotherapie oder adjuvant nach Prostatektomie/Bestrahlung; **DANI** nicht erforderlich; **DALI** leichte LI: 100%, mittlere bis schwere LI: vorsichtige Anw.

A 17 Urologie – Arzneimittel

Cyproteronacetat Rp	HWZ 38-58h, Q0 1.0, PRC X, Lact -
Androcur *Tbl. 10, 50mg; Amp. 300mg/3ml* Cyproteronacetat beta *Tbl. 50, 100mg* Cyproteronacetat-GRY *Tbl. 50mg*	**Prostata-Ca** → 625: nach Orchiektomie 1-2 x 100mg p.o.; 300mg i.m. alle 14d; ohne Orchiektomie 2-3 x 100mg p.o.; 300mg i.m. alle 7d; **Triebdämpfung bei Sexualdeviation:** ini 2 x 50mg p.o., evtl. nach 4W 2-3 x 100mg, bei Therapieerfolg langsame Dosisreduktion je nach Wi bis 2 x 25mg; 300mg i.m. alle 10-14d; **Androgenisierungserscheinungen bei Frauen:** Zyklustag 1-10: 100mg p.o., Komb. mit Östrogen, s. FachInfo; **DALI** KI bei LI

Enzalutamid Rp	HWZ 5.8d, PPB 97%,
Xtandi *Kps. 40mg*	**Metastasiertes Prostata-Ca** nach Versagen einer Androgenentzugsther. oder während/nach CTX mit Docetaxel: 1 x 160mg p.o.; **DANI** CrCl > 30: 100%, < 30: vorsicht. Anw.; **DALI** Child-Pugh A: 100%; B: vorsichtige Anw.; C: Anw. nicht empfohlen

Flutamid Rp	HWZ 9.6(5-6)h, Q0 1.0, PRC D, Lact ?
Fluta Cell *Tbl. 250mg* Flutamid AL *Tbl. 250mg*	**Prostata-Ca** → 625: 3 x 250mg p.o.; **DANI, DALI** vorsichtige Anwendung

A 17.4.3 Gn-RH-Antagonisten

Wm/Wi: Antagonismus am Gonadotropin-Releasing-Hormon-Rezeptor ⇒ LH↓, FSH↓ ⇒ hormonelle Kastration ohne initialen Testosteronanstieg;
UW: Hitzewallungen, Reaktionen an der Injektionsstelle, Schlaflosigkeit, Schwindel, Kopfschmerzen, Übelkeit, Hyperhidrosis, Transaminasen↑, Schüttelfrost, Pyrexie, Asthenie, Müdigkeit, grippeähnliche Symptome, Gewicht↑;
KI: bekannte Überempfindlichkeit, Frauen, Kinder

Degarelix Rp	HWZ 28d, PPB 90%, PRC X, Lact -
Firmagon *Inj.Lsg. 80, 120mg*	**Fortgeschrittenes Prostata-Ca** → 625: ini 2 x 120mg s.c., dann 1 x 80mg alle 4W; **DANI, DALI** leichte bis mittelschwere NI/LI: nicht erforderlich; schwere NI/LI: keine Daten

Urolithiasismittel 405

A 17.4.4 Gn-RH-Agonisten

Wm/Wi (Triptorelin): LHRH-Analogon ⇒ Inhibition der LH-Sekretion ⇒ Testosteron ↓, initial Testosteronanstieg mögl.; **UW** (Triptorelin): Hitzewallungen, Größe der Genitalien ↓, Skelettschmerzen, Schmerzen an der Injektionsstelle, Rücken- und Beinschmerzen, Müdigkeit, Brustkorbschmerzen, Asthenie, periphere Ödeme, Hypertonie, Gynäkomastie, Obstipation, Diarrhoe, Übelkeit, Bauchschmerzen, Dyspepsie, abnorme Leberfunktion, aP ↑, Gicht, Arthralgie, Aufflammen des Tumors, Kopfschmerzen, Schwindel, Beinkrämpfe, Schlaflosigkeit, Impotenz, Anorexie, Libido ↓, Husten, Dyspnoe, Pharyngitis, Exanthem, Augenschmerzen, Konjunktivitis, Dysurie, Harnverhalt; **KI** (Triptorelin): bekannte Überempfindlichkeit

Buserelin Rp	HWZ 50-80min, PRC X, Lact -
Profact Depot 2 *Implantat 6.3mg* **Profact Depot 3** *Implantat 9.45mg* **Profact nasal** *Spray (1Hub = 0.1mg)* **Profact pro injectione** *Inj.Lsg. 5.5mg/5.5ml* **Suprefact Depot** *Implantat 6.3mg, 9.45mg*	**Fortgeschrittenes Prostata-Ca** → 625: 6.3mg alle 2M s.c.; 9.45mg alle 3M s.c.; 6 x 0.2mg/d nasal; 3 x 0.5mg s.c.; 5d vor Ther. Gabe von Antiandrogen, dann für 3-4W Komb. mit Antiandrogen

Goserelin Rp	HWZ 2.3-4.2h, Qo 0.4, PRC X, Lact -
Zoladex *Implantat 3.6, 10.8mg*	**Fortgeschr. Prostata-Ca** → 625: 3.6mg 1 x/M s.c.; 10.8mg alle 3M s.c.; **DANI** nicht erforderl:

Leuprorelin Rp	HWZ 2.9h
Eligard *Inj.Lsg. 7.5, 22.5, 45mg* **Enantone-Monatsdepot** *Fertigspr. 3.75mg/1ml* **Leuprone HEXAL** *Implantat 3.78mg/1ml, 5.25mg/1ml* **Trenantone** *Fertigspr. 11.25mg/1ml* **Sixantone** *Fertigspr. 28.58mg/1ml*	**Fortgeschrittenes Prostata-Ca** → 625: 3.75mg s.c. alle 4W; 11.25mg s.c. alle 3M; 28.58mg s.c. alle 6M; Eligard: 7.5mg s.c alle 4W; 22.5mg s.c. alle 3M; **DANI** nicht erforderlich

Triptorelin Rp	HWZ 2.8h, PPB 0%, PRC X, Lact ?
Pamorelin LA *Inj.Lsg. 3.75, 11.25, 22.5mg* **Salvacyl** *Inj.Lsg 11.25mg*	**Fortgeschrittenes Prostata-Ca** → 625: 3.75mg alle 4W, 11.25mg alle 3M, 22.5mg alle 6M i.m.; **schw. sexuelle Abnormität bei Männern:** Salvacyl: 11.25mg alle 12W i.m.; **DANI, DALI** nicht erforderlich

A 17.5 Urolithiasismittel

Wm/Wi (Citrat): Urinalkalisierung; **Wm/Wi** (Methionin): Urinansäuerung

Citronensäure + Natriumcitrat OTC	
Blemaren N *Brausetbl. 1197+835.5mg*	Harnalkalisierung, Harnsäure-/-oxalatsteine → 754, **Zystinsteine** → 755: 3 x 1-2Tbl. p.o.

Kalium-Natrium-Hydrogencitrat OTC	
Uralyt-U *Gran. (1 Messl. = 2.5g)*	Harnalkalisierung bei Zytostatikather., Harnsäure-, Harnsäureoxalat-/Kalziumsteine → 754, **Zystinsteine** → 755: 1-1-2 Messl. p.o.

A 17 Urologie – Arzneimittel

Methionin OTC		HWZ 1-2h
Acimethin, Acimol, Methionin HEXAL, Urol Methin *Tbl. 500mg*	Harnsäuerung, Zusatzther. bei Harnweginfektion, Infektsteine → 753, Phosphatsteine: 3 x 500-1000mg p.o.	

A 17.6 Phosphatbinder → 111

A 17.7 Kationenaustauscher

Wm/Wi: enterale Zufuhr eines unlöslichen Kunststoffs mit Sulfonsäure als Grundgerüst, Austausch von Kationen zur Neutralisierung der Säure entsprechend dem Konzentrationsverhältnis im Darmlumen ⇒ Bindung von Kalium; **UW:** Übelkeit, Erbrechen, Obstipation, Hyperkalzämie; **KI:** Hypokaliämie, Hyperkalzämie, stenosierende Darmerkrankungen

Polysulfonsäure Rp

Anti-Kalium Na *Btl. 15g* CPS Pulver *Btl. 15g* Resonium A *Dose 500g*	Hyperkaliämie → 542: 2-4 x 15g p.o.; 1-2 x 30g in 150-200 ml Wasser rekt. als Einlauf; **NG, Ki.:** 0.5-1g/kg in mehreren ED

A 17.8 Weitere Urologika

Wm/Wi (Dapoxetin): Serotonin-Reuptake-Hemmung ⇒ Neurotransmitterwirkung auf prä-/postsynaptische Rezeptoren ↑; **Wm/Wi (Duloxetin):** kombinierte Serotonin- und Noradrenalin-Reuptake-Hemmung ⇒ Neurotransmitter-Konzentration im sakralen Rückenmark ↑ ⇒ N.pudendus-Stimulation ↑ ⇒ Tonus des Harnröhrenschließmuskels ↑;
UW (Dapoxetin): Schwindel, Kopfschmerzen, Übelkeit, Insomnie, Angstzustände, Agitation, Libido ↓, Ruhelosigkeit, Somnolenz, Aufmerksamkeitsstrg., Tremor, Parästhesien, Tinnitus, Erröten, Nasennebenhöhlenverstopfung, Verschwommensehen, Durchfall, Erbrechen, Obstipation, Abdominalschmerz, Hyperhidrose, erektile Dysfunktion, Müdigkeit, Hypotonie;
UW (Duloxetin): Schlaflosigkeit, trockener Mund, Durst, Übelkeit, Erbrechen, Obstipation, Diarrhoe, Müdigkeit, Angst, Libido ↓, Anorgasmie, Kopfschmerzen, Schwindel, Tremor, Verschwommensehen, Nervosität, Schwitzen ↑, Lethargie, Pruritus, Schwäche;
KI (Dapoxetin): bekannte Überempfindlichkeit, bekannte kardiale Vorerkrankung, gleichzeitige Behandlung mit MAO-Hemmern, Thioridazin, SSRI, CYP3A4-Hemmern, Leberfunktionsstrg. (Child B, C), < 18J; **KI (Duloxetin):** Leberfunktionsstörung, Grav./Lakt.

Dapoxetin Rp-L!		HWZ 19h
Priligy *Tbl. 30, 60mg*	Ejaculatio praecox: 18-64J: 1 x 30-60mg p.o. 1-3h vor sexueller Aktivität; **DANI** leichte bis mittelschwere NI: vorsicht. Anw., schwere NI: nicht empfohlen; **DALI** Child B, C: KI	

Duloxetin Rp		HWZ 8-17h
Dulovesic *Kps. 20, 40mg* Duloxetin-ratioph. Uro *Kps. 20, 40mg* Yentreve *Kps. 20, 40mg*	Belastungsinkontinenz bei Frauen → 756: 2 x 40mg p.o., ggf. Dosisreduktion nach 4W auf 2 x 20mg, je nach UW; **DANI** CrCl 30-80: 100%; < 30: KI; **DALI** KI	

A 18 Gynäkologie – Arzneimittel

A 18.1 Hormonpräparate
A 18.1.1 Östrogene

Wi (Estradiol/Estradiolvalerat): synthetisches 17b-Estradiol, das mit dem körpereigenen humanen Estradiol chemisch und biologisch identisch ist, substituiert den Verlust der Östrogenproduktion bei menopausalen Frauen und mindert die damit verbundenen Beschwerden; beugt dem Verlust an Knochenmasse nach der Menopause/Ovarektomie vor;
Wi (konjugierte Östrogene): substituieren den Verlust der Östrogenproduktion bei menopausalen Frauen und mindern die damit verbundenen Beschwerden; sie beugen dem Verlust an Knochenmasse nach der Menopause/Ovarektomie vor;
Hinweis: Die alleinige Anwendung von Östrogenen (ohne regelmäßigen Zusatz von Gestagenen) darf nur bei hysterektomierten Frauen erfolgen;
UW: Mammakarzinom, Endometriumhyperplasie, Endometriumkarzinom, Ovarialkarzinom, venöse Thromboembolien, KHK, Schlaganfall, Erkrankung der Gallenblase, Chloasma, Erythema multiforme, Erythema nodosum, vaskuläre Purpura, wahrscheinliche Demenz bei Frauen > 65 J.;
KI: bestehender oder früherer Brustkrebs bzw. ein entsprechender Verdacht, östrogenabhängiger maligner Tumor bzw. ein entsprechender Verdacht (v.a. Endometriumkarzinom), nicht abgeklärte Blutung im Genitalbereich, unbehandelte Endometriumhyperplasie, frühere/bestehende venöse thromboembolische Erkrankungen (v.a. tiefe Venenthrombose, Lungenembolie), bekannte thrombophile Erkrankungen (z. B. Protein-C-, Protein-S- oder Antithrombin-Mangel), bestehende oder erst kurze Zeit zurückliegende arterielle thromboembolische Erkrankungen (v.a. Angina pectoris, Myokardinfarkt), akute Lebererkrankung oder zurückliegende Lebererkrankungen (solange sich die relevanten Leberenzymwerte nicht normalisiert haben), Porphyrie, bekannte Überempfindlichkeit ggü. dem Wirkstoff oder einem der sonstigen Bestandteile

Estradiol (oral) Rp	HWZ 1h, PRC X, Lact -
Femoston mono *Tbl. 2mg*	Postmenopausale Hormonsubstitution bei Östrogenmangelsymptomen, Osteoporose-Pro. bei postmenopausalen Frauen mit hohem Frakturrisiko und Unverträglichkeit oder KI gg. andere zur Osteoporoseprävention zugelassene Arzneimittel → 557: 1 x 1 Tbl. p.o.; **DANI:** auf Flüssigkeitsretention achten
Estradiol Jenapharm *Tbl. 2mg* Estrifam *Tbl. 1, 2mg* Gynokadin *Tbl. 2mg* Merimono *Tbl. 1, 2mg* Progynova 21 (mite) *Tbl. 1, 2mg*	Postmenopausale Hormonsubstitution bei Östrogenmangelsymptomen: 1 x 1-2 Tbl. p.o.; **DANI:** auf Flüssigkeitsretention achten

Estradiol (transdermal) Rp	HWZ 1 h, PRC X, Lact -
Estradot *TTS 25, 37.5, 50, 75, 100µg/24h* **Fem7** *TTS 50µg/24h*	Postmenopausale Hormonsubstitution bei Östrogenmangelsympt., Osteoporose-Pro. bei postmenopausalen Frauen mit hohem Frakturrisiko und Unverträgl./KI gg. and. zur Osteoroseopräv. zugel. Arzneimittel → 557: Estradot: 2 x/W 25-100µg/24h; Fem7: 1x/W 50µg/24h; **DANI:** auf Flüssigkeitsretention achten
Dermestril *TTS 25, 50µg/24h* **Dermestril-Septem** *TTS 25, 50, 75µg/24h* **Estreva** *Gel 0.1%* **Gynokadin** *Gel 0.06%* **Lenzetto** *Dosierspray (1.53mg/Sprühstoß)*	Postmenopausale Hormonsubstitution bei Östrogenmangelsymptomen: TTS: 1-2 x/W 25-100µg/24h; Gel: 1 x tgl. 0.5-3mg auf die Haut auftragen; Dosierspray: ini 1 x 1.53mg auf Unterarmhaut, je n. Ansprechen steigern, max. 4.59mg/d; **DANI:** auf Flüssigkeitsretention achten

Estriol Rp	HWZ 0.5-1 h
Estriol Jenapharm *Tbl. 2mg* **OeKolp** *Tbl. 2mg* **Ovestin** *Tbl. 1mg*	Postmenopausale Hormonsubstitution bei Östrogenmangelsymptomen: ini 1 x 2-4mg p.o., nach einigen W 1 x 1-2mg; **DANI:** auf Flüssigkeitsretention achten

Konj. Östrogene Rp	HWZ 4-18.5h, PRC X, Lact -
Presomen 28 *Tbl. 0.3, 0.6*	Postmenop. Hormonsubst. bei Östrogenmangelsympt., Osteoporose-Pro. bei postmenopausalen Frauen mit hohem Frakturrisiko und Unverträgl./KI gg. andere zur Osteoporoseprävention zugel. Arzneimittel → 557: 1 x 0.3-1.25mg p.o.; **DANI:** auf Flüssigkeitsretention achten

A 18.1.2 Gestagene

Wi (Chlormadinon): ausgeprägte antiöstrogene Wirkung, hemmt Uteruswachstum und Proliferation des Endometriums, sekretorische Transformation des Endometriums, hemmt Hyperplasie des Endometriums, Tubenmotilität ↓, Zervikalsekret: Menge ↓ u. Viskosität ↑, in hoher Dosierung Gonadotropinsekretion ↓, antiandrogene Partialwirkung durch Verdrängung der Antiandrogene von Androgenrezeptoren an den Erfolgsorganen (Haarfollikel, Talgdrüsen), geringe glukokortikoide Wirkung in hoher Dosierung, keine androgene Partialwirkung, dosisabhängige Verschlechterung der Insulinsensibilität;
Wi (Dienogest): antiandrogene und starke gestagene Wirkung, keine signif. androgenen/ mineralokortikoiden/glukokortikoiden Eigenschaften, verringert bei Endometriose die endogene Estradiolproduktion, führt bei kontinuierlicher Gabe zu einem hypoöstrogenen und hypergestagenen endokrinen Zustand mit folgernder Atrophie endometrischer Läsionen;
Wi (Dydrogesteron): bewirkt volle sekretorische Transformation des unter Östrogeneinfluss aufgebauten Endometriums; in additiver Gabe Verringerung des östrogenbedingten Risikos einer Endometriumhyperplasie und/oder -karzinoms; keine östrogene, androgene, thermogene, anabole oder kortikoide Aktivität;

Wi (Medroxyprogesteronacetat): blockiert die Proteinsynthese im Zellkern, dadurch Bildung von Östrogenrezeptoren ↓ u. Verringerung des wachstumsfördernden Östrogeneffekts, in hoher Dosierung direkte zytotoxische Wi auf den Tumor durch Störung der DNA- u. RNA-Synthese und Blockade des E2-Rezeptors, FSH- u. LH-Sekretion der Hypophyse ↓; ACTH-Sekretion ↓ ⇒ Kortisol- u. Androgenspiegel ↓; Hemmung der Hormonsynthese in der Nebennierenrinde; Östrogenaktivität ↓ durch Erhöhung der Aktivität von 17-ß-Steroid-Dehydrogenase (Umbau Estradiol in Estron), Förderung der Bildung von 5-Alpha-Reduktase in Leber (Abbau zirkulierenden Androgens u. Vermind. der Umwandlung von Androgen in Estrogen);
Wi (Megestrolacetat): hemmt RNA-Synthese u. Proteinsynthese ⇒ Abnahme zytoplasmatischer Östrogenrezeptoren; direkter östrogenunabh. wachstumshemmender Effekt; hohe Affinität zu Progesteronrezeptoren, deutliche Affinität zu Androgen- u. Glukokortikoidrez.; FSH-Ausschüttung ↓ ⇒ Östrogen- und Androgensynthese ↓; Aufhebung des wachstumsstimulierenden Effekts von Östrogenen; Reduktion des hypophysären LH-Gehalts u. der LH-Sekretion;
Wi (Progesteron): entspricht in seiner Struktur der physiol. Form des im Verlauf des weibl. Ovarialzyklus sezernierten Gelbkörperhormons, bewirkt sekret. Transformation des Endometriums, reduziert östrogeninduziertes Risiko einer Endometriumhyperplasie;
UW: s. jeweilige Fach-Info;
KI (Chlormadinon): Brustkrebs, nicht abgeklärte Vaginalblutungen, vorausgegangene/besteh. Lungenembolie/venöse Thrombose, kürzlich vorangegangene/bestehende arterielle Thrombose, schwere Lebererkrankungen (noch pathol. Leberwerte), cholestatischer Ikterus, vorausgegangene/bestehende Lebertumoren, Porphyrie, bek. Überempf., Grav./Lakt.;
KI (Dienogest): bestehende venöse thromboembolische Erkrankungen, vorausgegangene/ best. arterielle u. kardiovaskuläre Erkrankungen, Diabetes mellitus mit Gefäßbeteiligung, bestehende/vorausgegangene schwere Lebererkr. (noch pathol. Leberwerte), bestehende/ vorausgegangene benigne/maligne Lebertumoren, bek. od. vermutete sexualhormonabhängige maligne Tumoren, nicht abgeklärte Vaginalblutungen, bek. Überempf., Grav./Lakt.;
KI (Dydrogesteron): schwere akute/chron. Lebererkr., Strg. im Stoffwechsel d. Gallenfarbstoffe (z.B. Dubin-Johnson-, Rotor-Syndr.), idiopathischer Grav.-Ikterus in der Vorgeschichte, Lebertumoren, Hypertonie, nicht abgeklärte Vaginalblutungen, Thrombophlebitis, thromboembolische Erkrankungen, Hypercholesterinämie, bekannter oder V.a. gestagenabhängigen Tumor, bek. Überempf. Grav./Lakt.;
KI (Medroxyprogesteronacetat): Thromboembolien, Thrombophlebitis, apoplektischer Insult (auch Z.n.), Hyperkalzämie bei Pat. mit Knochen-metastasen, schwere Leberfktstrg., schwerer Diabetes mellitus, schwere arterielle Hypertonie, verhaltener Abort, bekannte Überempfindlichkeit, Grav., erste 6W d. Lakt.;
KI (Megestrolacetat): schwere Leberfktstrg., Thrombophlebitis, thromboembolische Erkrankungen, bek. Überempf., Grav./Lakt.;
KI (Progesteron): schwere akute/chron. Lebererkrankung, Strg. im Stoffwechsel der Gallenfarbstoffe (z.B. Dubin-Johnson-, Rotor-Syndr.), Leberzell-tumoren, maligne Tumoren der Brust/Genitalorgane, nicht abgeklärte Vaginalblutungen, Thrombophlebitis, thromboembolische Erkrankungen, Z.n. Herpes gestationis, Hirnblutung, Porphyrie, bek. Überempf. (auch gegen Soja, Erdnuss), Grav./Lakt.

A 18 Gynäkologie – Arzneimittel

Chlormadinon Rp — HWZ 39h

Chlormadinon Jenapharm Tbl. 2mg

Oligo-, Poly- u. Hypermenorrhoe: 1 x 2-4mg p.o. vom 16.-25. Zyklustag; **funktionelle Dysmenorrhoe:** 1 x 2mg für 10-14d bis zum 25. Zyklustag; **Endometriose:** 1 x 4mg, max. 10mg für 4-6M; **sek. Amenorrhoe:** 1 x 2mg vom 16.-25. Zyklustag + Östrogen; **DALI** KI bei akuten/chronischen Lebererkr.

Dienogest Rp — HWZ 9h

Visanne Tbl. 2mg

Endometriose → 758: 1 x 2mg p.o. möglichst zur selben Zeit einnehmen; **DANI** nicht erforderl.; **DALI** KI bei schw. Lebererkr.

Dydrogesteron Rp — HWZ 7h

Duphaston Tbl. 10mg

Zyklusstrg. bei Corpus-luteum-Insuffizienz: 1 x 10-20mg p.o. v. 12.-26. Zyklustag; **klimakterische Beschwerden:** 1 x 10-20mg vom 15.-28. Zyklustag + Östrogen; **DALI** KI bei schwerer Leberfunktionsstörung

Medroxyprogesteronacetat Rp — HWZ 24-50h; HWZ i.m.: 30-40d, Qo 0.55

MPA HEXAL Tbl. 250, 500mg

Metastasiertes Mamma-Ca → 615: 300-1000mg/d p.o. in 1-3ED; **Endometriumkarzinom:** 300-600mg/d; **DALI** KI bei schwerer Leberfunktionsstörung

Megestrolacetat Rp — HWZ 15-20h

Megestat Tbl. 160mg

Mamma-Ca → 615: 1 x 160mg p.o.; **Endometriumkarzinom:** 1 x 80-320mg; **DALI** KI bei schwerer Leberfunktionsstörung

Progesteron Rp

Famenita Kps. 100, 200mg
Progestan Kps. 100mg
Utrogest Kps. 100mg
Utrogestan Kps. 100mg

Endometriumprotektion bei Östrogenbeh. wg. peri-/postmenopausaler Östrogenmangelbeschwerden oder nach chirurgisch induzierter Menopause: 200-300mg/d: 2 Kps. abends vor dem Schlafengehen, ggf. zusätzl. 1 Kps. morgens vor dem Frühstück; **zur sequenziellen Progesteronsubst. und komb. Ther. mit Östrogenen peri-/postmenopausal:** Einnahme über gewöhnlich 12d pro 28-tägigem Anwendungszyklus, beginnend mit 10. Tag der Östrogenbehandlung; **DALI** KI bei schwerer Leberfunktionsstörung

Diverse andere Gestagene in Kombination mit Östrogenen, s. hormonelle Kontrazeptiva → 416

Hormonpräparate

A 18.1.3 Kombinationspräparate (Östrogene + Gestagene), synthetische Steroide

Wi, UW, KI: s. Östrogene → 407 und Gestagene → 408;
Östrogene fördern das Endometriumwachstum und erhöhen bei ungehinderter Gabe das Risiko von Endometriumhyperplasie und -karzinom. Die Kombination mit einem Gestagen reduziert das östrogenbedingte Riskio einer Endometriumhyperplasie deutlich.

Estradiol + Cyproteronacetat Rp

Climen Tbl. 2+1mg	Postmenopausale Hormonsubstitution bei Östrogenmangelsympt., Osteoporose-Pro. bei postmenopausalen Frauen mit hohem Frakturrisiko und Unverträgl./KI gg. and. zur Osteoporosepräv. zugel. Arzneimittel → 557: 1 x 1 Tbl. (zyklisch); **DANI:** auf Flüssigkeitsretention achten

Estradiol + Dienogest

Lafamme Tbl. 1+2mg, 2+2mg	Postmenopausale Hormonsubstitution bei Östrogenmangelsymptomen: 1 x 1 Tbl. (kontinuierlich kombiniert); **DANI:** auf Flüssigkeitsretention achten

Estradiol + Drospirenon

Angeliq Tbl. 1+2mg	Postmenopausale Hormonsubstitution bei Östrogenmangelsympt., Osteoporose-Pro. bei postmenopausalen Frauen mit hohem Frakturrisiko und Unverträgl./KI gg. and. zur Osteoporosepräv. zugel. Arzneimittel → 557: 1 x 1 Tbl. (kontinuierlich kombiniert); **DANI:** auf Flüssigkeitsretention achten

Estradiol + Dydrogesteron Rp

Femoston Tbl. 1+5mg, 1+10mg, 2+10mg Femoston conti Tbl. 1+5mg Femoston mini Tbl. 0.5+2.5mg	Postmenopausale Hormonsubstitution bei Östrogenmangelsympt., Osteoporose-Pro. bei postmenopausalen Frauen mit hohem Frakturrisiko und Unverträgl./KI gg. and. zur Osteoporoseprävetion zugelassene Arzneimittel → 557: 1 x 1 Tbl. (Femoston: kontinuierlich sequenziell, Femoston conti, mini: kontinuierlich kombiniert); **DANI:** auf Flüssigkeitsretention achten

A 18 Gynäkologie – Arzneimittel

Estradiol + Levonorgestrel Rp

Östronara *Drg.* 2+0,075mg	Postmenopausale Hormonsubstitution bei Östrogenmangelsympt., Osteoporose-Pro. bei postmenopausalen Frauen mit hohem Frakturrisiko und Unverträgl./KI gg. and. zur Osteoporosepräv. zugel. Arzneimittel → 557: 1 x 1 Tbl. (kontinuierlich sequenziell); **DANI:** auf Flüssigkeitsretention achten
Cyclo-Progynova *Tbl.* 2+0.15mg Fem 7 Combi *TTS* 50µg+10µg/24h Fem 7 Conti *TTS* 50µg+7µg/24h Klimonorm *Tbl.* 2+0.15mg Wellnara *Tbl.* 1+0,04mg	Postmenopausale Hormonsubstitution bei Östrogenmangelsymptomen: 1 x 1 Tbl. (Cyclo-Progynova, Klimonorm: zyklisch, Wellnara: kontinuierlich sequenziell); TTS: 1 x/W (Fem7 Combi kontin. sequenziell, Fem7 Conti kontinuierlich kombiniert); **DANI:** auf Flüssigkeitsretention achten

Estradiol + Medroxyprogesteron Rp

Indivina 1+2.5, 1+5, 2+5mg	Postmenopausale Hormonsubstitution bei Östrogenmangelsympt., Osteoporose-Pro. bei postmenopausalen Frauen mit hohem Frakturrisiko und Unverträgl./KI gg. and. zur Osteoporosepräv. zugel. Arzneimittel → 557: 1 x 1 Tbl. (zyklisch); **DANI:** auf Flüssigkeitsretention achten

Estradiol + Norethisteron Rp

Activelle *Tbl.* 1+0.5mg Clionara *Tbl.* 2+1mg Cliovelle *Tbl.* 1+0.5mg Kliogest N *Tbl.* 2+1mg Novofem *Tbl.* 1+1 Sequidot *TTS* 0.51+4.8mg Trisequens *Tbl.* 2+0/2+1/1+0mg	Postmenopausale Hormonsubstitution bei Östrogenmangelsympt., Osteoporose-Pro. bei postmenopausalen Frauen mit hohem Frakturrisiko und Unverträgl./KI gg. and. zur Osteoporosepräv. zugel. Arzneimittel → 557: 1 x 1 Tbl. (kontinuierlich kombiniert, nur Trisequens: kontinuierlich sequenziell); TTS: 2 x/W 1 Pflaster (kontin. sequenziell); **DANI:** auf Flüssigkeitsretention achten

Ethinylestradiol + Cyproteronacetat Rp

Attempta-ratioph. *Tbl.* 2+0.035mg Cyproderm *Tbl.* 2+0.035mg Diane 35 *Tbl.* 2+0.035mg Morea sanol *Tbl.* 2+0.035mg	Androgenisierungserscheinungen der Frau (Akne, Hirsutismus, androgen. Alopezie): 1 x 1Tbl. für 21d, dann 7d Pause (wirkt auch kontrazeptiv); **DANI:** auf Flüssigkeitsretention achten

Hormonpräparate 413

Konj. Östrogene + Medrogeston Rp	
Presomen 28 compositum *Tbl. 0.3+5mg, 0.6+5mg* Presomen conti *Tbl. 0.6+2mg*	**Postmenopausale Hormonsubstitution bei Östrogenmangelsympt., Osteoporose-Pro. bei postmenopausalen Frauen mit hohem Frakturrisiko und Unverträgl./KI gg. and. zur Osteoporosepräv. zugel. Arzneimittel** → 557: 1 x 1 Tbl. (Presomen conti: kontinuierl. kombiniert, Presomen 28 compositum: kontinuierlich sequenziell); **DANI**: auf Flüssigkeitsretention achten

Tibolon Rp	HWZ (6h)
Livial *Tbl. 2.5mg* Liviella *Tbl. 2.5mg* Tibolon Aristo *Tbl. 2.5mg*	**Klimakterische Beschwerden:** 1 x 1 Tbl. abends; **DANI**: auf Flüssigkeitsretention achten

A 18.1.4 Selektive Östrogenrezeptor-Modulatoren

Wm/Wi (Ospemifen): Bindung an Östrogenrezeptoren ⇒ Aktivierung östrogener Signalwege ⇒ vermehrte Zellreifung und Schleimbildung des Vaginalepithels;
Wm/Wi (Raloxifen): Bindung an Östrogenrezeptoren ⇒ selektive Expression östrogenregulierter Gene ⇒ Knochendichte ↑, Gesamt- + LDL-Cholesterin ↓;
UW (Ospemifen): vulvovaginale Candidiasis/Pilzinfektionen, Hitzewallungen, Muskelspasmen, Scheidenausfluss, Ausfluss aus dem Genitalbereich, Hautausschlag;
UW (Raloxifen): Wadenkrämpfe, erhöhtes Risiko thromboembolischer Erkrankungen, Ödeme, Hitzewallungen, Schläfrigkeit, Urtikaria, Mundtrockenheit;
KI (Ospemifen): bek. Überempfindlichkeit, aktive oder anamnest. bek. venöse thromboembolische Ereignisse, ungeklärte vaginale Blutungen, Pat. mit Verdacht auf Mammakarzinom oder Pat., welche wegen eines Mammakarzinoms aktiv (auch adjuvant) behandelt werden; Verdacht auf oder aktives geschlechtshormonabhängiges Malignom (z.B. Endometriumkarzinom), Pat. mit Anzeichen oder Symptomen einer Endometriumhyperplasie;
KI (Raloxifen): thromboemb.Erkrankung in der Anamnese, Frauen im gebärfähigen Alter, schw. Leber- und Niereninsuff., Endometrium-/Mammakarzinom, nicht abgeklärte Uterusblutung

Ospemifen Rp	HWZ 25h, PPB 99%, PRC X, Lact ?
Senshio *Tbl. 60mg*	**Mittelschwere bis schwere postmenopausale vulvovaginale Atrophie:** 1 x 60mg p.o.; **DANI** nicht erforderlich; **DALI** leichte bis mäßige LI: 100%; schwere LI: Anw. nicht empfohlen

Raloxifen Rp	HWZ 27.7h, Qo 0.9, PRC X, Lact ?
Evista *Tbl. 60mg* Optruma *Tbl. 60mg* Raloxifen HEXAL *Tbl. 60mg* Raloxifen Stada *Tbl. 60mg*	**Therapie der Osteoporose bei postmenopausalen Frauen** → 557: 1 x 60mg p.o; **DALI** KI

A 18.1.5 Antiöstrogene

Wm (Anastrozol, Exemestan, Letrozol): Hemmung der Aromatase ⇒ Östrogensynthese ↓;
Wm (Fulvestrant): vollst. kompet. Blockade von Östrogenrez. ohne partiellen Agonismus;
Wm (Tamoxifen): Blockade peripherer Östrogenrez. mit partiellem Agonismus;
UW (Exemestan): Appetitlosigkeit, Schlaflosigkeit, Depression, Kopfschmerzen, Benommenheit, Karpaltunnelsyndrom, Hitzewallungen, Übelkeit, Bauchschmerzen, Obstipation, Diarrhoe, Dyspepsie, Erbrechen, vermehrtes Schwitzen, Exanthem, Haarausfall, Gelenkschmerzen, Muskelschmerzen, Osteoporose, Frakturen;
UW (Fulvestrant): Hitzewallungen, Übelkeit, Erbrechen, Durchfall, Anorexie, Hautausschlag, venöse Thromboembolien, Kopfschmerzen, Asthenie, Rückenschmerzen;
UW (Tamoxifen): Alopezie, Knochenschmerzen, Hitzewallungen, Vaginalblutungen, Zyklusstrg., Endometriumhyperplasie, Nausea, Erbrechen, Hyperkalzämie;
KI (Exemestan): bekannte Überempfindlichkeit, prämenopausale Frauen, Grav./Lakt.;
KI (Fulvestrant): bek. Überempf., schwere Leberfunktionsstörung, Grav./Lakt.;
KI (Tamoxifen): schwere Leuko-/Thrombopenie, schwere Hyperkalzämie, Grav./Lakt.

Anastrozol Rp — HWZ 40-50h

Anablock Tbl. 1mg Anastro-Cell Tbl. 1mg Anastrozol HEXAL Tbl. 1mg Arimidex Tbl. 1mg	Adjuv. Ther. des Hormonrez.-pos. frühen Mamma-Ca postmenopausal (mit und ohne 2-3-jähriger Tamoxifen-Vorther.) → 615; metastasiertes Hormonrez.-pos. Mamma-Ca postmenopausal→ 615: 1 x 1mg p.o.; **DANI** CrCl < 30: vorsichtige Anwendung; **DALI** mäßige-schwere LI: vorsichtige Anw.

Exemestan Rp — HWZ 24h, Qo 0.5

Aromasin Tbl. 25mg Exemestan Actavis Tbl. 25mg Exemestan HEXAL Tbl. 25mg Exemestan-ratioph. Tbl. 25mg Exestan Tbl. 25mg	Adjuvante Therapie des Östrogenrez.-pos. frühen Mamma-Ca postmenopausal (nach 2-3J initialer Tamoxifen-Therapie) → 615; metast. Mamma-Ca postmenopausal nach Progress unter Antiöstrogen-Ther. → 615: 1 x 25mg p.o.; **DANI**, **DALI** nicht erforderl.

Fulvestrant Rp

Faslodex Fertigspr. 250mg/5ml Fulvestrant HEXAL Inj.Lsg. 250mg/5ml	Mamma-Ca postmenopausal, Östrogenrez.-pos. (lokal fortgeschr. od. metast.) → 615; bei Rezidiv währ./nach adjuv. Antiöstrogen-ther. od. bei Progression der Erkr. unter Ther. mit Antiöstrogen → 615: 1 x/M 250mg i.m.; **DANI** CrCl > 30: 100%, < 30: vorsichtig dosieren; **DALI** KI bei schwerer LI

Letrozol Rp — HWZ 48h, Qo 0.95

Femara Tbl. 2.5mg Letroblock Tbl. 2.5mg LetroHEXAL Tbl. 2.5mg Letrozol Winthrop Tbl. 2.5mg	Mamma-Ca postmenopausal adjuvant und fortgeschritten → 615: 1 x 2.5mg p.o.; **DANI** CrCl > 30: 100%; < 30: keine Daten; **DALI** Child C: sorgfältige Dosiseinstellung

Hormonpräparate 415

Tamoxifen Rp	HWZ 7 d, Qo 1.0, PRC D, Lact ? 🖐
Nolvadex Tbl. 20mg **Tamox 1A** Tbl. 10, 20, 30mg **Tamoxifen HEXAL** Tbl. 10, 20, 30, 40mg **Tamoxifen-ratioph.** Tbl. 20mg	**Mamma-Ca adjuvant → 615:** 1 x 20-40mg p.o. für 5J; **metastasiertes Mamma-Ca:** 1 x 20-40mg

A 18.1.6 LH-RH-Agonisten

Wi/Wm: hochdosierte Gabe von Gonadotropin-Releasing-Hormonen ⇒ vollständige Down-Reg. der hypophysären Rezeptoren ⇒ Bildung von Sexualhormonen sinkt auf Kastrationsniveau

Buserelin Rp	HWZ 50-80min, PRC X, Lact - 🖐
Metrelef Spray (1Hub = 0.15mg)	**Endometriose → 615:** 3 x 0.3mg nasal, max. 1.8mg/d; **Vorbereitung der Ovulationsinduktion:** 4 x 0.15mg nasal, ggf. 4 x 0.3mg

Goserelin Rp	HWZ 2.3-4.2h, Qo 0.4, PRC X, Lact - 🖐
Zoladex Implantat 3.6, 10.8mg	**Mamma-Ca prä- u. perimenopausal → 615, Endometriose → 758, Uterus myomatosus:** 3.6mg s.c. alle 28d; **DANI** nicht erforderlich

Leuprorelin Rp	HWZ 2.9h 🖐
Enantone-Monatsdepot Fertigspr. 3.75mg/1ml **Trenantone** Fertigspr. 11.25mg/1ml	**Mamma-Ca prä- und perimenopausal, Endometriose → 758, Uterus myomatosus:** 3.75mg s.c. alle 4W; 11.25mg alle 3M; **DANI** nicht erforderlich

A 18.1.7 FSH-Agonisten

Wi/Wm (Corifollitropin): Follikelstimulans mit deutlich längerer Wirkung als FSH;
Wi/Wm (Follitropin): rekombinantes FSH ⇒ Entwicklung reifer Graafscher Follikel;
UW (Corifollitropin, Follitropin): Kopfschmerzen, Übelkeit, Schmerzen im Becken, Brustbeschwerden, Erschöpfung, ovarielles Hyperstimulationssyndrom;
KI (Corifollitropin, Follitropin): bek. Überempf., Tumoren der Ovarien, der Brust, des Uterus, der Hypophyse oder des Hypothalamus, abnormale vaginale Blutungen ohne bek. Ursache, primäre Ovarialinsuff., Ovarialzysten oder vergrößerte Ovarien, ovarielles Überstimulationssyndrom in der Anamnese, vorangegangener COS-Behandlungszyklus, der laut Ultraschalluntersuchung zu mehr als 30 Follikel > 11mm führte, Ausgangszahl antraler Follikel > 20, Uterusmyome, die eine Grav. nicht zulassen, Missbildungen von Geschlechtsorganen

Corifollitropin alfa Rp	HWZ 69h
Elonva Fertigspr. 100µg/0.5ml, 150µg/0.5ml	**Kontrollierte ovarielle Stimulation:** < 60kg: 100µg als ED, > 60kg 150µg s.c.; Komb. mit GnRH-Antag. d5 oder d6, s.a. FI; **DANI** Anw. nicht empf.; **DALI** keine Daten

Follitropin alfa Rp	HWZ 24h
Gonal F Inj.Lsg. 75, 450, 1050 IE; Fertigspr. 300, 450, 900 IE	**Anovulation, kontrollierte ovarielle Stim., Follikelstim. bei LH/FSH-Mangel, Stim. der Spermatogenese bei Männern mit hypogonadotropem Hypogonadismus:** s. FachInfo

Follitropin beta Rp	HWZ 40h
Puregon *Inj.Lsg.; Pen 50, 300, 600, 900IE*	Anovulation, kontrollierte ovarielle Überstim., Stim. der Spermatogenese bei Männern mit hypogonadotropem Hypogonadismus: s. FachInfo

Follitropin delta Rp	HWZ 28–40h
Rekovelle *Inj.Lsg. 12µg/0.36ml, 36µg/1.08ml, 72µg/2.16ml*	**Kontrollierte ovarielle Stim.:** Dosierung nach AMH-Spiegel, s. FachInfo

A 18.2 Hormonelle Kontrazeptiva

A 18.2.1 Depotpräparate

Wm/Wi: Ovulationshemmung durch reine Gestagengabe als Depotapplikation;
UW (Depotpräparate), s. UW Gestagene → 408

Etonogestrel Rp	HWZ 25h
Implanon *Implantat 68mg*	**Kontrazeption** → 763: s.c.-Implantation für 3J

Medroxyprogesteronacetat Rp	HWZ 30–40d (i.m.), Qo 0.55
Depo-Clinovir *Fertigspr. 150mg/1ml* **Depo-Provera** *Fertigspr. 150mg/1ml*	**Kontrazeption** → 763: 150mg alle 3M i.m.; **DALI** KI bei schwerer Leberfunktionsstörung

Norethisteronenantat Rp	HWZ 7–9h
Noristerat *Amp. 200mg/1ml*	**Kontrazeption** → 763: 200mg i.m.; die nächsten 3 Injektionen alle 8W, danach alle 12W; **DALI** KI bei PBC

A 18.2.2 Einphasenpräparate

Wi/Wm: Verabreichung einer fixen Östrogen-Gestagen-Kombination über 21d ⇒ Unterdrückung der Ovulation durch antigonadotropen Effekt;
UW/KI (Einphasenpräparate), s. UW Dreiphasenpräparate → 418;
UW (Estradiol + Nomgestrol): Akne, abnormale Abbruchblutung, Libido ↓, Depression, Stimmungsschwankungen, Kopfschmerzen, Migräne Übelkeit, Metrorrhagie, Menorrhagie, Brustschmerz, Unterbauchschmerz, Gewicht ↑; **KI** (Estradiol + Nomgestrol): bek. Überempf., bestehende oder vorausgegangene venöse Thrombosen, Lungenembolie, arterielle Thrombosen (z. B. Myokardinfarkt) oder Prodrome einer Thrombose (z. B. TIA, AP), bestehender oder vorausgegangener Schlaganfall, Migräne mit fokalen neurologischen Symptomen in der Anamnese, Vorliegen eines schwerwiegenden Risikofaktors oder mehrerer Risikofaktoren für eine venöse oder eine arterielle Thrombose wie Diabetes mellitus mit Gefäßveränderungen, schw. Hypertonie, schw. Dyslipoproteinämie; erbliche oder erworbene Prädisposition für venöse oder arterielle Thrombosen, wie aktivierte Protein-C-(APC)-Resistenz, Antithrombin-III-Mangel, Protein-C-Mangel, Protein-S-Mangel, Hyperhomozysteinämie, Antiphospholipid-Antikörper; bestehende oder vorausgegangene Pankreatitis in Verbindung mit schwerer Hypertriglyzeridämie, bestehende oder vorausgegangene schwere Lebererkr., solange sich die Leberfunktionswerte nicht normalisiert haben, bestehende oder vorausgegangene Lebertumoren (benigne oder maligne); bek. oder vermutete sexualhormonabhängige maligne Tumoren (z. B. der Genitalorgane oder der Brust); nicht abgeklärte vaginale Blutungen

Hormonelle Kontrazeptiva 417

Estradiol + Nomegestrolacetat Rp	
Zoely Tbl. 1.5+2.5mg	**Kontrazeption:** 1 x 1Tbl. p.o.
Ethinylestradiol + Chlormadinon Rp	
Angiletta, Belara, Bellissima, Chariva, Chloee, Enriqa Tbl. 0.03+2mg	**Kontrazeption:** 1 x 1Tbl. p.o.
Ethinylestradiol + Desogestrel Rp	
Desmin Tbl. 0.02+0.15mg; 0.03+0.15mg **Gracial** Tbl. 0.03+0.125mg **Lamuna** Tbl. 0.02+0.15mg; 0.03+0.15mg **Lovelle** Tbl. 0.02+0.15mg **Marvelon** Tbl. 0.03+0.15mg **Mercilon** Tbl. 0.02+0.15mg	**Kontrazeption** → 763: 1 x 1Tbl. p.o.
Ethinylestradiol + Dienogest Rp	
Amelie, Bonadea, Finic, Laviola, Maxim Mayra, Sibilla, Starletta, Stella, Valette, Velafee Tbl. 0.03+2mg	**Kontrazeption** → 763: 1 x 1Tbl. p.o.
Ethinylestradiol + Drospirenon Rp	
Aida Tbl. 0.02+3mg **Lamiva** Tbl. 0.02+3mg **Petibelle** Tbl. 0.03+3mg **Yasmin** Tbl. 0.03+3mg **Yasminelle** Tbl. 0.02+3mg **Yaz** Tbl. 0.02+3mg	**Kontrazeption** → 763: 1 x 1Tbl. p.o.
Ethinylestradiol + Gestoden Rp	
Femodene Tbl. 0.03+0.075mg **Femovan** Tbl. 0.03+0.075mg **Lisvy** TTS 0.013+0.06mg/24h **Minulet** Tbl. 0.03+0.075mg	**Kontrazeption** → 763: 1 x 1Tbl. p.o.; Lisvy: d1-21 Pflaster wöchentl. wechseln; d22-28 kein Pflaster
Ethinylestradiol + Levonorgestrel Rp	PRC X, Lact -
Estelle Tbl. 0.02+0.1mg **Femigoa** Tbl. 0.03+0.15mg **Femigyne-ratioph.** Tbl. 0.03+0.15mg **Femranette** Tbl. 0.03+0.15mg **Gravistat 125** Tbl. 0.05+0.125mg **Illina** Tbl. 0.02+0.1mg **Leios** Tbl. 0.02+0.1mg **Leona HEXAL** Tbl. 0.02+0.1mg **Luisa HEXAL** Tbl. 0.03+0.15mg **Microgynon 21** Tbl. 0.03+0.15mg **Minisiston** Tbl. 0.02+0.1mg, 0.03+0.125mg **Miranova** Tbl. 0.02+0.1mg **MonoStep** Tbl. 0.03+0.125mg **Stediril 30** Tbl. 0.03+0.15mg	**Kontrazeption** → 763: 1 x 1Tbl. p.o.

Ethinylestradiol + Norethisteron Rp	
Conceplan M *Tbl. 0.03+0.5mg* Eve 20 *Tbl. 0.02+0.5mg*	**Kontrazeption** → 763: 1 x 1Tbl. p.o.

Ethinylestradiol + Norgestimat Rp	PRC X, Lact -
Amicette *Tbl. 0.035+0.25mg* Lysandra *Tbl. 0.035+0.25mg*	**Kontrazeption** → 763: 1 x 1Tbl. p.o.

A 18.2.3 Zweiphasenpräparate

Wi/Wm: erste Zyklusphase: nur Östrogene oder kombiniert mit niedrig dosierten Gestagenen, zweite Zyklusphase: übliche Östrogen-Gestagen-Kombination ⇒ Ovulationshemmung;
UW/KI (Zweiphasenpräparate), s. UW Dreiphasenpräparate → 418

Ethinylestradiol + Chlormadinon Rp	
Neo-Eunomin *Tbl. 0.05+1mg, 0.05+2mg*	**Kontrazeption** → 763: 1 x 1Tbl. p.o.

Ethinylestradiol + Desogestrel Rp	PRC X, Lact -
Biviol *Tbl. 0.04+0.025mg, 0.03+0.125mg*	**Kontrazeption** → 763: 1 x 1Tbl. p.o.

A 18.2.4 Dreiphasenpräparate

Wi/Wm: d1-6: niedrige Östrogen- u. Gestagendosis; d7-11: erhöhte Östrogen- und Gestagendosis; d12-21: niedrige Östrogen- und deutlich höhere Gestagendosis ⇒ Ovulationshemmung;
UW (Östrogen-Gestagen-Kombinationen): Seborrhoe, Akne, Schwindel, Kopfschmerzen, Übelkeit, Erbrechen, Brustspannungen, Depression, Vaginalcandidose, Thrombosen;
KI (Östrogen-Gestagen-Kombinationen): Leberfunktionsstrg., Cholestase, Lebertumoren, hormonabhängige maligne Tumoren, Thrombosen, Grav./Lakt.

Estradiol + Dienogest Rp	PRC X, Lact -
Qlaira *Tbl. 3+0mg, 2+2mg, 2+3mg, 1+0mg*	**Kontrazeption:** 1 x 1Tbl. p.o.

Ethinylestradiol + Desogestrel Rp	PRC X, Lact -
Novial *Tbl. 0.035+0.05mg, 0.03+0.1mg, 0.03+0.15mg*	**Kontrazeption** → 763: 1 x 1Tbl. p.o.

Ethinylestradiol + Levonorgestrel Rp	PRC X, Lact -
Novastep, Trigoa, Trinordiol, Triquilar, Trisiston *Tbl. 0.03+0.05mg, 0.04+0.075mg, 0.03+0.125mg*	**Kontrazeption** → 763: 1 x 1Tbl. p.o.

Ethinylestradiol + Norethisteron Rp	
Synphase *Tbl. 0.035+0.5mg, 0.035+1mg, 0.035+0.5mg*	**Kontrazeption** → 763: 1 x 1Tbl. p.o.

Hormonelle Kontrazeptiva 419

A 18.2.5 Minipille

Wi/Wm: niedrig dosierte reine Gestagengabe über 28d ⇒ Viskosität des Zervixschleims ↑, keine Ovulationshemmung; Desogestrel: zusätzlich Ovulationshemmung;
UW (Desogestrel): veränd. Stimmungslage, depressive Verstimmung, Libido ↑, Kopfschmerzen, Übelkeit, Akne, Brustschmerzen, unregelmäßige Blutungen, Amenorrhoe, Gewicht ↑;
KI (Desogestrel): bekannte Überempfindlichkeit, aktive venöse thromboembolische Erkrankungen, vorausgegangene oder bestehende schwere Lebererkr. bis zur Normalisierung der Leberfunktionswerte, bestehende/vermutete geschlechtshormonabhängige bösartige Tumore, nicht abgeklärte vaginale Blutungen

Desogestrel Rp	HWZ 30h
Cerazette, Chalant, Damara, Desirett, Desofemono, Desogestrel Aristo, Diamilla, Evakadin, Feanolla, Jubrele, Simonette, Tevanette, Yvette-ratioph. *Tbl. 0.075mg*	Kontrazeption → 764: 1 x 1Tbl. p.o.

Levonorgestrel Rp	HWZ 11-45h, PRC X, Lact ?
28-mini, Microlut *Tbl. 0.03mg*	Kontrazeption → 764: 1 x 1Tbl. p.o.

A 18.2.6 Postkoitalpille

Wm/Wi (Levonorgestrel): Hemmung der Ovulation; nach bereits erfolgter Ovulation Hemmung der Implantation;
Wm/Wi (Ulipristalacetat): Progesteronrezeptormodulator ⇒ Hemmung/Verzögerung der Ovulation, Beeinflussung des Endometriums;
UW (Levonorgestrel): Spannungsgefühl in den Brüsten, Übelkeit, Erbrechen, Durchfall, Kopf-, Unterbauchschmerzen;
UW (Ulipristalacetat): Kopf-, Bauchschmerzen, Menstruationsunregelmäßigkeiten, Schwindel, Infektionen, affektive Störungen, Übelkeit, Erbrechen, Muskelkrämpfe;
KI (Levonorgestrel): bek. Überempf.;
KI (Ulipristalacetat): bek. Überempf., Grav.

Levonorgestrel OTC	
Levonoraristo, Pidana, Postinor, Unofem *Tbl. 1.5mg*	Notfallkontrazeption → 764: bis max. 72h postkoital 1.5mg p.o.

Ulipristalacetat OTC	HWZ 32h, PPB 98%
Ellaone *Tbl. 30mg*	Notfallkontrazeption → 764: bis max. 120h (5d) postkoital 30mg p.o.

A 18.2.7 Intrauterine und sonstige Kontrazeptiva

Wm/Wi (Vaginalring/TTS): Resorption der enthaltenen Hormone über die Vaginalschleimhaut/Haut ⇒ Ovulationshemmung; **Wm/Wi** (IUP + Cu): kontinuierliche Kupferfreisetzung ⇒ morphologische und biochemische Veränderung des Endometriums ⇒ Verhinderung der Nidation; **Wm/Wi** (IUP + Gestagen): kontinuierliche Gestagenfreisetzung ⇒ Verhinderung der Endometriumproliferation, Viskosität des Zervixschleims↑;
UW (IUP): Unterleibs-/Kreuzschmerzen, stärkere/länger anhaltende Menstruationen, Schmierblutungen, Unterleibsinfektionen, Hautreaktionen; **UW** (Vaginalring): Kopfschmerzen, Vaginitis, Leukorrhoe, Bauchschmerzen, Übelkeit, Akne, Thromboembolie;
KI (Vaginalring): Thromboembolie in der Vorgeschichte, diabetische Angiopathie, schwere Lebererkrankung, benigne/maligne Lebertumoren, sexualhormonabhängige Tumoren, nicht abgeklärte Vaginalblutungen; **KI** (IUP): Grav., Malignome im Genitalbereich, chronische Unterleibsinfektionen, Endometriose, Extrauterin-Grav., Gerinnungsstörungen;
KI (IUP + Cu): M. Wilson; **KI** (IUP + Gestagen): akute Lebererkrankungen, Lebertumoren

Ethinylestradiol + Etonogestrel Rp

Circlet, Nuvaring *Vaginalring 2.7+11.7mg*	**Kontrazeption** → 764: vag. Einlage für 3W

Ethinylestradiol + Norelgestromin Rp

EVRA *TTS 33.9+203µg/24h*	**Kontrazeption** → 764: 1. Pfl. an d1 des Zyklus, 2./3.Pfl. an d8/15; d22-28 pflasterfrei

Intrauterinpessar mit Kupfer Rp

Cu-Safe T 300 *IUP* Multisafe Cu 375 *IUP* Nova T *IUP*	**Kontrazeption**: intrauterine Einlage für 3-5 J

Intrauterinpessar mit Levonorgestrel Rp

Jaydess *IUP 13.5mg* Mirena *IUP 52mg (11-20µg/24h)*	**Kontrazeption** → 764, **Hypermenorrhoe**: Mirena: intrauterine Einlage für 5J; **Kontrazeption**: Jaydess: intrauterine Einlage für 3J

A 18.3 Wehinduktion, Geburtseinleitung

Wm/Wi (Oxytocin): Stimulation von Kontraktionsfrequenz und kontraktiler Kraft der Uterusmuskulatur, Förderung der Milchejektion durch Kontraktion der glatten Muskulatur der Milchdrüse; **Wm/Wi** (Dinoproston): synthetisches Prostaglandin E2 ⇒ bewirkt Erweiterung und Dilatation der Cervix uteri, löst Kontraktionen im schwangeren Uterus aus, erhöht die Durchblutung der Zervix, bewirkt Aufsplittung der Kollagenfasern und Vermehrung der Grundsubstanz der Zervix; **Wm/Wi** (Sulproston): synthetisches Prostaglandin E2, Kontraktion der Uterusmuskulatur, Konstriktion uteriner Gefäße, Plazentaablösung;
UW (Dinoproston): Kopfschmerzen, Übelkeit, Erbrechen, Krämpfe, Diarrhoe, Rückenschmerzen, Fieber, uterine Überstimulation, Wärmegefühl in der Vagina, abnormale den Fetus beeinflussende Wehen; beim Kind: Alteration der kindlichen Herzfrequenz und deren Oszillationsmuster, Fetal-distress-Syndrom; **UW** (Oxytocin): zu starke Wehentätigkeit, Tetanus uteri, Übelkeit, Erbrechen, HRST, allergische Reaktionen, Hypertonie, ausgeprägte Hypotonie mit Reflextachykardie, Wasserretention, Hyponatriämie;

Wehenindukion, Geburtseinleitung 421

UW (Sulproston): Übelkeit, Erbrechen, Hypotonie, Bauchkrämpfe, Diarrhoe, Fieber, erhöhte Körpertemperatur;
KI (Dinoproston): bek. Überempf. vorausgegangene Uterus-OP; bei Myomenukleation, Mehrlings-Grav., Multiparität, fehlendem Kopfeintritt in das Becken, fetopelvine Disproportion; fetale Herzfrequenzmuster, die Gefährdung des Kindes vermuten lassen; bei geburtshilflichen Situationen, die für operative Geburtsbeendigung sprechen; ungeklärter vaginaler Ausfluss, anormale Uterusblutungen, vorliegende Infektionen (z.B. Kolpitis, Zervizitis), regelwidrige Kindslage oder Poleinstellung, Zervixläsion, vorzeitige Plazentalösung, Placenta praevia, bei Einsetzen der Wehen, Komb. mit wehenfördernden Arzneimitteln;
KI (Oxytocin): bek. Überempf., EPH-Gestose, Neigung zu Tetanus uteri, drohende Uterusruptur, vorz. Plazentalösung, Placenta praevia, unreife Cervix, drohende Asphyxia fetalis, Lageanomalien des Kindes, z.B. Beckenendlage, mechanisches Geburtshindernis;
KI (Sulproston): bek. Überempf. Bronchialasthma, spastische Bronchitis, vorgeschädigtes Herz, Gefäßerkrankungen, KHK, schwere Hypertonie, schwere Leber- oder Nierenfunktionsstrg., dekomp. D.m., zerebrale Krampfleiden, Glaukom, Thyreotoxikose, akute gynäkologische Infektionen, Colitis ulcerosa, akutes Ulcus ventriculi, Sichelzellenanämie, Thalassämie, Krankheiten des rheumatischen Formenkreises, allgem. schw. Krankheiten, vorausgegangene Uterusoperationen, Geburtseinleitung bei lebensfähigem Kind

Dinoproston Rp	HWZ 1-3min, PPB 73%
Minprostin E2 *Vaginaltbl. 3mg; Vaginalgel 1, 2mg* **Prepidil** *Gel 0.5mg/2.5ml* **Propess** *Vaginalinsert 10mg*	**Geburtseinleitung bei unreifer Zervix:** Minprostin: Gel: ini 1mg intravaginal, ggf. nach 6h 2. Gabe mit 1-2mg, max. 3mg/d; Tbl.: 3mg intravaginal, ggf. nach 6-8h 2. Gabe, max. 6mg/d; Prepidil: 0.5mg intrazervikal, ggf. nach 8-12 h wdh., max. 1.5mg in 24h; Propess: intravaginal einführen, Freisetzung des Wirkstoffs über 24h

Oxytocin Rp	HWZ 1-12min, PRC X, Lact -, Nasenspray +
Oxytocin HEXAL *Amp. 3IE/1ml, 5IE/1ml, 10IE/1ml* **Oxytocin Rotexmedica** *Amp. 3IE/1ml, 10IE/1ml*	**Geburtseinleitung:** ini 1-2milli-IE/min Dauerinfusion i.v., je nach Wehentätigkeit alle 15min steigern bis max. 20-30 milli-IE/min i.v.; **postpartale Blutung:** 5-6IE langsam i.v.;5-10IE i.m; **Laktationsstörung, Mastitis-Pro.** → 763: 4IE nasal 2-3min vor Stillen

Sulproston Rp	HWZ 2h, PPB 20-30%
Nalador *Amp. 500µg*	**Abortinduktion und Geburtseinleitung bei intrauterinem Fruchttod:** ini 1.7µg/min als Infusion i.v., ggf. steigern bis max. 8.3µg/min., für max. 10h bzw. max. 1500µg/24h; **Postpartale atonische Blutung:** ini 1.7µg/min als Infusion i.v., ggf. steigern bis max. 8.3µg/min., nach therapeutischer Wirkung Erh.Dos. 1.7µg/min; max. 1500µg/24h; **DANI, DALI** KI bei schwerer NI, LI

A 18.4 Prolaktinhemmer

Wm/Wi: Stimulation hypophysärer Dopaminrezeptoren ⇒ Hemmung der Prolaktinfreisetzung;
UW: Übelkeit, Erbrechen, GI-Störungen, psychomot. und extrapyramidalmot. Störungen, RR↓, Bradykardie, periphere Durchblutungsstrg.; **KI:** Anwendungsbeschr. bei psychischen Störungen, gastroduodenalen Ulzera, schweren Herz-Kreislauf-Erkrankungen

Bromocriptin Rp	HWZ 50h, Q0 1.0, PRC B, Lact−
Bromocriptin-CT *Tbl. 2.5mg* Bromocriptin-ratioph. *Tbl. 2.5mg* Kirim *Tbl. 2.5mg* Pravidel *Tbl. 2.5mg*	**Primäres, sekundäres Abstillen:** d1: 2 x 1.25mg p.o., dann 2 x 2.5mg für 14d; **postpartaler Milchstau:** 2.5mg p.o., evtl. Wdh. nach 6-12h; **puerperale Mastitis →** 763: d1-3: 3 x 2.5mg, ab d4-14: 2 x 2.5mg; **Galaktorrhoe, Amenorrhoe:** d1: 1.25mg p.o., ab d2: 3 x 1.25mg p.o., evtl. ↑ bis 2-3 x 2.5mg; **Akromegalie:** ini 2.5mg p.o., über 1-2W steigern bis 10-20mg/d in 4ED; **M. Parkinson →** 309, → 668

Cabergolin Rp	HWZ 63-69h, PRC B, Lact ?
Cabergolin Dura *Tbl. 0.5mg* Cabergolin HEXAL *Tbl. 0.5mg* Cabergolin Teva *Tbl. 0.5mg* Dostinex *Tbl. 0.5mg*	**Primäres Abstillen:** 1 x 1mg in den ersten 24h nach Geburt; **hyperprolaktinämische Störung:** ini 2 x/W 0.25mg p.o., monatlich steigern um 0.5mg/W bis 1-2mg/W, max. 4.5mg/W; **M. Parkinson →** 310, → 668

Quinagolid Rp	HWZ 11.5h
Norprolac *Tbl. 75, 150µg*	**Hyperprolaktinämie:** d1-3: 1 x 25µg p.o.; d4-6: 1 x 50µg, dann 1 x 75-150µg; **DANI, DALI** KI

A 18.5 Wehenhemmer

Wm/Wi (Atosiban): kompetitiver Antagonist am Oxytocinrezeptor ⇒ Senkung von Tonus und Kontraktionsfrequenz der Uterusmuskulatur ⇒ Wehenhemmung;
Wm/Wi (Fenoterol): Stimulation von Beta-2-Rezeptoren ⇒ Erschlaffung d. Myometriums;
UW (Atosiban): Übelkeit, Kopfschmerzen, Schwindel, Hitzewallungen, Tachykardie, Hyperglykämie, Schlaflosigkeit, Juckreiz, Fieber; **UW** (Fenoterol): Hypokaliämie, Tachykardie, Tremor, Schwindel, Unruhe- und Angstzustände, Hypotonie, Übelkeit, Erbrechen, Hyperhidrosis;
KI (Atosiban): Dauer der Grav. < 24 bzw. > 33 W, vorzeitiger Blasensprung, intrauterine Wachstumsretardierung u. gestörte HF des Fetus, Eklampsie, intrauter. Fruchttod/Infektion, Placenta praevia; **KI** (Fenoterol): Erkr. in Gestationsalter < 22W, vorbestehende ischämische Herzerkr. oder Patientinnen mit signif. RF für eine ischämische Herzerkr., drohender Abort während des 1. u. 2. Trimesters; Erkr. der Mutter/des Fötus, bei der die Verlängerung der Schwangerschaft ein Risiko darstellt (z. B. schwere Toxämie, Intrauterininfektion, Vaginalblutung infolge einer Placenta praevia, Eklampsie oder schwere Präeklampsie, Ablösung der Placenta oder Nabelschnurkompression); intrauteriner Fruchttod; bek. letale erbliche oder letale chromos. Fehlbildung, bek. Überempf. gegen Beta-Sympathomimetika, Vena-cava-Kompressionssyndrom, schwere Hyperthyreose, Phäochromozytom, Amnioninfektionssyndrom,

Psychosen, Hypokaliämie, schwere Leber- und Nierenerkr., kardiale Erkr. (bes. Tachyarrhythmie, Myokarditis, Mitralklappenvitrium); bei vorbestehenden Erkr., bei denen ein Beta-Mimetikum eine UW hätte (z. B. bei pulmonaler Hypertonie und Herzerkrankungen, wie hypertropher obstruktiver Kardiomyopathie oder jeglicher Art einer Obstruktion des linksventrikulären Ausflusstraktes, z. B. Aortenstenose); Blutgerinnung ↓, unkontrollierter Diabetes mellitus

Atosiban Rp	HWZ 2 h
Atosiban Ibisqus, Atosiban Sun *Inf.Lsg. 6.75mg/0.9ml; Inf.Konz. 37.5mg/5ml*	**Tokolyse:** ini 6.75mg i.v., dann 18mg/h für 3h, dann 6mg/h für insgesamt max. 48h

Fenoterol Rp	HWZ 3.2h, Q₀ > 0.85, PPB 40–55%
Partusisten intrapartal *Amp. Konzentrat 25µg/1ml*	**Dystokien in Eröffnungs-/Austreibungs- periode, intrauterine Asphyxie, geburtshilf- liche Notfälle, zur Uterusrelaxation z. B. bei Sectio:** ini 20-30µg über 2-3min i.v., ggf. Wdh., dann Dauerininf. mit bis zu 4µg/min (1ml Konzentrat + 4ml NaCl ⇒ 1ml enth. 5µg)
Partusisten *Amp. Konzentrat 0.5mg/10ml*	**Tokolyse 22.-37. Grav. W:** 0.5-3µg/min i.v.; Perf. 0.5mg/50ml ⇒ 3-18ml/h; Anw. max. 48h

A 18.6 Schwangerschaft, Stillzeit

A 18.6.1 Beratungsstelle für Arzneimittel

Pharmakovigilanz- und Beratungszentrum für Embryonaltoxikologie, Charité-Universitätsmedizin Berlin, Campus Virchow-Klinikum, Augustenburger Platz 1, 13353 Berlin, Tel. 030/450-525700, Fax 030/450-525902, http://www.embryotox.de

A 18.6.2 Schwangerschaftsrisikoklassen nach FDA[a] Pregnancy Risk Categories (PRC)

PRC A	Geeignete Studien bei schwangeren Frauen zeigten kein Risiko für den Fetus.
PRC B	Tierversuche zeigten kein Risiko für den Fetus, aber Studien an schwangeren Frauen fehlen **oder** Tierversuche zeigten Risiko, aber geeignete Studien an schwangeren Frauen zeigten kein Risiko für den Fetus.
PRC C	Tierversuche zeigten Risiko für den Fetus, Studien an schwangeren Frauen fehlen. Die therapeutischen Vorteile sind u.U. dennoch höher zu bewerten.
PRC D	Risiko für den Fetus ist nachgewiesen, aber therapeutische Vorteile sind u.U. im Grenzfall (z.B. keine med. Alternative) dennoch höher zu bewerten.
PRC X	Risiko für den Fetus ist eindeutig nachgewiesen. Höher Risiko übersteigt den erwarteten therapeutischen Nutzen.
PRC ED	Einzeldosis (wahrscheinlich) unbedenklich.

A 18.6.3 Laktation (Stillperiode)[a]

Lact +	Zur Anwendung auch während der Stillperiode geeignet
Lact ?	Risiko für Säugling während Stillperiode nicht bekannt oder kontrovers diskutiert
Lact −	Anwendung während Schwangerschaft wird nicht empfohlen (Risiko für Säugling)

[a] Spezifische Angaben zu den Arzneimitteln in den Tabellen rechts neben dem Wirkstoff!

A 18.6.4 Arzneimittel in Schwangerschaft und Stillzeit

Allergien
- Loratadin
- Bewährte ältere H_1-Blocker wie Dimetinden

Asthma
- Beta-2-Sympathomimetika zur Inhalation
  - Kurz wirksame: z.B. Reproterol, Salbutamol
  - Lang wirksame: z.B. Formoterol, Salmeterol
- Glukokortikoide
- Theophyllin

Bakterielle Infektionen
- Penicilline
- Cephalosporine (Reserve: Makrolide)

Chronisch-entzündliche Darmerkrankungen
- Mesalazin, Olsalazin
- Sulfasalazin
- Glukokortikoide (Reserve: Azathioprin)

Depression
- Trizyklische Antidepressiva, z.B. Amitriptylin
- Selektive SSRI, z.B. Sertralin

Diabetes mellitus
- Humaninsulin

Gastritis
- Antazida, z.B. Magaldrat
- Bewährte H_2-Blocker, z.B. Ranitidin
- Protonenpumpenblocker, z.B. Omeprazol

Glaukom
- Beta-Rezeptorenblocker
- Carboanhydrasehemmstoffe
- Cholinergika

Hustendämpfung
- Dextromethorphan
- Codein

Hypertonus
- Alpha-Methyldopa
- Metoprolol
- Dihydralazin
- Nach dem 1. Trimenon auch Urapidil u.a.

Krätze (Skabies)
- Benzylbenzoat
- Crotamiton

Läuse
- Dimeticon

Migräne
- Siehe Schmerzen; ggf. auch Sumatriptan

Mukolytika
- Acetylcystein

Refluxösophagitis
- Omeprazol

Schlafstörungen
- Diphenhydramin
- Diazepam, Lorazepam

Schmerzen
- Paracetamol, ggf. mit Codein
- Ibuprofen, Diclofenac (nur bis SSW 28)
- Ggf. Tramadol

Übelkeit/Hyperemesis
- Dimenhydrinat
- Metoclopramid

Wurmerkrankung
- Pyrviniumembonat
- Mebendazol
- Niclosamid

A 19 Pädiatrie – Arzneimittel

Alle Informationen zum Thema Pädiatrie finden Sie im Therapieteil, Kapitel T 19 Pädiatrie → 766, das auf die relevanten Wirkstoffe im Arzneimittelteil verweist.

Allgemeines 425

A 20 Toxikologie – Arzneimittel

A 20.1 Allgemeines

1. Erstanamnese

Welches Gift? Stoff? Produktname? Bestandteile? Hersteller? Verpackung? **Giftaufnahme?** Oral? Inhalation? Haut? **Wann?** Einnahme? Erste Symptome? **Warum?** Suizid? Sucht? Irrtümlich? **Wieviel?** Menge? Konzentration? **Klinik?** Ansprechbar? Bewusstlos? Alter? Geschlecht? Gewicht? AZ?

2. Vergiftungszentrale verständigen

3. Soforthilfe durch den Laien

- **Lagerung:** bewusstloser Patient → stabile Seitenlage/Bauchlage mit seitlicher Kopflagerung; bei mechanischer Atemwegsverlegung: Kopf in Seitenlage und Mundhöhle säubern
- **Ersthilfe bei oraler Giftaufnahme →** Auslösen von Erbrechen durch Laien unbedingt vermeiden
  Hautkontamination: Reinigung mit Wasser und Seife
  Augenkontamination: Augenspülung unter laufendem Wasser

A 20.2 Ärztliche Behandlung (5-Finger-Regel)

1. Elementarhilfe (Stabilisierung der Vitalparameter)

Entsprechend dem Schweregrad der Vergiftung (= Ausmaß der Vigilanzminderung):
Grad 0 = keine Vigilanzminderung; G1 = Somnolenz; G2 = Sopor; G3 = motorisch reaktives Koma;
G4 = areaktives Koma mit respiratorischer Insuffizienz; G5 = Grad 4 mit instabilem Kreislauf

	Überwachung	Lagerung	Ven. Zugang	Atemweg sichern	Beatmung	Katecholamine
Bei Grad	Immer	≥ 1	≥ 2	≥ 3	≥ 4	5

2. Giftelimination

Primär (Giftentfernung vor Resorption)

- **Orale Giftaufnahme:**
  - **Aktivkohle** (Carbo medicinalis): **Cave:** Aspirationsrisiko ↑ bei bewusstlosen, nicht intubierten Pat. bei Applikation über Magensonde; **Dos.:** ca. 10-facher Überschuss an Kohle gegenüber Gift, bei unbekannter Menge im Allgemeinen 1g/kg; **Komb. von Kohle u. Laxans** beschleunigt Giftelimination; **KI:** fehlende Stabilisierung der Vitalparameter, Perforationsgefahr
  - **Induziertes Erbrechen** (meist erst in Klinik, möglichst innerhalb 1h): Ipecacuanha-Sirup: 1. Lj. (10ml), 2. Lj. (20ml), ab 3. Lj/Erw. (30ml); **KI:** Vigilanzminderung, Verätzung, Vergiftung mit organischen Lsg.-Mitteln, Tenside, Antiemetika
  - **Magenspülung** (Anm.: bei Medikamentenintoxikation besteht meist keine Indikation):
    1. **Pro.** eines reflektorischen Laryngospasmus: 1mg Atropin i.m.
    2. **Lagerung:** bei wachen/vigilanzgeminderten Pat. mit erhaltenem Schluckreflex: keine Intubation → stabile Seiten-, Bauchlage; bei bewusstlosen Pat.: Intubation → Rückenlage
    3. **Spülung:** weicher Magenschlauch (Erw. ø 18mm; Kleinkind ø 11mm) → Lagekontrolle → Spülung: 10–20l lauwarmes H_2O (mit je 10ml x kg) → dann 50g Carbo med. + 15–20g Na-Sulfat in Wasser auflösen und in Magenspülschlauch instillieren → Schlauch abklemmen, entfernen
- **Inhalative Giftaufnahme:** Pat. aus Gefahrenbereich (Eigenschutz beachten!), O_2, Frischluft
- **Kutane Giftaufnahme:** Kleidung entfernen, Haut abwaschen   Giftentfernung
- **Augenkontamination:** Augenspülung (10min unter fließendem Wasser) → Augenarzt

Sekundär (Giftentfernung nach Resorption)

Zuerst Giftnotrufzentrale konsultieren; dann ggf. alkalische Diurese, Hämodialyse, Hämoperfusion, Plasmapherese, Albumindialyse

A 20.3 Antidota

Wm/Wi (ACC): Verstoffwechslung in Hepatozyten zu Glutathion, das zur Entgiftung toxischer Paracetamolmetabolite benötigt wird;
Wm/Wi (Atropin): parasympatholytisch durch kompetitiven Antagonismus an muscarinartigen Cholinozeptoren;
Wm/Wi (Digitalisantitoxin): von Schafen gewonnene Immunglobulinfragmente, die freies und zellmembrangebundenes Digitalisglykosid binden;
Wm/Wi (4-DMAP): Bildung von Methämoglobin ⇒ Komplexbildung mit Cyanid ⇒ Entblockung der Cytochromoxidase;
Wm/Wi (DMPS): Chelatbildner, bildet mit Schwermetallen stabile Komplexe, die renal ausgeschieden werden;
Wm/Wi (Ethanol): hat höhere Bindungskonstante an die Alkoholdehydrogenase (ADH) als Methanol, durch Sättigung der ADH mit Ethanol wird die Methanoloxidation gehemmt, es entstehen weniger toxische Metabolite wie Formaldehyd und Ameisensäure;
UW (ACC): Abfall des Prothrombinwerts, anaphylaktische Reaktionen;
UW (Atropin): Schweißdrüsensekretion ↓, Tachykardie, Miktionstrg., Mundtrockenheit, Glaukomanfall, Akkommodationsstrg., Unruhe, Halluzinationen, Krämpfe, Delirien;
UW (Digitalisantitoxin): allergische Reaktionen, Anaphylaxie, Hypokaliämie;
UW (4-DMAP): Methämoglobinämie, Brechreiz, Durchfall, Asthmaanfall, Vigilanzminderung, Schock;
UW (DMPS): Fieber, Schüttelfrost, Übelkeit, allergische Hautreaktionen, Erythema exsudativum multiforme, Stevens-Johnson-Syndrom, Transaminasenanstieg, Leukopenie, Angina pectoris, Geschmacksveränderungen, abdominelle Beschwerden, Appetitverlust, Zink- und Kupfermangel;
KI (ACC): keine;
KI (Atropin): Engwinkelglaukom, Tachykardie bei Herzinsuffizienz und Thyreotoxikose, tachykarde Herzrhythmusstrg., Koronarstenose, mechanische Verschlüsse des Magen-Darm-Trakts, paralytischer Ileus, Megacolon, obstruktive Harnwegserkrankungen, Prostatahypertrophie mit Restharnbildung, Myasthenia gravis, akutes Lungenödem, Schwangerschaftstoxikose, bekannte Überempfindlichkeit gegenüber Atropin und anderen Anticholinergika;
KI (Digitalisantitoxin): bekannte Überempfindlichkeit, Schafeiweißallergie;
KI (4-DMAP): Glukose-6-Phosphat-Dehydrogenasemangel;
KI (DMPS): bekannte Überempfindlichkeit

Acetylcystein (ACC) Rp	HWZ 30-40min, Q_0 0.7, PRC B, Lact ?
Fluimucil Antidot 20% Amp. 5g/25ml	**Paracetamolintoxikation:** ini 150mg/kg in 200ml Glucose 5% über 15min i.v., dann 50mg/kg in 500ml Glucose 5% über 4h i.v., dann 100mg/kg in 1l Glucose 5% über 16h i.v.; DANI nicht erforderlich

Antidota 427

Atropin Rp	HWZ 2-3h, Qo 0.45, PPB 2-40%, PRC C, Lact ?
Atropinsulfat Amp. 0.5mg/1ml; Inj.Lsg. 100mg/10ml **Atropinum sulfuricum** Amp. 0.25mg/1ml, 0.5mg/1ml, 1mg/1ml	**Alkylphosphatvergiftung:** 2-5mg alle 10-15min i.v. bis zum Rückgang der Bronchialsekretion, bis zu 50mg in Einzelfällen, Erh.Dos. 0.5-1mg alle 1-4h; **Ki.:** 0.5-2mg i.v., Erh.Dos. nach Klinik; **Neostigmin- und Pyridostigmin- überdosierung:** 1-2mg i.v.
Digitalisantitoxin Rp	
DigiFab Inj.Lsg. 40mg (Int. Apotheke)	**Digitalisintoxikation:** Allergietestung durch Intrakutan- bzw. Konjunktivaltest: 160mg als Infusion über 20min i.v., dann Dauerinfusion mit 30mg/h über 7-8h; nach Bolusgabe kann auf die Digitalisbestimmung gewartet werden, um dann die notwendige Menge für die kontinuierliche Infusion zu errechnen; **bei bekanntem Serumspiegel: Errechnung des Körperbestands:** Digoxin: Serumkonzentration in ng/ml x 5.6 x kg: 1000; Digitoxin: Serumkonzentration in ng/ml x 0.56 x kg: 1000; Antikörperdosis (mg) = Körperbestand (mg) x 80; Cave: falsch hoher Digitalisspiegel nach Antidotgabe!
Dimethylaminophenol (4-DMAP) Rp	
4-DMAP Amp. 250mg/5ml	**Cyanidintoxikation:** 3-4 mg/kg langsam i.v., **Ki.:** 3 mg/kg langsam i.v.; nach 4-DMAP Natriumthiosulfat geben!
Dimercaptopropansulfonat (DMPS) Rp	PPB 90%
Dimaval Amp. 250mg/5ml; Kps.100mg	**Akute Quecksilbervergiftung:** an d1 250mg i.v. alle 3-4h, d2 250mg alle 4-6h, d3 250mg alle 6-8h, d4 250mg alle 8-12h, dann 250mg 1-3 x/d; 12 x 100-200mg p.o.; **chronische Quecksilber-, Bleivergiftung:** 300-400mg/d p.o.; **DANI** Anwendung nur bei gleichzeitiger Dialyse möglich
Ethanol OTC	
Alkohol 95% Amp. 15g/20ml	**Methanolintoxikation:** 0.5-0.75g/kg über 30min i.v. in Glucose 5%, dann 0.1-0.2g/kg; Serumalkoholspiegel von 0.5-1‰ anstreben

A 20 Toxikologie – Arzneimittel

Wm/Wi (Flumazenil): Antagonismus an Benzodiazepinrezeptoren;
Wm/Wi (Fomepizol): Hemmung der Alkoholdehydrogenase ⇒ verhindert Bildung toxischer Metaboliten in der Leber;
Wm/Wi (Hydroxycobalamin): bindet Cyanid im Plasma, indem der Hydroxoligand durch einen Cyanoliganden ersetzt wird, das dabei entstandene Cyanocobalamin wird rasch mit dem Urin ausgeschieden; **Wm/Wi** (Kohle): durch die große Absorptionsfläche der Kohle (1000-2000m^2/g) können Giftstoffe gebunden werden, da Kohle vom Magen-Darm-Trakt nicht resorbiert wird, werden die gebundenen Giftstoffe mit dem Stuhl ausgeschieden;
Wm/Wi (Natriumthiosulfat): Schwefeldonator ⇒ Sulfatierung der Cyanide, dadurch schnellere Bildung des weniger giftigen Rhodanids;
Wm/Wi (Obidoxim): Reaktivierung der blockierten Acetylcholinesterase, Verhinderung der Phosphorylierung und Inaktivierung des Enzyms;
Wm/Wi (Physostigmin): reversible Hemmung der Cholinesterase ⇒ Anstieg von Acetylcholin im synaptischen Spalt ⇒ indirekte parasympathomimetische Wirkung;
Wm/Wi (Simeticon): = Silikon, setzt Oberflächenspannung herab, Verhinderung der Schaumbildung, keine Resorption; **Wm/Wi** (Tiopronin): Chelatbildner, Schwermetallbindung;
Wm/Wi (Toloniumchlorid): Reduktion von Methämoglobin zu Hämoglobin;
UW (Flumazenil): Übelkeit, Erbrechen, Blutdruckschwankungen, Herzklopfen, Gefühl von Bedrohung, Auslösung von Benzodiazepinentzugssymptomen;
UW (Fomepizol): Bradykardie, Tachykardie, RR-Anstieg, Vertigo, Anfälle, Sehstörungen, Nystagmus, Sprachstörungen, Angst- und Unruhezustände, Transaminasenanstieg, Übelkeit, Erbrechen, Diarrhoe, Dyspepsie, Lackgeschmack, Schmerzen an der Injektionsstelle, Phlebitis, Juckreiz, Hautausschlag, Hypereonsinophilie, Anaemie, CK-Erhöhung;
UW (Hydroxycobalamin): allergische Reaktionen, dunkelrote Verfärbung des Urins;
UW (Kohle): Obstipation, mechanischer Ileus bei sehr hohen Dosen;
UW (Natriumthiosulfat): Überempfindlichkeitsreaktionen wie z.B. Brechreiz, Durchfall, Asthmaanfall, Bewusstseinsstrg., Schock; **UW** (Obidoxim): Hitzegefühl, Kälteempfinden, Mentholgeschmack, Taubheitsgefühl, Muskelschwäche, Mundtrockenheit, Tachykardie, Hypertonie, EKG-Veränderungen, Herzrhythmusstrg., Leberfunktionsstrg.; nach Gabe von 3-10g innerhalb von 1-3d cholestatischer Ikterus möglich;
UW (Physostigmin): Erbrechen, Übelkeit, Speichelfluss, Harn- und Stuhlinkontinenz, Krampfanfälle, Bradykardie, Durchfall, Asthmaanfall, Bewusstseinsstrg.;
UW (Simeticon): keine; **UW** (Tiopronin): Diarrhoe, Geschmacksstrg., Pruritus, Hautreaktionen, Stomatitis, Blutbildveränderungen, Hepatitis, Temperaturerhöhung;
UW (Toloniumchlorid): Blaufärbung von Haut und Urin;
KI (Fomepizol): bek. Überempf. gegen F. oder andere Pyrazole;
KI (Hydroxycobalamin): nach Anw. von Natriumthiosulfat; **KI** (Kohle): Vergiftung mit ätzenden Stoffen, diagn.-endoskopische Maßnahmen erforderl.;
KI (Natriumthiosulfat): Sulfitüberempfindlichkeit;
KI (Obidoxim): Carbamatintoxikation (z.B. Aldicarb = Temik 5G);
KI (Physostigmin): bek. Überempf., Asthma bronchiale, Gangrän, koronare Herzerkrankungen, mechanische Obstipation, mechanische Harnsperre, Dystrophia myotonica, Depolarisationsblock von depolarisierenden Muskelrelaxantien, Intoxikationen durch "irreversibel wirkende" Cholinesterasehemmer, geschlossene Schädel-Hirn-Traumen, Obstruktionen im Magen-Darm-Trakt oder in den ableitenden Harnwegen, Vergiftung mit depolarisierenden Muskelrelaxantien vom Suxamethonium-Typ;

Antidota

KI (Flumazenil): bek. Überempf.; bei Pat. mit Epilepsie, die Benzodiazepine als Zusatzmed. erhielten; mit Angstzuständen und Selbstmordneigung, die deshalb vorher mit Benzodiazepinen behandelt wurden; die eine niedrige Dosis eines kurz wirkenden Benzodiazepin-Derivates erhielten; denen Benzodiazepine zur Beherrschung eines potenziell lebensbedrohlichen Zustands verabreicht wurden (z. B. intrakranielle Druckregulierung oder Status epilepticus); in der postoperativen Periode bei anhaltendem, atemdepressivem Effekt der Opiate und bereits bestehender Bewusstseinsklarheit; **KI** (Simeticon): bekannte Überempf.;
KI (Tiopronin): Albuminurie, Glomerulonephritis, Myasthenie, Polymyositis, Pemphigus, arzneimittelbedingte Zytopenien, Grav.; **KI** (Toloniumchlorid): keine bei korrekter Indikation

Fomepizol Rp

Fomepizole Eusa Pharma *Inf.Lsg. 100mg/20ml*	**Ethylenglykolintoxikation:** ini 15mg/kg über 30-45min i.v., n. 12h 10mg/kg, weiter je n. Ethylenglykol-Serumspiegel, s. FachInfo **DANI** Krea > 3mg/dl: HD erforderl., ini 15mg/kg ber 3-45min i.v., dann 1mg/kg/h während der gesamten HD

Flumazenil Rp HWZ 1h, Q0 1.0, PPB 50%

Anexate *Amp. 0.5mg/5ml, 1mg/10ml* **Flumazenil HEXAL/Hameln/Kabi** *Amp. 0.5mg/5ml, 1mg/10ml*	**Aufhebung der Benzodiazepinwirkung:** ini 0.2mg i.v., ggf. minütliche Nachinjektion von 0.1mg bis max. 1mg Gesamtdosis; **Ki. > 1J:** 0.01mg/kg über 15s i.v., ggf. minütliche Nachinjektionen bis max. 0.05mg/kg bzw. 1mg Gesamtdosis

Hydroxocobalamin

Cyanokit *Inj.Lsg. 5g*	**Cyanidintoxikation:** ini 5g in 200ml NaCl 0.9% über 30min i.v., je nach Klinik weitere 5g über 0.5-2h; **Ki.:** 70mg/kg über 20-30min i.v.

Kohle, medizinische (Carbo medicinalis) OTC

Kohle Hevert *Tbl. 250mg* **Kohle Pulvis** *Pulver 10g* **Ultracarbon** *Granulat 50g*	**Intoxikationen durch Nahrungsmittel, Schwermetalle, Arzneimittel:** 1g/kg p.o. oder über Magenschlauch applizieren; 10g Kohle werden in 70-80ml Wasser aufgeschüttelt; **Ki.:** 0.5g/kg; **wirkt nicht bei:** Lithium, Thallium, Eisensalzen, Blausäure, Borsäure, DDT, Tolbutamid, Methanol, Ethanol, Ethylenglykol

Natriumthiosulfat OTC HWZ 2h

Natriumthiosulfat 10%, 25% *Amp. 1g/10ml; Inf.Lsg. 10g/100ml, 25g/100ml, 50g/500ml*	**Cyanidintoxikation:** 50-100mg/kg i.v.; **Sgl.:** bis zu 1g i.v., **Kleink.:** bis zu 2g, **Schulki.:** bis zu 5g; **Intoxik. mit Alkylantien:** bis zu 500mg/kg i.v.; **Intoxik. mit Bromat und Jod:** 100mg/kg i.v.; Magenspülung mit 1% Lsg.

A 20 Toxikologie – Arzneimittel

Obidoximchlorid OTC	HWZ 2h Qo 0.85
Toxogonin *Amp. 250mg/1ml*	**Intoxikationen mit Organophosphaten:** 250mg i.v., dann Dauerinfusion mit 750mg/d; **Ki.:** 4-8mg/kg i.v., dann Dauerinfusion mit 10mg/kg/d; zuerst Atropin-Gabe!
Physostigmin Rp	
Anticholium *Amp. 2mg/5ml*	**Anticholinerges Syndrom bei Vergiftungen** (Atropin, trizyklische Antidepressiva, Antihistaminika): ini 2mg oder 0.04mg/kg langsam i.v. oder i.m., 1-4mg alle 20min i.v. bzw. Wdh. der Vollwirkdosis, wenn Vergiftungssymptome wieder auftreten; **Ki.:** 0.5mg i.v. oder i.m., Wdh. alle 5min bis Gesamtdosis von 2mg, so lange die anticholinergen Symptome weiterbestehen und keine cholinergen Symptome auftreten
Simeticon OTC	
Espumisan *Emulsion (1ml = 40mg)* **sab simplex** *Emulsion (1ml = 69mg)*	**Spülmittelintoxikation:** 10ml p.o.; **Ki.:** 5ml p.o.
Tiopronin Rp	
Captimer *Tbl. 100, 250mg*	**Quecksilber-, Eisen-, Kupfer-, Zink-, Polonium-, Cadmiumintoxikation, M. Wilson, Hämosiderose:** 7-10mg/kg p.o.
Toloniumchlorid Rp	
Toluidinblau *Amp. 300mg/10ml*	**Intoxikationen mit Methämoglobinbildnern** (z.B. Anilin, Nitrobenzol, Nitrit, aromatische Amine, oxidierende, organische Lösungsmittel, Dapsone, manche Lokalanästhetika), **DMAP-Überdosierung:** 2-4mg/kg langsam i.v.; **Ki.:** s. Erw.

A 20.4 Transport

Durch Notarzt/Rettungsmittel mit Rettungsassistenz in nächstes Krankenhaus; dort ggf. Sekundärverlegung, bei schweren/unklaren Vergiftungen Kontakt mit Giftnotrufzentrale durch Arzt

A 20.5 Asservierung

Immer: Urin, Blut in EDTA-Röhrchen, Blut nativ, u.U. bei Lebensmittel- oder Pilzvergiftungen Stuhl, bei Gasvergiftung Ausatemluft in Atemballon; Beschriftung der Probe (Entnahmezeit, Material, Patientendaten); **sachgemäße Lagerung** (bei 4°C im Kühlschrank), vor jeder Antidotgabe Asservierung von Blut und Urin

Potenziell inadäquate Medikation 431

A 21 Geriatrie – Arzneimittel (Michael Drey)

Potenziell inadäquate Medikation (PIM)[1]

PIM (Wirkstoffe)	Bedenken	Alternative
Analgetika		
NSAR → 193	Hohes Risiko für GI-Blutung	**Metamizol** → 198, **Paracetamol** → 285
Pethidin → 280	Hohes Risiko für Delir und Stürze	**Tilidin + Naloxon** → 283, **Oxycodon** → 279
Antiarrhythmika		
Chinidin → 49	Zentralnervöse UW, erhöhte Mortalität	**Betablocker** → 27, **Amiodaron** → 51
Digoxin → 53	Geringe therapeutische Breite bei häufig gleichzeitig bestehender Niereninsuffizienz	Vorhofflimmern: zunächst **Betablocker** → 27; Herzinsuffizienz: zunächst **ACE-Hemmer** → 21 + **Betablocker** → 27 alternativ: **Digitoxin** → 53
Flecainid → 50 Sotalol → 29	Proarrhythmierisiko bei häufig gleichzeitig bestehender KHK	**Betablocker** → 27 **Amiodaron** → 51
Antibiotika		
Nitrofurantoin → 234	Ungünstiges Nutzen-Risiko-Verhältnis	**Cephalosporine** → 217, **Cotrimoxazol** → 232, **Trimethoprim** → 232
Antidementiva		
Naftidrofuryl → 69, Nicergolin → 324, Pentoxifyllin → 69, Piracetam → 324	Kein sicherer Wirksamkeitsnachweis, ungünstiges Nutzen-Risiko-Verhältnis	**Donepezil** → 323 **Galantamin** → 323 **Rivastigmin** → 324 **Memantin** → 324
Antidepressiva		
Antidepressiva, trizyklische: **Amitriptylin** → 331, **Imipramin** → 332, **Trimipramin** → 332	Anticholinerge Wirkung (Obstipation, Mundtrockenheit, Verwirrtheit, kognitive Defizite)	**Citalopram** (max. 20mg) → 335 **Mirtazapin** → 333
MAO-Hemmer: **Tranylcypromin** → 334	Blutdruckkrisen, maligne Hyperthermie	**Citalopram** (max. 20mg) → 335, **Mirtazapin** → 333

PIM (Wirkstoffe)	Bedenken	Alternative
Antidepressiva (Fortsetzung)		
SSRI: Fluoxetin → 336	Zentralnervöse UW (Übelkeit, Schlafstörung, Schwindel, Verwirrtheit)	Citalopram (max. 20mg) → 335, Mirtazapin → 333
Antiemetika		
Dimenhydrinat → 105	Anticholinerge Wirkung	Metoclopramid (nicht bei Parkinsonpatienten) → 97, Domperidon → 97
Antiepileptika		
Phenobarbital → 301	Sedierung, paradoxe Erregungszustände	Levetiracetam → 306, Lamotrigin → 300, Valproinsäure → 303, Gabapentin → 304
Antihistaminika		
Dimetinden → 85, Hydroxyzin → 86, Triprolidin → 395	Anticholinerge Wirkung	Cetirizin → 85, Loratadin → 86
Antihypertensiva		
Alphablocker → 33: Clonidin → 33, Doxazosin → 33, Terazosin → 33, Alpha-Methyldopa → 32	Hypotension, Benommenheit, Mundtrockenheit	ACE-Hemmer → 21, Alphablocker → 33, lang wirksame Ca-Antagonisten (Dihydropyridintyp) → 31, (Thiazid-)Diuretika → 42, Betablocker → 27
Nifedipin (nicht retardiert) → 31	Erhöhtes Myokardinfarktrisiko, erhöhte Sterblichkeit	ACE-Hemmer → 21, Alphablocker → 33, lang wirksame Ca-Antagonisten (Dihydropyridintyp) → 31, (Thiazid-)Diuretika → 42, Betablocker → 27
Reserpin	Hypotension, Sedierung, Depression	ACE-Hemmer → 21, Alphablocker → 33, lang wirksame Ca-Antagonisten (Dihydropyridintyp) → 31, (Thiazid-)Diuretika → 42, Betablocker → 27

Potenziell inadäquate Medikation 433

PIM (Wirkstoffe)	Bedenken	Alternative
Antihypertensiva (Fortsetzung)		
Verapamil → 30	Negativ inotrop bei häufig gleichzeitig bestehender Herzinsuffizienz	**ACE-Hemmer** → 21, **Alphablocker** → 33, **lang wirksame Ca-Antagonisten (Dihydropyridintyp)** → 31, **(Thiazid-)Diuretika** → 42, **Betablocker** → 27
Antikoagulantien		
Prasugrel → 68	Erhöhtes Blutungsrisiko für Patienten über 75 Jahre	**ASS** → 193, **Clopidogrel** → 67
Ticlopidin → 68	Blutbildveränderungen	**ASS** → 193, **Clopidogrel** → 67
Ergotamin und -Derivate		
Dihydroergotoxin → 323, Ergotamin → 315	Ungünstiges Nutzen-Risiko-Verhältnis	**Andere Parkinsonmedikamente** → 307 Ergotamin bei Migräne: **Sumatriptan** → 317;
Muskelrelaxantien		
Baclofen → 320	Amnesie, Verwirrtheit, Sturz	**Physiotherapie, Tolperison** → 321
Neuroleptika		
Fluphenazin → 346, Levomepromazin → 343, Perphenazin → 345, Thioridazin → 344	Anticholinerge und extrapyramidale Wirkung, Parkinsonismus, Hypotonie, Sedierung, erhöhte Sterblichkeit bei Demenzpatienten	**Risperidon** → 351, **Quetiapin** → 351, **Melperon** → 343, **Pipamperon** → 343
Sedativa		
Benzodiazepine, lang wirksame: Bromazepam → 353, Chlordiazepoxid → 354, Clobazam → 354, Diazepam → 354, Dikaliumclorazepat → 354, Flunitrazepam → 354, Flurazepam → 354, Medazepam → 355, Nitrazepam → 355	Muskelrelaxierende Wirkung mit Sturzgefahr, verzögertes Reaktionsvermögen, kognitive Funktionseinschränkungen, paradoxe Reaktion (Unruhe, Reizbarkeit, Halluzinationen)	**kurz wirksame Benzodiazepine in geringer Dosis (Zolpidem** → 358, **Zopiclon** → 358), **Mirtazapin** → 333, **Melperon** → 343, **Pipamperon** → 343

A 21 Geriatrie – Arzneimittel

PIM (Wirkstoffe)	Bedenken	Alternative
Sedativa (Fortsetzung)		
Benzodiazepine, mittellang wirksame: **Alprazolam** → 353, **Brotizolam** (> 0.125mg/d) → 353, **Lorazepam** (> 2mg/d) → 355, **Lormetazepam** (> 0.5mg/d) → 355, **Oxazepam** (> 60mg/d) → 356, **Temazepam** → 356, **Triazolam** → 356	Muskelrelaxierende Wirkung mit Sturzgefahr, verzögertes Reaktionsvermögen, kognitive Funktionseinschränkungen, paradoxe Reaktion (Unruhe, Reizbarkeit, Halluzinationen)	**Schlafhygiene, Baldrian,** **Melperon** → 343, **Pipamperon** → 343, **Mirtazapin** → 333, **Zolpidem** (< 5mg/d) → 358
Benzodiazepine, kurz wirksame: **Zopiclon** (> 3.75mg/d) → 358, **Zolpidem** (> 5mg/d) → 358	Muskelrelaxierende Wirkung mit Sturzgefahr, verzögertes Reaktionsvermögen, kognitive Funktionseinschränkungen, paradoxe Reaktion (Unruhe, Reizbarkeit, Halluzinationen)	**Schlafhygiene, Baldrian,** **Melperon** → 343, **Pipamperon** → 343, **Mirtazapin** → 333,
Weitere Sedativa: **Chloralhydrat** → 357, **Diphenhydramin** → 357, **Doxylamin** → 358	Anticholinerge Wirkung, Schwindel, EKG-Veränderungen	**Schlafhygiene, Baldrian,** **Melperon** → 343, **Pipamperon** → 343, **Mirtazapin** → 333, **Zolpidem** (< 5mg/d) → 358
Urospasmolytika		
Oxybutynin → 398, **Tolterodin** → 399	Anticholinerge Wirkung (Obstipation, Mundtrockenheit, Verwirrtheit, kognitive Defizite), QT-Verlängerung	**Trospiumchlorid** → 399, **Darifenacin** → 398

[1] Holt S., Schmiedl S, Türmann PA: Priscus-Liste potenziell inadäquater Medikamente für ältere Menschen, Lehrstuhl für Klinische Pharmakologie, Private Universität Witten/Herdecke gGmbH, Witten; Philipp Klee-Institut für Klinische Pharmakologie, HELIOS Klinikum Wuppertal, Wuppertal, Stand 01.02.2011

Notfälle – Therapiemaßnahmen

T 1 Notfall – Therapie

T 1.1 Notfälle – Therapiemaßnahmen

Herz, Kreislauf	Herzkreislaufstillstand	→ 436
	Akuter Myokardinfarkt	→ 448
	Akutes Koronarsyndrom (ACS)	→ 448
	Hypertensiver Notfall	→ 442
	Herzrhythmusstörung	→ 461
	Kardiogener Schock	→ 451
	Hypovolämischer Schock	→ 445
	Anaphylaktischer Schock	→ 444
Atmung	Status asthmaticus	→ 478
	Akute COPD-Exazerbation	→ 484
	Lungenembolie	→ 496
	Akutes Lungenödem	→ 445
Stoffwechsel	Diabetisches Koma	→ 553
	Hypoglykämisches Koma	→ 547
	Hyperosmolares Koma	→ 553
	Thyreotoxische Krise	→ 563
	Myxödem-Koma	→ 564
	Addison-Krise	→ 567
	Hyperkalzämische Krise	→ 543
Neurologie	Status epilepticus	→ 657
	Ischämischer Hirninfarkt	→ 673
Vergiftungen	Vergiftungen	→ 812

436 T 1 Notfall – Therapie

T 1.2 Adult Advanced Life Support (ALS)

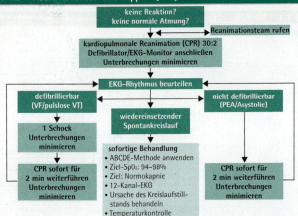

während der CPR
- CPR hoher Qualität sichern: Rate, Tiefe, Entlastung
- Unterbrechungen der Thoraxkompression minimieren
- Sauerstoff geben
- Kapnographie verwenden
- Thoraxkompression ohne Unterbrechung, wenn Atemweg gesichert
- Adrenalin alle 3–5 min
- Amiodaron nach dem 3. Schock

reversible Ursachen behandeln
Hypoxie
Hypovolämie
Hypo-/Hyperkaliämie/metabolisch
Hypo-/Hyperthermie
Herzbeuteltamponade
Intoxikation
Thrombose (kardial oder pulmonal)
Spannungspneumathorax

erwägen
- Ultraschall Untersuchung
- Verwendung von mechanischen Reanimationsgeräten für Transports oder weitere Behandlung
- Koronarangiographie und perkutane Koronarintervention (PCI)
- extrakorporale CPR

[2] J. Soar, J.P. Nolan et al. Erweiterte Reanimationsmaßnahmen für Erwachsene, Kapitel 3 der Leitlinien zur Reanimation 2015 des ERC. Notfall Rettungsmed 2015; 18:770-832. DOI 10.1007/s10049-015-0085-x. © European Resuscitation Council (ERC), German Resuscitation Council (GRC), Austrian Resuscitation Council (ARC). Mit Genehmigung von Springer im Namen der GRC.

Hypertonie 437

T 2 Kardiologie – Therapie (V. Klauss)

T 2.1 Hypertonie

T 2.1.1 Klassifikation und Risikofakoren

Klassifikation nach ESC Guidelines 2013	RR syst. (mmHg)		RR diast. (mmHg)
Optimal	< 120	und	< 80
Normal	120–129	und/ oder	80–84
Hochnormal	130–139		85–89
Hypertonie Grad I	140–159		90–99
Hypertonie Grad II	160–179		100–109
Hypertonie Grad III	≥ 180		≥ 110
Isolierte systolische Hypertonie	≥ 140	und	< 90

Klinische Risikofaktoren, Organschädigungen und andere, v.a. kardiovaskuläre Erkrankungen, die die Prognose von Patienten zusätzlich zur arteriellen Hypertonie beinflussen

Klinische Risikofaktoren
- Alter (Männer > 65 J., Frauen > 55 J.)
- Rauchen
- Hyperlipidämie
- Gesamtcholesterin > 190 mg/dl oder
- LDL-Cholesterin > 115 mg/dl oder
- HDL-Cholesterin < 40 mg/dl (M), < 46 mg/dl (F) oder Triglyzeride > 150 mg/dl
- Nüchtern-Blutzucker in einem Bereich zwischen 102-125 mg/d
- Pathologischer OGTT
- Pathologischer Bauchumfang (> 102 cm [M], > 88 cm [F])
- Positive Familienanamnese bez. kardiovaskulärer Erkrankungen (M < 55 J., F < 65 J.)
- Manifester Diabetes mellitus.

Asymptomatische (End-)Organschädigungen (EOS)
- Hypertrophiezeichen im EKG (z.B. Sokolov-Lyon-Index > 3,5 mV)
- Zeichen der linksventriklären Hypertrophie im Herzultraschall
- Intima-Media-Dicke > 0,9 mm, Plaques im Bereich der Ae. Carotides
- Knöchel-Arm-Index < 0,9
- Mikroalbuminurie (30–300 mg/24h)
- Pulswellengeschwindigkeit ↑ > 10 m/s

Vorbekannte kardiovaskuläre Erkrankung bzw. Niereninsuffizienz
- Zerebrovaskuläre Erkrankungen: TIA, ischämischer oder hämorrhagischer Schlaganfall
- KHK: Myokardinfarkt, Z.n. Revaskularisation (PCI oder ACVB), Angina pectoris
- Zeichen der diastolischen Herzinsuffizienz, auch bei erhaltener systolischer Funktion
- Niereninsuffizienz mit einer GFR < 30 ml/min/1,73 m^2 KÖF; Proteinurie > 300 mg/24 h
- Retinopathie

T 2.1.2 Kardiovaskuläre Risikogruppen und Behandlung[1]

Andere Risikofaktoren, asymptomat. EOS od. Erkr	Blutdruck (mmHg, 1. Wert systolisch, 2. Wert diastolisch)			
	Hochnormal 130–139/85–89	Grad I HT 140–159/90–99	Grad II HT 160–179/100–109	Grad III HT ≥ 180/≥ 110
Keine weiteren Risikofaktoren	Risiko ⊘	Geringes Risiko • Lebensstil einige Mo • Dann Medikation	Mittleres Risiko • Lebensstil einige Wo. • Dann Medikation	Hohes Risiko • Lebensstil • Sofort Medikation
1–2 Risikofaktoren	Geringes Risiko • Lebensstil Monitoring	Mittleres Risiko: • Lebensstil einige Wo. • Dann Medikation	Mittleres bis hohes Risiko • Lebensstil einige Wo. • Dann Medikation	Hohes Risiko • Lebensstil • Sofort Medikation
≥ 3 Risikofaktoren	Geringes bis mittleres Risiko • Lebensstil Monitoring	Mittleres bis hohes Risiko • Lebensstil einige Wo. • Dann Medikation	Hohes Risiko • Lebensstil • Medikation	Hohes Risiko • Lebensstil • Sofort Medikation
EOS, CKD Stad. 3 od. Diabetes	Mittleres bis hohes Risiko • Lebensstil Monitoring	Hohes Risiko • Lebensstil • Medikation	Hohes Risiko • Lebensstil • Medikation	Hohes bis sehr hohes Risiko • Lebensstil • Sofort Medikation
Symptomat. CV-Erkr., CKD-Stadium ≥ 4, od. Diabetes mit EOS/RF	Sehr hohes Risiko • Lebensstil Monitoring	Sehr hohes Risiko • Lebensstil • Medikation	Sehr hohes Risiko • Lebensstil • Medikation	Sehr hohes Risiko • Lebensstil • Sofort Medikation

Abkürzungen: CKD = chronische Nierenerkrankung; CVD = kardiovaskuläre Erkrankungen; EOS = Endorganschäden; RF = Risikofaktor;
Behandlungen: Initiierung von Lebensstilveränderungen und antihypertensiver Medikation

Lebensstil-Modifikation

Gewicht normalisieren	Alkoholkarenz (max. 30g/d), Nikotinkarenz
Ernährung fettreduziert/kochsalzarm	Sportliche Ausdauerbetätigung (regelmäßig)
Optimierung der Blutzuckereinstellung	Stress abbauen (z.B. Wechselschichten meiden!)

Hypertonie 439

Hinweise zur medikamentösen Therapie
- Der Haupteffekt einer antihypertensiven Therapie liegt in der Blutdrucksenkung per se.
- Fünf große Klassen blutdrucksenkender Medikamente (Diuretika, Betablocker, Kalziumantagonisten, ACE-Hemmer u. Angiotensin-Rez.-Ant.) stehen allein/in Kombination für Einleitung und Aufrechterhaltung einer antihypertensiven Therapie zur Verfügung (s. Kap. T 2.1.3).
- Seit 2007 ist der direkte Reninhemmer Aliskiren zur Behandlung der arteriellen Hypertonie zugelassen (Anwendungsbeschränkungen beachten); Alpha-1-Rezeptorblocker sind weitere Alternativen in der Hypertoniebehandlung.
- Der Blutdruck bei begleit. D.m. sollte lt. ESC 2013 auf Werte < 140/85mmHg eingestellt werden. Bei Patienten mit chronischer Niereninsuffizienz und einer Proteinurie > 3g/24h kann auch eine Einstellung der Werte auf < 130/80mmHg vorgenommen werden.
- Bei älteren Bluthochdruck-Pat. < 80 J mit einem syst. Blutdruck ≥ 160mmHg gibt es einen klaren Nachweis für die Empfehlung einer Blutdrucksenkung auf Werte von 150–140mmHg. Bei leistungsfähigen älteren Pat. < 80 J können syst. Werte < 140mmHg erwogen werden. Bei psychisch und geistig gesunden Personen > 80 J mit initialem syst. RR ≥ 160mmHg wird empfohlen, den Wert auf 150–140 mmHg zu senken.
- Nach neueren Therapiestudien (2015 SPRINT, 2016 HOPE-3) können sich künftige Empfehlungen möglicherweise für manche Pat.-gruppen wieder zu niedrigeren RR-Werten ändern.
- Je nach Patientencharakteristika und Begleiterkrankungen können verschiedene Gruppen von Antihypertensiva bevorzugt werden, s. Kap. T 2.1.3.
- Beta-Blocker werden nicht als Erstlinientherapie empfohlen, außer es besteht aufgrund von Begleiterkrankungen eine Indikation hierfür (z.B. Z.n. MI, HF, nicht-bradykardes VHF).
- Außer bei Pat. mit chronischer Niereninsuffizienz sollte in der Erstlinientherapie ein Diuretikum vom Thiazid-Typ oder ein ACE-Hemmer oder ein Angiotensin-Rez.-Antagonist oder eine Kombination davon eingesetzt werden (ACE-Hemmer und ARB nicht zusammen!).
- Wird damit das RR-Ziel nicht erreicht, können zusätzliche Substanzklassen zum Einsatz kommen (Beta-Blocker, Kalziumantagonisten, Mineralkortikoid-Rez.-Antagonisten).

T 2.1.3 Mögliche Kombinationen antihypertensiver Wirkstoffe[1]

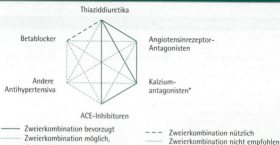

Auswahl der antihypertensiven Therapie in Abhängigkeit von Organschädigung und Begleiterkrankungen

Zeichen der Organschädigung

Linksventrik. Hypertrophie	ACE-Hemmer, Kalziumantag., Angiotensin-Rez.-Antagonisten
Asymptom. Arteriosklerose	Kalziumantagonisten, ACE-Hemmer
Mikroalbuminurie	ACE-Hemmer, Angiotensin-Rez.-Antagonisten
Niereninsuffizienz	ACE-Hemmer, Angiotensin-Rez.-Antagonisten

Klinische Ereignisse

Schlaganfall	Jegliche Blutdruckmedikation
Herzinfarkt	Betablocker, ACE-Hemmer, Angiotensin-Rez.-Antagonisten
Angina pectoris	Betablocker, Kalziumantagonisten
Herzinsuffizienz	Diuretika, Betablocker, ACE-Hemmer, Angiotensin-Rez.-Antagonisten, Mineralkortikoid-Rez.-Antagonisten
Aortenaneurysma	Betablocker
Vorhofflimmern, Prävention	Angiotensin-Rez.-Antagonisten, ACE-Hemmer, Betablocker, Mineralkortikoid-Rez.-Antagonisten
Vorhofflimmern, Frequenzkontrolle	Betablocker, Kalziumantagonisten
Niereninsuffizienz im Endstadium, Proteinurie	ACE-Hemmer, Angiotensin-Rez.-Antagonisten
Periphere Verschlusskrankheit	ACE-Hemmer, Kalziumantagonisten

Begleiterkrankungen/-zustand

Metabolisches Syndrom	ACE-Hemmer, Angiotensin-Rez.-Antagonisten
Diabetes mellitus	ACE-Hemmer, Angiotensin-Rez.-Antagonisten
Schwangerschaft	Methyldopa, Betablocker, Kalziumantagonisten

T 2.1.4 Medikamentöse Therapie

Diuretikum

	Renale NaCl-Ausschwemmung, **Cave:** bei Kreatinin 2mg/dl kontraindiziert		
	Benzothiadiazin (renaler H_2O- und NaCl-Verlust, endogene vasokonstriktorische Reize ↓)	Hydrochlorothiazid → 43	1 x 12.5–50mg/d p.o.
oder	Pteridinderivat, K^+-sparendes Diuretikum + Benzothiadiazin (renaler H_2O- und NaCl-Verlust, Hemmung der K^+-Sekretion)	Triamteren + Hydrochlorothiazid → 45	0.5–1 x 50/25mg/d p.o
oder	Benzothiazidin	Clortalidon → 43	1 x 12.5–50mg/d p.o.

Hypertonie

Betablocker			
	Cave: AV-Block, Asthma bronchiale, pAVK		
	Beta-1-selektiver Blocker (HZV ↓, neg. chronotrop, neg. inotrop, Reninsekr. ↓, zentrale Sympathikusakt. ↓)	Metoprololtartrat → 28	2 x 50–100mg/d p.o.
oder		Metoprololsuccinat → 28	1–2 x 47.5mg/d p.o. oder 1 x 190mg/d p.o.
oder		Bisoprolol → 28	1 x 2.5–10mg p.o.
oder		Nebivolol → 29	1 x 2.5–5mg/d p.o.
oder	**Alpha-/Betablocker** (HZV ↓, Alpha- u. Betablockade)	Carvedilol → 28	1 x 12.5 bis 2 x 25mg/d p.o.

Kalziumantagonist			
	Benzothiazepinderivat, Kalziumantagonist (Chronotropie ↓, Dromotropie ↓, Inotropie ↓, Afterload ↓)	Diltiazem → 30	3 x 60–90mg/d p.o., 2 x 90–180mg/d (ret.) p.o., 1 x 240mg/d (ret.) p.o.
oder	**Kalziumantagonist** (Chronotropie ↓, Inotropie ↓, Dromotropie ↓, Afterload ↓)	Verapamil → 30	3 x 80–120mg/d p.o., 2 x 120–240mg (ret.) p.o.
oder	**Dihydropyridinderivat, Kalziumantagonist** (Inotropie ↓, Afterload ↓)	Nifedipin → 31	2 x 20mg/d (ret.) p.o., 3 x 10mg/d p.o.
oder	**Kalziumantagonist** (s.o.)	Amlodipin → 31	1 x 5–10mg/d p.o.
oder	**Kalziumantagonist** (s.o.)	Lercanidipin → 31	1 x 10–20mg/d p.o.
oder	**Kalziumantagonist** (s.o.)	Nitrendipin → 32	2 x 10mg/d oder 1 x 20mg/d p.o.
oder	**Kalziumantagonist** (s.o.)	Nisoldipin → 32	1 x 10–40mg/d (ret.) p.o.
oder	**Kalziumantagonist** (s.o.)	Felodipin → 31	1 x 2.5–10mg/d p.o.
oder	**Kalziumantagonist** (s.o.)	Isradipin → 31	1 x 5–10mg/d p.o.

ACE-Hemmer			
1.Wahl	**Angiotensin-Converting-Enzym-Hemmer** (Vasodilatation ↑, Nierendurchblutung ↑, Aldosteronfreisetzung ↓, Katecholaminfreisetzung ↓)	Ramipril → 24	1 x 2.5–5mg p.o., MTD 10mg
oder 2. Wahl		Enalapril → 23	1 x 5–40mg/dl p.o.
		Captopril → 22	2–3 x 12.5–25mg/d p.o.
		Lisinopril → 23	1 x 5 bis max. 40mg/d p.o.
		Benazepril → 22	1 x 10 bis max. 40mg/d p.o.
		Perindopril → 23	1 x 5–10mg/d p.o.
		Cilazapril → 23	1 x 1–5mg/d p.o.
		Quinapril → 24	1 x 5 bis max. 2 x 20mg/d p.o.
		Fosinopril → 23	1 x 10 bis max. 40mg/d p.o.

T 2 Kardiologie – Therapie

AT-II-Blocker			
1. Wahl bei Diabetes	**AT-II-Blocker** (Angiotensinwirkung ↓, spezifische Blockade des Angiotensin-II-Typ-1-Rezeptors)	Losartan → 26	1 x 50mg/d p.o., MTD 100mg
		Valsartan → 26	1 x 80–320mg/d
		Candesartan → 25	1 x 8–32mg/d
		Irbesartan → 25	1 x 150–300mg/d
		Eprosartan → 25	1 x 600mg p.o.
		Olmesartan → 26	1 x 10 bis max. 40mg/d p.o.
		Telmisartan → 26	1 x 20–80mg/d p.o.
Direkte Renininhibitoren			
	Direkte Reninblocker (selekt. dir. Renin-Hemmung ⇒ Blockade der Umwandlung von Angiotensinogen zu Angiotensin I ⇒ Plasmareninaktivität ↓; Spiegel v. Angiotensin I + II ↓ ⇒ RR ↓)	Aliskiren → 30	150–300mg/d; Kombination mit ACE oder ARB kontraindiziert bei Diabtikern sowie bei Pat. mit Niereninsuffizienz (GRF < 60ml/min/1,73m^2)
Peripher oder zentral antiadrenerge Substanzen			
oder	**Alpha-1-Blocker** (Vasodilatation ↑, Afterload ↓, Preload ↓)	Urapidil → 34	2 x 30–90mg/d p.o.
		Doxazosin → 33	1 x 4–8mg/d p.o., MTD 16mg
	Imidazolinrez.-Agonisten	Clonidin → 33	2 x 75 bis 2 x 300 μg/d p.o

[1] Mancia G et al., 2013 ESH/ESC Guidelines for the management of arterial hypertension. J Hypertens 2013; 31(10):1925-1938.
[2] 2014 Evidence-Based Guideline for the Management of High Blood Pressure in Adults. Report From the Panel Members Appointed to the Eighth Joint National Committee (JNC 8). JAMA 2014; 311(5):507-520. doi:10.1001/jama.2013.284427.
[3] Pocket-Leitlinie: Management der Arteriellen Hypertonie 2014. www.dgk.org.
[4] ESC Guidelines for the Management of Arterial Hypertension 2013. Eur Heart J; 34:2159-2219.

T 2.1.5 Hypertonie in der Schwangerschaft → 761

T 2.2 Hypertensive Krise

T 2.2.1 Initial

	Kalziumantagonist (Inotropie ↓, Afterload ↓)	Nitrendipin → 32	5mg Lsg. oral
		Nifedipin → 31 (nicht bei ACS)	10mg (Weichkapsel)
oder	**ACE-Hemmer** (Vasodilatation ↑, Nierendurchblutung ↑, Aldosteronfreisetz. ↓, Katecholaminfreisetz. ↓)	Captopril → 22	12.5mg s.l., evtl. Wdh.; **Cave** bei NI oder bek. Nierenarterienstenose
		Enalapril → 23	1.25–2.5mg i.v.; **Cave** bei NI oder bek. Nierenarterienstenose

Hypertensive Krise

oder	**Nitrat** (Pre-/Afterload ↓, ven. Pooling)	Glyceroltrinitrat → 47	2–3 Hub (à 0.4mg), 0.8mg s.l.
oder	**Betablocker** (HZV ↓, neg. chrono-trop, neg. inotrop, Reninsekr. ↓, zentr. Sympathikusaktivität ↓)	Metoprololtartrat → 28	2.5–5mg i.v.; **Cave:** AV-Blockierung, Bradykardie, eingeschränkte LV-Fkt.

T 2.2.2 Bei Persistenz

	Postsyn. Alpha-1-Blocker, 5-HT1A-Agonismus (Vasodilatation ↑, Afterload ↓, Preload ↓)	Urapidil → 34	12.5mg i.v., stat. Perf. (150mg) = 3mg/ml ⇒ 3–10ml/h; **Cave:** langs. RR ↓ auf 160-180/110mmHg
oder	**Zentr. Alpha-2-Agonist** (Noradrenalinfreisetzg. ↓, peripherer Sympathikotonus ↓, Renin ↓)	Clonidin → 33	1–4 x 0.15mg s.c. oder i.v.
oder	**Peripherer Vasodilatator** (Afterload ↓)	Dihydralazin → 34	6.25mg langs. i.v., evtl. nach 30min doppelte Dosis i.v., stat. Perf. (75mg) = 1.5mg/ml ⇒ 1–5ml/h, max. 100mg/24 h

T 2.2.3 Bei drohendem Lungenödem zusätzlich

	Schleifendiuretikum (Volumenentlastung)	Furosemid → 42	20–40mg i.v., evtl. Wdh. nach 30min
oder		Torasemid → 42	5–20mg p.o.; 10 bis max. 100mg i.v.
plus	**Opiat** (Analgesie)	Morphin → 279	3–5mg i.v. (1:10 verdünnt), ggf. wdh. bis Schmerzfreiheit
plus	**Gas** (Blutoxygenation)	Sauerstoff	2–4l/min Nasensonde

T 2.2.4 Bei Therapierefraktärität

	Direkter Vasodilatator (Pre-/Afterload ↓)	Nitroprussidnatrium	0.3–8µg/kg/min i.v., Perf. (60 mg) = 1.2 mg/ml ⇒ 1–28 ml/h

T 2.2.5 Bei Phäochromozytom

	Imidazolderivat, Alphablocker (Vasodilatation ↑, After-/Preload ↓)	Phentolamin (nur über internationale Apotheke)	255mg i.v
oder	**Postsyn. Alpha-1-Blocker, 5-HT1A-Agonismus** (Vasodilatation ↑, Afterload ↓, Preload ↓)	Urapidil → 34	25mg i.v.

T 2.3 Hypotonie

T 2.3.1 Bei hypo-/asympathikotoner Form

evtl.	**Alpha-/Beta-Sympatho-mimetikum** (Gefäßwider-stand ↑, HZV ↑)	Etilefrin → 55	*3 x 5–10mg/d p.o.*

T 2.3.2 Bei Hypokortisolismus, passager bei schwer therapierbarer Hypotonie, diabetischer autonomer Neuropathie

evtl.	**Mineralkortikosteroid** (H_2O- und Na^+-Retention ⇒ zirkul. Volumen ↑)	Fludrokortison → 204	*0.1mg/d p.o., evtl. ↑*
oder	**Alpha-Sympathomimet.** (Vasokonstriktion)	Midodrin → 55	*2–3 x 2.50mg p.o., max. 30mg/d*

T 2.4 Schock

T 2.4.1 Kardiogener Schock

Siehe Kardiogener Schock → 451

T 2.4.2 Anaphylaktischer Schock

- Lagerung flach, Beine evtl. angehoben
- weitere Antigenzufuhr beenden
- großlumiger venöser Zugang

	Katecholamin (Ino-/Chronotropie ↑, Bathmotropie ↑, Broncho-dilatation)	Adrenalin → 55	*auf 1 : 10 verdünnen, dann 0.5–1.0ml (0.05–0.1mg i.v.) Wdh. nach Wi jede min.; Perf. (5mg) = 0.1mg/ml ⇒ 0.4–17ml/h*
plus	**Isotone NaCl-Lösung** (Volumensubstitution)	Ringer → 294	*500–1000ml, dann nach Bedarf*
plus	**Glukokortikosteroid** (antiallergisch)	Prednisolon → 205	*250–500mg i.v.*
plus	**H_1-Antagonist** (antiallergisch)	Clemastin → 85	*4mg i.v.*
		Dimetinden → 85	*4–8mg i.v.*
plus	**H_2-Antagonist**	Cimetidin → 92	*400mg i.v.*
evtl. plus	**Kolloidale Plasmaersatz-lösung** (Volumensubst.)	Hydroxyethylstärke (HES) 6% → 296	*500–1000ml*

Bei fortbestehendem Schock

	Alpha- u. Beta-Sympatho-mimet., D_1-Rez.-Agonist (Inotropie ↑, Vasokonstrikt., ren. Vasodilat., Natriurese)	Dopamin → 55	*Anfangsdosis: 3–5µg/kg/min (= 2.5mg/70kg/min)*

Akutes Lungenödem 445

Ergänzende Maßnahmen bei Bronchospasmus			
	Beta-2-Sympathomimet. (Stim. der Beta-2-Rez. ⇒ Erschlaffung d. Bronchialmuskulatur, Anregung der mukoziliären Clearance)	Salbutamol → 73	als Spray: 1–2 Inh.; 1 Amp. (0.09mg) langsam i.v., Wdh. nach 10min möglich
evtl. zusätzl.	Phosphodiesterasehemmer ret. (bronchodilatatorisch, zentrale Atemstimulation)	Theophyllin → 80	200–400mg i.v. als Kurzinfusion
	Bei vorheriger Theophyllin-Therapie Serumspiegel! **Cave:** *Intoxikation*		

T 2.4.3 Hypovolämischer Schock

	Primäres Therapieziel: Volumensubstitution		
oder	Kolloidales Plasmaersatzmittel (Volumensubstitution)	Hydroxyethylstärke (HES) 6% → 296	500–1000ml
		Fresh frozen plasma (FFP)	nur bei Massivtransfusion (< 10 EK in 24h), ab EK 6–8 und EK 12–14 rasch 4 FFP; Verhältnis FFP: EK ca. 1 : 3
plus	Isotone NaCl-Lösung (Volumensubstitution)	Ringer → 294	500–1000ml, dann bei Bed.; **Cave:** ZVD ≤14cm H_2O
bei Bedarf	Erythrozytenkonzentrat		Dosierung nach Gesamtkonstellation, bei akuter Anämie i.d.R. ab Hb < 7g/dl
bei Bedarf	Bikarbonatpuffer (Azidosetherapie)	Natriumhydrogencarbonat 8,4% → 297	BE x 0.3 x kg = mmol, max. 1.5mmol/kg/h i.v.

T 2.5 Akutes Lungenödem

	Gas (Blutoxygenation)	Sauerstoff	2–8l/min Nasensonde oder Maske +/-Reservoirbeutel
	Opiat (Analgesie, Sedation, Symphatikus ↓)	Morphin → 279	4–6 x 5–10mg i.v.
	Nitrat (Pre-/Afterload ↓, venöses Pooling	Glyzeroltrinitrat → 47	2 Sprühst. s.l., dann 0.3–1.8g/kg/min i.v., stationär Perfusor (50mg) = 1 mg/ml ⇒ 1–6ml/h; **Cave:** RR!
	Schleifendiuretikum (Volumenentlastung)	Furosemid → 42	20–80mg i.v.
evtl.	Katecholamine (alpha-/ beta-1-agonistisch, Vasokonstriktion, systol. und diastolischer RR ↑)	Noradrenalin → 55	ini ca. 0.05mg/kg/min i.v., auch in Komb. mit Dobutamin (bei Hypotonie/Schock besser als Dopamin

evtl.	Beta-Sympatho-mimetikum (Inotropie ↑)	Dobutamin → 55	2.5–12µg/kg/min i.v., Perf. (250mg) = 2–10ml/h

Cave: Katecholamin-Therapie nur durch Erfahrene, auf Intensiv und über ZVK unter Monitoring! Therapie muss sich v.a. nach Genese des Lungenödems richten (LV-Funktion ↓, MI, Rhythmusstörg., Klappenvitium, hypertensive Krise etc.).

evtl.	Nichtinvasive Beatmung in der Akutphase neben der medikamentösen Therapie

T 2.6 Koronare Herzkrankheit

T 2.6.1 Nicht-ST-Streckenhebungsinfarkt (NSTEMI)

	Niedermolekul. Heparin (Beschleunigung der Gerinnungsfaktorinhibition)	Enoxaparin → 59	2 x 1mg/kg KG s.c.
oder	Indirekter Faktor-Xa-Inhibitor	Fondaparinux → 61	1 x 2.5mg/d s.c.; **Cave:** mit UFH-Einmaldosis kombinieren (70–85IE/kg KG)
oder	Direkter Thrombin-Inhibitor	Bivalirudin → 62	0.75mg/kg Bolus, bei geplantem invasivem Vorgehen, danach 1.75mg/kg/h (bis zu 4h nach PCI)
oder	Unfraktion. Heparin (Beschleunigung d. Gerinnungsfaktorinhibition	Heparin → 58	70–100U/kg i.v, max. 5000U, dann Inf. 12–15U/kg/h, max. 1000 U/h
plus	Salizylat, Cyclooxygenase-hemmer (Thrombozyten-aggregationshemmung)	Acetylsalizylsäure → 67	150–300mg p.o., oder 150mg i.v
plus	P2Y12-Rez.-Hemmer (Blockade des ADP-Rez. an Thrombozyten)	Clopidogrel → 67	75mg/d p.o. (Ladedosis einmalig 300mg p.o. oder 600mg bei geplanter PCI) für 12 M in Komb. mit ASS; Clopidogrel nur, wenn Prasugrel oder Ticagrelor nicht möglich sind
oder	P2Y12-Rez.-Hemmer (Blockade des ADP-Rezeptors an Thrombozyten)	Prasugrel → 68	Ladedosis 60mg, dann 10mg/d bei Fehlen von KI (Alter > 75 J., Vorbeh. mit P2Y12-Antagonist, zurückliegender Aplopex/TIA/intrakranielle Blutung); bei KG < 60kg Erh. Dos. 5mg/d (für 12M in Komb. mit ASS); Prasugrel nur bei (geplanter) PCI

Koronare Herzkrankheit

oder	**P2Y12-Rez.-Hemmer** (Blockade des ADP-Rezeptors an Thrombozyten)	Ticagrelor → 68	ini als Ladedosis 180mg, dann 2 x 90mg/d als Erh. Dosis; auch möglich bei konservativ behandelten Pat. und mit P2Y12-Antagonisten vorbehandelten Pat. (12M kombiniert mit ASS) (KI: vorausgegangene intrakranielle Blutung)
evtl. plus	**GP-IIb-/IIIa-Hemmer** (Thrombozytenaggregationshemmung, nur bei Risikopatienten, z.B. sichtbarer Thrombus in der Koronarangiografie)	Tirofiban → 68	Bolus 10µg/kg/min, dann 0,15µg/kg/min Infusion für 48h
		Eptifibatid → 67	180µg/kg Bolus i.v., dann Infusion 2µg/kg/min bis max. 72h
		Abciximab → 66	0.25mg/kg Bolus i.v., dann Dauerinf. 0,125µg/kg für max. 24h vor und max. 12h nach PCI
evtl. plus	**Nitrat** (Pre-/Afterload ↓, venöses Pooling)	Glyzeroltrinitrat → 47	ini 2–3 Hub (à 0.4mg), 0.8mg s.l., 0.3–1.8µg/kg/min i.v., dann Perf. (50 mg) = 1mg/ml ⇒ 1–6ml/h
evtl. plus	**Opiat** (Analgesie)	Morphin → 279	3–5mg i.v. (1 : 10 verdünnt), ggf. wh. bis Schmerzfreiheit
plus	**Beta-1-selektiver Blocker** [HZV ↓ (neg. chronotrop + inotrop), O_2-Verbrauch ↓, zentrale Sympathikusakt.↓]	Metoprololtartrat → 28	5mg i.v.; **Cave:** Hypotonie, Bradykardie; 50–100mg/d p.o.
oder		Metoprololsuccinat → 28	47.5–190mg/d p.o.
oder		Bisoprolol → 28	2.5–10 mg/d p.o.
oder	**Alpha-/Betablocker** (HZV ↓, Alpha-/Betablock.)	Carvedilol → 28	2 x 12.5–25mg/d p.o.
plus	**CSE-Hemmer** (intrazelluläre Cholesterinsynthese ↓, LDL ↓, HDL↑) Ziel LDI ≤ 70 mg/dl	Atorvastatin → 121	10–80mg/d p.o.
		Simvastatin → 122 oder andere Statine	10–80mg/d p.o.

Weiterführende Therapie: falls positiv (Messung 2 x im Abstand von 3–4h, je nach Testverfahren, falls 1. Messung negativ): invasive Strategie (Herzkatheter) je nach Risiko < 2 bis < 72 h.

[5] ESC Guidelines for the management of acute coronary syndromes in patients presenting without persistent ST-segment elevation Eur Heart J 2016; 37:267–315; DOI: http://dx.doi.org/10.1093/eurheartj/ehv320 267-315 First published online: 29 August 2015.

T 2.6.2 ST-Streckenhebungsinfarkt (STEMI)

Erstmaßnahmen bei STEMI (einschließlich primärer PCI)

	Opiat (Analgesie)	Morphin → 279	3–5mg i.v. (1 : 10 verdünnt), ggf. wh. bis Schmerzfreiheit
	Cyclooxygenasehemmer (Thrombozytenaggr.-hemm.)	Acetylsalicylsäure → 67	1 x 150mg i.v. oder 150–300 mg p.o.
plus	P2Y12-Rez.-Hemmer (Blockade des ADP-Rezeptors an Thrombozyten)	Clopidogrel → 67	Ladedosis 600mg, dann 75mg/d
oder		Prasugrel → 68	Ladedosis 60mg, Erh.Dos. 10mg/d; Pat. mit < 60kgKG: Ladedos. 60mg, Erh.Dos. 5mg; KI bei Z.n. Schlaganfall/TIA/ vorausgeg. intrakran. Blutg., nicht empf. bei Pat. > 75J; nicht bei bereits mit Clopidogrel vorbeh. Pat.
oder		Ticagrelor → 68	Ladedosis 180mg, dann 2 x 90mg/d als Erh.Dosis; KI: Z.n. intrakran. Blutung
evtl. plus	Faktor-Xa-Inhibitor	Rivaroxaban → 61	2 x 2,5mg/d (zusätzl. zu ASS und Clopidogrel bei Pat. mit niedr. Blutungsrisiko) für 12M
evtl. plus	GP-IIb-/IIIa-Hemmer (Thrombozytenaggregationshemmung, nur bei Risikopatienten, z.B. sichtbarer Thrombus in der Koronarangiografie)	Tirofiban → 68	25µg/kg für 3 min., dann 0.15µg/kg/min für 18h
		Eptifibatid → 67	180µg/kg Doppelbolus i.v. in 10-min-Abstand, dann für 18h Dauerinf. 2µg/kg/min
		Abciximab → 66	0,25mg/kg Bolus, dann 12h Dauerinf. 0.125µg/kg/min
plus	Niedermolekul. Heparin (Beschleunigung d. Gerinnungsfaktorinhibition)	Enoxaparin → 59	0.5mg/kg KG i.v. Bolus
oder	Unfraktioniertes Heparin (Beschleunigung d. Gerinnungsfaktorinhibition)	Heparin → 58	70–100IE/kgKG i.v. Bolus (50–60IE/kgKG i.v. Bolus bei gleichzeitiger Gabe von GP-IIb-IIIa-Hemmern)
oder	Direkter Thrombin-Inhibitor	Bivalirudin → 62	0,75mg/kg i.v. Bolus, dann Inf. von 1,75mg/kg/h für bis zu 4h nach der Prozedur, falls klin. ind.; danach bei klin. Ind. dosierd. Inf. mit 0.25mg/kg/h für 4–12h

Koronare Herzkrankheit 449

evtl. plus	Gas (Blutoxygenation)	Sauerstoff	2–6l/min Nasensonde (bei O_2-Konzentration < 94%)
evtl. plus	Benzodiazepin (Sedation)	Diazepam → 354	5–10mg i.v.
nur wenn stabil	Beta-1-selekt. Blocker [HZV ↓ (neg. chrono- und inotrop), O_2-Verbrauch ↓, zentr. Sympathikusakt. ↓]	Metoprololtartrat → 28	2.5–5mg i.v.; Cave: Hypotonie, Bradykardie
		Metoprololsuccinat → 28	1 x 47.5–190mg/p.o.; Cave: Hypotonie, Bradykardie
Fibrinolyse bei STEMI (wenn primäre PCI nicht < 120 min möglich)			
1. Wahl	Plasminogenaktivator (Rekanalisation, Begrenzung der Myokardnekrose, Senkung der Mortalität)	rt-PA → 64	5000 IE Heparin als Bolus, dann 15mg i.v. als Bolus, dann 0.75mg/kg (max. 50mg) über 30min, dann 0,5mg/kg (max. 35mg) über 1 h, Gesamtdosis max. 100mg; Cave: sehr differente Therapieschemata
oder		Tenecteplase → 65	30–50mg Bolus i.v. nach KG
2. Wahl		Streptokinase → 65	1.5 Mio. IE über 30–60min i.v., Heparin erst nach Streptokinase-Inf.; Cave: nur, wenn noch nie eine Streptokinaseether. erfolgte
plus	Unfraktioniertes Heparin (Beschleunigung der Gerinnungsfaktor-inhibition)	Heparin → 58	70–100U/kg i.v. Bolus ohne geplanten GP IIb/IIIa-Inhib.; 50–60U/kg i.v. Bolus mit geplantem GP IIb/IIIa-Inhib.
oder	Niedermolekulares Heparin (Beschleunigung der Gerinnungsfaktor-inhibition)	Enoxaparin → 59	bei Pat. < 75 J.: 30mg i.v. Bolus, nach 15min 1mg/kg s.c. alle 12h bis zur Entlassung (max. 8d); (erste 2 s.c. Gaben max. 100mg); bei Pat. ≥ 75 J.: statt Bolus i.v. Beginn mit s.c. Gaben von 0,75mg/kgKG, erste 2 Gaben max. 75mg; Pat. mit CrCl < 30ml/min: altersunabhängig eine Gabe s.c. alle 24h
oder	Indirekter Faktor-Xa-Inhibitor	Fondaparinux → 61	2,5mg i.v. Bolus, dann 2,5mg/d s.c. Bolus bis zu 8d oder bis Entlassung
Bei allergischen Reaktionen unter Streptokinase			
evtl.	Glukokortikosteroide	Prednison → 205	250mg i.v.

T 2 Kardiologie – Therapie

Therapie der Komplikationen bei Myokardinfarkt

Tachykarde ventrikuläre Rhythmusstörungen

evtl.	Antiarrhythmikum Kl. III (K^+-Ausstromhemmung, Refraktärzeit ↑)	Amiodaron → 51	p.o.: d 1–10 5 x 200mg/d, dann 1 x 200mg/d; i.v.: 5mg/kgKG über mind. 3 min.; ≥15 min. nach 1. evtl. 2. Inj. max. 1200mg/24h
plus	Kaliumpräparat	Kaliumchlorid → 291	max. 20mmol K^+/h i.v., Zielwert 5mmol/l

Vorhofflimmern → 462

Rhythmisierung oder Frequenzkontrolle bei klinischen Zeichen einer Herzinsuffizienz

plus	Antiarrhythmikum Kl. III	Amiodaron → 51	d 1–10 5 x 200mg/d, dann 1 x 200mg/d

Frequenzkontrolle

	Beta-1-selektiver Blocker (Chronotropie ↓, zentrale Sympathikusaktivität ↓)	Metoprololtartrat → 28	1–2 x 50–100mg/d p.o., 2.5–5mg i.v.
		Metoprololsuccinat → 28	1 x 47.5–190mg/p.o.
oder		Bisoprolol → 28	2.5–5mg/d p.o.
oder	Kalziumantagonist (Chrono-/Ino-/Dromotropie ↓, Afterload ↓)	Verapamil → 30	5mg langs. i.v., dann 5–10mg/h, max. 100mg/d, Perf. (100mg) = 2mg/ml ⇒ 2–5ml/h
evtl. +	Magnesiumpräparat	Mg-Sulfat 10%	2–8 mmol/g/d i.v.g/d

Eventuell Kardioversion!

Bradykardie

	Parasympatholytikum (Chronotropie ↑)	Atropin → 56	0.5–1mg i.v.
evtl.	Katecholamin (Ino-/Chrono-/Bathmotropie ↑, Bronchodilatation)	Adrenalin → 55	0.5–1mg i.v. (1:10 verdünnt), Wdh. nach Wi., Perf. (5mg) = 0,1mg/ml ⇒ 0.4–17ml/h
ggf.	Herzschrittmacher		

Akute Herzinsuffizienz bei Myokardinfarkt

	Schleifendiuretikum (Volumenentlastung)	Furosemid → 42	20–40mg i.v.
oder		Torasemid → 42	10–20mg i.v
plus	Nitrat (Pre-/Afterload ↓, ven. Pooling)	Glyzeroltrinitrat → 47	0.3–1.8µg/kg/min i.v., stat. Perf. (50mg) = 1mg/ml ⇒ 1–6ml/h
	Gas (Blutoxy., Ziel O_2 > 95%)	Sauerstoff	2–4 l/min Nasensonde

Koronare Herzkrankheit

plus 1.Wahl	**ACE-Hemmer** (Vasodilatation ↑, Nierendurchblutung ↑, Aldosteronfreisetz ↓, Katecholaminfreisetz. ↓)	Captopril → 22	6.25–12.5mg p.o.
oder		Enalapril → 23	1 x 5–20mg/dl p.o. einschl.
oder		Ramipril → 24	1 x 1.25–5mg p.o., MTD 10mg

Kardiogener Schock

Primäres Therapieziel: meist Intubation, Beatmung, ggf. intraortale Gegenstrompulsation, Senkung der hohen Mortalität nur durch Herzkatheter/PTCA möglich

	Katecholamin (Ino-/Chrono-/Bathmotropie ↑, Bronchodilatation)	Adrenalin → 54	auf 1 : 10 verdünnen, 0.5–1mg i.v., Wdh. nach Wi, Perf. (5mg) = 0.1mg/ml ⇒ 0.4–17ml/h
plus	**Gas** (Blutoxygenation)	Sauerstoff	2–4l/min Nasensonde
plus	**Benzodiazepin** (Sedation)	Diazepam → 354	5–10mg i.v.
plus	**Opioid** (Analgesie)	Morphin → 279	3–5mg i.v. (1 : 10 verdünnt), ggf. wdh. bis Schmerzfreiheit
plus	**Schleifendiuretikum**	Furosemid → 42	20–80mg i.v.
evtl.	**Alpha- und Beta-Sympathomimetikum, D1-Rezeptor-Agonist** (Inotropie ↑, Vasokonstrikt., renale Vasodilat., Natriurese)	Dopamin → 55	Nierendosis: 0.5–5µg/kg/min i.v., Perf. (250mg) = 5mg/ml ⇒ 1–3.5ml/h; RR-Dosis: 6–10µg/kg/min i.v., Perf. (250 mg) ⇒ 4.5–9ml/h, max. 18ml/h
evtl.	**Betasympathomimetikum** (Inotropie ↑)	Dobutamin → 55	2.5–12µg/kg/min i.v., Perf. (250mg) = 2–10ml/h

T 2.6.3 Sekundärprophylaxe nach ACS

	Cyclooxygenasehemmer	Acetylsalicylsäure → 67	100mg/d p.o. dauerhaft
plus	**P2Y12-Rez.-Hemmer** (Blockade des ADP-Rez. an Thrombozyten)	Clopidogrel → 67	75mg/d p.o., bei Unverträglichkeit von Prasugrel oder Ticagrelor
oder		Prasugrel → 68	10mg/d p.o. (bei KG < 60kg 5mg/d); Pat. > 75J kein P., falls doch notwendig, Erh.Dos 5mg/d; für 12M
oder		Ticagrelor → 68	2 x 90mg/d für 12M; 2 x 60mg/d p.o. bis zu max. 3J bei Hochrisiko-Pat. mit mind. 1J zurückliegend. Herzinfarkt oder innerhalb 1J nach Beendigung einer vorausgeg. Ther. mit einem ADP-Rez.-Antagonisten

T 2 Kardiologie – Therapie

plus	**Beta-1-selektiver Blocker** (Chronotropie ↓, zentrale Sympathikusaktivität ↓) bei Pat. mit eingeschr. LV-Funktion oder Herzinsuff. Klasse I-Ind., sonst Kl. IIa	Metoprololtartrat → 28	1–2 x 50–100mg/d p.o.
		Metoprololsuccinat → 28	1 x 47.5–190mg/d p.o.
		Bisoprolol → 28	1 x 2.5–10mg/d p.o.
oder	**Alpha/Beta-Blocker** (HZV ↓, Alpha- u. Beta-Blockade)	Carvedilol → 28	1–2 x 25mg/d p.o.
und	**Angiotensin-Converting-Enzym-Hemmer** (Vasodilatation ↑, Nierendurchblutung ↑, Aldosteronfreisetzung ↓, Katecholaminfreisetz. ↓) bei allen Pat. mit eingeschr. LV-Funktion, Herzinsuff., DM oder Vorderwandinfarkt Klasse I-Ind., sonst Klasse IIa	Enalapril → 23	1 x 2.5–20mg p.o., max. 40mg/d, ini 1.25mg i.v., dann 4 x 1.25–2.5mg
		Ramipril → 24	1 x 1.25–5mg p.o., max.10mg/d
oder	**AT-II-Blocker** (AT-Wirkg. ↓, spezif. Blockade des AT-II-Typ-1-Rez.) für Pat. mit ACE-Hemmer-Unverträglichkeit	Valsartan → 26	1 x 80–320 mg/d p.o.
plus	**Aldosteronantagonist** (ren. H$_2$O- u. NaCl-Verlust, Hemmung der K$^+$-Sekretion) bei Pat. mit ↓ LV-Funktion und Herzinsuff. oder DM	Spironolacton → 45	1 x 25–50mg/d p.o.
		Eplerenon → 44	25mg/d, wenn K$^+$ < 5mmol/l, nach 4 W auf 50mg/d steigern, **Cave:** K$^+$-Spiegel
plus	**CSE-Hemmer** (intrazell. Cholesterinsynthese ↓, LDL ↓, HDL ↑) Ziel-LDL 70 mg/dl	Atorvastatin → 121	10–80mg/d p.o.
		Simvastatin → 122 oder andere Statine	10–80mg/d p.o.

[6] ESC Guidelines for the management of acute myocardial infarction in patients presenting with ST-segment elevation. Eur Heart J 2012. doi:10.1093/eurheartj/ehs215
[7] Pocket-Leitlinie: Therapie des akuten Herzinfarktes bei Pat. mit persistierender ST-Streckenhebung (2013). www.dgk.org

Koronare Herzkrankheit 453

T 2.6.4 Angina-pectoris-Anfall

Relative Kontraindikation: kurz wirksame Kalziumantagonisten, Digitalisglykoside

	Nitrat (Pre-/Afterload ↓, venöses Pooling)	Glyzeroltrinitrat → 47	2-3 Hub (à 0.4mg), 0.8mg s.l., 0.3-1.8µg/kg/min i.v., stat. Perf. (50mg) = 1mg/ml ⇒ 1-6 ml/h
evtl. plus	**Gas** (Blutoxygenation, Ziel O_2 > 95%)	Sauerstoff	2-4 l/min Nasensonde
plus	**Cyclooxygenasehemmer**	Acetylsalizylsäure → 67	150mg/d i.v. oder 150-300 mg p.o.
schwere AP	**Opiat** (Analgesie)	Morphin → 279	3-5mg i.v. (1 : 10 verdünnt), ggf. wdh. bis Schmerzfreiheit
evtl.	**Benzodiazepin** (Sedation)	Diazepam → 354	5-10mg i.v.
plus	**Beta-1-selektiver Blocker** [HZV ↓ (neg. chrono- + inotrop), O_2-Verbrauch ↓, zentr. Sympathikusaktiv. ↓]	Metoprololtartrat → 28	ini 5mg langs. i.v. (1-2mg/min), max. 15mg i.v.
		Metoprololsuccinat → 28	1 x 47.5-190mg p.o.
		Bisoprolol → 28	1 x 2.5-10mg p.o.

T 2.6.5 Chronisch stabile Angina pectoris

Allgemein

	Cyclooxygenasehemmer	Acetylsalicylsäure → 67	1 x 100mg/d p.o.
oder	**P2Y12-Rez.-Hemmer** (Blockade des ADP-Rez. an Thrombozyten)	Clopidogrel → 67	75mg/d p.o. (bei ASS-Unverträglichkeit)
plus	**Nitrat** (Pre-/Afterload ↓, ven. pooling, Koronarspasmolyse, O_2-Verbrauch ↓)	Isosorbidmononitrat → 47	2 x 20-40mg/d p.o. (1-1-0), 1 x 40-100mg/d (ret.) p.o.
evtl. plus	**NO-Freisetzung ohne Toleranzentwicklung** (Pre-/Afterload ↓, ven. Pooling, Koronarspasmolyse, O_2-Verbrauch ↓)	Molsidomin → 47	2-3 x 2mg/d p.o., 1-2 x 8mg/d (ret.) p.o., (nur bei Angina pectoris)
oder		Pentaerithrityltetranitrat → 47	2-3 x 50-80mg/d p.o.
plus	**Beta-1-selektiver Blocker** (HZV ↓ [neg. chronotrop + inotrop], O_2-Verbrauch ↓, zentrale Sympathikusaktivität ↓)	Metoprololtartrat → 28	1-2 x 50-100mg/d p.o.
		Metoprololsuccinat → 28	1 x 47.5-190mg/d p.o.
		Bisoprolol → 28	1 x 2.5-10mg/d p.o.
		Atenolol → 27	1 x 50-100mg/d p.o.

T 2 Kardiologie – Therapie

oder	**Alpha-/Betablocker** (HZV↓, Alpha- u. Beta-Blockade)	Carvedilol → 28	1–2 x 25mg/d p.o.
evtl. plus	**I$_f$-Kanal-Hemmer** (neg. chronotrop, myokard. O$_2$-Verbrauch↓, O$_2$-Versorgung↑)	Ivabradin → 48	2 x 5–7.5mg/d
evtl. plus	**I$_{Na,\ late}$-Inhibitor** (Hemmung des späten Na$^+$-Einstroms in kardiale Myozyten ⇒ intrazell. Kalziumüberladung↓ ⇒ O$_2$-Bedarf↓, O$_2$-Angebot↑)	Ranolazin → 48	2 x 375–750mg/d p.o.
plus	**CSE-Hemmer** (intrazell. Cholesterinsynthese↓, LDL↓, HDL↑) Ziel-LDL < 70 mg/dl	Atorvastatin → 121	10–80mg/d p.o.
		Simvastatin → 122	10–80mg/d p.o.
		Rosuvastatin → 122	5–40mg/d p.o.
		Fluvastatin → 122	20–80mg/d p.o.
		Lovastatin → 122	20–80mg/d p.o.
		Pravastatin → 122	10–40mg/d p.o.
evtl. plus	**Cholesterin-Aufnahmehemmer**	Ezetimib → 125	10mg/d p.o
evtl. plus	**PCSK-9-Hemmer** (LDL-Chol.-Aufnahme u. -Abbau in Leberzelle↑)	Evolocumab → 126	140mg s.c. alle 2W oder 420mg s.c. 1/M, max. 420mg s.c. alle 2W bei homozygoter Hypercho l.
oder		Alirocumab → 126	75 oder 150mg s.c. alle 2W
Prinzmetal-Angina			
	Benzodiazepinderivat, Kalziumantagonist (Koronardilatation, Chrono-/Dromo-/Inotropie↓, Afterload↓, O$_2$-Verbrauch↓)	Diltiazem → 30	3 x 60–90mg/d p.o., 2 x 90–180mg/d (ret.) p.o., 1 x 240mg/d (ret.) p.o.
evtl. plus	**Beta-1-selektiver Blocker** (HZV↓ [neg. chronotrop + inotrop], O$_2$-Verbrauch↓, zentrale Sympathikusaktivität↓)	Metoprololtartrat → 28	1–2 x 50–100mg/d p.o.

Herzinsuffizienz

Eventuell Hypertonietherapie bei KHK

	Beta-1-selektiver Blocker (HZV ↓ [neg. chronotrop + inotrop], O$_2$-Verbrauch ↓, zentrale Sympathikusaktivität ↓)	Metoprololtartrat → 28	1–2 x 50–100mg/d p.o.
		Metoprololsuccinat → 28	1 x 47.5–190mg/d p.o
		Bisoprolol → 28	2.5–10mg/d
und/ oder	**ACE-Hemmer** (Vasodil. ↑ ⇒ Afterload ↓, Nierendurchblutung ↑, Aldosteronfreisetzung ↓, Katecholaminfreisetz. ↓)	Enalapril → 23	1 x 2.5–20mg p.o., max. 40mg/d
		Ramipril → 24	1 x 1.25–5mg p.o., max. 10mg/d
AT-II-Blocker			
	AT-II-Blocker (Angiotensinwirkung ↓, spezifische Blockade des Angiotensin-II-Typ-1-Rezeptors)	Losartan → 26	1 x 50mg/d p.o., max. 100mg/d
		Valsartan → 26	80–320mg/d
		Candesartan → 25	8–32mg/d
		Irbesartan → 26	75–300mg/d
		Eprosartan → 25	1 x 600mg p.o.
und/ oder	**Kalziumantagonist** (O$_2$-Verbrauch ↓, Inotropie ↓, Afterload ↓)	Amlodipin → 31	1 x 5–10mg/d p.o.
		Lercanidipin → 31	1 x 10–20mg/d p.o..

[8] ESC Guidelines for the management of Stable Coronary Artery Disease. Eur Heart J 2013; 34:2949-3003. doi:10.1093/eurheartj/eht296.
[9] 2015 Pocket-Leitlinie: Management der stabilen koronaren Herzkrankheit (KHK).www.dgk.org.

T 2.7 Herzinsuffizienz (HF)

T 2.7.1 Bestimmung des Stadiums der Herzinsuffizienz (nach NYHA)

I	Beschwerdefreiheit, keine Symptomatik
II	Leichte Einschränkung der körperlichen Belastbarkeit
III	Höhergradige Einschränkung der körperlichen Belastbarkeit bei gewohnten Tätigkeiten des Alltags
IV	Beschwerden bei allen körperlichen Tätigkeiten und in Ruhe

Die Sicherung der Diagnose einer chronischen Herzinsuffizienz beruht auf der typischen Symptomatik, dem Untersuchungsbefund und dem Nachweis einer zugrunde liegenden Herzerkrankung.

T 2.7.2 Diagnostik der HF + Begleiterkrankungen

Definition wichtiger Formen der Herzinsuffizienz

Akute Herzinsuffizienz	• Rasches Einsetzen (evtl. innerh. von Stunden) oder rasche Veränderung von Symptomen/Zeichen der HF (lebensbedrohl. Situation) • Unterscheidung von „de novo akuter HF" und „akuter HF bei bereits diagnostizierter bestehender chron. HF (systolisch oder diastolisch)" ⇒ bei dieser Form oft klar definierte Auslöser, z.B. Arrhythmie oder Stopp von Diuretikatherapie

Chronische Herzinsuffizienz

HF-rEF = HF mit reduzierter Ejektionsfraktion	• Wird auch als systolische Form der HF bezeichnet • Typische Symptome und Zeichen der Herzinsuffizienz • Reduzierte linksventrikuläre Ejektionsfraktion (< 40%), reduzierte Pumpleistung und reduzierter Auswurf
HF-pEF = HF mit erhaltener Ejektionsfraktion	• Wird auch als diastolische Form der HF bezeichnet • Typische Symptome u. Zeichen der HF, aber normale (EF > 50%) • Relevante strukturelle Herzerkrankung (LV-Hypertrophie/linksatriale Vergrößerung) und/oder diastolische Dysfunktion • Erhöhte BNP- oder NT-proBNP-Werte • Etwa 30–40% der HF-Fälle, häufig Frauen
HF-mrEF = HF with mid-range ejection fraction	• EF 40–49 % • Relevante strukturelle Herzerkrankung (LV-Hypertrophie/linksatriale Vergrößerung) und/oder diastolische Dysfunktion • Erhöhte BNP- oder NT-proBNP-Werte

Diagnostik

Klinische Symptomatik	• **Akuter HF:** akutes Lungenödem (schwerste Atemnot, schaumiges Sputum, Todesangst, radiol. massive Lungenstauung), evtl. kardiogener Schock, Orthopnoe, Tachypnoe, Kaltschweißigkeit, Zyanose • **Chron. HF:** Belastungsdyspnoe, im Spätstadium Ruhedyspnoe, Ödeme, Gewicht ↑, Müdigkeit, Schwindel, Verwirrtheit, Schlafstörung, Inappetenz
Labor	Blutbild, NT-proBNP/BNP, Elektrolyte i.S. (Natrium, Kalium, Kalzium), Leberwerte, Kreatinin i.S., Harnstoff, eGFR, Nüchtern-Blutzucker, Ferritin, TSH, FT3, FT4, Lipidprofil, INR
EKG	Zustand nach Infarkt, Hypertrophie, Rhythmusstörungen
Belastungstests (Belastungs-EKG, Stress-Echokardiografie, Myokard-Szintigrafie)	Bei V. a. koronare Herzerkrankung
Echokardiografie	Linksventrik. Funktion, regionale/globale Kontraktionsstörungen, linksventrikulärer Diameter, Wanddicken, Vorhofgröße, Klappenmorphologie, Klappenvitien, Rechtsherzbelastung, Perikarderguss
Röntgen-Thorax	Herzgröße (linker und rechter Ventrikel, linker Vorhof), Stauungszeichen, Erguss, pulmonale Hypertonie

Herzinsuffizienz 457

Diagnostik (Fortsetzung)	
Lungenfunktion, Ergospirometrie	Abklärung primär pulmonaler Ursachen bei Atemnot, Objektivierung der kardiopulmonalen Leistungsfähigkeit
Herzkatheteruntersuchung	Abgrenzung koronare Herzkrankung vs. hypertensive Herzkrk./ Kardiomyopathie, linksventrikuläre Funktion, globale/regionale Kontraktionsstörungen, semiquantitative Bestimmung von Regurgitationen, Hämodynamik (linksventrikuläre Drücke, system- und pulmonalarterielle Druckwerte, Widerstandsberechnung)
Myokardbiopsie	Bei V. a. akute Myokarditis
Lungenventilations-/ -perfusionsszintigramm	Verdacht auf Lungenembolien
Computertomografie	Abklärung von Lungengerüsterkrankungen, Lungenembolie
Kernspintomografie	Vitiendiagnostik, Shunt- u. Regurgitationsquantifizierung, Nachweis von ischämischem oder vitalem Myokard, Nachweis Myokarditis/Speicherkrankung
PET	Vitalitätsdiagnostik

T 2.7.3 Nicht medikamentöse Therapie der chronischen HF

Multidisziplinäres Management/Schulung	• Programme zur Senkung des Risikos für eine Hospitalisierung • Schulung der Pat. (zur Erkrankung, zu sozialen Veränderungen etc.)
Ernährung und Gewicht	• Evtl. Flüssigkeitsrestriktion auf 1,5-2l/d bei Pat. mit schwerer HF • Limitierte Kochsalzzufuhr (unter 3g/d), kein Nachsalzen • Tägliche Gewichtskontrolle! (Cave: bei Zunahme > 1kg/Nacht sowie > 2kg/3d sowie > 2,5kg/W ⇒ Arzt kontaktieren • Kontroll. Alkoholkonsum (M: 20ml/d äquiv. reinen Alk., F: 10ml/d)
Rauchen	Unbedingter Rauchstopp
Körperliche Aktivität	Moderates Ausdauertraining für Pat. im Stadium NYHA I bis III
Impfungen und Reisen	• Impfung gegen Pneumokokken und Influenza bei fehlenden KI • Flugreisen kontraindiziert bei Ruhedyspnoe

T 2.7.4 Medikamentöse Therapie der chronischen HF

Hinweise zur Therapie der Herzinsuffizienz im NYHA-Stadium I

- ACE-Hemmer bei allen Pat. mit EF ≤ 40%
- Betablocker nach MI bei Hypertonie (gemäß LL)
- Thiaziddiuretika bei Hypertonie (gemäß LL)
- AT-II-Antagonisten bei allen Pat. mit EF ≤ 40%, die keine ACE-Hemmer vertragen
- Weitere Wirkstoffe (Digitalis, Antikoagulantien) bei bestimmten Voraussetzungen

Therapie der chronischen HF bei erhaltener Ejektionsfraktion (HF-pEF)

- Für keine medikamentöse Behandlung konnte bisher eine Verbesserung der Mortalität bei Patienten mit HF-pEF gezeigt werden.
- Bei Pat. mit HF-pEF und SR können Nebivolol, Candesartan, Digoxin und Spironolacton möglicherweise die Häufigkeit von Hospitalisierungen verringern.
- Diuretika werden eingesetzt wie bei HF-rEF, um Luftnot und Stauung zu lindern.
- Strikte Risikofaktorbehandlung (z.B. Hypertonie, Diabetes mellitus, KHK)

T 2.7.5 Therapiealgorithmus bei chronischer symptomatischer HF (HF-rEF)[10]

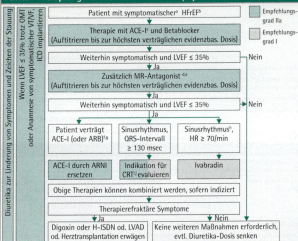

Grün: Empfehlungsgrad I; grau: Empfehlungsgrad IIa. ACE-I = ACE-Hemmer; ARB = Angiotensin-Rezeptor-Antagonisten; ARNI = Angiotensinrezeptor-Neprilysin-Hemmer; H-ISDN = Hydralazin-Isosorbiddinitrat; MR = Mineralokortikoidrezeptor; OMT = optimale medikamentöse Therapie; VF = Kammerflimmern; VT = Kammertachykardie.

a Symptomatisch = NYHA-Klasse II-IV.
b HFrEF = LVEF < 40%.
c Wenn ACE-Hemmer nicht vertragen werden/kontraindiziert sind, ARB verwenden.
d Wenn MRA nicht vertragen werden/kontraindiziert, sind ARB verwenden.
e Sofern HF-bedingter Krankenhausaufenthalt binnen der letzten 6 Monate oder erhöhte natriuretische Peptide (BNP > 250 pg/ml oder NTproBNP > 500 pg/ml bei Männern und 750 pg/ml bei Frauen).
f Sofern erhöhter Plasmaspiegel natriuretischer Peptide (BNP ≥ 150 pg/ml oder NT-proBNP ≥ 600 pg/ml, oder bei HF-bedingtem Krankenhausaufenthalt binnen der letzten 12 Monate – BNP ≥ 100 pg/ml oder NT-proBNP ≥ 400 pg/ml).
g Dosierung äquivalent zu Enalapril 10 mg 2x täglich.
h Sofern HF-bedingter Krankenhausaufenthalt im Vorjahr.
i CRT wird empfohlen bei QRS ≥ 130 msec und LBBB (mit Sinusrhythmus).
j CRT sollte/kann erwogen werden bei QRS ≥ 130 msec mit non-LBBB (mit Sinusrhythmus) oder bei Patienten mit Vorhofflimmern, vorausgesetzt es besteht eine Strategie zur Gewährleistung eines hohen ventrikulären Stimulationsanteils (individualisierte Entscheidung).

[10] Nach ESC/DGK Pocket-Leitlinien „Herzinsuffizienz" - Update 2016.

Herzinsuffizienz

T 2.7.6 Medikamentöse Behandlung der chronischen HF[11]

Med.-Gruppe	Medikament	Initialdosis	Maximaldosis
ACE-Hemmer (Vasodil. ↑ Nierendurchblutung ↑, Aldosteronfreisetzung ↓, Katecholaminfreisetz. ↓) Ther. einschleichen, Nierenfkt. + RR kontrollieren **Klasse 1A**	Captopril → 22	3 x 6.25mg/d p.o.	3 x 50mg/d
	Enalapril → 23	2 x 2.5mg/d p.o.	2 x 20mg/d
	Ramipril → 24	1–2 x 1.25–2.5mg/d p.o.	2 x 5mg/d od. 1 x 10mg/d
	Perindopril → 23	1x2.5mg/d p.o.	1 x 5mg/d
	Quinapril → 24	2 x 2.5mg/d p.o.	2 x 20mg/d
	Cilazapril → 23	1 x 0.5mg/d p.o.	1 x 5mg/d
	Lisinopril → 23	1x2.5mg/d p.o.	1 x 35mg/d
	Benazepril → 22	1x2.5mg/d p.o.	1 x 20mg/d
Beta-Blocker [HZV ↓ (neg. chronotrop, neg. inotrop), O₂Verbrauch ↓] **Klasse 1A**	Carvedilol → 28	2 x 3.125mg/d p.o.	2 x 25–50mg
		je nach Verträglichkeit alle 2W um 3.125–12.5mg steigern	
	Metoprololsuccinat → 28	½–1 x 23.75mg/d p.o.	1 x 190mg/d p.o.
		je nach Verträglichkeit Dosis alle 2W verdoppeln auf max. Dosis	
	Bisoprolol → 28	1 x 1.25mg/d p.o.	1 x 10 mg/d
	Nebivolol → 29 (nur bei Pat. > 70 J)	1 x 1.25mg/d p.o.	1 x 10 mg/d
I_f-Kanal-Hemmer (neg. chronotrop, myokard. O₂-Verbr. ↓, O₂-Versorg. ↑) **Klasse IIaB/IIbC**	Ivabradin → 48	2 x 5–7.5mg p.o.; bei Patienten mit SR und EF < 35% und NYHA II–IV mit einer HF > 70/min trotz Beta-Blocker oder bei Beta-Blocker-Unverträglichkeit	
Thiaziddiuret. (renaler H₂O- u. NaCl-Verlust, endogene vasokonstrikt. Reize ↓)	Hydrochlorothiazid → 43	1 x 12.5–50mg/d p.o.	
		Cave: nur bei Krea bis 2 mg/dl, dann Furosemid, kontraindiziert bei Krea > 2 mg/dl	
	Xipamid → 44	1 x 10–40mg p.o.	
		Kontraindiziert bei Krea > 2 mg/dl	
Schleifendiuret. (Vol.-Entlastung)	Furosemid → 42	1–3 x 10–20mg	80mg/d p.o.
	Torasemid → 42	1 – 2 x 2.5–10mg p.o.	20mg/d p.o.
Diuretikum (Aldosteron-Rez.-Antagonist) **Klasse 1A**	Spironolacton → 45	25(–50)mg/d; Voraussetzung: K+ < 5mmol/l und Krea < 2,5mg/dl (m), < 2(w); bei älteren Patienten GFR > 30ml/min dokumentieren und mit 12.5mg beginnen	
	Eplerenon → 44	25mg/d wenn K+ < 5mmol/l, nach 4 W auf 50mg/d ↑	

T 2 Kardiologie – Therapie

Digitalisglykosid (Chronotropie ↓, Inotropie ↑, Dromotropie ↓, AV-Knoten-Refraktärzeit ↑) **Klasse IIbB**	Digoxin → 53	Digitalisierung, z.B. d1–3: 1 x 0.5mg p.o.; 2–3 x 0.5mg i.v., dann 1 x 0.25–0.375mg p.o.; 1 x 0.25mg i.v.	
Bei Niereninsuff.	Digitoxin → 53	d1–3 3 x 0.07–0.1mg p.o., dann 1 x 0.07–0.1mg; d1 0.5mg i.v., d2 + 3 0.25mg i.v., dann 0.07–0.1mg p.o./i.v.	
AT-II-Blocker (AT-Wirkung ↓, spezif. Blockade d. AT-II-Typ-1-Rez.) bei ACE-Hemmer-Unverträglichkeit **Klasse IA**	Losartan → 26	1 x 25–0mg p.o.	1 x 150mg/d p.o.
	Candesartan → 25	1 x 4–8mg/d p.o.	1 x 32mg/d p.o.
	Valsartan → 26	2 x 40mg/d p.o.	2 x 160mg/d p.o.
ARNI (Angiotensin receptor neprilysin inhib.) **Klasse I B** (nicht zus. mit ACE-Hemmern u. AT-II-Blockern)	Sacubitril + Valsartan → 39	2 x 24/26mg/d p.o.	2 x 97/103mg/d p.o.

[11] Modifiziert nach ESC Guidelines for the diagnosis and treatment of acute and chronic heart failure 2016; European Heart Journal doi:10.1093/eurheartj/ehw128

T 2.7.7 Aggregattherapie, chirurgische Therapie und Koronarevaskularisation

Implantation eines Kardioverter/Defibrillators (ICD), um Risiko f. plötzl. Herztod zu senken

Vorbedingungen:	Lebenserwartung > 1 Jahr mit gutem funktionellen Status
Sekundärprävention	ICD empfohlen bei Patienten mit Zustand nach ventrikulärer Herzrhythmusstörung, die zur hämodynamischen Instabilität führte (IA)
Primärprävention	• Bei Patienten mit symptomatischer HF (NYHA-Klasse II bis III) und einer EF ≤ 35% trotz optimaler Pharmakotherapie > 3 M • Ischämische Ätiologie und > 40 Tage nach akutem MI (IA) • Nicht ischämische Kardiomyopathie (IB)

Empfehlungen zur CRT (CRT = Resynchronisationstherapie = biventrikuläres Pacing)

Vorbedingungen	Empfehl./Evidenzgrad
LSB, QRS ≥ 150 ms, SR, EF ≤ 35%, NYHA II-IV	Klasse I A
LSB, QRS 130–149 ms, SR, EF ≤ 35%, NYHA II-IV	Klasse I B
Kein LSB, QRS >150 ms, SR, EF ≤ 30%, NYHA II-IV	Klasse IIa B
Kein LSB, QRS 130–149 ms, SR, EF ≥ 30%, NYHA II-IV	Klasse IIb B

Herzrhythmusstörungen

Vorbedingungen (Fortsetzung)	Empfehl./Evidenzgrad
CRT bei Pat. mit Vorhofflimmern, SR, QRS > 130 ms, EF ≤ 35%, NYHA III-IV	Klasse IIa B
Pat. mit nicht kontrollierbarer Tachykardie, eingeschr. LV-Fkt. und geeignet für AV-Knoten-Ablation	Klasse IIa B
CRT soll alleiniger RV-Stimulation vorgezogen werden bei Patienten mit AV-Block III und Indikation zur Ventrikelstimulation	Klasse I A
Chirurgische Therapieverfahren und Koronarevaskularisation	
Je nach Indikationen (s. Leitlinien) Bypasschirurgie, perkutane Interventionsverfahren, Herztransplantation, klappenchirurgische Eingriffe und Unterstützungssysteme	

[12] ESC Guidelines for the diagnosis and treatment of acute and chronic heart failure 2016. European Heart Journal; doi:10.1093/eurheartj/ehw128.

T 2.8 Herzrhythmusstörungen

T 2.8.1 Supraventrikuläre Tachykardie

Sinustachykardie			
	Beta-1-selekt. Blocker (Chronotropie ↓, zentr. Sympathikusaktivität ↓)	Metoprololtartrat → 28	1–2 x 50–100 mg/d p.o.
		Metoprololsuccinat → 28	1 x 47.5–190 mg/d p.o.
		Bisoprolol → 28	1 x 5–10 mg/d

Vorhofflattern			
1. Frequenzkontrolle			
oder	**Digitalisglykosid** (Chronotropie ↓, Inotropie ↑, Dromotropie ↓, AV-Knoten-Refraktärzeit ↑)	Digoxin → 53	ini 3 x 0.4 mg/24h i.v., dann 1 x 0.25-0.375 mg/d p.o., 1 x 0.2 mg/d i.v.
		Digitoxin → 53	ini 3 x 0.1 mg/24h i.v., dann 1 x 0.07-0.1 mg/d p.o.
und/oder	**Beta-1-selektiver Blocker**	Metoprololtartrat → 28	1–2 x 50–100 mg/d p.o.
		Metoprololsuccinat → 28	1 x 47.5–190 mg/d p.o.
		Bisoprolol → 28	1 x 5–10 mg/d
und/oder	**Kalziumantagonist** (Chronotropie ↓, Dromotropie ↓, Inotropie ↓)	Verapamil → 30	5 mg langs. i.v., dann 5-10 mg/h, max. 100 mg/d, Perf. (100mg) = 2 mg/ml ⇒ 2-5 ml/h
		Diltiazem → 30	3 x 60-90 mg/d p.o., 2 x 90-180 mg/d (ret.) p.o., 1 x 240 mg/d (ret.) p.o..
2. Primär Katheterablation und/oder Kardioversion, medikamentöse Frequenzkontrolle als überbrückende Maßnahme			

3. Emboliprophylaxe

	Unfraktion. Heparin (Beschleunigung der Gerinnungsfaktorinhibition, Emboliprophylaxe)	Heparin → 58	5000 IE als Bolus i.v., dann Perf. (25.000 IE): 2ml/h (Dosisanpassung an Ziel-PTT: das 1.5- bis 2.5-Fache des Normbereichs)
	Vitamin-K-Antagonist (Langzeit-Antikoagulation)	Phenprocoumon → 63	d 1-2-3 12-9-6mg, Erh.Dos. nach INR 1.5-6mg abends

Vorhofflimmern

1. Emboliprophylaxe

akut	**Unfraktion. Heparin** (Beschleunigung der Gerinnungsfaktorinhibition, Emboliprophylaxe)	Heparin → 58	5000 IE als Bolus i.v., dann Perf. (25000 IE): 2ml/h (Dosisanpass. an Ziel-PTT: 1.5-2.5-Fache d. Normber.)
dann	**Vitamin-K-Antagonist** (Langzeit-Antikoagulation)	Phenprocoumon → 63	d 1-2-3 12-9-6mg, Erh.Dos. nach Quick 1.5-6mg abends
oder	**Direkter Thrombininhibitor**	Dabigatran → 62	2 x 150mg/d; 2 x 110 mg/d bei GFR 30-50 ml/min, Alter > 75 J, Z.n. GI-Blutung
oder	**Faktor Xa-Inhibitor**	Rivaroxaban → 62	1 x 20mg/d; 1 x 15 mg/d bei GF 30-50 ml/min
		Apixaban → 60	2 x 5 mg/d; 2 x 2.5 mg/d bei Vorliegen v. 2 der folg. 3 Kriterien: Alter > 80J, Krea > 1,5mg/dl, KG < 60kg
		Edoxaban → 61	1 x 60m/d p.o.; 1 x 30mg/d p.o. bei GFR 15-50 ml/min und KG < 60 kg

2. Frequenzkontrolle

	Digitalisglykosid (Chronotropie ↓, Dromotropie ↓, Inotropie ↑, AV-Knoten-Refraktärzeit ↑)	Digoxin → 53	ini 3 x 0.4mg/24h i.v., dann 1 x 0.25-0.375mg/d p.o., 1 x 0,2mg/d
oder		Digitoxin → 53	ini 3 x 0.1mg/24 h i.v., dann 1 x 0.07-0.1mg/d p.o.
und/oder	**Beta-1-selekt. Blocker** (Chronotropie ↓, zentrale Sympathikusaktivität ↓)	Metoprololtartrat → 28	1-2 x 50-100mg/d p.o.
		Metoprololsuccinat → 28	1 x 47.5-190mg/d p.o.
		Bisoprolol → 28	1 x 5-10mg/d
und/oder	**Kalziumantagonist** (neg. chrono-, dromo- und inotrop, Afterload ↓)	Verapamil → 30	5mg langs. i.v., dann 5-10mg/h, max. 100mg/d, Perf. (100mg) = 2mg/ml ⇒ 2-5ml/h

Herzrhythmusstörungen

und/ oder	**Kalziumantagonist** (neg. chrono-, dromo- und inotrop, Afterload ↓)	Diltiazem → 30	3 x 60–90mg/d p.o., 2 x 90–180mg/d (ret.) p.o., 1 x 240mg/d (ret.) p.o.

3. Medikamentöse Kardioversion, um Sinusrhythmus zu erreichen; primäres Verfahren: elektrische Kardioversion

	Antiarrhythmikum Kl. IC (Na^+-Einstromblock ⇒ Erregungsleitung ↑, Refraktärzeit ↑)	Propafenon → 50	2mg/kg in 10–20min i.v., **Cave:** Klasse I ist kontraind. bei struktureller Herzerkr. „Pill-in-the-pocket": 600mg > 70kg KG, 450mg < 70kg KG
oder		Flecainid → 50	2 x 50–100mg p.o., (in Ausnahmefällen bis 2 x 250 mg) 2mg/kg i.v. über 10–20min.; Packungsbeilage beachten, **Cave:** immer mit Betabl. kombinieren; KI: Klasse I bei struktureller Herzerkr.; „Pill-in-the-pocket": 300mg > 70kg KG, 200mg < 70 kg KG
oder	**Antiarrhythmikum Kl. III** (K^+-Ausstromhemmung ⇒ Refraktärzeit ↑)	Amiodaron → 51	5 mg/kg über mind. 30 min i.v., MTD 1200 mg
oder	**Mehrkanalblocker** (Blockade elektr. Ströme in allen Phasen d. atrialen APs ⇒ antiarrhythm. Wi v.a. im Vorhof, atriale Refraktärzeit ↑, Überleitungsgeschw. ↓ ⇒ Konversion in SR)	Vernakalant → 52	3 mg/kg i.v. für 10 min.; wenn 15 min. nach Beenden dieser Infusion kein SR vorliergt, dann erneute Infusion mit 2 mg/kg KG
	Cave: Rhythmisierung nur unter kontinuierlicher Überwachung der Vitalparameter; bei Herzinsuffizienz nur stationär		

4. Rezidivprophylaxe

	Cave: Proarrhythmie, v.a. keine Klasse I-AA bei struktureller Herzerkrankung!		
	Indikation zur Pulmonalvenenisolation prüfen!		
	Beta-1-selekt. Blocker (Chronotropie ↓, zentrale Sympathikusaktivität ↓)	Metoprololtartrat → 28	1–2 x 50–100mg/d p.o.
		Metoprololsuccinat → 28	1 x 47.5–190mg/d p.o.
		Bisoprolol → 28	1 x 5–10mg/d
oder	**Antiarrhythmikum Kl. III** (K^+-Ausstromhemmung ⇒ Refraktärzeit ↑)	Amiodaron → 51	d1–10: 5 x 200mg/d, dann 1 x 200mg/d

oder	**Mehrkanalblocker** (Verläng. von AP + Refraktärzeit, Verhindern von Vorhofflimmern/Wiederherstellung SR, HF↓)	Dronedaron → 52	2 x 400mg/d p.o. (nicht jodhaltig); (nicht bei Pat. mit Herzinsuffizienz und Einschränkung der LV-Funktion)
oder	**Antiarrhythmikum Kl. III** (K⁺-Ausstromhemmung + Betarezeptorblocker ⇒ Refraktärzeit ↑)	Sotalol → 51	1–2 x 80–160mg p.o.
oder	**Antiarrhythmikum Kl. IC** (Na⁺-Einstromblock ⇒ Erregungsleitung ↑, Refraktärzeit ↑)	Propafenon → 50	3 x 150 oder 2 x 300 mg/d p.o. (max. 900 mg/d)
		Flecainid → 50	2 x 50-100mg p.o. (max. 2 x 150 mg/d)

5. Antithrombose nach ACS bei Pat. mit VHF, die eine Antikoagulation benötigen

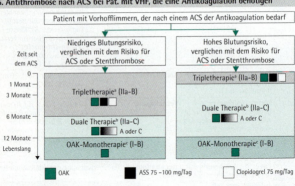

a Eine duale Therapie mit OAK und ASS oder Clopidogrel kann aus ausgewählten Patienten erwogen werden, insbesondere denen, die keinen Stent erhalten oder bei denen das auslösende Ereignis schon länger zurückliegt.
b OAK plus Thrombozytenhemmer-Monotherapie.
c Eine duale Therapie mit OAK und einem Thrombozytenhemmer (ASS oder Clopidogrel) kann bei Patienten mit hohem Risiko für Koronarereignisse erwogen werden.
Aus ESC-/DGK-Pocket-Leitlinie Vorhofflimmern 2016.

Herzrhythmusstörungen 465

6. Antithrombotische Behandlung nach elektiver koronarer Stentimplantation (PCI) von Pat. mit VHF, die eine Antikoagulation benötigen

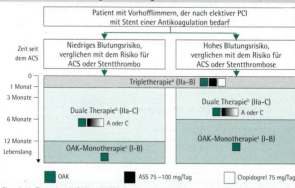

a Eine duale Therapie mit OAK und ASS oder Clopidogrel kann aus ausgewählten Patienten erwogen werden.
b OAK plus Thrombozytenhemmer-Monotherapie.
c Eine duale Therapie mit OAK und einem Thrombozytenhemmer (ASS oder Clopidogrel) kann bei Patienten mit hohem Risiko für Koronarereignisse erwogen werden.
Aus ESC-/DGK-Pocket-Leitlinien Vorhofflimmern 2016.

[13] 2016 ESC Guidelines for the management of atrial fibrillation developed in collaboration with EACTS, European Heart Journal doi:10.1093/eurheartj/ehw210

Supraventrik. Tachykardie bei WPW-Syndrom/ AV-Knoten-Reentrytachykardie (AVNRT)

Je nach Häufigkeit des Auftretens und Ausprägung der Symptome definitive Therapie mittels Radiofrequenzablation erwägen.

V.a. AVNRT	**Antiarrhythmikum** (kurzfristige Blockade des AV-Knotens)	Adenosin → 52	*6–9–12–18mg je als Bolus i.v. nach Wirkung*
bei WPW, v.a. mit VHF	**Antiarrhythmikum Kl. IA** (Na^+-Einstrom-/K^+-Ausstromblockade ⇒ Dromo-/Bathmo-/Inotropie ↓, Refraktärzeit ↑, AP-Dauer ↑)	Ajmalin → 49	*25-50mg langs. i.v., Perf. (250mg) = 5mg/ml ⇒ 12ml/h bis Wirkung, dann 2-5ml/h*

T 2.8.2 Ventrikuläre Tachykardie

Akuter Anfall

Bei hämodynamischer Entgleisung: ggf. Kardioversion und Defibrillation

	Antiarrhythmikum Kl. IB	Lidocain → 49	ini 50–100mg i.v., dann Perf. (1g) = 20mg/ml ⇒ 6–12ml/h
oder	Antiarrhythmikum Kl. IA (s.o.)	Ajmalin → 49	25–50mg langs. i.v., Perf. (250mg) = 5mg/ml ⇒ 12ml/h bis Wi, dann 2–5ml/h
oder	Antiarrhythmikum Kl. III (K$^+$-Ausstromhemmung ⇒ Refraktärzeit ↑)	Amiodaron → 51	5mg/kg über mind. 3min i.v., max. 1200mg i.v. in 24h

Prophylaxe

	Antiarrhythmikum Kl. III (s.o.)	Amiodaron → 51	d1–10: 5 x 200mg/d p.o., dann 1 x 200mg/d p.o.
oder	Antiarrhythm. Kl. III (s.o.)	Sotalol → 51	1–2 x 80–160mg p.o.
oder	Beta-1-selekt. Blocker (Chronotropie ↓, zentrale Sympathikusaktivität ↓)	Metoprololtartrat → 28	1–2 x 50–100mg/d p.o.
		Metoprololsuccinat → 28	1 x 47.5–190mg/d p.o.
		Bisoprolol → 28	1 x 5–10mg/d
ggf.	Implantierbaren Defibrillator (AICD) erwägen		

T 2.8.3 Torsades de pointes

Meist Ausdruck proarrhythmischer Wirkung anderer Antiarrhythmika ⇒ absetzen

Akuter Anfall

	Magnesiumpräparat (Substitution)	Mg-Sulfat 200mg (= 8mmol) → 292	8mmol über 15min, dann 2g/d
plus	Beta-Sympathomimetika (Chrono- und Inotropie ↑)	Orciprenalin → 75	0.25–0.5mg i.v., 10–30μg/min i.v., Perf. (5 mg) = 0.1mg/ml ⇒ 6–18ml/h

Prophylaxe

1. Wahl: Absetzen von Antiarrhythmika

ggf. temporäre Ventrikelstimulation mit F = 90/min

T 2.8.4 Extrasystolen

Supraventrikuläre Extrasystolen

Beta-1-selektiver Blocker [HZV ↓ (neg. chrono-/neg. inotrop), O$_2$-Verbrauch ↓, zentrale Sympathikusaktivität ↓]	Metoprololtartrat → 28	1–2 x 25–100 mg/d p.o., 1 x 100–200mg/d (ret.)p.o., 5–10(–20)mg langs. i.v.
	Metoprololsuccinat → 28	1 x 47.5–190mg/ p.o.
	Bisoprolol → 28	1 x 2,5–10mg/d p.o.
Zusätzlich Ursache beheben, z.B. Hyperthyreose		

Infektiöse Endokarditis 467

	Ventrikuläre Extrasystolen		
	Beta-1-selekt. Blocker [HZV ↓ (neg. chrono-/neg. inotrop), O_2-Verbrauch ↓, zentr. Sympathikusakt.↓)]	Metoprololtartrat → 28	1–2 x 25–100mg/d p.o., 1 x 100–200mg/d (ret.)p.o., 5–10(max. 20) mg langs. i.v.
		Metoprololsuccinat → 28	1 x 47.5–190mg p.o.
oder evtl.	Antiarrhythmikum Kl. III (K^+-Ausstromhemmung ⇒ Refraktärzeit ↑)	Amiodaron → 51	d 1–10 5 x 200mg/d, dann 1 x 200mg/d, Cave: Proarrhythmie
oder evtl.	Antiarrhythmikum Kl. III (K^+-Ausstromhemmung + Betablocker ⇒ Refraktärzeit ↑)	Sotalol → 51	1 x 20mg i.v., evtl. nach 5min weitere 20mg, 1-2 x 80-160mg p.o., Cave: Proarrhythmie
evtl.	Elektrolyte (symptomat.)	Mg-K-Präparat	3 x 1 Tbl.
	Cave: proarrhythmischer Effekt der Antiarrhythmika		

T 2.8.5 Bradykarde Rhythmusstörungen

evtl.	Parasympatholytikum (Chronotropie ↑)	Atropin → 56	0.5–1mg i.v.
evtl. plus	Betasympathomimetikum (Chronotropie ↑, Inotropie ↑)	Orciprenalin → 75	0.25–0.5mg i.v., 10–30µg/min i.v., Perf. (5mg) = 0.1mg/ml ⇒ 6–18ml/h
meist	Herzschrittmacher		

T 2.9 Infektiöse Endokarditis (IE)[14]

T 2.9.1 Initiale und empirische Therapie (vor Keimnachweis)

Antibiotikum		Dosierung	Evidenz	Kommentar
Native Herzklappen				
	Ampicillin-Sulbactam → 216	12g/d i.v. in 4–6 ED/d	IIaC	Bei Patienten mit inf. Endokarditis und neg. Blutkulturen Mikrobiologen hinzuziehen
plus	Flucloxacillin → 213 oder Oxacillin	12g/d i.v. in 4–6 ED/d	IIbC	
plus	Gentamicin → 228	1 x 3mg/kgKG/d i.v. oder i.m.		
	Vancomycin → 236	30–60mg/kgKG/d (2–3 ED)	IIbC	Bei Penicillinallergie
plus	Gentamicin → 228	1 x 3mg/kgKG/d i.v. oder i.m.		
Kunstklappen (früh, < 12 Monate postoperativ, oder nosokomial)				
	Vancomycin → 236	30mg/kgKG/d i.v. (in 2 ED)	IIbC	Rifampicin nur bei Kunstklappenendokarditis
plus	Gentamicin → 228	1 x 3mg/kgKG/d i.v. oder i.m.		
plus	Rifampicin → 243	900–1200mg/d p.o./i.v. (2–3 ED)		

T 2 Kardiologie – Therapie

Kunstklappen (spätestens ≥ 12 Monate postoperativ)

Therapie siehe Nativklappen, ab Keimnachweis erfolgt eine Keim-spezifische Therapie.

[14] Habib G et al., 2015 ESC Guidelines for the management of infective endocarditis. Eur Heart J 2015; 36:3075-3123; doi:10.1093/eurheartj/ehv319

T 2.9.2 Differenzierte medikamentöse Therapie der IE bei Keimnachweis

Siehe Habib G et al., 2015 ESC Guidelines for the management of infective endocarditis.
Eur Heart J 2015; 36:3075–3123; doi:10.1093/eurheartj/ehv319

T 2.10 Endokarditisprophylaxe

T 2.10.1 Wichtigste Änderungen der Empfehlungen zur Prävention der IE

- Die prophylaktische Gabe von Antibiotika ist auf Höchstrisikopatienten mit zahnärztlichen Höchstrisikoeingriffen beschränkt.
- Eine gute Mundhygiene und regelmäßige zahnärztliche Kontrollen erscheinen für die Prävention der IE bedeutsamer als eine Prophylaxe mit Antibiotika.
- Die Beachtung von Sterilität und Desinfektion ist bei der Manipulation an intravenösen Kathetern und bei medizinischen Eingriffen zwingend erforderlich.

Patienten mit dem höchsten Risiko für eine infektiöse Endokarditis

Nur für diese Pat. wird eine antibiotische Prophylaxe bei Hochrisikoprozeduren empfohl.:
- Pat. mit Klappenprothesen (chirurgisch oder interventionell) oder mit rekonstruierten Klappen unter Verwendung von Fremdmaterial
- Pat. mit überstandener Endokarditis
- Pat. mit angeborenen Vitien, wie schließt ein: unkorrigierte zyanotische Vitien oder residuelle Defekte, palliative Shunts od. Conduits, binnen 6 M nach operativer oder interventioneller Vitienkorrektur unter Verwendung von prothetischem Material
- Lebenslang bei persistierenden residuellen Defekten bei Verwendung von chirurgisch oder interventionell eingebrachtem prothetischen FremdMaterial

Kein erhöhtes Risiko

Mitralklappenprolaps ohne Insuff., Vorhof-Septum-Defekt, Z. n. Myokardinfarkt o. Bypass-OP

T 2.10.2 Empfehlungen zur Prophylaxe der infektiösen Endokarditis

Prophylaxe-Empfehlungen	Empfehlung/Evidenzgrad
A. Dentale Prozeduren	
Antibiotikaprophylaxe empfohlen nur bei: Manipulation an Gingiva und periapikal, Perforation der Mukosat	IIaC
Antibiotikaproph. nicht empfohlen: Lokalanästhesie bei nicht infiziertem Gewebe, Fädenziehen, Röntgen, Platzieren/Adjustieren von Zahnspangen, Trauma an Lippen oder Mundschleimhaut	IIIC
B. Respirationstrakt	
Antibiotikaprophylaxe ist nicht empfohlen: bei Prozeduren im Bereich des Respirationstrakts, einschl. Bronchoskopie und Laryngoskopie, transnasale oder endotracheale Intubation	IIIC

C. GI-Trakt, Urogenitaltrakt

Antibiotikaprophylaxe nicht empfohlen: bei Gastroskopie, Koloskopie, Zystoskopie, transösophagealer Echokardiographie	IIIC

D. Haut und Weichteile

Antibiotikaprophylaxe bei keiner Maßnahme empfohlen	IIIC

T 2.10.3 Empfohlene Prophylaxe bei Zahnprozeduren bei Hochrisikopatienten[14]

Keine Allergie gegen Penicillin oder Ampicillin	Amoxicillin → 214 oder Ampicillin → 214	*2g p.o./i.v. (1 x 30–60min vor geplantem Eingriff)*
Bekannte Allergie gegen Penicillin oder Ampicillin	Clindamycin → 228	*600mg p.o./i.v. 1 x 30–60min vor geplantem Eingriff*
Alternativen (**Cave:** nicht bei Patienten mit bekannter Penicillinallergie)	Cefalexin → 222	*2g i.v.*
	Cefazolin → 217	*1g i.v.*
	Ceftriaxon → 219	

T 2.11 Perikarditis

T 2.11.1 Bakterielle Perikarditis

Antibiose nach Austestung, Tbc beachten!

T 2.11.2 Akute virale oder idiopathische Perikarditis

	NSAR	Ibuprofen → 194	*600mg alle 6–8h für 1–2W, dann wöchentl. Dosisred. um 200–400mg/d + Magenschutz*
oder	**Salizylate, Cyclooxygenase-hemmer** (Thrombozyten-aggregationshemmung)	Acetylsalizylsäure → 193	*750–1000mg alle 8h für 1–2W, dann wöchentl. Dosisred. um 250–500mg/d + Magenschutz*
plus	**Gichtmittel** (Mitosehemmstoff)	Colchicin → 130	*0.5mg/d bei KG < 70 kg und 2 x 0.5mg/ bei KG > 70 KG für 3 Monate*
plus	**Kortikosteroid** (antiphlogistisch, antiallergisch, immunsuppressiv)	Prednison → 205 (niedrig dosiert komb. mit Colchizin, wenn ASS/and. NSAR nicht vertragen werden oder Symptome nicht reduzieren; nicht bei infektiöser Genese)	*0.2–0.5mg/kgKG/d; Dosisreduktion erst nach Symptomfreiheit*

T 2.11.3 PCIS (post-cardiac injury syndrome, inkl. Dressler-Syndrom)

Therapie siehe akute virale oder idiopathische Perikarditis (s. Kap. T 2.11.2)

[15] Yehuda Adler Y, Charron P, Imazio M, et al. Guidelines on the Diagnosis and Management of Pericardial Diseases. The Task Force on the Diagnosis and Management of Pericardial Diseases of the European Society of Cardiology. Eur Heart J (2015) 36, 2921-2964. doi:10.1093/eurheartj/ehv318

T 2.12 Periphere arterielle Verschlusskrankheit

T 2.12.1 Stadium II

	Salizylate, Cyclooxygenasehemmer	Acetylsalizylsäure → 67	1 x 100mg/d p.o.
alternativ	P2Y12-Rez.-Hemmer (blockiert thromb. ADP-Rez.)	Clopidogrel → 67	75mg/d p.o.

T 2.12.2 Stadium III/(IV)

evtl. plus	Durchblutungsfördernde Mittel	Naftidrofuryl → 69	3 x 200mg/d p.o., max. 6M
oder	Thrombozytenaggregationshemmer	Cilostazol → 67	2 x 100mg/d p.o.

T 2.12.3 Extremitätenischämie ohne Möglichkeit zur Revaskularisierung, Thrombangiitis obliterans

	Prostaglandine (Thrombozytenfunktionshemmung)	Alprostadil → 69	2 x 40μg in 250ml NaCl i.v. über je 2h, max. 4W
		Iloprost → 69	0.5-2ng/kgKG/min über 6h/d während 2-4W

[16] S3-Leitlinie zur Diagnostik, Therapie und Nachsorge der peripheren arteriellen Verschlusskrankheit. Stand 2015. http://www.awmf-online.de

T 2.13 Akute Extremitätenischämie

Je nach Ausmaß/Lokalisation des Verschlusses auch primär gefäßchirurg./intervent. Ther.

	Unfraktioniertes Heparin (beschleun. Gerinnungsfaktorinhibitoren, Verhind. von Appositionsthromben)	Heparin → 58	5000-10 000IE i.v., dann Perf. (25 000IE): 2 ml/h (Dosisanpassung an Ziel-PTT: 1.5-2.5Fache des Normber.)
oder	Niedermolekulare Heparine	Enoxaparin → 59	2 x 100IE/kgKG s.c., max. 2 x 10000IE/d
	Opioid (Analgesie)	Pethidin → 280	75-100mg langs. i.v.
dann	Plasminogenaktivator (lokale Lyse)	Streptokinase → 65	250 000IE ini in 30min, dann 1.5 Mio.IE/h über 6h

T 2.14 Thrombophlebitis

	Propionsäurederivate (Hemmg. d. Cyclooxygenase ⇒ Prostaglandinsynth. ↓ ⇒ analgetisch, antiphlog., antipyret., gering thrombozytenaggregationshemm.)	Ibuprofen → 194	300 bis max. 2400mg/d p.o.

Tiefe Becken- und Beinvenenthrombose 471

oder	Essigsäurederivate (siehe Ibuprofen)	Diclofenac → 196	50 bis max. 150mg/d p.o.
evtl. plus	Indirekter Faktor-Xa-Inhibitor	Fondaparinux → 61	2.5mg/d s.c. für 30–45d

T 2.15 Tiefe Becken- und Beinvenenthrombose (TVT)

T 2.15.1 Akuttherapie

	Niedermolekulare Heparine	Certoparin → 58	2 x/d 8000IE
		Dalteparin → 58	2 x/d 100IE/kgKG 1 x/d 200IE/kgKG
		Enoxaparin → 59	2 x/d 1.0mg/kgKG
		Nadroparin → 59	2 x/d 0.1ml/10kg KG
		Reviparin → 59	2 x/d 0.5/0.6 od. 0.9ml nach KG
		Tinzaparin → 59	1 x/d 175IE/kgKG
oder	Indirekter Faktor-Xa-Inhibitor	Fondaparinux → 61	1 x/d 7.5mg 1 x/d KG < 50kg: 5mg 1 x/d KG > 100kg: 10mg
oder	Unfraktioniertes Heparin (Beschleunigung d. Gerinnungsfaktorinhibition)	Heparin → 58	5000 IE Bolus i.v., dann 15–20 IE/kg/h i.v. oder gleiche Dosis 2 x/d s.c.
oder	Faktor Xa-Inhibitor	Rivaroxaban → 61	2 x 15mg/d für 21d, danach 1 x 20mg/d p.o.
oder		Apixaban → 60	2 x 10 mg/d für 7d, danach 2 x 5 mg/d p.o.
		Edoxaban → 61	1 x 60mg/d p.o., nach mind. 5-täg. initialer Gabe eines parent. Antikoagulans
oder	Direkter Thrombininhibitor	Dabigatran → 62	2 x 150mg/d p.o., bei Pat. > 80J o. erhöht. Blutungsrisiko 2 x 110mg/d p.o., nach vorausgegangener mind. 5-täg. initialer Gabe eines parent. Antikoagulans
oder	Vitamin-K-Antagonist (Langzeit-Antikoagulation) ab d1 o. d2 überlappend nach UFH oder NMH	Phenprocoumon → 63	d1-2-3: 12-9-6mg, Erh.Dos. nach INR (Ziel 2.0–3.0)

Dauer der Antikoagulation nach TVT[17]

Indikation	Dauer	Empfehlung
Erstes Ereignis		
bei transientem RF (z.B. OP)	3 Monate	I A
bei idiopathischer Genese – distal	3 Monate	II B
bei idiopathischer Genese – prox. dann bei geringem Blutungsrisiko und gutem Monitoring	> 3 Monate zeitlich unbegrenzt	I A I A
bei aktiver Krebskrankheit NMH dann NMH oder VKA	3–6 Monate zeitlich unbegrenzt	I A I C
Rezidiv		
bei idiopathischer Genese	zeitlich unbegrenzt	I A

[17] S3 Leitlinie 2015: Diagnostik und Therapie der Venenthrombose und der Lungenembolie. http://www.awmf-online.de

T 2.15.2 Ausgedehnte Fälle

	Plasminogenaktivator (lokale Lyse)	Streptokinase → 65	ini 250000–750000IE in 30min, dann 100000IE/h (bis Lyseerfolg, ca. 3–5d)
oder	Ultrahochdosiert Plasminogenaktivator (lokale Lyse)	Streptokinase → 65	ini 250000IE in 30min, dann 1.5Mio. E/h über 6h/d, bis Lyseerfolg, ca. 3–5d
oder	Plasminogenaktivator (lokale Lyse)	Urokinase → 65	ini 250000 oder 600000 IE i.v. über 10–20min, dann 2000IE/kg/h i.v., bis Lyseerfolg, ca.12d, max. 4W
oder	Plasminogenaktivator (lokale Lyse)	rt-PA → 64	0.25mg/kg/24h i.v. oder 20mg i.v. über 4 h, bis Lyseerfolg, ca. 5–7d
dann	Vitamin-K-Antagonist (Langzeit-Antikoagulation)	Phenprocoumon → 63	d1-2-3: 12-9-6mg p.o., Erh.Dos. n. INR, Ziel 2.0–3.0
oder	Direkter Thrombininhibitor	Dabigatran → 62	2 x 150mg/d p.o., nach vorausgegangener mind. 5-tägiger initialer Gabe eines parent. Antikoagulans
oder	Faktor-Xa-Inhibitor	Rivaroxaban → 61	2 x 10mg/d p.o.
oder		Apixaban → 60	2 x 5 mg/d p.o.
oder		Edoxaban → 61	1 x 60mg/d p.o., nach vorausgegangener mind. 5-tägiger initialer Gabe eines parent. Antikoagulans

Asthma bronchiale

T 3 Pneumologie – Therapie (M.Jakob)

T 3.1 Asthma bronchiale[1, 2, 3, 4]

T 3.1.1 Asthmatherapiemanagement nach GINA 2017[1]

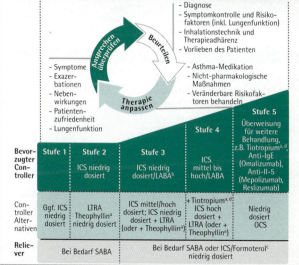

	Stufe 1	Stufe 2	Stufe 3	Stufe 4	Stufe 5
Bevorzugter Controller		ICS niedrig dosiert	ICS niedrig dosiert/LABA[b]	ICS mittel bis hoch/LABA	Überweisung für weitere Behandlung, z.B. Tiotropium[a, d], Anti-IgE (Omalizumab), Anti-Il-5 (Mepolizumab, Reslizumab)
Controller Alternativen	Ggf. ICS niedrig dosiert	LTRA Theophyllin[a] niedrig dosiert	ICS mittel/hoch dosiert; ICS niedrig dosiert + LTRA (oder + Theophyllin[a])	+ Tiotropium[a, d] ICS hoch dosiert + LTRA (oder + Theophyllin[a])	Niedrig dosiert OCS
Reliever	Bei Bedarf SABA		Bei Bedarf SABA oder ICS/Formoterol[c] niedrig dosiert		

ICS = inhalative Glukokortikosteroide, LABA = long-acting beta-agonist, LTRA = Leukotrienantagonist, OCS = orale Glukokortikosteroide

[a] Für Kinder ≥ 12J
[b] Für Kinder von 6–11J wird in Therapiestufe 3 ICS in mittlerer Dosierung bevorzugt
[c] Niedrig dosiertes ICS/Formoterol ist Reliever für Pat. mit niedrig dosiertem Budesonid/Formoterol oder niedrig dosiertem Beclometason/Formoterol als Controller und Reliever
[d] Tiotropium mittels Soft-Inhaler indiziert als Zusatztherapie bei Patienten ≥ 12J und Exazerbationen in der Vorgeschichte (in Deutschland erst ab 18J zugelassen)

[1] Global Strategy for Asthma Management and Prevention 2017, © Global Initiative for Asthma (GINA). Alle Rechte vorbehalten. http://www.ginasthma.org

T 3 Pneumologie – Therapie

T 3.1.2 Kontrollschema für Asthmatherapie

Symptomkontrolle nach GINA 2017 Symptomatik in den letzten 4 Wochen	Kontrollgrad		
	(Gut) kontrolliert	Teilweise kontrolliert	Nicht kontrolliert
Asthmasymptome tagsüber > 2 x/Woche	Kein Symptom	1–2 Symptome	3–4 Symptome
Nächtliche Symptomatik/Erwachen wegen Asthma			
Bedarfsmedikation Symptomen > 2 x/Woche*			
Aktivitätseinschränkungen wegen Asthma			

*Außer Relievereinnahme vor körperlicher Belastung

T 3.1.3 Antiobstruktive Therapie (Stufentherapie)[1, 2, 3]

Stufe 1 (bedarfsweise kurz und schnell wirksame Beta-2-Sympathomimetika, SABA)

bei Bedarf	Inhal. kurz wirksames Beta-2-Sympathomimetikum (bronchodilatatorisch)	Salbutamol → 73	bei Bed. 1–2 Inh. max. 10–12 Inh./d
		Terbutalin → 73	
		Fenoterol → 73	

Inhalatives niedrig dosiertes Glukokortikosteroid (ICS) als Controller erwägen

Stufe 2 (bedarfsweise SABA und ein Controller)

bei Bedarf	Inhalatives kurz wirksames Beta-2-Sympathomimetikum (bronchodilatatorisch)	Salbutamol → 73	bei Bed. 1–2 Inh., max. 10–12 Inh./d
		Terbutalin → 73	
		Fenoterol → 73	
Dauermedikation	Inhalatives Glukokortikosteroid (ICS) niedrig dosiert (antiinflammatorisch, Empfindlichkeit der Rezeptoren ↑)	Beclometason → 78	2 x 1–2 Inh., 200–500µg/d (niedrige Dosis)
		Budesonid → 78	2 x 1–2 Inh., 200–400µg/d (niedrige Dosis)
		Ciclesonid → 78	1 x/d, 80g/d (niedrige Dosis)
		Fluticason → 78	2 x 1–2 Inh., 100–250µg/d (niedrige Dosis)
		Mometason → 78	2 x 1–2 Inh., 200–400µg/d (niedrige Dosis)
oder	Leukotrien-Rezeptor-Antagonist	Montelukast → 81	10mg p.o. 1x/d
(oder)	Methylxanthine	Theophyllin → 80	niedrigdosiert (für Kinder 6–11J nicht empfohlen)

Asthma bronchiale 475

Stufe 3 (bedarfsweise SABA und ein oder zwei Controller)			
bei Bedarf	Inhalatives kurz wirksames Beta-2-Sympathomimetikum (bronchodilatatorisch)	Salbutamol → 73	bei Bed. 1-2 Inh. max. 10-12 Inh./d
		Terbutalin → 73	
		Fenoterol → 73	
altern. Reliever	Kombinationstherapie ICS und Formoterol als SABA	Formoterol + Budesonid → 79	2 x 1-2 Inh., max. 8-(12) x 2
		Formoterol + Beclometason → 79	2 x 1-2 Inh. 6+100µg, max. 4 Inh.
Dauermedikation	Kombinationstherapie ICS und LABA als Alternative zu Einzelsubstanzen	Salmeterol + Fluticason → 80	Pulver: 4-11J (100+50mg): 2 x 1 Inh.; > 12J (100+50; 250+50; 500+50mg): 2 x 1 Inh.; DA: 4-11 J (50+25mg): 2 x 1-2 Inh.; > 12J (50+25; 125+25; 250+25 mg): 2 x 1-2 Inh.
		Formoterol + Budesonid → 79	2 x 1-2 Inh., max. 8-(12) x 2 Inh.
		Formoterol + Beclometason → 79	2 x 1-2 Inh. 6+100µg, max. 4 Inh
		Formoterol + Fluticason → 79	2 x 1-2 Inh. (5+50µg, 5+125µg, 10+250µg)
		Vilanterol + Fluticason → 80	1 x 1Inh. (22+92µg oder 22+184µg) DPI
alternativ Einzelsubstanzen	Inhalatives Glukokortikosteroid (ICS) niedrig dosiert (antiinflammatorisch, Empfindlichkeit der Rezeptoren ↑)	Beclometason → 78	2 x 1-2 Inh., 200-500µg/d (niedrige Dosis)
		Budesonid → 78	2 x 1-2 Inh., 200-400µg/d (niedrige Dosis)
		Ciclesonid → 78	1 x 80µg/d (niedrige Dosis)
		Fluticason → 78	2 x 1-2 Inh., 100-250µg/d (niedrige Dosis)
		Mometason → 78	2 x 1-2 Inh., 200-400µg/d (niedrige Dosis)
plus	Inhalatives langwirksames Beta-2-Sympathomimetikum (LABA) (bronchodilatatorisch) **Cave:** LABA nie als Monotherapie bei Asthma	Formoterol → 74	Pulver-Inh. (6 od.12µg) = 1-2 x 1-4 Inh., max. 2 x 12µg; DA (12µg) 2 x 1-2 Inh.; max. Erh.Dos. 48µg
		Salmeterol → 74	DA (25µg) 2 x 2-4 Inh., max. 8 Inh.; Pulver-Inh. (50µg) 2 x 1-2 Inh., max. 4 Inh.

T 3 Pneumologie – Therapie

alternativ	**Inhalatives Glukokortikosteroid (ICS)** mittel- bis hochdosiert	Beclometason → 78	2 x/d Inh. 500–2000µg/d (mittlere bis höchste Dosis)
		Budesonid → 78	2 x/d. Inh. 400–1600µg/d (mittlere bis höchste Dosis)
		Ciclesonid → 78	1 x 160µg/d
		Fluticason → 78	2 x/d Inh. 250–1000µg/d (mittlere bis höchste Dosis)
		Mometason → 78	2 x/d Inh. 400–1200µg/d (mittlere bis höchste Dosis)
alternativ	**Inhalatives Glukokortikosteroid (ICS)** niedrig dosiert	Siehe oben	
plus	**Leukotrien-Rez.-Antag.**	Montelukast → 81	1 x 10mg/d p.o.
(alternativ)	**Inhal. Glukokortikosteroid (ICS)** niedrig dosiert	Siehe oben	
plus	**Theophyllin** (bronchodilatatorisch, zentrale Atemstimulation)	Theophyllin → 80	nicht für Kinder < 12J.; Erh.Dos.10–12mg/kg in 1–2 ED, max. 12–16mg/kg; Serumkonzentration!
Stufe 4 (bedarfsweise SABA und mehrere Controller)			
bei Bedarf	**Inhalatives kurz wirksames Beta-2-Sympathomimetikum**	Salbutamol → 73	bei Bed. 1–2 Inh. max. 10–12 Inh./d
		Terbutalin → 73	
		Fenoterol → 73	
altern. Reliever	**Kombinationstherapie ICS und Formoterol als SABA**	Formoterol + Budesonid → 79	2 x 1–2 Inh., max. 8(–12) x 2 Inh.
		Formoterol + Beclometason → 79	2 x 1–2 Inh. 6+100µg, max. 4 Inh.; bei > 2 Inh./d effekt. Controller- u. Reliever-Ther.
Dauermedikation	**Inhalatives Glukokortikosteroid (ICS)** mittel bis hoch dosiert (antiinflammatorisch, Empfindlichkeit der Rezeptoren↑)	Beclometason → 78	2 x 1–2 Inh., MTD 2000µg
		Budesonid → 78	2 x 1–2 Inh., MTD 1600µg
		Ciclesonid → 78	1 x 160µg/d (MTD)
		Fluticason → 78	2 x 1–2 Inh., MTD 1000µg
		Mometason → 78	2 x 1–2 Inh., MTD 1200µg
plus	**Inhal. lang wirksames Beta-2-Sympathomimetikum (LABA)** (bronchodilatatorisch) **Cave:** LABA nie als Monotherapie bei Asthma	Formoterol → 74	Pulver-Inh. (6 od.12µg) = 1–2x 1–4 Inh., max. 2 x 12µg; DA (12µg) 2 x 1–2 Inh.; max Erh.Dos. 48µg
		Salmeterol → 74	DA (25µg) 2 x 2–4 Inh., max. 8 Inh., Pulver-Inh. (50µg) 2 x 1–2 Inh., max 4 Inh.

Asthma bronchiale

alternativ	Kombinationstherapie ICS und LABA als Alternative zu Einzelsubstanzen	Salmeterol + Fluticason → 80	Pulver: 4–11J (100+50mg): 2 x 1 Inh.; > 12J (100+50; 250+50; 500+50mg): 2 x 1 Inh.; DA: 4–11J (50+25mg): 2 x 1–2 Inh.; > 12J (50+25; 125+25; 250+25mg): 2 x 1–2 Inh.
		Formoterol + Budesonid → 79	2 x 1–2 Inh., max. 8–(12) x 2 Inh.
		Formoterol + Beclometason → 79	2 x 1–2 Inh. 6+100µg
		Formoterol + Fluticason → 79	2 x 1–2 Inh. (5+50µg, 5+125mg, 10+250µg)
		Vilanterol + Fluticason → 80	1 x 1Inh. (22+92µg oder 22+184µg) DPI
evtl. plus	Lang wirksames Anticholinergikum (LAMA)	Tiotropium (Softhaler) → 77	1 x 5µg (1 x 2 Hübe à 2.5µg) Inh.; bei Pat. ≥18 J u. Exazerbationen in der Vorgeschichte
evtl. plus	Leukotrien-Rezeptor-Antagonist	Montelukast → 81	1 x 10mg/d p.o.
und/ oder	Theophyllin, retardiert (bronchodilatatorisch, zentrale Atemstimulation)	Theophyllin → 80	nicht für Kinder < 12J.; Erh.Dos. 10–12mg/kg in 1–2 ED, max. 12–16mg/kg; Bestimmung der Serumkonzentration

Stufe 5 (zusätzlich nach Einsatz aller Optionen der Stufe 4, inkl. Tiotropium)

	Monoklon. AK gegen IgE nur bei allergischem Asthma	Omalizumab → 88	Dos. nach IgE-Konz. i. S. vor Therapiebeginn; 1–2 x/M s.c., max. 2 x 375mg/M
	Monoklon. IL-5-AK bei schwerem eosinophilem Asthma	Mepolizumab → 87	100mg s.c. alle 4W
		Reslizumab → 88	0.3mg/kg KG i.v. alle 4 W
alternativ oder adjuvant	Glukokortikosteroid systemisch niedrig dosiert (antiinflammatorisch, Empfindlichkeit der Rez. ↑)	Prednison → 205	möglichst ≤ 7,5mg Prednisolon-Äquivalent/d p.o
		Prednisolon → 205	
		Methylprednisolon → 205	

T 3.1.4 Asthma-Exazerbation[1, 2, 3]

Cave: Vorbehandlung

Leichter bis mittelschwerer Anfall

Sprechen ohne Atemnot, bevorzugt sitzende Position und kein Gebrauch der Atemhilfsmuskulatur, Atemfrequenz < 30/min, Herzfrequenz < 100-120/min), PEF ≥ 50% des Sollwerts oder persönlichen Bestwerts, O_2-Sättigung unter Raumluft 90-95%)

Beginn	Beta-2-Sympathomim. (bronchodilatatorisch)	Salbutamol → 73	ini 4-10 Inh., ggf. alle 20min wiederholen (bis zu 1h)
plus	Glukokortikosteroid (antiinflammatorisch, Empfindlichkeit der Rezeptoren ↑)	Prednisolon → 205	1mg/kgKG, 25–50mg p.o., Ki.: 1–2mg/kgKG, max. 40mg p.o.; Dauer nach Exazerb.: Erw. 5-7d, Kinder 3-5d
ggf. plus	Oxygenierung	Sauerstoff	z.B. über Nasensonde; Ziel-SaO_2: 93-95% für Erw., 94-98% für Ki.; Cave: resp. Azidose

Schwerer Anfall

Abgehaktes Sprechen nur in Worten, agitiert, sitzend, nach vorne gebeugt, Gebrauch der Atemhilfsmuskulatur, Atemfrequenz > 30/min, Herzfrequenz > 120/min), PEF < 50% des Sollwerts oder persönlichen Bestwerts, O_2-Sättigung unter Raumluft < 90%

Beginn	Beta-2-Sympathomimetikum	Salbutamol → 73	ini 4-10 Inh., ggf. alle 20min wiederholen (bis zu 1h)
ggf. plus	Parasympatholytikum (bronchodilatatorisch).	Ipratropiumbromid → 76	4 Inh. bei Bedarf
plus	Glukokortikosteroid (antiinflammatorisch, Empfindlichkeit der Rezeptoren ↑).	Prednisolon → 205	1mg/kgKG, 25–50(–100)mg p.o./i.v., Ki.: 1–2mg/kgKG, max. 40mg p.o./i.v.; Dauer n. Exazerb.: Erw. 5-7d, Ki. 3-5d
ggf. plus	Oxygenierung	Sauerstoff	z.B. über Maske, Ziel-SaO_2: 93-95% für Erw., 94-98% für Ki.; Cave: resp. Azidose

Lebensbedrohlicher Anfall

Frustrane Atemarbeit, sehr flache Atmung, „silent chest", Zyanose, verwirrt oder somnolent

	Beta-2-Sympathomimetikum (bronchodilatatorisch)	Salbutamol → 73	ini 4-10 Inh., ggf. alle 20min wiederholen (bis zu 1h)
ggf.		Reproterol → 75	1 Amp (0.09mg) langs. i.v., Wdh. nach 10min möglich; Perfusor: 0.018-0.09mg/h (keine gesicherte Evidenz für Nutzen)

Asthma bronchiale

ggf. plus	Parasympatholytikum (bronchodilatatorisch)	Ipratropiumbromid → 76	4 Inh. bei Bedarf
plus	Glukokortikosteroid (antiinflammatorisch, Empfindlichkeit der Rez. ↑)	Prednisolon → 205	Erw. 25-50 (-100)mg i.v./p.o., Ki. (1)-2mg/kgKG, max. 40mg i.v./p.o.; Dauer nach Exaz.: Erw. 5-7d, Ki. 3-5d
ggf. plus	Oxygenierung	Sauerstoff	z.B. über Maske, Ziel-SaO₂: 93-95% für Erw., 94-98% für Ki., Cave: resp. Azidose

Ggf. ventilat. Unterstützung durch nichtinvasive od. invasive Beatmung, insb. bei resp. Azidose

Weitere Therapiemaßnahmen bei unzureichendem Ansprechen auf Initialtherapie

	Oxygenierung	Sauerstoff	nach BGA
evtl.	Kurzwirksames Beta-2-Sympathomimetikum (bronchodilatatorisch)	Terbutalin → 73	0.25-0.5mg s.c. (Wdh. nach 4h möglich)
oder	Beta-2-Sympathomimetikum (bronchodilatatorisch)	Reproterol → 75	1 Amp (0.09mg) langs. i.v., Wdh. nach 10min möglich; Perfusor: 0.018-0.09mg/h
plus	Glukokortikosteroid	Prednisolon → 205	25-50(-100)mg i.v. alle 4-6h
und/oder	Magnesium	Magnesiumsulfat 10% (1g) → 292	(1-)2 Amp. (2g) langsam i.v.

T 3.1.5 Therapie des anstrengungsinduzierten Asthmas[1, 4]

	Inhalatives kurz wirksames Beta-2-Sympathomimetikum	Salbutamol → 73	Bei Bed. 1-2 Inh. unmittelbar vor Belastung
oder	Leukotrien-Rez.-Antagonist	Montelukast → 81	10mg p.o. 1x/d
ggf.	Beta-2-Sympathomimetikum + Mastzellstabilisator	Reproterol + Cromoglicinsäure → 87	0.5mg/1mg, 1-2 Inh. vor Belastung; max. 10-12 Inh., geringe Evidenz
oder	Mastzellstabilisator (Mediatorliberationshemmg.)	Cromoglicinsäure → 87	4 x 2 Inh., geringe Evidenz

[2] Bundesärztekammer (BÄK), Kassenärztliche Bundesvereinigung (KBV), Arbeitsgemeinschaft der Wissenschaftlichen Medizinischen Fachgesellschaften (AWMF). Nationale Versorgungsleitlinie Asthma, 2. Auflage 2009, zuletzt geändert August 2013.

[3] Hübner M et al.: Notfalltherapie des schweren Asthmaanfalls beim Erwachsenen. Allergo Journal 2011; 20: 466-472.

[4] Parsons PJ et al.: An Official American Thoracic Society Clinical Practice Guideline: Exercise-induced Bronchoconstriction. Am J Respir Crit Care Med 2013; 187(9):1016-1027

T 3.2 COPD und Lungenemphysem[5]

T 3.2.1 COPD-Beurteilung nach GOLD

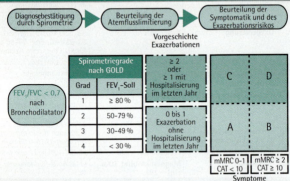

[5] Global Strategy for Diagnosis, Management and Prevention of COPD updated 2017,
© Global Initiative for Chronic Obstructive Lung Disease (GOLD). http://www.goldcopd.org

mMRC (Modified British Medical Research Council):
0: Atemnot nur bei starker Anstrengung
1: Atemnot bei schnellem Gehen in der Ebene und leichter Steigung
2: Langsameres Gehen als Gleichaltrige wg. Atemnot od. häufige Stopps bei Gehen in der Ebene
3: Wegen Atemnot bereits Stopp nach 100m Gehen in der Ebene oder nach ein paar Minuten
4: Wegen Atemnot kein Verlassen der Wohnung möglich, Atemnot beim An- und Ausziehen

CAT (COPD Assessment **T**est**):**
8 Fragen mit einem Score von 0–40 Punkten; je mehr Punkte umso stärkere COPD-Symptomatik

Exazerbationen in der Vergangenheit:
≤ 1/Jahr: geringes Risiko für Exazerbationen; ≥ 2/Jahr oder 1 Exazerbation mit Hospitalisation: hohes Risiko für Exazerbationen; hohes Risiko (Gruppe C und D) gilt bereits für eine Exazerbation, die zu einer Hospitalisation führt

COPD und Lungenemphysem

T 3.2.2 Allgemeinmaßnahmen

• Tabakentwöhnung (Komb. psychologisch und ggf. pharmakol.) • Patientenschulung (inkl. Prüfen der Inhalationstechnik)	• Körperliches Training (unter Anleitung) • Ernährungstherapie	• Influenza-/Pneumokokkenimpfung • Pneumologische Rehabilitation
Tabakentwöhnung pharmakologisch (immer kombiniert mit psychologischer Therapie; Rauchstopp nach ca. 1W)	Nikotinkaugummi	2mg für Raucher < 20 Zig., 8–12 Stck./d; 4mg für Raucher > 20 Zig., 8–12 Stck./d; max. 6M
	Nikotinpflaster	Wirkdauer 16 oder 24h; transderm. 7–30mg; 8–12W
	Bupropion → 362	W1 1 x 150mg/d; W2 2 x 150mg/d für max. 9W
	Vareniclin → 362	d1–3: 1 x 0.5mg/d; d4–7: 2 x 0.5mg/d; ab d8: 2 x 1mg/d für 12W
evtl. sympt.	Expektorans (Sputumviskosität ↓)	Acetylcystein → 82	3 x 200–600mg/d p.o., i.v.

T 3.2.3 Therapiealgorithmus nach GOLD[5]

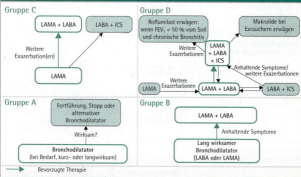

[5] Global Strategy for Diagnosis, Management and Prevention of COPD updated 2017, © Global Initiative for Chronic Obstructive Lung Disease (GOLD). http://www.goldcopd.org

T 3.2.4 Behandlung der stabilen COPD

Prinzipien:
- Symptomatik und Exazerbationsrate einbeziehen (s. Kap. T 3.2.1)
- Inhalierbare Bronchodilatatoren gegenüber der oralen Form bevorzugen
- Bei stärkerer Symptomatik (↑ Atemnot) eher die Kombination bronchodilatativer Medikamente (lang wirksame Betamimetika und Anticholinergika) einsetzen
- Bei höherer Exazerbationsrate früher an die Kombination der Bronchodilatativa mit inhalativen Steroiden (ICS) und/oder PD-4-Inhibitor denken, wobei auch Kombi LAMA/LABA zu weniger Exazerbationen führt
- Monotherapie mit inhalativen oder systemischen Glukokortikoiden ist nicht empfohlen
- Erhöhte Rate leichtgradiger Pneumonien bei COPD unter ICS
- Medikamente: Intensive Schulung der jeweiligen Inhalationstechnik bzw. des jeweiligen Systems, individuelle Auswahl und regelmäßige Kontrolle der korrekten Anwendung und Therapieadhärenz

Kurz wirksames Beta-2-Sympathomimetikum (bronchodilatatorisch)	Salbutamol → 73	3–4 x 2 Inh. bei Bedarf, DA: 100–200µg
	Terbutalin → 73	3–4 x 2 Inh. bei Bedarf, Pulver-Inh., DA: 100–200µg
	Fenoterol → 73	3–4 x 2 Inh. bei Bedarf, Pulver-Inh.: 400–500µg
Kombinationspräparat	Fenoterol 50µg + Ipratropiumbromid 20µg → 77	3–4 x 1–2 Inh.
Kurz wirksames Anticholinergikum (bronchodilatatorisch)	Ipratropiumbromid → 76	3 x 2 Inh. bei Bedarf
Lang wirksames Beta-2-Sympathomimetikum (LABA) (bronchodilatatorisch)	Formoterol → 74	Pulver-Inh. (6 oder 12µg) = 1–2x 1–4 Inh., max. 12µg/d; DA (12µg): 2 x 1–2 Inh., max. Erh.Dos. 48µg
	Salmeterol → 74	DA (25µg): 2 x 2–4 Inh., max. 8 Inh.; Pulv.-Inh. (50µg): 2 x 1–2 Inh., max. 4 Inh.
	Indacaterol → 74	1 x/d 1 Pulv.-Inh. (150µg; max. 300µg)
	Olodaterol → 74	Lsg.-Inh. (2,5µg); 1 x 2 Hübe/d = 5µg/d
Lang wirksames Anticholinergikum (LAMA) (bronchodilatatorisch)	Tiotropiumbromid → 77	1 x/d 1 Inh. (18µg); 1 x 5µg (1 x 2 Hübe à 2,5µg) Inh.
	Aclidiniumbromid → 76	2 x/d 1 Pulver-Inh. (322µg)
	Glycopyrronium → 76	1 x/d 1 Pulver-Inh. (44µg)
	Umeclidinium → 77	1 x/d 1 Pulver-Inh. (55µg)

COPD und Lungenemphysem

Kombinationspräparat LAMA und LABA	Glycopyrroniumbromid + Indacaterol → 77	1 x 1 Pulver-Inh. (43+85µg)
	Umeclidinium + Vilanterol → 77	1 x 1 Pulver-Inh. (55+22µg)
	Aclidinium + Formoterol → 77	2 x 1 Pulver-Inh. (340+12µg)
	Tiotropium + Olodaterol → 77	1 x 2 Inh. (2,5µg+2,5µg)
Inhalative Glukokortikoide (ICS)	Beclometason → 78	2 x 1-2 Inh. (insg. 400µg/d)
	Budesonid → 78	2 x 1-2 Inh. (insg. 400µg/d)
	Fluticason → 78	2 x 1-2 Inh (insg. 500µg/d)
Theophyllin, retardiert (bronchodilatatorisch, zentrale Atemstimulation)	Theophyllin → 80 für Dauerther. nur Retardpräparate verwenden!	400–600mg/d p.o. (nach Serumspiegel = 5–15mg/l, Wi nur in 50%); nachrangige Alternative
Kombinationspräparate LABA und ICS	Salmeterol + Fluticason → 80	2 x 1-2 Inh. 50+100µg, 2 x 1 Inh. 50+250µg, (1–)2 x 1 Inh. 50+500µg
	Formoterol + Budesonid → 79	2 x 2 Inh. 4.5+80µg, 2 x 2 Inh. 4.5+160µg, 2 x 1 Inh. 9+320µg
	Formoterol + Beclometason → 79	2 x 1-2 Inh. 6+100µg
	Vilanterol + Fluticason → 80	1 x 1Inh. (22+92µg) DPI
Phosphodiesterase-4-Inhibitor (PDE4-Inh.)	Roflumilast → 81	1 x/d 500µg, bei Phänotyp chronische Bronchitis und häufige Exazerbationen sowie FEV_1 < 50% des Solls
Sekretolytikum (Sputumviskosität ↓)	Carbocistein → 82	3 x 2 Kps. (à 375mg)/d p.o.
	Acetylcystein → 82	3 x 200-600mg/d p.o.
Ggf. Zusatzmaßnahmen neben einer medikamentösen Therapie		
Oxygenierung	Sauerstofflangzeittherapie	pO_2 < 55mmHg und/oder pO_2 < 60mmHg unter Belastung, im Schlaf oder bei chron. Rechtsherzinsuff.

Operative/interventionelle Therapieverfahren: Bullaresektion, endoskop. Lungenvolumenreduktion, operative Lungenvolumenresektion, LTX nach entsprechenden Kriterien, nichtinvasive nächtl. Heimbeatmung bei chron. respiratorischer (hyperkapnischer) Insuffizienz

T 3 Pneumologie – Therapie

Akute Exazerbation[5, 6]

Milde Exazerbation: Dosiserhöhung der kurzwirksamen Betamimetika und/oder Anticholinergika (Dosierung s.o.)

Mäßige Exazerbation: Dosiserhöhung der kurzwirksamen Betamimetika und/oder Anticholinergika (Dosierung s.o.) und Antibiotika für 5-7d (s. AECOPD) und/oder

plus	Glukokortikosteroid (antiinflammatorisch, Empfindlichkeit der Rez. ↑)	Prednison → 205	40mg Prednisolon-Äquivalent für 5 (-7)d p.o.
		Prednisolon → 205	
		Methylprednisolon → 205	

Schwere Exazerbation: notwendige Krankenhaus- oder Notfallambulanz-Behandlung; evtl. assoziiert mit akuter respiratorischer Insuffizienz; Dosiserhöhung der kurzwirksamen Betamimetika u./od. Anticholinergika (Dosierung s.o.) und Antibiotika für 5-7d (s. AECOPD) und

plus	Glukokortikosteroid (antiinflammatorisch, Empfindlichkeit der Rez. ↑)	Prednison → 205	40mg Prednisolon-Äquivalent für 5 (-7)d p.o.; nur bei inadäquater enteraler Resorption ggf. i.v.; z.B. 4 x 25mg Prednisolon-Äquivalent i.v.
		Prednisolon → 205	
		Methylprednisolon → 205	
evtl. plus	Sauerstoff		Ziel SaO_2: > 88–92%
evtl. plus	Beatmung		nichtinvasiv (favorisiert) oder invasiv, insbesondere bei hyperkapnischem Lungenversagen mit resp. Azidose (pH < 7,35)

Akute Infektexazerbation der COPD (AECOPD)[6, 7]

Leichtgradige AECOPD (ambulant behandelbar) bei GOLD-Stadium III und IV (FEV_1 < 50%), bei vermehrter Dyspnoe, größerer Sputummenge und eitrigem Sputum

1. Wahl	Aminopenicillin	Amoxicillin → 214	≥ 70kg: 3 x 1g p.o., < 70kg: 3 x 0,75g p.o. (7d)
alternativ	Makrolid	Azithromycin → 226	1 x 500mg p.o. (3d)
		Clarithromycin → 226	2 x 500mg p.o. (7d)
		Roxithromycin → 227	1 x 300mg p.o. (7d)
oder	Tetracyclin	Doxycyclin → 224	ini 1 x 200mg p.o.; dann ≥ 70kg: 1 x 200mg p.o., < 70kg: 1 x 100mg p.o. (7d)

COPD und Lungenemphysem

Mittelschwere oder schwergradige AECOPD (auf Normalstation oder ICU) ohne bek. Pseudomonaskolonisation, Bronchiektasen, Beatmung oder aktuellen Pseudomonas-Nachweis			
1. Wahl	Aminopenicillin + Beta-Laktamase-Inhibitor	Amoxicillin + Clavulansäure → 216	≥ 70kg: 3 x 1g (875+125mg) p.o.; < 70kg: 2 x 1g (875+125mg) p.o.; 3 x 2.2g i.v. (7d)
		Sultamicillin → 217	2 x 0.75g p.o. (7d)
		Ampic.+ Sulbactam → 216	3 x 3g i.v. (7d)
alternativ	Cephalosporin Gr. 3a	Ceftriaxon → 219	1 x 2g i.v. (7d)
		Cefotaxim → 219	3 x 2g i.v. (7d)
oder	Fluorchinolon Gr. 3	Levofloxacin → 230	1 x 500mg p.o./i.v. (5d)
	Fluorchinolon Gr. 4	Moxifloxacin → 231	1 x 400mg p.o./i.v. (5d)

AECOPD mit P.-Kolonisation, Bronchiektasen, Beatmung oder aktuellen P.-Nachweis			
1. Wahl	Ureidopenicillin + Beta-Laktamase-Inhibitor	Piperacillin + Tazobactam → 217	3 x 4.5g i.v. (8d)
alternativ	Cephalosporin Gr. 3b	Cefepim → 220	3 x 2g i.v. (8d)
	Cephalosporin Gr. 3b	Ceftazidim → 219	3 x 2g i.v. (8d)
	plus gg. Pneumokokken u. S. aureus wirks. Antibiotikum (z.B. Amox. + Clavulansäure, Piperacillin + Combactam, Clindamycin, Clarithromycin)		
oder	Carbapenem	Imipenem+Cilastatin → 235	3 x 1g i.v. (8d)
		Meropenem → 235	3 x 1g i.v. (8d)
oder	Fluorchinolon Gr. 3	Levofloxacin → 230	2 x 500mg p.o./i.v. (8d)
oder	Fluorchinolon Gr. 2	Ciprofloxacin → 230	2 x 750mg p.o.; 3 x 400mg i.v. (8d)
		plus gegen Pneumokokken und Staph. aureus wirksames Antibiotikum (z.B. Cefuroxim, Clindamycin, Clarithromycin, Piperacillin + Combactam)	

Wesentliches Entscheidungskriterium für die o.g. Substanzen ist eine vorausgegangene Antibiotikatherapie in den letzten 3M bei rez. Exazerbationen; Wechsel der zuletzt verwendeten Substanzklasse zu empfehlen

[6] Vogelmeier C et al.: Leitlinie der Deutschen Atemwegsliga und der Deutschen Gesellschaft für Pneumologie und Beatmungsmedizin zur Diagnostik und Therapie von Patienten mit chronisch obstruktiver Bronchitis und Lungenemphysem (COPD). Pneumologie 2007; 61:e1-e40.
[7] Höffken G et al.: Epidemiologie, Diagnostik, antimikrobielle Therapie und Management von erwachsenen Patienten mit ambulant erworbenen tiefen Atemwegsinfektionen sowie ambulant erworbener Pneumonie. Update 2009. Pneumologie 2009; 63:e1-68.

T 3.3 Alpha-1-Antitrypsinmangel[8]

Ind. einer Substitutionsbehandlung: vorwiegend homozygote Form (PiZZ) mit Alpha-1-AT-Spiegel < 0.5g/l, FEV1 30–65% des Solls oder Abnahme der FEV1 > 50ml/J, Nichtraucher

Alpha-1-Antitrypsin (Hemmung der Neutrophilen-Elastase)	Alpha-1-Protease-Inhibitor → 71	60mg/kg i.v. 1 x /W; Zielspiegel > 80mg/dl

[8] Köhnlein T et al.: Expertenstellungnahme zur Substitutionstherapie bei Patienten mit Alpha-1 Antitrypsin-Mangel. Pneumologie 2014; 68: 492-495

T 3.4 Exogen allergische Alveolitis (chronisch)[9]

Allergenkarenz!

evtl.	Glukokortikosteroid[9] (antiinflammatorisch, Empfindlichkeit der Rezeptoren ↑)	Prednisolon → 205	ini 0.5(–1)mg/kg/d p.o., z.B. 40mg/d; max. 60mg/d) bis Symptomred. bzw. Lufu o.B., dann niedrigstmögl. Erh.Dos. (komplettes Ausschleichen über 3M mögl.)

[9] Koschel D, Exogen-allergische Alveolitis. Pneumologie 2007; 61:305-322.

T 3.5 Idiopathische Lungenfibrose (IPF)[10, 11, 12]

Pirfenidon bei leichter bis mittelschwerer IPF (FVC ≥ 50% des Solls, TLCO ≥ 30% des Solls, 6-min-Gehstrecke ≥ 150m)

bei Hypoxämie	Oxygenierung	Sauerstofflangzeittherapie	pO_2 < 55mmHg und/oder pO_2 < 60 mmHg unter Belastung, im Schlaf oder bei chron. Rechtsherzinsuff.
entw.	Immunsuppressivum	Pirfenidon → 88	d1–7: 3 x 1 Kps. 267mg p.o., d8–14: 3 x 2, ab d15: 3 x 3
oder		Nintedanib → 174	2 x 150mg p.o.
Akute Exazerbation einer idiopathischen Lungenfibrose			
	Immunsuppressivum	Methylprednisolon → 205	Pulstherapie 1g/d für 3d, dann 0.5–1mg/kg/d

Pneumonie

T 3.5.1 Algorithmus zur Diagnosestellung[12]

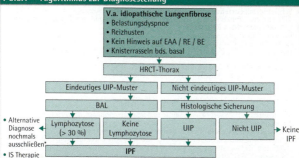

BAL = bronchioloalveoläre Lavage; EAA = exogenallerg. Alveolitis; HRCT (high-resolution computed tomography) = hochauflösende Computertomographie; UIP = usual interstitial pneumonia; RE = rheumatologische Erkrankung; BE = Berufserkrankung;
*mittels eingehender, gezielter Anamnese und laborchemisch

[10] Raghu G et al.: ATS/ERS/JRS/ALAT Committee on Idiopathic Pulmonary Fibrosis. Am. J. Repir. Crit. Care Med. 2011; 183(6): 788-824
[11] Behr J et al.: S2K-Leitlinie zur Diagnostik und Therapie der idiopathischen Lungenfibrose. Pneumologie 2013; 67: 81-111
[12] Prasse A: Die idiopathische Lungenfibrose. Pneumologie 2015; 69: 608-615

T 3.6 Pneumonie[13]

MERKE: Die angegebenen Dosierungen gelten für nieren- und lebergesunde Erwachsene. Bei Ki. und Pat. mit entspr. Organdysfunktion Dos. nach jeweiliger Produktinfo anpassen.

T 3.6.1 Allgemeinmaßnahmen

evtl.	**Anilinderivat** (analgetisch, antipyretisch)	Paracetamol → 285	3–4 x 500–1000mg/d p.o., rekt. (bei Bedarf)
evtl.	**Volumentherapie**	Kristalloide Lsg.	Vollelektrolytlsg. i.v. nach Volumenstatus (klinisch, invasiv oder echokardiografisch beurteilt)
	Vasopressoren Bei Hypotension	Noradrenalin → 55	i.v., Ziel-MAP > 65mmHg
Frühmobilisation			

T 3.6.2 Ambulant erworbene Pneumonie (CAP)[13, 14]

- **Schweregradbeurteilung und Antibiotikaauswahl bei CAP:**
  CRB-65-Score, funktioneller Status, pot. instabile Komorbiditäten, Oxygenierungsstatus
- **CRB-65-Index (0-4 Kriterien):**
  Confusion: Bewusstseinstrübung
  Respiratory rate: Atemfrequenz ≥ 30/min
  Blood pressure: syst. Blutdruck ≤ 90 mmHg oder diast. Blutdruck ≤ 60 mmHg
  Alter ≥ 65J
- **Krankenhaus-Letalität bzgl. CRB-65-Index:**
  0 Kriterien = 2%, 1-2 Kriterien 13%, 3-4 Kriterien 34%
- **Patienten-Gruppierung:**
  1a: Patienten mit guter bis ausreichender Funktionalität (Bettlägerigkeit < 50% des Tages)
  1b: Patienten mit schlechter Funktionalität (Bettlägerigkeit ≥ 50% des Tages) und/oder Patienten aus Pflegeeinrichtungen
  2: Patienten mit schwerer Komorbidität und infauster Prognose, dadurch lediglich Palliation als Therapieziel
- **Komorbiditäten mit erhöhtem Risiko definierter Erreger:**
  - Chron. Herzinsuffizienz: Enterobakterien (z.B. Klebsiella pneumoniae, E. coli)
  - ZNS-Erkr. (Schluckstörungen): Staph. aureus (MSSA), Enterobakterien (s.o.), Anaerobier
  - Schwere COPD (GOLD IV und/oder häufige Exazerbationen), Bronchiektasen: Pseudomonas aeruginosa
  - PEG-Sonden-Ernährung, Bettlägerigkeit: Staph. aureus (MSSA), Enterobakterien, Pseudom. aeruginosa

T 3.6.3 Pneumonie als akuter Notfall

- Patienten der Gruppe 1a und 1b mit > 2 Minorkriterien oder einem Majorkriterium bedürfen Monitoring (u.a. Laktatbestimmung) und Intensivbehandlung mit rascher Volumentherapixe, ggf. Vasopressoren und Breitspektrum-Antibiotika i.v. (nach Entnahme von Blutkulturen) innerhalb einer Stunde sowie weitere Therapie nach Sepsisleitlinie
- Intensivierte Überwachung für Pat. der Gruppe 1a und 1b mit instabilen Komorbiditäten oder ≥1 Minorkriterium

Majorkriterien:
1. Notwendigkeit Intubation und maschinelle Beatmung
2. Notwendigkeit von i.v. Vasopressoren

Minorkriterien nach ATS/IDSA:
1. Schwere akute resp. Insuffizienz (PaO_2 ≤ 55mmHg)
2. Atemfrequenz ≥ 30/min
3. Multilobäre Infiltrate im Rö-Thorax
4. Neu aufgetretene Bewusstseinstörung
5. Systemische Hypotension mit Notwendigkeit hoher Volumengabe
6. Akutes Nierenversagen (Harnstoff-N ≥ 20mg/dl)
7. Leukopenie (Leukozyten < 4000 Zellen/mm^3)
8. Thrombozytopenie (Thrombozyten < 100000 Zellen/mm^3)
9. Hypothermie (Körpertemperatur < 36°C)

Pneumonie 489

T 3.6.4 Medikamentöse Therapie der Pneumonie

Leichte Pneumonie ohne Komorbiditäten (Letalität ca. 1%)

CRB-65-Score = 0, ausreichende Oxygenierung (SaO$_2$ > 90%), keine dekompensierte Komorbidität; ambulante Behandlung mit oralen Antibiotika möglich
Häufigster Erreger: S. pneumoniae; **häufig:** H. influenzae, Influenzaviren, bei jüngeren Pat. (< 60J) Mycoplasma pneumoniae; **selten:** Legionella pneumophila, Chlamydia pneumoniae und im Sommer Coxiella burnetti, **sehr selten** gramnegative Bakterien
Wichtig: Penicillin-resist. Pneumokokken: < 1%, Makrolid-resist. Pneumokokken: 13%
- Ciprofloxacin-Monotherapie wegen schlechter Pneumokokkenwirksamkeit und häufiger Resistenzentwicklung kontraindiziert
- Orale Cephalosporine wegen schlechter Bioverfügbarkeit bzw. Unterdosierung mit Therapieversagen, ESBL-Ausbreitung und Clostridienselektion nicht empfehlenswert
- Dauer der Therapie: 5–7d, vor Therapieende mind. 2d klinische Stabilisierung (s.u.)

1. Wahl	Aminopenicillin	Amoxicillin → 214	≥ 70kg: 3 x 1g p.o., < 70kg: 3 x 0.75g p.o. (5–7d)
alternativ	Makrolid	Azithromycin → 226	1 x 500mg p.o. (3d)
		Clarithromycin → 226	2 x 500mg p.o. (5–7d)
oder	Tetracyclin	Doxycyclin → 224	ini 1 x 200mg p.o., dann ≥ 70kg: 1 x 200mg p.o., < 70kg: 1 x 100mg p.o. (5–7d)
oder	Fluorchinolon Gr. 3	Levofloxacin → 230	1 x 500mg p.o. (5–7d)
oder	Fluorchinolon Gr. 4	Moxifloxacin → 231	1 x 400mg p.o. (5–7d)

Leichte Pneumonie mit Komorbiditäten

Chron. Herzinsuffizienz, ZNS-Erkrankungen mit Schluckstörungen, schwere COPD und/oder Bronchiektasen (relevantes Pseudomonas-Risiko), Bettlägerigkeit, PEG-Sonden-Ernährung (relevantes Pseudomonas-Risiko);
Erreger: Gleiches Spektrum wie leichte Pneumonie ohne Komorbiditäten (s.o.), zusätzlich Enterobacteriaceae, Staph. aureus, Pseudomonas, Anaerobier

1. Wahl	Aminopenicillin + Beta-Laktamase-Inhibitor	Amoxicillin + Clavulansäure → 216	≥ 70kg: 3 x 875+125mg p.o., < 70kg: 2 x 875+125mg p.o. (5–7d)
alternativ	Fluorchinolon Gr. 3	Levofloxacin → 230	1 x 500mg p.o. (5–7d)
oder	Fluorchinolon Gr. 4	Moxifloxacin → 231	1 x 400mg p.o. (5–7d)
Pseudom.-Risiko	Aminopenicillin + Fluorchinolon Gr. 2	Amoxicillin → 214	≥ 70kg: 3 x 1g p.o., < 70kg: 3 x 0.75g p.o. (5–7d)
		Ciprofloxacin → 230	2 x 500–750mg p.o.
oder	Fluorchinolon Gr. 3	Levofloxacin → 230	1 x 500mg p.o. (5–7d)

Bei V.a. Legionellen-Epidemie: Moxifloxacin oder Levofloxacin

T 3 Pneumologie – Therapie

Mittelschwere Pneumonie

CRB-65 ≥ 1, keine akute resp. Insuffizienz, keine schwere Sepsis oder septischer Schock, keine dekompensierte Komorbidität; in der Regel Krankenhausbehandlung nötig.
Erregerspektrum wie leichte Pneumonie, Zunahme von Staph. aureus-, Enterobakterien- und Pseudomonas-Infektionen; zunehmende prognostische Relevanz von Legionellenpneumonien (Letalität 10%) → **Kombinationstherapie** mit Makroliden zu erwägen, um breiteres Erregerspektrum früh zu erfassen und antiinflammatorische Effekte zu nutzen

Kalkulierte Initialtherapie (i.v. beginnen, ggf. auf p.o. umsetzen → Sequenztherapie)

	Aminopenicillin + Beta-Laktamase-Inhibitor	Ampicillin + Sulbactam → 216	3(-4) x 3g i.v. (5-7d)
		Amoxicillin + Clavulansäure → 216	3(-4) x 2.2g i.v., Sequenztherapie p.o. s.o. (5-7d)
	Cephalosporin Gr. 2	Cefuroxim → 218	3(-4) x 1.5g i.v.
	Cephalosporin Gr. 3a	Ceftriaxon → 219	1 x 2g i.v.
		Cefotaxim → 219	3(-4) x 2g i.v
plus/ minus	Makrolid	Azithromycin → 226	1 x 500mg p.o./i.v. (3d)
		Clarithromycin → 226	2 x 500mg p.o./i.v. (3d)
oder	Fluorchinolon Gr. 3	Levofloxacin → 230	1-2 x 500mg i.v./p.o. (5-7d)
	Fluorchinolon Gr. 4	Moxifloxacin → 231	1 x 400mg i.v. od. p.o. (5-7d)

Schwere Pneumonie

CRB-65 ≥ 1, akute resp. Insuffizienz und/oder schwere Sepsis bzw. septischer Schock u./od. eine dekompensierte Komorbidität; immer Krankenhausbehandlung und ggf. intensivierte Überwachung bzw. Behandlung auf Intensivstation
Häufigster Erreger: immer Streptococcus pneumoniae, dann Haemophilus influenzae; häufiger als bei leichteren Pneumonien Leg. pneumophila, Staph. aureus, Enterobakterien, saisonal Influenzaviren; **sehr selten:** Mycoplasma pneumoniae, Chlamydia pneumoniae, Pseudomonas aeruginosa, MRSA, ESBL-bildende Enterobakterien
Parenterale Antibiotikagabe immer für 3d, Sequenztherapie dann je nach Stabilisierung möglich; gesamte Therapiedauer in der Regel 7d ausreichend, mind. 2d klinische Stabilität (s.u.)

Kalkulierte Initialtherapie

1. Wahl	Ureidopenicillin + Beta-Laktamase-Inhibitor	Piperacillin + Tazobactam → 217	3(-4) x 4.5g i.v. (7d)
	Cephalosporin Gr. 3a	Ceftriaxon → 219	1 x 2g i.v. (7d)
		Cefotaxim → 219	3(-4) x 2g i.v. (7d)
plus	Makrolid	Azithromycin → 226	1 x 500mg i.v./p.o. (3d)
		Clarithromycin → 226	2 x 500mg i.v./p.o. (3d)
alternativ	Fluorchinolon Gr. 3	Levofloxacin → 230	2 x 500mg i.v. (7d), Monother. nicht bei sept. Schock
	Fluorchinolon Gr. 4	Moxifloxacin → 231	1 x 400mg i.v. (7d), Monother. nicht bei sept. Schock

Pneumonie

Influenza-Epidemie oder hohes saisonales Auftreten von Influenza:
- Bei mindestens mittelschwerer Pneumonie kalkulierte frühzeitige Oseltamivirgabe (2 x 75mg p.o.) zusätzlich zu o.g. Antibiotika; absetzen, wenn Influenza PCR negativ
- Keine generelle kalkulierte Therapie multiresistenter Erreger (MRSA, ESBL-Bildner, Pseudomonas), sondern anhand des individuellen Risikos (z.B. bekannte MRSA- und/oder ESBL-Kolonisation, vorhergehende Antibiotika und Hospitalisation, Pflegeheim, Dialyse, schwere COPD, Bronchiektasen, PEG-Sondenernährung)
- **Falls kalkulierte Therapie multiresistenter Erreger sinnvoll**, vergleiche unten: „Gezielte Therapie schwerer resp. Infektionen"
- **Deeskalation/Fokussierung:** kausaler Erregernachweis sollte bei Empfindlichkeit des Erregers zur Fokussierung des Antibiotikaregimes führen; z.B. bei bakteriämischem Pneumomokokkennachweis Penicillin G i.v.
- **Sequenztherapie:** nach initial intravenöser Antibiotika-Therapie und klinischer Stabilisierung (meist ab d3–5) Umsetzen auf orale Gabe bei mittelschwerer Pneumonie empfohlen, bei schwerer Pneumonie möglich
- **Klinische Stabilitätskriterien:** Herzfrequenz ≤ 100/min, Atemfrequenz ≤ 24/min, syst. Blutdruck ≥ 90mmHg, Temperatur ≤ 37,8°C, gesicherte Nahrungsaufnahme, normaler oder vorheriger Bewusstseinszustand, keine Hypoxämie sowie laborchemisch signifikanter Abfall von CRP (> 50% nach 72h) u./od. PCT 3–4d

[13] Ewig S et al.: Behandlung von erwachsenen Patienten mit ambulant erworbener Pneumonie und Prävention - Update 2016. Pneumologie 2016; 70: 151-200.
[14] Drömann D et al.: Therapie der ambulant erworbenen Pneumonie. Pneumologie 2008; 62:411-422.

T 3.6.5 Nosokomiale Pneumonie (NAP)[15, 16]

Kalkulierte Initialtherapie einer nosokomialen Pneumonie bei Patienten ohne erhöhtes Risiko für multiresistente Erreger

Häufigste Erreger: Staph. aureus, Enterobacteriaceae (E. coli, Klebsiella spp., Enterob. spp.), Hämophilus influenzae, Streptococcus pneumoniae

	Aminopenicillin + Beta-Laktamase-Inhibitor	Ampicillin + Sulbactam → 216	3 x 3g i.v.
oder	Cephalosporin Gr. 3a	Ceftriaxon → 219	1–2 x 2g i.v.
oder	Cephalosporin Gr. 3a	Cefotaxim → 219	3 x 2g i.v.
oder	Fluorchinolon Gr. 3	Levofloxacin → 230	2 x 500mg/d i.v.
oder	Fluorchinolon Gr. 4	Moxifloxacin → 231	1 x 400mg i.v.
oder	Carbapenem	Ertapenem → 234	1 x 1g

Kalkulierte Initialtherapie einer nosokomialen Pneumonie bei Patienten mit erhöhtem Risiko für multiresistente Erreger

Wichtig: Klinikinterne Surveillance sollte regelmäßig über Erregerspektrum und Resistenzsituation der Einheit Auskunft geben.
Häufigste Erreger: zusätzl. zu o.g. vor allem P. aeruginosa, MRSA, ESBL-bildende Enterobacteriaceae (v.a. E. coli, Klebsiella), Acinetobacter baumannii, Stenotrophomonas maltophilia

Risikofaktoren für multiresistente Erreger:
- Bestehende antimikrobielle Therapie
- Late-onset Pneumonie (Hospitalisierung > 4d)
- Aufenthalt auf Intensivstation; invasive Beatmung > 4-6d; Malnutrition
- Strukturelle Lungenerkrankungen
- Bekannte Kolonisation mit multiresistenten Keimen
- Aufnahme aus Langzeitpflegebereichen, Tracheostomata, offene Hautwunden, chron. Dialyse

	Cephalosporin Gr. 3b	Cefepim → 220	2g alle 8h i.v.
		Ceftazidim → 219 plus gg. Pneumokokken u. S. aureus wirks. Antibiot. → 217	2g alle 8h i.v.
oder	Carbapenem	Imipenem → 235	1g alle 8h i.v.
		Meropenem → 235	1g alle 8h i.v.
oder	Ureidopenicillin + Beta-Laktamase-Inhibitor	Piperacillin + Tazobactam	4.5g alle 6h i.v.
plus	Fluorchinolon Gr. 3	Levofloxacin → 230	2 x 500mg i.v.
	Fluorchinolon Gr. 2	Ciprofloxacin → 230	3 x 400mg i.v.
oder	Aminoglykosid	Amikacin → 228	1 x 15-20mg/kg/d i.v., (Talspiegel < 4µg/ml)
		Gentamicin → 228	1 x 3-7mg/kg/d i.v., (Talspiegel < 1µg/ml)
		Tobramycin → 229	1 x 3-7mg/kg/d i.v., (Talspiegel < 1µg/ml)
MRSA-Infektion	Oxazolidinone	Linezolid → 237	600mg alle 12h i.v.
	Glykopeptid	Vancomycin → 236	15mg/kg alle 12h i.v. oder 2 x 1g i.v., (Talspiegel 15-20µg/ml)

Beachte: Nach 3d Ther. überprüfen und auf Monother. deeskalieren, falls Nachweis eines empf. Keims u./od. Patientenstabilisierung; Therapiedauer einer nosokomialen Pneumonie i.d.R. 8d länger (15d), bei Nonfermenter (Pseudomonas, Acinetobacter u. Stenotrophomonas) zu erwägen, bei Legionellosen empfohlen; bei gleichzeitiger komplizierter Staph.-aureus-Bakteriämie und Pneumonie 2-4 Wochen Therapie

[15] Bodmann KF et al.: Empfehlungen zur kalkulierten parenteralen Initialtherapie bakterieller Erkrankungen bei Erwachsenen. Chemotherapie Journal. 2010; 19: 179-255.
[16] Dalhoff K et al.: Epidemiologie, Diagnostik und Therapie erwachsener Patienten mit nosokomialer Pneumonie. Pneumologie 2012; 66: 707-765

T 3.6.6 Aspirationspneumonie und Retentionspneumonie[19]

- Aspirationspneumonie oft bei neurologischen Grunderkrankungen, Stenosen im oberen GI-Trakt, Bettlägerigkeit, Pflegeheimbewohnern, Intoxikationen
- Meist Mischinfektionen, vorwiegend Staph. aureus, Streptokokken, Klebsiellen, E. coli., Pseudomonas, Anaerobier
- Dauer der Therapie individuell je nach Verlauf
- Retentionspneumonie mit gleichem Keimspektrum; Therapiedauer im Falle einer Stenosebeseitigung 7d, sonst individuell bis zu mehreren Wochen

	Aminopenicillin + Beta-Laktamase-Inhibitor	Ampicillin + Sulbactam → 216	3 x 3g i.v.
oder	Fluorchinolon Gr. 4	Moxifloxacin → 231	1 x 400mg p.o. oder i.v.
oder	Cephalosporin Gr. 2	Cefuroxim → 218	3 x 1.5g i.v.
	Cephalosporin Gr. 3a	Ceftriaxon → 219	1–2 x 2g i.v.
plus	Lincosamide	Clindamycin → 228	3–4 x 600mg/d i.v.

T 3.7 Lungenabszess[19]

Meist Mischinfektionen, vorwiegend Anaerobier, S. aureus, Streptokokken, Klebsiellen, E. coli.; Dauer der Therapie individuell je nach Verlauf, häufig 4–8 Wochen

	Aminopenicillin + Beta-Laktamase-Inhibitor	Ampicillin + Sulbactam → 216	3 x 3g i.v.
oder	Fluorchinolon Gr. 4	Moxifloxacin → 231	1 x 400mg i.v.
oder	Cephalosporin Gr. 2	Cefuroxim → 218	3(-4) x 1.5 g i.v.
	Cephalosporin Gr. 3a	Ceftriaxon → 219	1–2 x 2g i.v.
plus	Lincosamide	Clindamycin → 228	3–4 x 600mg/d i.v.

T 3.8 Pleurale Infektionen[17, 19]

T 3.8.1 Pleuritis exsudativa/Pleuraempyem, ambulant erworben

Mögl. Erreger: Staph., Pneumokokken, H. influenzae, Streptokokken, E. coli, Anaerobier, Mykobakterien
Dauer der Therapie je nach Verlauf: 7d (bei suffizienter Drainage) bis 2W und länger
Frühzeitige Erwägung einer großlumigen Drainagetherapie (mit oder ohne intrapleurale Fibrinolyse) oder videoassistierten Thorakoskopie (VATS)

	Cephalosporin Gr. 2/3a	z.B. Cefuroxim → 223	3(-4) x 1.5 g i.v.
plus	Lincosamide	Clindamycin → 228	3–4 x 600mg p.o./i.v.
oder	Aminopenicillin + Beta-Laktamase-Inhibitor	Ampicillin + Sulbactam → 216	3 x 3g i.v.
oder	Fluorchinolon Gr. (3 o.) 4	z.B. Moxifloxacin → 231	1 x 400mg p.o./i.v.

T 3.8.2 Pleuraempyem, nosokomial erworben

Mögliche Erreger: Staphylokokken (auch MRSA), Enterobact., Anaerobier, Pseudomonas
Dauer der Therapie je nach Verlauf: 14–21d
Frühzeitige Erwägung einer großlumigen Drainagetherapie (mit oder ohne intrapleurale Fibrinolyse) oder videoassistierten Thorakoskopie (VATS)

	Cephalosporin Gr. 3b	Cefepim → 220	(1)-2g alle 8-(12)h i.v.
		Ceftazidim → 219	2g alle 8h i.v.
oder	Fluorchinolon Gr. 3	Levofloxacin → 230	2 x 500mg i.v.
oder	Fluorchinolon Gr. 2	Ciprofloxacin → 230	3 x 400mg i.v.
jew. +	Lincosamide	Clindamycin → 228	4 x 600mg i.v.
oder	Carbapenem	Meropenem → 235	1g alle 8h i.v
alternativ	Ureidopenicillin + Beta-Laktamase-Inhibitor	Piperacillin + Tazobactam → 217	4.5g alle 6h i.v.

T 3.8.3 Gezielte Therapie schwerer respiratorischer Infektionen[17, 18, 19]

Wenn möglich, stets nach Antibiogramm therapieren

Pneumokokken (Streptococcus pneumoniae) 1. Wahl

	Benzylpenicillin	Penicillin G → 212	4-6 x 1-5 Mio. IE/d i.v.
oder	Cephalosporin 2. Gen.	Cefuroxim → 223	3 x 1.5g i.v.
	Cephalosporin 3. Gen.	Ceftriaxon → 219	1 x 2g i.v.
oder	Aminopenicillin	Amoxicillin → 214	≥ 70kg: 3 x 1g p.o., < 70kg: 3 x 0.75g p.o. (5-7d)

Bei Penizillin- oder Cephalosporinallergie

	Makrolid	Clarithromycin → 226	2 x 500mg p.o./i.v.

Staphylokokken 1. Wahl

	Isoxazylpenicillin	Flucloxacillin → 213	4-6 x 2g i.v.
oder	Cephalosporin 1. Gen.	Cefazolin → 217	Erw.: 2-3 x 0.5-2g/d i.v.
oder	Lincosamide	Clindamycin → 228	3 x 600mg i.v./p.o.

Bei Methicillinresistenz (MRSA)

	Glykopeptid	Vancomycin → 236	2 x 1g/d i.v., dann nach Serumspiegel (Ziel-Talspiegel 15–20µg/ml)
oder	Oxazolidone	Linezolid → 237	2 x 600mg i.v. oder p.o.

Hämophilus influenza 1. Wahl

	Aminopenicillin	Amoxicillin → 214	≥ 70kg: 3 x 1g p.o., < 70kg: 3 x 0.75g p.o. (5-7d)
		Ampicillin → 214	3(-4) x 2g/d i.v.
oder	Cephalosporin 3. Gen.	Ceftriaxon → 219	2 x 2g/d i.v.

Pleurale Infektionen 495

Mycoplasma pneumoniae 1. Wahl			
	Tetracyclin	Doxycyclin → 224	ini 1 x 200mg p.o., dann ≥ 70kg: 1 x 200mg p.o., < 70kg: 1 x 100mg p.o. (5-7d)
oder	Makrolid	z.B. Clarithromycin → 226	2 x bis 500mg/d p.o.
oder	Fluorchinolon Gr. 4	Moxifloxacin → 231	1 x 400mg p.o.
Chlamydia pneumoniae 1. Wahl			
	Tetracyclin	Doxycyclin → 224	ini 1 x 200mg p.o., dann ≥ 70kg: 1 x 200mg p.o., < 70kg: 1 x 100mg p.o. (5-7d)
oder	Makrolid	z.B. Clarithromycin → 226	2 x bis 500mg/d p.o.
oder	Fluorchinolon Gr. 4	Moxifloxacin → 231	1 x 400mg p.o.
Coxiella burnetti 1. Wahl			
	Tetracyclin	Doxycyclin → 224	ini 1 x 200mg p.o., dann ≥ 70kg: 1 x 200mg p.o., < 70kg: 1 x 100mg p.o. (5-7d)
oder	Fluorchinolon Gr. 4	Moxifloxacin → 231	1 x 400mg p.o.
Pseudomonas			
	Cephalosporin 3. Gen.	Ceftazidim → 219	Erw.: 3 x 2g/d i.v..; keine initiale kalkulierte Monotherapie der CAP, da Pneumokokken primär immer möglich
oder	Ureidopenicillin + Beta-Laktamase-Inhibitor	Piperacillin + Tazobactam → 217	3-(4) x 4.5g i.v
oder	Carbapenem	Meropenem → 235	1g alle 8h i.v
oder	Fluorchinolon	Ciprofloxacin → 230	3 x 400mg/d i.v.
Klebsiella pneumoniae, E. coli, Proteus mirabilis			
	Cephalosporin 3. Gen.	Ceftriaxon → 219	2 x 2g/d i.v.
oder	Aminopenicillin + Beta-Laktamase-Inhibitor	Ampicillin + Sulbactam → 216	3 x 3g i.v.
oder	Fluorchinolon	Ciprofloxacin → 230	3 x 400mg/d i.v.
oder	Carbapenem	Meropenem → 235	1g alle 8h i.v.
ESBL-Bildner (E. coli, Klebsiellen)			
	Carbapenem	Meropenem → 235	1g alle 8h i.v.
		Ertapenem → 234	1 x 1g/d

Legionellenpneumonie

	Fluorchinolon	Levofloxacin → 230	2 x 500 mg/d p.o, 7-10d
		Moxifloxacin → 231	400mg/d p.o., 7-10d
oder	Makrolid	Clarithromycin → 226	2 x bis 500mg/d p.o., i.v.; Dauer 7-10d
		Azithromycin → 226	1 x 500mg i.v./p.o. 7-10d

Acinetobacter baumannii

	Carbapenem	Meropenem → 235	1g alle 8h i.v.

Stenotrophomonas maltophilia

	Folatantag. + p-Amino-benzoesäureantagonist	Cotrimoxazol → 232	2 x 160 + 800mg/d i.v.
ggf. plus	Cephalosporin 3b	Ceftazidim → 219	2g alle 8h i.v.
oder	Fluorchinolon 4	Moxifloxacin → 231	1 x 400mg i.v.

[17] Bodmann KF et al.: Empfehlungen zur kalkulierten parenteralen Initialtherapie bakterieller Erkrankungen bei Erwachsenen. Chemotherapie Journal. 2010; 19: 179-255.

[18] Höffken G et al.: Epidemiologie, Diagnostik, antimikrobielle Therapie und Management von erwachsenen Patienten mit ambulant erworbenen tiefen Atemwegsinfektionen sowie ambulant erworbener Pneumonie. Update 2009. Pneumologie 2009; 63:e1-68

[19] Ewig S et al.: Behandlung von erwachsenen Patienten mit ambulant erworbener Pneumonie und Prävention - Update 2016. Pneumologie 2016; 70: 151-200

T 3.9 Lungenembolie (LE)

T 3.9.1 Prognoseeinschätzung

Pulmonary embolism severity index (PESI)[20, 21]

Parameter	Originalversion	Vereinfachte Version (sPESI, simplified PESI)
Alter	Alter in Jahren	1 Punkt (bei Alter > 80 J)
Männliches Geschlecht	+ 10 Punkte	–
Krebserkrankung	+ 30 Punkte	1 Punkt
Chronische Herzinsuffizienz	+ 10 Punkte	1 Punkt
Chronische pulmonale Erkrankung	+ 10 Punkte	
Herzfrequenz ≥ 110/min	+ 20 Punkte	1 Punkt
Systolischer Blutdruck < 100 mmHg	+ 30 Punkte	1 Punkt
Atemfrequenz > 30/min	+ 20 Punkte	–
Temperatur < 36 °C	+ 20 Punkte	–
Veränderter Bewusstseinszustand	+ 60 Punkte	–
SaO_2	+ 20 Punkte	1 Punkt

Lungenembolie

Risikostratifizierung, basierend auf der Summe der o.g. Punkte	
Originalversion	**Vereinfachte Version**
Klasse I: ≤ 65 Punkte	**0 Punkte**
Sehr geringes 30-Tages-Mortalitätsrisiko (0–1,6%)	30-Tages-Mortalitätsrisiko 1% (95% CI 0–2,1%)
Klasse II: 66–85 Punkte	
Geringes Mortalitätsrisiko (1,7–3,5%)	
Klasse III: 86–105 Punkte	**≥ 1 Punkt**
Moderates Mortalitätsrisiko (3,2–7,1%)	30-Tages-Mortalitätsrisiko 10,9% (95% CI 8,5–13,2%)
Klasse IV: 106–125 Punkte	
Hohes Mortalitätsrisiko (4–11,4%)	
Klasse V: > 125 Punkte	
Sehr hohes Mortalitätsrisiko (10–24,5%)	

[20] Aujesky D et al.: Derivation and validation of a prognostic model for pulmonary embolism. Am J Respir Crit Care Med 2005; 172(8):1041–6.
[21] Jiménez D et al.: Simplification of the pulmonary embolism severity index for prognostication in patients with acute symptomatic pulmonary embolism. Arch Intern Med 2010; 170(15):1383–1389

Patientenklassifikation, basierend auf frühem Mortalitätsrisiko[22]				
Frühes Mortalitätsrisiko	Schock oder Hypotension	PESI-Kl. III–V oder sPESI ≥ 1	Bildgebung: rechtsventrikuläre Dysfunktion	Laborchem. kard. Biomarker
Hoch	+	(+)	+	(+)
Intermediär bis hoch	–	+	Beide positiv	
Intermediär bis niedrig	–	+	Ein Punkt positiv oder keiner der beiden Punkte positiv	
Niedrig	–	–	Ggf. Bestimmung; falls bestimmt, beide neg.	

PESI = Pulmonary embolism severity index; sPESI = simplified Pulmonary embolism severity index

T 3.9.2 Allgemeinmaßnahmen

bei Bedarf	Opioid (Analgesie)	Morphin → 279	5–10mg i.v., Cave: Atemdepression
	Oxygenierung bei Hypoxämie	Sauerstoff	4–6l/min Nasensonde
bei Bedarf	Flüssigkeit	Kristalloide	mäßige und vorsichtige Volumentherapie bei Hypotonie, weitere Rechtsherzbelastung vermeiden
bei Bedarf	Katecholamine	Noradrenalin → 55, evtl. Dobutamin, ggf. Adrenalin → 55	zur hämodyn. Stabilisierung im Schock; wenige Daten zu Vasodilatatoren (NO und Levosimendan)

T 3.9.3 Medikamentöse Therapie der Lungenembolie[22, 23, 24]

Niedrig-Risiko-LE

Kein Schock/Hypotonie, keine rechtsventr. Dysfunktion, kard. Biomarker neg., PESI I-II, sPESI 0

	Niedermolekulares Heparin (LMWH)	Enoxaparin → 59	1mg/kg s.c. 2 x/d
		Tinzaparin → 59	175IE/kg s.c. 1 x/d
		Fondaparinux → 61	<50kg: 5mg s.c.; 50-100kg: 7.5mg s.c.; > 100kg: 10mg s.c. jeweils 1 x/d
oder	Unfraktioniertes Heparin	Heparin → 58	80IE/kg (ca. 5000IE) Bolus i.v. + 18IE/kg/h (ca. 1000IE/h) (nach PTT auf 1.5-2.5 x)
	Unfrakt. Heparin bei Hochrisikopatienten (Schock/Hypotonie, s.u.) und schwerer NI!		
ab d2: plus	Cumarinderivat (Hemmung der Carboxylierung von Gerinnungsfaktoren in der Leber)	Phenprocoumon → 63	LMWH (od. unfrakt. Heparin) absetzen (mind. für 5d geben), wenn INR 2d im therap. Bereich (INR 2-3)
oder	Direkter Faktor-Xa-Inhibitor	Rivaroxaban → 61	2 x 15mg oral für 21d, dann 1 x 20mg; 1-2d nach parent. Antikoag. beginnen; Cave: NI (GFR < 15ml/min)
oder		Apixaban → 60	2 x 10mg p.o. für 7d, dann 2 x 5mg/d; Prophylaxe rez. LE: 2 x 2,5mg/d (nach mind. 6 Mo Antikoagulation); Cave: NI (GFR < 15ml/min)
oder		Edoxaban → 61	1 x 60mg p.o., 5d nach parenteraler Antikoagulation beginnen; Cave: NI (GFR < 15ml/min)
oder	Direkter Thrombin-Hemmer	Dabigatran → 62	2 x 150mg p.o., 5d nach parent. Antikoag. beginnen; Cave: NI (GFR < 30ml/min), 2 x 110mg p.o. bei Alter ≥ 80J und Verapamil-Komedikation; GI-Blutungsneigung; Antidot: Idarucizumab 5mg i.v.

Orale Antikoagulation (OAK) 3M bei reversiblem RF, mind. 3M bei Erstereignis ohne reversiblen RF, unbegrenzt bei Rezidiv-LE, chron. thromboembolischer pulmonaler Hypertonie (CTEPH), LE bei aktiver Krebserkrankung (eher mit LMWH) und einzelnen Thrombophilieformen; ASS als (schwächere) Alternative einer Langzeitantikoagulation, wenn KI/Unverträglichkeit oder Ablehnung von OAK

Lungenembolie 499

Intermediär-Niedrig-Risiko-LE

Kein Schock/Hypotonie, PESI III-V/sPESI ≥ 1, entweder rechtsventrikuläre Dysfunktion oder kardiale Biomarker positiv (oder keines von beiden)

> Stationäre Therapie, umgehende parenterale Antikoagulation (s.o.), engmaschiges Monitoring, insb. wenn Troponin als kardialer Biomarker positiv

Intermediär-Hoch-Risiko-LE

Kein Schock/Hypotonie, PESI III-V/sPESI ≥ 1, rechtsventr. Dysfunkt. und kard. Biomarker pos.

> Keine grundsätzliche Lyseindikation, aber bei hoher Gefahr eines Rechtsherzversagens und geringem Blutungsrisiko zu überlegen; stat. Therapie und engmaschiges Monitoring für 48-72h (z.B. Chest-Pain-Unit), umgehende parenterale Antikoagulation (s.o.)

Hoch-Risiko-LE mit Schock/Hypotonie

> Lyse, dabei lebensbedrohliche KI beachten; je nach Situation und Lyse unfraktioniertes Heparin i.v. vor, während bzw. nach Lyse; chirurgische Embolektomie oder perkutane Katheterverfahren erwägen, wenn Lysetherapie erfolglos oder kontraindiziert

Patient reanimationspflichtig wegen LE

> Lyse, keine KI

T 3.9.4 Lyse-Schemata[22, 24]

a)	Plasminogenaktivator	Streptokinase → 65	250000 IE über 30min, dann 100000 IE ü. 24h, dann Heparin i.v.
b)	Plasminogenaktivator	Urokinase → 65	4400 IE/kg über 10min, dann 4400 IE/kg über 24h + Heparin i.v.
c)	Plasminogenaktivator	rt-PA → 64	100mg über 2h (ggf. + Heparin i.v.) oder 0.6mg/kg über 15min i.v. (max. 50mg)
d)	Plasminogenaktivator	Streptokinase-Kurzlyse → 65	1.5 Mio. IE über 2h
e)	Plasminogenaktivator	Urokinase-Kurzlyse → 65	3 Mio. IE i.v. über 2h

[22] 2014 ESC Guidelines on the diagnosis and management of acute pulmonary embolism. European Heart Journal 2014; 35:3033-3080

[23] Pizzaro, C. et al.: Neue Therapieoptionen zur Behandlung der Lungenembolie: Studienlage und Stellenwert der direkten oralen Antikoagulation. Pneumologie 2015; 69: 99-110

[24] AWMF-Leitlinie 065/002, Klasse S2k: Diagnostik und Therapie der Venenthrombose und der Lungenembolie. Stand 10.10.2015; Gültigkeit 9.10.2010

T 3.10 Pulmonale Hypertonie

WHO-Klassifikation, modifiziert nach Dana Point, 2008 [25, 26, 27, 28]

1 Pulmonalarterielle Hypertonie (PAH) 1.1 Idiopathische PAH (IPAH) 1.2 Familiäre PAH (BMPRII+, ALK1 und unbekannte genet. Prädisposition) 1.3 Medikamentös-toxisch (z.B. Appetitzügler) 1.4 Assoziierte Formen der PAH (APAH): • Kollagenose • HIV-Infektion • Portale Hypertonie • Kongenitale Herzerkrankungen • Schistosomiasis	**3 PHT bei Lungenerkr. und/oder Hypoxie** 3.1 COPD 3.2 ILE 3.3 Andere gemischt obstruktive und/oder restriktive Lungenerkrankungen 3.4 Schlafassoziierte Atemstörungen 3.5 Alveoläre Hypoventilationssyndrome 3.6 Chronische Höhenexposition 3.7 Pulmonale Fehlentwicklungen
	4 Chronische thromboembolische PHT
1' PAH bei bei pulmonalen veno-okklusiven Erkrankungen, pulmonal-kapillärer Hämangiomatose	**5 Verschiedene Entitäten mit unklarer bzw. multifaktorieller Genese** 5.1 Hämatologische Erkrankungen: chron. hämolytische Anämien, myeloproliferative Erkrankungen, Splenektomie 5.2 Systemerkrankungen: Sarkoidose, Langerhanszell-Histiozytose, Lymphangioleiomyomatose, Neurofibromatose, Vaskulitiden 5.3 Metabolische Erkrankungen: Glykogenose Typ I, M. Gaucher, Thyreopathien 5.4 Weitere: Fibrosierende Mediastinitis, mediastiale LK/TU, chronische Niereninsuffizienz unter Dialyse
1'' Persistierende pulmonale Hypertonie des Neugeborenen	
2 PHT bei Linksherzerkrankungen 2.1 Systolische Dysfunktion 2.2 Diastolische Dysfunktion 2.3 Erkr. der Aorten- oder Mitralklappe 2.4 Kongenitale/erworbene Ein-/Ausflusstraktobstruktion des li. Herzens u. kongenitale Kardiomyopathie 2.5 Kongen./erw. Pulmonalvenenstenosen	

BMPRII = bone morphogenic protein receptor type II, COPD = chronic obstructive pulmonary disease, ILE = interstitielle Lungenerkrankung, LA = linkes Atrium, LE = Lungenerkrankung, LK = Lymphknoten, LV = linker Ventrikel, PAH = pulmonalarterielle Hypertonie, PHT = pulmonale Hypertonie, TU = Tumor

Def.: Pulmonale Hypertonie = PAPm in Ruhe ≥ 25mmHg, gemessen mit Rechtsherzkatheter
Merke: Vor Therapie der IPAH, familiären und Medikamenten-assoziierten PAH Rechtsherzkatheter mit Vasodilatatortestung; falls positiv: hochdosiert Kalziumantagonisten
Für WHO-Funktionsklasse (WHO-FC) IV mit Rechtsherzdekompensation:
Epoprostenol i.v. als Mittel der 1. Wahl

bei Hypoxämie	Gas (Blutoxygenation)	Sauerstoff	über Nasensonde > 16h/d b. PAH, wenn pO_2 < 60 mmHg bzw. SaO_2 < 90%; Korrektur Anämie/Eisenmangel erwägen

Pulmonale Hypertonie

spez. Ind.	**Dihydropyridinderivat, Kalziumantagonist** (Inotropie ↓, Afterload ↓); nur bei Vasoreagibilität im Rechtsherzkatheter bei IPAH, familiärer und Medikamenten-assoziierter PAH	Nifedipin → 31	*ini 10mg p.o. 3 x/d; max. 240mg/d*
		Amlodipin → 31	*ini 2.5mg p.o., max.20mg/d*
		Diltiazem → 30	*240mg p.o., MTD 720mg (n. Testung m. inhal. NO oder Epoprostenol i.v. im Rechtskatheter: wenn Anspr. Versuch mit Kalziumantagonist p.o. → Ansprechen in ca. 10% der primären PAH-Fälle)*
alternativ	**Prostazyklin-Analoga** (Vasodilatation, Thrombozytenaggregationshemmung, Hemmung von Remodeling der Pulmonalarterien HO-FC III–IV)	Epoprostenol	*ini 2-4ng/kg/min i.v., dann alle 2-4W um 1-2ng/kg steigern (je n. Symptomen und Verträglichkeit bis 20-40ng/kg/min)*
		Iloprost → 69	*kontinuierlich i.v., daher nicht praktikabel (ini ca. 0.5-1ng/kg/min, Erhaltung 2-8ng/kg/min); HWZ 20-30min*
		Iloprost inhalativ → 90	*6-9 Inhal. à 2.5-5µg/Inh. (insgesamt 15-45µg/d, im Median 30µg/d, über 30-90min) für gute Ergebnisse nötig*
		Treprostinil subcutan → 91	*W1: 1.25ng/kg/min s.c., W2-5: um 1.25ng/kg/min pro W steigern, ab W6 um 2.5ng/kg/min/W ↑ bis zur individuellen Erh.Dos.*
		Treprostinil i.v. → 91	*1.25ng/kg/min i.v.; W1-4: um 1.25ng/kg/min pro W steigern, dann um 2.5ng/kg/min; s.a. FachInfo*
oder	**Prostacyclin-Rez.-Agonist** (WHO-FC II-III)	Selexipag → 91	*ini 2 x 200µg/d; Dosis pro W um 2 x 200µg steigern bis zur individ. Erh.Dos., MTD 2 x 1600µg*

oder	**Endothelin-Rezeptor-Antagonist** (rasche Vasodilatation); ab WHO-Funktionsklasse (WHO-FC) II	Bosentan → 90	65.5mg p.o. 2x/d (4W.), dann 125mg 2x/d
		Macitentan → 90	1 x/d 10mg p.o.
		Ambrisentan → 90	1 x/d 5-10mg p.o., PAH
oder	**Phosphodiesterasehemmer (PDE-5/6)** (pulmonale Vasodilatation) ab WHO-FC II	Sildenafil → 91	20mg 3 x/d p.o., MTD 240mg
		Tadalafil → 91	1 x/d 40mg p.o.
oder	**Guanylatcyclase-Stimulator** PAH und CTEPH	Riociguat → 91	0.5, 1.0, 1.5, 2.0, 2.5mg; Start 3 x 1.0mg/d, Dosis alle 2 W steigern bis max. 3 x 2.5mg/d; Cave: KI in Komb. mit PDE-5/6-Inhibitoren u. Nitraten
Diuretika: im Falle eines Rechtsherzversagens und Flüssigkeitsretention			
evtl.	**Benzothiadiazindiuretika** (ren. H_2O-/NaCl-Verlust, endog. vasokonstr. Reize ↓)	Hydrochlorothiazid → 43	1 x 12.5–50mg/d p.o. (keine spezifische Routinetherapie)
evtl. plus	**K^+-sparendes Diuretikum** (ren. H_2O-/NaCl-Verlust, Hemmung der K^+-Sekretion)	Triamteren → 44	2 x 50mg/d p.o. (keine spezifische Routinetherapie)
oder	**Aldosteronantagonist** (ren. H_2O-/NaCl-Verlust, Hemmung der K^+-Sekretion)	Spironolacton → 45	d1–5: 2–4 x 50–100mg, dann 1–2 x 50–100mg p.o. (keine spezif. Routinether.)
Orale Antikoagulation bei IPAH, familärer PAH und PAH durch Appetitzügler erwägen			
	Vitamin-K-Antagonist (Verhinderung rezid. Embolien, Langzeit-Antikoag.)	Phenprocoumon → 63	1–5mg/d; INR-Zielwert: 2.0–3.0

- Bei unzureichender Kontrolle einer Monotherapie der PAH-sequentielle Kombination der Endothelinrezeptorantagonisten, Prostacyclin-Rezeptor-Agonist) und Phosphodiesterase-Inhibitoren (alternativ Riociguat) frühzeitig sinnvoll.
- Initiale Kombinationstherapie Ambrisentan + Tadalafil mit Evidenzgrad I empfohlen gegenüber Monotherapie aufgrund späterer klinischer Verschlechterung.

[25] ESC/ERS Guidelines for the Diagnosis and Treatment of Pulmonary Hypertension, European Heart Journal, 2015 - doi: 10.1093/eurheart/ehv317 Hoeper MM, Bogaard HJ et al.: Definitions and diagnosis of pulmonary hypertension
[26] Hoeper MM, Bogaard HJ et al.: Definitions and diagnosis of pulmonary hypertension. J Am Coll Cardiol 2013; 62(25), Suppl D:42-50
[27] Galie N, Corris AP et al.: Updated treatment algorithm of pulmonary arterial hypertension. J Am Coll Cardiol 2013; 62(25), Suppl. D:60-72. http://www.sciencedirect.com/science/article/pii/S0735109713058749
[28] Klose H et al.: Therapie der pulmonal arteriellen Hypertonie. Pneumologie 2015; 69: 483-495

T 3.11 Bronchiektasen + rezidivierende bakterielle Infekte ohne zystische Fibrose; allergische bronchopulmonale Aspergillose (ABPA) [29, 30, 31]

Häufige Kolonisation und Infektion mit P. aeruginosa			
	Cephalosporin Gr. 3b	Ceftazidim → 219	2 x 2g i.v.
oder	Acylaminopenicillin + Beta-Lactamase-Inhib.	Piperacillin + Tazobactam → 217	3 x 4.5g i.v.
oder			
	Fluorchinolon Gr. 2	Ciprofloxacin → 230	2 x 400mg i.v.
	Fluorchinolon Gr. 3	Levofloxacin → 230	1–2 x 500mg i.v.
oder			
	Carbapenem	Meropenem → 235	3 x 1g i.v.

Bei Nachweis von Pseudomonas und schwerer Infektion Kombinationstherapie; ini stets i.v.

evtl.	Inhalative Antibiotika als Dauertherapie bei Pseudomonas-Kolonisation (off-label-use bei Non-CF-Bronchiektasie)		
	Aminoglykosid	Tobramycin → 229	2 x 80–300mg p.i.
oder	Cyclopeptid	Colistin → 238	2 x 1–2Mio E p.i., max. 3 x 2Mio E
oder	Monobactam	Aztreonam → 224	3 x 75mg p.i. für 28d

Allergische bronchopulmonale Aspergillose (ABPA) [32]

Allerg. Reaktion der Bronchien v.a. bei Asthma und Zystischer Fibrose mit zylindrischen, zentral lokalisierten Bronchiektasen

	Glukokortikosteroid (antiinflammatorisch, Empfindlichkeit der Rez. ↑)	Prednisolon → 205	ini 0.5(–1)mg/kg; meist 20–40mg p.o. für 2W, dann stufenweise Reduktion bis auf 10mg/d für ca. 3–6M
ggf. plus	Antimykotikum (Triazol)	Itraconazol → 259	2 x 100–200mg/d p.o

Anm.: Beachte auch Obstruktionen, Hämoptysen, virale Infekte; neben Pharmakotherapie v.a. Verbesserung der mukoziliären Clearance durch Sekretdrainage (Atem-, Physiotherapie)

---

[29] Vogel et al.: Empfehlungen zur kalkulierten parenteralen Initialtherapie bakterieller Erkrankungen bei Erwachsenen. Chemother J 2004; 4:46–105.

[30] Höffken G et al.: Epidemiologie, Diagn., antimikrobielle Ther. u. Management von erwachsenen Pat. mit ambulant erworb. tiefen Atemwegsinfektionen sowie amb. erworbener Pneumonie. Update 2009. Pneumologie 2009; 63:e1–68.

[31] Rademacher J, Ringshausen FC: Non CF-Bronchiektasien mit Fokus auf die allergische bronchopulmonale Aspergillose. Pneumologie 2013; 67:40-49

[32] Menz G, Duchna HW: Allergische bronchopulmonale Aspergillose. Pneumologie 2017; 71:173-182

T 3.12 Mukoviszidose (Zystische Fibrose)[33, 34, 35, 36]

T 3.12.1 Pulmonale Verlaufsform, allgemein*

	Oxygenierung bei Hypoxämie	Sauerstoff	Ziel $PaO_2 \geq 60\,mmHg$
bei Bedarf	**Mukolytikum** (Sputumviskosität ↓)	DNase (Dornase alfa)	1–(2) x 2500E in 2.5ml/d p.i.
		Mannitol → 82	Inh. 2 x/d 400mg Pulver (10 Hartkapseln à 40mg)
und/ oder	**Sekretolytikum** (Sputumviskosität ↓)	Acetylcystein → 82	3 x 200–600mg/d p.o.; Cave: evtl. negativer Effekt durch Auslösen entzündl. Reaktionen der Atemwege
		NaCl-Lsg. 0,9–3% → 294	intermittierende Inh.
und/ oder	**Hypertone Kochsalzlösung**	NaCl 7% → 294	2–4 x 4ml Inhalation
kausale Ther.	**CFTR-Potentiator**	Ivacaftor → 138	2 x 150mg Tbl.; nur bei Vorliegen G551D-Mutation d. CFTR-Gens
oder	**CFTR-Potentiator bzw. Modulator der CFTR-Kanäle**	Lumacaftor + Ivacaftor → 138	2 x 2 Tbl. (200mg+125mg) mit fetthaltiger Nahrung; nur bei Vorliegen F508del-Mutation (häufigste CF-Mutation in Deutschland) für Pat. > 12J
bei Bedarf	**Kurz wirksames Beta-2-Sympathomimetikum** (bronchodilatatorisch, Zilienstimulation)	Salbutamol → 73	bei Bedarf 1–2 Inh., max. 12 Inh./d
evtl. plus	**Makrolid-Antibiotikum** (antiinflammatorisch bzw. infektionsprophylaktisch)	Azithromycin → 226	1–3 x 500mg/Woche
evtl. plus	**NSAR**	z.B. Ibuprofen → 194	erste kleine Studien mit positivem Effekt bei Ki.

Mukoviszidose

T 3.12.2 Eradikationstherapie Pseudomonas aeruginosa (übrige Infektionen antibiogrammgerecht)[33, 34, 35, 36]

Wenn multiresistent, nach Antibiogramm			
inhalative Therapie	Aminoglykosid	Tobramycin → 229	2 x 80–300mg/d, Dauer: alternierend 4W, dann 4 W Pause
	Cyclopeptid	Colistin → 238	1 Mio. E 2 x/d; bei Persistenz bis 2 Mio. E 3 x/d; Dauer: 3–12W
	Monobactam	Aztreonam → 224	3 x 75mg Inh. für 28d, dann mind. 28d Inhalationspause
	Fluorchinolon	Levofloxacin → 231	2 x 240mg p.i. für 28d, dann 28d Pause, dann alternierend
systemisch	Cephalosporin 3. Gen.	Ceftazidim → 219	100–200mg/kgKG/d, 2–3 x 1–2g/d i.v. über 2W
oder	Fluorchinolon	Ciprofloxacin → 230	40mg/kgKG/d, 2 x 500–750mg p.o. über 3–12W
oder	Acylaminopenicillin +/– β-Lactamase-Inh.	Piperacillin +/– Tazobactam → 217	300–450mg/kgKG/d; 3 x 4.5g i.v. über 2W
oder	Carbapenem	Meropenem → 235	120mg/kgKG/d; 3 x 1g i.v. über 2W
oder	Aminoglykosid	Tobramycin → 229	1 x 8–10mg/kgKG/d i.v.; Ziel-Talspiegel < 2mg/l
Jährliche Grippeimpfung empfohlen			

T 3.12.3 Intestinale Verlaufsform*[33]

	Fettlösliche Vitamine (Substitution)	Vit. ADEK	je nach Alter (und Spiegel): Vit A: 1500–10000IE/d; Vit D: 400–1000IE/d; Vit E: 40–400IE/d; Vit K: 0,3–0,5mg/d
und	Exokrines Pankreasenzym (Enzymsubstitution)	Pankreatin → 102	500–2500IE Lipase/kgKG pro Mahlzeit (+ Substit. Proteasen und Amylase in Kombinationspräp.) lebenslang zu den Mahlzeiten

*Anm.: Plus hochkalorische Ernährung + Multivitamin-Präp. + Insulin bei Diabetes mell. + Laxantien bei Obstipation + Gallensäuren (Ursofalk) zur Gallensteinprophylaxe; Therapie meist in Spezialambulanzen

[33] Stern M et al.: S1-Leitlinie Mukoviszidose (Cystische Fibrose): Ernährung und exokrine Pankreasinsuffizienz. AWMF 2011; 068/020
[34] Mogayzel PJ et al.: Cystic fibrosis pulmonary guidelines. Am J Respir Crit Care med 2013; 187:680-689
[35] Müller FM et al.: S3-Leitlinie „Lungenerkrankung bei Mukoviszidose", Modul 1. AWMF 2013; 026/022
[36] Schwarz C.: Arzneimitteltherapie der zystischen Fibrose. Arzneimitteltherapie 2013; 31: 80-88

T 3.13 Sarkoidose[37, 38, 39]

Cave: systemische immunsuppr. Therapie abhängig von Stadien/Aktivität v.a. im chron. Stadium bei respirat. Einschränkung (ab Röntgen-Stadium 2) und extrapulmonaler Beteiligung; inhal. Glukokortikoid evtl. symptomatisch bei Husten; bei chronisch aktiver Sarkoidose evtl. steroidsparende Immunsuppressiva, s.u., bei therapierefraktärer Sarkoidose ggf. Infliximab

T 3.13.1 Akute Form

evtl.	Arylessigsäurederivat, Cyclooxygenase-Hemmer (antiphlogistisch, analgetisch, antipyretisch)	z.B. Indometacin → 196	2-3 x 25-50mg/d p.o., 1-2 x 75mg/d (ret.) p.o., 1-2 x 50-100mg/d rekt.

T 3.13.2 Chronische Form

evtl.	Inhalatives Steroid	z.B. Budesonid → 78	2 x 1-2 Inh. (< 800µg/d), v.a. bei milder pulmonaler Symptomatik (Husten)
evtl.	Glukokortikosteroid (antiinflammatorisch, Empfindlichkeit der Rezeptoren↑)	Prednison → 205 Prednisolon → 205 Methylprednisolon → 205	ini 0.5(-1mg)/kg; meist 20-40mg p.o., dann stufenweise Reduktion bis auf 10mg/d für ca. 12-24M; 1mg/kg Beginn bei kardialer Sarkoidose
(evtl. plus)	Antimetabolit (Folatantagonist)	Methotrexat → 202	7.5-30mg p.o.1x/W + Folsäure 1mg/d p.o.
(oder plus)	Purinantagonist	Azathioprin → 267	50-200mg/d p.o.
(oder plus)	Isoxazolderivat	Leflunomid → 202	10-20mg/d p.o.
(oder plus)	Antimetabolit	Mycophenolatmofetil → 268	2g/d p.o.
(oder plus)	TNF-Antagonist	Infliximab → 210	3-5mg/kg i.v. in W 0, 2, 6, dann alle 8W

[37] Ianuzzi M et al.: Sarcoidosis. N. Engl. J Med. 2007. 357; 21:2153-2165.
[38] Pabst S et al.: Sarkoidose. Pneumologie 2012; 66: 96-110.
[39] Gillisen A, Pietrzak S: Moderne Therapie der Sarkoidose. Pneumologie 2012; 66:539-546

Ösophagitis

T 4 Gastroenterologie – Therapie (S. Endres)

T 4.1 Ösophagitis

T 4.1.1 Refluxösophagitis (erosive Refluxerkrankung, ERD) [1]

Protonenpumpen-Inhibitor (Säuresekretion ↓)	Omeprazol → 94	1 x 20mg/d p.o. (präprand.)
	Esomeprazol → 93	1 x 40mg/d p.o. (präprand.)
	Lansoprazol → 93	1 x 30mg/d p.o. (präprand.)
	Pantoprazol → 94	1 x 40mg/d p.o. (präprand.)
	Rabeprazol → 94	1 x 20mg/d p.o. (präprand.)

Jeweils die Standarddosis über 4 oder 8 W, dann Reduktionsversuch auf die halbe Tagesdosis (Step-down-Prinzip); bei Nichtansprechen/Wiederauftreten doppelte Tagesdosis (Step-up-Prinzip)

[1] Koop H, et al. Gastroösophageale Refluxkrankheit. Ergebnisse einer evidenzbasierten Konsensuskonferenz der Deutschen Gesellschaft für Verdauungs- und Stoffwechselkrankheiten. Z Gastroenterol 2014; 52:1299-346. Übernommen als AWMF-Leitlinie 021-013, Stand: 31.5.2014, gültig bis 31.5.2019 (S. 41, S. 50)

T 4.1.2 Sekundärprophylaxe bei Refluxkrankheit

Protonenpumpen-Inhibitor (Säuresekretion ↓)	Omeprazol → 94	1 x 20mg/d p.o. (präprand.)
	Esomeprazol → 93	1 x 40mg/d p.o. (präprand.)
	Lansoprazol → 93	1 x 30mg/d p.o. (präprand.)
	Pantoprazol → 94	1 x 40mg/d p.o. (präprand.)
	Rabeprazol → 94	1 x 20mg/d p.o. (präprand.)

Reduktionsversuch nach 3 M, z.T. lebenslang

T 4.1.3 Infektiöse Ösophagitis

Candida (Soor)

Azolderivat (Antimykotikum)	Fluconazol → 259	d1: 1 x 200–400mg/d p.o., dann 1–2 x 100mg/d p.o. (14d)

oder bei ausbleibender Besserung nach 2 Wochen

Imidazolderivate (antimykotisch)	Voriconazol → 260	d1: 2 x 400mg/d p.o., dann 2 x 200 mg/d p.o.
	Posaconazol → 259	2 x 400mg/d p.o.

Herpes simplex [2]

DNA-Polymerase-Hemmer, Purinantagonist (Virustatikum)	Famciclovir → 245	3 x 250mg/d p.o. (14d)

Zytomegalie

	DNA-Polymerase-Hemmer, Purinantagonist (Virustatikum)	Ganciclovir → 246	2 x 5mg/kg/d i.v. (14d)

[2] Arzneiverordnungen, 22. Aufl., Arzneimittelkommission der Deutschen Ärzteschaft. Deutscher Ärzteverlag, Köln 2009. S 830

T 4.2 Achalasie

evtl.	Kalziumantagonist (Muskelrelaxation)	Nifedipin → 31	20mg s.l. (bei Bedarf präprandial)
evtl.	Nitrat (Muskelrelaxation)	Isosorbiddinitrat → 47	10mg s.l. (bei Bedarf präprandial)
evtl.	Muskelrelaxans (Acetylcholin-Freisetzung ↓)	Botulinumtoxin → 319	lokale Injektion; experimentell; keine zugelassene Indikation

T 4.3 Gastritis

Akute erosive Gastritis

	Antazida (Säurebindung)	Mg- plus Al-Hydroxid → 95	4-6 x 10ml/d p.o. (wenige d)
oder	Protonenpumpen-Inhib. (Säuresekretion ↓)	Wirkstoffe und Dosierung wie bei Refluxösophagitis → 507	
evtl.	H$_2$-Blocker (Säuresekretion ↓)	Ranitidin → 92 (weniger effektiv als PPI, nur noch selten gegeben)	300mg p.o. zur Nacht (wenige d)

Prophylaxe einer stressinduzierten Gastritis

	Protonenpumpen-Inhib. (Säuresekretion ↓)	Wirkstoffe und Dosierung wie bei Refluxösophagitis → 507	
evtl. plus	Bildung eines protektiven Films (Mukosaprotektion)	Sucralfat → 96 (weniger effektiv als PPI, nur noch selten gegeben)	4 x 1g p.o.

Typ A bei perniziöser Anämie[3]

evtl.	Vitamin B$_{12}$ (Substitution)	Cyanocobalamin → 147	1 000µg/W i.m. 1-3W, dann 1 000µg i.m. alle 3M (lebenslang)

[3] Arzneiverordnungen, 22. Aufl., Arzneimittelkommission der Deutschen Ärzteschaft, Deutscher Ärzteverlag, Köln 2009. S. 697

Ulkuskrankheit

T 4.4 Ulkuskrankheit

T 4.4.1 Ohne Helicobacternachweis

Unkompliziert

	Protonenpumpen-Inhibitor (Säuresekretion ↓)	Omeprazol → 94	1 x 20mg/d p.o. (präprandial, 3–6W)
		Esomeprazol → 93	1 x 40mg/d p.o. (präprandial, 3–6W)
		Lansoprazol → 93	1 x 30mg/d p.o. (präprandial, 3–6W)
		Pantoprazol → 94	1 x 40mg/d p.o. (präprandial, 3–6W)
		Rabeprazol → 94	1 x 20mg/d p.o. (präprandial)
oder	H$_2$-Blocker (Säuresekretion ↓)	(nur noch selten eingesetzt)	

Kompliziert (mit Blutung)[4]

	Protonenpumpen-Inhibitor (Säuresekretion ↓)	Omeprazol → 94	80mg als Kurzinfusion i.v. über 30min, dann 200mg/d i.v. über 3d, dann 20mg/d p.o. (3–6W)
oder		Pantoprazol → 94	40mg/d i.v. als Kurzinfusion; baldmöglichst auf oral 40mg/d umstellen (3–6W)

[4] Schaffalitzky de Muckadell OB et al., Effect of omeprazole on the outcome of endoscopically treated bleeding peptic ulcers. Randomized double-blind placebo-controlled multicentre study. Scand J Gastroenterol 1997; 32:320–7 (historische Zulassungsstudie).

T 4.4.2 Mit Helicobacternachweis (Eradikationstherapie)

„Französische" Tripeltherapie, frei zusammenstellbar[5] oder Kombinationspackungen mit expliziter Zulassung

Helicomp Sandoz® oder Omep plus® (Omeprazol + Amoxicillin + Clarithromycin) beide in D zugelassen und vermarktet, aber nicht in Roter Liste® → 95

	Makrolid (Antibiose)	Clarithromycin → 226	2 x 500mg/d p.o. (7d)
plus	Aminopenicillin (Antibiose)	Amoxicillin → 214	2 x 1g/d p.o. (7d)
plus	Protonenpumpen-Inhibitor (Säuresekretion ↓)	Omeprazol → 94	2 x 20mg/d p.o. (1h präprandial über 7d)

T 4 Gastroenterologie – Therapie

ZacPac® (Merkhilfe: Pac = Pantoprazol + Amoxicillin + Clarithromycin) → 95

	Makrolid (Antibiose)	Clarithromycin → 226	2 x 500mg/d p.o. (7d)
plus	Aminopenicillin (Antibiose)	Amoxicillin → 214	2 x 1g/d p.o. (7d)
plus	Protonenpumpen-Inhib. (Säuresekretion ↓)	Pantoprazol → 94	2 x 40mg/d p.o. (1h präprandial, 7d)

„Italienische" Tripeltherapie [5] als Zweittherapie bei Nichtansprechen
(Empfehlung, Therapiedauer bei Zweitlinientherapie auf 10d auszudehnen)[6]

	Makrolid (Antibiose)	Clarithromycin → 226	2 x 250mg/d p.o. (10d)
plus	Nitroimidazol (Antibiose)	Metronidazol → 233	2 x 400mg/d p.o. (10d)
plus	Protonenpumpen-Inhib. (Säuresekretion ↓)	Omeprazol → 94	2 x 20mg/d p.o. (1h präprandial über 10d)

Quadrupeltherapie bei Nichtansprechen auf Tripeltherapie[6] **oder bei Risikofaktoren**
(Patientenherkunftsland Süd- und Osteuropa, frühere Makrolidtherapie)

Frei zusammenstellbar[5]

½h präprand.	Protonenpumpen-Inhib. (Säuresekretion ↓)	Pantoprazol → 94	2 x 40mg p.o. über 10d
zu den Mahlzeiten	Basisches Bismutnitrat	Bismut-Nitrat-Oxid	4 x 150mg p.o. über 10d
	Tetracyclin (Antibiose)	Tetracyclin → 225	4 x 500mg p.o. über 10d
	Nitroimidazol (Antibiose)	Metronidazol → 233	4 x 500mg p.o. über 10d

Kombinationspackung mit expliziter Zulassung: **Pylera®**

	Bismut-Kalium-Salz plus Zweifach-Antibiose	Bismut-Ka-Salz + Tetracyclin + Metronidazol → 95	4 x 3 Hartkapseln p.o. über 10 d (postprandial)
plus	Protonenpumpen-Inhib. (Säuresekretion ↓)	Omeprazol → 94	2 x 20 mg p.o. über 10d (zusammen mit Pylera®)

Eradikationstherapie bei Patienten, die nicht oral behandelt werden können

	Nitroimidazol (Antibiose)	Metronidazol → 233	3 x 500mg/d i.v. (auf p.o. umstellen, sobald möglich)
plus	Aminopenicillin (Antibiose)	Amoxicillin → 214	3 x 1g/d i.v. (auf p.o. umstellen, sobald möglich)
plus	Protonenpumpen-Inhib. (Säuresekretion ↓)	Omeprazol → 94	200mg/d i.v. Dauerinf. (auf p.o. umstellen, sobald mögl.)

[5] Pieramico O. Omeprazole-based dual and triple therapy for the treatment of Helicobacter pylori infection in peptic ulcer disease: a randomized trial. Helicobacter. 1997 Jun; 2(2):92–7 (historische Zulassungsstudie)

[6] Fischbach W et al. S2k-Leitlinie Helicobacter pylori und gastroduodenale Ulkuskrankheit. Z Gastroenterol 2016; 54:327-363. Übernommen als Leitlinie 021/001 der AWMF, Stand 05.02.2016, gültig bis 03.07.2020, S. 343.

Gastroenteritis 511

T 4.5 Gastroenteritis

T 4.5.1 Bei schwerer anhaltender Diarrhoe infektöser Ursache ohne Erregernachweis

Symptome: blutige Diarrhoe, > 3d Fieber

	Gyrasehemmer (Antibiose)	Ciprofloxacin → 230	2 x 500mg/d p.o. (3–5d)
plus	Nitroimidazol (Antibiose)	Metronidazol → 233	3 x 500mg/d p.o. (3–5d)

T 4.5.2 S. typhi oder S. paratyphi

	Gyrasehemmer (Antibiose)	Ciprofloxacin → 230	2 x 500mg/d p.o. (2W); 2 x 400mg i.v.
oder	Cephalosporin 3. Gen. (Antibiose)	Ceftriaxon → 219	1 x 2–3g i.v., Ki. 50 mg/kgKG/d i.v. (2W)

Dauerausscheider[7]

Gyrasehemmer (Antibiose)	Ciprofloxacin → 230	2 x 500mg/d p.o. (4W)

[7] AWMF Leitlinie 021/24, Hagel S et al. S2k-Leitlinie Gastrointestinale Infektionen und Morbus Whipple. Stand 31.1.2015, gültig bis 30.1.2019, S. 47

T 4.5.3 S. typhimurium oder S. enteritidis

Schwere Diarrhoen (> 10/d), hohes Fieber und/oder Hospitalisierung

	Gyrasehemmer (Antibiose)	Ciprofloxacin → 230	2 x 500mg/d p.o. (5–7d)
oder	Folatantag. + p-Aminobenzoesäureantagonist	Cotrimoxazol → 232	2 x 160 + 800mg/d p.o., i.v. (5–7d)

Sepsis

Cephalosporin 3. Gen. (Antibiose)	Ceftriaxon → 219	1 x 2–3g i.v., Ki. 50 mg/kgKG/d i.v. (2W)

Dauerausscheider

Gyrasehemmer (Antibiose)	Ciprofloxacin → 230	2 x 500mg/d p.o. (4–6W)

T 4.6 Divertikulitis

	Gyrasehemmer[8] (Antibiose)	Ciprofloxacin → 230	2 x 500mg/d p.o. (7–10d)
plus	Nitroimidazol (Antibiose)	Metronidazol → 233	3 x 500mg/d p.o. (7–10d)

[8] AWMF Leitlinie 021/20, Leifeld L et al. Divertikelkrankheit und Divertikultitis, Stand 31.12.2013, gültig bis 31.12.2018, S. 72.

T 4.7 Morbus Crohn

T 4.7.1 Akuter Schub mit Ileozökalbefall[9, S. 36 und S. 37]

	Topisch wirksames Glukokortikosteroid (antiinflammatorisch, immunsuppressiv)	Budesonid → 104 (bei leichter bis mäßiger Entzündungsaktivität)	9mg/d p.o., über 6W (über Wochen bis Monate ausschleichen)
oder	Cyclooxigenaseinhibitor (antiphlogistisch)	Mesalazin → 103	4 x 2 x 500mg/d p.o.
oder	Glukokortikosteroide (antiinflammatorisch, immunsuppressiv)	Prednisolon → 205 (bei hoher Entzündungsaktivität)	1mg/kgKG/d p.o., über 6W ↓ auf 10mg/d p.o. (über W bis M ausschleichen)

T 4.7.2 Ausgedehnter Dünndarmbefall[9, S. 38]

	Glukokortikosteroide (antiinflammatorisch, immunsuppressiv)	Prednisolon → 205 (bei hoher Entzündungsaktivität)	1mg/kgKG/d p.o., über 6W auf 10mg/d p.o. reduzieren
ggf. plus	Purinantagonist (immunsuppressiv)	Azathioprin → 267	2.5mg/kg/d (Effekt nach 2– 4M)
oder	Anti-Tumor-Nekrose-Faktor-Antikörper (Immunmodulation)	Infliximab → 210	5mg/kg i.v. (einmalige Inf., evtl. Whd. nach 2 + 6W), evtl. in Komb. mit Azathioprin (s.o.)[10]
oder	Anti-Tumor-Nekrose-Faktor-Antikörper	Adalimumab → 208	s.c. 80mg W0 und 40mg W2

T 4.7.3 Rezidivprophylaxe (Remissionserhaltung)[9, S. 47, S. 52]

Nach Operation

Keine generelle Indikation, nur bei individuell schwerem Krankheitsverlauf

	Aminosalicylat (antiphlogistisch)	Mesalazin → 103	3 x 2 x 500mg/d p.o. (1J)

Patienten ohne Operation

Nur bei Patienten bei denen eine Remission erst mit mit systemischen Glukokortikoiden, Azathioprin, 6-Mercaptopurin, Methotrexat oder Anti-TNF-alfa-Antikörpern erreicht wurde

	Purinantagonist (immunsuppressiv)	Azathioprin → 267	2.5mg/kg/d, Absetzversuch nach 4J

T 4.7.4 Chronisch aktiv oder therapierefraktär[9, S. 38]

	Anti-Tumor-Nekrose-Faktor-Antikörper (Immunmodulation)	Infliximab → 210	5mg/kg i.v. (einmalige Inf., evtl. Whd. nach 2+6W), evtl. in Komb. mit Azathioprin (s.o.)[10]

Colitis ulcerosa

oder	**Anti-Tumor-Nekrose-Faktor-Antikörper** (Immunmodulation)	Adalimumab → 208	s.c. 80mg W0 und 40mg W2
ggf. plus	**Purinantagonist** (immunsuppressiv)	Azathioprin → 267	2.5mg/kg/d (Effekt nach 2–4M)

T 4.7.5 Therapierefraktär auf konventionelle Therapie und TNF-alpha-Antagonisten

Integrin-Antagonist	Vedolizumab → 210	60mg Inf., initial nach 2 und 6W, dann alle 8W

[9] Preiß JC et al. Diagnostik und Therapie des M. Crohn. Aktualisierte S3-Leitlinie der Deutschen Gesellschaft für Gastroenterologie, Verdauungs- und Stoffwechselkrankheiten. Leitlinie 021-004 der AWMF, aktualisierter Stand 1.1.2014, gültig bis 31.12.2018.
[10] Colombel JF et al., Infliximab, azathioprine, or combination therapy for Crohn's disease. N Engl J Med. 2010; 362:1383.

T 4.8 Colitis ulcerosa

T 4.8.1 Akuter Schub[11]

	Cyclooxigenaseinhibitor (antiphlogistisch)	Mesalazin → 103	3 x 2 x 500mg/d p.o.
Bei fehlendem Ansprechen			
plus	**Glukokortikosteroide** (antiinflammatorisch, immunsuppressiv)	Prednisolon → 205	40mg/d p.o. über 6W ↓ auf 10mg/d p.o. (über W bis M ausschleichen)

T 4.8.2 Rezidivprophylaxe (Remissionserhaltung)[11]

	Cyclooxigenaseinhibitor (antiphlogistisch)	Mesalazin → 103	3 x 500mg/d p.o. (2J)
oder	**E. coli Nissle** (Probiotikum)	Mutaflor (für diese Ind. nach Leitlinie 2011 "keine einheitliche Bewertung")	2 Kps p.o./d, 1 Kps. = 2.5–25 × 10⁹ vermehrungsfähige Zellen (2J)

T 4.8.3 Therapierefraktär[11]

	Purinantagonist (immunsuppressiv)	Azathioprin → 267	2–2.5mg/kg/d (Effekt nach 2–4M)
oder	**Anti-Tumor-Nekrose-Faktor-Antikörper** (Immunmodulation)	Infliximab → 210	5mg/kg i.v. (einmalige Inf., evtl. Whd. nach 2 + 6W), evtl. in Komb. mit Azathioprin (s.o.)
oder		Golimumab → 209	KG < 80 kg: ini 200mg, 100mg nach 2. W, Erh. Dos. 50mg alle 4W, Selbstinjekt. durch den Pat.

T 4 Gastroenterologie – Therapie

T 4.8.4 Therapierefraktär auf konventionelle Therapie und TNF-alpha-Antagonisten

Integrin-Antagonist	Vedolizumab → 210	60mg Inf., ini nach 2 und 6W, dann alle 8W

T 4.8.5 Nur distaler Befall (Proktitis und/oder Sigmoiditis): topische Therapie

	Cyclooxigenaseinhibitor (antiphlogistisch)	Mesalazin → 103	1 x 2-4g als Klysma oder 1 x 2g als Alschaum (zur Nacht)
oder	Glukokortikosteroide (antiinflamm., immunsuppr.)	Hydrokortison → 104	1-2 x 90mg als Alschaum (zur Nacht)
oder	Glukokortikosteroide mit hohem First-Pass-Effekt	Budesonid → 104	1 x 2mg als Klysma oder 1 x 2g als Alschaum (zur Nacht)

[11] Dignass A et al. Diagnostik und Therapie der Colitis ulcerosa 2011: Ergebnisse einer evidenzbasierten Konsensus-Konferenz. Z Gastroenterol 2011; 49(9):1276-1341; übernommen als Leitlinie 021/009 der AWMF, aktualisierter Stand 30.9.2011, gültig bis 30.9.2016.

T 4.9 Kollagene Kolitis

Topisch wirksames Glukokortikosteroid (antiinflamm., immunsuppr.)	Budesonid → 104	9mg/d p.o. über 6W (über Wochen bis Monate ausschleichen)

T 4.10 Reizdarmsyndrom[12]

Therapie der Reizdarmsymptome Diarrhoe und Schmerz

	Spasmolytikum	Butylscopolamin → 98	10 mg Dragees; 3-5 x/d 1-2 Dragees (vgl. Leitlinie)
oder	Antidiarrhoikum (Stimulation peripherer Opiatrezeptoren)	Loperamid → 101	4 mg p.o., nach jedem Durchfall 2 mg p.o; max. 16 mg/d

Therapie der Reizdarmsymptome Obstipation und Blähungen[12]

	Wasserlösliche pflanzliche Ballaststoffe	Flohsamenschalen → 99	2-6 x /d 1 Messlöffel bzw. 1 Beutel; jeweils mit 150ml Wasser (vgl. Leitlinie)
oder	Entschäumer (↓ Oberflächenspannung)	Simeticon → 100	3 x 80mg/d

[12] Layer P et al. S3-Leitlinie Reizdarmsyndrom: Definition, Pathophysiologie, Diagnostik und Therapie. Z Gastro-enterol 2011; 49:237-293; übernommen als Leitlinie 021/016 der AWMF, Stand 1.10.2010; gültig bis 31.10.2015 (Stand Juni 2017: bisher nicht aktualisiert), S. 279.

Pankreatitis

T 4.11 Pankreatitis

T 4.11.1 Akute Pankreatitis[13, 14]

Basistherapie

	Glukose-Elektrolytlösung	Glukose 5%, Ringer → 294	mind. 3l/d (nach ZVD)
oder	Opioid (ohne spasmogene Wi. auf Sphincter Oddi; Analgesie)	Buprenorphin → 281	0.15mg i.v. alle 6h (bei Bedarf)
		Pethidin → 280	25mg i.v. alle 4h (bei Bed.)
evtl.	Kalziumpräparat (Elektrolytkorur)	Kalziumglukonat 10% → 292	10–20ml langsam i.v. (bei Bedarf)
evtl.	H$_2$-Blocker (Magensäuresekretion ↓, ⇒ Pankreassekretion ↓)	Ranitidin → 92	3 x 50mg/d i.v.

Bei nekrotisierender Pankreatitis

	Acylaminopenicillin	Piperacillin → 215	3 x 4g/d i.v.
plus	Laktamaseinhibitor	Sulbactam → 215	3 x 1g/d i.v.

T 4.11.2 Chronische Pankreatitis[15, 16]

	Exokr. Pankreasenzyme (Enzymsubstitution)	Pankreatin → 102	3-4 x 1-2Btl./d (100000IE/d), evtl. lebenslang
evtl.	Fettlösliche Vitamine i.m. (Substitution)	Vitamine A i.m.	1ml (= 300.000IE Retinol) (bei Bedarf)
		Vitamin D i.m. → 147	1ml (= 2,5mg = 100000IE Colecalciferol)
		Vitamin E i.m.	2ml (= 100mg α-Tocopherol)
		Vitamin K i.m. → 149	1ml (= 10mg Phytomenadion)
evtl.	Anilinderivat (analgetisch)	Paracetamol → 285	2-3 x 500-1000mg/d p.o.
evtl.	Opioid (analgetisch)	Tramadol → 283	4 x 50-100mg/d p.o.
evtl.	Trizykl. Antidepressivum	Levopromazin → 343	3-5 x 10 mg/d

[13] Pederzoli P et al., A randomized multicenter clinical trial of antibiotic prophylaxis of septic complications in acute necrotizing pancreatitis with imipenem. Surg Gynecol Obstet. 1993; 176:480-3 (historische Publikation).

[14] Sanford Guide to Antimicrobial Therapy. 42nd edition, 2012.

[15] Mayerle J et al. Chron. Pankreatitis: Definiton, Ätiologie, Diagnostik und Therapie. Dtsch Ärztebl 2013; 110:387-93.

[16] Hoffmeister A et al. S3-Leitlinie chronische Pankreatitis: Definiton, Ätiologie, Diagnostik und konservative, interventionell endoskopische und operative Therapie der chronischen Pankreatitis Z Gastroenterol 2010;50:1176-224. Übernommen als Leitlinie 021-003 der AWMF, Stand 31.8.2012, gültig bis 31.8.2017

T 4.12 Hepatitis

T 4.12.1 Akute Virushepatitis A

evtl.	**Anionenaustauscher** (Gallensäurebindung ⇒ Juckreizhemmung)	Colestyramin → 124	1 x 4–16g/d p.o. (bei Bedarf)
evtl.	**H₁-Antihistaminikum** (Juckreizhemmung)	Loratadin → 86	1 x 10mg/d p.o. (bei Bedarf)

T 4.12.2 Chronische Virushepatitis B[17]

Interferontherapie (Injektionsther. über 6M):
- Vorteile: begrenzte Therapiedauer, hohe Rate von Serumkonversion
- Nachteil: hohe Nebenwirkungsrate
- Grav. und Lakt. sind absolute Kontraindikationen für die Gabe von (PEG)-Interferon alpha
- Patienten mit fortgeschrittener oder dekompensierter Leberzirrhose (Child B oder C) sollen nicht mit (PEG)-Interferon alpha behandelt werden, da das Risiko der Induktion einer schweren Exazerbation der Erkrankung besteht.

	Interferon (immunstimulierend und direkt antiviral)	IFN-alpha-2a → 269	3 x 6 Mio. IE/W s.c. (6M)
oder		IFN-alpha-2b → 269	3 x 5 Mio. IE/W s.c. (6M)
	Interferon pegyliert (immunstimulierend und direkt antiviral) (Polyethylenglykol: komplexiert ⇒ HWZ ↑)	PEG-IFN-alpha-2a → 269	180µg 1 x/W s.c. über 48W (gewichtsunabhängig)
oder		PEG-IFN-alpha-2b → 269	5–10 Mio. IE 3 x/W (jeden 2. Tag) s.c. für 4–6M

Nukleosid- oder Nukleotidanaloga-Therapie (orale Langzeittherapie über Jahre):
- Vorteile: kaum unerwünschte Wirkungen
- Nachteile: niedrige Serumkonversionsrate, lange Therapiedauer (inklusive langdauernde Notwendigkeit der Kontrazeption, da Kontraindikation bei Schwangerschaft)

1. Wahl	**Nukleosidanalogon** (antiviral)	Tenofovir-Disoproxil → 249	245mg/d p.o.; über Jahre; bis 12M nach Serokonversion zu anti-HBe-Positivität; hohe Ansprechraten, niedrige Resistenzentwicklung. Auch (nahtloses) Umstellen von z.B. laufender Adefovir-Therapie ist sinnvoll.
oder		Tenofovir-Alafenamid → 249	25mg/d p.o.; über Jahre; bis 12M n. Serokonversion zu anti-HBe-Positivität; hohe Ansprechraten, niedrige Resistenzentwicklung

Hepatitis 517

oder	Nukleosidanalogon (antiviral)	Lamivudin → 249	100mg/d, über 4J oder bis 12M nach Serokonversion zu Anti-HBe-Positivität oder bis Lamivudin-Resistenz (GOT u. GPT ↑, Virämie ↑); bei Lamivudin-Resistenz nahtloses Umstellen auf Tenofovir disoproxil (s. o.)
oder	Nukleosidanalogon (antiviral)	Entecavir → 248	0.5mg/d p.o.; bis 12M nach Serokonversion zu Anti-HBe-Positivität
oder	Nukleosidanalogon (antiviral)	Telbivudin → 249	600mg/d p.o.; bis 12M nach Serokonversion zu Anti-HBe-Positivität; UW periphere Polyneuropathie bei 0.6% der behandelten Pat.

T 4.12.3 Chronische Virushepatitis C[18, 19, 20, 21]

Interferon-freie Kombinationstherapien
(seit 2014 zugelassen, p.o., hohe Wirksamkeit, gute Verträglichkeit, hohe Kosten):
Direct acting antivirals (DAA); Erst- und Re-Therapie

Genotyp 1			
	NS5B-Polymerase-Inhib. plus NS5A-Inhibitor	Ledipasvir + Sofosbuvir (feste Kombination) → 255	90 + 400mg/d p.o bei therapienaiven ohne Zirrhose mit Ausgangsviruslast < 6 Mio IU/ml für 8W, bei vortherapierten Pat. und/oder kompensierter Zirrhose[19, S.12]
oder	NS5B-Polymerase-Inhibitor plus NS5A-Inhibitor	Sofosbuvir → 254 plus Daclatasvir → 253	1 x 400mg/d + 1 x 60mg/d p.o. für 12W (keine Therapieverkürzung)[19, S. 13]

Genotyp 2 bis 6			
	NS5B-Polymerase-Inhibitor plus NS5A-Inhibitor	Sofosbuvir + Velpatasvir (feste Kombination) → 255	1 x 400 + 100mg/d p.o. für 12W[19, S.20-32]

Interferon-basierte Kombinationstherapien
(kostengünstiger, nebenwirkungsreicher, daher seltener eingesetzt)

	Interferon pegyliert (immunstimulierend und di antiviral) (Polyethylenglykol: komplexiert ⇒ HWZ ↑)	PEG-IFN-alpha-2b → 269	1.5µg/kg KG 1 x/W s.c. (gewichtsabhängig)
oder		PEG-IFN-alpha-2a → 269	180µg 1 x/W s.c. (gewichtsunabhängig)
plus	Nukleosidanalogon (antiviral)	Ribavirin → 258	bei geringer Ansprechrate: 1000mg/d p.o. (1200mg/d KG > 75kg; 800mg bei KG < 60kg); sonst: 800mg/d unabhängig vom KG; Dauer wie Interferon

Therapiedauer: 12M bei prospektiv geringer Ansprechrate (Genotyp 1 oder bei > 2 der folgenden Risikofaktoren: > 40 J, männlich, Leberumbauzeichen, > 3,5 Mill. Kopien/ml); 6M bei prospektiv guter Ansprechrate (maximal ein der oben genannten Risikofaktoren)

Zwischentestung
1. Bei Genotyp I und niedriger Ausgangsviruslast: Zwischentestung nach 4W, Therapie nur weiterführen, falls HCV-RNA negativ
2. Bei sonstigen Fällen mit prospektiv geringer Ansprechrate (s.o.): Zwischentestung nach 12W, Ther. nur fortsetzen, falls HCV-RNA-Rückgang um mind. Faktor 100 (= 2 Log-Stufen); Zwischentestung nach 24 W, Ther. nur fortsetzen, falls HCV-RNA negativ (< 50 IU/ml)
3. Bei prospektiv guter Ansprechrate ohne Zwischentestung

T 4.12.4 Autoimmunhepatitis[21]

	Glukokortikosteroide (antiinflamm., immunsuppr.)	Prednisolon → 205	40–60mg/d p.o. über 6W ↓ auf 10mg/d p.o. (Erhaltungstherapie bis 2J)
evtl.	Purinantagonist (Immunsuppr.)	Azathioprin → 267	2mg/kg/d p.o. (Effekt nach 2–4M)

[17] Cornberg M et al. Aktualisierung der S3-Leitlinie zur Prophylaxe, Diagnostik und Therapie der HBV-Infektion. Z Gastroenterol 2011;49:871-930; übernommen als Leitlinie 021/011 der AWMF, aktualisierter Stand 07/2011, gültig bis 31.1.2016

[18] Sarrazin C et al. Update der S3-Leitlinie Prophylaxe, Diagnostik und Therapie der Hepatitis-C-Virus(HCV)-Infektion. Z Gastroenterol 2010; 48:289-351; übernommen als Leitlinie 021/012 der AWMF, aktueller Stand 09/2009, gültig bis 12/2012). Stand Juni 2017: In Überarbeitung.

[19] Sarrazin C, Zeuzem S. Aktuelle Empfehlung zur Therapie der chronischen Hepatitis C. Addendum zur Hepatitis C Leitlinie im Auftrag der Deutschen Ges. für Gastroenterologie, Verdauungs- u. Stoffwechselkrankheiten und weiterer Fachgesellschaften. Stand Dezember 2016) https://www.dgvs.de/wissen-kompakt/leitlinien/leitlinien-der-dgvs/hepatitis-c/

[20] Europ. Ass. for the Study of the Liver. EASL Clinical Practice Guidelines: Management of hepatitis C virus infection. J Hepatol 2014; 60:392-420. http://www.journal-of-hepatology.eu/article/S0168-8278(13)00794-0/fulltext

[21] Beuers U et al. Therapie der Autoimmunhepatitis, primär biliären Zirrhose und primär sklerosierenden Cholangitis. Konsensus der Deutschen Ges. für Verdauungs- u. Stoffwechselkrankheiten. Z Gastroenterol 1997; 35:1041-9.

Leberzirrhose 519

T 4.13 Leberzirrhose

T 4.13.1 Allgemeinmaßnahmen

Aszitestherapie[22]

	Aldosteronantagonist (Volumenentlastung)	Spironolacton → 45	100mg/d p.o., bei fehlendem Ansprechen auf 2 x 100mg/d p.o. steigern, max. 400mg/d p.o. (KG ↓ max. 500g/d); vgl. Leitlinie
evtl.	**Schleifendiuretikum** (Volumenentlastung); falls unzureichendes Ansprechen auf Spironolacton nach 2 bis 3W	Furosemid → 42	1–2 x 20–40mg/d p.o. (KG ↓ um max. 500g/d)
oder		Torasemid → 42	1–3 x 10mg/d p.o.

Spontan bakterielle Peritonitis [22]

	Chinolon (Gyrasehemmer); ambulant erworbene, erstmalige SBP	Ciprofloxacin → 230	2 x 500mg/d p.o.
oder	**Cephalosporin** stationär erworbene SBP	Ceftriaxon → 219	1 x 2g/d i. v.; (vgl. Leitlinie)

Vitaminsubstitution

evtl.	**Fettlösliche Vitamine** (Substitution)	Vitamine A, D, E, K → 146	s. chronische Pankreatitis → 515
evtl.	**B-Vitamine** (Substitution)	Vitamine B_1 + B_6 + B_{12} + Folsäure → 146	s. Packungsbeilage (bei nachgewiesenem Mangel)

[22] Gerbes et al., S3-Leitlinie "Aszites, spontan bakterielle Peritonitis, hepatorenales Syndrom". Z Gastroenterol 2011; 49:749-779; übernommen als Leitlinie 012/017 der AWMF, Stand 30.4.2011, gültig bis 30.4.2016.

T 4.13.2 Chronische nichteitrige destruierende Cholangitis[23] (syn.: Primär biliäre Zirrhose)

Cholsäurederivat (Cholesterinsekretion ↓, Cholesterinresorption ↓)	Ursodeoxycholsäure → 102	15mg/kg/d p.o. (lebenslang)

T 4 Gastroenterologie – Therapie

bei Nichtansprechen auf auf Ursodeoxycholsäure-Monotherapie			
plus	Gallensäure	Obeticholsäure → 102	5mg/d p.o., falls Nichtansprechen nach 6M, auf 10mg/d p.o. erhöhen (lebenslang)
evtl.	Gallensäurebindung (Juckreizhemmung)	Colestyramin → 124	1–2 x 4g/d p.o. (bei Bedarf, zeitversetzt zu Ursodeoxycholsäure und fettlöslichen Vitaminen)
oder evtl.	H₁-Blocker (Juckreizhemmung)	Clemastin → 85	2 x 1mg/d p.o., 2 x 2mg/d i.v. (bei Bedarf)

[23] Beuers U et al. Ther. der Autoimmunhepatitis, prim. biliären Zirrhose u. prim. sklerosierenden Cholangitis. Konsensus der Deutschen Gesellschaft für Verdauungs- u. Stoffwechselkrankheiten. Z Gastroenterol 1997; 35:1041-9.

T 4.13.3 Primär sklerosierende Cholangitis[24]

symptomat.	Gallensäurebindung (Juckreizhemmung)	Colestyramin → 124	1–2 x 4g/d p.o

Seit 2010 Empfehlung gegen Einnahme von Ursodeoxycholsäure, da sich weder die Überlebenszeit noch die Zeit bis zur Lebertransplantation verlängert

[24] Chapman R et al. Diagnosis and management of primary sclerosing cholangitis. Hepatology 2010; 51:660-78.

T 4.13.4 Pfortaderhochdruck

Prophylaxe einer Ösophagusvarizenblutung

evtl.	Betablocker (Pfortaderdruck ↓)	Propranolol → 29	ini 3 x 20mg/d p.o. (Ziel: HF ↓ um 25%)

Ösophagusvarizenblutung

evtl.	Somatostatinanalogon (Splanchnikusvasokonstrikt. ⇒ Pfortaderdruck ↓)	Octreotid → 109	50µg Bolus i.v., dann Dauerinfusion 25µg/h i.v.

T 4.13.5 Hepatische Enzephalopathie

evtl.	Osmotisches Laxans (Laxation, NH₃-Elimination)	Lactulose → 99	3 x 20–30ml/d p.o.
und evtl.	Aminoglykosid (Darmsterilisation)	Paromomycin → 238	1000–2000mg/d in 3–4 ED (Kps. 250mg od. Pulver 1000mg zur Herst. einer Lösung zum Einnehmen)
und	Breitbandantibiotikum der Rifamycingruppe (kaum resorbierbar, Darmsterilisation)	Rifaximin → 239 (seit 2013 in D für die Indikation zugelassen)	2 x 550mg/d p.o.

Leberabszess 521

T 4.14 Leberabszess

	Ureidopenicillin (Antibiose)	Mezlocillin	3 x 2g/d bis max. 4 x 5g/d i.v. über 10d (nach 2W wdh.)
plus	Nitroimidazol (Antibiose)	Metronidazol → 233	2–3 x 250–400mg/d p.o., 2–3 x 500mg/d i.v. (nach 2W wdh.)

T 4.15 Cholelithiasis[25]

T 4.15.1 Orale Litholyse

Gallensteine < 10mm, nicht verkalkt, nicht mehr als 2 Konkremente, kontraktible Gallenblase

	Cholsäurederivat (Cholesterinsekretion ↓, Cholesterinresorption ↓)	Ursodeoxycholsäure → 102	7mg/kg/d p.o. (bis 3M nach Litholyse)
plus		Chenodeoxycholsäure	7mg/kg/d p.o. (bis 3M nach Litholyse)

T 4.15.2 Sekundärprophylaxe

Cholsäurederivat	Ursodeoxycholsäure → 102	300mg/d p.o. (längerfristig)

[25] Lammert F et al. Diagnostik und Therapie von Gallensteinen. Übernommen als Leitlinie 021-008 der AWMF, aktualisierter Stand 07/2007, gültig bis 31.12.2012. Stand Juni 2017: in Überarbeitung.

T 4.15.3 Gallenkolik

Parasympatholytikum (Spasmolyse)	N-Butylscopolamin	akut 20mg langsam i.v., dann 60mg in 500ml Ringer/24h (bei Bedarf)
Opioid (Analgesie)	Pethidin → 280	25mg i.v. alle 4h (bei Bed.)

T 4.16 Akute Cholezystitis oder akut eitrige Cholangitis

Medikamentöse Therapie nur supportiv, definitive Therapie ist die frühe OP (innerhalb von 7d) bei niedrigem OP-Risiko, da weniger Rezidive und niedrigere Mortalität[26]

	Acylaminopenicillin (Antibiose)	Piperacillin → 215	3 x 4g/d i.v.
plus	Beta-Laktamase-Inhibitor	Sulbactam → 215	3 x 1g/d i.v.
oder	Acylaminopenicillin + β-Laktamase-Inhibitor	Piperacillin + Tazobactam (feste Kombination) → 217	3 x (4g+0,5g)/d i.v.
oder	Cephalosporin 3. Gen. stationär erworbene SBP	Ceftriaxon → 219	Ceftriaxon 2g/d plus Metronidazol 1g loading dose, dann 4 x 0.5mg/d i.v.
plus	Nitroimidazol (Antibiose)	Metronidazol → 233	

[26] Riall TS et al.: Failure to perform cholecystectomy for acute cholecystitis in elderly patients is associated with increased morbidity, mortality and cost. J Am Coll Surg. 2010;210:668

T 4.17 Darmlavage zur Vorbereitung einer Koloskopie

	Sekretionsstimulierendes Laxans	Bisacodyl → 99	4 Dragees p.o. à 5mg; um ca. 14 Uhr des Vortags
plus	Lavagelösung	K⁺-Chlorid + Na⁺-Chlorid, Na⁺-Hydrogencarbonat, Macrogol → 99	je 2l am Vortag um 18 und 19 Uhr; sowie am Untersuchungstag um 7 Uhr

T 4.18 Sedierung in der gastrointestinalen Endoskopie[27, 28]

	Sedierung (lipophiles Sedativum)	Propofol → 287	Gewichts-, alters- und komorbiditätsadaptierter Bolus i.v. (< 70kg KG 40mg bzw. > 70kg KG 60mg), nachfolgend bedarfsadaptiert repetitive Boli von 10–20mg zur Aufrechterhaltung der gewünschten Sedierungstiefe[28]
und/ oder	Sedierung (Benzodiazepin)	Midazolam → 355	Gewichts-, alters- und komorbiditätsadaptierter Bolus von 30–80µg/kg KG i.v. (z.B. 4mg bei 70kg KG)
bei Bedarf	Antagonisierung von Midazolam bei Überdosierung, z.B. Atemdepression (Benzodiazepin-Antagonist)	Flumazenil → 429	ini 0,01mg/kg (bis zu 0,2mg) über 15sec langsam i.v.; wenn sich der gewünschte Effekt nach weiteren 45sec nicht einstellt, weitere Dosis 0,01mg/kg (bis zu 0,2mg), bei Bedarf in 60-s-Intervallen wiederholen

[27] Riphaus A et al. Update S3-Leitlinie "Sedierung in der gastrointestinalen Endoskopie" 2014. Leitlinie 021/014 der AWMF, aktualisierter Stand 15.5.2015, gültig bis 14.5.2020; S. 84, Absatz 3.3.2 Überwachung der Sedierung: "Bei einer Endoskopie mit Sedierung soll eine Person ausschließlich für die Durchführung und Überwachung der Sedierung zuständig sein. Diese Person soll in der Überwachung von Patienten, die Sedativa, Hypnotika und/oder Analgetika erhalten, speziell und nachweislich geschult und erfahren sein". Wann immer der Patient ein erhöhtes Risiko aufweist oder ein langwieriger und aufwendiger Eingriff zu erwarten ist, soll ein zweiter, entsprechend qualifizierter Arzt zugegen sein, der ausschließlich die Durchführung und Überwachung der Sedierung sicherstellt.

[28] Riphaus A et al. AWMF 021/014 (s.o.)
S. 43, Absatz 2.2.1.2.2 Intermittierende Propofol-Bolusapplikation

T 5 Nephrologie – Therapie (D. Brodmann)

T 5.1 Akutes Nierenversagen (Prinzipien)[1, 2]

Allgemein
- Behandlung der Grundkrankheit
- Medikamente (zeitweise) absetzen, die die Autoregulation der Niere stören (ACE-Hemmer, AT-I-Blocker, NSAID, Spironolacton), nephrotox. Medik. möglichst absetzen (z.B. Aminoglykoside)
- Medikamente absetzen, die bei Niereninsuffizienz kontraindiziert sind (z.B. Metformin)
- Dosisanpassung der Medikation an die Nierenfunktion
- Kalium- und phosphatarme Kost
- Bilanzieren, Euvolämie (ZVD 5–10) anstreben, Flüssigkeitszufuhr = 500ml + Diuresemenge/d
- Kontrolle der Elektrolyte (inkl. Ca/P und BGA)
- Ernährung: hochkalorisch (20–30kcal/kgKG/d), eiweißreduziert (0.6–0.8g/kgKG/d, Patient an Dialyse 1–1.5g/kgKG/d)

Hyperhydratation: Flüssigkeitszufuhr reduzieren

evtl.	Schleifendiuretikum (Diuresesteigerung)	Furosemid → 42	20-100mg/h, max. 1500mg/d (je nach Diurese)

Hyperkaliämie: Kaliumzufuhr reduzieren (Kalium in Infusionen, z.B. Jonosteril, Kaliumsupplemente?, kaliumreiche Nahrungsmittel?)

evtl.	Kationenaustauscher (Hyperkaliämie-Therapie)	Resonium → 406	3-4 x 15g/d p.o., evtl. auch Einlauf (bei Bedarf)
od./u. evtl.	Redistribution (Hyperkaliämie-Therapie)	Glukose 10% + Insulin	500ml + 10-20IE über 1h i.v. (bei Bedarf)
oder/ und evtl.	Membranstabilisierend	Kalziumglukonat 10% → 292 (10ml = 2,3mmol Ca^+)	2.3-4.5mmol i.m. od. langs. i.v. bei schwerer Hyperkaliämie u. Rhythmusstörungen; kein Einfluss auf Kalium
oder evtl.	Puffer, Redistribution	Natriumhydrogen-carbonat 8.4% → 297 (100ml = 100mmol HCO_3^-)	BE x 0.3 x kg = mmol, max. 1.5mmol/kgKG/h i.v. (50% d. Bed. in ersten 2h, langs. geben); nur bei Azidose

Metabolische Azidose

evtl.	Puffer (Azidosetherapie)	Natriumbicarbonat	ini mit 3 x 1-2g p.o., dann je nach BGA
		Natriumhydrogen-carbonat 8.4% → 297 (100ml = 100mmol HCO_3^-)	BE x 0.3 x kg = mmol, max. 1.5mmol/kg/h i.v. (50% d. Bed. in ersten 2h, langs. geben)

Hyperphosphatämie: Phosphatarme Kost

	Phosphatbinder	z.B. Ca-Acetat → 111	3 x 1-2 Tbl. zu den Mahlzeiten (nur bei enteraler Ernährung)

Versagen der konservativen Therapie

evtl. **Nierenersatzverfahren – Dialyseindikation: „Vokal"-Regel**
- **A** Metabolische Azidose (pH < 7.1)
- **E** Elektrolyte: Hyperkaliämie (> 6.5 und/oder Rhythmusstörungen), Hyperkalzämie
- **I** Intoxikation, z.B. Ethylenglykol
- **O** Ödeme: pulmonale Überwässerung „fluid lung" u./od. periph. Ödeme
- **U** Urämie: Kreatinin, Harnstoff, urämische Serositis mit Pleura-/Perikarderguss

[1] Schmidt C, Akutes Nierenversagen: Pathophysiologie und klin. Management. DMW 2008; 133:542.
[2] KDIGO Clinical Practice Guideline for Acute Kidney Injury 2012

T 5.2 Chronische Niereninsuffizienz[2, 3, 4, 5, 6, 7]

Definition chronische Nierenerkrankung:
- pathologischer Nierenbefund (Histologie, Urinsediment, Bildgebung) und/oder
- glomeruläre Filtrationsrate (GFR) von < 60ml/min/1.73m² während mindestens 3M

Stadien der Niereninsuffizienz nach K/DOQI und KDIGO

K/DOQI-Stadium	GFR	KDIGO	Proteinurie			ICD 10
			A1	**A2**	**A3**	
			Mikraltest (-) Urinstix (-)	Mikraltest (+) Urinstix (-)	Mikraltest (+) Urinstix (+)	
			≤ 30mg/d	30–300mg/d	≥ 300mg/d	
I	≥ 90ml/min GFR normal oder ↑	G1	G1A1			N18.1
II	60–89ml/min GFR leicht ↓	G2				N18.2
III	45–59 ml/min GFR leicht bis mittelschwer ↓	G3a				N18.3
	30–44ml/min GFR mittelschwer bis schwer ↓	G3b				N18.3
IV	15–29 ml/min GFR schwer ↓	G4				N18.4
V	< 15 ml/min Nierenversagen	G5			G5A3	N18.5

Die KDIGO unterteilt das Stadium 3 nach K/DOQI in 2 Schweregrade (a und b) und bezieht das Ausmaß der Proteinurie ein. Diese Einteilung gilt auch für die diabetische Nephropathie.

	Beobachten, ca. jährliche Blutentnahmen/Kontrollen
	Beobachten, ca. jährliche Blutentnahmen/Kontrollen
	Beobachten, ca. jährl. Blutentnahmen/Kontr.; an Nephrologen überweisen bei Proteinurie > 300mg/d u./od. rascher Progression (GFR-Verlust > 5ml/min/J oder > 10ml/min in 5 J, GFR-Baseline ↓ > 25%, Albuminuriekategorie ↓), bei pathol. Urinsediment
	Überw. an Nephrologen, Kontr. nach Grad und Progression der Niereninsuff. 3-12 x/J

Chronische Niereninsuffizienz 525

T 5.2.1 Therapiemaßnahmen [2, 3, 4, 5, 6]

1. Allgemeines Ziel: Grunderkrankung behandeln/Progression verzögern
a) Bei Erstdiagnose, Abklärung der Grunderkrankung und – wenn möglich – Therapie
b) Verzögerung der Progression durch:
- Vermeidung nephrotoxischer Substanzen (Kontrastmittel, NSAID etc.) bzw. Prophylaxe des Nierenfunktionsverlusts bei Anwendung dieser Medikamente
- Bei diabetischer Nephropathie (ab Mikroalbuminurie) und bei Proteinurie (spätestens ab > 1 g/24h) ACE-Hemmer oder AT-I-Blocker (auch bei normalem Blutdruck Kreatinin und Kalium kontrollieren)

c) Behandlung der kardiovaskulären Risikofaktoren:

Blutdruck	• RR-Ziel < 140/90mmHg (Patienten > 80 Jahre Blutdruck < 150/90mmHg) • Bei Albuminurie > 30mg/d Blutdruck < 130/80mmHg • ACE-Hemmer oder AT-I-Blocker bevorzugen, falls keine Kontraindikation • Salzarme Diät (5g Salz/d)
Blutzucker	• Ziel-HbA1c um 7,0% (= um 53mmol/mol) • Hohes Risiko für Hypoglykämie, schwere Begleiterkrankungen oder verminderte Lebenserwartung $\Rightarrow$ HbA1c nicht unter 7%

Lipide	• Bei Erstdiagnose einer chronischen Nierenerkrankung Lipidstatus bestimmen
	• Bei LDL > 4,9 mmol/l (> 190 mg/dl) oder Triglyzeride > 11,3 mmol/l (> 1000 mg/dl) weiter abklären
	• Folgende Patientengruppen mit NI mit Statin oder Statin/Ezetimib behandeln:
	  – > 50-Jährige
	  – 18- bis 49-Jährige mit einem od. mehreren RF wie KHK, D.m., Z.n. Schlaganfall, > 10% Risiko für ein kardiovask. Ereignis (z.B. mit PROCAM-Rechner bestimmt)
	  – Transplantierte
	• Kontrollmessungen laut KDIGO nicht notwendig
	• Wenn ein LDL-Ziel angestrebt wird, gelten die Zielwerte für hohes und sehr hohes Risiko als Orientierung (< 2,6–1,8mmol/l; < 70–100 mg/dl)
	• Bei Dialysepatienten soll keine Therapie begonnen werden, eine vor Dialysebeginn bestehende Therapie sollte jedoch bei Dialysebeginn weitergeführt werden
	• Empfohlene Maximaldosis der Statine ab GFR < 60ml/min: Fluvastatin 80mg/d, Atorvastatin 20mg/d, Rosuvastatin 10mg/d, Simvastatin/Ezetmibe 20/10mg/d, Pravastatin 40mg/d, Simvastatin 40mg/d, Pitavastatin 2mg/d, Lovastatin nicht untersucht
	• Hypertriglyzeridämien mit Lebensstiländerungen behandeln, keine Medikationsempfehlung

Harnsäure	• Behandeln bei Z.n. > 1 Gichtanfall, Gichttophi oder Harnsäure > 8 mg/dl (476 µmol/l) und erfolgloser nichtmedikamentöser Therapie • Es gibt Hinweise, dass die Harnsäuresenkung $\leq$ 6mg/dl (357 µmol/l) die Progression der Niereninsuffizienz verzögert [7]
Lifestyle	• Nikotinstopp • Je nach Toleranz u. Herzgesundheit sportliche Betätigung (mind. 5 x/W für 30 min.) • BMI von 20–25kg/m^2 anstreben

d) Anderes:

Trinken	Trinkmenge nach Durst
Protein-restrik-tion	• Patienten mit NI sollten eine Proteinaufnahme > 1,3g/kg KG/d vermeiden. • Bei GFR < 30 ml/min ohne Dialyse Proteinzufuhr auf 0,8g/kg KG/d reduzieren (Aufklärung und diätet. Begleitung, um Mangelernährung zu vermeiden).

[3] KDIGO Clin. Pract. Guideline for the Evaluation and Management of Chronic Kidney Disease, 2013
[4] KDIGO Clinical Practice Guideline for Anemia in Chronic Kidney Disease, 2012
[5] KDIGO Clinical Practice Guideline for the Diagnosis, Evaluation, Prevention, and Treatment of Chronic Kidney Disease-Mineral and Bone Disorder (CKD-MBD), 2009
[6] KDIGO Clinical Practice Guideline for Lipid Management in Chronic Kidney Disease, 2013
[7] LEVY et al. Progression von hyperurikämen Patienten, Journal of Rheumatology, April 1, 2014

T 5.2.2 Folgeerkrankungen, Komplikationen[3, 4, 5, 6]

Nephrologen hinzuziehen

Renale Anämie

evtl. oder	**Eisensubstitution**	Eisen-II-Ion → 143	100mg/d p.o.
		z.B. Eisen-III-Hydroxit-Polymaltose-Kompl. → 143	je nach Ferritin und Verlauf 200-1000mg ED i.v.
evtl. plus	**Hormon** (Anämie-Therapie)	z.B. rHu-Epo	Nach Hb s.c. oder i.v.

Renale Osteopathie, sekundärer Hyperparathyreoidismus

	Phosphatarme Ernährung		
	Phosphatbindung (Osteopathie-Therapie)	z.B. Ca-Acetat → 111	3 x 1-2Tbl. p.o. zu den Mahlzeiten (je nach Phosphat)
plus	**Vitamin D**	Colecalciferol → 148	nach 25-OH-Vitamin-D-Spiegel (> 75nmol/l)
evtl. plus	**Vitamin D** (Osteopathie-Therapie)	z.B. Calcitriol → 148	ini 0.25mg 3 x/W p.o. (dann nach PTH)
oder	**Vit.-D-Rez.-Agonist (VDRA)** (Osteopathie-Therapie)	Paracalcitol → 148	nach PTH; ini 1µg/d p.o. oder 5µg i.v. nach jeder HD
oder/ und	**Calcimimetikum** (Osteopathie-Therapie)	Cinacalcet → 129	ini 30mg/d p.o., Anpassg. n. PTH bis max. 180mg/d, Ca^{2+} beachten/kontrollieren

Metabolische Azidose

	Puffer (Azidosetherapie)	Natriumbicarbonat	ini 3 x 1-2g p.o., dann n. BGA

Überwässerung

	Trinkmenge reduzieren (1–1.5l/d sind ausreichend)		
	Schleifendiuretikum (Diuresesteigerung)	Furosemid → 42	2 x 40-500mg/d p.o. (max. 2000mg/d)
oder		Torasemid → 42	1 x 10-200mg/d p.o.
evtl. pl.	**Thiaziddiuretikum**	Xipamid → 42	1 x 10-40mg/d p.o.

Chronische Niereninsuffizienz

T 5.2.3 Diabetische Nephropathie[8]

Im Vordergrund stehen die korrekte BZ-Einstellung und die Behandlung der kardiovask. RF.
Zielwerte:
- HbA1c < 6.5–7.5% je nach Begleiterkrankungen
- Blutdruck < 140mmHg systolisch, um 80mmHg diastolisch, bei Mikroalbuminurie ggf. > 130/80mmHg (ACE-Hemmer oder ARB bevorzugen)
- LDL-Cholesterin < 100mg/dl (< 2.6 mmol/l) (Statine bevorzugen)
- Nikotinverzicht
- Meiden nephrotoxischer Substanzen (NSAID, Kontrastmittel)
- Eiweißreduzierte Kost (0.8g/kg KG/d)
- Gewichtsreduktion bei adipösen Patienten
- Je nach Schwere der NI Anpassung der Medikation und Therapie der Folgeerkrankungen
- Cave: Zulassung der Antidiabetika bei Niereninsuffizienz; cave: ggf. verminderter Insulinbedarf bei Verschlechterung der Nierenfunktion
- Siehe auch Therapie der chronischen Niereninsuffizienz (NI)

	ACE-Hemmer (Renoprotektivum)	z.B. Ramipril → 24	1 x 2.5–10mg p.o.
oder	**AT-II-Rez.-Antagonist**	z.B. Losartan → 26	1 x 25–100mg/d p.o.

[8] Übernommen aus nvl – Nierenerkrankungen bei Diabetes im Erwachsenenalter; Stand: 09/2015, gültig bis 12/2017

T 5.2.4 Nephrotisches Syndrom[8, 9, 10]

Therapeutische Maßnahmen:
- Behandlung der Grundkrankheit
- Salzarme Kost (< 5g Salz/d)
- Proteinarme Diät ist umstritten wegen des meist hohen Eiweißverlusts, aber eine größere Eiweißzufuhr aus tierischen Quellen ist zu vermeiden (0.8-1g/kg KG/d)
- Gewichtsreduktion bei adipösen Patienten (Mangelernährung vermeiden)
- Nikotinstopp wirkt antiproteinurisch
- Aggressive Blutdruckeinstellung (Ziel < 130/80mmHg)
- Statin, wenn keine Besserung des Lipidstatus unter Therapie der Grunderkrankung
- Blutzuckerkontrolle nach individuellem Risikoprofil HbA1c 6,5–7,5%
- Meiden nephrotoxischer Substanzen (NSAID, Kontrastmittel)
- Orale Antikoagulation nach einem thromboembolischen Ereignis über mindestens 6–12M bzw. solange der Patient nephrotisch ist
- Thromboseprophylaxe in Risikosituationen
- Prophylaktische (orale) Antikoagulation bei hohem Risiko für eine Thrombose/ein thromboembolisches Ereignis (Serumalbumin < 2g/dl und ein oder mehrere der folgenden RF: Proteinurie > 10g/d, BMI > 35kg/m², Familienanamnese für thromboembolische Ereignisse mit dokumentierter genetischer Disposition, Herzinsuffizienz NYHA III und IV, kürzlich vorgenommener abdomineller oder orthopädischer Eingriff, Immobilisation): orale Antikoagulation mit Ziel-INR 2-3, 6M über die Remission hinaus
- Impfungen gg. Influenza und Pneumokokken (keine Lebendimpfung bei Immunsuppression)
- Therapie der Folgeerkrankungen bei Niereninsuffizienz (s. Kap. T 5.2.2)

T 5 Nephrologie – Therapie

	ACE-Hemmer (Renoprotektivum)	z.B. Ramipril → 24	1 x 2.5-10mg p.o.
oder	AT-II-Re.-Antagonist	z.B. Losartan → 26	1 x 25-100mg/d p.o.
	Schleifendiuretikum (Diuresesteigerung)	Furosemid → 42	2 x 40-500mg/d p.o. (MTD 2000mg); od. 20-500mg/d i.v.
oder		Torasemid → 42	1 x 10-200mg/d p.o.
evtl. plus	Benzothiadiazindiuretikum (Diuresesteigerung)	Hydrochlorothiazid → 43	1 x 25-50mg/d p.o.
oder plus	Thiazidderivatdiuretikum (Diuresesteigerung)	Xipamid → 44	1 x 10-40mg/d p.o.
	HMG-CoA-Reduktasehemmer (intrazell. Cholesterinsynthese ↓, LDL ↓, HDL ↑)	z.B. Simvastatin → 122	1 x 20mg/d p.o. zur Nacht (je nach Therapie der Grundkrankheit, Blutfette)

[9] www.uptodate.com; Recherche 5/2017)
[10] A. Keil, T.B. Huber; Nephrotisches Syndrom bei Erwachsenen – Klinik, Diagnostik, symptomatische und supportive Therapie, Nephrologe 2013 · 8:156-164
[11] KDIGO Clinical Practice Guideline for Glomerulonephritis 2012

T 5.3 Glomerulonephritis[9, 11]

T 5.3.1 Akute postinfektiöse GN[11]

z.B. Immunkomplexnephritis nach Streptokokkeninfektion, v.a. bei Kindern

Therapeutische Maßnahmen:
- Sanierung des Infektionsherds, sofern noch vorhanden
- Zusätzlich supportive Therapie (wie Therapie des akuten Nierenversagens)
- Bei > 30% involvierten Glomeruli in der Nierenbiopsie Prednisolonstoßtherapie

	Benzylpenicillin (Antibiose)	Penicillin G → 212	4-6 x 0.5-10 Mio. IE/d i.v. (7-10d)
oder	Makrolid (Antibiose)	Erythromycin → 227	3 x 500mg/d p.o., 4 x 0.5-1g/d i.v. (7-10d, bei Penicillinallergie)

Eventuell Antibiotikaprophylaxe während einer Epidemie mit nephritogenen Streptokokken zur Vermeidung weiterer Episoden

T 5.3.2 Staphylokokkenassoziierte GN[11]

z.B. Immunkomplexnephritis während/kurz nach Inf., v.a. bei Erw.

Therapeutische Maßnahmen:
- Sanierung des Infektionsherds (am häufigsten: Haut, Lunge, Herz, tiefe Abszesse, HWI)
- Supportive Therapie wie Niereninsuffizienz und nephrotisches Syndrom
- **Keine** Immunsuppression

Glomerulonephritis 529

T 5.3.3 Minimal-Change-GN

Alle Patienten: Therapie wie bei nephrotischem Syndrom und chron. Niereninsuffizienz
Assoziiert mit (auslösende Ursache suchen und, falls möglich, beseitigen):
- Medikamenten (NSAID, COX-2-Hemmer, Ampicillin, Rifampicin, Cephalosporine, Lithium-D-Penicillamine, Bisphosphonate, Sulfasalazine, Impfungen, Gamma-Interferon)
- Neubildungen (v.a. hämatologische: Lymphome, Leukämie; selten solide Tumore: Thymom, Nierenzell-Ca, Mesotheliom; Bronchial-, Kolon-, Blasen-, Mamma-, Pankreas-, Prostata-Ca)
- Infektionserkr. (Syphilis, Tbc, HIV, Mykoplasmen, Ehrlichiose, Hepatitis C, Echinokokkose)
- Allergien, Atopie
- Andere glomeruläre Erkrankungen (SLE, DM 1, HIV-Nephropathie, polyzystische Nierenerkr.)

ini (und 1. Relaps n. Remission)	Glukokortikosteroide	Prednisolon → 205 oder Prednison → 205	1mg/kg KG/d p.o., (MTD 80mg) für 12–16W; dann über 6M nach Remission ausschleichen (in 5-mg-Schritten alle 5d bis 20mg, dann 2,5-mg-Schritte)
	Relaps, Steroidresistenz (Diagnose überprüfen), Steroidkontraindikationen		
oder	Alkylanz (immunsuppressiv)	Cyclophosphamid → 152	2mg/kg KG/d p.o. für 12W
		Ciclosporin → 267	3-5mg/kg KG/d p.o. in 2 ED für 1-2J (Zielspiegel 100-200ng/ml)
	Intoleranz gegenüber Steroiden, Cyclophosphamid, Ciclosporin		
		Mycophenolat → 268	500-1000mg 2x/d p.o. (1-2J)
	Relaps nach/fehlendes Ansprechen auf Cyclophosphamid und Cyclosporin		
	Anti-CD20-Antikörper	Rituximab (off label) → 183	375mg/m² i.v. M 0 und 6
plus	Supportivtherapie zur Immunsuppression		

T 5.3.4 Membranöse GN

Sekundäre Formen (PLA2R-Antikörper negativ) assoziiert mit:
- Systemkrankheiten (Systemischer Lupus erythematodes [WHO Klasse V], Sarkoidose)
- Medikamente (Penicillamine, Bucillamine, Gold, Anti-TNF-Therapie, Tiopronin, NSAID, Diabetestherapie mit Schweineinsulin)
- Infektionen (Hepatitis-B-Virus, Hepatitis-C-Virus)
- Malignomen (Lungen-, Nieren-, Mamma-, gastrointestinale, selten hämatologische Malignome oder Lymphome)
- Zustand nach Stammzelltransplantation, Nierentransplantation

Bei akuter Verschlechterung der Nierenfunktion suchen nach:
- Bilateraler Nierenvenenthrombose
- Interstitieller Nephritis/Medikamentoxizität
- Zusätzlicher Glomerulonephritis

Alle Patienten: Therapie wie bei nephrot. Syndrom und chronischer Niereninsuffizienz

T 5 Nephrologie – Therapie

Nach Ausschluss sekundärer Ursachen (bzw. PLA2R-Antikörper positiv) immunsuppressive Therapie der idiopathischen membranösen GN beim Vollbild des nephrot. Syndroms oder wenn nach einem Beobachtungszeitraum von 3–6 Monaten folgende Kriterien erfüllt sind:
- Proteinurie > 4 g/d
- Anstieg der Proteinurie um 50% des Ausgangswerts
- Keine Besserung unter antihypertensiver/antiproteinurischer Therapie
  oder schwere, lebensbedrohliche Symptome des nephrotischen Syndroms
  oder Kreatininanstieg > 30% in 6–12 Monaten

Keine immunsuppressive Therapie wenn
- Kreatinin > 3.5 mg/dl (309µmol/l) / eGFR < 30ml/min
- Kleine Nieren im Ultraschall (< 8cm)
- Patienten an einer lebensbedrohlichen Infektion erkrankt sind

	Glukokortikosteroide	Methylprednisolon → 205	1g i.v. über 3d in M1, 3, 5
dann		Prednisolon → 205	0.5mg/kgKG/d p.o. M1, 3, 5 an den d 4–30
plus	Alkylanz (immunsuppressiv)	Cyclophosphamid → 152	1.5–2mg/kgKG/d p.o. M 2, 4, 6; DANI beachten
oder		Chlorambucil → 153	0.15-0.2mg/kgKG/d p.o. M 2, 4, 6
Alternatives Regime			
	Glukokortikosteroide	Prednisolon → 205	10mg alle 2d für 6M
plus	Transkriptionsfaktor-hemmung	Ciclosporin → 267	3–5mg/kgKG/d p.o. in 2 gleichen ED (Zielspiegel 120-200µg/l); 6M, danach über 2-4M ausschleichen, wenn Proteinurie < 300g/d; Dosis halbieren, wenn Proteinurie < 3,5g/d
oder		Tacrolimus → 268	0.05mg/kgKG/d p.o. in 2 gleichen ED (Zielspiegel 3–5µg/l); falls kein Ansprechen nach 2M, Zielspiegel auf 5–8 erhöhen; Ther. 12M, dann über 6M ausschleichen
plus	Supportivtherapie zur Immunsuppression		

Jeweils nach 6 Monaten (je nach Ansprechen) Entscheidung über weitere Therapie:
- Komplette und partielle Remission ⇒ Therapiedauer wie beim Medikament beschrieben
- Kein Ansprechen ⇒ Therapiestopp, ggf. alternative Therapie mit Rituximab

Glomerulonephritis 531

T 5.3.5 Fokal segmental sklerosierende GN (FSGS)

Alle Patienten: Therapie wie bei nephrotischem Syndrom und chron. Niereninsuffizienz
Sekundäre FSGS: Behandlung der Grundkrankheit
Assoziiert mit: Toxinen (z.B. Heroin, Interferon, Ciclosporin, Pamidronat), genetischen Abnormalitäten, Infektionen (inkl. HIV), atheroembolischen Ereignissen, Erkrankungen (als physiologische Antwort) mit glomerulärer Hyperfiltration/Hypertrophie (vermind. Nierenmasse, renale Vasodilatation, unilaterale Nierenagenesie, vorangegangenes Nierentrauma)
Primäre FSGS ohne nephrotisches Syndrom und normale Nierenfunktion: supportive Ther. (ACE-Hemmer oder AT-I-Blocker) und beobachten; hohe Rate an Spontanremissionen

Primäre FSGS mit nephrotischen Syndrom

	Glukokortikosteroide	Prednisolon → 205	1mg/kgKG/d p.o. (max. 80mg) oder 2mg/kgKG (max. 120mg) alle 2d; wenn nach 2-3M komplette Remission, ausschleichen über 3M; wenn nach 3M partielle Remission, ausschleichen über 3-9M

Bei Steroidnebenwirkungen, Steroidresistenz oder KI für hohe Steroiddosen

	Transkriptionsfaktor-hemmung v.a. bei T-Lymphozyten	Ciclosporin → 267	2-4mg/kgKG/d p.o. in 2 ED (Zielspiegel 100-175ng/ml) für 6M bei kompletter Remission, für 1J bei partieller Remission
oder	Transkriptionsfaktor-hemmung v.a. bei T-Lymphozyten	Tacrolimus → 268	0,1mg/kgKG/d p.o. in 2 ED, (Zielspiegel 5-10ng/ml) für 6M bei kompletter Remission, f. 1J bei part. Remission
evtl. plus	Glukokortikosteroide	Prednisolon → 205	0.15mg/kgKG/d p.o. (max. 15mg) für 6M, dann auf 5-7,5mg/d reduzieren; Ther. solange wie Ciclosporin oder Tacrolimus
plus	Supportivtherapie zur Immunsuppression		

Bei Steroidresistenz oder KI für Ciclosporin

	Immunsuppression	Mycophenolatmofetil → 268	2 x 750-1000mg p.o. für 6M
evtl. plus	Glukokortikosteroide	Prednisolon → 205	0.15mg/kgKG/d p.o. (max. 15mg) für 6M, dann auf 5-7,5mg/d reduzieren; Ther. solange wie Ciclosporin oder Tacrolimus

T 5.3.6 Membranproliferative Glomerulonephritis

Grunderkrankung suchen und behandeln

Assoziiert mit:
- Autoimmunerkrankungen (SLE, Sjögren-Syndrom, heredit. Komplement-Mangel, rheumatoide Arthritis)
- chron. Inf. (Hep. B u. C, SBE, ventrikuloatriale Shuntinfektion, chronische Abszesse, Schistosomiasis, Malaria, Lepra)
- thrombotischen Mikroangiopathien (Transplantatglomerulopathie, Antiphospholipidsyndrom, Heilungsphase von TTP/HUS, Sklerodermie)
- Dysproteinämien
- anderen Erkrankungen: partielle Lipodystrophie, CLL, Factor-H-, -I-, MCP-, Komplementfaktor-3- und -4-Mangel, Melanome, Alpha-1-Antitrypsin-Mangel, Chlorpropamid, Non-Hodgkin-Lmphome, Nierenzell-Ca, splenorenale Shunt-Operation für portale Hypertonie
- nach Ausschluss sekundärer Formen Therapie der drei möglichen Unterformen

Idiopathische Immunkomplex-vermittelte GN

Patienten ohne nephrotisches Syndrom mit normalem Kreatinin:
nur supportive Therapie (ACE-Hemmer oder AT-I-Blocker)

Patienten mit nephrotischem Syndrom, (fast) normales Kreatinin

Glukokortikosteroide	Prednisolon → 205	1mg/kg KG/d p.o. (max. 60-80mg) für 12-16W, ausschleichen über 6-8M

Keine Response auf Steroide allein

Alkylanz (immunsuppressiv)	Cyclophosphamid → 152	2mg/kgKG/d p.o. für 3-6M, DANI beachten

Falls weiterhin keine Response: Versuch mit Rituximab
Bei rapid progressivem Verlauf Therapie wie bei rapid progressive GN

C3-Nephritis und Dense Deposit Disease

Alle Patienten:
- ACE-Hemmer oder AT-I-Blocker bei Proteinurie > 500mg/d
- Blutdruck einstellen
- Hyperlipidämie mit Statinen behandeln

Pat. ohne nephrotisches Syndrom mit normalem Kreatinin: nur supportive Therapie
Bei Nachweis eines spezifischen Defektes/einer spezifischen Ursache:
- Faktor-H-Defekt: periodische Infusionen von FFP (10-15mlkg KG alle 2W)
- Erhöhter C3NeF und normal factor H: Plasmaaustausch gegen Albumin (ini 2x/W, reduzieren auf alle 1-2W, wenn C3NeF abgefallen und Nierenfunktion gebessert); evtl. Gabe von Rituximab oder Eculizumab
- Komplementfaktor-C3-Defekt: evtl. Plasmaaustausch
- Monoklonale Gammopathie: zugrundeliegende Neoplasie (Multiples Myelom) suchen
- Keine nachweisbare zugrundeliegende Ursache: evtl. periodische Infusion von FFP

Es gibt noch keine evidenzbasierten Therapieempfehlungen. Die Therapie sollte zusammen mit einem spezialisierten Zentrum erfolgen.
Bei rapid progressivem Verlauf Therapie wie bei rapid progressive GN

Glomerulonephritis 533

T 5.3.7 IgA-Nephritis[12]

Alle Patienten: Therapie wie bei nephrotischem Syndrom und chron. Niereninsuffizienz
Zusätzlich:
- Konsequent RR syst. < 130mmHg einstellen (ACE-Hemmer oder AT1-Antoginisten bevorzugen)
- Proteinurie > 1g/d ACE-Hemmer oder AT1-Antagonisten
- Eiweißaufnahme auf < 0,8g/kg KG/d reduzieren
- Kochsalzaufnahme < 6g/d
- Alle Komponenten des metabolischen Syndrom kontrollieren
- Natriumbicarbonat bei allen Patienten mit eingeschränkter Nierenfunktion unabhängig vom Vorliegen einer Azidose

evtl. plus	Fischölpräparate	Mehrfach ungesättigten-3-Fettsäuren → 125	> 3.3g/d p.o.

Bei progressiv aktiver Erkrankung

Steigendes Kreatinin unter supportiver Therapie, aktive Erkrankung in Nierenbiopsie

	Glukokortikosteroid	Methylprednisolon → 205	1g/d i.v. an d1-3 zu Beginn von M1, 3, 5
und		Prednisolon → 205	dazw. 0.5mg/kg KG p.o. jed. 2. d für 6M, dann ausschleichen

ODER alternative Steroidtherapie

	Glukokortikosteroid	Prednison → 205	0.8-1mg/kg p.o. für 2M, dann um 0.2mg/kgKG/d pro M reduzieren
plus	Supportivtherapie zur Immunsuppression		

[12] Erley C et al; IgA-Nephropathie und Schönlein-Henoch-Purpura; Der Nephrologe 2016 11:153-163

Bei sich rasch verschlechternder Nierenfunktion

	Glukokortikosteroid (antiinflammatorisch, immunsuppressiv)	Methylprednisolon → 205	0.5g/d i.v. für 3d, dann Prednisolon (s.u.)
		Prednison → 205	1mg/kgKG/d p.o. (max. 60mg/d) für 4W, dann über 3-4M ausschleichen
plus	Alkylanz (immunsuppressiv)	Cyclophosphamid → 152	0.5g/m² i.v. alle 4W für 6M
dann	Purinanalogon (immunsuppressiv)	Azathioprin → 267	1.5mg/kgKG/d p.o. für 1-2J; Beginn ca. 2W nach letzter Cyclophosphamidgabe (Lc > 4.000, neutrophile >1.500)

T 5.3.8 Rapid progressive GN

Akuttherapie, bis Ergebnisse der erfolgten Diagnostik/Biopsie vorhanden sind

	Glukokortikosteroid	Methylprednisolon → 205	500-1000mg/d i.v. für 3d, dann Prednisolon (s.u.)
evtl. plus	**Plasmapherese** (besonders bei Patienten mit Hämoptysen und/oder schwerer Nierenfunktionsstörung/Dialyse)		

T 5.3.9 Anti-Glomerulumbasalmembran-AK

	Glukokortikosteroid (antiinflammatorisch, immunsuppressiv)	Methylprednisolon → 205	15-30mg/kgKG/d (max. 1000mg/d) i.v. für 3d, dann Prednisolon (s.u.)
		Prednisolon → 205	1mg/kgKG/d p.o. (MTD 80mg) bis Remiss., dann 20mg über 6W, über 6M ausschleichen
plus	Alkylanz (immunsuppressiv)	Cyclophosphamid → 152	2mg/kgKG/d p.o. für 2-3M, dann nach Anti-GBM-Titer; wenn Anti-GBM weiter hoch, nach 6M Umstellung auf Azathioprin erwägen; DANI beachten; Pat. > 60J: MTD 100mg/d
evtl. plus	**Plasmapherese** (4L gegen Albumin 5%/d für 14d oder bis keine AK mehr nachweisbar); bei Hämorrhagien oder Blutungsrisiko 150-300ml FFP am Ende der Plasmapherese		
	Bei Infekt unter Plasmapherese zusätzl. zur antibiotischen Therapie i.v.-Immunglobuline		
plus	Supportivtherapie zur Immunsuppression		

T 5.3.10 Pauci-Immun-GN, ANCA-assoziierte GN

	Glukokortikosteroide (antiinflammatorisch, immunsuppressiv)	Methylprednisolon → 205	7-15mg/kg KG/d (max. 500-1000mg/d i.v. für 3d, dann Prednison (s.u.)
		Prednison → 205	1mg/kg KG/d (MTD 60mg) p.o. bis Remission, dann in 2M bis auf 20mg reduzieren, über 3-4M ausschleichen
plus	Alkylanz (immunsuppressiv)	Cyclophosphamid → 152	Bolus mit 0.5g/m² KOF i.v. alle 2W für 3-6M bzw. 3M über Remission hinaus
oder		Cyclophosphamid → 152	1.5-2mg/kgKG/d p.o. für 6M bzw. 3M über Remiss. hinaus
evtl. plus	**Plasmapherese** (empfohlen bei Pat. mit zusätzl. Anti-GM-AK, schwerer pulmon. Hämorrhagie, fortgeschritt. Niereninsuff. oder Dialysepflicht bei Erstdiagnose) 60ml/kgKG Austausch gegen Albumin 5% 7 x über 14d; bei Hämorrhagien od. Blutungsrisiko gegen FFP		
plus	Supportivtherapie zur Immunsuppression		

Glomerulonephritis 535

Alternativ

Refraktäre Erkrankung, wenn kein Cyclophosphamid gegeben werden soll

	Glukokortikosteroid (antiinflammatorisch, immunsuppressiv)	Methylprednisolon → 205	500mg/d i.v. für 3d, dann Prednison (s.u.)
		Prednison → 205	1mg/kg KG/d (max 60mg/d) p.o. für 4W, dann über 3-4M ausschleichen
plus	Antikörper	Rituximab → 183	375mg/m² i.v. 1x/W für 4W; nachfolgende Erh.Ther. nicht geklärt, ggf. 375mg/m² nach 6 M erwägen
evtl. plus	Plasmapherese (empf. bei Pat. mit zusätzl. Anti-GM-AK, schwerer pulm. Hämorrhagie, fortgeschrittener NI oder Dialysepflicht bei Erstdiagnose) 60ml/kg KG 7 x über 14d; Rituximab wird durch Plasmapherese entfernt – Plasmapheresen 48h nach Rituximabgabe pausieren.		

Danach Erhaltungstherapie

	Purinanalogon	Azathioprin → 267	1.5-2mg/kgKG/d p.o. f. 8-12M
oder	Immunsuppression	Methotrexat → 156	nur bei GFR > 50ml/min; Start mit 0.3mg/kgKG/W (max. 15mg/W) p.o. oder s.c., um 2.5mg/W steigern bis auf 25mg/W für 1 Jahr
plus		Folsäure → 149	5mg p.o. am Tag nach Methotrexat-Einnahme
oder	Antikörper	Rituximab → 183	375mg/m² i.v. alle 6M für 2J

T 5.3.11 Lupusnephritis (LN)

Alle Patienten: Therapie wie bei nephrotischem Syndrom und chron. Niereninsuffizienz

Immunsuppressive Therapie (für die Nieren) bei:
- Diffus oder fokal proliferativer Lupusnephritis
- Ausgewählten Pat. mit membranöser Lupusnephritis, besonders mit schwerem nephrotischem Syndrom, erhöhtem Serumkreatinin und/oder assoziierter proliferativer Erkrankung
- Minimal mesangialer u. mesangial proliferativer LN **nicht** indiziert (keine immunsuppressive Therapie)

Alle Patienten mit Lupusnephritis

	Rheuma-Basis-Therapeutika	Hydroxychloroquinsulfat → 201	max. 6-6.5mg/kgKG/d p.o.

Aktive schwere Erkrankung

ANV, schwere extrarenale Manifestationen, rapid progressive GN

ini	Glukokortikosteroid (antiinflammatorisch, immunsuppressiv)	Methylprednisolon → 205	250-1000mg/d i.v. für 3d, weiter bei diffuser oder fokal proliferativer LN

Diffuse oder fokal proliferative Lupusnephritis

	Glukokortikosteroid (antiinflammatorisch, immunsuppressiv)	Prednison → 205	60mg/d, dann alle 2W um 10-40mg reduzieren, dann alle 2W um 5mg reduzieren bis auf 10mg, wenn 4W stabil, weiter in 2,5-mg-Schritten ausschleichen
und	**Alkylanz** (immunsuppressiv)	Cyclophosphamid → 152	weiße Patienten: 500mg i.v. alle 2W für 6 Zyklen (EURO-LUPUS Study); bei Afro-Amerikanern, Afro-Caribbeans und Hispanics höhere Dosis erwägen: 0.5-1g/m² i.v. monatlich (6-7M)
oder	**Purinsynthese-Hemmer** (immunsuppressiv)	Mycophenolat → 268	Start mit 2 x 500mg/d p.o., um 500mg/W steigern bis 3 x 1000mg p.o. (je nach Ansprechen und UW) für 6M, dann Erhaltungsther.

Erhaltungstherapie (18-24 Monate oder länger, je nach Verlauf)

	Glukokortikosteroid (antiinflamm., immunsuppr.)	Prednison → 205	0.05-0.2mg/kgKG/d p.o., solange Erhaltungsther.
plus	**Purinanalogon** (immunsuppressiv)	Azathioprin → 267	1.5-2mg/kgKG/d p.o. für 1-2J, Beginn ca. 2-4W nach letzter Cyclophosphamid-gabe (Lc > 4000, neutrophile > 1500)
oder	**Purinsynthese-Hemmer** (immunsuppressiv)	Mycophenolat → 268	2 x 1000mg/d p.o., Beginn ca. 2W n. letzter Cyclophosphamidgabe (Lc > 4000, neutrophile > 1500) für 18-24M oder länger
plus	Osteoporoseprophylaxe (bei Steroidtherapie); s. Supportivtherapie zur Immunsuppression		

T 5.3.12 Panarteriitis nodosa/Polyarteriitis nodosa

Sekundäre PAN

Assoziiert mit (→ suchen und behandeln):
Kollagenosen (SLE, rheumatoide Arthritis, Sjögren Syndrom), chronisch viralen Infekten (Hepatitis B oder C), Haarzell-Leukämie

Glomerulonephritis 537

Idiopathische PAN

Milder Verlauf: normale Nierenfunktion, keine neurologischen oder gastrointestinalen Symptome, isolierte Hautsymptome

Glukokortikosteroid (antiinflammatorisch, immunsuppressiv)	Prednison → 205	1mg/kgKG/d p.o., max. 60-80mg/d für 4W, über 2-3M auf 20mg reduzieren, dann sehr langsam über 6-9M ausschleichen

Idiopathische PAN, Glukokortikoidresistenz oder hohe Glukokortikoiddosen nicht erwünscht

	Glukokortikosteroid (antiinflammatorisch, immunsuppressiv)	Prednison → 205	1mg/kgKG/d p.o., max. 60-80mg/d für 4W, rasch ↓ auf < 10mg/d p.o. für 6-9M
plus	Purinanalogon	Azathioprin → 267	2mg/kgKG/d p.o. in 2 ED
oder	Immunsuppression	Methotrexat → 156	20-25mg/W p.o. oder s.c. plus Folsäure 5mg p.o. am Tag n. Methotrexatgabe
oder	Purinsynthese-Hemmer (immunsuppressiv)	Mycophenolat → 268	500-1000mg 2-3x/d p.o. für 1-2J

Moderate und schwere PAN

Niereninsuffizienz, Mesenterialarterienischämie, Mononeuropathia multiplex

	Glukokortikosteroid (antiinflammatorisch, immunsuppressiv)	Prednison → 205	1mg/kgKG/d p.o., max. 60-80mg/d für 4W, über 2-3M auf 20mg reduzieren, dann sehr langsam über 6-9M ausschleichen
plus	Alkylanz (immunsuppressiv)	Cyclophosphamid → 152	Bolus mit 600mg/m² KOF i.v. alle 2W für insges. 3 Gaben, danach alle 4W für 4M bzw. 3M über die Remission hinaus, DANI beachten
oder			1.5-2mg/kg KG/d p.o. für 6-9M, DANI beachten

Lebensbedrohlicher Verlauf (ini plus Prednisolonbolustherapie)

Glukokortikosteroid (antiinflammatorisch, immunsuppressiv)	Methylprednisolon → 205	7-15mg/kgKG/d i.v. (max. 1000mg/d) für 3d, dann Prednison (s.u.)

Danach Erhaltungstherapie

	Purinanalogon	Azathioprin → 267	2mg/kgKG/d p.o. für inges. 18M Immunsuppression
oder	Immunsuppression	Methotrexat → 156	20-25mg/W p.o. oder s.c. plus Folsäure 5mg p.o. am Tag nach Methotrexatgabe, für 18M Immunsuppression

T 5.3.13 Kryoglobulinämie

- Immer Hepatitis B/C, Endokarditis, Plasmozytom/Waldenström ausschließen bzw. behandeln
- Bei milden Formen Verlaufsbeobachtung
- Bei Endorganschäden (Vaskulitis und/oder Thrombose) aggressive Therapie

	Glukokortikosteroide (antiinflammatorisch, immunsuppressiv)	Methylprednisolon → 205	7-15mg/kgKG (MTD 1000mg) i.v. f. 3d, dann Prednison (s.u.)
		Prednison → 205	1mg/kgKG (MTD 80mg) p.o. für 2-4W, dann 40mg/d f. 2-4W, dann 20mg/d f. 2-4W, dann langsam ausschleichen
evtl. +	Plasmapherese (Austausch von 1 Plasmavolumen 3 x/W für 2-3W gegen GEWÄRMTES Albumin)		
evtl. + oder	Antikörper	Rituximab → 183	375mg/m² i.v. 1x/W für 4W
			1000mg W0 und W2
oder	Alkylanz (immunsuppressiv)	Cyclophosphamid → 152	2mg/kgKG/d p.o. für 2-3M (bei GFR < 30ml/min Dosisreduktion um 30%)
plus	Osteoporoseprophylaxe (bei Therapie mit Steroiden); s. Supportivtherapie zur Immunsuppression		

T 5.3.14 Supportive Therapie zur Immunsuppression

Cyclophosphamid (maximale Kumulativdosis 30-60g)

- Kontrazeption
- Eventuell Kryokonservierung der Spermien (Mann)
- Eventuell Gonadenschutz/Ovarialprophylaxe (Frau)

evtl. plus	Cyclophosphamid-Metabolit (Acroleinneutralisation, Zystitisprophylaxe)	Mesna[13]	Cyclophosphamiddosis in mg entspricht mg MESNA: je 20% Stunde 0, 4, 8 der Cyclophosphamidinfusion (bei Bolustherapie)
plus	Antibiotikum (Pneumozystis carinii/jirovecii-Pneumonie-Prophylaxe)	Trimethoprim + Sulfamethoxazol → 232	160mg/800mg p.o. 3 x/W für die Behandlungsdauer
evtl. plus	Lokales Antibiotikum (bei Nachweis von Staph. aureus in den Nasenhöhlen)	Mupirocin-Nasensalbe → 395	3 x/d über 7d

[13] Fachinformation MESNA 400mg Inj. Lsg.

Gefäßerkrankungen

Kortikosteroide (Osteoporoseprophylaxe nach DVO-Leitlinien[14])

1000mg Ca über Nahrung aufnehmen; wenn dies nicht erreicht wird: medikamentös substituieren

evtl. plus	**Vitamin D**	Colecalciferol → 148	800-1000E/d p.o.
evtl. plus	**Biphosphonat** (Osteoklastenhemmung)	z.B. Alendronsäure → 131	10mg/d oder 70mg/W p.o.

[14] DVO Leitlinie Osteoporose 2014, http://www.dv-osteologie.org/dvo_leitlinien/osteoporose-leitlinie-2014

Kortikosteroide (Magenschutz)

evtl. pl.	**Protonenpumpenhemmer**	z.B. Pantoprazol → 94	1 x 40mg/d p.o.

Kortikosteroide (Soorprophylaxe, Soortherapie)

evtl. plus	**Antimykotikum zur topischen Anwendung**	Nystatin → 374	4-6 x 100 000IE p.o.

T 5.4 Gefäßerkrankungen

T 5.4.1 Nierenarterienstenose

Atherosklerotische Nierenarterienstenose
- Strikte Einstellung aller kardiovaskulären Risikofaktoren
- Interventionelle Therapie (PTA, Stent, Bypass-OP) erwägen bei kurzer Hypertoniedauer, nicht ausreichender ausgebauter medikamentöser Therapie, Intoleranz gegenüber antihypertensiver Therapie, wiederholtem Lungenödem oder refraktärer Herzinsuffizienz und bei nicht anders erklärbarer progredienter Niereninsuffizienz bei bilateraler Stenose

Fibromuskuläre Dysplasie (FMD)
- Blutdruckeinstellung, ACE-Hemmer/AT1-Blocker ggf. mit Thiazid bevorzugen
- Indikation zur Revaskularisation (erfolgversprechender als bei atherosklerotischer Stenose): Junge Patienten(innen) mit niedrigem Risiko für Atherosklerose, resistente Hypertonie unter antihypertensiver Dreierkombination, Intoleranz gegenüber antihypertensiver Therapie, bilaterale FMD, hypertensive Kinder

T 6 Endokrinologie – Therapie (F. Beuschlein)

T 6.1 Dehydratation

T 6.1.1 Isotone Dehydratation

Leicht

	NaCl-Lösung (Volumen- + Elektrolytsubst.)	„Maggisuppe" → 294	10g NaCl in 2–3l p.o.; WHO-Empfehlung bei Durchfallerkrankungen: 3.5g NaCl + 2.5g NaHCO$_3$ + 1.5g KCl + 20g Glukose in 1 000ml H$_2$O p.o.

Schwer

	Kristalloide isotonische, isoionische Infusionslösung (Volumen-/Elektrolytsubst.)	Ringer-Lösung → 294	i.v. 2–4l bzw. nach ZVD und Urinausscheidung, bei hypovol. Schock z. Teil > 4l

Bei Oligo-Anurie oder Niereninsuffizienz

	Isotone NaCl-Lösung (kaliumfreie Volumen- + Elektrolytsubstition)	NaCl 0.9% → 294	i.v. nach ZVD und Urinausscheidung, vorsichtige Subst., da Gefahr der Hypervolämie

T 6.1.2 Hypotone Dehydratation

Cave: zentr. pontine Myelinolyse bei zu rascher Infusion, Ausgleich der Elektrolyte über Tage

Leicht

	NaCl-Lösung (Volumen- + Elektrolytsubstition)	„Maggisuppe" → 294	10g NaCl in 2–3l p.o.; WHO-Empfehl. bei Durchfallerkr.: 3.5g NaCl + 2.5g NaHCO$_3$ + 1.5g KCl + 20g Glukose in 1l H$_2$O p.o.

Schwer (Na$^+$ < 125mmol/l, beginnende zerebrale Symptome)

	Isotone NaCl-Lösung (Volumen- + Elektrolytsubst.)	NaCl 0.9% → 294	i.v. nach ZVD (50% des geschätzten Bedarfs)
(1 : 1) plus	Kristalloide Infusionslösung (Volumen- + Elektrolytsubst.)		i.v. nach ZVD (50% des geschätzten Bedarfs)

Notfall (schwere zerebrale Symptome)

	NaCl-Lösung (Volumen- + Elektrolytsubstitution)	NaCl-Konzentrat → 294 z.B. 5.85%: 1ml = 1mmol in NaCl 0.9%	(135-Na$^+$) x 0.3 x kg = mmol Bedarf langsam i.v. in h1 um 5–6mmol/l, dann um 1mmol/l/h (Myelinolyse-Gefahr)

T 6.1.3 Hypertone Dehydratation

Leicht

	Elektrolytarme Lösung (Volumensubstitution)	Wasser, Tee	2–3l p.o.

Schwer

	Cave: Hirnödem		
	Hypoosmolare Infusionslsg. (Volumensubstitution)	Glukose 5% → 295	langsam i.v. (über Tage)
evtl.	1/3 des Wasserbedarfs mit kristalloider isotonischer, isoionischer Elytlösung	Ringer → 294	langsam i.v.

Wasserbedarf (l) = (Na⁺/140–1) x 0.4 x kg bzw. ausführlich = (Na⁺ [aktuell in mmol/l]/ Na⁺ [normal in mmol/l] –1) x Anteil Körperwasser x kg KG; Anteil des Körperwassers bei Dehydratation nicht mit 0.6, sondern mit 0.4 ansetzen

T 6.2 Hyperhydratation

T 6.2.1 Isotone Hyperhydratation

evtl.	Schleifendiuretikum (Volumenentlastung)	Furosemid → 42	20mg i.v., ggf. Dosis ↑
		Torasemid → 42	10–20mg i.v.
evtl. +	Flüssigkeits-/Na⁺-Restriktion		

T 6.2.2 Hypotone Hyperhydratation

Geschätzter Wasserüberschuss [l] = (1 – Na$_{ist}$/Na$_{soll}$) x 0.6 x kg

	Flüssigkeitsrestriktion		
	Benzothiadiazindiuretikum (ren. Flüssigk.-/NaCl-Verl.)	Hydrochlorothiazid → 43	1 x 12.5–50mg/d p.o.
oder	Schleifendiuretikum (Volumenentlastung)	Furosemid → 42	20mg i.v., ggf. Dosis ↑
		Torasemid → 42	10–20mg i.v.
evtl.	Vasopressin-Antagonist	Tolvaptan → 141	bei Pat. mit Hyponatriämie bei SIADH 15mg/d p.o.; bis max. 60mg/d p.o. steigern
evtl. plus	Isotone NaCl-Lösung (vorsichtiger Natriumdefizitausgleich)	NaCl 0.9% → 294	i.v. unter Bilanzierung

T 6.2.3 Hypertone Hyperhydratation

	Benzothiadiazindiuretika (ren. Flüssigk.-/NaCl-Verl.)	Hydrochlorothiazid → 43	1 x 12.5–50mg/d p.o.
evtl.	Ultimo Ratio: Hämodialyse/ -filtration		

T 6 Endokrinologie – Therapie

T 6.3 Ödeme

	Low-Dose-Heparinisierung (niedermolekular; Thromboseprophylaxe)	Nadroparin → 59	1 x 2850IE/d s.c. oder 0.3ml
		Dalteparin → 58	1 x 2500IE/d s.c. oder 0.2ml
	Schleifendiuretikum (Volumenentlastung)	Furosemid → 42	ini 20–40mg i.v., dann nach Wi, max. effektive ED: 120mg i.v.; bei chron. NI bis 240mg i.v.; bei akutem Nierenvers.agen bis 500mg i.v. oder kontinuierliche Inf. 20–80mg/h
		Torasemid → 42	ini 10–20mg, dann nach Wi
evtl. plus	**Aldosteronantagonist** (Volumenentlastung)	Spironolacton → 45	d1–5 2–4 x 50–100mg, dann 1–2 x 50–100mg p.o.

T 6.4 Hypokaliämie

Leicht

evtl.	**Kaliumpräparat** (Substitution)	Kalium → 291	1–2 Tbl. (40–80mmol)/d p.o. (40mmol ca. K^+↑ 0.3mmol/l)

Schwer

	Kaliumchloridlösung (Substitution)	KCl 7.45% → 291 (1ml = 1mmol)	20–40mmol in 1l isotoner Lsg. bei 10–20mmol/h, max. 100–200mmol/d (K^+ <3mmol/l mind. 200mmol, K^+ 3–4mmol mind. 100mmol)

T 6.5 Hyperkaliämie

Leicht (selten therapiebedürftig)

	Kationenaustauscher	Polysulfonsäure → 406	3–4 x 15g/d p.o. (bei Bed.)

Schwer (> 6mmol/l oder EKG-Veränderungen)

	Kationenaustauscher (Ca^+; Kaliumentzug)	Polysulfonsäure → 406	30g in 200ml Glu 10%, alle 8h (bei Bedarf), altern.: peroral o. über Magensonde 15g 3x/d
oder	**Redistribution** (Kaliumentzug, EZR)	Glukose 20% + Altinsulin	200ml + 20IE i.v. über 20min (bei Bedarf)
oder	**Puffer** (Azidosetherapie)	Natriumhydrogencarbonat 8.4% → 297 (100ml = 100mmol HCO_3^-)	BE x 0.3 x kg = mmol, max. 1.5mmol/kg/h i.v. (bei Bedarf)

Hypokalzämie 543

oder	**Membranantagonismus** (Kaliumwirkungshemmung)	**Kalziumglukonat 10%** (10ml = 2.3mmol Ca) → 292	2.3–4.5mmol langsam i.v., **Cave:** digitalisierte Pat.
oder	**Schleifendiuretikum** (Kaliumexkretion)	**Furosemid** → 42	40–80mg i.v. (bei Bedarf)
		Torasemid → 42	20–40mg i.v. (bei Bedarf)
oder evtl.	**Beta-2-Sympathomimet.** (Kaliumentzug)	**Salbutamol** → 73	10mg p.i. oder 0.5mg i.v. langs. in 15min als Kurzinfo,
evtl. plus	**Isotone NaCl-Lösung** (Volumenersatz)	**NaCl 0.9%** → 294	i.v. nach ZVD (bei Bedarf)
ultima ratio	**Hämodialyse/-filtration**		

T 6.6 Hypokalzämie

Cave: vor Therapie einer Hypokalziämie Ausschluss einer Hypoalbuminämie; Differentialdiagnostik (u.a. primärer Hypoparathyreoidismus, Vitamin D Mangel) erforderlich

Leicht

	Kalziumpräparat (Subst.)	**Kalzium** → 292	700–2000mg/d p.o. (bei Bed.)
evtl. plus	**Vitamin D₃**	**Calcitriol** → 148	ini 0.25µg p.o. jed. 2.d, dann 2–3 x 0.25µg/W (bei Bedarf)
oder	**Vitamin D** (zum langsameren Ca⁺-Anstieg bzw. Dauertherapie)	**Colecalciferol** → 148	ini 20000–100000IE/d; niedrigere Erhaltungsdosis (z.B. 1000IE/d)
evtl. plus	**Thiaziddiuretikum** (ren. Kalziumrückresorpt. ↑)	**Hydrochlorothiazid** → 43	12.5–25mg/d p.o.

Akute hypokalzämische Krise

	Kalziumpräparat (Substitution)	**Kalziumglukonat 10%** → 292 (10ml = 2.3mmol)	ini 2.3–4.5mmol langs. i.v., dann in Glu. 5% als Inf., **Cave:** digitalisierte Pat.
evtl.	**Magnesiumpräparat** (Substitution)	**Mg-Sulfat 10%** → 292	20ml (8mmol) in 100ml Glu. 5% über 15min i.v., dann 10mmol/d Dauerinfusion (bei Bedarf)

T 6.7 Hyperkalzämie

Cave: Differentialdiagnostik (u.a. primärer Hyperparathyreoidismus, Tumorhyperkalzämie) für weitere zielgerichtete Therapie erforderlich

Leicht

evtl.	**Isotone NaCl-Lösung** (Rehydratation)	**NaCl 0.9%** → 294	1–2l i.v.
evtl.	**Schleifendiuretikum** (Kalziumexkretion)	**Furosemid** → 42	40–80mg i.v.

Hyperkalzämische Krise

	Isotone NaCl-Lösung (Rehydratation)	NaCl 0.9% → 294	1–2l i.v., max. 10l/24h nach Bilanz (forcierte Diurese)
evtl.	Schleifendiuretikum (Kalziumexkretion)	Furosemid → 42	40–80mg i.v., max. 1000mg
evtl.	Kaliumchloridlösung (Substitution)	KCl 7.45% (1ml = 1mmol) → 291	20–40ml in 1l isotoner Lsg. bei 10–20mmol/h, max. 100–200mmol/d (bei Bed.)
	Biphosphonat (Osteoklastenhemmung, v.a. bei tumorassoziierten Hyperkalzämien)	Clodronsäure → 132	300mg/d über mind. 2h i.v.
		Pamidronsäure → 132	90mg i.v. Kurzinfusion
		Zoledronsäure → 133	4mg i.v. Kurzinfusion
evtl.	Hormon (Osteoklastenhemmung)	Calcitonin → 133	ini 3–4IE/kg langsam i.v., dann 4IE/kg/d s.c. (wirkt nur wenige d)
evtl.	Glukokortikosteroid (Resorptions-/Mobilisationshemmung)	Prednison → 205	0.5–1mg/kg/d

T 6.8 Hypomagnesiämie

Leicht

evtl.	Magnesiumpräparat (Substitution)	Magnesiumhydrogenphosphat/-citrat → 292	3 x 4 Tbl./d p.o. (10–30mmol/d)

Akut symptomatisch

	Magnesiumpräparat (Substitution)	Mg-Sulfat 10% → 292	20ml (8mmol) in 100ml Glu 5% über 15min i.v., dann 10mmol/d Dauerinf., max. 50–100mmol/d

T 6.9 Hypermagnesiämie

oder	Membranantagonist (Mg-Wirkungshemmung)	Kalziumglukonat 10% (10ml = 2.3mmol Ca) → 292	2.3–4.5mmol langsam i.v.
oder	Schleifendiuretikum (Magnesiumexkretion)	Furosemid → 42	40–80mg i.v.
evtl. plus	Isotone NaCl-Lösung (Volumenersatz)	NaCl 0.9% → 294	i.v. nach ZVD

Metabolische Azidose 545

T 6.10 Metabolische Azidose

Chronisch

evtl.	Puffer (pH-Neutralisation)	Zitrat	ini 2 x 5g/d p.o., dann 2 x 2.5g/d p.o. (auf Dauer)
		Natriumhydrogencarbonat → 297	30–100mmol/d p.o. (auf Dauer)

Akut (pH < 7.2 oder HCO3 < 15mmol/l)

	Vorrangig: Therapie der Ursache der Azidose		
	Puffer (pH-Neutralisation)	Natriumhydrogencarbonat 8.4% → 297 (100ml =100mmol HCO_3^-)	BE x 0,3 x kg = mmol, max. 1.5mmol/kg/h i.v. bzw. 50% des Defizits (nach pH)

T 6.11 Metabolische Alkalose

Leicht hypochlorämisch

	Isotone NaCl-Lösung (Substitution)	NaCl 0.9% → 294	1–2l i.v. (nach pH)
		NaCl wirksam nur bei chloridsensiblen Formen, nicht beim Mineralokortikoidexzess	
evtl.	Kaliumchloridlösung (Substitution)	KCl 7.45% → 291 (1ml = 1mmol)	20–40ml in 1l isotoner Lsg. bei 10–20mmol/h, max. 100–200mmol/d (nach pH)

Schwer

evtl.	Säureäquivalent (pH-Neutralisation)	Argininhydrochlorid → 297	BE x 0.3 x kg = mmol, max. 20mmol/h i.v. bzw. 50% des Defizits (nach pH verdünnen)
		Salzsäure → 297	BE x 0.3 x kg = mmol, max. 0.25mmol/kg/h i.v. bzw. 50% d. Defizits (n. pH verdünnen)

T 6.12 Respiratorische Azidose

evtl.	Verbesserung der Ventilation und/oder Sauerstoff	Beatmung z.B. nichtinvasiv	0.5–1l/min Nasensonde **Cave:** Atemdepression

CO_2 Folge einer Hypoventilation ⇒ respirat. Azidose ⇒ alleinige O_2-Gabe senkt Atemantrieb

T 6.13 Respiratorische Alkalose

Erstmaßnahmen: Beruhigung, evtl. O_2-Gabe (niedriges CO_2 durch Hyperventilation bei Sauerstoffmangel ⇒ Bedarfshyperventilation)

evtl.	Benzodiazepin	Midazolam → 355	1–5mg i.v. (einmalig)
oder		Lorazepam → 355	0.5–1mg s.l.

T 6.14 Diabetes mellitus

T 6.14.1 Typ-1-Diabetes-mellitus

Konventionelle Insulintherapie (starre Insulingaben)

	Bei Patienten mit Typ-1-Diabetes nur in Ausnahmesituationen.

Intensivierte Insulintherapie – Basis-Bolus-Prinzip[1] (Spezialisten hinzuziehen)

z.B.	Basisbedarf gedeckt über Verzögerungsinsulin, zu den Mahlzeiten individuell Altinsulin (Substitution)	NPH-Insulin → 118 + Altinsulin → 118	Altinsulin: Verteilung entspr. der BE gemäß zirkadianer Rhythmik: morgens ca. 2IE/BE, mittags ca. 1IE/BE, abends ca. 1.5IE/BE
	Verzögerungsinsulin: 50% der Gesamtinsulindosis, aufgeteilt auf 2(–3) Einzeldosen oder Einmalgabe eines sehr lang wirksamen Insulinanalogons		
	Dosierung gemäß zirkadianer Rhythmik: Insulinbedarf morgens hoch, abends geringer, mittags und von 0–4 Uhr niedrig; **N** = Altinsulin, **V** = Verzögerungsinsulin: NPH morgens **N** > **V**, mittags **N** < **V**, abends N, nachts 22–23 Uhr **V**		
	Kurz wirksame Insulin-analoga[2]	Insulin lispro → 118 Insulin glulisin → 118 Insulin aspart → 118	Wirkeintritt 0.25h, Wirkmax. 1h; Wirkdauer 2–3h n. Inj., kein Spritz-Ess-Abstand
	Lang wirksame Insulinanaloga	Insulin detemir → 119	Wirkeintritt 3–4h, Wirkmax. 10–14h, Wirkdauer 16–20h nach Inj.
	Sehr lang wirksame Insulin-analoga[3]	Insulin glargin → 119	Injektion ca. 22 Uhr, Wirkdauer über 20–30h, annähernd konstante Absorptionsrate; möglicher Vorteil der abendl. Gabe bei Typ-I-Diabetikern: weniger nächtliche Hypoglykämien

Koma diabeticum (Intensivstation, Spezialist hinzuziehen!)[4]

	Isotone NaCl-Lösung (Volumen + Elektrolyt-substitution)	NaCl 0.9% → 294 (bei Na >150mmol/l ⇒ 0.45%)	h1 bis zu 1–2 l, weitere Inf.-geschwindigk. 100–500ml/h; Gesamtbedarf etwa 5–10l oder ca. 15% des KG
plus	Insulin (Substitution)	Altinsulin → 118	Bolus (0,10–0,15U/kgKG), dann über Perfusor (0,10U/kgKG/h i.v.), ab ca. 300mg/dl BZ + Glukose 10% (nach BZ)

Diabetes mellitus 547

evtl.	KCl-Lösung (Substitution)	KCl 7.45% → 291 (1ml = 1mmol)	Serum K^+ < 3,5mmol/l ⇒ Insulin pausieren + 40mmol/h KCl bis K^+ ≥ 3.5mmol/l; Serum K^+ > 5,5mmol/l ⇒ Kontrolle alle 2h; Serum K^+ ≥ 3.5mmol/l bis 5,5mmol/l ⇒ 20–30mmol/l pro Liter i.v. Flüssigkeit
evtl.	Puffer (Azidosetherapie, pH-Neutralisation)	Natriumhydrogennat 8.4% → 297 (100ml = 100mmol HCO_3^-)	pH < 6.9 ⇒100mmol HCO_3^- über 2h; pH < 6,9–7 ⇒ 50mmol HCO_3^- über 1h; pH 7 kein Ausgleich notwendig
evtl.	Phosphat (Substitution)	Kaliumphosphat → 291	20–30mmol HPO_4 bei Serum- Phosphat < 1mg/dl sowie Patienten mit Herzinsuffizienz, resp. Insuffizienz und Anämie
evtl.	Low-Dose-Heparinisierung (niedermolekular; Thromboseprophylaxe)	Nadroparin → 59	1 x 2 850IE s.c. (bei Bedarf)
Hypoglykämisches Koma[4]			
	Glukose (Substitution)	Glukose 40%, dann Glukose 5% → 295	40% i.v. nach 15 min wiederholen, wenn BZ weiter < 60mg/dl, bei Bewußtlosigkeit nach 5 min wiederholen
evtl.	Antihypoglykämikum (hepat. Glykogenolyse ↑, Glukoneogenese ↑ ⇒ BZ ↑)	Glukagon → 119	1mg s.c., i.m., i.v

[1] Renner R, Individualisierte Insulininjektionstherapie des Typ 1 Diabetes mellitus, Med Klin, 92 (1997) 23-28.
[2] Lenert M, Kurz- und langwirksame Insulinanaloga, Internist 2001, Suppl1 42:S29–S42.
[3] Yki-Järvinen, Combination therapies with insulin in type 2 Diabetes, Diabetes Care, 2001, 24:758-767.
[4] Praxisempf. der Deutschen Diabetes-Gesellschaft; Diabetologie 2011; 6 Suppl 2: S120-130

T 6.14.2 Typ-2-Diabetes-mellitus

Bei Pat. mit Typ-2-D.m. ist zur Prävention von Folgekomplikationen ein HbA1c-Korridor von 6,5–7,5% unter Berücksichtigung individualisierter Therapieziele anzustreben.[11]

Basismaßnahmen:
- Ernährungsumstellung und Gewichtsoptimierung
- Erhöhung der körperlichen Aktivität
- Blutzucker (BZ)-Selbstkontrollen und Diabetesschulung

Biguanid (wenn Diät nicht ausreicht[6], 1. Wahl auch bei Normalgewichtigen, KI beachten)

Biguanid (Glukoseaufnahme in die Zelle ↑, Hemmung der Glukoneogenese in der Leber, Förderung des Glukosetransports in Muskel und Fettgewebe)	Metformin → 113	500–1500mg morgens p.o., max. 2500mg/d (in 3 ED); *1. Wahl für Pat. mit Typ-2-D.m. ohne KI für Metformin[5]* **Cave:** umfangreiche KI (v.a. Nierenfunktion ab GFR < 45 ↓, schwere Herzinsuff.) wegen des Risikos letaler Laktazidosen

Glukosidasehemmer (wenn Diät nicht ausreichend)[7]

Glukosidase-Hemmer (intestinale Glukosefreisetzung ↓)	Acarbose → 114	3 x 50–200mg/d p.o. einschleichen, frühestens nach 10d steigern

Cave: schlechte Compliance wegen NW; kombinierbar mit Sulfonylharnstoffen, Metformin, Glitazonen, Gliniden und Insulin; Beeinflussung klinischer Endpunkte nicht untersucht

Sulfonylharnstoffe (SH)

Sulfonylharnstoffe[6,7] (Blockade ATP-abhängiger K-Kanäle, Insulinfreisetzung aus Pankreas-Beta-Zellen ↑)	Glibenclamid → 112	1.75–7mg morgens, 2 x tägliche Gabe erhöht Hypoglykämierisiko!
	\multicolumn{2}{l}{**UW:** Gewichtszunahme, Wirksamkeit lässt im Behandlungsverlauf nach; Mortalität bei Kombination von Glibenclamid und Metformin wahrscheinlich erhöht (5–8%/J); UKPDS 33: 25% Reduktion mikrovaskulärer Diabetes-Komplikationen; **Cave:** nicht > 65 J wegen Gefahr schwerer protrahierter Hypoglykämien; Therapiepause bei instabiler AP, vor PTCA, bei hochakutem MI (vorübergehend Insulin)}
	Glimepirid → 112	1–4mg morgens; MTD 6mg
	Gliclazid → 112	1 x 30mg p.o., ggf. steigern auf 1 x 60–120mg
	Gliquidon → 112	15–120mg p.o. in 3 Gaben (Gabe bei NI unter strenger Überwachung möglich)

Diabetes mellitus 549

Glinide

	Glinide (Insulin-Sekretagoga, abgeleitet von der Aminosäure Phenylalanin; Wirkmech. s. Sulfonylharnstoff, kurze Wirkdauer ⇒ Gabe praeprandial)	**Nateglinid** → 113	*60–120mg praeprandial p.o., max. 3 x 180mg*
		Repaglinid → 113 KI in Kombination mit CYP2C8-metabolisiertem Wirkstoff, z.B. Gemfibrozil	*bis 3 x 4mg praeprandial, MTD 16mg, Wi auf Blutglukose, $HbA1_c$ belegt, nicht ausreichend zur Risikoreduktion klin. Endpunkte*

Glitazone

Thiazolidindione, PPAR-γ-Ligand, „Insulinsensitizer" (Bindung an Peroxisomen-Proliferator-Activated-Rez., der als Transkriptionsfaktor u.a. die Expression des insulinabhängig wirkenden Glukosetransporters Glut-4 steigert)	**Pioglitazon** → 116 Zul. auch in Kombination mit Metformin und/oder Sulfonylharnstoffen	*15–45mg/d p.o., MTD 30mg; häufig Gewichtszunahme, selten Hepatotoxizität; KI bei Herzinsuffizienz NYHA I-IV*

Inkretin-Mimetikum

GLP-1-Analogon (bindet an GLP-1-Rezeptor, stimuliert glukoseabhängig die Insulinsekretion)	**Albiglutid** → 114 **Dulaglutid** → 115 **Exenatid** → 115 **Liraglutid** → 115 **Albiglutid/Dulaglutid:** Zul. als Monotherapie bei Metformin-Unverträglichk., in Kombination mit anderen Antidiabetika; **Exenatid/Liraglutid:** Zul. in Kombination mit anderen Antidiabetika	**Albiglutid:** *1 x 30mg/W steigern auf 1 x 50mg/W; bei Kombination mit SH: Hypoglykämiegefahr; selten Induktion akute Pankreatitis* **Exenatid:** *ini 2 x 5µg/d s.c. über 1M, dann 2 x 10µg/d (60min vor Frühstück bzw. Abendessen), bei Komb. mit SH: Hypoglykämiegefahr; selten akute Pankreatitis;* **Liraglutid:** *ini 1 x 0,6mg/d s.c., innerhalb ≥ 2 W auf max. 1 x 1,8mg/d s.c. steigern; häufig gastrointestinale UW, Zul. bei GFR > 30;* **Dulaglutid:** *ini 1 x 0.75mg/W s.c. in Monother., 1 x 1,5mg/W in Kombin., Zul. bei GFR > 30*

T 6 Endokrinologie – Therapie

Gliptide

	Gliptide (DPP-4-Inhibit.) (hemmen die Dipeptidyl-peptidase-4, steigern Spiegel aktiver Inkretinhormone [GLP-1, GIP] ⇒ Insulinfreisetzung aus Pankreas-beta-Zellen ↑); kein intrinsisches Hypoglykämierisiko	**Sitagliptin** → 116 Zul. als Monotherapie oder in Komb. mit and. Antidiab. (Metformin, Sulfonylharnstoffe, Thiazolidindione)	1 x 100mg/d; UW: u.a. Infekte der oberen Atemwege, Hautausschlag, Pankreatitis
		Saxagliptin → 116 zugelassen, wenn BZ unter Monotherapie (Metformin, Sulfonylharnstoff, Thiazolidindione) nicht ausreichend kontrolliert ist; DANI: Dosisred. bei schwerer NI	1 x 5mg/d; UW: u.a. Infekte der oberen Atemwege, Hautausschlag, Pankreatitis

SGLT-2 Inhibitor

	SGLT-2 Inhibitor (Hemmer des Natrium-Glucose-Cotransporters 2, verringert die renale Glukose-Rückresorption)	**Dapagliflozin** → 117 **Empagliflozin** → 117 Zul. als Monotherapie (bei Metformin KI und Unverträglichkeit) oder in Kombin. mit anderen Antidiabetika (orale Antidiab. und Insulin), wenn keine ausreichende BZ-Kontrolle erreicht wird	**Dapagliflozin:** 1 x 5mg/d, steigern auf 1 x 10mg/d; **Empagliflozin:** 10mg 1x/d, Steigerung auf 25mg 1x/d; UW: u.a. Infekte im Urogenitalbereich, Dehydrierung; Anw.-Beschränkung bei Pat. mit Niereninsuffizienz (eGFR < 60 ml/min/1,73m²)

Kombinationstherapie: bei HbA1c Therapieziel unter Monotherapie (s. Algorithmus → 552)

	Metformin + Ase oder + DPP4-Hemmer oder + Exenatide (s.c.) oder + Glinide oder + Glitazone oder + Sulfonylharnstoff oder + SGLT-2 Inhibitor	Beispiel → 116 **Sitagliptin + Metformin**	ini Kombinationspräparat 50mg Sitagliptin + 850/1000mg Metformin; Dosissteigerung auf max. 100mg/d Sitagliptin
		Beispiel → 550 **Pioglitazon + Metformin**	30mg/d Pioglitazon + 1700mg/d Metformin
bei KI gegen Metformin	**Sulfonylharnstoffderivat** + Alfa-Glucosidasehemmer od. + DPP4-Hemmer oder + Exenatide (s.c) oder + Glitazone	**Glibenclamid** → 112	

Kombinationstherapie (Insulin + Metformin oder Sulfonylharnstoff)[9]

	Insulin (Glukoseaufnahme ↑, anaboler Stoffwechsel ↑, kataboler Stoffwechsel ↓)	**Basal-H-Insulin** Verzögerungsprinzip NPH → 118 Langzeitanaloginsulin zur Nacht ⇒ im Vergleich zu NPH-Insulin weniger Hypoglykämien bei sonst gleicher Stoffwechselkontrolle[10]	NPH-Insulin vor dem Zu-Bett-Gehen, ggf. 2. Insulin-Injektion morgens

Diabetes mellitus 551

Indikationen: Therapieziele werden mit oralen Antidiabetika nicht erreicht oder Kontraindikationen gegen orale Antidiabetika, Schwangere mit Typ-2-Diabetes, Patientinnen mit Gestationsdiabetes, wenn Diät nicht ausreicht für eine optimale Stoffwechselkontrolle. Keine Insulintherapie ohne Blutglukosekontrolle!
Alleinige Insulintherapie (wenn 28IE in Kombin. mit Sulfonylharnstoffen unzureichend):
bei akutem Herzinfarkt ⇒ Insulintherapie zur Senkung des BZ verringert die Mortalität im Vergleich zur Fortsetzung der Therapie mit oralen Antidiabetika[11]

Verzögerungsinsulin (Glukoseaufnahme ↑, anaboler Stoffwechsel ↑, kataboler Stoffwechsel ↓)	Normal → 118/NPH → 118, Mischinsulin → 119	Morgens 0.14–0.24IE kg KG, abends 0.07–0.12IE kg KG; bzw. je nach BZ-Profil, Nachteil: starres Schema; intensivierte Insulinther.: präprandiale Gabe von Normalinsulin zu den Mahlzeiten, Startgesamtdosis = Nüchternblutglukose x 0.2, aufzuteilen in 3 Altinsulindosierungen vor den Mahlzeiten im Verhältnis 3 : 1 : 2, pro BE mehr IE, morgens 2IE, bei erhöhten Nüchtern-BZ-Werten zusätzl. zur Nacht NPH-Insulin oder Metformin-Therapie

[5] Saenz A, Fernandez-Esteban I, Mataix A et al. Metformin monotherapy for type 2 diabetes mellitus. Cochrane Database Syst Rev 2005; 20: CD002966. Review Evidenzklasse I a.
[6] UK Prospective Diabetes Study Group, Intensive blood-glucose control with sulphonylureas or insulin compared with conventional treatment and risk of complications in patients with type 2 diabetes, UKPDS 33, Lancet, 1998, 352, 837-53.
[7] Mehnert H, Typ 2 Diabetes, Internist, 1998, 39, 381–397.
[8] Bosl E et al., Diabetes Care 2007 Apr; 30(4):890-895.
[9] Yki-Järvinen H, Kauppila M, Kujansuu E, Lahti J et al., Comparison of insulin regimens in patients with non-insulin-dependent diabetes mellitus. N Engl J Med 327 (1992) 1426-1433.
[10] Tschritter O et al., Langwirkende Insulinanaloga in der Therapie des Diabetes mellitus Typ 1 und Typ 2 Diabetes und Stoffwechsel 6 (2005) 375-382.
[11] Nationale Versorgungsleitlinie Diabetes mellitus Typ 2.

T 6.14.3 Therapie-Algorithmus zum Diabetes mellitus Typ 2 [12]

Menschen mit Typ-2-Diabetes

- Hyperglykämie
- Fettstoffwechselstörung
- Arterielle Hypertonie
- Rauchen
- Adipositas

Maßnahmen auf Grundlage der vereinbarten *individuellen* Therapieziele

Erste Stufe: Basistherapie (gilt zusätzlich auch für alle weiteren Therapiestufen)
Schulung, Ernährungstherapie, Steigerung der körperlichen Aktivität, Raucher-Entwöhnung, Stressbewältigung

| HbA1c-Zielkorridor: 6,5% bis 7,5% | Siehe Website DDG | Siehe NVL Nierenerkrankungen + Algorithmus | Raucherentwöhnungsprogramm | S3-LL: Adipositas Prävention und Therapie S3-LL: Chirurgie der Adipositas |

Individuelles HbA1c-Ziel nach 3 bis 6 Monaten nicht erreicht

Zweite Stufe: Basistherapie plus Pharmaka-Monotherapie

1. Wahl Metformin

Monotherapie bei Metformin-Unverträglichkeit/-Kontraindikationen:
- DPP-4-Inhibitor
- GLP-1-Rezeptoragonist
- Glukosidasehemmer
- Insulin (häufig Verzögerungsinsulin)
- SGLT2-Inhibitor
- Sulfonylharnstoff

Individuelles HbA1c-Ziel nach 3 bis 6 Monaten nicht erreicht

Dritte Stufe: Pharmaka-Zweifachkombination

Zweifachkombination (Substanzen in alphabetischer Reihenfolge):
- DPP-4-Inhibitor
- GLP-1-Rezeptoragonist
- Glukosidasehemmer
- Insulin (häufig Verzögerungsinsulin)
- SGLT2-Inhibitor
- Sulfonylharnstoff
- Pioglitazon

Individuelles HbA1c-Ziel nach 3 bis 6 Monaten nicht erreicht

Vierte Stufe: Intensivierte(re) Insulin- und Kombinationstherapieformen

Intensivierte- und Kombinations-Therapie: Zusätzlich zu oralen Antidiabetika
(Insbesondere Metformin, SGLT2- oder DPP-4-Inhibitor)
- Verzögerungsinsulin oder
- Verzögerungsinsulin & GLP-1-Rezeptoragonist (Zulassungsstatus beachten!) oder
- Präprandiales kurzwirkendes Insulin (SIT) oder
- Prandiales Insulin + Dulaglutid
- Konventionelle Insulintherapie (CT)
- Intensivierte Insulintherapie (ICT, CSII)

[12] Praxisempfehlungen der Deutschen Diabetes Gesellschaft Oktober 2016

Hyperlipoproteinämien 553

T 6.14.4 Hyperosmolares Koma [13]

	Isotone NaCl-Lösung (Volumen + Elektrolytsubstitution)	NaCl 0.9% oder 0.45% → 294	Serum-Na⁺ hoch ⇒ 0.45% NaCl (4–14ml/kg/h je nach Hydratation); Serum-NaCl normal ⇒ 0.45% NaCl (4–14ml/kg/h); Serum-Na⁺ niedrig ⇒ 0.9% NaCl (4–14ml/kg/h)
plus	**Insulin** (Substitution)	Altinsulin → 118	0.15IE/kg als Bolus, 0.1IE/kg/h über Perfusor bei Serumglukose 300mg/dl ⇒ 5% Glukoselösung + 4.5% NaCl + 0.05–0.1kg/h Insulin über Perfusor, Ziel: Blutglukose 250–300mg/dl, bis Plasmaosmolarität ≤ 315mosm/kg
evtl.	**KCl-Lösung** (Substitution)	KCl 7.45% → 291 (1ml = 1mmol)	Serum-K⁺ < 3.3mmol/l: Insulin pausieren + 40mmol/h (²/₃ KCl + ¹/₃ KPO₄) bis K⁺ ≥ 3.3 mmol/l; Serum-K⁺ > 5mmol/l: Kontrolle alle 2h, Serum-K⁺ ≥ 3.3mmol/l und < 5mmol/l ⇒ 20–30mmol/l pro Liter i.v. Flüssigkeit

[13] American Diabetes Association, Hyperglycemic crises in patients with diabetes mellitus, Diabetes care Vol 25, Suppl. 1, Jan 2002.

T 6.15 Hyperlipoproteinämien

LDL-Cholesterin und Triglyzeride durch Mono- oder Kombinationstherapie nach individuellem Risikoprofil senken

T 6.15.1 LDL-Cholesterin-Senkung [14]

1.	**HMG-CoA-Reduktasehemmer** (intrazelluläre Cholesterinsynthese ↓, LDL-Rezeptorzahl ↑ ⇒ Serum-LDL ↓)	Simvastatin → 122	10–80mg p.o. (Simvastatin) bzw. 10–40mg p.o. (Pravastatin) abends
		Pravastatin → 122	
		Fluvastatin → 121	10–80mg p.o. abends
		Rosuvastatin → 121	5–20mg p.o., steigern auf max. 40mg (GKV erstattet nur Festbetrag)
		Atorvastatin → 121	10–80mg p.o.
		Lovastatin → 121	10–280mg p.o. abends

2.	Gallensäurekomplexbildner (nicht resorbierbares lipidsenkendes Polymer, bindet Gallensäuren im Darm, v.a. Glykocholsäure und verhindert Rückresorption ⇒ LDL ↓)	Colestyramin → 124	4g/d p.o. Dosis langsam steigern; hohe Trinkmenge; **Cave:** *ausreichender Einnahmeabstand zu anderen Medikamenten wie Marcumar, Schilddrüsenhormon, Digitalis*
		Colesevelam → 124	kombiniert mit HMG-CoA-Reduktasehemmer[14] oder Monother. mit 4–6 x 625mg zu den Mahlzeiten
3.	Selektiver Cholesterin-Reabsorptionshemmer	Ezetimib → 125	1 x 10mg/d p.o., auch bei Sitosterinämie
		Meist in Kombination mit Statin (fixe Kombination mit Simvastatin oder Atorvastatin), auch Monotherapie	
4.	PCSK9-Inhibitor	Evolocumab → 126	140mg alle 2W s.c.
		Alirocumab → 126	75 oder 150mg alle 2W s.c.
		Meist in Komb. mit einem Statin +/- anderen lipidsenkenden Therapien bei Pat., die mit der max. tolerierbaren Statin-Dosis die LDL-C-Ziele nicht erreichen. Cave: keine Langzeitdaten, Verordnungsbeschränkung	

T 6.15.2 Hypertriglyzeridämie [14]

Familiäre Hypertriglyzeridämie

1.Wahl	Lebensstil umstellen		
2. Wahl	Fibrate (Triglyceride ↓, Lipoproteinlipaseaktivität ↑ ⇒ LDL ↓, HDL ↑)	Bezafibrat → 120	3 x 200mg/d p.o., 1 x 400mg ret./d p.o. (Dosis an Nierenfkt. anpassen)
		Fenofibrat → 121	45–200mg p.o., 1 x 250mg ret. p.o. (Dosis an Nierenfkt. anpassen)
		Gemfibrozil → 121	900–1200 (2 x 600)mg p.o.; nie mit Statin kombinieren
	Cave: Myopathie bei Kombination mit HMG-CoA-Reduktase-Hemmern etwas häufiger, Gemfibrozil nie mit Statin kombinieren; bei Pankreatitis Plasmaaustausch		
	Omega-3-Fettsäuren	Omega-3-Säurenethylester → 125	1000–4000mg/d
	Gentherapie des mutierten LPL-Gens	Alipogentiparvovec → 126	Therapie in Spezialzentren bei homozyg. LPL-Defizienz und rezid. nekrotisierenden Pankreatitiden

Hyperurikämie, Gicht

Chylomikronämie-Syndrom

	Ernährung umstellen: Fett und schnell verstoffwechselbare Kohlenhydrate reduzieren, kein Alkohol, ggf. Diabetes streng einstellen		
1. Wahl	Mittelkettige Fettsäuren	(Ceres)	*Restriktion langkettiger FS zugunsten mittelkettiger FS*
2. Wahl			*Fibrate, langkettige Omega-3-Fettsäuren (6–12g/d), Plasmaaustausch, wenn akut, evtl. Heparin; Gentherapie (s.o.) in Erprobung*

[14] Maccubbin et al., Int J Clin Pract, 2008; 62(12)1959–1970.

T 6.16 Hyperurikämie, Gicht

T 6.16.1 Intervalltherapie [15]

	Basistherapie: purinarme Kost. Meiden: Alkohol, Forelle, Hering, Kabeljau, Sardellen, Sardinen, Schellfisch, Muscheln, Leber, Niere, roher Schinken		
1. Wahl	Urikostatikum (Xanthinoxidasehemmung ⇒ Harnsäurebildung ↓)	Allopurinol → 130	*ini 100mg, alle 2–4W Dosis um 100mg erhöhen;*
1. Wahl		Febuxostat → 130	*Ziel: Harnsäure im Serum < 6mg/dl*
	Urikosurikum (tubuläre Harnsäurerückresorption ↓)	Benzbromaron → 129	*1 x 50–100mg/d p.o.; in ersten 6M Leberwerte kontr.; (Reservemedikation)*
evtl.	Harnalkalisierung (Harnsäurelöslichkeit ↑)	Ka^+-Na^+-Hydrogenzitrat → 405	*4 x 2.5g/d p.o. je nach Urin-pH, pH-Ziel 6.5–7.5*

T 6.16.2 Gichtanfall [15]

Steroid	Prednisolon → 205	*Einmalgabe: d1: 40mg, d2: 30mg, d3: 20mg, d4: 10mg*
Cyclooxygenasehemmer (antiphlogistisch, analgetisch, antipyretisch)	Indometacin → 196	*2–3 x 25–50mg/d p.o., 1–2 x 75mg/d (ret.) p.o., 1–2 x 50–100mg/d rekt.*
Spindelgift (Uratkristallphagozytose ↓ ⇒ Entzündungsmediatorfreisetzg. ↓)	Colchicin → 130	*2–4 x 0.5mg/d p.o.*

Unterstützende Maßnahmen: milde Kühlung (feuchte Gaze, Verdunstungshilfe); bei Begleiterkrankungen (Hypertonie und Hyperlipidämie): Einsatz von Losartan und Fenofibrat wegen harnsäuresenkendem Effekt

[15] AWMF Leitlinie 053-032b, Engel et al. Gicht: Akute Gicht in der hausärztlichen Versorgung. S. 72. Stand 09/2013, gültig bis 09/2018

T 6.17 Porphyrien

T 6.17.1 Akute intermittierende Porphyrie (akut hepatische) [16, 17]

Spezialist hinzuziehen! Bei akutem Anfall häufig intensivmed. Betreuung erforderlich!

plus	Delta-Aminolävulin-säureaktivität ↓ (Delta-Aminolävulinsäure ↓, Porphobilinogen ↓)	Glukose 20% → 295	2l/d i.v.
		Hämarginat (internat. Apotheke)	3mg/kg/d als Kurzinfusion über 15min (3 x/d über 4d)
plus	Schleifendiuretikum (forcierte Diurese)	Furosemid → 42	40–80mg/d i.v.
evtl.	Betablocker (HZV ↓, neg. chrono- u. inotrop, zentrale Sympathikusaktivität ↓)	Propranolol → 29	2–3 x 40–80mg/d p.o., 1 x 1mg/d langsam i.v., max. 10mg i.v. (bei Bedarf)
evtl.	Parasympatholytikum (Spasmolyse)	N-Butylscopolamin → 98	3–5 x 10–20mg/d p.o., bis 5 x 20mg langs. i.v. (bei Bed.)
evtl.	Opioid (Analgesie)	Pethidin → 280	bis 4 x 25–100mg p.o. oder bis 4 x 25–100mg langs. i.v., max. 500mg/d (bei Bed.)

T 6.17.2 Porphyria cutanea tarda (chronisch hepatische) [18]

Aminochinolinderivat (Bildung von Chloroquin-Porphyrin-Komplexen ⇒ renale Elimination)	Chloroquin → 201	2 x 125mg/W (8–12M)

T 6.17.3 Protoporphyrie (erythropoetisch/erythrohepatisch) [19]

Provitamin A	Betacaroten → 149	60–80mg/d; Karotinspiegel i. S. mind. 600g/dl, Spiegelkontrolle

Topisch aplizierbare Lichtschutzpräparate mit hohem Lichtschutzfaktor (LSF > 30)

[16] Elder G, The acute porphyrias, Lancet, 1997, 349, 1613-161.
[17] Badminton MN, Management of acute and cutaneous porphyrias, Int J Clin Pract, 2002, 56:272–8.
[18] Malina L, Treatment of chronic hepatic porphyria, Photodermatol, 1986, 3, 113–21.
[19] Gutiérrez PP et al., Diagnostik und Therapie der Porphyrien: Eine interdisziplinäre Herausforderung. Dtsch. Ärztebl 2004; 101(18):A1250–1255.

Osteoporose 557

T 6.18 Osteoporose

Nichtmedikamentöse Maßnahmen: Förderung der Muskelkraft und Koordination, Hüftprotektoren in Kombination mit Sturzprophylaxe, 30-minütige Sonnenlichtexposition, Untergewicht vermeiden (BMI > 20kg/m²), Nikotinabstinenz, Sturz-/Osteoporose-begünstigende Medikamente überprüfen (z.B. Glukokortikoide, Sedativa)

	Kalziumpräparat[20] (Substitution)	Kalzium → 292	Zufuhr von mind. 1000 bis max. 1500mg Kalzium/d mit der Ernährung (Hartkäse, Milch, Joghurt, kalziumreiches Mineralwasser), Supplementierung nur, falls dies mit der Ernährung nicht erreicht wird
plus	Vitamin D[20] (Kalziumresorption ↑)	Vit. D3 (Colecalciferol) → 148	800–2000IE/d p.o. kombin. mit Kalzium ⇒ im Einzelfall Messung des Werts $25OH$-D_3 > 20ng/ml

Indikation für spezifische medikamentöse Therapie: niedrigtraumatische Wirbelkörperfraktur oder prox. Femurfraktur, Glukokortikoid-Therapie, Knochendichte in Abhängigkeit von Alter, Geschlecht und zusätzlichen Risikofaktoren mit hohem 10-Jahres-Frakturrisiko[25];
Zugelassen für die Osteoporose beim Mann: Alendronat, Risedronat, Stronziumranelat, Zolendronat, Teriparatid, Denosumab

evtl.	Biphosphonat[25] (Osteoklastenhemmung)	Alendronsäure → 131	1 x 10mg/d (30min vor Frühstück) oder 1 x 70mg/W p.o.
		Ibandronsäure → 132	1 x 150mg/M p.o. oder 1 x 3mg i.v. alle 3M
		Risedronsäure → 132	1 x 5mg/d oder 35mg/W p.o.
		Zoledronsäure → 133	1 x 5mg i.v. 1 x/J
		Etidronsäure → 132	400mg p.o. für 14d, dann 500mg Kalzium für 76d
	Knochenmorphogene Proteine (Knochenaufbau ↑, Osteoklastenhemmung)	Strontiumranelat	2g/d p.o.; KI: Krea-Clearance < 30ml/min; Cave: venöse Thromben in d. Anamnese
	Parathormon Fragment (PTH 1–34)[23] (Osteoblastenstimulation, Steigerung der intestinalen Kalziumabsorption)	Teriparatid → 128	20µg/d s.c. max. 18M; KI: NI, Hyperkalzämie, and. metabol. Knochenerkr., unklare alkalische Phosphatase-Erhöhung
	Antikörper mit RANKL-hemmenden Eigenschaften	Denosumab → 133	60mg s.c. alle 6M (auch bei Männern mit Prostata-Ca unter hormonablat. Ther.); KI: bei Hypokalzämie nur nach Ausgleich

T 6 Endokrinologie – Therapie

Postmenopausale Hormontherapie: Zur Primärprophylaxe nicht generell zu empfehlen ⇒ sorgfältige individuelle Nutzen-Risiko-Abschätzung durchführen. Bei Therapie vasomot. Symptome ist Östrogenen ist i. d. R. keine weitere spezifische Osteoporosetherapie erforderlich.

	Estradiol (oral)	Estradiolvalerat[22] → 407	1–2mg
	Konjugierte Östrogene [22]	Konj. Östrogene → 408	0.3–1.25mg
	Estradiol [22]	Estradiol (transd.) → 408	50µg/24h
		Estriol → 408	1mg
	Östrogen-Gestagen-Komb. (Kalziumresorption ↑, Osteoblastenaktivität ↑)	Konjugiertes Östrogen + Gestagen → 413	0.6mg/d Östrogen + 2.5mg/d Medroxyprogesteron
	Progesteronderivat[22] zusätzl. in 2. Zyklushälfte	Medroxyprogesteronacetat → 410	5mg
	Gestagen[22]	Progesteron → 410	200–300mg
evtl.	Selektive Östrogen-Rez.-Modulatoren (SERM)[24] (u.a. Aktivität des osteoanabolen Faktors in Osteoblasten ↑)	Raloxifen → 413 Bazedoxifen	Raloxifen: 60mg/d; Bazedoxifen: 20mg/d KI: anamnestisch Thromboembolien; Leber-/Nierenfkt. ↓
evtl.	Cyclooxygenasehemmer (antiphlogistisch, antipyretisch, analgetisch), UW beachten, ggf. Metamizol oder Paracetamol bei eingeschr. Nierenfunktion	Diclofenac → 196	1–3 x 50mg/d p.o., ., 1 x 100mg/d (ret.) p.o., 1 x 75mg/d i.m. (bei Bedarf)
evtl.	Opioid [26] (analget., sed., atemdepr., antitussiv, obstipierend) nach erfolgloser, mind. 3W konsequenter Ther. und Schmerzther. ⇒ indiz. ausschließl. zur Schmerztherapie	Tramadol → 283	bis 4 x 50–100mg/d p.o., i.v., i.m., s.c., 1–2 x 100–200mg/d ret. p.o. (bei Bedarf)

[20] S3-Leitlinien des Dachverbandes Osteologie 2014; http://www.dv-osteologie.org.
[21] Crannery A et al., Etidronate for treating and preventing postmenopausal osteoporosis. Cochrane Review, The Cochrane Library Issue 2, 2002 Oxford Update software.
[22] Management of postmenopausal osteoporosis: Position statement of the North American menopause Society, Menopause, Vol 9, Nr. 2, pp 84–101; Rymer J, Making decisions about hormone replacement therapy, BMJ, 2003, 326:322–326.
[23] Neer RM et al., Effect of parathyroid hormone (1-34) on fractures and bone mineral density in postmenopausal women with ostioporosis, NEJM (2001), 344:1434–41.
[24] Pfeilschifter J., Hormonsubstitution und SERM in der Prophylaxe und Therapie der postmenopausalen Osteopo-rose, 7/2001, Vol 30, pp 462–472.
[25] Cranney A, Treatment of postmenopausal osteoporosis, BMJ, 2003; 327:355–6.
[26] Bamighade T, Tramadol hydrochloride. An overview of current use. Hospital Medicine, 5/98, Vol 59, No 5, 373–76.

Osteomalazie

T 6.19 Osteomalazie

	Kalziumpräparat [27] → 292 (Substitution)	Kalzium	1 000–1 500 mg/d p.o.
evtl.	Vitamin D (Kalziumresorption ↑)	Colecalciferol → 148	ini 0.25µg p.o. jeden 2.d, dann 2–3 x 0.25µg/W (bei Bedarf, Calcitriol bei renaler Osteomalazie 0.25–2µg/d p.o.)

T 6.19.1 Antikovulsiva-induzierte Rachitis [28]

Vitamin D (Kalziumresorption ↑)	Colecalciferol → 147	2 000–5 000 IE/d über 5W, dann 1 000 IE/d

T 6.19.2 Bei Malabsorbtionssyndrom

Kombipräparat fettlösl. Vitamine A, D, E, K → 146 (parenterale Substitution)	ADEK-Präparate	1 x/W i.m.

T 6.19.3 Bei chronischer Niereninsuffizienz

evtl.	Vit. D (je nach Spiegel von 1,2 (OH)$_2$D$_3$ (Pro.)	Calcitriol → 148	0.25µg/d
plus	Phosphatbinder	Kalziumkarbonat	1–2g/d
plus	Kalziumpräparat (Subst.)	Kalzium → 292	1 000–1 500 mg/d p.o.

T 6.19.4 Manifeste Osteomalazie

	1,25 (OH)$_2$D$_3$	Calcitriol → 148	0.25–1µg/d
plus	Phosphatbinder	Kalziumkarbonat	1–2g/d
		Lanthancarbonat [29] → 111	375–3 000 mg/d
	Phosphatbinder (nicht Ca^{2+}- oder aluhaltiger Phosphatbinder, keine Absorb.)	Sevelamerhydrochlorid → 111	p.o. zu den Mahlzeiten 0.8–1.6g

[27] Locatelli F et al., Management of disturbances of calcium and phosphate metabolism in chronic renal insufficiency. Nephrol Dial Transplant (2002) 17: 723–731.

[28] Drenth JPH et al., Epilepsy, broken bones and fatty stools, Lancet, Vol 335, Issue 9218, May 2002 p 1182.

[29] Hutchison AJ et al., Long-term Efficacy and Tolerability of Lathanum carbonate Results from a 3 year study. Nephron clinical practice; Vol 102:No2,2006.

T 6.20 Ostitis deformans Paget

	Cyclooxygenasehemmer[30,31] (antiphlogistisch, analgetisch, antipyretisch)	Indometacin → 196	2-3 x 25-50mg/d p.o., 1-2 x 75mg/d (ret.) p.o., 1-2 x 50-100mg/d.
evtl.	Bisphosphonat (Osteoklastenhemmung)	Alendronsäure → 131	40mg/d p.o. (3-6M)
		Risedronsäure [32] → 132	5mg/d p.o.
		Zoledonsäure → 133	5mg als Kurzinfusion 1 x/J
		Etidronat → 132	5mg/kg für max. 6M, max. 20mg/kg/d; Wdh. evtl. n. 3M

[30] Meunier PJ, Therapeutic Strategy in Paget's disease of bone. Bone 1995, 17 (5 Suppl), 489S-91S.
[31] Siris E, Comparative study of alendronate versus etidronate for the treatment of Paget's disease of bone. J Clin Endocrinol Metab, 1996, 81, 961-7.
[32] Graver et al., Der Morbus Paget des Knochens. Dtsch. Ärzteblatt 1998, 95:2021-2026.

T 6.21 Morbus Wilson

	Komplexbildner[33,34] (Kupferelimination ↑)	Penicillamin → 202	1-2W 150mg/d p.o., wöchentl. 150mg ↑ bis 450-900mg/d p.o.; renale Kupferausscheidung Soll > 500µg bzw. > 7.5µmol im 24h-Sammelurin
plus	D-Penicillamin-Pyridoxinantimetabolit [35]	Pyridoxin → 147	120-140mg/d
	Komplexbildner	Trientine (internationale Apotheke)	750-1 500mg/d in 2-3 Dosen, renale Kupferausscheidung Soll > 200µg bzw. > 3.1mmol im 24h-Sammelurin
	Komplexbildner[33,36] (Verminderung der intestinalen Kupferresorption ↓)	Zink	75-300mg/d
		Empfohlen zur Erhaltungstherapie; **Cave:** nicht bei akuter hepatischer oder neurologischer Symptomatik	
	Kupferarme Diät: Innereien, Krustentiere, Nüsse, Kakao, Rosinen meiden		

[33] Roberts E, A Practice Guideline on Wilson Disease. Hepatology, 2003, 37:1475-92.
[34] Schilsky MML, The irony of treating Wilson's disease, Am J of Gastroenterol, Vol 96, Issue 11, Nov 2001, pp 3055-3057.
[35] AWMF Leitlinie M. Wilson Leitlinien für Diagnostik und Therapie in der Neurologie; 4. Aufl. 2008.
[36] Bewer GJ, Zinc acetate for the treatment of Wilson's disease, Expert Op on Pharmacotherapy, Vol 2, Issue 9, Sept 2001, pp 1473-1477.

Hämochromatose

T 6.22 Hämochromatose

Therapie der Wahl: Aderlasstherapie: 500ml/W bis zu einem Serum-Ferritin von 10–20µg/l, danach periodische Aderlässe 4–6/J, um das Serum-Ferritin bei 50µg/l zu halten [38]

evtl.	Komplexbildner [37] (Eiseneliminationn ↑)	Deferoxamin	25–50mg, 1g/kg als s.c. Dauerinfusion über 24h, (halb)jährl. ophtalmologische u. audiometrische Untersuchungen

[37] Whittington CA, Review Article: Haemochromatosis. Aliment Pharmacol Thera 2002, 16:1963–1975.
[38] Barton JC et al, Management of hemochromatosis. Hemochromatosis Management Working Group. Ann Intern Med 1998; 129: 932-9.

T 6.23 Struma (euthyreot, blande, Jodmangel-induziert)

T 6.23.1 Therapie[39]

	Spurenelement (Substitution)	Kaliumiodid	100–200µg/d p.o. (zunächst 6–12M) bei Ki./Jug.
oder	Schilddrüsenhormon (Hormonsubst. ⇒ TSH ↓, Einstellung im niedrig normalen Bereich 0.3–0.8mV/l) Indikationen: • Manifeste/subklinische Hypothyreose • Ältere Patienten > 40 J • Pat. mit Nachweis von Schilddrüsen-AK • unzureichende Wirkung einer Jodid-Ther. nach 1J	Levothyroxin → 127	ini 1 x 25–100µg/d p.o., Erh.Dos. 1.5–2µg/kg/d (zunächst 6–12M); Dosis so wählen, dass TSH nicht supprimiert wird!
oder	Spurenelement + Schilddrüsenhormon (Synthesebestandteil- und Hormonsubst. ⇒ TSH ↓)	Jodid + Levothyroxin (T4) → 127	Levothyroxin 75–100µg/d p.o. + Jodid 100–200µg/d p.o. (zunächst 6–12M) bei Erwachsenen bis 40J

T 6.23.2 Rezidiv-/Prophylaxe

	Spurenelement (Synthesebestandteil-Subst.)	Kaliumiodid	100–200µg/d p.o.

T 6.23.3 Ziele der Therapie mit Jodid

Kinder, Jugendliche: vollständige Rückbildung der Struma

Erwachsene < 40 J: Volumenreduktion um 30%, sonografische Volumenkontrolle nach 1/2, 1 J

[39] Schumm-Draeger PM et al., Endokrinologie Teil II. Med. Klin 2004; 99:372-382.

T 6 Endokrinologie – Therapie

T 6.24 Hyperthyreose

T 6.24.1 Morbus Basedow, thyreostatisch [40, 41]

	Thyreostatikum (()Peroxidasehemmung ⇒ Hormonsynthese ↓)	**Carbimazol** → 128	*ini 20–40mg/d p.o., Erh.Dos. 5–20mg/d p.o. (Euthyreose meist nach 2–8W, Auslassversuch nach 12–18M; in 50% definitive Sanierung durch OP oder Radiojodther. erford.), Cave: BB- und Leberwertkontr. wg. UW Agranulozytose (0.1–1%) und Transaminasen-Anstieg*
oder evtl.	**Thyreostatikum** (Konversionshemmung T4 ⇒ T3, Peroxidasehemmung ⇒ Hormonsynthese ↓)	**Propylthiouracil** → 128	*ini 150–400mg/d, (in 2 ED), Erh.Dos.:50–150mg,* ***Cave:*** *BB- und Leberwertkontr. wg. UW Agranulozytose (0.1–1%) und Transaminasen-Anstieg (selten)*

[40] Quadbeck B, Medikamentöse Behandlung der Immunhyperthyreose. Internist 2003, 44:440–448.
[41] Leech NJ, Controversies in the management of Graves' disease. Clinical Endocrinology 1998, 49, 273–80.

T 6.24.2 Funktionelle Autonomie, thyreostatisch

	Thyreostatikum (Peroxidasehemmung ⇒ Hormonsynthese ↓)	**Thiamazol** → 128	*ini 1–2 x 20mg/d p.o., Erh. Dos.: 1 x 5–20mg/d p.o.*
oder evtl.	**Beta(90%)-gamma(10%) Strahler** (Vernichtung hormonaktiver Zellen)	**J¹³¹ Radiojod**	*in Isolation nach SD-Volumen; alternativ Strumektomie*

T 6.24.3 Symptomatisch (Tachykardie)

	Betablocker (Konversionshemmung T4 ⇒ T3, HZV ↓ [neg. chronotrop, neg. inotrop], zentrale Sympathikusaktivität ↓)	**Propranolol** → 29	*2–3 x 10–40mg/d p.o. (bei Bedarf)*

Inoperabilität, Rezidiv nach OP

Beta(90%)-gamma(10%) Strahler (Vernichtung hormonaktiver Zellen)	**J¹³¹ Radiojod**	*in Isolation nach SD-Volumen*

Hyperthyreose

T 6.24.4 Thyreotoxische Krise (Endokrinologen hinzuziehen!)

Thyreostatisch

	Thyreostatikum (Peroxidasehemmung ⇒ Hormonsynthese ↓)	Thiamazol → 128	*40–80mg langsam i.v. alle 6–8h*
oder evtl.	**Thyreostatikum** (Konversionshemmung T4 ⇒ T3, Peroxidasehemmung ⇒ Hormonsynthese ↓)	Propylthiouracil → 128	*ini 150–400mg/d (in 2 Dosen), Erh.Dos. 50–150mg*

Symptomatisch

Kaloriensubstitution (Nährstoffsubstitution)	Glukose 20–50% → 295	*Circa 4 000–6 000KJ/d (bei Bedarf)*
Isotone Natriumchloridlösung, kristalline Plasmaersatzlösung (Volumen + Elektrolytsubst.)	NaCl 0.9%, Ringer → 294	*Circa 4–6l/d i.v. nach ZVD (bei Bedarf)*
Betablocker (Konversionshemmung T4 ⇒ T3, HZV ↓, (neg. chronotrop, neg. inotrop), zentrale Sympathikusaktivität ↓)	Propranolol → 29	*40mg i.v. über 6h (bei Bedarf)*
Benzodiazepin (Sedation)	Diazepam → 354	*10mg i.v. (bei Bedarf)*
Glukokortikosteroid (Beseitigung relativer NNR-Insuffizienz, Konversion T4 ⇒ T3 ↓)	Hydrocortison → 204	*100mg als Bolus, dann 250mg/24h i.v.; Notfallschilddrüsenresektion bei hyperdynamischem Schock mit Multiorganversagen[42]*

T 6.24.5 Prophylaxe der jodinduzierten Hyperthyreose bei supprim. TSH basal

Bei peripherer Euthyreose (strenge Indikationsstellung für KM-Applikation)

	Thyreostatikum (Peroxidasehemmung ⇒ Hormonsynthese ↓)	Natriumperchlorat → 128	*500mg (= 25 Trpf.) 2–4h vor und 2–4h nach KM-Gabe, dann 3 x 300mg (= 15 Gtt.) über 7–14d, 7–14d vor KM-Gabe beginnen*

Bei erhöhtem fT4 (KM-Applikation nur bei vitaler Indikation)

plus	**Thyreostatikum** (Peroxidasehemmung ⇒ Hormonsynthese ↓)	Thiamazol → 128	*3 x 10mg bis zur TSH-Normalisierung, dann Dosisanpassg., ggf. weitere spezif. Schilddrüsentherapie*

[42] Mödl B, Pfafferott C et al., Notfallstrumektomie bei thyreotoxischer Krise mit Multiorganversagen. Intensivmed 1999, 36:454–461.

T 6.25 Hypothyreose

Chronisch

Schilddrüsenhormon (Hormonsubstitution ⇒ TSH ↓)	Levothyroxin → 127	ini 1 x 25µg/d p.o. 30 min vor d. Frühstück, alle 1–3W um 25µg bis zur Erh. Dos. von 1.8µg/kg steigern (*Cave:* bei älteren Pat. mit KHK Standarddosis 25µg, alle 4W um 12.5µg steigern, Bedarf etwa 0.5µg/kgKG[43])

[43] Gärtner M, Reinke M, Substitution von Schilddrüsenhormonen. Internist 2008, 49:538–544.

T 6.25.1 Myxödem-Koma[44] (Endokrinologen hinzuziehen!)

Glukokortikosteroid (wegen mögl. NNR-Insuff.)	Hydrocortison → 204	400mg/24h i.v.
Schilddrüsenhormon (Hormonsubst. ⇒ TSH ↓)	Levothyroxin → 127	d1 500µg i.v., d2–7 100µg/d i.v., ab d8: 100µg/d p.o.
Kaloriensubstitution (Intensivüberwachung)	Glukose 20–40% → 295	
Elektrolytausgleich (Flüssigkeitsrestriktion wegen Dilutionshyponatriämie je nach ZVD)		
Kreislaufunterstützung (Katecholamine, evtl. Entlastung eines Perikardergusses, langsame Erwärmung um 1° C/h)		

[44] Nicoloff JT, Myxedema coma. Endocrin Metabol Clin North Am, 1993, 2, 279–90.
Fliers E, Myxedema Coma. Rev End Metabol, 2003, 4:137–141.

T 6.26 Thyreoiditiden

T 6.26.1 Hashimoto-Thyreoiditis (chronisch lymphozytäre Thyreoiditis)[45]

evtl.	Schilddrüsenhormon (Hormonsubstitution ⇒ TSH ↓)	Levothyroxin → 127	ini 1 x 25–100µg/d p.o., Erh.Dos. 1.5–2µg/kg/d, (*Cave:* bei älteren Pat. oder KHK langsam einschleichen)

[45] Schumm-Draeger PM, Thyreoiditis. Internist 1998, 396, 594–8.

T 6.26.2 Riedel-Thyreoiditis (invasive fibröse Thyreoiditis)[46]

Glukokortikosteroid (antiinflamm., immunsuppr.)	Prednisolon → 205	80mg/d p.o., graduelle Reduktion bis 5mg/d
Antiöstrogen[47] (Inhib. der Fibroblastenproliferation über TGF Beta)	Tamoxifen → 415	in Rücksprache mit Endokrinologen

[46] Vaidya B, Corticosteroid therapy in Riedel's thyreoiditis. Postgrad Med J 1997, 73, 817–9.
[47] Thompson FJ, Riedel's thyroiditis: treatment with tamoxifen. Surgery 1996; 120(6):993–8.

T 6.26.3 Subakute Thyreoiditis (de Quervain)[48]

Leicht

	Cyclooxygenasehemmer (antiphlogistisch, analgetisch, antipyretisch)	Indometacin → 196	2-3 x 25-50mg/d p.o., 1-2 x 75mg/d (ret.) p.o., 1-2 x 50-100mg/d .

Schwer

evtl.	Glukokortikosteroid (antiinflammatorisch, immunsuppressiv)	Prednisolon → 205	40mg/d p.o. alle 3d um 8mg ↓ bis 16mg/d, dann um 4mg/W ↓, evtl. Pulstherapie 500-1000mg an d3 i.v.

[48] Schumm-Draeger PM, Thyreoiditis. Internist 1998, 396, 594-8.

T 6.27 Cushing-Syndrom

T 6.27.1 ACTH-produzierende Hypophysentumoren

1. Wahl	Transphenoidale selektive Adenomentfernung, bei Misserfolg bilat. Adrenalektomie, medikamentöse Therapie zur überbrückenden Normalisierung des Hyperkortisolismus			
	Hemmung der ACTH-Sekretion aus kortikotropen Adenomzellen	Pasireotid → 140	ini 0,6mg 2xtgl. s.c., je nach Ansprechen auf 0,9mg ↑; UW: u.a. Hyperglykämie, Gallensteinbildung
	Hemmung der 11-Beta-Hydroxylase	Etomidat → 286	0.3mg/kg/h als Perfusor i.v., rascher Wirkeintritt, sedierend, wirksam aber auch in nicht hypnotischer Dos., nur unter engmaschiger Verlaufskontrolle des Serumkortisols
	Hemmung der 11-Beta-Hydroxylase, 18-Beta-Hydroxylase [49] (Kortisolsynthese ↓)	Ketoconazol → 140, Metyrapon (internationale Apotheke)	**Ketoconazol:** 200mg/d (500-6000mg/d je nach Ind.) **Metyrapon:** ini meist 500mg/d abhängig vom Schweregrad des CS, MTD 6000mg, verteilt auf 3-4 ED

T 6.27.2 Ektope ACTH-Sekretion und ACTH-unabhängige Cushing-Syndrome[49, 50]

1. Wahl	Operative Sanierung der ektopen ACTH-Quelle, bei Misserfolg bilat. Adrenalektomie; medikamentöse Therapie zur überbrückenden Normalisierung des Hyperkortisolismus		
	Hemmung der 11-Beta-Hydroxylase	Etomidat → 286	0.3mg/kg/h als Perfusor i.v., rascher Wirkeintritt, sedierend, wirksam aber auch in nicht hypnotischer Dos., nur unter engmaschiger Serumkortisolkontrolle
	Hemmung der 11-Beta Hydroxylase, 18-Beta Hydroxylase	Ketoconazol → 140, Metyrapon (internationale Apotheke)	**Ketoconazol:** 200mg/d (500-6000mg/d je nach Ind.) **Metyrapon:** ini meist 500mg/d abhängig vom Schweregrad des CS, MTD 6000mg, verteilt auf 3-4 ED
evtl.	**Hemmung der 3-Beta-Dehydrogenase**[50] (zytotoxisch, Kortisolsynthese ↓)	Mitotane o-p-DDD (internationale Apotheke)	0.5-4g/d (evtl. Glukokortikosteroidsubst. erford., bei LDL-Cholest. ↑ HMG-CoA-Reduktasehemmer erford.)
evtl.	**Aromatasehemmer** (Kortisolsynthese ↓)	Aminoglutethimid (internationale Apotheke)	NNR-Adenom: 2-3×250mg, ektopisches ACTH-Syndrom: 4-7 × 250mg

[49] Chou S et al., Long term effects of ketoconazole in the treatment of residual or recurrent Cushing's Disease. Endocrine Journal 2000, 47:401-406.
[50] Nieman LK, Medical therapy of Cushing's Disease. Pituitary 2002, 5;77-82.

T 6.28 Conn-Syndrom, Hyperaldosteronismus

1. Wahl	Differenzialdiagnostik zwischen bilateraler Nebennierenhyperplasie und unilateralem Conn-Adenom und operative Sanierung bei Conn-Adenom[51]		
plus	**Aldosteronantagonist** (mineralokortikoide Steroidwirkung ↓)	Spironolacton → 45	ini 12.5-25mg/d, je nach Symptomen und RR in 4-wöchigen Intervallen langsam auf 100mg/d steigern ⇒ RR, Elektrolyte, Kreatinin überprüfen
evtl.	**Aldosteron-Rezeptor-Antagonist**[51]	Eplerenon → 44	bei Männern wg. Entwicklung einer Gynäkomastie unter Spironolacton; keine formale Zul. zur Therapie einer Hypertonie
evtl.	Kombination mit weiteren Antihypertensiva		

[51] Born-Frontberg E, Quinckler M, Internist 2009; 50:17-26.

Hypokortisolismus 567

T 6.29 Hypokortisolismus[52, 53]

T 6.29.1 Dauertherapie[54]

Primär (M. Addison): Notfallausweis ausstellen! Patienten und Angehörige standardisiert schulen, mit Notfallmedikamenten versorgen (Suppositorium und s.c. Spritze)!

Glukokortikosteroid (Substitution)	Hydrocortison → 204	10–12mg/m², z.B. 15-5-5mg, 10-10-5mg od. 15-10-0mg; Therapie klin. überwachen
	Hydrocortison → 204	zweiphasiges Präparat mit rascher und retardierter Wirkstofffreisetzung, 1 x morgens (z.B. 20mg)
	Prednisolon → 205	5mg morgens

Achtung: Pat. instruieren: an stressreichem Tag Dosis verdoppeln, 3–4fache Dosis bei akuter Erkrankung; bei Übelkeit und Erbrechen Hydro-Suppositorien, s.c. Injektion, im Zweifelsfall Endokrinologen kontaktieren.

Mineralokortikosteroid (Substitution)	Fludrocortison → 204	50–200µg/d morgens, Monitoring 2W nach Dosisänderung: Plasma-Renin-Aktivität, zusätzl. RR- und K⁺-Kontrollen
Androgen-Vorstufen	Dehydroepiandrosteron	25–50mg/d (kontrollierte Therapiestudien mit deutl. verbesserter Lebensqualität; keine Zul. bei Frauen[53])

T 6.29.2 Addison-Krise (Notfallausweise von Patienten beachten, Endokrinologen hinzuziehen!)

	Glukokortikosteroid (Substitution)	Hydrocortison → 204	100mg i.v. alle 6h, bei Stabilisierung 50mg i.v. alle 6h, ab d4 oder d5 Erh.Dos.
	Isotone Natriumchlorid-lösung + Glukose (Volumen + Glukose + Elektrolytsubstitution)	NaCl 0.9% → 294 + Glukose 40% → 295	ini 500ml NaCl 0,9% + 40ml Glukose 40%, dann Glukose 5%
evtl.	Low-dose-Heparin	Enoxaparin → 59	24mg s.c. 1 x/d

[52] Bornstein SR et al. Diagnosis and Treatment of Primary Adrenal Insufficiency: An Endocrine Society Clinical Practice Guideline. J Clin Endocrinol Metab. 2016 Feb;101(2):364-89.
[53] Hahner S, Allolio B, Substitution mit Nebennierensteroiden. Internist 4/2008, 49:545–552.
[54] Quinkler M et al. Adrenal cortical insufficiency--a life threatening illness with multiple etiologies. Dtsch Arztebl Int. 2013 Dec 23;110(51-52):882-8

T 6 Endokrinologie – Therapie

T 6.30 Phäochromozytom

T 6.30.1 Dauertherapie, OP-Vorbereitung [55, 56]

	Alphablocker (irreversib.) (Vasodilatation ↑, Afterload ↓, Preload ↓)	Phenoxybenzamin → 33	2 x 10mg/d p.o., unter engmasch. RR-Kontrolle um 10mg/d bis 1-3mg/kg/d ↑; Ziel: Normotonie vor OP
oder evtl.	**Inhibition der Thyrosinhydroxy-lase** (Katecholaminsynthese ↓)	Alpha-Methyl-para-Tyrosin (internationale Apotheke)	1-4g/d
evtl. plus	**Betablocker** (HZV ↓ [neg. chronotrop, neg. inotrop], Reninsekretion ↓, Sympathikusaktivität ↓)	Propranolol → 29	2-3 x 40-80m/d p.o., 1 x 80-320mg (ret.) p.o., (Tachykardiether. nur nach ausr. langer α-Blockade, sonst paradoxer RR ↑)

T 6.30.2 Hypertensive Krise [55]

	Imidazolderivat, Alphablocker (Vasodilatation ↑, Afterload ↓, Preload ↓)	Phentolamin Nur über internationale Apotheke erhältlich!	5-10mg i.v., dann 0.25-1mg/min Perfusor (max. Dosis 120mg/h) (Dauer RR-↓: 20min)
evtl. plus	**Betablocker** (HZV ↓, [neg. chronotrop, neg. inotrop], Reninsekr. ↓, zentr. Sympathikusaktiv ↓)	Propranolol → 29	1 x 1mg langsam i.v., evtl. wiederholen

[55] Lenders JK et al., Pheochromocytoma and paraganglioma: an endocrine society clinical practice guideline J Clin Endocrinol Metab. 2014 Jun;99(6):1915-42.

T 6.31 Hyperparathyreoidismus

T 6.31.1 Primärer Hyperparathyreoidismus

OP-Indikation bei Serumkalzium > 0.25mmol/l über normal, Kreatinin-Clearance < 60ml/min, Knochendichte mit T-Score < -2.5 oder osteoporotische Frakturen, Alter < 50 J[56]

Leichte Hyperkalzämie

evtl.	**Isotone Natriumchloridlsg.** (Rehydratation)	NaCl 0.9% → 294	4-6l an d1, dann 3-4l/d
evtl.	**Schleifendiuretikum** (Kalziumexkretion)	Furosemid → 42	50-100mg i.v.
evtl.	**Kalzimimetikum** (Verringerung der PTH-Sekretion)	Cinacalcet → 129	2 x 30mg/d bis max. 4 x 90mg/d; Hyperkalzämie ↓ bei Pat. mit NSD-Ca oder pHPT, die nicht operativ saniert werden können

Hyperparathyreoidismus

Hyperkalzämische Krise [57] - bei pHPT prompte chirurgische Therapie anstreben

	Isotone Natriumchloridlösung (Rehydratation)	NaCl 0.9% → 294	1-2l i.v.
evtl.	**Schleifendiuretikum** (Kalziumexkretion)	Furosemid → 42	40-120mg i.v.
evtl.	**Kaliumchloridlösung** (Substitution)	KCl 7.45% (1ml = 1mmol) → 291	20-40ml in 1l isotoner Lsg. bei 10-20mmol/h, max. 100-200mmol/d (bei Bed.)
evtl.	**Bisphosphonat** (Osteoklastenhemmung bei Tumorhyperkalzämie)[57]	Atendronsäure → 131	1 x 10mg/d p.o. 30min vor Frühstück (optimale Dauer 3-5 J, Gabe 1 x/W möglich)
evtl.	**Bisphosphonat** (Osteoklastenhemmung bei Tumorhyperkalzämie)[57]	Ibandronsäure → 132	4mg in 500ml NaCl 0.9% über 2h
evtl.		Clodronsäure → 132	4-8 x 400mg/d p.o. oder 1 500mg in 500ml NaCl 0.9% über 4h
evtl.	**Glukokortikosteroid** (Resorption ↓, Mobilisation ↓)	Prednison → 205	100-200mg/d
evtl.	**Hormon** (Osteoklastenhemmung, wirkt sofort, Wirkung lässt aber nach 2-3d nach)	Calcitonin	3 x 1-2A (500ng) s.c.
		Lachscalcitonin → 133	3 x 100-200 i.v./s.c./d

[56] Bilezikian JP et al., Guidelines for the management of asymptomatic primary hyperparathyroidism: summary statement from the Third International Workshop. J Clin Endocrinol Metab 2009.
[57] Ahmad et al. Hypercalcemic crisis: a clinical review. Am J Med. 2015 Mar;128(3):239-45.

T 6.31.2 Sekundär

	Kalziumpräparat (Substitution)	Kalzium → 292	700-2 000mg/d p.o. (bei Bedarf)

T 6.31.3 Bei Malabsorbtion

	Vitamin D₃	Vit.-D-Präparate → 147	50 000IE i.m. alle 4W

T 6.31.4 Bei renaler Genese

	Vit. D (1,25/ OH₂) D₃ (Kalziumresorption ↑)	Calcitriol → 148	0.25-0.5µg/d
plus	**Phosphatbinder**	Kalziumkarbonat[58]	2-6g/d

[58] Malluche H, Update on vitamin D and its newer analogues: actions and rationale for treatment in chronic renal failure. Kidney internat. 2002, 62:367-374.
Nolan C, Calcium salts in the treatment of hyperphosphatemia in hemodialysis patients. Curr Op Nephr 2003, 12(4):373-379.

T 6.32 Hypoparathyreoidismus

T 6.32.1 Dauertherapie[59]

	Kalziumpräparat (Substitution)	Kalzium → 292	1 000–2 000mg/d p.o. (bei Bedarf)
plus	Vitamin-D-Analogon (kurze HWZ, gut steuerbar)	Dihydrotachysterol → 148	0.125mg p.o. 1–3 x/d (je nach Kalziumspiegel)
oder	Vitamin D₃	Vitamin D₃ → 147	10 000–200 000IE (je nach Kalziumspiegel)

[59] Art W, Well-being, mood and calcium homeostasis in patients with hypoparathyroidism. Eur J Endocrin 2002, 146:215–222.

T 6.32.2 Hypokalzämische Krise[60]

	Kalziumpräparat (Substitution)	Kalziumglukonat 10% (10ml = 2.3mmol) → 292	ini 2.3–4.5mmol i.v. über 5–15 min, dann in Glukose 5% als Infusion (Klinik)

[60] Hehrmann R, Hypokalzämische Krise. Fortsch Med 1996, 17:223/31–34.

T 6.33 Hypopituitarismus[61]

Dauertherapie (Endokrinologen hinzuziehen!)

Allgemein: Substitution nach Ausfall betroffener Achsen (nach entspr. endokriner Testung)

	Glukokortikosteroid (Substitution)	Hydrocortison → 204	10–12mg/m²/d, z.B. 2/3 der Dosis am Morgen und 1/3 am Nachmittag bzw. retrardierte HC-Präparation
plus	Schilddrüsenhormon (Substitution)	Levothyroxin → 127	ini 1 x 25–100µg/d p.o., Erh. Dos. 1.5–2µg/kg/d (nach Anbeh. mit Steroiden)
plus	Wachstumshormon[61] (Substitution)	Somatotropin rekombinant hergestellt	0.04–0.08mg/kg/d s.c. zur Nacht einschleichend (ohne Benefit nach 6M: ausschleichen)

Bei Frauen zusätzlich

	Östrogen + Gestagen (Substitution)	Estradiol + Norethisteron → 412	prämenopausal: kombin. Kontrazept. mit 20–35µg Ethinylestradiol; postmenop.: Estradiolvalerat 2mg zyklisch oder kontin. mit Gestagenpräp.; bei Wiederherstellg. der Fertilität pulsatile GnRH-Infusion s.c. erforderlich
plus			

Hypopituitarismus 571

Bei Männern zusätzlich

plus	**Androgen** (Substitution)	Testosteron → 402	1 x 250mg i.m. alle 3W; bei Wiederherstellung der Fertilität pulsatile GnRH-Infusion s.c. erforderlich
		Testosterongel → 402	25-50mg/d; Auftragen auf Oberkörper

[61] Boschetti M et al., J Endocrinol Invest 2008 Sept; 31(9):85–90.

T 6.33.1 Hypophysäres Koma

Therapie der Addison-Krise (Endokrinologen hinzuziehen!)

	Isotone Natriumchlorid-Lsg. + Glukose (Volumen + Glukose + E´lytsubst.)	NaCl 0.9% → 294 + Glukose 40% → 295	ini 500ml NaCl 0.9% + 40ml Glu 40%, dann Glu 5%
	Glukokortikosteroid (Substitution)	Hydrocortison → 204	ini 100mg i.v., dann Perf. 10mg/h, dann 4 x 50mg/d p.o. ausschleichend
2. Wahl	**Glukokortikosteroid** (Substitution)	Prednisolon → 205	25mg/alle 6h (+ Mineralokortik.)
evtl.	**Alpha- und Beta-Sympathomimetikum, D1-Rezeptor-Agonist** (Inotropie ↑, Vasokonstriktion, renale Vasodilatation, Natriurese)	Dopamin → 55	Nierendosis: 0.5–5µg/kg/min i.v., Perf. (250mg) = 5mg/ml ⇒ 1–3.5ml/h, RR-Dosis: 6–10µg/kg/min i.v., Perf. (250mg) ⇒ 4.5–9ml/h, max. 18ml/h
evtl.	**Beta-Sympathomimetikum** (Inotropie ↑)	Dobutamin → 55	2.5–12µg/kg/min i.v., Perf. (250mg) = 2–10ml/h
evtl.	**Niedermolek. Heparin** (beschleunigt Gerinnungsfaktorinhibition; Emboliephrophylaxe)	Nadroparin → 59	0.4ml s.c. 1 x/d = 5700IE Anti-Faktor-Xa-Aktivität
		Enoxaparin → 59	24mg s.c. 1 x/d = 4000IE AXa

Therapie des Myxödem-Komas (siehe Schilddrüse)

	Glukokortikosteroid (wegen möglicher NNR-Insuffizienz)	Hydrocortison → 204	100–200mg/24h i.v.
	Schilddrüsenhormon (Hormonsubstitution ⇒ TSH ↓)	Levothyroxin → 127	d1 500µg i.v.; d2–7 100µg/d i.v., ab d8 100µg/d p.o. (Schilddrüsenhormonsubst. erst nach Glukokortikoidgabe, sonst Gefahr der Induktion einer Addison-Krise bei NN-Insuff.)

T 6.34 HVL-Überfunktion, HVL-Tumoren

T 6.34.1 Prolaktinom[62] (Endokrinologen hinzuziehen)

	Hypophysäre Dopamin-rezeptorstimulation (Prolaktin ↓)	Bromocriptin → 309	einschleichend dosieren, ini 1.25–2.5mg/d p.o. am Abend, nach Verträglichkeit alle 2–7d um 2.5mg/d bis zum optimalen Ansprechen steig., optimal 2.5–15mg/d (nach Prolaktin i.S.)
oder	Hypophysäre Dopamin-rezeptorstimulation (Prolaktin ↓)	Cabergolin → 310	einschleichend 0.25–1.0mg 2–4 x/W (n. Prolaktin i.S.); Echokardiografie vor Therapie und im Verlauf (Ausschluss seltener Klappenfibrose)
oder		Lisurid	0.1–0.6mg/d p.o. (nach Prolaktin i.S.)

[62] Melmed S, et al. Diagnosis and treatment of hyperprolactinemia: an Endocrine Society clinical practice guideline. J Clin Endocrinol Metab. 2011 Feb;96(2):273-88.

T 6.34.2 Akromegalie [63] (Endokrinologen hinzuziehen!)

In der Regel primär operative Revision nach transnasal transsphenoidalem Zugang; medikamentöse Therapie bei persistierend nicht kontrollierter Erkrankung

	Somatostatinanalogon[63] (STH ↓)	Octreotid → 109	ini 1–2 x 0.05mg s.c., dann bis 3 x 0.5mg s.c. (nach STH i.S.) oder Depotpräparat 20–40mg i.m. alle 4–6W
		Lanreotid → 109 Pasireotid → 140	ini 40mg s.c. alle 28d, dann 60mg s.c. alle 28d, max. 60mg s.c. alle 28d
evtl.	Wachstumshormon-rezeptorantagonist	Pegvisomant → 142	bei Pat., die unter Somato-statinanaloga keine adäquate Kontrolle erreichen; Startdosis 80mg s.c.; dann 10mg/d s.c. nach Igf-1-Serumkonzentration

[63] Katznelson L et al. Acromegaly: an endocrine society clinical practice guideline. J Clin Endocrinol Metab. 2014 Nov;99(11):3933-51

Diabetes insipidus

T 6.35 Diabetes insipidus

T 6.35.1 Zentral [64, 65]

Hormon (ADH-Substitution)	Desmopressin → 141	3 x 0.1–0.4mg intranasal, s.c. (chronisch)

T 6.35.2 Peripher [64, 65]

Benzothiadiazin-Diuretika	Hydrochlorothiazid → 43	1 x 12.5–50mg/d p.o.

[64] Verbalis J, Management of disorders of water metab. in patients with pituitary tumors. Pituitary 2002, 5:19–132.
[65] Robertson GL, Diabetes insipidus. Endocrin Metab Clin North Am 1995, 24:49–71.

T 6.36 Insulinom

T 6.36.1 Allgemein [66] (Endokrinologen hinzuziehen!)

Wann immer möglich primär operative Revision nach erfolgreicher Lokalisationsdiagnostik; ggf. Radiorezeptortherapie und/oder andere lokal ablative Verfahren

evtl.	Hormon (antihypoglykämisch, Glukoneogenese ↑, Glykogenolyse ↑)	Glukagon → 119	nach BZ
evtl.	Antihypoglykämikum (K^+-Kanal-Modulation, Insulinsekretion ↓, hepatische Glukoseliberation ↑)	Diazoxid → 119	5mg/kg/d p.o. in 2–3 ED
evtl.	Somatostatinanalogon (Insulinsekretion ↓)	Octreotid → 109	ini 1–2 x 0.05mg s.c., dann bis 3 x 0.5mg, engm. überwachen, langfr. Depotpräp. 20–40mg i.m. alle 4–6W
		Lanreotid → 109	langfristig: 60mg s.c alle 28d
evtl.	Radiorezeptor-Therapie	z.B. ^{90}Y-DOTATOC	radioaktiv markiertes Somatostatin-Analogon

T 6.36.2 Zytostatisch [66]

	mTOR Inhibitor	Everolimus → 268	1 x 10mg p.o. bei inoperablen neuroendokrinen Tumoren pankreatischen Ursprungs
	Zytostatikum, Pyrimidinantagonist (Thymidinnukleotid-Synthese ↓)	5-Fluorouracil → 159	400mg/m^2 i.v. an d1–5 (Zykluswdh. ab d43)
plus	Zytostatikum (DNS-Schädigung, zytostatisches Antibiotikum)	Doxorubicin → 164	50mg/m^2 i.v. an d1 + d21 (Zykluswdh. ab d43)

[66] Perry RR, Diagnosis and management of functioning islet-cell tumors. J Endocrin Metab 1995, 80:2273.

T 6.37 Verner-Morrison-Syndrom (VIPom)

Wann immer möglich primär operative Revision nach erfolgreicher Lokalisationsdiagnostik; ggf. Radiorezeptortherapie und/oder andere lokal ablative Verfahren

	Somatostatinanalogon[67] (VIP-Sekretion ↓)	Octreotid → 109	ini 1–2 x 0.05mg s.c., dann bis 3 x 0.5mg s.c.
	Lang wirksames Somatostatinanalogon[67]	Lanreotid-LAR → 109	alle 14d s.c.
		Octreotid-LAR → 109	alle 28d s.c.

[67] Arnold R, Management of gastroenteropathic endocrine tumors: The place of Somatostatin Analogues. Digestion 1994, Suppl 3, 107-13;

T 6.38 Karzinoid-Syndrom bei GEP-NET

Wann immer möglich primär operative Revision nach erfolgreicher Lokalisationsdiagnostik; ggf. Radiorezeptortherapie und/oder andere lokal ablative Verfahren

1. Wahl	Somatostatinanalogon (Serotoninsekretion ↓)[68]	Octreotid → 109	ini 1–2 x 0.05mg s.c., dann bis 3 x 0.5mg s.c.
	Lang wirksames Somatostatinanalogon	Lanreotid-LAR → 109	alle 14d s.c.
		Octreotid-LAR → 109	alle 28d s.c.
	Serotoninantagonist (Serotoninwirkung ↓)[68]	Methysergid (internationale Apotheke)	2 x 4mg (ret.) p.o.
evtl.	Interferon	INF-alpha-2a/b → 269	3–5 Mio. IE/W (bei Bedarf)
evtl.	Antidiarrhoikum (Stim. periph. Opiat-Rez.)	Loperamid → 101	ini 4mg p.o., nach jedem Durchfall 2mg, max. 12mg/d

[68] Spitzweg C, Therapie endokriner gastrointestinaler Tumoren, Internist 2002, 43:219-229.

T 6.39 Gastrinom (Zollinger-Ellison-Syndrom)

Wann immer möglich primär operative Revision nach erfolgreicher Lokalisationsdiagnostik; ggf. Radiorezeptortherapie und/oder andere lokal ablative Verfahren

evtl.	Protonenpumpen-Inhib.[69] (Säuresekretion ↓)	Omeprazol → 94	1 x 20–40mg/d p.o., bis max. 160mg

[69] Meko JB, Management of patients with Zollinger Ellison syndrome. Ann Rev Med 1995, 46:395; Spitzweg C, Therapie endokriner gastrointestinaler Tumoren, Internist 2002, 43:219-229.

T 6.40 Gynäkomastie

Zunächst Ausschluss Hyperprolaktinämie und Hyperoestrogenämie, ggf. Ther. der Grunderkrankung

evtl.	Östrogenrezeptorblocker[70] (Blockade periph. Rez. ⇒ Östrogenwirkung ↓)	Tamoxifen → 415	1 x 20–40mg p.o. (kurzfristig)

[70] Braunstein GD, Gynecomastia, N Engl J Med 2007; 357:1229-1237.

T 7 Hämatologie, Onkologie – Therapie

(R. Schmidmaier, P. Baumann)

T 7.1 Hämophilie

T 7.1.1 Hämophilie A[1]

1IE entspricht der Menge an Faktor in 1ml gepooltem Normalplasma

Leichte bis mittelschwere Hämophilie: Blutung und präoperativ

	Vasopressinanalogon (Freisetzung von Faktor VIII aus Endothelzellen)	Desmopressin → 141	0.3μg/kg i.v., s.c. (max. 20μg); 300μg nasal entspricht etwa 0.2μg/kg i.v.; 2 Sprühstöße bei > 50kg, 1 Sprühstoß bei < 50kg (steigert F-VIII 2–6-fach)

Schwere Hämophilie A: Blutung und präoperativ

	Gerinnungsfaktor (Substitution)	Faktor VIII → 70	1IE/kg i.v. erhöht Blutspiegel um 2% (bei Muskelblutung Konz. auf ≥ 30%, bei Zahn-OP auf > 50%; bei intraabdomineller, intrakranieller Blutung oder orthopäd. OP auf 80–100%); HWZ 8–12h
		Humaner Blutgerinnungsfaktor VIII (FVIII) → 70 und humaner Von-Willebrand-Faktor (vWF)	1 IE FVIII/kg KG erhöht die Plasma-FVIII-Aktivität um ca. 2% der norm. Aktivität; erforderliche IE = KG (kg) x gewünschter FVIII-Anstieg (% oder IE/dl) x 0,5

Bei Hemmkörperhämophilie und akuter Blutung:
- Aktiviertes Prothrombinkomplexpräparat (FEIBA) 200IE/kg KG, dann 2–3 x 100IE/kg KG/d
- Rekombinanter Faktor VIIa (NovoSeven) 90μg/kg KG, Wdh. alle 2–3h
Danach Induktion einer Immuntoleranz (Hämophiliezentrum!), z.B. Protokolle nach Bonn, Malmö oder Van Creveld

T 7.1.2 Hämophilie B[1]

evtl.	Gerinnungsfaktor (Substitution)	Faktor IX → 70	1–1.2IE/kg KG i.v. erhöht Blutspiegel um 1%; HWZ 16–17h

T 7 Hämatologie, Onkologie – Therapie

Modifizierter Gerinnungsfaktor (FIX-Fc) mit längerer HWZ (Substitution)	Eftrenonacog alfa → 70	1IE/kg KG i.v. erhöht FIX-Aktivität um 1% (IE/dL), HWZ ca. 70h
Modifizierter Gerinnungsfaktor (FIX-Albumin) mit längerer HWZ (Substitution)	Albutrepenonacog alfa → 70	1IE/kg KG i.v. erhöht FIX-Aktivität um 1,3% bei Pat. ≥12 J und um 1% bei Pat. < 12 J; HWZ ca. 90h
Hämophilie mit Hemmkörpern gegen Blutgerinnungsfaktoren VIII oder IX		
Gerinnungsfaktor (Substitution)	Eptacog alfa (aktiviert) → 70	ini 90 μg/kg KG i.v. Bolus

T 7.1.3 Hereditärer Faktor-X-Mangel[1]

Gerinnungsfaktor (Substitution)	Faktor X	Dosis (IE) = Körpergewicht (kg) x erwünschter Faktor-X-Anstieg (IU/dL oder Prozent des Normwerts) x 0,5

[1] Srivastava A, Brewer AK, Mauser-Bunschoten EP, Key NS, Kitchen S, Llinas A, Ludlam CA, Mahlangu JN, Mulder K, Poon MC, Street A; Treatment Guidelines Working Group on Behalf of The World Federation Of Hemophilia.. Guidelines for the management of hemophilia. Haemophilia. 2013 Jan;19(1):e1-47.

T 7.2 Von-Willebrand-Jürgens-Syndrom[2, 3, 4]

evtl.	vWF-angereicherte Faktor VIII-Präparate (Substitution)	F VIII:C/vWF: RCof Haemate → 70	i.d.R. nach F VIII dosieren: C: 20–540IE/kg KG, Wdh. nach 24h
evtl.	Gerinnungsfaktor (Substitution)	Humaner Blutgerinnungsfaktor VIII (FVIII) → 70 und humaner Von-Willebrand-Faktor (VWF)	1IE/kg KG VWF:RCo hebt den Plasmaspiegel des VWF:RCo i.d.R. um 0.02IE/ml (2%) an
bei Typ 1	Vasopressinanalogon (Freisetzung von Faktor VIII aus Endothelzellen)	Desmopressin → 141	0.3μg/kg (max. 20μg) i.v. über 30min, s.c. oder 300μg nasal; Wdh. alle 12–24h

[2] Furlan M, Von Willebrand factor: molecular size and functional activity. Ann Hematol. 1996 Jun; 72(6):341-8.
[3] Mannucci PM, How I treat patients with von Willebrand disease. Blood 2001 Apr 1; 97(7):1915-9.
[4] Chang AC, Rick ME, Ross Pierce L, Weinstein MJ, Summary of a workshop on potency and dosage of von-Willebrand factor concentrates. Haemophilia 1998; 4 Suppl 3:1-6.

T 7.3 Kongenitaler Mangel an Faktor-XIII-A-Untereinheiten

Humane Faktor-XIII-A-Untereinheit	Catridecacog	35 IE/kgKG 1x pro Monat

Anämie

T 7.4 Anämie

T 7.4.1 Eisenmangel[5]

	Eisen-(II)-Präparat (Substitution)	Eisen-(II)-Glycin-Sulfat-Komplex → 143	100–200mg Fe^{2+}/d p.o. in 2–3 ED (mind. 4–6M)
evtl.	Eisen-(III)-Präparat (Substitution bei Malabsorption oder Gastrektomie)	Eisen-(III)-Natrium-Glukonat-Komplex → 143	1 x 40–62.5mg/d langsam i.v. bis 3 x/W

[5] Frewin R, ABC of clinical haematology. Iron deficiency anaemia. BMJ 1997 Feb 1; 314(7077):360–3.

T 7.4.2 Megaloblastäre Anämien[6]

Vitamin-B$_{12}$-Mangel (perniziöse Anämie)

Vitamin B$_{12}$ (Substitution)	Cyanocobalamin → 147	1000µg i.m., i.v., s.c.; 6 x in 2–3W, dann 1000µg alle 3M i.m. (evtl. lebenslang)

Folsäuremangel

Vitamin (Substitution)	Folsäure → 149	5mg/d p.o. (4M)

[6] Hoffbrand V, Provan D, ABC of clinical haematology. Macrocytic anaemias. BMJ 1997 Feb 8; 314(7078):430–3.

T 7.4.3 Hämolytische Anämien[7, 8, 9]

Beta-Thalassämia major zur Therapie der Eisenüberladung

evtl.	Komplexbildner (Eisenelimination ↑)	Deferoxamin → 146	25–50mg/kg KG/d s.c. über 8–12h nachts; 5–7 x /W oder s.c.-Depot 2 x tgl. (Hörtest, Sehtest!); i.v. nur über ZVK!
		Deferipron → 146	3 x tgl. 25mg/kg KG p.o.; Zul. nur für Thalassämia major mit KI gegen Deferoxamin; Cave: Neutropenie
		Deferasirox → 146	ini 20mg/kgKG/d als ED p.o.; Zul., wenn Deferoxamin kontraindiziert oder unangemessen; Cave: Nephrotoxizität

[7] Weatherall DJ, ABC of clinical haematology. The hereditary anaemias. BMJ 1997 Feb 15; 314(7079):492–6.
[8] Gattermann N, Guidelines on iron chelation therapy in patients with myelodysplastic syndromes and transfusional iron overload. Leuk Res. 2007 Dec; 31 Suppl 3:S10–5.
[9] Wells RA et al., Iron overload in myelodysplastic syndromes: a Canadian consensus guideline. Leuk Res. 2008 Sep; 32(9):1338–53.

T 7 Hämatologie, Onkologie – Therapie

Symptomatische autoimmunhämolytische Anämie vom Wärmeautoantikörper-Typ[10, 11]

	Glukokortikoid (antiinflammatorisch, immunsuppressiv)	Prednison → 205	1mg/kg/d i.v. oder p.o., langsam Reduktion, dann p.o. (kurzfristig)
evtl.	**Purinantagonist** (Immunsuppressivum)	Azathioprin → 267	ini 100–150mg/d p.o.
evtl.	**Alkylanz** (Immunsuppressivum)	Cyclophosphamid → 152	ini 60mg/m² /d p.o.; alternativ 500–700mg i.v. alle 3–4W
evtl.	**Immunsuppressivum**	Ciclosporin → 267	ini 5–10mg/kg KG/d in 2 Dosen p.o.
		Mycophenolatmofetil → 268	ini 500–1000mg/d in 2 Dosen p.o.

Symptomatische autoimmunhämolytische Anämie vom Typ Kälteagglutinine[11]

evtl.	**Alkylanz** (Immunsuppressivum)	Cyclophosphamid → 152	60mg/m²/d p.o.
	Alkylanz (Lymphosuppression)	Chlorambucil → 153	0.4–0.8mg/kg p.o. d1; Wiederholung d15
	Antikörper	Rituximab → 183	375mg/m² i.v. d1, d8, d15 und d22

Paroxysmale nächtliche Hämoglobinurie[11]

evtl.	**Antikörper** (Immunsuppressivum)	Eculizumab → 181	ini 600mg i.v. 1 x/W x 4W, dann 900mg in W5; Erhaltungsphase: 900mg i.v. alle 14±2d

[10] Gehrs BC, Freidberg RC, Autoimmune hemolytic anemia. Am J Hematol 2002 Apr; 69(4):258-71
[11] Hillmen P, Effect of eculizumab on hemolysis and transfusion requirements in patients with paroxysmal nocturnal hemoglobinuria. N Engl J Med. 2004 Feb 5;350(6):552-9.

T 7.4.4 Aplastische Anämie[12]

evtl.	**Antikörper** (Immunsuppressivum)	Antilymphozytenglobulin (ALG) vom Pferd	0.75ml/kg/d über 8–12h i.v. d1–5
evtl.	**Glukokortikoid** (antiinflammatorisch, immunsuppressiv)	Prednison → 205	1mg/kg/d i.v. d1–14; dann ausschleichen (bis d29)
evtl.	**Transkriptionsfaktor- hemmung v.a. bei T-Lymphozyten**	Ciclosporin → 267	5mg/kg/d p.o. nach Spiegel: 150–250ng/ml; mind. 4M

[12] H Schrezenmeier et al., Aplastische Anämie - Diagnostik und Therapie der erworbenen Aplastischen Anämie, DGHO-Leitlinie 2012

T 7.4.5 Renale Anämie und Tumoranämie bei niedrigem Erythropoetinspiegel[13]

Hormon (Substitution)	Erythropoetin alfa → 145	Korrekturphase 50IE/kg 3 x/W i.v., dann nach Hb/Hk
	Erythropoetin beta → 145	Korrekturphase: 20IE/kg 3 x/W s.c. oder 40IE/kg 3 x/W i.v., dann nach Hb
	Erythropoetin delta	Korrekturphase 50IE/kg 3 x/W i.v. oder 50IE/kg 2 x/W s.c., dann nach Hb/Hk
	Erythropoetin zeta → 145	Korrekturphase: 50IE/kg 3 x/W i.v., dann nach Hb/Hk
	Darbepoetin alfa → 144	Korrekturphase: 0.45µg/kg s.c. 1 x/W; ohne Dialysepflichtigkeit auch 0.75µg/kg s.c. alle 2W möglich, dann nach Hb/Hk

[13] NKF-K/DOQI Clinical practice guidelines and clinical practice recommendations for anemia in chronic kidney disease in adults; CPR 3.1. Using ESAs. Am J Kidney Dis. 2006 May; 47(5 Suppl 3):S16–85.

T 7.5 Zytostatika induzierte Neutropenie[14]

evtl.	Mediator, granulocyte (macrophage) colony stimulating factor[15] (Granulozytenproliferation/ -differenzierung↑)	Filgrastim (G-CSF) → 150	5µg/kg/d s.c., frühestens 24h, i.d.R. ab d5 nach Chemotherapie (bis Granulozyten > 1000/µl)
		Lenograstim → 150	150µg/m²/d s.c., frühestens 24h, i.d.R. ab d5 nach Chemotherapie (bis Granulozyten > 1000/µl)
		Pegfilgrastim → 150	6mg s.c. ab 24h nach Chemotherapie

[14] Jörg Janne Vehreschild et al., für die Arbeitsgemeinschaft Infektionen (AGIHO) der DGHO. Prophylaxe infektiöser Komplikationen durch Granulozyten-Kolonie-stimulierende Faktoren. DGHO-Leitlinie. Stand: August 2014. www.dgho-onkopedia.de

T 7.6 Idiopathische thrombozytopenische Purpura (M. Werlhof)[15]

Glukokortikoid (immunsuppressiv, antiinflammatorisch)	Prednison → 205	1–2mg/kg/d p.o. für 2–4W, dann 6–8W ausschleichen; Ziel > 30 000 Thrombo/µl mit < 7.5mg/d
	Dexamethason → 204	40mg/d p.o. x4d

evtl.	**Immunglobulin** (Verdrängung der Thrombozytenantikörper)	Immunglobulin → 270	1–2g/kgKG i.v. verteilt über 2–3d plus Steroidbolus, z. B. Methylprednisolon 5–10mg/kg/d i.v. x 3d
	Immunsuppressivum	Azathioprin → 267	1–4mg/kg/d, z.B. 150mg/d (kein Allopurinol!)
		Cyclophosphamid → 152	100–200mg/d
		Mycophenolatmofetil → 268	0.5–1g 2 x/d
	Alkylans	Cyclophosphamid → 152	100–200mg/d
	Vincaalkaloid	Vincristin → 161	1–2mg i.v./W
	Anti-CD20-Antikörper	Rituximab → 183	375mg/m² i.v. alle 4W x 4 (keine Zul. für diese Ind.)
	Thrombopoetinagonist	Romiplostim → 72	ini 1µg/kg bez. auf das tatsächl. KG; s.c. 1 x/W
		Eltrombopag → 72	25–75mg/d p.o.

[15] Axel Matzdorff, Wolfgang Eberl, Aristoteles Giagounidis, Paul Imbach, Ingrid Pabinger, Bernhard WörmannMatzdorff et al., Immunthrombozytopenie; DGHO-Leitlinie 2013.

T 7.7 Polycythaemia vera[16]

evtl.	**Salizylat** (Thrombozytenaggregationshemmer)	Acetylsalizylsäure → 67, → 193	1 x 100mg/d p.o., **Cave:** nicht bei Thrombos > 1 Mio/µl
evtl.	**Urikostatikum** (Xanthinoxidasehemmung ⇒ Harnsäurebildung ↓)	Allopurinol → 130	1 x 100–300mg/d p.o. (HS i.S. < 6.5 mg/dl)
evtl.	**Zytostatikum** (Ribonukleosid-Diphosphat-Reduktase-Hemmer ⇒ Myelosuppression)	Hydroxycarbamid → 190	ini 20mg/kg/d p.o., dann bis 40mg/kg/d p.o
evtl. oder	**Interferon bei jüngeren Patienten** (Immunmodulation)	IFN-alpha-2a/b → 269	3 x 1–5 Mio. IE/W s.c.; ini 1 Mio. IE 2 x/W
		Pegyl. INF-alpha → 269	50µg/W; bis 150µg/W
	Imidazolidin-Verbindungen	Anagrelid → 189	1–2mg/d in 2 Dosen (bei Thrombozytose)
(1) Bei Polycythaemia vera mit Resistenz/Intoleranz gegenüber Hydroxycarbamid (2) Bei Post-Polyzythaemia-vera-Myelofibrose mit krankheitsbedingter Splenomegalie oder Symptomen			
evtl.	**Januskinase-2-Inhibitor**	Ruxolitinib → 174	2 x 20mg/d p.o.

[16] E Lengfelder et al., DGHO-Leitlinie Polycythaemia Vera. März 2016. www.dgho-onkopedia.de

Essenzielle Thrombozythämie 581

T 7.8 Essenzielle Thrombozythämie[17]

	NSAR	ASS → 67, → 193	100mg/d (bei Erythromelalgie, TIA, KHK oder Mikrozirkulationsstörungen)
	Interferon, bei jüngeren. Pat. (Immunmodulation)	INF-alpha-2a/b → 269	3 x 1–5 Mio. IE/W s.c.
		Pegyl. INF-alpha → 269	50–150µg 1 x/W
evtl.	Zytostatikum (Myelosuppression)	Hydroxycarbamid → 190	ini 20mg/kg/d p.o., dann bis 40mg/kg/d p.o
evtl.	Imidazolidin-Verbindungen	Anagrelid → 189	ini 2 x 0.5mg/d, steigern bis max. 2.5mg
evtl.	Januskinase-2-Inhibitor	Ruxolitinib → 174	bei sekundärer Fibrose mit Splenomegalie u/o Symptomen: 2 x 20mg/d p.o.

[17] PE Petrides et al., Essenzielle (oder prim.) Thrombozythämie. DGHO-Leitl. 2014. www.dgho-onkopedia.de

T 7.9 Primäre Myelofibrose[18]

Januskinase-2-Inhibitor	Ruxolitinib → 174	bei sekundärer Fibrose mit Splenomegalie u/o Symptomen: 2 x 20mg/d p.o.

[18] M Grießhammer et al., Primäre Myelofibrose (PMF). DGHO-Leitlinie, 2014. www.dgho-onkopedia.de

T 7.10 Chronisch-myeloische Leukämie[19]

Chronische Phase

Tyrosinkinasehemmer	Imatinib → 173	400mg/d (chron. Phase) bzw. 600mg/d (akzel. Phase und Blastenkrise)
	Dasatinib → 172	1 x 100mg/d, bei Imatinib-Resistenz/-Unverträglichk.
	Nilotinib → 174	2 x 400mg/d, bei Imatinib-Resistenz/-Unverträglichk.

Für Pat., die ≥ 1 Tyrosinkinaseinhibitor erhielten und bei denen Imatinib, Nilotinib, Dasatinib von Ihrem Arzt als nicht sinnvoll erachtet werden.

	Bosutinib → 171	500 mg 1x/d f

Bei erw. CML-Pat. in chronischer, akzelerierter oder Blastenphase sowie bei Pat. mit ph+ ALL, Resistenz od. Unverträglichkeit gegenüber Dasatinib oder Nilotinib und Pat., für die eine Imatinib-Therapie inadäquat ist oder wenn eine T315I-Mutation vorliegt

Tyrosinkinasehemmer	Ponatinib → 174	45mg p.o./d

[19] A Hochhaus et al., Chronische myeloische Leukämie (CML). DGHO-Leitlinie. Stand 2013. www.dgho-onkopedia.de

T 7 Hämatologie, Onkologie – Therapie

T 7.11 Myelodysplasie[20]

evtl.	Mediator, granulocyte (macrophage) colony stimulating factor (Granulozytenproliferation/-differenzierung ↑)	Filgrastim (G-CSF) → 150	5µg/kg/d s.c.
		Pegfilgrastim → 150	6mg s.c.
		Lenograstim → 150	150µg/m²/d s.c.
evtl.	Komplexbildner (Eiseneliminaton ↑) → 577	Deferoxamin → 146	25–50mg/kg KG/d s.c. kontin. oder als 2 Bolusgaben an mind. 5d/W
		Deferipron → 146	3 x 25mg/kg KG/d p.o.
		Deferasirox → 146	1 x 20mg/kg KG/d p.o.
evtl.	Hormon (Wachstumsfaktor)	Erythropoetin → 145	150–300IE/kg 3 x/W s.c.
		Darbepoetin → 144	150µg 1x/W s.c.
evtl.	Histon-Deacetylase-Inhibitoren	Valproinsäure → 303	ini 500mg, um 5mg/kg KG bis zu einer Serumkonz. von 50–100µg/ml steigern
Del 5q	Immunmodulatorisches Medikament	Lenalidomid → 190	10mg/d p.o. x 21d, Wdh. d28, Cave: evtl. Dosis anpassen
> 60J, high-risk oder intermediate-2, abnormer Karyotyp			
	DNA-Methyltransferase-Inhibitor	5-Azacytidin	75mg/m²/d s.c. x 7d, Wdh. d28, mind. 6 Zyklen, Cave: Dosisanpassung

[20] WK Hofmann et al., Myelodysplastische Syndrome (MDS). DGHO-Leitlinie. Stand März 2016. www.dgho-onkopedia.de

T 7.12 Non-Hodgkin-Lymphom

T 7.12.1 Indolente Formen des Non-Hodgkin-Lymphoms[21, 22, 23, 24]

R-COP

	Alkylanz	Cyclophosphamid → 152	d1–5 400mg/m² i.v. (Zykluswdh. d22)
plus	Spindelgift, Mitosehemmer	Vincristin → 161 (Oncovorin)	d1 1.4mg/m² i.v., max. 2mg (Zykluswdh. d22)
plus	Glukokortikoid (immunsuppr., antiinfl.)	Prednison → 205	d1–5 100mg/m² p.o. (Zykluswdh. d 22)
	Anti-CD20-Antikörper	Rituximab → 183	375mg/m² i.v. d1

KNOSPE

	Alkylanz (Lymphosuppression)	Chlorambucil → 153	d1 0.4mg/kg p.o. (Zykluswdh. d15); ggf. um 0.1mg/kg/d steigern bis max. 0.8mg/kg/d

Non-Hodgkin-Lymphom

R-MCP

	Anthrazyklin	Mitoxantron → 165	8mg/m² i.v. über 30min, d1–2
plus	Alkylanz, Zytostatikum (Lymphosuppression)	Chlorambucil → 153	d1–5 3 x 3mg/m² p.o.
plus	Glukokortikoid (immunsuppressiv, antiinflammatorisch)	Prednison → 205	d1–5 25mg/m² p.o.
	Anti-CD20-Antikörper	Rituximab → 183	375mg/m² i.v. d1

Mabthera mono (Induktionstherapie)

Anti-CD20-Antikörper (monoklonal)	Rituximab → 183	375mg/m² i.v. 1 x/W über 4W (Infusionsgeschwindigkeit einschleichen)

R-CHOP (alle 3W)

Alkylanz (DNA-crosslinking)	Cyclophosphamid → 152	750mg/m² i.v. d1
Anthrazyklin (u.a. Topoisomerase-II-Hemmg.)	Doxorubicin → 164	50mg/m² streng i.v. d1
Spindelgift, Mitosehemmer	Vincristin → 161	1.4mg/m² i.v. d1 (max. 2mg, bei > 65 J max. 1mg)
Glukokortikoid	Prednison → 205	100mg p.o. d1–5
Anti-CD20-Antikörper	Rituximab → 183	375mg/m² i.v. d1

Fludarabin mono (alle 4W)

Purinantagonist (Antimetabolit)	Fludarabin → 157	25mg/m² i.v. d1–5

FC (alle 4W)

Purinantagonist (Antimetabolit)	Fludarabin → 157	30mg/m² i.v. d1–3
Alkylanz (DNA-crosslinking)	Cyclophosphamid → 152	250mg/m² i.v. d1–3

R-FCM (alle 4W)

Purinantagonist (Antimetabolit)	Fludarabin → 157	25mg/m² i.v. d1–3
Alkylanz (DNA-crosslinking)	Cyclophosphamid → 152	200mg/m² i.v. d1–3
Anthrazyklin	Mitoxantron → 165	8mg/m² streng i.v. d1
Anti-CD20-Antikörper	Rituximab → 183	375mg/m² i.v. d0 oder d1

R-FC (alle 4W, max. 6 Zyklen) bei CLL

Anti-CD20-Antikörper	Rituximab → 183	Zyklus 1: 375mg/m² i.v., d0; Zyklus 2–6: 500mg/m², d1
Purinantagonist (Antimetabolit)	Fludarabin → 157	25mg/m² i.v. d1–3
Alkylanz (DNA-crosslinking)	Cyclophosphamid → 152	250mg/m² i.v. d1–3

Bendamustin (alle 3–4W)

	Bifunktionelles Alkylanz	Bendamustin → 152	90mg/m²/d d1 und 2
evtl. plus	Anti-CD20-Antikörper	Rituximab → 183	375mg/m² i.v. d1

Cladribin (bei Haarzellleukämie)

Purinanalogon	Cladribin → 157	0.09mg/kg KG/d (3.6mg/m²) über 24h an 7 aufeinanderfolgenden Tagen; nur 1 Zyklus!

Alemtuzumab (bei CLL)

Anti-CD52-Antikörper	Alemtuzumab → 327 (Wurde vom Markt genommen, nur über Ausland zu beziehen)	3mg an d1, 10mg an d2, und 30mg an d3, wenn vorangegangene Dosis gut vertragen wurde; danach 3 × 30mg/W für 12W (Infektprophylaxe)

Mabthera-Erhaltung

Anti-CD20-Antikörper	Rituximab → 183	375mg/m²/d i.v. alle 2M über 2J (in Remission nach Erstlinientherapie 375mg/m²/d i.v. alle 3M über 2J (in Remission nach Rezidivtherapie)

Zevalin

Radioimmuntherapie	⁹⁰Y-Ibritumomab-Tiuxetan	> 150 000 Thrombozyten/μl: 15MBq [90Y]-markiertes Zevalin pro kg KG bis zu max. 1 200MBq; 100 000–150 000 Thr./μl: 11MBq [90Y]-markiertes Zevalin pro kg KG bis zu max. 1 200MBq

Non-Hodgkin-Lymphom

Ofatumumab (bei Fludarabin- und Alemtuzumab-refraktärer CLL)		
Anti-CD20-Antikörper	Ofatumumab → 181	ini 300mg, dann 2000mg, 8-wöchentl. Gaben, dann 4-monatl. Gaben; 1. + 2. Gabe: Start mit 12ml/h (9mg/ml), Infusionsgeschwindigkeit alle 30min verdoppeln bis max. 200ml/h. Nachfolgende Inf.: Start mit 25ml/h (9mg/ml), alle 30min verdoppeln bis max. 400ml/h. **Cave:** Prämedikation mit Prednison, Paracetamol und Cetirizin

Obinutuzumab/Chlorambucil (unbehandelte CLL bei Patienten die aufgrund von Begleiterkrankungen für Fludarabin nicht geeignet sind)		
Zytostatikum	Chlorambucil → 153	0,5mg/kg KG p.o. an d1+d15, alle 29d
Anti-CD20-Antikörper	Obinutuzumab → 181	d1 100mg, d2 900mg, d8 1000mg, d15 1000mg; ab 2. Zyklus je 1000mg an d1 des Zyklus; **Cave:** schwere infusionsbed. Reaktionen! Prämedikation und Reanimationsbereitschaft!

Ibrutinib (bei rezidivierendem oder refraktärem Mantelzell-Lymphom und bei CLL im Rezidiv oder Erstlinientherapie, wenn 17p-Deletion oder TP53-Mutation und für Chemoimmuntherapie ungeeignet)		
Bruton-Tyrosinkinase (BTK-Inhibitor)	Ibrutinib → 173	MCL: 560mg (4 Kps.) 1 x/d; CLL: 420mg (3 Kps.) 1 x/d

Idelalisib (bei CLL in Kombin. mit Rituximab im Rezidiv oder bei 17p-Deletion oder TP53-Mutation, ungeeignet für Chemoimmunother. sowie bei follikulärem Lymphom in 3. Linie)		
PI3K-Inhibitor	Idelalisib → 190	150mg 2x täglich

Venetoclax (bei CLL mit 17p Deletion oder TP53 Mutation, die ungeeignet oder refraktär sind für BCR-Signalweginhibitoren; für CLL-Patienten nach Versagen von Chemoimmuntherapie und BCR-Signalweg-Inhibitor)		
BCL-2-Hemmer	Venetoclax → 192	W1 20mg/d, W2 50mg/d, W3 100mg/d, W4 200mg/d; W5 u. danach 400mg/d p.o.

[21] CM Wendtner et al., Chronische Lymphatische Leukämie (CLL). DGHO-Leitlinie, Januar 2017, www.dgho-onkopedia.de
[22] C Buske et al., Follikuläres Lymphom. DGHO-Leitlinie, Januar 2017. www.dgho-onkopedia.de

T 7.12.2 Aggressive Formen des Non-Hodgkin-Lymphoms[23]

R-CHOP-21 → 583

(R)-CHOP-14 (Wdh. am d15)

	Alkylanz (DNA-crosslinking)	Cyclophosphamid → 152	750mg/m² i.v. d1
	Anthrazyklin (u.a. Topoisomerase-II-Hemmg.)	Doxorubicin → 164	50mg/m² i.v. d1
	Spindelgift, Mitosehemmer	Vincristin → 161	1.4mg/m² i.v. d1, max. 2mg/d, bei Pat. > 70 J max. 1mg/d
	Glukokortikoid (immunsuppr., antiinfl.)	Prednison → 205	100mg p.o. d1–5
ggf.	Anti-CD20-Antikörper	Rituximab → 183	375mg/m² i.v. d0 oder d1
plus oder oder	Mediator, granulocyte (macrophage) colony stimulating factor[15] (Granulozytenproliferation/-differenzierung ↑)	Lenograstim → 150 Filgrastim → 150 Pegfilgrastim → 150	150µg/m²/d s.c. d4–13 5µg/kg KG/d s.c. d4–13 6mg s.c. d4

Vorphase (bei Patienten > 60 J und/oder hoher Tumorlast)

	Spindelgift, Mitosehemmer	Vincristin → 161	2mg abs. i.v. d1
	Glukokortikoid	Prednison → 205	100mg/d p.o. d1–7

ZNS-Prophylaxe (bei Befall hoch zervikal, Gesichtsschädel, Knochenmark oder Testes)

	Antimetabolit (Folatantagonist)	Methotrexat → 156	15mg intrathekal

ZNS-Tripeltherapie (bei Meningeosis lymphomatosa oder intrazerebraler RF)

	Antimetabolit (Folatantagonist)	Methotrexat → 156	15mg intrathekal
	Antimetabolit (Pyrimidinantagonist)	Cytarabin → 159	40mg intrathekal
	Glukokortikoid	Dexamethason → 204	4mg intrathekal

R-IMVP-16 bei Rezidiven (alle 3W, 4–6 Zyklen)

	Alkylanz	Ifosfamid → 153	d1–5: 1000mg/m² i.v. über 1h
plus	Antimetabolit (Folatantagonist)	Methotrexat → 156	d3 + 10: 30mg/m² i.v.; d10, nur wenn Leukos > 3000/µl
plus	Topoisomerase-II-Hemmer	Etoposid → 162	d1–3: 100mg/m² i.v. über 1h
evtl. plus	Anti-CD20-Antikörper	Rituximab → 183	375mg/m² i.v. d0 oder d1

CHOEP (alle 3W plus G-CSF): wie CHOP, R-CHOP → 586

plus	Topoisomerase-II-Hemmer	Etoposid → 162	100mg/m² i.v. je d1–3

Non-Hodgkin-Lymphom

R-IEV (alle 4W; plus G-CSF)

	Alkylanz	Ifosfamid → 153	2.5g/m² i.v. d1-3
	Anthrazyklinderivat	Epirubicin → 164	100mg/m² streng i.v. d1
	Topoisomerase-II-Hemmer	Etoposid → 162	150mg/m² i.v. d1-3

(R)-ICE (alle 2-3W, plus G-CSF)

	Topoisomerase-II-Hemmer	Etoposid → 162	100mg/m² i.v. d1-3
	Platinderivat	Carboplatin → 154	AUC 5 (max. 800mg) i.v. an d2
	Alkylanz	Ifosfamid → 153	5g/m² i.v. über 24h an d2
evtl. plus	Anti-CD20-Antikörper	Rituximab → 183	375mg/m² i.v. d0 oder d1

(R)-Dexa-BEAM (alle 3-4W, plus G-CSF ab Tag 11)

	Glukokortikoid (lymphotoxisch)	Dexamethason → 204	3 x 8mg p.o. d1-10
	Alkylanz	BCNU/Carmustin	60mg/m² i.v. d2
	Topoisomerase-II-Hemmer	Etoposid → 162	75mg/m² i.v. d4-7
	Purinantagonist (Antimetabolit)	Cytarabin → 159	2 x 100mg/m² i.v. d4-7 (alle 12h)
	Alkylanz	Melphalan → 153	20mg/m² i.v. d3
evtl. plus	Anti-CD20-Antikörper	Rituximab → 183	375mg/m² i.v. d0 oder d1

R-DHAP (alle 4W plus G-CSF)

Glukokortikoid (lymphotoxisch)	Dexamethason → 204	40mg i.v. d1-4
Purinantagonist (Antimetabolit)	Cytarabin → 159	2 x 1000mg/m²/d i.v. d2 (alle 12h)
Alkylanz	Cisplatin → 155	100mg/m² i.v. d1
Anti-CD20-Antikörper	Rituximab → 183	375mg/m² i.v. d0 oder d1

[23] U Dührsen et al., Diffuses großzelliges B-Zell-Lymphom. DGHO-Leitlinie 11/2014. www.dgho-onkopedia.de.

T 7.12.3 Mantelzelllymphom (rezidiviert und/oder refraktär)[24]

mTOR-Inhibitor	Temsirolimus → 176	175mg 1 x/W für 3 W, dann 75mg 1 x/W, jeweils über 30-60 min i.v.
Bruton-Tyrosinkinase (BTK-Inhibitor)	Ibrutinib → 173	MCL: 560mg (4 Kps.) 1 x/d

[24] M Dreyling et al., Mantelzell-Lymphom. DGHO-Leitlinie, 03/2017. www.dgho-onkopedia.de.

T 7.12.4 Systemisches anaplastisches großzelliges Lymphom (sALCL)

Rezidiviert oder refraktär

| Anti-CD30-Antikörper | Brentuximab vedotin → 180 | 1.8mg/kg i.v. 30 min alle 3W, 8-16 Zyklen |

T 7.13 Akute Leukämie

Wichtiger Hinweis: Die Lektüre dieses Kompendiums kann das Lesen eines Studienprotokolls oder der gängigen Literatur nicht ersetzen! Die Therapie akuter Leukämien sollte an spezialisierten Zentren und innerhalb der Studienprotokolle des **Kompetenznetzes Leukämie** bzw. gemäß den **Empfehlungen des Europäischen Leukämienetzes** erfolgen.
Die Dosierungsangaben beziehen sich auf Patienten < 60 Jahre ohne Begleiterkrankungen. Die Supportivtherapien müssen nach Maßgabe des jeweiligen spezialisierten Zentrums erfolgen.
Siehe: DGHO-Leitlinien. www.dgho-onkopedia.de.

T 7.13.1 Akute myeloische Leukämie[25]

Induktionstherapie (Standard-Induktionstherapie: 3+7-Schema)

3 Tage Anthrazyklin: Daunorubicin 60mg/m² **oder** Idarubicin 10–12mg/m² **oder** Mitoxantron 10–12mg/m²
7 Tage Cytarabin: kontinuierlich 100–200mg/m²

Induktionstherapien der AMLCG (Acute Myeloid Leukemia Cooperative Group)

TAD-9

	Pyrimidinantagonist	Cytarabin → 159	d1, 2: 100mg/m²/24h i.v., d3-8: 100mg/m² als Inf. über 30min alle 12h
plus	Purinantagonist	Thioguanin → 157	d3-9: 100mg/m² alle 12h p.o.
plus	Anthrazyklin, Interkalation (Topoisomerase-II-Hemmg.)	Daunorubicin → 163	d3-5: 60mg/m² i.v. über 60min

HAM

	Pyrimidinantagonist (Zytostatikum)	Cytarabin → 159	d1-3: 3g/m² i.v. alle 12h über 3h (Pro: 4 x tgl. Kortikoid-AT)
plus	Zytostatikum	Mitoxantron → 165	d3-5: 10mg/m²/d i.v. über 60min (vor Cytosinarabinosid)

[25] Röllig C et al., Leitlinien der DGHO für die Diagnostik und Therapie der Akuten Myeloischen Leukämie (AML), Stand März 2017.

M. Hodgkin

T 7.13.2 Akute lymphatische Leukämie[26]

Auch die Erstlinien-Behandlung der akuten lymphatischen Leukämien sollte in Zentren und innerhalb von Studien erfolgen.

Zur Behandlung von Erwachsenen mit Philadelphia-Chromosom negativer, rezidivierter oder refraktärer B-Vorläufer akuter lymphatischer Leukämie (ALL)

Bispezifischer CD3/CD19 Antikörper	Blinatumomab → 180	Zyklus 1: (d1-7): 9µg/d, (d8-28): 28µg/d; Zyklus 2-5 (d1-28): 28µg/d; 1 Zyklus = 42 Tage. Pat., die eine komplette Remission nach 2 Zyklen erreicht haben, können bis zu 3 weitere Zyklen erhalten.

[26] Gökbuget N et al., DGHO-Leitlinie Akute Lymphatische Leukämie (ALL). 03/2017. www.onkopedia.com

T 7.14 M. Hodgkin[27, 28]

COPP (Wdh. an d29 im Wechsel mit ABVD)

	Alkylanz	Cyclophosphamid → 152	d1 + 8: 650mg/m² i.v.
plus	Spindelgift (Lymphosuppression)	Vincristin → 161	1,4 mg/m² i.v., max. 2mg d1 + 8
plus	Alkylanz	Procarbazin → 156	100 mg/m² p.o. d1-14
plus	Glukokortikoid (immunsuppr., antiinfl.)	Prednison → 205	40mg/m² p.o. d1-14

ABVD (Wdh. an d29, ggf. im Wechsel mit COPP als COPP/ABVD)

	Anthrazylin	Doxorubicin → 164	25mg/m² i.v. d1 + 15
plus	Spindelgift (Lymphosuppression)	Vinblastin → 161	6mg/m² i.v. d1 + 15
plus	Antibiotikum	Bleomycin → 165	10mg/m² i.v. d1 + 15
plus	Alkylanz	Dacarbazin → 155	375mg/m² i.v. d1 + 15

BEACOPP basis (Wdh. an d22) bzw. **BEACOPP-14** (Wdh. an d15 mit GCSF)

	Antibiotikum	Bleomycin → 165	10mg/m² i.v. an d8
plus	Topoisomerase-II-Hemmer	Etoposid → 162	d1-3 100mg/m² i.v.
plus	Anthrazyklin	Doxorubicin → 164	25mg/m² i.v., d1
	Alkylanz	Cyclophosphamid → 152	650mg/m² i.v., d1
plus	Spindelgift (Mitosehemmer, Lymphosuppression)	Vincristin → 161	1,4mg/m² i.v., max. 2mg, d8

plus	Alkylanz	Procarbazin → 156	d1-7 100mg/m² p.o.
plus	Glukokortikoid (immunsuppressiv, antiinflammatorisch)	Prednison → 205	BEACOPP basis: d1-14: 40mg/m² p.o.; BEACOPP-14: d1-7 80mg/m² p.o.

BEACOPP eskaliert (Wdh. an d22, G-CSF ab d8)

	Antibiotikum	Bleomycin → 165	10mg/m² i.v. an d8
plus	Topoisomerase-II-Hemmer	Etoposid → 162	d1-3 200mg/m² i.v.
plus	Anthrazyklin	Doxorubicin → 164	35mg/m² i.v., d1
plus	Alkylanz	Cyclophosphamid → 152	1250mg/m² i.v., d1
plus	Spindelgift (s.o.)	Vincristin → 161	1.4mg/m² i.v., max. 2mg, d8
plus	Alkylanz	Procarbazin → 156	d1-7 100mg/m² p.o.
plus	Glukokortikoid	Prednison → 205	d1-14 40mg/m² p.o.

Adcetis

Anti-CD30-Antikörper	Brentuximab vedotin → 180	1,8 mg/kg i.v. 30 min. alle 3 W, 8-16 Zyklen

Nivolumab (zur Behandlung des rezidivierenden oder refraktären klassischen Hodgkin-Lymphoms bei Erwachsenen nach einer autologen Stammzelltransplantation (ASCT) und Behandlung mit Brentuximab Vedotin)

PD-1 Hemmer (monoklon. AK gegen PD-1)	Nivolumab → 181	3mg/kg KG alle 2W

[27] Michael Fuchs et al., Hodgkin-Lymphom. DGHO-Leitlinie 02/2016. www.dgho-onkopedia.de.
[28] Anas Younes, Nivolumab for classical Hodgkin's lymphoma after failure of both autologous stem-cell transplantation and brentuximab vedotin: a multicentre, multicohort, single-arm phase 2 trial. The lancet oncology, Vol.17, No. 9, p1283-1294, September 2016.

T 7.15 Multiples Myelom

T 7.15.1 Bei symptomatischem Multiplem Myelom

Biphosphonat (Osteoklastenhemmung)	Pamidronsäure → 132	90mg i.v. alle 4W
	Zoledronsäure → 133	4mg i.v. über 15min alle 3-4W

T 7.15.2 Zytostatische Therapie[29]

Bei gutem Allgemeinzustand und ohne schwere Begleiterkrankungen:
Hochdosismelphalantherapie mit autologer Blutstammzelltransfusion erwägen

MP (Alexanian I; Zykluswiederholung ab d29-42)

	Alkylanz	Melphalan → 153	15mg/m² i.v. an d1 oder 0.25mg/kg p.o. an d1-4
plus	Glukokortikoid	Prednisolon → 205	60mg/m²/d p.o. oder 2mg/kg/d p.o. an d1-4

Multiples Myelom

Rd-Firstline

	Immunmodulation	Lenalidomid → 190	25mg/d p.o. d1-21; alle 28d
	Glukokortikoid (lymphotoxisch)	Dexamethason → 204	40mg/d p.o. an den Tagen 1, 8, 15 und 22, alle 28d

MPT (alle 6W, 12 Zyklen, als First-Line für Nicht-Transplantationskandidaten)

	Alkylanz	Melphalan → 153	0.25mg/kg p.o. an d1-4
	Glukokortikoid	Prednisolon → 205	2 mg/kg/d p.o. an d1-4
plus	Immunmodulation	Thalidomid → 192	100-200mg p.o. d1-28

MPV (als First-Line für Nicht-Transplantationskandidaten)

	Alkylanz	Melphalan → 153	9mg/m²/d p.o. d1-4 alle 42d x 4 Zyklen, dann alle 35d x 5 Zyklen
	Glukokortikoid	Prednisolon → 205	60mg/m²/d p.o. an d 1-4 alle 42d x 4 Zyklen, dann alle 35d x 5 Zyklen
	Proteasominhibitor	Bortezomib → 189	1.3mg/m²/d i.v. an d1, 4, 8, 11, 22, 25, 29, 32 mit Wdh. an d42 für 4 Zyklen, dann an d1, 8, 15 und 22 mit Wdh. an d35 für 5 Zyklen

MPR (Wdh. an d28 für 9 Zyklen)

	Alkylanz	Melphalan → 153	0.18mg/kg/d p.o. d1-4
	Glukokortikoid	Prednisolon → 205	2mg/kg/d p.o. d1-4
	Immunmodulation	Lenalidomid → 190	10mg/d p.o. d1-21

Velcade bzw. Vel/Dex (Wdh. an d21, max. 8 Zyklen bzw. 2 über CR hinaus)

	Proteasominhibitor	Bortezomib → 189	1.3mg/m²/d i.v. Bolus (3-5sec) an d1, 4, 8, 11
evtl.	Glukokortikoid (phototoxisch)	Dexamethason → 204	20mg/d p.o. an d1 + 2, 4 + 5, 8 + 9, 11 + 12

Rd (Wdh. an d28)

	Immunmodulation	Lenalidomid → 190	25mg/d p.o. d1-21
	Glukokortikoid (lymphotoxisch)	Dexamethason → 204	40mg/d p.o. d1, 8, 15, 22

Thalidomid

	Immunmodulation	Thalidomid → 192	(50-)100-200mg/d p.o. kontinuierl. (auch komb. mit Dexamethason 40mg p.o. d1, 8, 15, 22 alle 4W, s.o.)

T 7 Hämatologie, Onkologie – Therapie

HyerCDT (Wdh. alle 4W für 2-6 Zyklen)

Alkylanz	Cyclophosphamid → 152	300mg/m² i.v. über 3h alle 12h x 6 Gaben (d1-3)
Glukokortikoid (lymphotoxisch)	Dexamethason → 204	20mg/m² p.o. d1-4, 9-12, 17-20
Immunmodulation	Thalidomid → 192	100-400mg/d p.o. kontin.

CDV

Alkylanz	Cyclophosphamid → 152	50mg/d p.o. kontinuierlich
Proteasominhibitor	Bortezomib → 189	1.3 mg/m²/d i.v. an d1, 4, 8, 11, Wdh. d21 (8 Zyklen), danach an d1, 8, 15, 22, Wdh. d35 (3 Zyklen)
Glukokortikoid (lymphotoxisch)	Dexamethason → 204	20mg p.o. an den Tagen von Bortezomib u. am d danach

BP (Primärtherapie bei Nicht-Transplantationskandidaten; Wdh. alle 4W)

Bifunktionelles Alkylanz	Bendamustin → 152	150mg/m²/d i.v. an d1 + 2
Glukokortikoid	Prednison → 205	60mg/m²/d i.v. od. p.o. d1-4

Bendamustin (Rezidiv nach Hochdosis-Chemotherapie und autologer Stammzelltransplantation; Wdh. alle 4W)

Bifunktionelles Alkylanz	Bendamustin → 152	100mg/m²/d i.v. d1 + 2

Dexa mono

Glukokortikoid (immunsuppressiv, antiinflammatorisch)	Dexamethason → 204	20mg/m² bzw. 40mg abs. p.o. d1-4, 9-12 + 17-20 (Zykluswdh. ab d28)

Pomalidomid plus niedrig dosiertes Dexamethason: POM/LoDEX (bei erw. Patienten, die mindestens zwei vorausgegangene Therapien, darunter Lenalidomid und Bortezomib, erhalten haben und unter der letzten Therapie eine Progression zeigten)

	Immunmodulation	Pomalidomid → 191	4mg p.o./d d1-21, q28d
plus	Glukokortikoid (lymphotoxisch)	Dexamethason → 204	40mg (bei > 75J: 20mg) p.o. an d1, d8, d15, d22

RD-Carfilzomib (bei Erw., die mindestens eine vorangegangene Therapie erhalten haben)

Immunmodulation	Lenalidomid → 190	25mg/d p.o. d1-21; alle 28d
Glukokortikoid (lymphotoxisch)	Dexamethason → 204	40mg/d p.o. an den Tagen 1, 8, 15 und 22, alle 28d
Proteasominhibitor	Carfilzomib → 189	i.v. an d 1, 2, 8, 9, 15 und 16; Pause d17-28; ini 20mg/m² KOF, sofern toleriert ↑ auf 27mg/m² an d8 von Zyklus 1; Ab Zyklus 13 entfallen die Kyprolis-Dosen an d8 + 9.

Multiples Myelom

Vel/Dex/Panobinostat (Erw. mit rezidiv. und/oder refrakt. Multiplen Myelom, die mind. 2 vorausgegangene Therapien, darunter Bortezomib und eine immunmodulatorische Substanz, erhalten haben)

Histondeacetylaseinibitor	Panobinostat → 191	25mg/d p.o. d1-21; alle 28d
Proteasominhibitor	Bortezomib → 189	25mg/d p.o. d1-21; alle 28d
Glukokortikoid (lymphotoxisch)	Dexamethason → 204	20mg/d p.o. an d1 + 2, 4 + 5, 8 + 9, 11 + 12 in den Zyklen 1-8, an d1+2 sowie d8+9 in den Zyklen 9-16

Ixazomib/Lenalidomid/Dexamethason (Zweitlinientherapie)

Oraler Proteasomeninhibitor	Ixazomib → 190	4mg p.o. an d1, d8, d15 alle 28d
Immunmodulation	Lenalidomid → 190	25mg/d p.o. d1-21; alle 28d
Glukokortikoid (lymphotoxisch)	Dexamethason → 204	40mg/d p.o. an d1, 8, 15 und 22, alle 28d

Daratumumab
(Progress eines rezidivierten/refraktären Myeloms nach Proteasominhibitor und IMID)

Anti-CD38-Antikörper	Daratumumab → 180	16mg/kg KG wöchentlich W1-8, 2-wöchentlich W9-24, dann monatlich

Elotuzumab/Lenalidomid/Dexamethason (Zweitlinientherapie)

Antikörper gegen Glykoprotein SLAMF7 (Signalling Lymphocyte Activation Molecule Family Member 7)	Elotuzumab → 181	10mg/kg KG i.v. d1, d8, d15, d22 alle 28d in Zyklus 1+2, dann d1+ d15 alle 28d
Immunmodulation	Lenalidomid → 190	25mg/d p.o. d1-21; alle 28d
Glukokortikoid (lymphotoxisch)	Dexamethason → 204	28mg/d p.o. 3-24h vorher und 8mg i.v. 45-90min vorher vor den Elotuzumab-Tagen, sonst 40mg p.o. (d8 + d22 > 2. Zyklus)

[29] M. Kortüm et al., Multiples Myelom. DGHO-Leitlinie. Stand Sept.2013. www.dgho-onkopedia.de

T 7 Hämatologie, Onkologie – Therapie

T 7.16 Supportive Therapie nach Symptom

	Antiemetikum (Serotoninrezeptorantagonist = 5-HT3-Rezeptor-Antagonist)	Granisetron → 106	1 x 1–3mg i.v., max. 9mg/d
		Ondansetron → 106	1 x 8mg p.o./i.v., max. 3 x 8mg/d
		Palonosetron → 106	250μg i.v. oder 0,5mg p.o
	Glukokortikosteroid (antiinfl., immunsuppr.)	Dexamethason → 204	4–20mg p.o. oder i.v
	Neurokinin-Inhibitor (Inhibition des neuronal vermittelten Brechreizes)	Aprepitant → 107	d1 125mg, d2 + d3 80mg 1h vor Chemotherapie p.o. komb. mit 5-HT3-Antagonisten und Dexamethason
	Benzodiazepine (Tranquilizer, Muskelrelax., anxiolytisch, sedierend)	Lorazepam → 355	30min vor Therapiebeginn: 1-3mg i.v.; 1–2mg p.o.
oder	**Antiemetikum** (Dopamin-Rez.-Antagonist)	Metoclopramid → 97	10–20mg p.o. alle 4h bzw. 10mg i.v.; max. 2mg/kg KG
oder	**Sedierendes Antidepressivum** (trizyklisch, Monoamin-Reuptake-Hemmung)	Amitriptylin → 331	3 x 25mg/d p.o.

T 7.17 Analkarzinom (lokalisiert, nicht metastasiert)

T 7.17.1 Primäre Chemotherapie + Radiatio[30, 31]

	Bifunktionelles Alkylanz (zytostat. Antibiotikum)	Mitomycin → 165	10mg/m² i.v., Bolus an d1 und d29
plus	**Pyrimidinantagonist** (Hemmung der Thymidin-nukleotid-Synthese)	5-Fluorouracil → 159	750mg/m² i.v. über 24h d1-5, und d29-33 oder 1000mg/m² i.v. über 24h d1-4 und d29-32
plus	**Bestrahlung**		1.8Gy/d d1-5 (W1-5), W6 Pause; insgesamt 45Gy; Boost von 15Gy bei CR oder 20Gy bei PR

[30] Flam et al. Role of mitomycin in combination with fluorouracil and radiotherapy, and of salvage chemoradiation in the definitive nonsurgical treatment of epidermoid carcinoma of the anal canal: results of a phase III randomized intergroup study J Clin Oncol. 1996;14(9):2527.

[31] UKCCCR Anal Cancer Trial Working Party. Epidermoid anal cancer: results from the UKCCCR randomised trial of radiotherapy alone versus radiotherapy, 5-fluorouracil, and mitomycin The Lancet, Volume 348, Issue 9034, 19 October 1996, Pages 1049-1054

T 7.17.2 Salvage Chemotherapie[32]

5-FU/Cisplatin

	Pyrimidinantagonist (Hemmung der Thymidin-nukleotid-Synthese)	5-Fluorouracil → 159	$1000mg/m^2$ i.v. d1–5
plus	**Alkylanz** (DNA-Doppelstrang-Vernetzung)	Cisplatin → 155	$100mg/m^2$ d2

[32] Faivre C et al. 5-fluorouracile and cisplatinum combination chemotherapy for metastatic squamous-cell anal cancer.. Bull Cancer. 1999 Oct;86(10):861-5

T 7.18 Harnblasenkarzinom

Gemcitabin/Cisplatin[33]

	Antimetabolit	Gemcitabin → 160	$1000mg/m^2$ i.v. über 30min; d1, 8,15; Wdh. d29
plus	**Alkylanz** (DNA-Doppelstrang-Vernetzung)	Cisplatin → 155	$70mg/m^2$ i.v. an d1; Zyklus-Wdh. d29

[33] Moore MJ et al., Gemcitabine plus cisplatin, an active regimen in advanced urothelial cancer: a phase II trial of the National Cancer Institute of Canada Clinical Trials Group. J Clin Oncol. 1999;17(9):2876

Carboplatin/Paclitaxel[34]

	Alkylanz (DNA-Doppelstrang-Vernetzung)	Carboplatin → 154	AUC 6 i.v. über 30min an d1; Wdh. d22
	Spindelgift (Mitosehemmer, Störung d. Mikrotubulireorganisation)	Paclitaxel → 163	$225mg/m^2$ i.v. als 3-h-Infusion an d1; Wdh. d22

[34] Vaughn DJ et al., Phase II study of paclitaxel plus Carboplatin in patients with advanced carcinoma of the urothelium and renal dysfunction (E2896) Cancer. 2002;95(5):1022

M-VAC (Methotrexat + Vinblastin + Adriblastin + Cisplatin; Memo: G-CSF)[35]

oder	**Antimetabolit** (Folatantagonist)	Methotrexat → 156	$30mg/m^2$ i.v. als Bolus d1, 15, 22; Zyklus-Wdh. d29
plus	**Spindelgift** (Mitosehemmer)	Vinblastin → 161	$3mg/m^2$ i.v. als Bolus d2, 15, 22; Zyklus-Wdh. d29
plus	**Zytostat. Antibiotikum** (DNA-Schädigung)	Doxorubicin → 164	$30mg/m^2$ i.v. an d2; Zyklus-Wdh. d29
plus	**Alkylanz** (DNA-Doppelstrang-Vernetzung)	Cisplatin → 155	$70mg/m^2$ i.v. an d2; Zyklus-Wdh. d29

[35] Loehrer PJ et al., A randomized comparison of cisplatin alone or in combination with methotrexate, vinblastine, and doxorubicin in patients with metastatic urothelial carcinoma: a cooperative group study. J Clin Oncol. 1992 Jul;10(7):1066-73

PCG (Paclitaxel, Cisplatin, Gemcitabin)[36]

	Antimetabolit	Gemcitabin → 160	1000mg/m² i.v. über 30min an d1, 8; Wdh. d22
plus	Spindelgift (Mitosehemmer, Störung d. Mikrotubulireorganisation)	Paclitaxel → 163	80mg/m²/W als 1-h-Inf., d1, 8; Wdh. d22
plus	Alkylanz (DNA-Doppelstrang-Vernetzung)	Cisplatin → 155	70mg/m² i.v. an d1; Zyklus-Wdh. d22

[36] Bellmunt J et al., Randomized phase III study comparing paclitaxel/cisplatin/gemcitabine (PCG) and gemcitabine/cisplatin (GC) in patients with locally advanced (LA) or metastatic (M) urothelial cancer without prior systemic therapy J Clin Oncol. 2012 Apr 1;30(10):1107-13

Vinflunin

Spindelgift (Mitosehemmer, Störung d. Mikrotubulireorganisation)	Vinflunin → 161	initial 280mg/m², nach 3W 320mg/m², Wdh d22

Gemcitabin Mono[37]

Antimetabolit	Gemcitabin → 160	1200mg/m² i.v. über 30min; d1, 8; Wdh. d22

[37] Lorusso V et al., A phase II study of gemcitabine in patients with transitional cell carcinoma of the urinary tract previously treated with platinum. Italian Co-operative Group on Bladder Cancer. Eur J Cancer. 1998;34(8):1208-1212

Paclitaxel Mono[38]

Spindelgift (Mitosehemmer, Störung d. Mikrotubulireorganisation)	Paclitaxel → 163	175-250mg/m²/W als 1-h-Infusion, d1, Wdh. d22-29; altern.: 90mg/m² d1, 8, 15

[38] Dreicer R et al., Paclitaxel in advanced urothelial carcinoma: its role in patients with renal insufficiency and as salvage therapy. J Urol. 1996;156(5):1606-1608.

T 7.19 Bronchialkarzinom

T 7.19.1 Small Cell Lung Cancer (SCLC)

Cisplatin/Etoposid[39, 40]

	Alkylanz (DNA-Doppelstrang-Vernetzung)	Cisplatin → 155	80mg/m² i.v. als 1-h-Inf. an d1; Wdh. d22
plus	Spindelgift (Mitosehemmer, DNA-/Proteinsynthesehemmer)	Etoposid → 162	100mg/m²/d als 2-h-Inf. d1-3; Wdh. d22

[39] Takada M et al., Phase III study of concurrent versus sequential thoracic radiotherapy in combination with cisplatin and etoposide for limited-stage small-cell lung cancer J Clin Oncol. 2002 Jul 15;20(14):3054-60
[40] Wolf M et al., Lungenkarzinom, kleinzellig (SCLC); DGHO Onkopedia Leitlinie 11/2012

Bronchialkarzinom

ACO I[41]

	Zytostat. Antibiotikum (DNA-Schädigung)	Doxorubicin → 164	60mg/m² i.v. an d1; Wdh. d22
plus	Alkylanz (DNA-Doppelstrang-Vernetzung)	Cyclophosphamid → 152	750mg/m² i.v. an d1; Wdh. d22
plus	Spindelgift (Mitosehemmer)	Vincristin → 161	1-2mg i.v. an d1, 8, 15; Wdh. d22

[41] Livingston RB et al., Small cell carcinoma of the lung. Blood 1980 56: 575-584

Carboplatin/Etoposid[42]

	Alkylanz (Cisplatin-Abkömmling; DNA-Strang-Vernetzung)	Carboplatin → 154	300mg/m² (AUC 5-6) d1; Wdh. d22
plus	Spindelgift (Mitosehemmer, DNA-/Proteinsynthesehemmer)	Etoposid → 162	100mg/m² i.v. als 1-h-Inf. an d1-3; Wdh. d22

[42] Skarlos DV et al., Randomized comparison of etoposide-cisplatin vs. etoposide-Carboplatin and irradiation in small-cell lung cancer. A Hellenic Co-operative Oncology Group study..Ann Oncol. 1994 Sep;5(7):601-7

CEV

	Alkylanz (DNA-Doppelstrang-Vernetzung)	Carboplatin → 154	AUC 3-4 i.v. an d1; Wdh. d22
plus	Spindelgift (Mitosehemmer, DNA-/Proteinsynthesehemmer)	Etoposid → 162	140mg/m² i.v. an d1-3; Wdh. d22
plus	Spindelgift (Mitosehemmer)	Vincristin → 161	1.5mg i.v., an d1, 8, 15; Wdh. d22

Irinotecan/Cisplatin[43, 44]

	Alkylanz (DNA-Doppelstrang-Vernetzung)	Cisplatin → 155	30mg/m² i.v. an d1 und d8; Wdh. d22
plus	Zytostatikum (Topoisomerasehemmer)	Irinotecan → 166	65mg/m² an d1, 8; Wdh. d22

[43] Hanna N et al., Randomized phase III trial comparing irinotecan/cisplatin with etoposide/cisplatin in patients with previously untreated extensive-stage disease small-cell lung cancer. J Clin Oncol. 2006 May 1;24(13):2038-43

[44] Noda K et al., Irinotecan plus cisplatin compared with etoposide plus cisplatin for extensive small-cell lung cancer.; Japan Clinical Oncology Group. N Engl J Med. 2002 Jan 10;346(2):85-91

Topotecan[45]

	Zytostatikum (Topoisomerasehemmer)	Topotecan → 166	1.5mg/m² als Kurzinfusion an d1-5; Wdh d22

[45] Schiller JH et al., Topotecan versus observation after cisplatin plus etoposide in extensive-stage small-cell lung cancer J Clin Oncol. 2001 Apr 15;19(8):2114-22

ACE (CDE, CAE)[46]

	Zytostat. Antibiotikum (DNA-Schädigung)	Doxorubicin → 164	45mg/m² i.v. an d1; Wdh. d22
plus	Alkylanz (DNA-Doppelstrang-Vernetzung)	Cyclophosphamid → 152	1000mg/m² i.v. an d1; Wdh. d22
plus	Spindelgift (Mitosehemmer, DNA-/Proteinsynthesehemmer)	Etoposid → 162	100mg/m² i.v. als 1-h-Infusion an d1, 3, 5; Wdh. d22

[46] Gregor A et al., Randomized trial of alternating versus sequential radiotherapy/chemotherapy in limited-disease patients with small-cell lung cancer. J Clin Oncol. 1997 Aug;15(8):2840-9

Irinotecan/Gemcitabin[47]

Zytostatikum (Topoisomerasehemmer)	Topotecan → 166	100mg/m² i.v. über 2h an d1, d8; Wdh. d22
Antimetabolit	Gemcitabin → 160	1000mg/m² i.v. über 30min; d1, 8; Wdh. d22

[47] Rocha-Lima CM et al., Phase II trial of irinotecan/gemcitabine as second-line therapy for relapsed and refractory small-cell lung cancer. Ann Oncol. 2007 Feb;18(2):331-7

PIC[48]

	Spindelgift (Mitosehemmer)	Paclitaxel → 163	175mg/m² i.v. als 3-h-Inf. an d1; Wdh. d22
plus	Alkylanz (DNA-Doppelstrang-Vernetzung)	Cisplatin → 155	50mg/m² i.v. d1 und d2; Wdh. d22
plus	Alkylanz (DNA-Doppelstrang-Vernetzung)	Ifosfamid → 153	2.5g/m² i.v. d1und d2; Wdh. d22

[48] Kosmas C, et al. Phase II study of paclitaxel, ifosfamide, and cisplatin as second-line treatment in relapsed small-cell lung cancer. J Clin Oncol. 2001 Jan 1;19(1):119-26

T 7.19.2 Non Small Cell Lung Cancer (NSCLC)

Adjuvante Therapie

Cisplatin/Vinorelbin (Anita Trial)[49, 50]

	Spindelgift (Mitosehemmer)	Vinorelbin → 161	30mg/m², wöchentlich x 16
plus	Alkylanz(DNA-Doppelstrang-Vernetzung)	Cisplatin → 155	100mg/m² i.v. d1; Wdh. d29 x 4

[49] Douillard JY et al., Adjuvant vinorelbine plus cisplatin versus observation in patients with completely resected stage IB-IIIA non-small-cell lung cancer (Adjuvant Navelbine International Trialist Association [ANITA]). Lancet Oncol. 2006 Sep;7(9):719-27

[50] Griesinger F et al., Lungenkarzinom, nichtkleinzellig (NSCLC). DGHO Onkopedia Leitlinie 2/2016.

Bronchialkarzinom

Cisplatin/Vinorelbin (JBR 10 Trial)[51]

	Spindelgift (Mitosehemmer)	Vinorelbin → 161	25mg/m^2, wöchentlich x 16
plus	Alkylanz (DNA-Doppelstrang-Vernetzung)	Cisplatin → 155	50mg/m^2 i.v. d1 und d8; Wdh. d29, insgesamt 4x

[51] Vincent MD et al., A randomized phase III trial of vinorelbine/cisplatin versus observation in completely resected stage IB and II non-small cell lung cancer (NSCLC) J Clin Oncol 2009; 27:382s

Palliative Therapie, Monotherapie

Paclitaxel[52]

Spindelgift (Mitosehemmer)	Paclitaxel → 163	80mg/m^2 i.v. als 1-h-Infusion 1x/W

[52] Alberola V et al., Weekly paclitaxel in the treatment of metastatic and/or recurrent non-small cell lung cancer. Crit Rev Oncol Hematol. 2002 Dec 27;44 Suppl:S31-41

Vinorelbin-Monotherapie[53] (ältere Patienten, schlechter Allgemeinzustand)

Spindelgift (Mitosehemmer)	Vinorelbin → 161	30mg/m^2 als 10-min-Inf.; d1, 8; Wdh. d22

[53] Le Chevalier T et al., Randomized study of vinorelbine and cisplatin versus vindesine and cisplatin versus vinorelbine alone in advanced non-small-cell lung cancer, J Clin Oncol. 1994 Feb;12(2):360-7

Gemcitabin-Monotherapie[54] (ältere Patienten, schlechter Allgemeinzustand)

Antimetabolit (Nukleosidanalogon, Hemmung der DNA-Synthese)	Gemcitabin → 160	1000mg/m^2 als 15-min-Kurzinfusion; d1, 8; Wdh. d22

[54] Lara PN Jr et al., Gemcitabine in patients with non-small-cell lung cancer previously treated with platinum-based chemotherapy: a phase II California cancer consortium trial. Clin Lung Cancer. 2004 Sep;6(2):102-7

Docetaxel[55]

Spindelgift (Mitosehemmer)	Docetaxel → 162	75mg/m^2 i.v. als 3-h-Inf. an d1; Wdh. d22

[55] Fossella FV et al., Randomized phase III trial of docetaxel versus vinorelbine or ifosfamide in patients with advanced non-small-cell lung cancer previously treated with platinum-containing chemotherapy regimens. J Clin Oncol. 2000 Jun;18(12):2354-62

Pemetrexed[56]

Antifolat	Pemetrexed → 156	500mg/m^2 d1, alle 3W (nicht bei Plattenepithel-Ca)

[56] De Marinis F, De Petris L, Pemetrexed in second-line treatment of non-small-cell lung cancer. Oncology (Williston Park). 2004 Nov;18(13 Suppl 8):38-42

Palliative Therapie, Polychemotherapie

Cisplatin/Vinorelbin[57]

	Spindelgift (Mitosehemmer)	Vinorelbin → 161	30mg/m^2 d1, 8, 15; Wdh. d29
plus	Alkylanz (DNA-Doppelstrang-Vernetzung)	Cisplatin → 155	80mg/m^2 i.v. d1; Wdh. d29

[57] Souquet PJ et al., GLOB-1: a prospective randomised clinical phase III trial comparing vinorelbine-cisplatin with vinorelbine-ifosfamide-cisplatin in metastatic non-small-cell lung cancer patients. Ann Oncol. 2002 Dec;13(12):1853-61

Cisplatin/Gemcitabin[58]

	Antimetabolit (Nukleosidanalogon, Hemmung der DNA-Synthese)	Gemcitabin → 160	1250mg/m^2 i.v. als Kurzinfusion über 15min; d1, 8; Wdh. d22
plus	Alkylanz (DNA-Doppelstrang-Vernetzung)	Cisplatin → 155	75mg/m^2 i.v. als 30-min-Infusion; Wdh. d22

[58] Scagliotti GV et al., Phase III study comparing cisplatin plus gemcitabine with cisplatin plus pemetrexed in chemotherapy-naive patients with advanced-stage non-small-cell lung cancer. J Clin Oncol. 2008 Jul 20;26(21):3543-51. Epub 2008 May 27

Cisplatin/Paclitaxel[59]

	Spindelgift (Mitosehemmer)	Paclitaxel → 163	200mg/m^2 i.v. als 3-h-Infusion an d1; Wdh. d22
plus	Alkylanz (DNA-Doppelstrang-Vernetzung)	Cisplatin → 155	80mg/m^2 i.v. als 30-min-Infusion; Wdh. d22

[59] Rosell R et al., Phase III randomised trial comparing paclitaxel/Carboplatin with paclitaxel/cisplatin in patients with advanced non-small-cell lung cancer: a cooperative multinational trial. Ann Oncol. 2002 Oct;13(10):1539-49

Cisplatin/Docetaxel[60]

	Spindelgift (Mitosehemmer)	Docetaxel → 162	75mg/m^2 i.v. als 3-h-Infusion an d1; Wdh. d22
plus	Alkylanz (DNA-Doppelstrang-Vernetzung)	Cisplatin → 155	75mg/m^2 i.v. als 30-min-Infusion; Wdh. d22

[60] Fossella F et al., Randomized, multinational, phase III study of docetaxel plus platinum combinations versus vinorelbine plus cisplatin for advanced non-small-cell lung cancer: the TAX 326 study group. J Clin Oncol. 2003 Aug 15;21(16):3016-24

Carboplatin/Gemcitabin[61]

	Antimetabolit (Nukleosidanalogon, Hemmung der DNA-Synthese)	Gemcitabin → 160	1000mg/m^2 i.v. als 15-min-Kurzinfusion an d1, 8; Wdh. d22
plus	Alkylanz	Carboplatin → 154	AUC x 5 i.v. d1; Wdh. d29

[61] Bajetta E et al., Preclinical and clinical evaluation of four gemcitabine plus Carboplatin schedules as front-line treatment for stage IV non-small-cell lung cancer. Ann Oncol. 2003 Feb;14(2):242-7

Cisplatin/Pemetrexed[62]

	Antifolat	Pemetrexed → 156	500mg/m² d1, alle 3W (nicht bei Plattenepithel-Ca)
plus	Alkylanz (DNA-Doppel-strang-Vernetzung)	Cisplatin → 155	75mg/m² i.v. als 30-min-Infusion; Wdh. d22

[62] Scagliotti GV et al., Phase III study comparing cisplatin plus gemcitabine with cisplatin plus pemetrexed in chemotherapy-naive patients with advanced-stage non-small-cell lung cancer. J Clin Oncol. 2008 Jul 20;26(21):3543-51

Immuntherapie

Nivolumab[63, 64] (bei lokal fortgeschrittenen oder metastasierten NSCLC mit plattenepithelialer Histologie nach vorheriger Chemotherapie bei Erwachsenen)

PD-1 Hemmer (monoklon. AK gegen PD-1)	Nivolumab → 181	3mg/kg KG alle 2W

[63] Brahmer J et al., (2015) Nivolumab versus docetaxel in versus docetaxel in advanced squamous-cell non-smallcell lung cancer. N Engl J Med 73:123-135.
[64] Borghaei H et al., (2015) Nivolumab versus docetaxel in advanced nonsquamous non-small-cell lung cancer. N Engl J Med 373:1627-1639.

Pembrolizumab[65] (Monotherapie zur Erstlinienbehandlung des metastasierenden nichtkleinzelligen Lungenkarzinoms (NSCLC) mit PD-L1 exprimierenden Tumoren (Tumor Proportion Score [TPS] ≥ 50%) ohne EGFR- oder ALK-positive Tumormutationen)

PD-L1 Antikörper	Pembrolizumab → 182	200mg d1, alle 3W

[65] Martin Reck, Pembrolizumab versus Chemotherapy for PD-L1-Positive Non-Small-Cell Lung Cancer N Engl J Med 2016; 375:1823-1833November 10, 2016.

Pembrolizumab[66] (zur Behandlung des lokal fortgeschr. oder metastas. NSCLC mit PD-L1 exprimierenden Tumoren (TPS ≥ 1%) nach vorheriger Chemotherapie bei Erw. angezeigt)

PD-L1 Antikörper	Pembrolizumab → 182	2mg/kg d1, alle 3W

[66] Herbst RS, et al: Pembrolizumab versus docetaxel for previously treated, PD-L1-positive, advanced non-small-cell lung cancer (KEYNOTE-010): A randomised controlled trial. Lancet 387:1540-1550, 2016

Targeted Therapy

Gefitinib[67] (bei NSCLC mit Nachweis von aktivierenden EGFR Mutationen)

Tyrosinkinasehemmer (Blockade des EGFR-1)	Gefitinib → 173	250mg/d p.o.

[67] Ku GY et al., Gefitinib vs. chemotherapy as first-line therapy in advanced non small cell lung cancer: Metaanalysis of phase III trials. Lung Cancer. 2011 May 10

Crizotinib[68]

Inhibitor des EML4/ALK Fusionsonkogens	Crizotinib → 172	2 x 250mg/d

[68] Kwak EL et al., Anaplastic lymphoma kinase inhibition in non-small-cell lung cancer. N Engl J Med. 2010 Oct 28;363(18):1693-703.

T 7 Hämatologie, Onkologie – Therapie

Afatinib[69] (bei NSCLC mit Nachweis von aktivierenden EGFR Mutationen)

| Tyrosinkinasehemmer | Afatinib → 171 | 40mg/d p.o. |

[69] Lecia V. Sequist et al., Phase III Study of afatinib or cisplatin plus pemetrexed in patients with metastatic lung adenocarcinoma with EGFR mutations. J Clin Oncol. 2013 Sep 20;31(27):3327-34. doi: 10.1200/JCO.2012.44.2806.

Necitumumab[70] (in Kombination mit Gemcitabin und Cisplatin bei lokal fortgeschritt. oder metastasiertem, den epidermalen Wachstumsfaktor-Rezeptor (EGFR) exprimierenden, plattenepithelialen, nicht-kleinzelligen Lungenkarzinom)

| EGFR Blocker (monoklonaler Antikörper gegen EGFR) | Necitumumab → 181 | 800mg d1 und d8; Wdh. d22 |

[70] Thatcher N et al., Necitumumab plus gemcitabine and cisplatin versus gemcitabine and cisplatin alone as first-line therapy in patients with stage IV squamous non-small-cell lung cancer (SQUIRE): an open-label, randomised, controlled phase 3 trial. Lancet Oncol. 2015 Jul;16(7):763-74.

Osimertinib[71] (zur Behandlung von erwachsenen Patienten mit lokal fortgeschrittenem oder metastasiertem, nicht-kleinzelligem Lungenkarzinom (NSCLC) und einer positiven T790M-Mutation des epidermalen Wachstumsfaktor-Rezeptors)

| Tyrosinkinasehemmer | Osimertinib → 174 | 80mg/d p.o. |

[71] Jänne PA et al., (2015) AZD9219 in EGFR inhibitor-resistant non-smallcell lung cancer. N Engl J Med 372:1689-1699.

Ceritinib[72] (angewendet bei erwachsenen Patienten zur Behandlung des fortgeschritt., Anaplastische-Lymphomkinase(ALK)-positiven, nicht-kleinzelligen Bronchialkarzinoms (NSCLC), die mit Crizotinib vorbehandelt wurden)

| Tyrosinkinasehemmer | Ceritinib → 172 | 750mg/d p.o. |

[72] Kim DW et al., Activity and safety of ceritinib in patients with ALK-rearranged non-small-cell lung cancer (ASCEND-1): updated results from the multicentre, open-label, phase 1 trial. Lancet Oncol. 2016 Mar 10. pii: S1470-2045(15)00614-2.

Nintedanib[73] (bei lokal fortgeschrittenem/metastasiertem NSCLC mit Histologie eines Adenokarzinoms in Kombination mit Docetaxel nach erfolgter Erstlinientherapie)

| Tyrosinkinasehemmer (VEGF, FGF, PDGF Hemmung) | Nintedanib → 174 | 200mg 2x/d p.o., d2-d21; Wdh. d22 |

[73] Reck M et al., Docetaxel plus nintedanib versus docetaxel plus placebo in patients with previously treated non-small-cell lung cancer (LUME-Lung 1): a phase 3, double-blind, randomised controlled trial. Lancet Oncol. 2014 Feb;15(2):143-55.

Erlotinib[74]

| Tyrosinkinasehemmer (Blockade des EGFR-1) | Erlotinib → 173 | 150mg/d p.o. |

[74] Perez-Soler R, The role of erlotinib (Tarceva, OSI 774) in the treatment of non-small cell lung cancer. Clin Cancer Res. 2004 Jun 15;10(12 Pt 2):4238s-4240s. Review.

Gallenblasenkarzinom 603

Carboplatin/Paclitaxel + Bevacizumab[75] (für Nicht-Plattenepithel-Ca → 163)

Spindelgift (Mitosehemmer)	Paclitaxel → 163	200mg/m² i.v. als 3-h-Infusion an d1; Wdh. d22
Alkylanz (s.o.)	Carboplatin → 154	AUC x 6 i.v. d1; Wdh. d22
VEGF-A-Blocker (monoklonaler AK gegen VEGF-A)	Bevacizumab → 180	15mg/kg i.v. d1; Wdh. d22

[75] Ramalingam SS et al., Outcomes for elderly, advanced-stage non small-cell lung cancer patients treated with bevacizumab in combination with Carboplatin and paclitaxel: analysis of Eastern Cooperative Oncology Group Trial 4599. J Clin Oncol. 2008 Jan 1;26(1):60-5

Ramucirumab[76] (kombiniert mit Docetaxel zur Behandlung von Erw. mit lokal fortgeschrittenem oder metastasiertem NSCLC mit Tumorprogress nach platinhaltiger Chemotherapie)

Anti-VEGFR2-Antikörper	Ramucirumab → 182	10mg/kg KG an d1, q3w

[76] Garon EB, Ciuleanu TE, Arrieta O et al.: Ramucirumab plus docetaxel versus placebo plus docetaxel for secondline treatment of stage IV non small cell lung cancer after disease progression on platinum-based therapy (REVEL): a multicentre, doubleblind, randomized phase 3 trial. Lancet 384:665673, 2014. DOI: 10.1016/S01406736(14)60845-X.

T 7.20 Gallenblasenkarzinom

Gemcitabin mono[77]

Antimetabolit (Nukleosidanalog, Hemmung der DNA-Synthese)	Gemcitabin → 160	1000mg/m² als 30-min-Kurzinfusion an d1, 8, 15; Wdh. d29

[77] Gallardo JO et al., A phase II study of gemcitabine in gallbladder carcinoma. Ann Oncol. 2001;12(10):1403-1406

Gemcitabin/Oxaliplatin[78]

Antimetabolit (Nukleosidanalogon, Hemmung der DNA-Synthese)	Gemcitabin → 160	1000mg/m² als 15-min-Kurzinfusion an d1, 8, 15; Wdh. d29
Platinanalogon (Induktion von DNA-Strang-Brüchen)	Oxaliplatin → 155	100mg/m² i.v. über 2h an d1, 15

[78] Harder J et al., Outpatient chemotherapy with gemcitabine and oxaliplatin in patients with biliary tract cancer. Br J Cancer. 2006;95(7):848-852

CapoX[79]

Platinanalogon (s.o.)	Oxaliplatin → 155	130mg/m² i.v. über 2h an d1; Wdh. ab d22
Pyrimidinantagonist	Capecitabin → 159	1000mg/m² p.o. 2 x d, auch in Kombination d1-d14; Wdh. d22

[79] Nehls O et al., Capecitabine plus oxaliplatin as first-line treatment in patients with advanced biliary system adenocarcinoma: a prospective multicentre phase II trial. Br J Cancer. 2008;98(2):309

T 7.21 Pleuramesotheliom

Palliative Therapie

Cisplatin/Pemetrexed[80]

	Antimetabolit	Pemetrexed → 156	500mg/m² an d1, Wdh. d22
plus	Alkylanz (DNA-Doppelstrang-Vernetzung)	Cisplatin → 155	75mg/m² an d1, Wdh. d22
	Supplementierung bei Pemetrexed Therapie	Vit B12 → 147 Folsäure	1mg i.m. 1 x/3 Monate 350–1000µg/d p.o.

[80] Vogelzang NJ et al., Phase III study of pemetrexed in combination with cisplatin versus cisplatin alone in patients with malignant pleural mesothelioma. J Clin Oncol. 2003 Jul 15;21(14):2636-44

Cisplatin/Gemcitabin[81]

	Alkylanz (DNA-Doppelstrang-Vernetzung)	Cisplatin → 155	100mg/m² an d1; Wdh. d22
plus	Antimetabolit (Nukleosidanalogon, Hemmung der DNA-Synthese)	Gemcitabin → 160	1000mg/m² als 15-min-Kurzinfusion an d1, 8, 15; Wdh. d29

[81] Byrne MJ et al., Cisplatin and gemcitabine treatment for malignant mesothelioma: a phase II study. J Clin Oncol. 1999 Jan;17(1):25-30.

T 7.22 Kopf-Hals-Tumoren

Adjuvante Radio(immun)chemotherapie

Cisplatin + Bestrahlung[82]

Alkylanz (DNA-Doppelstrang-Vernetzung)	Cisplatin → 155	100mg/m² an d1; Wdh. d22

[82] Forastiere AA et al., Concurrent chemotherapy and radiotherapy for organ preservation in advanced laryngeal cancer. N Engl J Med. Nov 27 2003;349(22):2091-8

Cetuximab + Bestrahlung[83]

EGFR-Blocker (monoklonaler Antikörper gegen EGFR)	Cetuximab → 180	400mg/m² i.v. über 2h an d1, dann jede W einmalig 250mg/m²

[83] Bonner JA et al., Radiotherapy plus cetuximab for locoregionally advanced head and neck cancer: 5-year survival data from a phase 3 randomised trial, and relation between cetuximab-induced rash and survival. Lancet Oncol. Jan 2010;11(1):21-8.

Hodentumoren 605

Palliative Chemotherapie

TPF[84]

	Alkylanz (DNA-Doppelstrang-Vernetzung)	Cisplatin → 155	75mg/m² i.v. an d1; Wdh. d22-29
plus	Pyrimidinantagonist (Hemmung der Thymidinnukleotid-Synthese)	5-Fluorouracil → 159	750mg/m² an d1-d5 kontinuierl. Infusion, Wdh. d22-d29
plus	Spindelgift (Mitosehemmung, Störung d. Mikrotubuliorganisation)	Docetaxel → 162	75mg/m² i.v. d1, Wdh. an d22-29

[84] Vermorken JB et al., Cisplatin, fluorouracil, and docetaxel in unresectable head and neck cancer. N Engl J Med. 2007;357:1695-704.

Cisplatin/5 FU + Cetuximab[85]

	Alkylanz (DNA-Doppelstrang-Vernetzung)	Cisplatin → 155	100mg/m² i.v. an d1; Wdh. d22
plus	Pyrimidinantagonist (Hemmung der Thymidinnukleotid-Synthese)	5-Fluorouracil → 159	1000mg/m² an d1-d4 kontinuierl. Infusion, Wdh. d22
plus	EGFR-Blocker (monoklon. AK gegen EGFR)	Cetuximab → 180	400mg/m² i.v. über 2h an d1, dann jede W 1 x 250mg/m²

[85] Vermorken JB et al., Platinum-based chemotherapy plus cetuximab in head and neck cancer. N Engl J Med. Sep 11 2008;359(11):1116-27.

Nivolumab[86] (zur Behandlung des Plattenepithelkarzinoms des Kopf-Hals-Bereichs bei Erwachsenen mit Progression während oder nach einer platinbasierten Therapie)

PD-1 Hemmer (monoklon. AK gegen PD-1)	Nivolumab → 181	3mg/kg KG alle 2W

[86] Robert L. Ferris, Nivolumab for Recurrent Squamous-Cell Carcinoma of the Head and Neck. N Engl J Med 2016; 375:1856-1867, November 10, 2016 DOI: 10.1056/NEJMoa1602252

T 7.23 Hodentumoren

PEB (Cisplatin + Etoposid + Bleomycin)[87]

	Alkylanz (DNA-Doppelstrang-Vernetzung)	Cisplatin → 155	20mg/m² i.v.; d1-5; Wdh. d22
plus	Spindelgift (Mitosehemmer, DNA-/Proteinsynthesehemmer)	Etoposid → 162	100mg/m² i.v. über 1h an d1-5; Wdh. d22
plus	Zytostat. Antibiotikum (Einzelstrangbrüche, Nukleosidase)	Bleomycin → 165	30mg i.v. an d2, 9, 16; Wdh. d22

[87] Williams SD et al., Immediate adjuvant chemotherapy versus observation with treatment at relapse in pathological stage II testicular cancer. N Engl J Med. 1987 Dec 3;317(23):1433-8

PEI (Cisplatin + Etoposid + Ifosfamid)[88]

	Alkylanz (DNA-Doppelstrang-Vernetzung)	Cisplatin → 155	20 mg/m² i.v. d1–5; Wdh. d22
plus	Spindelgift (Mitosehemmer, DNA-/Proteinsynthesehemmer)	Etoposid → 162	75 mg/m² i.v., d1–5; Wdh. d22
plus	Alkylanz (DNA-Doppelstrang-Vernetzung)	Ifosfamid → 153	1200 mg/m² i.v. d1–5; Wdh. d22

[88] Harstrick A et al., Cisplatin, etoposide, and ifosfamide salvage therapy for refractory or relapsing germ cell carcinoma. J Clin Oncol. 1991 Sep;9(9):1549-55

T 7.24 Kolorektales Karzinom

Adjuvante Therapie

Capecitiabin mono als adjuvante Therapie, 12 Zyklen[89, 90]

Pyrimidinantagonist	Capecitabin → 159	1250 mg/m² p.o. 2 x d, d1–d14; Wdh. d22

[89] Twelves C et al., Capecitabine as adjuvant treatment for stage III colon cancer. N Engl J Med. 2005;352(26):2696
[90] Hofheinz RD et al., Kolonkarzinom. DGHO Onkopedia Leitlinie 1/2016

FOLFOX6 als adjuvante Therapie, x 12 Zyklen[91]

	Platinanalogon (Induktion von DNA-Strangbrüchen)	Oxaliplatin → 155	100 mg/m² i.v. über 2h an d1; Wdh. ab d15
plus	Biomodulator (Folinsäure = 5-Formyl-tetrahydrofolsäure = Citrovorum-Faktor, 5-FU-Wirkung ↑)	Folinsäure → 190	400 mg/m² i.v. über 2h an d1, 2; Wdh. ab d15
plus	Pyrimidinantagonist (Hemmung der Thymidin-nukleotid-Synthese)	5-Fluorouracil → 159	400 mg/m² als Bolus und 3000 mg/m² als 46-h-Dauerinf.; Whd. ab d15

[91] Tournigand C et al., FOLFIRI followed by FOLFOX6 or the reverse sequence in advanced colorectal cancer: a randomized GERCOR study. J Clin Oncol. 2004 Jan 15;22(2):229-37

Kolorektales Karzinom 607

FOLFOX4 als adjuvante Therapie, x 12 Zyklen[92]

Biomodulator (Folinsäure = 5-Formyltetrahydrofolsäure = Citrovorum-Faktor, 5-FU-Wirkung ↑)	Folinsäure → 190	$200mg/m^2$ i.v. über 2h an d1, 2; Zyklus-Wdh. nach 2W
Pyrimidinantagonist (Hemmung d. Thymidinnukleotid-Synthese)	5-Fluorouracil → 159	$600mg/m^2$ i.v. über 22h an d1, 2; Zyklus-Wdh. nach 2W
Platinanalogon (Induktion von DNA-Strang-Brüchen)	Oxaliplatin → 155	$85mg/m^2$ i.v. über 2h an d1; Wdh. ab d15
Pyrimidinantagonist (Hemmung d. Thymidinnukleotid-Synthese)	5-Fluorouracil → 159	$400mg/m^2$ Bolus an d1, 2; Whd. ab d15

[92] Goldberg RM et al., A randomized controlled trial of fluorouracil plus leucovorin, irinotecan, and oxaliplatin combinations in patients with previously untreated metastatic colorectal cancer. J Clin Oncol. 2004 Jan 1;22(1):23-30

Neoadjuvante Chemotherapie

FOLFOX +/- Bevacizumab oder FOLFOX oder FOLFIRI +/- Cetuximab oder FOLFOXIRI[93]

Platinanalogon (s.o.)	Oxaliplatin → 155	$85mg/m^2$ i.v. über 2h an d1; Wdh. ab d15
Biomodulator (s.u.)	Folinsäure → 190	$200mg/m^2$ i.v. an d1
Zytostatikum (Topoisomerasehemmer)	Irinotecan → 166	$165mg/m^2$ i.v. an d1; Wdh. d15
Pyrimidinantagonist (s.o.)	5-Fluorouracil → 159	$3200mg/m^2$ i.v. über 48h an d1; Wdh. nach 2W

[93] Falcone A Phase III trial of infusional fluorouracil, leucovorin, oxaliplatin, and irinotecan (FOLFOXIRI) compared with infusional fluorouracil, leucovorin, and irinotecan (FOLFIRI) as first-line treatment for metastatic colorectal cancer: the Gruppo Oncologico Nord Ovest. J Clin Oncol. 2007 May 1;25(13):1670-6

Neoadjuvante Radiochemotherapie beim Rektumkarzinom[94]

Biomodulator (Folinsäure = 5-Formyltetrahydrofolsäure = Citrovorum-Faktor, 5-FU-Wirkung ↑)	5-Fluorouracil → 159	$1000mg/m^2$ i.v. über 24h an d1-5; Zyklus-Wdh. in W 5
Biomodulator (s.o.)		1.8Gy x 28d

[94] Sauer R et al., German Rectal Cancer Study Group. Preoperative versus postoperative chemoradiotherapy for rectal cancer. N Engl J Med. 2004 Oct 21;351(17):1731-40

Palliative Therapie

FOLFIRI[95]

	Biomodulator (s.o.)	Folinsäure → 190	400mg/m² i.v. über 2h an d1; Zyklus-Wdh. nach 2W
	Pyrimidinantagonist (s.o.)	5-Fluorouracil → 159	400mg/m² i.v. Bolus an d1; Zyklus-Wdh. nach 2W
	Zytostatikum (Topoisomerasehemmer)	Irinotecan → 166	180mg/m² i.v. über 2h an d1; Wdh. d15
	Pyrimidinantagonist (s.o.)	5-Fluorouracil → 159	2400/m² über 48h an d1; Whd. ab d15

FOLFOX6, ggf. auch als adjuvante Therapie[95]

	Platinanalogon (Ind. von DNA-Strang-Brüchen)	Oxaliplatin → 155	100mg/m² i.v. über 2h an d1; Wdh. ab d15)
plus	Biomodulator (s.o.)	Folinsäure → 190	400mg/m² i.v. über 2h an d1, 2; Wdh. ab d15
plus	Pyrimidinantagonist (Hemmung der Thymidin-nukleotid-Synthese)	5-Fluorouracil → 159	400mg/m² Bolus an d1 und 3000mg/m² als 46-h-Dauerinf.; Whd. ab d15

[95] Tournigand C et al., FOLFIRI followed by FOLFOX6 or the reverse sequence in advanced colorectal cancer: a randomized GERCOR study. J Clin Oncol. 2004 Jan 15;22(2):229-37

Erbitux in Kombination mit anderen Schemata (z.B. FOLFIRI)[96]

EGFR-Blocker (monoklonaler Antikörper gegen EGFR)	Cetuximab → 180	400mg/m² i.v. über 2h an d1, dann jede W 1 x 250mg/m²; komb. mit Chemotherapie (z. B. Irinotecan)

[96] Cunningham D et al., Cetuximab monotherapy and cetuximab plus irinotecan in irinotecan-refractory metastatic colorectal cancer. N Engl J Med. 2004 Jul 22;351(4):337-45

Vectibix in Kombination mit anderen Schemata (z.B. FOLFOX4 oder FOLFIRI)[97]

EGFR-Blocker (monoklon. Ak gegen EGFR)	Panitumumab → 182	6mg/kg KG an d1; Wdh. d15

[97] Douillard JY et al., Randomized, phase III trial of panitumumab with infusional fluorouracil, leucovorin, and oxaliplatin (FOLFOX4) versus FOLFOX4 alone as first-line treatment in patients with previously untreated metastatic colorectal cancer: the PRIME study. J Clin Oncol. 2010 Nov 1;28(31):4697-705.

Avastin in Kombination mit Flouropyrimidin-haltiger Chemotherapie[98]
(z.B. FOLFOX4, FOLFOX6 oder FOLFIRI als palliative Therapie)

VEGF-A-Blocker (monoklonaler AK gegen VEGF-A)	Bevacizumab → 180	5mg/m² i.v. alle 2W, in Kombination mit FOLFOX oder FOLFIRI

[98] Hurwitz H et al., Bevacizumab plus irinotecan, fluorouracil, and leucovorin for metastatic colorectal cancer. N Engl J Med. 2004 Jun 3;350(23):2335-42

Kolorektales Karzinom 609

Irinotecan + FA/5-FU als palliative Therapie[99]

	Zytostatikum (Topoisomerasehemmer)	Irinotecan → 166	80mg/m² i.v. an d1, 8, 15, 22, 29, 36, alle 8W
plus	Biomodulator (s.o.)	Folinsäure → 190	500mg/m² i.v. an d1, 8, 15, 22, 29, 36, alle 8W
plus	Pyrimidinantagonist (s.o.)	5-Fluorouracil → 159	2000mg/m² i.v. über 24h, d1, 8, 15, 22, 29, 36, alle 8W

[99] Stickel F et al., Weekly high-dose 5-fluorouracil as 24-h infusion and folinic acid (AIO) plus irinotecan as second- and third-line treatment in patients with colorectal cancer pre-treated with AIO plus oxaliplatin. Anticancer Drugs. 2003 Oct;14(9):745-9

XelOx[100]

Platinanalogon (Induktion von DNA-Strang-Brüchen)	Oxaliplatin → 155	130mg/m² i.v. über 2h an d1; Wdh. ab d22
Pyrimidinantagonist	Capecitabin → 159	1000mg/m² p.o. 2 x/d, auch in Komb.; d1-14; Wdh. d22

[100] Borner MM et al., Phase II study of capecitabine and oxaliplatin in first- and second-line treatment of advanced or metastatic colorectal cancer. J Clin Oncol. 2002 Apr 1;20(7):1759-66

Xeloda mono als palliative Chemotherapie[101]

Pyrimidinantagonist	Capecitabin → 159	1250mg/m² p.o. 2 x/d, d1-14; Wdh. d22, 8 Zyklen

[101] Twelves C et al., Capecitabine as adjuvant treatment for stage III colon cancer. N Engl J Med. 2005;352(26):2696

Vectibix[102] (als Monother. in der palliativen Ther. oder kombiniert mit FOLFIRI oder FOLFOX4)

EGFR-Blocker (monoklon. AK gegen EGFR)	Panitumumab → 182	6mg/kg KG an d1; Wdh. d15

[102] Amado RG et al., Wild-type KRAS is required for panitumumab efficacy in patients with metastatic colorectal cancer. J Clin Oncol. 2008 Apr 1;26(10):1626-34

Aflibercept[103] (komb. mit FOLFIRI nach Progress/Versagen unter oxaliplatinhaltiger Ther.)

VEGF Inhibitor	Aflibercept → 188	4mg/kg KG an d1 vor FOLFIRI; Wdh. d15

[103] Cutsem EV et al., Addition of Aflibercept to Fluorouracil, Leucovorin, and Irinotecan Improves Survival in a Phase III Randomized Trial in Patients With Metastatic Colorectal Cancer Previously Treated With an Oxaliplatin-Based Regimen J Clin Oncol. 2012 Oct 1;30(28):3499-506

Regorafenib[104] (nach flouropyrimidinhaltiger Therapie, anti-VEGF und anti-EGFR Ther.)

Multikinaseinhibitor	Regorafenib	160mg/d (4 x 40mg Tbl.) d1-d21, Wdh d29

[104] Grothey A et al., Regorafenib monotherapy for previously treated metastatic colorectal cancer (CORRECT): an international, multicentre, randomised, placebo-controlled, phase 3 tri-al.Lancet. 2013 Jan 26;381(9863):303-12.

T 7 Hämatologie, Onkologie – Therapie

Trifluridin/Tipiracil[105]
(nach Therapien mit Oxaliplatin, irinotecan, Anti-VEGF-AK, Anti-EGFR-AK)

Thymidin-Phosphorylase-inhibitor/Nukleosid-Analogon	Trifluridin + Tipiracil → 160	$35mg/m^2$ 1-0-1 an d1-d5 und d8-d12, q4w

[105] Robert J. Mayer et al., Randomized Trial of TAS-102 for Refractory Metastatic Colorectal Cancer; N Engl J Med 2015; 372:1909-1919; May 14, 2015.

Ramucirumab[106] (in Kombination mit FOLFIRI (Irinotecan, Folinsäure und 5-Fluorouracil) indiziert zur Behandlung von erwachsenen Patienten mit einem metastasierten Kolorektalkarzinom (mKRK) mit Tumorprogress während oder nach vorausgegangener Therapie mit Bevacizumab, Oxaliplatin und einem Fluoropyrimidin)

VEGFR2-Antikörper	Ramucirumab → 182	8mg/kg KG an d1 und d15, Wdh d29

[106] Eric Van Cutsem et al., Addition of Aflibercept to Fluorouracil, Leucovorin, and Irinotecan Improves Survival in a Phase III Randomized Trial in Patients With Metastatic Colorectal Cancer Previously Treated With an Oxaliplatin-Based Regimen. Journal of Clinical Oncology 30, no. 28 (October 2012) 3499-3506.

T 7.25 Leberzellkarzinom

Sorafenib[107]

Tyrosinkinaseinhibitor	Sorafenib → 175	2 x 400mg/d

[107] Llovet JM et al., Sorafenib in advanced hepatocellular carcinoma. N Engl J Med. 2008;359(4):378

T 7.26 Neuroendokrine Tumoren

Temozolomid/Capecitabin

	Alkylanz	Temozolomid → 156	$200mg/m^2$ 1 x zur Nacht an d10-14
plus	Antimetabolit	Capecitabin → 159	$740mg/m^2$ 2 x/d d1-d14

5-FU/Streptozotoci[108]

	Pyrimidinantagonist (Hemmung der Thymidin-nukleotid-Synthese)	5-Fluorouracil → 159	$400mg/m^2$ i.v. an d1-5; Wdh. d43
plus	Alkylanz (Nitrosoharnstoff)	Streptozotocin (STZ, in D nicht erhältlich)	$500mg/m^2$ i.v. an d1-5; Wdh. d43

[108] Moertel CG et al., Streptozocin alone compared with streptozocin plus fluorouracil in the treatment of advanced islet-cell carcinoma. N Engl J Med. 1980 Nov 20;303(21):1189-94

Neuroendokrine Tumoren

Streptozotocin/Doxorubicin[109]

	Alkylanz (Nitrosoharnstoff)	Streptozotocin (STZ, in D nicht erhältlich)	500mg/m² i.v. an d1-5; Wdh. d43
plus	Zytostatisches Antibiot. (DNA-Schädigung)	Doxorubicin → 164	50mg/m² i.v. an d1, 22; Wdh. d43

[109] Delaunoit T et al., The doxorubicin-streptozotocin combination for the treatment of advanced well-differentiated pancreatic endocrine carcinoma; a judicious option? Eur J Cancer. 2004 Mar;40(4):515-20

Cisplatin/Etoposid[110]

	Alkylanz (DNA-Doppelstrang-Vernetzung)	Cisplatin → 155	45mg/m² i.v. an d2, 3; Wdh. d29
plus	Spindelgift (Topoisomeraseinhibitor, Mitosehemmer, DNA-/Proteinsynthesehemmer)	Etoposid → 162	130mg/m² i.v. an d1-3; Wdh. d29

[110] Moertel CG et al., Treatment of neuroendocrine carcinomas with combined etoposide and cisplatin. Evidence of major therapeutic activity in the anaplastic variants of these neoplasms. Cancer. 1991 Jul 15;68(2):227-32

Hormontherapie

Somatostatinanalogon[111]	Octreotid → 109	100-200µg s.c. 2-3x/d
Somatostatinanalogon[112]	Octreotid Depot → 109	30mg i.m. 1 x/M
Somatostatinanalogon	Lanreotid → 109	750µg s.c. 3x/d an d1-4 (Induktion), dann 30mg i.m. d5 und d15, dann alle 2 W

[111] Aparicio T et al., Antitumour activity of somatostatin analogues in progressive metastatic neuroendocrine tumours. Eur J Cancer. 2001 May;37(8):1014-9.
[112] Ricci S et al. Octreotide acetate long-acting release in patients with metastatic neuroendocrine tumors pretreated with lanreotide. Ann Oncol. 2000 Sep;11(9):1127-30.

Sunitinib[113]

Tyrosinkinaseinhibitor	Sunitinib → 175	37.5mg oral 1 x/d

[113] Kulke MH et al., Activity of sunitinib in patients with advanced neuroendocrine tumors. J Clin Oncol. 2008 Jul 10;26(20):3403-10

Everolimus[114]

mTOR-Inhibitor	Everolimus → 176	10mg p.o. 1 x/d

[114] Jao JC et al., Everolimus for advanced pancreatic neuroendocrine tumors. N Engl J Med. 2011;364(6):514

T 7.27 Magenkarzinom

GastroTAX[115]

	Spindelgift (Mitosehemmung, Störung d. Mikrotubuliorganisation)	Docetaxel → 162	*50mg/m² an d1, 15, 29; Wdh. W8*
plus	**Alkylanz** (DNA-Doppelstrang-Vernetzung)	Cisplatin → 155	*50mg/m² i.v. über 1h an d1, 15, 29; Wdh. W8*
	Biomodulator (Folinsäure = 5-Formyltetrahydrofolsäure = Citrovorum-Faktor, 5-FU-Wirkung ↑)	Folinsäure → 190	*500mg/m² i.v. Bolus 1x/W*
plus	**Pyrimidinantagonist** (Hemmung der Thymidin-nukleotid-Synthese)	5-Fluorouracil → 159	*2000mg/m² i.v./W*

[115] Lorenzen S et al., Split-dose docetaxel, cisplatin and leucovorin/fluorouracil as first-line therapy in advanced gastric cancer and adenocarcinoma of the gastroesophageal junction: results of a phase II trial. Ann Oncol. 2007 Oct;18(10):1673-9.

Neoadjuvante und perioperative Chemotherapie[116] (analog dem Magic Trial)

3x EOX - Operation - 3x EOX

	Zytostatisches Antibiotikum (DNA-Schädigung)	Epirubicin → 164	*50mg/m² i.v. d1; Wdh. d22*
plus	**Platinanalogon** (Induktion von DNA-Strang-Brüchen)	Oxaliplatin → 155	*130mg/m² i.v. d1; Wdh. d22*
plus	**Pyrimidinantagonist** (s.o.)	Capecitabin → 159	*625mg/m² p.o. 2 x/d, d1-21; Wdh. d22*

[116] Cunningham D et al., Perioperative chemotherapy versus surgery alone for resectable gastroesophageal cancer. N Engl J Med. 2006;355(1):11

Adjuvante Radiochemotherapie

5FU/LV vor Radiatio[117]

	Biomodulator (s.o.)	Folinsäure → 190	*20mg/m² i.v., Bolus an d1-5*
plus	**Pyrimidinantagonist** (Hemmung der Thymidin-nukleotid-Synthese)	5-Fluorouracil → 159	*425mg/m² i.v. über d1-5*
plus	**Radiatio**		*Bestrahlung*

[117] Macdonald JS et al., Chemoradiotherapy after surgery compared with surgery alone for adenocarcinoma of the stomach or gastroesophageal junction. N Engl J Med. 2001 Sep 6;345(10):725-30

Magenkarzinom

Palliative Chemoherapie

FLOT[118]

	Platinanalogon (Induktion von DNA-Strang-Brüchen)	Oxaliplatin → 155	85mg/m² i.v. an d1; Wdh. d15
plus	**Biomodulator** (s.o.)	Folinsäure → 190	200mg/m² i.v. an d1; Wdh. d15
plus	**Pyrimidinantagonist** (s.o.)	5-Fluorouracil → 159	2600mg/m² i.v. über 24h an d1; Wdh. d15
plus	**Spindelgift** (s.o.)	Docetaxel → 162	50mg/m² an d1

[118] Al-Batran SE et al., Biweekly fluorouracil, leucovorin, oxaliplatin, and docetaxel (FLOT) for patients with metastatic adenocarcinoma of the stomach or esophagogastric junction. Ann Oncol. 2008 Nov;19(11):1882-7

FLO[119]

	Platinanalogon (Induktion von DNA-Strang-Brüchen)	Oxaliplatin → 155	85mg/m² i.v. an d1; Wdh. d15
plus	**Biomodulator** (s.o.)	Folinsäure → 190	200mg/m² i.v. an d1; Wdh. d15
plus	**Pyrimidinantagonist** (s.o.)	5-Fluorouracil → 159	2600mg/m² i.v. über 24h an d1; Wdh. d15

[119] Al-Batran SE et al., Phase III trial in metastatic gastroesophageal adenocarcinoma with fluorouracil, leucovorin plus either oxaliplatin or cisplatin. J Clin Oncol. 2008 Mar 20;26(9):1435-42

Irinotecan + 5-FU/Folinsäure[120]

	Zytostatikum (Topoisomerasehemmer)	Irinotecan → 166	80mg/m² wöchentlich
plus	**Pyrimidinantagonist** (s.o.)	5-Fluorouracil → 159	2000mg/m² i.v. 22h, wöchentlich
plus	**Biomodulator** (s.o.)	Folinsäure → 190	500mg/d i.v., wöchentlich

[120] Pozzo C et al., Irinotecan in combination with 5-fluorouracil and folinic acid or with cisplatin in patients with advanced gastric or esophageal-gastric junction adenocarcinoma. Ann Oncol. 2004 Dec;15(12):1773-81

EOX[121]

	Zytostat. Antibiotikum (s.o.)	Epirubicin → 164	50mg/m² i.v. d1; Wdh. d22
plus	**Platinanalogon** (Induktion von DNA-Strang-Brüchen)	Oxaliplatin → 155	130mg/m² i.v. d1; Wdh. d22
plus	**Pyrimidinantagonist** (Hemmung der Thymidinnukleotid-Synthese)	Capecitabin → 159	625mg/m² p.o. 2 x/d, d1-21; Wdh. d22

[121] Cunningham D et al., Capecitabine and oxaliplatin for advanced esophagogastric cancer. N Engl J Med. 2008 Jan 3;358(1):36-46

DCF[122]

	Spindelgift (Mitosehemmung, Störung d. Mikrotubuliorganisation)	Docetaxel → 162	75mg/m² i.v. über 1h an d1; Wdh. d22
plus	**Alkylanz** (DNA-Doppelstrang-Vernetzung)	Cisplatin → 155	75mg/m² i.v. über 1h an d1; Wdh. d22
plus	**Pyrimidinantagonist** (Hemmung der Thymidinnukleotid-Synthese)	5-Fluorouracil → 159	750mg/m² i.v. über 24h, d1-5; Wdh. d22

[122] Van Cutsem E et al., Phase III study of docetaxel and cisplatin plus fluorouracil compared with cisplatin and fluorouracil as first-line therapy for advanced gastric cancer: a report of the V325 Study Group. J Clin Oncol. 2006 Nov 1;24(31):4991-7

Targeted Therapy

Trastuzumab + 5FU/Cisplatin[123]

Anti-Her2-Antikörper	Trastuzumab → 183	8mg/kgKG (initial) alle 3W, dann 6mg/kg KG in Komb.

[123] Bang YJ et al., Trastuzumab in combination with chemotherapy versus chemotherapy alone for treatment of HER2-positive advanced gastric or gastro-oesophageal junction cancer (ToGA). Lancet. 2010;376(9742):687

Ramucirumab +/- Paclitaxel - nach Versagen/Progress unter vorausgegangener Platin- oder Fluoropyrimidinhaltiger Chemotherapie[124, 125]

	VEGFR2-Antikörper	Ramucirumab → 182	8mg/kg KG an d1 und d15, Wdh d29
+/-	**Spindelgift** (Mitosehemmung, Störung d. Mikrotubuliorganisation)	Paclitaxel → 163	80mg/m² d1, d8 und d15, Wdh D29

[124] Wilke H et al., Ramucirumab plus paclitaxel versus placebo plus paclitaxel in patients with previously treated advanced gastric or gastro-oesophageal junction adenocarcinoma (RAINBOW): a double-blind, randomised phase 3 trial. Lancet Oncol. 2014 Oct;15(11):1224-35.

[125] Fuchs CS et al., Ramucirumab monotherapy for previously treated advanced gastric or gastro-oesophageal junction adenocarcinoma (REGARD): an international, randomised, multicentre, placebo-controlled, phase 3 trial. Lancet. 2014 Jan 4;383(9911):31-9.

T 7.28 Malignes Melanom → 716

T 7.29 Mammakarzinom[129]

T 7.29.1 Adjuvante Hormontherapie

	Antiöstrogen (Blockade peripherer Östrogenrezeptoren)	**Tamoxifen** [126] → 415	20mg/d p.o.
oder	**Gestagen** (antiöstrogener, antigonadotroper Effekt)	**Medroxyprogesteron-acetat** → 410	2 x 500mg/d p.o.
		Megestrol [127] → 410	160mg/d p.o.
oder	**LH-RH-Agonist** (Down-Regulation hypophysärer Rezeptoren ⇒ Hormone ↓)	**Goserelin** → 415	3.6mg s.c. alle 4W
		Leuprorelin → 415	3,75 mg s.c. alle 4W
oder	**Aromatasehemmer** non steroidal (Östrogensynthese ↓)	**Aminoglutethimid** (internationale Apotheke)	2 x 125mg/d p.o.
		Letrozol → 414	1 x 2.5mg/d p.o.
		Anastrozol → 414	1x1mg/d p.o.
		Exemestan [128] → 414	1 x 25mg/d p.o.

[126] Bryant J et al., Duration of adjuvant tamoxifen therapy. J Natl Cancer Inst Monogr. 2001;(30):56-61.
[127] Abrams J et al., Dose-response trial of megestrol acetate in advanced breast cancer. J Clin Oncol. 1999 Jan;17(1):64-73.
[128] Dixon JM, Exemestane: a potent irreversible aromatase inactivator and a promising advance in breast cancer treatment. Expert Rev Anticancer Ther. 2002 Jun;2(3):267-75
[129] Wörmann B et al., Mammakarzinom der Frau. DGHO Onkopedia Leitlinie 1/2013

T 7.29.2 Chemotherapien

Adjuvante Chemotherapie

FEC[130]

	Pyrimidinantagonist (Hemmung der Thymidin-nukleotid-Synthese)	**5-Fluorouracil** → 159	500mg/m² i.v. an d1; Wdh. d22
plus	**Zytostat. Antibiotikum** (DNA-Schädigung)	**Epirubicin** → 164	50mg/m² i.v. an d1; Wdh. d29
plus	**Alkylanz** (DNA-Doppelstrang-Vernetzung)	**Cyclophosphamid** → 152	500mg/m² i.v. an d1; Wdh. d22

[130] Bonneterre J et al., Epirubicin increases long-term survival in adjuvant chemotherapy of patients with poor-prognosis, node-positive, early breast cancer J Clin Oncol 2005; 23:2686

T 7 Hämatologie, Onkologie – Therapie

FAC[131]

	Pyrimidinantagonist (Hemmung der Thymidin-nukleotid-Synthese)	5-Fluorouracil → 159	500mg/m² i.v. an d1; Wdh. d29
plus	Zytostat. Antibiotikum (DNA-Schädigung)	Doxorubicin → 164	50mg/m² i.v. an d1; Wdh. d29
plus	Alkylanz (DNA-Doppel-strang-Vernetzung)	Cyclophosphamid → 152	500mg/m² i.v. an d1; Wdh. d29

[131] Smalley RV et al., A comparison of cyclophosphamide, adriamycin, 5-fluorouracil (CAF) and cyclophosphamide, methotrexate, 5-fluorouracil, vincristine, prednisone (CMFVP) in patients with metastatic breast cancer. Cancer 1977; 40:625

TAC[132]

	Spindelgift (Mitosehemmung, Störung d. Mikrotubuliorganisation)	Docetaxel → 162	75mg/m² an d1; Wdh. d22 (Prämedikation beachten)
plus	Zytostat. Antibiotikum (DNA-Schädigung)	Doxorubicin → 164	50mg/m² i.v. an d1; Wdh. d22
plus	Alkylanz (DNA-Doppel-strang-Vernetzung)	Cyclophosphamid → 152	500mg/m² i.v. an d1; Wdh. d22

[132] Martin et al., Adjuvant docetaxel for node-positive breast Cancer. N Eng J Med 2005; 352:2302

CMF[133]

	Alkylanz (DNA-Doppel-strang-Vernetzung)	Cyclophosphamid → 152	100mg/m2 p.o. d1-14; Wdh. d29
plus	Antimetabolit (Folatantagonist)	Methotrexat → 156	40mg/m² i.v. an d1, 8; Wdh. d29
plus	Pyrimidinantagonist (s.o.)	5-Fluorouracil → 159	600mg/m² i.v. an d1, 8; Wdh. d29

[133] Bonadonna et al., Adjuvant Cyclophosphamide, Methotrexate, and Fluorouracil in Node-Positive Breast Cancer - The Results of 20 Years of Follow-up.N Engl J Med. 1995 Apr 6;332(14):901-6.

Palliative Therapie

Doxorubicin[134]

	Zytostat. Antibiotikum (DNA-Schädigung)	Doxorubicin → 164	60mg/m² i.v. Wdh. d22

[134] Sledge GW et al., Phase III trial of doxorubicin, paclitaxel, and the combination of doxorubicin and paclitaxel as frontline chemotherapy for metastatic breast cancer J Clin Oncol. 2003;21(4):588

Epirubicin[135]

	Zytostat. Antibiotikum	Epirubicin → 164	30mg/m² i.v. wöchentlich

[135] Ebbs SR et al., Advanced breast cancer. A randomised trial of epidoxorubicin at two different dosages and two administration systems. Acta Oncol. 1989;28(6):887-92

Mammakarzinom 617

Docetaxel weekly[136]

Spindelgift (Mitosehemmung, Störung d. Mikrotubuliorganisation)	Docetaxel → 162	35(-40) mg/m² an d1, 8, 15, 22, 29, 36; Wdh. d49

[136] Baselga J et al., Weekly docetaxel in breast cancer: applying clinical data to patient therapy. Oncologist. 2001;6 Suppl 3:26-9

Docetaxel[137]

Spindelgift (s.o.)	Docetaxel → 162	100mg/m² an d1; Wdh. d22 (Prämedikation beachten)

[137] Aapro M, Bruno R. Early clinical studies with docetaxel. Docetaxel Investigators Group. Eur J Cancer. 1995;31A Suppl 4:S7-10

Paclitaxel[138]

Spindelgift (s.o.)	Paclitaxel → 163	80-90mg/m² i.v. wöchentlich

[138] Mauri D et al., Overall survival benefit for weekly vs. three-weekly taxanes regimens in advanced breast cancer Cancer Treat Rev. 2010;36(1):69

Capecitabin[139]

Pyrimidinantagonist (Hemmung der Thymidin-nukleotid-Synthese)	Capecitabin → 159	1250mg/m² p.o. 2 x/d an d1-14; Wdh. d22

[139] Venturini M et al., An open-label, multicenter study of outpatient capecitabine monotherapy in 631 patients with pretreated advanced breast cancer. Oncology. 2007;72(1-2):51

Vinorelbin[140]

Spindelgift (Mitosehemmer)	Vinorelbin → 161	30mg/m², 10-min-Infusion, wöchentlich

[140] Martin M et al., Gemcitabine plus vinorelbine versus vinorelbine monotherapy in patients with metastatic breast cancer previously treated with anthracyclines and taxanes. Lancet Oncol. 2007;8(3):219

Capecitabin/Docetaxel[141]

Pyrimidinantagonist (Hemmung der Thymidin-nukleotid-Synthese)	Capecitabin → 159	1250mg/m² p.o. 2x/d an d1-14; Wdh. d22
Spindelgift (Mitosehemmung, Störung d. Mikrotubuliorganisation)	Docetaxel → 162	75mg/m² an d1; Wdh. d22 (Prämedikation beachten)

[141] Chan S et al., Phase III study of gemcitabine plus docetaxel compared with capecitabine plus docetaxel for anthracycline-pretreated patients with metastatic breast cancer. J Clin Oncol. 2009;27(11):1753

EC: Epirubicin/Cyclophosphamid[142]

Zytostat. Antibiotikum (DNA-Schädigung)	Epirubicin → 164	90mg/m² i.v. an d1; Wdh. d22
Alkylanz	Cyclophosphamid → 152	600mg/m² i.v. an d1; Wdh. d22

[142] Nagel GA et al., High-dose epirubicin + cyclophosphamide (HD-EC) in metastatic breast cancer: a dose-finding study. Onkologie. 1988 Dec;11(6):287-8

AT: Doxorubicin/Docetaxel[143]

	Zytostat. Antibiotikum (DNA-Schädigung)	Doxorubicin → 164	50mg/m² i.v. als Bolus an d1; Wdh. d22
plus	Spindelgift (Mitosehemmung, Störung d.Mikrotubuliorganisation)	Docetaxel → 162	75mg/m² an d1; Wdh. d22 (Prämedikation beachten)

[143] Nabholtz JM et al., Docetaxel and doxorubicin compared with doxorubicin and cyclophosphamide as first-line chemotherapy for metastatic breast cancer J Clin Oncol. 2003;21(6):968

Gemcitabin/Docetaxel[144]

	Antimetabolit	Gemcitabin → 160	1000mg/m² i.v. über 30min an d1, 8; Wdh. d22
plus	Spindelgift (s.o.)	Docetaxel → 162	75mg/m² an d1; Wdh. d22 (Prämedikation beachten)

[144] Fountzilas G, A randomized phase III study comparing three anthracycline-free taxane-based regimens, as first line chemotherapy, in metastatic breast cancer. Breast Cancer Res Treat. 2009;115(1):87

Gemcitabin/Paclitaxel[145]

Antimetabolit	Gemcitabin → 160	1200mg/m² i.v. über 30min an d1, 8; Wdh. d22
Spindelgift (Mitosehemmung)	Paclitaxel → 163	175mg/m² i.v. an d1; Whd. d22

[145] Allouache D et al., First-line therapy with gemcitabine and paclitaxel in locally, recurrent or metastatic breast cancer BMC Cancer. 2005 Nov 29;5:151

Lapatinib/Capecitabin[146]

HER1/2 (Tyrosinkinaseinhibitor)	Lapatinib → 173	1250mg/d p.o.
Pyrimidinantagonist (Hemmung der Thymidin-nukleotid-Synthese)	Capecitabin → 159	1000mg/m² p.o. 2 x/d an d1-14; Wdh. d22

[146] Geyer CE et al., Lapatinib plus capecitabine for HER2-positive advanced breast cancer. N Engl J Med. 2006 Dec 28;355(26):2733-43

Mammakarzinom 619

Trastuzumab/Taxan[147, 148]

	Anti-Her2-Antikörper (monoklon. AK gegen HER2 ⇒ Blockade der Zellteilung)	Trastuzumab → 183	4mg/kg KG i.v. an d1 alle 3W, bei weiteren Zyklen nur 2mg/kg KG
	Spindelgift (Mitosehemmung, Störung d. Mikrotubuliorganisation)	Docetaxel[92] → 162	100mg/m² an d1 alle 3W (Prämed. beachten)
oder		Paclitaxel[93] → 163	90mg/m² i.v. an d1 alle 3W

[147] Marty M et al., Randomized phase II trial of the efficacy and safety of trastuzumab combined with docetaxel in patients with human epidermal growth factor receptor 2-positive metastatic breast cancer administered as first-line treatment. J Clin Oncol. 2005 Jul 1;23(19):4265-74
[148] Slamon DJ et al., Use of chemotherapy plus a monoclonal antibody against HER2 for metastatic breast cancer that overexpresses HER2. N Engl J Med. 2001 Mar 15;344(11):783-92

Bevacizumab/Paclitaxel[149]

Anti-VEGF-Antikörper	Bevacizumab → 180	10mg/kg KG i.v. d1; Wdh. d15
Spindelgift (Mitosehemmung)	Paclitaxel → 163	90mg/m² i.v. an d1, 8, 15; Wdh. d29

[149] Miller K et al., Paclitaxel plus bevacizumab versus paclitaxel alone for metastatic breast cancer. N Engl J Med. 2007 Dec 27;357(26):2666-76

Bevacizumab/Capecitabine[150]

Anti-VEGF-Antikörper	Bevacizumab → 180	15mg/kg KG i.v. an d1; Wdh. d22
Pyrimidinantagonist (Hemmung der Thymidin-nukleotid-Synthese)	Capecitabin → 159	1000mg/m² p.o. 2 x/d an d1-14; Wdh. d2

[150] Robert NJ et al., RIBBON-1: randomized, double-blind, placebo-controlled, phase III trial of chemo-therapy with or without bevacizumab for first-line treatment of human epidermal growth factor receptor 2-negative, locally recurrent or metastatic breast cancer. J Clin Oncol. 2011;29(10):1252-60.

Eribulin[151]

Hemmung der Mikrotubuli	Eribulin → 189	1,23 mg/m² an d1 und d8; Wdh. d22

[151] Cortes J et al., Eribulin monotherapy versus treatment of physician's choice in patients with metastatic breast cancer (EMBRACE): a phase 3 open-label randomised study. Lancet. 2011 Mar 12;377(9769):914-23

Pertuzumab[152] (in Kombination mit Trastuzumab und Docetaxel bei HER2-positivem metastasiertem oder lokal rezidivierendem, inoperablem Brustkrebs indiziert)

Anti-Her2-Antikörper	Pertuzumab → 182	ini 840mg, dann 320mg alle 3W

[152] Swain SM et al., Pertuzumab, trastuzumab, and docetaxel in HER2-positive metastatic breast cancer. N Engl J Med. 2015 Feb 19;372(8):724-34.

T 7 Hämatologie, Onkologie – Therapie

Trastuzumab Emtansin[153] (bei HER2-positivem, inoperablem lokal fortgeschrittenem oder metastasiertem Brustkrebs, nach vorangegangener Therapie mit Trastuzumab u./od. Taxan)

Anti-Her2-Antikörper und Spindelgift	Trastuzumab Emtansin → 183	3,6 mg/kg KG alle 3W

[153] Krop IE et al., Trastuzumab emtansine versus treatment of physician's choice for pretreated HER2-positive advanced breast cancer (TH3RESA): a randomised, open-label, phase 3 trial. Lancet Oncol. 2014 Jun;15(7):689-99

Palbociclib[154] (bei hormonrezeptorpositiven, Her2/neu-negativen lokal fortgeschrittenen Erkrankungen, in Kombination mit einem Aromataseinhibitor oder Fulvestrant)

Cdk4/Cdk6 Inhibitor	Palbociclib → 174	125mg 1x/d für 21 d, danach 7 d Pause, q4w

[154] Nicholas C. Turner et al., Palbociclib in Hormone-Receptor-Positive Advanced Breast Cancer. N Engl J Med; 373:209-219, July 16, 2015.

T 7.30 Medulläres Schilddrüsenkarzinom

Palliative Therapie: Vandetanib[155] (Memo: Analyse auf Mutation im RET Signalweg)

Tyrosinkinaseinhibitor	Vandetanib → 175	300mg 1x/d

[155] Thornton K et al., Vandetanib for the treatment of symptomatic or progressive medullary thyroid cancer in patients with unresectable locally advanced or metastatic disease: U.S. Food and Drug Administration drug approval summary. Clin Cancer Res. 2012 Jul 15;18(14):3722-30.

Palliative Therapie: Cabozantinib[156] (Memo: Analyse auf Mutation im RET Signalweg)

Tyrosinkinaseinhibitor	Cabozantinib → 172	140mg 1x/d

[156] Elisei R et al., Cabozantinib in progressive medullary thyroid cancer. J Clin Oncol. 2013 Oct 10;31(29):3639-46.

T 7.31 Nierenkarzinom[163]

Targeted Therapy

	Tyrosinkinaseinhibitor	Sorafenib[157] → 175	2 x 400mg/d
oder	Tyrosinkinaseinhibitor	Sunitinib[158] → 175	50mg p.o. 1 x/d W1-4, in W5, 6 Pause (4/2-Schema)
oder	mTOR-Inhibitor	Temsirolimus[159] → 175	25mg i.v. 1 x/W
oder	mTOR-Inhibitor	Everolimus[160] → 176	10mg p.o. 1 x/d
	Tyrosinkinaseinhibitor	Pazopanib[161] → 174	800mg p.o. 1 x/d
	PD-1-Hemmer (monoklon. AK gegen PD-1)	Nivolumab[162] → 181	3mg/kg KG

[157] Escudier B et al., Sorafenib in advanced clear-cell renal-cell carcinoma. N Engl J Med. 2007 Jan 11;356(2):125-34
[158] Motzer RJ et al., Sunitinib versus interferon alfa in metastatic renal-cell carcinoma. N Engl J Med 356:115-124, 2007
[159] Hudes G et al., Temsirolimus, interferon alfa, or both for advanced renal-cell carcinoma. N Engl J Med 356: 2271-2281, 2007
[160] Motzer RJ, Escudier B, Oudard S et al. Efficacy of everolimus in advanced renal cell carcinoma. Lancet 372: 449-456, 2008
[161] Sternberg CN et al., Pazopanib in locally advanced ob metastatic renal cell carcinoma J Clin Oncol 28:1061-1068,2010
[162] McDermott DF et al., Survival, Durable Response, and Long-Term Safety in Patients With Previously Treated Advanced Renal Cell Carcinoma Receiving Nivolumab. J Clin Oncol. 2015 Jun 20;33(18):2013-20
[163] Kirchner HH et al., Nierenzellkarzinom (Hypernephrom). DGHO Onkopedia Leitlinie 2/2013

IFN-alpha-2A/Bevacizumab[164]

	Interferon (Immunstimulation/-modulation)	INF-alpha → 269	9 Mio. IE 3 x/W für 1 J
oder	Anti-VEGF-Antikörper	Bevacizumab → 180	10mg/kg KG i.v. an d1; Wdh. d15

[164] Escudier B et al., Bevacizumab plus interferon alpha-2a for treatment of metastatic renal cell carcinoma. Lancet 370: 2103-2111, 2007

Lenvatinib[165] (in Kombination mit Everolimus nach einer vorangegangenen Therapie mit einem VEGF-Inhibitor)

Tyrosinkinaseinhibitor	Lenvatinib → 173	18mg 1x/d

[165] Motzer RJ et al., Lenvatinib, Evcrolimus and the combination in patients with metastatic renal cell carcinoma: a randomised, phase 2, open-label, multicentre trial. Lancet Oncol. 2015 Nov;16(15):1473-82.

Cabozantinib[166] (nach vorangegangener Therapie mit einem VEGF-Inhibitor)

Tyrosinkinaseinhibitor	Cabozantinib → 172	60mg 1x/d

[166] Choueiri TK, Escudier B, Powles T et al., Cabozantinib versus everolimus in advanced renal cell carcinoma (METEOR): final results from a randomised, open-label, phase 3 trial. Lancet Onc. 2016 Jun 5; S1470-2045(16)30107-3.

T 7.32 Ösophaguskarzinom

Karzinome des gastroösophagealen Übergangs können wie Magenkarzinome behandelt werden.

Kombinierte Radiochemotherapie[167] (50Gy, 25 x 2Gy über 5W)

	Pyrimidinantagonist (s.o.)	5-Fluorouracil → 159	1000mg/m² i.v. über 24h an d1-4 W1, 5, 8, 11
plus	Alkylanz	Cisplatin → 155	75mg/m² i.v. an d1 W1, 5, 8, 11

[167] Minsky BD et al., INT 0123 (Radiation Therapy Oncology Group 94-05) phase III trial of combined-modality therapy for esophageal cancer J Clin Oncol. 2002 Mar 1;20(5):1167-74

Palliative Chemotherapie

Cisplatin/5-FU[168]

Alkylanz (DNA-Doppelstrang-Vernetzung)	Cisplatin → 155	80-100mg/m² i.v. an d1; Wdh. d22-29
Pyrimidinantagonist (Hemmung d. Thymidin-Nukleotid-Synthese)	5-Fluorouracil → 159	1000mg/m² i.v. über 24h an d1-4/5; Wdh. d22-29

[168] Medical Research Council Oesophageal Cancer Working Group. Surgical resection with or without preoperative chemotherapy in oesophageal cancer: a randomised controlled trial. Lancet. 2002 May 18;359(9319):1727-33

Cisplatin/Vinorelbin

Alkylanz (DNA-Doppelstrang-Vernetzung)	Cisplatin → 155	80mg/m² i.v. an d1; Wdh. d22
Spindelgift (Mitosehemmer)	Vinorelbin → 161	25mg/m² an d1-8; Wdh. d22

T 7.33 Ovarialkarzinom

Primäre Chemotherapie

Paclitaxel/Carboplatin +/- Bevacizumab[169, 170]

Spindelgift (s.o.)	Paclitaxel → 163	175mg/m² i.v. über 3h an d1 alle 3W
Alkylanz (s.o.)	Carboplatin → 154	AUC 5 i.v. an d1 alle 3W
Anti-VEGF-Inhibitor	Bevacizumab → 180	15mg/kg alle 3W, alternativ 10mg/kg alle 2W

[169] Ozols RF et al., Phase III trial of Carboplatin and paclitaxel compared with cisplatin and paclitaxel in patients with optimally resected stage III ovarian cancer. J Clin Oncol. 2003 Sep 1;21(17):3194-200

[170] Stark D et al., Standard chemotherapy with or without bevacizumab in advanced ovarian cancer: quality-of-life outcomes from the International Collaboration on Ovarian Neoplasms (ICON7) phase 3 randomised trial. Lancet Oncol. 2013 Mar;14(3):236-43.

Pankreaskarzinom

Erhaltungstherapie

Olaparib[171] (Erhaltungstherapie bei Platin-sensitivem Rezidiv eines BRCA-mutierten high-grade serösen epithelialen Ovarial-Ca, Eileiter-Ca oder primären Peritoneal-Ca)

| PARP-Inhibitor | Olaparib → 191 | 400mg 2x/d |

[171] Kaufman B et al., Olaparib monotherapy in patients with advanced cancer and a germline BRCA1/2 mutation. J Clin Oncol. 2015 Jan 20;33(3):244-50.

Platinsensibles Rezidiv

Auftreten 12 Monate nach Beendigung der platinhaltigen Therapie

Carboplatin/Gemcitabin

| Alkylanz (DNA-Doppelstrang-Vernetzung) | Carboplatin → 154 | AUC 5 i.v. an d1 alle 3W |
| Antimetabolit | Gemcitabin → 160 | 1000mg/m² i.v. d1 und d8, alle 3W |

Platinresistentes Rezidiv

Auftreten 12 Monate nach Beendigung der platinhaltigen Therapie

Gemcitabin[172]

| Antimetabolit | Gemcitabin → 160 | 1000mg/m² i.v. d1 und d8, d15, alle 4W |

[172] D'Agostino G et al. Phase II study of gemcitabine in recurrent platinum-and paclitaxel-resistant ovarian cancer. Gynecol Oncol. 2003 Mar;88(3):266-9

Treosulfan[173]

| Alkylanz | Treosulfan → 154 | 400mg p.o. an d1–28, Wdh. nach 4W Therapiepause |

[173] Gropp M et al., Treosulfan as an effective second-line therapy in ovarian cancer. Gynecol Oncol. 1998 Oct; 71(1):94-8

T 7.34 Pankreaskarzinom (exokrin)

Adjuvante Therapie

Gemcitabin[174]

| Antimetabolit | Gemcitabin → 160 | 1000mg/m² i.v. 1 x/W in den ersten 7 von 8W, dann d1, 8, 15, alle 4W |

[174] Berlin JD et al., Phase III study of gemcitabine in combination with fluorouracil versus gemcitabine alone in patients with advanced pancreatic carcinoma. J Clin Oncol. 2002 Aug 1;20(15):3270-5.

T 7 Hämatologie, Onkologie – Therapie

Palliative Therapie

Gemcitabin/Erlotinib[175]

	Antimetabolit	Gemcitabin → 160	1000mg/m² i.v. 1 x/W in den ersten 7 von 8W, dann d1, 8, 15 alle 4W
ggf. +	Tyrosinkinaseinhibitor	Elortinib → 173	100-150mg/d p.o. kontin.

[175] Moore MJ et al., Erlotinib plus gemcitabine compared with gemcitabine alone in patients with advanced pancreatic cancer. J Clin Oncol. 2007;25(15):1960

Gemcitabin mono[176]

Antimetabolit	Gemcitabin → 160	800mg/m² i.v. 1 x/W in den ersten 7 von 8W, dann: d1, 8, 15 alle 4W

[176] Carmichael J et al., Phase II study of gemcitabine in patients with advanced pancreatic cancer. Br J Cancer. 1996;73(1):101

Gemcitabin/Oxaliplatin[177]

Antimetabolit	Gemcitabin → 160	1000mg/m² i.v. d1; Wdh. d15
Platinanalogon (Indukt. von DNA-Strang-Brüchen)	Oxaliplatin → 155	100mg/m² i.v. über 2h an d2; Wdh. d16

[177] Louvet C et al., Gemcitabine in combination with oxaliplatin compared with gemcitabine alone in locally advanced or metastatic pancreatic cancer. J Clin Oncol. 2005;23(15):3509

Gemcitabin/Nab-Paclitaxel[178]

Antimetabolit	Gemcitabin → 160	1000mg/m² i.v. d1, d8 und d15; Wdh. d29
Albumin-gebundenes Paclitaxel	Paclitaxel → 163	125mg/m² i.v. d1, d8 und d15; Wdh. d29

[178] Von Hoff DD et al., Increased survival in pancreatic cancer with nab-paclitaxel plus gemcitabine. N Engl J Med. 2013 Oct 31;369(18):1691-703

FOLFIRINOX[179]

Platinanalogon (s.o.)	Oxaliplatin → 155	85mg/m² i.v. über 2h an d1; Wdh. ab d22
Biomodulator (s.o.)	Folinsäure → 190	400mg/m² i.v. d1
Zytostatikum (Topoisomerasehemmer)	Irinotecan → 166	180mg/m² an d1; Wdh. d22
Pyrimidinantagonist (Hemmung der Thymidin-nukleotid-Synthese)	5-Fluorouracil → 159	400mg/m² i.v. Bolus an d1; Wdh. nach 3W
		2400mg/m² c.i. über 46h an d1; Wdh. nach 3W

[179] Conroy T et al., FOLFIRINOX versus gemcitabine for metastatic pancreatic cancer. N Engl J Med. 2011 May 12;364(19):1817-25

Prostatakarzinom

T 7.35 Prostatakarzinom

Primärtherapie

oder	**LH-RH-Agonist** (Down-Regulation hypophysärer Rez. ⇒ Sexualhormonbildung ↓)	Goserelinacetat → 405	1 x 3.6 mg s.c. alle 4W
		Leuprorelin[180] → 405	1 x 3.75 mg s.c. alle 4W
je plus	**Antiandrogen** (Androgenwirkung ↓)	Bicalutamid[181] → 403	50 mg/d p.o. bei MAB, oder 150mg/d bei Monotherapie
oder	**Antiandrogen** (Androgenwirkung ↓)	Cyproteronacetat → 404	2 x 100 mg/d p.o.

[180] Persad R, Leuprorelin acetate in prostate cancer: a European update. Int J Clin Pract. 2002 Jun;56(5):389-96
[181] Anderson J, The role of antiandrogen monother. in the treatment of prostate cancer. BJU Int. 2003 Mar;91(5):455-61

Docetaxel/Prednison[182]

Spindelgift (Mitosehemmung, Strg. d. Mikrotubuliorganisation)	Docetaxel → 162	75mg/m² an d1 alle 3W (Prämedikation beachten)
Glukokortikosteroid	Prednison → 205	2 x 5mg/d p.o., kontinuierlich

[182] Tannock IF et al., Docetaxel plus prednisone or mitoxantrone plus prednisone for advanced prostate cancer. N Engl J Med. 2004 Oct 7;351(15):1502-12

Mitoxantron/Prednison[182]

Zytostatikum (Mitosehemmer)	Mitoxantron → 165	12mg/m² i.v. an d1; Wdh. d22
Glukokortikosteroid	Prednison → 205	2 x 5mg/d p.o., kontinuierlich

Abirateron[183]

Cyp17 inhibitor	Abirateron → 403	240mg/d

[183] Reid AH et al., Significant and sustained antitumor activity in post-docetaxel, castration-resistant prostate cancer with the CYP17 inhibitor abiraterone acetate. J Clin Oncol. 2010;28(9):1489n

Cabazitaxel/Prednison[184]

Taxan	Cabazitaxel → 162	25mg/m² i.v. an d1; Wdh. d22
Glukokortikosteroid	Prednison → 210	2 x 5mg/d p.o., kontinuierlich

[184] de Bono JS et al., Prednisone plus cabazitaxel or mitoxantrone for metastatic castration-resistant prostate cancer progressing after docetaxel treatment. Lancet. 2010;376(9747):1147

Sipuleucel[185]

Immunvakzine	Sipuleucel-T (Zul. bisher nur in USA)	3 x Transf. von autologen PBMC

[185] Kantoff PW et al., Sipuleucel-T immunotherapy for castration-resistant prostate cancer. N Engl J Med. 2010 Jul 29;363(5):411-22.

Enzalutamid[186] (nach Versagen der Androgenentzugstherapie, bei denen eine Chemotherapie klinisch noch nicht indiziert ist oder die Erkrankung während oder nach einer Chemotherapie mit Docetaxel fortschreitet)

Antiandrogen	Enzalutamid → 404	4 x 40mg/d

[186] Beer TM et al., Enzalutamide in metastatic prostate cancer before chemotherapy. N Engl J Med. 2014 Jul 31;371(5):424-33.

Radium223[187] (bei kastrationsresistentem Prostatakarzinom, symptomatischen Knochenmetastasen ohne bekannte viszerale Metastasen)

Alpha-Strahler	Radium 223	50 kBq/kg KG, q4W, insgesamt 6 x

[187] Parker C et al., Alpha emitter radium-223 and survival in metastatic prostate cancer. N Engl J Med. 2013 Jul 18;369(3):213-23.

T 7.36 ZNS-Malignome

	Alkylanz (Zytostatikum)	Temozolomid → 156	z.B. 200mg/m² über 5d; Wdh. d28
PVC			
	Alkylanz (DNA-Doppelstrang-Vernetzung)	Procarbazin → 156	60mg/m² p.o. an d8-21
	Alkylanz (DNA-Doppelstrang-Vernetzung)	CCNU (Lomustin) → 154	10mg/m² p.o. an d1
	Spindelgift (Mitosehemmer)	Vincristin → 161	1.4 mg/m² i.v. an d1

T 8 Rheumatologie – Therapie (A. Meurer)

T 8.1 Raynaud-Syndrom

Allgemeine Maßnahmen

Vermeidung von Kälte und Stress, Nikotinstopp, Biofeedback

	Kalziumantagonist (Vasodilatation)	Nifedipin → 31	3-4 x 10-20mg/d p.o. bis max. 60mg/d
evtl.	Isosorbiddinitrat (Vasodilatation)	Isosorbiddinitrat → 47	bei Bedarf

Bei schweren Formen mit Ulzera

	PGI2 = Prostacyclin = Prostavasin	Alprostadil → 69 (off-label)	2 x 40µg/d über 2h
	Synthet. Prostaglandin	Iloprost → 69 (off-label)	0.5-2ng/kg/min über 6h f. 3W

Endothelin-Rez.-Antagonisten und PDE-5-Hemmer (s. Kap. T 8.9) sind ebenfalls wirksam

T 8.2 Fibromyalgie-Syndrom[1]

Trizyklisches Antidepressivum (Schmerzdistanzierung, Schlafanstoß)	Amitriptylin → 331	12.5-25mg/d p.o. zur Nacht (evtl. chron.); Cave: WW mit and. psychotropen Subst., Digitalis-Wi ↑, QT-Verläng.
Antiepileptikum	Pregabalin → 304	300-600mg/d in 2-3 ED
Nichtmedikamentöse Behandlung	Physikalische Therapie + psychosomatische Betreuung; Ausdauersport!	

[1] Macfarlane GJ et al. EULAR revised recommendations for the management of fibromyalgia. Annals of the Rheumatic Diseases. Published Online First: 04 July 2016. doi: 10.1136/annrheumdis-2016-209724

T 8.3 Arthrosis deformans

Bei aktivierter Arthrose

evtl.	Arylessigsäurederivat, Cyclooxygenasehemmer (NSAR) (antiphlogistisch, analgetisch)	Diclofenac → 196	1-3 x 50mg (max. 150mg); 1 Amp. 50mg i.m. (bei Bed.)
		Ibuprofen → 194	2-4 x 400-600 mg ret. (max. 2400mg)

Cave: Interaktion mit Marcumar

evtl.	Lokalanästhetikum	Bupivacain 0,25% → 290	2-5ml Inj. intraartikulär
evtl.	Glukokortikoide (Kristallsuspension)	Triamcinolonacetonid → 205	intraartikuläre Injektion: große Gelenke 10-20mg, mittelgroße 5-10mg, kleine 2-5mg (max. 2 Inj./J, Abstand 3-4W)

T 8.4 Rheumatoide Arthritis[2]

Symptomatische Therapie (akuter Schub)

	Arylessigsäurederivat, Cyclooxygenasehemmer (antiphlogistisch, analgetisch, antipyretisch)	Diclofenac → 196	1–3 x 50mg (max. 150mg); 1 Amp. 50mg i.m.
		Ibuprofen → 194	2–4 x 400-600 mg ret. (max. 2400mg)
	Cave: NSAR erhöhen Methotrexat-Spiegel: erhöhte Myelosuppression und Lebertoxizität, Interaktion mit Marcumar		

Zusätzlich evtl. Omeprazol

evtl.	Glukokortikoid (antiinflammatorisch, immunsuppressiv)	Prednisolon → 205	1mg/kg KG; Dosis nach Klinik
oder evtl.	Opioid (Analgesie)	Tramadol → 283	bis 4 x 50–100mg/d p.o.; keine Kombin. mit MAO-Hemmern; WW mit and. psychotropen Substanzen

Intraartikuläre Injektionen

evtl.	Glukokortikoide (antiinflammatorisch, immunsuppressiv)	Triamcinolonacetonid → 205	intraartikuläre Injektion: große Gelenke 10–20mg, mittelgroße 5–10mg, kleine 2–5mg (max. 2 Inj./J, Abstand 3–4 W)

Konventionelle DMARD (disease modifying antirheumatic drugs)

Übliche Initialtherapie

	Antirheumatikum (Immunsuppression, Zytokinsynthese ↓)	Methotrexat → 202	1 x 7.5–20mg/W. i.v, s.c oder p.o., mind. 3M bis Wirksamkeit beurteilbar; Cave: verstärkte Myelosuppression bei gleichzeitiger NSAR-Gabe

Bei Unverträglichkeit der Therapie zusätzlich

	Vitamin	Folsäure → 149	5mg am d nach MTX-Gabe

Weitere DMARD (auch Einsatz in Kombination mit MTX)

	Isoxazolderivat (Immunodulation durch Inhibition der T-Zell-Pyrimidin-Biosynthese)	Leflunomid → 202	ini (d1–3) 100mg, ab d4 1 x 10–20mg (mind. 4–6 W geben, bevor Wirkung zu erwarten, dann Dauerther.); keine gleichzeitige Lebendimpfung

Rheumatoide Arthritis

Antirheumatikum Stabilisierung der Lysosomenmembran, Beeinflussung des PG-Stoffwechsels	Chloroquin → 201	250mg/d, max. 4mg/kg/d p.o. (mind. 3M, bei Erfolg Dauerther.), WW: Steroide ⇒ BB-Anomalien ↑
Antirheumatikum (Prostaglandinsynthese ↓)	Sulfasalazin → 202	W1: 1 x 500mg/d p.o., W2: 2 x 500mg/d, W3: 3 x 500mg/d, W4: 4 x 500mg/d, (mind. 3M, bei Erfolg Dauerther.)

T 8.4.1 Biologicals

Bei KI gegen Methotrexat oder Erfolglosigkeit anderer Basistherapien (d.h. trotz sachgerechter Behandlung mit mind. 2 Basistherapeutika, davon eines MTX über mind. 6M)
Cave: keine Lebendimpfung während Therapie!

	Chimärer monoklon. AK (AK gegen TNF-α)	Infliximab → 210	3mg/kg KG i.v. über 2h, Wdh. nach 2 und 6 W, dann alle 8 W
oder	**Löslicher TNF-α-Rezeptor**	Etanercept → 209	25mg s.c. (2 x/W) oder 50mg s.c. (1 x/W)
oder	**Humanisierter monoklon. AK** (AK gegen TNF-α)	Adalimumab → 208	40mg s.c. alle 2W
oder		Golimumab → 209	50mg s.c. alle 4W
oder	**Humanisiertes monoklon. pegyls. Fab-Fragment** (AK gegen TNF-α)	Certolizumab Pegol → 209	400mg s.c. in W 0, 2, 4, dann 200-400mg s.c. alle 4W

Falls rheumatoide Arthritis refraktär auf MTX und TNFα-Antagonisten oder KI gegen TNF-Antagonisten

Kostimulationsblockade	Fusionsprotein aus CTLA4 + Fc-Ig: Abatacept → 207	< 60kg: 500mg, 60-100kg: 750mg, > 100kg: 1000mg i.v. W0, 2, 4; dann alle 4W oder 125 mg/W s.c., mit MTX kombinieren
Monoklonaler chimärer Anti-CD20-AK (B-Zell-Depletion)	Rituximab → 183	1000mg i.v. W 0, 2; weitere Intervalle > 16W kombiniert mit MTX
Humanisierter Anti-IL6-Rez.-AK (IL-6-Inhibition)	Tocilizumab → 210	4-8mg/kg KG i.v. alle 4W, max. 800 mg ED
IL-1-Rezeptor-Antagonist	Anakinra → 208	100mg/d s.c.

[2] Smolen JS, et al. EULAR recommendations for the management of rheumatoid arthritis with synthetic and biological disease-modifying antirheumatic drugs: 2013 update. Ann Rheum Dis 2014;73:492-509

T 8.5 M. Bechterew

Symptomatische Therapie (akuter Schub)

	Cyclooxygenasehemmer (antiphlog., analgetisch, antipyretisch)	Diclofenac oder andere NSAR → 193	2–3 x 25–50mg/d p.o., 1–2 x 75mg/d (ret.) p.o., 1–2 x 50–100mg/d rekt.

Peripherer Gelenkbefall

evtl.	Arylessigsäurederivat, Cyclooxygenasehemmer (Prostaglandinsynthese ↓)	Sulfasalazin → 202 (off-label)	W1: 1 x 500mg/d p.o., W2: 2 x 500mg/d, W3: 3 x 500mg/d, W4: 4 x 500mg/d
evtl.	Glukokortikoid	Prednisolon → 205	1mg/kg; Dosis nach Klinik

Befall des Achsenskeletts

	TNF-α-Antagonist (AK gegen TNFα)	Infliximab → 210	5mg/kg i.v. (über 2h, ggf. nach 2 u. 6W wdh., dann alle 8W)
oder	Löslicher TNF-α-Rezeptor	Etanercept → 209	25mg s.c. (2 x/W)
oder	Humanisierter monoklonaler Antikörper (AK gegen TNF-α)	Adalimumab → 208	40mg s.c. alle 2W
oder		Golimumab → 209	50mg s.c. alle 4W
oder		Certolizumab Pegol → 209	400mg s.c. in W 0, 2, 4, dann 200-400mg s.c. alle 4W
	Human. monoklon. AK (AK gegen Interleukin 17A)	Secukinumab → 369	150mg s.c. W 1,2,3 und 4, dann alle 4 W

[3] van der Heijde D, Ramiro S, Landewé R, et al. 2016 update of the ASAS-EULAR management recommendations for axial spondyloarthritis, Annals of the Rheumatic Diseases. Published Online First: 13 January 2017. doi: 10.1136/annrheumdis-2016-210770

T 8.6 Reaktive Arthritis, M. Reiter

Symptomatische Therapie (akuter Schub)

	Cyclooxygenasehemmer (antiphlog., analgetisch, antipyretisch)	Diclofenac und andere NSAR → 193	2–3 x 25–50mg/d p.o., 1–2 x 75mg/d (ret.) p.o., 1–2 x 50–100mg/d rekt.
evtl.	Glukokortikoid	Prednisolon → 205	1mg/kg; Dosis nach Klinik

Chronischer Verlauf

evtl.	Antirheumatikum (Prostaglandinsynthese ↓)	Sulfasalazin → 202 (off-label)	W1: 1 x 500mg/d p.o., W2: 2 x 500mg/d, W3: 3 x 500mg/d, W4: 4 x 500mg/d (mind. 3M)
evtl.	Antirheumatikum (Immunsuppr., Zytokinsynthese ↓)	Methotrexat → 202 (off-label)	1 x 7.5–20mg/W i.v. od. s.c.

Cave: Bei Unverträglichkeit der Ther.: zusätzl. Folsäure 5mg am d nach MTX-Gabe!

Psoriasisarthritis

Enteropathische oder posturetritische Formen

Chlamydien (bei nachgewiesener Infektion)

Tetracyclin (Antibiotikum)	Doxycyclin → 224	d1: 1x200mg p.o., i.v., dann: 2 x 100mg/d p.o., i.v. für 7d, WW: Antacida + Milch = Resorption ↓; Sicherheit von Kontrazeption ↓, Wirkung Digoxin ↑

Evtl. bei Yersinien, Salmonellen, Shigellen, Campylobacter und schwerer Enteritis, alten Patienten, Immunsupprimierten

Gyrasehemmer (Antibiotikum)	Ciprofloxacin → 230	2 x 250–500mg/d p.o., 2 x 200–400mg/d i.v
WW: bei NSAR erhöhte Krampfbereitschaft, verlängerte HWZ von Diazepam		

T 8.7 Psoriasisarthritis[4]

Symptomatisch

	Cyclooxygenasehemmer (antiphlogistisch, analgetisch, antipyretisch)	Diclofenac → 196	2–3 x 25–50mg/d p.o., 1–2 x 75mg/d (ret.) p.o., 1–2 x 50–100mg/d rekt.

Basistherapie

evtl.	Antirheumatikum (Immunsuppression, Zytokinsynthese ↓)	Methotrexat → 202	1 x 7.5–20mg/W. i.v. oder s.c; bei Unverträglichkeit zusätzl. Folsäure 5mg am Tag nach MTX-Gabe!
oder	Isoxazolderivat (Immunmodulation durch Inhibition der T-Zell-Pyrimidin-Biosynthese)	Leflunomid → 202	ini (d1-3) 100mg, ab d4 1 x 10–20mg; wirkt evtl. erst n. 4–6W, dann Dauerther.; keine gleichz. Lebendimpfg.

Bei schwerer Form

	TNFα-Antagonist (AK gegen TNFα)	Infliximab → 210	5mg/kg KG i.v. (über 2h, ggf. Wdh. nach 2 und 6W, dann alle 8 W)
	Löslicher TNFα-Rezeptor	Etanercept → 209	25mg s.c. (2 x/W) oder 50mg s.c. (1 x/W)
	Humanis. monokln. AK (AK gegen TNFα)	Adalimumab → 208	40mg s.c. alle 2W
oder		Golimumab → 209	50mg s.c. alle 4W
oder	Humanisiertes monokln., pegylis. Fab-Fragment (AK gegen TNF-α)	Certolizumab Pegol → 209	400mg s.c. in W 0, 2, 4, dann 200–400mg s.c. alle 4W

T 8 Rheumatologie – Therapie

oder	Monokln. AK gegen die gemeinsame p40-Untereinheit von IL 12 u. 23	Ustekinumab → 369	45 mg s.c. W 0 u. 4, dann alle 12 W, bei > 100kgKG 90mg allein oder in Komb. mit MTX
oder	PDE4-Inhibitor	Apremilast → 208	10mg am d1, über 6d auf 2 x 30mg steigern
oder	Humanisierter monoklonaler AK (AK gegen Interleukin 17A)	Secukinumab → 369	300mg s.c. W 1, 2, 3 und 4, dann alle 4 W

[4] European League Against Rheumatism (EULAR) recommendations for the management of psoriatic arthritis with pharmacological therapies: 2015 update. Ann Rheum Dis. doi:10.1136/annrheumdis-2015-208337

T 8.8 Systemischer Lupus erythematodes

Bei Arthromyalgien, Hautbefall

Hautbefall	Topisches Steroid		
evtl.	Cyclooxygenase-Hemmer (NSAR) (antiphlogistisch, analgetisch)	Diclofenac → 196	1–3 x 50mg/d p.o., rekt.; 1 x 100mg/d (ret.) p.o.; 1 x 75mg i.m.
evtl.	Antirheumatikum (Stabilisierung der Lysosomenmembran, Beeinflussung des PG-Stoffwechsels)	Chloroquin → 201	Dauertherapie: 250mg/d; max. 4mg/kg/d p.o. (mind. 3M)
evtl.	Glukokortikoid	Prednisolon → 205	1mg/kg; Dosis nach Klinik

Leichte viszerale Beteiligung

evtl.	Glukokortikoid	Prednisolon → 205	1mg/kg; Dosis nach Klinik, ausschleichen
evtl.	Antirheumatikum (s.o.)	Methotrexat → 202	1 x 7.5–20mg/W i.v. oder s.c.
evtl.	Antirheumatikum (s.o.)	Chloroquin → 201	Dauertherapie: 250mg/d, max. 4mg/kg/d p.o.
evtl.	Immunsuppression (Purinsynthese ↓)	Azathioprin → 267	1–3mg/kg/d (nicht mit Allopurinol kombinieren)
evtl.	Monokln. AK gegen lösl. B-Lymphozyten-Stimulator (BlyS)	Belimumab → 208	10mg/kg, ini 3 Dosen alle 2W, dann alle 4W i.v.

Progressiv systemische Sklerodermie 633

Schwere viszerale Beteiligung (Lupusnephritis[5], Myokarditis, ZNS-Befall)

	Alkylanz (Immunsuppression)	Cyclophosphamid → 152	0.5-1g/m² 4-7M i.v. oder 6x500mg alle 2W (bei leichterem Verlauf) (WW: Sulfonylharnstoff: BZ-Senkungen ↑; Allopurinol/Thiazide: Myelosuppression ↑)
evtl plus	Acroleinneutralisation (Zystitisprophylaxe)	Mesna → 192	200-400mg i.v. vor, 4 und 8h nach Zytostatika-Inf.
evtl.	Glukokortikoid	Prednisolon → 205	1mg/kg; Dosis nach Klinik, ausschleichen

Alternativ, besonders bei guter Nierenfunktion

	Immunsuppression (Hemmung Purinsynthese)	Mycophenolatmofetil → 268	2 x 1-1.5g/d p.o.

Remissionserhalt

	Immunsuppression	Mycophenolatmofetil → 268	2 x 1-1.5g/d p.o.
evtl.	Immunsuppression (Hemmung Purinsynthese)	Azathioprin → 267	1-3mg/kg/d (nicht mit Allopurinol kombinieren)

[5] Joint European League Against Rheumatism and European Renal Association-European Dialysis and Transplant Association (EULAR/ERA-EDTA) recommendations for the management of adult and paediatric lupus nephritis. Ann Rheum Dis 2012;71:1771-1782

T 8.9 Progressiv systemische Sklerodermie[6]

Bei Lungenbeteiligung (fibrosierende Alveolitis)

Immunsuppression	Mycophenolatmofetil → 268	2 x 1-1.5g/d p.o.

Bei pulmonaler Hypertonie ohne Fibrose

	Unselektiver Endothelin-1-Rezeptor-Antagonist	Bosentan → 90	ini 4W 2 x 62.5mg, dann 2 x 125mg/d
		Macitentan → 90	1 x 10mg
	Selekt. Typ-A-Endothelin-1-Rezeptor-Antagonist	Ambrisentan → 90	1 x 5-10mg
oder	Phosphodiesterase-5-Inhibitor	Sildenafil → 91	3 x 20mg (kein Viagra wegen kurzer HWZ)
		Tadalafil → 91	1 x 40mg
oder	Stim. der Guanylatcyclase	Riociguat → 91	3 x 0.5-2.5mg
oder	Prostazyklin-Rez.-Agonist	Selexipag → 91	2 x 200-1600µg

[6] Kowal-Bielecka O, et al. Update of EULAR recommendations for the treatment of systemic sclerosis. ARD. Published Online First: 09 Nov. 2016. doi: 10.1136/annrheumdis-2016-209909

T 8.10 Arteriitis temporalis Horton, Polymyalgia rheumatica

	Glukokortikoid (antiinflammatorisch, immunsuppressiv)	Prednisolon → 205	PMR: 20–40mg ini < 10mg alle 4–8W um 1mg ↓; Arteriitis temp.: 60–100mg; bei Visusverlust Pulsther.: 500–1000mg 3d i.v. (Erh.Dos. 6–12M)
evtl. bei A. temp.	Thrombozyten-aggregationshemmung	Acetylsalicylsäure → 67	100mg/d

[7] Dejaco C, Singh YP, Perel P, et al. 2015 Recommendations for the management of polymyalgia rheumatica: a European League Against Rheumatism/American College of Rheumatology collaborative initiative. Annals of the Rheumatic Diseases 2015;74:1799-1807.

T 8.11 Panarteriitis nodosa

Leicht

evtl.	Arylessigsäurederivat, Cyclooxygenase-Hemmer (antiphlogistisch, analgetisch)	Diclofenac → 196	1–3 x 50mg/d p.o., rekt.; 1 x 100mg/d (ret.) p.o.; 1 x 75mg i.m.
	Glukokortikoid (antiinflammatorisch, immunsuppressiv)	Prednisolon → 205	1mg/kg; Dosis nach Klinik

Schwer (systemische Beteiligung)

	Glukokortikoid (antiinflammatorisch, immunsuppressiv)	Prednisolon → 205	1mg/kg; Dosis nach Klinik, ausschleichen
	Alkylanz (immunsuppressiv)	Cyclophosphamid → 152	0.5–1g/m² 3–4W i.v.
evtl. plus	Acroleinneutralisation (Zystitisprophylaxe)	Mesna → 192	200–400mg i.v. vor, 4h u. 8h nach Zytostatika-Inf.

T 8.12 ANCA-assoziierte Vaskulitis[8]/Wegener-Granulomatose

Lokalisiertes Initialstadium

evtl.	Antirheumatikum (Immunsuppression, Zytokinsynthese ↓)	Methotrexat → 202	1 x 7.5–20mg/W i.v. oder s.c.

Sjögren-Syndrom 635

Generalisationsstadium

Remissionsinduktion

	Glukokortikoid (antiinflammatorisch, immunsuppressiv)	Prednisolon → 205	1mg/kg/d p.o., alle 7d um 5mg verringern bis 20mg/d, dann jede W um 4mg ↓; Erh.Dos.: 5–7.5mg/d p.o.
plus	Alkylanz (Immunsuppression)	Cyclophosphamid → 152	0.5–1g/m²/4 W i.v. oder 50–150mg /d p.o.
evtl. plus	Acroleinneutralisation (Zystitisprophylaxe)	Mesna → 192	200–400mg i.v. vor, 4h u. 8h nach Zytostatika-Inf.
alternativ	Monoklonaler chimärer Anti-CD20-AK (B-Zell-Depletion)	Rituximab → 183	4 x 375 mg/m²/W

Remissionserhalt

	Immunsuppression (Purinsynthese ↓)	Azathioprin → 267	100–150mg/d
oder	Antirheumatikum (Immunsuppression, Zytokinsynthese ↓)	Methotrexat → 202	1 x 7.5–20mg/W i.v. oder s.c.

[8] Yates M, Watts RA, Bajema IM, et al EULAR/ERA-EDTA recommen-dations for the management of ANCA-associated vasculitis. Annals of the Rheumatic Diseases. Published Online First: 23 June 2016. doi: 10.1136/annrheumdis-2016-209133.

T 8.13 Sjögren-Syndrom

	Filmbildner (künstl. Tränenflüssigkeit)	Hypromellose 5%	bei Bedarf
	Epithelisierungsmittel (Kornealschutz-/pflege)	Dexpanthenol → 390	2–4 x 1 Salbenstrang
	Xerostomie	Pilocarpin → 386	3 x 5mg p.o.

Bei Organbeteiligung

	Immunsuppression (Purinsynthese ↓)	Azathioprin → 267	1.5–2mg/kg
	Glukokortikoid (antiinflammatorisch, immunsuppressiv)	Prednison → 205	1mg/kg KG

T 9 Infektiologie – Therapie (A. Meurer)

In diesem Kapitel sind Infektionserkrankungen von A bis Z aufgeführt, die im klinischen Alltag häufig auftreten und in anderen Kapiteln dieser Ausgabe nicht vorkommen (z.B. Cholera).
Außerdem sind die sexuell übertragbaren Erkrankungen (T 8.25) aus den Kapiteln Dermatologie, Urologie und Gynäkologie hier zusammengefasst.

T 9.1 Amöbiasis (Entamoeba histolytica)

Intestinal und extraintestinal, z.B. Leberabszess

primär	Nitroimidazol	Metronidazol → 233	3 x 500-750mg/d p.o. (10d)
anschl.	Aminoglykosid	Paromomycin → 238	3 x 500mg p.o. (9-10d)

T 9.2 Borreliose (Borrelia burgdorferi)[1, 2]

Erythema migrans, Arthritis, Akrodermatitis

1.Wahl	Tetracyclin	Doxycyclin → 224	200mg p.o s.u.
oder	Aminopenicillin	Amoxicillin → 214	3 x 500mg s.u.
oder	Cephalosporin 2. Gen.	Cefuroxim-Axetil → 223	2 x 500mg p.o. s.u.
		bei Arthritis: Ceftriaxon → 219	1 x 2g/d i.v.
oder	Makrolide	Azithromycin → 226	1 x 500mg für 6 d

Bei Neuroborreliose, Facialisparese und Karditis (AV-Block °III) (→ 671)

	Cephalosporin 3. Gen.	Ceftriaxon → 219	1 x 2g/d i.v. (2-4 W)
oder	Tetracyclin	Doxycyclin → 224	200mg p.o. für 2-4 W auch bei AV-Block I/II und Neuroborreliose mit milder Symptomatik, z.B. bei isolierter Fazialisparese[1]

Behandlungsdauer bei Erythema migrans 1-2 W, Arthritis 1-2 M, Akrodermatitis chronica atrophicans 4 W

[1] IDSA-Guidelines 2006, Review 2010
[2] Nationales Referenzzentrum Borreliose-http://www.lgl.bayern.de/gesundheit/infektionsschutz/infektionskrankheiten_a_z/borreliose/nrz_borrelien.htm

Candidose 637

T 9.3 Candidose (Candida)

90% C. albicans

T 9.3.1 Kutane Infektion → 706

T 9.3.2 Stomatitis

	Imidazolderivat (antimykotisch)	Fluconazol → 259	1 x 200mg p.o. als Einmaldosis oder 200mg als Erstdosis, dann weiter 100-200mg/d für 5-7d
oder	Polyenderivat (Antimykotikum, Membraneinlagerung)	Nystatin-Suspension → 374	4-6 x 1ml (à 100 000IE) p.o. für 4-6 d

T 9.3.3 Ösophagitis (Soor) → 507

T 9.3.4 Candida-Vaginitis → 641

T 9.3.5 Candidämie

Ohne Zeichen der Sepsis bei voller Empfindlichkeit und geringer Häufigkeit von C. glabrata und C. krusei, ohne vorherige Azoltherapie

	Imidazolderivat (antimykotisch)	Fluconazol → 259	800mg loading dose, 6mg/kgKG/d = 1 x 400mg/d i.v. oder p.o. bei 70kg; bis 2W nach letzter pos. Blutkultur; zusätzl. alle i.v.-Katheter entfernen bzw. ersetzen
oder	Echinocandin	Anidulafungin → 260	200mg loading dose, dann 100mg/d i.v.
oder		Caspofungin → 261	70mg loading dose, dann 50mg/d i.v.
oder		Micafungin → 261	100mg/d i.v.

Sepsis/Immunsuppression

	Polyenderivat (Antimykotikum, Membraneinlagerung)	Amphotericin B → 260	0.7-1mg/kgKG/d i.v. einschleichen, Cave: Nephrotoxizität
		Liposomales Amphotericin B → 260	5-7.5mg/kgKG/d i.v. bei guter Verträglichkeit bis 15-20mg/kgKG/d
oder	Wenn klinisch instabil bzw. fehlendes Ansprechen auf Fluconazol oder C. glabrata/krusei möglich: Caspofungin 70mg i.v. loading dose d1, dann 50mg/d i.v. oder Micafungin 100mg/d i.v.		

T 9.3.6 Pneumonie

Bei Aspiration bzw. hämatogener Streuung bei disseminierter Candidose, sehr selten

	Polyenderivat (Antimykotikum, Membraneinlagerung)	Amphotericin B → 260	0.7-1mg/kgKG/d i.v.
		Liposomales Amphotericin B → 260	3-5mg/kgKG/d

T 9.3.7 Endokarditis

	Polyenderivat (Antimykotikum, Membraneinlagerung)	Amphotericin B → 260	bis 1mg/kgKG/d i.v. einschleichen, bei Komb. mit Flucytosin (Ancotil): d1: 0.05mg/kgKG, d2: 0.1mg/kg, dann 0.3mg/kgKG/d
		Ther. beginnen → Klappenresektion → lebenslange Ther., z.B. Fluconazol; **Cave:** Nephrotoxizität von Amphotericin B	
		Lip. Amphotericin B → 260	3-5mg/kgKG/d
oder	Echinocandin, s. Kap. T 9.3.5 Candidämie für Präparate und Dosierungen		
evtl. +	Antimetabolit	Flucytosin → 261	300mg/kgKG/d i.v.

T 9.3.8 Hepatoliniale Candidose (bei neutropenen Patienten)

	Polyenderivat (Antimykotikum, Membraneinlagerung)	Amphotericin B → 260	0.5-0.7mg/kgKG/d i.v.
		Lip. Amphotericin B → 260	3-5mg/kgKG/d bis Ende der Neutropenie
oder	Imidazolderivat (antimykotisch)	Fluconazol → 259	nach Ende der Neutropenie Fluconazol, bis alle Läsionen verschwunden sind und Chemotherapie beendet ist
oder	Echinocandin	Caspofungin → 261	70mg loading dose, dann 50mg i.v.
		Anidulafungin → 261	200mg loading dose, dann 100mg i.v

T 9.3.9 Chronisch-mukokutane Infektion, Candidiasis granulomatosa

Leicht

	Imidazolderivat (antimykotisch)	Fluconazol → 259	1 x 100-200mg/d p.o. (längerfristig)

Schwer

evtl.	Polyenderivat (Antimykotikum, Membraneinlagerung)	Amphotericin B → 260	0.7-1mg/kgKG/d i.v. kurzfristig; **Cave:** Nephrotox.
		Lip. Amphotericin B → 260	3-5mg/kgKG/d
plus	Antimetabolit (antimyk.)	Flucytosin → 261	150mg/kgKG/d i.v.

T 9.3.10 Harnwegsinfektion → 641

Cholera 639

T 9.4 Cholera (Vibrio cholerae)

sup-por-tiv	Nährstoff- + Volumen- + Elektrolytsubstitution	„Oral rehydration formula" der WHO	p.o. 20g Gluc. + 3.5g NaCl + 2.5g NaHCO$_3$ + 1.5g KCl auf 1 l H$_2$O (bei Bedarf), in Entwicklungsländern, da besser verfügbar! 200-350ml/kg notwendig
evtl.	Glukoselösung	Glukose 5% → 295	i.v. nach Volumenstatus
evtl.	Isotone NaCl-Lösung (Volumen + Elektrolyte)	NaCl 0.9% → 294	i.v. nach Volumenstatus u. Elektrolyten (bei Bedarf)
Antibiotisch bei mittlerem bis schweren Volumenmangel			
1.Wahl	Macrolide	Azithromycin → 226	1 x 1g
oder	Gyrasehemmer	Ciprofloxacin → 230	1 x 1g p.o., in Asien und Afrika Sensitivität ↓
oder	Tetracyclin	Doxycyclin → 224	1 x 300mg p.o., i.v., häufige Resistenzen, geeignet für Inf. mit sensiblem Erreger

T 9.5 Giardiasis (Lamblia intestinalis)

	Nitroimidazol (Antiprotozoenmittel)	Metronidazol → 233	3 x 250-500mg/d p.o. über 5-10d, häufig Rezidive

T 9.6 Gonorrhoe (Gonokokken)[3]

Urethritis, Epididymitis, Zervizitis, Proktitis → 643

Dissminierte Gonorrhoe

	Cephalosporin 3. Gen.	Ceftriaxon → 219	1 x 2g i.v. (7d, Meningitis 14d, Endokarditis 28d)

Generalisierte Erkrankung bei Neugeborenen

Nach Fruchtwasserinfektion und Gonorrhoe der Mutter

	Cephalosporin 2. Gen.	Cefuroxim → 218	100mg/kg/d i.v.

Gonoblennorrhoe

	Cephalosporin 3. Gen.	Ceftriaxon → 219	Erw. 1g i.m. od. i.v. + NaCl-Spülungen
oder	Cephalosporin 2. Gen.	Cefuroxim → 218	Neugeb. 100mg/kgKG/d i.v., Erw. 3 x 0.75-1.5g/d i.v. (7d)
plus	Aminoglykosid	Gentamicin AT → 381	3-5 x 1 Trpf.

Vulvovaginitis bei Kindern

	Cephalosporin 3. Gen.	Ceftriaxon → 219	30mg/kg i.v. (einmalig)

[3] STD-Guidelines der CDC, Update 2012, MMWR August 10, 2012/61(31);590-594

T 9.7 Herpes-simplex-Virus

Herpes labialis → 713, Lidinfektion → 719, Keratitis → 722, Meningoenzephalitis → 664, Herpes genitalis → 643

T 9.8 Primäre Osteomyelitis[4]

Empirische Initialtherapie

Fremdkörper entfernen, keine Immunsuppression, empirische Initialtherapie bis zum Kulturergebnis, Gesamtdauer ca. 6W

	Breitbandpenicillin + Penicillinaseinhibitor	Amoxicillin + Clavulansäure → 216	2.2g 6h i.v.
oder	Isoxacylpenicillin	Flucloxacillin → 213	2g 6h i.v.
plus	Cephalosporin 3. Gen.	Ceftriaxon → 219	2g 24h i.v.

Bei voroperierten Patienten

	Glykopeptid	Vancomycin → 236	1g 12h i.v.
plus	Cephalosporin	Ceftazidim → 219	2g 8h i.v.

Bei hohem MRSA-Anteil

	Glykopeptid	Vancomycin → 236	2 x 1g/d i.v., Spiegelkontrolle

Eventuell bei refraktärer Osteomyelitis hyperbare Sauerstofftherapie

[4] Conterno et al, Antibiotics for treating chronic osteomyelitis in adults (Cochrane Review, 2009)

T 9.9 Oxyuriasis (Madenwurm/Enterobius vermicularis)

Hygienemaßnahmen: Bettwäsche und Unterwäsche täglich wechseln, Hände waschen

1. Wahl	Anthelminthikum (Cholinesterasehemmung)	Pyrantel → 264	10mg/kg p.o. (einmalig)
2. Wahl	Anthelminthikum (Tubulinbindung, Glukoseaufnahme ↓)	Mebendazol → 263	1 x 100mg, Wdh. nach 2 u. 4W, ggf. Familie mitbehandeln
oder	Anthelminthikum (Tubulinbindg., Glukoseaufn. ↓)	Albendazol → 263	1 x 400mg, Wdh. nach 1W; Ki. > 2J: 1 x 100mg

T 9.10 Scharlach (A-Streptokokken)

Nur bei schwerer Symptomatik, Nachweis mit Kultur aus Abstrich

1. W.	Phenoxymethylpenicillin	Penicillin V → 213	3 x 0.6–1.5Mio. IE/d p.o. (10d)

Bei Penicillinallergie

	Makrolid	Clarithromycin → 226	Erw. 2 x 250mg/d p.o., Ki. 12mg/kg KG/d

Sexuell übertragbare Erkrankungen 641

T 9.11 Sexuell übertragbare Erkrankungen

siehe auch: http://dstig.de/literaturleitlinienlinks/sti-leitfaden.html

T 9.11.1 Bakterielle Vaginose

Spontanabheilung bei 1/3 der Fälle, während Schwangerschaft bei 50%

Lokal zur Symptomlinderung, Partnertherapie wahrsch. nicht nötig

	Nitroimidazol (Antibiose)	Metronidazol → 233	1g/d lokal intravaginal (2d)
oder	Lincosamid (Antibiose)	Clindamycin-Creme (2%) → 228	1/d lokal intravaginal (7d)

Bei Rezidiven

	Nitroimidazol (Antibiose)	Metronidazol → 233	2 x 400mg/d p.o. (7d); SS: strenge Ind.Stellung, SZ: KI
	Nitroimidazol (Antibiose)	Tinidazol (in D nicht zugelassen)	2g/d p.o. (3d); SS/SZ: KI
oder	Lincosamid (Antibiose)	Clindamycin → 228	2 x 300mg/d p.o. (7d); SS/SZ: KI

T 9.11.2 Candida-Infektionen

Vulvovaginale Candidiasis, Balanoposthitis candidomycetica

Vorangegangene Antibiotikatherapie? Diabetes? Immunsuppression?

Lokal bei der Frau

	Antimykotikum	Clotrimazol → 373	1 x 200mg/d Vaginaltbl. abends (3d) oder 1 x 500mg einmalig oder 1 x 100mg/d für 6d
oder		Nystatin	1-2/d Vaginaltbl. abends für 3d
oder	Azol-Antimykotikum	Ciclopirox → 373	1 x/d Applikatorfüllung Vaginalcreme

Lokal beim Mann

	Antimykotikum	Nystatin-Paste → 374	2x/d (5-7d)
oder		Clotrimazol-Creme → 373	2x/d (7d)
oder	Azol-Antimykotikum	Ciclopirox-Creme → 373	1-3 x 5g/d (5-7d)

Systemisch bei schwerer Vulvovaginitis

	Azole (Antimykotikum)	Fluconazol → 259	1 x 150mg/d p.o. (1d)
oder		Itraconazol → 259	2 x 200mg/d p.o. (1d) postprandial

T 9 Infektiologie – Therapie

Bei Therapieresistenz oder C.-glabrata-, C.-krusei-Nachweis:			
oder	Azole (Antimykotikum)	Posaconazol → 259	d1: 200mg, d2-14: 100mg (14d)
		Voriconazol → 260	d1: 400mg, d2 + 3: 200mg (3d)

Chronische rezidivierende Vulvovaginitis			
	Azole	Fluconazol → 259	1 x 200mg/d p.o. (6-12M) degressiv dosieren

T 9.11.3 Chlamydien

Serovare D-K: Urethritis, Zervizitis, Pharyngitis, Proktitis

- Sexualpartner mitbehandeln
- Nach anderen sexuell übertragbaren Erkrankungen (STD) suchen
- Kein/nur ungeschützter Geschlechtsverkehr für mindestens 7 Tage nach Therapiebeginn, bis keine Symptome mehr auftreten und Sexualpartner behandelt ist

oder	Tetracyclin (Antibiose)	Doxycyclin → 224	2 x 100mg/d p.o. (7d)
oder	Makrolid (Antibiose)	Azithromycin → 226	1 x 1,5g p.o. ED

Alternativ

oder	Tetracyclin (Antibiose)	Tetracyclin → 225	4 x 500mg/d p.o. (7d)*
oder	Makrolid (Antibiose)	Erythromycin → 227	4 x 500mg/d p.o. (7d)*

* Bei Salpingitis oder Perihepatitis 14d; Serovare L1-L3: Lymphogranuloma venereum 21d, alternativ Azitromycin 1,5g/d an d 1, 8, 15

Während Schwangerschaft

oder	Makrolid (Antibiose)	Azithromycin → 226	1 x 1.5g p.o. ED (off label)
		Erythromycin → 227	4 x 500mg/d p.o. (7d)*
oder	Tetracyclin (Antibiose)	Doxycyclin → 224	2 x 100mg/d p.o. (3W)
oder	Makrolid (Antibiose)	Azithromycin → 226	1 x 1.5g p.o. ED (d1, 8, 15)
oder	Makrolid (Antibiose)	Erythromycin → 227	4 x 500mg/d p.o. (3W)
oder	Sulfonamid + Folatantagonist	Cotrimoxazol → 232	2 x 960mg/d p.o. (3W)

T 9.11.4 Condylomata acuminata

	Mitosehemmstoff (virustatisch)	Podophyllotoxin 0.5% Lsg., 0.15% Creme → 380	2 x/d auftragen, ED max. 0.25ml (3d hintereinander, 3 Wdh. im Abstand von 1W)
oder	Immunmodulator (beeinflusst indirekt antiviral das kutane Immunsystem)	Imiquimod 5% → 380	3 x/W jeweils max. 12.5mg (= 1 Behandlungseinheit) auftragen und 6–8h belassen (max. 16W)
Sonst.	Catechine	Catechine	3/d auftragen, max. 16W

Sexuell übertragbare Erkrankungen

T 9.11.5 Gonorrhoe

Proktitis, Urethritis, Zervizitis

	Cephalosporin (Antibiose)	Ceftriaxon → 219	1 x 1g i.v./i.m. einmalig
und	Makrolid	Azithromycin → 226	1 x 1.5g p.o. einmalig

Alternativ, nur bei nachgewiesener Empfindlichkeit (Kultur!) z.B.:

	Cephalosporin (Antibiose)	Cefixim → 223	1 x 400mg p.o. einmalig
und	Makrolid	Azithromycin → 226	1 x 1.5g p.o. einmalig

Während Schwangerschaft

	Cephalosporin 3. Gen. (Antibiose)	Ceftriaxon → 219	1 x 1g i.v. (einmalig)
evtl. plus	Makrolid (Antibiose)	Erythromycin → 227	3 x 0.5g/d p.o. (14–21d)

Disseminierte Gonorrhoe → 639

T 9.11.6 Granuloma inguinale

	Sulfonamid + Folatantag.	Cotrimoxazol → 232	2 x 960mg/d p.o. (3W)
oder	Tetracyclin (Antibiose)	Doxycyclin → 224	2 x 100mg/d p.o. (3W)

Alternativ

	Makrolid (Antibiose)	Azithromycin → 226	1 x 1g p.o. ED (d 1, 8, 15)
oder	Gyrasehemmer (Antibiose)	Ciprofloxacin → 230	2 x 500mg/d p.o. (3W)
oder	Makrolid (Antibiose)	Erythromycin → 227	4 x 500mg/d p.o. (3W)

T 9.11.7 Herpes genitalis

Primärinfektion (Urethritis, Balanoposthitis, Proktitis, Vulvovaginitis)

Topisch

	Desinfizienz (antiseptisch)	Clioquinol-Lotio oder -Emulsion 1%	2 x/d (ca. 5d)
	Virustatikum (Purinantagonist, DNA-Polymerase-Hemmer)	Aciclovir-Creme 5% → 372	alle 4h auftragen (ca. 5d)
oder		Foscarnet → 372	6 x/d auftragen

Systemisch

	Virustatikum (Purinantagonist, DNA-Polymerase-Hemmer)	Aciclovir → 245	3 x 400mg/d p.o. oder 5 x 200mg/d p.o. (7-10d)
oder		Famciclovir → 245	3 x 250mg/d p.o. (7-10d)
oder		Valaciclovir → 245	2 x 1g/d p.o. (7-10d)
in SS		Aciclovir → 245	5 x 200mg/d p.o. (10d)

Reaktivierung, interventionelle Therapie

	Virustatikum (Purinantagonist, DNA-Polymerase-Hemmer)	Aciclovir → 245	2 x 800mg/d p.o. (5d) oder 3 x 400mg/d p.o. (5d) oder 3 x 800mg/d p.o. (2d)
oder		Famciclovir → 245	2 x 125mg/d p.o. (5d) oder 2 x 1g/d p.o. (1d)
oder		Valaciclovir → 245	2 x 500mg/d p.o. (3d) oder 1 x 1g/d p.o. (5d)
in SS		Aciclovir → 245	bei Reakt. in Trimenon 1+2: 3 x 400mg/d p.o. (10d)

Dauersuppression/ggf. Prophylaxe

	Virustatikum (Purinantagonist, DNA-Polymerase-Hemmer)	Aciclovir → 245	2 x 400mg/d p.o. mehrere M
oder		Famciclovir → 245	2 x 250mg/d p.o. mehrere M
oder		Valaciclovir → 245	1 x 500mg/d p.o. oder 1 x 1g/d p.o. mehrere M

Prophylaxe während Schwangerschaft

	Virustatikum (Purinantagonist, DNA-Polymerase-Hemmer)	Aciclovir → 245	3 x 400mg/d p.o. ab 36. SSW bis zur Geburt
oder		Valaciclovir → 245	2 x 250mg/d p.o. ab 36. SSW bis zur Geburt

Bei Immunsuppr. (z.B. bei HIV): evtl. 2-3fach höhere Dosen u. längere Zeiträume; ggf. i.v.

T 9.11.8 HIV-Therapie

- In der Regel lebenslange Behandlung, Pausen nicht empfohlen.
- Die Behandlung sollte spezialisierten Ärzten vorbehalten bleiben.
- Dringend zu beachten sind WW mit vorhandener oder später eingesetzter Komedikation.

Therapieindikation und -beginn

Klinik	CD4⁺-T-Lymphoz./µl	Zusatzkriterien*	Antiretrovirale Ther.
HIV-assoz. Symptome und Erkrankungen (CDC: C, B), HIV-Nephropathie, HAND	alle Werte	–	soll erfolgen
	< 500	–	soll erfolgen
	> 500	gegeben	soll erfolgen
		nicht gegeben	sollte erfolgen
Akutes retrovirales Syndr. mit schwerer/lang andauernder Symptomatik	alle Werte	–	soll erfolgen
Asympt./gering symptomatische Serokonversion	alle Werte	–	sollte erfolgen

* Eines odere mehrere der folgenden Kriterien: Alter > 50J., HCV-Koinfektion, therapiebedürftige HBV-Koinfektion, Absinken der CD4- und T-Zellzahl, Plasmavirämie > 100000 Kopien/ml, Reduktion der Infektiosität, Karzinome wegen Immunsuppression unter Tumortherapie

Sexuell übertragbare Erkrankungen

Empfohlene Arzneimittelkombinationen

Kombinationspartner 1

Nukleosid-/Nukleotid-kombinationen empfohlen:
- Tenofovir[a] / Emtricitabin (FTC)
- Abacavir[b] / Lamivudin

Alternative:
- Tenofovir / Lamivudin

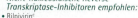

Kombinationspartner 2

Integraseinhibitoren empfohlen:
- Dolutegravir
- Raltegravir
- Elvitegravir/Cobicistat (+TAF/FTC)

Alternative:
- Elvitegravir/Cobicistat (+TDF/FTC)

Nicht-nukleosidische Reverse-Transkriptase-Inhibitoren empfohlen:
- Rilpivirin[c]

Alternative:
- Efavirenz[d]

Proteaseinhibitoren empfohlen:
- Atazanavir/Ritonavir
- Darunavir/Ritonavir

Alternative:
- Lopinavir/Ritonavir

[a] Tenofovir = Tenofovir-Disoproxilfumarat (TDF) oder Tenofovir-Alafenamid (TAF)
[b] Einsatz nach neg. Screening auf HLA-B*5701, Einsatz mit Vorsicht bei Plasmavirämie > 100000 Kopien/ml und hohem kardiovask. Risiko (Framingham-Score > 20%/10 Jahre)
[c] Nicht bei HIV-RNA > 100000 Kopien/ml (keine Zulassung)
[d] Kein Einsatz bei Schwangerschaft im ersten Trimenon

Therapiemonitoring

Messung der Viruslast und CD4-Zellen alle 2–3 Monate.
Ziel: Anstieg der CD4 sowie Abfall der Viruslast unter die Nachweisgrenze von 20–50 cp/ml spätestens 6M nach Therapiebeginn.
Bei Therapieversagen (fehlendes Absinken der Viruslast bei Therapieeinleitung, Wiederanstieg der Viruslast):
- Überprüfung der Adhärenz
- Ggf. Medikamentenspiegelbestimmung
- Wechselwirkungen prüfen
- Resistenztestung

In Abhängigkeit vom Resistenztest können auch Substanzen zum Einsatz kommen, die in der Initialtherapie nicht empfohlen sind.

[5] http://www.daignet.de/site-content/hiv-therapie/leitlinien-1/Deutsch_Osterreichische%20Leitlinien%20zur%20antiretroviralen%20Therapie%20der%20HIV_Infektion.pdf (Leitlinien Dezember 2015)

T 9.11.9 Lues (Syphilis)

Frühsyphilis (bis 1 Jahr nach Infektion)

	Benzylpenicillin (Antibiose)	Benzylpenicillin-Benzathin → 212	2.4 Mio. IE i.m. (ED gluteal re./li. je 1.2 Mio. IE)
oder	Cephalosporin	Ceftriaxon → 219	1g/d i.v. (10d)

Unter besonderen Bedingungen (z.B. bei Allergie)

	Tetracyclin (Antibiose)	Doxycyclin → 224	2 x 100mg/d p.o. (14d)
oder	Makrolid (Antibiose)	Erythromycin → 227	4 x 500mg/d p.o. (14d)
oder		Azithromycin → 226	1 x 2g p.o. einmalig

Spätsyphilis (> 1 Jahr nach Infektion, unbekannte Dauer)

	Benzylpenicillin (Antibiose)	Benzylpenicillin-Benzathin → 212	2.4 Mio. IE i.m. (3 Injekt. im Abstand von 7d, d1, 8, 15)
oder	Cephalosporin	Ceftriaxon → 219	1-2g/d i.v. (14d)

Unter besonderen Bedingungen (z.B. bei Allergie)

	Tetracyclin (Antibiose)	Doxycyclin → 224	2 x 100mg/d p.o. (28d)
oder	Makrolid (Antibiose)	Erythromycin → 227	4 x 500mg/d p.o.

Neurosyphilis

	Benzylpenicillin (Antibiose)	Penicillin G → 212	6 x 3-4 Mio. IE/d i.v. od. 3 x 10 Mio. IE/d i.v. od. 5 x 5 Mio. IE/d i.v. (14d)
oder	Cephalosporin (Antibiose)	Ceftriaxon → 219	1 x 2g/d i.v. über 30min (14d)

Lues connata (Neugeborene)

	Benzylpenicillin (Antibiose)	Penicillin G → 212	200000–250000IE/kgKG/d i.v. verteilt auf: 1. Lebenswoche (LW): 2 ED; 2.–4. LW: 3 ED; ab 5. LW 4 ED

Cave: Herxheimer-Reaktion → prophylakt Prednisolon 0,5-1mg/kg KG vor 1. Antibitokagabe

T 9.11.10 Mycoplasma

Mycoplasma genitalum: Urethritis, Zervizitis, pelvic inflammatory disease

oder	Makrolid (Antibiose)	Azithromycin → 226	1 x 1000mg einmalig
oder	Gyrasehemmer (Antibiose)	Moxifloxacin → 231	1 x 400mg/d p.o. (5d)

Shigellose

Mycoplasma hominis u. Ureoplasmen: Urethritis, Zervizitis, pelvic inflammatory disease, Choreoamnionitis, postpartales Fieber und andere nicht-genitoureterale Infekte

	Tetracyclin (Antibiose)	Doxycyclin → 224	d1 1 x 200mg p.o., dann 1 x 100mg/d p.o. (7d)
oder		Clarithromycin → 226	2 x 500mg/d p.o. (7d)
oder	Makrolid (Antibiose)	Azithromycin → 226 Cave: Resistenzen bekannt?	1 x 1,5g einmalig

T 9.11.11 Trichomoniasis

Urethritis, Vaginitis
- Männer meist asympt. oder Urethritis, Frauen asymptomatisch oder vaginaler Ausfluss
- Sexualpartner mitbehandeln, nach anderen STD suchen

	Nitroimidazol (Antiprotozoenmittel)	Metronidazol → 233	1 x 2g einmalig oder 2 x 500mg/d p.o. für 7d

T 9.11.12 Ulcus molle

	Makrolid	Azithromycin → 226	1 x 1g p.o. einmalig
oder	Cephalosporin	Ceftriaxon → 219	250mg i.m. einmalig
oder	Gyrasehemmer	Ciprofloxacin → 230	2 x 500mg/d p.o. (3d)
oder	Makrolid	Erythromycin → 227	3 x 500mg/d p.o. (7d)

T 9.12 Shigellose (Shigellen)

Erwachsene

	Gyrasehemmer	Ciprofloxacin → 230	2 x 500mg p.o. (1-3d, bei HIV-Inf. 5d)

Kinder

	Folatantagon. + p-Aminobenzoesäure-Antagonist	Cotrimoxazol → 232	2 x 10-15mg/kg KG/d p.o., i.v. (5-7d)

T 9.13 Taeniasis (Bandwurm/Taenia)

T. saginata = Rinderbandwurm, T. solium = Schweinebandwurm

	Anthelmintikum (tetanische Kontraktur, Wurmparalyse)	Praziquantel → 263	10mg/kg KG p.o. (einmalig)
oder	Anthelmintikum (Hemmung oxidat. ATP-Produktion, Störung der Glukoseaufnahme)	Niclosamid → 263	2g p.o. (einmalig)
oder	Anthelmintikum (Tubulinbindung, Glukoseaufnahme ↓)	Mebendazol → 263	2 x 100mg/d p.o. (3d)

T 9.14 Tuberkulose (Mycobakterium tuberculosis)[6]

Empfehlungen nur für Initialtherapie bis Erhalt der Kultur bzw. für empfindliche Stämme. Bei fehlendem Therapieansprechen frühzeitig Experten hinzuziehen.

T 9.14.1 Prophylaxe bei Exposition

	Antituberkulotikum	Isoniazid → 242	10mg/kgKG/d p.o. (3 M)

Bei Verdacht auf INH-Resistenz

	Antituberkulotikum	Rifampicin → 243	600mg/d p.o. für 4 M

T 9.14.2 Präventive Therapie (Reaktivierungsgefahr)

	Antituberkulotikum	Isoniazid → 242	Erw. 300mg/d p.o., Ki. 10mg/kgKG/d p.o. (Dauer der Gefahr)

Bei Verdacht auf INH-Resistenz

	Antituberkulotikum	Rifampicin → 243	600mg/d p.o. (Dauer der Gefahr)

T 9.14.3 Präventive Therapie (kürzlich stattgefundene Tuberkulinkonversion)

	Antituberkulotikum	Isoniazid → 242	10mg/kgKG/d p.o., max. 300mg (6M)

Bei Verdacht auf INH-Resistenz

	Antituberkulotikum	Rifampicin → 243	600mg/d p.o. (4M)

T 9.14.4 Lungentuberkulose

2W Isolation bei positivem Sputum (offene TB); wenn INH-Resistenz-Rate < 4% kein Etambutol notwendig

Initial

	Antituberkulotikum	Rifampicin → 243	10mg/kgKG/d p.o. (2M)
plus		Isoniazid → 242	5mg/kgKG/d p.o. (2M)
plus		Ethambutol → 242	15mg/kgKG/d p.o. (2M)
plus		Pyrazinamid → 243	25–30mg/kgKG/d (2M)

Dann für 4 Monate, bei Kavernen 7 Monate

	Antituberkulotikum	Rifampicin → 243	10mg/kgKG/d p.o. (4M)
plus		Isoniazid → 242	5mg/kgKG/d p.o. (4M)

T 9.14.5 Pleuritis exsudativa

Initial

	Glukokortikosteroid	Prednison → 205	ini 30–50mg/d p.o., dann auf 10–20mg/d ↓ (ca. 4W)
plus	Antituberkulotikum	Rifampicin → 243	10mg/kgKG/d p.o. (2M)
plus		Isoniazid → 242	5mg/kgKG/d p.o. (2M)
plus		Pyrazinamid → 243	25–30mg/kgKG/d p.o. (2M)

Tuberkulose

Dann für 4M			
	Antituberkulotikum	Rifampicin → 243	10mg/kgKG/d p.o. (4M)
plus		Isoniazid → 242	5mg/kgKG/d p.o. (4M)

T 9.14.6 Halslymphknotentuberkulose

Initial für 2M			
	Antituberkulotikum	Rifampicin → 243	10mg/kgKG/d p.o. (2M)
plus		Isoniazid → 242	5mg/kgKG/d p.o.
plus		Pyrazinamid → 243	25–30mg/kgKG/d (2M)
Dann für 4M			
	Antituberkulotikum	Rifampicin → 243	10mg/kgKG/d p.o. (4M)
plus		Isoniazid → 242	5mg/kgKG/d p.o. (4M)

T 9.14.7 Miliartuberkulose

	Glukokortikosteroid	Prednison → 205	ini 30–50mg/d p.o., dann auf 10–20mg/d p.o. reduzieren (kurzfristig)
plus	Antituberkulotikum	Rifampicin → 243	10mg/kgKG/d p.o. (bis klin. Besserg., dann s. Lungen-Tb)
plus		Isoniazid → 242	5mg/kgKG/d p.o. (bis klin. Besserg., dann s. Lungen-Tb)
plus		Pyrazinamid → 243	25–30mg/kgKG/d (bis klin. Besserg., dann s. Lungen-Tb)

T 9.14.8 Meningitis tuberculosa

1. Wahl	Antituberkulotikum	Isoniazid → 242	Erw. ini 10mg/kgKG/d p.o., nach 3–4W 7mg/kgKG/d max. 1g/d; Ki. ini 15–20mg/kgKG/d p.o., nach 3–4W 10mg/kgKG/d p.o., max. 0.5g/d (ca. 2–3M nach Klinik)
plus		Rifampicin → 243	10mg/kgKG/d p.o., max. 0.75g/d (ca. 2–3M nach Klinik)
plus		Pyrazinamid → 243	30mg/kgKG/d, max. 2g (2–3M)
plus		Ethambutol → 242	15mg/kgKG/d p.o.
plus	Glukokortikosteroid	Prednison → 205	ini 30–50mg/d p.o., dann auf 10–20mg/d p.o. reduzieren (ca. 4W)

T 9 Infektiologie – Therapie

Bei Resistenz gegen eines obiger stattdessen			
plus	Antituberkulotikum	Protionamid → 242	10mg/kgKG/d, max. 1g (2–3M)

Anschließend (bis klin. Besserung, dann wie Lungen-Tb)			
	Antituberkulotikum	Rifampicin → 243	10mg/kgKG/d p.o (10M)
plus		Isoniazid → 242	5mg/kgKG/d p.o. (10M)
plus		Pyrazinamid → 243	25–30mg/kgKG/d

T 9.14.9 Urogenitaltuberkulose

1.Wahl	Antituberkulotikum	Rifampicin → 243	10mg/kgKG/d p.o. (9–12M)
plus		Isoniazid → 242	5mg/kgKG/d p.o. (9–12M)
plus		Pyrazinamid → 243	25–30mg/kgKG/d (9–12M)

Plus nierengängige Kombinationspartner (auch gegen bakterielle Sekundärinfektion)			
	Gyrasehemmer	Ciprofloxacin → 230	2 x 250–750mg p.o. (9–12M)

T 9.14.10 Hauttuberkulose[6]

Initial für 2M			
	Antituberkulotikum	Rifampicin → 243	10mg/kgKG/d p.o. (2M)
plus		Isoniazid → 242	5mg/kgKG/d p.o. (2M)
plus		Ethambutol → 242	15mg/kgKG/d p.o. (2M)

Dann für 4M			
	Antituberkulotikum	Rifampicin → 243	10mg/kgKG/d p.o. (4M)
plus		Isoniazid → 242	5mg/kgKG/d p.o. (4M)

[6] ATS-/CDC-Guidelines. CID 2003; 31:633.

T 10 Immunologie – Therapie

Alle Informationen zum Thema Immunologie finden Sie im Arzneimittelteil, Kapitel A 10 Immunologie → 266

T 11 Anästhesie – Therapie (M. Humpich)

T 11.1 Prämedikation

T 11.1.1 Medikamentöse Anxiolyse und Sedierung bei Erwachsenen

	Benzodiazepin	Midazolam → 355	3,75-15mg p.o. ca. 30-45min vor Einleitung
oder		Dikaliumclorazepat → 354	20-40mg p.o. am Abend prä-OP

T 11.1.2 Fortführung der patienteneigenen Medikation vor Narkosen

Medikament	Maßgabe	Medikament	Maßgabe
ACE-Hemmer	bei linksventrikulärer Dysfunktion (EF < 40%) weiter, sonst Pause	Inhalativa	mit in Einleitung geben
		Insulin	nach Patientenschema
Antiarrhythmika	inkl. OP-Tag	Lithium	bis Abend prä-OP, ggf. Spiegel bestimmen
Antibiot./Virostatika	inkl. OP-Tag		
Antikoagulantien, orale direkte	am Tag vorher absetzen, kein Bridging, bei eingeschr. Nierenfkt. siehe Tabelle unten	MAO-Hemmer	bis Abend prä-OP, kein Pethidin
		Metformin	bis 48h prä-OP (bes. bei großen OPs)
Antikonvulsiva	inkl. OP-Tag	Neuroleptika	bis Abend prä-OP
ASS	bis 5-7 Tage vor OP, spezielle Vorgaben bei endovaskulären Stents	Nitrate	inkl. OP-Tag
		NSAR	bis 48h prä-OP
		Ovulationshemmer	bis 24h prä-OP
AT$_1$-Rez.-Antagon.	siehe ACE-Hemmer	Parkinson-Medikation	inkl. OP-Tag, strenge Fortführung post-OP!
Betablocker	inkl. OP-Tag		
Biguanide	bis 24h prä-OP	Schilddrüsenhormone	inkl. OP-Tag
Ca-Antagonisten	inkl. OP-Tag	Steroide	inkl. OP-Tag, intraop. Hydrokortison-Substit.
Clopidogrel	bis 10 Tage vor OP, spezielle Vorgaben bei endovaskulären Stents		
		Sulfonylharnstoffe	bis 48h prä-OP
Cumarine	3-5 Tage prä-OP, auf Heparine umstellen	Theophyllin	inkl. OP-Tag
		Thyreostatika	inkl. OP-Tag
Digitalis	bis Abend prä-OP, ggf. Spiegel bestimmen	Trizyklika	inkl. OP-Tag
Diuretika	bis Abend prä-OP	α$_2$-Agonisten	inkl. OP-Tag
Immunsuppresiva	inkl. OP-Tag	α$_2$-Blocker	bis Abend prä-OP

T 11 Anästhesie – Therapie

Mindestabstand (in h) von der letzten Einnahme direkter oraler Antikoagulantien zur geplanten OP in Abhängigkeit vom OP-Risiko und Nierenfunktion[1]

CrCl [ml/min]	OP-Risiko bei Dabigatran		OP-Risiko bei Apixiban		OP-Risiko bei Rivaroxaban	
	Niedrig	Hoch	Niedrig	Hoch	Niedrig	Hoch
> 80	≥ 24	≥ 48	≥ 24	≥ 48	≥ 24	≥ 48
50–80	≥ 36	≥ 72	≥ 24	≥ 48	≥ 24	≥ 48
30–50	≥ 48	≥ 96	≥ 24	≥ 48	≥ 24	≥ 48
15–30	KI	KI	≥ 36	≥ 48	≥ 36	≥ 48
< 15	KI	KI	KI	KI	KI	KI

[1] Nach Heidbuchel et al. 2014, www.NOACforAF.eu; *KI=Kontraindikation*

T 11.2 Narkosezwischenfälle

T 11.2.1 Awareness

Cave: bei Verdacht sofort Vertiefung der Narkose

	Injektionsnarkotikum	Propofol → 287	0.5–1mg/kg KG als Bolus i.v.
und	↑ Zufuhr des Inhalationsnarkotikums auf > 1 MAC$_{50}$		
oder	↑ Propofol-Infusionsrate einer total i.v. Anästhesie		(> 5mg/kg/h)
und	ggf. Benzodiazepin (zur Induktion von Anxiolyse und retrograder Amnesie)	Lorazepam → 355 **oder**	1–2mg i.v.
		Midazolam → 355	2–2.5mg i.v

T 11.2.2 Lokalanästhetika-Intoxikation

Lokalanästhetika-Zufuhr stoppen, Sauerstoffgabe, leichte Hyperventilation

Bei Anzeichen einer ZNS-Erregung Krampfschwelle medikamentös erhöhen

	Benzodiazepin	Lorazepam → 355 **oder**	1–2mg i.v.
		Midazolam → 355	2–2.5mg i.v.
oder	Barbiturat	Thiopental → 285	25–50mg i.v.
oder	Benzodiazepinderivat	Clonazepam → 302	1mg i.v.

Bei Anzeichen einer vasovagalen Reaktion

	Vasopressor	Theodrenalin + Cafedrin → 56	1 Amp. auf 10ml NaCl verdünnen, fraktioniert 1–2ml i.v. nach Wirkung
oder		Noradrenalin → 55	1:100 verdünnen, 1ml (~ 0.1mg) i.v. nach Wirkung
u. ggf.	Fettemulsion	Lipofundin 20% → 296 (Schema nach LipidRescue™)	unter laufender Rea. Bolus 1.5ml/kgKG/min, dann 0.1ml/kgKG/min über 30min oder 0.5ml/kgKG/min über 10min

T 11.2.3 Bronchospasmus

	100% Sauerstoff, manuell assistiert beatmen, Narkose vertiefen		
oder	β_2-Mimetika	Terbutalin → 73	0.25-0.5mg s.c., ggf. Wdh. nach 15-20min, max. 4x/d
		Reproterol → 75	0.09mg langsam i.v.; Dauerinf.: 18-90µg/h i.v.
	Kortikoid	Prednisolon → 205	250-500mg i.v.
	Adrenalin	Epinephrin → 76	1 Amp. über Vernebler oder 7-14 Hübe p.i. (0.56mg/Hub)
ggf.	Methylxanthin (kein Mittel der 1. Wahl)	Theophyllin → 80	5mg/kg KG über 20min i.v. (2.5mg/kg bei Vorbehandlg.), dann 10mg/kgKG/d, Perf. (800mg) = 16mg/ml ⇒ 2ml/h
oder	Ultima Ratio: Ketanest-Narkose	Ketamin → 286	1-2mg/kg KG i.v.
		S-Ketamin → 286	0.5-1mg/kg KG i.v.

T 11.2.4 Maligne Hyperthermie

Triggerzufuhr stoppen, 100% Sauerstoff, Flow + Atemminutenvolumen erhöhen, Kühlung		
Muskelrelaxans	Dantrolen → 319	2.5mg/kg KG alle 5 min + 10mg/kg KG/24h i.v.

T 11.2.5 Zentrales anticholinerges Syndrom (ZAS)

Anticholinergikum	Physostigmin → 430	0.04mg/kg i.v. langsam(!) titrieren, max. 2mg
Fehlende Besserung der Symptome schließt ZAS aus.		

T 11.3 Narkoseführung

T 11.3.1 Inhalative Narkotika

Gas	MAC$_{50}$ in 100% O$_2$ (70%N$_2$O)	Blut/Gas	Hirn/Blut	Metabolisierung [%]	Besonderheiten und Vorteile
Desfluran → 287	6.0 (2.8)	0.42	1.3	< 0.1	schnelles An- u. Abfluten
Enfluran	1.7 (0,6)	1.9	1.4	2.5-8.5	gut muskelrelaxierend
Isofluran → 287	1.2 (0.5)	1.4	1.6	< 1	gut muskelrelaxierend
Sevofluran → 288	2.0 (0.7)	0.69	1.7	3-5	keine Atemwegsreizung, hohe hämodyn. Stabilität
Xenon	71 (k.A.)	0.14	0.18	0	keine Routineanwendung
Reduzierung der MAC	Lebensalter, Schwangerschaft, Hypoxie, Hypotension, Hyponatriämie, zentral dämpfende Medikamente (z.B. Sedativa, Opioide, Analgetika)				
Erhöhung der MAC	Säuglings- und Kleinkindalter, Fieber, Hypernatriämie, C$_2$-Abusus				

T 11 Anästhesie – Therapie

T 11.3.2 Total intravenöse Anästhesie (TIVA)

	Einleitung	Bis zur Intubation	Aufrechterhaltung (nach Bedarf)	Ausleitung (Stopp vor OP-Ende)	Hinweise
Propofol → 287	1.0-1.5 mg/kg KG	5-6 mg/kgKG/h	5-10mg/kgKG/h kontinuierlich	10-15min	bei < 5mg/kgKG/h hohes Risiko für Awareness
und Remifentanil → 280	0.5-1 µg/kgKG oder 0.1-0.3 µg/kgKG/min	0.3-0.5 µg/kgKG/min	0.1-1.0 µg/kgKG/min	5-7min	früh postop. Analgesie beginnen (Piritramid 0.1mg/kgKG i.v. oder Metamizol 1-2g i.v.)
oder Alfentanil → 277	15-30 µg/kgKG	–	10µg/kgKG alle 15-20min	10-15min	für Kurznarkosen
oder Fentanyl → 278	1.5-3 µg/kgKG	–	alle 30-45min 1.5µg/kgKG	30min vor; CAVE: Kumulation	nur für längere OPs, ggf. intraop. auf Remifentanil wechseln
oder Sufentanil → 280	0.2-0.5 µg/kgKG	–	alle 30-40min 0.2-0.5µg/kgKG od. 0.5µg/kgKG/h	30min	weniger Kumulation als Fentanyl

T 11.4 Perioperative Probleme

T 11.4.1 Postoperative Übelkeit und Erbrechen (PONV)

Bei Risikopatienten perioperative Prophylaxe

	Glukokortikoid	Dexamethason → 204	4mg i.v. (Ki.0.15mg/kgKG; max. 4mg) direkt(!) nach Einleitung

Bei Symptomen sofortige Therapie, kein Warten auf spontane Besserung

	Serotoninantagonisten	Granisetron → 106	1-1.5mg i.v. (Ki. 20µg/kgKG)
		Ondansetron → 106	4mg i.v. (Ki. 0,1mg/kgKG)
		Tropisetron → 107	2mg i.v. (Ki. 0,1mg/kgKG)
oder	Neuroleptikum	Droperidol → 107	0.625-1.25mg i.v. (Ki. 50µg/kgKG)
		Haloperidol → 347	1-2mg i.m. (!)
oder	Antiemetikum	Dimenhydrinat → 105	62mg i.v. (Ki.0.5mg/kgKG)

Perioperative Probleme 655

T 11.4.2 Postoperatives Zittern (Shivering)

	α$_2$-Rezeptor-Antagonist	Clonidin → 33	1.2µg/kgKG i.v.
oder	Opioid	Pethidin → 280	0.25-0.5mg/kgKG i.v.

T 11.4.3 Relaxansüberhang

Cave: bei Verdacht sofort Vertiefung der aktuellen Narkose (s. Awareness)

Antagonisierung von	mit	Dosierung
Rocuronium oder Vecuronium	Sugammadex → 289	leichter Überhang: 2-4mg/kgKG, komplette Antagonisierung einer 2 x ED95-Dosis: 12-16mg/kg KG
Atracurium od. Cis-Atracurium oder Pancuronium oder Mivacurium	Neostigmin → 322	0.5-2mg, bis 5mg i.v.
	und Atropin → 56	0.5-1mg i.v.

T 11.4.4 Schmerztherapie (WHO-Stufenschema)[2]

1.	Peripher wirksame Analgetika	Acetylsalicylsäure (ASS) → 193	nach Bedarf und KG
		Paracetamol → 285	
		Metamizol → 198	
		Ibuprofen → 194	
ggf. plus	Trizykl. Antidepressivum (adjuvante Therapie)	Amitriptylin → 331	niedrig beginnen, Effekt erst nach d bis 2W (konsequent über ca. 3M vor Erfolgs-beurteilung)
ggf. plus	Antiepileptikum (adjuvante Therapie)	Gabapentin → 304	3 x 100- 300 mg/d
		Pregabalin → 304	3 x 50- 100 mg/d
ggf. plus/ alternativ	Neuroleptika (adjuvante Therapie)	Levomepromazin → 343	3 x 5-10mg/d
		Haloperidol → 347	3 x 0.5-3mg/d
2.	Kombination mit zentral wirksamen Analgetika (schwache Opioide)	Tramadol → 283	6 x 50-100mg/d p.o. (max. Dosis 400 mg/d)
		Pethidin → 280	6-8 x 25-150mg/d p.o.
3.	Kombination mit zentral wirksamen Analgetika (starke Opioide)	Buprenorphin → 281	3-4 x 0.2-1.5mg/d subling., 35-70 µg/h transdermal
		Morphin → 279	ini mit 3 x 10-30mg/d p.o.
		Hydromorphon → 278	2 x 8-64mg p.o.

[2] Brandt, Dichgans, Diener 2008.

T 12 Neurologie – Therapie (S. v. Stuckrad-Barre)

T 12.1 Glasgow Coma Scale, sensible Innervation, Dermatome

Glasgow Coma Scale (GCS)		
Öffnen der Augen	Spontan	4
	Auf Ansprache	3
	Nach Schmerzreiz	2
	Keine Reaktion	1
Verbale Antwort	Orientiert	5
	Verwirrt	4
	Unzusammenh. Worte	3
	Unverständliche Laute	2
	Keine Antwort	1
Beste motorische Antwort	Befolgt Aufforderung	6
	Gezielte Abwehr	5
	Zurückziehen	4
	Beugesynergismen	3
	Strecksynergismen	2
	Keine Antwort	1
GCS-Score		3–15

GCS > 8 = Bewusstseinstrübung		
> 12	Leicht	
12–9	Mittelschwer	
Somnolenz: schläfrig, leicht erweckbar		
Stupor: schlaffähnlich, leicht erweckbar		
GCS < 8 = Bewusstlosigkeit		
8–7	Koma Grad I	Leichtes Koma
6–5	Koma Grad II	
4	Koma Grad III	Schweres Koma
3	Koma Grad IV	

Koma Grad I: gezielte Abwehrbewegungen, normaler Tonus, keine Pupillen-, Augenbewegungsstörung, vestibulookulärer Reflex (VOR) positiv
II: ungezielte Abwehrbeweg., Tonus normal bis erhöht, Lichtreak. erhalt., Anisokorie/Bulbusdivergenz möglich
III: ungezielte Bewegungen, Streck-/Beugesynergismen, Tonus ↑, Pupillen variabel, eher eng, anisokor, abgeschwächte Lichtreaktion, pathologischer VOR
IV: keine Schmerzreaktion, Tonus schlaff, Pupillen weit bis starr, VOR -, kraniokaudaler Ausfall der Hirnstammreflexe

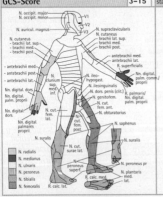
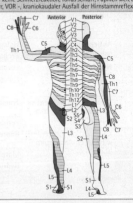

T 12.2 Chorea

T 12.2.1 Symptomatische Chorea

Behandlung der Grunderkrankung, z.B. thyreostatische Therapie bei Hyperthyreose, Kortisontherapie bei systemischem Lupus erythematodes

T 12.2.2 Chorea Huntington[1]

1.	D$_2$-Antagonist[2]	Tiaprid → 329	3 x 100mg bis 4 x 300mg/d
oder	Monoamindeplet. Subst.	Tetrabenazin → 329	3 x 25mg bis 3 x 75mg/d

[1] Selbsthilfegruppen: Deutsche Huntington-Hilfe, www.dhh-ev.de
[2] Diener HC, Leitlinien für Diagnostik und Therapie in der Neurologie 2012

T 12.3 Demenz vom Alzheimer-Typ, vaskuläre Demenz → 677

T 12.4 Epilepsie

T 12.4.1 Indikationen von Antiepileptika[3]

Generalisierte und fokale Anfälle

	Anfall-/syndrom	Empfehlung
Generalisiert	Primär generalisierte tonisch-klonische Anfälle	VPA, LTG, TPM, LEV
	Absencen	VPA, LTG, CLB, TPM
	Myoklonische Anfälle	VPA, LTG, CLB, LEV
	Fotosensible Anfälle	VPA, LTG, CLB, TPM
Fokal	Einfach oder komplex fokale Anfälle oder sekundär generalisierte Anfälle	CBZ, OXC, VPA, LTG, GBP, LEV, TPM, ZGN
	Nicht als fokal oder generalisiert klassifizierte Epilepsie	VPA, LTG, LEV, CLB, TPM

CBZ = Carbamazepin, ESM = Ethosuximid, LEV = Levetiracetam, LTG = Lamotrigin, OXC = Oxcarbazepin, PB = Phenobarbital, PHT = Phenytoin, PRM = Primidon, TPM = Topiramat, VPA = Valproinsäure, ZNS = Zonisamid

[3] Modifiziert nach Schmidt und Elger 2002

Monotherapie fokaler Epilepsien unter speziellen Behandlungssituationen[4]

Verfügbar	CBZ, GBP, LEV, LTG, OXC, PB, PHT, PRM, TPM, VPA, ZNS
Empfehlenswert	CBZ, GBP, LEV[5], LTG[5], OXC, TPM, VPA, ZNS

Frauen im reproduktiven Alter

Schwangerschaftswunsch	CBZ, LTG
Hormonelle Kontrazeption	GBP, LEV, TPM, VPA, ZNS
Prophylaxe hyperandrogener Zyklusstörungen	CBZ

Männer im jüngeren und mittleren Alter	
Möglichst neutral bzgl. erektiler Dysfunktion	GBP, LEV, LTG, OXC, TPM, VPA, ZNS
Patienten im höheren Lebensalter	
Kombinationsther. mit anderen Medikamenten	GBP, LEV, LTG, TPM, OXC, VPA, ZNS
Prophylaxe ataktischer Störungen	GBP, LEV, LTG, OXC, TPM, VPA

[4] Alphabetische Reihenfolge; nach J. Bauer, 2006, DGN-Leitlinien 2012, Fachinfo, klin. Erfahrung der Autoren
[5] Nach SANAD Studie/Leitlinien der DGN 2012 als Mittel der 1. Wahl besonders empfohlen
[6] Bei Abscencen im Kindesalter
[7] Dos. > 200mg Östrogenwirkung ↓; auf ausreichend dosierte hormonelle Kontrazeptiva achten

Monotherapie idiopathischer Epilepsien mit generalisierten Anfällen unter speziellen Behandlungssituationen[4]	
Verfügbar	ESM[6], LTG, PB, PRM, TPM, VPA
Empfehlenswert	ESM[6], LTG, TPM, VPA[5]
Frauen im reproduktiven Alter	
Schwangerschaftswunsch	LTG
Hormonelle Kontrazeption	TPM[7], VPA
Männer im jüngeren und mittleren Alter	
Prophylaxe einer erektilen Dysfunktion	LTG, TPM, VPA
Patienten im höheren Lebensalter	
Kombinationsther. mit anderen Medikamenten	LTG, TPM, VPA
Prophylaxe ataktischer Störungen	LTG, TPM, VPA

Behandlung des älteren Patienten (Auswahl)		
Antiepileptikum	Vorteile	Nachteile
Gabapentin	• Keine Interaktionen • Gute Verträglichkeit • Schnelle Eindosierung	• Abhängig von Nierenfunktion • Schwache antiepileptische Potenz
Lamotrigin	• Gut untersucht • Wenig neuropsychologische Defizite	• Langsame Eindosierung • Allergische Reaktionen • Interaktionen
Levetiracetam	• Keine Interaktionen, i.v.-Gabe möglich • Wirksam in niedriger Dosis • Gut verträglich, schnelle Titration	• Insomnie • Verhaltensstörungen
Valproinsäure	• i.v.-Gabe möglich • Breites Spektrum • In niedriger Dosierung gut verträglich	• Enzyminhibitor • Tremor • Thrombozytopenie
Zonisamid	• Gute Wirksamkeit und Verträglichkeit • Keine Interaktionen • Einmal tägliche Gabe	• Appetitverminderung • Gewichtsverlust

Epilepsie

T 12.4.2 Idiopathisch, primär generalisiert

Monotherapie

	Antikonvulsivum	Valproinsäure → 303	*einschleichend 2–3 × 300mg/d (Spiegelkontr.!), Zieldosis 150–2100mg/d (nach Anfallskontrolle) in 2–4ED; Ret.-Präp. in 1–2ED*
	Antikonvulsivum	Lamotrigin → 300	*ini 25mg/d, alle 14d um 50–100mg steigern, wirksame Dosis 100–200mg/d verteilt auf 1–2ED (bei Erw. keine MTD), Komedikation mit VPA: 200mg/d*
	Antikonvulsivum	Topiramat → 303	*ini 25mg/d (0–0–1), alle 7–14d um 25–50mg ↑, Zieldosis 100mg/d (1–0–1)*

T 12.4.3 Erworben, primär fokal, ggf. sekundär (evtl. primär) generalisiert

Monotherapie

	Antikonvulsivum	Carbamazepin → 299	*einschleich. 100–200mg/d (0–0–1), alle 3–5d um 100mg steigern, Zieldosis 600–1200mg/d, Spiegelkontrollen, ED 1–0–1, UW dosisabh.*
oder	Antikonvulsivum	Oxcarbazepin → 300	*ini 300mg/d (1–0–1), alle 7d um 600mg/d steigern, Zieldosis 900–1200mg/d (ED1–0–1), MTD 2400mg*
oder	Antikonvulsivum	Valproinsäure → 303	*einschleichend 2–3 × 300mg/d (Spiegelkontr.!), Zieldosis 150–2100mg/d (nach Anfallskontrolle) in 2–4ED; Ret.-Präp. in 1–2ED*
oder	Antikonvulsivum	Lamotrigin → 300	*ini 25–50mg/d, langsam steigern (erhöht Spiegel von Carbamazepin)*
oder	Antikonvulsivum	Gabapentin → 304	*ini 300mg/d (0–0–1), tgl. um 300mg/d steigern, Zieldosis 800–3600mg/d in 3ED (1–1–1)*

T 12 Neurologie – Therapie

oder	Antikonvulsivum	Levetiracetam → 306	*ini 1000mg/d, alle 14d um 1000mg/d steigern, Zieldosis 100-3000mg/d in 2ED (1-0-1), MTD 3000mg*
oder	Antikonvulsivum	Topiramat → 303	*ini 25mg/d (0-0-1), alle 7-14d um 25-50mg ↑, Zieldosis 100mg/d (1-0-1)*

T 12.4.4 Generalisierter konvulsiver Status epilepticus[8]

Benzodiazepine i.v.
- Lorazepam 2-4 mg i.v.

Alternativ:
- Diazepam 10-20 mg i.v.
- Clonazepam 1-2 mg i.v.

Systemische Therapie (Notfallbehandlung)
- i.v.-Zugang
- Herzkreislaufkontrolle und -stabilisierung
- Laborwerte (BZ, Elektrolyte)
- Bolusgabe 50 ml Glucose i.v.
- ggf. O₂

Benzodiazepine ggf. wh. (s.o.)
Cave: Ateminsuffizienz
Max. Tagesdosis:
- Lorazepam 8 mg
- Diazepam 60 mg
- Clonazepam 8 mg

→ 10 min →

Phenytoin i.v.
- Bolus 750 mg (15-30 min)
- Infusion 750 mg über < 12 h (max. Tagesdosis 1400-2100 mg)

Cave: Herzrhythmusstörungen, RR-Abfall

Alternativ:
Valproinsäure i.v.
- Bolus 900 mg
- Danach Infusion 1500 mg über < 12 h

→ 40 min →

Phenobarbital i.v.
Bolus 200 mg (auch i.m.)
Max. Tagesdosis 800-1400 mg
Cave: Ateminsuffizienz

↓ 60 min

Allgemeinnarkose
- Thiopental
- Propofol
- Midazolam

Ultima Ratio

Alle Angaben für 70 kg KG

[8] Adaptiert nach Rosenow und Knake et al. 2008

T 12.5 Fazialisparese, peripher[2]

	Glukokortikosteroide (antiinflamm. immunsupp.)	Methylprednisolon → 205	*2 x 25mg Prednisolon für 10d, Beginn < 72h*
plus	Virustat. (nachgew. Zoster)	Aciclovir → 245	*2000-2400mg/d für 10d*
zudem	**Prophylaxe gegen Sekundärschäden** • Uhrglasverband, AS (bei Lidschlussdefizit > 3-4mm) • Aktive Bewegungsübungen vor dem Spiegel 2 x 20min/d unter physiotherapeut. Anleitg. u. Kontrolle; jeder Muskel mehrmals täglich für je 2 min		*nach Klinik*

T 12.6 Kopfschmerzen

T 12.6.1 Arteriitis temporalis[2]

Glukokortikosteroide (antiinflammatorisch)	Methylprednisolon → 205	*60-100mg/d; nach wenigen W Red. auf Erh.Dos. von 7.5mg/d für mind. 24M (n. CRP, BSG)*

Kopfschmerzen 661

T 12.6.2 Atypischer Gesichtsschmerz

1. Wahl	Antidepressivum	Amitriptylin → 331	50–75mg/d, "off label"
		Clomipramin → 332	100–150mg/d, langsam eindosieren
2. Wahl	Antikonvulsivum (Dämpfung der verstärkten Reizantwort nach wiederholter Reizung d. Afferenzen)	Carbamazepin → 299	einschleichend 3–4 x 100mg/d (bis zur Verträglichkeitsgrenze 900–1800mg/d)
		Gabapentin → 304	

T 12.6.3 Clusterkopfschmerz

Attackenkupierung[2]

1.	Sauerstoff		100%–7 l/min p.i. (bis zu 15min)
2.	Serotoninantagonist (zerebrale Gefäßregulation)	Sumatriptan → 317 oder Zolmitriptan → 317	6mg s.c. oder 5–10mg nasal
3.	Nasenspray	Lidocain 4%	intranasal 4%

Prophylaxe bei > 1 Attacke täglich, Clusterdauer > 2W

1.	Glukokortikosteroid (antiinflammatorisch)	Methylprednisolon → 205	100mg/d (5d, dann rasch reduz. u. absetzen < 3W)
oder	Kalziumantagonist	Verapamil → 30	aufsteig. 3–4 x 80mg/d p.o., bis 580mg/d, EKG-Kontr.
2.Wahl	Antiepileptikum	Topiramat → 303	100–200mg/d
	Serotoninantagonist (zerebrale Gefäßregulation)	Methysergid (internat. Apotheke)	ini 1mg/d, 8–12mg/d (1-0-1 oder 1-1-1), bis zu 12mg, max. für 6M

T 12.6.4 Migräne

Behandlung akuter Attacken

vorab	Normalisierung der Magen-Darm-Motilität	Metoclopramid → 97	10–20mg p.o. oder 20mg rekt.
1.	Nicht-Opioid-Analgetika	ASS → 193	ini 1–1.5g p.o./i.v., ggf. nach 1h wdh.; max. 6g/d
		Paracetamol → 285	ini 1–1.5g p.o./i.v., ggf. nach 1h wdh.; max. 4g/d
		Ibuprofen → 194	ini 600–800mg, ggf. nach 1h wdh.; max. 2400mg/d
		Metamizol → 198	ini 1g p.o./i.v., ggf. nach 1h wdh.; max. 4g/d, Cave: RR-Abfall bei i.v.-Gabe

2.	**Migränemittel** (Vasokonstriktion durch Serotoninagonismus)	Sumatriptan → 317	25–100mg p.o., 6mg s.c., 20mg nasal, Cave: Angina pectoris, Herz-/Hirninfarkt
3.	**Migränemittel** (zerebrale Gefäßregulation)	Ergotamin → 315	1–2mg Kps. oder 1.5–2mg Supp.; Cave: Erbrechen

Spezifische Migränetherapie

- Triptane erst bei Beginn des Kopfschmerzes (nicht in der Aura)
- Einnahme frühestens nach 2h wiederholen
- KI: KHK, hemipl. Migräne

1. Wahl	**Triptane** (Vasokonstriktion durch Serotoninagonismus)	Sumatriptan → 317	25–100mg p.o., 6mg s.c., 20mg nasal
		Zolmitriptan → 317	2.5 od.5mg p.o., 5mg nasal
		Naratriptan → 317	2.5mg p.o.
		Rizatriptan → 317	5–10mg p.o.
		Eletriptan → 316	20–40mg p.o.
	Triptane (Vasokonstriktion durch Serotoninagonismus)	Almotriptan → 316	12.5mg p.o.
		Frovatriptan → 316	2.5mg p.o.
2. (Wahl)	**Ergotaminpräparate** (zerebrale Gefäßregulation)	Ergotamin → 315	1–2mg Kps. oder 1.5–2mg Supp.; Cave: Erbrechen

Für den Notfall geeignete Präparate

1.	Lysin-Acetylsalizylsäure	Aspisol	1000mg i.v.
2.	Paracetamol	Perfalgan 10mg/ml → 285	1 Amp. (100ml) i.v.
3.	Dimenhydrinat (antiemetisch)	Vomex Inj.Lsg. 62mg → 105	1–2 Amp. i.v.

Pro. bei > 2 Attacken > 48h/M, komplizierte Migräne: Mittel 1. Wahl

1.	**Betablocker** (Sympathikusdämpfung)	Metoprolol → 28	50–200mg/d (dauerhaft)
		Propranolol → 29	40–240mg/d dauerhaft
2.	**Kalziumantagonist** (Vasodilatator, verhindert Vasospasmen)	Flunarizin → 328	5 bzw. 10mg/d; Cave: Sedierung, Gewicht ↑, extrapyramidale UW
3.	**Antikonvulsivum** (Hemmung des enzymat. Abbaus von GABA)	Valproinsäure → 303	500–1500mg/d
		Topiramat → 303	ini 25mg/d, um 25mg/W ↑, Zieldosis 50–150mg/d

Mittel 2. Wahl

1.	Nicht-Opioid-Analgetika	ASS → 193	300mg/d
		Naproxen → 195	2 x 250mg/d

T 12.6.5 Spannungskopfschmerz[2]

Attackenkupierung (Kombinationspräparate vermeiden!)

1.	Nicht-Opioid-Analgetika	ASS → 193	500-1500mg p.o., max. 6g/d
		Paracetamol → 285	100-200mg p.o., max. 5g/d
		Ibuprofen → 194	800-1200mg p.o., max. 2400mg/d
		Metamizol → 198	0,5-1g p.o./i.v., max. 4g/d

Chronischer Spannungskopfschmerz

1.	Trizyklisches Antidepressivum	Amitriptylin → 331	ini 10-25mg p.o. abends, nach 3-4W 50-150mg
		Clomipramin → 332	ini 25mg p.o. morgens, steigern auf 50-100mg/d
		Imipramin → 332	ini 25-50mg p.o., steigern auf 75-150mg/d
2.	Nichtmedikamentöse Verfahren	Progressive Muskelentspannung nach Jacobson	dauerhaft unter Supervision durch Physiotherap.
		EMG-Biofeedback	Schmerzreduktion 40-60%

Unwirksame/ungenügend belegte Therapie/Verfahren

Akupunktur, manuelle Therapie ("Einrenkmanöver"), Psychotherapie

T 12.6.6 Trigeminusneuralgie[2]

1.	Antikonvulsivum (Blockade Na⁺-Kanäle, Hemmung d. synapt. Übertragung)	Carbamazepin → 299	ini 3 x 200mg/d p.o., bis max. 6 x 200mg/d p.o. ↑ (nach Plasmaspiegel)
2.	Antikonvulsivum (Blockade von Na⁺-Kanälen + der synapt. Übertragung)[5]	Oxcarbazepin → 300	2 x 300mg/d, um 600mg/W erhöhen, mittlere Dosis 600-2400mg
3.	Antikonvulsivum (Ionenpermeabilität ↓ ⇒ Membranstabilisierung)	Phenytoin → 300	einschleichend 3-5 x 100mg/d p.o. (nach Plasmaspiegel)

T 12.7 Lumbago

	Cyclooxygenasehemmer (NSAR) (antiphlogistisch, analgetisch)	Diclofenac → 196	200-300mg p.o., 1 x 75mg i.m.
plus	Benzodiazepin (muskelrelaxierend)	Tetrazepam	25-200mg p.o.
evtl. plus	Neuroleptikum (Dopamin-Rez.-Antagonist, schmerzdistanzierend, stark sed., gering antipsychot.)	Levomepromazin → 343	25-200mg p.o.

T 12.8 Meningitis/Enzephalitis

Algorithmus bei Verdacht auf Meningoenzephalitis[2]

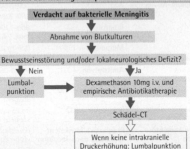

Initiale empirische Antibiotikatherapie[2]

Bei Erwachsenen (ohne Erregernachweis)

1.	Cephalosporin 3. Gen. (Breitbandantibiotikum)	Ceftriaxon → 219	ini 4g i.v.; Erh.Dos. 2g/d i.v. (10d bzw. bis zum Erregernachw. u. Med.-Wechsel)
plus	Aminopenicillin (Antibiose gegen Listerien!)	Ampicillin → 214	6 x 2g i.v. (10d bzw. bis Erregernachw., Med.-Wechsel)

Nosokomial (z.B. nach neurochirurgischer OP oder SHT)

1.	Cephalosporin 3. Gen.	Ceftazidim → 219	3 x 2g/d
oder	Carbapenem	Meropenem → 235	
plus	Glykopeptid nach Antibiogramm	Vancomycin → 236	2 x 1g/d (Serumspiegel erf.)
alternativ		Fosfomycin → 240	3 x 5g/d
		Rifampicin → 243	1 x 600mg/d

Immundefiziente oder ältere Patienten (T-Zell-Immundefizienz)

	Cephalosporin 3. Gen.	Ceftazidim → 219	3 x 2g/d
plus	Aminopenicillin (Antibiose gegen Listerien!)	Ampicillin → 214	6 x 2g/d

Bei Verdacht auf Herpes-simplex-Virus-Enzephalitis

	Virustatika	Aciclovir → 245	10mg/kg i.v. alle 8h für 14(–21)d; z.B. 3 x 750mg i.v./d

Multiple Sklerose

Bei Tuberkulose-Verdacht (Erwachsene)[2]

Initiale Dreifachtherapie mit Isoniazid, Rifampicin, Pyrazinamid für 2M

	Tuberkulostatika Initiale Dreifachtherapie bei Erwachsenen	Isoniazid → 242	300mg p.o. (bis zum Ausschluss durch z.B. PCR)
plus		Rifampicin → 243	600mg (bis zum Ausschluss durch z.B. PCR)
plus		Pyrazinamid → 243	2000g p.o. (bis zum Ausschluss durch z.B. PCR)
	Regelmäßige HNO- und ophthalmologische Kontrollen erforderlich		
	Alternativ zu Pyrazinamid	Ethambutol → 242	
plus	Pro. der Polyneuropathie	Vitamin B_6 → 147	50mg/d p.o.

T 12.9 Multiple Sklerose

T 12.9.1 Klinische Verlaufsformen[9]

Definition Schub: Dauer mind. 24 h; mind. 30-Tage-Intervall zwischen Schüben; nicht erklärbar durch Änderung der Körpertemperatur (Ühthoff-Phänomen) oder Infektion

Verlaufsformen

Klinisch-isoliertes Syndrom (CIS)	Erstmalige klinische Symptomatik ohne die Kriterien der zeitlichen Dissemination; multifokale MR-Läsionen zu diesem Zeitpunkt zeigen ein erhöhtes Risiko für einen raschen Übergang zur MS an
Schubförmig-remittierend (RRMS)	• Häufigste Verlaufsform (> 80 % initial) • Eindeutig abgrenzbare Schübe mit kompletter bzw. inkompletter Remission
Sekundär chronisch progredient (SPMS)	Nach initial schubförmigem Verlauf bei mind. 50 % unbehandelter Patienten nach 10 J Übergang in progrediente Verlaufsform mit oder ohne weitere überlagerte Schubaktivität
Primär chronisch progredient (PPMS)	Bereits initial schleichend progredienter Verlauf ohne abgrenzbare Schubaktivität (10–15%)

T 12 Neurologie – Therapie

T 12.9.2 Verlaufsmodifizierende Therapie[9]

Verlauf	CIS	RRMS			SPMS	
		1. Wahl	**2. Wahl**	**3. Wahl**	Mit aufgesetzten Schüben:	Ohne aufgesetzte Schübe:
Aktiv/hochaktiv		• Alemtuzumab • Fingolimod • Natalizumab	• Mitoxantron • (Cyclophosphamid)***	Experimentelle Verfahren	• IFN-β 1a s.c. • IFN-β 1b s.c. • Mitoxantron • (Cyclophosphamid)***	• Mitoxantron • (Cyclophosphamid)***
Mild/moderat	• Glatirameracetat • IFN-β 1a i.m. • IFN-β 1a s.c. • IFN-β 1b s.c.	• Dimethylfumarat • Glatirameracetat • IFN-β 1a i.m. • IFN-β 1a s.c. • IFN-β 1b s.c. • PEG-IFN-β 1a s.c. • Teriflunomid • (Azathioprin)* • (IVIG)**				

T 12.9.3 Schubtherapie

1. Wahl Methylprednisolon-Pulstherapie

2. Wahl Plasmaseparation

Bei Versagen einer verlaufsmodifizierenden Therapie bei milder/moderater Verlaufsform: wie aktive MS behandeln. Alle Substanzen sind alphabetisch gelistet; die Listung impliziert keine Überlegenheit einer Substanz gegenüber einer anderen innerhalb einer Indikationsgruppe.

* Zulassung, wenn Interferon-β nicht mgl. oder wenn unter Azathioprin-Ther. stabiler Verlauf
** Einsatz nur postpartal im Einzelfall, v. a. bei fehlenden Behandlungsalternativen
*** Zugelassen für bedrohlich verlaufende Autoimmunerkr. → nur für fulminante Fälle als Ausweichtherapie, idealerweise nur an ausgewiesenen MS-Zentren

[9] Mod. nach: DGN/KKNMS-LL zur Diagnose und Therapie der MS, Online-Version, Stand: Aug. 2012, Erg. April 2014. Siehe auch www.dgn.org. und www.kompetenznetz-multiplesklerose.de

T 12.9.4 Neue Immunmodulatoren zur Behandlung der schubförmigen MS[10, 11]

	Dimethylfumarat	Teriflunomid	Alemtuzumab
Dosierung	2 x 240 mg/d p.o., einschleichen	1 x 14 mg/d p.o.	1. Jahr: 5 x 12 mg für 5d 2. Jahr: 3 x 12 mg für 3d
Begleitmedikation	Evtl. ASS 200–400mg („Flush")	Nein	1. Methylprednisolon 1000mg i.v. 2. Ranitidin 300mg oral 3. Dimetinden 5mg (1.–3.: Vermeiden allerg. Reakt., Zytokinfreisetzung) 4. Aciclovir 2 x 200mg/d über mind. 1M (Vermeiden von Herpesinfekt.)

[10] Mod. nach: Muna-Miriam Hoshi, Bernhard Hemmer: Schubförmige Multiple Sklerose, Therapie nach Einführung der neuen Immuntherapeutika, Info Neurologie & Psychiatrie 2014; 16 (4)
[11] Risiko-Managementplan Lemtrada®; Checkliste für Ärzte

Multiple Sklerose

T 12.9.5 Medikamentöse symptomatische Therapie

Spastik	Baclofen → 320	5–75mg/d (stat. Bed. bis 120mg/d)
	Tizanidin → 321	2–24mg/d
	Gabapentin* → 304	300–2400(–3600)mg/d
	Botulinumtoxin	i.m. bei fokaler Spastik
	4-Aminopyridin (Fampridin) → 325	2 x 10mg/d (EDSS 4-7)
Fatigue	Amantadin* → 246	100–200mg/d
	Aminopyridine*	10–30mg/d
	Pemolin*	75mg/d
	Modafinil* → 360	200–400mg/d
Chronische Dys-/ Parästhesien	Amitriptylin* → 331	25–150mg/d
	Carbamazepin → 299	1200–2400mg/d
	Gabapentin* → 304	800–2400(–3600)mg/d
	Lamotrigin* → 300	25–200(–400)mg/d
	Pregabalin → 304	150–300(–600)mg/d
Blasenstörungen	Oxybutynin → 398 (transdermales Pflaster)	5–15mg/d, 3,9mg/24h, 2 x/W
	Flavoxat → 398	600mg/d
	Tolterodin → 399	2–4mg/d
	Trospiumchlorid → 399	30–45mg/d
	Propiverin → 399	30–45mg/d
	Phenoxybenzamin → 33	max. 60mg/d
	Desmopressin → 141	10–20µg als Einmalgabe
	Darifenacin → 398	7.5–15mg/d
	Solifenacin → 399	5–10mg/d
Sexuelle Funktionsstörungen	Sildenafil → 91	25–100mg
	Apomorphin	2–3mg/d
	Tibolon → 413	2.5mg/d

* off-label

[12] Auswahl, modifiziert/ergänzt nach Henze et al., 2004

T 12.10 Myasthenia gravis[2]

Myasthene und cholinerge Krisensituationen erfordern intensivmediz. Überwachung/Behandlung, ggf. Plasmapherese Immunglobuline (nur unter stat. Bedingungen)

1.	Cholinesterasehemmer (symptomatisch)	Pyridostigminbromid → 322	nach Wi dosieren, Gabe i.A. alle 3h p.o., z.N. ggf. Ret.-Präp., max. 600–800mg/d; später Dosisreduktion
2. wenn 1. ohne signif. Effekt	Glukokortikosteroide (antiinflammatorisch, immunsuppressiv)	Methylprednisolon → 205	langsam steigend bis 1–1.5mg/kg KG/d; Cave: ini Verschlechterung möglich, nach Stabilisierung auf Erh.Dos. reduzieren
3. bei Erfolg, plus	Purinantagonist (immunsuppressiv)	Azathioprin → 267	ini 50mg/d, bis 2mg/kgKG/d (ca. 150–200mg/d in 3 ED)

T 12.11 Myoklonien

1. Wahl	Antikonvulsivum (Hemmung des enzymatischen Abbaus von GABA)	Valproinsäure → 303	ini 300mg/d; MTD 4000mg, Spiegelkontrollen
oder	Benzodiazepin	Clonazepam → 302	ini 2 x 0.5mg/d, max. 6–10mg/d

Bei posthypoxischen (kortikalen) Myoklonien

	Antidementiva	Piracetam → 324	max. bis 16g/d
alternativ		Levetiracetam → 306	ini 2 x 500mg/d, MTD 3000mg

T 12.12 Parkinson-Syndrom

T 12.12.1 Allgemeines zur Therapie

Therapieentscheidende Faktoren

- Sofortiger Therapiebeginn nach Diagnosestellung
- Alter
- Schwere der Symptomatik
- Ausprägung der Kardinalsymptome
- Dauer und Progredienz der Erkrankung
- Begleiterkrankungen und Begleitmedikation
- Persönliche Situation des Patienten
- Verträglichkeit der Medikation
- Kosten

Parkinson-Syndrom

Therapiealgorithmus (nach Jost 2012)

```
                    Funktionelle Störung
                           │
            ┌──────────────┴──────────────┐
     Pharmakotherapie              Nichtmedikamentöse Therapie
            │                              │
   ┌────────┴────────┐                ┌────┴──────────┐
<70 J. u./o. keine    >70 J. u./o. keine   → Schulung
wesentl. Komorbidität Multimorbidität     → Hilfsangebote
       │                    │              → Physio-,
DA u./o. MAO-B-Hemmer    L-Dopa             Ergotherapie
       │                                   → Logopädie
Alternativ bei milder Symptomatik:
Amantadin, MAO-B-Hemmer
       │
DA+L-Dopa, Amantadin, MAO-B-/COMT-Hemmer
Management nicht u. motor. Komplikationen    Chirurg. Therapie
```

Therapieeinleitung und -erhaltung

	Stadien	<70J, ohne wesentl. Komorbidität	> 70J, Multimorbidität
Therapie-einleitung	Früh H+Y I-II	**Dopaminagonist u./o. MAO-B-Hemmer**; alternativ (bei leichter Sympt.): Amantadin; bei therapieresist. tremordomin. idiopath. Park.-S.: Budipin, Clozapin	L-Dopa; alternativ (bei leichter Sympt.): MAO-B-Hemmer
Erhaltungs-therapie	Mittel H+Y II-III	Dopaminagonist + L-Dopa + COMT-Hemmer + MAO-B-Hemmer (+ Amantadin)	L-Dopa + Dopaminagonist + COMT-Hemmer + MAO-B-Hemmer (+ Amantadin)
	Spät H+Y IV-V	Dopaminagonist + L-Dopa + COMT-Hemmer + MAO-B-Hemmer (+ Amantadin)	L-Dopa (+ Dopaminagonist) + COMT-Hemmer + MAO-B-Hemmer (+ Amantadin)

T 12.12.2 Dopaminagonisten[2]

1. Wahl	Non-Ergot-Dopaminagonisten	Piribedil → 310	50mg abds., alle 2 W ↑, Erh. Dos. 2–3 x 50mg/d
		Pramipexol → 310	ini 3 x 0.088mg/d, Erh.Dos. 3 x 0.35–0.7mg/d
		Pramipexol ret. → 310	1. W 0.26 mg, 2. W 0.52 mg, 3. W 1 x 1.05 mg, Erh.Dos. 1x1.05–2.1mg/d
		Ropinirol → 310	ini 1mg morgens; Erh.Dos. 3 x 3–8mg
		Ropinirol retard → 310	2 mg, Erh.Dos. 6–24mg/d
		Rotigotin transd. → 310	2mg/24h; 4–8mg/24h

2. Wahl	Ergot-Dopaminagonisten	Bromocriptin → 309	ini 1.25 mg, Erh.Dos. 3 x 2.5–10mg/d
		Cabergolin → 310	ini 0.5–1mg, Erh.Dos. 1 x 3–6mg/d
		a-Dihydroergocriptin	ini 2x5 mg, Erh.Dos. 3 x 20–40mg/d
		Lisurid	ini 0.1 mg/d abends, Erh. 3 x 0.4–1mg/d
		Pergolid → 310	ini 0.05 mg/d abends, Erh. Dos. 3 x 0.5–1.5mg/d
3. Wahl	MAO-B-Hemmer	Rasagilin → 311	1mg
		Selegilin → 311	5mg morgens als ED bis 10mg (langs. eindosieren)

Vermeide: COMT-Hemmer als Monotherapie, Anticholinergika bei alten oder kognitiv eingeschränkten Patienten, L-Dopa ohne Decarboxylase-Hemmer

T 12.12.3 Therapieprobleme bei der Parkinsonbehandlung (nach Jost 2012)

Komplikation	Beschreibung	Behandlung
Akinetische Krise	Phase völliger Bewegungsunfähigkeit inkl. Sprech-/Schluckunfähigkeit, starker Rigor, evtl. CK ↑, Fieber	• Amantadin 200–600 mg i.v. • L-Dopa über nasogastrale Sonde • Behandlung der Ursachen (z.B. Exsikkose, Infekte)
End-of-dose-Phänomene	Symptomverschlechterung vor nächster Medikamenteneinnahme	• Kürzere Dosisintervalle • Rasagilin, COMT-Hemmung • Langwirksame Dopaminagonisten
Peak-dose-Dyskinesien	Dystone bis choreatiforme Hyperkinesien ca. 30–90 min nach L-Dopa	• Häufigere, kleinere Einzeldosen • Agonisten hinzu nehmen oder Dosis erhöhen • Agonistenmonotherapie • Kontinuierl. Applikat. (z.B. enterales L-Dopa)
Biphasische Dyskinesien	Dyskinesien in der An- und Abflutungsphase von L-Dopa	• L-Dopa-Einzeldosis ggf. erhöhen • Retardiertes L-Dopa vermeiden • Agonistendosis erhöhen • Evtl. Rasagilin, COMT-Hemmung
Off-Dystonien	Oft schmerzhafte Dystonien (Beine, Schultern) in den frühen Morgenstunden oder im Off	• Retardiertes L-Dopa zur Nacht • Agonistendosis erhöhen • COMT-Hemmer • Ggf. Botulinumtoxin lokal i.m.
L-Dopa-induzierte Psychose	Alpträume, visuelle Halluzinationen (selten akustische Halluzinationen: Stimmen!), Verwirrtheit, Desorientiertheit, paranoides Erleben	• Anticholinergika und Amantadin absetzen • Dopaminerge Medikation reduzieren (Agonisten vor L-Dopa; **Cave:** nicht ganz absetzen) • Atyp. Neuroleptika, z.B. Clozapin 12,5–75mg abends • Typische Neuroleptika vermeiden • Ggf. Rivastigmin

Neuroborreliose

T 12.13 Neuroborreliose[2]

T 12.13.1 Akute Neuroborreliose

1. Wahl	Cephalosporin 3. Gen. (Breitbandantibiotikum)	Ceftriaxon → 219	1 x 2g/d, 14d
oder	Cephalosporin (Breitbandantibiotikum)	Cefotaxim → 219	2 x 3g/d, 14d
oder	Penicilline (Antibiotikum)	Penicillin G → 213	18–24 Mio. E/d i.v., 14d
oder	Tetracycline	Doxycyclin → 224	2–3 x 100mg/d, 14d, als alternative Therapie beim Bannwarth-Syndr. empf.

T 12.13.2 Chronische Neuroborreliose

1. Wahl	Cephalosporin 3. Gen. (Breitbandantibiotikum)	Ceftriaxon → 219	1 x 2g/d, 14d
oder	Cephalosporin (Breitbandantibiotikum)	Cefotaxim → 219	2 x 3g/d, 14d
oder	Tetracycline	Doxycyclin → 224	2–3 x 100mg/d, 14d

T 12.14 Restless-Legs-Syndrom[2]

T 12.14.1 Therapie der 1. Wahl

	Levodopa + peripherer Decarboxylasehemmer Levodopa ret.	L-Dopa + Carbidopa → 308 L-Dopa + Benserazid → 308	100–400mg zur Nacht, bei Durchschlafstrg. als Depot-Präp., Ther. bei Leidensdruck/schweren Schlafstörungen lebenslang
oder	Dopaminagonisten	Pramipexol → 310	0.125–0.75mg
		Ropinirol → 310	0.5–4mg
		Rotigotin-Pflaster	ini 1mg, Titration bis 3mg

T 12.14.2 Nicht zugelassene, nicht dopaminerge Substanzen zur RLS-Therapie

	Opiate	Tilidin, Tilidin ret. → 283	50–100mg p.o. (langsam absetzen)
		Tramadol → 283	
	Antiepileptika	Gabapentin	ini 300 mg, bis 1800mg/d
		Pregabalin	ini 25mg, bis 450mg/d

T 12.15 Schwindel

T 12.15.1 Benigner paroxysmaler Lagerungsschwindel[2]

1.	Lagerungsmanöver bis Symptomfreiheit nach Epley, Brandt-Daroff, Sémont	Beispiel s. www.dkd-wiesbaden.de

T 12.15.2 Morbus Menière[2]

Akute Attackenbehandlung

1.	Antiemetikum	Metoclopramid → 97	10–20mg, 20–30mg als Trpf., Supp.; p.o., i.v
		Domperidon → 97	
oder	Antihistaminika	Dimenhydrinat → 105	50mg p.o. (HWZ 4–6h) oder 1–2 x 150mg/d rekt.

Prophylaxe

1.	Antihistaminikum	Betahistin → 105	3 x 6mg/d über 4W, dann ggf. reduzieren
plus	Diuretikum (falls 1. nicht erfolgreich)	Hydrochlorothiazid + Triamteren → 45	75–300mg/d
		Furosemid → 42	20–40mg/d

T 12.15.3 Bewegungskrankheit (Kinetose)

1.	Antihistaminikum	Dimenhydrinat → 105	50mg p.o. (HWZ 4–6h) oder 1–2 x 150mg/d rekt.
oder	Antivertiginosum	Scopolamin → 107	1 Pflaster/3d

T 12.15.4 Phobischer Schwankschwindel

1.	Antidepressivum	Selektive Serotonin-Reuptake-Inhib. → 334	ini um 10mg/W steigern, Erh.Dos. 25–40mg/d (3–6M)
plus	Verhaltenstherapie		über Monate bis Jahre

T 12.16 Spastik

Therapiestrategie: 1. Physiotherapie, 2. Medikamentöse Therapie (orale antispastische Therapie, Botulinumtoxin, intrathekale Infusionstherapie mit Baclofen)

T 12.16.1 Orale antispastische Therapie

	GABA-B-Agonist	Baclofen → 320	ini 3 x 5mg, Dosis ↑ bis max. 100mg/d, bei Therapieresistenz intrathekal mit Spezialampullen (nur in speziellen Zentren)
oder	Zentral wirksames Muskelrelaxans (Alpha-2-adrenerge Wirkung)	Tizanidin → 321	3 x 2mg, langs. eindosieren, max. 32mg/d, Äquival.-Dos. Tizanidin : Baclofen = 1 : 3
oder	Zentral wirksames Muskelrelaxans (Neuromodulat. am GABA-A-Rez.)	Diazepam → 354	5–50mg/d, individuelle Dosisfindung
		Tetrazepam	

T 12.16.2 Botulinumtoxin-Therapie

	Botulinumtoxin (Hemmung d. ACh-Freisetzg.)	Botulinumtoxin-A (Dysport, Botox) → 319	in spez. Praxen/Zentren; Dos. nach Injektionsgebiet

T 12.17 Tremor

Essenzieller Tremor

	Betablocker (zentrale Sympathikusaktivität ↓)	**Propranolol** → 29	30–320mg/d, niedr. dosiert sehr gut als intermed. Ther.
oder	**Spasmolytikum** (GABAerge Hemmwirkung im ZNS ↑)	**Primidon** → 306	30–500mg/d, mit Propranolol in max. tolerierter Dosis
oder	**GABA-Analogon**	**Gabapentin** → 304	1800–2400mg/d
oder	**Antiepileptikum**	**Topiramat** → 303	400–800mg/d

Verstärkter physiologischer Tremor

Betablocker (zentrale Sympathikusaktivität ↓)	**Propranolol** → 29	30–320mg/d, niedr. dosiert sehr gut als intermed. Ther.

Tremor bei Parkinson-Syndrom siehe Parkinson-Syndrom → 668

T 12.18 Zerebrale Ischämie

T 12.18.1 Durchführung der Thrombolyse

Klinik mit CCT-Diagnostik u. neurointensivmedizinischer Expertise als Minimalanforderung

> Plötzlich aufgetretenes neurologisches Defektsyndrom, V.a. Schlaganfall

> Anamnese/neurologische und internistische Untersuchung/Notfalllabor

- Behinderndes Defizit ohne spontane deutliche Rückbildung,
- Zeitfenster Symptombeginn bis Lysetherapiebeginn < 3 (4,5) h
- Kein Hinweis auf „Stroke Mimics"
- Keine allgemeinen Thrombolyse-Kontraindikationen

CCT

Ausschluss Hirnblutung und Hirninfarktfrühzeichen < 1/3 MCA

IV Thrombolyse rt-PA (0,9mg/kgKG, max. 90mg, 10% als Bolus, 90% über 1h i.v.)

Grün = durchzuführende Maßnahmen; weiß = Interpretationen und Schlussfolgerungen; IV Thrombolyse = systhemische Thrombolyse; IA Thrombolyse = lokale Thrombolyse

T 12.18.2 Differenzialtherapie des akuten ischämischen Hirninfarkts[2]

Ind: ischämischer Insult, Zeitfenster 0–4,5h, nachgewiesener Verschluss der A. cerebri media oder eines Asts, Blutungsausschluss mit CCT

Fibrinolytikum	**rt-PA systemisch** → 64	in spezialisierten Zentren

Ind: ischämischer Insult, Verschluss der A. cerebri media (Zeitfenster 3–6h), Verschluss der A. basilaris (Zeitfenster individuell)

Fibrinolytikum	**rt-PA lokal** → 64	s.o.

Ind: nachgewiesene kardiale Emboliequelle (z.B. Vorhofthrombus), evtl. bei Dissektionen der A. carotis interna oder A. vertebralis

Antikoagulation (Modulation d. Gerinnungssystems)	Heparin → 58	PTT-wirksam dosieren (bis Emboliequellensanierg.)

Ind: Prophylaxe tiefer Beinvenenthrombosen, Lungenembolien

Antikoagulation	Heparin → 58	Low-Dose, z.B. 0.3ml s.c. 1–2 x/d

Ind: alle and. Pat., nach Blutungsausschluss, außerhalb des Lysefensters oder bei Lyse-KI

Thrombozyten-aggregationshemmung	Acetylsalizylsäure → 67	100mg/d p.o.

T 12.18.3 Basistherapie, -diagnostik bei ischämischem Hirninfarkt

Obligate Diagnostik: Neurologische/internisitsche Untersuchung, CT oder MR (DD Ischämie, Blutung, SAB, etc.), Doppler/Duplex der hirnversorgenden Gefäße, Labor, EKG, Echokardiografie (bei Territorialinfarkt)
Fakultative Diagnostik: Langzeit-EKG, Langzeit-Blutdruckmessung, spezielles Labor (Ausschluss Vaskulitis, Gerinnungsstörung)
Maßnahmen: EKG-Monitoring, RR-Monitoring, O_2-Insufflation, Normoglykämie, Normothermie, Elektrolytüberwachung, Flüssigkeitsbilanzierung, Hydratation, ggf. Hämodilution, ggf. Magensonde, Low-Dose-Heparin, ggf. intensivmedizinische Überwachung/Therapie
Bei Verschlechterung: intensivmedizinische Überwachung/Therapie

T 12.18.4 Sekundärprophylaxe nach ischämischem Hirninfarkt

Antikoagulation bei Patienten mit kardialer Emboliequelle

1.	Dicumarol	Phenprocoumon → 63	INR 3.0 (dauerhaft)

Oder bei Patienten mit kardialer Emboliequelle und KI für orale Antikoagulation

		Acetylsalizylsäure → 67	300mg/d

Standardtherapie bei Patienten nach TIA oder ischämischem Infarkt

2.	Thrombozyten-aggregationshemmer	Acetylsalizylsäure → 67	50–300mg/d (dauerhaft, zeitweise auch in Kombin.)

Oder bei Pat mit KI/Unverträglichk. von ASS, bei Schlaganfall und Herzinfarkt oder pAVK

	Thrombozyten-aggregationshemmer	Clopidogrel → 67	75mg/d
		ASS + Dipyridamol → 67	ASS 25mg + Dipyridamol 200mg 2'x/d

Bei Patienten mit ischämischem Infarkt

3.	CSE-Hemmer	Simvastatin → 122 Atorvastatin → 121	1 x 40mg/d (max. 80mg/d), routinemäßige Sekundärprophylaxe mit Statinen bei Pat. mit zerebrovask. Erkr. und vaskulären RF auch bei normalem Serumcholesterin empf.

T 13 Psychiatrie – Therapie (T. Bschor)

T 13.1 Psychiatrischer Notfall

T 13.1.1 Akuter Erregungszustand

z.B. bei manischer, schizophrener oder schizoaffektiver Psychose

	Benzodiazepin (Verstärkung d. hemmenden Neurotransmitters GABA)	Diazepam → 354	10mg p.o. oder langs. i.v., 1 Wdh. nach 30min mögl.
		Cave: Atemdepression! Nicht bei Alkohol-/Drogenintox.!	
evtl. plus	Hochpotentes Neuroleptikum (Dopaminantagonismus)	Haloperidol → 347	10mg p.o. oder i.m.
oder	Kurz wirksames Depot-Neuroleptikum	Zuclopenthixol → 345	100–150mg i.m.; Wirkdauer 3d
oder	Inhalatives hochpotentes Neuroleptikum	Loxapin → 350	10mg, Wdh. nach 2h einmalig möglich; Pat. muss kooperieren und aktiv am Inhalator saugen; nur stationär
evtl. plus	Niedrigpotentes Neuroleptikum (stark sedierend, kaum antipsychotisch)	Levomepromazin → 343 Promethazin → 343	50–300(max. 600)mg/d p.o.; Levomepromazin auch i.m. 50–100mg

T 13.1.2 Akute Suizidalität

Stationäre Behandlung und weitere sichernde und psychotherapeutische Maßnahmen!

	Benzodiazepin (Verstärkung d. hemmenden Neurotransmitters GABA)	Diazepam → 354	10–40mg/d
oder		Lorazepam → 355	3–4 x 1mg/d bis 3 x 2.5mg/d
off label	Lithium (komplexer Wirkmech.)	Lithium → 341	Dosierung/Anwendung: s. Lithiumaugmentation
	Einziges Pharmakon zur Behandlung affektiver Erkrankungen mit nachgewiesener suizidverhütender Wirkung; die Gabe allein zur Suizidprävention ist aber off-label		

T 13.1.3 Katatoner Stupor

	Benzodiazepin (Verstärkung d. hemmenden Neurotransmitters GABA)	Lorazepam → 355	2.5mg p.o. (auch als Schmelztbl.) oder 2mg langsam i.v., ggf. wdh.; Cave: Atemdepression
evtl. plus	Hochpotentes Neuroleptikum	Haloperidol → 347	1–3 x 10mg p.o. oder i.m.

T 13.1.4 Perniziöse (febrile) Katatonie

Elektrokrampftherapie (Induktion eines Grand-mal-Anfalls in Vollnarkose)

plus	**Hochpotentes Neuroleptikum** (Dopaminantagonismus)	Haloperidol → 347	10mg i.m.; Cave: diagnost. Abgrenzung von malignem neurolept. Syndrom wichtig.

T 13.1.5 Depressiver Stupor

	Benzodiazepin (Verstärkung d. hemmenden Neurotransmitters GABA)	Lorazepam → 355	1-2.5mg p.o. (auch als Schmelztbl.) oder langsam i.v.; Cave: Atemdepression
oder	**Elektrokrampftherapie** (Induktion eines Grand-mal-Anfalls in Vollnarkose)		

T 13.1.6 Alkoholentzugsdelir [1]

Immer stationäre Behandlung mit engmaschiger Überwachung!

1. Wahl	**Atypisches Hypnotikum** (sedierend, antikonvulsiv, antidelirant und vegetativ-dämpfend)	Clomethiazol → 357	2 Kps. (à 192mg), je nach Auspräg. d. Symptomatik alle 2h, vor jeder Gabe hypotone RR-Situation ausschließen; i.v.-Gabe nur auf Intensivstation!
oder	**Benzodiazepin** (Verstärkung d. hemmenden Neurotransmitters GABA)	Diazepam → 354	3 x 3-10mg/d
zus. sinn- voll	**Vitamin B₁** (zur Prophylaxe einer Wernicke-Enzephalopathie)	Thiamin → 146	prophylakt. 100mg/d p.o.; bei V.a. beginnende Wernicke-Enzephalopathie 3 x 100mg/d i.v. oder i.m.

Bei Dominanz psychotischer Symptomatik (z.B. optische Halluzinationen)

ggf. plus	**Hochpotentes Neuroleptikum** (Dopaminantagonismus)	Haloperidol → 347	1-3 x 5mg/d

Wenn vegetative Symptomatik (Hypertonie, Tachykardie) mit Clomethiazol nicht ausreichend behandelbar ist

ggf. plus	**Antihypertensivum** (zentraler α₂-Rezeptor-Agonist)	Clonidin → 33, → 361	mit 0.075mg vorsichtig beginnen, ggf. langsam bis max. 3 x 0.3mg/d steigern; i.v. nur unter engmasch., ggf. int.-med. Überwachung

[1] S3-Leitlinie Screening, Diagnose u. Behandlung alkoholbezogener Störungen, AWMF 076-001, Stand April 2015

Demenz

T 13.2 Demenz

Immer internistische Behandlung optimieren, insbesondere bei vaskulärer Demenz; spezifische Demenzursachen abklären und ggf. gezielt behandeln

T 13.2.1 Antidementiva zur Verlangsamung der Progredienz[2]

	Glutamat-Modulator	Memantin → 324	W1 5mg/d, W2 10mg/d, dann 15–20mg/d
Nur bei Demenz vom Alzheimer-Typ			
	Cholinesterase-Hemmer (verzögerter Acetylcholin-abbau)	Donepezil → 323	5mg/d für 1M, dann 10mg/d; absetzen, falls nach 2M keine Verlangsamung der Progredienz
oder		Rivastigmin → 324	2 x 1.5mg/d, alle 2W auf max. 2 x 6mg/d steigern; absetzen, falls n. 3–6M keine Verlangsamung der Progredienz; auch als Pflaster
oder		Galantamin → 323	8mg/d, alle 4W um 8mg/d steigern bis max. 24mg/d

T 13.2.2 Verwirrtheitssyndrome, Unruhezustände[2, 3]

Bei Unruhezuständen von dementen Patienten stehen nichtpharmakologische Interventionen an erster Stelle (!): Verhaltensanalyse (unter welchen Bedingungen entsteht die Unruhe?), Veränderungen der Umgebung, menschliche Zuwendung, Bewegungsmöglichkeiten schaffen, Schmerzbehandlung

	Niedrigpotentes Neuroleptikum (sedierend)	Pipamperon → 343 Melperon → 343	einschleichend; weiter Dosisbereich v. 10–200mg/d verteilt auf mehrere Portionen, je nach Tagesschwankung der Unruhe
oder	Hochpotentes Neuroleptikum (Dopaminantagonismus)	Haloperidol → 347	niedrig dosiert, 1–3mg/d p.o. od. i.m.
oder	Atypisches Neuroleptikum	Risperidon → 351	2 x 0,25 bis 2 x 1mg/d
evtl.	Atypisches Hypnotikum (sedierend)	Clomethiazol → 357	1–2Kps. (à 192mg) z. Nacht; zuvor hypotone RR-Werte ausschließen

[2] AWMF 038 - 013. S3-Leitlinie Demenzen. Stand 24.01.2016, gültig bis 23.01.2021
[3] Gertz HJ et al., Antipsychotika zur Behandlung neuro-psychiatrischer Störungen bei Demenz, Nervenarzt 2013; 84, 3:370-373

T 13.3 Alkoholabhängigkeit[4]

T 13.3.1 Akuter Alkoholentzug

Therapie der 1. Wahl	**Atypisches Hypnotikum** (sedierend, antikonvulsiv, antidelirant und vegetativ-dämpfend)	Clomethiazol → 357	2Kps. (à 192mg), je nach Ausprägung der Symptomatik alle 2h, vor jeder Gabe hypotone RR-Situation ausschließen; i.v.-Gabe nur auf Intensivstation
zusätzlich sinnvoll	**Vitamin B₁** (zur Prophylaxe einer Wernicke-Enzephalopathie)	Thiamin → 146	prophylakt. 100mg/d p.o.; bei V.a. beginnende Wernicke-Enzephalopathie 3 x 100mg/d i.v. oder i.m.

Wenn vegetative Symptomatik (Hypertonie, Tachykardie) mit Clomethiazol nicht ausreichend behandelbar sind

ggf. plus	**Antihypertensivum** (zentraler α₂-Rezeptor-Agonist)	Clonidin → 33, → 361	vorsichtig mit 0.075mg beginnen, ggf. langsam bis max. 3 x 0.3mg/d steigern; i.v. nur unter engmaschiger, ggf. int.-med. Überwachung

Wenn trotz Clomethiazol kein ausreichender antikonvulsiver Schutz besteht

ggf. plus	**Antikonvulsivum**	Carbamazepin → 299	ini 2–3 x 300mg/d, Zielserumspiegel 4–11mg/l

T 13.3.2 Alkoholentzugsdelir: s. psychiatrischer Notfall → 675

T 13.3.3 Rückfallprophylaxe

unterstützend	**Alkoholentwöhnungsmittel** (glutamatmodulierend; Alkoholverlangen ↓)	Acamprosat → 361	3 x 2 Tbl. (à 333mg)/d über 12M; bei Pat. < 60kg 1-1-2 Tbl.
oder	**Opiatrezeptor-Antagonist**	Naltrexon → 282	50mg/d; 1 x 20mg an Tagen mit Trinkverlangen

zur lediglichen Reduktion der Trinkmenge

	Opiatrezeptor-Antagonist	(Nalmefen → 362	1 x 20mg an Tagen mit Trinkverlangen (Verordnungseinschränk.: u.a. nur für Pat., die auf Therapieplatz warten und zur Abstinenz bereit sind; für max. 3M [in Ausnahmen: 6M]; nur kombin. mit kontin. psychosoz. Unterstützung)

[4] AWMF 076-001. S3-Leitlinie Screening, Diagnose u. Behandlung alkoholbezogener Störungen, Stand 31.07.2014, gültig bis 30.07.2019

T 13.4 Depression[5]

T 13.4.1 Akuttherapie

Bei allen Antidepressiva Erfolgsbeurteilung frühestens nach 3W Behandlung mit Zieldosis!
Nach Abklingen der depressiven Symptomatik Pharmakotherapie noch 6M fortführen.

	Trizyklisches Antidepressivum (NSMRI) (Wiederaufnahmehemmg. von Serotonin und Noradrenalin)	Amitriptylin → 331 Clomipramin → 332 Doxepin → 332 Nortriptylin → 332 Trimipramin → 332	einschleichend, Zieldosis 150mg/d
oder	SSRI (selektiver Serotonin-Reuptake-Inhibitor)	Citalopram → 335 Fluoxetin → 336 Paroxetin → 336	20–40mg/d
		Fluvoxamin → 336 Sertralin → 336	50–100mg/d
		Escitalopram → 336	10mg/d
oder	MAO-Hemmer (Hemmg. d. Monoaminooxidase ⇒ Hemmung des Abbaus von NA, Serotonin)	Moclobemid → 334	300–600mg/d
		Tranylcypromin → 334	20–40mg/d, tyraminarme Diät erforderlich!
oder	Autorezeptorblocker (NaSSA) (Hemmung des präsynapt. α$_2$-Autorez.)	Mirtazapin → 333	15–45mg/d
oder	Selektiver Noradrenalin- und Serotonin-Reuptake-Inhibitor (SNRI)	Venlafaxin → 338	150–225mg/d
		Duloxetin → 337	60–120mg/d
		Milnacipran → 337	50–100mg/d
oder	Noradrenalin- u. Dopamin-Reuptake-Inhibitor	Bupropion → 340	150–300mg/d
oder	Serotonin-2C-Rezeptor-Blocker und Melatonin-Rezeptor-Stimulator	Agomelatin → 339	25–50mg abends
oder	Serotonin-Reuptake-Verstärker	Tianeptin → 340	37.5mg/d
Bei Unwirksamkeit einmalig Wechsel auf Antidepressivum anderer Substanzklasse (s.o.)			
oder	Lithiumaugmentation (Verstärkung der unzureichenden Antidepressiva-Wirkung)	Lithium → 341	ini 12–18mmol/d, unter engmaschiger, regelmäßiger Spiegelkontr. auf Serumspiegel von 0.6–0.9 (max. 1.2)mmol/l einstellen (in diesem Bereich mind. 2W belassen); Cave: Überdos.

T 13 Psychiatrie – Therapie

oder	Quetiapinaugmentation	Quetiapin → 351	150–300mg am Abend, über mehrere d einschleichen
oder	Elektrokrampftherapie (Induktion eines Grand-mal-Anfalls in Vollnarkose)		z.B. 3 x/W

Wahnhafte (psychotische) Depression

Antidepr. plus	Hochpot. Neuroleptikum (antipsychotische Wi durch Dopaminantagonismus)	Haloperidol → 347 Risperidon → 351	2–8mg/d

[5] AWMF nvl-005. S3-Leitlinie/NVL: Unipolare Depression, 2. Auflage. Stand 16.11.2015, gültig bis 15.11.2020

T 13.4.2 Prophylaxe[6]

Monopolarer Verlauf

1. Wahl	Antidepressivum	s. Akuttherapie → 681	Dosis wie in Akuttherapie, als Pro. langfristige Gabe
2. Wahl	Lithium (etabliertes Phasenprophylaktikum mit komplexem Wirkmechanismus)	Lithium → 341	ini 12mmol/d, Zielserumspiegel (regelm. Kontroll.) 0.6–0.9 (max. 1.2)mmol/l; zur Prophylaxe langfristige Gabe; Cave: Überdosierung

Bipolarer (manisch-depressiver) Verlauf[6]

1. Wahl	Lithium	Lithium → 341	ini 12mmol/d, Zielserumspiegel (regelm. Kontroll.) 0.6–0.9 (max. 1.2)mmol/l; zur Prophylaxe langfristige Gabe; Cave: Überdosierung
2. Wahl	Antikonvulsivum	Carbamazepin → 299	ini 2 x 300mg/d, Zielserumspiegel 4–11mg/l (regelm. kontrollieren!)
		(Lamotrigin) → 300	Pro. gegen depressive Rezidive: sehr langsame Aufdosierung lt. Fachinfo! Zieldosis 2 x 100mg/d
2. Wahl	Atypisches Neuroleptikum	Olanzapin → 350	Pro., sofern für Akuttherapie einer Manie wirksam, 5–20mg/d
		Aripiprazol → 349	Pro. gegen manische Rezidive 15(–30)mg/d
		Quetiapin → 351	Pro., sofern für Akuttherapie einer Depression oder einer Manie wirksam

[6] AWMF 038-019. Diagnostik und Therapie Bipolarer Störungen. Stand 11.5.2012 (in Überarbeitung)

T 13.5 Manie[6]

T 13.5.1 Akuttherapie

	Lithium (etablierte antimanische Wirkung, komplexer Wirkmechanismus)	Lithium → 341	ini ca. 18mmol/d; antimanischer Zielserumspiegel 0.8–1.2mmol/l (engmasch. kontrollieren); Cave: Überdosierung
oder	**Atypisches Neuroleptikum**	Risperidon → 351	4–8mg/d
		Olanzapin → 350	5–20mg/d
		Ziprasidon → 350	80–160mg/d
		Aripiprazol → 349	15–30mg/d
		Quetiapin → 351	ini 100mg/d, schrittweise bis max. 800mg/d
		Asenapin → 349	20mg/d
Oder (bei Lithiumunverträglichkeit)			
	Antikonvulsivum (GABA-artige Wirkung)	Valproinsäure → 303	ini 2–3 x 300mg/d, Zielserumspiegel (50–)100mg/l; ggf. auch „Loading" mit 20mg/kg/d mgl. (i.v. od. p.o.)
Zusätzlich bei stärkerer Unruhe			
	Benzodiazepin (Verstärkung des hemm. Neurotransmitters GABA)	Diazepam → 354	10–40mg/d; ggf. auch 10mg langsam i.v.; Cave: Atemdepression
Zusätzlich bei stärkerer Unruhe (2. Wahl)			
	Niedrigpotentes Neuroleptikum (sedierend)	Levomepromazin → 343 Promethazin → 343	ini 50mg, bis zur gewünschten Wirkung schrittweise steigern (stationär bis kontrollieren)
Zusätzl. bei wahnhafter (z.B. Größenwahn) oder anderer psychotischer Symptomatik			
	Neuroleptikum (antipsychot. Wi durch Dopaminantagonismus)	Haloperidol → 347 Fluphenazin → 346	4–12mg/d p.o.

T 13.5.2 Prophylaxe

Siehe Prophylaxe Depression, bipolarer Verlauf → 680

T 13.6 Schizophrenie

T 13.6.1 Akuter, produktiv-psychotischer Schub

oder	**Hochpotentes Neuroleptikum** (antipsychotisch durch Dopaminantagonismus);)	Haloperidol → 347 Flupentixol → 350	5–10mg/d p.o., i.m.-Appl. bei Haloperidol möglich
		Pimozid → 347	1–8mg/d p.o.; häufig extra-pyramidal-mot. UW (EPS)
	Bei akuten EPS (Frühdyskinesien, Parkinsonoid): Gegenmittel Biperiden (Akineton): 2mg p.o. oder 5mg langsam i.v., dann Dosisredukt. od. Umsetzen des Neuroleptikums		
oder	**Mittelpot. Neuroleptikum**	Perazin → 344	100–600mg/d
oder	**Atypisches Neuroleptikum**	Risperidon → 351	4–8mg/d; in höherer Dos. doch häufiger EPS
		Olanzapin → 350	5–20mg/d
		Ziprasidon → 351	80–160mg/d
		Amisulprid → 349	2 x 200–400mg/d
		Quetiapin → 351	auf 2 x 150–300mg/d einschleichen
		Aripiprazol → 349	15(-30)mg/d morgens
oder	**Atyp. Neuroleptikum** (Dopaminantagonismus; kaum EPS)	Clozapin → 349	ini 12.5 oder 25mg, langsam einschleichen auf 200–900mg/d
	Clozapin: überlegene Wirksamkeit[7], aber nur zugelassen, wenn mit mind. 2 anderen Neuroleptika ungenügendes Behandlungsergebnis; vorgeschriebene, regelmäßige Blutbildkontrollen beachten (Gefahr der Agranulozytose)!		

[7] Leucht S et al., Multiple-Treatments Meta-Analysis. Antipsychotic Drugs. Lancet 2013;382:951-962

T 13.6.2 Akutes katatones Syndrom

1.	**Benzodiazepin** (Verstärkung des hemm. Neurotransmitters GABA)	Lorazepam → 355	1–2.5mg p.o. (auch als Schmelztbl.) od. langs. i.v.; Cave: Atemdepression, ggf. wdh.
dann	**Hochpotentes oder atypisches Neuroleptikum**, s. Kap. T 13.6.1		

T 13.6.3 Bei vorherrschender Negativsymptomatik

	Atyp. Neuroleptikum	Aripiprazol → 349	15mg morgens
oder	**Atyp. Neuroleptikum** (Dopaminantagonismus; kaum EPS, bessere Wi auf schizophr. Negativsympt.)	Clozapin → 349	ini 12.5 oder 25mg, langsam einschleichen auf 200–600mg/d
	Nur zugelassen, wenn mit mind. 2 and. Neuroleptika ungenügendes Behandlungsergebnis; vorgeschriebene, regelmäßige BB-Kontrollen (Gefahr der Agranulozytose)!		
oder	**Atyp. Neuroleptikum**	Aripiprazol → 349	15mg morgens

Wahnerkrankung 683

T 13.6.4 Rezidivprophylaxe bei Schizophrenie

	Atypisches Neuroleptikum	s. Kap. T 13.6.1 → 682	zur Pro. z.T. niedrige Dosierungen ausreichend
	Atyp. Neuroleptikum (Dopaminantagonismus; kaum EPS, bessere Wi auf schizophr. Negativsympt.)	Clozapin → 349	einschleichend, Erh.Dos. 50–200mg/d
	Nur zugelassen, wenn mit mind. 2 and. Neuroleptika ungenügendes Behandlungsergebnis; vorgeschriebene, regelmäßige BB-Kontrollen (Gefahr der Agranulozytose)!			
oder	**Hochpotentes Neuroleptikum** (Dopaminantagonismus)	Haloperidol → 347 Flupentixol → 350	2–5mg/d p.o.; bei längerfristiger Gabe Gefahr von Spätdyskinesien!
oder	**Depot-Neuroleptikum** (verzögerte Freisetzung nach i.m.-Injektion)	Risperidon → 351	25–50mg i.m. alle 2W
		Paliperidon → 350	1. Injektion: 150mg i.m.; 2. Injektion nach 1W: 100mg i.m., dann alle 4W 75mg i.m., anschließend evtl. auf 3-Monats-Depot umstellen (263mg i.m.)
		Aripiprazol → 349	400mg alle 4W
		Olanzapin → 350	210–405mg i.m. alle 2–4W
		Haloperidol → 347	50–100mg i.m. alle 4W

T 13.7 Wahnerkrankung (Paranoia)[7]

T 13.7.1 Akuttherapie
s. Kap. T 13.6.1 → 682

T 13.7.2 Langzeittherapie
s. Kap. T 13.6.4 → 683

T 13.8 Angsterkrankung[8]

Nur als Ausnahme in Einzelfällen

Benzodiazepin (Verstärkung des hemmenden Neurotransmitt. GABA)	Lorazepam → 355	1–2.5mg p.o.
	Diazepam → 354	5–10mg p.o.

T 13.8.1 Generalisierte Angsterkrankung (GAD)

Antidepressivum (SNRI) (Wiederaufnahmehemmg. von Serotonin u. NA)	Venlafaxin → 338	einschleichend auf 225–375mg/d
	Duloxetin → 337	60–120mg/d; Effekt oft erst nach mehrwöchiger Beh.

T 13 Psychiatrie – Therapie

oder	Antidepressivum (SSRI) (Wiederaufnahmehemmung von Serotonin)	Paroxetin → 336	10–50mg/d
		Escitalopram → 336	10–20mg/d
oder/ und	Anxiolytikum (partieller Serotoninagonismus)	Buspiron → 357	ini 3 x 5mg/d; steigerbar bis 3 x 20mg/d
oder	Trizykl. Anxiolytikum (vermutl. Sigma-Rez.-Lig.)	Opipramol → 341	200mg/d
oder	Antiepileptikum (auch wirksam bei GAD)	Pregabalin → 304	einschl. (pro W + 150mg/d) bis 400 oder 600mg/d, verteilt auf 2 x/d

T 13.8.2 Panikstörung und Agoraphobie mit Panikstörung

	SSRI (selekt. Serotonin-Wiederaufnahme-Hemmer)	Paroxetin → 336	20–40mg/d; Effekt oft erst nach mehrwöchiger Beh.
		Citalopram → 335	
		Escitalopram → 336	10–20mg/d
		Sertralin → 336	50–100mg/d
oder	Trizykl. Antidepressivum (insbes. Serotonin-Wiederaufnahme-Hemmung)	Clomipramin → 332	150–225mg/d; Effekt oft erst nach mehrwöchiger Behandlung
oder	SNRI	Venlafaxin → 338	einschleichend auf 225–375mg/d

T 13.8.3 Agoraphobie

| | Trizykl. Antidepressivum (Wiederaufnahmehemm. von Serotonin u. NA) | Imipramin → 332 | einschleich. auf 150mg/d; Effekt oft erst nach mehrwöchiger Behandlung |

T 13.8.4 Soziale Phobie

	SSRI (selekt. Serotonin-Reuptake-Inhibitor)	Paroxetin → 336	40–60mg/d; Effekt oft erst nach mehrwöch. Behandl.
		Escitalopram → 336	10–20mg/d
		Sertralin → 336	50–100mg/d
oder	Revers. MAO-Hemmer (Hemmung d. Abbaus von NA/Serotonin durch Hemmg. der Monoaminooxidase)	Moclobemid → 334	ini 1 x 300mg/d, steigern auf 2 x 300mg/d; Effekt oft erst nach mehrwöchiger Behandlung
oder	SNRI	Venlafaxin → 338	einschleichend auf 225–375mg/d

T 13.8.5 Andere spezifische Phobien

In der Regel nur psychotherapeutische Behandlung

T 13.8.6 Somatoforme Störung

	Trizykl. Anxiolytikum (vermutl. Sigma-Rez.-Lig.)	Opipramol → 341	200mg/d

[8] AWMF 051-028. S3-Leitlinie Angststörungen, Stand 15.04.2014, gültig bis 15.04.2019

T 13.9 Zwangserkrankung[9]

	Trizykl. Antidepressivum (insbes. Serotonin-Wiederaufnahme-Hemmung)	Clomipramin → 332	einschleichend auf 150–300mg/d; Besserung oft erst nach 5–10W Behandlung
oder	SSRI (selektiver Serotonin-Reuptake-Inhibitor)	Paroxetin → 336 Fluoxetin → 336	20–40mg/d; Besserung oft erst nach 5–10W Therapie
		Escitalopram → 336	10–20mg/d
		Sertralin → 336 Fluvoxamin → 336	50–200mg/d

[9] S3-Leitlinie: Zwangsstörungen AWMF 038-017, Stand Mai 2013; www.dgppn.de/fileadmin/user_upload/_medien/download/pdf/kurzversion-leitlinien/S3-Leitlinie_Zwangsst%C3%B6rungen_lang.pdf

T 13.10 Aufmerksamkeitsdefizit-/Hyperaktivitätsstörung

	Psychostimulans (Dopamin- u. Noradrenalin-Wiederaufnahme-Hemmung)	Methylphenidat → 360	schrittw. aufdosieren: ini 10mg morgens, dann + 10mg/d in mehreren ED zw. morg. u. früh. Nachmittag, max. 60mg/d; Wirkeintritt sofort (Wirkung evaluieren, ggf. absetzen!); bei Ret.-Präp. genügt Einmalgabe. Für Ki./Jug. anderer Handelsname zugelassen als für Erw.
		Lisdexamfetamin → 360	30mg morgens, ggf. schrittweise bis 70mg steigern; Zulassung für Ki., die auf Methylphenidat nicht ansprechen
oder	SNRI (selektiver Noradrenalin-Reuptake-Inhibitor)	Atomoxetin → 359	Jug. > 70kg: 40mg/d für 1W, dann bis 80mg/d; Einmalgabe morgens; leichtere Patienten nach Körpergewicht (s. Fachinfo)

T 14 Dermatologie – Therapie (S. Karl, H. Bruckbauer)

T 14.1 Hinweis zur Therapie

Die aufgelisteten Wirkstoffe und Handelsnamen sind als Beispiele zu verstehen. Sie wurden aus Platzgründen und Gründen der Übersichtlichkeit aus der Vielzahl der erhältlichen Präparate ausgewählt. Bitte entnehmen Sie äquivalent verwendbare Wirkstoffe aus weiterführender Literatur. Alle nicht genannten Präparate eines bestimmten Wirkstoffs sind gleichwertig einsetzbar.

T 14.2 Staph.-aureus-bedingte Infektionen[1]

T 14.2.1 MSSA (Methicillin-/Oxacillin-sensibler S. aureus): Systemische Therapie

Wirkstoff	Appl.	Mittlere Tagesdosierung[a] (Erw.)	Tagesdos. bei Ki[b] 1–12J, verteilt auf ED	Besonderheiten, Indikationen
Amoxicillin + Clavulansäure → 216	p.o.	2 x 1g (875+125mg Tbl.) 3 x 0,625-1,25g (500+125mg Tbl.)	45–60mg/kgKG (in 3 ED)	Hepatotoxizität
	i.v.	3 x (1,2-)2,2g	100mg/kgKG (in 3 ED)	
Ampicillin + Sulbactam → 216	p.o.	2 x 0,75g	50mg/kgKG (in 2 ED)	Nach Experten: p.o. besser 3 x 0,75g; Hepatotoxizität
	i.v.	3(-4) x (0,75-)3g	150mg/kgKG (in 3 ED)	
Cefalexin → 222	p.o.	3 x 1g	50–100mg/kgKG (in 3 ED)	Fast 100% bioverfügbar
Cefazolin → 217	i.v.	3 x 2g	50–100mg/kgKG (in 3 ED)	
Cefuroxim-Axetil → 223	p.o.	2 x 0,25-0,5g	20–30mg/kgKG (in 2 ED)	
	i.v.	3 x 1,5g	75–150mg/kgKG (in 3 ED)	
Clindamycin → 228	p.o.	3 x 600mg	20–40mg/kgKG (in 3 ED)	
	i.v.	3 x 600mg	20–40mg/kgKG (in 3 ED)	
Flucloxacillin → 213	p.o.	3-4 x 1g	1-3g (in 3-4 ED)	Hepatotoxizität, nicht länger als 14d
	i.v.	3-4 x 1-2g	2-6g (in 3-4 ED)	
Azithromycin → 226	p.o.	1 x 500mg (3d) oder ini 500mg, dann f. 4d 1 x 250mg (5d)	10mg/kgKG in 1 ED (3d) oder ini 10mg/kgKG, dann 4d 5mg/kgKG (5d)	Ther.-Dauer 3-5d, Gesamtdosis/Behandlg. 1500mg
	i.v.	1 x 500mg		
Clarithromycin → 226	p.o.	2 x 250-500mg	15mg/kg KG (in 2 ED)	
	i.v.	2 x 500mg		
Erythromycin → 227	p.o.	3-4 x 500mg	30–50mg/kgKG (in 3-4 ED)	Tagesdosis 2-4g, maximal 4g/d
	i.v.	3-4 x 0,5-1g	20–50mg/kgKG (in 3-4 ED)	
Roxithromycin → 227	p.o.	2 x 150mg od. 1 x 300mg	5–7,5mg/kgKG (in 2 ED)	

Staph.-aureus-bedingte Infektionen

[a] Die mittleren Tagesdosen gelten für Erwachsene und müssen (z. B. bei Nieren- oder Leberinsuff.) individuell angepasst werden.
[b] Die Tagesdosen gelten für Kinder vom vollend. 1.-12. Lj. und stammen aus dem DGPI Handbuch 5. Aufl. 2009. Bei Ki < 1J pädiatrischen Infektiologen hinzuziehen.

T 14.2.2 MRSA (Methicillin-/Oxacillin-resistenter S. aureus): Systemische Therapie

Wirkstoff	Appl.	Mittlere Tagesdosierung[a] (Erw.)	Tagesdos. bei Kinder[b] 1-12J, verteilt auf ED	Besonderheiten, Indikationen
Clindamycin → 228	p.o.	3 x 600mg	20-40mg/kgKG (in 3 ED)	Clindamycin ist nur indiziert, wenn auf Erythromycin sensibel getestet wurde
	i.v.		20-40mg/kgKG (in 3 ED)	
Cotrimoxazol[c] (Trimethoprim + Sulfamethoxazol → 232	p.o.	2 x 960mg	6mg/kgKG (TMP) 30mg/kgKG (SMX) (in 2 ED)	Hoher Sulfonamidanteil, Sensibilisierungen
	i.v.		10-20mg/kgKG (TMP) 50-100mg/kgKG (SMX) (in 2 ED)	
Daptomycin → 237	i.v.	1 x 4mg/kgKG	Absprache mit pädiatrischem Infektiologen	Renale Elimination, Cave: NI u. Dosiserhöhung durch and. renal eliminierte Medikamente, CPK-Anstieg mögl.; Ki: off-label-use [28-32]
Doxycyclin → 224	p.o.	2 x 100mg oder 1 x 200mg	Kontraindiziert bis 8.Lj, danach 2-4mg/kgKG (ED)	
Fosfomycin → 240	i.v.	3 x 5g	200-300mg/kgKG (in 2-3 ED)	Hohe Natriumbelastung, Cave: renale Insuffizienz, nur in Kombination
Fusidinsäure	p.o.	3 x 0,5g	Absprache mit pädiatrischem Infektiologen	Reserveantibiotikum, nur in Kombination, hepatotox.; Nur als Import nach § 73 AMG durch Apotheke erhältlich
	i.v.	3 x 0,5g		
Linezolid → 237	p.o.	2 x 600mg	20-30mg/kgKG (in 2-3 ED)	Hämatotoxisch (BB-Kontrollen), MAO-Hemmung; Kinder: off-label-use [33]
	i.v.	2 x 600mg	30mg/kgKG (in 2-3 ED)	

Wirkstoff	Appl.	Mittlere Tagesdosierung[a] (Erw.)	Tagesdos. bei Kinder[b] 1–12J, verteilt auf ED	Besonderheiten, Indikationen
Rifampicin → 243	p.o.	1 x 600mg (10mg/kgKG)	10–20mg/kgKG (in 1-2 ED)	Nur in Kombination (z.B. mit Glykopeptiden) Interaktionen; hepatotoxisch
	i.v.	1 x 600mg (10mg/kgKG)	10–20mg/kgKG (in 1-2 ED)	
Teicoplanin[d] → 236	i.v.	ini 2 x 400mg (d 1), dann 1 x 200–400mg/d	ini 20mg/kgKG (in 2 ED d1), dann 10mg/kgKG (in 2 ED)	nephrotoxisch
Tigecyclin → 225	i.v.	ini 1 x 100mg, dann 2 x 50mg	Absprache mit pädiatrischem Infektiologen	Ki: off-label-use
Vancomycin[d] → 236	i.v.	2 x 1g	40mg/kgKG (2-3 ED)	Red-man-Syndrom (Histaminrelease), nephrotox. [32,33]

[a] Die mittleren Tagesdosen gelten für Erwachsene und müssen (z. B. bei Nieren- oder Leberinsuff.) individuell angepasst werden.
[b] Die Tagesdosen gelten für Kinder vom vollend. 1.–12. Lj. und stammen aus dem DGPI Handbuch 5. Aufl. 2009. Bei Ki < 1J pädiatrischen Infektiologen hinzuziehen.
[c] In Österreich auch Cosoltrim als Kombination aus Trimethoprim + Sulfametrol (Lidaprim®)
[d] Cave: Bei Oxacillin-empf. Staphyl. ist die Wirkung deutlich schlechter als die der Betalaktamantibiotika!

T 14.2.3 Topische Antibiotika[a]

Wirkstoff	Applikation	Konzentration	Besonderheiten
Fusidinsäure + Natriumfusidat → 372	Creme, Salbe, Gaze	2,0%	Gegen S. aureus u. MRSA sehr gut wirksam, sekundäre Resistenzen bei häufigem Gebrauch möglich [16], selten sensibilisierend, keine Kreuzresistenzen
Mupirocin (Pseudomonilsäure)	Nasensalbe	2,0%	Bakteriostatisch, in D: Präparat für S. aureus und MRSA-Eradikation[b] (Nase) und zur externen Therapie. Resistenzen bei häufigem Gebrauch ansteigend [34], keine Kreuzresistenzen
Retapamulin → 372	Salbe	1,0%	Bakteriostatisch gegen S. aureus und Streptokokken, keine Zul. gegen MRSA
Tyrothricin (Gramicidin + Tyrocidin)	Gel, Puder als Magistralrezeptur	0,1%	Bakterizid gegen grampositive Kokken, selten sensibilisierend

[a] Diese Tabelle dient zur orientierenden Information. Sie erhebt keinen Anspruch auf Vollständigkeit. Bei einigen „Altpräparaten" werden Indik. wie Hautantiseptik oder Wundbehandlung angegeben).
[b] Mupirocin topisch zur Behandlung der Infektion aber auch zur Eradikation der nasalen Kolonisation mit MRSA 3 x/d über 5d sowie Kontrollabstrich 2d nach Therapieende. AWMF-Leitlinie zu Maßnahmen beim Auftreten multiresistenter Erreger (MRE) [35]. Auch im Verlauf sollten Kontrollabstriche durchgeführt werden: im Krankenhaus nach 1 M, zwischen dem 3. und 6. bzw. nach 12 M, in der Arztpraxis zwischen dem 3. und 6. M und dem 6. und 12. M nach Sanierung [36].

T 14.2.4 Topische Antiseptika[a]

Wirkstoff	Applikation	Konzentration	Besonderheiten
Chlorhexidin	Lsg., Creme, ggf. als Magistralrez. (NRF 11.116., 11.126.)	0,5–2%	Bakteriostatisch, geringe Toxizität, schwach wirksam gegen Pseudomonas spp.; Beeinträchtigung der Wundheilung
Octenidin	Lösung	0,1%	Bakterizid, geringe Toxizität
Polihexanid	Lsg.; Gel, Creme bzw. Salbe als Magistralrez. (NRF 11.128., 11.131., 11.137.)	0,02–0,1%	Bakterizid, geringe Toxizität, breites Wirkungsspektrum
Clioquinol + Chloriodhydroxychinolin	Creme, ggf. als Magistralrezeptur	0,5%–1%, kleinflächig 2–3%	Gut wirksam gegenüber grampositiven Kokken, färbend (gelb), unter Okklusion: Resorption → SMON[b], Sensibilisierung
Silber-2-aminoethylhydrogenphosphat	Salbe, Gel, Puder als Magistralrezeptur	3–5%	
Povidon-Jod	Lsg., Salbe	0,5–10%	Bakterizid (MSSA, MRSA), fungizid, viruzid [37], cave: Jodresorption, Sensibilisierung

[a] Diese Tabelle dient zur orientierenden Information. Sie erhebt keinen Anspruch auf Vollständigkeit. Bei einigen „Altpräparaten" werden Indik. wie Hautantiseptik oder Wundbehandlung angegeben).
[b] SMON = subakute Myelo-Optico-Neuropathie

T 14.2.5 Impetigo contagiosa

Topische antiseptische Therapie

> Polihexanid, Povidon-Iod, Octenidin, Chlorhexidin, Dos. s. Kap. T 14.2.4 → 689

Topische antibiotische Therapie

> Fusidinsäure, Retapamulin, Dosierung s. Kap. T 14.2.3 → 688

Systemische antibiotische Therapie

Bei mehreren oder ausgedehnten Läsionen sowie Verdacht auf Mischinfektion mit β-hämolysierenden Streptokokken der Gruppe A (GAS) wird eine systemische Antibiose empfohlen:

> Cefalexin (Cephalosporin Gruppe 1), Dosierung s. Kap. T 14.2.1 → 686

bei V.a. Penicillinallergie

> Clindamycin oder Makrolide, Dosierung s. Kap. T 14.2.1 → 686

T 14.2.6 Follikuläre S.-aureus-bedingte Pyodermien

Oberflächliche Follikulitis (Ostiofollikulitis), Follikulitis/Perifollikulitis, Furunkel/Karbunkel

Topische antiseptische Therapie

> Polihexanid, Povidon-Iod, Octenidin, Chlorhexidin, Dos. s. Kap. T 14.2.4 → 689

T 14 Dermatologie – Therapie

Topische antibiotische Therapie

> **Fusidinsäure, Retapamulin**, Dosierung s. Kap. T 14.2.3 → 688

Systemische antibiotische Therapie

Bei mehreren oder ausgedehnten Läsionen sowie Verdacht auf Mischinfektion mit β-hämolysierenden Streptokokken der Gruppe A (GAS) wird eine systemische Antibiose empfohlen:

> **Cefalexin (Cephalosporin Gruppe 1)** Dosierung s. Kap. T 14.2.1 → 686

bei V.a. Penicillinallergie

> **Clindamycin oder Makrolide,** Dosierung s. Kap. T 14.2.1 → 686

T 14.2.7 Tiefe S.-aureus-bedingte Infektionen

Kutaner Abszess, Phlegmone

Sogenannte "Zugsalben" und die Anwendung feuchter Wärme sind traditionell in Gebrauch. Die Inzision reifer (fluktuierender) Einzelherde wird empfohlen. **(Cave:** Hinweis an Patient: Bei Furunkeln im Gesicht nicht selbst manipulieren! Gefahr der Sinusvenenthrombose).

Systemische antibiotische Therapie

> **Cefalexin (Cephalosporin Gruppe 1), Flucloxacillin oder Clindamycin**
> Dosierung s. Kap. T 14.2.1 → 686

bei V.a. Penicillinallergie

> **Clindamycin** Dosierung s. Kap. T 14.2.1 → 686

Bei bestehender Therapieresistenz: Antibiotikum entspr. Antibiogramm. **Cave** MRSA.
Bei ausgedehntem Befund oder Gesichtsfurunkeln: stationäre intravenöse Behandlung

[1] AWMF 013-038 S2k Diagnostik und Therapie Staphylococcus aureus bedingter Infektionen der Haut und Schleimhäute. Stand: 01.04.2011 (in Überarbeitung), gültig bis 31.03.2016

T 14.3 Weitere bakterielle Infektionen

T 14.3.1 Borreliosen

Therapieempfehlungen bei Lyme-Borreliose

Lokalis. Frühmanifestationen: solitäres Erythema migrans, Erythema chronicum migrans			
	Tetracyclin (Antibiose)	Doxycyclin[c] → 224	2 x 100mg/d p.o. oder 1 x 200mg/d (10-14d); Ki. ab 9J 4mg/kgKG/d p.o.[b] (max. 200mg) (10-14d)
oder	**Breitbandpenicillin** (Antibiose)	Amoxicillin → 214	3 x 500-1000mg p.o. (14d); Ki. 50mg/kgKG/d p.o. (14d)
oder	**Cephalosporin** (Antibiose)	Cefuroxim-Axetil → 223	2 x 500mg p.o. (14d); Ki. 30mg/kgKG/d p.o. (14d)
oder	**Makrolid** (Antibiose)	Azithromycin → 226	2 x 250mg p.o. (5-10d); Ki. 5-10mg/kgKG/d p.o. (5-10d)

Weitere bakterielle Infektionen 691

Disseminierte Frühmanifestationen[a]: multiple Erythemata migrantia, Erythema migrans mit grippeartigen Allgemeinsymptomen, Borrelien-Lymphozytom (solitär u. disseminiert)

	Tetracyclin (Antibiose)	Doxycyclin[c] → 224	2 x 100mg/d p.o. oder 1 x 200mg/d (10-14d); Ki. ab 9J 4mg/kgKG/d p.o.[b] (max. 200mg) (10-14d)
oder	Breitbandpenicillin (Antibiose)	Amoxicillin → 214	3 x 500-1000mg p.o.; Ki. 50mg/kgKG/d p.o.; für 14-21d[a]
oder	Cephalosporin (Antibiose)	Cefuroxim-Axetil → 223	2 x 500mg p.o. (14-21d)[a]; Ki. 30mg/kgKG/d p.o. (14-21d)[a]
oder	Makrolid (Antibiose)	Azithromycin → 226	2 x 250mg p.o. (5-10d)[a]; Ki. 5-10mg/kgKG/d p.o. (5-10d)[a]

Spätmanifestationen: Acrodermatitis chronica (ödematös-infiltratives und atrophes Stadium) ohne neurologische Symptome

	Tetracyclin (Antibiose)	Doxycyclin[c] → 224	2 x 100mg/d p.o. oder 1 x 200mg (30d); Ki. ab 9. Lj. 4mg/kg KG/d p.o.[b] (max. 200mg) (30d)
oder	Breitbandpenicillin (Antibiose)	Amoxicillin → 214	3 x 500-1000mg/d p.o.; Ki. 50mg/kgKG/d p.o.; 30d

Spätmanifestationen: Acrodermatitis chronica (ödematös-infiltratives und atrophes Stadium) mit neurologischer Symptomatik

	Benzylpenicillin (Antibiose)	Penicillin G → 212	4 x 5 Mio. IE/d i.v. (14-21d)[d]; Ki. 200-500000IE/kgKG/d i.v. (14-21d)[d]
oder	Cephalosporin (Antibiose)	Ceftriaxon → 219	1 x 2g/d i.v. (14-21d)[d]; Ki. 50mg/kgKG/d i.v. (14-21d)[d]
		Cefotaxim → 219	3 x 2g/d i.v. (14-21d)[d]; Ki. 100mg/kgKG/d i.v. (14-21d)[d]

[a] Die Therapiedauer richtet sich nach der Dauer und Schwere der klinischen Symptomatik; bei multiplen Erythemen und bei Borrelien-Lymphozytom beträgt die Therapiedauer 21 Tage.
[b] Nach Abschluss der Zahnschmelzbildung
[c] Für Jugendliche und Erwachsene ab 50 kg KG
[d] Weiter oral bis 30 Tage (Aberer et al. 1996)

2 AWMF 013/044 S2k Kutane Lyme Borreliose. Stand: 31.03.2016, gültig bis 31.10.2020.

T 14.3.2 Ecthyma

Topisch

	Antiseptikum	Hydroxychinolin	mehrmals tgl. Umschläge (bis zur Abheilung)
oder/plus	Antiseptikum	Polyvidon-Jod-Salbe	2 x/d auftragen (bis zur Abheilung)

Systemisch

	Siehe Erysipel, Kap. T 14.3.4		

T 14.3.3 Erythrasma

Topisch

	Waschgel (Reinigung, Austrocknung)	Syndets	2–3 x/d (mehrere W)
plus	Azol-Antimykotikum (Antibiose/Breitspektrumantimykotikum)	Clotrimazol-Creme, Paste → 373	2–3 x/d dünn auftragen (1W nach Abheilung)
		Ciclopirox Creme → 373	

Systemisch

ggf.	Makrolid (Antibiose)	Erythromycin → 227	2 x 500mg/d p.o. (10d)

T 14.3.4 Erysipel

	Oralpenicillin (Antibiose)	Penicillin V → 213	3 x 1.2-1.5 Mio. IE/d p.o. (1 Mio. IE = 0.6g)
oder	Benzylpenicillin (Antibiose)	Penicillin G → 212	3 x 5-10 Mio. IE/d i.v. (1 Mio. IE = 0.6g)
		Penicillin G → 212 + β-Laktamase-Inhibitor (Sulbactam) → 215	3 x 5 Mio. IE/d i.v. + 3 x 1g/d; bei V.a. Beteiligung von Staphylokokken
oder	Breitbandpenicillin + Penicillinaseinhibitor	Amoxicillin + Clavulansäure → 216	3 x 1.2-2.2mg i.v.
oder	Cephalosporin (Antibiose)	Cefalexin → 222	3 x 1g p.o./d
		Cefazolin → 217	3 x 2g/d i.v.; auch bei Staphylokokkenbeteiligung inkl. Betalaktamasebildner

Bei Penicillinallergie

	Makrolid (Antibiose)	Roxithromycin → 227	2 x 150mg/d p.o. bzw. 1 x 300mg/d p.o.
oder		Erythromycin → 227	2 x 1g/d p.o. (mind. 10 d)
oder	Lincosamid (Antibiose)	Clindamycin → 228	3 x 300-600mg p.o./i.v./d; keine Dosisreduktion bei NI

T 14.3.5 Erysipeloid

Topisch

	Antiseptikum (antiinflamm., antimikrobiell)	Hydroxychinolin	mehrmals tgl. Umschläge (bis zur Abheilung)

Systemisch

	Phenoxypenicillin	Phenoxymethylpen. → 213	2–3 Mio. IE p.o. (5–10d)
oder	Tetracyclin (Antibiose)	Doxycyclin → 224	1 x 200mg/d p.o./i.v. (14d)
bei Penicillinallergie		Erythromycin → 227	3 x 0.5–1g/d p.o. (10d)

T 14.3.6 Gramnegative Follikulitis

Topisch

	Desinfizientien (antimikrobiell)	Ammoniumbituminosulfonat Salbe 0–50% → 363	2-3 x/d auftragen
		Polyvidon Jod-Lsg.	
plus/oder	Antiseptikum	Benzoylperoxid → 370 Waschlotion, Gel oder Creme 2,5–10%	1-2 x/d auftragen
oder	(Reserve)	Retapamulin Salbe → 372	2x/d auftragen
oder	(Reserve)	Mupirocin Salbe	2x/d auftragen

Systemisch

ggf.	Vitamin-A-Säure-Derivat (antimikrobiell, austrocknend)	Isotretinoin → 371	0.5–1mg/kgKG p.o. f. 3–5M (off-label; UW → 370)
oder	Nitroimidazol (antiinfekt.)	Metronidazol → 233	2 x 400mg/d (ca. 10d)

T 14.3.7 Folliculitis decalvans[3]

Syn.: Folliculitis et parafolliculitis abscedens et suffodiens

Topisch

	Antibiotika	Clindamycin 1% Gel → 370	1–2/d
oder		Erythromycin 2% Lsg. → 370	1–2/d
	Antiseptika	Octenidin, Polihexanid oder Chlorhexidin	1–2/d

Systemisch

z.B.		Doxycyclin → 224	2 x 100mg/d
oder		Cefuroxim → 218	2 x 500mg/d
oder		Clarithromycin → 226	2 x 250mg/d
oder	Antibiot. + Tuberkulostat.	Clindamycin → 228 + RMP	je 2 x 300mg/d für 10 W
ggf.	Retinoid	Isotretinoin → 371	0,5–0,75mg/kg KG

[3] J Eur Acad Dermatol Venereol. 2015 Feb 24. doi: 10.1111/jdv.13052 (München)

T 14 Dermatologie – Therapie

T 14.3.8 Lupus vulgaris

1. Phase

	Tuberkulostatikum (Antibiose)	Rifampicin → 243	10mg/kgKG/d p.o. (2–3M)
plus		Isoniazid → 242	5mg/kgKG/d p.o. (2–3M)
plus		Pyrazinamid (PZA) → 243	25–35mg/kgKG/d (2M)
evtl. plus		Ethambutol (EBM) → 242	15–25mg/kgKG/d p.o. (2M); nicht bei Ki. < 2J!

2. Phase

	Tuberkulostatikum (Antibiose)	Rifampicin (RMP) → 243	weitere 4M
plus		Isoniazid (INH) → 242	5mg/kgKG/d p.o. (weit. 4M)

Alternativschema

statt	INH	RMP + EMB (Ethambutol 15–25mg/kgKG) + PZA
	RMP	Therapie nach Antibiogramm (9–12M)
	PZA	INH + RMP + EMB (3M)
		INH + RMP (weitere 6M)

T 14.4 Akne und akneiforme Dermatosen

T 14.4.1 Therapiealgorithmus[4]

	Leicht		Mittelschwer		Schwer
	A. com.[1,2]	A.pap.,pust.[1]	A.pap.,pust.[1]	A. pap, pust. nodosa[1,3]	A. conglobata
1. Wahl	Top. Retinoid	Basistherapeutikum[4,5] oder Kombination der Basistherapeutika[4] oder Basistherapeutikum[4] + top. Antibiotikum	Kombination der Basistherapeutika[4] oder Basistherapeutikum[4] + top. Antibiotikum oder orales Antibiotikum + Basistherapeutikum[4]	Orales Antibiotikum + 1 oder 2 BT oder orales Antibiotikum + Azelainsäure	Orales Antibiotikum + BPO + topisches Retinoid oder orales Antibiotikum + Azelainsäure
Alternativen	Azelainsäure	Azelainsäure (allein[5], oder Kombi. mit top BT/AB)	Azelainsäure + BT od. orales Antibiotikum + Azelainsäure	Orales Isotretinoin	Orales Isotretinoin
Bei Frauen	siehe oben	siehe oben	Orales antiandrogenes Kontrazeptivum + siehe 1. Wahl	Orales antiandrogenes Kontrazeptivum + siehe 1. Wahl	Orales antiandrogenes Kontrazeptivum + siehe 1. Wahl
Schwangerschaft	Azelainsäure	Azelainsäure + BPO oder topisches Erythromycin + BPO	Orales Erythromycin + Azelainsäure od. + BPO	Orales Erythromycin + Azelainsäure + BPO	Orales Erythromycin + Azelainsäure + BPO, evtl. kurzfr. oral. Prednisolon
Erhaltung	Top. Retinoid	Top. Retinoid	Top. Retinoid + BPO		

1. Zusätzlich mechan. Komedonenentfernung 2. Bei starker Ausprägung kann eine A. comedonica auch als eine mittelgradige bzw. schwere Akne bewertet werden 3. A. pap.pust. mit Knötchen (0.5–1cm) 4. Basistherapeutikum = topisches Retinoid oder Benzoylperoxid (BPO) 5. Für leichten Formen; BT = Basistherapeutikum; AB = Antibiotikum top. = topisch

[4] Adapt. nach Dt. S2-Akne-Leitlinie 2010; korr. Fassg. 2011

Akne und akneiforme Dermatosen 695

Topisch

	Waschgel (Reinigung, Entfettung)	Syndets	2/d
plus	Peeling	Peeling-Creme mit Schleifkörnchen	anfangs 2–3 x/W
plus/ oder	Vitamin-A-Säure-Derivat (Keratolyse ⇒ Beseitigung follikulärer Verhornungsstörungen)	Tretinoin, Isotretinoin oder Adapalen → 371	1–2 x/d dünn auftragen
oder/ plus	Benzoylperoxid (bakteriostatisch, antiinflammat., komedolytisch)	Benzoylperoxid 2,5–10% → 370	1–2 x/d
oder	Azelainsäure (antibakteriell, antiinflammatorisch)	Azelainsäure → 371	1–2 x/d dünn auftragen
oder/ plus	Makrolid (Propionibakterium-acnes- Antibiose)	Erythromycin 2–4% → 370	1–2 x/d dünn auftragen
oder/ plus	Lincosamid (Antibiose)	Clindamycin → 370	1–2 x/d dünn auftragen (bis 4W)
oder/ plus	Gyrasehemmer (Antibiose)	Nadifloxacin → 370	1–2 x/d dünn auftragen
oder	Kombin. Vit.-A-Säure-Derivat + Makrolid-Antibiotikum (Keratolyse + Antibiose)	Tretinoin → 371 + Erythromycin → 370	1–2 x/d dünn auftragen
oder		Isoretinoin + Erythromycin → 370	1–2 x/d dünn auftragen
oder	Kombin. Vit.-A-Säure-Derivat + Lincosamid-Antibiotikum (Keratolyse + Antibiose)	Tretinoin + Clindamycin → 371	1 x/d dünn auftragen
oder	Kombination Lincosamid + Benzoylperoxid	Clindamycin → 370 + Benzoylperoxid → 370	1 x/d dünn auftragen
oder	Kombin. Vit.-A-Säure-Derivat + Benzoylperoxid	Adapalen → 371 + Benzoylperoxid → 370	1 x/d dünn auftragen
oder/ plus	Schieferöl (antiphlogistisch, antimikrobiell)	Ammoniumbituminosulfonat 10–50% → 363	Salbenverband jeden 2. d wechseln (bis zur Abszess-Eröffnung)

Systemisch

ggf.	Tetracyclin (Propionibact.-acnes-Antibiose)	Minocyclin → 225 Doxycyclin → 224	2 x 50mg/d p.o., mind. 4–6W Cave: KI bei Ki, SS und SZ!

T 14 Dermatologie – Therapie

In schweren Fällen

	Tetracyclin (Propionibacterium-acnes-Antibiose)	Doxycyclin → 224	1-2 x 50mg/d p.o. (4-12W) Cave: KI bei Ki, SS und SZ!
oder	**Vitamin-A-Säure-Derivat** (antiinflammatorisch, sebostatisch durch Talgdrüsenreduktion, Keratolyse)	Isotretinoin → 371	0.3-0.5 mg/kg KG/d, mind. 6 M
		Cave: Kontrazeption während 4W vor und 4W nach Behandlung! Keine Blutspende! **Keine Kombination mit Tetrazyklinen** (Sicherheitsabstand 1W)!	

Evtl. bei Frauen

	Kontrazeptivum (Hemmung der Androgenwirkung auf die Talgdrüsenazini)	Ethinylestradiol + Cyproteronacetat → 412	1 x 1 Tbl. (1.-21. Zyklustag)
		Ethinylestradiol + Chlormadinon → 417	1 x 1 Tbl. (1.-21. Zyklustag)

T 14.4.2 Acne inversa[5]

Syn.: Hidradenitis suppurativa

Topisch

	Lincosamid	Clindamycin → 370 1% Lsg.	1 x/d dünn auftragen

Systemisch

	Lincosamid	Clindamycin → 228	2 x 300mg/d über 12W
plus	Tuberkulostatikum	Rifampicin → 243	2 x 300mg/d über 12W
plus	Tetracyclin	Minozyklin → 225	2 x 50mg/d über 1-3M

Bei Frauen, die auf systemische Antibiotika nicht ansprechen

	Kontrazeptivum	Ethinylestradiol + Cyproteronacetat → 412	1 x 1 Tbl. über ≥ 6M (ggf. steigern)

Bei unzureichendem Ansprechen auf konventionelle Therapie

	Biologica	Adalimumab → 208	d1 160mg, ab W2 80mg/W, ab W4 40mg/W, ab W6 weiter mit 40mg/W

[5] AWMF 013-012 Therapie der Hidradenitis suppurativa/Acne inversa. 31.12.2012, gültig bis 31.12.2017

T 14.4.3 Rosazea

Topisch

	Makrolid	Erythromycin → 370 2-4% Lsg., Gel oder Creme	2 x/d dünn auftragen (nach Bedarf)
oder	Chemotherapeutikum (antibakteriell)	Metronidazol Creme 0,75-2%, Gel oder Lotion	2 x/d dünn auftragen (> Wochen)
oder	Azelainsäure	Azelainsäure Gel → 371	1-2x/d dünn auftragen

Alopezie

oder	Antiparasitarium	Ivermectin → 371	1x/d dünn aftragen
oder	Schwefel (antimikrobiell)	Ichthyol-Schwefel-Zink-Paste 2-4%	1-2 x/d dünn auftragen (nach Bedarf)
evtl. plus	Alpha-2-Mimetikum	Brimonidin-Gel → 379	1 x/d (morgens) dünn auftragen (nach Bedarf)
Systemisch			
evtl.	Tetracycline	Doxycyclin → 224	ini (10-14d) 100mg/d p.o., dann 50mg bis max. 12W
		Minocyclin → 225	ini 2 x 50mg/d p.o. (4-6W)
		Doxycyclin ret. → 371	1 x 40mg (6-12W)
	Retinoid (antiinflammatorisch, antiseborrhoisch)	Isoretinoin → 371	0.1-1mg/kgKG/d p.o. (> 6M, w: unbedingt Kontrazept.)
		Cave: Keine Komb. mit Tetrazyklinen! Keine zugel. Ind!	

T 14.4.4 Periorale Dermatitis

Topisch			
	Makrolid (Antibiose)	Erythromycin → 370 Creme, Emulsion 2%	1-2 x/d dünn auftragen (bis zur Abheilung)
Systemisch			
evtl.	Tetracyclin (Antibiose)	Minocyclin → 372	1-2 x 50mg/d p.o. (einige W)

T 14.5 Alopezie

T 14.5.1 Alopecia androgenetica des Mannes

Topisch			
	Sexualhormonanalogon	Alfatradiol → 377	1 x/d 3ml, dann 2-3 x/W auf Kopfhaut aufbringen (bis zur Besserung)
evtl.	Antihypertensivum (Anagenhaar-Rate ↑)	Minoxidil → 377 5% in alkoholischer Lösung	1-2 x/d 2ml auf Kopfhaut aufbringen (abhängig von möglichen UW insbes. auf Herz/Kreislauf!)
evtl.	Hormon	Melatonin-Lsg. 0,0033%	1 x/d auf Kopfhaut aufbringen
Systemisch			
	5α-Reduktase-Hemmer (Östrogen > Dihydrotestosteron ↑ ⇒ Androgenwirkung ↓)	Finasterid → 377	1 x 1 Tbl./d (Jahre; nur Männer!, evtl. PSA-Überwachung)
evtl. plus	Vitamine (Verbess. der Haarstruktur, Effluvium ↓)	Biotin H	2.5-5mg/d (> 3M)

T 14.5.2 Alopecia androgenetica der Frau

Topisch

	Nicht halogeniertes Glukokortikosteroid (Anagenhaar-Rate ↑, antiinflammatorisch).	Prednisolon → 363 Dexamethason → 364 Mometason → 365 Clobetasol → 366	1 x/d 3ml, dann 2–3 x/W auf Kopfhaut aufbringen (bis zur Besserung, Wirkung nicht gesichert)
oder/ plus	Sexualhormonanalogon	17-alpha-Estradiol	1 x/d 3ml, dann 2–3 x/W auf Kopfhaut aufbringen (bis zur Besserung)
evtl.	Antihypertensivum (Anagenhaar-Rate ↑)	Minoxidil → 377 2% in alkoholischer Lösung	1–2 x/d 2ml auf Kopfhaut aufbringen (abhängig von möglichen UW insbes. auf Herz/Kreislauf!)
evtl.	Hormon	Melatonin Lsg. 0,0033%	1 x/d auf Kopfhaut aufbringen

Systemisch

evtl.	Kontrazeptive Sexualhormone/Antiandrogene (cyproteronacetathaltig, Hemmung der Androgenwirkung auf Haarfollikel)	Cyproteronacetat + Ethinylestradiol → 411 Ethinylestradiol + Chlormadinon → 417	1 x 1 Tbl./d (1.–21. Zyklustag)
oder/ plus	Sexualhormon/Gestagen mit antiandrogener Wi (Hemmung der Androgenwirkung auf Haarfollikel)	Cyproteronacetat → 404 Cave: Nur unter gynäkol. Betreuung und Antikonzeption!	10mg/d p.o. (d1–15 zum Antikonzeptivum)
oder/ plus	Vitamine, essenzielle Aminosäuren (Verbesserung der Haarstruktur, Effluvium ↓)	Biotin H Zystin	2.5–5mg/d (> 3M) ini. 3 x 20mg/d für 2–3W) 3 x 10–20mg/d (über M)

T 14.5.3 Alopecia areata

Topisch

evtl.	Glukokortikosteroid (antiinflammatorisch)	Clobetasol → 366 Mometason → 365 Triamcinolonacetonid → 364	1–2 x/d auftragen (> 2M), Wi nicht gesichert, 1:2–1:5 verdünnt intrakutan, intraläsional; Cave: Schläfenbereich!

Systemisch

evtl.	Glukokortikosteroid (antiinflammatorisch)	Methylprednisolon → 365	ini. 20–60mg/d p.o. (2–3W); Erh.Dos. 4–8mg/d p.o. (2–4W) (Wirkung nicht gesichert)

T 14.6 Ekzemerkrankungen

T 14.6.1 Kontaktekzem

akut/ sub- akut	Glukokortikosteroid, evtl. mit antimikrobiellem Zusatz, als Salbe, Creme, Paste, Lotion, Lösung (antiinflammatorisch)	Prednicarbat → 364	2 x/d auftragen; (5–7d); stadiengerechte Grundlage: – trocken: Salbe – nässend: Creme – feucht: Paste, Creme
		Betamethason → 365	
		Triamcinolon → 364	
		Mometason → 365	
		Methylprednisolon → 365	
		Flumetason + Clioquinol → 366	
		Flumetason + Triclosan → 366	

Chronisches Stadium wie bei atopischem Ekzem

[6] AWMF 013-055 S1 Kontaktekzem, Stand: 21.08.2013, gültig bis 20.08.2018

T 14.6.2 Atopisches Ekzem (Neurodermitis)

Topisch

akut	Glukokortikosteroid, evtl. mit antimikrobiellem Zusatz, als Salbe, Creme, Paste, Lotion, Lösung (antiinflammatorisch)	Prednicarbat → 364	ini 2 x/d auftragen; stadiengerechte Grundlage: – trocken: Salbe – nässend: Creme, Lotion, Lsg. – feucht: Paste, Creme
		Mometason → 365	
		Methylprednisolon → 365	
		Flumetason + Clioquinol	
		Flumetason + Triclosan	
ggf. plus	Breitspektrum-Antibiotikum (Antibiose)	Fusidinsäure-Creme → 372	2–3 x/d auftragen (Dauer nach Bedarf)
oder	Farbstoff	Solutio pyoctanini wässrig 0.25–0.5%	alle 3d (Dauer nach Bedarf)
		Eosin-Lsg. 0.5–2%	nach Bedarf tgl. auftragen
subak./ chron.	Glukokortikosteroid (antipruriginös, antiphlogistisch)	Hydrocortison → 363 Salbe, Creme	1–2 x/d (nach Bedarf)
oder	Immunmodulator/ Calcineurin-Inhibitor	Tacrolimus → 367	1–2 x/d auftragen
		Pimecrolimus → 367	
plus/ od.	Teere	Steinkohlenteer → 367	1–2 x/d (max. 4W)
plus/ oder	Harnstoffpräparat (hydratisierend)	Urea → 376 Creme, Lotion 5–10%	mehrmals pro d (nach Bedarf)
plus/ od.	Omega-3-Fettsäuren	Nachtkerzensamen-Öl	mehrmals pro d (nach Bedarf)

T 14 Dermatologie – Therapie

Systemisch

	Glukokortikosteroid (antiinflammatorisch)	Prednisolon → 205	20–40mg/d p.o. (über 7–10d reduzieren)
	Immunsuppressivum	Ciclosporin → 267	2.5mg/kg KG/d in 2ED, Laborkontrollen!
bei Super-infek-tion	Tetracyclin (Antibiose, erregerangepasst)	Doxycyclin → 224	2 x 100mg/d p.o. (10d)
	Cephalosporin (Antibiose, erregerangepasst)	Cefuroxim → 218	2 x 500mg/d p.o., i.v. (10d)
		Cefalexin → 222	2 x 500mg/d p.o. (10d)
plus	H$_1$-Antihistaminikum (antipruriginös, eventuell zusätzl. sedierend)	Loratadin → 86 Cetirizin → 85 Desloratadin → 85 Levocetirizin → 86	1 x 10mg/d p.o. (bei Bedarf)
		Dimetinden → 85	3 x 1–2mg/d (bei Bedarf)

T 14.6.3 Seborrhoisches Ekzem

	Imidazolderivat (Antimykotikum)	Ketoconazol → 374 Creme, Shampoo	2 x/d auftragen, 2–3 x/W Haarwäsche
		Clotrimazol → 374 Creme, Shampoo	
	Ciclopirox (Antimykotikum)	Ciclopirox → 373 Shampoo	2 x/d auftragen, 2–3 x/W Haarwäsche
evtl. plus	Glukokortikosteroid (antiinflammatorisch)	Hydrocortison → 363 Salbe, Creme	1–3 x/d dünn auftragen (< 5d)
plus/ oder	Schieferöle, Schwefel (antimikrobiell)	Ichthyol-Schwefel-Zink-Paste 2–4%	2 x/d dünn auftragen (nach Bedarf)

T 14.6.4 Dyshidrosiformes Ekzem

Topisch

	Glukokortikosteroid, ggf. mit antimikrobiellem Zusatz, als Creme, Paste, Lotion, Lösung (antiinflammatorisch)	Prednicarbat → 364	1–2 x/d dünn auftragen (Merke: Wahl einer stadiumgerechten Grundlage)
		Betamethason → 365	
		Flumetason + Clioquinol	
plus	Farbstoffe (antimikrobiell, austrocknend)	Solutio pyoctanini 0,5%	alle 3d
plus/ oder	Gerbstoffe (austrocknend, gerbend)	Tanninteilbäder	2 x/d
oder	Harnstoffpräparat (keratolytisch, hydratisierend)	Urea → 376 Creme, -Lotion 5–10%	mehrmals (nach Bedarf)

Ekzemerkrankungen

Systemisch

evtl.	H₁-Antihistaminikum (antipruriginös)	Loratadin → 86 Cetirizin → 85 Desloratadin → 85 Levocetirizin → 86	1 x 10mg/d p.o. (bei Bedarf)
evtl.	Glukokortikosteroid (antiinflammatorisch)	Prednisolon → 205	z.B. 1 x 50mg/d p.o. (3d), dann 1 x 25mg/d (2d), dann 1 x 10mg/d (3d), dann 1 x 5mg/d (3d)

T 14.6.5 Hyperkeratotisches Handekzem

Topisch

	Glukokortikosteroid (antiinflammatorisch)	Prednicarbat → 364 Betamethason → 365 Triamcinolon → 364 Mometason → 365 Methylprednisolon → 365	2 x/d auftragen; stadiengerechte Grundlage: – trocken: Salbe – nässend: Creme
oder	Calcineurininhibitor	Tacrolimus Salbe → 367 Pimecrolimus Salbe → 367	1x/d (off-label)
ggf. plus	Keratolytikum	Salizylsäure → 376 5-20% Salbe Urea 5-10% Creme oder Salbe	1-2x/d auftragen, ggf. Kombinationspräparat mit Steroid
	Teer	Liquor carbonis detergens, Ichthyol oder Tumenol (Creme, Salbe, Paste)	1x/d auftragen

Systemisch

	Retinoid	Acitretin → 368	10-75mg/d p.o., 6-8W; Cave: Kontrazeption! Keine Kombination mit Tetrazyklinen!
		Alitretinoin → 367	10-30mg/d p.o. 12-24W; Cave: Kontrazeption! Keine Kombination mit Tetrazyklinen! Laborkontrollen
und/oder	Glukokortikosteroid	Prednisolon → 205	kurzfristig 0.5-1mg/kgKG/d
oder	Immunsuppressivum	Ciclosporin → 267	off-label, bei schweren Formen 2.5mg/kgKG/d

T 14 Dermatologie – Therapie

T 14.6.6 Dermatitis solaris

Topisch

	Glukokortikosteroid (antiinflammatorisch)	Methylprednisolon → 365	als Milch oder Creme 1–3 x/d dünn auftragen (3–5d)
		Prednicarbat → 364	

Systemisch

Nichtsteroidales Antiphlogistikum (analget., antiinflammatorisch, antiphlogistisch)	Acetylsalicylsäure → 193	2–3 x 0.5–1g/d p.o. (3–5d)
	Ibuprofen → 194	3 x 400mg/d p.o.

T 14.6.7 Fototoxische/Fotoallergische Dermatitis

Topisch

evtl.	Glukokortikosteroid (antiinflammatorisch)	Methylprednisolon → 365	Milch, Creme oder Schaum 3 x/d dünn auftragen (bis zur Abheilung)
		Prednicarbat → 364	
zusätzl. bei Blasen	Farbstoffe (antimikrobiell, austrocknend)	Solutio pyoctannini 0,5%	alle 2–3d auftragen (bis Blasen eingetrocknet)
		Eosin-Lösung 0,5–2%	

Systemisch

Glukokortikosteroid (antiinflammatorisch)	Prednisolon → 363	20–40mg/d p.o. (über 7–10d reduzieren)

T 14.6.8 Polymorphe Lichtdermatose

Topisch

Lichtschutz-Präparat (UVA-/UVB-Schutz)	Creme, Lotion LSF 50$^+$, Sun-Blocker	1–3 x/d zur Prophylaxe auftragen (bei Bedarf)
Glukokortikosteroid (antiphlogistisch)	Mometason Creme → 365	2–3 x dünn auftragen (bei Bedarf bis zur Abheilung)
	Prednicarbat Creme → 364	
	Triamcinolon Creme → 364	
	Betamethason Creme → 365	

Systemisch

Glukokortikosteroid (antiinflammatorisch)	Prednisolon → 205	20–40mg/d p.o. (über 7–10d reduzieren)

Evtl. zusätzlich

Antihistaminikum (H$_1$-Blocker) (antiallergisch, antipruriginös)	Loratadin → 86	1 x 10mg p.o. (nach Bedarf)
	Desloratadin → 85	
	Levocetirizin → 86	
	Cetirizin → 85	

T 14.7 Epizoonosen

T 14.7.1 Scabies

Für alle Antiskabiosa gilt: nicht in Grav./Lakt. und den ersten 2 Lebensmonaten anwenden!

Lokal

	Antiskabiosa (antiinfektiös)	Benzylbenzoat → 375 25% (Erw.), 10% (Ki.)	topisch auftragen exkl. Kopf (3d hintereinander, an d4 gründlich abbaden)
		Permethrin → 376 5% Creme	Erw. und Ki. > 2M, Dosis an KOF anpassen, 1 x abends gesamten Körper ohne Kopf einreiben, morgens abduschen, bei Bedarf nach 2 u. 4W wdh.

Systemisch

	Antihelmintikum	Ivermectin	1 x 12mg p.o. (200µg/kg KG)

T 14.7.2 Pediculosis capitis/pubis

	Antiparasitarium (antiinfektiös)	Pyrethrum-Extrakt	Haar gut durchtränken, nach ½h ausspülen; bei Kleinki. max. ⅓ der Menge
oder		Permethrin → 376	ins feuchte Haar einmassieren, nach 30-45min auswaschen, dann Haare 3d nicht waschen; evtl. Wdh. nach 8-10d
oder		Allethrin → 375	Haare einsprühen, Einwirkzeit 30min, nach 8-10d wdh.
oder	Physikalisch	Dimeticon (Silikonöl) → 375	auf trockenes Haar auftragen, mind. 10min einwirken lassen, Nissenkamm, n. 8-10d wdh.

T 14.8 Ichthyosen

Topisch

	Basisexterna (rückfettend, Barriereschutz)	Hautpflegepräparate Lotion, Creme, Salbe, Ölbbad	mehrmals auftragen (nach Bedarf)
plus/oder	Harnstoff (hydratisierend)	Urea → 376 Creme, Lotion, Fettsalbe 5-10%	mehrmals auftragen (nach Bedarf)
plus/oder	Salizylsäure (keratolytisch)	Salizylsäure → 376 Vaseline 3-5%	1-2 x/d (Cave: Resorption, insbes. Schwangere u. Ki.)
plus/oder	Retinoid (keratolytisch)	Vitamin-A-Säure-Creme 0,05-0,1%	1-2 x/d

T 14 Dermatologie – Therapie

Systemisch

evtl.	**Retinoid** (Zelldifferenzierung)	Acitretin → 368	10–30mg oral **Cave:** Schwangerschaftsverhütungsprogramm. Konzeptionsschutz > 2 J nach Absetzen! Keine Komb. mit Tetrazyklinen! Laborkontrollen

T 14.9 Lichen ruber

Topisch

Bei verrukösen Läsionen

	Glukokortikosteroid (antiinflammatorisch)	Mometason → 365 Salbe, Fettcreme	1–3 x/d dünn auftragen (bis zu 4W)
		Triamcinolon → 364 Kristall-Susp. 10mg/ml	intraläsionale Injektionen 1 x/W (max. 10W)
	Immunmodulatoren	Tacrolimus → 367	1–2 x/d auftragen (off-label)
		Pimecrolimus → 367	
plus/ oder	**Teer** (antiinflammatorisch, antipruriginös)	Pix lithanthracis Paste, Salbe 3–5%	2 x dünn auftragen (max. 4W)

Bei Schleimhautbefall

	Glukokortikosteroid (antiinflammatorisch)	Hydrocortisonacetat → 363 Creme oder -Zinkpaste 2%	1–3 x im Genital-/Analbereich auftragen (bis zu 4W)
		Triamcinolon → 364 Haftsalbe	s. Packungsbeilage
		Prednisolon-Acetat → 363 Haftsalbe	1 x auf Mundschleimhaut auftragen
ggf. plus	**Lokalanästhetikum** (analgetisch)	Lidocain Mundgel → 290	4–8 x/d auftragen

Systemisch

Evtl. bei exanthemat. Form

	Glukokortikoid (antiphlogistisch)	Prednisolon → 205	z.B. 50mg/d p.o. absteigend dosieren

Evtl. Schleimhautbefall

	Retinoid	Acitretin → 368	ini 25–35mg/d p.o. 2–4W, dann 25–75mg/d p.o.; **Cave:** Konzeptionsschutz > 2 J nach Absetzen

T 14.10 Mykosen

T 14.10.1 Tinea corporis, Tinea capitis

Topisch

	Ciclopirox (Antimykotikum)	Ciclopirox → 373	in geeign. Grundlage als Creme, Salbe, Lösung, Puder: 2–3 x/d auftragen (ca. 1W über Erscheinungsfreiheit hinaus)
	Imidazolderivat (Antimykotikum)	Clotrimazol → 373 Econazol → 373 Ketoconazol → 374 Miconazol → 374 Bifonazol → 373 Oxiconazol → 374 Isoconazol Sertaconazol → 374	in geeigneter Grundlage als Creme, Salbe, Paste, Lösung, Puder: 2–3 x/d auftragen (ca. 1W über die Erscheinungsfreiheit hinaus)
oder	Anilinfarben (antimikrobiell, austrocknend)	Castellani-Lsg. Solutio pyoctanini 0,5%	alle 2–3d auftragen (ca. 1W über die Erscheinungsfreiheit hinaus)
oder	Allylamin (Antimykotikum)	Naftifin → 374 Creme, Gel, Lösung	2–3 x/d auftragen (ca. 1W über die Erscheinungsfreiheit hinaus)
oder	Thiocarbamatderivat (Antimykotikum)	Tolnaftat → 374 Creme, Puder, Lösung, Spray	2–3 x/d auftragen, (ca. 1W über die Erscheinungsfreiheit hinaus)

Systemisch

	RNA-Synthesehemmer (Antimykotikum)	Griseofulvin → 262	Erw. 500–1000mg/d; Ki. 125–375mg/d; (ca. 3W–3M; (BB-Kontr., strenge Kontrazeption während der Einnahme, bei Männern zusätzl. 6M, bei Frauen 1M n. Einnahme)
	Allylamin (Antimykotikum)	Terbinafin → 374	Erw. 250mg/d (keine Zulassung bei Ki.; 4–6W)
	Azole (Antimykotikum)	Itraconazol → 259	Erw. 200–400mg/d (2–4W)
		Fluconazol → 259	Erw. 50mg/d (2–7W)

Cave: Systemische Azol-Antimykotika nicht mit Statinen kombinieren.

T 14.10.2 Nagelmykosen

Topisch

	Antimykotikum	**Amorolfin, Ciclopirox** Nagellack	*1-3 x/W (> 3M nach Schema)*
oder		als Creme, Lösung: siehe unter Tinea corporis, Tinea capitis → 705	*nach Abfeilen (Einmalfeile) od. Aufweichen des Nagels mit Harnstoffpaste (s.d.) 2 x/d einmassieren (3-12M)*
evtl. plus	**Harnstoff** (onycholytisch)	**Urea** → 376 40% in geeigneter Grundlage	*unter Okklusion auf befallenen Nagel auftragen (nach ca. 10d aufgeweichten Nagel entfernen)*

Systemisch

	Azol (antimykotisch)	**Itraconazol** → 259	*400mg/d (insges. 3 Zyklen mit je 7d Beh. + 3W Pause)*
		Fluconazol → 259	*150mg 1 x/W, 6-12M*
oder	Allylamin (Antimykotikum)	**Terbinafin** → 374	*250mg/d (3-6 M)*

Cave: Systemische Azol-Antimykotika nicht mit Statinen kombinieren.

T 14.10.3 Candidosen

Topisch

	Imidazolderivat (Antimyk.)	Siehe unter Tinea corporis, Tinea capitis → 705	
oder	Polyen-Antimykotikum	**Nystatin** → 374 **Amphotericin B** → 262 Pasten, Cremes	*2-3 x/d im intertriginösen, genitalen u. analen Bereich auftragen (bis einige d nach Beschwerde- und Erscheinungsfreiheit)*
oder		Ovula, Vaginalcreme	*tgl. 1-2 Ovula oder Vaginalcreme mittels Applikator tief intravaginal einführen (3-10d)*
		Suspension, Mundgel	*4 x 1-2ml/d (10-14d)*
		Lutschtabletten	*4 x 1 Tbl./d (ca.10d)*
evtl. plus	**Gerbstoffe** (antipruriginös, austrocknend)	**Phenolsulfonsäure-Phenol-Harnst.-Methanal-Kondens.**	*1-2 x/d Teilbäder (5-7d je 10min)*

Systemisch (Nur als Behandlungsversuch bei chronisch atrophischer oraler Candidose oder Prophylaxe bei Zytostatika-Therapie!)

	Azole (Antimykotikum)	**Itraconazol** → 259	*200mg/d p.o. (2-4W)*
oder		**Fluconazol** → 259	*50mg/d p.o. (Dauer s. Fachinfo)*

Cave: Systemische Azol-Antimykotika nicht mit Statinen kombinieren.

T 14.10.4 Pityriasis versicolor

Topisch

	Antimikrobium	**Salizylsäure** Spiritus 3–5%	3x/d mit getränktem Wattebausch abreiben (2–3W)
oder	Azole (Antimykotikum)	**Clotrimazol** → 373 Creme 2%, Shampoo	2–3 x auftragen (2W)
oder		**Ketoconazol** → 374 Creme, Shampoo	Kopfwäsche, nach 5–10min ausspülen (n. Bed. 1–3 x/W)
oder		**Econazol** → 373 Duschlösung	10g auf Körper und Haare verteilen (3d hintereinander)
oder		**Clotrimazol** → 373 Shampoo 2%	5–7d hintereinander je 5min auf die feuchte Haut auftragen, dann abduschen
	Ciclopirox (Antimykotikum)	**Ciclopirox** → 373 1%-Shampoo	1–2 x/W zur Kopfhautsanierung

Systemisch

evtl.	Azole (Antimykotikum)	**Itraconazol** → 259	1 x 200mg/d p.o. (7d)
evtl.		**Fluconazol** → 259	50mg/d p.o. (1–2 W)

Cave: Systemische Azol-Antimykotika nicht mit Statinen kombinieren.

T 14.11 Pemphigus vulgaris

Topisch

	Farbstoffe (desinfiz., austrocknend)	**Solutio pyoctanini** 0.25–0.5%	alle 2–3d (bis zur Reepithelialisierung)
plus/ oder	Glukokortikosteroid (antiphlogistisch, immunsuppressiv)	**Prednicarbat** Creme → 364 **Betamethason** → 365 Creme, Lotion **Clobetasol** → 366 Creme, Lotion	2–3 x dünn auftragen (evtl. langfristig)
oder	Glukokortikosteroid + Antiseptikum (antiphlogistisch, antimikrobiell)	**Flumetason + Clioquinol** **Flumetason + Triclosan** → 366	2–3 x dünn auftragen (evtl. langfristig)

Systemisch (nur bei Schleimhautbefall/generalisiertem Befall)

	Glukokortikosteroid (antiinflammatorisch, antiphlogistisch, immunsuppressiv)	**Prednisolon** → 205	40–80mg/d p.o. (bis keine neuen Blasen mehr auftreten) oder 150–250mg/d i.v.; dann auf 10–20mg/d p.o. ausschleichen (Erh.Dos.)

T 14 Dermatologie – Therapie

evtl. plus	**Immunsuppressivum** (immunsuppressiv, antiproliferativ)	Azathioprin → 267	1–2.5mg/kgKG p.o. (mehrere W nach Schema!)
oder		Mycophenolatmofetil → 268	2g/d

[7] AWMF 013-071 S2k Diagnostik und Therapie des Pemphigus vulgaris/foliaceus und des bullösen Pemphigoids, Stand 18.12.2014, gültig bis 31.12.2018.

T 14.12 Psoriasis

T 14.12.1 Psoriasis vulgaris[8]

Topisch

	Salizylat (keratolytisch)	**Salizylsäure → 376** Vaseline 3–10%, Salbe, Öl, Kopfsalbe 3%	1 x/d (nach Bed. auf Haut/Kopfhaut, ggf. okklusiv (Ölkappe) über Nacht, dann auswaschen (2–3 x/W); Cave: Resorption, insbes. Schwangere und Ki.
oder	**Keratolytikum**	**Dicaprylyl Carbonat, Dimeticone**	1 x/d (3–7d)
	Antipsoriatikum (proliferationshemmend, zytostatisch)	**Dithranol → 367**	1–2 x auf Herde auftragen (für je 3–4d in steig. Konz. oder Minutentherapie)
oder	**Vitamin-D-Derivat** (zelldifferenzierend)	**Calcipotriol → 367** Creme 0,05%	1–2 x max. 15g auf Herde auftragen (max. 30% des Körpers, max. 4–6W, max. 100g Creme/W)
		Calcitriol Salbe	1–2 x auftragen (max. 35% der KOF)
		Tacalcitol Salbe 0,05%	1 x max. 15g auf Herde auftragen (max. 15% der KOF, max.12M, max. 50g Salbe/W)
		Tacalcitol Emulsion 0,05%	1 x auf Kopfhaut (max. 4–6W)
	Vitamin-D-Derivat + Steroide	**Calcipotriol + Betamethason** Salbe, Gel, Schaum	1 x/d auftragen
oder	**Teerpräparat** (antipruriginös, antiinflammatorisch, proliferationshemmend)	**Liquor carbonis detergens** Creme, Fettcr., Emuls. 2–5% **Steinkohlenteerdestillat** 2%	2 x dünn auf die Herde auftragen (2–4W)
oder	**Glukokortikosteroid** (antiinflammatorisch)	**Prednicarbat → 364** Salbe, Creme	1–2 x/d dünn auftragen (kurzfristig im Akutstadium)
		Betamethason-Salizylsäure Salbe 0,1–3%	
oder		**Mometason-Lösung → 365**	2x/d auf Kopfhaut auftragen

Psoriasis

Systemisch			
	Fumarat	Fumarsäure	einschleichend, max. 6Tbl./d nach Schema
oder ggf.	Immunsuppressivum	Methotrexat → 369	ini 1 x 7.5–15mg/W p.o., s.c. oder i.v.; Erhaltung 5-22,5mg/W
		Ciclosporin → 368	2.5mg/kg KG/d in 2ED; wenn nach 4W keine Besserung, evtl. Erhöhung auf max. 5mg/kg KG
oder	Retinoid	Acitretin → 368	0,3–0,5mg/kgKG für ca. 4 W, dann ggf. 0,5–0,8mg/kgKG; (Schwangerschaftsverhütungsprogramm)
oder	Biologicals: Antikörper, Rezeptorantagonisten	Adalimumab → 208	ini 80mg s.c., Erhaltung 40mg s.c. alle 2W
oder		Etanercept → 209	ini 50 oder 2 x 50mg/W s.c., Erhaltung 50mg/W s.c.
oder		Infliximab → 210	5mg/kgKG W0, 2, 6, Erhaltung alle 8 W. i.v. über 2h
oder		Ustekinumab → 369	W0, 4: 45mg i.v. (90mg bei > 100 kg KG), Erhaltung 45mg (bzw. 90mg) alle 12W
oder		Secukinumab → 369	W0, 1, 2, 3: 300mg s.c., Erhaltung 300mg/M s.c.
oder		Ixekizumab	W0: 160mg s.c., W2, 4, 6, 8, 10, 12: 80mg; Erhaltung 80mg alle 4W
oder	Phosphodiesterasehemmer	Apremilast → 208	einschleichend, 10-60mg p.o. nach Schema

[8] AWMF 013-001 S3 Therapie der Psoriasis vulgaris, Stand: 23.02.2011 (in Überarbeitung)

T 14.12.2 Psoriasis pustulosa generalisata

Topisch			
	Glukokortikosteroid (antiinflammatorisch)	Prednicarbat-Creme → 364	1–2 x/d dünn auftragen (kurzfristig)
Systemisch			
	Retinoid (antiproliferativ)	Acitretin → 368	1mg/kgKG/d p.o. (solange Pustulation); Erh.Dos. 0.5mg/kg KG/d (> M)

T 14 Dermatologie – Therapie

oder ggf.	Immunsuppressivum	Methotrexat → 369	1 x 15–25mg/W p.o., s.c. oder i.v.
		Ciclosporin → 368	2.5mg/kg KG/d in 2ED; wenn nach 4W keine Besserung, evtl. erhöhen auf max. 5mg/kgKG

T 14.12.3 Psoriasis arthropathica

Systemisch

	Nichtsteroidales Antiphlogistikum	Diclofenac → 196	1–3 x 50mg/d p.o. (bei Bed.)
		Ibuprofen → 194	800–1200mg/d p.o., nach Bedarf oder regelmäßig
plus/ oder ggf.	Immunsuppressivum	Methotrexat → 369	1 x 15–25mg/W p.o. (> W)
		Ciclosporin → 368	2.5mg/kg KG/d in 2ED; wenn nach 4W keine Besserung, evtl. erhöhen auf max. 5mg/kgKG
		Glukokortikoide → 203	Stoßtherapie: bei intermittierender Schubaktivität Glukokortikoidstoß mit Prednisonäquivalent 40mg/d p.o., alle 3d um 5mg reduzieren
	Biologicals: Antikörper, Rezeptorantagonisten	Adalimumab → 208	ini 80mg s.c., Erhaltung 40mg s.c. alle 2W
		Etanercept → 209	ini 50 oder 2 x 50mg/W s.c., Erhaltung 50mg/W s.c.
		Infliximab → 210	5mg/kgKG W0, 2, 6, Erhaltung alle 8 W. i.v. über 2h
		Ustekinumab → 369	W0, 4: 45mg i.v. (90mg bei > 100 kg KG), Erhaltung 45mg (bzw. 90mg) alle 12W
		Secukinumab → 369	W0, 1, 2, 3: 300mg s.c., Erhaltung 300mg/M s.c.
		Golimumab → 209	50mg s.c. 1x/M, ggf. mit individuell erforderlicher MTX-Dosis kombinieren

Oder Alternativversuch

Fumarate	Fumarsäure	einschleichen, max. 6 Tbl./d

T 14.13 Sexuell übertragbare Erkrankungen → 641

Urtikaria

T 14.14 Urtikaria [9]

T 14.14.1 Akute Urtikaria, leichtere Form

Topisch

	Dermatolog. Grundlage (kühlend, lindernd)	Lotio alba	auftragen (nach Bedarf)

Systemisch

	Antihistaminikum (H$_1$-Blocker, antiallergisch, antipruriginös)	Loratadin → 86 Desloratadin → 85 Cetirizin → 85 Levocetirizin → 86 Ebastin → 85 Rupatadin → 86	1 x 1/d p.o. (nach Bedarf)

T 14.14.2 Akute Urtikaria, schwerere Form

Quincke-Ödem

	Glukokortikosteroid (antiinflammatorisch, immunsuppressiv)	Methylprednisolon → 205 Prednisolon → 205	100–250mg i.v. (ini bis zur Beschwerdefreiheit, ggf. mehrmals)
plus	H$_1$-Rezeptoren-Blocker (antiallergisch)	Dimetindenmaleat → 85	4–8mg i.v. (bis zur Beschwerdefreiheit)
oder		Clemastin → 85	2–4mg i.v.

Luftnot

plus	β-Sympathomimetikum (Bronchospasmolyse)	Fenoterol Dosier-Aerosol → 73	100–200μg (1–2 Hub im Akutanfall)
ggf. plus/ oder	Phosphodiesterasehemmer	Theophyllin → 80	200mg langsam i.v., 600–800mg p.i. (über 24h)
	β-2-Sympathomimetikum	Terbutalin → 73	0.5–2mg/d i.v.
	α- u. β-Sympathomimetika (Inotropie, Chronotropie, Bathmotropie)	Epinephrin (Adrenalin) → 55	1:10 Verdünnung: 0.3–0.5ml langsam i.v. oder s.c.; Gabe unter Puls-/RR-Kontrolle!
		Epinephrin (Adren.) → 76	Adrenalin-Inhalator

Schock

plus	Volumenersatzlösung	Elektrolytlösung → 294	1–2l Druckinfus. (n. Bed.)
plus/ oder	Volumenersatzlösung (Volumensubstitution)	Kolloidale Lösung 10% → 296	500–1500ml p.i.
ggf. plus/ oder	α- u. β-Sympathomimetika (Inotropie, Chronotropie, Bathmotropie)	Epinephrin (Adrenalin) → 55	1ml auf 10ml NaCl-Lsg. 0.9% verdünnen, davon 0.3–1ml langs. i.v. (Wdh. nach Wirkung unter strenger Puls-/RR-Kontr.)

[9] AWMF 013-028 Urtikaria, Klassifikation, Diagnostik und Therapie (in Überarbeitung)

T 14 Dermatologie – Therapie

T 14.14.3 Chronische spontane Urtikaria (CSU)[10]

Systemische Therapie – 1. Stufe

Antihistaminikum (nicht-sedierende H_1-Blocker der 2. Generation) (antiallergisch, antipruriginös)	Loratadin → 86	1 x 10mg p.o.
	Desloratadin → 85	1 x 10mg p.o.
	Levocetirizin → 86	1 x 10mg p.o.
	Cetirizin → 85	1 x 10mg p.o.
	Terfenadin → 86	1 x 60mg p.o.
	Mizolastin → 86	1 x 10mg p.o.
	Ebastin → 85	1 x 10mg p.o.
	Fexofenadin → 86	1 x 180mg p.o.
	Rupatadin → 86	1 x 10mg p.o.

Systemische Therapie – 2. Stufe: Aufdosierung

Dosierung bei Nichtansprechen bis zur 4-fachen Tagesdosis erhöhen (off-label, Aufklärung, besonders über mögliche Sedierung!); bei Nichtansprechen oder Nebenwirkungen auf ein anderes Antihistaminikum der 2. Generation wechseln (bis zur 4-fachen Tagesdosis; keine Kombination verschiedener Antihistaminika)

Systemische Therapie – 3. Stufe (bei Nichtansprechen)

Anti-IgE-Antikörper	Omalizumab → 88	300mg s.c. alle 4W

Systemische Therapie – 4. Stufe (bei Nichtansprechen)

	Leukotrienrezeptor-antagonist	Montelukast → 81	10mg/d (zusätzl. zum Antihistaminikum), (off-label)
oder	Calcineurininhibitor	Ciclosporin → 368	bis 4mg/kg KG (zusätzlich zum Antihistaminikum), max. 3M (off-label)

In Ausnahmefällen (bei Exazerbationen)

Systemisches Steroid	Prednisolon → 205	0.5–1mg/kg KG, max. 10d

[10] Termeer et al.; JDDG, 2015, 419-429

T 14.14.4 Hereditäres Angioödem (C_1-Inhibitor-Mangel)

Systemisch

	C_1-Esterase-Inhibitor (Substitution)	C_1-INH-Konzentrat → 71	500–1000 max. 10000 IE in 20ml 0.9% NaCl i.v. (im Akutstad., ggf. wdh.)
oder	Synthetisches Decapeptid (Bradykinin-B2-Rezeptor-Antagonist)	Icatibant → 71	30 mg s.c.
oder	Rekombinanter humaner C1-Inhibitor rhC1-INH	Conestat alfa → 71	50 E/kgKG i.v.
oder		Frisches Gefrierplasma	

T 14.15 Virale Infektionen

T 14.15.1 Verrucae planae

evtl.	Salizylsäurepräparat (keratolytisch)	Salizylsäure → 376 Spiritus 5–10%	1–2 x/d topisch (nach Bedarf)
plus/oder	Retinoid (keratolytisch)	Vitamin-A Säure-Creme 0,25–0,1%	1–2 x/d dünn auftragen (off-label)

T 14.15.2 Verrucae vulgares

evtl.	Salizylsäurepräparat (keratolytisch)	Salizylsäure Pflaster → 376 Salizylsäure Lsg. → 376	alle 3–4d erneuern (nach Bedarf); 3–4 x/d bepinseln
	Zytostatikum (virustatisch)	Fluorouracil + Salizylsäure → 376	2–3 x/d auftragen (> W)
	Ätzmittel (virustatisch)	Eisessig-Salpetersäure-Milchsäure	1 x/W auftragen (> W)

T 14.15.3 Herpes simplex
Herpes genitalis → 643

Topisch

	Desinfizienz (antiseptisch)	Clioquinol Lotion oder -Emulsion 1%	2 x/d (ca. 5d)
	Lokalanästhetikum	Lidocain → 290 Gel	bei Gingivostomatitis mehrfach/d
oder	Virustatikum (Purinantagonist, DNA-Polymerase-Hemmer)	Aciclovir Creme 5% → 372	alle 4h auftragen (ca. 5d)
		Foscarnet → 372	Herpes lab., H. integ.: 6 x/d auftragen
oder		Penciclovir → 372	rezid. H. lab.: 6–8 x/d auftrag.

Systemisch

ggf.	Virustatikum (Purinantagonist, DNA-Polymerasehemmer)	Aciclovir → 245	5 x 200mg p.o.; 5mg/kgKG alle 8h i.v. ca. 5d
oder		Valaciclovir → 245	2 x 500mg/d alle 12d für 5d

Prophylaxe → 643

T 14.15.4 Varizellen

Topisch

	Gerbsäure (austrocknend)	Tannin-Lotion 2–4%	2–3 x auf befallene Stellen
	Desinfiziens (antiseptisch)	Clioquinol-Lotion 1%	
	Lokalanästhetikum (antipruriginös, analgetisch)	Polidocanol/Lotio alba 2%	1–2 x auf befallene Stellen (nach Bedarf)
		Benzocain	Mundspülung

T 14 Dermatologie – Therapie

Systemisch			
	Antihistaminikum (antipruriginös)	Dimetindenmaleat-Tropfen	3 x 10–20Trpf. (nach Bedarf)
Bei Immunsuppression, Erwachsenen oder schweren Verläufen			
	Virustatikum	Aciclovir → 245	3 x 5mg/kgKG/d i.v. (7–10d)

T 14.15.5 Zoster

Topisch			
	Desinfizienz (antiseptisch, antiphlogist., austrocknend)	Clioquinol-Lotio	äußerlich auftragen (nach Bedarf)
Systemisch			
	Virustatikum (Purinantagonist, DNA-Polymerase-Hemmer)	Aciclovir → 245	5 x 800mg p.o. oder 3 x 5–10mg/kgKG i.v. (5–7d)
oder		Famciclovir → 245	3 x 250mg p.o. (7d)
		Brivudin → 245	1 x 125mg (7d) (Cave: keine Kombin. mit 5-FU)
		Valaciclovir → 246	3 x 1000mg/d (7d)
plus ggf.	Nichtsteroidales Analgetikum	Paracetamol → 285	3–4 x 500mg p.o.
		Metamizol → 198	1–4 x 500–1000mg (b. Bed.)
Bei Neuralgien			
	Opioide	Tramadol → 283	3 x 20gtt. p.o.
	Antikonvulsivum	Carbamazepin → 299	400–800mg/d (einschleichen)
		Gabapentin → 304	300–3600mg/d (einschleichen)
		Pregabalin → 304	150–600mg/d (einschleichen)
plus ggf.	Glukokortikosteroid (antiinflammatorisch)	Prednisolon → 205	ab Ende Bläschenstadium 20–60mg/d, dann ausschleichen

T 14.16 Aktinische Präkanzerosen

Topisch			
	Cyclooxygenasehemmer (NSAR) (antiphlogistisch, analgetisch)	Diclofenac → 196 in Hyaluronsäuregel	2 x/d auf die betroffene Hautstelle für 60–90d; max. 8g/d
oder	Zytostat., Pyrimidinantag. (Thymidinnukleotid-Synthese ↓)	5-Fluorouracil-Creme 5% → 159	2 x/d auftragen bis zur Erosion (2–4W)

Aktinische Präkanzerosen

oder	Zytostatikum, Pyrimidinantagonist + Salicylsäurepräparat (keratolytisch)	5-Fluorouracil → 376 + Salicylsäure Lösung → 376	aktin. Keratosen (Grad I/II): bei Erw. mit gesundem Immunsystem 1 x/d auftragen (6–12W)
	Immunmodulator	Imiquimod → 380	1 x/d vor dem Zubettgehen über 2 Behandlungszyklen von jeweils 2W (getrennt durch 2 behandlungsfreie W) auftragen
	Antineoplastikum	Ingenolmebutat-Gel (70µg)	aktin. Keratosen im Gesicht/ auf der Kopfhaut von Erw.: an 3 aufeinanderfolgen Tagen jeweils 1 x/d 1 Tube Gel (= 70µg Ingenolmebutat) auftragen
		Ingenolmebutat-Gel (235µg)	aktin. Keratosen an Stamm/Extremitäten von Erw.: an 2 aufeinanderfolg. Tagen jeweils 1 x/d 1 Tube Gel (= 235µg Ingenolmebutat) auftragen
Photodynamische Therapie			
	Photosensitizer	5-Amino-4-oxopentansäure-HCl Gel	Arzt appliziert okklusiv und belichtet nach 3h
		5-Amino-4-oxopentansäure-HCl Pflaster	Arzt appliziert okklusiv und belichtet nach 3h
		Methyl-5-amino-4-oxopentanoat Creme	aktinische Keratose, oberflächliches Basaliom: Arzt appliziert okklusiv und belichtet nach 3h oder als Daylight PDT
Topische Retinoide			
	Vitamin-A-Säure-Derivat (Keratolyse)	Tretinoin → 371 Creme, Lsg. 0.05%	1–2 x/d auftragen (off-label)
oder		Adapalen → 370 0.1% als Creme, Gel	1–2 x/d auftragen (off-label)
Systemische Retinoide			
	Vitamin-A-Säure-Derivat (Keratolyse)	Acitretin → 368	20mg/d zur Sekundärprävention (off-label)

T 14.17 Malignes Melanom[12]

Die medikamentöse Therapie des malignen Melanoms erfolgt im Wesentlichen bei metastasierten Spätstadien im Rahmen von Studien in spezialisierten Zentren. Der folgende Abschnitt zeigt im Überblick, welche Medikamente nach welchem Schema zum Einsatz kommen.

T 14.17.1 Adjuvante Therapie mit Interferon alfa

Behandlungsschemata[11]

Schema	Dosis	Frequenz	Dauer	Indikation
Niedrigdosis-schema	3 Mio. IU s.c.	d1, 3 u. 5 jeder W	18–24 M	Stadium II–III
Hochdosisschema Initiierung	20 Mio IU/m² i.v. als Kurzinfusion	d1–5 jeder W	4 W	Stadium III
Erhaltung	10 Mio IU/m² s.c.	d1, 3 u. 5 jeder W	11 M	Stadium III
Pegyl. IFN α-2b Initiierung	6µg/kg/W	d1 jeder W	8 W	Stadium III
Erhaltung	3µg/kg/W	d1 jeder W	bis z. Ende von 5J	Stadium III

[11] Kurzleitlinie der Deutschen Dermatologischen Ges. (DDG) und der Deutschen Krebsgesellschaft

Metaanalysen der verschiedenen Dosierungsschemata zeigen keinen signifikanten Unterschied, so dass die Leitlinie 2013 keine konkrete Dosierungsempfehlung für ein Schema abgibt.

T 14.17.2 Systemtherapie in Stadium IV und nicht resektablen Stadium III mit Transduktionsinhibitoren

Bei BRAF-Inhibitor-sensitiver BRAF-Mutation			
	BRAF-Inhibitor	Vemurafenib → 175	2 x 960mg/d, ggf. mit MEK-Inhibitor oder Checkpoint-Inhibitor kombinieren
		Dabrafenib → 172	2 x 75mg/d
	MEK-Inhibitoren	Unter Studienbedingungen	
Bei c-KIT-Inhibitor-sensitiver c-KIT-Mutation Option auf c-KIT-Kinase-Inhibitor prüfen			
	c-KIT-Kinase-Inhibitor	Imatinib → 173	400mg/d

T 14.17.3 Immuntherapie in Stadium IV

Bei Melanompat. mit nicht resezierbaren Metastasen Option auf Ipilimumab prüfen		
IgG1 monoklonaler Antikörper (CTLA4)	Ipilimumab → 377	3mg/kgKG p.i. über 90 min alle 3 W (4 Zyklen)

PD1-Antikörper oder deren Kombination mit Ipilimumab sind einer Monotherapie mit Ipilimumab hinsichtlich des progressionsfreien Überlebens überlegen.

Basaliom 717

T 14.17.4 Monochemotherapien für das metastasierte Melanom[12]

	Alkylanz	Dacarbazin → 155	800-1200mg/m2 i.v. d1 alle 3-4W oder 250 mg/ m2 i.v. d1-5 alle 3-4W
oder	Alkylanz	Temozolomid → 156	150-200mg/m2 p.o. d1-5 alle 4W
oder	Nitrosoharnstoff (alkylierend)	Fotemustin (internat. Apotheke)	100mg/m2 i.v. d 1, 8 u. 15 alle 3W

Die Monochemotherapie mit Dacarbazin ist eine etablierte Systemtherapie und kann Melanompatienten mit nicht resezierbaren Metastasen angeboten werden.
Die Wirksamkeit von Temozolamid und Fotemustin ist der von Darcabazin äquivalent.[12]

T 14.17.5 Polychemotherapie[12]

Schema	Dosierung	Gabe und Zyklusdauer
CarboTax Schema	Carboplatin AUC6 i.v. Paclitaxel 225mg/m² i.v.	d1q21, ab 5. Zyklus Dosisreduktion (C AUC5/P 175mg/m²)
GemTreo Schema	Gemcitabin 1000mg/m² i.v. Treosulfan 3500mg/m² i.v.	d1,d8q28
DVP Schema	DTIC 450 mg/m² i.v. Vindesin 3 mg/m² i.v. Cisplatin 50 mg/m² i.v.	d1,d8q21/28
BHD Schema	BCNU (Carmustin) 150 mg/m² i.v. Hydroxyurea 1500 mg/m² oral DTIC 150 mg/m² i.v.	d1q56 d1q56 d1-5q28
BOLD Schema	Bleomycin 15 mg i.v. Vincristin 1 mg/m² i.v. CCNU (Lomustin) 80 mg/m² p.o. DTIC 200 mg/m² i.v.	d1, d4q28 d1,d5q28 d1q28 d1-5q28

AU = Area under the Curve, d1q21 = d Tage der Medikamentengabe, q Zyklusdauer

Unter Polychemotherapie sind höhere Ansprechraten zu erwarten, das mediane Gesamtüberleben wird nicht signifikant verlängert. Patienten mit Tumorprogress unter system. Vortherapie oder initial rascher Tumorprogression kann eine Polychemotherapie angeboten werden.[12]

[12] AWMF 032 - 024OL S2k Malignes Melanom; Diagnostik, Therapie und Nachsorge. Stand: 31.07.2016 , gültig bis 31.12.2017.

T 14.18 Basaliom[13]

„Symptomatisch metastasiertes" Basalzellkarzinom und „lokal fortgeschrittenes" Basalzellkarzinom bei Patienten, bei denen eine OP oder Strahlentheapie nicht geeignet ist.

Hedgehog-Signalweg-Inhibitoren	Vismodegib → 192	150mg/d p.o.

[13] AWMF 032-021 S2k Basalzellkarzinom der Haut. Stand: 01.12.2013, gültig bis 30.11.2018.

T 15 Ophthalmologie – Therapie (B. Kloos-Drobner)

T 15.1 Hordeolum

	Breitspektrumantibiotikum	Fusidinsäure → 382	3–5 x 1 Gtt. (ca. 5d)
oder	Glukokortikoid + Breitspektrumantibiotikum	Prednisolon + Sulfacetamid → 383	3–5 x 1 Gtt. oder Salbenstrang (ca. 5d)

plus Wärmeanwendung, Lidrandhygiene

T 15.2 Blepharitis

T 15.2.1 Blepharitis squamosa [1,2]

	Lidkantenpflege		
plus	Makrolid (Antibiose)	Azithromycin → 226	3 x/d 1 Gtt.
oder	Glukokortikoid + Breitspektrumantibiotikum	Prednisolon + Sulfacetamid	3–5 x 1 Gtt. oder Salbenstrang (ca. 5d)
		Dexamethason + Gentamicin → 384	

T 15.2.2 Blepharitis ulcerosa [1,2]

	Makrolid (lokale Antibiose)	Azithromycin → 226	3 x/d 1 Gtt.
oder	Tetracyclin (lok. Antibiose)	Chlortetracyclin	3–5 x 1 Salbenstrang (ca. 5d)
plus	Tetracyclin oder Makrolid (system. Antibiose)	Doxycyclin → 224	100mg/d
oder		Minocyclin → 225	100mg/d
oder		Erythromycin → 227	500mg 3 x/d (2W)

[1] Arens CD, Bertram B, Praxisorientierte Handlungsleitlinien für Diagn. und Ther. in der Augenheilkunde (Teil 2) des Berufsverbands der Augenärzte e. V., Emsdetten. Kybermed Emsdetten 1998.
[2] Kaercher T, Brewitt H, Blepharitis. Ophthalmologe 2004 Nov; 101(11):1135–1146.

T 15.3 Lidabszess, -furunkel, -phlegmone, Orbitalphlegmone

	Antiseptikum [3]	Rivanol-Lösung 1:2000	feuchte Umschläge 5 x/d (3–5d)
plus	Aminoglykosid (lok. Antib.)	Gentamicin → 381	3–5 x 1 Salbenstrang (ca. 5d)
plus	Oralcephalosporin (orale Antibiose)	Cefaclor → 222	20–40mg/kgKG in 3 ED (7–10d)
oder	Breitbandpenicillin + Beta-Laktamase-Inh. (orale Antibiose)	Amoxicillin + Clavulansäure → 216	Erw. 3 x 250–500mg/d; Ki. 20–40mg/kgKG in 3 Dosen (7–10d)
In schweren Fällen, z.B. Orbitalphlegmone [3]			
	Cephalosporin (Antibiose)	Cefuroxim → 218	25–33mg/kg i.v. alle 8h (ca. 5d)

Virusinfektionen der Lider

Bei Kindern in schweren Fällen, z.B. Orbitalphlegmone [3]		
Breitbandpenicillin (Antibiose)	Ampicillin → 214	200–300mg/kg in 4–6 ED (ca. 5d)

[3] Fechner P et al., Medikamentöse Augentherapie. Grundlagen und Praxis. Enke Stuttgart 2000.

T 15.4 Virusinfektionen der Lider

Herpes simplex

	Virustatikum[3] (lokal)	Aciclovir → 382	5 x/d 1 Salbenstrang (5–7d)
plus ggf.	Virustatikum[3] (system.)	Aciclovir oral → 245	5 x/d (ca. 5d)

Herpes zoster

	Virustatikum[3] (system.)	Aciclovir → 245	5 x/d (ca. 5d)
plus	Virustatikum[3] (topisch)	Aciclovir → 382	5 x/d (ca. 5d)
oder	Nukleosidanalogon	Brivudin → 245	1 x/d (7d)

T 15.5 Dakryoadenitis

T 15.5.1 Akute bakterielle

Nach Abstrich

	Breitbandpenicillin + Beta-Laktamase-Inh. (orale Antibiose)	Amoxicillin + Clavulansäure → 216	3 x 250–500mg p.o., Ki. 20–40mg/kg KG in 3 ED (ca. 5–7d)
altern.	Cephalosporin (Antibiose)	Cefalexin → 222	250–500mg p.o. 4 x/d

In schweren Fällen i.v.

Cephalosporin (Antibiose)	Cefazolin → 217	Erw. 3–4 x 500–1000mg/d i.v. (ca. 5–7d), Ki. 50–100mg/kgKG in 3–4 ED (ca. 5–7d)

Bei Gonokokken

Cephalosporin (Antibiose)	Ceftriaxon → 219	250mg i.m. ED

Bei Staphylokokken

Penicillin (Antibiose)	Flucloxacillin → 213	4 x 1g/d i.m. (5–7d)

Bei Streptokokken

Breitbandpenicillin	Ampicillin → 214	4 x 500mg/d (5–7d)

T 15.5.2 Chronisch bei Tbc

Tuberkulostatikum	Isoniazid (INH) → 242	300mg/d (2M)
	Rifampicin (RMP) → 243	600mg/d (2M)
	Pyrazinamid (PZA) → 243	2g/d (2M)

T 15.6 Dakryozystitis

Akut (je nach Erreger)[3]

	Gyrasehemmer (lok. Antib.)	Ofloxacin → 382	alle 2h (5–7d)
	Breitbandpenicillin + Beta-Laktamase-Inhib.	Amoxicillin + Clavulansäure → 216	20mg/kg KG 3 x/d (5–7d)

Akut bei Kindern[3]

	Breitbandpenicillin	Ampicillin → 214	100mg/kg/d in 2–4 ED 5–7d
oder	Cephalosporin	Cefalexin → 222	500mg 4 x/d (ca. 5d)

T 15.7 Konjunktivitis

T 15.7.1 Reizkonjunktivitis[1, 3, 4, 5]

	Vasokonstriktor und/oder Antihistaminikum (meist Kombinationen)	Tetryzolin → 390	3 x 1 Gtt. (max. 3d)
		Oxedrin + Naphazolin + Antazolin	
und/oder	Kortikoid (antiinflammatorisch)	Prednisolon → 383	3 x 1 Gtt. (3–5d)
		Fluorometholon → 383	
	Tränenersatzmittel → 390 s. Kap. T 15.7.2		

[4] Messmer EM, Okuläre Allergien. Ophthalmologe 2005 Mai; 102(5):527–543..
[5] Spraul CW, Therapietabellen Ophthalmologie. Westermayer Verlags-GmbH, München 1999.

T 15.7.2 Keratokonjunktivitis sicca[6]

	Tränenersatzmittel, Filmbildner (Gele, Tropfen)	Polyvidon → 390	5 x 1 Gtt. bis 1 x/h (dauerhaft)
		Polivinylalkoho → 390	
		Hyaluronsäure → 390	
		Hypromellose → 390	
		Carbomer → 390	
		Trehalose + Hyaluronsäure oder Carbomer	
		Perfluorhexyloctan (F6H8) → 390	3–5 x 1 Gtt.

Bei ausgeprägter Konjunktivitis sicca

ggf. plus	Lokale steroidhaltige AT	Dexamethason AT → 383	3 x/d
ggf.	Lokales Zytostatikum	Ciclosporin AT → 385	1 x/d

[6] Steven P et al (2015) J Ocul Pharmacol Ther 31: 498-503
[7] SANSIKA Studie, Data on file: Prof. C. Baudouin, Quinze-Vingts Centre Hospitalier National d'Ophtalmologie, Paris Sept. 2013

Konjunktivitis 721

T 15.7.3 Allergische Konjunktivitis, Conjunctivitis vernalis

	Mastzellstabilisator	Cromoglicinsäure → 389	4 x/d (dauerhaft)
und/ oder	Antihistaminikum (H_1-Rezeptor-Antagonist)	Levocabastin → 389	2–4 x 1 Gtt. (bei Bedarf)
		Lodoxamid → 389	2–4 x 1 Gtt. (bei Bedarf)
		Azelastin → 389	2 x 1 Gtt. (bei Bedarf)
		Ketotifen → 87	2 x/d 1 Gtt.
		Olopatadin → 389	2 x/d 1 Gtt.
und/ oder	Kortikoid (antiinflammatorisch)	Dexamethason → 383	2 x 1 Gtt. (3–5d)

T 15.7.4 Bakterielle Konjunktivitis

	Aminoglykosid (Antibiose)	Gentamicin → 381	3–5 x 1 Gtt. (3–5d)
		Kanamycin → 381	
oder ggf.	Kombination mit Kortikosteroid	Gentamicin + Dexamethason → 384	3–5 x 1 Gtt. (3–5d), AS 1 x zur Nacht
		Dexamethason + Neomycin + Polymyxin → 384	

Bei Gonokokken

	Penicillin	Penicillin G → 212	2 x 10 Mio. IE i.m./d (5d)
plus	Urikosurikum	Probenecid → 129	1g oral
alternativ	Cephalosporin (Antibiose)	Cefazolin → 217	1–2g 2 x/d (5d)
		Ceftriaxon → 219	1–2g 1 x/d (5d)

Chlamydien-Konjunktivitis

	Tetracyclin (lokale Antibiose)	Chlortetracyclin	3 x/d (bis 2M)
		Oxytetracyclin → 382	
plus	Makrolid (lok. Antibiose)	Azithromicin → 226	3 x/d 1 Gtt.
und ggf.	Tetracyclin oder Makrolid (system. Antibiose)	Doxycyclin → 224	100mg 2 x/d (2W)
		Minocyclin → 225	500mg 3 x/d (3–4W)
		Erythromycin → 227	

T 15.7.5 Virale Konjunktivitis, Conjunctivitis epidemica

	Künstliche Tränen s. Kap. T 15.7.2 → 720		
ggf.	NSAR (lokale Antiphlogistika)	Diclofenac → 196	3–5 x/d 1 Gtt.
ggf.	Aminoglykosid (lokale Antibiose bei bakt. Superinfektion)	Gentamicin → 381	3–5 x 1 Gtt. (3–5d)
		Kanamycin → 381	

T 15.8 Keratitis

T 15.8.1 Bakterielle Ulzera[1, 3, 5]

	Breitspektrumantibiotikum (lokal)	Ofloxacin → 382	4–8 x/d (mind. 1W)
		Levofloxacin → 382	
		Polymyxin B + Neomycin + Gramicidin → 382	
plus	Zykloplegikum	Atropin → 388	2 x/d (ca. 1W)
ggf.	Lokales Kortikosteroid	Prednisolon → 383	3–5 x/d (ca. 5d)
Bei Gonokokken, Pseudomonas, Haemophilus: systemische Therapie			
ggf.	Cephalosporin (Antibiose)	Cefazolin → 217	1–2g 2 x/d (ca. 5d)
oder		Ceftriaxon → 219	1–2g 1 x/d (ca. 5d)

T 15.8.2 Keratomykose[1, 3, 5]

	Lokales Antimykotikum	Natamycin → 262	alle 2h (5–10d)
ggf.	System. Antimykotikum	Fluconazol → 259	100–400mg/d p.o. (ca. 5d)
plus	Zykloplegikum	Atropin 1% → 388	2 x/d (ca. 1W)

T 15.8.3 Herpes-simplex-Infektionen der Hornhaut[1, 3, 5]

Epitheliale HSV-Keratitis

	Virustatikum (lokal)	Aciclovir → 382	alle 2–3h (bis 3d nach Abheilung)
		Ganciclovir → 382	
		Trifluridin	alle 3h (bis 3d nach Abheilung)
ggf. plus	Zykloplegikum	Atropin 1% → 388	2 x/d (ca. 1W)

Stromale HSV-Keratitis

	Virustatikum (lokal)	Aciclovir → 382	3–5 x/d (bis 3d nach Abheilung)
		Trifluridin	alle 3h (bis 3d nach Abheilung)
plus	Lokale Kortikosteroide (antiinflammatorisch)	Dexamethason → 383	2–4 x/d (bis 3d nach Abheilung)
		Fluorometholon → 383	

Bei ausgeprägter Keratouveitis ggf. zusätzlich

plus	Virustatikum (system.)	Aciclovir → 245	5 x/d (2–3W)

Metaherpetische Keratopathie

	Künstliche Tränen s. Keratokonjunktivitis sicca → 720		dauerhaft
plus	Vitamin-A-haltige AS	Retinolpalmitat	3–5 x/d (dauerhaft)

Verätzung, Verbrennung

T 15.8.4 Herpes-zoster-Keratitis[1, 3, 5]

	Virustatikum (system.)	Aciclovir → 245	5 x/d (2W)
oder	Nukleosidanalogon	Brivudin → 245	1 x/d (7d)
plus	Virustatikum (lokal)	Aciclovir → 382	3–5 x/d
Bei disziformer Keratitis ggf. zusätzlich			
ggf.	Lokale Kortikosteroide (antiinflammatorisch)	Dexamethason → 383	2–4 x/d (mind. 2W)
		Fluorometholon → 383	

T 15.9 Verätzung, Verbrennung

1. Tag[3, 8, 9]

	Tropfanästhesie	Proxymethacain → 381	einmalig
	Ausgiebige Spülung (am Unfallort Wasser)	Natriumdihydrogenphosphat → 392	(alle ½h spülen, auch nachts)
		NaCl 0,9%, EDTA-Lösung	ausgiebig (im Strahl) ca. 5min alle ½h, je nach Grad
plus	Steroidantibiotikum AT	Dexamethason +Neomycin + Polymyxin B → 384	3 Gtt. (stdl. auch nachts)
plus	Vitamin C lokal	Ascorbinsäure 10% → 147	3 Gtt. (stdl. auch nachts)
plus	Zykloplegikum	Atropin 1% → 388	2 x/d (ca. 1W)
plus	Vitamin C oral	Vitamin-C-Brause	2 x 1g
plus oder	Systemisches Antiphlogistikum	Indometacin → 196	50–100g/d Tbl. oder Supp.
		Diclofenac → 196	

[8] Reim M, Ein neues Behandlungskonzept für schwere Verätzungen und Verbrennungen der Augen. Fortschr Ophthalmol. 1989; 86(6):722-6.
[9] Backes CK, Teping C, Stadiengerechte Therapie von Verätzungen des Auges. Augenärztliche Fortbildung 1991; 14: 156-160.

Ab 2. Tag

Weiter wie am 1. Tag, stdl. spülen, nachts Pat. schlafen lassen, Therapie des Sekundärglaukoms siehe primäres Offenwinkelglaukom → 730

T 15.10 Episkleritis

	Lokale Kortikosteroide (antiinflammatorisch)	Dexamethason → 383	2–4 x/d ca. 1W
		Fluorometholon → 383	
oder	Nichtsteroidales Antiphlogistikum	Diclofenac → 384	3–5 x/d 1 Gtt. (ca. 1W)
		Ketorolac → 384	
ggf.	Orales NSAR (antiinflamm.)	Indometacin → 196	2 x 50mg/d

T 15 Ophthalmologie – Therapie

T 15.11 Skleritis

	Systemisches Antiphlogistikum NSAR (antiinflammatorisch)[3,10]	Flurbiprofen → 384	3 x 100mg/d (im Entzündungs-Intervall)
		Indometacin → 196	3 x 25mg/d (im Entzündungs-Intervall)
		Ibuprofen → 194	4 x 400–600mg/d (ca. 3W)
ggf.	Orales Kortikosteroid (antiinflammatorisch)[3,10]	Prednisolon → 205	1–1,5mg/kg KG/d (ca. 3W)
evtl.	Immunsuppressivum (Abspr. m. Internisten)[3,10]	Cyclophosphamid → 152	500mg über mehrere Stunden i.v.; Erh.Dos. 50–100mg
		Ciclosporin → 267	
		Azathioprin → 267	
		Methotrexat → 202	
plus	Lokale Therapie wie Episkleritis		
ggf.	Parabulbäre Kortikosteroidinjektionen (s.u.); subkonjunktivales Depot kontraindiziert!		

[10] Althaus C, Sundmacher, Skleritis und Episkleritis. Diagnose und Therapie. Ophthalmologe 1996; 93:205–216.

T 15.12 Uveitis anterior

Stufe I (leicht)[3, 11, 12, 13]

ggf.	Lokales Kortikosteroid	Prednisolon → 383	2–4 x/d (im Entz.-Intervall)
plus ggf.	Zykloplegikum	Tropicamid → 388	1 x/d abends (im Entzündungsschub)

Stufe II (leicht bis mittel)

	Lokales Kortikosteroid (antiinflammatorisch)	Dexamethason 0,1% → 383	4–6 x/d (im Entzündungsschub)
		Prednisolon 1% → 383	
plus	Zykloplegikum	Tropicamid → 388	1–3 x/d (im Entzündungsschub)
		Cyclopentolat 1% → 388	

Stufe III (mittel bis schwer)

	Lokales Kortikosteroid	Prednisolon 1% → 383	6–10 x/d (im Entz.-Schub)
plus	Zykloplegikum	Tropicamid → 388	1–3 x/d (im Entz.-Schub)
evtl. plus		Cyclopentolat 1% → 388	1–3 x/d (im Entz.-Schub)
		Atropin 1% → 388	
evtl.	Intravitreales Implantat (off-label Therapie)	Dexamethason (Ozurdex)[16] → 383	1 x Applikation, Wdh. verlaufsabhängig

Stufe IV (schwer)

	Lokales Kortikosteroid (antiinflammatorisch)	Prednisolon 1% → 383	stdl. im Entzünd.-Schub
		Rimexolon → 383	
evtl. plus	Subkonjunktivales Injektions-kortikosteroid	Dexamethason → 383	2 x 1–2ml subconj. (im Entzünd.-Schub)
plus	Zykloplegikum	Atropin 1% → 388	3 x/d (im Entzünd.-Schub)
ggf.	Parabuläres Depot-kortikosteroid	Methylprednisolon → 205	1–2 x/d 1–2ml (im Entzünd.-Schub)
ggf.	Systemisches Kortikosteroid	Prednisolon → 205	1–1,5mg/kg KG/d (im Entzünd.-Schub)
und/oder	Nichtsteroidales Antiphlogistikum	Indometacin → 196	50–100g/d, Tbl. oder Supp. (im Entzünd.-Schub)
		Diclofenac → 196	

In sehr schweren Fällen zusätzlich zur Stufe-IV-Medikation

ggf.	Systemisches Immunsuppressivum	In Absprache mit Internisten: Cyclosporin A → 267, Chlorambucil → 153, Cyclophosphamid → 152

Bei zusätzlicher herpetischer Keratouveitis

ggf.	Topisches Virustatikum	Aciclovir → 382	3–5 x/d (mind. 2W)

Bei Glaukom

ggf.	Carboanhydrase-Hemmer	Dorzolamid AT → 386	2 x/d
plus	Betablocker (lokale Glaukomtherapie)	Timolol AT → 385	

[11] Manthey KS, Immunsuppressive Therapie bei intraokularen Entzündungen. Ophthalm. 1998 Nov; 95(11):792–804.
[12] Fechner P, Teichmann KD, Medikamentöse Augentherapie. Grundlagen und Praxis. Enke Stuttgart 2000, 395–426.
[13] Arens CD, Bertram B, Praxisorientierte Handlungsleitlinien für Diagnose u. Therapie in der Augenheilkunde (Teil 2) des Berufsverbands d. Augenärzte e. V., Kybermed Emsdetten 1998, April, 12–15.

T 15.13 Intermediäre und hintere Uveitis

Stufe I: keine Therapie [12, 13, 14, 15, 16]
Stufe II [12, 13, 14, 15, 19]

evtl.	Bei Begleitiritis Kortikosteroid topisch	Prednisolon 1% → 383	3–5 x/d (im Entz.-Schub)

Stufe III oder bei zystoidem Makulaödem (CMÖ) [12, 13, 14, 15, 16]

Depotkortikosteroid parabulbär, retrobulbär	Methylprednisolon → 205	1–2 x/d

T 15 Ophthalmologie – Therapie

Stufe III, IV bzw. bei CMÖ [12, 13, 14, 15, 16]

ggf.	Systemisches Kortikosteroid (antiinflammatorisch)	Prednisolon → 205	1–1,5mg/kg KG/d
	Vascular-endothelial-growth-factor (VEGF) (Hemmer zur Therapie des Makulaödems)	Ranibizumab → 392	operative intravitreale Injektion (0,5mg), erneute Injektion bei Visusverlust
		Bevacizumab → 180 (Off-Label)	operative intravitreale Inj. (1,25mg), erneute Inj. bei Visusverlust
ggf.	Intravitreales Implantat	Dexamethason [17] (Ozurdex → 383)	1x-Applikation, verlaufsabhängig wiederholen
		Fluocinolonacetonid → 383	1x-Applikation, verlaufsabhängig wiederholen
ggf.	Immunsuppressivum	Cyclosporin A → 267 (in Absprache mit Internisten)
ggf.	**Operative Therapie:** Kryotherapie, Vitrektomie, intravitreale Injektion von Triamcinolon (VolonA)		
ggf.	**Spezifische Therapie:** Antibiotika, Chemotherapie bei entsprechender Verdachtsdiagnose		

[14] Manthey KS, Immunsuppressive Therapie bei intraokularen Entzündungen, Teil I. Ophthalmologe 1998, 792–804.
[15] Manthey KS, Immunsuppr. Ther. bei intraokularen Entzünd., Teil II. Ophthalm. 1998, 846–858.
[16] Reinhard, Bornfeld, Framme: Ophthalmo Update 2011 - Handbuch Ophthalmologie, med update GmbH Wiesbaden 2011 S -Kap.3 S. 29 -30 (2011).
[17] Stellungnahme der Deutschen Ophthalmologischen Gesellschaft (DOG), der Retinologischen Gesellschaft (RG) und des Berufsverbandes der Augenärzte Deutschlands (BVA) zur intravitrealen Therapie des Makulaödems bei Uveitis, Stand: 29.09.2011.

T 15.14 Toxoplasmose-Retinochorioiditis

Pyrimethamin-Dreifachtherapie[18]

	Folsäureantagonist	Pyrimethamin → 240	d1 2 x 50mg, dann 25mg/d (4W)
plus	Sulfonamid (antiinflamm.)	Sulfadiazin → 231	4 x 1g/d (4W)
plus	Kortikosteroid (antiinflammatorisch)	Prednisolon → 205	d3–7: 60–100mg, dann reduzieren
plus	Substitution (Vermeidg. KM-Depression)	Folinat	5mg 2 x/W (1 Tbl. alle 3d; 4W)

Oder: Clindamycin-Monotherapie[18]

	Lincosamid	Clindamycin → 228	4 x 150–300mg/d (3–4W)

[18] Erb C, Schlote T, Medikamentöse Augentherapie. Thieme Stuttgart 2010, 241–243.

T 15.15 Endophthalmitis

T 15.15.1 Bakterielle Endophthalmitis[19]

	Glykopeptid (intravitreal)	Vancomycin	1mg/0,1ml
plus	Aminoglykosid	Amikacin → 228	1 x 0.2–0.4mg/0,1ml
oder	Cephalosporin	Ceftazidim → 219	2mg
ggf.	Kortikosteroid (intravitreal, antiinflamm.)	Dexamethason → 383	1 x 0.2–1.0mg
ggf.	Cephalosporin (systemisch bei Panophthalmitis)	Ceftazidim → 219	1–2g 2 x/d (7–10d)
plus	Aminoglykosid AT (lokale Antibiose)	Amikacin 20mg/ml	6–12 x/d 5–10 Gtt. (7–10d)
oder		Vancomycin 50mg/ml	

T 15.15.2 Pilzinfektion[19]

	Antimykotikum (intravitreal)	Amphotericin B	1x0.005–0.01mg AmBisome, 1 x 0.03–0.04mg (Amphotericin B)
plus	Antimykotikum	Fluconazol → 259	400mg p.o. (2–4M)

[19] Fechner P, Teichmann KD, Medikamentöse Augentherapie. Grundlagen und Praxis. Enke Stuttgart 2000, 445–452.

T 15.16 Neuritis nervi optici

Bei Visusabfall ≤ 0,2

Kortikosteroidstoßther.[20]	Methylprednisolon → 205	1000mg/d i.v. (3d)

Bei atypischer Neuritis

anschl.	Orales Kortikosteroid	Prednisolon → 205	1–1.5mg/kg KG/d (1–2W)

[20] Arens CD, Bertram B, Praxisorientierte Handlungslinien für Diagnose und Therapie in der Augenheilkunde (Teil 5) des BVA e. V., Kybermed Emsdetten 1997, November, 15–17.

T 15.17 Ischämische Optikusneuropathie

Nicht durch eine Arteriitis bedingt [21, 22]

Hämodilution	Kolloidale Plasmaersatzlösung → 296	250–500ml/d, 8–10d
Orales Kortikosteroid	Prednisolon → 205	100mg/d
Antikoagulans (Sekundärprophylaxe)	ASS → 67	100mg/d

Durch eine Arteriitis bedingt (Arteriitis temporalis) [21, 22]			
	Kortikosteroidstoßtherapie (antiinflammatorisch)	Methylprednisolon → 205	2 x/d 0.5-1g i.v. (3-5d)
		Prednisolon → 205	erst 100mg dann Erh.Dos. 5-10mg (entsprech. BSG)

[21] Arens CD, Bertram B, Praxisorientierte Handlungsleitlinien für Diagnose und Therapie in der Augenheilkunde (Teil 5) des BVA e. V., Kybermed Emsdetten 1997, November, 13-14.
[22] Fechner P, Teichmann KD, Medikamentöse Augentherapie. Grundlagen und Praxis. Enke Stuttgart 2000, 510-514.

T 15.18 Zentralarterienembolie

Sofortmaßnahmen			
Augeninnendrucksenkung			
	Carboanhydrasehemmer (Kammerwasserprod. ↓)	Dorzolamid → 386	3 x/d (lokal)
		Acetazolamid → 388	1 x 500mg p.o. (system.)
Lysetherapie (innerhalb 8h, durch internistische Intensivstation)			
	Plasminogenaktivator	rt-PA → 64	1-2 x 70-100mg über 2 h
	Fibrinolytikum	Streptokinase → 65	ini. 600 000IE, dann 250 000IE alle 24h (3d)
		Urokinase → 65	
dann	Unfraktioniertes Heparin (Gerinnungsfaktorinhib. ↑)	Unfraktioniertes Heparin → 58	Perfusor (25 000IE) 2 ml/h (einige d)
Rheologische Therapie			
evtl.	Kolloid. Plasmaersatzlsg. (hypervoläm. Hämodilution)	HES 6% → 296	250-500ml/d (8-10d)
	Rheologikum (Eryverformbarkeit ↑, Verbesserung der Rheol.)	Pentoxifyllin → 69	300mg i.v. 1-2 x/d
	Isovoläm. Hämodilution (Hämatokrit 35-38%)	Kolloid. Plasmaersatzlsg. → 296 + Plasmapherese	250-500ml/d (8-10d)
Weitere Therapiemaßnahmen			
	Bulbusmassage, hyperbaren Sauerstoff inhalieren		
	Nitrat	Nitroglycerin → 47	3 x/d
	Kalziumantagonist	Nifedipin → 31	10-20mg/d
	Carboanhydrasehem. (s.o.)	Dorzolamid → 386	2 x/d
	Antikoagulanz	ASS 100 → 67	1 x 100mg/d
Bei V.a. Riesenzellarteriitis zusätzlich			
	Kortikosteroid (antiinflamm., Intimaödem ↓)	Methylprednisolon → 205	1000mg i.v. (einmalig)

T 15.19 Zentralvenenverschluss

Rheologische Therapie (bis zu 20 d nach Verschluss)[23, 26, 27]

Kolloidale Plasmaersatzlösung (hypervolämische Hämodilution)	HES 6% → 296	250–500ml/d (8–10d)
Kolloidale Plasmaersatzlösung (isovolämische Hämodilution, Hämatokrit 35–38%)	HAES + Plasmapherese → 296	250–500ml/d (8–10d)
Rheologikum (Eryverformbarkeit ↑, Durchblutung ↑)	Pentoxifyllin → 69	300mg i.v. 1–2 x/d, dann oral 400mg 2–3 x/d
Vascular-endothelial-growth-factor (VEGF)-Hemmer zur Therapie des Makulaödems	Ranibizumab → 392	operative intravitreale Injektion (0.5mg), erneute Injektion bei Visusverlust
	Aflibercept → 188	operative intravitreale Injektion (4mg 3x monatlich
	Bevacizumab → 180 (Off-Label-Therapie)	operative intravitreale Injektion (1.25mg), erneute Injektion bei Visusverlust
Intravitreales Implantat	Dexamethason → 383 (Ozurdex®)[40]	1x Applikation, verlaufsabhängig wiederholen

Weitere Maßnahmen[24, 25, 26, 27]

	Intravitreales Implantat	Dexamethason → 204	1x Applikation, verlaufsabhängig wiederholen
	Orales Kortikosteroid (antiinflammatorisch)	Prednisolon → 205	1–1.5mg/kg KG/d
ggf.	Lokale Betablocker + Carboanhydrasehemmer (Behandlung des Neovaskularisationsglaukoms)	Timolol → 385	2 x/d
		Dorzolamid → 386	

[23] Stellungnahme der DOG, der RG und des BVA zur Therapie des Makulaödems beim retinalen Venenverschluss vom 30.4.2010.
[24] Erb C, Schlote T, Medikamentöse Augentherapie. Thieme Stuttgart 2010, 278–279.
[25] Haller JA, Dugel P, Weinberg DV et al., Evaluation of the safety and performance of an applicator for a novel intravitreal dexamethasone drug delivery system for the treatment of macular edema. Retina 2009, 29:46-5.
[26] Fechner P, Teichmann KD, Medikamentöse Augentherapie. Grundlagen und Praxis. Enke Stuttgart 2000, 462–467.
[27] Dithmar S et al., Venöse retinale Verschlüsse. Z. prakt. Augenheilkd. 1996, 17:337–341.

T 15.20 Primäres Offenwinkelglaukom

Stufe 1: Monotherapie [28, 29, 30, 31]

	Betablocker (Kammerwasserprod. ↓)	Timolol → 385 Betaxolol → 385 Carteolol → 385 Levobunolol → 385	0.1%, 0.25% oder 0.5% 2 x/d 1 Gtt. (Dauertherapie)

Stufe 2: Substitution Monotherapie [28, 29, 30, 31]

Bei Unverträglichkeit, ungenügender Drucksenkung, KI oder instabiler Gesichtsfeldsituation

1.	Carboanhydrasehemmer (Kammerwasserprod. ↓)	Dorzolamid → 386 Brinzolamid → 386	2–3 x/d 1 Gtt.
oder	Alpha-2-Sympathomimetikum (Kammerwasserabfluss ↑)	Brimonidin → 386	2 x/d 1 Gtt.
oder	Prostaglandinanalogon (uveoskleraler Abfluss ↑)	Latanoprost → 387	1 x/d abends 1 Gtt.
		Travoprost → 387	1 x/d abends 1 Gtt.
		Brimatoprost → 386	1 x/d abends 1 Gtt.
		Tafluprost → 387	1 x/d abends 1 Gtt.
2.	Parasympathomimetikum (Kammerwasserabfluss ↑)	Pilocarpin 1%, 2% → 386	3 x/d 1 Gtt.

Stufe 3: Kombinationstherapie (2 Medikamente) [28, 29, 30, 31]

Bei ungenügender Drucksenkung, Fortschreiten der Gesichtsfeldausfälle

	Betablocker + Carboanhydrasehemmer	Dorzolamid + Timolol → 387	2 x/d 1 Gtt.
		Brinzolamid + Timolol → 385	
oder	Betablocker + Prostaglandinderivat	Timolol + Latanoprost → 387	1 Gtt. morgens
oder	Betablocker + Alpha-2-Sympathomimetikum	Timolol + Brimonidin → 386	2 x/d 1 Gtt.
oder	Alpha-2-Sympathomimetikum + Carboanhydrasehemmer	Brinzolamid + Brimonidin → 387	2 x/d 1 Gtt.
oder	Betablocker + Parasympathomimetikum	Pilocarpin + Timolol → 388 Pilocarpin + Metipranolol → 387	2–3 x/d 1 Gtt.

Akutes Winkelblockglaukom

Stufe 4: Kombinationstherapie (3 Medikamente) [28, 29, 30, 31]			
	Betablocker + Carboanhydrasehemmer + Sympathomimetikum	Dorzolamid + Timolol → 387 + Brimonidin → 386	2 x/d 1 Gtt.
oder	Prostaglandinderivat + Betablocker + Sympathomimetikum	Latanoprost + Timolol → 387 + Brimonidin → 386	2 x/d 1 Gtt.
oder	Prostaglandinderivat + Carboanhydrasehemmer + Sympathomimetikum	Latanoprost → 387 + Dorzolamid → 386 + Brimonidin → 386	2 x/d 1 Gtt.
oder	Betablocker + Parasympathomimetikum + Carboanhydrasehemmer	Pilocarpin + Timolol → 388 oder Metipranolol → 385 + Dorzolamid → 386 oder Brinzolamid → 386	2–3 x/d 1 Gtt.

[28] Terminology and Guidelines for Glaucoma Treatment. European Glaucoma Society 1998, Dogma, Savona, Italy.
[29] Pfeiffer N, Moderne medikamentöse Glaukomtherapie. Dt. Ärztebl. 1998; 95 B 2561-2566.
[30] praul CW, Therapietabellen Ophthalmologie. Westermayer Verlags-GmbH, München 1999.
[31] Arens CD, Bertram B, Praxisorientierte Handlungsleitlinien für Diagnose und Therapie in der Augenheilkunde (Teil 3) des BVA e. V., Kybermed Emsdetten 1997, November, 4–6.

T 15.21 Akutes Winkelblockglaukom

	Parasympathomimetikum (Miosis, Kammerwasserabfluss ↑) [32, 33]	Pilocarpin 0,5%, später 1% → 386	bei Pupillenverengung alle 10min 1h lang (im Anfall)
	Systemische Carboanhydrasehemmer (Kammerwasserprod. ↓) [32, 33]	Acetazolamid → 388	500–1000mg, bei Erbrechen i.v. (im Anfall)
evtl.	Betablocker (Kammerwasserprod. ↓)	Timolol → 385 Betaxolol → 385 Levobunolol → 385 Carteolol → 385	0,1%, 0,25% oder 0,5% 2 x/d 1 Gtt. (im Anfall)
evtl.	Analgetikum	Tilidin + Naloxon → 283 Pethidin → 280	2 x 50-150mg (ret.)/d, MTD 600mg; 25–100mg i.m./i.v. (im Anfall)
evtl.	Hyperosmolare Infusion (osmotische Therapie)	Mannitol 20% → 45	1–2g/kg KG (im Anfall)

T 15.21.1 Beim malignen Glaukom

	Anticholinergikum (Mydriasis und Zykloplegie)	Atropin 1% → 388	3–4 x 1 Gtt. (im Anfall)

plus	Systemische Carboanhydrasehemmer (Kammerwasserprod. ↓)	Acetazolamid → 388	500–1000mg, bei Erbrechen i.v. (im Anfall)
plus	Hyperosmolare Infusion (osmotische Therapie)	Mannitol 20% → 45	1–2g/kg KG (im Anfall)

[32] Terminology and Guidelines for Glaucoma Treatment. European Glaucoma Society 1998, Dogma, Savona, Italy.
[33] Fechner P, Teichmann KD, Medikamentöse Augentherapie. Grundlagen und Praxis. Enke Stuttgart 2000, 204–213.

T 15.22 Endokrine Orbitopathie

Behandlung der ursächlichen Schilddrüsenfunktionsstörung s. Kap. T 6.24

Periorbitale Schwellung[34]

	Selen Substitution	Natriumselenit	200µg/d für 6M
	Benzothiadiazin (Diuretika)	Hydrochlorothiazid → 43	25mg/d abends (beschwerdeabhängig)

Lidretraktion[34]

	Tränenersatzmittel, Filmbildner → 390	s. Kap. T 15.7.2 → 720	(beschwerdeabhängig)

Exophthalmus[34]

	Systemisches Kortikosteroid (antiphlogistisch)	Methylprednisolon[35] → 205	250–500mg i.v. 3 x/W für 2W, dann 250–500mg 1 x/W für 6–12W oder orale Therapie
plus oder	Immunsuppressivum (Red. der Steroiddosis mögl.)	Azathioprin → 267 Ciclosporin → 267	
ggf. plus	Megavolt-Radiotherapie		1000–3000 cGy

[34] Fechner P, Teichmann KD, Medikamentöse Augentherapie. Grundlagen und Praxis. Enke Stuttgart 2000, 228–230
[35] Der Ophthalmologe 11 2013 S. 1084, Springer Verlag.

T 15.23 Exsudative altersabhängige Makuladegeneration[36, 37]

	Vascular-endothelial-growth-factor (VEGF)-Hemmer	Ranibizumab → 392	intravitreale Injektion, 3 Inj./M, in Erhaltungsphase erneute Injektion bei signifikantem Visusverlust
		Bevacizumab → 180 (off-Label)	
		Aflibercept → 188	

[36] Boyer DS, Antoszyk AN, Awh CC et al., Subgroup analysis of the MARINA study of ranibizumab in neovascular age-related macular degeneration. Ophthalmology 2007, 114:246–252.
[37] Bakri SJ, Snyder MR, Reid JM et al., Pharmacokinetics of Intravitreal Ranibizumab(Lucentis). Ophthalmology 2007, 114:2179–2182.

Diabetisches Makulaödem

T 15.24 Diabetisches Makulaödem[38, 39]

	Vascular-endothelial-growth-factor (VEGF)-Hemmer	Ranibizumab → 392	1 x intravitreale Injektion, verlaufsabhängig wdh.
		Bevacizumab → 180 (Off-Label-Therapie)	intravitreale Injektion, 4 Inj./M, erneute Injektion bei Visusverlust
		Aflibercept → 188	
oder	Intravitreales Implantat	Dexamethason → 383 (Ozurdex®)[40]	1x Applikation, verlaufsabhängig wiederholen
		Fluocinolonacetonid → 383	

[38] Empfehlung der DOG, der RG und des BVA für die Durchführung von intravitrealen Injektionen (IVI), 2007. http://www.dog.org/publikationen
[39] Gelisken F, Ziemssen F, Diabetic maculopathy. Diagnosis and treatment. Ophthalmologe 2010, 107:773-786.
[40] Stellungnahme der DOG, der RG und des BVA zur Therapie der diabetischen Makulopathie Stand: Dez. 2010.

T 15.25 Zystoides Makulaödem (postoperatives)[41]

Stufe I			
	Lokale Steroide	Prednisolon 1% → 383	4 x/d 1 Gtt. 6W
plus	Lokale nichtsteroidale Antiphlogistika	Diclofenac → 384 Nepafenac[42] → 384	4 x/d 1 Gtt. 6W
plus	Carboanhydrasehemmer	Acetazolamid → 388	2 x 125mg oral
Stufe II			
	Steroid-Depot	Betamethason	4mg subtenonale Injektion
plus	Nichtsteroidale Antiphlogistika, systemisch	Diclofenac → 196	100mg 1 x/d 6W
oder	Steroide, systemisch	Methylprednisolon → 205	1mg/kg KG 6W
Stufe III			
	Steroid	Triamcinolon → 205	4-8mg intravitreale Injektion

[41] Erb C, Schlote T, Medikamentöse Augentherapie. Thieme Stuttgart 2010, 296-298.
[42] Fachinformation Nevanac / Alcon

T 16 HNO – Therapie (M. Helbig, S. Helbig)

T 16.1 Rhinitis

T 16.1.1 Akut viral

	Alpha-Sympathomimetika (lokal abschwellend)	Xylometazolinhydrochlorid → 393	3 x 1–2 Sprühstöße 0.1%, Ki. 0.05% (max. 10d [Privinismus])

T 16.1.2 Bakteriell (primär oder sekundär)

	Alpha-Sympathomimetika (lokal abschwellend)	Xylometazolinhydrochlorid → 393	3 x 1–2 Sprühstöße 0.1%, Ki. 0.05%, max. 10d (Privinismus)
ggf. plus	Aminopenicillin (Antibiotikum)	Amoxicillin → 214	3 x 0.5–1g/d p.o., Ki. 50–100mg/kgKG/d p.o. in 3 ED
	Aminopenicillin + Beta-Lactamase-Inhibitor (Antibiotikum)	Amoxicillin + Clavulansäure → 216	2 x (875+125mg)/d p.o.; 3 x 1.2–2.2g/d i.v.; Ki. p.o. laut Beipackzettel, 3 x 20–32mg/kgKG/d i.v
	Cephalosporin 2. Gen. (Antibiotikum)	Cefaclor → 222	0.5g p.o. 3 x/d, Ki.: 30–50mg/kgKG/d in 3 ED
		Cefuroxim-Axetil	2 x 0.5g/d p.o., Ki. 2 x 125–250mg/d p.o.

T 16.1.3 Allergische Rhinitis[1, 2, 3]

Leicht

	Alpha-Sympathomimetika (lokal abschwellend)	Xylometazolinhydrochlorid → 393	3 x 1–2 Sprühstöße 0.1%, Ki. 0.05%, max. 10d (Privinismus)
oder	Mastzellstabilisator (Mastzelldegranulation ↓)	Cromoglicinsäure → 393	bis zu 4 x/d 1 Sprühstoß pro Nasenloch
oder	Top. Antihistaminikum (H_1-Rezeptor-Antagonist)	Azelastin → 393	2 x/d 2 Sprühstöße pro Nasenloch
		Levocabastin → 393	
oder	System. Antihistaminikum (H_1-Rezeptor-Antagonist)	Mizolastin → 86	10mg p.o. abends
oder	Topisches Glukokortikosteroid (antiinflammatorisch)	Budesonid → 394	2 x/d 1 Sprühstoß pro Nasenloch
		Fluticason → 394	
		Mometason → 394	
		Flunisolid → 394	

Nasenfurunkel

Mittelgradig bis schwer

	Systemische Antihistaminika (H_1-Rezeptor-Antagonist)	Cetirizin → 85	10mg p.o. 1 x abends
		Loratadin → 86	10mg p.o. 1 x abends
		Desloratadin → 85	5mg p.o. 1 x abends
plus/ oder	Leukotrienantagonist	Montelukast → 81	1 x 10mg p.o., Ki. 6–14J: 1 x 5mg p.o. (abends)

Schwer

	Systemische Glukokortikosteroide (antiinflammatorisch)	Prednisolon → 205	ini 20–100mg/d, stufenweise auf 5–10mg/d reduz.
		Methylprednisolon → 205	ini 12–80mg/d stufenweise auf ca. 4–16mg/d reduzieren

Ergänzend bei zusätzlichem Asthma bronchiale

plus/ oder	Parasympatholytikum (bronchodilatatorisch)	Ipratropiumbromid → 76	3 x/d 1–2 Sprühstöße pro Nasenloch
plus/ oder	Xanthinderivat (bronchospasmolytisch)	Theophyllin → 80	siehe jeweilige Fachinfo

[1] AWMF-Leitlinien Nr. 017/049 der Deutschen Gesellschaft für HNO-Heilkunde, Kopf- und Halschirurgie, Stand: 01.03.2011.
[2] C. Bachert, U. Borchard, B. Wedi, L. Klimek, G. Rasp, H. Riechelmann, G. Schultze-Werninghaus, U. Wahn, J. Ring: Allergische Rhinokonjunktivitis. Allergo Journal, 2003, 12, 182-94.
[3] AWMF-Leitlinie Nr. 017/066 der Deutschen Gesellschaft für HNO-Heilkunde, Kopf- und Halschirurgie, Stand:01.11.2008.

T 16.2 Nasenfurunkel

Leicht

	Antiseptikum (lokal desinfizierend)	Povidon-Jod	lokal als Salbe
		Ethacridin	

Schwer

	Isoxazolylpenicillin (Antibiotikum)	Flucloxacillin → 214	3 x 1g/d p.o.; 3 x 1–2g/d i.v., Ki. 20–100mg/kgKG/d i.v. in 3ED
oder	Cephalosporin (Antibiotikum)	Cefalexin → 222	3 x 0.5–1g/d p.o., Ki. 50–100mg/kgKG/d p.o. in 3 ED
		Cefadroxil → 222	2 x 1g/d p.o., Ki. 25–100mg/kgKG/d p.o. in 2 ED
		Cefazolin → 217	3 x 0.5–2g/d i.v., Ki. 25–100mg/kgKG/d i.v. in 3 ED
ggf.	Essigsäurederivat	Diclofenac → 196	2–3 x 50mg/d p.o.

T 16.3 MRSI der Nasenschleimhäute

MRSI = Methicillin-resistente Staphylokokkeninfektionen

	Pseudomoninsäure A (Antibiotikum)	Mupirocin → 395	2 mm Salbenstrang 2–3 x/d intranasal

T 16.4 Sinusitis[1, 3, 4]

T 16.4.1 Akut

Leichte Formen

	Alpha-Sympathomimetikum (Mukosaabschwellung)	Xylometazolinhydrochlorid → 393	3 x 1–2 Sprühstöße 0.1%, Ki. 0.05% (max 10d [Privinismus])
	Aminopenicillin (Antibiotikum)	Amoxicillin → 214	0.5–1g p.o. 3 x/d, Ki. 50–100mg/kgKG in 3ED p.o.
oder	Aminopenicillin + Beta-Laktamase-Inhibitor (Antibiotikum)	Amoxicillin + Clavulansäure → 216	875+125mg p.o. 2 x/d, 3 x 1.2–2.2g/d i.v., Ki. p.o. laut Beipackzettel 20–32mg/kgKG i.v. 3 x/d
oder	Cephalosporin 2. Gen.	Cefaclor → 222	3 x 0.5g/d p.o., Ki. 30–50mg/kgKG/d in 3ED
		Cefuroxim-Axetil → 223	2 x 0.5/d p.o., Ki. 2 x 125–250mg/kgKG/d p.o.
oder	Makrolide (Antibiotikum)	Azithromycin → 226	500mg p.o. 1 x/d
oder	Lincosamide (Antibiotikum)	Clindamycin → 228	Erw. 300 bzw. 600mg 3 x/d
oder	Sulfonamid und Folat-antagonist (Antibiotikum)	Cotrimoxazol → 232	Erw. 4 x 600mg/d p.o.
und	Expektorans (schleimlösend)	Acetylcystein → 82	400–600mg/d p.o., Ki. 200–400mg/d p.o.
oder	Sekretolytikum	Ambroxol → 82	Erw. 2 x/d 1 Tbl., Ki. 2 x/d ½ Tbl.
ggf.	Top. Glukokortikosteroid (antiinflammatorisch)	s. Kap. T 16.1.3 (→ 734)	
ggf.	Expektorans	Myrtol	Erw. 4 x/d 2Kps.
oder		Cineol	Erw. 3 x/d 200mg
evtl. plus	Analgetikum (schmerzlindernd)	Paracetamol → 285	3 x 500–1000mg/d p.o., Ki. 10–15mg/kgKG als ED p.o., max. 50mg/kgKG/d

Schwere Formen/Komplikationen
(s. leichte Formen → Antibiotikum modifizieren)

	Cephalosporin 3. Gen. (Antibiotikum)	Cefotaxim → 219	1–2g i.v. alle 12h
		Ceftriaxon → 219	1 x 1–2g/d i.v., Ki. 20–80mg/kgKG/d i.v.
		Ceftazidim → 219	1–2g i.v. alle 12h, Ki. 15–50mg/kgKG/12h i.v.
ggf. plus	Nitroimidazolderivat (Antibiotikum)	Metronidazol → 233	2 x 0.5g/d i.v., Ki. 20–30mg/kgKG/d in 2 ED/d i.v.
Bei dentogener Entstehung			
oder	Benzylpenicillin (Antibiotikum)	Penicillin G → 212	1–5 Mio. IE/d i.v.; Ki. 50 000–0.5 Mio. IE/d i.v. in 3 ED
ggf. plus	Nitroimidazolderivat (Antibiotikum)	Metronidazol → 233	2 x 0.5g/d i.v., Ki. 20–30mg/kgKG/d i.v. in 2 ED

T 16.4.2 Chronisch

	Sekretolytikum	Ambroxol → 82	Erw. 2 x/d 1Tbl.; Ki. 2 x/d ½Tbl.
und	Top. Glukokortikosteroid (antiinflammatorisch)	s. Kap. T 16.1.3 (→ 734)	
und	Expektorans	Myrtol	Erw. 4 x/d 2Kps.
oder		Cineol	Erw. 3 x/d 200mg

[4] Fokkens W, Lund V, Mullol J: European Position Paper on Rhinosinusitis and Nasal Polyps 2007. In: Rhinol Suppl.. Nr. 20, 2007, S. 67

T 16.5 Tonsillitis[3]

T 16.5.1 Akut

Initial

	Phenoxymethylpenicillin (Antibiotikum)	Penicillin V → 213	3 x 1.2 Mio. IE/d p.o.; Ki. 50 000–100 000IE/kgKG/d p.o. in 3 ED

Bei Therapieresistenz

	Cephalosporin (Antibiotikum)	Cefalexin → 222	3 x 0.5–1/d p.o., Ki. 50–100mg/kgKG/d p.o. in 3 ED
		Cefadroxil → 222	2 x 1g/d p.o., Ki. 25–100mg/kgKG/d p.o. in 2 ED
		Cefazolin → 217	3 x 0.5–2g/d i.v., Ki. 25–100mg/kgKG/d i.v. in 3 ED

T 16 HNO – Therapie

oder	Makrolid (Antibiotikum)	Clarithromycin → 226	250mg p.o. 2 x/d, Ki. 7.5mg/kgKG/d p.o. 2 x/d
		Azithromycin → 226	500mg p.o. 1 x/d
ggf.	Arylpropionsäurederivat	Diclofenac → 196	50mg p.o. 3 x/d
evtl.	Analgetikum (schmerzlindernd)	Paracetamol → 285	500–1000mg p.o. 3 x/d, Ki. 10–15mg/kgKG als ED p.o., max. 50mg/kgKG/d

T 16.6 Pharyngitis

T 16.6.1 Viral/symptomatisch

	Salizylsäurederivat (analgetisch, antiphlogistisch, antipyretisch)	Acetylsalicylsäure → 193	2–3 x 0.5–1g/d p.o.
evtl.	Antiseptikum	Cetylpyridiniumchlorid	bei Bedarf

T 16.6.2 Bakterielle Genese/Superinfektion

	Phenoxymethylpenicillin (Antibiotikum)	Penicillin V → 213	1.2 Mio. IE p.o. 3 x/d, Ki. 50 000–100 000IE/kgKG in 3 ED p.o.
oder	Makrolid (Antibiotikum)	Clarithromycin → 226	2 x 250mg p.o., Ki. 2 x7.5mg/kgKG/d p.o.
		Azithromycin → 226	1 x 500mg/d p.o.
ggf.	Lokales Antiseptikum	Hexamidin → 396	mehrfach pro Tag 1–2 Sprühstöße

T 16.7 Laryngitis

T 16.7.1 Viral

evtl.	Expektoranz (schleimlösend)	Acetylcystein → 82	400–600mg/d p.o., Ki. 200–400mg/d p.o.
evtl.	Rachentherapeutikum	Benzydamin	bis 5 x 3 Sprühstöße/d
evtl.	Antitussivum	Codein → 83	1–2 x 30–50mg/d p.o.
Bakteriell			
	Phenoxymethylpenicillin (Antibiotikum)	Penicillin V → 213	3 x 1.2 Mio. IE/d p.o., Ki.50 000–100 000IE/kgKG/d p.o. in 3 ED
	Aminopenicillin + Beta-Lactamase-Inhibitor (Antibiotikum)	Amoxicillin + Clavulansäure → 216	2 x 875+125mg/d p.o., 3 x 1.2–2.2g/d i.v., Ki. p.o. laut Beipackzettel 3 x 20–32mg/kgKG/d i.v.

Perichondritis

T 16.7.2 Laryngitis subglottica acuta

Allgemein (Cave: sofortige Krankenhauseinweisung in Intubationsbereitschaft)

	Benzodiazepin (Sedierung)	Diazepam → 354	5–10mg/d rekt., Sgl. 2.5–5mg/d rekt.
plus	Glukokortikosteroid (antiinflammatorisch, immunsuppressiv)	Prednison → 205	Ki. 100mg/d rekt.
		Prednisolon → 205	250–1000mg i.v. Ki. 25–50mg i.v.
evtl.	Expektoranz (schleimlösend)	Acetylcystein → 82	400–600mg/d p.o., Ki. 200–400mg/d p.o.

Bei bakterieller Superinfektion/Epiglottitis

	Cephalosporin 2. Gen. (Antibiotikum)	Cefaclor → 222	3 x 0.5g/d p.o., Ki. 30–50mg/kgKG/d in 3 ED
		Cefuroxim → 218	3 x 1.5g/d i.v., Ki. 30–100mg/kgKG/d i.v. in 3 ED
oder	Cephalosporin 3. Gen. (Antibiotikum)	Ceftriaxon → 219	1 x 1–2g/d i.v., Ki. 1 x 20–80mg/kgKG/d i.v.
		Cefotaxim → 219	2 x 1–2g/d i.v., Ki. 50–100mg/kgKG/d i.v. in 2ED/d

T 16.7.3 Diphtherie (Krupp) – Meldepflicht

	Immunglobulinserum (Antitoxin → Pferdeserum, Toxinneutralisation)	Diphtherie-Antitoxin (über Notfalldepot)	30000–50000IE i.v. über 1h, bis 120000IE
	Benzylpenicillin (Antibiotikum)	Penicillin G → 212	3 x 1–5 Mio. IE/d i.v., Ki. 50000–0.5Mio.IE/d i.v. in 3ED
oder	Makrolid (Antibiotikum)	Clarithromycin → 226	2 x 500mg/d i.v., Ki. 30–50mg/kgKG/d i.v. in 2 ED

T 16.8 Perichondritis

Leicht

	Aminopenicillin + Beta-Lactamase-Inhibitor (Antibiotikum)	Amoxicillin + Clavulansäure → 216	875/125mg p.o. 2 x/d, 1.2–2.2g i.v. 3 x/d, Ki. p.o. laut Beipackzettel 20–32mg/kgKG i.v. 3 x/d
oder	Cephalosporin 1. Gen. (Antibiotikum)	Cefalexin → 222	3 x 0.5–1g/d p.o., Ki. 50–100mg/kgKG/d p.o. in 3 ED
		Cefadroxil → 222	2 x1g/d p.o., Ki. 25–100mg/ kgKG/d p.o. in 2 ED
		Cefazolin → 217	0.5–2g i.v. 3 x/d, Ki. 25–100mg/kgKG i.v. in 3ED/d

Schwer			
	Gyrasehemmer (Antibiotikum)	Ciprofloxacin → 230	2 x 500mg/d p.o., 2 x 400mg/d i.v.
		Levofloxacin → 230	500mg p.o./i.v. 1–2 x/d
ggf. plus	Isoxazolylpenicillin (Antibiotikum)	Flucloxacillin → 213	3 x 1g/d p.o., 3 x 1–2g/d i.v., Ki. 20–100mg/kgKG/d i.v. in 3 ED
Kinder	Cephalosporin 3. Gen. (Antibiotikum)	Ceftazidim → 219	Ki. 15–50mg/kgKG i.v. alle 12h

T 16.9 Otitis externa

T 16.9.1 Otitis externa diffusa/Gehörgangsfurunkel

Leicht			
	Antiseptikum (desinfizierend)	Propanol oder Ethanol 70%	täglich Streifeneinlage
evtl.	Kortikoid + Gentamicin (abschwellend + Antibiotikum)	Betamethason + Gentamicinsulfat	täglich Streifeneinlage; *Cave:* Ausschluss Trommelfellperforation
evtl.	Kortikoid + Aminoglykosid (abschwellend + Antibiose)	Fluocinolonacetonid + Neomycinsulfat	täglich Streifeneinlage; *Cave:* Ausschluss Trommelfellperforation
evtl.	Gyrasehemmer (Antibiotikum)	Ciprofloxacin → 230	2 x 3–4 Gtt.
evtl.	Peptidantibiotikum + Aminoglykosid + Polypeptidantibiotikum	Polymyxin-B-Sulfat + Neomycinsulfat + Gramicidin → 396	3 Gtt. 3–5 x/d, *Cave:* Ausschluss Trommelfellperforation
Schwer			
evtl.	Gyrasehemmer (Antibiotikum)	Ciprofloxacin → 230	500mg p.o. 2 x/d, 400mg i.v. 2 x/d
		Levofloxacin → 230	500mg p.o./i.v. 1–2 x/d
oder/ Kinder	Cephalosporin 3. Gen. (Antibiotikum)	Ceftazidim → 219	1–2g i.v. alle 12h, Ki. 15–50mg/kgKG i.v. alle 12h
ggf.	Glukokortikoid (antiinflammatorisch)	Triamcinolonacetonid → 205	1–2 x/d dünn auftragen
	Arylpropionsäurederivat (analgetisch, antipyretisch, antiphlogistisch)	Diclofenac → 196	2–3 x 50mg/d p.o.

Zoster oticus

T 16.9.2 Otitis externa maligna

	Gyrasehemmer (Antibiotikum)	Ciprofloxacin → 230	2 x 500mg/d p.o., 2 x 400mg/d i.v.
		Levofloxacin → 230	1-2 x 500mg/d p.o. oder i.v.
oder	Cephalosporin 3. Gen. (Antibiotikum)	Ceftazidim → 219	1-2g i.v. alle 12h, Ki. 15-50mg/kgKG i.v. alle 12h
evtl. plus	Gyrasehemmer (Antibiotikum)	Ciprofloxacin → 396	2-3 x/d Spülung des Gehörgangs
ggf.	Arylpropionsäurederivat (analgetisch, antipyretisch, antiphlogistisch)	Diclofenac → 196	2-3 x 50mg/d p.o.

T 16.10 Zoster oticus

	Virustatikum (Purinantagonist, DNA-Polymerase-Hemmer)	Aciclovir → 245	mittelschwer: 5 x 800mg/d p.o., schwer: 3 x 5-10mg/kgKG/d i.v.
ggf.	Glukokortikoid	Prednisolon → 205	akut: 1 x 250-500mg/d i.v.
ggf.	Arylpropionsäurederivat (analgetisch, antipyretisch, antiphlogistisch)	Diclofenac → 196	2-3 x 50mg/d p.o.
		Ibuprofen → 194	3 x 400mg/d p.o.
Bei Innenohrbeteiligung			
ggf.	Rheologika	Siehe Hörsturz → 743	

T 16.11 Otitis media

T 16.11.1 Akut

Symptomatisch

	Alpha-Sympathomimetikum (lokal abschwellend)	Xylometazolinchlorid → 393	3 x 1-2 Sprühstöße 0.1%; Ki. 0.05%; max. 10d (Privinismus)
ggf.	Topisches Glukokortikosteroid	→ 734	
evtl.	Analgetikum (analgetisch, antipyretisch)	Paracetamol → 285	10-15mg/kgKG als ED, max. 50mg/kgKG/d

Bakteriell, initial

	Aminopenicillin (Antibiotikum)	Amoxicillin → 214	3 x 0.5-1g/d p.o., Ki. 50-100mg/kgKG/d p.o. in 3ED für 5-7d

T 16 HNO – Therapie

Schwere Formen[3]

	Aminopenicillin + Beta-Lactamase-Inhibitor (Antibiotikum)	Amoxicillin + Clavulansäure → 216	2 x 875+125mg/d p.o., 3 x 1.2-2.2g/d i.v., Ki. p.o. laut Beipackzettel 3 x 20-32mg/kgKG/d i.v.
oder	Cephalosporin 2. Gen. (Antibiotikum)	Cefaclor → 222	3 x 0.5g/d p.o., Ki. 30-50mg/kgKG/d in 3ED
		Cefuroxim → 218	3 x 1.5g/d i.v., Ki. 30-100mg/kgKG/d i.v. 3ED
		Cefpodoxim-Proxetil	10mg/kgKG/d für 5-7d
oder	Makrolide (Antibiotikum)	Clarithromycin → 226	2 x 250mg/d p.o., Ki. 2 x 7.5mg/kgKG/d p.o.
		Azithromycin → 226	1 x 500mg/d p.o.
oder	Sulfonamid, Folatantagon. (Antibiotikum)	Cotrimoxazol → 232	4 x Erw. 600mg/d p.o.

T 16.11.2 Chronische Otitis media akut exazerbiert

	Gyrasehemmer (Antibiotikum)	Ciprofloxacin → 396	2 x 3-4 Gtt., **Cave:** Ausschluss Trommelfellperforation
ggf. plus	Gyrasehemmer (Antibiotikum)	Ciprofloxacin → 230	2 x 500mg/d p.o., 2 x 200-400mg/d i.v.
		Levofloxacin → 230	1-2 x 500mg/d p.o./i.v.
oder	Cephalosporin 3. Gen. (Antibiotikum)	Ceftazidim → 219	1-2g i.v. alle 12h, Ki. 15-50mg/kgKG i.v. alle 12h

T 16.12 Mastoiditis

Akut

	Aminopenicillin + Beta-Lactamase-Inhibitor (Antibiotikum)	Amoxicillin + Clavulansäure → 216	3 x 1.2-2.2g/d i.v., Ki. 3 x 20-32mg/kgKG/d i.v.
oder	Cephalosporin 2. Gen. (Antibiotikum)	Cefuroxim → 218	3 x 1.5g/d i.v., Ki. 30-100mg/kgKG/d i.v. in 3 ED
oder	Cephalosporin 3. Gen. (Antibiotikum)	Ceftriaxon → 219	1-2g/d, Ki. 1 x 20-80mg/kgKG/d
evtl.	Glykopeptid-Antibiotika	Vancomycin → 236	2 x 1g/d i.v., Ki. 4 x 40 mg/kgKG/d

M. Menière

Chronisch

	Gyrasehemmer (Antibiotikum)	Ciprofloxacin → 230	2 x 3–4 Trpf., *Cave:* Ausschl. Trommelfellperforation
ggf. plus	Gyrasehemmer (Antibiotikum)	Ciprofloxacin → 230	2 x 500mg/d p.o., 2 x 200–400mg/d i.v.
		Levofloxacin → 230	1–2 x 500mg/d p.o./i.v.
oder/ Ki.	Cephalosporin 3. Gen. (Antibiotikum)	Ceftazidim → 219	1–2g i.v. alle 12h, Ki. 15–50mg/kgKG i.v. alle 12h
oder (Staph. aur.)	Cephalosporin 2. Gen. (Antibiotikum)	Cefaclor → 222	3 x 0.5g/d p.o., Ki. 30–50mg/kgKG/d in 3 ED
		Cefuroxim → 218	3 x 1.5g/d i.v., Ki. 30–100 mg/kgKG/d i.v. 3 ED

T 16.13 M. Menière

Im Anfall

	Antihistaminikum (Hemmg. zentr. Histaminrez. ⇒ antiemetisch)	Dimenhydrinat → 105	1–2 Amp. langsam i.v.
ggf.	Schleifendiuretikum (Volumenentlastung bei Labyrinthhydrops)	Furosemid → 42	40mg i.v.

Im Anschluss/Intervall

ggf.	Antihistaminikum (Hemmg. zentr. Histaminrez. ⇒ antiemetisch)	Betahistin → 105	3 x 6–12mg p.o.
ggf.	Glukokortikoid + Rheologika + Plasmaexpander	Siehe Hörsturz → 743	

T 16.14 Hörsturz[5]

	Glukokortikosteroid (antiinflammatorisch, immunsuppressiv)	Prednisolon → 205	d1–3 500mg i.v.
ggf.	Plasmaexpander (Volumensubstitution)	Hydroxyethylstärke	d1–3 500ml i.v.
ggf.	Periph. Vasodilatatoren (Purinderivat)	Pentoxifyllin → 69	2 x 600mg/d p.o.
evtl.	H_2-Rezeptor-Blocker	Ranitidin → 92	1 x 150–300mg/d p.o.

[5] AWMF-Leitlinie Nr. 017/010 der Deutschen Gesellschaft für HNO-Heilkunde, Kopf- und Halschirurgie, Stand: 31.01.2014

T 16.15 Tinnitus aurium[6]

Wie Hörsturz, s.o.

	Glukokortikosteroid	Prednisolon → 205	d1–3 500mg i.v.
ggf.	Plasmaexpander (Volumensubstitution)	Hydroxyethylstärke	d1–3 500ml i.v.
ggf.	Periph. Vasodilatatoren (Purinderivat)	Pentoxifyllin → 69	600mg p.o. 2 x/d
evtl.	H$_2$-Rezeptor-Blocker	Ranitidin → 92	1 x 150–300mg/d p.o.

[6] AWMF-Leitlinie Nr. 017/064 der Dt. Gesellschaft für HNO-Heilkunde, Kopf- und Halschirurgie, Stand:28.02.2015

T 16.16 Neuropathia vestibularis[7]

Glukokortikosteroid (antiinflammatorisch, immunsuppressiv)	Prednisolon → 205	d1–3 100mg, d4–6 80mg, d7–9 60mg, d10–12 40mg, d13–15 20mg, d16–18 10mg, d19–21 5mg (immer p.o.)
H$_2$-Rezeptor-Blocker	Ranitidin → 92	1 x 150–300mg/d p.o.

[7] Mod. nach: Strupp M, Cnyrim C, Brandt T. Vertigo and dizziness: treatment of benign paroxysmal positioning vertigo, vestibular neuritis and Menière's disease. In: Candelise L, ed. Evidence-based neurology - management of neurological disorders. Oxford: Blackwell Publishing, 2007a:59-69.

T 16.17 Ideopathische Fazialisparese

Glukokotikosteroid	Prednisolon → 205	d1–3 250mg, d4–6 200mg i.v., d7–8 150mg, d9–10 100mg i.v., als Kurzinf.; anschließend d11–12 80mg, d13–14 60mg p.o., d15–16 40mg, d17–18 20mg p.o., d19–20 10mg, d21–22 5mg p.o.
H$_2$-Rezeptor-Blocker	Ranitidin → 92	1 x 150–300mg/d p.o.

T 16.18 Sialadenitis

	Cephalosporin 1. Gen. (Antibiotikum)	**Cefalexin** → 222	3 x 0.5–1g/d p.o., Ki. 50–100mg/kgKG/d p.o. in 3ED
		Cefadroxil → 222	1g p.o. 2 x/d, Ki. 25–100mg/kgKG/d p.o. in 2 ED
		Cefazolin → 217	0.5–2g i.v. 3 x/d, Ki. 25–100mg/kgKG/d i.v. in 3 ED
oder	**Cephalosporin 2. Gen.** (Antibiotikum)	**Cefaclor** → 222	0.5g p.o. 3 x/d, Ki. 30–50mg/kgKG/d p.o. in 3 ED
		Cefuroxim → 218	1.5g i.v. 3 x/d, Ki. 30–100mg/kgKG/d i.v. in 3 ED
evtl.	**Anilinderivat** (analgetisch, antipyretisch)	**Paracetamol** → 285	10–15mg/kgKG als ED, max. 50mg/kgKG/d
evtl.	**Vitamin C** (Speichelfluss ↑)	**Ascorbinsäure** → 147	bis 500mg/d p.o.

T 17 Urologie – Therapie (D. Brodmann)

T 17.1 Infektionen – unkomplizierte, ambulant erworbene Harnwegsinfekte bei Erwachsenen

Harnwegsinfektionen gelten als unkompliziert, wenn keine relevanten funktionellen (z.B. Neurogene Blasenentleerungsstörungen, Schwangerschaft) oder anatomischen (z.B. Harnabflußstörungen, Tumoren, Stein) Anomalien im Harntrakt und keine relevanten Vor- oder Begleiterkrankungen (z.B. Niereninsuffizienz, Störungen der Immunität, Diabetes mellitus mit Stoffwechsel-Entgleisung, Fremdmaterial in den Harnwegen) vorliegen, die Komplikationen einer Harnwegsinfektion begünstigen.

T 17.1.1 Asymptomatische Bakteriurie[1]

Screening und Therapie bei:
- Patienten mit erwartungsgemäß schleimhauttraumatisierenden Intervention am Harntrakt
- Vor transurethralen Prostataresektionen
- Schwangeren ⇒ Dosierung der Antibiotika wie bei Zystitis
- In den ersten 3M nach Nierentransplantation

Screening und Therapie sind nicht empfohlen bei:
- Nicht schwangeren Frauen in der Prämenopause
- Frauen mit Diabetes mellitus und stabiler Stoffwechsellage
- Älteren Personen, die zu Hause leben
- Älteren Personen, die in Heimen leben
- Patienten nach Rückenmarksverletzungen
- Patienten mit Dauerkatheter in situ
- Patienten vor orthopädischen Eingriffen

T 17.1.2 Zystitis[1]

- Gesunde prä- und postmenopausale Frauen
- Diabetiker mit guter Stoffwechsellage
- Ggf. kann eine rein symptomatische Therapie ausreichen

	Epoxid (Antibiose)	Fosfomycin → 240	*3000mg einmalig*
oder	Nitrofurantoinderivate (Antibiose)	Nitrofurantoin → 240	*4 x 50mg/d oder 2 x 100mg RT/d für 5-7d*
oder	Hydroxychinolin-Derivat	Nitroxolin	*2 x 250mg/d für 5d*
oder	Betalactam-Antibiotikum	Pivmecillinam	*2-3 x 400mg/d für 3d*
2. Wahl	Gyrasehemmer (Antibiose)	Ciprofloxacin → 229	*2 x 250mg/d oder 1 x 500mg RT/d für 3d*
oder		Levofloxacin → 230	*1 x 250mg/d für 3d*
oder		Norfloxacin → 229	*2 x 400mg/d für 3d*
oder		Ofloxacin → 229	*2 x 200mg/d für 3d*

Infektionen

2. Wahl	Cephalosporin 3. Gen. (Antibiose)	Cefpodoxim → 223	2 x 100mg/d für 3d
oder evtl.	Folatantag. + p-Amino-benzoesäureantagonist Nur wenn die lokale Resistenzsituation es zulässt	Cotrimoxazol → 232	2 x 160+800mg/d für 3d

Diabetiker mit komplizierenden Faktoren (hypo- oder hyperglykämischen Entgleisungen, metab. Syndrom/Insulinresistenz, Dauerkatheter oder Restharnbildung, diabetischer Nephropathie, Makroangiopathie)
⇒ Immer Urinkultur, ggf. stationäre Behandlung bei Neigung zu Blutzucker-Entgleisungen; CAVE hohes Risiko für MRSA u. ESBL durch meist viele vorangegangene Antibiotikatherapien.

Junge gesunde Männer (urologische Untersuchung bei fieberhaften Harnwegsinfekten, Rezidiven, vermuteten komplizierenden Faktoren: Prostatitis?, Obstruktion?), immer Urinkultur, immer Urethritisdiagnostik (Therapie siehe unter Mycoplasmen → 646, Chlamydien → 642, Neisserien → 643, Candida → 641, Trichomonas → 647)

	Gyrasehemmer (Antibiose)	Ciprofloxacin → 229	2 x 250mg/d oder 1 x 500mg RT/d für 3d
oder		Levofloxacin → 230	1 x 250mg/d für 3d
oder		Norfloxacin → 229	2 x 400mg/d für 3d
oder		Ofloxacin → 229	2 x 200mg/d für 3d
oder	Cephalosporin 3. Gen.	Cefpodoxim → 223	2 x 100mg/d für 3d
oder evtl.	Folatantag. + p-Amino-benzoesäureantagonist Nur wenn die lokale Resistenzsituation es zulässt	Cotrimoxazol → 232	2 x 160+800mg/d für 3d

Schwangere ⇒ immer Urinkultur, Therapie nach Antibiogramm, Erfolgskontr. mittels Urinkultur

	Epoxid (Antibiose)	Fosfomycin → 240	3000mg einmalig
oder	Aminopenicillin (Antibiose)	Amoxicillin → 214	3 x 0.5-1g/d p.o.
oder	Cephalosporin 3. Gen.	Cefpodoxim → 223	2 x 100mg/d für 3d
oder	Cephalosporin 2. Gen.	Cefuroxim-Axetil → 218	2 x 500mg/d p.o. für 7d

Rezidivierende bakterielle Zystitis (Frauen, Zystitis > 2 x in 6M oder 3 x/Jahr)[1]

Allgemeine Maßnahmen zur Prophylaxe:
- Sorgfältige, aber keine übertriebene Intimhygiene
- Ausreichende Flüssigkeitszufuhr (2-3l/d, wenn keine Kontraindikationen)
- Häufiges Wasserlassen
- Vollständige Entleerung der Blase beim Toilettengang
- Nach dem Geschlechtsverkehr Blase entleeren
- Kälte und Feuchtigkeit im Unterleibsbereich, an Flanken und Füßen vermeiden
- Eventuell Nahrungsergänzungsmittel Cranberry-Saft oder Tabletten
- Mit probiotischen Bakterien fermentierte Milchprodukte in die Ernährung integrieren

T 17 Urologie – Therapie

Spezielle Maßnahmen:
- Bei postmenopausalen Frauen sollte vor Antibiotikaprophylaxe eine vaginale Östrogenbehandlung mit 0,5mg Estriol/d erfolgen
- Bei Gebrauch von Spermiziden: alternative Verhütungsmethode anwenden
- Bei Harnwegsinfekten in Zusammenhang mit Geschlechtsverkehr: postkoitale Gabe von jeweils einmalig 50 oder 100mg Nitrofurantoin oder Cotrimoxazol 40/200mg oder 80/400mg oder als 2. Wahl bei Resistenzen gegen vorherige Substanzen: Cefalexin 125 oder 250mg oder Norfloxacin 200mg oder Ofloxacin 100mg (Auswahl nach Keimspektrum)

	Bakterium E. coli (Immunmodulation)	UroVaxom® (OM-89)	1 Kps./d für 3M
oder	(Immunmodulation)	StroVac®	Grundimmunisierung: 1 Amp./W tief i.m. über 3W, Auffrischg.: 1 x 1 Amp. in 1J
oder		Mannose (OTC)	d1-3: 3 x 2g/d, d4-5: 2 x 2g/d; **Pro.:** 1 x 2g/d
oder	Meerrettichwurzel + Kapuzinerkresse	Angocin® Anti-Infekt N	2 x 1 Tbl./d

Evtl. Dauerprophylaxe

	Folatantagonist + p-Aminobenzoesäure-Antagonist (Antibiose)	Cotrimoxazol → 232	2 x 160+800mg/d p.o. für mind. 7d bzw. 1 x 40+200mg als Langzeitther. (bis 6M) und Prophylaxe
oder	Nitrofurantoinderivate	Nitrofurantoin → 240	1 x 50-100mg/d p.o. (für 6M bei Langzeittherapie)

Alternativ bei rezidivierenden bakteriellen Zystitiden: intermittierende Selbsttherapie wie bei akuter Zystitis für 3d bei ersten Symptomen, mehrmals im Jahr

Bei Männern: Bei rezid. Harnwegsinfekten Prostatitis und komplizierende Faktoren suchen.

T 17.1.3 Pyelonephritis

Unkomplizierte Pyelonephritis (ohne Übelkeit, Erbrechen, Kreislaufinstabilität), orale Ther.[1, 2]

- Gesunde prä- und postmenopausale Frauen
- Diabetiker mit guter Stoffwechsellage
- Immer Sonographie der Harnwege, immer Urinkultur und Antibiogramm

	Cephalosporin 3. Gen. (Antibiose)	Cefpodoxim → 223	2 x 200mg/d für 10d
oder	Gyrasehemmer (Antibiose)	Ciprofloxacin → 229	2 x 500mg p.o. oder 1 x 1g/d für 5-10d
oder		Levofloxacin → 230	1 x 250-500mg p.o. f. 5-10d

Diabetiker mit komplizierenden Faktoren (hypo- oder hyperglykämische Entgleisungen, metab. Syndrom/Insulinresistenz, Dauerkatheter oder Restharnbildung, diabetische Nephropathie, Makroangiopathie) ⇒ immer Urinkultur, ggf. stat. Behandlung bei Neigung zu Entgleisungen; hohes Risiko f. MRSA u. ESBL durch meist viele vorangegangene Antibiotikatherapien beachten.

Infektionen 749

Junge gesunde Männer ⇒ immer Sonographie der Harnwege und Urinkultur (urologische Untersuchung bei fieberhaften Harnwegsinfekten, Rezidiven, vermuteten komplizierenden Faktoren: Prostatitis? Obstruktion?)

	Gyrasehemmer (Antibiose)	Ciprofloxacin → 229	2 x 500-750mg/d für 10d
oder		Levofloxacin → 230	1 x 750mg RT/d für 5d
oder	**Cephalosporin 3. Gen.** (Antibiose)	Cefpodoxim → 223	2 x 200mg/d für 10d
oder		Ceftibuten → 223	1 x 400mg/d für 7-14d

Schwangere ⇒ immer Urinkultur und Therapie nach Antibiogramm; immer stationär und initial i.v.; Medikamente und Dosierung → s. komplizierte Pyelonephritis

Komplizierte Pyelonephritis und Urosepsis (Übelkeit, Erbrechen, Kreislaufinstabilität) [1]

- Stationäre Behandlung
- Initiale intravenöse Therapie
- Rascher Ausschluss komplizierender Faktoren (Obstruktion, Abszess etc.)
- Immer Urinkultur/Antibiogramm
- Nach klin. Besserung auf orale Therapie umstellen (nach Resistogramm, Dosierung wie unkomplizierte Pyelonephritis)
- Gesamttherapiedauer 5-14 Tage

	Gyrasehemmer (Antibiose)	Ciprofloxacin → 229	2-3 x 400mg/d i.v.
oder		Levofloxacin → 230	1 x 750mg/d i.v.
oder	**Cephalosporin 3. Gen.** (Antibiose)	Cefotaxim → 219	3 x 2g/d i.v.
oder		Ceftriaxon → 219	1 x (1-)2g/d i.v.
o. 2. W.		Cefepim → 220	2 x (1-)2g/d i.v.
o. 2. W.		Ceftazidim → 219	3 x (1-)2g/d i.v.
oder 2. W.	**Acylaminopenicillin + Beta-Lactamase-Inhibitor** (Antibiose)	Piperacillin + Tazobactam → 217	3 x 4.5g/d i.v.
oder 2. W.		Ampicillin + Clavulansäure → 216	3 x 2.2g/d i.v.
oder 2. W.	**Cephalosporin + Beta-Lactamase-Inhibitor** (Antibiose)	Ceftolozan + Tazobactam → 221	3 x 1.5g/d i.v.
oder 2. W.		Ceftazidim + Avibactam → 221	3 x 2.5g/d i.v.
o. 2. W.	**Carbapenem** (Antibiose)	Meropenem → 234	3 x 1g/d i.v.
oder 2. W.		Imipenem + Cilastatin → 235	3 x 1g + 1g/d i.v.
o. 2. W.		Ertapenem → 234	1 x 1000mg/d i.v.
oder/und 2. W.	**Aminoglycosid** (Antibiose)	Amikacin → 228	1 x 15mg/kgKG/d i.v.
		Gentamycin → 228 oder Tobramycin → 229	3-5mg/kgKG/d (Spiegelbestimmung)

Diabetiker mit komplizierenden Faktoren (hypo- oder hyperglykämische Entgleisungen, metab. Syndrom/ Insulinresistenz, Dauerkatheter oder Restharnbildung, diabetische Nephropathie, Makroangiopathie) ⇒ immer Urinkultur, ggf. stationäre Behandlung bei Neigung zu Entgleisungen; hohes Risiko für MRSA und ESBL durch meist viele vorangegangene Antibiotikatherapien beachten. Beachte Abszedierungen u. emphysematöse Pyelonephritis (Klebsiella spp., Proteus spp., E. coli)

Schwangere

	Cephalosporin 3. Gen.	Cefotaxim → 219	3 x 2g/d i.v.
oder		Ceftriaxon → 219	1 x (1-)2g/d i.v.
oder		Cefepim → 220	2 x (1-)2g/d i.v.
oder		Ceftazidim → 219	3 x (1-)2g/d i.v.

Wenn für mindestens 48h entfiebert, Umstellung auf orale Antibiose nach Antibiogramm

[1] AWMF 043-044 Epidemiologie, Diagnostik, Therapie, Prävention und Management unkomplizierter, bakterieller, ambulant erworbener Harnwegsinfektionen bei erwachsenen Patienten. Stand 30.4.2017, gültig bis 29.04.2022.
[2] Recherche UpToDate 5/2017

T 17.1.4 Besondere Umstände und Patientengruppen

Zystitis bei Dauerkatheterträgern[2]

- Keine Therapie bei asymptomatischer Bakteriurie (außer vor urologischen Eingriffen mit Schleimhautverletzung)
- Es gibt keine empfohlene Initialtherapie. Wann immer möglich, Therapie nach Antibiogramm. Wenn noch nicht vorhanden, Initialtherapie nach Gramfärbung, vorherigem Antibiogramm/ Kulturen, Resistenzlage des Hauses
- Wenn möglich, Katheter entfernen (evtl. intermittierende Einmalkatheterisierung); sonst, zumindest bei schweren Infekten, Katheter mit Beginn der Antibiose wechseln
- Therapiedauer jeweils 7-14 Tage

Gramnegative Stäbchen

	Cephalosporin 3. Gen. (Antibiose)	Cefotaxim → 219	3 x 1g i.v.
oder		Ceftriaxon → 219	1 x 1g i.v
oder	Gyrasehemmer (Antibiose)	Ciprofloxacin → 230	2 x 500mg p.o. oder 2 x 400mg i.v.
oder		Levofloxacin → 230	1 x 250-500mg p.o. oder i.v

Pseudomonas möglich

	Cephalosporin Gen. 3a (Antibiose)	Ceftazidim → 219	4 x 1g i.v.
oder		Cefepim → 220	2 x 1g i.v.
oder	Gyrasehemmer (Antibiose)	Ciprofloxacin → 229	2 x 500mg p.o. oder 2 x 400mg i.v.

Koagulasenegative Staphylokokken/grampositive Kokken

Glycopeptid	Vancomycin → 236	2 x 1g i.v.

Infektionen

Patienten mit Zystennieren [2]

- Möglich sind Pyelonephritis (Urinstix und Urinkultur positiv) oder infizierte Zyste (Urinstix und -kultur (häufig negativ) oder beides; Antibiose so wählen, dass auch Zysten penetriert werden
- Immer Blutkultur und Urinkultur
- Therapiedauer: Pyelonephritis 10–14d, infizierte Zysten 4–6W (ggf. chirurgische Therapie)
- Bei mangelndem Ansprechen innerhalb von 5–7d an perinephritischen Abszess denken

	Gyrasehemmer	Ciprofloxacin → 230	2 x 400mg/d i.v.
Bei hoher Rate an Fluorchinolonresistenz			
oder	Cephalosporin 3. Gen.	Cefotaxim → 219	2 x 1–2g i.v.
oder	Aminobenzylpenicillin	Ampicillin → 214	4 x 1–2g i.v.
plus	Aminoglykosid	Gentamicin → 228	1.5mg/kgKG 3 x/d i.v.
	Cave: Niereninsuffizienz → Spiegelkontrolle		

T 17.1.5 Sexuell übertragbare Erkrankungen mit Urethritis

Mycoplasmen → 646, Chlamydien → 642, Neisserien → 643, Candida → 641, Trichom. → 647

T 17.1.6 Prostatitis [2, 3]

Allgemeine Therapie

evtl.	Alphablocker		bei Restharn
evtl.	Arylessigsäurederivat, Cyclooxygenasehemmer (Schleimhautödem ↓).	Diclofenac → 196	1–3 x 50mg/d p.o., rekt., 1 x 100mg/d (ret.) p.o., 1 x 75mg i.m. (bei Bedarf)

Akute bakterielle Prostatitis

- Meist stat. Behandlung, ini parenterale empirische Antibiotikatherapie, Antibiose bis zu 6W
- Blutkulturen und Urinkulturen
- Wenn indiziert, suprapubische Harnableitung
- Prostataabszess ab 1cm/über 1W persistierend ggf. interventionell behandeln

	Gyrasehemmer (Antibiose)	Ciprofloxacin → 230	2 x 400mg/d i.v. oder 2 x 500mg/d p.o.
oder		Levofloxacin → 230	1 x 500mg/d p.o.
oder	Acylaminopenicillin + Beta-Lactamase-Inhibitor	Piperacillin + Tazobactam → 217	3 x 4.5g/d
oder	Cephalosporin 3. Gen.	Ceftriaxon → 219	1 x 2g/d i.v.
oder	Aminobenzylpenicillin	Ampicillin → 214	3–4 x 0.5–2g/d i.v.
evtl. +	Aminoglykosid (Antibiose).	Gentamicin → 228	5mg/kgKG/d i.v.
oder		Tobramycin → 229	5mg/kgKG/d i.v.

Umstellen auf orale Therapie je nach Resistenzlage

Chronische bakterielle Prostatitis

	Gyrasehemmer	Ciprofloxacin → 230	2 x 500mg/d für 4W
oder	Folatantag. + p-Aminobenzoesäure-Antagonist	Cotrimoxazol → 232	2 x 160+800mg/d p.o. für 3M (wenn sensibel)

T 17 Urologie – Therapie

Behandlungsrefraktäre Patienten:
- Intermittierende Behandlung akuter symptomatischer Zystitiden
- Niedrigdosis: antibiotische Suppressionstherapie (z.B. Nitrofurantoin)
- Radikale TURP oder einfache Prostatektomie (Ultima Ratio)
- Chlamydieninfekt möglich? s. Kap. T 9.11.3

Chronische abakterielle Prostatitis, chronisches Beckensyndrom
- **Alphablocker-Therapie** für neu diagnostizierte, Alphablocker-naive Pat. (s. BPH, Therapieversuch mind. 6M)
- **Antimikrobielle Therapie** für neu diagnostizierte, Antibiotika-naive Pat. (s. chronische bakterielle Prostatitis)
- Multimodale symptomatische Therapie

[3] Florian ME et al., Prostatitis und männliches Beckenschmerzsyndrom, Diagnostik und Therapie. Dtsch Arztebl Int 2009; 106(11):175-183.

T 17.1.7 Epididymitis[2]

Symptomatische Therapie
- Antiphlogistisch
- Warme Kompressen
- Bettruhe
- Hoden hochbinden/Hodenbänkchen
- Sexuelle Enthaltsamkeit
- Wenn keine Besserung auf Therapie: erwäge Tbc

Sexuell aktive junge Männer

Vorwiegend Chlamydia trachomatis 60-70%; Neisseria gonorrhoea → 643

plus	Tetracyclin (Antibiose)	Doxycyclin → 224	2 x 100mg p.o. für 10d

Wenn Gonokokken vermutet oder nachgewiesen, zusätzlich

	Cephalosporin 3. Gen.	Ceftriaxon → 219	1 x 250mg i.m. einmalig
und	Makrolid (Antibiose)	Azithromycin → 226	1 x 1.5g einmalig

Wahrscheinlich durch enterische Keime verursacht (Analverkehr, ältere Männer)

	Gyrasehemmer (Antibiose)	Levofloxacin → 230	1 x 500mg p.o. für 10d
oder		Ofloxacin → 230	2 x 300mg p.o. für 10d

T 17.1.8 Salpingitis, Endometritis, Tuboovarialabszess → 759

T 17.2 Nierensteine

T 17.2.1 Nieren-/Ureterkolik[4]

Schmerztherapie

	Pyrazolonderivat	Metamizol → 198	ini 2g i.v., max. 6g/d
evtl.	Arylessigsäurederivat, Cyclooxygenasehemmer (antiphlogistisch, analget., Schleimhautödem ↓)	Diclofenac → 196	1-3 x 50mg/d p.o., rekt., 1 x 100mg/d (ret.) p.o.
		Cave *bei erhöhten Retentionswerten*	
	Opioid (Analgesie)	z.B. Hydromorphon → 278	Dosierung je nach Schmerz

Nierensteine

Medikamentöser Versuch einer Mobilisation der Steine, Koliken reduzieren

Nur bei kleinen Steinen

evtl.	MET (medical expulsive ther., Relaxation d. Uretermuskulatur, Stein < 5mm, off label)	Tamsulosin → 400	0.4mg 1 x/d
		Nifedipin → 31	10-20mg ret 2 x/d (Cave Blutdruck)

Trinken nach Durst, keine Schwemmtherapie

Mit Harnwegsinfektion

	Cephalosporin 3. Gen.	Cefotaxim → 219	3 x 2g/d i.v.
plus	Aminoglykosid (Antibiose)	Gentamicin → 228	2-5mg/kg KG/d i.v.
oder	Gyrasehemmer (Antibiose)	Ciprofloxacin → 230	2 x 100-200mg/d i.v.

Entfernung des Steins

[4] Türk et al, Guidelines on Urolithiasis, European Association of Urology 2012

T 17.2.2 Nephrolithiasis [4, 5]

- **Steinanalyse bei jeder neuen Steinepisode**
- **Allgemeine Therapie**
  - Trinkmenge 2,5–3l/d gleichmäßig über den Tag verteilt bzw. Harnvolumen 2–2,5l/d
  - Harn-pH-neutrale Getränke (z. B. Wasser, Tee, Apfelschorle)
  - Harndichte < 1.010
  - Kalziumzufuhr 1000-1200mg/d
  - Ausgewogene Ernährung, ballaststoffreich, vegetabil, oxalatarm
  - Kochsalzzufuhr < 6g/d, Eiweißzufuhr 0.6-1g/kg KG
  - BMI-Ziel 18-25kg/m^2
  - Adäquate körperliche Bewegung
  - Ausgleich hoher Flüssigkeitsverluste
- **Zusätzliche Maßnahmen je nach Steinart und Rezidivrisiko**

Ammoniumuratsteine

- Infekt suchen und behandeln
- Purinarme Diät

plus	Harnansäuerung (Litholyse)	Methionin → 406	3 x 500-1000mg/d p.o.; Urin-pH 5.6-6.2, BGA-Kontrolle
evtl. plus	Xanthinoxidasehemmer (Harnsäuresynthesehemmer)	Allopurinol → 130	1 x 100-300mg/d p.o.

Infektsteine (Struvit, Magnesium-Ammonium-Phosphatsteine)

Infektquelle sanieren; Ziel: komplette Steinfreiheit

evtl.	Harnansäuerung (Litholyse)	Methionin → 406	3 x 500-1000mg/d p.o.; Urin-pH auf 5.6-6.2, BGA-Kontrolle

T 17 Urologie – Therapie

Kalziumoxalatsteine
- Keine Kalziumrestriktion, 800mg/d aus Milchprodukten
- Oxalatreduzierte Ernährung
- Kalziumzufuhr mit den Mahlzeiten, um Hyperoxalurie zu vermeiden
- Fleischprotein- und salzreduzierte Kost

Hyperkalzurie

	Harnalkalisierer (Litholyse)	Alkali-Zitrat	9-12g/d p.o.; Urin-pH 6.2-6.8; Cave: Kaliumbelastung
oder		Natriumbicarbonat	3 x 1.5g/d p.o.; Urin-pH 6.2-6.8
evtl. +	Thiaziddiuretikum	Hydrochlorothiazid → 43	25-50mg/d p.o.

Hypozitraturie

	Harnalkalisierer (Litholyse)	Alkali-Zitrat	9-12g/d p.o.; Urin-pH 6.2-6.8; Cave: Kaliumbelastung

Hyperoxalurie

	Oxalatarme Ernährung		
		Kalzium → 292	> 500mg/d p.o. zu den Mahlzeiten
		Magnesium → 292	200-400mg/d p.o. zu den Mahlzeiten

Hyperurikosurie
Purinarme Ernährung

	Harnalkalisierer (Litholyse)	Alkali-Zitrat	9-12g/d p.o.; Urin-pH 6.2-6.8; Cave: Kaliumbelastung
oder		Natriumbicarbonat	3 x 1.5g/d p.o.; Urin-pH 6.2-6.8
plus	Xanthinoxidasehemmer (Harnsäuresynthesehemmer)	Allopurinol → 130	1 x 100-300mg/d p.o. bei Hyperurikosurie

Hypomagnesiurie

		Magnesium → 292	200-400mg/d p.o. zu den Mahlzeiten

Primäre Hyperoxalurie
Trinkmenge > 3000ml/d, normale Kalziumzufuhr

	Harnalkalisierer (Litholyse)	Alkali-Zitrat	9-12g/d p.o.; Urin-pH 6.2-6.8; Cave: Kaliumbelastung
		Magnesium → 292	200-400mg/d p.o. zu den Mahlzeiten
	Vitamine	Pyridoxin (Vit. B_6) → 147	5-20mg/kg KG/d (Beginn mit 300mg/d) p.o.

Benigne noduläre Prostatahyperplasie 755

Kalziumphosphatsteine

Hyperkalzurie

	Harnalkalisierer (Litholyse)	Alkali-Zitrat	9-12g/d p.o.; Urin-pH 6.2-6.8; Cave: Kaliumbelastung
evtl. +	Thiaziddiuretikum	Hydrochlorothiazid → 43	25-50mg/d p.o.
Urin-pH > 5.8	Harnansäuerung (Litholyse)	Methionin → 406	3 x 500-1000mg/d p.o.; Urin-pH auf 5.6-6.2, BGA-Kontrollen

Uratsteine

Purinarme Diät

plus	Xanthinoxidasehemmer (Harnsäuresynthesehemmer)	Allopurinol → 130	1 x 100-300mg/d p.o.
evtl.	Harnalkalisierer (Litholyse)	Alkali-Zitrat	9-12g/d p.o.; Urin-pH 6.2-6.8; Cave: Kaliumbelastung
		Natriumbicarbonat	3 x 1.5g/d p.o.; Urin-pH 6.2-6.8 (teurer)

Zystinsteine

- Urinmenge mindestens > 3500ml/24h, gleichmäßig über 24h verteilen
- Möglichst harnneutrale und alkalisierende Getränke
- Urin-pH-Optimum 7.5-8.5

	Harnalkalisierer (Litholyse)	Alkali-Zitrat	9-12g/d p.o.; Urin-pH > 7,5; Cave: Kaliumbelastung
oder		Natriumbicarbonat	3 x 1.5g/d p.o.; Urin-pH auf > 7,5 (teurer)
	Reduzierende Wirkung (Verhältnis Zystin/Zystein ↓, Zystein besser löslich)	Ascorbinsäure-Brausetbl. → 147	3-5g/d p.o.
evtl. plus		Tiopronin → 430	ini 250mg, max. 1-2g/d (bei Zystinausscheidg. > 3-3.5mmol/l)

[5] AWMF 043-025 Urolithiasis: Diagnostik, Therapie und Metaphylaxe; Stand 10.3.2015, gültig bis 31.03.2018

T 17.3 Benigne noduläre Prostatahyperplasie[6, 7]

evtl.	Pflanzliches Sterin (Miktionserleichterung)	Beta-Sitosterin → 400	3 x 1-2Tbl./d p.o. (evtl. Langzeittherapie)
evtl.	Pflanzlich (Miktionserleichterung)	Sägezahnpalmextrakt	3 x 1Kps./d p.o. (evtl. Langzeittherapie)

T 17 Urologie – Therapie

- Moderate bis schwere LUTS (Lower Urinary Tract Symptoms)
- Nebenerkrankungen beachten
- Bei gleichzeitiger (schlecht eingestellter) Hypertonie Doxazosin bevorzugen

evtl.	Prostataselektiver Alpha-1-Blocker (Miktionserleichterung)	Alfuzosin → 400	1-3 x 2.5mg/d p.o. (evtl. Langzeittherapie)
		Doxazosin → 33	1 x 1-4mg/d p.o.
		Tamsulosin → 400	1 x 0.4mg/d (ret) p.o.
		Terazosin → 400	1 x 5-10mg p.o.
Bei zusätzlichen Symptomen der hyperaktiven Blase (ohne Obstruktion)			
evtl.	Muskarinrezeptor-antagonist (Detrusorhyperaktivität ↓)	Oxybutynin → 398	2-3 x 5mg/d p.o.
		Darifenacin	1 x 7,5-15mg/d p.o.
		Fesoterodin	1 x 4-8mg/d p.o.
		Propiverin → 399	2-3 x 15mg/d oder 1 x 30mg/d p.o.
		Tolterodin → 399	2 x 1-2mg/d oder 1 x 4mg/d p.o.
		Trospiumchlorid → 399	2-3 x 10-15mg/d oder 1 x 60mg/d p.o.
Wenn Prostatagröße > 30g und/oder PSA >1.4 ng/ml			
evtl.	5-alpha-Reduktasehemmer (Hyperplasie ↓)	Finasterid → 400	1 x 5mg/d p.o. (evtl. Langzeittherapie)
Ggf. versuchen (off Label)			
	PDE5-Hemmer	Tadalafil → 402	5mg/d p.o.

[6] Lower urinary tract symptoms. The management of lower urinary tract symptoms in men. London (UK): National Institute for Health and Clinical Excellence (NICE); 2010 May. 34 p. (Clinical guideline; no. 97).
[7] AWMF 043-035 Therapie des benignen Prostatasyndroms; Stand: 11/2014, gültig bis 12/2017

T 17.4 Inkontinenz [8, 9, 10, 11]

T 17.4.1 Stressinkontinenz [10]

- Normalgewicht anstreben
- Beckenbodentraining mit/ohne Biofeedback und Elektrostimulationsbehandlung
- Vaginalkonen, evtl. OP
- Bei postmenopausalen Frauen (mit Atrophie der Vaginalschleimhaut) lokale Östrogentherapie erwägen

evtl.	Serotonin-Noradrenalin-Reuptake-Inhibitoren	Duloxetin → 337	1 x 60mg/d p.o.

Erektile Dysfunktion 757

T 17.4.2 Dranginkontinenz (Urgeinkontinenz), überaktive Blase [8, 9]

- Physiotherapie (Beckenbodentraining)
- Bei postmenopausalen Frauen lokale Östrogentherapie erwägen
- Harnwegsinfekt ausschließen oder behandeln
- Große Restharnmengen ausschließen oder behandeln
- Ggf. Botulinumtoxininjektionen in die Blasenwand

oder	Parasympatholytikum (Hemmung der Detrusorhyperaktivität)	Oxybutynin → 398	2-3 x 5mg/d p.o.; TTS 36mg alle 3-4d
		Tolterodin → 399	2 x 2mg/d p.o.
oder evtl.	Spasmoanalgetikum (Detrusorhyperaktivität ↓)	Flavoxat → 398	3-4 x 200mg/d p.o.
evtl.	Trizykl. Antidepressivum (Modulation Harndranggefühl)	Imipramin → 332	ini 25-75mg/d p.o., Erh.Dos. 50-100mg/d p.o.

[8] AWMF 015-005 Belastungsinkontinenz der Frau; 7/2013, gültig bis 7/2018
[9] AWMF 015-007 Die überaktive Blase; 6/2010, gültig bis 6/2015, (aktuell in Überarbeitung)
[10] AWMF 084/001 Harninkontinenz bei geriatrischen Patienten, Diagnostik u. Therapie; Stand 4/2016
[11] Aus: Der Internist 57:390-398; Becher KF; Pharmakotherapie der Harninkontinenz im Alter; Springer Verlag 2016

T 17.5 Erektile Dysfunktion[12]

- Identifikation und Therapie behandelbarer Ursachen
- Ausschluß/Therapie eines Testosteronmangelsyndroms
- Evaluation möglicher Medikamentennebenwirkungen
- Lebensstiländerung und Modifikation aller kardiovaskulären Risikofaktoren
- Instruktion und Beratung für Patienten und Partner

evtl.	PDE-5-Inhibitor	Sildenafil → 401	50mg 1h vor Geschlechtsverkehr (25-100mg)
oder		Vardenafil → 402	10mg 25-60min vor dem Geschlechtsverk. (5-20mg)
oder		Tadalafil → 402	10mg 30min vor Geschlechtsverk. (5-20mg)
oder		Avanafil → 401	100mg 15-30min vor Geschlechtsverk. (50-200mg)

Alle PDE-5-Inhibitoren:
- Einnahme maximal 1 x/d
- KI: gleichz. Einnahme nitrathaltiger Medik. (Nitrate), NO-Donatoren (Molsidomin), Amylnitrit
- Ausreichende Rekonvaleszenz nach kardiovask. Eingriffen abwarten (MI, Schlaganfall)
- Für die Wirksamkeit der Medikamente ist eine sexuelle Stimulation notwendig

Weitere Therapieoptionen: Vakuumpumpensysteme, Schwellkörperautoinjektionstherapie (SKAT), intraurethrale Applikation von Prostaglandin E1 (MUSE), Penisimplantate

[12] Leiber C: Erektile Dysfunktion Aktuelle Diagnostik und Therapie; Der Urologe 2017. 56:519-529

T 18 Gynäkologie – Therapie (H. Veldink)

T 18.1 Mastopathie

	Gestagen (Milchgangbeeinflussung, lokale Progesteronapplikation)	Progesteron → 408	2.5g/d Salbe auf jede Brust (jeweils 10.–25. Zyklustag)
		Dydrogesteron → 410	5–10mg/d p.o. (jeweils 16.–25. Zyklustag)
		Medrogeston	
	Gestagenbetonte Ovulationshemmer	Kombinationspräparat → 416	s. Pck. Beil.

T 18.2 Mastodynie

	Pflanzliches Präparat	Mastodynon	2 x 30 Gtt./d (mind. 3M)
	Gestagen (wirkt auf Milchgang, lokale Applikation)	Progesteron → 408	2.5g/d Salbe auf jede Brust (jeweils 10.–25. Zyklustag)
	Gestagen (wirkt auf Milchgang, systemische Appl.)	Dydrogesteron → 410	5–10mg/d p.o. (jeweils 16.–25. Zyklustag)
evtl.	**Minipille**	Levonorgestrel → 419 Desogestrel → 419	s. Pck. Beil. (1 x/d p.o.)

T 18.3 Prämenstruelles Syndrom

	Pflanzliches Präparat	Mastodynon	2 x 30 Trpf./d
	Gestagen (systemisch)	Medrogeston	5mg/d p.o. (jeweils 15.–25. Zyklustag)

T 18.4 Endometriose

	Gestagen	Hydroxyprogesteronderivate	100mg/d p.o. (3–6M); ggf. bei Zwischenblutungen Dosis steigern
		Nortestosteronabkömmlinge	5mg/d p.o. (6–12M)
		Medrogeston	5.25mg/d p.o.
	LH-RH-Agonist (Down-Regulation hypophysärer Rezeptoren ⇒ Hormone ↓)	Leuprorelin → 415	3.75mg alle 4W s.c./i.m. für 3–6M, ggf. Add-back mit Tibolon (Liviella); ggf. Östrogene (½ Dosis d. HRT)
		Goserelin → 415	3.6mg s.c. alle 4W
		Nafarelin	1–2 Sprühstöße nasal 2 x/d

Vulvadystrophie

	Kontrazeptivum plus Norethisteronderivat (ohne androg. Partialwirkg.)	v.a. dienogesthaltiges Kontrazeptivum	s. Pck. Beil.
	Minipille	Levonorgestrel → 419 Desogestrel → 419	s. Pck. Beil. (1 x/d p.o.)
	Gestagen lokal (IUD)	Levonorgestrel → 420	52mg (bis 5J)

T 18.5 Vulvadystrophie

Lichen sclerosus

	Östrogen lokal	Estriol-Salbe → 408	1 x/d auf betroffene Stellen auftragen (auch bei Ki.)
	Kortikoide (lokal)	Dexamethason → 364	2 x/d für 3M auftragen; langsam ausschleichen
		Clobetasol → 366	
evtl. +	Lokal pflegende Externa	Deumavan Vaseline	1–2 x/d konsequent auftr.

Plattenepithelhyperplasie (squamöse Zellhyperplasie)

	Kortikoid (lokal)	Hydrokortison → 363	2 x/d einige W auftragen
evtl. +	Lokal pflegende Externa	Deumavan Vaseline	1–2 x/d konsequent auftr.

T 18.6 Vulvovaginitis

Allgemeine Therapie

	Epithelisierungsmittel (Mukosaschutz/-pflege)	Dexpanthenol	nach Bedarf

Bakterielle Vaginose → 641; Herpes genitalis → 643; Candida → 641; Trichomonas → 647

T 18.7 Zervizitis

Chlamydien → 642; Gonokokken → 643; H. genitalis → 643

T 18.8 Salpingitis, Endometritis, Tuboovarialabszess

Bei unzureichendem Erfolg der chirurgischen Therapie

	Cephalosporin Gr. 5	Cefoxitin	3 x 1-2g i.v. für 4d
plus	Tetracyclin (Antibiose)	Doxycyclin → 224	2 x 100mg i.v. für 14d
	Aminopenicillin + Beta-Laktamase-Inhibitor	Ampicillin + Sulbactam → 216	4 x 3g/d i.v.
plus	Tetracyclin (Antibiose)	Doxycyclin → 224	2 x 100mg i.v.
plus	Lincosamide (Antibiose)	Clindamycin → 228	3 x 900mg i.v.
plus	Aminoglykosid (Antibiose)	Gentamicin → 228	ini 2mg/kg i.v., dann 3 x 1.5mg/d

T 18.9 Pelvic inflammatory disease (PID), bakterielle Infekte

Ambulant

	Cephalosporine	Cefoxitin	2g i.m. einmalig
		Ceftriaxon → 219	250mg i.m. einmalig
		Cefadroxil → 222	3 x 1g/d p.o. (10d)
plus	Tetracyclin	Doxycyclin → 224	2 x 100g/d p.o. (10–14d)
oder plus	Makrolid	Clarithromycin → 226	2 x 250–500mg/d p.o. (7-10d)
		Roxithromycin → 227	2 x 150mg/d (7-10d)
	Chinolone	Ciprofloxacin → 230	2 x 500mg p.o./d (10d)
		Levofloxacin → 230	1-2 x 250–500mg p.o./i.v.
plus	Nitroimidazol	Metronidazol → 233	2 x 400mg/d p.o. (10d)

Stationär

	Breitbandpenicillin + Penicillinaseinhibitor	Ampicillin + Sulbactam → 215	3 x 3g/d i.v. (10d)
		Amoxicillin + Clavulansäure → 216	3-4 x 1.2g/d i.v. bis 3 x 2.2g/d i.v. 10d)
oder	Cephalosporine	Ceftriaxon → 219	1 x 1-2g i.v.
plus	Tetracyclin	Doxycyclin → 224	4 x 600mg/d i.v. (10d)
plus	Nitroimidazol	Metronidazol → 233	2-3 x 500mg i.v.
oder plus	Chinolone	Ciprofloxacin → 230	2 x 200-400mg i.v. (10d)
		Levofloxacin → 230	1-2 x 250–500mg p.o./i.v. (10d)
oder plus	Makrolid	Clarithromycin → 226	2 x 250–2 x 500mg/d p.o. (7-10d)
		Roxithromycin → 227	2 x 150mg/d (7-10d)

T 18.10 EPH-Gestose

T 18.10.1 Allgemeinmaßnahmen

erst	Körperliche Schonung, ausgewogene Ernährung		
evtl.	Bettruhe (evtl. stationäre Aufnahme zur Observanz)		
evtl.	Salicylat (bei vorangegangener Gestose/Präklampsie)	Acetylsalizylsäure → 193	100mg/d p.o. bei positiver Gestose-Anamnese von Beginn der SS (vor SSW 16) bis SSW 34 + 0)

EPH-Gestose 761

evtl. oder	Low-Dose-Heparinisierung (niedermolekular; bei vorangegangener Gestose/Präeklampsie u. nachgewies. Thrombophilie)	Dalteparin → 58	1 x 1 Amp./d s.c.
		Unfraktioniertes Heparin → 58	2 x 7500IE/d s.c.
evtl.	Benzodiazepin	Diazepam → 354	2-3 x 10mg/d p.o., bei Anzeichen von Krampfbereitschaft 10mg i.v.
evtl.	Magnesiumpräparat → 292	Magnesiumsulfat i.v.	1g/h Krampfprophylaxe

T 18.10.2 Antihypertensiva[1]

Cave: RR erst ab 170/110mmHg senken, bei präexistentem Hypertonus ab 160/100mmHg

	Zentraler Alpha-2-Rezeptoragonist	alpha-Methyldopa → 32	2-4 x 250–500mg/d p.o., MTD 2000mg
1. Wahl	Kalziumantagonist (Inotropie ↓, Afterload ↓)	Nifedipin retard → 31 off-label[1]	20-60mg/d p.o., MTD 120mg
2. Wahl	Beta-1-Blocker (1 : 1 plazentagängig, Mutter: HZV ↓, Reninsekr. ↓, zentr. Sympathikusakt. ↓; Kind: Bradykardie, intrauterine growth retardation = IUGR)	Metoprololtratrat → 28	2 x 25-100mg/d p.o. (Stillzeit: Substanz geht in die Milch über, eine Schädigung des Säuglings wurde bisher aber nicht bekannt)
Evtl. in der Spätschwangerschaft bei Versagen der Primärtherapie			
	Postsynapt. Alpha-1-Blocker	Urapidil → 34 off-label[1]	2mg/h (i.v. am besten zu dosieren); KI in Stillzeit!
Akute-Phase-Medikation/hypertensive Krise			
	Postsynapt. Alpha-1-Blocker	Urapidil → 34 off-label[1]	2mg/h (i.v. am besten zu dosieren); KI in Stillzeit!
	Kalziumantagonist (Inotropie ↓, Afterload ↓)	Nifedipin retard → 31 off-label[1]	3 x 60-90mg/d p.o., 2 x 90-180mg/d (ret.) p.o., 1 x 240mg/d (ret.) p.o.

Cave:
- ACE-Hemmer und Diuretika sind kontraindiziert
- Kombination von Nepresol und Beloc ist nicht empfehlenswert
- RR nicht zu schnell senken (max. 10%/h), CTG-Kontrolle

[1] AWMF-S1-Leitlinie 015 - 018: Hypertensive Schwangerschaftserkrankungen: Diagnostik und Therapie, Stand: 01.12.2013 , gültig bis 30.11.2016

T 18 Gynäkologie – Therapie

T 18.10.3 Antikonvulsive Therapie

	Magnesiumpräparat (Substitution)	Magnesiumsulfat i.v. → 292	4–6g in 50ml über 15–20min i.v. (als Kurzinf. oder über Perfusor); Erh.Dos. 1g/h
evtl.	Benzodiazepin	Diazepam → 354	10–20mg langsam i.v.

T 18.11 Hyperemesis gravidarum

FDA-Kat. A	Vitamin	Pyridoxin (Vit. B$_6$) → 147	3 x 20mg/d p.o.
B	Zentraler H$_1$-Rezeptor-Antagonist (Antiemetikum)	Dimenhydrinat → 105	2 x 62mg/d i.v. oder 3–4 x 50mg/d p.o. oder 1– 3 x 1 Supp./d
B	Zentraler H$_1$-Rezeptor-Antagonist (Sedativum)	Diphenhydramin → 357	25–50mg i.v./p.o. alle 6–8h
B	Motilitätssteigerung	Metoclopramid → 97	4 x 10mg/d p.o
B	Zentraler 5-HT3-Rez.-Antagonist (Antiemetikum)	Odansetron → 106	2–4mg i.v. alle 6–8h
C	Neuroleptikum, Dopamin-Antagonist (Sedation)	Promethazin → 343	12.5–25mg p.o./i.v. bis zu 6 x/d; **Cave:** strenge Ind. im 1. Trimenon

T 18.12 Puerperalfieber (Endometritis, Endomyometritis)

	Kontraktionsmittel	Oxytocin → 421	3–10IE i.m. oder 3IE in 250ml NaCl als Kurzinf.
	Penicillin	Piperacillin → 215	3 x 4g/d i.v.
plus	Nitroimidazol (Stillen: rel. KI)	Metronidazol → 233	2 x 500mg/d i.v. (10d)
	Cephalosporin	Cefoxitin	2 x 2g/d i.v.
plus	Nitroimidazol (Stillen: rel. KI)	Metronidazol → 233	2 x 500mg/d i.v. (10d)
	Breitbandpenicillin + Beta-Laktamase-Inhibitor	Amoxicillin → 214 + Sulbactam → 215	3 x 3g/d i.v. (10d)
		Amoxicillin + Clavulansäure → 216	3–4 x 1.2g/d i.v. (10d) bis 3 x 2.2g/d i.v. (10d)
	Carbapenem (Stillen: strenge Indikation)	Imipenem + Cilastatin → 235	3–4 x 0.5–1g/d i.v.; max. 50mg/kg KG/d bzw. 4g/d
	Lincosamid (Stillen: rel. KI)	Clindamycin → 228	3–4 x 150–450mg/d p.o., 3–4 x 200–600mg/d i.v., i.m.
plus	Cephalosporin 3. Gen.	Cefotaxim → 219	2 x 1–2g/d i.v

T 18.13 Mastitis

evtl.	Hypophysäre Dopaminrez.-stimulation (Prolaktin ↓)	Bromocriptin → 422	2.5–5mg/d p.o. (nach STH/Prolaktin i.S.)
	Cyclooxygenasehemmer (NSAR) (antiphlogistisch, analgetisch)	Diclofenac → 196	1–3 x 50mg/d p.o., rekt., 1 x 100mg/d (ret.) p.o., 1 x 75mg i.m.
	Cephalosporin 1. Gen.	Cefazolin → 217	2–3 x 0.5–2g/d i.v.
	Penicillin (Antibiose)	Flucloxacillin → 213	3–4 x 1g/d p.o. (7–10d)
	Lincosamid (Stillen: rel. KI)	Clindamycin → 228	4 x 600mg/d i.v., ini einmalig 1200mg
plus	Aminoglykosid (Antibiose)	Gentamicin → 228	3 x 80mg/d i.v. (7–10d)

T 18.14 Hormonelle Kontrazeption

Cave: Östrogenhaltige Hormonpräparate + Nikotinabusus ⇒ Risiko thromboembolischer Komplikationen ↑

T 18.14.1 Einphasenpräparate → 416

z.B.	Östrogen-Gestagen-Kombination (Ovulationsunterdrückung durch antigonadotropen Effekt über 21d)	Ethinylestradiol + Gestagen: Ethinylestradiol + Desogestrel → 417 oder + Dienogest → 417 oder + Drospirenon → 417 oder + Gestoden → 417 oder + Levonorgestrel → 417 od. + Norethisteron → 418 od. + Norgestimat → 418	s. Pck. Beil. (1 x 1Tbl./d für 21d)

T 18.14.2 Zweiphasenpräparat → 418

z.B.	Östrogen-Gestagen-Komb. (1. Hälfte Östrogen, evtl. + niedrigdos. Gestagen, 2. Hälfte Östr.-Gest.-Komb.)	Ethinylestradiol + Gestagenwie: Ethinylestradiol + Desogestrel → 417	s. Pck. Beil. (1 x 1Tbl./d für 21d)

T 18.14.3 Dreiphasenpräparat → 418

z.B.	Östrogen-Gestagen-Komb. (d1-6 niedrige Östrogen- und Gestagendosis, d7-11 erhöhte Östrogen- und Gestagendosis, d12-21 niedrige Östrogen- und deutlich höhere Gestagendosis)	Ethinylestradiol+Gestagen: Ethinylestradiol + Desogestrel → 417 oder + Levonorgestrel → 417 oder + Norethisteron → 418 oder + Norgestimat → 418	s. Pck. Beil. (1 x 1 Tbl./d für 21d)

T 18 Gynäkologie – Therapie

T 18.14.4 Minipille → 419

z.B.	**Gestagen niedrig dosiert** (Zervixschleimviskosität ↑; Motilitätsveränd. der Tuben; Desogestrel auch Ovulationshemmung)	Levonorgestrel → 419 oder Desogestrel → 419	s. Pck. Beil. 1 x 1 Tbl./d für 28d (kompletter Zyklus)

T 18.14.5 Depotpräparate

z.B.	**Gestagen** (Ovulationshemmung)	Medroxyprogesteron-acetat → 410	150mg i.m. alle 3M; *Cave:* nicht in Stillzeit
	Gestagen-Implantat	Etonogestrel → 416	s.c.-Insertion an Oberarminnenseite, Konzeptionsschutz für 3J

T 18.14.6 Postkoitalpille

1. Wahl	**Progesteron-Rezeptor-Modulator**	Ulipristalacetat → 419	30mg ED bis max. 96h, höchster Schutz bis 24h postkoital, später lässt Schutz nach; *Cave:* Wi ↓ bei KG > 90kg
	Gestagen (Ovulationshemmung bzw. Implantationshemmung nach erfolgter Ovulation)	Levonorgestrel → 419	bis max. 72h 1.5mg p.o. postkoital (1 x 1Tbl., evtl. Wdh. nach 12h); höchster Schutz bis 24h postkoital, später Schutz ↓; *Cave:* Wi ↓ bei KG > 75kg; Übelkeit, ggf. plus Antiemet.

T 18.14.7 Hormonhaltige intrauterine Spirale/IUD (intrauterine device) → 420

Gestagen (Blockade der endometrialen Rezeptivität)	Levonorgestrel → 420	52mg (bis 5J)

T 18.14.8 Sonstige Darreichungsformen

Östrogen-Gestagen-Kombination (Pflaster)	Ethinylestradiol + Norelgestromin → 420	1 Pflaster am 1. Zyklustag, 2. u. 3. Pflaster an d8 und 15, d22-28 ohne Pflaster
Östrogen-Gestagen-Komb. (Vaginalring)	Ethinylestradiol + Etonogestrel → 420	vaginale Einlage für 3W, danach eine Woche Pause

T 18.15 Hormonsubstitution in Peri- und Postmenopause

Cave: absolute KI: Z.n. Mamma- u./o. Endometrium-Ca, Thromboembolie, Hepatitis, Z.n. Schwangerschaftshepatose, Sichelzellanämie, Enzymopathien, Hirngefäßerkrankungen, Porphyrien, schwere Hypertonie. Östrogenhaltige Hormonpräparate + Nikotinabusus ⇒ Risiko thromboembolischer Komplikationen ↑

T 18.15.1 Oral

z.B.	Östrogen	Konjugierte Östrogene	0.3/0.6/0.625/1.25mg 1 x 1 Tbl./d für 28d, keine Pause
z.B.	Östrogen-Gestagen-Kombinationen	Konjugierte Östrogene + Medrogeston → 413	0.3/0.6/1.25mg/d + 5mg p.o. vom 15.–25. ZT
		Konjugierte Östrogene + Medroxyprogesteron → 413	0.625+2.5mg oder 0.625+5mg; 1 x 1 Tbl./d für 28d, keine Pause
		Estradiolvalerat + Norgestrel	2mg/d + 0.5mg p.o. vom 15.–25. Zyklustag
z.B.	Östrogen-Gestagen-Kombinationen	Estradiol + Norethisteronacetat → 412	2mg/d + 1mg/d + 1mg p.o. vom 1.–28. Zyklustag
		Estradiolvalerat + Levonorgestrel → 412	2mg/d + 150µg vom 10.–21. Zyklustag
		Estradiol + Medroxyprogesteron → 412	2mg + 5mg od. 10mg; 1 x 1 Tbl./d für 21d, danach 7d Pause
		Estradiolvalerat + Dydrogesteron → 411	1+10mg oder 2+10mg oder 2+5mg; 1 Tbl./d für 28d, keine Pause
		Estradiolvalerat + Cyproteronacetat → 411	2+1mg; im 1. Zyklus 1 Tbl./d vom 5.–25. ZT, danach 7d Pause, dann 1 x 1 Tbl./d für 21d, gefolgt von 7d Pause
z.B.	Synthetisches Gestagen	Tibolon → 413	2.5mg/d ohne Pause
z.B.	Östrogen-Rezeptor-Antagonist	Raloxifen → 413	60mg/d ohne Pause; **Cave:** Zul. nur für Ther. und Prävention d. Osteoporose

T 18.15.2 Lokal

z.B.	Östrogen	Estriol Ovulum → 408	0.5mg Ovulum
		Estradiol	1mg/g Salbe

T 18.15.3 Transdermal

	Östrogene	Estradiol → 408	25, 50, 75 oder 100µg/24h
	Östrogen-Gestagen-Kombinationen	Estradiol + Norethisteronacetat → 412	4 + 10mg, 30mg (Dosierung s. Pck.Beilage)
		monophasisch → 412	(s. Pck. Beil.)

T 18.16 Inkontinenz

Overactive Bladder/Dranginkontinenz → 757; Stressinkontinenz → 756

T 19 Pädiatrie – Therapie (A. Macke)

T 19.1 Pädiatrische Notfälle

T 19.1.1 Lebensrettende Basismaßnahmen bei Kindern (BLS)[1]

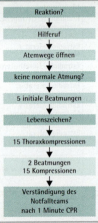

[1] I.K. Maconochie, R. Bingham et al. Lebensrettende Maßnahmen bei Kindern, Kapitel 6 der Leitlinien zur Reanimation 2015 des ERC. Notfall Rettungsmed 2015; 18:932–963. DOI 10.1007/s10049-015-0095-8. © European Resuscitation Council (ERC), German Resuscitation Council (GR[1]), Austrian Resuscitation Council (ARC). Mit Genehmigung von Springer im Namen der GRC.

Pädiatrische Notfälle

T 19.1.2 Erweiterte lebensrettende Maßnahmen bei Kindern (ALS)[1]

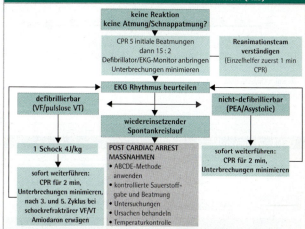

[1] I.K. Maconochie, R. Bingham et al. Lebensrettende Maßnahmen bei Kindern, Kapitel 6 der Leitlinien zur Reanimation 2015 des ERC. Notfall Rettungsmed 2015; 18:932-963. DOI 10.1007/s10049-015-0095-8. © European Resuscitation Council (ERC), German Resuscitation Council (GR[1]), Austrian Resuscitation Council (ARC). Mit Genehmigung von Springer im Namen der GRC.

T 19 Pädiatrie – Therapie

Vorgehen bei Kreislaufstillstand mit nicht defibrillierbaren Rhythmen

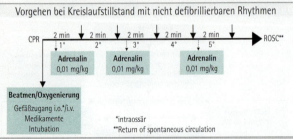

[1] I.K. Maconochie, R. Bingham et al. Lebensrettende Maßnahmen bei Kindern

T 19.1.3 Anaphylaxie[2]

Leitsymptome und Schweregrade

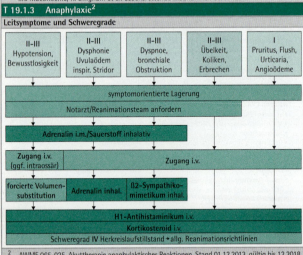

[2] AWMF 065-025, Akuttherapie anaphylaktischer Reaktionen. Stand 01.12.2013, gültig bis 12.2018

Pädiatrische Notfälle

Wirkstoffe und Dosierungen			
1. Wahl	Sympathomimetikum	Adrenalin i.m. → 55	0,1ml/10kgKG der unverdünnten Lösung, Wdh. evtl. nach 5–10 min
oder		Adrenalin i.v. → 55	0,01mg/kgKG (1 Amp. 1mg/ml 1:10 verdünnen, davon 0,1ml/kgKG)
oder		Adrenalin inhalativ → 55	2ml unverdünnt über Vernebler-Maske
	H1-Antihistaminikum	Dimetinden Gtt. → 85 (Ki. < 1J off-label)	1–8J 40 Gtt., ab 9 J 60 Gtt. (große therap. Breite)
oder		Dimetinden i.v. → 85 (Ki. < 1J off-label)	0,1mg/kgKG oder < 15kgKG: 1ml; 15–30kgKG: 1ml/10kgKG; > 30kgKG: 4 ml
oder		Clemastin i.v. → 85 (Ki. < 1J off-label)	Ki. ab 1J: 0.03mg/kg i.v.; Cave: anticholinerge UW
	Kortikosteroid	Prednisolon i.v. → 205	< 15kgKG: 50mg, 15–30kgKG: 100mg, > 30kgKG: 250mg, ohne i.v.-Zugang altersunabhängig 100mg rektal
oder		Prednisolon rekt. → 205	
	ß2-Sympathomimetikum inhalativ	Salbutamol → 73 Amp. z. Inhalation	über Druckluftvernebler mit Maske oder Mundstück: keine Dosierungsempfehlung bis 4J, i.d.R. wird 1 Amp. inhalativ vertragen, ab 4J: 1 Amp.
oder		Salbutamol-DA → 73	< 30kgKG 2 Hübe mit Spacer; > 30kgKG 2–4 Hübe
	Volumen	Ringer-Lösung → 294	ini Bolus i.v. : < 30 kgKG 20ml/kgKG, > 30 kgKG 10–20ml/kgKG, dann 1–2ml/kgKG/min i.v.

Anaphylaxie-Notfallset für Patienten/Angehörige[3]

Indikation für Versorgung mit Notfallset:
- Z.n. Anaphylaxie gegen nicht sicher vermeidbare Auslöser
- Z.n. systemischen allergischen Reaktionen mit Asthma bronchiale oder mit progredienter Schwere auch ohne Anaphylaxie
- systemische Allergie gegen potente Allergene wie Erdnuss/Baumnuss/Sesam
- hoher Sensibilisierungsgrad, Reaktion auf kleine Mengen
- Nahrungsmittelallergie bei Vorliegen einer systemischen Mastozytose

Adrenalin → 55	Autoinjektor i.m. (je 2 Fertigpen/Pat. rezeptieren, Fastjekt jun® Zul. ab 7,5 kgKG, andere Fertigpens < 15 kgKG off-label; Schulung obligat)	bis 30kgKG: 150µg; 30–60 kgKG: 300µg, ggf. 1 x nach 10–15min kontralateral wiederholen
Dimetinden → 85	nach Alter oder Präferenz Tropfen oder Tabletten	zugelassene Tagesdosis als Einzeldosis
Glukokortikoid nach Alter oder Präferenz rekt. oder p.o. (Lsg. oder Tbl.)	**Betamethason → 203** Celestamine® N 0,5 liquid.	< 15kgKG 1/3–1/2 Fl., 15–30kgKG ½ Fl., > 30kgKG ganze Flasche p.o.
	Kinder bis 11J: **Dexamethason p.o. → 204** InfectoDexaKrupp® 2mg/5ml	Saft 0,4mg/kgKG (od. 1ml/kgKG)
	Prednison rekt. → 205 Rectodelt® Supp.	1 x/d 100mg
Salbutamol DA → 73	optional bei bekannten bronchialen Reaktionen	Dosier-Aerosol, je nach Alter mit Spacer

[3] Niggemann u.a., Monatsschr Kinderheilk 2017.165:248-253

T 19.1.4 Status asthmaticus[4]

Ersttherapie

Leicht bis mittelschwer	Schwer	Lebensbedrohlich
Unvermögen, einen längeren Satz während eines Atemzugs zu vollenden, Einsatz der Atemhilfsmuskulatur		
	sitzende Position, Arme abgestützt	
AF < 30, HF < 120, Peakflow 60–80% des Bestwerts	**AF:** 2–5J > 40, > 5J > 30, **HF:** 2–5J > 130, > 5J > 120, SaO2 < 90%, Peakflow < 50%	Zyanose, Hypotonie, „stille Lunge", Erschöpfung, SaO2 < 85%, PaCO2 > 6kpa bzw. 45mmHg
RABA inhalativ, z.B. Salbutamol-DA 2-4 Hübe, evtl. alle 20–30 min, max. alle 10 min		Einweisung in Klinik, NA-Begleitung
	• O₂ 2-3l/min (Ziel: SaO2 > 92%) • Prednisolon 1-2mg/kgKG p.o. o. i.v. (oder 100mg rektal)	**initial und bei Transport:** • O₂ 2-3l/min • RABA z.B. Salbutamol DA 4-8 Hübe max. alle 10 min oder Salbutamol Lsg. z. Inhal. über Vernebler 10-20 Gtt. in 1ml NaCl alle 20 min • ggf. Ipratropiumbromid inh. • Prednisolon 1-2mg/kgKG p.o. und i.v. (oder rektal 100mg)
bei ausbleibender Besserung	bei ausbleibender Besserung	
Einweisung in Klinik, sitzend, O₂, Raba-Inhalation		

Pädiatrische Notfälle

Weitere Therapie in der Klinik

parenterale Flüssigkeitszufuhr, Monitorüberwachung, O_2

1. Wahl	**Salbutamol** → 73	ggf. Dauer-Feuchtinhalation unter HF-Kontrolle **oder** mit Spacer 6–8 Hübe (5 Atemzüge/Hub)
2. Wahl	**Reproterol** → 75	Sgl. ab 3M: ini Bolus 1.2µg/kgKG langsam i.v. (1ml Inj.lsg. plus 14ml NaCl 0.9%; 1ml dieser Lsg. entspr. 6µg/5kgKG) **oder** ini Kurzinf. 1µg/kgKG/min über 10 min., dann Dauerinf. 0.2µg/kg KG/min über 36–48h unter HF-Kontr. (1ml Inj.lsg. entspr. 90µg Reproterol/9kgKG)
plus	**Prednisolon** → 205	1–2 mg/kgKG alle 6 h
ggf. plus	**Theophyllin** → 80	Bolus i.v. 5–6mg/kgKG über 20 min., dann Dauerinf. mit 1(0.7–1.3)mg/kgKG/h (bei Vortherapie mit Theophyllin: Bolus- und Erhaltungsdosis halbieren)

[4] AWMF nvl/002, Nat. Versorgungsleitlinie Asthma. Version 5, 12/09, Änd. 08/2013

T 19.1.5 Diabetische Notfälle [5, 6]

Ketoazidose (ven. pH <7.3, Bicarb. <15mmol/l, Hyperglykämie >11mmol/l od. >200mg/dl, Ketonurie)

1.	Flüssigkeit	**NaCl 0,9%** → 294 CAVE forcierte Volumengabe (Hyponatriämie, Hirnödem)	Bolus 10–20ml/kgKG über 1–2h, dann 1,5–2-facher Erhaltungsbedarf, max. 3,6ml/m² KOF über 36–48h
plus		**Gluc. 5% + NaCl 0,9** (1:1)	ab BZ < 250mg/dl
2.	nach 1–2h: Insulinsubstitution	**Normalinsulin** → 118 Inf. (Perfusor)	0,05–0,1U/kgKG/h, BZ ↓ möglichst 70–100mg/dl/h
		Kalium → 291 20 od. 40mmol/l Vol.	max. 0.5mmol/kgKG/h, 5mmol/kgKG/d

BZ-/E'lyt-Kontr. über 2h halbstdl., dann n. Bedarf alle 1–4h, stdl. neurol. Beurt. (Hirnödem)

Hypoglykämie: BZ < 60mg/dl

Leichte Hypoglykämie: Pat. bei Bewusstsein, Müdigkeit, Schwitzen, Tachykardie, Zittrigkeit

Selbsthilfe	schnell resorbierbare Kohlenhydrate p.o.	Traubenzucker, Saft, Gummibärchen o.a.	entspr. 5–10g Gluc, nach 15–20min BZ-Kontrolle

Schwere Hypoglykämie, Bewusstseinseinschränkung, Krampfanfall

Selbsthilfe, Angeh.	wenn Gluc-Zufuhr weder p.o. noch i.v. mögl: **Glucagon** → 119	Notfallspritze (GlucaGen Hypokit® entspr. 1 mg) i.m. oder s.c.	senkrecht in Oberschenkel/-arm, Bauch od. Gesäß injizieren, < 20 kgKG 0.5mg; > 20 kgKG 1mg
oder		GlucaGen® s.c., i.m., i.v.	0.05–0.1mg/kgKG, max. 1mg/ED
u./od.	**Glucose 10%** → 295	i.v.	1ml/kgKG

[5] AWMF 057-016 Diagnostik, Therapie und Verlaufskontrolle des Diabetes mellitus im Kindes- und Jugendalter, Stand 23.10.2015, gültig bis 22.10.2020
[6] Neu, A., Diabetische Ketoazidose, in: Hiort et al., Pädiatr. Endokrinol. u. Diabetologie, Springer 2010

T 19.1.6 Status epilepticus[7, 8] (Neugeborenen-Anfälle → 797)

Vor i.v.-Zugang

	Diazepam rekt. → 354 (ab 6M)	bis 15kgKG: 5mg; > 15kgKG: 10 bis max. 20mg
oder	**Midazolam buccal** → 355	0.5mg/kgKG (max. 10mg): 3–6 M: 2.5mg (nur in Klinik); 6–12M: 2.5mg; 1 bis < 5J: 5mg; 5 bis < 10J: 7.5mg; 10 bis < 18J: 10mg
oder	**Midazolam nasal** → 355 (off-label, Experten-Empf.)	0.5mg/kgKG über MAD Nasal Nasenzerstäuber, + 0.1ml als Totraumvolumen dazurechnen

Mit i.v.-Zugang

Wenn möglich: sofort BZ bestimmen (Glucoflex), Serum für Glu, E'lyte, Medikamenten-Spiegel, Drogenscreening

Unbek. Pat. ohne BZ-Bestimmung

	Glucose 10% i.v. → 295	3ml/kgKG

Unbek. Pat. < 3J (bei therapieresistentem Status bis ins Erwachsenenalter daran denken)

	Vit. B$_6$ i.v. → 147	1x (50–)100mg i.v. (Cave: Apnoe und Auslösen von Anfällen), s. Neugeborenen-Anfälle → 797

Anschließend

1. Wahl	**Lorazepam i.v.** → 355 (Lagerung bei + 4 bis + 8 °C)	0,05–0,1mg (= 0,05ml)/kgKG (max. 1ml/min und 4ml/12h)
2. Wahl	**Diazepam i.v.** → 354 (wenn entspr. gelagertes Lorazepam nicht verfügbar)	bis 3 J: 0,5 mg=0,1ml/kgKG; ab 3 J: 0,3 mg=0,05mg/kgKG, max. 20mg/d
	Lorazepam oder Diazepam nach 5 min wiederholen (in Summe nicht mehr als 2 x Benzodiazepin inkl. rektal/buccal/intranasal)	

Dann je nach Verfügbarkeit, Erfahrung und Vorbehandlung

	Phenobarbital i.v. → 301	langsam 50mg = 0.25ml/min i.v., bis Anfall sistiert oder bis max. 20mg = 0.1ml/kgKG; Cave: Atemdepression und Nekrosen bei i.a.-Injektion, nicht intraossär
oder	**Valproinsäure i.v.** → 303	Bolus 30mg/kgKG (= 0.1–0.2ml/kgKG) über 5 min i.v.
oder	**Phenytoin i.v.** → 300 Amp. 250mg/5ml bzw. 50mg/ml	18–20mg/kg (max. 1000 mg) langsam i.v. (max. 25mg oder 0,5ml/min), Wirkeintritt nach 30–45 min; Cave bei DPH-Vorbehandelten (irreversible Toxizität); EKG-Monitor wg. Gefahr von RR-Abfall, Asystolie oder Kammerflimmern; KI: Absence-Status
altern.	**Levetiracetam i.v.** → 306 (für diese Ind. off-label)	bis 60mg/kgKG innerhalb 30min

Während Therapie: Sauerstoff-Maskenbeatmungs-Bereitschaft, Pulsoximetrie, Volumen (z. B. Ringer-Lösung), Dosierungen nicht unterschreiten, Therapie zügig eskalieren

---

[7] AWMF 022/019 (angemeldet), Behandlung des Status epilepticus im Kindesalter
[8] Hackenberg, A., Schmitt, B. Notfalltherapie und -maßnahmen in der Neuropädiatrie, GNP 2014

Pädiatrische Notfälle

T 19.1.7 Infusionstherapie bei Dehydratation[9]

Absolute Indikationen:
- Schock/Nierenversagen/Exsikkose > 9%
- Unfähigkeit, oral/enteral Flüssigkeit aufzunehmen (persistierendes Erbrechen/eingeschränkte Bewusstseinslage/FG mit aktuellem Gewicht < 2500g)
- orale/enterale Rehydrierung ist gescheitert

Vor Beginn der i.v.-Ther.: Blutbild, Elektrolyte, Glukose, Säurebasenhaushalt, Krea, Harnstoff

1. Stunde beginnen mit	**0,9% NaCl → 294 oder Ringer-Acetat**	20ml/kgKG/h, bei schwerer Dehydratation: 20ml/kg in 20min, ggf. wiederholen
2.–4.(–6.) Stunde	**1:1-Lsg.** 0.45% NaCl + 2.5% Glu mit K⁺-Zusatz (0.5mmol/kg/6h)	15–20ml/kgKG/h, bis Rehydrierung abgeschlossen

- **Iso- und hyponatriämische Dehydratation:** Korrektur über 24 h
- **Hypertone Dehydratation:** langsam über 2–4 d unter engmaschigen E'lyt-Kontrollen
- **Krampfanfall bei Hyponatriämie:** akut hypertone (3%) NaCl-Lsg., nur bis Anfall sistiert

[9] AWMF 068/003 (angemeldet für 31.1.18), Akute infektiöse Gastroenteritis im Kindesalter

T 19.1.8 Vergiftungen im Kindesalter

Allgemeine Maßnahmen:
- **Toxin lokal entfernen:** Mundhöhle auswischen, Augen mit Wasser spülen (10 min)
- **Toxin verdünnen:** viel trinken, **aber nicht:** Milch, Getränke mit Kohlensäure, Salzwasser
- **Toxin-Absorption:** Aktivkohle (Carbo medicinalis) 1g/kgKG in Wasser gelöst p.o.

Anticholinerges Syndrom

z.B. durch Atropin (Tollkirsche), Scopolamin, Antihistaminika, lok. Mydriatika, trizyklische Antidepressiva u.a.	**Physostigmin → 430** (strenge Ind.: in lebensbedrohl. Sit. wie Krampfanfall, Hyperpyrexie, Rhythmusstörungen)	ED 0,02–0,05mg/kgKG (max. 1mg) langsam i.v. oder ED in 50ml NaCl 0,9% Kurzinf. über 15min

Dystonie, Dyskinesie

durch Metoclopramid oder Neuroleptika	**Biperiden → 313**	ED 0,04–0,1mg/kgKG langsam i.v.

Intoxikation durch

Alkohol	Aktivkohle nicht wirksam, BZ-Kontrollen! Cave Erbrechen/Aspiration; ⇒ entspr. lagern, Intubations-/Beatmungsbereitschaft, bei > 1 Schluck hochprozent. Alk. in ersten 45min primäre Giftentfernung durch Absaugen mittels Magensonde	
	Glucose i.v. → 295	ini 2ml/kgKG Glu 40% (Cave Venenwandreizung, nur verdünnt in laufende Inf.), dann 1 : 1 NaCl 0,9% und Glu 5%
Benzodiazepine	**Flumazenil → 429** (< 12M keine Anwendungsdaten, nur bei vitaler Ind.)	0,01mg/kgKG über 15 sec i.v., ggf. alle 60sec wdh. bis max. 0,05mg/kgKG od. 1mg; KI: vitale Ind. für Benzodiazepine (z.B. Status epilepticus)

Nikotin/Zigaretten[10]	Aktivkohle → 429 bis 1h nach Ingestion folgender Mengen:	1g/kgKG (auch geringere Dosis wirksam, gute Adsorption)
	9–12 M: 1/3–3/4 Zigarette oder 1/2–1 Kippe; **1–5 J:** 1/2–1 Zig. oder 1–2 Kippen; **6–12 J:** 3/4–1,5 Zig. oder 2–3 Kippen **kleinere Mengen:** keine Maßnahmen; **größere Mengen (selten):** bei kurzer Latenz zusätzl. Magenentleerung und stat. Überwachung 4–6 h oder solange symptomatisch	
Opiate (Opioide) mit Atemdepression	Naloxon → 282	ED 0,01mg/kgKG (max. 2mg) langsam i.v., ggf. alle 2–3 min bis zu 0,1mg/kgKG wdh.; Cave: HWZ Nal. < HWZ Opiat
Paracetamol	Acetylcystein → 82	ini 140mg/kgKG verdünnt in Fruchtsaft p.o. od. in 30min i.v., dann 17 x 70mg/kgKG alle 4h p.o. oder 50mg/kgKG in 5% Glu über 4h i.v., dann 100mg/kgKG über 16h i.v.
	Ggf. Ondansetron → 782, Übelkeit/Erbrechen	
Schaumbildner	Simeticon Emulsion/Susp. → 430	0.5ml/kgKG p.o. (große therapeutische Breite)
Verätzungen		
Ingestion		
trockene Substanzen/ Granulate	primär aus Mund auswischen, dann sofort reichlich Wasser trinken; KI: Erbrechen induzieren, Magenspülung	
jede sichere oder symptomatische Ingestion	stat. Aufnahme, Ösophagoskopie	
	Prednisolon → 205	3mg/kgKG
Haut oder Auge	10 min spülen	

[10] Mühlendahl et al.: Vergiftungen im Kindesalter, 4. Auflage, Thieme

T 19.1.9 Herzrhythmusstörungen

Symptomatische supraventrikuläre Tachykardien[11]

1.	Vagusmanöver (Eiswasser, Valsalva u.a.)	
Bei Gefahr kardialer Dekompensation unter Monitorkontrolle:		
2.	**Adenosin** → 52 (kurzfristige Blockade des AV-Knotens)	0,1mg/kgKG Bolus (max. 6mg) herznah i.v.; ggf. 2 x wdh. bis max. 0,3mg/kgKG od. 12mg (10ml NaCl 0,9% + 2ml Adrekar = 6mg/12ml ⇒ 0,5mg/ml); NaCl-0,9%-Bolus schnell i.v.; KI: AV-Block II–III°, Sick-sinus, Vorhofflimmern, QT-Verläng.
oder	**Verapamil** → 30 (Ca-Antag.)	> 6J: 0,1mg/kgKG (max. 5mg) i.v.
sonst	externe Kardioversion	EKG-/R-Zacken-synchron.: 1. Schock: 0,5–1J/kgKG; 2. Schock: 2J/kgKG	in Analgosedierung, aber ohne Zeitverlust

Kinderkardiologie 775

Ventrikuläre Tachykardie			
	Kardioversion	*EKG-/R-Zacken-synchron.:* *1. Schock: 0,5–1J/kgKG;* *2. Schock: 2J/kgKG*	in Analgosedierung, aber ohne Zeitverlust
2. Wahl	**Amiodaron** → 51 bei rezid. VT	*5mg/kgKG über 10–20 min; KI wg. Benzylalkoholgehalt: FG, Ngb., Sgl. und Ki ≤ 3 J.*	

Kammerflimmern (und schnelle ventrikuläre Tachykardien)		
Defibrillation und unmittelbar mit ABC-Maßnahmen beginnen	*asynchrone Defibrillation:* *1. Schock 2–4J/kgKG;* *2. Schock 4J/kgKG*	in Analgosedierung, aber ohne Zeitverlust

[11] AWMF 023-022 Tachykarde Herzrhythmusstörung im Kindes- und Jugendalter. Stand: 31.8.2013, gültig bis 31.8.2018

T 19.2 Kinderkardiologie

T 19.2.1 Endokarditis-Prophylaxe[12]

Primärprophylaxe

Effiziente Therapie kongenit. Vitien, Zahnhygiene, Haut- und Nagelpflege, weder Piercing noch Tätowierung, hospitalhygienische Regeln, frühzeitige Entfernung jedes Fremdmaterials

Antibiotische Sekundärprophylaxe

Indikation: zahnärztliche Eingriffe mit Manipulation an Gingiva, periapikaler Zahnregion oder mit Perforation der oralen Mukosa; Tonsillektomie, Adenotomie und andere Eingriffe mit Inzision der Mukosa **bei Hochrisikopatientcn:**
- Pat. mit Klappenprothesen oder rekonstruierten Klappen mit prothetischen Material
- Pat., die bereits eine infektiöse Endokarditis (IE) durchgemacht haben
- Herztransplantierte Patienten, die eine kardiale Valvulopathie entwickeln
- Patienten mit angeborenen Herzfehlern:
  - Unkorrigierte zyanotische Vitien oder residuelle Defekte, palliative Shunts oder Conduits
  - Innerhalb von sechs Monaten nach operativer oder interventioneller Korrektur unter Verwendung prothetischen Materials
  - Persistierende residuelle Defekte von chirurgisch oder interventionell eingebrachtem prothetischem Material

Einzeldosis 30–60 min vor dem Eingriff		
	Amoxicillin p.o. → 214	*50(–100)mg/kgKG max. 2g*
oder	**Ampicillin** i.v. → 214 (ab 2. M)	*50mg/kgKG, max. 2g*
oder	**Cefazolin** i.v. → 217 (ab 2. M)	*50mg/kgKG, max. 1g*
oder	**Ceftriaxon** i.v. → 219	*50mg/kgKG, max. 1g*
oder	**Clindamycin** p.o./i.v. → 228	*20mg/kgKG, max. 600mg*
oder	**Cefalexin** p.o. → 222	*50mg/kgKG, max. 2g*

- Eingriffe bei floriden Infektionen wie Abszessdrainage, an infizierter Haut oder muskoloskelettalem Gewebe ⇒ Staphylokokken-wirksames Antibiotikum
- Antibiose i. R. gastrointestinaler oder urologischer Infektionen oder Eingriffe ⇒ Enterokokken-wirksames Antibiotikum

[12] AWMF 023-024, Infektiöse Endokarditis u. Endokarditisproph. Stand: 31.1.2014, gültig bis 31.12.2018

T 19.2.2 Chronische Herzinsuffizienz[13, 14]

- Regelmäßig symptomlimitierte körperliche Aktivität (siehe Leitlinien der DGPK)
- Vollständige Impfungen lt. Stiko-Empfehlungen plus ggf. RSV-Prophylaxe (→ 789)
- Jährliche Grippeschutzimpfung und ab 3. LJ Pneumokokken-Polysaccharid (PPSV23)

Med.-Gruppe	Medikament	Initialdosis	Zieldosis
ACE-Hemmer 1. Wahl	Captopril → 22	0,15mg/kgKG/d in 3 ED; max. 18,75 mg/d	2–3mg/kgKG/d in 3 ED; max. 150 mg/d
Beta-Blocker off-label	Metoprololsuccinat → 28	0,2mg/kgKG/d in 2 ED; max. 11,88mg/d	2mg/kgKG/d in 2 ED; max. 190mg/d
Aldosteron-Antagonist	Spironolacton → 45 Cave: Hyperkaliämie (Elektrolytkontrollen)	0,5mg/kgKG/d in 1 ED; max. 25mg/d	1 x 0,5–1(–3)mg/kgKG/d oder: 0–10kgKG 6,25mg, 11–20kgKG 12,5mg, > 20kgKG 25mg; lt. Fachinfo max. 30mg/d
Diuretika i.d.R. nur bei Kongestion und bis euvolämischer Zustand erreicht ist	Hydrochlorothiazid → 43 off-label, USA-/FDA-Zul. ab 2M	1mg/kgKG/d in 1–2 ED; max. 25mg/d	> 6M 1–3mg/kgKG/d, > 6M 1–2mg/kgKG/d, bis 2J max. 37,5, bis 12J max. 100, bis 17J max. 200mg/d
	Furosemid → 42	FG: 1 x0,5mg/kgKG/d ab NG: 2mg/kgKG/d in 3–4 ED; max. 60mg/d	auf niedrigst mögliche Erhaltungsdosis steigern
Digitalisglykoside nur bei persist. Sympt. bes. bei NG und jungen Sgl.	Digoxin → 53 EKG, E'lyte inkl. Ca und Mg kontrollieren	8–10μg/kgKG/d in 1 ED; max. 200μg/d	Talspiegel mind. 4–6 h nach Gabe: 0,5–0,9ng/ml

[13] AWMF 023-006, Chron. Herzinsuffizienz im Kindes- u. Jugendalter. Überarb. 10/15, gültig bis 10/2020
[14] Leitlinie Päd. Kardiologie: Sport bei angeb. Herzerkrankungen der DGPK v. 6.6.2015

T 19.2.3 Arterielle Hypertonie[15]

Ind. zur Pharmakotherapie: Hypertonie trotz Lebensstiländ. über 6M, symptomat. Hypertonie, manif. Endorganschäden, D,m., weitere RF (z.B. metab. Syndrom, sek. Hypertonie-Formen

Medikamente der ersten Wahl zur Monotherapie

Von den folgenden Wirkstoffen empfehlen die Zulassungsbehörden bei Ki. < 6 J. nur Captopril.

1. Wahl	ACE-Hemmer	Captopril → 22	0–12M: 0,15mg/kgKG 3 x/d p.o., keine MTD, 12M–18J: 3 x 0,3mg/kgKG/d p.o., Dosis u. Dos.Intervall an Ansprechen anpassen

Kinderpneumologie

oder ab 6J	AT1-Rezeptor-Blocker	Losartan → 26	≤ 50kgKG: 1 x 0,7mg/kgKG/d p.o., MTD 50mg; > 50kgKG: 1 x 50mg/d p.o., MTD 1,4mg/kgKG o. 100mg
oder ab 6J		Valsartan → 26	< 35kgKG: 1 x 40mg/d p.o., MTD 80mg; 35–80kgKG: 1 x 80mg/d p.o., MTD 160mg; > 80kgKG: 1 x 80mg/d p.o., MTD 320mg
oder ab 6J	Kalziumantagonisten	Amlodipin → 31	1 x 2,5mg/d p.o., MTD 5mg (höhere Dosierungen bei Ki. nicht untersucht)
oder ab 6J	Beta-1-selektiver Blocker	Metoprololsuccinat → 28	1 x 0,48–0,95mg/kgKG/d p.o., MTD 2mg/kgKG o. 47,5mg
Medikamente der zweiten Wahl			
	Diuretika	Furosemid → 42 (off-label, meist komb. mit Medikament der 1. Wahl)	1 x 1–2mg/kgKG/d p.o., MTD 40mg
ab 12J/ 50kgKG	Zentrale Alpha-2-adrenerge Agonisten	Clonidin → 33	2–3 x 75µg/d p.o., MTD 900µg

[15] AWMF 023-040, Arterielle Hypertonie im Kindesalter. Stand: 31.8.2013, gültig bis 31.8.2018

T 19.3 Kinderpneumologie

T 19.3.1 Asthma bronchiale[4, 16]

Die medikamentöse Therapie ist Teil eines Behandlungskonzepts inkl. nichtmedikamentöser Maßnahmen (Allergiekontrolle, Asthmaschulung). Die Medikation wird stufenweise je nach Asthmakontrolle intensiviert (→ 474, T 3.1.2) u. stufenweise nach jeweils 3M stabiler Kontrolle reduziert. Kriterien für Asthmakontrolle: keine Sympt. Tag/Nacht, keine Einschränkung bei Alltagsaktivitäten, Einsatz von Bedarfsmedikation < 2d/W, > 5 J auch Lungenfunktion (PEF oder FEV1).

Stufe 1 Bedarfsmedikation

bei Bedarf	RABA (schnell und kurz wirkendes β-2-Mimetikum)	Salbutamol → 73 DA oder (nicht in NVL empfohlen) Inh.Lsg. 5mg entspr. 20Gtt./ml)	DA: MTD 6 Inh. oder Inh.Lsg. in 1–3ml NaCl 0,9% (lt. Fachinfo bis 4J keine Dos.Empf., i.d.R. werden 3–4Gtt./ED vertragen); 4–11J: ED 4–8 Gtt., max. 30 Gtt./d, ab 12J: ED 5–10 Gtt., max. 60 Gtt./d)
oder/ und	Anticholinergikum	Ipratropium → 76 DA oder Inh.Lsg.	DA: 3 x 1–2 Inh. DA od. Inh.Lsg. 3 x 5–10 Hübe à 25µg od. Fertiginh. 3 x 1 Amp., MTD jeweils 8 Inhal.

T 19 Pädiatrie – Therapie

ab Stufe 2 Langzeitmedikation

1. Wahl	Inhalatives Kortikosteroid niedrigdosiert	Beclometason → 78	100–200µg/d
		oder Budesonid → 78	
		oder Fluticason → 78	< 200µg/d
oder	Leukotrienantagonist Monother. ≥ 15J off-label	Montelukast → 81	6 M–5J: 4mg Gran., 2–5J: 4mg Kautbl., 6–14J: 5mg Kautbl.; > 15J: 10mg Tbl., jeweils abends einnehmen

Stufe 3

	Inhalatives Kortikosteroid mitteldosiert	Beclometason → 78	200–400µg/d
		oder Budesonid → 78	
		oder Fluticason → 78	200–250µg/d
oder	Inhalatives Kortikosteroid niedrig- bis mitteldosiert	Beclomethason → 78 oder Budesonid → 78	100–400µg/d
		oder Fluticason → 78	bis 250µg
plus	Leukotrienantagonist	Montelukast → 81	s.o.
oder	Inhalatives Kortikosteroid niedrig- bis mitteldosiert	s.o.	s.o.
plus	LABA (lang wirkendes ß-2-Mimet.)	Formoterol → 74	2 x 6µg
		oder Salmeterol → 74	2 x 25µg

Stufe 4

	Inhalatives Kortikosteroid hochdosiert	Beclometason → 78	> 400µg/d
		oder Budesonid → 78	
		oder Fluticason → 78	> 250µg/d
oder	Inhalatives Kortikosteroid mittel- bis hochdosiert	s.o.	s.o.
plus	LABA	s.o.	s.o.
plus	Leukotrienantagonist	s.o.	s.o.

Stufe 5 (zusätzlich nach Einsatz aller Optionen der Stufe 4)

	Orales Glukokortikosteroid	Prednison → 205	niedrigste zur Kontrolle wirksame Dosis, primäre Richtdosis 1(–2)mg/kgKG/d
		oder Prednisolon → 205	
ggf. ab 6J	Monoklon. Anti-IgE-AK bei IgE-vermitt. Pathogenese	Omalizumab → 88	Therapie durch Kinderpneumologen/Zentrum
ggf.	Methylxanthin	Theophyllin ret. → 80	12–20mg/kgKG/d p.o., Serumkonz. kontrollieren (Zielbereich: 8–<20µg/ml)

Kinderpneumologie 779

Für Stufe 1–5 gilt:
- bei Bedarf RABA oder/und Ipratropium
- keine Langzeittherapie mit LABA als Monotherapie oder niedrigdosiertes ICS + LABA
- bei sonst gut kontrolliertem Asthma mit nur vereinzelt anstrengungsinduzierten Symptomen: RABA inhalativ vor Belastung

[16] Asthma bronchiale im Kindes- und Jugendalter (S2-LL Elsevier, LL Kinder- und Jugendmedizin, N13, Juni 2010)

T 19.3.2 Bronchiolitis

Evidenz besteht nur für O_2-Gabe, jedoch nicht für Kortikosteroid, Salbutamol oder Adrenalin (gilt jeweils für systemische und inhalative Anwendung)

1. Wahl	NaCl 3% inhalativ	NaCl 3% Inh. Lsg. (Mucoclear®)	3 x 2ml mit Vernebler über Maske oder Mundstück

Abschwellende Nasentropfen

Folgende Versuche sind möglich (lt. AAP-guidlines ausdrücklich **nicht** empfohlen – bei fehlender Wirksamkeit Therapie absetzen):

	RABA/ß-2-Mimetikum	siehe Asthma bronchiale, Stufe 1 → 777	
und/ oder	Anticholinergikum inhalativ	Ipratropiumbromid → 76 Inh.Lsg.	3 x 5–10 Hübe à 25µg in 2ml NaCl 0,9%

Bei Sauerstoffsättigung < 90 % und/oder Trinkschwäche ⇒ stationäre Behandlung

		Sauerstoff 100%	1–2l über Nasenbrille oder im Inkubator
und/ oder	Versuch	Adrenalin → 55	unverdünnte Lsg. 1mg/ml: 2(–5)ml inhalativ
	Bilanzierte Flüssigkeitszufuhr i.v. (nicht forciert wg. Risiko des Syndroms der inadäquaten ADH-Ausschüttung)		80ml/kgKG/d

RSV-Prophylaxe → 789

[17] AAP Clinical Practice Guideline: Diagnosis, Management, Prevention of Bronchiolitis, pediatrics Okt. 2014

T 19.3.3 Hustenstillung

Ggf. nachts Husten symptomatisch stillen, wenn Hustenreiz stark beeinträchtigt

	ab 6M	Noscapin → 84 Saft 25mg/5ml, Drg. 25mg	6M–2J: ED 2,5 ml Saft, 3–12J: ED 5ml Saft od. 1 Drg.
oder	ab 2J	Pentoxyverin → 84	0,2–0,4mg/kgKG ED
oder	ab 12J	Codein → 83	0,25–0,5mg/kgKG ED

T 19.3.4 Obstruktive Bronchitis

	RABA	Salbutamol → 73 inhalativ	Stufe 1 → 777
oder		wenn inhal. Appl. nicht möglich/nicht verfügbar: **Salbutamol → 73** Lsg. p.o., z.B. Salbubronch® Elixier 1mg = 15 Gtt./ml	2–23M: 1–3 Gtt./kgKG ED, max. 2–3 x 30 Gtt./d.; 2–6J: 2–4 x 15–30 Gtt./d; 7–13J: 3–4 x 15–30 Gtt./d; ≥ 14J: 3–4 x 30–60 Gtt./d

und/ oder	**Anticholinergikum** inhalativ	**Ipratropiumbromid** → 76 DA (Zul. ab 6J) oder Inh.Lsg. Amp. 250µg/ml oder Dosierfl. 25µg/Hub	DA: 3x1–2 Inh, MTD 12 Hübe, oder Inh.Lsg. (Vernebler): ≤ 5J: MTD 4 x ½–1 Amp. od. 4 x 5–10 Hübe in NaCl 0.9%, 6–12 J: MTD 4 x 1 Amp. oder 4 x 10 Hübe in NaCl 0.9%
ggf. plus	**ICS** niedrig bis mitteldosiert	**Beclomethason** → 78 **Budesonid** → 78	100–400µg/d, solange symptomatisch, dann ausschleichen od. altern. abdosieren
oder	**Kortikosteroid**	**Prednisolon** → 205 rekt.	1 x 100mg/d (max. 3d)
oder	**Versuch NaCl 3%**	**NaCl 3%** Inh. Lsg. (Mucoclear®)	3 x 2ml mit Vernebler über Maske oder Mundstück

T 19.3.5 Pneumonie[18]

Bem.	Keime	Wirkstoff	Dosierung
Antibiotika-Auswahl für ambulant erworbene bakterielle Pneumonie für Ki. 3W–3M			
1. oder	Pneumokokken, Staphylokokken	**Cefuroxim-Axetil** → 223	20–30mg/kgKG/d p.o.
		Amoxicillin + Clavulansäure → 216	60+15 bis 100+25 bzw. 100+14mg/kgKG/d p.o.; siehe Harnweginfekt → 809
2.	Pertussis, C. trachomatis	**Erythromycin-Estolat**	≤15kgKG: 60mg/d; >15–23kgKG: 90mg/d; >23–40kgKG: 120mg/d; >40kgKG: 150mg/d, jeweils in 2 ED über 5d
Antibiotika-Auswahl für ambulant erworbene bakterielle Pneumonie für Ki. 4M–9J			
1.	Pneumokokken, Hämophilus	**Amoxicillin** → 214	50–90mg/kgKG/d p.o.
2.	Mykoplasm. pneumoniae, Chlamydia pneumoniae	**Erythromycin** → 227	30–50mg/kgKG/d p.o.
oder ab 9J		**Doxycyclin** → 224	8–12J: ini 4mg/kgKG/d p.o., dann 2mg/kgKG/d p.o., Jug.: 0,1–0,2g/d
bei Influenza-assoziierter Pneumonie			
		Oseltamivir → 247	≤ 15kgKG: 60 mg/d; > 15–23kgKG: 90mg/d; > 23–40kg: 120mg/d; > 40kg: 150mg/d, jeweils in 2ED über 5d
Indikation zur stationären Therapie: Dys-/Tachypnoe, SaO2 < 90%, Rekapillarisierungszeit > 2 sec, Trinkschwäche, unsichere Compliance, Komorbiditäten (Vitium, BPD, ZF u.a.)			

[18] Huppertz et al. in DGPI-Handbuch, 6. Auflage 2013
[19] Management of Community-Acquired Pneumonia in Infants a. Children Older Than 3 Months of Age: Clinical Practice Guidelines by the PIDS, Clin Infect Dis (2011) 53 (7): e25-e76
[20] AAP Red Book 2015, p. 477

T 19.3.6 Pertussis → 789
T 19.3.7 Pseudokrupp → 789
T 19.3.8 Tuberkulose → 791

T 19.4 Pädiatrische Gastroenterologie

T 19.4.1 Ascariasis/Spulwürmer

	ab 7. M	**Pyrantel** → 264	1 x 10mg/kgKG (max. 1g)
oder	ab vollend. 2. Lebensjahr	**Mebendazol** → 263	2 x 100mg/d für 3d

T 19.4.2 Gastroenteritis, akute[18, 21]

Empfehlungen:
- Orale Rehydratation/Ersatz der Elektrolytverluste und rasche Realimentation spätestens 4–6 h nach Beginn der Rehydrierung
- Sgl.: Stillen oder unverdünnte Sgl-Milchnahrung
- WHO-Empf.: hypotone orale Rehydrationslösung (ORL), max. Natriumgehalt 75mmol/l, Bikarbonat bzw. Citrat-Zusätze zum Ausgleich der metabol. Azidose (z.B. GES60®, Oralpädon240®)
- Von selbst hergestellten Saft-/Zucker-/Salz-/Wasser-Lösungen wird für Ki. < 5 J wegen variabler Zusammensetzung abgeraten, sie werden aber meist besser akzeptiert.
- i.d.R. keine medikamentöse Therapie

ggf.	Sekretionshemmer	**Racecadotril** → 101 Zul. ab 3M	bis 9kgKG: 3 x 10mg, 10–15kgKG: 3 x 20mg, 16–29kgKG: 3 x 30mg, > 30kgKG: 3 x 60mg
ggf.	Infusionstherapie	siehe Infusionstherapie bei Dehydratation → 773	
bei unstillbarem Erbrechen			
evtl.	Antiemetika	siehe Übelkeit/Erbrechen → 782 (keine Evidenz für Benefit bei Gastroenteritis)	

Antibiotische Therapie nur bei folgenden Erregern

Salmonella typhi: nach Antibiogramm

	Amoxicillin → 214	75–100mg/kgKG max. 4g/d p.o. (14d)
oder	**Cotrimoxazol** → 232 Sgl. ab 6W	8(–12)mg/kgKG max. 320mg TMP/d, 40(–60)mg/kgKG max. 1600mg SMX/d p.o. (14d)
oder	**Ciprofloxacin** → 230	20–30mg/kgKG max. 1,5 g/d p.o./i.v. (10d) (Ki. und Jug. nur nach sorgfältiger Risiko-Nutzen-Abwägung)
oder	**Ceftriaxon** → 219	75–100mg/kgKG max. 2g/d i.v. für 7–14d, NG erste 2W max. 50mg/kgKG/d); KI bei FG bis postmenstr. Alter von 41W
oder	**Azithromycin** → 226	20mg/kgKG max. 1g/d p.o. (7d)

Vibrio cholerae: Antibiose nicht obligat, reduziert Krankheits- und Ausscheidedauer

	Azithromycin → 226	1x 20mg/kgKG
oder	**Ciprofloxacin** → 230	30mg/kgKG/d in 3 ED für 3d
oder	**Erythromycin** → 227	50mg/kgKG/d in 4 ED für 3d

Entamoeba histolytica

zuerst	**Metronidazol** → 233	30mg/kgKG in 3 ED p.o./i.v. für 10d
dann	**Paromomycin** → 238	10–25mg/kgKG in 3 ED max. 1,5 g/d für 7–10d

T 19 Pädiatrie – Therapie

Gardia lamblia		
	Metronidazol → 233	15mg/kgKG/d für 7–10d

[21] AWMF 068-003 Akute Gastroenteritis/Brechdurchfall (angemeldet für 31.1.2018)

T 19.4.3 Übelkeit/Erbrechen

Symptomatische Therapie		
	Dimenhydrinat → 105 Zul. ab 8kgKG	1–2mg/kgKG Einzeldosis, max. 5mg/kgKG/d, 6–14J max. 150mg, > 14J max. 400mg/d
oder	**Diphenhydramin** → 357 Zul. ab 12M	bis 5mg/kgKG/d

Durch Chemotherapie hervorgerufene Nausea und Erbrechen bei Ki. ≥ 6M;
zur Prävention und Therapie von postop. Nausea und Erbrechen (PONV) bei Ki. ≥ 1M
(off label bei unstillbarem Erbrechen anderer Genese)

	Ondansetron → 106 p.o./i.v.	d1: ini 0,15mg/kg KG, bei Bed. bis zu 2 weitere i.v.-Gaben mit 0,15mg/kgKG nach jeweils 4h; d 2–6: alle 12 h: ≤ 10 kgKG: 2mg, ≥ 10 kgKG: 4mg (für PONV i.v.-Gabe empfohlen: in Glu 5% oder NaCl 0,9% verdünnt über mind. 15min infundieren)

T 19.4.4 Obstipation[22]

Symptomatische Therapie nach Ausschluss organischer, neuro- oder psychogener Ursachen,
neben Nahrungsumstellung und Verhaltensmodifikation/Toilettentraining

1. Wahl	**Polyethylenglycol/Macrogol** → 99 (Movicol junior®/Kinderlax® ab 2J, Dulcolax M Balance ab 8J)	zur primären Entleerung: 1–1,5g/kgKG über 2–4d, dann (0,2–)1g/kgKG/d
2. Wahl	**Lactulose** → 99	1–2ml/kgKG/d
od. ggf. rektal	**Glyzerin-Suppositorien** (Glycilax® für Sgl.)	1 Supp./d, bei Bedarf wiederholen
	Sorbitol-Klysma (z.B. Microlax) für Ki. ≤ 3J	
ggf. plus	Lokalmaßnahmen/Afterpflege bei schmerzhaften Rhagaden/Fissuren; granulationsfördernde Externa evtl. mit Lokalanästhetikum	

[22] AWMF 068-019, Obstipation im Kindesalter. Stand: 04.2007, gültig bis 04.2011

T 19.4.5 Gastroösophageale Refluxkrankheit (GERD)[23]

primär	nichtmedikamentöse Maßnahmen: Nahrung andicken, aufrechte Fütterposition, postprandiale Linksseitenlagerung, Versuch mit hypoallergener Sgl.-Milch	

Medikamentöse Therapie nur bei GERD mit erheblichen Reflux-bedingten Symptomen
oder endoskopisch gesicherter Ösophagitis

1. Wahl	**Protonenpumpen- inhibitor (PPI)** (Zul. ab 1 J/>10kgKG)	Omeprazol → 94	0,7–1,4mg/kgKG/d, MTD 3,5mg/kgKG oder 80mg in 1–2 Gaben
2. Wahl	**Histamin-2-Rezeptor- Antagonist (H2RA)**	Ranitidin → 92 Zul. ab 3 J/> 30kgKG	4–10mg/kgKG/d in 2 Gaben

[23] AWMF006-071, Gastro-ösophagealer Reflux im Kindesalter. Stand: 1.3.2015, gültig bis 31.12.2018

Pädiatrische Endokrinologie 783

T 19.4.6 Oxyuriasis/Enterobiasis/Madenwürmer

	Antihelminthika	Pyrantelembonat → 264	ab 7. M 1 x 10mg/kgKG, max. 1g
oder		Pyrviniumembonat → 264	ab 1J 5mg/kgKG in 1 ED

T 19.4.7 Peritonitis[18]

Neben chirurgischen und allgemein-intensivmedizinischen Maßnahmen empirische antibiotische Therapie vor Erregernachweis/Antibiogramm

	Cephalosporin	Ceftriaxon → 219	50mg/kgKG/d
oder	Penicillin (mit Pseudomonas-Wi)	Piperacillin + Tazobactam → 217 Ki. ab 12J	240mg Piperacillin/kgKG in 3 Dosen (oder lt. Fachinfo 3 x 2g Piperacillin/0,5g Tazobactam, entspr. einer Durchstechflasche)
plus	Nitroimidazol	Metronidazol → 233	20mg/kgKG/d in 3 ED

T 19.4.8 Ulkuskrankheit[24]

Indikation zur Heliobacter-Eradikation: Ulcus ventriculi/duodeni und MALT-Lymphom, erosive Gastritis/Duodenitis, Fe-Mangel-Anämie, Ulkus/Magen-CA bei Verwandten 1. Grades. Fakultativ bei endoskop. nachgew. HP-Inf. ohne Ulkus/Erosion. **Tripeltherapie über 7d.**

	Protonenpumpeninhibitor (Zul. ab 1 J/>10kgKG)	Omeprazol → 94	0,7–1,4mg/kgKG/d, MTD 3,5mg/kg/d oder 80mg in 1–2 Gaben
plus	Aminopenicillin	Amoxicillin → 214	50mg/kgKG/d in 2 Gaben
plus	Makrolid	Clarithromycin → 226	20mg/kgKG/d in 2 Gaben
oder	Nitroimidazol	Metronidazol → 233	20mg/kgKG/d in 2 Gaben

Prophylaxe oder Therapie von idiopathischen-/medikamentös verursachten oder sog. Stress-Ulcera ohne Nachweis einer HP-Infektion

	Protonenpumpeninhibitor	Omeprazol → 94	s.o., Dauer je nach Ind.

[24] AWMF 021/001, Heliobacter Pylori und gastroduodenale Ulkuskrankheit, Stand: 5.2.2016, gültig bis 3.7.2020

T 19.4.9 Vit-B12-Substitution bei Mangelernährung → 785

T 19.5 Pädiatrische Endokrinologie und Stoffwechsel

T 19.5.1 Diabetische Notfälle (Ketoazidose, Hypoglykämie) → 771

T 19.5.2 Jodmangelstruma

Ohne Hinweis auf Autoimmunerkrankung oder genetische Jodtransportstörung

Ernährungsberatung, Jodsalz etc.

	Jodid		bis 2. M 50µg/d, bis 6J 100µg/d, ab Schulalter 200µg/d

T 19.5.3 Hypo-/Athyreose, kongenitale[25]

Initial und so früh wie möglich

| Schilddrüsenhormon | Levothyroxin (T$_4$) → 127 | 10–15µg/kgKG/d; Athyreose: 15µg/kgKG/d |

Kontrollabstände (TSH, T4), ggf. Dosisanpassung und Auslassversuch nach Leitlinie

[25] AWMF 027-017, Angeborene primäre Hypothyreose: Diagnostik, Therapie und Verlaufskontrolle. Stand: 01.02.2011 (in Überarbeitung), gültig bis 31.01.2016

T 19.5.4 Autoimmunthyreoiditis (Hashimoto)[26]

Indikation für Levothyroxin: manifeste periphere Hypothyreose; fakultativ bei großer Struma u./o. stark ansteigenden TSH-Werten bei Kontrollen (keine Evidenz für Einfluss auf Dauer der Erkrankung, keine LL-Empfehlung)

| Bei Hypothyreose | Levothyroxin (T$_4$) → 127 | 1–2µg/kgKG/d |
| Bei Hyperthyreose | s. Kap. T 19.5.6 → 784 | |

[26] AWMF 027-040, Autoimmunthyreoiditis. Stand: 1.1.2011 (in Überarb.), gültig bis 31.1.2016

T 19.5.5 Hodenhochstand → 810

T 19.5.6 Hyperthyreose/Morbus Basedow[27, 28]

	Thio-Harnstoff	Carbimazol → 128	ini 1 x 0,4–0,6mg/kgKG/d, dann 0,1–0,3mg/kgKG/d
oder		Thiamazol → 128	
ggf. ini	Betablocker	Propranolol → 29	1–2(–4)mg/kgKG/d (nach Symptomen in den ersten W)

[27] AWMF 027-041, Hyperthyreose. Stand: 1.1.2011 (in Überarbeitung), gültig bis 31.1.2016
[28] Grüters, A. in Pädiatr. Endokrinologie, Springer 2010

T 19.5.7 Hypercholesterinämie/Hyperlipidämie

Intervention bei Hypercholesterinämie (TC > 200mg/dl, LDL-C > 130mg/dl) mit normalem HDL-C und bei Hypertriglyzeridämie: für Ki. ≥ 2J spezifische altersgemäße Ernährungsmodifikation, ggf. Gewichtsabnahme, Beratung bzgl. regelm. körperlicher/sportlicher Aktivität

Indikationen für medikamentöse Lipidsenkung bei Kindern ≥ 8J:
- Hypercholesterinämie mit LDL-C ≥190mg/dl
- **oder** LDL-C ≥ 160mg/dl plus positive Familienanamnese für vorzeit. kardiovaskuläre Erkr. bei Verwandten 1° (w < 55 J, m < 65 J) oder plus weitere hochgradige Risikofaktoren (s. LL)
- **oder** LDL-C ≥ 130–159mg/dl plus mehrere hochgradige Risikofaktoren (s. LL)

| Statin | Pravastatin → 122 Zul. ab 8J | 8–13J: 1 x 10–20mg/d, 14–18J: 1 x 10–40mg/d; CPK-/Transaminasenkontr. nach 6W u. 3M, dann alle 6M |

Hypertriglyzeridämie: medikamentöse Therapie nur selten für stark übergewichtige Kinder, wenn wirksame Gewichts- und Lebensstilmodifikation nicht erreicht werden können (Absprache mit pädiatrischen Lipidspezialisten)

[29] AWMF 027-068 Diagnostik und Therapie von Hyperlipidämien bei Kindern und Jug., April 2015

Pädiatrische Hämatologie

T 19.6 Pädiatrische Hämatologie

T 19.6.1 Eisenmangelanämie[30]

- Ausschluss von Malabsorption (z.B. Zöliakie, chronisch entzündliche Darmkrankheit)
- Ausschluss von chronischem Blutverlust und anderen chronisch-entzündlichen Erkrankungen (z.B. rheumatoide Arthritis)
- sorgfältige Ernährungsanamnese

Ernährungsberatung

und	Eisen-(II)-Präparat (Substitution)	Fe^{2+}-Sulfat → 143	2mg/kgKG/d, je nach Schwere des Fe-Mangels über 2–3M

Prophylaxe: FG und SGA (Geb.-Gew. < 2500g) ab 8. W bis Einführung Fe-haltiger Beikost (Fleisch) oder 12(–15)M

	Eisen-(II)-Präparat	Fe^{2+}-Sulfat → 143	2mg/kgKG/d

[30] AWMF 025-021 Eisenmagelanämie, 4. Fassung 02/2016, nächste Aktualisierung 02/2021

T 19.6.2 Asplenie (funktionell oder Z.n. Splenektomie)[31]

Impfungen		aktualisierte Empfehlungen für Hämophilus, Meningokokken, Pneumokokken, Influenza: www.asplenie-net.org
Penicillin-Prophylaxe ab 3. M bis mind. 5. LJ, chirurg. Splenektomierte bis 16J	Penicillin V → 213	bis 3J: 2 x 200000E/d p.o., 3–5J: 2 x 400000E/d, ab 6J: 2 x 500000E/d, > 12J: 50000E/kgKG (max. 2 x 1,5 MioE)

[31] AWMF 025-016 Sichelzell-KH vom 31.12.14;
AWMF 025-018 Hereditäre Sphärozytose vom 12.12.16; www.asplenie-net.org

T 19.6.3 Immunthrombozytopenie[32]

Maßnahmen: blutungsauslösende Medikamente (NSAR, Aggregationshemmer) und verletzungsträchtige Aktivitäten und Sportarten vermeiden
Indikation zur medikamentösen Therapie: subjektiv beeinträchtigende Schleimhautblutungen, ggf. elektive Eingriffe (z.B. Zahnextraktion)

	Prednisolon → 205	2(–4)mg/kgKG/d in 2 ED für 3–4d
oder	Dexamethason → 204	0,7mg/kgKG/d für 4d, max. 40mg
ggf.	Tranexamsäure → 66	3 x 10–20mg/kgKG/d lokal oder p.o.

Bei lebensbedrohlicher Blutung oder Notfall-Operation

1.	Thrombozytenkonzentrat	
plus	i.v.-Immunglobulin → 270	1 x (0,4)–0,8–1,0g/kgKG
plus	Methylprednisolon → 205	30mg/kgKG i.v. über 20–30 min (max. 1g)

[32] AWMF 086-001, ITP im Kindes- und Jugendalter. Stand: 1.8.2011, gültig bis 31.8.2016

T 19.6.4 Vitamin-B12-Mangel (nutritiv/Malabsorption)

Vitamin B12 → 147	100µg/d über 10–15d, dann 1–2x/W

T 19.7 Pädiatrische Infektiologie

T 19.7.1 Ascariasis → 781

T 19.7.2 Borreliose[18, 33]

Früh/lokalisiert (Erythema migrans, Lymphozytom)

	Amoxicillin p.o. → 214	50(–100)mg/kgKG bis max. 2g/d, bis Symptome abgeklungen sind (mind. 10d)
oder	Cefuroxim p.o. → 218	30mg/kgKG/d
ab 9J	Doxycyclin p.o. → 224	4mg/kgKG, max. 200mg/d

Lyme-Arthritis

	Ceftriaxon i.v. → 219	1 x 50mg/kgKG/d, bis asymptomatisch (mind. 14 d)
oder	Orale Therapie s.o.	Dosierung von Amoxicillin, Cefuroxim, Doxycyclin s.o.; konsequent über 4W

Neuroborreliose (alle Formen)

	Ceftriaxon i.v. → 219	1 x 50mg/kgKG/d, bis asymptomatisch (mind. 14 d)

[33] AWMF 013-044 Kutane Lyme Borreliose vom 31.3.16, gültig bis 31.10.20

T 19.7.3 Enzephalitis → 797

T 19.7.4 Gastroenteritis → 781

T 19.7.5 Harnweginfekt → 809

T 19.7.6 Herpes simplex[18]

Indikationen für Aciclovir (→ 245)

	Enzephalitis	45mg/kgKG/d in 3 ED i.v. für 21d	
	neonataler Herpes	45(–60)mg/kgKG/d in 3 ED i.v. für 21d	
	Ekzema herpeticatum	(15–)30mg/kgKG/d in 3 ED i.v. für 7d	
oder		< 2J: 500mg in 5 ED p.o., ≥ 2 J: 1000mg in 5 ED p.o.	
	Immunsuppression	(15–)30mg/kgKG/d in 3 ED i.v. für 10–14d	
	sonstige schwer verlaufende Erstinfektion	15mg/kgKG/d in 3 ED i.v. für 5–10d	
	Keratokonjunktivitis	Aciclovir AS → 382	5 x/d lokal
ggf. plus		Aciclovir p.o. → 245	60–80mg/kgKG/d p.o. in 5 ED für 10d, max. 1g/d
ggf.	bei mukokutanen Infektionen		Therapie in ersten 24h beginnen; 75mg/kgKG/d p.o. in 5 ED für 7d, (max. 1g/d)

T 19.7.7 Malaria

Prophylaxe[18, 34]

Lt. WHO-Empfehlung sollen Kinder < 5J nicht in Gebiete mit chloroquinresistenter Malaria reisen (z.B. gesamtes tropisches Afrika); **Expositionsprophylaxe** je nach Malariarisiko im Reiseland plus **Stand-By-Medikation oder kontinuierliche Chemoprophylaxe** (saisonal oder ganzjährig); Malariakarte siehe www.dtg.org

Wirkstoff	Dosierungen	Einnahmedauer		Kontraindikationen
		vor Abreise bis	nach Rückkehr	
Mefloquin → 265 Lariam® ab vollend. 3. LM/5kgKG	1x/W 5mg/kgKG, Stand-by: ini 15mg/kg, nach 8h 10mg/kgKG	2–3W	4W	Epilepsie, Angststörungen u.a. psychiatr. Erkr.
Proguanil + Atovaquon → 265 Malarone (junior)® ab 5kgKG	11–40kgKG: 1 x/d 25+62,5mg/10kgKG > 40kgKG: 1 x/d 100+250mg	1–2d	7d	Grav., Niereninsuffizienz
Doxycyclin → 224 (ab 8J, off-label)	1,5–2mg/kgKG/d, > 50kgKG: 100mg/d	1–2d	4W	Ki bis 8 J, Grav., Lakt.
Chloroquinphosphat → 265 Resochin® Tbl. 250 = 155mg Chloroquin; 81 = 50mg Chloroquin	1 x/W 5mg/kgKG Chloroquin p.o., > 40kgKG: 155mg	1W	4W	G-6PDH-Mangel, Niereninsuffizienz, Epilepsie

[34] D. Ges. f. Tropenmedizin u. internat. Gesundheit (DTG) - Empfehl. zur Malariavorbeugung, Mai 2016

Therapie[35]

Unkomplizierte Malaria tropica (P. falcip.) und **Knowlesi-Malaria**: stationär

	Artemether + Lumefantrin → 264 Riamet® Tbl. 20 + 120mg	insgesamt 6 Dosen in h 0–8–24–36–48–60: 5 bis < 15kgKG: 1 Tbl./Dosis, 15 bis < 25kgKG: 2 Tbl./Dosis 25 bis < 35kgKG: 3 Tbl./Dosis, ≥ 35kgKG: 4 Tbl./Dosis, (Cave: Long-QT-Syndrom)
oder	**Proguanil + Atovaquon** → 265 Malarone® Tbl. 100 + 250mg, M. junior® Tbl. 25 + 62,5mg	1 x/d für 3d: 5–8 kgKG: 2 Tbl. junior, 9–10kgKG: 3 Tbl. junior, 11–20kgKG: 1 Tbl. f. Erw., 21–30kgKG: 2 Tbl. f. Erw., 31–40kgKG: 3 Tbl. f. Erw., > 40kgKG: 4 Tbl. f. Erw.

Malaria tertiana (P. vivax, P. ovale): ambulant

wie unkomplizierte Malaria (s.o.), jedoch off-label, anschließend Nachbehandlung	
Primaquin → 265	vorher G-6PDH-Mangel ausschließen; P. vivax: 1 x 0,5mg/kgKG/d p.o. über 14d; P. ovale: 1 x 0,25mg/kgKG/d p.o. über 14d

Malaria quartana (P. malariae): ambulant

Chloroquinphosphat → 265 s.o.	ini 1 x 10mg/kgKG Chloroquin p.o., nach 6–24–48h je 1 x 5mg/kgKG p.o., max. Gesamtdosis 1500mg

T 19 Pädiatrie – Therapie

Komplizierte Malaria tropica oder Knowlesi: Intensivstation und Rücksprache mit Tropenmedizinischem Zentrum bei Vorliegen einer der folgenden Kriterien: Bewusstseinseintrübung, Krampfanfall, respiratorische Insuff., Hypoglykämie (BZ < 40mg/dl), Schock, Spontanblutungen, Azidose, Hyperkaliämie (> 5,5mmol/l), Anämie (Hb < 6g/dl), Niereninsuffizienz, Hämoglobinurie (ohne bek. G6PD-Mangel), Hyperparasitämie (> 5% der Erys von Plasmodien befallen), jede Malaria bei homozygoter Sichelzellanämie

[35] AWMF 042-001, Malaria, Diagnostik und Therapie. Stand: 1.10.2015, gültig bis 30.9.2019

T 19.7.8 Meningitis, bakterielle[18]

Nach Lumbalpunktion/Blutkultur kalkulierte empirische Antibiotika-Therapie vor Erregernachweis/Antibiogramm, (bei begründetem klinischen V.a. perakute Meningokokkensepsis/Waterhouse-Friedrichsen-Syndrom auch präklinisch vor Lumbalpunktion)

| Ceftriaxon i.v. → 219 | ggf. präklinisch 1 x 100mg/kgKG, dann 100mg/kgKG/d (ab 7J max. 4g/d) |

Indikation zur Umgebungsprophylaxe[18, 36] bei Meningokokkenerkr.: enge Kontaktpersonen in 7d vor oder bis 24h nach begonnener Cephalosporin-Ther., max. bis 10d nach letztem Kontakt (Haushaltsmitglieder, Intimpartner, enge Freunde, medizin. Personal bei engem Kontakt, Kindereinrichtungen für Ki. < 6 J);
bei Haemophilus-influenzae-Erkrankungen: wie oben, jedoch Kontaktpers. nur bis 7d nach letztem Kontakt und nur, wenn im Haushalt ein nicht oder unzureichend geimpftes Ki. bis 4J oder eine Person mit relevantem Immundefekt lebt, sowie ungeimpfte exponierte Kinder in Gemeinschaftseinrichtungen (keine Prophylaxe für Schwangere und NG im 1. M)

| Rifampicin p.o. → 243 | NG 1. LM: 2 x 5mg/kgKG/d, ab 2. LM 2 x 10mg/kgKG/d (max. 600mg/d bei HiB-, 1200mg bei Meningokokken-Kontakten) über 2d |

[36] RKI, Epidemiologisches Bulletin, 24. Februar 2014

T 19.7.9 Mykosen → 804

T 19.7.10 Osteomyelitis und bakterielle Arthritis[37]

Nach Materialgewinnung zum Erregernachweis sofort kalkulierte i.v.- Antibiose (neben ggf. indizierten chirurgischen Maßnahmen)

| Cephalosporin, Gr. 2 | Cefuroxim i.v. → 218 | 150–200mg/kgKG/d in 3 ED |

[37] AWMF 027-054, Akute hämatogene Osteomyelitis u. bakt. Arthritis. Stand: 1/2013, gültig bis 1/2018

T 19.7.11 Otitis media → 806

T 19.7.12 Oxyuriasis → 783

T 19.7.13 Pediculosis → 805

T 19.7.14 Peritonitis → 783

Pädiatrische Infektiologie

T 19.7.15 Pertussis[18, 36]

Antibiotische Therapie kann nach Exposition, während des Stadium catarrhale u. evtl. zu Beginn des Stadium convulsivum die Krankheitsdauer verkürzen und beendet die Erregerausscheidung binnen 5d (Infektiosität endet i.d.R. 3W nach Beginn des Stadium convulsivum spontan).

	Makrolide (Cave: hypertrophe Pylorusstenose in ersten 6 Lebenswochen)	Erythromycin-Estolat Saft	2 x 20mg/kgKG/d über 14d, max. 2g/d
oder		Clarithromycin → 226 (ab 2M)	2 x 7,5mg/kgKG/d über 7d, max. 1g/d
oder		Azithromycin → 226 (lt. Fachinfo zur Anw. bei Ki. < 1 J nur begrenzt Daten)	d1: 1 x 10mg/kgKG, d2–5: 5mg/kgKG/d, max. 500mg/d

Unterstützende Maßnahmen ohne sichere Evidenz für positiven Effekt

	RABA	Salbutamol p.o. → 73	Asthma bronchiale → 777, obstrukt. Bronchitis → 779
und/ oder	Kortikosteroide inhalativ hochdosiert	Beclometason → 78	400µg/d
		Budesonid → 78	

Säuglinge ≤ 6M: i.d.R. stationär, Apnoe-Überwachung

T 19.7.16 Pneumonie → 780

T 19.7.17 Pseudokrupp/stenosierende Laryngotracheitis

Physikalische Maßnahmen, Beruhigung

	Kortikosteroid rektal	Prednisolon Supp. → 205	1 x 100mg
oder	Kortikosteroid oral	Dexamethason → 204 z.B. InfectoDexaKrupp Saft 2mg/5ml	1 x 0,15–0,45mg/kgKG (oder 0,4–1,1ml/kgKG) p.o.
oder	Kortikosteroid inhalativ wenn verfügbar und toleriert	Budesonid → 78	1 x 400µg
oder	Mit 2–4h Überwachungsmöglichkeit:	Adrenalin 1mg/ml → 55	über Vernebler 2(–4) Amp.
oder		Adrenalin Inh. → 76 (InfectoKrupp Inhal® Zul. ab 6M; 0,56mg/Hub)	über Vernebler 7 Hübe

Bei protrahiertem Verlauf mit Fieber: V.a. Moraxella catarrhalis

ggf.	Aminopenicillin + Beta-Lactamase-Inhibitor	Amoxicillin + Clavulansäure → 216	50+12.5 bis 100+25 bzw. 100+14mg/kgKG/d; s.a. Harnweginfekt → 809

T 19.7.18 RSV-Prophylaxe[38]

Obligat bei Kindern mit hohem Risiko:
- Ki. ≤ 24 M zu Beginn der RSV-Saison, die wegen mittelschwerer oder schwerer bronchopulmonaler Dysplasie (BPD) bis < 6M vor Beginn der RSV-Saison mit O_2 behandelt wurden
- Ki. ≤ 12 M zu Beginn der RSV-Saison mit hämodynamisch relevanter Herzerkrankung (operations- bzw. interventionsbedürftige Vitien mit pulmonalarterieller Hypertonie, pulmonalvenöser Stauung/Zyanose sowie bei schwerer Herzinsuff. unter med. Therapie)

Fakultativ bei Kindern mit mittlerem Risiko:
- Ki. ≤ 12 M zu Beginn der RSV-Saison, die als FG mit einem Gestationsalter von ≤ 28 + 6 SSW geboren wurden
- Ki. ≤ 6 M zum Beginn der RSV-Saison, die als FG mit einem Gestationsalter von 29 + 0 bis 34 + 6 SSW geboren wurden mit mindestens zwei der folgenden Risikofaktoren:
  - Entlassung aus der neonatol. Primärversorgung direkt vor/während der RSV-Saison
  - Kinderkrippenbesuch oder Geschwister in externer Kinderbetreuung
  - schwere neurologische Grunderkrankung
- Ki. ≤ 12 M zu Beginn der RSV-Saison mit einer anderen schwer beeinträchtigenden Grunderkrankung (z.B. anhaltendem O2-Bedarf) der respiratorischen Kapazität wie neuromuskuläre Erkrankung, Trisomie 21, Zwerchfellhernie oder schwere Immundefizienz
- Ki. > 12M bis ≤ 24 Monaten zu Beginn der RSV-Saison mit hämodynamisch relevanter Herzerkrankung (s.o. Ki. mit hohem Risiko)

monoklonaler Antikörper	Palivizumab i.m. Synagis®	1 x/M 15mg/kgKG während RSV-Saison (meist Oktober–März)

[38] AWMF 048-012, Prophylaxe von schweren RSV-Erkrankungen bei Risikokindern mit Palivizumab. Stand: 01.07.2012, gültig bis 31.12.2016

T 19.7.19 Salmonellose → 781

T 19.7.20 Scharlach → 790 (GAS-Tonsillopharyngitis)

T 19.7.21 Sepsis bei Neugeborenen[18, 39]

Bei Verdacht frühzeitig kalkulierte i.v.-Antibiose, die B-Streptokokken, E. coli, Listerien, Enterokokken und ggf. klinikspezif. Erreger erfassen sollte, bis zum Eintreffen negativer Kulturen u./o. Rückgang der Entzündungsparameter

Beginn erste 3–5 Lebenstage			
	Cephalosporin, Gr. 3a	Cefotaxim → 219	100(–200)mg/kgKG/d in 3 ED
plus	Aminopenicillin	Ampicillin → 214	150–200(–300)mg/kgKG/d in 2-3 ED
plus	Aminoglykosid	Tobramycin → 229	5–7.5mg/kgKG/d in 1–3 ED
Beginn ab 6. Lebenstag			
	Cephalosporin, Gr. 3b	Ceftazidim → 219	100mg/kgKG in 3 ED
plus	Aminoglykosid	Tobramycin → 229	5–7.5mg/kgKG/d in 1–3 ED

[39] AWMF 024-008 (angemeldet), Bakterielle Infektionen bei Neugeborenen. Geplant für 31.12.2016

T 19.7.22 Sinusitis → 807

T 19.7.23 Skabies → 805

T 19.7.24 Tonsillopharyngitis (Gruppe-A-Streptokokken = GAS) → 808

T 19.7.25 Tuberkulose und nichttuberkulöse Mykobakteriose[40]

Exposition/Chemoprophylaxe (obligat bei Ki. < 5J auch bei negativer Immundiagnostik)

	Isoniazid (INH) → 242 CAVE hepatotoxisch, Vit.-B6-Mangel (B6-abh. Anfälle)	200mg/m² KOF oder 10(–15)mg/kgKG/d, MTD 300mg, lt. Fachinfo Vit. B6 substituieren	über 3M, dann Immundiagn. wdh., wenn positiv und Rö o.B. ⇒ Chemoprävention
oder	nach Exposition mit MDR (multi-drug-resistant)-TBC: Einzelfallentscheidung nach Erreger-Resistogramm des Index-Patienten		

Infektion/Chemoprävention (Immundiagnostik pos., Rö-Thor. o.B.)

	Isoniazid (INH) → 242	s.o.	über 9M
oder	Isoniazid (INH) → 242	s.o.	über 3–4M, nach 3M Rö-Thor.-Kontr.
plus	Rifampicin (RMP) → 243	350mg/m² KOF oder 15(–20) mgkgKG/d, MTD 600mg	
	keine Zul. in D, nur Import/off-label: Rifapentine®-Retard-RMP Gabe 1 x/W		
oder	nach Infektion mit MDR-TBC: präventive Zweifach-Behandlung nach Erreger-Resistogramm des Index-Patienten		

Aktive TBC/Chemotherapie bei unkomplizierter Primär- und peripherer LK-TBC
(Immundiagnostik pos., Rö-Thor. pathol., bakteriol. Diagnostik)

	RMP + INH → 243	s.o.	über 2M
plus	Pyrazinamid (PZA) → 243	30(–40)mg/kgKG/d, max. 1,5g bis 70kgKG, 2g > 70kgKG	
dann	INH + RMP → 243	s.o.	über 4M

Komplizierte TBC (LK-Einbruch, Belüftungsstörungen u.a.)

	INH + RMP + PZA	s.o.	über 2M
oder	INH + RMP + PZA	s.o.	über 2M (obligat bei Miliar-TC und Meningitis)
plus	Ethambutol (EMB) → 242	850mg/m² KOF oder 20(–25)mg/kgKG/d, MTD 1,75g	
dann	RMP + INH → 243	s.o.	über 7M (n. 4-fach-Komb. 4M, bei Miliar-Tbc und Meningitis 10M)

Erkrankungen durch nichttuberkulöse Mykobakterien (NTM)
(sog. atypische oder Mycobacteria other than tuberculosis/MOTT)[18, 41, 42, 43]

Zervikale Lymphadenitis (häufigste Erreger Mycobacterium avium complex = MAC)
Ind. zur Antibiose: vollst. chirurg. Extirpation bei sonst gesunden Kindern nicht möglich

	Clarithromycin → 226	15–30mg/kgKG/d	über 6–12M
oder	Azithromycin → 226	10–12mg/kgKG/d	
plus	RMP → 243	s.o.	
plus	(optional) EMB → 242	s.o.	

T 19 Pädiatrie – Therapie

Andere seltenere Organmanifestationen, Risikofaktoren/Grunderkrankungen oder andere Erreger als MAC

3-er-Kombinationstherapie je nach Spezies der angezüchteten NTM + ggf. Antibiogramm

[40] T. Schaberg et.al.: Empfehlungen zur Therapie, Chemoprävention und Chemoprophylaxe der Tuberkulose im Erwachsenen- und Kindesalter. Dtsch. Zentralkomitee zur Bekämpfung der Tuberkulose (DZK), Deutsche Gesellschaft für Pneumologie nd Beatmungsmedizin (DGP) – Pneumologie 2012; 66: 133–171
[41] AAP, Red Book, 30th edit., 2015
[42] Zimmermann u.a., The management of non-tuberculous cervicofacial lymphadenitis in children: A systematic review and meta-analysis J Infect. 2015 Jul;71(1):9-18.
[43] Leitlinien-Vorhaben AWMF 048-016 Tuberkulose im Kindes- und Jugendalter, geplante Fertigstellung 31.03.2017

T 19.7.26 Varizellen/Zoster im Kindesalter (VZV)

Varizellen

Indikationen für Aciclovir:
konnatale Varizellen, FG, Immunsuppression, T-Zell-Defekte, schwere Neurodermitis

	Aciclovir i.v. → 245	3 x 10mg/kgKG/d über 7-10d, max. 2,5g/d)
oder	Aciclovir p.o. → 245	5 x 15mg/kgKG/d

Zoster[44]

Indikationen für Aciclovir bei Ki.:
Rumsay-Hunt-Syndrom (Zoster oticus + Fazialisparese + vestibulokochleäre Dysfunktion

	Aciclovir → 245	3 x 5-10mg/kgKG/d i.v. oder 5 x 800mg/d p.o. über 10d
plus	Prednisolon → 205	ini 1mg/kgKG/d p.o.

[44] Leitlinie Dtsche Ges. f. Neurologie Therapie der idiopathischen Fazialisparese AMWF 2011 030-013, gültig bis 30.9.16, Überarbeitung angekündigt für 31.3.17

VZV-Expositionsprophylaxe[18, 45]

Indikation: exponierte seronegative Pat. mit Immundefizienz; NG, deren Mütter 5d vor bis 2d nach Entbindung an Varizellen erkrankten, exponierte FG von seronegativen Müttern, exponierte FG < 28. SSW oder < 1000g Geburtsgewicht, exponierte seroneg. Schwangere **stationär:** in das Zimmer der Indexpat. betreute Seronegative, wenn sie nicht spätestens am 8. Tag nach Exposition entlassen werden können

	Aciclovir → 245	Dosierung s.o.
VZV-Immunglobulin innerhalb von 96h nach Expositionsbeginn		
1.Wahl	IG i.v. Varitect®	1ml/kgKG
2.Wahl	IG i.m. Varicellon®	0,2-0,5ml/kgKG

[45] Borte, M., Heininger, JG u.a. in DGPI-Handbuch, 6. Auflage 2013

T 19.8 Päd. Allergologie und Immunologie

T 19.8.1 Allergische Rhinokonjunktivitis

Symptomatische Therapie neben Allergenkarenz/Maßnahmen zur Reduzierung der Allergenlast und/oder spezifischer Immuntherapie

Lokal prophylaktisch		
	Cromoglicinsäure	präsaisonal beginnend 3–4 x/d; NS → 393/AT → 389
Lokal akut H1-Antagonisten		
	Levocabastin	ab 1J: bei Bed. 2 x/d; AT → 389/NS → 393
oder	Ketotifen AT → 389	ab 3J: bei Bed. 2 x/d
oder	Azelastin NS → 393	ab 6J: bei Bed. 2 x/d
oder	Azelastin AT → 389	ab 4J
Steroide lokal (niedrigste für effektive Kontr. der Beschwerden notwendige Dosis anstreben)		
	Flucitason → 394 (ab 4J, Avamys® ab 6J)	1 x 1 Sprühstoß/Nasenloch/d; ab 12J 1x2 Sprühst.
oder	Budesonid NS → 394 (keine Altersbeschränkung, Pulmicort Topinasal® ab 6J)	1–2x/d 1 Sprühst./Nasenl.; ab 12J bis 2x2 Sprühst.
oder	Mometason NS → 394	ab 3J: 1x1 Sprühstoß/Nasenloch/d, ab 11J auch 2x/d
H1-Antagonisten systemisch		
ab 2J	Cetirizin Gtt./Saft/Tbl. → 85	2–6J: 1(–2) x 2,5mg/d entspr. 2,5ml Saft; 6–12J: 1(–2)x 5mg/d entspr. 5ml Saft oder ½ Tbl.; > 12J: 1 x 10mg/d entspr. 10ml Saft od. 1 Tbl., bevorzugt abends einnehmen
oder	Desloratadin → 85	1–5J: 1 x 1,25mg/d entspr. 2,5ml Lsg., 6–11J: 1 x 2,5mg/d
oder	Loratadin Tbl. → 86	ab 30kgKG: bei Bed. 1 x 10mg/d

T 19.8.2 Schönlein-Henoch-/anaphylaktoide Purpura-/Vaskulitis[46]

Starke muskuloskelettale oder Gelenkschmerzen		
	Paracetamol → 285	Schmerztherapie im Kindesalter → 795
oder	Ibuprofen → 194	
oder	Naproxen → 195	
Starke Bauchschmerzen		
	Prednison → 205	2mg/kgKG/d über 1W, ausschleichen über 1–2W
Über 6W persist. kleine Proteinurie < 2g/g Krea und/oder Hypertonie		
	Captopril → 22	0–12M: 3 x 0,15mg/kgKG/d p.o., keine MTD, 12M–18J: 3 x 0,3mg/kgKG/d p.o., Dosis/-intervall nach Ansprechen
oder	Valsartan → 26	≥ 6J/bis 35kgKG: 1 x 40mg/d p.o., max. 80mg; ≥ 6J/35–80kgKG: 1 x 80mg/d p.o., max. 160mg; > 80kgKG: 1 x 80mg/d p.o., max. 320mg

\multicolumn{3}{l}{**Proteinurie > 2g/g Krea, Nierenbiopsie: bei nephrotischem/nephritischem Syndrom und proliferativer Histologie**}
	Prednisolon → 205	*3 Steroidpulse 300–500mg/m² KOF an alternierenden d*
dann	Prednison p.o. → 205	*W1–4: 30mg/m²/d, ab W5: 30mg/m²KOF alternierend, W9–10: 15mg/m²KOF alternierend*

je nach Histologie und Verlauf Cyclophosphamid, Azathioprin, Cyclosporin A, Plamapherese

[46] AWMF 027-064, Purpura Schönlein-Henoch. Stand: 01.12.2015, gültig bis 01.01.2018

T 19.8.3 Urtikaria[47, 48]

Verdächtige Auslöser absetzen (Nahrungsmittel, Medikamente), ggf. auslösende Infekte o.a. entzündl. Prozesse behandeln

meist akut selbstlimitierend, b. Bed. symptomatisch **nicht-sedierende H1-Antihistaminika:**

	Cetirizin → 85	*2–6J: 1(–2) x 2,5mg/d entspr. 2,5ml Saft, 6–12J: 1(–2)x 5mg/d entspr. 5ml Saft oder ½ Tbl., > 12J: 1x 10mg/d entspr. 10ml Saft oder 1 Tbl., bevorzugt abends einnehmen*
oder	Desloratidin → 85	*1–5J: 1 x 1,25mg/d entspr. 2,5ml Lsg., 6–11J: 1 x 2,5mg/d*

ab 6W chron.-spontane od. chron.-induzierbare Urtikaria (ggf. über Vermeidung von physikalischen Auslösern aufklären)

	\multicolumn{2}{l	}{nicht-sed. H1-Antihist. in 1 bis max. 4W bis zur 4-fachen Standarddosis ↑ (off-label)}
sonst	\multicolumn{2}{l	}{Omalizumab → 88 *ab 12. LJ alle 4W 300mg i.m.*}
ggf. Versuch	Montelukast → 81 (off-label für diese Ind.)	*6M–5J: 4mg Granulat, 2–5J: 4mg Kautbl., 6–14J: 5mg Kautbl., > 15J: 10mg Filmtbl.; abends einnehmen*

[47] AWMF 013-028, Urtikaria, Klassif., Diagn. und Therapie, update angemeldet für 31.12.17
[48] Ott,H., Chronische Urticaria, Monatsschr Kinderheilk 2017, 165:437ff

T 19.9 Schmerztherapie im Kindesalter

1. Grundsätze medikamentöser Schmerztherapie:
- Applikationsart möglichst wenig invasiv, auch an nasale Applikation denken
- Zunächst je nach Ind. auch antiphlogistisch oder spasmolytisch wirksame Nicht-Opioid-Analgetika (WHO Stufe 1), in Stufe 2 Kombination mit schwachen, in Stufe 3 mit starken Opioiden
- Ggf. antizipatorische Gabe vor schmerzhaften/schmerzverstärkenden Prozeduren
- Ggf. Basisanalgesie anpassen, wenn als Bedarfsmedikation > 50% der Tagesdosis notwendig
- Bei Opioidwechsel mit 50% der Äquivalentdosis beginnen, retardierte Opioide oder transdermale Applikation erst nach Dosisfindung anwenden

2. Nichtmedikamentöse Interventionen bei chron. Schmerzen wie aktive Bewältigungs-(Coping-)Strategien, kognitiv-behaviorale Methoden, Akupunktur, Schmerztagebuch

Schmerztherapie im Kindesalter 795

WHO Stufe 1: Nicht-Opioide		
ab 3kgKG	**Paracetamol** → 285 Cave: ab 90–130mg/kgKG/d lebertoxisch	10–15mg/kgKG ED, bei Bed. alle 4–6h (FG: alle 12h), sicherer Abstand zur Hepatoxizität bei MTD von: NG bis 30mg/kgKG; Sgl. bis 50mg/kgKG; Kinder bis 60mg/kgKG; Höchstdosen max. über 72h
ab 3M oder 5kgKG	**Metamizol** → 198 (bis 11M nicht i.v., nur i.m.); auch spasmolytisch	p.o.: 10–15(–20)mg/kgKG ED, MTD 75mg/kgKG; langsam i.v.: 10mg/kgKG ED, bei Bedarf alle 4–6h
	Wegen des Risikos einer Agranulozytose und hypotensiver Reaktionen (bei parenteraler Gabe) ist Metamizol nur zugelassen zur Behandlung starker Schmerzen oder hohen Fiebers, das auf andere Maßnahmen nicht anspricht.	
WHO Stufe 1: Nicht-Opioide mit antiphlogistischer Wirkung/NSAR		
ab 3M/ 6kgKG	**Ibuprofen** → 194	(5–)10mg/kgKG alle (4)–6–8h, max. 30(–40)mg/kgKG/d; gastrointest. UW u. Thromboaggregationshemmg. mögl.
ab 2J	**Indometacin** → 196 gastrointest. NW	**nicht ret.:** 1mg/kgKG alle 8h; **ret.:** 3mg/kgKG alle 12h, Jug. u. Erwachsene MTD 50–150mg
ab 12J	**Naproxen** → 195	10–15mg/kgKG/d in 2 ED
ab 14J	**Diclofenac** → 196 gastroint. NW	1mg/kgKG ED alle (4)–8–12h, MTD 3mg/kgKG oder 150mg/d
ab 14J	**ASS** → 193 gastrointest. NW und Thrombo-Aggregations-Hemmung	10–15mg/kgKG ED alle 4–6h: ab 12J: 500mg ED; Kawasaki-S.: 60(–100)mg/kgKG/d; CAVE bei Ki. < 16J: bei gripp. Sympt. oder V.a. Virusinfektion nur auf ärztl. Anweisung und wenn andere Maßnahmen nicht wirken
WHO Stufe 2: Kombination mit schwachen Opioiden		
ab 12M	**Tramadol** → 283 Morphin-Äquivalenz: x 0,1, keine wesentliche Atem-/Kreislaufdepression	< 50kgKG: 1–2 mg/kgKG ED (1mg/kgKl) langsam i.v.), > 50kgKG/12J: 50–100mg ED, max. 6mg/kgKG oder 600mg/d, KI: nicht ausreichend kontrollierte Epilepsie, NW: Erbrechen bei schneller iv-Applikation
ab 18M	**Nalbuphin** → 281 i.v. (i.m., s.c.) Morphin-Äquiv. x 0,5–0,8	Zul. z. Kurzzeitther. mittelstarker-starker Schmerzen auch prä-/postop.: 0,1–0,2mg/kgKG ED, ggf. alle 3-6h, max. 20mg, MTD 160mg; KI: Leber- od. schwere Nierenschäden, Komb. mit rein μ-agonist. Opioiden (z.B. Morphin, Fentanyl)
WHO Stufe 3: Kombination mit staŗrken Opioiden		
Dosisabhängige Sedierung und Atemdepression bei FG und NG ausgeprägter (HWZ länger), wirksame Dosis individuell titrieren, bei Absetzen Dosis schrittweise verringern; KI: akutes Abdomen, Ileus, Atemdepression		

T 19 Pädiatrie – Therapie

	Morphin → 279 Injekt.-Lsg, Lsg./Gtt., Tbl., Ret.-Tbl., Ret.-Granulat, Ret.-Kps., Supp.	**ED i.v., i.m., s.c.:** NG: 0,05–0,1mg/kgKG alle 2–4h; bis 12J: 0,1–0,2mg/kgKG alle 2–4h; > 50 kgKG: 3–5(–10)mg, (i.v.: Amp. 10mg/ml 1:9 mit NaCl 0,9% entspricht 1mg/ml); **Dauerinf.:** 0,01–0,03mg/kgKG/h, > 50kgKG: 1mg/h, **ED oral, rektal:** (Umrechng. parent. : oral/rektal 1:3), FG 0,04mg/kgKG alle 4–6h; NG 0,1mg/kgKG alle 4–6h; Ki. < 50kgKG: 0,15–0,3mg/kgKG alle 4–6h; **ret. Formen:** 0,5mg/kgKG alle 12h; **intranasal** (off-label): 0,1mg/kgKG
	Piritramid → 280 Morphin-Äquiv. x 1,8	0,05–0,1mg/kgKG alle 4–6(–8) h i.v., Dauerinf. 1 mg/h; keine DANI notw., da nur über Leber metabolisiert; CAVE schlecht mischbar (nur in NaCl 0,9% od. Glu 5%)
ab 12M	**Hydromorphon** → 278 Morphin-Äquivalenz x 8, kleinste Ret.-Kps. 4mg, ⇒ bei Opioid-Naiven erst ab 50kgKG	**ED langsam i.v., s.c.:** 0,015mg/kgKG alle 3–4h; > 50kgKG/12J: 1–1,5 mg alle 3–4h; **Dauerinf.:** 0,005mg/kgKG/h; > 12J: 0,15–0,45mg/h; **oral ED:** (Umrechnung parent. : oral 1:3), **ret. Tbl.:** 0,08mg/kgKG alle 8–12h; > 50kgKG: 4mg alle 8–12h
ab 2J	**Fentanyl Amp.** → 278 Morphin-Äquivalenz x 100, Cave: wg. EW-Bindung und Abbau über Cytochr.-P450 Interaktionen beachten!	mit kleinster Dosis beginnen, Zieldosis aus bisherigem Opiatbedarf berechnen (100:1) oder 1(–3–10)µg/kgKG ED langsam i.v., auch i.m. oder 0,5–4µg/kgKG/h über Perfusor oder 1,5µg/kgKG ED intranasal (off-label, MAD-Applikator)
	Fentanyl transdermal 12µg/h → 278	nur für Opiod-tolerante Pat., die bereits mind. 30mg orale Morphinäquivalente/d erhalten; Zieldosis aus bis- herigem Opiatbedarf berechnen, Pflaster alle 3d wechseln

[49] M. Führer, Der Schmerz – Verbündeter und Verräter, in: Therapiezieländerung und Palliativ-
medizin in der Pädiatrie, Kohlhammer, 2006
[50] B. Beland et al. Akute und chronische Schmerzen, pädiatrie hautnah, Nr. 9 und 10/2001
[51] AWMF 027-020, Juv. idiop. Arthritis Stand: 31.10.2011, gültig bis 31.10.2016, angem. f. 31.12.17

T 19.10 Sedierung im Kindesalter

Unruhe- und Erregungszustände i.R. psychiatrischer Grunderkrankungen

	Promethazin → 343	Ki. 2–18J: ini 10mg = 10 Gtt. p.o. oder 1 x 12,5–25mg ED i.v., MTD 0,5mg/kgKG; Cave: Long-QT-Syndrom

Analgosedierung vor/während diagnostischer/therap. Eingriffe, Narkose-Prämedikation, Sedierung auf Intensivstation

	Midazolam → 355 Wi auch anxiolytisch, relaxierend, kongrade Amnesie, (antikonvulsiv off-label außer Buccolam® → 355), kurze Wirkdauer (HWZ 1–1,5h); CAVE Atemdepression	**i.v./(i.m.):** 6M–5J: langs. 1 x 0,05–0,1mg/kgKG, max. 6mg; 6–12J: 0,025–0,05mg/kgKG (max. 10mg) **rekt.:** > 6M: 0,5mg/kgKG (Kunststoffapplikator, zu applizierendes Vol. evtl. bis 10ml mit H₂O auffüllen); **p.o.:** 0,2–0,5mg/kgKG (max. 20mg); **intranasal** (off-label): 0,2mg/kgKG, max. 15mg, (MAD-Applikator, hochkonz. Zubereitg. auf beide Nasengänge verteilen, max 1ml/Nasenloch); **Dauerinf.** zur Sed. auf Intensivstation nach Bolus (s.o.): 0,06–0,12mg/kgKG/h, (1–2 µg/kgKG/min)

Neuropädiatrie

T 19.11 Neuropädiatrie

T 19.11.1 Neuroborreliose → 786

T 19.11.2 Meningoenzephalitis[18, 52]

Bei meningoenzephalitischer Symptomatik ist bis zum Erregernachweis (Kulturmaterial!) oder Beweis einer and. Genese eine (sub-)akute, direkt erregerbedingte Meningoenzephalitis anzunehmen: unverzüglich Antibiose wie bei bakt. Meningitis u. antivirale Ther., im Zweifel beides

	Ceftriaxon i.v. → 219	100mg/kgKG/d
und	Aciclovir i.v. → 245	3 x 10–20mg/kgKG/d

Herpes und VZV-/Zoster

	Aciclovir i.v. → 245	3 x 10–20mg/kgKG/d

CMV

	Ganciclovir i.v. → 246	12mg/kgKG/d in 2 ED

Mykoplasmen

	Doxycyclin → 224 (off-label bei Ki. < 8J)	4mg/kgKG in 1 ED über 7d
oder	Erythromycin-Estolat	50mg/kgKG/d in 2 ED (schlecht liquorgängig)
altern.	Azithromycin → 226, Clarithromycin → 226, Chinolone (Gyrasehemmer) → 229	

Bakterielle Meningitis → 788, Borreliose → 786

Unkomplizierte Virusmeningitis: symptomatische Therapie

[52] AWMF 022/004, Nicht-eitrige ZNS Infektionen von Gehirn und Rückmark im Kindes- und Jugendalter. Stand: 01.06.2015, gültig bis 31.05.2019

T 19.11.3 Epilepsien

Hier berücksichtigte Standard-Antikonvulsiva: Clobazam (CLB), Ethosuximid (ETX), Lamotrigin (LTG), Levetirazetam (LEV), Oxcarbazepin (OXC), Phenobarbital (PB), Phenytoin (PHT), Primidon (PRM), Sultiam (STM), Topiramat (TPM), Valproat (VPA)

Bei Therapie beachten:
- Immer Monotherapie anstreben, bis zur Verträglichkeitsgrenze ausdosieren
- Sinnvolle Kombinationen, falls Monotherapie nicht ausreicht: ETX + VPA, ETX + LTG, LEV + LTG, LEV + OXC, LTG + VPA, OXC + VPA, STM + CLB

Mit „Serumkonz." ist im Folgenden der i.d.R. wirksame und verträgliche Serumkonzentrationsbereich gemeint, nicht die Serumkonzentration als alleiniges Kriterium für die Dosisfindung.

Neugeborenen-Anfälle[53, 54, 55]

Vor Therapie: Glukose und ionisiertes Ca^{2+} i.S., wenn möglich Säure-Basen-Status mit Laktat (ggf. Pyruvat), Ammoniak und Aminosäuren im Plasma, org. Säuren und Sulfit im Urin, Pipecolinsäure in Plasma oder Liquor, AASA in Urin oder Liquor

ggf.	Glucose 10% → 295	5ml/kgKG i.v.
ggf.	Ca-Glukonat 10%	2ml/kgKG über 10 min i.v.
ggf.	Mg-Sulfat 10% → 292	0,15ml/kgKG über 10 min i.v.

T 19 Pädiatrie – Therapie

und bei allen nicht offensichtlich symptomatischen, immer bei therapierefrakt. Anfällen

	Vit-B6(Pyridoxin)-HCl → 147	100mg i.v. als ED (Cave: Apnoe-Gefahr), max. 5 x/24h, bei Ansprechen weiter 15–30mg/kgKG/d in 2–3ED p.o.

bei unvollst. Ansprechen auf Pyridoxin-Versuch

plus	**Folinsäure** → 190 (Leukovorin®)	3–5mg/kg/d p.o. in 3 ED

bei Nichtansprechen auf Vitamin B6

	Pyridoxal-5-phosphat (Sondergröße: Kps. à 30mg)	4 x 10mg/kgKG/d p.o., bei PNPO-Mangel ggf. fortsetzen mit 30–60mg/kgKG in 4 ED (CAVE Lebertoxizität)

Antikonvulsiv

1.	**PB** → 301	5(–10)mg/kgKG i.v., wdh. bis Sistieren des Anfalls oder max. 40mg/kgKG, Erh.Dos. 1 x 3–5mg/kgKG/d, Zielserumkonz. 15–40µg/ml), baldmöglichst wieder absetzen
ggf. 2.	**LEV** → 306 (off-label)	30mg/kgKG i.v., max. 2 x 30mg/kg/d

[53] AWMF 024-011, Zerebrale Anfälle beim Neugeborenen. Stand: 22.8.2012, gültig bis 22.8.2017
[54] Fiedler, B. u.a., Epileptologie 2014.27:178-185
[55] Plecko, B. u.a., Epileptologie 2016.33:102-108

Symptomatische/strukturelle Epilepsien mit fokalen Anfällen

1. Wahl	**OXC, OXC retard** → 300 (Zul.: Mono-/Komb.-Ther. ab 6J; Sicherheit und Wirksamk. auch für 1M–6J untersucht, für fokale Anfälle mit/ohne sek. Generalisierg.)	**Zieldosis:** 30–45mg/kgKG/d in 2–3 ED (ret. 2 ED), max. 2.4g/d; **Aufdosieren** pro W um 10mg/kgKG/d ; WW beachten (Kontrazeptiva, LTG u.a.), Elytkontr. (Hyponatriämie); **Serumkonz.:** 20–25mg/l oder 80–140µmol/l Monohydroxyderivat
oder	**LEV** → 306 (Zul.: add-on ab 4J, Monother. ab 16J für part. Anfälle mit/ohne sek. General. bei neu diagn. Epil., ab 12J für juv. Myoklonus-Epil. u. prim. gen. tonisch-klon. Anfälle)	**Zieldosis:** 30–50mg/kgKG/d in 2 ED, MTD 3g, **Aufdosieren** um 10mg/kgKG/d alle 2–3d, CAVE: emotionale Labilität
oder	**LTG** → 300 (Zul.: add-on ab 2J für part./ gen. Anfälle inkl. LGS (ab 13J auch Monother.), ab 2J für Monother. typischer Absencen)	**Zieldosis:** in Monother. u. Kombin. mit Begleitmedik. ohne Enzyminduktion: 2–10mg/kgKG/d in 2 ED, max. 200mg/d, kombiniert mit Enzymindukt.: 5–15mg/kgKG/d in 2 ED, max. 400mg/d, komb. m. VPA: 1–5mg/kgKG/d in 2 ED, max. 200mg/d; **Aufdosieren:** immer sehr langs., 2W-Interv. (s. FachInfo); **CAVE:** sehr häufig Hautreakt. (Stevens-Johnson/Lyell), jede Hautrötung zeigen, im Zweifel absetzen, aufklären; **Serumkonz.:** 2–10(–15)mg/l

Neuropädiatrie 799

oder	**VPA → 303** (Zul.: gen. Anfälle/Absencen/ myoklonische u. tonischklon. Anfälle, fokale u. sek. gen. Anfälle, zur Komb.-Beh. anderer Anfallsformen, wenn diese auf übliche Ther. nicht ansprechen; bei Kleinkindern strenge Risiko-Nutzen-Abwägung u. möglichst Monotherapie)	**Zieldosis:** *20–30mg/kgKG/d in 3 ED (retard: 2 ED);* **Aufdosieren:** *über 2-3W, Wirksamkeit 4W nach Erreichen der Zieldosis beurteilen;* **CAVE:** *Leberversagen ⇒ Eltern sollen klin. Zeichen beobachten, schriftl. aufklären, vor und 4W nach Ther.: BB, Thrombo, Leberwerte, Amylase, Gerinnung, dann je n. Befunden; Gewicht ↑; Mädchen/Frauen: Virilisierung, polyzyst. Ovarsyndrom, teratogen (MMC, Entwicklungsstörungen) ⇒ strukturierte schriftl. Aufklärung mit Checklisten, strenge Ind. Stell.); ggf. (bei erhebl. Untergewicht, vegetar. Ernährung, ketogener Diät) Carnitin-Subst. 10-20mg/kgKG/d mit Spiegelkontrollen;* **VPA-Serumkonz.:** *(30–)50-100(–120)mg/l*
oder	**PHT → 300** (Zul.: fokale sek. generalisierende u. generalisierte Grand-mal sowie einfache u. komplexe Partialanfälle)	*5–7mg/kgKG/d in 1–2 ED, Zieldosis mittels Kontrollen der Serumkonz. ermitteln;* **Aufdosieren:** *alle 3d um 1mg/kgKG/d;* **CAVE:** *nicht-lineare Kinetik/Kumulationsgefahr/irreversible Kleinhirnschäden, zahlreiche WW (u.a. Kontrazeptiva);* **Serumkonz:** *10-20mg/l*
oder	**TPM → 303** (Zul.: ab 2J add-on für fokale Anfälle mit/ohne sek. Gen., primär gen. tonisch-klonische Anfälle und LGS, ab 6J auch Monotherapie)	**Monotherapie:** *1–5mg/kgKG/d in 2 ED, max. 100mg/d,* **Kombinationsther.:** *5–10mg/kgKG/d, max. 400mg;* **Aufdosieren:** *plus 0,5–1mg/kgKG alle 1–2W über 2-3M;* **CAVE:** *häufig negativ psychotrop (Sedierung, emotionale Labilität, kognitive Beeinträchtigung, Suizidalität), Engwinkelglaukom, Interaktionen (Kontrazeptiva)*

Idiopathische oder genetische Epilepsien mit primär generalisierten Anfällen

Frühkindliche-/Absence-Epilepsie des Schulalters/juvenile Absence-Epilepsie

1. Wahl	**ETX → 301** (Zul.: pyknoleptische, komplexe u. atypische Absencen)	*20–30(–40)mg/kgKG/d, max. 1–2 g, in 2–3 ED;* **Aufdosieren** *langsam, pro W 5–10mg/kgKG/d mehr;* **Serumkonz.:** *(40–) 80-100mg/l*
u./o.	**VPA → 303**	s.o.
oder	**LTG → 300**	s.o.

Juvenile Epilepsie mit primär gen. tonisch-klonischen Anfällen (Aufwach-Grand-Mal-E.)

Lebensführung (Schlafentzug und Alkoholrausch vermeiden)

1. Wahl	**VPA → 303**	s.o.
oder	**LTG → 300**	s.o.
oder	**PB → 301/PRM → 306**	**PB:** *2–5(–7)mg/kgKG/d in 1(–2) ED, max. 200-300mg/d;* **Serumkonz.:** *15–35mg/l;* **CAVE:** *Sedierung, Osteopenie, lange HWZ ⇒ Kumulationsgefahr, Interaktionen;* **PRM:** *10-20mg/kgKG/d in 1–2 ED, max. 500–1000mg/d;* **Cave:** *Sedierung, lange HWZ des Hauptmetaboliten PB, Interaktionen;* **Serumkonz.:** *4–14µg/ml*
oder	**LEV → 306**	s.o.
oder	**TPM → 303**	s.o.

T 19 Pädiatrie – Therapie

Juvenile Myoklonus-Epilepsie (Janz-Syndrom)

	Lebensführung (Schlafentzug und Alkoholrausch vermeiden)	
1. Wahl	VPA → 303	s.o.
oder	LEV → 306	s.o.
oder	VPA → 303 + LTG → 300	s.o.
oder	PB → 301/PRM → 306	s.o.

Idiopathische/atypische Epilepsien mit fokalen Anfällen

Epilepsie mit zentrotemporalen sharp waves (Rolando-Epilepsie)

falls eine medikamentöse antikonvulsive Prophylaxe indiziert ist:

1. Wahl	STM → 305 (Zul.: Rolando-Epilep., wenn andere Antiepil. erfolglos)	5(–10)mg/kgKG/d in 2–3 ED; **Aufdosieren** innerhalb 1W; **CAVE:** Hyperventilation, Parästhesien
ggf. plus	CLB → 354 (Zul.: add on bei Pat., die mit Standardther. nicht anfallsfrei sind)	abends 0,1–0,2(–0,3)mg/kgKG; evtl. rasch aufdosieren; **CAVE:** Hypotonie, Stimmungsschwankungen, Sekretbildung in Atemwegen, Toleranzentwicklung
oder	LEV → 306	s.o.

Pseudo-Lennox-Syndrom

	STM → 305	s.o.
ggf. +	CLB → 354	s.o.
oder	LEV → 306	s.o.
oder	ETX → 301	s.o.
oder	VPA → 303	s.o.

Sonst bei bioelektrischen Status

ggf.	ACTH, Dexamethason oder Prednison	Einzelfall-Entscheidung durch erfahrenen Neuropädiater

Bioelektrischer Status epilepticus im Schlaf (ESES)

Therapie s. Pseudo-Lennox

Landau-Kleffner-Syndrom (epileptische Aphasie)

Therapie s. Pseudo-Lennox - rasche Progression zur Unterbrechung des bioelektrischen Status anstreben

Epilepsie mit fokalen Anfällen mit okzipitalen Foci (Panayiotopoulos)

Therapie s. Rolando-Epilepsie

Status epilepticus → 772

T 19.11.4 Fieberkrämpfe/Gelegenheitsanfälle bei fieberhaften Infekten

Akut-Intervention (i.d.R. durch Eltern/Betreuungsperson): **Antipyrese** und wenn Anfall bis zur Vorbereitung der rektalen Applikation nicht spontan sistiert:

Zul. ab 6M	**Diazepam rektal** → 354 (Tuben 5/10mg)	bis 15kgKG 5mg, ab 15kgKG 10–20mg

Neuropädiatrie 801

Prophylaxe: keine medik. antikonvulsive Dauermedikation; Antipyrese nach üblichen Regeln, senkt das Rezidivrisiko nicht; **ausnahmsweise** (Einzelfallentscheidung, strenge Indikationsstellung) bei Fieber ≥ 38,5 °C **intermittierende Prophylaxe:**

off-label	Diazepam Lsg. p.o. → 354 (10mg/1ml entspr. 20Gtt.)	0,5mg/kgKG alle 12 Stunden (4x); CAVE: Sedierung kann ZNS-Infektion maskieren

[56] S1-LL-Vorhaben AWMF 022-005 Fieberkrämpfe im Kindesalter. Geplante Fertigst.: 31.05.2017

T 19.11.5 Dystonie/EPMS durch Metoclopramid oder Neuroleptika → 773

T 19.11.6 Idiopathische intrakranielle Hypertension/Pseudotumor cerebri

Nach Ausschluss und ggf. kausaler Behandlung sekundärer/symptomatischer Formen und wenn nach Druckentlastung durch LP keine anhaltende Remission besteht:

	Acetazolamid → 388	15(-100)mg/kgKG/d in 2-3 ED, max. 2 g/d, Dosis ggf. nach Effekt bis zur Unverträglichkeitsgrenze steigern, **CAVE:** Hypokaliämie (ggf. Subst.), Azidose (Blutgasanalyse), Parästhesien, Geschmacksstörungen, Nephrokalzinose

T 19.11.7 Kopfschmerzen, idiopathische[57, 58]

Akut: bedürfnisadaptiert reizabschirmende u. andere physikalische Maßnahmen oder ablenkende Aktivität; Analgetika nicht mehr als an max. 10d/M, Triptane max. 2 x/W o. 6 x/M
Prophylaktisch: nichtmedikamentöse Verfahren wie Entspannungsverfahren (progressive Muskelrelaxation), Biofeedback und kindgerechte kognitiv-verhaltensorientierte Programme

Kopfschmerzen vom Spannungstyp, sporadisch, episodisch oder chronisch

Medikamentöse Akuttherapie

1.Wahl	Ibuprofen → 194	1 x 10(-15)mg/kgKG; → 795
2.Wahl	Paracetamol → 285	1 x 15mg/kgKG, max. 60mg/kgKG/d; → 795
oder	ASS (Zul. > 12J) → 193	1 x 500-1000mg

Migräne

Medikamentöse Akuttherapie

	Ibuprofen → 194	sofort bei ersten Anzeichen einnehmen (ggf. mit ersten Aura-Symptomen), Dosierung s.o.
und/oder	Sumatriptan nasal → 317 (Zul. ab 12J, 5-11J off-label)	nach Aura, frühstmöglich mit Beginn der Kopfschmerzen: nasal 10mg, ab 30kgKG 1 x 20mg (10mg/Nasenloch, max. 20mg/24h); nach sekundärer Verschlechterung/ wenn Pat. auf erste Dosis angesprochen hat, ggf. 2. Dosis innerhalb von 24h, frühestens nach 2h
oder	ASS (Zul. > 12J) → 193	1 x 500-1000mg
ggf.	Dimenhydrinat → 105	1 x 1-2mg/kg
oder	Ondansetron → 106	1 x 0,15mg/kgKG (off-label)

Medikamentöse Prophylaxe

Beratung zu Lebensführung/Schlafhygiene/Erkennen v. Auslösern (ggf. Lebensmittel) etc. obligat; seltene Ind. für med. Prophylaxe: Frequenz (> 3/M), extreme Intensität und/oder Dauer (> 48h) der Attacken (Migränekalender), sowie nach Alltagsbeeinträchtigung und Ansprechen auf Akutbehandlung

1.Wahl	**Propranolol** → 29	0,6–2mg/kgKG/d, max. 160mg/d
oder	**Flunarizin** → 328 (bei Ki. off-label)	1 x 5(–10)mg/d abends, einschleichend eindosieren; Ind.: hemiplegische Migräne; **Cave** EPMS
2.Wahl	**Magnesium** → 292	300–600mg/d
oder	**ASS** (ab 12J) → 193	2–3mg/kg KG/d
oder	**Amitriptylin** → 331 (< 18J off-label)	0,5–1mg/kgKG/d

[57] AWMF 062-004, Therapie idiopathischer Kopfschmerzen im Kindes- und Jugendalter. Stand 06/2009
[58] Bonfert u.a., Primary Headache in Children and Adolescents, Update, Neuropediatrics 2013; 44; 3–19

T 19.11.8 Tremor, essentieller

	Propranolol → 29	0,6–2mg/kgKG/d, max. 160mg/d

T 19.12 Kinder- und Jugendpsychiatrie

T 19.12.1 AD(H)S-Spektrum-Störung[59, 60, 61]

Nach multiaxialer Diagnostik inkl. Komorbiditäten und Ausschluss von Differentialätiologien ist im Rahmen eines multimodalen Behandlungskonzepts (evaluiertes Elterntraining u.a. psychoedukative Maßnahmen, Heilpädagogik, Verhaltenstherapie, Neuro-feedback, Therapie von Komorbiditäten) eine medik. Ther. indiziert, wenn mit anderen Maßnahmen nach einigen Monaten keine befriedigende Besserung erkennbar ist und eine deutliche Beeinträchtigung im Leistungs- u. psychosozialen Bereich mit Leidensdruck bei Ki./Jug. und Eltern und eine Gefahr für die weitere Entwicklung des Kindes bestehen; i.d.R. frühestens ab Schulalter, strenge Indikationsstellung im Vorschulalter (off-label).
CAVE Verschreibungsmengen und -Abstände (Substanzmissbrauch).

1. Wahl	**Methylphenidat (MPH)** → 360 (nicht-retardiert; Zul. ab 6J, wenn andere Maßnahmen nicht ausreichend wirksam sind)	wirksame und verträgliche Dosis individuell ermitteln, Wirkdauer 3–4(–5)h, mittl. Zieldosis 0,5–1mg/kgKG/d in 2 ED: morgens 2/3, nach 4(–6)h 1/3 der Tagesdosis; Monitoring von Ruhepuls/RR, Wachstum, Appetit, Schlaf, Tics, emotionale Stabilität, Antrieb
oder	**Methylphenidat ret.** (Zul. s.o.; versch. Ret.-Formul. mit 20–50% nicht-ret. Ant.)	nach Ermittlung der TD evtl. auf morgendl. ED umstellen, Auswahl bedarfsangepasst nach vorherrsch. Symptomatik und Tageslauf, Kombination mit nicht-ret. MPH möglich
2. Wahl	**Lisdexamfetamin** → 360 (Zul. ab 6J, wenn Ansprechen auf MPH klin. unzureichend)	ini 30mg, max. 70mg/d; Wirkdauer 9–13h

Kinderdermatologie

2. Wahl	**Atomoxetin** → 359 selekt. Noradrenalin-Reuptake-Hemmer (SNRI)	ini 0.5mg/kg KG/d, in Schritten von mind. 7d ↑, Zieldosis 1,2–(1,4)mg/kgKG/d, max. 100mg/d bei > 70kgKG; Wirkdauer 24h, Komb. mit MPH möglich, Monitoring siehe MPH, suizidale und aggressive Verhaltensweisen gezielt erfragen, Leberwertkontrollen
3. Wahl	**Dexamfetamin** → 360 (Zul. ab 6J, wenn klin. Anspr. auf MPH unzureichend)	ini 2.5–5mg, i.d.R. max. 20mg/d; analog MPH in wöchentl. Schritten bis Symptomkontrolle eindosieren, Wirkdauer 6–8h

[59] LL der AG ADHS der Kinder- und Jugendärzte e.V. Akt. Fassung Januar 2007 mit Update des Kapitels „Medikamentöse Therapie" März 2014
[60] AWMF 028-045 (angemeldet), ADHS bei Kindern, Jug. und Erw. geplante Fertigstellung: 31.7.2017
[61] Banaschewski u.a. – Aufmerksamkeitsdefizit-/Hyperaktivitätsstörung, DÄB Int 2017; 114: 149-59

T 19.12.2 Unruhe-/Erregungszustände, auto- und fremdaggressives Verhalten

	Risperidon → 351 (Zul.: ab 5J zur symptomat. Kurzzeittther. (bis 6W) anhalt. Aggression bei Verhaltensstrg. bei Ki./Jug. mit ment. Retard.	**Anfangsdosis:** < 50kgKG 0.25mg/d, > 50kgKG 0.5mg/d, alle 2d steigern bis 0,5(–0.75)mg/d (< 50 kgKG) bzw. 1–1,5mg/d, max. 3mg/d (>50 kgKG), in einer bevorzugt abendlichen ED; **CAVE:** QT-Verlängerung
oder	**Pipamperon** → 343 (Zul.: Neuroleptikum bei psychomot. Erregungszust.)	ini 1mg/kgKG/d, in 1-mg/kgKG-Schritten steigern bis Zieldosis: 2–4(–6)mg/kgKG/d, in 3 ED, max. 20–40mg/d

T 19.13 Kinderdermatologie

T 19.13.1 Dermatitis, periorale

keine fettenden Externa, topische Kortikosteroide ggf. absetzen

	Fusidinsäure → 372 Creme	2 x/d
oder	**Metronidazol topisch** 0,75-2% in Öl-Wasser-Emulsion	z.B. in Linola®Emuls. oder Ung. emulsif. aquos., Fertig-Präparate (Metrogel-/Cr./-Lotion®) bei Ki. off-label; ini 1 x abends, 2. W 2 x/d
plus	adstring. feuchte Umschläge	z.B. mit Schwarztee

T 19.13.2 Hämangiome, komplizierte[62, 63]

Ind. für systemische Therapie: (drohende) Funktionseinschränkung durch Obstruktion, Ulzeration oder Kosmetik, besonders im Augen-, Lippen-, Nasen-, Ohr- u. Anogenitalbereich

	Propranolol → 29 Lsg. p.o. 3.75mg/ml (Zul. ab 5W, bei FG korr. Alter, bis 5M)	ini 1mg/kgKG/d, wöchentl. auf (2-)3mg/kgKG/d in 2 ED steigern, über mind. 6M, Einnahme mit oder unmittelbar nach Nahrungsaufnahme, kardiol. KI beachten (s. Fach-Info), während Dosissteigerung HF, RR, BZ überwachen

[62] Hoeger PH et al. Treatment of infantile haemangiomas: recommendations of a European expert group. Eur J Pediatr. 2015 Jul;174(7):855-65.
[63] AWMF 006/100 Infantile Hämangiome im Säuglings- u. Kleinkindesalter, letzte Überarb. 02/2015.

T 19.13.3 Impetigo

Lokalbehandlung reicht fast immer aus

In leichten Fällen antiseptisch

	Octenidin oder PVP-Jod	2 x/d äußerlich bis Abheilung

Sonst lokal antibiotiotisch

z.B.	**Fusidinsäure** → 372 Creme/Salbe (Zul. ab 2J)	2 x/d äußerlich bis Abheilung

Indikation für systemische Behandlung: schwere Verläufe und perianale Dermatitis

	Cefaclor → 222	50–100mg/kgKG in 2 ED p.o.
oder	**Cefuroxim** → 223	20–30mg/kgKG in 2 ED p.o.

T 19.13.4 Mykosen[18, 64]

Candida/Soor

Topisch Haut (Soor-Dermatitis)

	Miconazol-Zinkoxid-Paste	lokal bis Abheilung
oder	**Nystatin-Zinkoxid-Paste**	

Topisch Schleimhäute oropharyngeal (Mundsoor)

	Miconazol Mundgel → 374	3–4 x/d nach den Mahlzeiten
oder	**Nystatin** Susp./Mundg. → 262	100 000–150 000 IE 3–4 x/d nach den Mahlzeiten

Topisch vulvovaginal

top.	**Miconazol** → 374	abends, über 7d
oder	**Clotrimazol** → 373	
oder	**Nystatin** → 374	abends, über 14d

Refraktäre Infektionen (ggf. systemisch)

ggf.	**Fluconazol** p.o. → 259	Säugl. 3–6mg/kgKG/d in 1 ED, Ki. 6mg/kgKG/d in 1 ED ü.14d

Invasive Infektionen

systemisch	**Fluconazol** p.o./i.v. → 259	FG/NG: 12mg/kgKG in 1 ED, in ersten 2 LW: alle 72h, 3./4.W: alle 48 h, ab 1. M: täglich, max. 400(–800)mg/d

Dermatophytosen (Tinea corporis/capitis)

Topisch

	Ciclopirox Lsg. → 373	2 x/d erkrankte Bezirke plus 1cm Randzone, 2W über vollständige Abheilung hinaus behandeln
oder	**Bifonazol** Creme → 373	
oder	**Clotrimazol** → 373	
oder	**Econazol** → 373	

Onychomykose

1.	**Harnstoff 40% + Bifonazol** Salbe (Canesten Extra® Nagelset)	infizierte Nagelmasse entfernen, 1–2W

Kinderdermatologie 805

dann	**Bifonazol** Spray/Cr. → 373	*tägl. bis klin. Heilung, dann prophylaktisch 1 x/W*
oder	**Ciclopirox** Nagellack → 373	

Ind. zur zusätzlichen und gezielten systemischen Behandlung nach Erregerdiagnose:
Tinea capitis, hyperkeratotische, pustulöse, stark infiltrierende oder ausgedehnte Dermatomykosen sowie Onychomykosen, wenn ein Nagel > 50% oder > 3 Nägel befallen sind

oder	**Fluconazol** → 259 (für Tinea bei Ki. off-label, bei fehl. Altern. eingeschr. Zul.)	*(3-)6-12mg/kgKG/d in 1 ED, max. 400mg/d, über 2-7W bzw. bis Kulturen negativ (Dos. NG s. Fachinfo)*
oder	**Terbinafin** → 262 (in D für Ki. keine Zul.)	*Tagesdosis: < 20kgKG: 62,5mg; 20-40kgKG: 125mg, > 40kgKG 250mg für 1-2 W 1 x/d, dann 1 x/W*
oder	**Griseofulvin** → 262 (nicht bei Candida und Schimmelpilzen)	*10-20mg/kgKG/d in 3 ED, > 50 kgKG: 0,5-1 g/d, 8-12W bzw. bis Kulturen neg.; Grav. ausschließen, CAVE: WW m. Kontrazeptiva, Leber-/Nierenwerte u. BB kontroll.; KI: NG*

[64] Tietz, H.J. Mykosen bei Kindern und Erwachsenen - consilium Themenheft (infectopharm) 5/2016

T 19.13.5 Pediculosis capitis[65]

Zweimalige Behandlung von Kopfhaut und Kopfhaaren an Tag 0 und 9, solange tägliche Kontrolle, bei Nachweis von geschlüpften Larven/Läusen erneut Beginn mit Tag 0. Haare nach jeweiliger Einwirkzeit des Läusemittels auskämmen, dann auswaschen; potentiell befallene Kontaktpersonen synchron behandeln, Tag 13 erneute Kontrolle durch nasses Auskämmen

1. Wahl	**Dimeticon** → 375 (Zul. z.B. Dimet® 20 Lsg. ab 6M, Nyda® ab 2J)	*trockene Kopfhaut/-haare gründlich benetzen, einwirken lassen, z.B. Jacutin Pedicul Fluid® 10min, Dimet® 20min, Nyda® 8h (CAVE: Dimeticone sind entflammbar)*
2. Wahl	**Pyrethrum-Extrakt** → 376 (Zul. für Säuglinge nur unter ärztl. Aufsicht)	*Einwirkungszeit 45min, bei Kleinkindern max. 25ml*
oder	**Permethrin** → 376 (Zul. ab 3. M)	*in leicht feuchtes Haar einmassieren, Einwirkungszeit 45min (CAVE: InfectoPedicul® ist brennbar)*

[65] Meister u.a., Dtsch. Ärzteblatt Jg. 113, 45: 763-771 v. 11.11.2016

T 19.13.6 Skabies[18, 66, 67]

Neben spezifischer antiskabiöser Therapie hygienische und pflegende Maßnahmen und ggf. lokale oder systemische Therapie bakterieller Sekundärinfektionen; nach Händewaschen während der Einwirkzeit topische Antiskabiotika erneut auftragen; eng vertraut lebende Kontaktpersonen mitbehandeln.

1. Wahl

topisch	**Permethrin 5% Creme** (Zul. ab 3. M) → 376	*1 x auf gesamte Haut über 8-12h auftragen, dann abduschen, über fehlende Zul. bei Ki. in den ersten 2M aufklären, bei Ki. bis 3J Mund-/Augenbereich aussparen*

oder bei Immunsuppression, stark ekzematöser/erosiver Haut u./od. Ausbrüchen in Sammelunterkünften, bei Zweifeln an korrekter Durchführbarkeit od. fehl. Ansprechen auf Permethrin

> 6J	**Ivermectin p.o.** → 375 (> 15kgKG)	*1 x 200µg/kgKG (nüchtern oder nach 2-stündiger Nahrungskarenz)*

2. Wahl

< 3J	**Crotamiton 10%** Lotio, Gel, Salbe (Crotamitex®, auch antipruriginös)	*auf gesamte Haut an 3–5 aufeinanderfolgenden Tagen auftragen, erst dann abwaschen oder abduschen*
≥ 12M	**Benzylbenzoat 10%** → 375	*lokal an 3 aufeinanderfolg. Abenden, an d 4 abduschen*
3–5J	**Crotamiton** oder	*s.o.*
	Benzylbenzoat 10% oder	*s.o.*
	Ivermectin p.o. → 375 (> 15kgKG)	*s.o.*
> 6J	**Ivermectin p.o.** → 375	*s.o.*

Nach Therapie: kontaminierte Textilien u. Gegenstände waschen (mind. 10 min > 50°) oder Karenzzeit 72h (mind. 21°); postskabiöses juckendes Ekzem mit pflegenden Externa behandeln, ggf. mit top. Kortikoiden, Säuglinge und schwere Formen (Sc. norvegica sive crustosa) stationär
Kontrolluntersuchungen: alle 2 W über mind. 6W

Indikation für zweite Behandlung nach 7–15d: sehr ausgedehnte od. Sc. crustosa, Immunsupprimierte, Befall mehrerer Personen in Wohngemeinschaft, neue gangartige Papeln od. mikroskop./dermatoskopischer Nachweis von Milben bei Kontrolle, Zweifel an Compliance

[66] AWMF 013-052 zur Diagnostik und Therapie der Skabies. Stand 1.1.2016, gültig bis 31.12.2020
[67] Dressler u.a., Dtsch. Ärzteblatt 113: 757-62, Nov 2016

T 19.13.7 Urtikaria → 794

T 19.14 Kinder-HNO

T 19.14.1 Otitis media, akute (AOM)[68, 69, 70]

Folgende Pat. profitieren von sofortiger Einleitung einer antibiotischen Therapie:
Alter < 6M, < 24M mit beidseitiger AOM, auch > 24M mit Otorrhoe, Paukenröhrchen, LKGS, CI, Immunsuppression, Down-Syndrom; fakultativ auch je nach Begleit-/Grunderkrankungen oder AZ, z.B. bei hohem Fieber, sehr starken Schmerzen, Schmerzen > 48h und/oder anhaltendem Erbrechen/Durchfall, ansonsten:

1.	abwartendes Offenhalten unter suffizienter Analgesie: **Paracetamol** → 285 oder **Ibuprofen** → 194	*nach Bedarf über 24–48(–72) h, dann Kontrolltermin; Dosierungen s. Schmerztherapie im Kindesalter; Paracetamol → 795, Ibuprofen → 795*
2.	bei ausbleibender Besserung Antibiose über 7(–10)d	
1.Wahl	**Amoxicillin** → 214	*50(–90)mg/kgKG/d in 2 ED*
2.Wahl	**Cefuroxim** → 223	*20–30mg/kgKG/d in 2 ED*
oder	**Amoxicillin + Clavulansäure** → 216	*50+12,5 (bis 90+22,5 bzw. 90+13) mg/kgKG/d in 2 ED; s.a. Harnwegifekt → 809*

[68] AWMF 053-009, Ohrenschmerzen. Stand: 01.11.2014, gültig bis 31.05.2019
[69] Thomas, J.P. et al., DÄB Int 2014, 111(9): 151–60
[70] AAP-Guideline, Pediatrics 2013

Kinder-HNO 807

T 19.14.2 Pseudokrupp/stenosierende Laryngotracheitis → 789

T 19.14.3 Rhinokonjunktivitis, allergische → 793

T 19.14.4 Sinusitis[18, 71, 72]

Akute Sinusitis

Abschwellende Nasentropfen, feucht-warme Inhalation, ggf. Analgesie, abwartendes Offenhalten, medikamentöse Unterstützung

	Myrtol® (Zul. ab 6J)	6–12J: 3–4 x/d 1 Kps., > 12J: 3–5 x/d 2 Kps
oder	Cineol (Soledum® Kps. jun. Zul. ab 2J)	2–12J: 3 x 100mg

Indikation zur Antibiose: starke Schmerzen, Fieber > 39 °C + eitrige Rhinitis > 3d, persistierende Symptome > 10d o. zweigipfliger Verlauf, Gesichtsschwellung, schwere Grundkrankheiten

1. Wahl	Amoxicillin → 214	50(–90)mg/kgKG/d in 2 ED über 10d

Bei Nicht-Ansprechen auf Amoxicillin

2. Wahl	Amoxicillin + Clavulansäure → 216	80+20 bzw. 80+11mg/kgKG/d in 2 ED über 10d; s.a. Harnweginfekt → 809
oder	2. Gen. Cefalospororin, z.B. Cefuroxim → 223	30mg/kgKG/d in 2 ED über 10d

Rezidivierende oder chronische Sinusitis

	Hypertone Kochsalzlösung 2–3,5%	Nasenspülungen

insbesondere bei Nasenpolypen und allergischer Komponente: **nasale Kortikoide**

	Fluticason Zul. f. allerg. Rhin. ab 4J (Flutica Neva®, Flutide nasal®) oder 6J (Avamys®)	1 x 1 Sprühst./Nasenloch/d (ab 12J: 1 x 2)
oder	**Budesonid** Zul. f. allerg. Rhinitis u. Nasenpolypen ohne Altersbeschränkg. (Budesonid Acis®, Budapp nasal®) oder ab 6J (Pulmicort Topinasal®)	1–2 x 1 Sprühst./Nasenl./d (ab 12J: 2 x 2)
oder	**Mometason** Zul. f. allerg. Rhinitis ab 3J, f. Polyposis nasi ab 18J	1 x 1 Sprühst./Nasenloch/d (ab 11J: 2 x 1)

[71] AWMF 053-012, Rhinosinusitis. Stand: 07.04.2017, gültig bis 06.04.2022
[72] DEGAM-LL Nr. 10, Rhinosinusitis. Stand April 2008

T 19.14.5 Tonsillopharyngitis, Gruppe-A-Streptokokken (GAS) [18, 73, 74]

Eine antibiotische Therapie verkürzt die KH-Dauer um etwa 24h u. die Infektiösität auf 24h. Das extrem niedrige Risiko einer Folgeerkrankung allein rechtfertigt keine routinemäßige Antibiotikagabe. Einzelfall-Risiko-Nutzen-Abwägung nach Klinik und epidem. Situation.

1. Wahl	Penicillin V p.o. → 213	100.000 IE/kgKG/d in 2 ED über 8d, MTD Ki. 2 Mio IE, Erw. 3 Mio IE

Bei Versagen der Pencillin-Therapie und/oder Rezidiven:

2. Wahl	Cefadroxil p.o. → 222	1 x 30mg/kgKG/d über 5d

Bei Allergie gg. Penicillin und ß-Laktam-Antibiotika:

	Clindamycin → 228	20mg/kgKG/d in 3 ED

[73] Leitlinie Halsschmerzen, DEGAM, 10/2014, Aktualisierung geplant bis 06/2017
[74] AWMF 017-024 Entz. Erkrankungen der Gaumenmandeln. Stand: 31.8.2015, gültig bis 31.12.2019

T 19.14.6 Zoster oticus/Rumsay-Hunt-Syndrom/Varizellen/Zoster → 792

T 19.15 Pädiatrische Nephrologie und Urologie

T 19.15.1 Enuresis [75, 76]

Monosymptomatische nächtliche Enuresis (MEN) oder mit Tagessymptomatik (non-MEN)

Nach Ausschluss organischer, inkl. neurol. u. psychogener Ursachen, nach Diagnostik und ggf. Therapie von Komorbiditäten (Entwicklungs-/Schlafstörungen, Obstipation) erfolgt vorrangig nicht-pharmokologische/nicht-chirurg. Urotherapie: Aufklärung, Regulierung von Trink- und Miktionsverhalten, apparative Verhaltenstherapie (AVT, Alarmsystem/Weckapparat). Therapie einer Stuhlinkontinenz ggf. vor non-MEN, sowie non-MEN-Tagessymptome vor MEN. Intervention bei MEN frühestens ab 6. Lebensjahr (1. Wahl: AVT).

In Einzelfällen medikamentös unterstützend:

Indikation für Anticholinergika: non-MEN mit kleiner funktionelle Blasenkapazität und/oder überaktiver Blase nach mangelhaftem Erfolg vorausgehender Urotherapie

1. Wahl	Propiverin → 399	0,8mg/kgKG/d in 2 ED (MTD 30mg) über 3–6M, über je 2–3W ein- und abdosieren
oder	Oxybutinin → 398 (Zul. ab 5J)	ini 5mg/d in 2 ED, steigern bis niedrigst wirksame Dosis, max. 0,3(–0,4)mg/kgKG oder 15mg/d

Indikation für ADH-Analoga: Bedarfsmedikation fürs Schlafen außer Haus (Reisen, Schullandheim) und falls AVT nicht durchführbar oder erfolglos ist (langfristiger Erfolg nicht wesentlich über Spontanremissionsrate)

ab 5J	Desmopressin p.o. → 141	0,2–0,4mg abends p.o., max. über 3M; Vorsicht Wasserintox./Hyponatriämie: nach Einnahme max. 250ml trinken; nach Langzeitbehandl. schrittweise abdosieren

[75] Schultze-Lampel u.a., Dtsch. Ärzteblatt Intz 2011; 108(37): 613–20
[76] AWMF 028-026, Enuresis und nicht-organische (funktionelle) Harninkontinenz bei Kindern und Jugendlichen. Stand: 02.12.2015, gültig bis 01.12.2020

T 19.15.2 Glomerulonephritis, akute postinfektiöse[77]

Meist Post-Streptokokken-Glomerulonephritis (PSGN)

PSGN	Penicillin V p.o. → 213	100 000 IE/kgKG/d in 2 ED über 10d
	Wenn möglich: Eradikation von Erregern anderer vorausgehender/chron. Infektionen	

Trinkmengen bilanzieren, bei Ödemen u. Hypertonie salzarme Kost;
bei ausgeprägten Ödemen und Herzinsuffizienz:

plus	Furosemid → 42	1(–2)mg/kgKG/d in einer ED

bei Hypertonie salzarme Kost plus

plus	siehe arterielle Hypertonie → 776, Schönlein-Henoch-Vaskulitis → 793

[77] Dötsch, Michalk: Leitlinie Akute postinfektiöse Glomerulonephritis, Elsevier Juni 2010

T 19.15.3 Harnwegifekt/Zystitis[18, 78, 79, 80, 81]

Nach regelrecht gewonnener Urinprobe zur Keim-/Resistenzbestimmung zunächst kalkulierte antibiot. Therapie nach regional dominierendem Keimspektrum und Resistenzsituation

Zystitis/unterer Harnwegifekt (HWI)

	Nitrofurantoin p.o. → 234	3–5mg/kgKG in 2 ED über 3–5d
oder	Trimethoprim p.o. → 232	5–6mg/kgKG/d in 2 ED

Pyelonephritis

Bei jungen Sgl. (< 3M) und kompliziertem HWI (neurogene Blasenentleerungsstörung, Harntraktfehlbildungen, Immundefizienz, liegendes Fremdmaterial u.a.) jeden Alters

	Ceftazidim i.v. → 219	100–150mg/kgKG/d in 2–3 ED, 3–7d oder mind. bis 2d nach Entfieberung i.v., insges. über 10(–14)d (CAVE: bei NG u. Ki. ≤ 2M kann die Serum-HWZ 3–4 x so hoch sein wie bei Erw.)
plus	Ampicillin i.v. → 214	100–400mg/kgKG/d in 3–4 ED, Dauer s. Ceftazidim
oder ab 2J	Reserve-Antibiotikum: Ciprofloxacin → 230	30–40mg/kgKG/d in 2 ED, max. 1.5g/d, Dauer s. Ceftazidim

Bei Ki. > 3M mit unkompliziertem HWI

1. Wahl	Cefixim → 223 (CAVE Enterokokken-Lücke)	8(–12)mg/kgKG/d in 1–2 ED über 7–14d
oder	Amoxicillin + Clavulansäure p.o. → 216 4:1 oder 7:1 (CAVE Resistenzquote E. coli)	Amoxicillin + Clavulansäure (4:1): < 40kgKG: 50 + 12,5mg/kgKG/d; > 40kgKG: 1500 + 375mg/d; < 2J: keine sicheren Daten zur Dos. > 40 + 10mg/kgKG/d; für Amoxicillin-Anteile von > 1500mg/d wird die Formulierung 7:1 empfohlen

Indikation zur intravenösen/stationären Therapie: septisches Krankheitsbild, zweifelhafte Compliance, erste 3(–6) Lebensmonate, Nahrungs-/Trinkverweigerung, Erbrechen/Durchfall

Reinfektionsprophylaxe (Indik.: dilatierender VUR, fakultativ bei hochgradigen Harntransportstörungen oder rezid. Pyelonephritiden ohne VUR)

	Trimethoprim → 232 (CAVE Resistenzquote E. coli, nicht vor 8. Lebenswoche)	1(–2)mg/kgKG in ED abends
oder	**Nitrofurantoin** → 234 (nicht bis 3. M/5kgKG)	1–2mg/kgKG in einer ED abends
oder	**Cefaclor** → 222	10mg/kgKG in einer ED abends

[78] AWMF 043-047, Diagnostik und Ther. der neurogenen Blasenfunktionsstörungen. Stand: 12/2013, Gültigkeit verlängert bis 8.12.18
[79] Beetz, R. et al., Monatsschr.Kinderheilk. 6/2015
[80] AAP: Urinary tract infection: clinical practice guideline for the diagnosis and management of the initial UTI in febrile infants and children 2 to 24 months. Pediatrics. 2011
[81] RIVUR Trial, Antimicrobial prophylaxis for children with VUR, N Engl J Med. 2014

T 19.15.4 Hodenhochstand/Retentio testis/Gleithoden[82]

Nach Ausschluss einer Ektopie oder eines Pendelhodens

0–6M	Spontan-Deszensus abwarten	
ab 6M	präoperative kombinierte Hormontherapie **LHRH/GnRH1 + HCG**	LHRH: 3 x 400µg/d (3 x/d je ein Sprühstoß von 200µg in jedes Nasenloch) über 4W
		unmittelbar anschließend: HCG: je 1 x 500 IE/W (3 x)
≤ 1J	Die Therapie inkl. ggf. anschließender operativer Orchidolyse/Orchidopexie sollte Ende des 1. LJ abgeschlossen sein, nach dem 1. LJ soll keine Hormontherapie mehr durchgeführt werden.	

[82] AWMF 006-022 Deutsche Gesellschaften für Kinderchirurgie, für Urologie, für Kinder- und Jugendmedizin, AG für pädiatr. Endokrinologie: Hodenhochstand - Maldeszensus testis, Juli 2013, Gültigkeit verlängert bis 30.4.16, wird überarbeitet.

T 19.15.5 Schönlein-Henoch-Nephritis → 793

T 20 Toxikologie – Therapie (F. Eyer)
Allein die Dosis macht's, dass ein Ding kein Gift sei Paracelsus

T 20.1 Wichtige Hinweise zur Therapie

Erstmaßnahmen bei Vergiftungen
- Aufrechterhaltung der Vitalfunktionen
- Primäre Giftelimination zur Verhinderung weiterer Giftresorption (bei oraler Giftaufnahme: Erbrechen oder Magenspülung nur noch in Ausnahmefällen indiziert); Gabe von Aktivkohle (0.5–1g/kg KG); auch wiederholte Kohlegabe kann indiziert sein.[1, 2]
- Bei Kontamination der Haut: Reinigung mit Wasser und Seife; bei Spritzern ins Auge: sofortige Spülung unter laufendem Wasser.
- Adäquate Lagerung des Patienten in stabiler Seitenlage bei beeinträchtigten Schutzreflexen, um eine Aspiration zu vermeiden.
- Sekundäre Giftelimination zur Beschleunigung der Elimination (orthograde Darmspülung, alkalische Diurese, repetitive Aktivkohle, Hämodialyse, -perfusion, -filtration, Eiweißdialyse, z.B. MARS®).
- Die primäre oder sekundäre Giftentfernung ist keine Routinemaßnahme; sie bedarf einer sorgfältigen Nutzen-Risikoabwägung. Die Gabe v. Carbo medicinalis ist in den meisten Fällen ausreichend. Hilfe bei der Indikationsstellung leisten die Giftinformationszentralen (GIZ).
- Seit 1999 und in revidierter Form 2005 gibt es auf der Grundlage der gemeinsamen Empfehlungen der Europäischen Giftnotrufzentralen[3] auch Empfehlungen für das Kindes- und Jugendalter zu diesem Thema.[4]
- Nach dem Chemikaliengesetz (§16e ChemG) sind Vergiftungen, die zu gesundheitlichen Beeinträchtigungen führen meldepflichtig. Dies gilt bereits für den Verdachtsfall.[5]

Antidottherapie
- Antidote sind Medikamente, die die Wirkung von Giften aufheben oder abschwächen können. Antidote können jedoch schwerwiegende Nebenwirkungen haben (z.B. 4-DMAP, Deferoxamin, Atropin etc.). Trotzdem kann häufig aus vitaler Indikation nicht auf die Gabe verzichtet werden. Aus diesem Grund muss in jedem Einzelfall eine strenge Indikationsstellung zur medikamentösen Behandlung erfolgen.[6]
- Die Indikation wird nicht nur aus der Art des Gifts gestellt, sondern auch aus der Giftmenge, dem zeitlichen Verlauf der Vergiftung, dem klinischen Zustand des Pat. und aus anderen Parametern. Vor- und Nachteile für den Pat. müssen in jedem Fall gegeneinander abgewogen werden. Zudem ist bei der Gabe von Antidota zwischen der patientengebundenen (pro kg KG) und der giftbezogenen (z.B. Heparin/Protamin) Dosierung zu unterscheiden.

Dosierungen
- Absolute Dosisangaben beziehen sich auf erwachsene Patienten. Kinderdosierungen sind gesondert gekennzeichnet. Die Angabe mg/kg bedeutet "mg pro Kilogramm Körpergewicht" und kann im Allgemeinen auf Erwachsene und Kinder angewandt werden.

Asservierung
- Tabletten-, Drogenreste oder sonstige Substanzen asservieren.
- Entnahme der Probe **vor** Therapiebeginn.
- Blut-, Urinproben und Mageninhalt sind mögliche Asservate.
- Gefäße zur eindeutigen Identifikation sorgfältig beschriften.
- Besondere Abnahmevorschriften beachten.
- Klinische Symptomatik und kurze Anamnese auf dem Begleitschein vermerken.[7]
- Stuhlproben und die Asservierung von Atemluft sind nur in Ausnahmefällen erforderlich.

1. Juurlink DN: Activated charcoal for acute overdose: a reappraisal. Br J Clin Pharmacol 2016; 81(3): 482-7.
2. Jürgens G et al.: The effect of activated charcoal on drug exposure in healthy volunteers: a meta-analysis. Clin Pharmacol Ther 2009; 85(5):501-5.
3. Chyka PA et al.: Position paper: Single-dose activated charcoal. Clin Toxicol (Phila) 2005; 43(2): 61-87.
4. Zilker T. Klinische Toxikologie für die Notfall- und Intensivmedizin. UNI-MED Verlag Bremen, 2008.
5. Begemann K et al. Ärztliche Mitteilungen bei Vergiftungen 2011-2013. Achtzehnter Bericht der Dokumentations- und Bewertungsstelle für Vergiftungen im Bundesinstitut für Risikobewertung für die Jahre 2011-2013.
6. Buckley NA et al.: Who get´s antidotes? Choosing the chosen few. Br J Clin Pharmacol 2016; 81(3): 402-7.
7. Weidemann G et al. Der Vergiftungsverdacht. In: Das Laborbuch für Klinik und Praxis. Urban & Fischer Verlag. Guder WG & Nolte J (Hrsg.) 2005; S. 482.

T 20.2 Allgemeinmaßnahmen

T 20.2.1 Primäre Giftelimination

evtl.	**Adsorbens** (Giftbindung ⇒ Resorptionshemmung ⇒ Giftelimination) nicht mit Laxans kombinieren	Kohle (Aktivkohle, Carbo medicinalis) → 429	0.5-1g/kg KG p.o. oder über nasogastrale Sonde; **Cave:** Sondenlage, Aspirationsschutz
evtl.	**Osmotisches Laxans** (forcierte Diarrhoe ⇒ Giftelimination)	Natriumsulfat	15-30g auf 100ml H$_2$O (nur noch mehrfachen Kohlegaben notwendig), nicht bei Nikotinvergiftung
evtl.	**Magenspülung** (⇒ Giftelimination) nur unter strenger Indikationsstellung nach vorheriger Rücksprache mit einer Giftinformationszentrale	Wasser über großlumigen Gummischlauch, bei Ki. physiol. NaCl-Lösung	je 5-10ml/kg, gesamt 15-20l lauwarmes H$_2$O bzw. Elektrolytlösung (bei Paraquat höhere Spülvolumina)

Cave: bei abgeschwächten/erloschenen Schutzreflexen Schutzintubation

T 20.2.2 Sekundäre Giftelimination

evtl.	**Erhöhte Flüssigkeitszufuhr** (alkalische Diurese ⇒ Giftelimination) nur noch strenge Indikationsstellung	NaHCO$_3$ 8.4%-Lsg.; ggf. NaCl 0.9% oder Glucose 5% (abhängig von Elektrolyten und BZ)	ini 1ml/kg KG, pH-Wert des Urins >7.5 anstreben. Elektrolyte nach Labor (Cave: Hypokaliämie), Kontrolle der Infusions- und Urinmenge sowie des pH-Wertes im Blut
evtl. plus	**Schleifendiuretikum** (forcierte Diurese ⇒ Giftelimination) nur noch seltene Indikation	Furosemid → 42	nach Harnvolumen und volumetrischen Herz-Kreislaufparametern; Elektrolyte kontrollieren

Acetylsalizylsäure-Intoxikation

evtl.	Kohle wiederholt (kann je nach Gift eine sek. Giftentfernung über Unterbrechung des enterohepatischen oder enteroenterischen Kreislaufs [gastrointestinale Dialyse] bewirken)	Kohle (Aktivkohle, Carbo medicinalis) → 429	0.3-0.5g/kg KG alle 4-6h, kumulative Aktivkohledosis bei Erw. < 300g
evtl.	Extrakorporale Verfahren	Hämodialyse, Hämoperfusion, Hämodiafiltration, Eiweißdialyse, Plasmapherese sollten nur nach Rücksprache mit einer Giftinformationszentrale oder in einem Behandlungszentrum für Vergiftungen erfolgen. Die meisten Gifte lassen sich bei hoher Proteinbindung und/oder großem Verteilungsvolumen nicht effektiv eliminieren!	
evtl.	Antidottherapie	Strenge Indikationsstellung; frühzeitiger Kontakt zu GIZ	

T 20.3 Acetylsalizylsäure-Intoxikation

	Pufferung (ggf. Azidosetherapie, alkalische Diurese)	Natriumhydrogencarbonat 8,4% → 297 (100ml = 100mmol HCO_3^-)	BE x 0.3 x kg = mmol, max. 1.5 mmol/kg/h i.v. (pH-Kontrollen, alkal. Urin-pH anstreben), art. BGA mit pH- und K^+-Kontrollen
evtl.	Benzodiazepin (antikonv.) bei klinischer Symptomatik	Diazepam → 354	0.2-0.4mg/kg i.v.
oder		Clonazepam → 302	1-2mg i.v., MTD 13mg

T 20.4 Ajmalin-, Prajmalin-Intoxikation

Allgemein

	Adsorbens. (primäre und sekundäre Giftentfernung)	Kohle (Aktivkohle, Carbo medicinalis) → 429	0.5g/kg alle 4h, bis zu 3 repetitive Gaben
ggf.	Beta-Adrenorezeptor-Agonist. (Inotropie↑) sehr strenge Indikationsstellung, proarrhythmogen	Isoprenalin	0.5-5µg/min i.v.
evtl.	Alpha-Sympathomimetikum (periph. Widerst. ↑, RR ↑)	Noradrenalin → 55	ini 0.1-0.2µg/min

Bei Tachyarrhythmie

	Isotone NaCl-Lösung (Volumen + Elektrolytlösung)	NaCl → 294 (ggf. 5,85%)	0.5-1mval/kg, max. 80mval/24h (Na^+-Konz. an oberer Grenze halten)
oder	Puffer (Elektrolytlösung)	Natriumhydrogencarbonat → 297 (8,4%)	i.v., zur zentralven. Infusion s. FachInfo (Na^+-Konz. an oberer Grenze halten)
evtl.	Antiarrhythmikum Kl. Ib	Lidocain → 49	ini 100mg i.v., dann 2-4mg/min
oder	Antiarrhythmikum Kl. Ib	Phenytoin → 300	ini 3-5mg/kg sehr langsam i.v. (unter EKG-Kontrolle)

Bei Torsades de Pointes			
	Magnesiumpräparat (Substitution)	MgSO$_4$ → 292	*Erw. 8mmol, Ki. 0.12mmol/kg langsam i.v., ggf. wdh., weiter mit 10–20mmol/24h*
oder	Antiarrhythmikum Klasse Ib	Phenytoin → 300	*ini 3–5mg/kg sehr langsam i.v. (unter EKG-Kontrolle)*
Bei Bradykardie			
ggf.	Beta-Adrenorezeptor-Agonist (Inotropie ↑)	Isoprenalin	*0.5–5µg/min i.v. (sehr strenge Indikationsstellung, proarrhythmogen)*
Bei zerebralen Krampfanfällen			
	Benzodiazepin (antikonvulsiv)	Diazepam → 354	*0.3–0.5mg/kg i.v.*
oder		Clonazepam → 302	*1–2mg i.v., MTD 13mg*
oder		Lorazepam → 355	*4mg i.v. (2mg/min)*
und ggf.	Barbiturat (antikonvulsiv)	Phenobarbital → 301	*10–20mg/kg langsam i.v.*
oder	Hydantoinderivat (antikonvulsiv)	Phenytoin → 300	*3–5mg/kg in ca. 5min i.v. (unter EKG-Kontrolle)*

T 20.5 Amanitin-Intoxikation (Knollenblätterpilz)

	Adsorbens (primäre und sekundäre Giftentfernung)	Kohle (Aktivkohle, Carbo medicinalis) → 429	*0.5g/kg alle 4h; nicht mit Laxans kombinieren*
und	Spezifisches Antidot (u.a. Hemmung der Giftaufnahme in die Leberzelle)	Silibinin	*ini 5mg/kg als Bolus i.v., dann 20mg/kg als Dauerinf.*
oder	Unspezifisches Antidot (Hemmung der Giftaufnahme in die Leberzelle)	Penicillin G → 212	*1 Mio. IE/kg/d (nur, bis Silibinin zur Verfügung steht)*

T 20.6 Amantadin-Intoxikation

	Benzodiazepin (antikonvulsiv)	Diazepam → 354	*0.3–0.5mg/kg i.v.*
oder		Clonazepam → 302	*1–2mg i.v., MTD 13mg*
oder		Lorazepam → 355	*4mg i.v. (2mg/min)*
	Indirektes Parasympatholytikum (Cholinesterasehemmung ⇒ anticholinerge und adrenerge Wirkung ↓)	Physostigmin → 430	*1–2mg sehr langsam i.v., evtl. wdh., ggf. bis 2mg/h als Dauerinf. (unter EKG-Kontrolle; nicht bei QRS-Komplex > 120 msec; KI bei zerebralen Krampfanfällen*

T 20.7 Amphetamin-Intoxikation

Bei zerebralen Krampfanfällen

	Benzodiazepin (antikonvulsiv)	Diazepam → 354	0.3–0.5mg/kg i.v.
oder		Clonazepam → 302	1–2mg i.v., MTD 13mg
oder		Lorazepam → 355	4mg i.v. (2mg/min)
evtl.	Barbiturat (antikonvulsiv)	Phenobarbital → 301	10–20mg/kg langsam i.v.

Bei Tachykardie

	Beta-1-Blocker (HZV ↓, neg. chrono-/inotrop, Reninsekretion ↓, zentrale Sympathikusaktivität ↓)	Metoprololtartrat → 28	Erw. 5–10mg langsam i.v. (nicht in Komb. mit Nifedipin)

Bei Kammerflimmern

	Antiarrhythmikum Kl. Ib	Lidocain → 49	ini 100mg i.v., dann 2–4mg/min
oder	Antiarrhythmikum Kl. III	Amiodaron → 51	150–300mg i.v.

(Zentrales) anticholinerges Syndrom

	Indirektes Parasympatholytikum (Cholinesterasehemmung ⇒ anticholinerge und adrenerge Wirkung ↓)	Physostigmin → 430	1–2mg sehr langsam i.v., bei Ki. 0.02mg/kg sehr langsam i.v., evtl. wdh., Cave: Bradykardien, nicht bei QRS-Komplex > 120msec; KI bei zerebralen Krampfanfällen

Bei Hypertonie

	Alpha-Rezeptor-Blocker	Urapidil → 34	10–50mg i.v.
oder	Alpha-2-Agonist	Clonidin → 33	0.015–0.045mg/h i.v. als Dauerinfusion

T 20.8 Antidepressiva-Intoxikation

Bei Herzrhythmusstörungen

	Puffer (Azidosetherapie)	Natriumhydrogencarbonat 8,4% (100ml = 100mmol HCO_3^-)	BE x 0.3 x kg = mmol, max. 1.5mmol/kg/h i.v. (Ziel-pH 7.45–7.55), Natriumkonz. hochnormal halten; Cave: Hypokaliämie; i.v.-Anw. zur zentralen. Inf.
evtl.	Antiarrhythmikum Kl. Ib	Lidocain → 49	1mg/kg langsam i.v.; Antiarrhythmika der Klasse Ia, Ic und III kontraindiziert

T 20 Toxikologie – Therapie

Bei supraventrikulärer Tachykardie und/oder zentral anticholinergem Syndrom

Indirektes Parasympatho-lytikum (Cholinesterasehemmung ⇒ anticholinerge und adrenerge Wirkung ↓)	Physostigmin → 430	2mg sehr langsam i.v., bei Ki. 0.02mg/kg sehr langs. i.v.; Cave: Bradykardien; nicht bei QRS-Komplex > 120msec; KI bei zerebralen Krampfanfällen

Bei Hypotonie

Natriumchlorid-Infusionslösung	NaCl 0,9% → 294	500ml i.v. über 15 min; Cave: Volumenüberlast bei kardiodepressiver Wirkung der Antidepressiva
Alpha- und Beta-Sympathomimetikum (Inotropie ↑)	Adrenalin (Epinephrin) → 55	Erw. 0.1mg, Ki. 0.01mg/kg i.v. (zurückhaltende Anw. wg. Proarrhythmie)
Alpha-Sympathomimetikum (periph. Widerst. ↑, RR ↑)	Noradrenalin → 55	ini 0.1µg/kg/min

T 20.9 Antihistaminika-Intoxikation

Allgemein

Indirektes Parasympatholytikum (Cholinesterasehemmung ⇒ anticholinerge und adrenerge Wirkung ↓)	Physostigmin → 430	1–2mg i.v., evtl. wdh., z.T. bis 2mg/h als Dauerinfusion; Cave: Bradykardien, nicht bei QRS-Komplex > 120 msec; bei zerebralen Krampfanfällen kontraindiziert

Bei zerebralen Krampfanfällen

	Benzodiazepin (antikonvulsiv)	Diazepam → 354	0.3–0.5mg/kg i.v.
oder		Clonazepam → 302	1–2mg i.v., MTD 13mg
oder		Lorazepam → 355	4mg i.v. (2mg/min)

Bei Hypotonie

Alpha-Sympathomimetikum (periph. Widerst. ↑, RR ↑)	Noradrenalin → 55	initial 0.1µg/kg/min

Arsen-Intoxikation 817

T 20.10 Arsen-Intoxikation

Durch Arsensalze, arsenige Säure, Arsensäure, Arsenite und Arsenate mit entspr. erhöhtem As-Serumspiegel. Arsen III- und V-oxid bes. toxisch; nicht bei Arsenwasserstoff-Intoxikation

Rasche Kontaktaufnahme mit Giftinformationszentralen		
Komplexbildner (Giftelimination ↑)	Dimercaptopropan-sulfonat (DMPS) → 427	akut: Bolus 250mg i.v., anschl. an d1 250mg i.v. alle 3–4h, d2 alle 4–6 h, d3 alle 6–8 h, d4 alle 8–12 h, danach 250mg i.v. 1–3 x/d, bis As-Blutkonz. deutlich ↓; subakut-chronisch: p.o. d1: 3 x 10mg/kg/d, d2: 3 x 5–10mg/kg/d, d3: 2 x 2.5mg/kg/d, Dauer hängt von Arsenausscheidung ab; Cave: Depletion von Spurenelementen

T 20.11 Atropin-Intoxikation

	Indirektes Parasympatholytikum (Cholinesterasehemmung ⇒ anticholinerge und adrenerge Wirkung ↓)	Physostigmin → 430	1–2 mg langs. i.v., evtl. wdh., z.T. bis 2mg/h als Dauerinf., Ki. 0.02–0.04mg/kg als ED langsam i.v.; Cave: Bradykardien, nicht bei QRS-Kompl. >120msec; KI: zerebr. Krampfanfälle
evtl.	Benzodiazepin (antikonvulsiv)	Diazepam → 354	0.3–0.5mg/kg i.v.
oder		Lorazepam → 355	4mg i.v. (2mg/min)

T 20.12 Barbiturat-Intoxikation

Puffer (Harnalkalisierung, Giftelimination ↑)	Natriumhydrogen-carbonat 8,4% → 297 (100ml = 100mmol HCO$_3^-$)	BE x 0.3 x kg = mmol, max. 1.5mmol/kg/h i.v. (pH-Kontrollen, alkal. Urin-pH anstreben); Cave: Hypokaliämie

T 20.13 Benzodiazepin-Intoxikation

Benzodiazepin-Antagonist (Benzodiazepinwirkung ↓)	Flumazenil → 429	0.3–0.6 mg i.v., ggf. Dauerinfusion bis 1 mg/h (kurze HWZ, nur bei vitaler Ind. oder als Diagnostikum)

T 20 Toxikologie – Therapie

T 20.14 Betablocker-Intoxikation

	Alpha- und Beta-Sympathomimetikum, D_1-Rezeptor-Agonist (Inotropie ↑, Vasokonstriktion bei Hypotonie)	Dopamin → 55	5–20µg/kg/min
	Beta-(>Alpha-)Sympathomimetikum (Ino-/Chrono-/Bathmotropie ↑ bei Hypotonie, Bronchodilat.)	Adrenalin → 55	0.001–0.01mg/kg ED, dann nach Wi (die nötigen Dosen liegen deutlich höher als die Standarddos. von Adrenalin u. Noradrenalin)
evtl.	Herzschrittmacher zur Steigerung der Inotropie		
	Antihypoglykämikum (Beta-Rezeptor-unabhängige Stimulation von c-AMP ⇒ Herzleistung ↑)[8]	Glukagon → 119	ini 0.1–0.15mg/kg, dann: 0.05mg/kg/h über 24h i.v. (max. 5mg/h); Cave: kurze HWZ (ca.15min)
	Puffer (Azidosetherapie)	Natriumhydrogencarbonat 8,4% → 297 (100ml = 100mmol HCO_3^-)	BE x 0.3 x kg = mmol, max. 1.5mmol/kg/h i.v.
	Insulin und Glukose (Hochdosistherapie[8, 9])	Insulin → 118	1–10 I.U./kgKG/h; Rücksprache mit GIZ
evtl.	Intravenöse Lipidemulsionstherapie[10] (ILE) zur Aufhebung der Kardiotoxizität stark lipohiler Substanzen (logP > 2)	Intralipid® 20% (oder entspr. 20%ige MCT-Lipidlösung, z.B. Lipofundin® 20% → 296)	ini 1.5ml/kg als Bolus, max. 1–2mal wdh., dann 0.25ml/kg/min; max. 10ml/kg während ersten 30min bzw. 12ml/kg in 24h

[8] Graudins A et al. Calcium channel antagonist and beta-blocker overdose: antidotes and adjunct therapies. Br J Clin Pharmacol 2016; 81(3): 453-61.
[9] Doepker B et al. High-dose insulin and intravenous lipid emulsion therapy for cardiogenic shock induced by intentional calcium-channel blocker and Beta-blocker overdose: a case series. J Emerg Med 2014; 46(4): 486-90.
[10] Gosselin S et al. Evidence-based recommendations on the use of intravenous lipid emulsion therapy in poisoning. Clin Toxicol 2016; 54(10): 899-923.

T 20.15 Biguanide-Intoxikation (besonders Metformin)

	Puffer (Therapie der Laktatazidose)	Natriumhydrogencarbonat 8,4% → 297 (100ml = 100mmol HCO_3^-)	BE x 0.3 x kg = mmol, max. 1.5mmol/kg/h i.v.; Cave Hypokaliämie
evtl.	Glukose (Substitution)	Glukose 40%, dann Glukose 5% → 295	nach BZ; Biguanide verursachen i.d. Regel keine Hypoglykämie!

T 20.16 Biperiden-Intoxikation

Indirektes Parasympatholytikum (Cholinesterasehemmung ⇒ anticholinerge und adrenerge Wirkung ↓)	Physostigmin → 430	1–2 mg sehr langsam i.v., evtl. wdh., z.T. bis 2mg/h als Dauerinf.; Ki. 0.5mg sehr langsam i.v.; Cave: Bradykardien, nicht bei QRS-Kompl. >120msec; KI: zerebrale Krampfanfälle

T 20.17 Blei-Intoxikation

	Komplexbildner (Giftelimination ↑)	Dimercaptosuccinic acid (DMSA)	10mg/kg p.o., d1–5 alle 8h, d6–14 alle 12h
oder		2,3-Dimercapto-1-propan-sulfonsäure (DMPS) → 427	3–5mg/kg i.v., d1 alle 4h, d2 alle 6h, ab d3 alle 8h bis zum Abklingen der GI-Symptome, Fortführung: DMPS p.o. 3 x 100mg/d

T 20.18 Botulismus-Intoxikation

(Rücksprache mit Giftinformationszentrale)

Spezifisches Antidot (Giftwirkung ↓)	Botulismus-Antitoxin	ini 500ml langs. i.v., bei klin. Ansprechen ggf. weitere 250ml; Cave: allerg. Reakt.; nicht sicher wirks, bei Säuglingsbotulismus nicht ind.

T 20.19 Carbamat-Intoxikation

(reversible Hemmung der Acetylcholinesterase)

Direktes Parasympatholytikum (cholinerge Wirkung ↓)	Atropinsulfat 100mg → 427 (1%ige Lösung); Cave: Verwechslung mit Atropin 1mg-Amp. möglich!	ini 2–5mg langsam i.v. bis cholinerge Zeichen sistieren (biol. Titration); bei Überdos. von Atropin zentral antichol. Syndrom: ggf. Physostigmin → 430

T 20.20 Chinin-Intoxikation

Prophylaxe zur Membranstabilisierung

	Isotone NaCl-Lösung (Volumen + Elektrolytlösung)	NaCl 0,9% → 294	0.5–2mval/kg (Na⁺-Konz. an oberer Grenze halten)
oder	Puffer (Elektrolytlösung)	Natriumhydrogencarbonat 8,4 % → 297	1–2 mval/kg (Na⁺-Konz. an oberer Grenze halten; Cave Hypokaliämie)
	Elektrolyt	Magnesium → 292	0.1mval/kg/ED

820 T 20 Toxikologie – Therapie

Bei Kammerflimmern

Benzodiazepin (antikonvulsiv)	Diazepam → 354	1–2mg/kg i.v. als Bolus, dann 0.1–0.4mg/kg/h; KI: Antiarrhythmika Klasse Ia, Ic und III

T 20.21 Chloroquin-Intoxikation

Benzodiazepin (prophylaktisch gegen Rhythmusstörungen, Krampfanfälle)	Diazepam → 354	1–2mg/kg i.v. als Bolus, dann 0.1–0.4mg/kg/h evtl. über Tage Antiarrhythmika (KI: Klasse Ia, Ic und III)
Bei (relativer) Hypokaliämie **Elektrolytlösung**	Kalium → 291	vorsichtige Substitution nach Serum-K^+; Cave: Hyperkaliämie

T 20.22 Chrom-Intoxikation

Komplexbildnertherapie mit DMPS nicht indiziert, ggf. sogar schädlich; ggf. gesteigerte Diurese

(Giftelimination ↑)	N-Acetylcystein → 82 i.v. bei Nieren- und Leberschädigung analog der Paracetamol-Intoxikation	N-Acetylcystein-Schema siehe Paracetamol → 827

T 20.23 Clenbuterol-Intoxikation

	Betablocker (HZV ↓, neg. chrono-/inotrop, zentr. Sympathikusaktivität ↓)	Propranolol → 29	0.01–0.02mg/kg i.v.
oder		Metoprolol → 28	5–10mg i.v.
oder	**Benzodiazepin** (antikonvulsiv)	Diazepam → 354	0.3–0.5mg/kg i.v.
oder		Clonazepam → 302	1–2mg i.v., MTD 13mg
oder		Lorazepam → 355	4mg i.v. (2mg/min)

T 20.24 Clonidin-Intoxikation

Bei Bradykardie

Direktes Parasympatholytikum	Atropin → 56	0.01mg/kg

Bei Hypotonie

Alpha-/Beta-Sympathomimetikum, D_1-Rez.-Agonist	Dopamin → 55	5–10µg/kg/min (zurückhaltend)
Beta-Sympathomimetikum (Inotropie ↑, Vasokonstriktion bei Hypotonie)	Dobutamin → 55	2–20µg/kg/min
Alpha-Sympathomimetikum (periph. Widerst. ↑, RR ↑)	Noradrenalin → 55	ini 0.1µg/kg/min

Cumarin-Intoxikation

Bei Atemdepression			
	Opioidantagonist (Opioidwirkung ↓)	Naloxon → 282	Therapieversuch mit 0.4-2mg i.v., ggf. i.m.; wegen kurzer HWZ repetitive Dosen nötig

T 20.25 Cumarin-Intoxikation

	Vitamin K (Vitamin-K-Antagonismus ↓)	Phytomenadion → 149	25mg/d p.o., 0.3mg/kg i.v. (bei Cumarinen mit langer HWZ evtl. über Monate)
	Prothrombinkomplex-Präparat	PPSB → 70	1E/kg hebt Quick um ca. 1%; Initialdosis (E) = kgKG x gewünschter Faktoranstieg in % (schneller Wi.-eintritt)

T 20.26 Cyanid-Intoxikation

	Cyanidbindung	Hydroxycobalamin → 429	2.5-5 g über 15-30min i.v.; bei Reanimation 10 g i.v.; Cave: Anaphylaxie, geringer RR-Anstieg; harmlose Rotfärbung von Haut und Urin; nicht mit 4-DMAP!
oder	**Met-Hb-Bildner** (Cyanidbindung an Met-Hb)	4-Dimethylaminophenol (4-DMAP) → 427	3-4mg/kg langsam i.v.; (bildet 30-40% Met-Hb); nicht indiziert bei Bränden mit mögl. CO-Beteiligung!
dann	**Cyanidbindung** (aus Met-Hb ⇒ Umwandlung in Rodanid ⇒ Cyanidelimination)	Natriumthiosulfat 10% → 429	100-200mg/kg langs. i.v., ggf. nach 30-60 min widerholen bzw. Infusion 100mg/kg/h

T 20.27 Dihydroergotamin-Intoxikation

	Direkter Vasodilatator (antihypertensive Therapie)	Nitroprussidnatrium	nur in Glucose 5% als Inf.; 2-4 µg/kg/min i.v. (nur in sehr schweren Fällen; bei längerfristiger Therapie oder Dosen > 4 µg/kg/min Cyanid-Akkumul. mögl.!)

T 20.28 Eisen-III-/-II-sulfat-Intoxikation

	Komplexbildner (Eisenelimination ↑)	Deferoxamin	15mg/kg/h i.v., Reduktion mögl. nach 4-6h; max. 80mg/kg/24h, oral bis 12g

T 20.29 Ethylenglykol-Intoxikation

	Alkohol (kompetitive Hemmung der Alkoholdehydrogenase ⇒ Hemmung der Metabolisierung)	Ethanol 96 % → 427	ini 50ml Ethanol 96% ad 450ml Glucose 5%, davon 8ml/kg über 30min. i.v., dann 1.5ml/kg/h Erh.Dos. (Ethanolkonzentration 0.5–1.0‰ anstreben); bei schwerer Azidose Hämodialyse
oder	Hemmung der Alkoholdehydrogenase (ADH) und damit Verhinderung der Entstehung toxischer Metabolite (u.a. Glykol- und Oxalsäure)	Fomipezol → 429	ini 15mg/kg i.v. innerhalb 30min, dann 10mg/kg, alle 12h bis Ethylenglykol oder Methanol i.S. < 0.1g/l; supportive Folsäuregabe
	Supportive Therapie zur Beschleunigung der Umwandlung in nicht giftige Metaboliten	Thiamin → 146	3-4 x 100mg p.o.
		Pyridoxin → 147	3-4 x 50mg p.o.

T 20.30 Gammahydroxybuttersäure (GHB)-Intoxikation

auch: Gammabutyrolakton (GBL)-Intoxikation; 1, 4-Butandiol-Intox. (syn.: liquid ecstasy)

Bei zerebralen Krampfanfällen

	Benzodiazepin (antikonvulsiv)	Diazepam → 354	0.3–0.5mg/kg i.v.
oder		Clonazepam → 302	1–2mg i.v., MTD 13mg
oder		Lorazepam → 355	4mg i.v. (2mg/min)

Bei Erregungszuständen

Benzodiazepin (antikonv.)	Diazepam → 354	0.3–0.5mg/kg i.v.
Neuroleptikum	Haloperidol → 347	5–10mg i.m.; i.v.-Gabe nur bei normaler QTc-Zeit im EKG unter Monitoring

Bei Tachykardie

Beta-1-Blocker (HZV ↓, neg. chrono-/inotrop, Reninsekretion ↓, zentrale Sympathikusaktivität ↓)	Metoprolol → 28	Erw. 5–10mg langsam i.v. (nicht in Kombination mit Nifedipin)

Bei Ateminsuffizienz

Sauerstoff	Nasensonde od. Inhalationsmaske, ggf. Intubation	4–6l/min

T 20.31 Heparin-Intoxikation

	Spezifisches Antidot (Aufhebung der Heparinwirkung)	Protamin 1000 I.E. → 63	1ml inaktiviert 1000 I.E. Heparin (PTT-Kontrollen), UW: anaphyl. Reaktion; Cave: Protamin kann in Abwesenheit v. Heparin selbst gerinnungshemmend wirken

T 20.32 Herzglykosid-Intoxikation

	Spezifisches Antidot (Glykosidwirkung ↓)	Digitalis-Antitoxin → 427 (80mg Digitalis-Antidot binden 1mg Digoxin, Dosisberechnung nach Serumspiegel)	ini Bolus über 30min i.v.; dann ggf. Dauerinf. mit 30mg/h; Cave: Glykosidspiegel nach Antidot falsch hoch, Allergiegefahr
	Adsorbens (Giftbindung ⇒ Resorptionshemmung ⇒ Giftelimination)	Kohle (Aktivkohle, Carbo medicinalis) → 429	0.5–1g/kg, fraktionierte Gabe alle 4h
		Colestyramin → 124	ini 4g 1–2 x/d, Erh.Dos. 8–16g/d, max. 24g in 24h

T 20.33 Kalziumantagonist-Intoxikation

	Kalzium (Substitution)	Kalziumglukonat 10% → 292	Erw. 30–60ml Kalziumglukonat 10% (7–14mmol), Ki. 0.125–0.175mmol/kg langsam i.v.; ggf. wdh., Ca^{++}-Bestimmung
evtl.	Direktes Parasympatholytikum (cholinerge Wi ↓)	Atropin → 56	0.1mg/kg i.v. bei Bradykardie; meist wenig effektiv
evtl.	Alpha-/Beta-Sympathomimet., D_1-Rez.-Agonist (Inotropie ↑, Vasokonstriktion, renale Vasodilat., Natriurese)	Dopamin → 55	2–15μg/kg/min als Dauerinfusion
evtl.	v. a. Beta-Sympathomimetikum (Inotropie ↑)	Dobutamin → 55	2–20μg/kg/min als DTI
evtl.	Beta- > Alpha-Sympathomimetikum (Ino-/Chrono-/Bathmotropie ↑ bei Hypotonie, Bronchodilat.)	Adrenalin → 55	0.001–0.01mg/kg ED, dann nach Wi. (nötige Dos. deutlich über Standarddos. von Adrenalin u. Noradrenalin.)
evtl.	Herzschrittmacher zur Steigerung der Inotropie		
evtl.	Insulin und Glukose Hochdosistherapie[8, 9] → 818.	Insulin → 118	1–10 I.U./kgKG/h; Rücksprache mit GIZ
evtl.	Intravenöse Lipidemulsionstherapie[10] (ILE) zur Aufhebung d. Kardiotoxizität stark lipohiler Subst. (logP > 2)	Intralipid® 20% (oder entspr. 20%ige MCT-Lipidlösung, z.B. Lipofundin® 20% → 296)	ini Bolus 1.5ml/kg, max. 1–2 x wdh., dann 0.25ml/kg/min; max. 10ml/kg in ersten 30min bzw. 12ml/kg in 24h

T 20.34 Koffein-Intoxikation

Bei bedrohlicher Tachykardie

evtl.	**Betablocker** (HZV ↓, neg. chronotrop, neg. inotrop, zentrale Sympathikusaktivität ↓)	Propranolol → 29	1–3mg langs. i.v. (max. 1mg/min), max. 10mg i.v.
		Metoprolol → 28	5–10mg i.v.

Bei Kammerflimmern

	Antiarrhythmikum Kl. Ib	Lidocain → 49	ini 100mg i.v., dann 2–4mg/min
oder	**Antiarrhythmikum Kl. III**	Amiodaron → 51	ini 150–300mg i.v.; ggf. anschl. 600–900mg/24h; Cave: Hyperthyreose

Bei zerebralen Krampfanfällen

	Benzodiazepin (antikonvulsiv)	Diazepam → 354	0.3–0.5mg/kg i.v.
oder		Clonazepam → 302	1–2mg i.v., MTD 13mg
oder		Lorazepam → 355	4mg i.v. (2mg/min)

T 20.35 Kokain-Intoxikation

Bei zerebralen Krampfanfällen

	Benzodiazepin (antikonvulsiv; ggf. auch antiarrhythmisch)	Diazepam → 354	0.3–0.5(–1)mg/kg i.v.; bei persist. Krämpfen und/oder Hyperthermie Relaxierung)
oder		Lorazepam → 355	4mg i.v. (2mg/min)
oder	**Barbiturat „second-line"** (antikonvulsiv)	Phenobarbital → 301	10–20mg/kg langsam i.v. (bei persist. Krämpfen Relaxierung)

Bei bedrohlicher Tachykardie

	Betablocker (HZV ↓, negativ chrono-/inotrop, zentrale Sympathikusaktivität ↓)	Metoprolol → 28	5–10mg i.v. (KI bei hypertensiver Entgleisung; ggf. Carvedilol)
oder		Esmolol → 28	500μg/kg/min bzw. Bolus 80mg über 2–3min (KI bei hypertensiver Entgleisung; ggf. Carvedilol)

Bei hypertensiver Entgleisung

	Vasodilatation	Nitroglyzerin → 47	0.15–0.6mg s.l.
oder		Nifedipin → 31	10–20mg s.l.

T 20.36 Kupfer-Intoxikation

	Komplexbildner (Giftelimination ↑)	D-Penicillamin → 202 (Metalcaptase Tbl.)	ini 4 x 300mg p.o./24h, bei längerer Anw. max. 40mg/kg; Ki. bis 100mg/kg, MTD 1050mg

T 20.37 Lithium-Intoxikation

	Ausreichende Hydrierung (keine forcierte Diurese ⇒ Giftelimination)	NaCl 0.9% → 294 (+ ggf. 20mval KCl/l)	250ml/h je nach Bilanz, Elektrolytzusätze n. Labor; KI: Na-Diuretika; Serum-Na hochhalten; in schweren Fällen Hämodialyse; Cave: Thiazid-Diuretika hemmen die renale Lithiumelimination

T 20.38 MAO-Hemmer-Intoxikation

	Nitrat, Vasodilatator (Preload ↓, venöses Pooling)	Glyzeroltrinitrat → 47	ini 0.4mg p.o., ggf. bei gleichzeit. Serotonin-Syndrom: Cyproheptadin (Peritol®) ini 12mg p.o., dann 2mg alle 2h, MTD 32mg

T 20.39 Methanol-Intoxikation

	Alkohol (kompetitive Hemmung der Alkoholdehydrogenase ⇒ Hemmung der Metabolisierung)	Ethanol 96 % → 427	ini 50ml Ethanol 96% ad 450ml Glucose 5%, davon 8ml/kg über 30min. i.v., dann 1.5ml/kg/h Erh.Dos. (Ethanolkonz. 0.5-1.0‰ anstreben); bei schwerer Azidose Hämodialyse
oder	Hemmung der Alkoholdehydrogenase (ADH) und damit Verhinderung der Entstehung toxischer Metabolite (u.a. Glykol- und Oxalsäure)	Fomipezol → 429	ini 15mg/kg i.v. innerhalb 30min, dann 10mg/kg, alle 12h bis Ethylenglykol oder Methanol i.S. < 0.1g/l; supportive Folsäuregabe
	Zur Verbesserung der Ameisensäure-Elimination	Folsäure → 149	1mg/kg bis max. 50mg pro Dosis alle 4-6h für mind. 5d (max. 10mg/kg/d)

T 20.40 Met-Hb-Bildner-Intoxikation

	Reduktion von Met-Hb (Giftwirkung ↓)	Methylenblau	1-2mg/kg i.v. über 5 min, nach 1h wiederholbar
	Reduktion von Met-Hb (Giftwirkung ↓)	Toloniumchlorid	2-4mg/kg i.v., bei Bedarf einmalige wdh. möglich.

T 20.41 Methotrexat-Intoxikation

	Spezifisches Antidot (Giftwirkung ↓)	Kalziumfolinat	6–12 mg i.v. oder i.m., Wdh. möglich
evtl.	(metabolisiert MTX über eine rekombinante Carboxypeptidase zu untoxischen Metaboliten)	Glucarpidase (Voraxaze®; Orphan drug)	ggf. 50 I.E/kg i.v. über 5min; Leukovorin > 4h vor Infusion absetzen; extrem kostspielig

T 20.42 Mutterkornalkaloid-Intoxikation

	Direkter Vasodilatator (antihypertensiv, Pre-/Afterload ↓)	Nitroprussidnatrium	nur in Glucose 5% als Inf.; 2–4 μg/kg/min i.v. (nur in sehr schweren Fällen; bei längerfristiger Therapie oder Dosen > 4μg/kg/min kann es zur Cyanid-Akkumulation kommen)
oder	Benzodiazepin (antikonvulsiv)	Diazepam → 354	0.3–0.5mg/kg i.v.;
		Clonazepam → 302	1–2mg i.v., MTD 13mg

T 20.43 Neuroleptika-Intoxikation

Bei Herzrhythmusstörungen

	Puffer (Azidosetherapie)	Natriumhydrogencarbonat 8,4% → 297 (100ml = 100mmol HCO₃⁻)	BE x 0.3 x kg = mmol, max. 1.5mmol/kg/h i.v. (pH auf 7.45–7.55); Cave: Hypokaliämie
	Antiarrhythmikum Kl. Ib	Lidocain → 49	1mg/kg langsam i.v.; KI: Antiarrhythmika Klasse Ia, Ic und III

Nur bei supraventrikulärer Tachykardie

	Indirektes Parasympatholytikum (Cholinesterasehemmung ⇒ anticholinerge und adrenerge Wirkung ↓)	Physostigmin → 430	1–2mg sehr langsam i.v., evtl. wdh., ggf. bis 2mg/h als Dauerinf. (unter EKG-Kontrolle); nicht bei QRS-Komplex > 120 msec; KI: zerebr. Krampfanfälle

Bei Hypotonie

Cave:	Keine Beta-Mimetika einsetzen		
	Alpha-Sympathomimetikum (periph. Widerst. ↑, RR ↑)	Noradrenalin → 55	ini 1μg/kg/min

T 20.44 Opiat-Intoxikation

	Opioidantagonist (Opioidwirkung ↓)	Naloxon → 282	0.4–2mg i.v./i.m. oder nasal über ein MAD (Mucosa application device), evtl. wiederholen; Ki. 0.03mg/kgKG (sehr kurze HWZ)

T 20.45 Organophosphat-Intoxikation

	Direktes Parasympatholytikum (cholinerge Wirkung ↓)	Atropin → 56	ini 2–5mg i.v., evtl. wdh. mit 5–10mg, evtl. nach Wi; Ki. ini 0.5–2 mg; Ziel: trockene Schleimhäute, HF > 80/min
evtl.	Cholinesteraseaktivator (Antidot)	Obidoxim	3–4mg/kg i.v. (Erw. 250mg), als Bolus, anschl. DTI 750mg für 24h

T 20.46 Paracetamol-Intoxikation

	Antidot (Entgiftung toxischer Metabolite)	N-Acetylcystein (N-ACC) → 82	N-ACC 150mg/kg in 200ml Glukose 5% über 15min, dann 50mg/kg in 500ml über 4h, dann 100mg/kg in 1000ml über 16h; Ind. anh. des Nomogramms nach Rumack and Matthew[11]; altern. (weniger UW) zum 20-h-Schema bei Paracetamol > 200mg/kg: 100mg/kg N-ACC in 200ml Gluc 5% über 2h, anschl. 200mg/kg über 10h[12]

[11] Rumack BH et al. Acetaminophen poisoning and toxicity. Pediatrics 1975; 55(6): 871–6.
[12] Bateman DN et al. Reduction of adverse effects from intravenous acetylcysteine treatment for paracetamol poisoning: a randomised controlled trial. Lancet 2014; 383(9918): 697–704.

T 20.47 Penicillin- und Derivate-Intoxikation

	Benzodiazepin (antikonvulsiv)	Diazepam → 354	0.3–0.5mg/kg i.v.
oder		Clonazepam → 302	1–2mg i.v., MTD 13mg

T 20.48 Pyrazolon-Verbindungs-Intoxikation

	Benzodiazepin (antikonvulsiv)	Diazepam → 354	0.3–0.5mg/kg i.v.
oder		Clonazepam → 302	1–2mg i.v., MTD 13mg

T 20.49 Quecksilber-Intoxikation

Je nach Vollblut Hg-Konzentration

	Komplexbildner (Giftelimination ↑)	Dimercaptopropan-sulfonat (DMPS) → 427; siehe auch Arsen-Intoxikation → 817	akut 250mg als Bolus i.v., anschl. an d1 250mg i.v. alle 3–4h; d2 alle 4–6 h; d3 alle 6–8h; d4 alle 8–12 h; danach 250mg i.v. 1–3 x/d, bis Hg-Blutkonz. deutlich ↓; subakut-chronisch p.o. (Dimaval Hartkps.): d1: 3 x 10mg/kg/d, d2: 3 x 5–10mg/kg/d, d3: 2 x 2.5mg/kg/d; Dauer abhängig von Hg-Ausscheidg.; Cave: Depletion von Spurenelementen

T 20.50 Reizgas-Intoxikation

evtl.	Beta$_2$-Sympatho-mimetikum inhalativ	Salbutamol → 73 bei pulmonaler Spastik	Erw. 1–2 Sprühstöße (0.1–0.2mg); Ki. 1 Sprühstoß (0.1mg); MTD Erw. 0.8mg, Ki. 0.4mg
evtl.	Glukokortikosteroid Prophylaxe des toxischen Lungenödems bei Inhal. von Reizgasen vom Latenztyp	Beclometason-diproprionat DA → 78	2–4 Sprühstöße (400µg), wdh. nach 1h, anschl. ggf. 400µg alle 2h über 24h; Indikation sehr umstritten, zu erwägen bei sich ent-wickelnder Bronchiolitis obliterans[13]

[13] de Lange et al. Do corticosteroids have a role in preventing or reducing toxic lung injury caused by inhalation of chemical agents? Clin Toxicol 2011; 49(2): G1-71.

T 20.51 Reserpin-Intoxikation

Alpha-Sympathomimetikum (periph. Widerstand ↑, RR ↑, TPR ↑)	Noradrenalin → 55	0.01–0.05µg/kg/min als DTI (bis max. 0.5µg/kg/min)
Dir. Parasympatholytikum (cholinerge Wirkung ↓; bei Sinusbradykardie)	Atropin → 56	0.5–1mg i.v.
Benzodiazepin (antikonvulsiv)	Diazepam → 354	0.3–0.5mg/kg i.v.
	Clonazepam → 302	1–2mg i.v., MTD 13mg

T 20.52 Säuren-Intoxikation

Cave:	Keinesfalls primäre Giftelimination (Erbrechen), keine Aktivkohlegabe		
evtl.	Puffer (Azidosetherapie)	Natriumhydrogen-carbonat 8,4 % → 297	BE x 0.3 x kg = mmol, max. 1.5mmol/kg/h i.v.; Cave: Hypokaliämie

T 20.53 Schaumbildner-Intoxikation

	Entschäumer (Oberflächenspannung ↓)	Simeticon → 430	10ml p.o., Ki. 5ml p.o.

T 20.54 Schilddrüsenhormon-Intoxikation

	Betablocker (HZV ↓, neg. chrono-/inotrop, zentr. Sympathikusaktivität ↓)	Propranolol → 29	3 x 40mg/d p.o. (Konversionshemmung) bzw. 0.01–0.02mg/kg i.v.

T 20.55 Spice-Intoxikation/Kräutermischungen

Symptomatische Therapie; bei Erregungszuständen

	Synthetisches Cannabinoid, Agonist am CB1-Rez. deklariert als inhal. Gewürz- oder Kräutermischung	Diazepam → 354	0.3–0.5mg/kg

T 20.56 Sulfonamid-Intoxikation

	Reduktion von Met-Hb (Giftwirkung ↓)	Toloniumchlorid → 430	2-4mg/kg i.v., evtl. 1 x wdh.
	Puffer (Azidosetherapie)	Natriumhydrogen-carbonat 8,4% → 297 (100ml = 100mmol HCO_3^-)	p.o., Urin-pH > 7 einstellen; Cave: Hypokaliämie

T 20.57 Thallium-Intoxikaiution

	Komplexbildner (Giftelimination ↑)	Eisen-III-Hexacyanoferrat	ini Erw. u. Ki. mind. 3g p.o., dann 250mg/kg/d in 2–4 ED

T 20.58 Theophyllin-Intoxikation

	Benzodiazepin (antikonvulsiv)	Diazepam → 354	0.3–0.5mg/kg i.v.
oder		Clonazepam → 355	1–2mg i.v., MTD 13mg

T 20.59 Zink-Intoxikation

	Komplexbildner (Giftelimination ↑)	Dimercaptopropan-sulfonat (DMPS) → 427	akut: Bolus 250mg i.v., anschl. an d1 250mg i.v. alle 3–4h, d2 alle 4–6 h, d3 alle 6–8 h, d4 alle 8–12 h, danach 250mg i.v. 1–3 x/d

T 20 Toxikologie – Therapie

T 20.60 Giftinformationszentralen (D, A, CH)

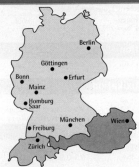

Berlin
Tel. 030 19 24 0
Fax 030 30 686-799

Bonn
Tel. 0228 19 240
Fax 0228 287-33314

Erfurt
Tel. 0361 73 07 30
Fax 0361 73 073 17

Freiburg
Tel. 0761 19 240
Tel. 0761 27 04 3610
Fax 0761 27 04 4570

Göttingen
Tel. 0551 19 240
Fax 0551 38 31 881

Homburg/Saar
Tel. 06841 19 240
Fax 06841 16 21 109

Mainz
Tel. 06131 19 240
Fax 06131-23 24 68

München
Tel. 089 19 240
Fax 089 4140-24 67

Wien
Tel. 0043 140 643 43

Zürich
Tel. 0041 1 251-51 51 (Notruf)
Tel. 0041 1 251-66 66

Mobile Gegengift-Depots (24-Stunden-Bereitschaft)

Bayern-Süd
Klinikum rechts der Isar
Abteilung für klinische Toxikologie
Tel. 089 19240

Bayern-Nord
Klinikum Nürnberg
Tel. 0911 398-0
Tel. 0911 398-2451

Allgemeine Informationen:
www.klinitox.de
(Homepage der Gesellschaft für klinische Toxikologie, Zusammenschluss aller deutschsprachigen Giftinformationszentralen)

T 21 Geriatrie – Therapie

Alle Informationen zu potenziell inadäquaten Medikamenten für ältere Patienten finden Sie im Arzneimittelteil, Kapitel A 21 Geriatrie → 431.

T 22 Zusatzinfos

T 22.1 Pharmakologische Grundbegriffe

T 22.1.1 Resorption

Nach oraler Zufuhr wird ein Wirkstoff im Wesentlichen durch das Epithel des Dünndarms in die Blutbahn aufgenommen. Daneben existieren andere Wege, über die ein Pharmakon in den Organismus gelangen kann:

- Rektal: Resorption über die Rektumschleimhaut
- Nasal: Resorption über die Nasenschleimhaut
- Pulmonal: Diffusion über die Alveolen oder Resorption über die Bronchialschleimhaut
- Dermal: Resorption über die Haut
- Parenteral: durch intravenöse, intraarterielle oder subkutane Applikation

Die **Bioverfügbarkeit** bezeichnet den Prozentsatz einer verabreichten Dosis, der im Organismus zur Wirkung kommen kann.

T 22.1.2 Verteilung

Nachdem ein Arzneimittel in die Blutbahn gelangt ist, wird es infolge eines Konzentrationsgefälles in verschiedene Kompartimente des Organismus verteilt. Man unterscheidet hier:

- Intrazellulärraum (intrazelluläre Flüssigkeit und feste Zellbestandteile)
- Extrazellulärraum (Plasmawasser, interstitieller Raum, transzelluläre Flüssigkeit)

In welche Verteilungsräume eine Substanz eintritt, ist abhängig von physikalisch-chemischen Eigenschaften, wie Lipophilie und Molekülgröße, sowie von bestimmten Eigenschaften der begrenzenden biologischen Membranen.
Zahlreiche Arzneimittel sind im Blut reversibel an Plasmaproteine gebunden, neben der Plasmaproteinbindung (PPB) existiert ein nicht gebundener freier Anteil. Für die pharmakologische Wirkung ist fast ausschließlich der freie Anteil verantwortlich. Da der eiweißgebundene Anteil keiner Metabolisierung unterliegt, hat er eine Art Reservoirfunktion. Pharmaka können sich gegenseitig aus ihrer Proteinbindung verdrängen, darüber hinaus gibt es zahlreiche andere Faktoren, die das Ausmaß der PPB verändern können.
Erhöht sich durch eine Änderung der PPB die freie Konzentration eines Pharmakons, so ist dies meist klinisch wenig relevant, da sich die Eliminationsgeschwindigkeit proportional zur der freien Konzentration verhält.

T 22.1.3 Wirkung

Die meisten Wirkungen von Arzneimitteln lassen sich auf folgende Wirkmechanismen zurückführen:

- Interaktionen mit spezifischen Rezeptoren
- Öffnen oder Blockieren von spannungsabhängigen Ionenkanälen
- Beeinflussung von Transportsystemen
- Hemmung oder Aktivierung von Enzymen
- Störung von Biosynthesen in Mikroorganismen

T 22.1.4 Dosis-Wirkungs-Beziehung

Zur Durchführung einer sinnvollen Pharmakotherapie ist es erforderlich, durch eine bestimmte Dosierung einen gewünschten Effekt ohne vermeidbare Nebenwirkungen zu erzielen. Da der ausgelöste Effekt von der Konzentration am Wirkort abhängig ist, sollte eine Dosisangabe möglichst genau erfolgen, d.h. in Abhängigkeit vom Körpergewicht (z.B. mg/kg) oder von der Körperoberfläche (mg/m^2). Bei Erwachsenen wird jedoch häufig ein Durchschnittsgewicht von 70kg für absolute Dosierungsangaben zugrunde gelegt.

Die therapeutische Breite gilt als Maß für die Sicherheit zwischen therapeutischer und toxischer Wirkung, d.h., ein Medikament ist umso ungefährlicher, je größer seine therapeutische Breite ist. Für Medikamente mit geringer therapeutischer Breite eignet sich das sog. Drug Monitoring, d.h., die Dosis eines Pharmakons wird durch Messungen seiner Konzentration im Blut (therapeutischer Serumspiegel) modifiziert.

T 22.1.5 Elimination

Im Organismus existieren verschiedene Mechanismen, durch die ein Arzneistoff wieder aus dem Körper verschwindet: Bei der **Biotransformation** handelt es sich um biochemische Abbaureaktionen, z.B. Hydrolyse, Reduktion, Oxidation und Konjugation, die zum größten Teil im endoplasmatischen Retikulum der Leber über das Cytochrom P450 erfolgen.

Nach Resorption oral verabreichter Pharmaka sind diese bereits in der Darmwand bzw. bei der ersten Leberpassage über den Pfortaderkreislauf einer Metabolisierung ausgesetzt. Dieses Phänomen ist je nach Wirkstoff unterschiedlich stark ausgeprägt und wird als **First-pass-Metabolismus** bezeichnet.

Ein weiterer Eliminationsweg ist die **Exkretion**. Bei der **biliären Exkretion** werden Arzneistoffe oder deren Metabolite über die Gallenflüssigkeit via Darm ausgeschieden.

Die Ausscheidung über die Niere wird als **renale Exkretion** bezeichnet, sie ist abhängig vom Ausmaß der glomerulären Filtration, der tubulären Sekretion und der tubulären Reabsorption.

Die **Clearance** ist ein Maß für die Eliminationsleistung, mit der die Eliminationsgeschwindigkeit eines Pharmakons gemessen werden kann.

Bei der **Elimination nullter Ordnung** ist die pro Zeiteinheit ausgeschiedene Menge immer konstant und damit unabhängig von der jeweiligen Plasmakonzentration.

Die **Elimination erster Ordnung** bedeutet, dass die pro Zeiteinheit ausgeschiedene Menge proportional zur jeweiligen Plasmakonzentration ist, der zeitliche Verlauf der Plasmakonzentration lässt sich als Exponentialfunktion beschreiben.

Als **Halbwertszeit** (HWZ) bezeichnet man die Zeitspanne, in der die Wirkstoffkonzentration im Plasma um die Hälfte abgenommen hat. Eine konstante Halbwertszeit gibt es nur für Substanzen, die durch eine Kinetik erster Ordnung eliminiert werden. Häufig entstehen von verabreichten Wirkstoffen durch die o.g. Mechanismen pharmakologisch wirksame Metabolite, deren Halbwertszeit sich oft von der Ausgangssubstanz unterscheidet.

Der Qo-Wert gibt den Anteil eines Pharmakons an, der bei normaler Nierenfunktion extrarenal eliminiert wird (**extrarenale Eliminationsfraktion**). Als Maß für die exkretorische Nierenfunktion gilt die glomeruläre Filtrationsrate (GFR), die eng mit der Kreatininclearance korreliert.

Die Kreatininclearance kann für jeden Menschen auf verschiedene Arten ermittelt werden, mittlerweile hat sich aber zur Abschätzung der **individuellen exkretorischen Nierenfunktion** (eGFR) die **Formel nach Levey** durchgesetzt, in die Alter, Serumkreatinin, Geschlecht und Rasse eingehen:

$$eGFR = 186 \times Cr^{-1{,}154} \times Alter^{-0{,}203} \times (0{,}742 \text{ falls weiblich}) \times (1{,}210 \text{ falls Afroamerikaner})$$

Dies hat Bedeutung für die Stadieneinteilung der chronischen Niereninsuffizienz. Außerdem kann mit der eGFR und dem Qo-Wert die individuelle Eliminationskapazität (Q) eines Patienten bezüglich eines bestimmten Arzneimittels errechnet werden (Formel nach Dettli):

$$Q = Qo + (1 - Qo) \times eGFR/100ml/min$$

Pharmakologische Grundbegriffe 833

Mithilfe des Q-Werts kann eine **Dosisanpassung bei Niereninsuffizienz (DANI)** errechnet werden. Entsprechend der folgenden Formel kann eine Dosisanpassung entweder durch eine **Erniedrigung der Erhaltungsdosis** oder durch eine **Verlängerung des Dosierungsintervalls** erfolgen:

Erhaltungsdosis$_{NI}$ / Dosierungsintervall$_{NI}$ = Q x (Erhaltungsdosis$_N$ / Dosierungsintervall$_N$)
NI: für Patient mit Niereninsuffizienz; N für Nierengesunde; die Formel darf für einige Antibiotika mit kleinem Q0-Wert nicht angewandt werden (Amikacin, Amoxycillin, Ampicillin, Bacampicillin, Benzylpenicillin, Cefadroxil, Cefamandol, Ceftazidim, Ceftizoxim, Cefuroxim, Cephalexin, Cephazolin, Fosfomycin, Gentamicin, Latamoxef, Netilmicin, Spectinomycin, Streptomycin, Tobramycin).

T 22.1.6 Wechselwirkungen

Wechselwirkungen, auch Interaktionen genannt, bezeichnen die gegenseitige Beeinflussung von Wirkstoffen. Durch vielfältige Mechanismen kann die Wirkung eines Pharmakons durch ein zweites verstärkt, abgeschwächt, verlängert oder verkürzt werden. Interaktionen entstehen z.B. durch Hemmung oder Induktion des Metabolismus, wobei häufig das Monooxygenasesystem Cytochrom P450 (CYP) mit seinen Isoenzymen betroffen ist. Hierbei ist relevant, ob ein Pharmakon Substrat, Induktor oder Hemmer eines bestimmten CYP-Isoenzyms ist.

T 22.1.7 Unerwünschte Wirkungen

Unerwünschte Wirkungen (UW), auch Nebenwirkungen genannt, sind Wirkungen, die neben der Hauptwirkung eines Arzneimittels beobachtet werden. Sie können bedeutungslos oder gravierend sein, sie können dosisabhängig oder dosisunabhängig sein.
Bei der Pharmakotherapie ist die Kenntnis von Art und Häufigkeit unerwünschter Wirkungen essentiell zur Beurteilung der Nutzen-Risiko-Relation. Die Arzneimittelhersteller sind verpflichtet, unerwünschte Wirkungen vorzugsweise mit Häufigkeitsangaben zu nennen.
Hier hat sich folgende Einteilung etabliert: sehr häufig (≥ 1/10), häufig (≥ 1/100, < 1/10), gelegentlich (≥ 1/1.000, < 1/100), selten (≥ 1/10.000, < 1/1.000), sehr selten (< 1/10.000), nicht bekannt (Häufigkeit auf Grundlage der verfügbaren Daten nicht abschätzbar). Im Arzneimittel pocket werden unter der Rubrik UW vorwiegend sehr häufige und häufige unerwünschte Wirkungen genannt.

T 22.1.8 Indikation

Indikation im pharmakologischen Sinn bedeutet, wenn für eine bestimmte Erkrankung eine medikamentöse Therapie angezeigt ist. Darf ein Medikament hingegen bei bestimmten Erkrankungen nicht eingesetzt werden, spricht man von Kontraindikation.

T 22.1.9 Schwangerschaft und Stillzeit

Schwangerschaft und Stillzeit gelten als besondere Situationen in der Pharmakotherapie.
Da eine Vielzahl von Arzneistoffen die Plazenta passieren bzw. in die Muttermilch übergehen, soll eine Pharmakotherapie nur bei strenger Indikationsstellung unter Abwägung des Risikos für Mutter und Kind erfolgen. Entsprechende Angaben zum Risiko sind in den Fachinformationen bzw. in den Beipackzetteln der Handelspräparate enthalten, des Weiteren sind in der Roten Liste Angaben zum embryotoxischen und teratogenen Risiko angegeben.
In den USA hatte sich eine Einteilung durchgesetzt, bei der 6 sog. Pregnancy Risk Categories (PRC) bzw. 3 Kategorien zum Risiko in der Stillzeit (Lact) unterschieden wurden (s. *Umschlaginnenseite*). Diese Einteilung soll jetzt durch eine neue "Pregnancy and Lactation Labeling Rule" (PLLR) ersetzt werden, bei der auf eine Kategorisierung verzichtet wird zu Gunsten einer möglichst ausführlichen Aufzählung relevanter Risiken für Mutter und Embryo.

T 22.1.10 Verschreibungspflicht

In Deutschland regelt das Arzneimittelgesetz (AMG), ob ein Medikament **verschreibungspflichtig** (Rp) ist, d.h., es ist ein ärztliches Rezept für den Einsatz erforderlich. Arzneimittel, die nicht verschreibungspflichtig sind, aber nur über Apotheken verkauft werden dürfen, werden als **apothekenpflichtig** bezeichnet, hierfür wurde aus dem angloamerikanischen Sprachgebrauch die Abkürzung OTC ("over the counter") übernommen.
Während für nahezu alle verschreibungspflichtigen Medikamente die Kosten von der gesetzlichen Krankenkasse (GKV) in Deutschland übernommen werden, müssen apothekenpflichtige Medikamente größtenteils vom Patienten selbst bezahlt werden.

Diesbezüglich existieren folgende Ausnahmeregelungen: Apothekenpflichtige nichtverschreibungspflichtige Arzneimittel sind ausnahmsweise erstattungsfähig, wenn die Arzneimittel bei der Behandlung schwerwiegender Erkrankungen als Therapiestandard gelten (**OTC-Ausnahmeliste**). Ausgeschlossen von der Erstattung durch die GKV sind andererseits verschreibungspflichtige Medikamente, deren Anwendung zur Erhöhung der Lebensqualität dient, sog. **Lifestyle-Arzneimittel** (Rp-L!).

T 22.2 Dosisanpassung bei Niereninsuffizienz

T 22.2.1 Chronische Niereninsuffizienz

Eine chronische Niereninsuffizienz ist eine über längere Zeit (Jahre) bestehende, meist irreversible Einschränkung der exkretorischen Nierenfunktion.

T 22.2.2 Glomeruläre Filtrationsrate

Die GFR ist die Produktionsrate von Primärharn, also das pro Zeiteinheit in den Nierenglomeruli filtrierte Flüssigkeitsvolumen. Die GFR ist ein **Maß für die exkretorische Nierenfunktion**.

Die GFR ist geschlechtsabhängig: **Mann: ~125 ml/min; Frau: ~110 ml/min**

Bei den folgenden Überlegungen und Berechnungen wird eine durchschnittliche normale GFR, GFR_N von 100 ml/min zugrunde gelegt.

T 22.2.3 Estimated GFR

Da die individuelle GFR nicht direkt gemessen werden kann, **muss** die GFR geschätzt werden (estimated GFR = eGFR). Die Bestimmung der eGFR erfolgt mithilfe von Substanzen, die ausschließlich glomerulär filtriert, also nicht tubulär resorbiert, sezerniert oder metabolisiert werden, z.B. Inulin, Kreatinin.
Die **Kreatininclearance** wurde früher als Schätzmaß für die GFR herangezogen, entweder ermittelt mit der Sammelurinmethode oder berechnet anhand der Cockcroft-Gault-Formel.
Die **renale Clearance** (Klärfähigkeit) bezeichnet das Plasmavolumen, das renal pro Zeiteinheit von einer bestimmten Substanz menge vollständig befreit wird.

Inzwischen erfolgt die Abschätzung der GFR und damit die Abschätzung der exkretorischen Nierenfunktion mit der genaueren sog. verkürzten **MDRD-Formel** (nach Levey), und zwar nur noch unter Zuhilfenahme des Serumkreatininwerts und Berücksichtigung von Alter, Geschlecht und Ethnizität des Patienten:

eGFR = 186 x $Cr^{-1,154}$ x $Alter^{-0,203}$ x (0,742 falls weiblich) x (1,210 falls Afroamerikaner)
(Simplified 4-variable MDRD study formula, Cr = Serumkreatininwert [mg/100ml], Alter in Jahren.)

T 22.2.4 Stadien der chronischen Niereninsuffizienz

Die chronische Niereninsuffizienz kann anhand der eGFR (geschätzte glomeruläre Filtrationsrate) in Stadien eingeteilt werden.

Stadium I	GFR > 90 ml/min
Stadium II	GFR 60–89 ml/min
Stadium III	GFR 30–59 ml/min
Stadium IV	GFR 15–29 ml/min
Stadium V	GFR < 15 ml/min

T 22.2.5 Elimination von Arzneimitteln

Arzneimittel werden eliminiert durch Metabolisierung (v.a. in der Leber), unveränderte extrarenale Ausscheidung und unveränderte renale Ausscheidung.
Die sog. totale Arzneimittelclearance entspricht der Summe der extrarenalen (v.a. hepatischen) und der renalen Clearance.

Qo ist dabei die extrarenale Eliminationsfraktion, also der extrarenal ausgeschiedene bioverfügbare Dosisanteil bei normaler Nierenfunktion.

1 - Qo ist die renale Eliminationsfraktion, also der bioverfügbare Dosisanteil bei normaler Nierenfunktion, der in aktiver Form renal eliminiert wird.
Der Anteil der Niere an der Gesamtclearance eines Arzneimittels (renale Eliminationsfraktion 1 - Qo) ist substanzspezifisch.

T 22.2.6 Individuelle Eliminationskapazität (in %)

Bei Niereninsuffizienz kann nun bei Kenntnis der eGFR anhand der extrarenalen Eliminationsfraktion Qo die **individuelle Eliminationskapazität Q** (nach Dettli) für ein bestimmtes Arzneimittel errechnet werden (Dettli-Formel):

$Q = Qo + (eGFR / 100 \text{ ml/min}) \times (1 - Qo)$

Q beim jungen, nierengesunden Patienten ist also 1.0.

Qo = extrarenale Eliminationsfraktion bei normaler Nierenfunktion
eGFR in ml/min
100 ml/min ist die GFR_N, also die GFR für den Normalfall.

T 22.2.7 Dosisanpassung bei Niereninsuffizienz

Bei Kenntnis der individuellen Eliminationskapazität Q eines Patienten bezüglich eines bestimmten Arzneimittels kann dann eine Dosisanpassung bei Niereninsuffizienz (DANI) erfolgen.
Die Loading Dose bleibt dabei unverändert. Es wird gemäß folgender Formel entweder die Erhaltungsdosis und/oder das Dosierungsintervall verändert.

$\text{Erhaltungsdosis}_{NI} / \text{Dosierungsintervall}_{NI} = Q \times (\text{Erhaltungsdosis}_N / \text{Dosierungsintervall}_N)$
NI für Patient mit Niereninsuffizienz, N für Nierengesunde

Dettli-Regel 1: Erniedrigung der Erhaltungsdosis des Arzneimittels um den Faktor der individuellen Ausscheidungskapazität Q **oder**
Dettli-Regel 2: Verlängerung des Dosierungsintervalls um den Faktor
1/individuelle Ausscheidungskapazität Q **oder**
Kombination von Dettli-Regel 1 und Dettli-Regel 2

T 22.3 Arzneistoffe und andere Xenobiotika, die über Enzyme des Zytochrom-P450-Systems verstoffwechselt werden oder sie beeinflussen[a]

CYP1A2

Ind Carbamazepin, Omeprazol, Phenobarbital, Phenytoin, Rifampin, Ritonavir; Rauchen, über Holzkohle gegrilltes Fleisch[b], Kreuzblütengewächse

Inh Amiodaron, Azithromycin, Cimetidin, Clarithromycin, Erythromycin, Fluoxetin, Fluvoxamin, Gyrasehemmstoffe[c], Interferon (?), Isoniazid, Methoxsalen, Mibefradil, Nefazodon; Grapefruitsaft (Naringenin), Ticlopidin, Troleandomycin

Sub Aminophyllin, Amitriptylin, Betaxolol, Chlorpromazin, Clomipramin, Clopidogrel (Nebenweg), Clozapin, Coffein, Fluvoxamin, Haloperidol, Imipramin, Methadon, Metoclopramid, Olanzapin, Ondansetron, Paracetamol (Acetaminophen), Phenacetin, Phenazon (Antipyrin), Propranolol, Ropivacain, R-Warfarin, Tacrin, Tamoxifen, Theophyllin, Thioridazin, Trifluoperazin, Verapamil

CYP3A

Ind Carbamazepin, Dexamethason, Phenobarbital, Phenytoin, Prednison, Rifampicin, Rifapentin, Somatotropin, Troglitazon

Inh Antidepressiva[d], Azolantimykotika[e], Cimetidin[f], Ciprofloxacin, Clarithromycin, Diltiazem, Erythro-mycin, Fluoxetin, Fluvoxamin, Isoniazid, Metronidazol, Nefazodon, Omeprazol, Propoxyphen, Proteaseinhibitoren[g], Quinupristin/Dalfopristin, Troleandomycin, Verapamil; Grapefruitsaft, Sevilla-Orangen

CYP3B

Sub Alfentanil, Amiodaron, Amitriptylin, Astemizol, Benzodiazepine[h], Budesonid, Bupropion, Buspiron, Carbamazepin, Cerivastatin, Chinidin, Cisaprid, Clarithromycin, Clomipramin, Clopidogrel, Cocain, Codein, Coffein, Cortisol, Cyclosporin, Dapson, Delavirdin, Dexamethason, Dextromethorphan, Diazepam, Dihydroepiandrosteron, Dihydroergotamin, Dihydropyridine[i], Diltiazem, Disopyramid, Donepezil, Doxycyclin, Efavirenz, Erythromycin, Estradiol, Ethinylestradiol, Fluoxetin, Fluvastatin, Gestoden, Glyburid, Imipramin, Ketoconazol, Lansoprazol, Lidocain, Loratadin, Losartan, Lovastatin, Methadon, Miconazol, Nefazodon, Nevirapin, Norethindron, Omeprazol, Ondansetron, Orphenadrin, Paclitaxel, Paracetamol (Acetaminophen), Paroxetin, Progesteron, Propafenon, Proteaseinhibitoren, Quetiapin, Rapamycin, Repaglinid, Ritonavir, Ropivacain, R-Warfarin, Sertralin, Sibutramin, Sildenafil, Simvastatin, Sirolimus, Sufentanil, Sulfamethoxazol, Tacrolimus, Tamoxifen, Terfenadin, Testosteron, Theophyllin, Toremifen, Trazodon, Troleandomycin, Venlafaxin, Verapamil, Vinblastin, Zaleplon, Zolpidem, Zopiclon

CYP2C9

Ind Carbamazepin, Ethanol, Phenytoin, Rifampin

Inh Amiodaron, Azolantimykotika, Clopidogrel, Fluoxetin, Fluvastatin, Fluvoxamin, Isoniazid, Leflunomid[j], Lovastatin, Metronidazol, Paroxetin, Phenylbutazon, Probenecid (?), Ritonavir, Sertralin, Sulfamethoxazol, Sulfaphenazol, Teniposid, Trimethoprim, Zafirlukast

Sub Amitriptylin, Cerivastatin, D9-Tetrahydrocannabinol, Diclofenac, Fluoxetin, Fluvastatin, Hexobarbital, Ibuprofen, Irbesartan, Losartan, Naproxen, Phenprocoumon, Phenytoin, Piroxicam, S-Warfarin, Tamoxifen, Tolbutamid, Torasemid, Trimethadion

Zytochrom-P450-System

CYP2C19	
Ind	Piroxicam, Rifampin
Inh	Cimetidin, Felbamat, Fluoxetin, Fluvoxamin, Indometacin, Isoniazid, Ketoconazol, Lansoprazol, Modafinil, Omeprazol, Paroxetin, Probenecid (?), Ritonavir, Sertralin, Telmisartan, Ticlopidin, Topiramat
Sub	Amitriptylin, Citalopram, Clomipramin, Diazepam, Flunitrazepam, Imipramin, Lansoprazol, Naproxen, Omeprazol, Propranolol, S-Mephenytoin

CYP2D6	
Ind	Schwangerschaft
Inh	Amiodarone, Amitriptylin, Chinidin, Cimetidin, Clomipramin, Diphenhydramin, Fluoxetin, Fluphenazin, Fluvoxamin, Haloperidol, Nefazodon, Paroxetin, Perphenazin, Ritonavir, Sertralin, Thioridazin, Ticlopidin, Venlafaxin
Sub	4-Methoxy-Amphetamin, Amitriptylin, Betaxolol, Carvedilol, Clomipramin, Clozapin, Codein, Debrisoquin, Desipramin, Dextromethorphan, Donepezil, Doxepin, Encainid, Flecainid, Fluoxetin, Guanoxan, Haloperidol, Hydrocodon, Imipramin, Methadon, Metoprolol, Mexiletin, Nebivolol, Nortriptylin, Olanzapin, Ondansetron, Orphenadrin, Oxycodon, Paroxetin, Penbutolol, Perphenazin, Phenformin, Pindolol, Propafenon, Propoxyphen, Propranolol, Risperidon, Selegilin, Sertralin, Spartein, Thioridazin, Timolol, Tramadol, Trazodon, Venlafaxin

CYP2E1	
Ind	Ethanol, Isoniazid[k], Ritonavir
Inh	Cimetidin, Disulfiram, Isoniazid[k]; Brunnenkresse
Sub	Chlorzoxazon, Coffein, Dapson (N-Oxidation), Dextromethorphan, Enfluran, Ethanol (Nebenweg), Halothan, Paracetamol (Acetaminophen), Theophyllin, Venlafaxin

Sub = Substrat; Ind = Induktor; Inh = Inhibitor

[a] Haupt- und/oder Nebenwege des Stoffwechsels des jeweiligen Substrats
[b] Neben CYP1A2 weitere Enzyme beteiligt
[c] Ciprofloxacin, Enoxacin, Grepafloxacin, Norfloxacin, Ofloxacin, Lomefloxacin, Pipemidsäure
[d] Nefazodon, Fluvoxamin, Fluoxetin, Sertralin, Paroxetin, Venlafaxin
[e] Ketoconazol, Itraconazol, Fluconazol
[f] Hemmt nicht alle CYP3A-Substrate, keine Hemmung des Stoffwechsels von Terfenadin
[g] Ritonavir, Saquinavir, Indinavir, Nelfinavir
[h] Alprazolam, Clonazepam, Diazepam, Midazolam, Triazolam
[i] Nifedipin, Felodipin, Nicardipin, Nisoldipin
[j] Der aktive Metabolit von Leflunomid hemmt CYP2C9
[k] INH hat eine biphasische Wirkung auf CYP2E1 (Hemmung-Induktion), was einige Interaktionen von INH erklärt

T 22.4 Bestimmung der Körperoberfläche (KOF)

Nomogramm zur Bestimmung der Körperoberfläche in m²

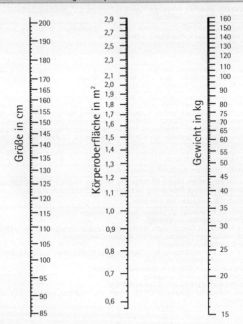

Formel: KOF (m²) = (Gewicht in kg)^{0,425} x (Körpergröße in cm)^{0,725} x 0,007184
Quelle: DuBois D, DuBois EF: A formula to estimate the approximate surface area if height and weight be known. Arch Intern Med 1916;17:863
Modifizierte Formel: KOF = Wurzel (Größe [cm] x Gewicht [kg]/3600)
Quelle: Mosteller RD: Simplified calculation of body-surface area. NEJM 1987;317:1098-9

Bestimmung der Körperoberfläche 839

Tabelle zur Bestimmung der Körperoberfläche in m² (nach der Formel von DuBois u. DuBois)

Gewicht kg	Größe 60cm	70cm	80cm	90cm	100cm	110cm	120cm	130cm
15	0,44	0,49	0,54	0,59	0,64	0,69	0,73	0,77
17,5	0,47	0,53	0,58	0,63	0,68	0,73	0,78	0,83
20	0,50	0,56	0,62	0,67	0,72	0,78	0,83	0,87
22,5	0,53	0,59	0,65	0,70	0,76	0,81	0,87	0,92
25	0,55	0,61	0,68	0,74	0,80	0,85	0,91	0,96
27,5	0,57	0,64	0,70	0,77	0,83	0,89	0,95	1,00
30	0,59	0,66	0,73	0,80	0,86	0,92	0,98	1,04
32,5	0,61	0,69	0,76	0,82	0,89	0,95	1,01	1,08
35	0,63	0,71	0,78	0,85	0,92	0,98	1,05	1,11
37,5	0,65	0,73	0,80	0,88	0,94	1,01	1,08	1,14
40	0,67	0,75	0,83	0,90	0,97	1,04	1,11	1,17
42,5	0,69	0,77	0,85	0,92	1,00	1,07	1,14	1,21
45	0,70	0,79	0,87	0,95	1,02	1,09	1,17	1,23
47,5	0,72	0,81	0,89	0,97	1,04	1,12	1,19	1,26
50	0,74	0,82	0,91	0,99	1,07	1,14	1,22	1,29
52,5	0,75	0,84	0,93	1,01	1,09	1,17	1,24	1,32
55	0,77	0,86	0,95	1,03	1,11	1,19	1,27	1,34
57,5	0,78	0,87	0,96	1,05	1,13	1,21	1,29	1,37
60	0,80	0,89	0,98	1,07	1,15	1,24	1,32	1,40
62,5	0,81	0,91	1,00	1,09	1,17	1,26	1,34	1,42
65	0,82	0,92	1,02	1,11	1,19	1,28	1,36	1,44
67,5	0,84	0,94	1,03	1,12	1,21	1,30	1,38	1,47
70	0,85	0,95	1,05	1,14	1,23	1,32	1,41	1,49
75	0,88	0,98	1,08	1,18	1,27	1,36	1,45	1,53
80	0,90	1,01	1,11	1,21	1,30	1,40	1,49	1,58
85	0,92	1,03	1,14	1,24	1,34	1,43	1,53	1,62
90	0,95	1,06	1,17	1,27	1,37	1,47	1,56	1,66
95	0,97	1,08	1,19	1,30	1,40	1,50	1,60	1,70
100	0,99	1,11	1,22	1,33	1,43	1,54	1,64	1,73
105	1,01	1,13	1,24	1,36	1,46	1,57	1,67	1,77
110	1,03	1,15	1,27	1,38	1,49	1,60	1,70	1,81
115	1,05	1,17	1,29	1,41	1,52	1,63	1,74	1,84
120	1,07	1,20	1,32	1,43	1,55	1,66	1,77	1,87
125	1,09	1,22	1,34	1,46	1,58	1,69	1,80	1,91
130	1,11	1,24	1,36	1,48	1,60	1,72	1,83	1,94
135	1,12	1,26	1,39	1,51	1,63	1,74	1,86	1,97
140	1,14	1,28	1,41	1,53	1,65	1,77	1,89	2,00
145	1,16	1,30	1,43	1,56	1,68	1,80	1,92	2,03
150	1,18	1,31	1,45	1,58	1,70	1,82	1,94	2,06

T 22 Zusatzinfos

Gewicht kg	Größe 140cm	150cm	160cm	170cm	180cm	190cm	200cm	210cm
15	0,82	0,86	0,90	0,94	0,98	1,02	1,06	1,10
17,5	0,87	0,92	0,96	1,00	1,05	1,09	1,13	1,17
20	0,92	0,97	1,02	1,06	1,11	1,15	1,20	1,24
22,5	0,97	1,02	1,07	1,12	1,16	1,21	1,26	1,30
25	1,01	1,07	1,12	1,17	1,22	1,27	1,31	1,36
27,5	1,06	1,11	1,16	1,22	1,27	1,32	1,37	1,42
30	1,10	1,15	1,21	1,26	1,32	1,37	1,42	1,47
32,5	1,13	1,19	1,25	1,31	1,36	1,42	1,47	1,52
35	1,17	1,23	1,29	1,35	1,40	1,46	1,52	1,57
37,5	1,21	1,27	1,33	1,39	1,45	1,50	1,56	1,62
40	1,24	1,30	1,37	1,43	1,49	1,55	1,61	1,66
42,5	1,27	1,34	1,40	1,46	1,53	1,59	1,65	1,71
45	1,30	1,37	1,44	1,50	1,56	1,63	1,69	1,75
47,5	1,33	1,40	1,47	1,53	1,60	1,66	1,73	1,79
50	1,36	1,43	1,50	1,57	1,63	1,70	1,76	1,83
52,5	1,39	1,46	1,53	1,60	1,67	1,74	1,80	1,87
55	1,42	1,49	1,56	1,63	1,70	1,77	1,84	1,90
57,5	1,45	1,52	1,59	1,66	1,73	1,80	1,87	1,94
60	1,47	1,55	1,62	1,69	1,77	1,84	1,91	1,98
62,5	1,50	1,58	1,65	1,72	1,80	1,87	1,94	2,01
65	1,52	1,60	1,68	1,75	1,83	1,90	1,97	2,04
67,5	1,55	1,63	1,71	1,78	1,86	1,93	2,00	2,08
70	1,57	1,65	1,73	1,81	1,89	1,96	2,04	2,11
75	1,62	1,70	1,78	1,86	1,94	2,02	2,10	2,17
80	1,66	1,75	1,83	1,92	2,00	2,08	2,15	2,23
85	1,71	1,79	1,88	1,97	2,05	2,13	2,21	2,29
90	1,75	1,84	1,93	2,01	2,10	2,18	2,27	2,35
95	1,79	1,88	1,97	2,06	2,15	2,23	2,32	2,40
100	1,83	1,92	2,02	2,11	2,20	2,28	2,37	2,45
105	1,87	1,96	2,06	2,15	2,24	2,33	2,42	2,51
110	1,91	2,00	2,10	2,19	2,29	2,38	2,47	2,56
115	1,94	2,04	2,14	2,23	2,33	2,42	2,51	2,60
120	1,98	2,08	2,18	2,28	2,37	2,47	2,56	2,65
125	2,01	2,11	2,22	2,32	2,41	2,51	2,60	2,70
130	2,05	2,15	2,25	2,35	2,45	2,55	2,65	2,74
135	2,08	2,18	2,29	2,39	2,49	2,59	2,69	2,79
140	2,11	2,22	2,33	2,43	2,53	2,63	2,73	2,83
145	2,14	2,25	2,36	2,47	2,57	2,67	2,77	2,87
150	2,17	2,28	2,39	2,50	2,61	2,71	2,81	2,92

Doping

T 22.5 Doping

T 22.5.1 Verbotene Arzneimittel im Sport

Die Einnahme verbotener Medikamente im Sport wird als Doping bezeichnet. Die World Anti-Doping Agency (WADA) definiert Doping als den Nachweis eines Verstoßes gegen die Anti-Doping-Regeln. Dazu gehören u.a. das Vorhandensein eines verbotenen Stoffs, seiner Metaboliten oder Marker in der Probe eines Sportlers. Aber auch die Anwendung, der Versuch der Anwendung sowie der Besitz eines verbotenen Wirkstoffs oder einer verbotenen Methode und der Verstoß gegen das Meldesystem (Whereabouts) werden bestraft. Die Regelstrafe beträgt seit dem 01.01.2015 vier Jahre, die Verjährungszeit zehn Jahre.

Im Arzneimittelgesetz wird Doping seit dem 11.09.1998 als Straftatbestand genannt. In § 6a „Verbot von Arzneimitteln zu Dopingzwecken im Sport" heißt es: Es ist verboten, Arzneimittel zu Dopingzwecken im Sport in den Verkehr zu bringen, zu verschreiben, bei anderen anzuwenden oder in nicht geringen Mengen zu besitzen.

Zur Aufnahme in die WADA-Liste der verbotenen Wirkstoffe und Methoden müssen zwei der drei folgenden Kriterien erfüllt sein:

(1) Die sportliche Leistung kann gesteigert werden,
(2) Es besteht ein gesundheitliches Risiko für den Sportler und/oder
(3) Es liegt ein Verstoß gegen den Geist des Sports vor.

Die aktuelle Liste der WADA (gültig ab 01.01.2017) umfasst:
Anabole Wirkstoffe, Stimulanzien, Narkotika, Peptidhormone, Wachstumsfaktoren, Beta-2-Agonisten, Hormonantagonisten und -Modulatoren, Diuretika, Maskierungsmittel, Cannabinoide (THC) und Glukokortikoide. Betablocker und Alkohol (Bogenschießen, Luft- und Motorsport) sind sportartspezifisch verboten. Zu den verbotenen Methoden zählen Maßnahmen zur Erhöhung des Sauerstofftransfers, chemische und physikalische Manipulationen an Blut oder Urin und Gendoping. Verbotene Wirkstoffe können in Nahrungsergänzungsmitteln verborgen sein.

Kritische Wirkstoffe sind mit einer Hand ☞ gekennzeichnet.

Die Einhaltung der Verbote wird durch Kontrollen nach Wettkämpfen und außerhalb von Wettkämpfen (sog. Trainingskontrollen) überprüft. In Deutschland ist die Nationale Anti-Doping Agentur (NADA) für diese Aktivitäten zuständig.

Die WADA hat im International Standard for Therapeutic Use Exemptions (TUE) festgeschrieben, unter welchen Bedingungen der Einsatz von verbotenen Wirkstoffen zur ärztlichen Behandlung erfolgen kann (www.wada-ama.org). Der internationale Standard für TUE enthält Kriterien für die Beurteilung, die Weitergabe der Informationen, die Zusammensetzung der Ärztegruppe (TUEC = Therapeutic Use Exemption Committee) und den Anerkennungsprozess.

Formulare und weitere Informationen unter **www.nada-bonn.de**

T 22.5.2 Liste der nach WADA verbotenen Wirkstoffe

Anabole Wirkstoffe

Wirkstoff	Einsatzgebiet	Verweis
Danazol	Endometriose	
Clenbuterol	Asthmamittel	→ 75
DHEA	M. Addison	
Testosteron	Androgene	→ 402

Exogene androgene anabole Steroide (Auswahl von Bsp.) → 402

1-Androstendiol, 1-Androstendion, 1-Testosteron, 4-Hydroxytestosteron, 19-Norandrostenedion, Bolandiol, Bolasteron, Boldenon, Boldion, Calusteron, Clostebol, Dehydrochloromethyltestosteron, Desoxymethyltestosteron, Drostanolon, Ethylestrenol, Fluoxymesteron, Formebolon, Furazabol, Gestrinon, Mestanolon, Mesterolon, Metenolon, Methandienon, Methandriol, Methasteron, Methyl-1-Testosteron, Methyldienolon, Methylnortestosteron, Methyltestosteron, Methyltrienolon, Miboleron, Nandrolon, Norboleton, Norclostebol, Norethandrolon, Oxabolon, Oxandrolon, Oxymesteron, Oxymetholon, Prostanozol, Quinbolon, Stanozolol, Stenbolon, Tetrahydrogestrinon, Trenbolon und andere Wirkstoffe mit ähnlicher chemischer Struktur oder ähnlichen biologischen Wirkungen

Endogene androgene anabole Steroide → 402

Androstendiol, Androstendion, Dihydrotestosteron, Epitestosteron, Prasteron, Testosteron sowie Metabolite und Isomere.

TUE: Der Einsatz verbotener Wirkstoffe, um erniedrigte Spiegel von endogenen Hormonen anzuheben, ist nicht als akzeptable therapeutische Maßnahme anzusehen.

In Deutschland nicht mehr im Handel: Dianabol® (Metandionon), Megagrisivit® (Clostebol), Oral-Turinabol® (Dehydromethyltestosteron), Primobolan® (Metenolon), Proviron® (Mesterolon)

Andere anabole Wirkstoffe

Clenbuterol, selektive Androgenrezeptor-Modulatoren (SARMs), Tibolon, Zeranol, Zilpaterol

Stimulanzien

Wirkstoff	Einsatzgebiet	Verweis
Amfepramon	Gewichtsreduktion	→ 134
Amphetamin		
Amfetaminil	Psychostimulanz	
Cocain		
Ephedrin		
Etilefrin	Hypotonie	→ 55
Methylpenidat	ADHS	
Modafinil	Narkolepsie	→ 360
Norfenefrin	Hypotonie	
Pemolin	ADHS	
Pholedrin		
Selegilin		→ 311

Doping 843

Weitere Wirkstoffe dieser Gruppe (Auswahl von Beispielen)
4-Phenylpiracetam (Carphedon), Adrafinil, Adrenalin, Amiphenazol, Benzphetamin, Bromantan, Cathin, Clobenzorex, Cropropamid, Crotetamid, Cyclazodon, Dimethylamphetamin, Etamivan, Etilamphetamin, Famprofazon, Fenbutrazat, Fencamfamin, Fencamin, Fenetyllin, Fenfluramin, Fenproporex, Furfenorex, Heptaminol, Isomethepten, Levmethamfetamin, Meclofenoxat, Mefenorex, Mephentermin, Mesocarb, Methamphetamin (D-), Methylendioxyamphetamin, Methylendioxymethamphetamin, Methylephedrin, Nikethamid, Norfenfluramin, Octopamin, Ortetamin, Oxilofrin, Parahydroxyamphetamin, Pentetrazol, Phendimetrazin, Phenmetrazin, Phenpromethamine, Phentermin, p-Methylamphetamin, Prolintan, Propylhexedrin, Sibutramin, Strychnin, Tuaminoheptan und andere Wirkstoffe mit ähnlicher chemischer Struktur oder ähnlichen biologischen Wirkungen.   **TUE:** Behandlung von ADHS mit Methylphenidat   In Deutschland nicht mehr im Handel: Captagon® (Fenetyllin), Micoren® (Cropropamid, Crotetamid), Katovit® (Prolintan), Pervitin® (Methamphetamin), Preludin® (Phentermin)

Peptidhormone, Wachstumsfaktoren und verwandte Wirkstoffe

Wirkstoff	Verweis
Erythropoetin (EPO)	→ 144
Wachstumshormon (hGH)	
Somatomedin C (IGF-1)	
Gonadotropine (LH, HCG), (verboten nur bei Männern)	
Kortikotropine (ACTH)	→ 142

Hormonantagonisten und Modulatoren

Aromatasehemmer: Anastrozol, Letrozol, Aminogluthetimid, Exemestan, Formestan, Testolacton	→ 414
Selektive Östrogenrezeptormodulatoren (SERMs): Raloxifen, Tamoxifen, Toremifen	→ 413
Andere antiöstrogene Wirkstoffe: Fulvestrant, Clomifen, Cyclofenil, Myostatinhemmer	→ 414
Insulin	→ 118
Meldonium (in D nicht zugelassen)	

Beta-2-Agonisten → 73

Für den Einsatz von Beta-2-Agonisten bedarf es einer **TUE**.

Zum Einsatz der Beta-2-Agonisten Salbutamol, Formoterol und Salmeterol und der Glukokortikoide zur Inhalation bedarf es nur einer Anzeige.

Clenbuterol ist wegen seiner möglichen anabolen Wirkung grundsätzlich von einer Freistellung ausgeschlossen.

Verbotene Methoden: Manipulation von Blut und Blutprodukten

Bluttransfusion

Erythrozytenkonzentration

Entnahme und Reinjektion von Blut

T 22 Zusatzinfos

Betablocker → 27

Bei Sportarten, deren Leistung vorwiegend durch koordinative, konzentrative und psychische Faktoren begrenzt sind, können Betablocker die überschießenden Herz-Kreislauf-Reaktionen und die allgemeinen Symptome wie Schwitzen und Tremor dämpfen. Betablocker → 27 dürfen bei Wettkampfkontrollen nicht nachgewiesen werden.
Zu ihnen gehören u.a. Acebutolol, Alprenolol, Atenolol, Betaxolol, Bisoprolol, Bunolol, Carteolol, Carvedilol, Celiprolol, Esmolol, Labetalol, Levobunolol, Metipranolol, Metoprolol, Nadolol, Oxprenolol, Pindolol, Propranolol, Sotalol, Timolol.
Alle Betablocker sind in ausgewählten Sportarten verboten. Einige Beispiele: Bogenschießen, Dart, Golf, Motorsport, Schießen, Skispringen.
Cave: Bei Patienten unter Betablockern kommt es v.a. im Ausdauerbereich zu einer metabolisch bedingten Leistungseinschränkung.

Narkotika → 285

Narkotika dürfen bei Wettkampfkontrollen nicht nachgewiesen werden.
Die Liste ist geschlossen.
Buprenorphin, Dextromoramid, Diamorphin (Heroin), Fentanyl (auch Alfentanil, Sufentanil), Hydromorphon, Methadon, Morphin, Oxycodon, Oxymorphon, Pentazocin, Pethidin.
Der Einsatz von Lokalanästhetika unterliegt keinem Verbot.

Glukokortikoide → 203

Die systemische Anwendung von Glukokortikoiden durch orale, rektale, intravenöse oder intramuskuläre Gabe ist nur im Wettkampf verboten, d.h., der verbotene Wirkstoff darf bei einer Wettkampfkontrolle nicht nachgewiesen werden. Es ist zu bedenken, dass die Nachweisbarkeit der unterschiedlichen Wirkstoffe und Zubereitungen Tage bis Wochen anhalten kann. Nach einer erforderlichen Notfallbehandlung ist eine entsprechende ärztliche Bescheinigung auszustellen und bei der NADA zu hinterlegen. Eine durchgehend erforderliche systemische Behandlung bedarf einer TUE wie z.B. bei Morbus Crohn. Die nichtsystemische Anwendung von Glukokortikoiden als Inhalation oder Injektionen unter sportorthopäd. Gesichtspunkten in die großen Gelenke, Sehnen- und Muskelansätze bedarf einer Anzeige. Der topische Einsatz an Auge, Haut, Mundhöhle, Nase, Ohren ist zulässig.

Diuretika und weitere Maskierungsmittel

Diuretika → 42

Mit dem Verbot der Diuretika soll eine mögliche Manipulation bei der Urinabgabe verhindert werden. Über einen gezielten Einsatz von Diuretika und ausreichendes Trinken nach Wettkämpfen könnte ein geringer konzentrierter Urin produziert werden. Die analytischen Nachweismöglichkeiten wären dadurch möglicherweise erschwert.
Acetazolamid, Amilorid, Bumetanid, Cancrenon, Chlortalidon, Etacrynsäure, Furosemid, Indapamid, Metolazon, Spironolacton, Thiazide (z.B. Bendroflumethiazid, Chlorothiazid, Hydrochlorothiazide), Triamteren und andere Wirkstoffe mit ähnlichen chem. Struktur oder ähnlichen biol. Wirkungen.

Weitere Maskierungsmittel

Desmopressin	
Probenecid (Urikosurika)	
Plasmaexpander	Albumin, Dextran, HES, Mannitol, Glycerol
Infusion	Ohne ärztliche Indikation (bei ärztlicher Indikation nachträgliche Anzeige erforderlich)

T 22.6 Betäubungsmittelverordnung

Wichtige Angaben auf Btm-Rezepten

Die stark wirksamen Opioide unterliegen der Betäubungsmittel-Verschreibungsverordnung (BtMVV) und müssen auf besonderen Rezepten verordnet werden.
Die Anschrift der Bundesopiumstelle lautet:

Bundesinstitut für Arzneimittel und Medizinprodukte – Bundesopiumstelle
Kurt-Georg-Kiesinger-Allee 3
53175 Bonn

Bei Verschreibung für einen **Patienten (Substituenten)** oder den **Praxisbedarf** sind auf dem BtM-Rezept anzugeben:

- Der Name, der Vorname und die Anschrift (Straße, Hausnummer, Ortschaft) des Patienten, ggf. der Vermerk „Praxisbedarf" und das Ausstellungsdatum
- Die Arzneimittelbezeichnung, sofern dadurch das (die) verordnete(n) BtM nicht zweifelsfrei bestimmt ist (sind), zusätzlich die Gewichtsmenge(n) des (der) BtM je Packungseinheit(en), bei abgeteilten Zubereitungen je abgeteilte Form sowie die Darreichungsform(en), ggf. den Verdünnungsgrad
- Die Menge des Arzneimittels in g oder ml – Nominalgehalt –, die Stückzahl(en) der abgeteilten Form(en) – bei Ampullen, Suppositorien, Tabletten u.a. – z.B. Dolantin Inj.Lsg. 50mg Nr. 20 etc.
- Die Gebrauchsanweisung mit Einzel- und Tagesgabe; falls dem Patienten eine schriftliche Gebrauchsanweisung übergeben wurde, der Vermerk „gemäß schriftlicher Anordnung"
- Im Fall einer Verschreibung über einen Bedarf im Rahmen einer Substitution zusätzlich die Zahl der Anwendungstage
- Die zusätzliche Kennzeichnung bei einer Verschreibung für einen besonderen Einzelfall durch den Buchstaben A , im Zuge einer Substitution durch den Buchstaben S , für ein Kauffahrteischiff durch den Buchstaben K , in einem Notfall durch den Buchstaben N; (in den beiden zuletzt genannten Fällen sind diese Kennzeichnungen nur auf den nachträglich auszustellenden BtM-Rezepten vorzunehmen).
- Der Name des Verschreibenden, seine Berufsbezeichnung und Anschrift (Straße, Hausnummer, Ortschaft) sowie seine Telefonnummer
- Die Unterschrift des Verschreibenden, im Vertretungsfall darüber hinaus der Vermerk „i.V."
- In einem **Notfall** (d.h., wenn kein BtM-Rezept zur Verfügung steht) dürfen für einen Patienten – ausgenommen im Fall einer Substitution – oder einen Praxisbedarf BtM in einem zur Behebung des Notfalls erforderlichen Umfang auf einem **Normalrezept** verschrieben werden.

Bei Verschreibungen für einen **Stationsbedarf** oder eine Einrichtung des **Rettungsdienstes** sind auf dem (den) BtM-Anforderungsschein(en) anzugeben:

- Der Name oder die Bezeichnung und die Anschrift (Straße, Hausnummer, Ortschaft) der Einrichtung – ggf. ferner der Teileinheit bei einer gegliederten Einrichtung –, für die das (die) BtM bestimmt ist (sind)
- Das Ausstellungsdatum, die Bezeichnung des (der) BtM und dessen (deren) Menge(n)
- Name und Telefonnummer des Verschreibenden, Unterschrift des Verschreibenden

T 22 Zusatzinfos

Betäubungsmittel-Rezept

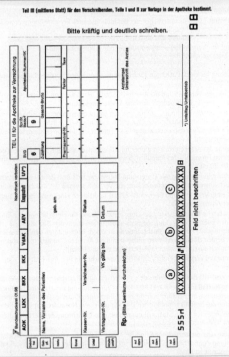

Die Abbildung zeigt eine Musterdarstellung eines Btm-Rezepts.
Die Codierung der BtM-Rezepte lässt sich folgendermaßen entschlüsseln:

a	b	c
555 rl		
7-stellige BtM-Nummer	Technisches Datum	9-stellige Rezeptnummer

T 22.7 Unerwünschte Arzneimittelwirkungen

Bitte melden Sie unbekannte, insbesondere schwerwiegende unerwünschte Arzneimittelwirkungen an das **Bundesinstitut für Arzneimittel und Medizinprodukte** (www.bfarm.de).

T 22.8 Internetlinks zur Arzneimitteltherapie

Arzneimittelkomission, Arzneimittelsicherheit

www.akdae.de	Arzneimittelkomission der deutschen Ärzteschaft: Meldung aktueller UW; Verzeichnis von Rote-Hand-Briefen etc.
www.bfarm.de	Bundesinstitut für Arzneimittel und Medizinprodukte
www.arzneitelegramm.de	Volltextregister d. Arzneitelegramms; UW-Datenbank (Abonnenten); Arzneimitteldatenbank (kostenpfl.)

Arzneimittelinteraktionen

http://medicine.iupui.edu/clinpharm/ddis/main-table	Tabellen über Arzneimittelinteraktionen
www.hiv-druginteractions.org	Arzneimittelinteraktionen bei HIV-Therapie

Datenbanken, Arzneimittelverzeichnisse, Literaturrecherche, neue Arzneimittel

www.fachinfo.de	Zugang zu allen verfügbaren FachInfos (DocCheck)
www.rote-liste.de	Die Rote Liste online (DocCheck)
www.ifap.de	Onlinedatenbank Wirkstoffe, Handelsnamen, Preise (DocCheck)
www.dimdi.de/de/amg/index.htm	DIMDI PharmSearch: umfangreiche Datenbank aller deutschen Arzneimittel (DocCheck)
www.infomed.org	Homepage der Schweizer pharma-kritik
www.medline.de	Onlinerecherche medizinischer Publikationen
www.centerwatch.com/drug-information/	Neue, von der FDA zugelassene Medikamente
www.edruginfo.com	Informationen über neue Medikamente

Pharmakotherapie

http://leitlinien.net	AWMF-Leitlinien für Diagnostik und Therapie
www.dosing.de	Angaben zur Dosisreduktion bei Niereninsuffizienz
www.aerzteblatt.de	Volltextregister des Deutschen Ärzteblatts

Numerics

1,4-Butandiol-Intoxikation 822
2,3-Dimercapto-1-propansulfonsäure
- Toxikologie 819
28-mini *(Levonorgestrel)* 419
4-Aminopyridin
- Neurologie 667
4-Aminosalicylsäure 244
4-DMAP
(Dimethylaminophenol) 427
4-Hydroxybuttersäure 286, 306
5-alpha-Reduktase-Hemmer 399
5-Amino-4-oxopentansäure 378, 715
5-Amino-4-oxopentansäure-HCl 715
5-Aminolävulinsäure 378
5-ASA 103
5-Azacytidin
- Hämatologie 582
5-Finger-Regel 425
5-Fluorouracil
- Dermatologie 714, 715
- Endokrinologie 573
- Onkologie 594, 595, 605–616, 622, 624
5-FU 159
5-FU HEXAL *(Fluorouracil)* 159
5-FU medac *(Fluorouracil)* 159
5-HT1A-Agonismus 443
5-HT3-Rezeptorblocker 106
90Y-DOTATOC
- Endokrinologie 573

A

A.T. 10 *(Dihydrotachysterol)* 148
Aarane N *(Cromoglicinsäure + Reproterol)* 87
Abacavir 247, 249, 257
Abacavir HEXAL *(Abacavir)* 247
Abacavir/Lamivudin beta
(Abacavir + Lamivudin) 247
Abacavir/Lamivudin HEXAL
(Abacavir + Lamivudin) 247
Abasaglar *(Insulin glargin)* 118, 119
Abatacept 207
- Rheumatologie 629
Abciximab 66
- Kardiologie 447, 448
Abdominelle Infektionen 215–219, 225, 228–235
Abilify *(Aripiprazol)* 349
Abilify Maintena
(Aripiprazol) 349
Abirateron
- Onkologie 625
Abirateronacetat 403
Abmagerungsmittel 134
Abortinduktion 421
Abortneigung 292
Abraxane *(Paclitaxel)* 163
Abseamed *(Epoetin alfa)* 145
Absencen 301, 306
- bei Kindern 799
Abstillen 422
Abstinenzsyndrome 314
Abstral *(Fentanyl oral/nasal)* 278
Abszess 363
- Lunge 493
Acamprosat 361
- Psychiatrie 678
Acara *(Risedronsäure)* 132
Acarbose 114
- Endokrinologie 548
Acarbose Stada *(Acarbose)* 114
Acarbose-CT *(Acarbose)* 114
ACC HEXAL *(Acetylcystein)* 82
Accofil *(Filgrastim)* 150
Accupro *(Quinapril)* 24
Accuzide *(Quinapril + Hydrochlorothiazid)* 35
Accuzide diuplus *(Quinapril + Hydrochlorothiazid)* 35
Acebutolol 27
Aceclofenac 196
ACE-Hemmer 21, 34, 41, 42, 441
- Geriatrie 431–433
ACE-Hemmer-ratioph.
(Captopril) 22
ACE-Hemmer-ratioph. comp.
(Captopril + Hydrochlorothiazid) 35
Acemetacin 196

Acemetacin Stada
(Acemetacin) 196
Acemit *(Acetazolamid)* 388
Acercomp *(Lisinopril + Hydrochlorothiazid)* 35
Acesal *(Acetylsalicylsäure)* 193
Acetaminophen 285
Acetazolamid 388
- Ophthalmologie 728, 732, 733
- Pädiatrie 801
Acetylcystein 82, 426
- HNO 736, 738, 739
- Pädiatrie 774
- Pneumologie 481, 483, 504
Acetylsalicylsäure 17, 67, 193, 199
- Anästhesie 655
- Dermatologie 702
- Geriatrie 433
- Gynäkologie 760
- Hämatologie 580, 581
- HNO 738
- Intoxikation 813
- Kardiologie 446, 448, 451, 453, 469, 470
- Neurologie 661–663, 674
- Ophthalmologie 727, 728
- Pädiatrie 795, 801, 802
- Rheumatologie 634
Achalasie 58
Acic *(Aciclovir)* 245, 372
Aciclostad *(Aciclovir)* 245, 372
Aciclovir 245, 372, 382
- Dermatologie 713, 714
- HNO 741
- Infektiologie 643
- Neurologie 660, 664
- Ophthalmologie 719, 722, 723
- Pädiatrie 786, 792, 797
Aciclovir-ratioph.
(Aciclovir) 245, 372
Acic-Ophtal *(Aciclovir)* 382
Acicutan *(Acitretin)* 368
Acimethin *(Methionin)* 406
Acimol *(Methionin)* 406
Acitretin 368
- Dermatologie 701, 704, 709, 715
Acivision *(Aciclovir)* 382
Aclasta *(Zoledronsäure)* 133

Aclidinium
- Pneumologie 482, 483
Aclidiniumbromid 76, 77
Acnatac *(Tretinoin + Clindamycin)* 371
Acne inversa 696
Acrodermatitis chronica atrophicans 690
ACS 446, 451
Actelsar *(Telmisartan + Hydrochlorothiazid)* 37
ACTH 142
- Pädiatrie 800
ACTH-Insuffizienz 142
Actilyse *(Alteplase)* 64
Actilyse Cathflo *(Alteplase)* 64
Actinomyces 211
Actiq *(Fentanyl oral/nasal)* 278
Actira *(Moxifloxacin)* 231
Activelle *(Estradiol + Norethisteron)* 412
Actonel *(Risedronsäure)* 132
Actos *(Pioglitazon)* 116
Actraphane *(Normalinsulin + Verzögerungsinsulin)* 119
Actrapid HM *(Insulin normal)* 118
Acular *(Ketorolac)* 384
Acylaminopenicilline 215
AD(H)S-Spektrum-Störung 802
Adalat *(Nifedipin)* 19, 31
Adalimumab 208
- Dermatologie 696, 709, 710
- Gastroenterologie 512, 513
- Rheumatologie 629–631
Adapalen 370
- Dermatologie 695, 715
Adartrel *(Ropinirol)* 310
Adasuve *(Loxapin)* 350
Adcetris *(Brentuximab Vedotin)* 180
Adcirca *(Tadalafil)* 91
Addison-Krise 20, 205, 567
Adefovir 247
Adempas *(Riociguat)* 91
Adenoscan *(Adenosin)* 52
Adenosin 17, 52
- Kardiologie 465
- Pädiatrie 774

Adenosin Life Medical *(Adenosin)* 52
Adenosin-Desaminase-Mangel 270
Adenuric *(Febuxostat)* 130
Adepend *(Naltrexon)* 362
ADHS 359, 360, 361, 802
Adiclair *(Nystatin)* 262, 374
α-Dihydroergocriptin
- Neurologie 670
Adipositas 134
Adrekar 17, 52
Adrenalin 17, 55, 76
- Dermatologie 711
- Kardiologie 444, 450, 451
- Pädiatrie 769, 770, 779, 789
- Pneumologie 497
- Toxikologie 818, 823
Adrenalin Infectopharm *(Adrenalin)* 55
Adrenogenitales Syndrom 204
Adrimedac *(Doxorubicin)* 164
Adumbran *(Oxazepam)* 356
Advagraf *(Tacrolimus)* 268
Advantan *(Methylprednisolon)* 365
Advate *(Faktor VIII)* 70
Aequamen *(Betahistin)* 105
Aerius *(Desloratadin)* 85
Aerodur *(Terbutalin)* 73
Afamelanotid 15, 378
Afatinib 171
- Onkologie 602
Afibrinogenämie 70
Afinitor *(Everolimus)* 176
Aflibercept 188, 392
- Onkologie 609
- Ophthalmologie 729–733
Afstyla *(Faktor VIII)* 70
Afstyla *(Lonoctocog alfa/ Faktor VIII)* 16
Agalsidase alfa 136
Agalsidase beta 136
Aggrastat *(Tirofiban)* 68
Aggrenox *(ASS + Dipyridamol)* 67
Aggressivität 351
- bei Kindern 803
Agiocur *(Flohsamen)* 99

Agiolax *(Flohsamen + Sennoside)* 99
Agiolax Pico *(Natriumpicosulfat)* 99
Agitiertheit 350
Agitiertheit bei Kindern 803
Agomelatin 339
- Psychiatrie 679
Agopton *(Lansoprazol)* 93
Agoraphobie 684
AH 3 N *(Hydroxyzin)* 86
Aida *(Ethinylestradiol + Drospirenon)* 417
AIDS 150, 163, 164, 188, 226, 247–253, 257, 270
Airflusal *(Salmeterol + Fluticason)* 80
Airol *(Tretinoin)* 371
Ajmalin 17, 49
- Kardiologie 465, 466
AKE 1100 mit Xylit *(Aminosäurelösung)* 295
Akineton *(Biperiden)* 17, 313
Akkommodationshemmung 388
Akne 371, 412, 694
- chronische 101
- durch Halogene 371
- medicamentosa 371
- vulgaris 224, 225, 370–372
Aknefug EL *(Erythromycin)* 370
Aknefug Oxid *(Benzoylperoxid)* 370
Aknemittel 370
- antibiotikahaltige Externa 370
- Externa 371
- Interna 371
- Peroxide 370
- Retinoide 370
Aknemycin *(Erythromycin)* 370
Aknenormin *(Isotretinoin)* 371
Aknerexid *(Benzoylperoxid)* 370
Aknosan *(Minocyclin)* 225, 372
Akrinor *(Theodrenalin + Cafedrin)* 56
Akrodermatitis 636
Akromegalie 109, 140, 142, 422, 572
Aktinische Keratose 378–380
Aktinische Präkanzerosen 714

Handelsnamen = **fett**   Wirkstoffe = *kursiv*

Akt–Alm

Aktivkohle
- Pädiatrie 773, 774
Aktren *(Ibuprofen)* 194
Akute Herzinsuffizienz 456
Akutes katatones Syndrom 682
Akutes Koronarsyndrom 17, 19, 47, 59–62, 66–68, 446, 451
akutes Koronarsyndrom 22
Akynzeo *(Palonosetron + Netupitant)* 107
Alacare *(5-Amino-4-oxopentansäure)* 378
Albendazol 263
- Infektiologie 640
Albiglutid 114
- Endokrinologie 549
Albutrepenonacog alfa
- Hämatologie 576
Aldactone *(Kaliumcanrenoat)* 44
Aldactone *(Spironolacton)* 45
Aldara *(Imiquimod)* 380
Aldesleukin 188
Aldosteronantagonisten 44
Aldurazyme *(Laronidase)* 138
Alecensa *(Alectinib)* 16, 171
Alectinib 16, 171
Alemtuzumab 327
- Hämatologie 584
Alendrokit Dura *(Alendronsäure + Colecalciferol + Calcium)* 131
Alendron Beta *(Alendronsäure)* 131
Alendron HEXAL *(Alendronsäure)* 131
Alendron HEXAL plus Calcium D *(Alendronsäure + Colecalciferol + Calcium)* 131
Alendronat
- Endokrinologie 557
Alendronsäure 131
- Endokrinologie 560
- Nephrologie 539
Alendronsäure Basics *(Alendronsäure)* 131
Alendronsäure/Colecalciferol AbZ *(Alendronsäure + Colecalciferol)* 131

Alendronsäure-ratioph. *(Alendronsäure)* 131
Alendronsäure-ratioph. + Colecalciferol *(Alendronsäure + Colecalciferol)* 131
Alendronsäure-ratioph. plus *(Alendronsäure + Alfacalcidol)* 131
Aleve *(Naproxen)* 195
Alexan *(Cytosinarabinosid)* 159
Alfacalcidol 131, 147
Alfacalcidol HEXAL *(Alfacalcidol)* 147
Alfason *(Hydrocortisonbutyrat)* 364
Alfatradiol 377
- Dermatologie 697
Alfentanil 276, 277
- Anästhesie 654
Alfentanil-Hameln *(Alfentanil)* 277
Alfunar *(Alfuzosin)* 400
Alfuzosin 400
- Urologie 756
Alfuzosin HEXAL *(Alfuzosin)* 400
Alfuzosin Winthrop *(Alfuzosin)* 400
Algix *(Etoricoxib)* 198
Alglucosidase alfa 136
Al-Hydroxid
- Gastroenterologie 528
Alimta *(Pemetrexed)* 156
Alipogentiparvovec 126
- Endokrinologie 554
Alirocumab 126
- Endokrinologie 554
- Kardiologie 454
Aliskiren 30, 40
- Kardiologie 442
Alitretinoin 188, 367
- Dermatologie 701
Alizaprid 105
Alkali-Zitrat
- Urologie 754, 755
Alkaloide 160
Alkalose 297
- metabolische 297, 545
- respiratorische 545
Alkalosetherapeutika 297

Alkeran *(Melphalan)* 153
Alkohol 95% *(Ethanol)* 427
Alkoholabhängigkeit 678
Alkoholentwöhnungsmittel 361
Alkoholentzug 299, 361, 362, 678
Alkoholentzugsdelir 676, 678
Alkoholintoxikation 314
- bei Kindern 773
Alkylantienintoxikation 429
Alkylierende Mittel 152
Alkylphosphatintoxikation 17, 56, 427
Alkylsulfonate 153
ALL 152, 156, 157, 161–165, 172, 173, 180, 188, 189
Allegro *(Frovatriptan)* 316
Allergie 17, 85–87, 343, 363, 365, 379, 383, 389–395
- Nahrungsmittel 87
Allergische Konjunktivitis
- bei Kindern 793
Allergische Rhinitis 394
- bei Kindern 793
Allergo Comod *(Cromoglicinsäure)* 389
Allergo Vision *(Ketotifen)* 389
Allergocrom *(Cromoglicinsäure)* 389
Allergodil *(Azelastin)* 85, 393
Allergodil akut *(Azelastin)* 389
Allergospasmin N *(Cromoglicinsäure + Reproterol)* 87
Allergoval *(Cromoglicinsäure)* 87
Allethrin 375
- Dermatologie 703
Allo-CT *(Allopurinol)* 130
Allopurinol 130
- Endokrinologie 555
- Hämatologie 580
- Urologie 753, 754, 755
Allopurinol-ratioph. *(Allopurinol)* 130
Allopurinol-ratioph. comp. *(Allopurinol + Benzbromaron)* 130
Almasilat 95

Al-Mg-Ami

Al-Mg-Silicat 95
Almirid Cripar
 (Dihydroergocriptin) 315
Almogran *(Almotriptan)* 316
Almotriptan 316
- Neurologie 662
Alna Ocas *(Tamsulosin)* 400
Al-Na-Carbonat-Dihydroxid 95
Alomide *(Lodoxamid)* 389
Alopexy *(Minoxidil)* 377
Alopezia
- androgenetica der Frau 697
- androgenetica des Mannes 697
- areata 698
Alopezie 377, 412
Aloxi *(Palonosetron)* 106
Al-oxid 95
Alpha-1-Antitrypsinmangel 486
Alpha-1-Proteinase-Inhibitor 71
- Mangel 71
Alpha-2-Rezeptoragonisten 32
Alpha-2-Rezeptorantagonisten 333
Alphablocker 33
- Geriatrie 432, 433
Alpha-Galactosidase-A-Mangel 136
Alphagan *(Brimonidin)* 386
Alpha-Glucosidase-Mangel 136
Alpha-Glukosidase-Inhibitoren 114
Alpha-Lipogamma
 (Alpha-Liponsäure) 329
Alpha-Liponsäure 329
Alpha-Methyldopa 32
- Gynäkologie 761
Alpha-Methyl-para-Tyrosin
- Endokrinologie 568
Alphanine *(Faktor IX)* 70
Alpha-Sympathomimetika, zentral wirksame 360
Alprazolam 353
- Geriatrie 434
Alprazolam 1A
 (Alprazolam) 353
Alprazolam-ratioph.
 (Alprazolam) 353
Alprolix *(Eftrenonacog alfa)* 14
Alprolix *(Faktor IX)* 70

Alprostadil 69, 401
- Kardiologie 470
- Rheumatologie 627
Alprostadil HEXAL Kardio
 (Alprostadil) 69
Alrheumun *(Ketoprofen)* 194
ALS Kinder 767
Altargo *(Retapamulin)* 372
Alteplase 64
Altinsulin 118, 119
- Endokrinologie 542, 546, 553
Aluminiumchloridhydroxid-Komplex 111
Alupent *(Orciprenalin)* 75
Alveolitis, exogen allergische 486
Alvesco *(Ciclesonid)* 78
Alzheimer-Demenz 323, 324, 351
Amanitin-Intoxikation 814
Amantadin 246, 314
- Neurologie 667, 669
Amantadin HEXAL
 (Amantadin) 246, 314
Amantadin Serag
 (Amantadin) 314
Amantadin-Intoxikation 814
Amantadin-neuraxpharm
 (Amantadin) 314
Amantadin-ratioph.
 (Amantadin) 246
Amaryl *(Glimepirid)* 112
Ambene *(Phenylbutazon)* 199
Ambrisentan 90
- Pneumologie 502
- Rheumatologie 633
AmbroHEXAL *(Ambroxol)* 82
Ambroxol 82
- HNO 736, 737
Amciderm *(Amcinonid)* 365
Amcinonid 365
Amelie *(Ethinylestradiol + Dienogest)* 417
Ameluz *(5-Aminolävulinsäure)* 378
Amenorrhoe 410, 422
Ametycine *(Mitomycin)* 165
Amfebutamon 362
Amfepramon 134

Amiada *(Terbinafin)* 262
Amicette *(Ethinylestradiol + Norgestimat)* 418
Amifampridin 137
Amikacin 228
- Ophthalmologie 727
- Pneumologie 492
- Urologie 749
Amikacin B. Braun
 (Amikacin) 228
Amikacin Fresenius
 (Amikacin) 228
Amiloretik *(Amilorid + Hydrochlorothiazid)* 45
Amilorid 44, 45
Amilorid comp.-ratioph.
 (Amilorid + Hydrochlorothiazid) 45
Amineurin *(Amitriptylin)* 331
Aminoglutethimid
- Endokrinologie 566
- Onkologie 615
Aminoglykoside 228
- Auge 381
Aminomel nephro
 (Aminosäurelösung) 295
Aminomethylbenzoesäure 65
Aminomix 3 Novum
 (Aminosäurelösung) 295
Aminophyllin 80
Aminophyllin 125
 (Aminophyllin) 80
Aminoplasmal Hepa10%
 (Aminosäurelösung) 295
Aminopyridine
- Neurologie 667
Aminosalicylate 103
Aminosäurelösungen 295
Aminosteril N Hepa 8%
 (Aminosäurelösung) 295
Amiodaron 17, 51
- Geriatrie 431
- Kardiologie 450, 463, 466, 467
- Toxikologie 815, 824
Amiodaron-ratioph.
 (Amiodaron) 51
AmioHEXAL *(Amiodaron)* 51
Amioxid-neuraxpharm
 (Amitriptylinoxid) 331

Handelsnamen = fett   Wirkstoffe = kursiv

Ami–And 853

Amisulprid 349
- Psychiatrie 682
Amisulprid HEXAL
(Amisulprid) 349
AmisulpridLich *(Amisulprid)* 349
Amitriptylin 331
- Anästhesie 655
- Geriatrie 431
- Neurologie 661, 663, 667
- Onkologie 594
- Pädiatrie 802
- Psychiatrie 679
- Rheumatologie 627
Amitriptylin-neuraxpharm
(Amitriptylin) 331
Amitriptylinoxid 331
AML 152, 157, 159, 162–165, 188, 190
Amlobesilat Sandoz
(Amlodipin) 31
Amlodipin 14, 31, 38–42, 124
- Kardiologie 441, 455
- Pädiatrie 777
- Pneumologie 501
Amlodipin Corax *(Amlodipin)* 31
Amlodipin HEXAL *(Amlodipin)* 31
Amlodipin-ratioph.
(Amlodipin) 31
Ammonaps
(Natriumphenylbutyrat) 139
Ammoniumbituminosulfonat 363
- Dermatologie 693, 695
Ammoniumuratsteine 753
Amöbenenteritis 238
Amöbiasis 233, 636
Amoclav plus *(Amoxicillin + Clavulansäure)* 216
Amofin 5% *(Amorolfin)* 373
Amorolfin 373
- Dermatologie 706
Amorolfin-ratioph. 5%
(Amorolfin) 373
Amoxicillin 94, 95, 211, 214, 216
- Dermatologie 686, 690, 691
- Gastroenterologie 509, 510
- Gynäkologie 760, 762
- HNO 734–742
- Infektiologie 636, 636
- Kardiologie 469

- Ophthalmologie 718–720
- Pädiatrie 775, 780–783, 786, 789, 806–809
- Pneumologie 484–490, 494
- Urologie 747
Amoxicillin + Clavulansäure
- Dermatologie 692
Amoxicillin-ratioph.
(Amoxicillin) 214
Amoxidura plus *(Amoxicillin + Clavulansäure)* 216
AmoxiHEXAL *(Amoxicillin)* 214
Amoxi-Saar *(Amoxicillin)* 214
Amphetamin-Intoxikation 815
Ampho-Moronal
(Amphotericin B) 262
Amphotericin B 260, 262
- Dermatologie 706
- Infektiologie 637, 638
- Ophthalmologie 727
Amphotericin B
(Amphotericin B) 262
Amphotericin B liposomal 260
Ampicillin 214–217
- Dermatologie 686
- Gynäkologie 759
- Kardiologie 467, 469
- Neurologie 664
- Ophthalmologie 719, 720
- Pädiatrie 775, 790, 809
- Pneumologie 485, 490–495
- Urologie 749, 751
Ampicillin + Sulbactam
Aurobindo *(Ampicillin + Sulbactam)* 216
Ampicillin + Sulbactam-ratioph. *(Ampicillin + Sulbactam)* 216
Ampicillin/Sul Kabi *(Ampicillin + Sulbactam)* 216
Ampicillin-ratioph.
(Ampicillin) 214
Ampres *(Chloroprocain)* 290
Amsacrin 188
Amsidyl *(Amsacrin)* 188
Anablock *(Anastrozol)* 414
Anafranil *(Clomipramin)* 332
Anagrelid 189
- Hämatologie 580, 581

Anakinra 208
- Rheumatologie 629
Analekzem 109, 110
Analeptika 358
Analfissuren 110
Analgesie 17–19, 83, 193–200, 274, 278–286, 290, 291, 299, 304, 315, 331, 332, 337, 343
- bei Kindern 794
Analgetika 276
Analgetika-Kombinationen 199
Analgin *(Metamizol)* 198
Analkarzinom 274, 594
- palliative Chemotherapie 595
Anämie 577
- aplastische 72, 402, 578
- bei Chemotherapie 144, 145
- bei Eisenmangel 143
- bei Niereninsuffizienz 144, 145
- Eisenmangel 577
- hämolytische 267, 577
- megaloblastäre 577
- perniziöse 147, 577
Anaphylaktischer Schock 444
Anaphylaxie 17, 20, 55, 204
- bei Kindern 768
- Notfallset für Kinder 769
Anästhesie 18–20, 56, 277–280, 285–289, 354, 355
- lokale 19, 290, 381
- peridurale 290
- regionale 278, 290
- spinale 290
Anästhesin *(Benzocain)* 396
Anastro-Cell *(Anastrozol)* 414
Anastrozol 414
- Onkologie 615
Anastrozol HEXAL
(Anastrozol) 414
Anbinex *(Antithrombin III)* 71
Ancid *(Hydrotalcit)* 95
Ancotil *(Flucytosin)* 261
Andriol *(Testosteron)* 402
Androcal *(Bicalutamid)* 403
Androcur *(Cyproteronacetat)* 404
Androgene 402
Androgenisierung 404, 412
Androtop *(Testosteron)* 402

Ane–Apn

Anexate *(Flumazenil)* 18, 429
Angeliq *(Estradiol + Drospirenon)* 411
Angiletta *(Ethinylestradiol + Chlormadinon)* 417
Angin HEXAL Dolo *(Benzocain)* 396
Angina pectoris 19, 28, 31, 32, 41, 47, 48, 59, 61, 62, 66–68, 440
– stabile 453
Angioödem 71
– hereditäres 712
Angiotensin-II-Blocker 25, 36, 38, 39
Angiox *(Bivalirudin)* 62
Angocin Anti-Infekt N 748
Angst 29, 86, 304, 332, 336–338, 341, 353–357
Angsterkrankung 683
Anidulafungin 260
– Infektiologie 637, 638
Anilinderivate 285
Ankylosierende Spondylitis 208
Ankylostomiasis 263, 264
Anoro Ellipta *(Umeclidiniumbromid + Vilanterol)* 77
Anovulation 415, 416
Antagonisierung, Muskelrelaxantien 289, 322
Antazida 95
Antazolin
– Ophthalmologie 720
Antelepsin *(Clonazepam)* 302
Antepan *(Protirelin)* 142
Anthelmintika 262
Anthracycline 163
Antianämika 143
Antiandrogene 403
Antianginosa 46
Antiarrhythmika 48
– Klasse Ia 48
– Klasse Ib 49
– Klasse II 51
– Klasse III 51
– Klasse IV 51
– proarrhythmische Wirkung 467

Antibiotika 211
– Auge 381, 384
– Haut 372
– HNO 395
– inhalative 239
– intestinale 238
Anticholinerges Syndrom 430
– Pädiatrie 773
Anticholinergika 76, 77, 96, 107
– inhalative 76
– synthetische 291
– zentral wirksame 312
Anticholium *(Physostigmin)* 430
Antidementiva 322
Antidepressiva 330
– Intoxikation 815
– tetrazyklische 330
– trizyklische 330
Antidiabetika 112
Antidiarrhoika 101
Antidota 426
Antiemetika 105
Antiepileptika 298
Antifibrinolytika 165
Antifungol *(Clotrimazol)* 373
Antifungol HEXAL EXTRA *(Bifonazol)* 373
Antihämophiles Globulin A 70
Antihämophiles Globulin B 70
Antihistaminika 84, 105, 395
– HNO 394
– Intoxikation 816
– topische 378
Antihypertensiva 21
Antihypoglykämika 119
Antiinfektiva
– Auge 381
– Haut 372
– HNO 395, 396
Anti-Kalium Na *(Polysulfonsäure)* 406
Antikoagulantien
– Antidota 63
Antikoagulation 62–64
– bei Dialyse 58, 59
– kontinuierliche 58
Antikörper 176
– bei CED 104
– monoklonale 87

Antilymphozytenglobulin
– Hämatologie 578
Antimalariamittel 264
Antimanika 341
Antimetabolite 156
– Folsäure-Analoga 156
– Purin-Analoga 157
– Pyrimidin-Analoga 158
Antimykotika
– Haut 373
– systemische 258
– topische 262
Antimykotika-Glukokortikoid-Kombinationen
– Haut 375
Antineoplastische Mittel 377
Antineovaskuläre Mittel 391
Antiöstrogene 414
Antiparasitäre Mittel, Haut 375
Antiparkinsonmittel 307
Antiphlogistika
– Auge 383
– Haut 363
Antiprotozoenmittel 239
Antipruriginosa 363
Antipsoriatika 367
– Externa 367
– Interna 368
Antirheumatika, non-steroidale 193
Antiscabiosum *(Benzylbenzoat)* 375
Antiseptika, Auge 382
Antithrombin III 71
Antithrombose 464, 465
Antitussiva 83
Antivertiginosa 105
Antra Mups *(Omeprazol)* 94
Anurie 540
Anxiolytika 341
Anxut *(Buspiron)* 357
Aortenaneurysma 440
Aphiasone *(Mometason)* 394
Apidra *(Insulin glulisin)* 118
Apixaban 60
– Kardiologie 462, 471, 472
– Pneumologie 498
Aplastische Anämie 72, 578
Apnoe, Frühgeborene 289

Handelsnamen = fett   Wirkstoffe = kursiv

APO–Ata

APO-go *(Apomorphin)* 314
Apomorphin 314
- Neurologie 667
Apomorphin-Archimedes *(Apomorphin)* 314
Apomorphinhydrochlorid *(Apomorphin)* 314
Aponal *(Doxepin)* 332
Apothekenpflicht 834
Apraclonidin 386
Apremilast 208
- Dermatologie 709
- Rheumatologie 632
Aprepitant 107
- Onkologie 594
Aprical *(Nifedipin)* 31
Aprotinin 66
Aprovel *(Irbesartan)* 26
Apsomol N *(Salbutamol)* 73
Aptivus *(Tipranavir)* 253
Apydan Extent *(Oxcarbazepin)* 300
Aquacort *(Budesonid)* 394
Aquaphor *(Xipamid)* 44
Äquianalgetische Dosierungen 276
ARA-cell *(Cytarabin)* 159
Aranesp *(Darbepoetin alfa)* 144
Arava *(Leflunomid)* 202
Arcoxia *(Etoricoxib)* 198
Ardeydorm *(Tryptophan)* 358
Ardeytropin *(Tryptophan)* 358
Aredia *(Pamidronsäure)* 132
Arelix *(Piretanid)* 42
Arelix ACE *(Ramipril + Piretanid)* 36
Argatra *(Argatroban)* 62
Argatroban 62
Argininhydrochlorid 297
- Endokrinologie 545
Argipressin 141
Aricept *(Donepezil)* 323
Ariclaim *(Duloxetin)* 337
Arilin *(Metronidazol)* 233
Arimidex *(Anastrozol)* 414
Aripipan *(Aripiprazol)* 349
Aripiprazol 349
- Psychiatrie 680–683
Aripiprazol-ratioph. *(Aripiprazol)* 349

Arixtra *(Fondaparinux)* 61
Arlevert *(Dimenhydrinat + Cinnarizin)* 108
Aromasin *(Exemestan)* 414
Arrhythmie 29
Arrhythmie, absolute 20
Arsen-Intoxikation 817
Artane *(Trihexyphenidyl)* 313
Artelac *(Hypromellose)* 390
Artelac Splash *(Hyaluronsäure)* 390
Artemether 264
- Pädiatrie 787
Arteoptic *(Carteolol)* 385
Arterenol *(Norepinephrin)* 155
Arteriitis temporalis 634, 660, 728
Arteriosklerose 440
Arthotec forte *(Diclofenac + Misoprostol)* 200
Arthritis 194–211, 267, 636
- bakterielle bei Kindern 788
- Psoriasis 631
- reaktive 630
- rheumatoide 628
- juvenile 195, 201–209
Arthrose 196–200, 203
Arthrosis deformans 627
Arthrotec forte *(Diclofenac + Misoprostol)* 200
Artrotec forte *(Diclofenac + Misoprostol)* 200
Arucom *(Latanoprost + Timolol)* 387
Arulatan *(Latanoprost)* 387
Arutidol *(Dorzolamid + Timolol)* 387
Arutimol *(Timolol)* 385
Arzerra *(Ofatumumab)* 181
Arzneimittel
- in der Schwangerschaft, Beratungsstellen 423
- Internetlinks 848
- Intoxikation 429
- verbotene 841
Arzneimittelgesetz 834
Asacol *(Mesalazin)* 103
Asasantin Retard *(ASS + Dipyridamol)* 67

Ascariasis 263, 264
- bei Kindern 781
Ascendra 132
Ascendra *(Ibandronsäure)* 132
Ascorbinsäure 100, 147
- HNO 745
- Ophthalmologie 723
- Urologie 755
Ascorvit *(Ascorbinsäure)* 147
AscoTop *(Zolmitriptan)* 317
Asenapin 349
- Psychiatrie 681
Asfotase alfa 137
Asmanex *(Mometason)* 78
Asparaginase 189
Asparaginase Medac *(Asparaginase)* 189
Aspergillose (ABPA) 503
Aspirationspneumonie 203
Aspirin *(Acetylsalicylsäure)* 67, 193
Aspirin i.v. *(Acetylsalicylsäure)* 17, 193
Aspisol *(Acetylsalicylsäure)* 662
Asplenie bei Kindern 785
ASS 124
- Neurologie 674
ASS Dexcel protect *(Acetylsalicylsäure)* 67
ASS HEXAL *(Acetylsalicylsäure)* 193
ASS HEXAL plus Dipyridamol *(ASS + Dipyridamol)* 67
ASS-ratioph. *(Acetylsalicylsäure)* 67, 193
Asthma bronchiale 18, 20, 73–81, 87, 88, 203, 204, 473
- anstrengungsinduziert 73, 479
- bei Kindern 777
- Stufentherapie 474
- Stufentherapie bei Kindern 777
- Symptomkontrolle 474
- Therapiemanagement 473
Asthmaanfall 18
Astonin H *(Fludrocortison)* 204
Aszites 42, 45, 46, 519
Aszites, maligner 180
AT III Nf *(Antithrombin III)* 71
Atacand *(Candesartan)* 25

Ata–Aza

Atacand plus *(Candesartan + Hydrochlorothiazid)* 36
Ataluren 137
Atarax *(Hydroxyzin)* 86
Atazanavir 251
AteHEXAL *(Atenolol)* 27
AteHEXAL comp. *(Atenolol + Chlortalidon)* 39
Atelektasenprophylaxe 82
Atemdepression, postoperative 282
Atemnot 73
Atemnotsyndrom 82
Atemwegentzündung 82
Ateminfektionen 213–240
Atenativ (Antithrombin III) 71
Atendronsäure
- Endokrinologie 569
Atenogamma comp. *(Atenolol + Chlortalidon)* 39
Atenolol 27, 39, 41
- Kardiologie 453
Atenolol comp. Stada *(Atenolol + Chlortalidon)* 39
Atenolol-ratioph. *(Atenolol)* 27
Athyreose bei Kindern 784
AT-II-Blocker 442, 455
AT-III-Mangel 71
Atimos *(Formoterol)* 52
Atiten *(Dihydrotachysterol)* 148
Atmadisc *(Salmeterol + Fluticason)* 80
Atomoxetin 359
- Pädiatrie 803
- Psychiatrie 685
Atopisches Ekzem 699
Atoris *(Atorvastatin)* 121
Atorvastatin 42, 121, 124, 125
- Endokrinologie 553
- Kardiologie 447, 452, 454
- Neurologie 674
Atorvastatin HEXAL *(Atorvastatin)* 121
Atorvastatin-CT *(Atorvastatin)* 121
Atosiban 423
Atosiban Ibisqus *(Atosiban)* 423
Atosiban Sun *(Atosiban)* 423

Atosil *(Promethazin)* 343
Atosil N *(Promethazin)* 20
Atovaquon 240, 265
- Pädiatrie 787
Atovaquon Proguanil AL *(Proguanil + Atovaquon)* 265
Atovaquon Proguanil Stada *(Proguanil + Atovaquon)* 265
Atozet *(Ezetimib + Atorvastatin)* 125
Atracurium 288
Atracurium Hameln *(Atracurium)* 288
Atracurium HEXAL *(Atracurium)* 288
Atracurium Hikma *(Atracurium)* 288
Atriance *(Nelarabin)* 157
Atripla *(Efavirenz + Emtricitabin + Tenofovir)* 250
Atropin 17, 56, 98, 388, 427
- Anästhesie 65
- Kardiologie 450, 467
- Ophthalmologie 722–725
- Toxikologie 820, 823, 827, 828
Atropin-Intoxikation 817
Atropin-POS *(Atropin)* 388
Atropinsulfat *(Atropin)* 17, 56, 427
Atropinum sulfuricum *(Atropin)* 56, 427
Atrovent *(Ipratropiumbromid)* 76
Atrovent Ls *(Ipratropiumbromid)* 76
Attempta-ratioph. *(Ethinylestradiol + Cyproteronacetat)* 412
Attentin *(Dexamfetamin)* 360
Aubagio *(Teriflunomid)* 328
Aufmerksamkeitsdefizitstörung 359–361, 685
Auge
- Anästhesie 381
- Antiallergika 389
- Antiinfektiva 381, 384
- Antiphlogistika 383
- Antiseptika 382
- Betablocker 385
- Entzündung 383, 384, 388, 390

- Infektion 381, 382
- Oberflächenanästhetika 381
- Parasympathomimetika 386
- Schleimhautläsionen 390
- Sympathomimetika 386
- Verätzung 383, 384, 392
- Verbrennungen 383
Augmentan *(Amoxicillin + Clavulansäure)* 216
Augmentin *(Amoxicillin + Clavulansäure)* 216
Auranofin 201
Aureomycin *(Chlortetrazyklin)* 370
Aurorix *(Moclobemid)* 371
Autoantikörper, Wärme 578
Autoimmune hämolytische Anämie 267
Autoimmunhepatitis 104, 267, 518
Autoimmunthyreoiditis, bei Kindern 784
Avalox *(Moxifloxacin)* 231
Avamys *(Fluticason)* 394
Avanafil 401
- Urologie 757
Avastin *(Bevacizumab)* 180
Avelox *(Moxifloxacin)* 231
Avibactam 16, 221
- Urologie 749
AVK 67, 69
AV-Knoten-Reentrytachykardie 465
Avodart *(Dutasterid)* 400
Avonex *(Interferon beta-1a)* 328
Axiale Spondylarthritis 208, 209
Axicarb *(Carboplatin)* 154
Axidronat *(Pamidronsäure)* 132
Axigran *(Granisetron)* 106
Axiron *(Testosteron)* 402
Axirubicin *(Epirubicin)* 164
Axisetron *(Ondansetron)* 106
Axitinib 171
Axura *(Memantin)* 324
Aza Q *(Azathioprin)* 267
Azacitidin 159
Azafalk *(Azathioprin)* 267
Azaimun *(Azathioprin)* 267
Azamedac *(Azathioprin)* 267

Handelsnamen = fett   Wirkstoffe = kursiv

Aza–Bel 857

Azarga *(Brinzolamid + Timolol)* 387
Azaron *(Tripelennamin)* 379
Azathioprin 267
 – Dermatologie 708
 – Gastroenterologie 512, 513, 518
 – Hämatologie 578, 580
 – Nephrologie 533–537
 – Neurologie 668
 – Ophthalmologie 724, 732
 – Pneumologie 506
 – Rheumatologie 632–635
Azathioprin HEXAL *(Azathioprin)* 267
Azathioprin-ratioph. *(Azathioprin)* 267
Azeat *(Acemetacin)* 196
Azela Vision *(Azelastin)* 389
Azelainsäure 371
 – Dermatologie 695, 696
Azelastin 85, 389, 393, 394
 – HNO 734
 – Ophthalmologie 721
 – Pädiatrie 793
Azetacolamid
 – Ophthalmologie 731
Azi Tcva *(Azithromycin)* 226
Azidose 297
 – metabolische 19, 297, 545
 – respiratorische 545
Azidosetherapeutika 297
Azilect *(Rasagilin)* 311
Azilsartanmedoxomil 25
Azithrobeta *(Azithromycin)* 226
Azithromicin
 – Ophthalmologie 718, 721
Azithromycin 226, 381
 – Dermatologie 686, 690, 691
 – HNO 736, 738, 742
 – Infektiologie 636, 639, 642, 643, 646, 647
 – Ophthalmologie 718
 – Pädiatrie 781, 789, 791, 797
 – Pneumologie 484, 489, 490, 496, 504
 – Urologie 646, 647, 752
Azithromycin HEXAL *(Azithromycin)* 226

Azole 258
Azopt *(Brinzolamid)* 386
Aztreonam 224
 – Pneumologie 503, 505
Azulfidine *(Sulfasalazin)* 104
Azulfidine RA *(Sulfasalazin)* 202
Azur compositum *(Paracetamol + Coffein + Codein)* 200
Azyter *(Azithromycin)* 381
Azzalure *(Clostridium-botulinum-Toxin Typ A)* 319

B

B1 Asmedic *(Thiamin)* 146
B2-Asmedic *(Riboflavin)* 146
B6 Asmedic *(Pyridoxin)* 147
B6-Vicotrat *(Pyridoxin)* 147
B12-Ankermann *(Cyanocobalamin)* 147
Baclofen 320
 – Geriatrie 433
 – Neurologie 667, 672
Baclofen-neuraxpharm *(Baclofen)* 320
Baclofen-ratioph. *(Baclofen)* 320
Bacteroides fragilis 211
Bactroban *(Mupirocin)* 395
Bakteriurie, asymptomatische 746
Balanitis
 – Candida 826
Balanoposthitis
 – Herpes simplex 643
Bambec *(Bambuterol)* 75
Bambuterol 75
Bamipin 378
Bandwurm 647
Baraclude *(Entecavir)* 248
Barazan *(Norfloxacin)* 229
Barbiturate 285
Barbiturate-Intoxikation 817
Baricitinib 16, 208
Basal-H-Insulin
 – Endokrinologie 550
Basaliom 159, 378
Basalzellkarzinom 192
Basedow, Morbus 562
Basiliximab 267

Basodexan *(Harnstoff)* 376
Batrafen *(Ciclopirox)* 373
Baycuten HC *(Clotrimazol + Hydrocortison)* 375
Baymycard *(Nisoldipin)* 32
Baymycard RR *(Nisoldipin)* 32
Bayotensin *(Nitrendipin)* 32
Bazedoxifen
 – Endokrinologie 558
BCNU/Carmustin
 – Hämatologie 587
BecloHEXAL *(Beclometason)* 78
Beclomet *(Beclometason)* 78
Beclomet Nasal *(Beclometason)* 394
Beclometason 78, 79, 394
 – Pädiatrie 778, 789
 – Pneumologie 474–477, 483
Beclometason-diproprionat
 – Toxikologie 828
Beclometason-ratioph. *(Beclometason)* 78, 394
Beclometason
 – Pädiatrie 780
Beclorhinol *(Beclometason)* 394
Beconase *(Beclometason)* 394
Bedaquilin 242
Befibrat *(Bezafibrat)* 120
Belara *(Ethinylestradiol + Chlormadinon)* 417
Belastungsstörung, posttraumatisch 336
Belatacept 267
Belimumab 209
 – Rheumatologie 632
Bellissima *(Ethinylestradiol + Chlormadinon)* 417
Bellymed Abführpulver *(Macrogol)* 99
Belnif *(Nifedipin + Metoprololtartrat)* 41
Beloc *(Metoprololtartrat)* 19, 28
Beloc-Zok *(Metoprololsuccinat)* 28
Beloc-Zok comp *(Metoprololsuccinat + Hydrochlorothiazid)* 40

Belsar *(Olmesartan)* 26
Belsar plus *(Olmesartan + Hydrochlorothiazid)* 37
Bemetizid 43, 46
Bemon *(Betamethason)* 365
Benalapril *(Enalapril)* 23
Benazeplus AL *(Benazepril + Hydrochlorothiazid)* 34
Benazeplus Stada *(Benazepril + Hydrochlorothiazid)* 34
Benazepril 22, 34
- Kardiologie 441, 459
Benazepril AL *(Benazepril)* 22
Benazepril HEXAL *(Benazepril)* 22
Benazepril HEXAL comp. *(Benazepril + Hydrochlorothiazid)* 34
Benazepril Winthrop comp. *(Benazepril + Hydrochlorothiazid)* 34
Benda 5 Fu *(Fluorouracil)* 159
Bendadocel *(Docetaxel)* 162
Bendaepi *(Epirubicin)* 164
Bendamustin 152
- Hämatologie 584, 592
Bendamustin HEXAL *(Bendamustin)* 152
Bendamustin Ribosepharm *(Bendamustin)* 152
Bendarabin *(Fludarabin)* 157
Bendarelbin *(Vinorelbin)* 161
Bendroflumethiazid 43, 45
Benefix *(Faktor IX)* 70
Benlysta *(Belimumab)* 209
Benperidol 346
Benperidol-neuraxpharm *(Benperidol)* 346
Benserazid 308
- Neurologie 671
Ben-u-ron *(Paracetamol)* 285
Benzaknen *(Benzoylperoxid)* 370
Benzalkonium 397
Benzbromaron 129, 130
- Endokrinologie 555
Benzbromaron AL *(Benzbromaron)* 129

Benzocain 396, 397
- Dermatologie 713
Benzocain 1A *(Benzocain)* 396
Benzodiazepine 285, 302, 352
Benzodiazepin-Intoxikation 18, 429, 817
- bei Kindern 773
Benzothiadiazine 43
Benzoylperoxid 370
- Dermatologie 693, 695
Benzydamin 397
- HNO 738
Benzylbenzoat 375
- Dermatologie 703
- Pädiatrie 806
Benzylpenicillin 212
Benzylpenicillin-Benzathin 212
- Infektiologie 646
Benzylperoxid
- Dermatologie 695
Beofenac *(Aceclofenac)* 196
Bepanthen *(Dexpanthenol)* 390
Berberil N *(Tetryzolin)* 390
Beriate P *(Faktor VIII)* 70
Berinert *(C1-Esterase-Inhibitor)* 71
Beninin HS *(Faktor IX)* 70
Beriplex *(Prothrombinkomplex)* 70
Berlinsulin H 30/70 *(Normalinsulin + Verzögerungsinsulin)* 119
Berlinsulin H Basal *(Verzögerungsinsulin)* 118
Berlinsulin H Normal *(Insulin normal)* 118
Berlosin *(Metamizol)* 198
Berlthyrox *(Levothyroxin)* 127
Berodual Ls *(Ipratropiumbromid + Fenoterol)* 77
Berodual N *(Ipratropiumbromid + Fenoterol)* 77
Berotec N *(Fenoterol)* 18, 73
Beta-2-Sympathomimetika, inhalative 73
Beta-Acetyl Acis *(Beta-Acetyldigoxin)* 53
Beta-Acetyldigoxin 53

Betablocker 27, 39, 40, 51
- Auge 385
- Geriatrie 431, 432
- Intoxikation 818
- Kardiologie 441
Betacaroten 149
- Endokrinologie 556
Betadorm D *(Diphenhydramin)* 357
Betaferon *(Interferon beta-1b)* 328
Betahistin 105
- HNO 743
- Neurologie 672
Betahistin-ratioph. *(Betahistin)* 105
Betain 137
Beta-Lactamase-Inhibitoren 215, 216, 221
Beta-Lactamase-resistente Penicilline 213
Beta-Lactamase-sensitive Penicilline 212
Betamann *(Metipranolol)* 385
Betamethason 104, 203, 365, 367, 375
- Dermatologie 699–702, 707, 708
- HNO 740
- Ophthalmologie 733
Betamethason-Salizylsäure
- Dermatologie 708
Betasemid *(Penbutolol + Furosemid)* 40
Beta-Sitosterin
- Urologie 255
Beta-Thalassämia 577
Beta-Turfa *(Propranolol + Triamteren + Hydrochlorothiazid)* 40
Betäubungsmittelrezept 846
Betäubungsmittelverordnung 845
Betavert *(Betahistin)* 105
Betaxolol 27, 385
- Ophthalmologie 730, 731
Bethanecholchlorid 321
Betnesol *(Betamethason)* 104
Betnesol V *(Betamethason)* 365
Betoptima *(Betaxolol)* 385

Handelsnamen = **fett**   Wirkstoffe = *kursiv*

Bevacizumab 180
- Onkologie 603, 608, 619, 621
- Ophthalmologie 726, 729, 732, 733
Bevacizumab
- Onkologie 622
Bewusstseinsstörung 101
Bexaroten 189
Bexsero *(Meningokokken-B-Adsorbat)* 271
Bezafibrat 120
- Endokrinologie 120
Bezafibrat AL *(Bezafibrat)* 120
Bezafibrat-ratioph. *(Bezafibrat)* 120
Bibrocathol 382
Bicalutamid 403
- Onkologie 625
Bicalutamid Axcount *(Bicalutamid)* 403
Bicalutamid beta *(Bicalutamid)* 403
Bicalutamid Medac *(Bicalutamid)* 403
Bicalutin *(Bicalutamid)* 403
Bicamed *(Bicalutamid)* 403
bicaNorm *(Natriumhydrogencarbonat)* 297
Biciron *(Tramazolin)* 390
Bifiteral *(Lactulose)* 99
Bifon *(Bifonazol)* 373
Bifonazol 373
- Dermatologie 705
Biguanide 113
Bikalm *(Zolpidem)* 358
Biltricide *(Praziquantel)* 263
Bimato Vision *(Bimatoprost)* 386
Bimatoprost 386, 387
Bimatoprost HEXAL *(Bimatoprost)* 386
Bindegewebserkrankung 203
Bing-Horton-Syndrom 661
Binocrit *(Epoetin alfa)* 145
Binosto *(Alendronsäure)* 131
Biofanal *(Nystatin)* 262
Bioflutin *(Etilefrin)* 55
Biopoin *(Epoetin theta)* 145

Biotin H
- Dermatologie 697, 698
Biotransformation 832
Bioverfügbarkeit 831
Biperiden 17, 313
- Pädiatrie 773
- Intoxikation 819
Biperiden-neuraxpharm *(Biperiden)* 313
Bipolare Störungen 341, 349–351
BiPreterax N *(Perindopril + Indapamid)* 35
Biramlo *(Amlodipin + Bisoprolol)* 14, 40
Bisacodyl 99
- Gastroenterologie 522
Bismolan H Corti *(Prednisolon + Bismut + Zinkoxid)* 110
Bismut 110
Bismut-III-Oxid-Citrat 95
Bismut-Nitrat-Oxid
- Gastroenterologie 510
Bisobeta *(Bisoprolol)* 28
Bisodipin *(Amlodipin + Bisoprolol)* 14, 40
BisoHEXAL *(Bisoprolol)* 28
Bisolich comp. *(Bisoprolol + Hydrochlorothiazid)* 39
Bisolvon *(Bromhexin)* 82
Bisoplus AL *(Bisoprolol + Hydrochlorothiazid)* 39
Bisoplus Stada *(Bisoprolol + Hydrochlorothiazid)* 39
Bisoprolol 14, 28, 39, 40
- Kardiologie 441, 447, 450–466
Bisoprolol-ratioph. *(Bisoprolol)* 28
Bisphosphonate 131
Bivalirudin 62
- Kardiologie 446, 448
Bivalirudin Accord *(Bivalirudin)* 62
Biviol *(Ethinylestradiol + Desogestrel)* 418
Blasenatonie 321, 322
Blasenblutung 55
Blasenentzündung 746
Blasenkarzinom 155, 160, 595
Blasenstörung, neurogene 322

Blasentumoren 161, 164, 165
Blei-Intoxikation 819
Blemaren N *(Citronensäure + Natriumcitrat)* 405
BLEO-cell *(Bleomycin)* 165
Bleomedac *(Bleomycin)* 165
Bleomycin 165
- Hämatologie 589, 590
- Onkologie 605
Bleomycin HEXAL *(Bleomycin)* 165
Blepharitis 382, 384, 718
- squamosa 718
- ulcerosa 718
Blepharospasmus 319
Blinatumomab 180
Blincyto *(Blinatumomab)* 180
Blopresid plus *(Candesartan + Hydrochlorothiazid)* 36
Blopress *(Candesartan)* 25
Blopress plus *(Candesartan + Hydrochlorothiazid)* 36
BLS Kinder 766
Bluthochdruck 437
Blutspende, autologe 145
Blutung
- bei Cumarinüberdosierung 70, 149
- bei Ösophagusvarizen 141
- Blase 55
- gastrointestinale 109
- hyperfibrinolytische 65, 66
- postpartale 20, 421
- subarachnoidale 324
BNS-Krämpfe 355
Boceprevir 252
Bocouture *(Clostridium-botulinum-Toxin Typ A)* 319
Bonadea *(Ethinylestradiol + Dienogest)* 417
Bondiol *(Alfacalcidol)* 147
Bondronat *(Ibandronsäure)* 132
Bonefos *(Clodronsäure)* 132
Bonviva *(Ibandronsäure)* 132
Boostrix *(Tetanus- + Diphtherie- + Pertussis-Toxoid)* 272
Bornaprin 313
Borrelia 211
Borrelia burgdorferi 636

Bor–Bup

Borreliose 219, 223, 224, 636
- Acrodermatitis atrophicans 690
- bei Kindern 786
- Erythema migrans 690

Bortezomib 189
- Hämatologie 591–593

Bosentan 90
- Pneumologie 502
- Rheumatologie 633

Bosulif *(Bosutinib)* 171
Bosutinib 171
- Hämatologie 581

Botox *(Botulinumtoxin)* 672
Botox *(Clostridium-botulinum-Toxin Typ A)* 319
Botulinumtoxin
- Gastroenterologie 508
- Neurologie 667, 672

Botulismus-Antitoxin
- Toxikologie 819

Botulismus-Intoxikation 819
Bradykardie 17, 56, 291, 450, 467

Braltus Zonda *(Tiotropiumbromid)* 77

Bramitob *(Tobramycin)* 229
Breakyl *(Fentanyl oral/nasal)* 278
Brennnesselkontakt 379
Brentuximab vedotin 180
- Hämatologie 588, 590

Bresben Sandoz *(Nifedipin + Atenolol)* 41
Bretaris Genuair *(Aclidiniumbromid)* 76
Brevibloc *(Esmolol)* 18, 28
Brevimytal *(Methohexital)* 285
Bricanyl *(Terbutalin)* 20, 73, 75
Bridion *(Sugammadex)* 289
Brilique *(Ticagrelor)* 68
Brimatoprost
- Ophthalmologie 730

Brimica Genuair *(Aclidiniumbromid + Formoterol)* 77
Brimo Ophtal *(Brimonidin)* 386
Brimogen *(Brimonidin)* 386
Brimonidin 379, 386, 387
- Dermatologie 697
- Ophthalmologie 730, 731

Brimonidin HEXAL *(Brimonidin)* 386
Brimonidintartrat
- Ophthalmologie 730

Brinavess *(Vernakalant-hydrochlorid)* 52
Brintellix *(Vortioxetin)* 340
Brinzolamid 386, 387
- Ophthalmologie 730, 731

Brinzolamid AL *(Brinzolamid)* 386
Brinzolamid-ratioph. *(Brinzolamid)* 386
Brivaracetam 15, 306
Briviact *(Brivaracetam)* 15, 306
Brivudin 245
- Dermatologie 714
- Ophthalmologie 719, 723

Bromat-Intoxikation 429
Bromazanil *(Bromazepam)* 353
Bromazepam 353
- Geriatrie 433

Bromazepam-ratioph. *(Bromazepam)* 353
Bromhexin 82
Bromhexin Berlin Chemie *(Bromhexin)* 82
Bromhexin KM *(Bromhexin)* 82
Bromocriptin 309, 422
- Endokrinologie 572
- Gynäkologie 763
- Neurologie 670

Bromocriptin Abz *(Bromocriptin)* 309
Bromocriptin-CT *(Bromocriptin)* 422
Bromocriptin-ratioph. *(Bromocriptin)* 309, 422
Bromperidol 346
Bronchialkarzinom 165
- kleinzelliges 152–166, 596
- nichtkleinzelliges 153–156, 160–163, 171–174, 180, 181

Bronchicum Mono Codein *(Codein)* 83
Bronchiektasen 503
Bronchiolitis
- bei Kindern 779

Bronchitis 82, 205, 230, 231
- chronische 75, 227
- obstruktive, bei Kindern 779

Bronchitol *(Mannitol)* 82
Bronchodilatatoren 80
Bronchokonstriktion 75, 80
Bronchoparat *(Theophyllin)* 20
Bronchopulmonale Erkrankung 82
Bronchoretard *(Theophyllin)* 80
Bronchospasmin *(Reproterol)* 75
Bronchospasmolyse 80
Bronchospray *(Salbutamol)* 73
Brotizolam 353
- Geriatrie 434

Brucellose 243
BS-ratioph. *(Butylscopolamin)* 98
Bucain *(Bupivacain)* 290
Buccolam *(Midazolam)* 355
Budapp *(Budesonid)* 394
Budenofalk *(Budesonid)* 104
Budes *(Budesonid)* 394
Budes N *(Budesonid)* 78
Budesonid 78, 79, 104, 394
- Gastroenterologie 512, 514
- HNO 734
- Pädiatrie 778, 780, 789, 793
- Pneumologie 474–477, 483, 506

Budiair *(Budesonid)* 78
Budipin 315
- Neurologie 669

Bulimie 336
Bullöses Pemphigoid 267
Bup 4-Tagepflaster *(Buprenorphin)* 281
Bupensan *(Buprenorphin)* 281
Bupivacain 290
- Rheumatologie 627

Buprenaddict *(Buprenorphin)* 281
Buprenorphin 276, 281
- Anästhesie 655
- Gastroenterologie 515

Buprenorphin AWD *(Buprenorphin)* 281
Buprenorphin-ratioph. Matrixpflaster *(Buprenorphin)* 281

Handelsnamen = fett   *Wirkstoffe = kursiv*

Bup–Cap 861

Bupropion 340, 362
– Pneumologie 481
– Psychiatrie 679
Bupropion-neuraxpharm
(Bupropion) 340
Buscopan
(Butylscopolamin) 17, 98
Buscopan plus *(Paracetamol + N-Butylscopolamin)* 200
Buserelin 405, 415
Busilvex *(Busulfan)* 154
Busp *(Buspiron)* 357
Buspiron 357
– Psychiatrie 684
Busulfan 154
Butavate *(Clobetasol)* 366
Butylscopolamin 17, 98
– Gastroenterologie 514
Butylscopolamin Rotexmed
(Butylscopolamin) 98
Bydureon *(Exenatid)* 115
Byetta *(Exenatid)* 115
B-Zell-Lymphom 183

C

C1-Esterase-Inhibitor 71
– Dermatologie 712
Ca-Acetat
– Nephrologie 523, 526
Cabaseril *(Cabergolin)* 310
Cabazitaxel 162
– Onkologie 625
Cabergolin 310, 422
– Endokrinologie 572
– Neurologie 670
Cabergolin Dura
(Cabergolin) 422
Cabergolin HEXAL
(Cabergolin) 310, 422
Cabergolin Teva
(Cabergolin) 310, 422
Cabergolin-ratioph.
(Cabergolin) 310
Cabozantinib 172
– Onkologie 620, 621
Cadmiumintoxikation 430
Caelyx *(Doxorubicin liposomal, polyethylenglykolisiert)* 164

Cafedrin 56
– Anästhesie 652
Ca-Glukonat
– Pädiatrie 797
Calcet *(Calciumacetat)* 111
Calci Aps D3 *(Colecalciferol + Calciumcarbonat)* 148
Calcicare D3 *(Colecalciferol + Calciumcarbonat)* 148
CalciHEXAL *(Calcitonin)* 133
Calcimagon D3 *(Colecalciferol + Calciumcarbonat)* 148
Calcipotriol 367
– Dermatologie 708
Calcipotriol HEXAL
(Calcipotriol) 367
Calcitonin 133
Calcitonin 133
– Endokrinologie 544, 569
Calcitonin Rotexmedica
(Calcitonin) 133
Calcitrat *(Calcium-Ion)* 292
Calcitriol 148
– Dermatologie 708
– Endokrinologie 543, 559, 569
– Nephrologie 526
Calcitriol Kyramed
(Calcitriol) 148
Calcium 131
Calcium HEXAL
(Calcium-Ion) 292
Calciumacetat
(Calciumacetat) 111
Calciumacetat Prorenal
(Calciumacetat) 111
Calciumacetat-Nefro
(Calciumacetat) 111
Calciumcarbonat 148
Calciumdiacetat 111
Calciumdiacetat + Mg2+ 111
Calciumfolinat HEXAL
(Folinsäure) 190
Calciumgluconat Braun 10%
(Calciumglukonat) 292
Calciumglukonat 292
Calcium-Ion 292
Calciumneurininhibitoren 366
Calcium-Sandoz
(Calcium-Ion) 292

Calcivit D *(Colecalciferol + Calciumcarbonat)* 148
Calcort *(Deflazacort)* 204
Campral *(Acamprosat)* 361
Canakinumab 137, 209
Cancidas *(Caspofungin)* 261
Candesartan 25, 36, 38
– Kardiologie 442, 455, 460
Candesartan HEXAL
(Candesartan) 25
Candesartan Q-Pharm
(Candesartan) 25
Candesartan Stada
(Candesartan) 25
Candesartan-ratioph. comp.
(Candesartan + Hydrochlorothiazid) 36
Candida 637
– Balanoposthitis candidomycetica 641
– Endokarditis 638
– Harnwegsinfektion 638
– Ösophagitis 507, 637
– Pneumonie 638
– Stomatitis 637
– Vulvovaginitis 759
Candidämie 637
Candidiasis granulomatosa 638
Candidose
– Dermatologie 706
– Infektiologie 637
– oropharyngeale 259
– ösophageale 259
– vulvovaginale 259
Candidurie 259
Candio-Hermal *(Nystatin)* 374
Canemes *(Nabilon)* 16, 108
Canesten *(Clotrimazol)* 373
Canesten Extra *(Bifonazol)* 373
Canesten Gyn *(Clotrimazol)* 373
Cangrelor 61
Canifug *(Clotrimazol)* 373
Cannabidiol 325
Cannabinoide 108, 325
Capecitabin 159
– Onkologie 603, 606, 609, 610, 612, 613, 617–619
Capecitabin Accord
(Capecitabin) 159

Cap–Cef

Capecitabin HEXAL *(Capecitabin)* 159
Capecitabin Medac *(Capecitabin)* 159
Caprelsa *(Vandetanib)* 175
Capreomycin 244
Capros *(Morphin)* 279
CAPS 137
Capsaicin 291
Captimer *(Tiopronin)* 430
Captogamma *(Captopril)* 22
CaptoHEXAL *(Captopril)* 22
CaptoHEXAL comp. *(Captopril + Hydrochlorothiazid)* 35
Captopril 22, 35
- Kardiologie 441, 442, 451, 459
- Pädiatrie 776, 793

Capval *(Noscapin)* 84
Carbadura *(Carbamazepin)* 299
Carbaglu *(Carglumsäure)* 137
Carbamat-Intoxikation 819
Carbamazepin 299
- Dermatologie 714
- Neurologie 657–663, 667
- Psychiatrie 678, 680

Carbamazepin HEXAL *(Carbamazepin)* 299
Carbamazepin-ratioph. *(Carbamazepin)* 299
Carbapeneme 234
Carbidopa 15, 308
- Neurologie 671

Carbimazol 128
- Endokrinologie 562
- Pädiatrie 784

Carbimazol Aristo *(Carbimazol)* 128
Carbimazol Henning *(Carbimazol)* 128
Carbimazol HEXAL *(Carbimazol)* 128
Carbo medicinalis 101, 429
- Pädiatrie 773, 774
- Toxikologie 812–814, 823

Carboanhydrasehemmer 386

CARBO-cell *(Carboplatin)* 154
Carbocistein 82
- Pneumologie 483
Carbomer
- Ophthalmologie 720
Carboplatin 154
- Hämatologie 587
- Onkologie 595, 597, 600, 603, 622, 623

Carboplatin HEXAL *(Carboplatin)* 154
Carboplatin-GRY *(Carboplatin)* 154
Cardular PP *(Doxazosin)* 33
Carfilzomib 189
- Hämatologie 592
Carglumsäure 137
Carmen *(Lercanidipin)* 31
Carmen ACE *(Lercanidipin + Enalapril)* 41
Carotaben *(Betacaroten)* 149
Carotinoide 149
Carteolol 385
- Ophthalmologie 730, 731

Carvedilol 28
- Kardiologie 441, 447, 452, 454, 459

Carvedilol HEXAL *(Carvedilol)* 28
Carvedilol-ratioph. *(Carvedilol)* 28
Casodex *(Bicalutamid)* 403
Caspofungin 261
- Infektiologie 637, 638

Caspofungin Zentiva *(Caspofungin)* 261
Caspofungin-ratioph. *(Caspofungin)* 261
Castellani
- Dermatologie 705

Castlemann-Krankheit 182
Catapresan *(Clonidin)* 33
Catechine 380
Catridecacog
- Hämatologie 576
Catumaxomab 180
Caverject *(Alprostadil)* 401
Cayston *(Aztreonam)* 224

CCNU
- Onkologie 626
CD34+ Zellsuspension 270
Cebrotonin *(Piracetam)* 324
CEC *(Cefaclor)* 222
Cecenu *(Lomustin)* 154
Cedur *(Bezafibrat)* 120
Cefaclor 222
- HNO 734, 736, 739, 742–745
- Ophthalmologie 718
- Pädiatrie 804, 810

Cefaclor-ratioph. *(Cefaclor)* 222
Cefadroxil 211, 222
- Gynäkologie 760
- HNO 735, 737, 739, 745
- Pädiatrie 808

Cefadroxil 1A *(Cefadroxil)* 222
Cefadroxil HEXAL *(Cefadroxil)* 222
Cefalexin 222
- Dermatologie 686, 689, 690, 692, 700
- HNO 735, 737, 739, 745
- Ophthalmologie 720
- Pädiatrie 775

Cefasel *(Selen)* 293
Cefazink *(Zink)* 293
Cefazolin 217
- Dermatologie 686, 692
- Gynäkologie 763
- HNO 735, 737, 739, 745
- Kardiologie 469
- Ophthalmologie 719, 721, 722
- Pädiatrie 775
- Pneumologie 494

Cefazolin HEXAL *(Cefazolin)* 217
Cefazolin Hikma j*(Cefazolin)* 217
Cefazolin Saar *(Cefazolin)* 217
Cefepim 220
- Pneumologie 485, 492, 494
- Urologie 749, 750

Cefepim Rotexmedica *(Cefepim)* 220
Cefixdura *(Cefixim)* 223
Cefixim 223
- Infektiologie 643
- Pädiatrie 809

Handelsnamen = fett   Wirkstoffe = kursiv

Cef–Cer

Cefixim 1A *(Cefixim)* 223
Cefixim-ratioph. *(Cefixim)* 223
Cefotaxim 211, 219
 – Dermatologie 691, 692
 – Gynäkologie 762
 – HNO 737, 739
 – Neurologie 671
 – Ophthalmologie 718
 – Pädiatrie 790
 – Pneumologie 485, 490, 491
 – Urologie 749, 750, 751, 753
Cefotaxim Eberth
 (Cefotaxim) 219
Cefotaxim Fresenius
 (Cefotaxim) 219
Cefotaxim HEXAL
 (Cefotaxim) 219
Cefotrix *(Ceftriaxon)* 219
Cefoxitin
 – Gynäkologie 759, 760, 762
Cefpo Basics *(Cefpodoxim-Proxetil)* 223
Cefpodoxim
 – Urologie 747, 748, 749
Cefpodoxim-Proxetil 223
 – HNO 742
Cefpodoxim-ratioph.
 (Cefpodoxim-Proxetil) 223
Ceftarolinfosamil 220
Ceftazidim 16, 219, 221
 – HNO 737, 740–743
 – Infektiologie 640
 – Neurologie 664
 – Ophthalmologie 727
 – Pädiatrie 790, 809
 – Pneumologie 485, 492, 494, 495, 496, 503, 505
 – Urologie 749, 750
Ceftazidim Eberth
 (Ceftazidim) 219
Ceftazidim HEXAL
 (Ceftazidim) 219
Ceftazidim Kabi
 (Ceftazidim) 219
Ceftibuten
 – Urologie 749
Ceftobiprol 221
Ceftolozan 221
 – Urologie 749

Ceftriaxon 219
 – Dermatologie 691
 – Gastroenterologie 511, 519, 521
 – Gynäkologie 760
 – HNO 737, 739, 742
 – Infektiologie 636–647
 – Kardiologie 469
 – Neurologie 664, 671
 – Ophthalmologie 719, 721, 722
 – Pädiatrie 775, 781–788, 797
 – Pneumologie 485, 490–495
 – Urologie 749, 750, 751
Ceftriaxon HEXAL
 (Ceftriaxon) 219
Ceftriaxon Kabi *(Ceftriaxon)* 219
Ceftriaxon-ratioph.
 (Ceftriaxon) 219
CefuHEXAL
 (Cefuroxim-Axetil) 223
Cefurax *(Cefuroxim-Axetil)* 223
Cefuroxim 218
 – Dermatologie 693, 700
 – HNO 739, 742, 743, 745
 – Infektiologie 639
 – Pädiatrie 786, 788, 804–807
 – Pneumologie 490, 493, 494
Cefuroxim- Axetil
 – Dermatologie 686
Cefuroxim Fresenius
 (Cefuroxim) 218
Cefuroxim-Axetil 211, 223
 – Dermatologie 690, 691
 – HNO 734, 736
 – Infektiologie 636
 – Pädiatrie 780
 – Urologie 747
Cefuroxim-ratioph.
 (Cefuroxim) 218
Cefuroxim-ratioph.
 (Cefuroxim-Axetil) 223
Celebrex *(Celecoxib)* 198
Celecox HEXAL *(Celecoxib)* 198
Celecoxib 198
Celecoxib Actavis *(Celecoxib)* 198
Celecoxib Pfizer *(Celecoxib)* 198
Celecoxib Stada *(Celecoxib)* 198
Celestamine N
 (Betamethason) 203

Celestan Depot
 (Betamethason) 203
Celestan solubile
 (Betamethason) 203
Celestan V *(Betamethason)* 365
Celestone *(Betamethason)* 203
Celipro Lich *(Celiprolol)* 28
Celiprolol 28
Celitin *(Celiprolol)* 28
CellCept
 (Mycophenolatmofetil) 268
Cellcristin *(Vincristin)* 161
Cellmustin *(Estramustin)* 189
Cellondan *(Ondansetron)* 106
Celltaxel *(Paclitaxel)* 163
Celluvisc *(Carmellose-Natrium)* 390
Celsentri *(Maraviroc)* 257
Cephalex-CT *(Cefalexin)* 222
Cephalexin
 – Kardiologie 469
 – Ophthalmologie 719
Cephalexin-ratioph.
 (Cefalexin) 222
Cephalosporine 217
 – Geriatrie 431
 – orale, Gr. 1 222
 – orale, Gr. 2 223
 – orale, Gr. 3 223
 – parenterale, Gr. 1 217
 – parenterale, Gr. 2 218
 – parenterale, Gr. 3a 218
 – parenterale, Gr. 3b 219
 – parenterale, Gr. 4 220
 – parenterale, Gr. 5 220
Cephazolin Fresenius
 (Cefazolin) 217
Ceplene *(Histamin-dihydrochlorid)* 190
Ceprotin *(Protein C)* 65
Cerazette *(Desogestrel)* 419
Cerdelga *(Eliglustat)* 137
Ceres *(mittelkettige Fettsäure)* 555
Cerezyme *(Imiglucerase)* 138
Ceritinib 172
 – Onkologie 602
Cerson *(Flumetason)* 364
Certican *(Everolimus)* 268

Certolizumab Pegol 209
- Rheumatologie 629–631
Certoparin 58
- Kardiologie 471
Cervarix *(Papillomvirus-
impfstoff)* 274
Cetebe *(Ascorbinsäure)* 147
Cetidex *(Cetirizin)* 85
Cetirizin 85, 395
- Dermatologie 700–702, 711, 712
- Geriatrie 432
- HNO 735
- Pädiatrie 793, 794
Cetirizin 1A *(Cetirizin)* 85
Cetirizin HEXAL *(Cetirizin)* 85
Cetrimonium 397
Cetuximab 180
- Onkologie 604, 605, 608
Cetylpyridiniumchlorid
- HNO 738
Chalant *(Desogestrel)* 419
Champix *(Vareniclin)* 362
Chariva *(Ethinylestradiol + Chlormadinon)* 417
Chenodeoxycholsäure
- Gastroenterologie 521
Chibro-Timoptol *(Timolol)* 385
Chinidin 49
- Geriatrie 431
Chinin-Intoxikation 819
Chininsulfat 318
Chinolone 229
- fluorierte, Gruppe 1 229
- fluorierte, Gruppe 2 229
- fluorierte, Gruppe 3 230
- fluorierte, Gruppe 4 231
- Pädiatrie 797
Chlamydien 211, 226
Chloee *(Ethinylestradiol + Chlormadinon)* 417
Chloraldurat *(Chloralhydrat)* 357
Chloralhydrat 357
- Geriatrie 434
Chlorambucil 153
- Hämatologie 578, 582–585
- Nephrologie 530
- Ophthalmologie 725

Chloramphenicol 381
Chlordiazepoxid 354
- Geriatrie 433
Chlorhexamed *(Chlorhexidindigluconat)* 396
Chlorhexidin
- Dermatologie 689, 693
Chlorhexidindigluconat 396
Chloriodhydroxychinolin
- Dermatologie 689
Chlormadinon 410, 417, 418
- Dermatologie 696, 698
Chlormadinon Jenapharm *(Chlormadinon)* 410
Chloroprocain 290
Chloroquin 201
- Endokrinologie 556
- Rheumatologie 629, 632
Chloroquin-Intoxikation 820
Chloroquinphosphat 265
- Pädiatrie 787
Chlorphenoxamin 379
Chlorprothixen 343
Chlorprothixen-neuraxpharm *(Chlorprothixen)* 343
Chlorprotixen Holsten *(Chlorprothixen)* 343
Chlortalidon 39, 43
- Kardiologie 440
Chlortetracyclin 370
- Ophthalmologie 718, 721
Cholangitis 520, 521
- akut eitrige 521
- primär biliäre 102
Cholecalciferol
- Endokrinologie 557
Cholelithiasis 521
Cholera 639
- bei Kindern 781
Cholestagel *(Colesevelam)* 124
Cholesterinresorptions-hemmstoffe 125
Cholesterinsteine 102
Cholesterinsynthesehemmer 121
Cholesterolsyntheseenzym 121
Cholezystitis 521
- akute 521
Cholinergika 321

Cholsäure 137
Chorea Huntington 329, 657
Chorioiditis 383
Chorionepitheliom 156
Chorionkarzinom 162
Christmasfaktor 70
Chrom-Intoxikation 820
Chronisch entzündliche Darmerkrankungen 103, 104
Chronisch inflammatorische demyelinisierende Polyneuropathie 270
Chronische Herzinsuffizienz 456
- mit erhaltener Ejektions-fraktion (HF-pEF) 457
- mit reduzierter Efektions-fraktion (HFrEF) 458
Chronische Migräne 319
Chronisch-myeloische Leukämie 581
Chylomikronämie Syndrom 555
Cialis *(Tadalafil)* 402
Ciatyl-Z *(Zuclopenthixol)* 345
Ciatyl-Z Acuphase *(Zuclopenthixol)* 345
Ciatyl-Z-Depot *(Zuclopenthixol)* 345
Cibacen *(Benazepril)* 22
Cibadrex *(Benazepril + Hydrochlorothiazid)* 34
Ciclesonid 78
- Pneumologie 474–476
Ciclopirox 373
- Dermatologie 692, 700, 705–707
- Infektiologie 641
Ciclopirox Winthrop *(Ciclopirox)* 373
Ciclopirox-ratioph. *(Ciclopirox)* 373
Cicloral *(Ciclosporin)* 267, 368
Ciclosporin 267, 368, 385
- Dermatologie 700, 701, 709, 710, 712
- Hämatologie 578
- Nephrologie 529–531
- Ophthalmologie 720, 724, 732
Ciclosporin 1A *(Ciclosporin)* 267
Ciclosporin Pro *(Ciclosporin)* 368

Handelsnamen = **fett**   Wirkstoffe = *kursiv*

CID–Cli 865

CIDP 270
Cil *(Fenofibrat)* 121
Cilastatin 235
 - Gynäkologie 762
 - Urologie 749
Cilazapril 23, 35
 - Kardiologie 441, 459
Cilodex *(Ciprofloxacin + Dexamethason)* 396
Cilostazol 67
 - Kardiologie 470
Cilostazol AL *(Cilostazol)* 67
Cilostazol HEXAL *(Cilostazol)* 67
Ciloxan *(Ciprofloxacin)* 382, 396
Cim Lich *(Cimetidin)* 92
Cimetidin 92
 - Kardiologie 444
Cimetidin Acis *(Cimetidin)* 92
Cimzia *(Certolizumab Pegol)* 209
Cinacalcet 129
 - Endokrinologie 568
Cinchocain 109, 395
Cineol
 - Pädiatrie 807
Cinna/Dimen-neuraxpharm *(Dimenhydrinat + Cinnarizin)* 108
Cinnarizin 108
Cinqaero *(Reslizumab)* 16, 88
Cinryze *(C1-Esterase-Inhibitor)* 71
Cipralex *(Escitalopram)* 336
Cipramil *(Citalopram)* 335
Cipro HEXAL *(Ciprofloxacin)* 230
Ciprobay *(Ciprofloxacin)* 230
Ciprobeta *(Ciprofloxacin)* 230
Ciprofloxacin 211, 230, 382, 396
 - Gastroenterologie 511, 519
 - Gynäkologie 760
 - HNO 740–743
 - Infektiologie 639, 643, 647, 650
 - Pädiatrie 781, 809
 - Pneumologie 485, 489, 494, 495, 503, 505
 - Rheumatologie 631
 - Urologie 746–753
Ciprofloxacin-ratioph. *(Ciprofloxacin)* 230

Circadin *(Melatonin)* 339
Circlet *(Ethinylestradiol + Etonogestrel)* 420
Cisatracurium 288
Cisatracurium Accord *(Cisatracurium)* 288
Cisatracurium Hameln *(Cisatracurium)* 288
Cisatracurium HEXAL *(Cisatracurium)* 288
Cisplatin 155
 - Hämatologie 335
 - Onkologie 595–601, 604–606, 611, 612, 614, 622
Cisplatin HEXAL PI *(Cisplatin)* 155
Cisplatin medac *(Cisplatin)* 155
Cisplatin Neocorp *(Cisplatin)* 155
Cisplatin-Lsg.-Ribosepharm *(Cisplatin)* 155
Citalich *(Citalopram)* 335
Citalon *(Citalopram)* 335
Citalopram 335
 - Geriatrie 431, 432
 - Psychiatrie 679, 684
Citalopram HEXAL *(Citalopram)* 335
Citalopram Stada *(Citalopram)* 335
Citalopram-ratioph. *(Citalopram)* 335
Citrafleet *(Citronensäure + Magnesiumoxid + Natriumpicosulfat)* 100
Citronensäure 100, 405
Cladribin 157
 - Hämatologie 584
Claforan *(Cefotaxim)* 219
Clarilind *(Clarithromycin)* 226
Clarithromycin 94, 95, 211, 226
 - Dermatologie 686, 693
 - Gastroenterologie 509, 510
 - Gynäkologie 760
 - HNO 738, 739, 742
 - Infektiologie 646, 647
 - Pädiatrie 783, 789, 791, 797
 - Pneumologie 484, 489, 490, 494–496

Clarithromycin 1A *(Clarithromycin)* 226
Clarithromycin-ratioph. *(Clarithromycin)* 226
Clarium *(Piribedil)* 310
Claversal *(Mesalazin)* 103
Clavulansäure 211, 215, 216
 - Dermatologie 686
 - Gynäkologie 760, 762
 - HNO 734–739, 742
 - Infektiologie 640
 - Ophthalmologie 718–720
 - Pädiatrie 780, 789, 806–809
 - Pneumologie 485, 489, 490
 - Urologie 749
Clearance 832
 - Arzneimittel 835
 - Kreatinin 834
 - renale 834
Clemastin 17, 85
 - Dermatologie 711
 - Gastroenterologie 520
 - Kardiologie 444
 - Pädiatrie 769
Clenbuterol 75
Clenbuterol-Intoxikation 820
Clexane *(Enoxaparin)* 59
Clexane multidose *(Enoxaparin)* 59
Clift *(Glatirameracetat)* 328
Climen *(Estradiol + Cyproteronacetat)* 411
ClindaHEXAL *(Clindamycin)* 228
Clindamycin 228, 370, 371
 - Dermatologie 686–696
 - Gynäkologie 759, 762, 763
 - HNO 736
 - Infektiologie 641
 - Kardiologie 469
 - Ophthalmologie 726
 - Pädiatrie 775, 808
 - Pneumologie 493, 494
Clindamycin-ratioph. *(Clindamycin)* 228
Clindasol *(Clindamycin)* 228
Clindastad *(Clindamycin)* 228
Clionara *(Estradiol + Norethisteron)* 412

Cli–Con

Clioquinol
- Dermatologie 689, 699, 700, 707, 713, 714
- Infektiologie 643

Cliovelle *(Estradiol + Norethisteron)* 412
Clivarin 1750 *(Revipirin)* 59
Clivarin 5726 *(Revipirin)* 59
Clivarodi *(Revipirin)* 59
CLL 152, 153, 157, 173, 181, 183, 190, 192, 210
Clobazam 354
- Geriatrie 433
- Pädiatrie 800

Clobegalen *(Clobetasol)* 366
Clobetasol 366
- Dermatologie 698, 707
- Gynäkologie 759

Clobetasol Acis *(Clobetasol)* 366
Clobetason 364
Clodron HEXAL *(Clodronsäure)* 132
Clodronsäure 132
- Endokrinologie 544, 569

Clofarabin 157
Clomethiazol 357
- Psychiatrie 676–678

Clomipramin 332
- Neurologie 661, 663
- Psychiatrie 679, 684, 685

Clomipramin-neuraxpharm *(Clomipramin)* 332
Clonazepam 302
- Anästhesie 652
- Neurologie 668
- Toxikologie 813–816, 820–829

Clonazepam-neuraxpharm *(Clonazepam)* 302
Clonidin 33, 361, 386
- Anästhesie 655
- Geriatrie 432
- Intoxikation 820
- Kardiologie 442, 443
- Pädiatrie 777
- Psychiatrie 676, 678
- Toxikologie 815

Clonidin-ratioph. *(Clonidin)* 33
Clonid-Ophtal *(Clonidin)* 386
Clonistada *(Clonidin)* 33

Clopamid 43
Clopidogrel 67
- Geriatrie 433
- Kardiologie 446–453, 470
- Neurologie 674

Clopidogrel HEXAL *(Clopidogrel)* 67
Clopidogrel HEXAL plus ASS 100 *(Clopidogrel + Acetylsalicylsäure)* 67
Clopidogrel-ratioph. *(Clopidogrel)* 67
Clopixol *(Zuclopenthixol)* 345
Cloprednol 203
Closin *(Promethazin)* 343
Clostridien 211
Clostridium-botulinum-Toxin
- Typ A 319
- Typ B 319

Clostridium-difficile-Infektion 238
Clostridium-histolyticum-Kollagenase 379
Clotrimazol 373, 375
- Dermatologie 692, 700, 705, 707
- Infektiologie 641
- Pädiatrie 804

Clozapin 349
- Neurologie 669
- Psychiatrie 682, 683

Clozapin-ratioph. *(Clozapin)* 349
Cluster-Kopfschmerz 661
CML 154, 165, 172–174, 190
- Blastenkrise 171, 174
- Blastenschub 161

CMML 159
CMV-Präparate 246
CoAprovel *(Irbesartan + Hydrochlorothiazid)* 36
Cobicistat 257
Cobimetinib 172
Cocain-Intoxikation 824
Codein 83, 199, 200, 276
- HNO 738
- Pädiatrie 779

Codeintropfen-CT *(Codein)* 83
Codicaps Mono *(Codein)* 83
Codicompren *(Codein)* 83

CoDiovan *(Valsartan + Hydrochlorothiazid)* 37
Coffein 199, 200
Coffeincitrat 289
Colchicin 130
- Endokrinologie 555
- Kardiologie 469

Colchicum-Dispert *(Colchicin)* 130
Colchysat *(Colchicin)* 130
Colecalciferol 131, 148
- Endokrinologie 543, 557, 559
- Nephrologie 526, 539

Colesevelam 124
Colestyramin 124
- Endokrinologie 554
- Gastroenterologie 516, 520
- Toxikologie 823

Colestyramin HEXAL *(Colestyramin)* 124
Colestyramin-ratioph. *(Colestyramin)* 124
Colifoam *(Hydrocortison)* 104
Colimune *(Cromoglicinsäure)* 87
Colina *(Smektit)* 101
Colistimethatnatrium 239
Colistin 238
- Pneumologie 503, 505

Colistin CF *(Colistimethatnatrium)* 239
Colitis ulcerosa 103, 104, 208, 210, 211, 267, 513
Colobreathe *(Colistimethatnatrium)* 239
Colo-Pleon *(Sulfasalazin)* 104
Coma hepaticum 238
Coma Scale 656
Combigan *(Brimonidin + Timolol)* 387
Combivir *(Lamivudin + Zidovudin)* 249
Cometriq *(Cabozantinib)* 172
Competact *(Pioglitazon + Metformin)* 116
Comtess *(Entacapon)* 312
COMT-Hemmer 311
Conceplan M *(Ethinylestradiol + Norethisteron)* 418
Concerta *(Methylphenidat)* 360

Handelsnamen = fett   Wirkstoffe = kursiv

Con–Cyp 867

Concor *(Bisoprolol)* 28
Concor Cor *(Bisoprolol)* 28
Concor plus *(Bisoprolol + Hydrochlorothiazid)* 39
Condylomata acuminata 274, 380, 642
Condylox *(Podophyllotoxin)* 380
Conestat alfa 71
- Dermatologie 712
Conjuncain-EDO *(Oxybuprocain)* 381
Conjunctivitis
- epidemica 721
- vernalis 721
Conn-Syndrom 566
Contiphyllin *(Theophyllin)* 80
Convulex *(Valproinsäure)* 303
Copaxone *(Glatirameracetat)* 328
COPD 73–81, 480
- akute Exazerbation 484
- Allgemeinmaßnahmen 481
- Behandlung stabile Erkrankung 482
- Beurteilung 480
- Therapiealgorithmus 481
Copegus *(Ribavirin)* 258
Cordarex *(Amiodaron)* 17, 51
Cordarone *(Amiodaron)* 51
Cordes BPO *(Benzoylperoxid)* 370
Cordes VAS *(Tretinoin)* 371
Cordichin *(Chinidin + Verapamil)* 49
Cordinate plus *(Valsartan + Hydrochlorothiazid)* 37
Corifeo *(Lercanidipin)* 31
Corifollitropin alfa 415
Corneregel *(Dexpanthenol)* 390
Corpus-luteum-Insuffizienz 410
Corticorelin 142
Cortiment MMX *(Budesonid)* 104
Cortirel *(Corticorelin)* 142
Cortisol 204
Corvaton *(Molsidomin)* 47
Corvo *(Enalapril)* 23
Corvo HCT *(Enalapril + Hydrochlorothiazid)* 35
Corynebacterium diphtheriae 211
Cosentyx *(Secukinumab)* 369

CosmoFer *(Eisen-III-Hydroxid-Dextran-Komplex)* 143
Cosopt *(Dorzolamid + Timolol)* 387
Cotareg *(Valsartan + Hydrochlorothiazid)* 37
Cotazym *(Pankreatin)* 102
Cotellic *(Cobimetinib)* 172
Cotrim 960 1A Pharma *(Trimethoprim + Sulfamethoxazol)* 232
CotrimHEXAL *(Trimethoprim + Sulfamethoxazol)* 232
Cotrimoxazol 211, 232
- Dermatologie 687
- Gastroenterologie 511
- Geriatrie 431
- HNO 736, 742
- Infektiologie 642, 643, 647
- Pädiatrie 781
- Pneumologie 496
- Urologie 747, 748, 751
Cotrim-ratioph. *(Trimethoprim + Sulfamethoxazol)* 232
Coumadin *(Warfarin)* 64
Covaxis *(Tetanus- + Diphtherie- + Pertussis-Toxoid)* 272
Coversum Arginin *(Perindopril-Arginin)* 23
Coxibe 197
Cozaar comp. *(Losartan + Hydrochlorothiazid)* 37
Cozaar Protect *(Losartan)* 26
CPS Pulver *(Polysulfonsäure)* 406
Cresemba *(Isavuconazol)* 259
Crestor *(Rosuvastatin)* 122
CRH 142
CRH Ferring *(Corticorelin)* 142
Crilomus *(Tacrolimus)* 268
Crixivan *(Indinavir)* 252
Crizotinib 172
- Onkologie 601
Crohn, Morbus 369, 512
Croloxat *(Oxaliplatin)* 155
Cromoglicinsäure 87, 389, 393
- HNO 734
- Ophthalmologie 721
- Pädiatrie 793
- Pneumologie 479

CromoHEXAL *(Cromoglicinsäure)* 389, 393
Cromo-ratioph. *(Cromoglicinsäure)* 87, 389, 393
Crotamiton
- Pädiatrie 806
Cryopyrin-assoziierte periodische Syndrome 137, 208, 209
CSE-Hemmer 121
Cubicin *(Daptomycin)* 237
Cumarinderivate 63
Cumarin-Intoxikation 821
Cumarinüberdosierung 70, 149
Curazink *Zink* 293
Cu-Safe T 300 *(Intrauterinpessar mit Kupfer)* 420
Cushing-Syndrom 140, 142, 565
Cutason *(Prednison)* 205
Cyanid-Intoxikation 427, 429, 821
Cyanocobalamin 147
- Gastroenterologie 508
- Hämatologie 577
Cyanokit *(Hydroxocobalamin)* 429
Cycline 224
Cyclocaps Budesonid *(Budesonid)* 78
Cyclopentolat 388
- Ophthalmologie 724
Cyclopentolat *(Cyclopentolat)* 388
Cyclophosphamid 152, 201
- Hämatologie 578–592
- Nephrologie 529–538
- Onkologie 597, 598, 615–618
- Ophthalmologie 724, 725
- Rheumatologie 633–635
Cyclophosphamid Baxter *(Cyclophosphamid)* 152
Cyclo-Progynova *(Estradiol + Levonorgestrel)* 418
Cyclosporin A
- Ophthalmologie 725, 726
Cyklokapron *(Tranexamsäure)* 66
Cymbalta *(Duloxetin)* 337
Cymeven *(Ganciclovir)* 246
Cynt *(Moxonidin)* 33
Cyproderm *(Ethinylestradiol + Cyproteronacetat)* 412

Cyp–Del

Cyproteronacetat 404, 411, 412
 – Dermatologie 696, 698
 – Gynäkologie 765
Cyproteronacetat beta
 (Cyproteronacetat) 404
Cyproteronacetat-GRY
 (Cyproteronacetat) 404
Cyramza *(Ramucirumab)* 182
Cystadane *(Betain)* 137
Cysticide *(Praziquantel)* 263
Cytarabin 159
 – Hämatologie 586–589
Cytomegalie-Virus
 – Infektion 246
 – Präparate 246
 – Retinitis 246
Cytotec *(Misoprostol)* 96

D

D 3 Vicotrat *(Colecalciferol)* 148
Dabigatran
 – Antagonisierung 63
Dabigatran 62
 – Kardiologie 462, 471, 472
 – Pneumologie 498
Dabrafenib 172
 – Dermatologie 716
Dacarbazin 155
 – Dermatologie 717
 – Hämatologie 589
Dacarbazin Lipomed
 (Dacarbazin) 155
Daclatasvir 253
 – Gastroenterologie 517
Daclizumab 15, 327
Dafiro *(Valsartan + Amlodipin)*
 38
Dafiro HCT *(Amlodipin + Valsartan + Hydrochlorothiazid)* 38
Daivobet *(Calcipotriol + Betamethason)* 367
Daivonex *(Calcipotriol)* 367
Daklinza *(Daclatasvir)* 253
Dakryoadenitis 719
Dakryozystitis 720
Daktar *(Miconazol)* 374
Dalmadorm *(Flurazepam)* 354

Dalteparin 58
 – Endokrinologie 542
 – Gynäkologie 761
 – Kardiologie 471
Damara *(Desogestrel)* 419
Danaparoid 61
DANI 833
Dantamacrin *(Dantrolen)* 319
Dantrolen 319
 – Anästhesie 653
Dantrolen IV *(Dantrolen)* 319
Dapagliflozin 117
 – Endokrinologie 550
Dapoxetin 406
Dapson 244
Dapson-Fatol *(Dapson)* 244
Daptomycin 237
 – Dermatologie 687
Daraprim *(Pyrimethamin)* 240
Daratumumab 14, 180
 – Hämatologie 593
Darbepoetin
 – Hämatologie 582
Darbepoetin alfa 144
 – Hämatologie 579
Darifenacin 398
 – Geriatrie 434
 – Neurologie 667
 – Urologie 756
Darmatonie 322
Darmdekontamination
 – präoperative 238
 – selektive 238
Darmlavage 522
Darm-Lavage-Lösungen 100
Darob *(Sotalol)* 29
Darunavir 252
Darzalex *(Daratumumab)* 14, 180
Dasabuvir (DSV) 254
Dasatinib 172
 – Hämatologie 581
Dasselta *(Desloratadin)* 85
Daunoblastin *(Daunorubicin)* 163
Daunorubicin 163
 – Hämatologie 588
Daunorubicin liposomal 164
Daunoxome *(Daunorubicin liposomal)* 164
Daxas *(Roflumilast)* 81

Decarboxylase-Hemmstoffe 307
Decoderm *(Flupredniden)* 364
Decoderm Tri *(Miconazol + Flupredniden)* 375
Decortin *(Prednison)* 205
Decortin H *(Prednisolon)* 205
Decostriol *(Calcitriol)* 148
Deferasirox 146
 – Hämatologie 577, 582
Deferipron 146
 – Hämatologie 577, 582
Deferoxamin 146
 – Endokrinologie 561
 – Hämatologie 577, 582
 – Toxikologie 821
Defibrillation 466
Defibrotid 63
Defitelio *(Defibrotid)* 63
Deflazacort 204
Degarelix 404
Dehydratation 540
 – hypertone 294, 295
 – hypotone 294
 – isotone 294, 540
 – Infusionstherapie, Pädiatrie 773
Dehydro sanol tri *(Triamteren + Bemetizid)* 46
Dehydroepiandrosteron
 – Endokrinologie 567
Dekongestiva, nasale 395
Dekristol *(Colecalciferol)* 148
Dekubitus 372
Delagil *(Phenolsulfonsäure)* 363
Delamanin 242
Delcoprep *(Macrogol + Na2SO4 + NaHCO3 + NaCl + KCl)* 100
Delgesic *(Acetylsalicylsäure)* 193
Delir 345, 357
Delix *(Ramipril)* 24
Delix plus *(Ramipril + Hydrochlorothiazid)* 36
Delmuno *(Felodipin + Ramipril)* 41
Delphicort *(Triamcinolonacetonid)* 364
Deltalipid 20% *(Fettlösung)* 296
Deltamannit *(Mannitol)* 45

Handelsnamen = fett   Wirkstoffe = kursiv

Deltaran *(Dexibuprofen)* 194
Deltyba *(Delamanid)* 242
Demenz 323, 324, 345, 351, 657, 677
Demetrin *(Prazepam)* 356
Demex *(Propyphenazon)* 199
Denosumab 133
- Endokrinologie 557
Depakine *(Valproinsäure)* 303
Depo-Clinovir *(Medroxyprogesteronacetat)* 416
DepoCyte *(Cytarabin)* 159
Depo-Provera *(Medroxyprogesteronacetat)* 416
Depression 299, 331–341, 344, 351, 679
- wahnhafte 680
Dermatin *(Terbinafin)* 262
Dermatitis 363–365
- fototoxische 702
- periorale 697
- periorale, bei Kindern 803
- photoallergische 702
- seborrhoische 364, 367, 373, 374
- solaris 702
Dermatofibrosarcoma protuberans 173
Dermatome 656
Dermatomykose 366
Dermatomyositis 267
Dermatop *(Prednicarbat)* 364
Dermatosen, akneiforme 694
Dermestril *(Estradiol)* 408
Dermestril-Septem *(Estradiol)* 408
Dermoxin *(Clobetasol)* 366
Dermoxinale *(Clobetasol)* 366
Derzolamid
- Ophthalmologie 728
Descovy *(Emtricitabin + Tenofovir)* 248
Desferal *(Deferoxamin)* 146
Desfluran 287
- Anästhesie 653
Desiquet *(Quetiapin)* 351
Desirett *(Desogestrel)* 419
Desizon *(Zonisamid)* 300
Desloraderm *(Desloratadin)* 85

Desloratadin 85
- Dermatologie 700–702, 711, 712
- HNO 735
- Pädiatrie 793
Desloratadine-ratioph. *(Desloratadin)* 85
Desloratidin
- Pädiatrie 794
Desmin *(Ethinylestradiol + Desogestrel)* 417
Desmogalen *(Desmopressin)* 141
Desmopressin 141
- Endokrinologie 573
- Hämatologie 575, 576
- Neurologie 667
- Pädiatrie 808
Desmopressin *(Desmopressin)* 141
Desmotabs *(Desmopressin)* 141
Desofemono *(Desogestrel)* 419
Desogestrel 417, 418, 419
- Gynäkologie 763, 764
Desogestrel Aristo *(Desogestrel)* 419
Desoximetason 365
Detimedac *(Dacarbazin)* 155
Detrusitol *(Tolterodin)* 399
Dettli-Regel 835
Deumavan
- Gynäkologie 759
Dexa Loscon Mono *(Dexamethason)* 364
Dexa Rhinospray N sine *(Dexamethason)* 394
Dexa Siozwo *(Dexamethason)* 394
Dexa-Allvoran *(Dexamethason)* 204
Dexaflam Inject *(Dexamethason)* 204
Dexa-Gentamicin *(Dexamethason + Gentamicin)* 384
DexaHEXAL *(Dexamethason)* 204
Dexamethason 204, 264, 383, 384, 394–396
- Anästhesie 654
- Dermatologie 698

- Gynäkologie 759
- Hämatologie 579, 586, 587, 591–593
- Onkologie 594
- Ophthalmologie 718–729, 733
- Pädiatrie 785, 789, 800
Dexamethason Augensalbe *(Dexamethason)* 383
Dexamethason LAW *(Dexamethason)* 364
Dexamethason-ratioph. *(Dexamethason)* 204
Dexamfetamin 360
- Pädiatrie 803
Dexamytrex *(Gentamicin + Dexamethason)* 384
Dexapos *(Dexamethason)* 383
Dexa-sine *(Dexamethason)* 383
Dexdor *(Dexmedetomidin)* 287
Dexibuprofen 194
Dexilant *(Dexlansoprazol)* 93
Deximune *(Ciclosporin)* 267
Dexketoprofen 194
Dexlansoprazol 92
Dexmedetomidin 287
Dexpanthenol 390
- Gynäkologie 759
- Rheumatologie 635
Dextro Bolder *(Dextromethorphan)* 83
Dextromethorphan 83
D-Fluoretten *(Colecalciferol + Fluorid)* 148
DHC *(Dihydrocodein)* 83
Diabesin *(Metformin)* 113
Diabetes
- insipidus 43, 573
- insipidus centralis 141
- mellitus 112–119, 440, 546
Diabetische
- autonome Neuropathie 444
- Nephropathie 527
Diabetischer Fuß 217
Diacomit *(Stiripentol)* 305
Diamicron Uno *(Gliclazid)* 112
Diamilla *(Desogestrel)* 419
Diamox *(Acetazolamid)* 388
Diane 35 *(Ethinylestradiol + Cyproteronacetat)* 412

870 Dia–Dis

Diaphal *(Amilorid + Furosemid)* 45
Diaroent Mono *(Colistin)* 238
Diarrhoe 101, 239
- chologene 124
Diastabol *(Miglitol)* 114
Diazepam 17, 302, 354
- Endokrinologie 563
- Geriatrie 433
- Gynäkologie 761, 762
- HNO 739
- Kardiologie 449, 451, 453
- Neurologie 672
- Pädiatrie 772, 800, 801
- Psychiatrie 675, 676, 681, 683
- Toxikologie 813–829
Diazepam Desitin rectal tube *(Diazepam)* 17, 354
Diazepam-ratioph. *(Diazepam)* 354
Diazoxid 119
- Endokrinologie 573
Dibenzyran *(Phenoxybenzamin)* 33
Diblocin PP *(Doxazosin)* 33
Dibotermin alfa 134
Dicaprylyl Carbonat
- Dermatologie 708
Diclac *(Diclofenac)* 196
Diclac Dolo *(Diclofenac)* 196
Diclo Vision *(Diclofenac)* 384
Diclofenac 196–200, 379, 384
- Dermatologie 710, 714
- Endokrinologie 558
- Gynäkologie 763
- HNO 735, 738, 740, 741
- Kardiologie 471
- Neurologie 663
- Ophthalmologie 721–725, 733
- Pädiatrie 795
- Rheumatologie 627–634
- Urologie 751, 752
Diclofenac-ratioph. *(Diclofenac)* 196
Didanosin 248
Dienogest 410, 411, 417, 418, 763
Difen Stulln Ud *(Diclofenac)* 384
Differin *(Adapalen)* 370
Dificlir *(Fidaxomicin)* 238

Diflucan *(Fluconazol)* 259
Diflucortolon 365
Digacin *(Digoxin)* 53
DigiFab *(Digitalisantitoxin)* 427
Digimed *(Digitoxin)* 53
Digimerck *(Digitoxin)* 53
Digitalisantitoxin 427
- Toxikologie 427
Digitalisglykoside 53
Digitalis-Intoxikation 427
Digitoxin 53
- Geriatrie 431
- Kardiologie 460
Digitoxin Philo *(Digitoxin)* 53
Digitoxin Teva *(Digitoxin)* 53
Digoxin 18, 53
- Geriatrie 431
- Kardiologie 460–462
- Pädiatrie 776
Dihydralazin 34
- Kardiologie 443
Dihydroartemisinin 265
Dihydrocodein 83, 276
Dihydroergocriptin 315
Dihydroergotamin-Intoxikation 821
Dihydroergotoxin 323
- Geriatrie 433
Dihydropyridine 31
Dihydrotachysterol 148
- Endokrinologie 570
Dikaliumclorazepat 302, 354
- Anästhesie 651
- Geriatrie 433
Dilatrend *(Carvedilol)* 28
DiltaHEXAL *(Diltiazem)* 30
Diltiazem 30
- Kardiologie 441, 454, 461, 463
- Pneumologie 501
Diltiazem-ratioph. *(Diltiazem)* 30
Dilzem *(Diltiazem)* 30
Dimaval *(Dimercaptopropansulfonat)* 427
Dimenhydrinat 105, 108
- Anästhesie 654
- Geriatrie 432
- Gynäkologie 762
- Neurologie 662, 672
- Pädiatrie 782, 801

Dimenhydrinat AL *(Dimenhydrinat)* 105
Dimercaptopropansulfonat 427
- Toxikologie 817, 828, 829
Dimethylaminophenol 427
- Toxikologie 821
Dimethylfumarat 327, 369
Dimethylsulfoxid 376
Dimeticon 103, 375
- Dermatologie 703
- Pädiatrie 805
- Toxikologie 829
Dimetinden 85, 379
- Dermatologie 700, 711, 714
- Geriatrie 432
- Kardiologie 444
- Pädiatrie 769, 770
Dinoproston 421
Diovan *(Valsartan)* 26
Dipalen *(Adapalen)* 370
Dipentum *(Olsalazin)* 103
Diphenhydramin 357
- Geriatrie 434
- Gynäkologie 762
- Pädiatrie 782
Diphenhydramin Hevert *(Diphenhydramin)* 357
Diphtherie 739
- Krupp 739
Diphtherie-Antitoxin
- HNO 739
Diphtherie-Immunisierung 271, 272, 274
Diphtherie-Tetanus-Pertussis-Poliomyelitis-Haemophilus influenzae-Hepatitis-B-Impfstoff 274
Dipidolor *(Piritramid)* 280
Dipiperon *(Pipamperon)* 343
Diprosis *(Betamethason)* 365
Diprosone *(Betamethason)* 365
Dipyridamol 67
- Neurologie 67
Dipyridamol Ass beta *(ASS + Dipyridamol)* 67
Direkte Renininhibitoren 30, 40
Disalunil *(Hydrochlorothiazid)* 43
Disease modifying antirheumatic drugs 200

Handelsnamen = **fett**   Wirkstoffe = *kursiv*

Dis–Dox

Disoprivan *(Propofol)* 20, 287
Dispacromil
 (Cromoglicinsäure) 389
Dispatenol
 (Dexpanthenol u.a.) 390
Dispatim *(Timolol)* 385
Distigmin 322
Distraneurin *(Clomethiazol)* 357
Dithranol 367
 - Dermatologie 708
Diucomb *(Triamteren + Bemetizid)* 46
Diuretika 34–42, 440
 - kaliumsparende 44
 - Diuretika-Kombinationen 45
Diursan *(Amilorid + Hydrochlorothiazid)* 45
Divertikulitis 511
DMAP-Überdosierung 430
DMARD 200
DNase
 - Pneumologie 504
DNCG Oral paedia
 (Cromoglicinsäure) 87
Dobutamin 55
 - Endokrinologie 571
 - Kardiologie 446, 451
 - Pneumologie 497
 - Toxikologie 820, 823
Dobutamin Carino
 (Dobutamin) 55
Dobutamin Fresenius
 (Dobutamin) 55
Dobutamin HEXAL
 (Dobutamin) 55
Dobutamin-ratioph.
 (Dobutamin) 55
Docetaxel 162
 - Onkologie 599, 600, 605, 612–619, 625
Docetaxel HEXAL *(Docetaxel)* 162
Docetaxel Nc *(Docetaxel)* 162
Dociteren *(Propranolol + Triamteren + Hydrchlorothiazid)* 40
Dociton *(Propranolol)* 29
Docosanol 372
Docosanol Engelhard
 (Docosanol) 372

Docusat 395
Dogmatil *(Sulpirid)* 344
Dolanaest *(Bupivacain)* 290
Dolantin *(Pethidin)* 280
Dolcontral *(Pethidin)* 280
Dolestan *(Diphenhydramin)* 357
Dolgit *(Ibuprofen)* 194
Dolo Posterine Haemotamp
 (Cinchocain) 109
Dolo Posterine N
 (Cinchocain) 109
Dolomagon *(Dexibuprofen)* 194
Dolomo TN *(ASS + Paracetamol + Codein/Coffein)* 199
Doloproct *(Fluocortolon + Lidocain)* 110
Dolopyrin AL *(ASS + Paracetamol + Coffein)* 199
Dolormin *(Ibuprofen)* 194
Dolortriptan *(Almotriptan)* 316
Dolovisano Methocarbamol
 (Methocarbamol) 320
Dolutegravir 257
Dolviran N *(ASS + Codein)* 199
Dominal *(Prothipendyl)* 344
Domperidon 97, 105
 - Neurologie 672
Domperidon HEXAL
 (Domperidon) 97
Domperidon Teva
 (Domperidon) 97
Doneliquid Geriasan
 (Donepezil) 323
Donepezil 323
 - Geriatrie 431
 - Psychiatrie 677
Donepezil HEXAL *(Donepezil)* 323
Doneurin *(Doxepin)* 332
Dopamin 18, 55
 - Endokrinologie 571
 - Kardiologie 444, 451
 - Toxikologie 818, 820, 823
Dopamin *(Dopamin)* 18
Dopamin Carino *(Dopamin)* 55
Dopamin Fresenius
 (Dopamin) 55
Dopaminagonisten 309, 669
Dopaminantagonisten 96, 329, 342

Dopamin-Decarboxylase-Inhibitoren 307
Dopaminergika 307, 309, 311
Dopegyt *(Alpha-Methyldopa)* 32
Doping 841
 - Beta-2-Agonisten 843
 - Betablocker 844
 - Diuretika und weitere Maskierungsmittel 844
 - endogene androgene anabole Steroide 842
 - exogene androgene anabole Steroide 842
 - Glukokortikoide 844
 - Hormonantagonisten 843
 - Liste verbotener Wirkstoffe 841
 - Narkotika 844
 - Peptidhormone 843
 - Stimulanzien 842
 - Wachstumsfaktoren 843
Dorithricin *(Benzalkonium + Benzocain + Tyrothricin)* 397
Dorlazept *(Dorzolamid)* 386
Dormicum *(Midazolam)* 355
Dormutil N *(Diphenhydramin)* 357
Dorzo Vision *(Dorzolamid)* 386
Dorzocomp Vision *(Dorzolamid + Timolol)* 387
Dorzolamid 386, 387
 - Ophthalmologie 725, 728–731
Dorzolamid 1A *(Dorzolamid)* 386
Dorzolamid HEXAL comp.
 (Dorzolamid + Timolol) 387
Dosierungen, äquianalgetische 276
Dosisanpassung bei Niereninsuffizienz 833–835
Dosis-Wirkungs-Beziehung 832
Doss *(Alfacalcidol)* 147
Dostinex *(Cabergolin)* 422
Doxacor *(Doxazosin)* 33
Doxakne *(Doxycyclin)* 371
Doxazosin 33
 - Geriatrie 432
 - Kardiologie 442
 - Urologie 756
Doxazosin Stada *(Doxazosin)* 33
Doxazosin-ratioph.
 (Doxazosin) 33

Doxepin 332
- Psychiatrie 679
Doxepin-ratioph.
(Doxepin) 332
DOXO-cell *(Doxorubicin)* 164
Doxorubicin 164
- Endokrinologie 573
- Hämatologie 583, 586–590
- Onkologie 595–598, 611, 616, 618
Doxorubicin HEXAL
(Doxorubicin) 164
Doxorubicin liposomal 164
- polyethylenglykolisiert 164
Doxorubicin NC
(Doxorubicin) 164
Doxycyclin 211, 224, 371
- Dermatologie 687–700
- Gynäkologie 759, 760
- Infektiologie 636, 639, 642, 643, 646
- Neurologie 671
- Ophthalmologie 718, 721
- Pädiatrie 780, 786, 787, 797
- Pneumologie 484, 489, 495
- Rheumatologie 631
- Urologie 647
Doxycyclin-ratioph.
(Doxycyclin) 224
Doxyderma *(Doxycyclin)* 371
DoxyHEXAL *(Doxycyclin)* 224
Doxylamin 358
- Geriatrie 434
D-Penicillamin
- Toxikologie 825
DPP-4-Inhibitoren 115
- Kombinationen 116
Dranginkontinenz 757
Dravet-Syndrom 305
Dridase *(Oxybutynin)* 398
Dronedaron 52
- Kardiologie 464
Droperidol 107
- Anästhesie 654
Droperidol Rotexmedica *(Droperidol)* 107
Dropropizin 83
Drospirenon 411, 417
- Gynäkologie 763

Duaklir Genuair *(Aclidiniumbromid + Formoterol)* 77
Duchenne-Muskeldystrophie 137
Ductus arteriosus Botalli 194
Dulaglutid 115
- Endokrinologie 549
Dulcolax *(Bisacodyl)* 99
Dulcolax M Balance *(Macrogol)* 99
Dulovesic *(Duloxetin)* 406
Duloxetin 337, 406
- Psychiatrie 679, 683
Duloxetin-ratioph. Uro *(Duloxetin)* 406
Duodart *(Dutasterid + Tamsulosin)* 400
Duodopa *(L-Dopa + Carbidopa)* 308
Duofilm *(Salicylsäure + Milchsäure)* 376
Duogalen *(Flumetason + Triclosan)* 366
Duokopt *(Dorzolamid + Timolol)* 387
DuoPlavin *(Clopidogrel + Acetylsalicylsäure)* 67
DuoResp *(Formoterol + Budesonid)* 79
Duotrav *(Travoprost + Timolol)* 388
Duovent *(Ipratropiumbromid + Fenoterol)* 77
Duphaston *(Dydrogesteron)* 410
Durafenat *(Fenofibrat)* 121
Duraviril *(Sildenafil)* 401
Durazepam *(Oxazepam)* 356
Durchblutungsfördernde Mittel 68
Durogesic SMAT *(Fentanyl transdermal)* 278
Dusodril *(Naftidrofuryl)* 69
Duspatal *(Mebeverin)* 98
Duspatalin *(Mebeverin)* 98
Dutasterid 400
Dydrogesteron 410, 411
- Gynäkologie 758, 765
Dymista *(Azelastin + Fluticason)* 394
Dynacil comp. *(Fosinopril + Hydrochlorothiazid)* 35

Dynastat *(Parecoxib)* 198
Dynexan Mundgel *(Lidocain)* 396
Dynorm *(Cilazapril)* 23
Dynorm Plus *(Cilazapril + Hydrochlorothiazid)* 35
Dysfibrinogenämie 70
Dysfunktion, erektile 401, 402
Dyskinesien 17, 329
- bei Kindern 773
Dyslipidämie, gemischte 126
Dysmenorrhoe 194, 195, 200, 410
Dysphorie 343
Dysport *(Clostridium-botulinum-Toxin Typ A)* 319, 672
Dystokie 423
Dystonie, medikamentös
- bei Kindern 773
Dystonie, zervikale 319
Dysurgal *(Atropin)* 98
Dytide H *(Triamteren + Hydrochlorothiazid)* 45

E

Eatan N *(Nitrazepam)* 355
Ebastel *(Ebastin)* 85
Ebastin 85
- Dermatologie 711, 712
Ebastin Aristo *(Ebastin)* 85
Ebastin Lindopharm *(Ebastin)* 85
Ebixa *(Memantin)* 324
Ebrantil *(Urapidil)* 20, 34
Ecalta *(Anidulafungin)* 260
Ecansya *(Capecitabin)* 159
Echinocandine 260
Echinokokkose 263
Econazol 373, 375
- Dermatologie 705, 707
- Pädiatrie 804
Ecthyma 692
Eculizumab 181
- Hämatologie 578
Ecural *(Mometason)* 365
Edarbi *(Azilsartanmedoxomil)* 25
Edoxaban 61
- Kardiologie 462, 471, 472
- Pneumologie 498
Edronax *(Reboxetin)* 338

Handelsnamen = fett   Wirkstoffe = kursiv

EDTA-Lösung
- Ophthalmologie 723
Edurant *(Rilpivirin)* 251
Efavirenz 250
Efavirenz Teva *(Efavirenz)* 250
Eferox *(Levothyroxin)* 127
Eferox-Jod *(Levothyroxin + Kaliumiodid)* 127
Effekton *(Diclofenac)* 196
Effentora *(Fentanyl oral/nasal)* 278
Efflumidex *(Fluorometholon)* 383
Effortil *(Etilefrin)* 55
Efient *(Prasugrel)* 68
Eflornithin 380
Eftrenonacog alfa (Faktor IX) 14
- Hämatologie 576
Efudix *(Fluorouracil)* 159
Eileiterkarzinom 180, 191
Einphasenpräparate 763
EinsAlpha *(Alfacalcidol)* 147
Eisen 111, 143
Eisenchelatbildner 146
Eisen-II-Glycin-Sulfat-Komplex
- Hämatologie 577
Eisen-II-Ion 143, 149
Eisen-II-hexacyanoferrat
- Toxikologie 829
Eisen-III-Hydroxid-Dextran-Komplex 143
Eisen-III-Hydroxid-Oxidcitrat-Isomaltooligosaccharid-alkohol-Hydrat-Komplex 143
Eisen-III-Hydroxid-Polymaltose-Komplex 144
Eisen-III-Ion 143
Eisen-III-Maltol 14, 144
Eisen-III-Natrium-Glukonat-Komplex
- Hämatologie 577
- Nephrologie 526
Eisen-III-Verbindungen
- Intoxikation 821
Eisen-Intoxikation 430
Eisenmangel 143, 144, 149
Eisenmangelanämie 577
- bei Kindern 785
Eisentabletten-ratioph. *(Eisen-II-Ion)* 143

Eisenüberladung 146
Eisessig-Salpetersäure-Milchsäure
- Dermatologie 713
Ejaculatio praecox 406
Eklampsie 34
Eklira Genuair *(Aclidiniumbromid)* 76
Ekzem 363–367, 372–379, 699
- atopisches 699
- durch Kontakt 699
Elacutan *(Harnstoff)* 376
Elanercept
- Rheumatologie 629–631
Elaprase *(Idursulfase)* 138
Elbasvir 15, 255
Eldisine *(Vindesin)* 161
Elecor *(Eplerenon)* 44
Elektrokrampftherapie 676, 680
Elektrolytlösung
- Dermatologie 711
Eletriptan 316
- Neurologie 662
Elidel *(Pimecrolimus)* 367
Eligard *(Leuprorelin)* 405
Eliglustat 137
Elimination 832
- Arzneimittel 835
- extrarenale Fraktion 832
- Geschwindigkeit 831
- individuelle Kapazität 835
Eliquis *(Apixaban)* 60
Ell Cranell *(Alfatradiol)* 377
Ellaone *(Ulipristalacetat)* 419
Elobact *(Cefuroxim-Axetil)* 223
Elocon *(Mometason)* 365
Elocta *(Faktor VIII)* 14, 70
Elontril *(Bupropion)* 340
Elonva *(Corifollitropin alfa)* 415
Elortinib
- Onkologie 623
Elosulfase alfa 138
Elotuzumab 14, 181
- Hämatologie 593
Eloxatin *(Oxaliplatin)* 155
Eltrombopag 72
- Hämatologie 580
Elugan *(Simeticon)* 100
Elvanse *(Lisdexamfetamin)* 360

Elvitegravir 257
Emadine *(Emedastin)* 389
EMB-Fatol *(Ethambutol)* 242
Embolie
- bei Vorhofflimmern 61, 62
- Lunge 469
- Prophylaxe 462
Emedastin 389
Emend *(Aprepitant)* 107
Emerade *(Adrenalin)* 55
Emesan *(Diphenhydramin)* 357
EMG-Biofeedback 663
Emovate *(Clobetason)* 364
Empagliflozin 117
- Endokrinologie 550
Emphysem 75
Empliciti *(Elotuzumab)* 14, 181
Empressin *(Argipressin)* 141
Emselex *(Darifenacin)* 398
Emtricitabin 15, 248, 250, 257
Emtriva *(Emtricitabin)* 248
EnaHEXAL *(Enalapril)* 23
EnaHEXAL comp. *(Enalapril + Hydrochlorothiazid)* 35
Enalagamma HCT *(Enalapril + Hydrochlorothiazid)* 35
Enalapril 23, 35, 41
- Kardiologie 441, 442, 451–459
Enalapril HCT Sandoz *(Enalapril + Hydrochlorothiazid)* 35
Enalapril-ratioph. *(Enalapril)* 23
Enantone-Monatsdepot *(Leuprorelin)* 405, 415
Enaplus AL *(Enalapril + Hydrochlorothiazid)* 35
Enbrel *(Etanercept)* 209
Encepur Erwachsene *(FSME-Impfstoff, Stamm K23)* 272
Encepur Kinder *(FSME-Impfstoff, Stamm K23)* 272
Endofalk Classic *(Macrogol + NaCl + NaHCO3+ KCl)* 100
Endokarditis 212–219, 228, 229, 233, 236, 237, 240
- Candida 638
- Enterokokken 243
- infektiöse 236
- Prophylaxe 213, 214, 468
- Prophylaxe bei Kindern 775

End–Ere

Endokrine Orbitopathie 732
Endokrinologische Diagnostik 142
Endometriose 410, 415, 758
Endometritis 752, 759, 762
Endometriumkarzinom 155, 164, 410
Endomyometritis 762
Endophthalmitis 727
Endothelinrezeptorblocker 89
Endoxan *(Cyclophosphamid)* 152, 201
Eneas *(Nitrendipin + Enalapril)* 41
Enelfa *(Paracetamol)* 285
Energiebedarfsdeckung 294
Enfluran
- Anästhesie 653

Enfuvirtid 257
Engerix B Erwachsene *(Hepatitis-B-Impfstoff)* 273
Engerix B Kinder *(Hepatitis-B-Impfstoff)* 273
Enoxaparin 59
- Endokrinologie 567, 571
- Kardiologie 446–449, 470, 471
- Pneumologie 498

Enoximon 57
Enriqa *(Ethinylestradiol + Chlormadinon)* 417
Enstilar *(Calcipotriol + Betamethason)* 367
Entacapon 308, 312
Entacapon-neuraxpharm *(Entacapon)* 248
Entamoeba histolytica 636
Entecavir 248
- Gastroenterologie 517

Entecavir HEXAL *(Entecavir)* 248
Enteritis 229–232, 238
Enterobacter 211
Enterobiasis 263, 264
- bei Kindern 783

Enterobius vermicularis 640
Enterokokken 211
- vancomycinresistent 211, 225

Entgleisung, hämodynamische 466
Enthesitis-assoziierte Arthritis 208
Entocort Kapseln *(Budesonid)* 104

Entocort rektal *(Budesonid)* 104
Entresto *(Sacubitril + Valsartan)* 14, 39
Entyvio *(Vedolizumab)* 210
Enuresis 141, 332
- Therapie bei Kindern 808

Envarsus *(Tacrolimus)* 268
Enyglid *(Repaglinid)* 113
Enzalutamid 404
- Onkologie 626

Enzephalitis 245, 664
Enzephalopathie
- hepatische 99, 101, 239, 295, 520
- portosystemische 238

Enzym Lefax *(Pankreatin + Simeticon)* 103
Enzyminhibitoren 71
Eosin
- Dermatologie 702

Epclusa *(Sofosbuvir + Velpatasvir)* 15
Epclusa *(Velpatasvir + Sofosbuvir)* 255
Eperzan *(Albiglutid)* 114
Ephedrin 55
Ephedrin Carino *(Ephedrin)* 55
Ephedrin Meduna *(Ephedrin)* 55
EPH-Gestose 760
EPI-cell *(Epirubicin)* 164
Epididymitis 752
Epidropal *(Allopurinol)* 130
Epiduo *(Adapalen + Benzoylperoxid)* 370
Epiglottitis 739
Epilepsie 299–306, 354, 657
- bei Kindern 797

Epinastin 389
Epinephrin 17, 55, 76
- Anästhesie 653
- Dermatologie 711

Epipen *(Adrenalin)* 55
Epi-Pevaryl *(Econazol)* 373
Epipevisone *(Econazol + Triamcinolonacetonid)* 375
Epirubicin 164
- Hämatologie 587
- Onkologie 612, 613, 615, 616, 618

Epirubicin HEXAL *(Epirubicin)* 164
Episkleritis 723
Epivir *(Lamivudin)* 249
Epizoonosen 703
Epleren Stada *(Eplerenon)* 44
EplerenHEXAL *(Eplerenon)* 44
Eplerenon 44
- Endokrinologie 566
- Kardiologie 452, 459

Epoetin alfa 145
Epoetin Alfa HEXAL *(Epoetin alfa)* 145
Epoetin beta 145
Epoetin theta 145
Epoetin zeta 145
Epoprostenol
- Pneumologie 501

Eporatio *(Epoetin theta)* 145
Eprosartan 25, 36
- Kardiologie 442, 455

Eprosartan comp.-CT *(Eprosartan + Hydrochlorothiazid)* 36
Eprosartan-ratioph. *(Eprosartan)* 25
Eprosartan-ratioph. comp. *(Eprosartan + Hydrochlorothiazid)* 36
Eptacog alfa 70
- Hämatologie 576

Eptifibatid 67
- Kardiologie 447, 448

Eptifibatid Accord *(Eptifibatid)* 67
Equasym *(Methylphenidat)* 360
Eracin *(Epirubicin)* 164
Eradikation, Helicobacter pylori 93–95, 214, 226
Eradikationstherapie 510
Erbitux *(Cetuximab)* 180
Erbrechen 97, 105–108, 204, 314, 357
- bei Kindern 782
- chemotherapieinduziertes 97
- induziertes 425
- postoperatives 97
- strahlentherapieinduziertes 97

Erektile Dysfunktion 401, 402, 757

Handelsnamen = fett   Wirkstoffe = kursiv

Eremfat *(Rifampicin)* 243
Ereq *(Sildenafil)* 401
Ergenyl *(Valproinsäure)* 303
Ergobel *(Nicergolin)* 324
Ergocalm *(Lormetazepam)* 355
Ergo-Kranit Migräne
 (Ergotamin) 315
Ergotamin 315
 – Geriatrie 433
 – Neurologie 662
Eribulin 189
 – Onkologie 619
Erivedge *(Vismodegib)* 192
Erlotinib 173
 – Onkologie 602
Ernährung, parenterale 293
Erregungszustände 17, 343–347,
 353–357
 – akute 675
 – bei Kindern 803
Ertapenem 234
 – Pneumologie 491, 495
 – Urologie 749
Erweiterte lebensrettende
 Maßnahmen bei Kindern 767
Eryfer *(Eisen-II-Ion)* 143
EryHEXAL *(Erythromycin)* 227
Erypo *(Epoetin alfa)* 145
Erysipel 213, 692
Erysipeloid 693
Erythema migrans 223, 690
Erythrasma 374, 692
Erythrocin *(Erythromycin)* 227
Erythromycin 227, 370
 – Dermatologie 686, 692–697
 – Infektiologie 642–647
 – Nephrologie 528
 – Ophthalmologie 718, 721
 – Pädiatrie 780, 781
Erythromycin-Estolat
 – Pädiatrie 780, 789, 797
Erythromycin-ratioph.
 (Erythromycin) 227
Erythropoetin 144
 – Hämatologie 582
 – *alfa*, Hämatologie 579
 – *beta*, Hämatologie 579
 – *delta*, Hämatologie 579
 – *zeta*, Hämatologie 579

Erythropoetische
 Protoporphyrie 149
ESBL 225
Esbriet *(Pirfenidon)* 88
Escherichia coli 211
Escitalex *(Escitalopram)* 336
Escitalopram 336
 – Psychiatrie 679, 684, 685
Escitalopram HEXAL
 (Escitalopram) 336
Escitalopram-neuraxpharm
 (Escitalopram) 336
Escor *(Nilvadipin)* 32
Esidrix *(Hydrochlorothiazid)* 43
Eskazole *(Albendazol)* 263
Esketamin 18, 286
Eslicarbazepinacetat 299
Esmeron *(Rocuronium)* 288
Esmocard *(Esmolol)* 28
Esmolol 18, 28
Esomep *(Esomeprazol)* 93
Esomeprazol 93
 – Gastroenterologie 507, 509
Esomeprazol Normon
 (Esomeprazol) 93
Esomeprazol-CT
 (Esomeprazol) 93
Esomeprazol-ratioph.
 (Esomeprazol) 93
Espumisan *(Simeticon)* 100, 430
Essentielle Thrombozythämie
 581
Essigsäurederivate 195
Estelle *(Ethinylestradiol +
 Levonorgestrel)* 417
Esther 289
Estimated GFR 834
Estracyt *(Estramustin)* 189
Estradiol 407, 408, 411, 412,
 417, 418
 – Dermatologie 698
 – Endokrinologie 558, 570
 – Gynäkologie 759, 765
Estradiol Jenapharm
 (Estradiol) 407
Estradiolvalerat
 – Endokrinologie 558
 – Gynäkologie 765
Estradot *(Estradiol)* 408

Estramustin 189
Estramustin HEXAL
 (Estramustin) 189
Estreva *(Estradiol)* 408
Estrifam *(Estradiol)* 407
Estriol 408
 – Endokrinologie 558
Estriol Jenapharm *(Estriol)* 408
Etanercept 209
 – Dermatologie 709
Ethacridin
 – HNO 735
Ethambutol 242
 – Dermatologie 694
 – Infektiologie 648–650
 – Neurologie 665
 – Pädiatrie 791
Ethanercept
 – Dermatologie 710
Ethanol 395, 427
 – Toxikologie 822, 825
Ethinylestradiol 412, 417–420
 – Dermatologie 696, 698
 – Gynäkologie 763, 764
Ethosuximid 301
 – Neurologie 657
 – Pädiatrie 799, 800
Ethosuximid-neuraxpharm
 (Ethosuximid) 301
Ethylendiamintetraacetat
 – Toxikologie 819
Ethylenglykol-Intoxikation
 429, 822
Ethylhydrogenfumarat 369
Etidronat Jenapharm
 (Etidronsäure) 132
Etidronsäure 132
 – Endokrinologie 557, 560
Etilefrin 55
 – Kardiologie 444
Eto Cell *(Etoposid)* 162
Eto-GRY *(Etoposid)* 162
Etomedac *(Etoposid)* 162
Etomidat 18, 286
 – Endokrinologie 565, 566
Etomidat lipuro *(Etomidat)* 286
Etonogestrel 416, 420
 – Gynäkologie 764
Etopophos *(Etoposid)* 162

Etoposid 162
- Hämatologie 586–590
- Onkologie 596–598, 605, 606, 611

Etoposid HEXAL *(Etoposid)* 162
Etoricoxib 198
Etoricoxib Libra *(Etoricoxib)* 198
Etravirin 250
Eubiol *(Saccharomyces boulardii)* 101
Euglucon N *(Glibenclamid)* 112
Eu-Med *(Phenazon)* 199
Euphylong *(Theophyllin)* 20, 80
Eurartesim *(Piperaquintetraphosphat + Dihydroartemisinin)* 265
Eurofluor *(Fluorouracil)* 159
Eusaprim *(Trimethoprim + Sulfamethoxazol)* 232
Euthyrox *(Levothyroxin)* 127
Evakadin *(Desogestrel)* 419
Eve 20 *(Ethinylestradiol + Norethisteron)* 418
Everolimus 176, 268
- Endokrinologie 573
- Onkologie 611, 620
Eviplera *(Emtricitabin + Tenofovir + Rilpivirin)* 248
Evista *(Raloxifen)* 413
Evolocumab 126
- Endokrinologie 554
- Kardiologie 454
Evoltra *(Clofarabin)* 157
Evotears *(Perfluorohexyloctan)* 390
EVRA *(Ethinylestradiol + Norelgestromin)* 420
Ewing-Sarkom 152, 153, 164
Exazerbation, akute, COPD 484
Exelon *(Rivastigmin)* 324
Exemestan 414
- Onkologie 615
Exemestan Actavis *(Exemestan)* 414
Exemestan HEXAL *(Exemestan)* 414
Exemestan-ratioph. *(Exemestan)* 414

Exenatid 115
- Endokrinologie 549
Exestan *(Exemestan)* 414
Exforge *(Valsartan + Amlodipin)* 38
Exforge HCT *(Amlodipin + Valsartan + Hydrochlorothiazid)* 38
Exjade *(Deferasirox)* 146
Exkretion
- biliäre 832
- renale 832
Exoderil *(Naftifin)* 374
Exogen allergische Alveolitis 486
Exophthalmus 732
Extavia *(Interferon beta-1b)* 328
Extended Spectrum-Beta-Lactamase 225
Extrapyramidale Symptomatik 313, 314
- medikamentös, bei Kindern 554
Extrasystolen 466
Extrazellulärraum 831
Extremitätenischämie 470
Exviera *(Dasabuvir)* 254
Exxiv *(Etoricoxib)* 198
Eylea *(Aflibercept)* 392
Ezetimib 125
- Endokrinologie 554
- Kardiologie 454
Ezetrol *(Ezetimib)* 125
Ezielen *(Kaliumsulfat + Magnesiumsulfat + Natriumsulfat)* 100

F

Fabrazyme *(Agalsidase beta)* 136
Facialisparese 636
- ideopathische 744
Faktor I 70
Faktor II 70
Faktor VII 70
Faktor VIIa 70
Faktor VIII 14, 70
- Hämatologie 575
Faktor IX 14, 70
- Hämatologie 575

Faktor X 70
- Hämatologie 576
Faktor XIII 70
Faktor-II-Mangel 70
Faktor-VIII-Aktivierung 141
Faktor-VIII-Mangel 70
Faktor-VII-Mangel 70
Faktor-IX-Mangel 70
Faktor-X-Mangel 70
Faktor-Xa-Hemmer 60
Faktor-XI-Mangel 70
Faktor-XIII-Mangel 70
Falithrom *(Phenprocoumon)* 63
Faltenbehandlung 319
Famciclovir 245
- Dermatologie 714
- Gastroenterologie 507
- Infektiologie 643, 644
Famenita *(Progesteron)* 410
Familiäre Hypertriglyzeridämie 554
Famotidin 92
Famotidin-CT *(Famotidin)* 92
Famotidin-ratioph. *(Famotidin)* 92
Fampridin 325
Fampyra *(Fampridin)* 325
Famvir *(Famciclovir)* 245
Farmorubicin *(Epirubicin)* 164
Farydak *(Panobinostat)* 191
Faslodex *(Fulvestrant)* 414
Fastjekt *(Adrenalin)* 55
Fasturtec *(Rasburicase)* 130
Fazialisparese 660
Fe^{2+}-Sulfat
- Pädiatrie 785
Feanolla *(Desogestrel)* 419
Febuxostat 130
- Endokrinologie 555
FEIBA *(Prothrombinkomplex)* 70
Felbamat 306
Felocor *(Felodipin)* 31
Felodipin 31, 40, 41
- Kardiologie 441
Felodipin-CT *(Felodipin)* 31
Fem 7 Combi *(Estradiol + Levonorgestrel)* 412
Fem 7 Conti *(Estradiol + Levonorgestrel)* 412

Handelsnamen = fett   *Wirkstoffe = kursiv*

Fem–Flu

Fem7 *(Estradiol)* 408
Femara *(Letrozol)* 414
Femigoa *(Ethinylestradiol + Levonorgestrel)* 417
Femigyne-ratioph. *(Ethinylestradiol + Levonorgestrel)* 417
Femodene *(Ethinylestradiol + Gestoden)* 417
Femoston *(Estradiol + Dydrogesteron)* 411
Femoston conti *(Estradiol + Dydrogesteron)* 411
Femoston mini *(Estradiol + Dydrogesteron)* 411
Femoston mono *(Estradiol)* 407
Femovan *(Ethinylestradiol + Gestoden)* 417
Fempress Plus *(Moexipril + Hydrochlorothiazid)* 35
Femranette *(Ethinylestradiol + Levonorgestrel)* 417
Fenistil *(Dimetinden)* 85, 379
Fenofibrat 42, 121, 124
– Endokrinologie 554
Fenofibrat-ratioph. *(Fenofibrat)* 121
Fenoterol 18, 73, 77, 423
– Dermatologie 711
– Pneumologie 474–476, 482
Fentadolon *(Fentanyl transdermal)* 278
Fentamat *(Fentanyl transdermal)* 278
Fentanyl 18, 276, 278
– Anästhesie 654
– Pädiatrie 796
Fentanyl Hameln *(Fentanyl)* 278
Fentanyl HEXAL *(Fentanyl oral/nasal, transdermal)* 278
Fentanyl HEXAL *(Fentanyl)* 278
Fentanyl oral/nasal 278
Fentanyl Sandoz *(Fentanyl transdermal)* 278
Fentanyl-Janssen *(Fentanyl)* 18, 278
Fentavera *(Fentanyl transdermal)* 278

Feraceru *(Eisen-III-Maltol)* 14, 144
Ferinject *(Eisen-III-Hydroxid-Polymaltose-Komplex)* 144
Ferriprox *(Deferipron)* 146
Ferrlecit *(Eisen-III-Ion)* 143
Ferro sanol *(Eisen-II-Ion)* 143
Ferro sanol duodenal *(Eisen-II-Ion)* 143
Ferrum Hausmann *(Eisen-III-Hydroxid-Polymaltose-Komplex)* 144
Ferrum Hausmann *(Eisen-II-Ion)* 143
Fesoderom 398
– Urologie 756
Fettlösungen 296
Fettsäuren, mehrfach ungesättigte 533
Fevarin *(Fluvoxamin)* 336
Fexofenaderm *(Fexofenadin)* 86
Fexofenadin 86
– Dermatologie 712
Fexofenadin Winthrop *(Fexofenadin)* 86
Fiasp *(Insulin aspart)* 118
Fibrate 120
Fibrinogen 70
Fibrinogenmangel 70
Fibrinolyse 449
Fibrinolytika 64
Fibrinstabilisierender Faktor 70
Fibrogammin P *(Faktor XIII)* 70
Fibromyalgie-Syndrom 627
Fibrose, zystische 504
Ficortril *(Hydrocortison)* 383
Fidaxomicin 238
Fieber 193–195, 198, 199
– rheumatisches 203, 212, 213
Fieberkrämpfe bei Kindern 800
Filgrastim (G-CSF) 150
Filgrastim HEXAL *(Filgrastim)* 150
Filmbildner 390
Filtrationsrate, glomeruläre 832, 834

Finahair *(Finasterid)* 377
Finamed *(Finasterid)* 400

Finasterid 377, 400
– Dermatologie 697
– Urologie 756
Finasterid HEXAL *(Finasterid)* 400
Finasterid Sandoz *(Finasterid)* 400
Finasterid Stada *(Finasterid)* 377
Finasterid-ratioph. *(Finasterid)* 400
Fingolimod 327
Finic *(Ethinylestradiol + Dienogest)* 417
Finural *(Finasterid)* 400
Firazyr *(Icatibant)* 71
Firdapse *(Amifampridin)* 137
Firmagon *(Degarelix)* 404
First-pass-Metabolismus 832
Fischbandwurm 263
Fissuren 109
Flavoxat 398
– Neurologie 667
– Urologie 757
Flebogamma 5% *(Immunglobuline)* 270
Flecadura *(Flecainid)* 50
Flecainid 50
– Geriatrie 431
– Kardiologie 463, 464
Flecainid HEXAL *(Flecainid)* 50
Flixabi *(Infliximab)* 210
Flohsamenschalen 99
– Gastroenterologie 514
Flosine Balance *(Flohsamen)* 99
Flotiran *(Clotrimazol + Betamethason)* 375
Flotrin *(Terazosin)* 400
Floxal *(Ofloxacin)* 382
Fluad 2016/2017 *(Epidemische-Influenza-Impfstoff)* 273
Fluanxol *(Flupentixol)* 350
Flucinar *(Fluocinolon)* 365
Flucitason
– Pädiatrie 793
Fluclox *(Flucloxacillin)* 213
Flucloxacillin 211, 213, 467
– Dermatologie 686, 690
– Gynäkologie 763

878 Flu–Fol

- HNO 735, 740
- Infektiologie 640
- Ophthalmologie 719
- Pneumologie 494

Flucloxacillin Altamedics *(Flucloxacillin)* 213
Flucobeta *(Fluconazol)* 259
Fluconazol 259
- Dermatologie 705–707
- Gastroenterologie 507
- Infektiologie 637–642
- Ophthalmologie 722, 727
- Pädiatrie 804, 805

Fluconazol Deltaselect *(Fluconazol)* 259
Fluconazol HEXAL *(Fluconazol)* 259
Fluconazol-ratioph. *(Fluconazol)* 259
Flucytosin 261
- Infektiologie 638

Fludara *(Fludarabin)* 157
Fludarabin 157
- Hämatologie 583, 584

Fludarabinphosphat-GRY *(Fludarabin)* 157
Fludrocortison 204
- Endokrinologie 567
- Kardiologie 444

Fluimucil *(Acetylcystein)* 82
Fluimucil Antidot *(Acetylcystein)* 426
Flumanzenil Hameln *(Flumazenil)* 429
Flumanzenil HEXAL *(Flumazenil)* 429
Flumanzenil Kabi *(Flumazenil)* 429
Flumazenil 18, 429
- Gastroenterologie 522
- Toxikologie 817

Flumetason 364, 366
- Dermatologie 699, 700, 707

Flunarizin 328
- Neurologie 662
- Pädiatrie 802

Flunarizin-CT *(Flunarizin)* 328
Flunavert *(Flunarizin)* 328
Flunazul *(Fluconazol)* 259

Fluninoc *(Flunitrazepam)* 354
Flunisolid 394
- HNO 734
Flunitrazepam 354
- Geriatrie 433

Flunitrazepam 1A *(Flunitrazepam)* 354
Fluocinolonacetonid 365, 383, 396
- HNO 740
- Ophthalmologie 726, 733

Fluocinonid 110, 365
Fluocortolon 110
Fluorid 148
Fluorometholon 383
- Ophthalmologie 720–723

Fluoropos *(Fluorometholon)* 383
Fluorouracil 159, 376
- Dermatologie 713

Fluorouracil-GRY *(Fluorouracil)* 159
Fluor-Vigantoletten *(Colecalciferol + Fluorid)* 148
Fluoxetin 336
- Geriatrie 432
- Psychiatrie 679, 685

Fluoxetin 1A *(Fluoxetin)* 336
Fluoxetin HEXAL *(Fluoxetin)* 336
Fluoxetin-ratioph. *(Fluoxetin)* 336
Flupendura *(Flupentixol)* 350
Flupentixol 350
- Psychiatrie 682, 683

Flupentixol-neuraxpharm *(Flupentixol)* 350
Fluphenazin 346
- Geriatrie 433
- Psychiatrie 681

Fluphenazin-neuraxpharm *(Fluphenazin)* 346
Flupigip *(Flupirtin)* 284
Flupirtin 284
Flupirtinmaleat Winthrop *(Flupirtin)* 284
Fluprednidien 364, 375
Flurazepam 354
- Geriatrie 433

Flurazepam Real *(Flurazepam)* 354

Flurbiprofen 384
- Ophthalmologie 724

Fluspirilen 346
Flüssigkeitsersatz 294
- kaliumfreier 294

Flusssäureverätzung 292
Fluta Cell *(Flutamid)* 404
Flutamid 404
Flutamid AL *(Flutamid)* 404
Fluticason 78–80, 394
- HNO 734
- Pädiatrie 778
- Pneumologie 474–477, 483

Fluticason Cipla *(Fluticason)* 78
Flutide *(Fluticason)* 78
Flutide Nasal *(Fluticason)* 394
Flutiform *(Formoterol + Fluticason)* 79
FlutiHEXAL *(Fluticason)* 78
Fluvastatin 122
- Endokrinologie 553
- Kardiologie 454

Fluvastatin HEXAL *(Fluvastatin)* 122
Fluvastatin PUREN *(Fluvastatin)* 122
Fluvoxamin 336
- Psychiatrie 679, 685

Fluvoxamin-neuraxpharm *(Fluvoxamin)* 336
Fokale Spastizität 319
Fokaler Anfall 299, 301, 306
Folarell *(Folsäure)* 149
FOLFIRINOX-Schema 624
FOLFIRI-Schema 606–608
FOLFOX4 607, 608
FOLFOX6 606, 608
FOLFOXIRI-Schema 607
FOLFOX-Schema 607, 608
Foli Cell *(Folinsäure)* 190
Folinat
- Ophthalmologie 726

Folinsäure 190
- Onkologie 606–609, 612, 613, 624
- Pädiatrie 798

Follikelstimulation 415
Follikuläres Lymphom 183, 190
Follikulitis 366, 689

Handelsnamen = fett   *Wirkstoffe = kursiv*

Fol–Fur

Follitropin alfa 415
Follitropin beta 416
Follitropin delta 416
Folsan *(Folsäure)* 149
Folsäure 147, 149
 - Analoga 156
 - Antagonisten 231
 - Hämatologie 577
 - Nephrologie 535
 - Onkologie 604
 - Rheumatologie 628, 630, 631
 - Toxikologie 825
Folsäure Hevert *(Folsäure)* 149
Folsäuremangel 147, 149, 577
Fomepizol 429
Fomepizole Eusa Pharma *(Fomepizol)* 429
Fomipezole
 - Toxikologie 822, 825
Fondaparinux 61
 - Kardiologie 446, 449, 471
 - Pneumologie 498
Fondaparinux-Natrium beta *(Fondaparinux)* 61
Foradil P *(Formoterol)* 74
Forair *(Formoterol)* 74
Forene *(Isofluran)* 287
Formatris *(Formoterol)* 74
Formigran *(Naratriptan)* 317
Formodual *(Formoterol + Beclometason)* 79
Formoterol 74, 77, 79
 - Pädiatrie 778
 - Pneumologie 475–477, 482, 483
Formoterol-ratioph. *(Formoterol)* 74
Formotop *(Formoterol)* 74
Forsteo *(Teriparatid)* 128
Fortecortin *(Dexamethason)* 204
Fortzaar *(Losartan + Hydrochlorothiazid)* 37
Forxiga *(Dapagliflozin)* 117
Fosamax *(Alendronsäure)* 131
Fosamprenavir 252
Fosaprepitant 108
Fosavance *(Alendronsäure + Colecalciferol)* 131

Foscarnet 246, 372
 - Dermatologie 713
 - Infektiologie 643
Foscavir *(Foscarnet)* 246
Fosfomycin 240
 - Dermatologie 687
 - Neurologie 664
 - Urologie 746, 747
Fosfomycin Aristo *(Fosfomycin)* 240
Fosfouro *(Fosfomycin)* 240
Fosino Teva comp. *(Fodinopril + Hydrochlorothiazid)* 35
Fosinopril 23, 35
 - Kardiologie 441
Fosinopril Act comp. *(Fodinopril + Hydrochlorothiazid)* 35
Fosinopril Teva *(Fosinopril)* 23
Fosinorm *(Fosinopril)* 23
Fosrenol *(Lanthancarbonat)* 111
Foster *(Formoterol + Beclometason)* 79
Fotemustin
 - Dermatologie 717
Fotil *(Pilocarpin + Timolol)* 388
Fototoxische Dermatitis 702
Fragmin *(Dalteparin)* 58
Fragmin D *(Dalteparin)* 58
Fragmin Multidose *(Dalteparin)* 58
Fragmin P *(Dalteparin)* 58
Fragmin P forte *(Dalteparin)* 58
Framycetin 372
Französische Tripletherapie 509
Fraxiparin *(Nadroparin)* 59
Fraxiparin Multi *(Nadroparin)* 59
Fraxodi *(Nadroparin)* 59
Frequenzkontrolle 462
Fresh frozen plasma
 - Kardiologie 445
Frisium *(Clobazam)* 354
Frovatriptan 316
Frubiase Calcium *(Calcium-Ion)* 292
Frühgeborenenanämie, Prophylaxe 145
Frühgeburt 203

FSH-Agonisten 415
FSME Immun *(FSME-Impfstoff, Stamm Neudörfl)* 273
FSME Immun Junior *(FSME-Impfstoff, Stamm Neudörfl)* 273
FSME-Immunisierung 272, 273
FSME-Impfstoff, Stamm K23 272
FSME-Impfstoff, Stamm Neudörfl 273
Fucidine *(Fusidinsäure)* 372
Fucithalmic *(Fusidinsäure)* 382
Fulvestrant 414
Fulvestrant HEXAL *(Fulvestrant)* 414
Fumaderm *(Dimethylfumarat + Ethylhydrogenfumarat)* 369
Fumaderm initial *(Dimethylfumarat + Ethylhydrogenfumarat)* 369
Fumarsäure
 - Dermatologie 709, 710
Fünf-Finger-Regel 425
Fungata *(Fluconazol)* 259
Fungizid-ratioph. *(Clotrimazol)* 373
Fungizid-ratioph. Extra *(Terbinafin)* 374
Fungizone *(Amphotericin B)* 260
Fungoral *(Ketoconazol)* 374
Furadantin *(Nitrofurantoin)* 234
Furanthril *(Furosemid)* 42
Furesis comp. *(Triamteren + Furosemid)* 46
Furorese *(Furosemid)* 42
Furorese comp. *(Spironolacton + Furosemid)* 46
Furosemid 18, 40–46
 - Endokrinologie 541–544, 556, 568, 569
 - Gastroenterologie 519
 - HNO 743
 - Kardiologie 443, 445, 450, 451, 459
 - Nephrologie 523, 526, 528
 - Neurologie 672
 - Pädiatrie 776, 777, 809
 - Toxikologie 812

Fur–Ges

Furosemid-ratioph. *(Furosemid)* 42
Furunkel 363, 689
Fusicutan *(Fusidinsäure)* 372
Fusid *(Furosemid)* 42
Fusidinsäure 372, 382
- Dermatologie 687–690, 699
- Ophthalmologie 718
- Pädiatrie 804
Fusionsproteine 72
Fuzeon *(Enfuvirtid)* 257

G

GABA-erge Substanzen 301, 302
Gabaliquid Geriasan *(Gabapentin)* 304
Gabapentin 304
- Anästhesie 655
- Dermatologie 714
- Geriatrie 432
- Neurologie 658, 659, 661, 667, 671, 673
Gabapentin HEXAL *(Gabapentin)* 304
Gabapentin Stada *(Gabapentin)* 304
Gabapentin-ratioph. *(Gabapentin)* 304
Gabrilen N *(Ketoprofen)* 194
Galafold *(Migalastat)* 14, 138
Galaktorrhoe 422
Galantamin 323
- Geriatrie 431
- Psychiatrie 677
Galantamin HEXAL *(Galantamin)* 323
Gallenblasenkarzinom 603
Gallenblasenkolik 521
Gallengangsverschluss 124
Gallenrefluxgastritis 102
Gallensäurenkomplexbildner 124
Gallensäuresynthese, Störung 137
Gallensteine 102
Gallenweginfektionen 217, 220, 223, 240
Galnora *(Galantamin)* 323
Galsulfase 138

Gammabutyrolakton-Intoxikation 822
Gammagard S/D *(Immunglobuline)* 270
Gammahydroxybuttersäure-Intoxikation 822
Gamunex 10% *(Immunglobuline)* 270
Ganciclovir 246, 382
- Gastroenterologie 508
- Ophthalmologie 722
- Pädiatrie 797
Ganciclovir HEXAL *(Ganciclovir)* 246
Ganfort *(Bimatoprost + Timolol)* 387
Gardasil *(Papillomavirusimpfstoff)* 273
Gastrinom 574
Gastritis 508
- akute erosive 508
Gastroduodenale Ulzera, Prophylaxe 93, 94, 96
Gastroenteritis 109
- bei Kindern 781
Gastrointestinale
- Blutung 109
- Infektionen 214, 225
- Tumoren, hormonaktiv 109
Gastronerton *(Metoclopramid)* 97
Gastrosil *(Metoclopramid)* 97
Gastrozepin *(Pirenzepin)* 96
Gastrozol *(Pantoprazol)* 94
Gazyvaro *(Obinutuzumab)* 181
G-CSF 150
- Hämatologie 579, 582
Geburtseinleitung 420, 421
Gefäßverschluss 19, 65
Gefitinib 173
Gefrierplasma 712
Gegengift-Depots, mobile 830
Gehörgangsekzem 395
Gelafundin *(Gelatinederivat)* 296
Gelafusal N *(Gelatinederivat)* 296
Gelatinederivate 296
Gelbfieber-Immunisierung 273
Gelbfieber-Impfstoff 273
Gelenkinfektionen 216, 236

Gelonida Schmerztbl. *(Paracetamol + Codein)* 199
Gelusil Lac *(Al-Mg-Silicat)* 95
Gemci Cell *(Gemcitabin)* 160
Gemcitabin 160
- Onkologie 595–600, 603, 604, 618, 623, 624
Gemcitabin HEXAL *(Gemcitabin)* 160
Gemedac *(Gemcitabin)* 160
Gemfibrozil 121
- Endokrinologie 554
Gemzar *(Gemcitabin)* 160
Generalisierte Angsterkrankung 683
Genitalinfektionen 226, 231–235
Gent Ophtal *(Gentamicin)* 381
Gentamicin 211, 228, 372, 381, 384
- Gynäkologie 759, 763
- Infektiologie 639
- Kardiologie 467
- Ophthalmologie 718, 721
- Pneumologie 492
- Urologie 751, 753
Gentamicin HEXAL *(Gentamicin)* 228
Gentamicin-POS *(Gentamicin)* 381
Gentamicin-ratioph. *(Gentamicin)* 228
Gentamicinsulfat
- HNO 740
Gentamycin
- Urologie 749
Genvoya *(Cobicistat + Elvitegravir + Emtricitabin + Tenofovir)* 257
Gerbstoff 363
Gerinnung 57
Gerinnungsfaktoren 70
Gernebcin *(Tobramycin)* 229
Gesichtsschmerz, atypischer 661
Gestagen
- Endokrinologie 558
- Gynäkologie 763
Gestagene 408, 411
Gestoden 417
- Gynäkologie 763

Handelsnamen = fett *Wirkstoffe = kursiv*

Ges–Gon

Gestose, EPH 760
Gevilon *(Gemfibrozil)* 121
GFR 834
- estimated 834
GHRH 142
GHRH Ferring *(Somatorelin)* 142
Giardiasis 639
Gibiter *(Formoterol + Budesonid)* 79
Gicht 130, 198, 199, 555
Gichtanfall 555
- akuter 195
Gichtarthritis 209
Gichtmittel 129
Giftelimination 425
Giftinformationszentralen 830
Gilenya *(Fingolimod)* 327
Gilurytmal *(Ajmalin)* 17, 49
Gimeracil 160
Gingivitis 396
Giotrif *(Afatinib)* 171
GIST 173, 175
Gittalun *(Doxylamin)* 358
Gladem *(Sertralin)* 336
Glasgow Coma Scale 656
Glatirameracetat 328
Glaukom 385–388
- malignes 731
Glaukomittel 385
Glaupax *(Acetazolamid)* 388
Gleithoden 810
Glepark *(Pramipexol)* 310
Glianimon *(Benperidol)* 346
Glibenclamid 112
- Endokrinologie 548, 550
Gliben-CT *(Glibenclamid)* 112
GlibenHEXAL *(Glibenclamid)* 112
Glib-ratioph. *(Glibenclamid)* 112
Gliclazid 112
- Endokrinologie 548
Glimepirid 112
- Endokrinologie 548
Glimepirid HEXAL *(Glimepirid)* 112
Glimepirid Stada *(Glimepirid)* 112
Glimepirid-CT *(Glimepirid)* 112
Glinide 113
Gliom 156

Gliquidon 112
- Endokrinologie 548
Glitazone 116
Glivec *(Imatinib)* 173
Glomeruläre Filtrationsrate 832, 834
Glomerulonephritis 528
- akute postinfektiöse bei Kindern 809
- Anti-Glomerulumbasalmembran-AK 534
- fokal segmental sklerosierende 531
- IgA-Nephritis 533
- Lupusnephritis 535
- membranöse 529
- membranproliferative 532
- minimal change 529
- rapid progressive 534
GLP1-Agonisten 114
GlucaGen *(Glucagon)* 119
Glucagon 119
- Pädiatrie 771
Glucarpidase
- Toxikologie 826
Glucobay *(Acarbose)* 114
Glucobon *(Metformin)* 113
Glucophage *(Metformin)* 113
Glucose
- 5% 515, 541, 547
- 10% 797
- 20% 542, 556
- 20–50% 563
- 40% 547, 567
- Infektiologie 639
- Nephrologie 523
- Pädiatrie 771–773
- Toxikologie 812, 818
Glucose 5% *(Kohlenhydratlösung)* 295
Glucose 10% *(Kohlenhydratlösung)* 295
Glucose 20% *(Kohlenhydratlösung)* 295
Glucose 40 Braun *(Glucose 40%)* 18
Glucose 40 Miniplasco *(Glucose 40%)* 120

Glucose 40% *(Kohlenhydratlösung)* 295
Glucose 50% *(Kohlenhydratlösung)* 295
Glucose 70% *(Kohlenhydratlösung)* 295
Glucosteril 40% *(Glucose 40%)* 120
Glukagon 547
- Endokrinologie 573
- Toxikologie 818
Glukokortikoide 104, 203, 363, 710
- Glukokortikoid + Triclosan 366
- inhalative 78
- Potenz 203
- topische, mittelstark wirksame 364
- topische, schwach wirksame 363
- topische, sehr stark wirksame 366
- topische, stark wirksame 365
Glurenorm *(Gliquidon)* 112
Glutamatrezeptorantagonisten 313
Glybera *(Alipogentiparvovec)* 126
Glyceroltrinitrat 19, 47, 110
- Kardiologie 443, 447, 450, 453
- Toxikologie 825
Glycopyrroniumbromid 76, 77, 291
- Pneumologie 482, 483
Glycylcycline 225
Glycylpressin *(Terlipressin)* 141
Glykopeptide 235
Glyzeroltrinitrat
- Kardiologie 445
Gn-RH-Agonisten 404, 405
Godamed *(Acetylsalicylsäure)* 67, 193
Goldgeist Forte *(Pyrethrine)* 376
Golimumab 209
- Dermatologie 710
- Rheumatologie 629, 630, 631
Goltor *(Ezetimib + Simvastatin)* 125
Gonadenfunktion 142
Gonadorelin 142
Gonal F *(Follitropin alfa)* 415

Gon–HCG

Gonokokken 639
- Gonoblennorrhoe 639
- Vulvovaginitis/Kinder 639
Gonorrhoe 216, 219, 222, 223, 226–230, 639, 643
Goserelin 405, 415
- Gynäkologie 758
- Onkologie 615
Gracial *(Ethinylestradiol + Desogestrel)* 417
Gramicidin 382
- Dermatologie 688
- HNO 740
- Ophthalmologie 722
Granisetron 106
- Anästhesie 654
- Onkologie 594
Granisetron HEXAL *(Granisetron)* 106
Granisetron Stada *(Granisetron)* 106
Granisetron-ratioph. *(Granisetron)* 106
Granocyte 13 *(Lenograstim)* 150
Granocyte 34 *(Lenograstim)* 150
Granpidam *(Sildenafil)* 91
Granuloma inguinale 643
Granulomatose 210, 269
Granulomatose Wegener 634
Granupas *(4-Aminosalicylsäure)* 244
Grastofil *(Filgrastim)* 150
Gravistat 125 *(Ethinylestradiol + Levonorgestrel)* 417
Grazoprevir 15, 255
Grepid *(Clopidogrel)* 67
Grisco-CT *(Griseofulvin)* 262
Griseofulvin 262
- Dermatologie 705
- Pädiatrie 805
Grüncef *(Cefadroxil)* 222
Grünteeblätterextrakt 380
Guanfacin 15, 361
Guillain-Barré-Syndrom 270
Gutron *(Midodrin)* 55
Guttalax *(Natriumpicosulfat)* 99
Guttaplast *(Salicylsäure)* 376
Gynäkologische Infektionen 215, 222, 234

Gynäkomastie 574
Gynokadin *(Estradiol)* 407, 408
Gyno-Mykotral *(Miconazol)* 374
Gyno-Pevaryl *(Econazol)* 373
Gyrasehemmer 229

H

H1-Antihistaminika 105
H2-Blocker-ratioph. *(Cimetidin)* 92
H2-Rezeptor-Blocker 92
Haarwuchsmittel 376
Haarzell-Leukämie 157, 191
Haemate HS *(Faktor VIII)* 70
Haemocomplettan P *(Faktor I)* 70
Haemoctin *(Faktor VIII)* 70
Haemophilus influenzae 211
Haemophilus-influenzae-Immunisierung 274
Haemopressin *(Terlipressin)* 141
HAES 6%
- Ophthalmologie 729
Hakenwurm 264
Halaven *(Eribulin)* 189
Halbelektrolytlösungen 294
Halbmond *(Diphenhydramin)* 357
Halbwertszeit 832
Halcion *(Triazolam)* 356
Haldol *(Haloperidol)* 18
Haldol Janssen *(Haloperidol)* 347
Halogenakne 371
Halometason 366
Haloperidol 18, 347
- Anästhesie 654, 655
- Psychiatrie 675–677, 680–683
- Toxikologie 822
Haloperidoldecanoat
- Psychiatrie 683
Haloperidol-neuraxpharm *(Haloperidol)* 347
Halslymphknotentuberkulose 649
Hals-Rachen-Entzündung 397
Hämangiome, komplizierte 803
Hämarginat
- Endokrinologie 556
Hämochromatose 561
Hämodynamische Entgleisung 466

Hämoglobinurie, paroxysmale, nächtliche 578
Hämolyse 267
Hämolytische Anämie 267, 577
Hämophilie 70, 575
- A 70
- B 70
- erworbene 70
Hämorrhoidalmittel 109
Hämorrhoiden 109, 110
Hämosiderose 430
Handekzem, hyperkeratotisches 701
Harnalkalisierung 405
Harnansäuerung 406
Harnblasenkarzinom 164
Harndrang 398, 399
Harninkontinenz 398, 399, 406
Harnsäureoxalatsteine 405
Harnstoff 367, 378
Harnstoffzyklusstörungen 139
Harnwegsinfektion 214–225, 229–236, 240, 406, 753
- bei Kindern 809
- Candida 638
Harnwegspasmen 98
Harnwegstoxizität 192
Harvoni *(Ledipasvir + Sofosbuvir)* 255
Harzol *(Sitosterin)* 400
Hashimoto-Thyreoiditis 564
- bei Kindern 784
Hauttuberkulose 650
Hautanästhesie 290
Hautantiinfektiva 372
Hautentzündung 363, 365
Hautinfektion 213–231, 235–240, 372, 374
Hautmetastasen 191
Hautmykose 259, 262, 373–375
Hautnekrosen, cumarininduzierte 65
Hautulkus 372, 379
Havrix *(Hepatitis-A-Impfstoff)* 273
Hbvaxpro *(Engerix B Erwachsene)* 273
HCG
- Pädiatrie 810

Handelsnamen = fett   Wirkstoffe = kursiv

HCT Beta *(Hydrochlorothiazid)* 43
HCT HEXAL *(Hydrochlorothiazid)* 43
HCTad *(Hydrochlorothiazid)* 43
Hedgehog-Signalweg-Inhibitoren 717
Heitrin *(Terazosin)* 33
Helicobacternachweis 509
Helicobacter-pylori-Eradikation 93–95, 214, 226
Heliodrec *(Colecalciferol)* 148
Helixate *(Faktor VIII)* 70
Helmex *(Pyrantel)* 264
Hemangiol *(Propranolol)* 29
Hemin 138
Hemmkörper 70
Hemolax *(Bisacodyl)* 99
Hepa Merz *(Ornithinaspartat)* 101
Heparin 19, 58
- Antagonisierung 63
- Antidot 66
- Gynäkologie 761
- Intoxikation 823
- Kardiologie 446, 448, 449, 462, 470, 471
- Neurologie 674
- niedermolekulares 58
- Ophthalmologie 728
- Pneumologie 498
- unfraktioniertes 57

Heparin-Calcium-ratioph. *(Heparin)* 58
Heparin-Natrium-ratioph. *(Heparin)* 19, 58
Heparinoide 60
Hepatitis 516
- autoimmune 518
- B 247–249, 269
- B, chronische 516
- C 252–255, 258, 269
Hepatitis-A- + -B-Impfstoff 273
Hepatitis-A-Immunisierung 273
Hepatitis-A-Impfstoff 273
Hepatitis-B-Immunisierung 273
Hepatitis-B-Impfstoff 273
Hepatobiliäre Erkrankung 102
Hepsera *(Adefovir)* 247

Herceptin *(Trastuzumab)* 183
Herceptin s.c. *(Trastuzumab)* 183
Hereditäres Angioödem 712
Herglykoside-Intoxikation 823
Herpes
- Aciclovir-Resistenz 246
- Enzephalitis 245
- Keratitis 382
- Präparate 245
Herpes genitalis 245, 372
Herpes integumentalis 372, 713
Herpes labialis 372, 713
Herpes simplex 713
- Balanoposthitis 643
- bei Kindern 786
- Infektionen der Hornhaut 722
- Lidinfektion 719
- Ösophagitis 507
- Proktitis 643
- Urethritis 643
- Vulvovaginitis 643
Herpes zoster 246
- Immunisierung 274
- Keratitis 723
- Lidinfektion 719
Herz ASS-ratioph. *(Acetylsalicylsäure)* 67
Herzinfarkt 19, 22–26, 59, 61, 64–68, 125, 440
Herzinfarkt, Sekundärprophylaxe 451
Herzinsuffizienz 19, 22–29, 39, 43–48, 53–57, 440, 450, 455
- bei Kindern 776
- Definiton der Formen 456
- Diagnostik 456
- Stadieneinteilung 455
- Therapie 458, 459
Herzrhythmusstörungen 20, 461
- bei Kindern 774
- bradykarde 56
- supraventrikuläre 27, 51
- tachykarde 18, 27–29
- ventrikuläre 27, 29, 49, 51
Herzschrittmacher 450, 467
Herzsyndrom, hyperkinetisches 27–29
Herztransplantation 268
HES 6%, Ophthalmologie 728

Hetlioz *(Tasimelteon)* 15, 339
Heweneural *(Lidocain)* 290
- HNO 738
Hexamidin 396
- HNO 738
HF-pEF 456
HF-rEF 456
Hidradenitis suppurativa 208
Hirnabszess 233
Hirnleistungsstörung 323, 324
Hirnmetastasen 154
Hirnödem 45, 204
Hirntumoren 154, 156
Hirsutismus 380, 412
Histaminagonisten, partielle 105
Histamindihydrochlorid 190
Histiocytosis X 161
Histoplasmose 259
HIV 150, 163, 164, 188, 226, 247–253, 257, 270
HMG-CoA-Reduktase-Hemmer 121
HNO-Infektionen 213, 214, 218, 222–232, 240
Hodenhochstand 810
Hodenkarzinom 152, 153, 155, 161, 162, 165, 605
Hodenunterfunktion 402
Hodgkin, Morbus 589
Hoggar Night *(Doxylamin)* 358
Holoxan *(Ifosfamid)* 153
Homocystinurie 137
Hordeolum 382, 718
Hormonaktiver Tumor 109
Hormonelle Kontrazeptiva 416, 763
- Depotpräparate 416
- Dreiphasenpräparate 418
- Einphasenpräparate 416
- Minipille 419
- Zweiphasenpräparate 418
Hormonpräparate 407
Hormonsubstitution 764
Hornhautpflegemittel 390
Hornhautulkus 382
Hornhautverletzung 382
Hörsturz 743
Horton, Morbus 634
Horton-Syndrom 317
Humalog *(Insulin lispro)* 118

Hum–Hyp

Humalog Mix 25, 50
(Insulin lispro + Verzögerungsinsulin) 119
Humatin *(Paromomycin)* 238
Huminsulin Basal
(Verzögerungsinsulin) 118
Huminsulin Normal
(Insulin normal) 118
Huminsulin Profil III
(Normalinsulin + Verzögerungsinsulin) 119
Humira *(Adalimumab)* 208
Humulin Basal
(Verzögerungsinsulin) 118
Humulin Normal
(Insulin normal) 118
Hunter-Syndrom 138
Huntington, Chorea 657
Hustenstiller-ratioph. Dmp.
(Dextromethorphan) 83
Hustenstillung
– bei Kindern 779
HVL-Tumoren 572
Hyaluronsäure 390
– Ophthalmologie 720
Hycamtin *(Topotecan)* 166
Hydergin forte
(Dihydroergotoxin) 323
Hydrea *(Hydroxycarbamid)* 190
Hydrochlorothiazid 34–45
– Endokrinologie 541, 543, 573
– Kardiologie 440, 459
– Nephrologie 528
– Neurologie 672
– Ophthalmologie 732
– Pädiatrie 776
– Pneumologie 502
– Urologie 754, 755
Hydrochlorothiazid
(Telmisartan + Hydrochlorothiazid) 37
Hydrocodon 276
Hydrocortison 104, 109, 204, 363, 375, 383
– Dermatologie 699, 700
– Endokrinologie 563–571
– Gynäkologie 759
Hydrocortison
(Hydrocortison) 204

Hydrocortison Acis
(Hydrocortison) 204
Hydrocortison HEXAL
(Hydrocortison) 363
Hydrocortison Hoechst
(Hydrocortison) 204
Hydrocortison POS
(Hydrocortison) 383
Hydrocortisonacetat
– Dermatologie 704
Hydrocortisonbutyrat 364
Hydrocutan *(Hydrocortison)* 363
Hydromorphon 276, 278
– Anästhesie 655
– Pädiatrie 796
– Urologie 752
Hydromorphon HEXAL
(Hydromorphon) 278
Hydromorphon Oros 276, 279
Hydromorphon Stada
(Hydromorphon) 278
Hydrotalcit 95
Hydrotalcit-ratioph.
(Hydrotalcit) 95
Hydroxocobalamin 429
Hydroxycarbamid 190
– Hämatologie 580, 581
Hydroxycarbamid 1A
(Hydroxycarbamid) 190
Hydroxychinolin
– Dermatologie 692, 693
Hydroxychloroquinsulfat 201
– Nephrologie 535
Hydroxycobalamin
– Toxikologie 821
Hydroxyethylstärke 296
– HNO 743, 744
– Kardiologie 444, 445
Hydroxyprogesteron
– Gynäkologie 758
Hydroxyzin 86
– Geriatrie 432
Hydroxyzin Bluefish
(Hydroxyzin) 86
Hygroton *(Chlortalidon)* 43
Hylan *(Hyaluronsäure)* 390
Hylo Gel *(Hyaluronsäure)* 390
Hyperaktivitätsstörung 359–361, 685

Hyperaldosteronismus 44–46, 566
Hypercholesterinämie 42, 121–126
– bei Kindern 784
– familiäre 126
Hyperemesis gravidarum 762
Hypereosinophiles Syndrom 173
Hyperhidrosis 313
Hyperhydratation 541
– hypertone 541
– hypotone 541
– isotone 541
Hyperkaliämie 406, 542
Hyperkalzämie 129, 133, 543
– tumorinduzierte 132, 133
Hyperkalzämische Krise 544
Hyperkalzurie 754, 755
Hyperkeratosen 376
Hyperkeratosis palmoplantaris 368
Hyperkeratotisches Handekzem 701
Hyperlipidämie 42, 120–124
– bei Kindern 784
Hyperlipoproteinämien 553
Hypermagnesiämie 544
Hypermammonämie 137
Hypermenorrhoe 410, 420
Hyperosmolares Koma 553
Hyperoxalurie 754
Hyperparathyreoidismus 129, 568
Hyperphenylalaninämie 139
Hyperphosphatämie 111, 292
Hyperprolaktinämie 422
Hypertension
– intrakranielle bei Kindern 801
– okuläre 385–388
Hypertensive Krise 31–34, 442, 568
Hypertensiver Notfall 19, 20, 34
Hyperthermie, maligne 319
Hyperthyreose 29, 128, 562
– bei Kindern 784
Hypertone Hyperhydratation 541
Hypertonie 19–46, 124, 442, 568
– bei Kindern 776
– Kardiologie 437
– Lebensstilmodifikation 438
– Prognose 437
– pulmonale 90, 91, 500
– Therapie bei KHK 455

Handelsnamen = fett   Wirkstoffe = kursiv

Hypertriglyzeridämie 120, 121, 125, 554
Hyperurikämie 129, 130, 555, 754
Hypnomidate *(Etomidat)* 18, 286
Hypnorex retard
(Lithiumcarbonat) 341
Hypnotika 352
Hypofibrinogenämie 70
Hypoglykämie 18, 119, 120
– bei Kindern 771
Hypoglykämisches Koma 547
Hypogonadismus 402, 415, 416
Hypokaliämie 542
Hypokalzämie 148, 292, 543
Hypokortisolismus 444, 567
Hypomagnesiämie 292, 544
Hypomagnesiurie 754
Hyponatriämie 141
Hypoparathyreoidismus 148, 570
– Prophylaxe 148
Hypophosphatasie 137
Hypophysäres Koma 571
Hypophysenfunktion 142
Hypophysenhinterlappen-
hormone 140
Hypophysenvorderlappen-
überfunktion 572
Hypopituitarismus 570
Hypothalamusfunktion 142
Hypothalamushormone 140
Hypothyreose 127, 564
– bei Kindern 784
Hypothyreotes Koma 127
Hypotone Hyperhydratation 541
Hypotonie 18, 55, 56, 141, 204, 444
Hypozitraturie 754
Hypromellose
– Ophthalmologie 720
– Rheumatologie 635
Hyzaar plus *(Losartan + Hydrochlorothiazid)* 37

I

i.v.-Immunglobulin
– Pädiatrie 785
Ibandronsäure 132
– Endokrinologie 557, 569
Ibandronsäure HEXAL
(Ibandronsäure) 132
Ibandronsäure Stada
(Ibandronsäure) 132
Ibandronsäure-ratioph.
(Ibandronsäure) 132
Iblias *(F. VIII, Octocog alfa)* 14, 70
Ibrance *(Palbociclib)* 15, 174
Ibrutinib 173
– Hämatologie 585, 587
IbuHEXAL *(Ibuprofen)* 194
Ibuprofen 194
– Anästhesie 655
– Dermatologie 702, 710
– HNO 741
– Kardiologie 469, 470
– Neurologie 661, 663
– Ophthalmologie 724
– Pädiatrie 793, 795, 801, 806
– Pneumologie 504
– Rheumatologie 627, 628
Ibu-ratioph. *(Ibuprofen)* 194
ib-u-ron *(Ibuprofen)* 194
Icatibant 71
– Dermatologie 712
Ichtholan *(Ammonium-bituminosulfonat)* 363
Ichtholan spezial *(Ammonium-bituminosulfonat)* 363
Ichthyol
– Dermatologie 701
Ichthyol-Schwefel-Zink
– Dermatologie 697, 700
Ichthyosis 368, 376, 703
Iclusig *(Ponatinib)* 174
Idarubicin 165
Idarucizumab 14, 63
Idebenon 392
Idelalisib 190
– Hämatologie 585
Idelvion *(Faktor IX)* 14, 70
IDEOS *(Colecalciferol + Calciumcarbonat)* 148
Idiopathische
– Lungenfibrose 486
– thrombozytopenische Purpura 267, 270, 579
Idursulfase 138
Ifirmasta *(Irbesartan)* 26

If-Kanal-Hemmer 47
IFN-alpha
– Hämatologie 580
IFO-cell *(Ifosfamid)* 153
Ifosfamid 153
– Hämatologie 586, 587
– Onkologie 598, 606
IgG-Wärmeantikörper 267
Ikervis *(Ciclosporin)* 385
Ikterus 124
Ilaris *(Canakinumab)* 137, 209
Ileus 322
Illina *(Ethinylestradiol + Levonorgestrel)* 417
Ilomedin *(Iloprost)* 69
Iloprost 69, 90
– Kardiologie 470
– Pneumologie 501
– Rheumatologie 627
Iloprost Ibisqus *(Iloprost)* 69
Iluvien *(Fluocinolonacetonid)* 383
Imanivec *(Imatinib)* 173
Imap *(Fluspirilen)* 346
Imatinib 173
– Dermatologie 716
– Hämatologie 581
Imatinib Heumann
(Imatinib) 173
Imatinib Onkovis *(Imatinib)* 173
Imbruvica *(Ibrutinib)* 173
Imbun IBU-Lysinat
(Ibuprofen) 194
Imeson *(Nitrazepam)* 355
Imex *(Tetracyclin)* 370
Imiglucerase 138
Imigran *(Sumatriptan)* 317
Imipenem 211, 235
– Gynäkologie 762
– Pneumologie 485, 492
– Urologie 749
Imipenem/Cilastatin Activas
(Imipenem + Cilastatin) 235
Imipenem/Cilastatin Basics
(Imipenem + Cilastatin) 235
Imipramin 332
– Geriatrie 431
– Neurologie 663
– Psychiatrie 684
– Urologie 757

Imi–Inl

Imipramin-neuraxpharm
(Imipramin) 332
Imiquimod 380
- Dermatologie 715
- Infektiologie 642
Imlygic *(Talimogen laherparepvec)* 15, 192
Immunate *(Faktor VIII)* 70
Immunglobulin
- Pädiatrie 792
- Hämatologie 580
Immunglobuline 270
Immunine STIM plus *(Fakt. IX)* 70
Immunmangelsyndrome 270
Immunosporin *(Ciclosporin)* 267, 368
Immunstimulanzien 270
Immunsuppression 152
Immunsuppressiva 266, 385
- selektive 326, 326
Immunthrombozytopenie
- bei Kindern 785
Immunthrombozytopenische Purpura 7
Imnovid *(Pomalidomid)* 191
Imodium *(Loperamid)* 101
Imogas *(Simeticon)* 100
Imovax Polio 274
Impavido *(Miltefosin)* 191
Impetigo 366, 372
- bei Kindern 804
- contagiosa 689
Impfkalender 275
Impfstoffe 271
- bakterielle 271
- bakterielle + virale 274
- virale 272
Implanon *(Etonogestrel)* 416
Implicor *(Metoprololtratrat + Ivabradin)* 48
Impromen *(Bromperidol)* 346
Imukin *(Interferon gamma-1b)* 269
Imurek *(Azathioprin)* 267
Imurel *(Azathioprin)* 267
INa-late Inhibitor 48
Incivo *(Telaprevir)* 253
Incruse Ellipta *(Umeclidiniumbromid)* 77

Indacaterol 74, 77
- Pneumologie 482, 483
Indapamid 35, 44
Indapamid Actavis *(Indapamid)* 44
Indapamid Heumann *(Indapamid)* 44
Inderal *(Propranolol)* 29
Inderm *(Erythromycin)* 370
Indikation 833
Indinavir 252
Indivina *(Estradiol + Medroxyprogesteron)* 412
Indo-CT *(Indometacin)* 196
Indometacin 196
- Endokrinologie 555, 560, 565
- Ophthalmologie 723–725
- Pädiatrie 795
- Pneumologie 506
Indometacin AL *(Indometacin)* 196
Indomet-ratioph. *(Indometacin)* 196
Indo-paed *(Indometacin)* 196
InductOs *(Dibotermin alfa)* 134
Inegy *(Ezetimib + Simvastatin)* 125
INF-alpha
- pegyliertes, Hämatologie 581
- 2a/b, Endokrinologie 574
Infanrix *(Tetanus- + Diphtherie- + Pertussis-Toxoid)* 272
Infanrix Hexa *(Diphtherie-Tetanus-Pertussis-Poliomyelitis-Haemophilus influenzae-Hepatitis-B-Impfstoff)* 274
Infectoazit *(Azithromycin)* 381
Infectocef *(Cefaclor)* 222
Infectocillin *(Penicillin V)* 213
Infectocillin Parent *(Penicillin G)* 212
Infectocipro *(Ciprofloxacin)* 396
Infectociprocort *(Ciprofloxacin + Fluocinolonacetonid)* 396
Infectocortikrupp *(Prednisolon)* 20, 205
Infectocortisept *(Halometason + Triclosan)* 366

Infectofos *(Fosfomycin)* 240
Infectogenta *(Gentamicin)* 372, 381
InfectoKrupp Inhal *(Epinephrin)* 76
Infectomox *(Amoxicillin)* 214
Infectomycin *(Erythromycin)* 227
Infectopedicul *(Permethrin)* 376
Infectoscab *(Permethrin)* 376
Infectosupramox *(Amoxicillin + Clavulansäure)* 216
Infectotrimet *(Trimethoprim)* 232
Infektionen
- intraabdominelle 221
- pleurale 493
- postpartale 235
- urologische 746
Infektsteine 406, 753
Infiltrationsanästhesie 290
Infizierte Ekzeme 366
Inflanefran *(Prednisolon)* 383
Inflectra *(Infliximab)* 210
Infliximab 210
- Dermatologie 709, 710
- Gastroenterologie 512, 513
- Pneumologie 506
- Rheumatologie 629–631
Influenza 246, 247
- Immunisierung 273
- Präparate 246
Influenza-Impfstoff (epidemische Influenza) 273
Influvac 2016/2017 *(Epidemische-Influenza-Impfstoff)* 273
Ingenolmebutat 380
- Dermatologie 715
Inhalationsnarkotika 287
Inhalative Alpha- und Beta-Sympathomimetika 76
Inhalative Anticholinergika 76
Inhalative Beta-2-Sympathomimetika 73
Inhalative Sympathomimetika 74
Inimur Myko *(Ciclopirox)* 373
Injektionsnarkotika 285–287
Inkontinenz 319, 398, 409, 756, 765
Inlyta *(Axitinib)* 171

Handelsnamen = fett   *Wirkstoffe = kursiv*

Innervation, sensible 656
innohep *(Tinzaparin)* 59
innohep 20000 *(Tinzaparin)* 59
innohep multi *(Tinzaparin)* 59
Inovelon *(Rufinamid)* 300
Insektenstiche 378, 379
Insidon *(Opipramol)* 341
Insomnie 339
Inspra *(Eplerenon)* 44
Instanyl *(Fentanyl oral/nasal)* 278
Insulatard *(Verzögerungsinsulin)* 118
Insulin
- aspart 118, 119, 546
- detemir 118, 119, 546
- glargin 118, 119, 546
- glulisin 118, 119, 546
- lispro 118, 119, 546
- normal 118, 119
- Toxikologie 823
Insulin-Analoga
- lang wirksame 119
- sehr kurz wirksame 118
Insuline 118
- kurz wirksame 118
- mittellang wirksame 118
Insulin-Kombinationen 119
Insulinum 573
Insuman BASAL *(Verzögerungsinsulin)* 118
Insuman Comb *(Normalinsulin + Verzögerungsinsulin)* 119
Insuman Infusat *(Insulin normal)* 118
Insuman RAPID *(Insulin normal)* 118
Intal *(Cromoglicinsäure)* 87
Integrilin *(Eptifibatid)* 67
Intelence *(Etravirin)* 250
Interaktionen 833
Interferon alpha
 - Hämatologie 581
Interferon alfa-2a 269
 - Gastroenterologie 516
Interferon alpha-2a/b
 - Hämatologie 580
Interferon alfa-2b 269
 - Gastroenterologie 516

Interferon alpha, pegyliert
 - Hämatologie 581
 - Onkologie 621
Interferon beta-1a 328
Interferon beta-1b 328
Interferon gamma-1b 269
Interferone 269
Intertrigo 364
Intestinale Antibiotika 238, 239
Intoxikation 101, 425
 - 1,4-Butandiol 822
 - Acetylsalicylsäure 813
 - Ajmalin, Prajmalin 813
 - Alkohol bei Kindern 773
 - Alkylantien 429
 - Alkylphosphate 17, 56, 427
 - Allgemeinmaßnahmen 812
 - Amanitin 814
 - Amantadin 814
 - Amphetamin 815
 - Anticholinerges Syndrom 773
 - Antidepressiva 815
 - Antihistaminika 816
 - Antihistaminika bei Kindern 773
 - Arsen 817
 - Arzneimittel 429
 - Atropin 817
 - Atropin bei Kindern 773
 - Barbiturate 817
 - Benzodiazepine 18, 429, 817
 - Betablocker 818
 - Biperiden 819
 - Blei 819
 - Botulismus 819
 - Bromat 429
 - Cadmium 430
 - Carbamate 819
 - Chinin 819
 - Chloroquin 820
 - Chrom 820
 - Clenbuterol 820
 - Clonidin 820
 - Cocain 824
 - Cumarin 821
 - Cyanid 427, 429
 - Cyanide 821
 - Digitalis 427
 - Dihydroergotamin 821

 - Dyskinesie bei Kindern 773
 - Dystonie bei Kindern 773
 - Eisen 430
 - Eisen-III-Verbindungen 821
 - Ethylenglykol 429, 822
 - Gammabutyrolakton 822
 - Gammahydroxybuttersäure 822
 - Heparin 823
 - Herzglykoside 823
 - Jod 429
 - Kalziumantagonisten 823
 - Knollenblätterpilz 814
 - Koffein 824
 - Kokain 824
 - Kupfer 430, 825
 - Lithium 825
 - MAO-Hemmer 825
 - Methämoglobinbildner 430
 - Methanol 427, 825
 - Met-Hb-Bildner 825
 - Methotrexat 190, 826
 - Mutterkornalkaloide 826
 - Nahrungsmittel 429
 - Neostigmin 56, 427
 - Neuroleptika 826
 - Nikotin 313
 - Nikotin, bei Kindern 774
 - Opiate 827
 - Opiate, bei Kindern 774
 - Opioide 19, 282
 - Opioide, bei Kindern 774
 - Organophosphate 17, 56
 - Paracetamol 82, 426, 827
 - Paracetamol bei Kindern 774
 - Penicillin und Derivate 827
 - Polonium 430
 - Pyrazolon-Verbindungen 827
 - Pyridostigmin 56, 427
 - Quecksilber 427, 430, 828
 - Reizgase 828
 - Reserpin 828
 - Säuren 829
 - Schaumbildner 829
 - Schaumbildner bei Kindern 774
 - Schilddrüsenhormone 829
 - Schwermetalle 429
 - Scopolamin bei Kindern 773
 - Spice 829

Int–Iva

- Spülmittel 100, 430
- Sulfonamide 829
- Thallium 829
- Theophyllin 829
- Zink 430, 829

Intoxikationen
- Pädiatrie 773

Intrakranielle Hypertension bei Kindern 801

Intrauterine Kontrazeptiva 420

Intrauterinpessar mit Kupfer 420

Intrauterinpessar mit Levonorgestrel 420

Intrazellulärraum 831

Intron A *(Interferon alfa-2b)* 269

Intuniv *(Guanfacin)* 15, 361

Inuvair *(Formoterol + Beclometason)* 79

Invanz *(Ertapenem)* 234

Invega *(Paliperidon)* 350

Invirase *(Saquinavir)* 253

Iopidine *(Apraclonidin)* 386

Ipilimumab 377
- Dermatologie 716

Iprabronch *(Ipratropiumbromid)* 76

Ipramol *(Ipratropiumbromid + Salbutamol)* 77

Ipratropium
- Pädiatriev 777

Ipratropium Teva *(Ipratropiumbromid)* 76

Ipratropiumbromid 76, 77
- HNO 735
- Pädiatrie 779, 780
- Pneumologie 478, 479, 482

Ipratropiumbromid HEXAL *(Ipratropiumbromid)* 76

IPV Merieux *(Poliomyelitis-Impfstoff)* 274

Irbecor comp. *(Irbesartan + Hydrochlorothiazid)* 36

Irbesartan 26, 36
- Kardiologie 442, 455

Irbesartan 1A *(Irbesartan)* 26

Irbesartan AL *(Irbesartan)* 26

Irbesartan comp. HEXAL *(Irbesatan + Hydrochlorothiazid)* 36

Irenat *(Natriumperchlorat)* 128

Iressa *(Gefitinib)* 173

Irinotecan 166
- Onkologie 597, 607–609, 613, 624

Irinotecan HEXAL *(Irinotecan)* 166

Irinotecan liposomal 14, 166

Iritis 383, 388

Iruxol N *(Clostridium-histolyticum-Kollagenase + Proteasen)* 379

IS 5 mono-ratioph. *(Isosorbidmononitrat)* 47

Isavuconazol 259

Ischämie, zerebrale 64, 67, 68, 673

Ischämische Optikusneuropathie 727

Iscover *(Clopidogrel)* 67

ISDN HEXAL *(Isosorbiddinitrat)* 47

ISDN-ratioph. *(Isosorbiddinitrat)* 47

Isentress *(Raltegravir)* 257

Isicom *(L-Dopa + Carbidopa)* 308

ISMN-CT *(Isosorbidmononitrat)* 47

Ismo *(Isosorbidmononitrat)* 47

Isocillin *(Penicillin V)* 213

Isoconazol
- Dermatologie 705

Isoderm *(Isotretinoin)* 371

Iso-Eremfat *(Rifampicin + Isoniazid)* 243

Isofluran 287
- Anästhesie 653

Isofluran Baxter *(Isofluran)* 287

Isofluran Piramal *(Isofluran)* 287

IsoGalen *(Isotretinoin)* 371

Isogutt MP Lösung *(Natrium-dihydrogenphosphat)* 392

Isoket *(Isosorbiddinitrat)* 47

Isomol *(Macrogol + NaCl + NaHCO3 + KCl)* 99, 100

Isomonit *(Isosorbidmononitrat)* 47

Isoniazid 242, 243
- Dermatologie 694
- Infektiologie 648, 649, 650
- Neurologie 665
- Ophthalmologie 719
- Pädiatrie 791

Isoptin *(Verapamil)* 20, 30

Isoptin RR plus *(Verapamil + Hydrochlorothiazid)* 40

Isopto-Dex *(Dexamethason)* 383

Isopto-Max *(Neomycin + Polymyxin B + Dexamethason)* 384

Isoretinoin
- Dermatologie 695, 697

Isosorbiddinitrat 47
- Gastroenterologie 508
- Rheumatologie 627

Isosorbidmononitrat 47
- Kardiologie 453

Isotone
- Dehydratation 540
- Hyperhydratation 541

Isotret HEXAL *(Isotretinoin)* 371

Isotretinoin 370, 371
- Dermatologie 693, 695, 696

Isotretinoin-ratioph. *(Isotretinoin)* 371

Isotrex *(Isotretinoin)* 370

Isotrexin *(Isotretinoin + Erythromycin)* 370

Isozid *(Isoniazid)* 242

Isozid compositum *(Isoniazid + Pyridoxin)* 243

Ispenoral *(Penicillin V)* 213

Isradipin 31
- Kardiologie 441

Italienische Tripletherapie 510

Itracanzol 259
- Dermatologie 705–707
- Infektiologie 641
- Pneumologie 503

Itraconazol-ratioph. *(Itraconazol)* 259

Ivabradin 48
- Kardiologie 454, 459

Ivacaftor 14, 138
- Pneumologie 504

Handelsnamen = fett   Wirkstoffe = kursiv

Ivemend *(Fosaprepitant)* 108
Ivermectin 263, 371, 375
- Dermatologie 697, 703
- Pädiatrie 805, 806
Ixazomib 16, 190
- Hämatologie 593
Ixekizumab 16, 369
- Dermatologie 709
Ixiaro *(Japanische-Enzephalitis-Virus-Impfstoff)* 273
Ixoten *(Trofosfamid)* 153

J

Jacutin Pedicul *(Allethrin + Piperonylbutoxid)* 375
Jacutin Pedicul Fluid *(Dimeticon)* 375
Jakavi *(Ruxolitinib)* 174
Janumet *(Sitagliptin + Metformin)* 116
Januvia *(Sitagliptin)* 116
Japanische-B-Enzephalitis-Immunisierung 273
Japanische-Enzephalitis-Virus-Impfstoff 273
Jardiance *(Empagliflozin)* 117
Jatrosom *(Tranylcypromin)* 334
Javlor *(Vinflunin)* 161
Jaydess *(Intrauterinpessar mit Levonorgestrel)* 420
Jellin *(Fluocinolon)* 365
Jelliproct *(Fluocinonid + Lidocain)* 110
Jenapurinol *(Allopurinol)* 130
Jetrea *(Ocriplasmin)* 392
Jevtana *(Cabazitaxel)* 162
Jext *(Adrenalin)* 55
Jinarc *(Tolvaptan)* 141
Jodid, Endokrinologie 561
Jod-Intoxikation 429
Jodmangelstruma 561
- bei Kindern 783
Jodthyrox *(Levothyroxin + Kaliumiodid)* 127
Jonosteril *(Vollelektrolytlösung)* 294
Jonosteril HD 5 *(Halbelektrolytlösung)* 294

Jonosteril Na 100 *(Zweidrittelelektrolytlösung)* 294
Jubrele *(Desogestrel)* 419
Juckreiz 110, 363, 365, 378, 379
Juformin *(Metformin)* 113
Junik *(Beclometason)* 78
Jurnista *(Hydromorphon Oros)* 279
Jutabis *(Bisoprolol)* 28
Jutabloc *(Metoprololtartrat)* 28
Jutalar *(Doxazosin)* 33
Jutapress *(Nitrendipin)* 32
Jutaxan *(Enalapril)* 23
juvenile idiopath. Arthritis 210
Juvental *(Atenolol)* 27

K

Ka Vit *(Vitamin K)* 149
Ka^+-Na^+-Hydrogencitrat
- Endokrinologie 555
Kadcyla *(Trastuzumab Emtansin)* 183
Kaletra *(Lopinavir + Ritonavir)* 252
Kalinor *(Kalium)* 291
Kalinor ret. P *(Kalium)* 291
Kalitrans *(Kalium)* 291
Kalium 291–293, 542
- Pädiatrie 771
- Toxikologie 820
Kaliumjodid 561
Kalium Verla *(Kalium)* 291
Kaliumcanrenoat 44
Kaliumchlorid 291
Kaliumchlorid 7.45% *(Kaliumchlorid)* 291
Kaliumfreie Lösungen 294
Kaliumiodid 127
Kaliumkanalblocker 325
Kalium-Natrium-Hydrogencitrat 405
Kaliumphosphat 547
Kaliumpräparate 291
Kaliumsparende Diuretika 44

Kaliumsulfat 100
Kalma *(Tryptophan)* 358
Kälteagglutinine 578
Kälteschäden 378, 379
Kalydeco *(Ivacaftor)* 138
Kalymin *(Pyridostigmin)* 322
Kalzium
- Endokrinologie 543, 557, 559, 569, 570
Kalziumantagonisten 30, 31, 38–42, 51, 328, 441
- Geriatrie 432, 433
Kalziumblocker 301
Kalziumfolinat
- Toxikologie 826
Kalziumglukonat
- Nephrologie 523
- Toxikologie 823
Kalziumglukonat 10% 543, 544, 570
- Gastroenterologie 515
Kalziumkarbonat 559
- Endokrinologie 559, 569
- Urologie 754
Kalziummangel 148, 292
Kalziumoxalatsteine 754
Kalziumpräparate 292
Kalziumstoffwechselregulatoren 131
Kalziumsubstitution 292
Kammerflimmern
- bei Kindern 775
Kanamycin 381
- Ophthalmologie 721
Kanamycin-POS *(Kanamycin)* 381
Kantos *(Formoterol + Beclometason)* 79
Kanuma *(Sebelipase alfa)* 139
Kaposi-Sarkom 163, 164, 188
Karbunkel 689
Kardiogener Schock 451
Kardioversion 460, 463, 466
- bei Kindern 774
Karditis 203, 636
Karies-Prophylaxe 148
Karison *(Clobetasol)* 366

Kar–Kom

Karminativa 100
Karvea *(Irbesartan)* 26
Karvezide *(Irbesartan + Hydrochlorothiazid)* 36
Karzinoid 109
Karzinoid-Syndrom bei GEP-NET 574
Karzinom
- bronchial 596
- Gallenblase 603
- Harnblase 595
- kolorektal 606
- Leber 610
- Magen 612
- Mamma 615
- Nieren 620
- Ösophagus 622
- ovarial 622
- Pankreas 623
- Prostata 625
- Schilddrüse 620

Katadolon *(Flupirtin)* 284
Kataplexie 304, 306
Katatonie 345
Katatonie, perniziöse 676
Kationenaustauscher 111, 406
Kawasaki-Syndrom 270
KCl 99, 100
KCl 7.45%
- Endokrinologie 542, 544, 545, 547, 553, 569
Keciflox *(Ciprofloxacin)* 230
Keimempfindlichkeit 211
Kengrexal *(Cangrelor)* 67
Kentera *(Oxybutynin)* 398
Kepinol *(Trimethoprim + Sulfamethoxazol)* 232
Keppra *(Levetiracetam)* 306
Keratitis 382–385, 390, 722
- bakterielle Ulzera 722
- Herpes zoster 723
- Keratomykose 722
Keratokonjunktivitis sicca 390, 720
Keratolytika 376
Keratomykose 722
Keratose 159
- aktinische 378, 379, 380
Kerlone *(Betaxolol)* 27

Ketamin 19, 286
- Anästhesie 653
Ketamin Hameln *(Ketamin)* 286
Ketamin Inresa *(Ketamin)* 286
Ketamin Rotexmedica *(Ketamin)* 286
Ketamin-ratioph. *(Ketamin)* 19
Ketanest S *(Esketamin)* 18, 286
Ketek *(Telithromycin)* 227
Ketoazidose bei Kindern 771
Ketoconazol 140, 374
- Dermatologie 700, 705, 707
- Endokrinologie 565, 566
Ketoconazole HRA *(Ketoconazol)* 140
Ketof *(Ketotifen)* 87
Ketolide 226
Ketoprofen 194
Ketorolac 384
- Ophthalmologie 723
Ketotifen 87, 389
- Ophthalmologie 721
- Pädiatrie 793
Ketotifen Stada *(Ketotifen)* 87
Ketotifen Stulln *(Ketotifen)* 389
Ketovision *(Ketorolac)* 384
Ketozolin *(Ketoconazol)* 374
Kevatril *(Granisetron)* 106
Keytruda *(Pembrolizumab)* 182
Kieferinfektionen 213, 228, 233
Kinderkardiologie 775
Kinderlax *(Macrogol)* 99
Kineret *(Anakinra)* 208
Kinetose 357
Kinzal mono *(Telmisartan)* 26
Kinzalkomb *(Telmisartan + Hydrochlorothiazid)* 36
Kiovig *(Immunglobuline)* 270
Kirim *(Bromocriptin)* 309, 422
Kisplix *(Lenvatinib)* 173
Kisplyx *(Lenvatinib)* 14
Kivexa *(Abacavir + Lamivudin)* 247
Klacid *(Clarithromycin)* 226
Klasse- 51
Klasse-Ia-Antiarrhythmika 48
Klasse-Ib-Antiarrhythmika 49

Klasse-III-Antiarrhythmika 51
Klasse-IV-Antiarrhythmika 51
Klean Prep *(Macrogol + Na2SO4 + NaHCO3 + NaCl + KCl)* 100
Klebsiella 211
Klimakterium 410, 413
Klimonorm *(Estradiol + Levonorgestrel)* 412
Kliogest N *(Estradiol + Norethisteron)* 412
Klismacort *(Prednisolon)* 20, 205
Knocheninfektionen 215–222, 228–230, 233, 235, 236, 240
Knochenmarktransplantation 267, 270
Knochenmetastasen 132, 133
Knochenmorphogene Proteine 134
Knochentumore 133
Knochenverlust, Prophylaxe 133
Knollenblätterpilz, Intoxikation 814
Koffein-Intoxikation 824
Kogenate *(Faktor VIII)* 70
Kohle Hevert *(Kohle, medizinische)* 101, 429
Kohle Pulvis *(Kohle, medizinische)* 101, 429
Kohle, medizinische 429
Kohlenhydratlösungen 295
Kokain-Intoxikation 824
Kolik 17, 198, 752
Kolitis, kollagene 104
Kolloidale Lösung 10%
- Dermatologie 711
Kolloidale Plasmaersatzlösung 727, 728
Kolonkarzinom 155, 159, 160, 165, 166, 180–182, 188, 190
Kolorektales Karzinom 606
Koloskopie 522
- Vorbereitung 100
Koma 101
- hyperosmolares 553
- hypoglykämisches 547
- hypophysäres 571
- Myxödem 571

Handelsnamen = **fett**   Wirkstoffe = *kursiv*

Kombiglyze *(Saxagliptin + Metformin)* 116
Kompartimente 831
Kompensan *(Al-Na-Carbonatdihydroxid)* 95
Konakion *(Phytomenadion)* 149
Kongestion, nasale 395
Konjugierte Östrogene 408, 413
Konjunktiven, Hyperämie 389
Konjunktivitis 381–384, 389, 390, 720
- allergische 85, 383, 389, 721
- allergische, bei Kindern 793
- bakterielle 721
- virale 721
Kontaktekzem 699
Kontaktlinsen 390
Kontrazeption 416–420
- Depotpräparate 764
- Einphasenpräparate 763
- hormonelle 416, 763
- intrauterine 420, 764
- Postkoitalpille 764
- Zweiphasenpräparate 763
Kopf-Hals-Karzinom 154–156, 161, 162, 165, 180
Kopf-Hals-Tumore 604
Kopfschmerzen 660
- idiopathische bei Kindern 801
- vaskuläre 315
Koproporphyrie 138
Koprostase 59
Koronare Herzerkrankung 27–31, 48, 67, 121, 122, 124, 446
- Hypertonietherapie 455
- stabile 23
Koronarintervention 62, 66
Koronarsyndrom, akutes 17, 19, 22, 47, 59, 61, 62, 66–68
Körperoberflächenberechnung 838
Kortikoide 104, 203
- Auge 383, 384
- HNO 394
Kortikoid-ratioph. *(Triamcinolonacetonid)* 364
Kovaltry *(Faktor VIII, Octocog alfa)* 14, 70

Krampfanfall 17, 20, 300, 302, 354, 355
Krätze 703
Kräutermischungen 829
Kreatininclearance 834
Kreon *(Pankreatin)* 102
Kreon f. Kinder *(Pankreatin)* 102
Kristalloide Lsg.
- Pneumologie 487, 497
Krupp 205, 739
Kryptokokkenmeningitis 259, 261
Kupfer-Intoxikation 430, 825
Kurzdarmsyndrom 109
Kuvan *(Sapropterin)* 139
Kybernin Hs *(Antithrombin III)* 71
Kyprolis *(Carfilzomib)* 189
Kytril *(Granisetron)* 106

L

Lachscalcitonin
- Endokrinologie 569
Lac-Ophtalsystem *(Filmbildner)* 390
Lacosamid 299
Lacrimal *(Hypromellose)* 390
Lacrisic *(Filmbildner)* 390
Lactuflor *(Lactulose)* 99
Lactulose 99
- Gastroenterologie 520
- Pädiatrie 782
Lactulose-ratioph. *(Lactulose)* 99
Lafamme *(Estradiol + Dienogest)* 411
Laktation 423
Laktationsstörung 421
Lambert-Eaton-Myasthenisches-Syndrom 137
Lamblia intestinalis 639
Lambliasis 233
Lamictal *(Lamotrigin)* 300, 340
Lamisil *(Terbinafin)* 262, 374
Lamiva *(Ethinylestradiol + Drospirenon)* 417
Lamivudin 247, 249, 257
- Gastroenterologie 517
Lamivudin HEXAL *(Lamivudin)* 249

Lamivudin Teva *(Lamivudin)* 249
Lamivudin/Zidovudin HEXAL *(Lamivudin + Zidovudin)* 249
Lamizido *(Lamivudin + Zidovudin)* 249
Lamotrigin 300, 340
- Geriatrie 432
- Neurologie 657–659, 667
- Pädiatrie 798–800
- Psychiatrie 680
Lamotrigin Acis *(Lamotrigin)* 300
Lamotrigin HEXAL *(Lamotrigin)* 300
Lamotrigin-neuraxpharm *(Lamotrigin)* 340
Lamotrigin-ratioph. *(Lamotrigin)* 300, 340
Lamuna *(Ethinylestradiol + Desogestrel)* 417
Lanicor *(Digoxin)* 18, 53
Lanitop *(Metildigoxin)* 53
Lanreotid 109
- Endokrinologie 572–574
- Onkologie 611
Lansogamma *(Lansoprazol)* 93
Lansoprazol 93
- Gastroenterologie 507, 509
Lansoprazol HEXAL *(Lansoprazol)* 93
Lansoprazol-ratioph. *(Lansoprazol)* 93
Lantarel *(Methotrexat)* 202, 369
Lanthancarbonat 111
- Endokrinologie 559
Lantus *(Insulin glargin)* 118, 119
Lapatinib 173
- Onkologie 618
Larbex *(Budesonid)* 78
L-Arginin-Hydrochlorid 21% *(Argininhydrochlorid)* 297
Lariam *(Mefloquin)* 265
Laronidase 138
Lartruvo *(Olaratumab)* 15, 182
Larylin Hustenstiller *(Dropropizin)* 83
Laryngitis 738
Laryngomedin N *(Hexamidin)* 396

Laryngotracheitis 76
- stenosierende, bei Kindern 789
Lasix *(Furosemid)* 18, 42
Lastet *(Etoposid)* 162
Latan-Ophtal *(Latanoprost)* 387
Latanoprost 308
- Ophthalmologie 730, 731
Latanoprost HEXAL *(Latanoprost)* 387
Latanoprost HEXAL comp. *(Latanoprost + Timolol)* 387
Latanotim Vision *(Latanoprost + Timolol)* 387
Laticort *(Hydrocortisonbutyrat)* 364
Läuse 375, 376
Laviola *(Ethinylestradiol + Dienogest)* 417
Laxans-ratioph. *(Bisacodyl)* 99
Laxantien 98
Laxoberal *(Natriumpicosulfat)* 99
Laxofalk *(Macrogol)* 99
LCE 1A-Pharma *(L-Dopa + Carbidopa + Entacapon)* 308
LDL-Cholesterin-Senkung 553
L-Dopa 308
- Neurologie 669, 671
Lebensrettende Basismaßnahmen bei Kindern 766
Leberabszess 521
Leberegel 263
Leberinsuffizienz 295
Lebertherapeutika 101
Lebertransplantation 268
Leberzellkarzinom 165, 175, 610
Leberzirrhose 519
Lederlind *(Nystatin)* 374
Ledipasvir *(LDV)* 253, 255
- Gastroenterologie 517
Lefax *(Simeticon)* 100
Leflunomid 202
- Pneumologie 506
- Rheumatologie 628, 631
Leflunomid HEXAL *(Leflunomid)* 202
Leflunomid medac *(Leflunomid)* 202
Leflunomid Stada *(Leflunomid)* 202

Leflunomid Winthrop *(Leflunomid)* 202
Leganto *(Rotigotin)* 310
Legionella 211
Leios *(Ethinylestradiol + Levonorgestrel)* 417
Leishmaniasis 191, 240
Leitungsanästhesie 290
Lemocin *(Cetrimonium + Lidocain + Tyrothricin)* 397
Lemtrada *(Alemtuzumab)* 327
Lenalidomid 190
- Hämatologie 582, 591-593
Lendenwirbelfusion 134
Lendorm *(Brotizolam)* 353
Lendormin *(Brotizolam)* 353
Lennox-Gastaut-Syndrom 300, 306
Lenograstim
- Hämatologie 579, 582, 586
Lenograstim (G-CSF) 150
Lenoxin *(Digoxin)* 53
Lenvatinib 14, 173
- Onkologie 621
Lenvima *(Lenvatinib)* 173
Lenzetto *(Estradiol)* 408
Leona HEXAL *(Ethinylestradiol + Levonorgestrel)* 417
Leponex *(Clozapin)* 349
Lepra 244
Leptilan *(Valproinsäure)* 303
Lercanidipin 31, 41
- Kardiologie 441, 455
Lercanidipin Heumann *(Lercanidipin)* 31
Lercanidipin Stada *(Lercanidipin)* 31
Lercaprel *(Lercanidipin + Enalapril)* 41
Lesch-Nyhan-Syndrom 130
Letroblock *(Letrozol)* 414
LetroHEXAL *(Letrozol)* 414
Letrozol 414
- Onkologie 615
Letrozol Winthrop *(Letrozol)* 414
Leukämie
- akute 152, 156-165, 172, 173, 180, 188-190, 588

- chronische 152-154, 157, 161, 165, 172-174, 181, 183, 190, 192, 210
- chronische eosinophile 173
- chronische myelomonozytäre 159
- chronisch-myeloische 581
- Haarzell 157
- Promyelozyten 192
Leukase N *(Framycetin)* 372
Leukeran *(Chlorambucil)* 153
Leukotrienrezeptorantagonisten 81
Leukovorin *(Folinsäure)* 190
Leuprone HEXAL *(Leuprorelin)* 405
Leuprorelin 405, 415
- Gynäkologie 758
- Onkologie 615, 625
Leustatin *(Cladribin)* 157
Levact *(Bendamustin)* 152
Levemir *(Insulin detemir)* 119
Levetiracetam 306
- Geriatrie 432
- Neurologie 657-660, 668
- Pädiatrie 772
Levetiracetam UCB *(Levetiracetam)* 306
Levetiracetam Winthrop *(Levetiracetam)* 306
Levetirazetam
- Pädiatrie 798-800
Levey-Formel 832
Levitis *(Levofloxacin)* 230
Levitra *(Vardenafil)* 402
Levium *(Levomepromazin)* 343
Levobunolol 385
- Ophthalmologie 730, 731
Levocabastin 389, 393
- HNO 734
- Ophthalmologie 721
- Pädiatrie 793
Levocetirizin 86
- Dermatologie 700-702, 711, 712
Levocetirizin HEXAL *(Levocetirizin)* 86
Levocetirizin Stada *(Levocetirizin)* 86

Handelsnamen = fett   Wirkstoffe = kursiv

Lev–Lix 893

Levodopa 15, 307
Levodopa comp. *(L-Dopa + Benserazid)* 308
Levodopa-ratioph. comp. *(L-Dopa + Carbidopa)* 308
Levofloxacin 211, 230, 382
- Gynäkologie 760
- HNO 740–743
- Ophthalmologie 722
- Pneumologie 485, 489–496, 503, 505
- Urologie 746–751
Levofloxacin Actavis *(Levofloxacin)* 230
Levofloxacin HEXAL *(Levofloxacin)* 230
Levofloxacin Kabi *(Levofloxacin)* 230
Levoflox-CT *(Levofloxacin)* 230
Levomepromazin 343
- Anästhesie 655
- Geriatrie 433
- Neurologie 663
- Psychiatrie 675, 681
Levomepromazin-neuraxpharm *(Levomepromazin)* 343
Levomethadon 276, 279
Levonoraristo *(Levonorgestrel)* 419
Levonorgestrel 412, 417–419
- Gynäkologie 763, 764, 765
Levopar *(L-Dopa + Benserazid)* 308
Levosimendan 57
Levothyroxin (T4) 127
- Endokrinologie 561, 564, 570, 571
- Pädiatrie 784
Lexostad *(Bromazepam)* 353
LHRH 142
- Pädiatrie 810
LhRh Ferring *(Gonadorelin)* 142
LH-RH-Agonisten 415
Librium *(Chlordiazepoxid)* 354
Licain *(Lidocain)* 290
Lichen ruber 364–368, 704
Lichen sclerosus 364, 366, 759
Lichtdermatosen 149
- polymorphe 702

Lidabszess 718
Lidfurunkel 718
Lidinfektion
- Herpes simplex 719
- Herpes zoster 719
Lidocain 49, 109, 110, 147, 290, 396, 397
- Dermatologie 704, 713
- Kardiologie 466
- Toxikologie 813, 815, 824, 826
Lidocain 4%
- Neurologie 661
Lidphlegmone 718
Lidretraktion 732
Lifestyle-Arzneimittel 834
Limptar N *(Chininsulfat)* 318
Lincosamide 227
Lindoxyl K *(Ambroxol)* 82
Linezolid 211, 237
- Dermatologie 708
- Pneumologie 492, 494
Linezolid 1A *(Linezolid)* 237
Linezolid HEXAL *(Linezolid)* 237
Linksherzinsuffizienz 47
Linksventrikuläre Hypertrophie 440
Linola Urea *(Harnstoff)* 376
Linolacort Hydro *(Hydrocortison)* 363
Linola-H N *(Prednisolon)* 363
Linola-H-Fett N *(Prednisolon)* 363
Lioresal *(Baclofen)* 320
Liothyronin 127
Lipasehemmer 134
Lipegfilgrastim (G-CSF) 150
Lipidil *(Fenofibrat)* 121
Lipidil 145 ONE *(Fenofibrat)* 121
Lipidil Ter *(Fenofibrat)* 121
Lipidsenker 120
Lipifacil *(Pravastatin)* 122
Lipitor *(Atorvastatin)* 121
Lipocol *(Colestyramin)* 124
Lipofundin 20%
- Anästhesie 652
Lipofundin 20% *(Fettlösung)* 296
Lipopeptide 237
Liposomales Amphotericin B
- Infektiologie 637, 638

Lipotalon *(Dexamethason)* 204
Lipovenös MCT 20 *(Fettlsg.)* 296
Liprolog *(Insulin lispro)* 118
Liprolog Mix *(Insulin lispro + Verzögerungsinsulin)* 119
liquid ecstasy 822
Liquifilm *(Filmbildner)* 390
Liquor carbonis detergens
- Dermatologie 701, 708
Liraglutid 115
- Endokrinologie 549
Lisdexamfetamin 360
- Pädiatrie 802
- Psychiatrie 685
Lisi Lich *(Lisinopril)* 23
Lisibeta comp. *(Lisinopril + Hydrochlorothiazid)* 35
Lisidigal *(Lisinopril)* 23
Lisidigal HCT *(Lisinopril + Hydrochlorothiazid)* 35
Lisigamma *(Lisinopril)* 23
Lisigamma HCT *(Lisinopril + Hydrochlorothiazid)* 35
LisiHEXAL*(Lisinopril)* 23
Lisinopril 23, 35
- Kardiologie 441, 459
Lisinopril 1A *(Lisinopril)* 23
Liskantin *(Primidon)* 306
Listeriose 214
Lisurid
- Endokrinologie 572
- Neurologie 670
Lisvy *(Ethinylestradiol + Gestoden)* 417
LITAK *(Cladribin)* 157
Litalir *(Hydroxycarbamid)* 190
Lithiofor *(Lithiumsulfat)* 341
Lithium
- Psychiatrie 675, 679–681
Lithium Apogepha *(Lithiumcarbonat)* 341
Lithiumcarbonat 341
Lithium-Intoxikation 825
Lithiumsulfat 341
Litholyse 521
Livial *(Tibolon)* 413
Liviella *(Tibolon)* 413
Livocab *(Levocabastin)* 389, 393
Lixiana *(Edoxaban)* 61

Locacorten *(Flumetason)* 364
Loceryl *(Amorolfin)* 373
Locol *(Fluvastatin)* 122
Lodoxamid 389
- Ophthalmologie 721
Logimat *(Felodipin + Metoprololsuccinat)* 40
Logimax *(Felodipin + Metoprololsuccinat)* 40
Lokalanästhesie 19, 290, 381
Lokalanästhetika 289
Lomir Sro *(Isradipin)* 31
Lomustin 154
Loniten *(Minoxidil)* 34
Lonoctocog alfa *(Faktor VIII)* 16
Lonolox *(Minoxidil)* 34
Lonoten *(Minoxidil)* 34
Lonsurf *(Trifluridin + Tipiracil)* 15, 160
Lopedium *(Loperamid)* 101
Loperamid 101
- Endokrinologie 574
- Gastroenterologie 514
Loperamid-ratioph. *(Loperamid)* 101
Loperhoc *(Loperamid)* 101
Lophakomp B12 *(Cyanocobalamin)* 147
Lopinavir 252
Lopresor *(Metoprololtartrat)* 19
Loraderm *(Loratadin)* 86
Lorano *(Loratadin)* 86
Loratadin 86
- Dermatologie 700–702, 711, 712
- Gastroenterologie 516
- Geriatrie 432
- HNO 735
- Pädiatrie 793
Loratadin Stada *(Loratadin)* 86
Lorazepam 302, 355
- Anästhesie 652
- Endokrinologie 545
- Geriatrie 434
- Onkologie 594
- Pädiatrie 772
- Psychiatrie 675, 676, 682, 683
- Toxikologie 814–824

Lorazepam-neuraxpharm *(Lorazepam)* 355
Loretam *(Lormetazepam)* 355
Lorinden Teersalbe *(Steinkohlenteer)* 367
Lormetazepam 355
- Geriatrie 434
Lormetazepam-ratioph. *(Lormetazepam)* 355
Lorzaar *(Losartan)* 26
Lorzaar plus *(Losartan + Hydrochlorothiazid)* 37
LosAmlo *(Losartan + Amlodipin)* 14
Losamlo *(Losartan + Amlodipin)* 38
Losar Teva *(Losartan)* 26
Losar-Q *(Losartan)* 26
Losar-Q comp. *(Losartan + Hydrochlorothiazid)* 37
Losartan 14, 26, 37, 38
- Kardiologie 442, 455, 460
- Nephrologie 527, 528
- Pädiatrie 777
Losartan HEXAL *(Losartan)* 26
Losartan HEXAL comp. *(Losartan + Hydrochlorothiazid)* 37
Lösferron *(Eisen-II-Ion)* 143
Lotemax *(Loteprednol)* 383
Loteprednol 383
Lotio alba
- Dermatologie 711, 713
Lotricomb *(Clotrimazol + Betamethason)* 375
Lotriderm *(Clotrimazol + Betamethason)* 375
Lovabeta *(Lovastatin)* 122
LovaHEXAL *(Lovastatin)* 122
Lovastatin 122
- Endokrinologie 553
- Kardiologie 454
Lovastatin-ratioph. *(Lovastatin)* 122
Lovelle *(Ethinylestradiol + Desogestrel)* 417
Lovenox *(Enoxaparin)* 59
Loxapin 350
- Psychiatrie 675

L-Poladdict *(Levomethadon)* 279
L-Polaflux *(Levomethadon)* 279
L-Polamidon *(Levomethadon)* 279
L-Polamidon Lsg. *(Levomethadon)* 279
L-Thyrox Jod HEXAL *(Levothyroxin + Kaliumiodid)* 127
L-Thyroxin HEXAL *(Levothyroxin)* 127
L-Thyroxin inject Henning *(Levothyroxin)* 127
L-Thyroxin-ratioph. *(Levothyroxin)* 127
L-Tryptophan-ratioph. *(Tryptophan)* 358
Lucentis *(Ranibizumab)* 392
Ludiomil *(Maprotilin)* 333
Lues 212, 224, 227, 646
Luisa HEXAL *(Ethinylestradiol + Levonorgestrel)* 417
Lukastang *(Montelukast)* 81
Lumacaftor 14, 138
- Pneumologie 504
Lumbago 320, 663
Lumefantrin 264
- Pädiatrie 787
Lumigan *(Bimatoprost)* 386
Luminal *(Phenobarbital)* 301
Luminaletten *(Phenobarbital)* 301
Lungenabszess 493
Lungenegel 263
Lungenembolie 19, 60–65, 496
Lungenemphysem 480
Lungenentzündung 487
Lungenfibrose, idiopathische 88
Lungenmilzbrand 230
Lungenödem 18, 19, 443
- akutes 445
- toxisches 20, 205
Lungenreife, Induktion 203
Lungentuberkulose 648
Lupus erythematodes 201, 203, 209, 267, 364, 632
Lupus-Nephritis 201
Lupus vulgaris 694
Luxerm *(Methyl-5-amino-4-oxopentanoat)* 378

Lymphadenitis 213
Lymphogranuloma venereum 642
Lymphom 150, 152, 156, 161
- anaplastisches 180
- B-Zell 183
- follikuläres 183, 190
- kutanes T-Zell 189
- T-lymphoblastisches 157
Lynparza *(Olaparib)* 191
Lyogen *(Fluphenazin)* 346
Lyrica *(Pregabalin)* 304
Lysandra *(Ethinylestradiol + Norgestimat)* 418
Lysetherapie 728
Lysin-Acetylsalicylsäure
- Neurologie 662
Lysodren *(Mitotan)* 191
Lysosomale saure Lipase
- Mangel 139
Lysthenon *(Suxamethonium)* 289

M

M PredniHEXAL *(Methylprednisolon)* 205
Maalox *(Mg-hydroxid + Al-oxid)* 95
Maaloxan *(Mg-hydroxid + Al-oxid)* 95
MabThera *(Rituximab)* 183, 210
MabThera SC *(Rituximab)* 183
Macitentan 90
- Pneumologie 502
- Rheumatologie 633
Macrogol 99, 100
- Gastroenterologie 522
- Pädiatrie 782
Macrogol Stada *(Macrogol + NaCl + NaHCO3 + KCl)* 99
Macugen *(Pegaptanib)* 392
Madenwürmer, bei Kindern 783
Madopar *(L-Dopa + Benserazid)* 308
Magaldrat 95
Magaldrat-ratioph. *(Magaldrat)* 95
Magenbeschwerden, säurebedingte 95

Magen-Darm-Infektionen 214, 225
Magen-Darm-Relaxation 119
Magen-Darm-Schmerzen, krampfartige 200
Magen-Darm-Spasmen 98
Magen-Darm-Störungen, funktionelle 101
Magen-Darm-Tumoren 173, 175
Magenkarzinom 159–165, 183, 612
- Adenokarzinom 182
Magenschutz 539
Magenspülung 425
Maggisuppe
- Endokrinologie 540
Magium *(Magnesium)* 292
Magnesiocard *(Magnesium)* 292
Magnesium
- Gynäkologie 761
- hydrogencitrat 544
- hydrogenphosphat 544
- Pädiatrie 802
- Toxikologie 819
- Urologie 754
Magnesium Diasporal *(Magnesium)* 292
Magnesium Verla *(Magnesium)* 292
Magnesiumhydroxid
- Gastroenterologie 508
Magnesiummangel 292
Magnesiumoxid 100
Magnesiumpräparate 292
Magnesium-ratioph. *(Magnesium)* 292
Magnesiumsubstitution 292
Magnesiumsulfat
- Gynäkologie 762
- Pädiatrie 797
- Pneumologie 479
Magnetrans *(Magnesium)* 292
Makrolide 226, 494
Makuladegeneration 392
Makulaödem 383, 392
- diabetisches 383, 392
Malabsorption 148
Malarex *(Proguanil + Atovaquon)* 265

Malaria 264, 265
- Prophylaxe bei Kindern 787
- Therapie bei Kindern 787
Malarone *(Proguanil + Atovaquon)* 265
Malarone junior *(Proguanil + Atovaquon)* 265
Maligne Hyperthermie 319
Malignes Glaukom 731
Malignes Melanom 154, 155, 161, 172, 175, 181, 182, 192, 716
Malignome
- hämatologische 130
- ZNS 626
Mammakarzinom 152–165, 173–176, 180, 182, 183, 189, 191, 410, 414, 415, 615
Manidipin 31
Manie 299, 303, 341, 347–351, 681
Maninil *(Glibenclamid)* 112
Mannit (Mannitol) 45
Mannitol 45, 82, 388
- Ophthalmologie 731, 732
- Pneumologie 504
Mannitol *(Mannitol)* 45, 388
Mannose
- Urologie 748
Mantelzell-Lymphom 173
Manyper *(Manidipin)* 31
MAO-Hemmer, Intoxikation 825
MAO-A-Hemmer 334
MAO-B-Hemmer 311, 334, 669
Maprotilin 333
Maprotilin-CT *(Maprotilin)* 333
Maprotilin-neuraxpharm *(Maprotilin)* 333
Maprotilin-ratioph. *(Maprotilin)* 333
Maraviroc 257
Marax *(Magaldrat)* 95
Marcumar *(Phenprocoumon)* 63
Mareen *(Doxepin)* 332
Marvelon *(Ethinylestradiol + Desogestrel)* 417
Masern-Immunisierung 273
Masern-Mumps-Röteln-Impfstoff 273

Mas–Mer

*Masern-Mumps-Röteln-
Varizellen-Impfstoff* 273
Masern-Prophylaxe 270
Mastitis 422, 763
Mastitisprophylaxe 421
Mastodynie 758
Mastodynon
- Gynäkologie 758
Mastoiditis 742
Mastopathie 758
Mastzellstabilisatoren 87
Matrifen *(Fentanyl
transdermal)* 278
Maxalt *(Rizatriptan)* 317
Maxim *(Ethinylestradiol +
Dienogest)* 417
Maxipime *(Cefepim)* 220
Maxitrol *(Neomycin +
Polymyxin B +
Dexamethason)* 384
Mayra *(Ethinylestradiol +
Dienogest)* 417
MCP HEXAL *(Metoclopramid)* 97
MCP Stada *(Metoclopramid)* 97
MCP-ratioph.
(Metoclopramid) 97
MDRD-Formel 834
Meaverin *(Mepivacain)* 290
Mebendazol 263
- Infektiologie 640, 647
- Pädiatrie 781
Mebeverin 98
Mebeverin Puren
(Mebeverin) 98
Medazepam 355
- Geriatrie 433
Medikinet
(Methylphenidat) 360
Medivitan IM mit Lidocain
*(Pyridoxin + Cyanocobalamin
+ Folsäure + Lidocain)* 147
Medivitan N Neuro *(Thiamin +
Pyridoxin)* 147
Medoxa *(Oxaliplatin)* 155
Medrogeston 413
- Gynäkologie 758, 765
Medroxyprogesteron 412
- acetat 558
- Gynäkologie 765

Medroxyprogesteronacetat
410, 416
- Gynäkologie 764
- Onkologie 615
Medulläres
Schilddrüsenkarzinom 620
Mefloquin 265
- Pädiatrie 787
Mefrusid 44
Megalac Almasilat
(Almasilat) 95
Megaloblastäre Anämie 577
Megestat *(Megestrolacetat)* 410
Megestrolacetat 410
- Onkologie 615
Mehrkanalblocker 51
Mekinist *(Trametinib)* 175
Meladinine *(Methoxsalen)* 369
Melanom, malignes 154, 155,
161, 172, 175, 181, 182, 192,
377, 716
Melatonin 339
- Dermatologie 697, 698
Melatonin-Rezeptoragonisten
338
Melleril *(Thioridazin)* 344
Melneurin *(Melperon)* 343
Meloxicam 197
Meloxicam AL *(Meloxicam)* 197
Meloxicam-ratioph.
(Meloxicam) 197
Melperon 343
- Geriatrie 433, 434
- Psychiatrie 677
Melperon-ratioph.
(Melperon) 343
Melphalan 153
- Hämatologie 587, 590, 591
Memando *(Memantin)* 324
Memantin 324
- Geriatrie 431
- Psychiatrie 677
Memantin Hennig
(Memantin) 324
Memantin-neuraxpharm
(Memantin) 324
Mencord plus *(Olmesartan +
Hydrochlorothiazid)* 37
Menière, Morbus 743

Meningeosis
- carcinomatosa 156
- leucaemica 156
- lymphomatosa 159
Meningitec *(Meningokokken-
C-Oligosaccharid)* 271
Meningitis 204, 212–219, 228,
229, 235, 240, 259, 261, 664
- bakterielle, bei Kindern 788
Meningitis tuberculosa 649
Meningoenzephalitis bei
Kindern 797
Meningokokken 271
- Prophylaxe 243
*Meningokokken-A-,-C-,-W135-,
-Y-Oligosaccharid* 271
Meningokokken-B-Adsorbat 271
Meningokokken-B-
Immunisierung 271
*Meningokokken-C-
Oligosaccharid* 271
Meningokokken-Immunisierung
271
Menjugate *(Meningokokken-C-
Oligosaccharid)* 271
Menstruationsbeschwerden 410
Menstruationsstörungen 410, 422
Menveo *(Meningokokken-A-,-C-,
-W135, -Y-Oligosaccharid)* 271
Mepact *(Mifamurtid)* 191
MepiHEXAL *(Mepivacain)* 290
Mepivacain 19, 290
Mepolizumab 14, 87
- Pneumologie 477
Meptazinol 276, 281
Meptid *(Meptazinol)* 281
Mercaptopurin 157
Mercaptopurin Medice
(Mercaptopurin) 157
Mercilon *(Ethinylestradiol +
Desogestrel)* 417
Meresa *(Sulpirid)* 344
Merimono *(Estradiol)* 407
Meronem *(Meropenem)* 235
Meropenem 235
- Neurologie 664
- Pneumologie 485, 492–496,
503, 505
- Urologie 749

Handelsnamen = fett   *Wirkstoffe = kursiv*

Mer–Met 897

Meropenem HEXAL
(Meropenem) 235
Meropenem Kabi
(Meropenem) 235
Mesalazin 103
- Gastroenterologie 512, 513
Mesalazin Kohlpharma
(Mesalazin) 103
Mesavancol *(Mesalazin)* 103
Mesna 192
- Nephrologie 538
- Rheumatologie 633–635
Mesna Cell *(Mesna)* 192
Mestinon *(Pyridostigmin)* 322
Mesuximid 306
Metabolische
- Alkalose 545
- Azidose 545
Metabolisches Syndrom 440
Metalcaptase
- Toxikologie 825
Metalcaptase
(Penicillamin) 202
Metalyse *(Tenecteplase)* 65
Metamizol 19, 198
- AnästhesieMetamizol 655
- Dermatologie 714
- Geriatrie 431
- Neurologie 661, 663
- Pädiatrie 795
Metamizol HEXAL
(Metamizol) 198
Metamucil *(Flohsamen)* 99
Meteorismus 100, 103
Meteozym *(Pankreatin + Simeticon)* 103
Metex *(Methotrexat)* 202, 369
Metfoliquid Geriasan
(Metformin) 113
Metformin 113, 116, 117
- Endokrinologie 548, 550
Metformin Dura
(Metformin) 113
Metformin-ratioph.
(Metformin) 113
Methadon 276, 279
Methämoglobinämie 147
Methämoglobinbildner-
intoxikation 430

Methanol-Intoxikation 825
Methanolintoxikation 427
Met-Hb-Bildner, Intoxikation 825
Methicillin 213
Methicillinresistenter Staph.
aureus 211, 213, 218, 225, 235, 395
Methicillinsensitiver Staph.
aureus 211, 213
Methionin 406
- Urologie 753, 755
Methionin HEXAL
(Methionin) 406
Methizol *(Thiamazol)* 128
Methocarbamol 320
Methohexital 285
Methotrexat 156, 202, 369
- Dermatologie 709, 710
- Hämatologie 586
- Nephrologie 535, 537
- Onkologie 595, 616
- Ophthalmologie 724
- Pneumologie 506
- Rheumatologie 628–635
Methotrexat medac
(Methotrexat) 156
Methotrexat-GRY
(Methotrexat) 156
Methotrexat-Intoxikation 190, 826
Methoxsalen 369
*Methyl-5-amino-
4-oxopentanoat* 378, 715
Methyldopa
- Geriatrie 432
Methyldopa Stada
(Alpha-Methyldopa) 32
Methylenblau
- Toxikologie 825
Methylnaltrexon 97
Methylphenidat 360
- Pädiatrie 802
- Psychiatrie 685
Methylphenidat HEXAL
(Methylphenidat) 360
Methylprednisolon 205, 365
- Dermatologie 698–702, 711
- HNO 735
- Nephrologie 530–538

- Neurologie 660, 661, 668
- Ophthalmologie 725–728, 732, 733
- Pädiatrie 785
- Pneumologie 477, 484, 486, 506
Methylprednisolon Acis
(Methylprednisolon) 205
Methylprednisolonpuls
- Stufenschema 666
Methylxanthine 80
Methysergid
- Endokrinologie 574
- Neurologie 661
Metildigoxin 53
Metipranolol 385, 387
- Ophthalmologie 730, 731
Metoclopramid 19, 97, 105, 200
- Geriatrie 432
- Gynäkologie 762
- Neurologie 661, 672
- Onkologie 594
MetoHEXAL
(Metoprololtartrat) 28
MetoHEXAL comp.
(Metoprololtartrat + Hydrchlorothiazid) 39
MctoHEXAL Succ comp.
(Metoprololsuccinat + Hydrochlorothiazid) 40
MetoHEXAL-Succ
(Metoprololsuccinat) 28
Metopiron *(Metyrapon)* 142
Metoprolol
- Kardiologie 441, 443, 447–455, 459–463, 466, 467
- Neurologie 662
- Pädiatrie 776
- Toxikologie 820, 822, 824
Metoprolol AWD
(Metoprololtartrat) 28
Metoprolol-ratioph.
(Metoprololtartrat) 28
Metoprolol-ratioph. comp.
(Metoprololtartrat + Hydrchlorothiazid) 39
Metoprololsuccinat 28, 40
- Kardiologie 449
- Pädiatrie 777

Met–Mir

Metoprololsuccinat plus 1A
(Metoprololsuccinat + Hydrochlorothiazid) 40
Metoprololtartrat 19, 28, 39, 41
- Gynäkologie 761
- Toxikologie 815
Metoprololtratrat 48
Meto-Succinat Sandoz
(Metoprololsuccinat) 28
Metrelef *(Buserelin)* 415
Metronidazol 95, 211, 233
- Dermatologie 693, 696
- Gastroenterologie 510, 511, 521
- Gynäkologie 760, 762
- HNO 737
- Infektiologie 636–641, 647
- Pädiatrie 781, 782, 783
Metronidazol Fresenius
(Metronidazol) 233
Metronidazol Serag
(Metronidazol) 233
Metronidazol-ratioph.
(Metronidazol) 233
Metsop *(Metformin)* 113
Metvix *(Methyl-5-amino-4-oxopentanoat)* 378
Metypred *(Methylprednisolon)* 205
Metyrapon 142
- Endokrinologie 565, 566
Mezavant *(Mesalazin)* 103
Mezlocillin
- Gastroenterologie 521
Mg 5 Sulfat *(Magnesium)* 292
Mg 5-Longoral *(Magnesium)* 292
Mg-hydroxid 95
Mg-K-Präparat
- Kardiologie 467
Mg-Sulfat
- Toxikologie 814
Mg-sulfat 10% 543
- Endokrinologie 544
- Kardiologie 450, 466
Mianserin 333
Mianserin Holsten
(Mianserin) 333
Mianserin-neuraxpharm
(Mianserin) 333

Micafungin 261
- Infektiologie 637
Micanol *(Dithranol)* 367
Micardis *(Telmisartan)* 26
Micardis plus *(Telmisartan + Hydrochlorothiazid)* 37
Miconazol 374, 375
- Dermatologie 705
- Pädiatrie 804
Miconazol-Zinkoxid-Paste
- Pädiatrie 804
Micotar *(Miconazol)* 374
Microgynon 21
(Ethinylestradiol + Levonorgestrel) 417
Microlut *(Levonorgestrel)* 419
Mictonetten *(Propiverin)* 399
Mictonorm *(Propiverin)* 399
Midazolam 355
- Anästhesie 651, 652
- Endokrinologie 545
- Gastroenterologie 522
- Pädiatrie 772, 796
Midazolam HEXAL
(Midazolam) 355
Midazolam-ratioph.
(Midazolam) 355
Midodrin 55
- Kardiologie 444
Mifamurtid 191
Miflonide *(Budesonid)* 78
Migalastat 14, 138
Miglitol 114
Miglustat 138
Migraflux Mcp *(Paracetamol + Metoclopramid)* 200
Migräne 17, 200, 303, 315–317, 328, 661
- bei Kindern 801
- chronische 319
Migräne-Kranit *(Phenazon)* 199
Migränemittel 315
Migräneprophylaxe 28, 29, 318
Migränerton *(Paracetamol + Metoclopramid)* 200
Mikroalbuminurie 440
Mikrofilarämie 263
Milchsäure 376
Milchstau 422

Miliartuberkulose 649
Milnacipran 15, 337
- Psychiatrie 679
Milnaneurax
(Milnacipran) 15, 337
Milrinon 57
Milrinon Carino *(Milrinon)* 57
Milrinon Hikma *(Milrinon)* 57
Milrinon Stragen *(Milrinon)* 57
Miltefosin 191
Milzbrand 230
Mimpara *(Cinacalcet)* 129
Mineralokortikoide Potenz 203
Mineralstoffe 291
Minipille 419
Minirin *(Desmopressin)* 141
Minisiston *(Ethinylestradiol + Levonorgestrel)* 417
Minitrans *(Glyceroltrinitrat)* 47
Minocyclin 225, 372
- Dermatologie 695, 697
- Ophthalmologie 718, 721
Minocyclin-ratioph.
(Minocyclin) 225, 372
Minoxicutan Frauen
(Minoxidil) 377
Minoxicutan Männer
(Minoxidil) 377
Minoxidil 34, 377
- Dermatologie 697, 698
Minozyklin
- Dermatologie 696
Minprostin E2 *(Dinoproston)* 421
Minulet *(Ethinylestradiol + Gestoden)* 417
Miosis 386
Miranova *(Ethinylestradiol + Levonorgestrel)* 417
Mirapexin *(Pramipexol)* 310
Mircera *(PEG-Epoetin beta)* 145
Mirena *(Intrauterinpessar mit Levonorgestrel)* 420
Mirtazapin 333
- Geriatrie 431–434
- Psychiatrie 679
Mirtazapin Stada
(Mirtazapin) 333
Mirtazelon *(Mirtazapin)* 333
Mirvaso *(Brimonidin)* 379

Handelsnamen = fett   Wirkstoffe = kursiv

Mis–Mov 899

Mischinsulin
- Endokrinologie 551
Misoprostol 96, 200
Mitem *(Mitomycin)* 165
Mito-extra *(Mitomycin)* 165
Mito-medac *(Mitomycin)* 165
Mitomycin 165
- Onkologie 594
Mitomycin HEXAL *(Mitomycin)* 165
Mitomycin medac *(Mitomycin)* 165
Mitotan 191
Mitotane o-p-DDD
- Endokrinologie 566
Mitoxantron 165
- Hämatologie 583, 588
- Onkologie 625
Mitoxantron HEXAL *(Mitoxantron)* 165
Mivacron *(Mivacurium)* 288
Mivacurium 288
Mixtard 30 *(Normalinsulin + Verzögerungsinsulin)* 119
Mizolastin 86
- Dermatologie 712
- HNO 734
Mizollen *(Mizolastin)* 86
M-long *(Morphin)* 279
MMR Triplovax *(Masern-Mumps-Röteln-Impfstoff)* 273
MMR Vaxpro *(Masern-Mumps-Röteln-Impfstoff)* 273
Mobec *(Meloxicam)* 197
Mobloc *(Felodipin + Metoprololsuccinat)* 40
Moclobemid 334
- Psychiatrie 679, 684
Moclobemid HEXAL *(Moclobemid)* 334
Moclobemid Stada *(Moclobemid)* 334
Modafinil 360
- Neurologie 667
Modafinil Heumann *(Modafinil)* 360
Modafinil-neuraxpharm *(Modafinil)* 360
Modigraf *(Tacrolimus)* 268

Modip *(Felodipin)* 31
Moexipril 35
Mogadan *(Nitrazepam)* 355
MOI 334
Molevac *(Pyrvinium)* 264
Molsidomin 47
- Kardiologie 453
Molsidomin Heumann *(Molsidomin)* 47
MolsiHEXAL *(Molsidomin)* 47
Mometa Abz *(Mometason)* 394
Mometa HEXAL *(Mometason)* 394
Mometason 78, 365, 394
- Dermatologie 698–704, 708
- HNO 734
- Pädiatrie 793
- Pneumologie 474–476
Mometason-ratioph. *(Mometason)* 394
Monkasta *(Montelukast)* 81
Mono Demetrin *(Prazepam)* 356
Monobactame 224
Mono-Embolex *(Certoparin)* 58
Mono-Embolex multi *(Certoparin)* 58
MonoFer *(Eisen-III-Hydroxid-Oxidcitrat-Isomaltooligosaccharidalkohol-Hydrat-Komplex)* 143
Monoklonale Antikörper 87
Mono-Mack Depot *(Isosorbidmononitrat)* 47
Mononine *(Faktor IX)* 70
Monoprost *(Latanoprost)* 387
MonoStep *(Ethinylestradiol + Levonorgestrel)* 417
Montelair HEXAL *(Montelukast)* 81
Montelubronch *(Montelukast)* 81
Montelukast 81
- Dermatologie 712
- HNO 735
- Pädiatrie 778, 794
- Pneumologie 474–479
Montelukast AL *(Montelukast)* 81
Monuril *(Fosfomycin)* 240

Morbus
- Addison 20, 204, 567
- Basedow 562
- Basedow bei Kindern 784
- Bechterew 196–199, 210, 630
- Behcet 267
- Bowen 559
- Crohn 104, 202, 208, 210, 211, 267, 369, 512
- Cushing 140
- Darier 368
- Fabry 136, 138
- Gaucher, Typ I 137–139
- Gaucher, Typ I/III 138
- haemorrhagicus 149
- Hodgkin 153–156, 161–165, 180, 589
- Horton 634
- Menière 105, 672, 743
- Paget 132, 133, 560
- Parkinson 308–315
- Pompe 136
- Reiter 630
- Waldenström 153
- Werlhof 161, 267, 270
- Wilson 202, 430, 560
Morbus Werlhof 579
Morea sanol *(Ethinylestradiol + Cyproteronacetat)* 412
MOR-NRI 276, 283
Moronal *(Nystatin)* 262
Morphanton *(Morphin)* 279
Morphin 19, 276, 279
- Anästhesie 655
- Kardiologie 443–448, 451, 453
- Pädiatrie 796
- Pneumologie 497
Morphin *(Morphin)* 19
Morphin Merck *(Morphin)* 279
Motilitätssteigernde Mittel 96
Motilium *(Domperidon)* 97
Moventig *(Naloxegol)* 98
Movicol *(Macrogol + NaCl + NaHCO3 + KCl)* 99
Movicol Junior *(Macrogol + NaCl + NaHCO3 + KCl)* 99
Moviprep *(Macrogol + Na2SO4 + NaCl + KCl + Ascorbinsäure + Natriumascorbat)* 100

Mowel *(Mycophenolatmofetil)* 268
Moxifloxacin 211, 231
- Pneumologie 485, 489–496
Moxifloxacin Actavis *(Moxifloxacin)* 231
Moxifloxacin HEXAL *(Moxifloxacin)* 231
Moxifloxacin Kabi *(Moxifloxacin)* 231
Moxobeta *(Moxonidin)* 33
Moxonidin 33
Moxonidin HEXAL *(Moxonidin)* 33
Mozobil *(Plerixafor)* 150
MPA HEXAL *(Medroxyprogesteronacetat)* 410
MRSA 211, 213, 218, 225, 235, 395
MS 165, 267, 325, 327, 328
MSI *(Morphin)* 19, 279
MSR *(Morphin)* 279
MSSA 211, 213
MST *(Morphin)* 279
mTOR-Inhibitoren 175
MTX HEXAL *(Methotrexat)* 156, 202, 369
MTX Sandoz *(Methotrexat)* 202
Mucofalk *(Flohsamen)* 99
Mucopolysaccharidose 138
Mucosolvan *(Ambroxol)* 82
Mukolytika 81
Mukopolysaccharidose 138
Mukormykose 259
Mukoviszidose 82, 138, 224, 229, 239
- Eradikationstherapie 505
- intestinale Verlaufsform 505
- pulmonale Verlaufsform 504
Multaq *(Dronedaron)* 52
Multiple Sklerose 165, 267, 325, 327, 328, 665
Multiples Myelom 132, 150–153, 164, 180, 181, 189–192
Multisafe Cu 375 *(Intrauterinpessar mit Kupfer)* 420
Mumps-Immunisierung 273
Mundinfektionen 213, 233

Mund-Rachen-Entzündung 396, 397
Mundsoor 262, 374
Mundspülung 396
Mund-Zahnfleisch-Entzündung 396
Mupirocin 736
Mupirocin 395
- Dermatologie 688, 693
- Nephrologie 538
Muse *(Alprostadil)* 401
Muskelrelaxantien 288, 318
- Antagonisierung 289, 322
- Antagonisten 289
- depolarisierende 287, 289
- peripher wirksame 318
- stabilisierende 288
- zentral wirksame 319
Muskelrelaxierung 288, 289
Muskelschmerzen 320
Muskelspasmen 320
Muskelverspannung 320, 321, 354
Mutaflor
- Gastroenterologie 513
Mutterkornalkaloide 826
Muxan *(Docosanol)* 372
Myasthenia gravis 267, 322, 668
Myasthenisches Syndrom 137
Mycamine *(Micafungin)* 261
Mycobacterium avium intracellulare 226, 244
Mycobutin *(Rifabutin)* 244
Myconormin *(Terbinafin)* 262
Mycophenolat
- Nephrologie 529, 536, 537
Mycophenolat mofetil
- Hämatologie 578, 580
- Rheumatologie 633
Mycophenolatmofetil 268
- Dermatologie 708
- Nephrologie 529
- Pneumologie 506
Mycophenolatmofetil AL *(Mycophenolatmofetil)* 268
Mycophenolatnatrium 268
Mycosis fungoides 369
Mydocalm *(Tolperison)* 321
Mydrisert *(Tropicamid + Phenylephrin)* 388

Mydriasis 384, 388
Mydriaticum *(Tropicamid)* 388
Mydriatika 388
Mydrum *(Tropicamid)* 388
Myelodysplasie 582
Myelodysplastisches Syndrom 159, 173, 190
Myelofibrose 174
- primäre 581
Myelom, multiples 150–153, 164, 180, 181, 189–192
Myelose, funikuläre 147
Myfenax *(Mycophenolatmofetil)* 268
Myfortic *(Mycophenolatnatrium)* 268
Myfungar *(Oxiconazol)* 374
Mykobakteriose, nichttuberkulöse 791
Mykoplasmen 211
Mykoplasmen-Urethritis 646, 751
Mykose 259, 260
- Aspergillose 259–261
- bei Kindern 804
- Candidose 259–262, 373, 374
- Chromoblastomykose 259, 261
- Fusariose 259
- Haare 262
- Haut 259, 262, 373–375
- Kokzidioidomykose 259
- Myzetom 259
- Nagel 373, 374, 706
- Pityriasis 367, 374
- Prophylaxe 259, 262
- vaginale 373, 374
Mykosen 705
Mykosert *(Sertaconazol)* 374
Mykundex *(Nystatin)* 262
Mylepsinum *(Primidon)* 306
Myleran *(Busulfan)* 154
Myocet *(Doxorubicin liposomal)* 164
Myocholine-Glenwood *(Bethanecholchlorid)* 321
Myokardinfarkt 47, 68, 448, 450
Myokardischämie, pharmakologische Provokation 52
Myoklonien 301, 668
Myoklonus-Syndrom 324

Handelsnamen = fett *Wirkstoffe = kursiv*

Myom 415
Myopridin *(Pridinol)* 320
Myotonolytika 319
Myozyme *(Alglucosidase alfa)* 136
Myrtol, Pädiatrie 807
Myxödem-Koma 571

N

Na2SO4 100
Nabilon 16, 108
NAC Stada akut
(Acetylcystein) 82
N-Acetylcystein
- Toxikologie 820, 827
Nachtkerzensamen-Öl
- Dermatologie 699
NaCl, Pädiatrie 773
NaCl 99, 100
- Pädiatrie 771
- Toxikologie 813, 816, 819
NaCl 0,9% *(Elektrolytlösung, kaliumfrei)* 294
NaCl 0.9%
- Endokrinologie 540–546, 553, 563, 567–571
- Infektiologie 639
- Ophthalmologie 723
NaCl 3%, Pädiatrie 779, 780
NaCl-Konzentrat
- Endokrinologie 540
NaCl-Lsg.
- Pneumologie 504
Nacom *(L-Dopa + Carbidopa)* 308
NAC-ratioph. *(Acetylcystein)* 82
Nadifloxacin 370
- Dermatologie 695
Nadixa *(Nadifloxacin)* 370
Nadroparin 59
- Endokrinologie 542, 547, 571
- Kardiologie 471
Nafarelin
- Gynäkologie 758
Naftidrofuryl 69
- Geriatrie 431
- Kardiologie 470
Naftifin 374
- Dermatologie 705

Naftilong *(Naftidrofuryl)* 69
Nafti-ratioph. *(Naftidrofuryl)* 69
Nagel Batrafen *(Ciclopirox)* 373
Nagelmykose 373, 374, 706
Naglazyme *(Galsulfase)* 138
NaHCO3 99, 100
Nahrungsmittelallergie 87
Nahrungsmittelintoxikation 429
Nalador *(Sulproston)* 421
Nalbuphin 281
Nalmefen 362
- Psychiatrie 678
Nalorex *(Naltrexon)* 282
Naloxegol 98
Naloxon 19, 276, 280–283
- Geriatrie 431
- Ophthalmologie 731
- Pädiatrie 774
- Toxikologie 821, 827
Naloxon Hameln *(Naloxon)* 282
Naloxon Inresa *(Naloxon)* 282
Naloxon-ratioph.
(Naloxon) 19, 282
Nalpain *(Nalbuphin)* 281
Naltrexon 282, 362
- Psychiatrie 678
Naltrexon-HCL neuraxpharm
(Naltrexon) 282
Naphazolin 389, 393
- Ophthalmologie 720
Na-PPS 69, 380
Naproxen 195
- Neurologie 662
- Pädiatrie 793, 795
Naproxen AL *(Naproxen)* 195
Naproxen HEXAL *(Naproxen)* 195
Naproxen Infectoph.
(Naproxen) 195
Naproxen Stada *(Naproxen)* 195
Naramig *(Naratriptan)* 317
Naratriptan 317
- Neurologie 662
Naratriptan Actavis
(Naratriptan) 317
Naratriptan-neuraxpharm
(Naratriptan) 317
Narcaricin mite
(Benzbromaron) 129
NARI 338

Narkolepsie 304, 306, 332, 360
Narkose 18–20, 277–280, 285–289, 355
Narkoseprämedikation 56, 354, 355
Narkotika 285
Naropin *(Ropivacain)* 290
Nasacort *(Triamcinolon)* 394
Nasale Dekongestiva 395
Nasale Kongestion 395
Nasenfurunkel 735
Nasengel-ratioph.
(Xylometazolin) 393
Nasenpolypen 394
Nasenspray-ratioph.
(Xylometazolin) 393
Nasentropfen-ratioph.
(Xylometazolin) 393
Nasivin *(Oxymetazolin)* 393
Nasonex *(Mometason)* 394
Natalizumab 328
Natamycin 262
- Ophthalmologie 722
Nateglinid
- Endokrinologie 549
Nateglinide 113
Natil N *(Flunarizin)* 328
Natrilix *(Indapamid)* 44
Natriumdihydrogenphosphat 723
Natriumascorbat 100
Natriumbicarbonat
- Nephrologie 523, 526
- Urologie 754, 755
Natrium-Blocker 298, 302
Natriumchlorid
- Gastroenterologie 522
Natriumcitrat 405
Natriumdihydrogenphosphat 392
Natriumfusidat
- Dermatologie 688
Natriumhydrogencarbonat 19, 297
- Endokrinologie 545
- Gastroenterologie 522
- Kardiologie 445
- Nephrologie 523
- Toxikologie 813, 815, 817, 818, 819, 826, 829

Nat–Nex

Natriumhydrogencarbonat 4.2%
(Natriumhydrogencarbonat)
297
Natriumhydrogencarbonat 8.4%
- Endokrinologie 542, 545, 547
Natriumhydrogencarbonat 8.4%
(Natriumhydrogencarbonat)
19, 297
Natriummangel 141
Natriumoxybat 306
Natrium-Pentosanpolysulfat
69, 380
Natriumperchlorat 128
Natriumphenylbutyrat 139
Natriumpicosulfat 99, 100
Natriumsulfat 100
- Toxikologie 812
Natriumthiosulfat 429
- Toxikologie 821
Natriumthiosulfat
(Natriumthiosulfat) 429
Natulan *(Procarbazin)* 156
Navelbine *(Vinorelbin)* 161
Navirel *(Vinorelbin)* 161
Navoban *(Tropisetron)* 107
N-Butylscopolamin 200
- Endokrinologie 556
- Gastroenterologie 521
Nebennierenrindenfunktion 142
Nebennierenrindeninsuffizienz 204
Nebennierenrindenkarzinom 191
Nebenschilddrüsenkarzinom 129
Nebido *(Testosteron-undecanoat)* 402
Nebilet *(Nebivolol)* 29
Nebivolol 29
- Kardiologie 441, 459
Nebivolol Actavis *(Nebivolol)* 29
Nebivolol Stada *(Nebivolol)* 29
Necitumumab 14, 181
- Onkologie 602
Neisseria meningitidis 211
Neisvac C *(Meningokokken-C-Oligosaccharid)* 271
Nelarabin 157
Nemexin *(Naltrexon)* 282
Neo-Eunomin *(Ethinylestradiol + Chlormadinon)* 418

Neo-Gilurytmal
(Prajmaliumbitartrat) 49
Neomycin 382, 384
- Ophthalmologie 721–723
Neomycinsulfat
- HNO 740
NeoRecormon *(Epoetin beta)* 145
Neostig Carino *(Neostigmin)* 322
Neostigmin 322
- Anästhesie 655
Neostigmin Rotexmedica
(Neostigmin) 322
Neostigminintoxikation 56, 427
Neosynephrin-POS
(Phenylephrin) 388
Neotaxan *(Paclitaxel)* 163
Neotigason *(Acitretin)* 368
Neotri *(Triamteren + Xipamid)* 46
Neovaskularisation, choroidale 392
Nepafenac 384
Nephral *(Triamteren + Hydrochlorothiazid)* 45
Nephrolithiasis 753
Nephrologie 523, 746
Nephropathie, diabetische 22, 23, 26, 527
Nephrotect
(Aminosäurelösung) 295
Nephrotisches Syndrom 267, 527
Nepresol *(Dihydralazin)* 34
Nerisona *(Diflucortolon)* 365
Nervo Opt N
(Diphenhydramin) 357
Netupitant 107
Neugeborenen-Anfälle
- Pädiatrie 797
Neulasta *(Pegfilgrastim)* 150
Neupogen 30, 48
(Filgrastim) 150
Neupro *(Rotigotin)* 310
Neuralgie 274, 290, 291, 299, 304, 337
- Trigeminus 663
Neuralgin *(ASS + Paracetamol + Coffein)* 199
Neuranidal N *(ASS + Paracetamol + Coffein)* 199

Neuritis 290
Neuritis nervi optici 727
Neurium (Alpha-Liponsäure) 329
Neuroblastom 152, 161, 164
NeuroBloc *(Clostridium-botulinum-Toxin Typ B)* 319
Neuroborreliose 636
Neurocil *(Levomepromazin)* 343
Neurodermitis 364, 365, 699
Neuroendokrine Tumore 175, 176, 610
Neurogene Detrusorhyperaktivität 319
Neurokinin-1-Antagonisten 107
Neuroleptanalgesie 278
Neuroleptika 107, 342
- Intoxikation 826
- mittelstark potente 344
- schwach potente 342
- sehr stark potente 345
- stark potente 345
Neurolues 646
Neurontin *(Gabapentin)* 304
Neuropathia vestibularis 744
Neuropathie 147
- diabetische autonome 444
- Präparate 329
Neuro-ratioph. 100/100
(Thiamin + Pyridoxin) 147
Neurotrat S forte
(Thiamin + Pyridoxin) 147
Neurozystizerkose 263
Neutralisierungslösungen, Auge 392
Neutropenie 150, 229, 230, 235, 261
- zytostatikainduziert 579
Nevanac *(Nepafenac)* 384
Nevirapin 250
Nevirapin Aurobindo
(Nevirapin) 250
Nevirapin HEXAL
(Nevirapin) 250
Nevirapin-ratioph.
(Nevirapin) 250
Nexavar *(Sorafenib)* 175
Nexium *(Esomeprazol)* 93
Nexium Mups
(Esomeprazol) 93

Handelsnamen = fett   *Wirkstoffe = kursiv*

Nic–Nor

Nicergolin 324
- Geriatrie 431
Nicergolin-neuraxpharm *(Nicergolin)* 324
Nicerium *(Nicergolin)* 324
Nichtselektive Monoamin-Reuptake-Inhibitoren 330
Nichtsteroidale Antiphlogistika, Auge 384
Nicht-ST-Streckenhebungsinfarkt (NSTEMI) 446
Niclosamid 263
- Infektiologie 647
Nierenfunktion, exkretorische 834
Niereninsuffizienz 42, 111, 129, 144, 145, 148, 295, 440, 540, 834, 835
- chronische 524
- Dosisanpassung 833–835
Nierenkarzinom 620
Nierenkolik 752
Nierensteine 130, 405, 406, 752
Nierentransplantation 267, 268
Nierenversagen 42, 45
- akutes 523
Nierenzellkarzinom 171–176, 180, 188
Nif Ten *(Nifedipin + Atenolol)* 41
Nifatenol *(Nifedipin + Atenolol)* 41
Nifedipin 19, 31, 41
- Gastroenterologie 508
- Geriatrie 432
- Gynäkologie 761
- Kardiologie 441, 442
- Ophthalmologie 728
- Pneumologie 501
- Rheumatologie 627
- Toxikologie 824
- Urologie 753
NifeHEXAL *(Nifedipin)* 31
Nifical *(Nifedipin)* 31
Nifurantin *(Nitrofurantoin)* 234
Nifuretten *(Nitrofurantoin)* 234
Nikotinintoxikation 313
- Pädiatrie 774
Nikotinkaugummi
- Pneumologie 481

Nikotinpflaster
- Pneumologie 481
Nilotinib 174
- Hämatologie 581
Nilox midi *(Notroxolin)* 234
Nilox mini *(Notroxolin)* 234
Nilvadipin
Nimbex *(Cisatracurium)* 288
Nimodipin 324
Nimodipin Carino *(Nimodipin)* 324
Nimodipin HEXAL *(Nimodipin)* 324
Nimotop *(Nimodipin)* 324
Nimvastid *(Rivastigmin)* 324
Ninlaro *(Ixazomib)* 16, 190
Nintedanib 88, 174
- Onkologie 602
- Pneumologie 486
Nipent *(Pentostatin)* 191
Nisoldipin 32
- Kardiologie 441
Nitisinon 139
Nitoman *(Tetrabenazin)* 329
Nitrate 46
Nitrazepam 355
Nitrazepam-neuraxpharm *(Nitrazepam)* 355
Nitrendipin 32, 41
- Kardiologie 441, 442
Nitrendipin-ratioph. *(Nitrendipin)* 32
Nitrepress *(Nitrendipin)* 32
Nitro Carino *(Glyceroltrinitrat)* 47
Nitroderm *(Glyceroltrinitrat)* 47
Nitrofurane 233
Nitrofurantoin 234
- Geriatrie 431
- Pädiatrie 809, 810
- Urologie 746, 748
Nitrofurantoin-ratioph. *(Nitrofurantoin)* 234
Nitroglycerin 19, 47
- Ophthalmologie 728
- Toxikologie 824
Nitroimidazole 233
Nitrolingual *(Glyceroltrinitrat)* 19, 47

Nitronal *(Glyceroltrinitrat)* 47
Nitroprussidnatrium
- Kardiologie 443
- Toxikologie 821, 826
Nitrosoharnstoffe 154
Nitroxolin 234
- Urologie 746
Nitroxolin forte *(Notroxolin)* 234
Nivadil *(Nilvadipin)* 32
Nivestim *(Filgrastim)* 150
Nivolumab 181
- Hämatologie 590
- Onkologie 601, 605, 620
Nizoral *(Ketoconazol)* 374
NOAK 60, 62
Nocardiose 232
Noctamid *(Lormetazepam)* 355
Nocturin *(Desmopressin)* 141
Nocutil *(Desmopressin)* 141
Nolvadex *(Tamoxifen)* 415
Nomegestrolacetat 417
Non-Dihydropyridine 30
Non-Hodgkin-Lymphom 152–165, 189, 210, 582, 586
Non-nukleosidische Reverse-Transkriptase-Inhibitoren 250
Non-steroidale Antirheumatika 193
Nootrop *(Piracetam)* 324
Noradrenalin 55
- Anästhesie 652
- Kardiologie 445
- Pneumologie 487, 497
- Toxikologie 813, 816, 820, 826, 828
Noradrenalin-Reuptake-Inhibitoren 338
Norelgestromin 420
- Gynäkologie 764
Norepinephrin 55
Norethisteron 412, 418
- Endokrinologie 570
- Gynäkologie 763
Norethisteronacetat
- Gynäkologie 765
Norethisteronenantat 416
Norflex *(Orphenadrin)* 320
NorfloHEXAL *(Norfloxacin)* 229
Norflosal *(Norfloxacin)* 229

904 Nor–Oct

Norfloxacin 229
- Urologie 746, 747
Norfloxacin Stada
(Norfloxacin) 229
Norfluxx *(Norfloxacin)* 229
Norgestimat 418
- Gynäkologie 763
Norgestrel
- Gynäkologie 765
Noristerat
(Norethisteronenantat) 416
Normalinsulin
- Endikrinologie 551
- Pädiatrie 771
Normoc *(Bromazepam)* 353
Normofundin G5 *(Zweidrittel-elektrolytlösung)* 294
Normofundin OP
(Halbelektrolytlösung) 294
Normoglaucon *(Pilocarpin + Metipranolol)* 387
Normoglaucon Mite
(Pilocarpin + Metipranolol) 387
Normosang *(Hemin)* 138
Norprolac *(Quinagolid)* 422
Norspan *(Buprenorphin)* 281
Nortestosteron
- Gynäkologie 758
Nortrilen *(Nortriptylin)* 332
Nortriptylin 332
- Psychiatrie 679
Norvasc *(Amlodipin)* 31
Norvir *(Ritonavir)* 252
Noscapin 84
- Pädiatrie 779
Notfälle, pädiatrische 766
Notfallkontrazeption 419
Notfallmedikamente 17
Nova T *(Intrauterinpessar mit Kupfer)* 420
Novalgin *(Metamizol)* 19, 198
Novaminsulfon-ratioph.
(Metamizol) 198
Novanox *(Nitrazepam)* 355
Novantron *(Mitoxantron)* 165
Novastep *(Ethinylestradiol + Levonorgestrel)* 418
Novesine *(Oxybuprocain)* 381

Novial *(Ethinylestradiol + Desogestrel)* 418
Novirell B1 *(Thiamin)* 146
Novirell B12 *(Cyanocobalamin)* 147
Novodigal *(Beta-Acetyldigoxin)* 53
NovoEight *(Faktor VIII)* 70
Novofem *(Estradiol + Norethisteron)* 412
Novomix 30 *(Insulinaspart + Verzögerungsinsulin)* 119
Novonorm *(Repaglinid)* 113
Novopulmon *(Budesonid)* 78
NovoRapid *(Insulinaspart)* 118
NovoSeven *(Faktor VIIa)* 70
Novothyral *(Levothyroxin + Liothyronin)* 127
Noxafil *(Posaconazol)* 259
NPA-Insulin 119
NPH-Insulin 118
- Endokrinologie 546, 551
Nplate *(Romiplostim)* 72
NPL-Insulin 119
NS5A-Inhibitoren 253
NS5B-Inhibitoren,
nicht-nukleosidisch 254
NS5B-Inhibitoren,
nukleos(t)idisch 254
NSAR 193
- Geriatrie 431
NSCLC 171, 172, 174, 181
NSMRI 330
NSTEMI (Nicht-ST-Streckenhebungsinfarkt) 446
Nubral *(Harnstoff)* 376
Nucala *(Mepolizumab)* 14, 87
Nukleosidische Reverse-Transkriptase-Inhibitoren 247
Nukleotidische Reverse-Transkriptase-Inhibitoren 247
Nulojix *(Belatacept)* 267
Nurofen *(Ibuprofen)* 194
Nutriflex combi
(Aminosäurelösung) 295
Nuvaring *(Ethinylestradiol + Etonogestrel)* 420
Nuwiq *(Faktor VIII)* 70
Nyda *(Dimeticon)* 375

Nyda Express*(Dimeticon)* 375
NYHA-Stadium Herzinsuffizienz 455
Nykturie 141
Nystaderm *(Nystatin)* 374
Nystatin 262, 374
- Dermatologie 706
- Infektiologie 637, 641
- Nephrologie 539
- Pädiatrie 804
Nystatin Stada *(Nystatin)* 262
Nystatin-Zinkoxid-Paste
- Pädiatrie 804

O

Oberflächenanästhetika, Auge 381
Obeticholsäure 16, 102
- Gastroenterologie 520
Obidoxinchlorid 430
- Toxikologie 827
Obinutuzumab 181
- Hämatologie 585
Obizur *(Faktor VIII)* 14, 70
Obsidan *(Propranolol)* 29
Obstinol M *(Paraffin)* 99
Obstipation 97, 98, 99
- bei Kindern 782
Obstruktive Bronchitis bei Kindern 779
Ocaliva *(Obeticholsäure)* 16, 102
Ocriplasmin 392
Octagam *(Immunglobuline)* 270
Octanine *(Faktor IX)* 70
Octaplex
(Prothrombinkomplex) 70
Octenidin
- Dermatologie 689, 693
- Pädiatrie 804
Octocog alfa *(Faktor VIII)* 14
Octostim *(Desmopressin)* 141
Octreotid 109
- Endokrinologie 572–574
- Gastroenterologie 520
- Onkologie 611
Octreotid Depot
- Onkologie 611
Octreotid HEXAL
(Octreotid) 109

Handelsnamen = fett   *Wirkstoffe = kursiv*

Ocu–Org

Ocuflur O.K. *(Flurbiprofen)* 384
Odansetron
- Gynäkologie 762
Odefsey *(Emtricitabin + Tenofovir + Rilpivirin)* 248
Odefsey *(Tenofovir + Emtricitabin + Rilpivirin)* 15
Ödemausschwemmung 542
Ödeme 42, 43, 44, 45, 46
OeKolp *(Estriol)* 408
Ofatumumab 181
- Hämatologie 585
Ofev *(Nintedanib)* 88
Offenwinkelglaukom, primäres 730
OfloHEXAL *(Ofloxacin)* 230
Oflox Basics *(Ofloxacin)* 230
Ofloxacin 230, 382
- Ophthalmologie 720, 722
- Urologie 746, 747
Ofloxacin Stada *(Ofloxacin)* 230
Ofloxacin Stulln *(Ofloxacin)* 382
Ofloxacin-Ophtal *(Ofloxacin)* 382
Ofloxacin-ratioph. *(Ofloxacin)* 230, 382
Oftaquix *(Levofloxacin)* 382
Ogostal *(Capreomycin)* 244
Ohrenentzündung 395, 396
Olanzapin 350
- Psychiatrie 680–683
Olanzapin HEXAL *(Olanzapin)* 350
Olaparib 191
- Onkologie 623
Olaratumab 15, 182
Oligomenorrhoe 410
Oligurie 42, 540
Olmesartan 26, 37–39
- Kardiologie 442
Olmetec *(Olmesartan)* 26
Olmetec plus *(Olmesartan + Hydrochlorothiazid)* 37
Olodaterol 74, 77
- Pneumologie 482, 483
Olopatadin 389
- Ophthalmologie 721
Olsalazin 103
Olumiant *(Baricitinib)* 16, 208

Olynth *(Xylometazolin)* 393
Olysio *(Simeprevir)* 253
Omacor *(Omega-3-Säureethylester)* 125
Omalizumab 88
- Dermatologie 712
- Pädiatrie 778, 794
- Pneumologie 477
Ombitasvir *(OMW)* 253, 255
Ome Tad *(Omeprazol)* 94
Omedoc *(Omeprazol)* 94
Omega-3-Fettsäuren 125
Omega-3-Säureethylester 125
Omep *(Omeprazol)* 94
Omep plus *(Omeprazol + Amoxicillin + Clarithromycin)* 95
Omeprazol 94, 95
- Endokrinologie 574
- Gastroenterologie 507–510
- Pädiatrie 782, 783
Omeprazol Dexcel *(Omeprazol)* 94
Omeprazol-ratioph. NT *(Omeprazol)* 94
Omnic Ocas *(Tamsulosin)* 400
Omsula *(Tamsulosin)* 400
Onbrez Breezhaler *(Indacaterol)* 74
Oncaspar *(Asparaginase)* 189
Oncofolic *(Folinsäure)* 190
Ondansetron 106
- Anästhesie 654
- Onkologie 594
- Pädiatrie 774, 782, 801
Ondansetron HEXAL *(Ondansetron)* 106
Ondansetron-ratioph. *(Ondansetron)* 106
One-Alpha *(Alfacalcidol)* 147
Ongentys *(Opicapon)* 15, 312
Onglyza *(Saxagliptin)* 116
Onivyde *(Irinotecan liposomal)* 14, 166
Onkologie, supportive Therapie 594
Onkotrone *(Mitoxantron)* 165
Opatanol *(Olopatadin)* 389
Opdivo *(Nivolumab)* 181
Ophel *(Opipramol)* 341

Ophtalmin N *(Tetryzolin)* 390
Opiat-Intoxikation 827
- Pädiatrie 774
Opicapon 15, 312
Opioide 276
- Abhängigkeit 279, 281, 282
- Agonist mit Noradrenalin-Reuptake-Hemmung 276, 283
- Agonisten 277
- Agonisten-Antagonisten 281
- Antagonisten 282
- Entzug 282
- Intoxikation 19, 282
- Intoxikation bei Kindern 774
- Überhang 19
- Umstellung 276
Opipram *(Opipramol)* 341
Opipramol 341
- Psychiatrie 684, 685
Opipramol-neuraxpharm *(Opipramol)* 341
Opipramol-ratioph. *(Opipramol)* 341
Opitkusneuropathie 392
Oprymea *(Pramipexol)* 310
Opsumit *(Macitentan)* 90
Optidorm *(Zopiclon)* 358
Optikusneuropathie, ischämische 727
Optruma *(Raloxifen)* 413
Oral rehydration formula *(WHO)* 639
Orap *(Pimozid)* 347
Oraycea *(Doxycyclin)* 371
Orbitalphlegmone 718
Orbitopathie, endokrine 732
Orciprenalin 75
- Kardiologie 466, 467
Orelox *(Cefpodoxim-Proxetil)* 223
Orencia *(Abatacept)* 207
Orfadin *(Nitisinon)* 139
Orfiril *(Valproinsäure)* 303
Organophosphat-Intoxikation 827, 430
Organschädigungen 437
Organtransplantation 152, 267, 268
Orgaran *(Danaparoid)* 61

Ork–Ozy

Orkambi *(Ivacaftor + Lumacaftor)* 14, 138
Orlistat 134
Orlistat HEXAL *(Orlistat)* 134
Orlistat-ratioph. *(Orlistat)* 134
Ornithinaspartat 101
Orphacol *(Cholsäure)* 137
Orphan Drugs 135
Orphenadrin 320
orticollis 72
Ortoton *(Methocarbamol)* 320
Oseltamivir 247
– Pädiatrie 780
Osimertinib 15, 174
– Onkologie 602
Osmofundin *(Mannitol)* 45
Osmosteril *(Mannitol)* 45
Osmotische Diuretika 45
Osnervan *(Procyclidin)* 313
Ösophagitis 507
Ösophaguskarzinom 155, 160, 165, 622
Ösophagusvarizenblutung 141, 520
Ospemifen 15, 413
Ospolot *(Sultiam)* 305
Ossofortin D *(Colecalciferol + Calciumcarbonat)* 148
Ossofortin forte *(Colecalciferol + Calciumcarbonat)* 148
Ostac *(Clodronsäure)* 132
Osteomyelitis 640
Osteodystrophie, renale 147, 148
Osteolyse 132
Osteomalazie 147, 148, 559
Osteomyelitis 214
– bei Kindern 788
Osteopetrose 269
Osteoporose 128–133, 147, 148, 292, 557
– Prophylaxe 539
– Prophylaxe, Postmenopause 407, 408, 411–413
Ostiofollikulitis 689
Ostitis deformans Paget 560
Östradiolvalerat
– Gynäkologie 765

Östrogene 407, 411
Östrogene, konjugierte 408, 413
– Endokrinologie 558
– Gynäkologie 765
Östrogen-Gestagen-Kombination 416, 418
Östrogenmangel 407–413
Östrogenrezeptor-Modulatoren 413
Östronara *(Estradiol + Levonorgestrel)* 412
OsvaRen *(Calciumdiacetat + Mg^{2+})* 111
Osyrol *(Spironolacton)* 45
Osyrol-Lasix *(Spironolacton + Furosemid)* 46
Otalgan *(Phenazon + Procain)* 395
OTC-Ausnahmeliste 834
Oteracil 160
Otezla *(Apremilast)* 208
Otitex *(Docusat + Ethanol)* 395
Otitis
– externa 395, 396, 740
– externa diffusa 740
– externa maligna 741
– media 395, 396, 741
– media, bei Kindern 806
Otobacid N *(Dexamethason + Cinchocain)* 395
Otologika 395
Otowaxol *(Docusat + Ethanol)* 395
Otri Allergie Fluticason *(Fluticason)* 394
Otriven *(Xylometazolin)* 393
Ovarialkarzinom 152–155, 160–166, 180, 191, 622
Ovastat *(Treosulfan)* 154
Ovestin *(Estriol)* 408
Ovulationshemmer 416–420
Ovulationsinduktion 415
Ovulationsstimulation 415, 416
Oxaliplatin 155
– Onkologie 603–613, 624
Oxaliplatin HEXAL *(Oxaliplatin)* 155
Oxazepam 356
– Geriatrie 434

Oxazepam-ratioph. *(Oxazepam)* 356
Oxazolidinone 237
Oxcarbazepin 300
– Neurologie 657, 659, 663
– Pädiatrie 798
Oxcarbazepin Dura *(Oxcarbazepin)* 300
Oxedrin
– Ophthalmologie 720
Oxicame 196
Oxiconazol 374
– Dermatologie 705
Oxis *(Formoterol)* 74
Oxybuprocain 381
Oxybutinin
– Pädiatrie 808
Oxybutynin 398
– Geriatrie 434
– Neurologie 667
– Urologie 756, 757
Oxybutynin-ratioph. *(Oxybutynin)* 398
Oxycodon 276, 279, 280
– Geriatrie 431
Oxycodon Beta *(Oxycodon)* 279
Oxycodon HEXAL *(Oxycodon)* 279
Oxycodon Stada *(Oxycodon)* 279
Oxycodon-ratioph. *(Oxycodon)* 279
Oxygesic *(Oxycodon)* 279
Oxymetazolin 393
Oxytetracyclin 382
– Ophthalmologie 721
Oxytetracyclin *(Oxytetracyclin)* 382
Oxytocin 20, 141, 421
– Gynäkologie 762
Oxytocin HEXAL *(Oxytocin)* 20, 421
Oxytocin Rotexmedica *(Oxytocin)* 421
Oxyuriasis 640
– bei Kindern 783
Ozurdex *(Dexamethason)* 383
Ozym *(Pankreatin)* 102

Handelsnamen = **fett**   Wirkstoffe = *kursiv*

P

Paclitaxel 163
- Onkologie 595–603, 614, 617, 618, 619, 622, 624

Paclitaxel HEXAL *(Paclitaxel)* 163

Pädiatrische Infektiologie
- bei Kindern 786

Pädiatrische Notfälle 766

Paediamuc *(Ambroxol)* 82

Paediathrocin *(Erythromycin)* 227

Painbreak *(Morphin)* 279

Palbociclib 15, 174
- Onkologie 620

Palexia retard *(Tapentadol)* 284

Paliperidon 350
- Psychiatrie 683

Palivizumab
- Pädiatrie 790

Palladon *(Hydromorphon)* 278

Palliativtherapie 204

Palmidronsäure
- Hämatologie 590

Palonosetron 106, 107
- Onkologie 594

Palonosetron HEXAL *(Palonosetron)* 106

Palonosetron Riboseph. *(Palonosetron)* 106

Pamba *(Aminomethylbenzoesäure)* 65

Pamidron HEXAL *(Pamidronsäure)* 132

Pamidronsäure 132
- Endokrinologie 544

Pamifos *(Pamidronsäure)* 132

Pamorelin LA *(Triptorelin)* 405

Pan Ophtal *(Dexpanthenol)* 390

Panarteriitis nodosa 203, 267, 634

Pancuronium 288

Pancuronium Hikma *(Pancuronium)* 288

Pancuronium Inresa *(Pancuronium)* 288

Pancuronium Rotexmedica *(Pancuronium)* 288

Pangrol *(Pankreatin)* 102

Panikstörung 332–338, 353, 684

Panitumumab 182
- Onkologie 608, 609

Pankreasfistel 109

Pankreasinsuffizienz
- bei Mukoviszidose 102
- exokrine 102, 103

Pankreaskarzinom 159, 160, 165, 166, 173, 623

Pankreatin 102, 103
- Gastroenterologie 515
- Pneumologie 505

Pankreatin Mikro-ratioph. *(Pankreatin)* 102

Pankreatitis 515

Panobinostat 191
- Hämatologie 593

Panoral *(Cefaclor)* 222

Panotile Cipro *(Ciprofloxacin)* 396

Panretin *(Alitretinoin)* 188

Pantoprazol 94
- Gastroenterologie 507–510
- Nephrologie 539

Pantoprazol HEXAL *(Pantoprazol)* 94

Pantoprazol NYC *(Pantoprazol)* 94

Pantoprazol Stada *(Pantoprazol)* 94

Pantorc *(Pantoprazol)* 94

Pantostin *(Alfatradiol)* 377

Pantozol *(Pantoprazol)* 94

Pantozol control *(Pantoprazol)* 94

Panzytrat *(Pankreatin)* 102

Papillomvirus-Immunisierung 274

Papillomvirusimpfstoff 274

Paracefan *(Clonidin)* 361

Paracetamol 199, 200, 285
- Anästhesie 655
- Dermatologie 714
- Gastroenterologie 515
- Geriatrie 431
- HNO 736, 738, 741, 745
- Neurologie 661, 662, 663
- Pädiatrie 793, 795, 801, 806
- Pneumologie 487

Paracetamol comp. Stada *(Paracetamol + Codein)* 199

Paracetamol HEXAL *(Paracetamol)* 285

Paracetamol-Intoxikation 82, 426, 827
- Pädiatrie 774

Paracetamol-ratioph. *(Paracetamol)* 285

Paracodin *(Dihydrocodein)* 83

Paraffin 99

Paranoia 683

Parasympatholytika 56, 96, 98, 398

Parasympathomimetika, Auge 386

Parathormon 128, 129

Parecoxib 198

Parenterale Ernährung 293
- Stufenschema 293
- Tagesbedarf 293

Paricalcitol 148

Paricalcitol HEXAL *(Paricalcitol)* 148

Pariet *(Rabeprazol)* 94

Paritaprevir 252, 255

Parkinsan *(Budipin)* 315

Parkinson-Syndrom 308, 313, 673

Parkopan *(Trihexphenidyl)* 313

Paromomycin 238
- Gastroenterologie 520
- Infektiologie 636
- Pädiatrie 781

Paroxat *(Paroxetin)* 336

Paroxetin 336
- Psychiatrie 679, 684, 685

Paroxetin Stada *(Paroxetin)* 336

Paroxetin-ratioph. *(Paroxetin)* 336

Paroxysmale nächtliche Hämoglobinurie 578

Partielle Histaminagonisten 105

Partusisten *(Fenoterol)* 18, 423

Partusisten intrapartal *(Fenoterol)* 423

Pasconeural Injectopas *(Procain)* 290

Pascorbin *(Ascorbinsäure)* 147

PAS-Fatol N *(4-Aminosalicylsäure)* 244

Pas–Per

Pasireotid 140
- Endokrinologie 565, 572

Pasonican *(Paricalcitol)* 148

Paspertin *(Metoclopramid)* 19, 97

Patientenklassifikation, PESI 497

PaVK 470

Pazopanib 174
- Onkologie 620

PCI 68, 448

PCIS (post-cardiac injury syndrome) 469

PCSK9-Inhibitor 554

PecFent *(Fentanyl nasal/nasal)* 278

Pedea *(Ibuprofen)* 194

Pediculosis
- capitis 703
- capitis, bei Kindern 805
- pubis 703

Peeling-Creme
- Dermatologie 695

Pegaptanib 392

Pegasys *(Peginterferon alfa-2a)* 269

PEG-Epoetin beta 145

Pegfilgrastim
- Hämatologie 579, 582, 586

Pegfilgrastim *(G-CSF)* 150

PEG-IFN-alpha-2a
- Gastroenterologie 516, 518

PEG-IFN-alpha-2b
- Gastroenterologie 516, 518

Peginterferon alfa-2a 269

Peginterferon alfa-2b 269

Pegintron *(Peginterferon alfa-2b)* 269

Pegvisomant 142
- Endokrinologie 572

Pelvic inflammatory disease 760

Pembrolizumab 182
- Onkologie 601

Pemetrexed 156
- Onkologie 599, 601, 604

Pemolin
- Neurologie 667

Pemphigoid, bullöses 267

Pemphigus vulgaris 267, 707

Penbutolol 40

Penciclovir 372
- Dermatologie 713

Pencivir *(Penciclovir)* 372

Pendysin *(Benzylpenicillin-Benzathin)* 212

PenHEXAL *(Penicillin V)* 213

Penicillamin 202
- Endokrinologie 560
- Dermatologie 691, 692
- HNO 737, 739
- Infektiologie 646
- Nephrologie 528
- Neurologie 671
- Ophthalmologie 721
- Pneumologie 494
- Toxikologie 814

Penicillin G 211, 212
- Dermatologie 691, 692
- HNO 737, 738
- Infektiologie 640
- Pädiatrie 785, 808, 809

Penicillin V 211, 213
- Dermatologie 692
- HNO 737, 738
- Infektiologie 640
- Pädiatrie 785, 808, 809

Penicillin V-CT *(Penicillin V)* 213

Penicillin V-ratioph. *(Penicillin V)* 213

Penicillin-Intoxikation 827

Penicilline 212, 216
- mit erweitertem Spektrum 214
- mit Pseudomonaswirkung 215

Pentacarinat *(Pentamidin)* 240

Pentaerithrityltetranitrat 47
- Kardiologie 453

Pentalong *(Pentaerithrityl-tetranitrat)* 47

Pentamidin 240

Pentamol *(Salbutamol)* 73

Pentasa *(Mesalazin)* 103

Pentatop *(Cromoglicinsäure)* 87

PentoHEXAL *(Pentoxifyllin)* 69

Pentosanpolysulfat SP 54 *(Natrium-Pentosanpolysulfat)* 69

Pentostatin 191

Pentoxifyllin 69
- Geriatrie 431
- HNO 743, 744
- Ophthalmologie 728, 729

Pentoxyverin 84
- Pädiatrie 779

Pepdul *(Famotidin)* 92

Peptide, regulatorische 108

Perazin 344
- Psychiatrie 682

Perazin-neuraxpharm *(Perazin)* 344

Perchlorat
- Endokrinologie 563

Perchlorat-Discharge-Test 128

Perenterol *(Saccharomyces boulardii)* 101

Perfalgan *(Paracetamol)* 285, 662

Perfan *(Enoximon)* 57

Perfluorhexyloctan
- Ophthalmologie 720

Perfluorohexyloctan 390

Pergolid 310
- Neurologie 670

Pergolid HEXAL *(Pergolid)* 310

Pergolid-neuraxpharm *(Pergolid)* 310

Perichondritis 739

Periduralanästhesie 290

Perifollikulitis 689

Perikarditis 469

Perimenopause 764

Perindo In 1A *(Perindopril + Indapamid)* 35

Perindopril 35, 42, 124
- Kardiologie 441, 459

Perindopril-Arginin 23, 41

Periorale Dermatitis 697

Periorbitale Schwellung 732

Peripher oder zentral antiadrenerge Substanzen 442

Periphere arterielle Verschlusskrankheit 440, 470

Peritonealkarzinom 180, 191

Peritonitis 215, 236
- bei Kindern 783

Perjeta *(Pertuzumab)* 182

Permethrin 376
- Dermatologie 703
- Pädiatrie 805

Permethrin Biomo *(Permethrin)* 376

Perniziöse Katatonie 676

Perniziöse Anämie 577

Perocur forte *(Saccharomyces boulardii)* 101

Handelsnamen = **fett**   Wirkstoffe = *kursiv*

Peroxidasehemmer 127
Perphenazin 345
 - Geriatrie 433
Perphenazin-neuraxpharm
 (Perphenazin) 345
Pertussis bei Kindern 789
Pertussis-Immunisierung 272, 274
Pertuzumab 182
 - Onkologie 619
PESI 496
Peteha *(Protionamid)* 242
Pethidin 276, 280
 - Anästhesie 655
 - Endokrinologie 556
 - Gastroenterologie 515, 521
 - Geriatrie 431
 - Kardiologie 470
 - Ophthalmologie 731
Pethidin Hameln *(Pethidin)* 280
Petibelle *(Ethinylestradiol + Drospirenon)* 417
Petinutin *(Mesuximid)* 306
Petnidan *(Ethosuximid)* 301
Peyona *(Coffeincitrat)* 289
Pfortaderhochdruck 520
Phäochromozytom 33, 443, 568
Phardol Ketoprofen
 (Ketoprofen) 194
Pharmakologie, Grundbegriffe 831
Pharyngitis 738
Phasenprophylaktika 340, 341
Pheburane
 (Natriumphenylbutyrat) 139
Phenazon 199, 395
Phenhydan *(Phenytoin)* 20, 300
Phenobarbital 301
 - Geriatrie 432
 - Neurologie 657
 - Pädiatrie 772, 798–800
 - Toxikologie 814, 815, 824
Phenobarbital-neuraxpharm
 (Phenobarbital) 301
Phenolsulfonsäure 363
Phenolsulfonsäure-Phenol-Harnstoff-Methanal-Kondensat
 - Dermatologie 706

Phenoxybenzamin 33
 - Endokrinologie 568
 - Neurologie 667
Phenoxymethylpenicillin 213
 - Dermatologie 693
Phenprocoumon 63
 - Kardiologie 462, 471, 472
 - Neurologie 674
 - Pneumologie 498, 502
Phenprocoumon Acis
 (Phenprocoumon) 63
Phenprogamma
 (Phenprocoumon) 63
Phenpro-ratioph.
 (Phenprocoumon) 63
Phentolamin
 - Endokrinologie 568
 - Kardiologie 443
Phenylbutazon 199
Phenylephrin 385, 386
Phenylketonurie 139
Phenytoin 20, 300
 - Neurologie 657, 663
 - Pädiatrie 772, 799
 - Toxikologie 813, 814
Phenytoin AWD *(Phenytoin)* 300
Phobie 332, 334, 366
Phobie, soziale 684
Phosphatbinder 111, 406
Phosphodiesterase-4-Inhibitor 81
Phosphodiesterase-5-Inhibitor 89
Phosphodiesterasehemmer 56, 401
Phosphonorm *(Aluminium-chloridhydroxid-Komplex)* 111
Photoallergische Dermatitis 702
Photosensitizer 377
Phototoxizität, Prophylaxe 378
Physiotens *(Moxonidin)* 33
Physostigmin 430
 - Anästhesie 653
 - Pädiatrie 773
 - Toxikologie 814–819, 826
Phytomenadion 149
 - Toxikologie 821
Phytosterol 400
Picato *(Ingenolmebutat)* 380
Picoprep *(Citronensäure + Magnesiumoxid + Natriumpicosulfat)* 100

Pidana *(Levonorgestrel)* 419
Pigmentstörungen 149
Pilocarpin 386, 387, 388
 - Ophthalmologie 730, 731
 - Rheumatologie 635
Pilomann *(Pilocarpin)* 386
Pimafucin *(Natamycin)* 262
Pimecrolimus 367
 - Dermatologie 699, 701, 704
Pimozid 337
 - Psychiatrie 682
Pindolol 29
 - Endokrinologie 549, 550
Pioglitazon 116
Pioglitazon Aurobindo
 (Pioglitazon) 116
Pipamperon 343
 - Geriatrie 433, 434
 - Pädiatrie 803
 - Psychiatrie 677
Pipamperon HEXAL
 (Pipamperon) 343
Pipamperon-neuraxpharm
 (Pipamperon) 343
Piperacillin 211, 215, 217
 - Gastroenterologie 515, 521
 - Gynäkologie 762
 - Pädiatrie 783
 - Pneumologie 485, 490–495, 503, 505
 - Urologie 749, 751
Piperacillin Eberth
 (Piperacillin) 215
Piperacillin Fresenius
 (Piperacillin) 215
Piperacillin Hikma
 (Piperacillin) 215
Piperacillin Ibisqus
 (Piperacillin) 215
Piperacillin/Tazobactam Aurobindo *(Piperacillin + Tazobactam)* 217
Piperacillin/Tazobactam HEXAL *(Piperacillin + Tazobactam)* 217
Piperacillin/Tazobactam Kabi *(Piperacillin + Tazobactam)* 217
Piperaquintetraphosphat 265

Piperonylbutoxid 375
Piracetam 324
- Geriatrie 431
- Neurologie 668
Piracetam Stada *(Piracetam)* 324
Piracetam-neuraxpharm *(Piracetam)* 324
Piracetam-ratioph. *(Piracetam)* 324
Pirenzepin 96
Piretanid 36, 42
Piretanid 1A *(Piretanid)* 42
Piretanid HEXAL *(Piretanid)* 42
Piretanid Stada *(Piretanid)* 42
Pirfenidon 88
- Pneumologie 486
Piribedil 310
- Neurologie 669
Piritramid 276, 280
Piritramid Hameln *(Piritramid)* 280
Piroxicam 197
Piroxicam AL *(Piroxicam)* 197
Piroxicam HEXAL *(Piroxicam)* 197
Piroxicam-ratioph. *(Piroxicam)* 197
Pitolisant 15, 304
Pityriasis 367, 368, 374
Pityriasis versicolor 707
Pivmecillinam 15, 215
- Urologie 218
Pixantron 165
Pix-lithanthracis-Paste
- Dermatologie 704
Pixuvri *(Pixantron)* 165
PK-Merz *(Amantadin)* 314
Pladizol *(Cilostazol)* 67
Plantago ovata 99
Planum *(Temazepam)* 356
Plaquenil *(Hydroxychloroquinsulfat)* 201
Plaque-Psoriasis 208
Plasmaersatzmittel 296
Plasmapherese 534, 728, 729
Plasmaproteinbindung 831
Plastulen Duo *(Folsäure + Eisen)* 149
Platinhaltige Verbindungen 154

Plattenepithelhyperplasie 759
Plavix *(Clopidogrel)* 67
Plazentaschranke 833
Plegridy *(Interferon beta-1a)* 328
Pleon RA *(Sulfasalazin)* 202
Plerixafor 150
Pletal *(Cilostazol)* 67
Pleuraergüsse, maligne 165
Pleurale Infektionen 493
Pleuramesotheliom 156
- malignes 156
Pleuritis
- exsudativa 493, 648
- sicca 494
Plexusblockade 290
Pneumocystis-jirovecii-Pneumonie 232, 240
Pneumokokken 211
- Immunisierung 271
Pneumokokkenpolysaccharid 271
Pneumonie 203, 215–221, 226–237, 487
- akuter Notfall 488
- ambulant erworbene 221, 227, 236, 488
- ambulant erworbene, bei Kindern 780
- Aspiration und Retention 493
- bei Kindern 780
- Candida- 638
- medikamentöse Therapie 219
- nosokomiale 217, 221, 236, 491
Pneumovax 23 *(Pneumokokkenpolysaccharid)* 271
Podomexef *(Cefpodoximproxetil)* 223
Podophyllotoxin 380
- Infektiologie 642
Podophyllotoxin-Derivate 162
Polidocanol
- Dermatologie 713
Polihexanid
- Dermatologie 689, 693
Poliomyelitis-Immunisierung 274
Poliomyelitis-Impfstoff 274
Polividon
- Ophthalmologie 720
Polivinylalkohol
- Ophthalmologie 720

Pollakisurie 398, 399
Poloniumintoxikation 430
Polyangiitis 210
Polyarthritis 196–203, 207–211, 267
Polyartikuläre juvenile idiopathische Arthritis 210
Polycythaemia vera 154, 174, 190
Polyene 260
Polymenorrhoe 410
Polymixin
- Ophthalmologie 721
Polymorphe Lichtdermatose 702
Polymyalgia rheumatica 634
Polymyxin B 382, 384, 396
- Ophthalmologie 722, 723
Polymyxin B-Sulfat
- HNO 740
Polyneuropathie 299, 329, 337
Polyspectran *(Polymyxin B + Neomycin + Gramicidin)* 382, 396
Polysulfonsäure 406
- Endokrinologie 542
Polyvidon-Jod
- Dermatologie 692, 693
Polyzythaemia vera 580
Pomalidomid 191
- Hämatologie 592
Ponatinib 174
- Hämatologie 581
Ponveridol *(Droperidol)* 107
Porphyria cutanea tarda 556
Porphyrie 138, 149, 556
- akut hepatische 556
- akut intermittierende 556
- chronisch hepatische 556
Portrazza *(Necitumumab)* 14, 181
Posaconazol 259
- Gastroenterologie 507
- Infektiologie 642
Posifenicol C *(Chloramphenicol)* 381
Posiformin *(Bibrocathol)* 382
Post cardiac injury syndrome 469
Postanoxisches Myoklonus-Syndrom 324
Postericort *(Hydrocortison)* 109
Posterisan Akut *(Lidocain)* 109

Handelsnamen = fett   Wirkstoffe = kursiv

Pos–Pri

Postherpetische Neuralgie,
  Prophylaxe 274
Postinor *(Levonorgestrel)* 419
Postkoitalpille 419, 764
Postkommotionelles Syndrom 324
Postmenopause 407, 408,
  411–413, 764
Postpartale Blutung 20, 421
Postpartale Infektion 235
Post-Transplantations-
  Hyperlipidämie 122
Potactsol *(Topotecan)* 166
Potenzen, analgetische 276
Povidon-Jod
  – Dermatologie 689
  – HNO 735
PPSV23 bei Kindern 776
Präcoma 238
Pradaxa *(Dabigatran)* 62
Prajmaliumbitartrat 49
Präkanzerosen, aktinische 714
Praluent *(Alirocumab)* 126
Prämedikation 56, 278, 354,
  355, 651
Prämenstruelles Syndrom 758
Pramidopa *(L-Dopa +
  Carbidopa + Pramipexol)* 308
PramiDopa *(Levodopa +
  Carbidopa + Pramipexol)* 15
Pramipexol 15, 308, 310
  – Neurologie 669, 671
Pramipexol HEXAL
  (Pramipexol) 310
Pramipexol retard
  – Neurologie 669
Prandin *(Repaglinid)* 113
Prasugrel 68
  – Geriatrie 433
  – Kardiologie 446, 448, 451
Prava Basics *(Pravastatin)* 122
Pravafenix *(Fenofibrat +
  Pravastatin)* 124
Pravalich *(Pravastatin)* 122
Pravasin protect *(Pravastatin)*
  122
Pravastatin 122, 124
  – Endokrinologie 553
  – Kardiologie 454
  – Pädiatrie 784

Pravastatin HEXAL
  (Pravastatin) 122
Pravastatin-CT *(Pravastatin)* 122
Pravidel *(Bromocriptin)* 309, 422
Praxbind *(Idarucizumab)* 14, 63
Praxiten *(Oxazepam)* 356
Prazepam 356
Praziquantel 263
  – Infektiologie 647
Predni POS *(Prednisolon)* 383
Prednicarbat 364
  – Dermatologie 699–702,
    707–709
Prednicarbat Acis
  (Prednicarbat) 364
PredniHEXAL *(Prednisolon)* 205
Prednisolon 20, 110, 205, 363, 383
  – Anästhesie 653
  – Dermatologie 698–707, 711,
    712, 714
  – Endokrinologie 564–567, 571
  – Gastroenterologie 512, 513,
    518
  – Hämatologie 590, 591
  – HNO 735, 739, 741, 743, 744
  – Kardiologie 444
  – Nephrologie 529–534
  – Ophthalmologie 720–729, 733
  – Pädiatrie 769, 771, 774, 778,
    780, 785, 789, 792, 794
  – Pneumologie 477–479, 484,
    503, 506
  – Rheumatologie 628–635
Prednisolon Jenapharm
  (Prednisolon) 205
Prednisolon LAW
  (Prednisolon) 363
Prednisolon+ Sulfacetamid
  – Ophthalmologie 718
Prednisolon-ratioph.
  (Prednisolon) 205
Prednisolut *(Prednisolon)* 205
Prednison 205
  – Endokrinologie 544, 569
  – Hämatologie 578–592
  – HNO 739
  – Infektiologie 648, 649
  – Kardiologie 449, 469
  – Nephrologie 529, 533–538

  – Onkologie 625
  – Pädiatrie 778, 793, 794, 800
  – Pneumologie 477, 484, 486,
    506
  – Rheumatologie 635
Prednison HEXAL
  (Prednison) 205
Prednitop *(Prednicarbat)* 364
Pregaba HEXAL *(Pregabalin)* 304
Pregabador *(Pregabalin)* 304
Pregabalin 304
  – Anästhesie 655
  – Dermatologie 714
  – Neurologie 667, 671
  – Psychiatrie 684
  – Rheumatologie 627
Pregabalin Glenmark
  (Pregabalin) 304
Pregnancy Risk Categories 833
Prellungen 324
Prent *(Acebutolol)* 27
Prepidil *(Dinoproston)* 421
Presinol *(Alpha-Methyldopa)* 32
Presomen 28 *(Konjugierte
  Östrogene)* 408
Presomen 28 compositum
  *(konjugierte Östrogene +
  Medrogeston)* 413
Presomen conti *(konjugierte
  Östrogene + Medrogeston)* 413
Preterax N *(Perindopril +
  Indapamid)* 35
Prevenar-13 *(Pneumo-
  kokkenpolysaccharid)* 271
Prezista *(Darunavir)* 252
Prialt *(Ziconotid)* 284
Pridax *(Alprostadil)* 69
Pridinol 320
Priligy *(Dapoxetin)* 406
Prilocain 290
Primaquin 265
  – Pädiatrie 787
Primaquine *(Primaquin)* 265
Primäre Myelofibrose 581
Primäres Offenwinkelglaukom 730
Primidon 306
  – Neurologie 657, 673
  – Pädiatrie 799, 800
Primidon Holsten *(Primidon)* 306

PRIND 68
Prinzmetal-Angina 454
Priorix MMR *(Masern-Mumps-Röteln-Impfstoff)* 273
Priorix Tetra *(Masern-Mumps-Röteln-Varizellen-Impfstoff)* 273
Pritor *(Telmisartan)* 26
Pritor plus *(Telmisartan + Hydrochlorothiazid)* 37
Privigen *(Immunglobuline)* 270
Privin *(Naphazolin)* 393
Proarrhythmische Wirkung, Antiarrhythmika 467
Probenecid 129
 - Ophthalmologie 721
Probenecid *(Probenecid)* 129
Procain 290, 395
Procain Actavis *(Procain)* 290
Procarbazin 156
 - Hämatologie 589, 590
 - Onkologie 625, 626
Procoralan *(Ivabradin)* 48
Proculin *(Naphazolin)* 389
Procyclidin 313
Prodrom 399
Profact Depot 2 *(Buserelin)* 405
Profact Depot 3 *(Buserelin)* 405
Profact nasal *(Buserelin)* 405
Profact pro injectione *(Buserelin)* 405
Proges *(Propiverin)* 399
Progestan *(Progesteron)* 410
Progesteron 410
 - Endokrinologie 558
 - Gynäkologie 758
Proglicem *(Diazoxid)* 119
Prograf *(Tacrolimus)* 268
Progressive Muskelentspannung nach Jacobson 663
Proguanil 265
 - Pädiatrie 787
Progynova 21 (mite) *(Estradiol)* 407
Prokinetika 105
Proktitis 109, 110
 - Herpes simplex 643
Proktosigmoiditis 104
Prolaktinhemmer 422

Prolaktinom 572
Prolastin *(Alpha-1-Proteinase-Inhibitor)* 71
Proleukin S *(Aldesleukin)* 188
Prolia *(Denosumab)* 133
Promethazin 20, 343
 - Gynäkologie 762
 - Pädiatrie 796
 - Psychiatrie 675, 681
Promethazin-neuraxpharm *(Promethazin)* 343
Promixin *(Colistimethatnatrium)* 239
Promyelozytenleukämie 192
Pronenz *(Propiverin)* 399
Proneurin *(Promethazin)* 343
Pronoran *(Piribedil)* 310
Propafenon 50
 - Kardiologie 463, 464
Propafenon-ratioph. *(Propafenon)* 50
Proparakain-POS *(Proxymetacain)* 381
Propecia *(Finasterid)* 377
Propess *(Dinoproston)* 421
Propionsäurederivate 193
Propiverin 399
 - Neurologie 667
 - Pädiatrie 808
 - Urologie 756
Propiverin AL *(Propiverin)* 399
Propiverin HEXAL *(Propiverin)* 399
Propofol 20, 287
 - Anästhesie 652, 654
 - Gastroenterologie 522
Propofol lipuro *(Propofol)* 20, 287
Propofol-ratioph. *(Propofol)* 287
Propra comp.-ratioph. *(Propranolol + Triamteren + Hydrochlorothiazid)* 40
Propranolol 29, 40
 - Endokrinologie 556, 562, 563, 568
 - Gastroenterologie 520
 - Neurologie 662, 673
 - Pädiatrie 784, 802, 803
 - Toxikologie 820, 824, 829

Propranolol Stada *(Propranolol)* 29
Propra-ratioph. *(Propranolol)* 29
Propycil *(Propylthiouracil)* 128
Propylthiouracil 128
 - Endokrinologie 562, 563
Propyphenazon 199
ProQuad *(Masern-Mumps-Röteln-Varizellen-Impfstoff)* 273
Proscar *(Finasterid)* 400
Prosmin *(Finasterid)* 400
Prostacyclin
 - Rheumatologie 627
Prostadil *(Tamsulosin)* 400
Prostaglandin-Derivate 386
Prostaglandinsynthesehemmer 193, 195–198, 285
Prostatahyperplasie 400
 - benigne noduläre 755
Prostatakarzinom 155, 162, 165, 189, 403–405, 670
Prostatamittel 399
Prostatitis 229, 230, 751
 - akut bakterielle 751
 - chronisch bakterielle 751
 - chronische 752
Prostavasin *(Alprostadil)* 69, 627
Prostazid *(Tamsulosin)* 400
Protagent *(Filmbildner)* 390
Protamin
 - Toxikologie 823
Protamin Me *(Protamin-HCl)* 63
Protamin-HCl 63
Protaminsulfat Leo *(Protamin-HCl)* 63
Protaphane *(Verzögerungsinsulin)* 118
Protease-Inhibitoren 251
 - Pneumologie 486
Proteasen 379
Protein C 65
Protein-C-Mangel 65
Proteine, knochenmorphogene 134
Proteinkinase-Inhibitoren 167
Proteus mirabilis 211
Proteus vulgaris 211
Prothazin *(Promethazin)* 343

Handelsnamen = **fett**   Wirkstoffe = *kursiv*

Prothipendyl 344
Prothrombinkomplex 70
Prothyrid *(Levothyroxin + Liothyronin)* 127
Protionamid 242
– Infektiologie 650
Protirelin 142
Protonenpumpenblocker 93
Protopic *(Tacrolimus)* 367
Protoporphyrie, erythropoetische 378
Provas *(Valsartan)* 26
Provas comp. *(Valsartan + Hydrochlorothiazid)* 37
Provas maxx *(Valsartan + Hydrochlorothiazid)* 37
Proxymetacain 381
– Ophthalmologie 723
Prucaloprid 98
Pruritus 109, 124
Pseudoephedrin 395
Pseudokrupp 20, 205
– bei Kindern 789
Pseudo-Lennox-Syndrom 800
Pseudomonas aeruginosa 211, 229
Pseudomonas-aeruginosa-Pneumonie, chronische 224, 239
Pseudomonaspenicilline 215
Pseudomonilsäure
– Dermatologie 688
Pseudotumor cerebri bei Kindern 801
Psoradexan *(Dithranol + Harnstoff)* 367
Psoriasis 208–210, 267, 364, 366–369, 708
– arthropathica 710
– pustulosa generalisata 709
– vulgaris 708
Psoriasisarthritis 202, 208, 209, 210, 369, 631
Psychoanaleptika 358
Psychose 18, 343–349
Pubertas tarda 402
Puerperalfieber 762
Pulmelia Elpenhaler *(Formoterol + Budesonid)* 79

Pulmicort *(Budesonid)* 78
Pulmicort Topinasal *(Budesonid)* 394
Pulmonale Hypertonie 90, 91, 500
– Therapeutika 89
Pulmonary embolism severity index 496
Puregon *(Follitropin beta)* 416
Purin-Analoga 157
Puri-Nethol *(Mercaptopurin)* 157
Purpura 579
– anaphylaktoide, bei Kindern 793
– fulminans 65
– idiopathische thrombozytopenische 270, 579
– immunthrombozytopenische 72
Pustulosis palmoplantaris 366, 368
PVP-Jod
– Pädiatrie 804
Pyelonephritis 221, 750
– bei Kindern 809
– unkomplizierte 748
Pylera *(Bismut-III-Oxid-Citrat + Metronidazol + Tetracyclin)* 95
Pyodermien 372, 689
Pyrafat *(Pyrazinamid)* 243
Pyrantel 264
– Infektiologie 640
– Pädiatrie 781
Pyrantelembonat
– Pädiatrie 783
Pyrazinamid 243
– Dermatologie 694
– Infektiologie 648, 649, 650
– Neurologie 665
– Ophthalmologie 719
– Pädiatrie 791
Pyrazinamid *(Pyrazinamid)* 243
Pyrazolonverbindungen, Intoxikation 827
Pyrazolonderivate 198
Pyrcon *(Pyrvinium)* 264
Pyrethrine 376
Pyrethrum-Extrakt
– Dermatologie 703
– Pädiatrie 805

Pyridostigmin 322
– Neurologie 668
Pyridostigminintoxikation 56, 427
Pyridoxal-5-phosphat
– Pädiatrie 798
Pyridoxin 147, 243
– Endokrinologie 560
– Gynäkologie 762
– Toxikologie 822
– Urologie 754
Pyridoxin-HCl
– Pädiatrie 798
Pyrilax *(Bisacodyl)* 99
Pyrimethamin 240
– Ophthalmologie 726
Pyrimidin-Analoga 158
Pyrviniumembonat 264
– Pädiatrie 783

Q

Qlaira *(Estradiol + Dienogest)* 418
Qo-Wert 832, 835
Quadrupeltherapie 510
Quallenerytheme 378, 379
Quantalan *(Colestyramin)* 124
Quecksilber-Intoxikation 427, 430, 828
Quensyl *(Hydroxychloroquinsulfat)* 201
Quentiax *(Quetiapin)* 351
Querto *(Carvedilol)* 28
Questran *(Colestyramin)* 124
Quetiapin 351
– Geriatrie 433
– Psychiatrie 680, 681, 682
Quetiapin HEXAL *(Quetiapin)* 351
Quetiapin-neuraxpharm *(Quetiapin)* 351
Quilonorm *(Lithiumcarbonat)* 341
Quilonum retard *(Lithiumcarbonat)* 341
Quinagolid 422
Quinaplus Stada *(Quinapril + Hydrochlorothiazid)* 35
Quinapril 24, 35
– Kardiologie 441, 459

Qui–Rem

Quinapril HEXAL comp.
(Quinapril + Hydrochlorothiazid) 35
Quincke-Ödem 711
Quinsair *(Levofloxacin)* 230
Qutenza *(Capsaicin)* 291
Q-Wert 833, 835

R

Rabeprazol 94
– Gastroenterologie 507, 509
Rabeprazol Puren *(Rabeprazol)* 94
Rabeprazol-ratioph. *(Rabeprazol)* 94
Rabipur *(Tollwutimpfstoff)* 274
Racecadotril 101
– Pädiatrie 781
Rachitis 148
– Prophylaxe 148
Radiojod
– Endokrinologie 562
Radium 223
– Onkologie 626
Ralenova *(Mitoxantron)* 165
Ralnea *(Ropinirol)* 310
Raloxifen 413
– Endokrinologie 558
– Gynäkologie 765
Raloxifen HEXAL *(Raloxifen)* 413
Raloxifen Stada *(Raloxifen)* 413
Raltegravir 257
Ramilich *(Ramipril)* 24
Ramiplus AL *(Ramipril + Hydrochlorothiazid)* 36
Ramipril 14, 24, 36, 41, 124
– Kardiologie 441, 451, 452, 455, 459
– Nephrologie 527, 528
Ramipril comp.-CT *(Ramipril + Hydrochlorothiazid)* 36
Ramipril HEXAL *(Ramipril)* 24
Ramipril HEXAL plus Amlodipin *(Amlodipin + Ramipril)* 41
Ramipril Piretanid Actavis *(Ramipril + Piretanid)* 36
Ramipril-CT *(Ramipril)* 24

Ramipril-ratioph. *(Ramipril)* 24
Ramipril-ratioph. comp. *(Ramipril + Hydrochlorothiazid)* 36
Rami-Q comp. *(Ramipril + Hydrochlorothiazid)* 36
Ramitanid AL *(Ramipril + Piretanid)* 36
Ramucirumab 182
– Onkologie 603, 610
Ranexa *(Ranolazin)* 48
Ranibeta *(Ranitidin)* 92
Ranibizumab 392
– Ophthalmologie 726, 729, 732, 733
Ranitic *(Ranitidin)* 92
Ranitidin 92
– Gastroenterologie 508, 515
– HNO 743, 744
– Pädiatrie 782
Ranitidin-ratioph. *(Ranitidin)* 92
RANKL-Inhibitoren 133
Ranolazin 48
– Kardiologie 454
Rantudil *(Acemetacin)* 196
Rapamune *(Sirolimus)* 268
Rapifen *(Alfentanil)* 277
Rasagilin 311
– Neurologie 670
Rasagilin-ratioph. *(Rasagilin)* 311
Rasburicase 130
Rasilez *(Aliskiren)* 30
Rasilez HCT *(Aliskiren + Hydrochlorothiazid)* 40
Ratiograstim *(Filgrastim)* 150
Rauchentwöhnungsmittel 362
Rauchentwöhnung 362
Rauchgasinhalation 78
Raxone *(Idebenon)* 392
Raynaud-Syndrom 31, 627
Reactine *(Cetirizin)* 85
Reactine Duo *(Pseudoephedrin + Cetirizin)* 395
Reaktive Arthritis 630
Reanimation 17, 55
Reanimation bei Kindern 766
Rebetol *(Ribavirin)* 258
Rebif *(Interferon beta-1a)* 328

Reboxetin 338
Recombinate *(Faktor VIII)* 70
Rectodelt *(Prednison)* 205
Rectogesic *(Glyceroltrinitrat)* 110
Refluxkrankheit 507
– bei Kindern 782
Refluxösophagitis 92–96, 507
Refobacin *(Gentamicin)* 228, 372, 381
Refraktionsbestimmung 388
Regaine Frauen *(Minoxidil)* 377
Regaine Männer *(Minoxidil)* 377
Regenon *(Amfepramon)* 134
Regorafenib
– Onkologie 609
Regulatorische Peptide 108
Reisediarrhoe-Prophylaxe 101
Reisegold *(Dimenhydrinat)* 105
Reisekrankheit 105, 107
Reisetabletten-ratioph. *(Dimenhydrinat)* 105
Reiter, Morbus 630
Reizgas-Intoxikation 828
Reizdarm 98
Reizhusten 83, 84
Reizkonjunktivitis 720
Reizsyndrom, zentrales vestibuläres 105
Rekawan *(Kalium)* 291
Rekovelle *(Follitropin delta)* 416
Rektumkarzinom 155, 159, 160, 165, 166, 180–182, 188, 190
Relefact LHRH *(Gonadorelin)* 142
Relenza *(Zanamivir)* 247
Relestat *(Epinastin)* 389
Relistor *(Methylnaltrexon)* 97
Relpax *(Eletriptan)* 316
Relvar Ellipta *(Vilanterol + Fluticason)* 80
Remergil *(Mirtazapin)* 333
Remeron *(Mirtazapin)* 333
Remestan *(Temazepam)* 356
Remicade *(Infliximab)* 210
Remifentanil 276, 280
– Anästhesie 654
Remifentanyl B. Braun *(Remifentanil)* 280
Remifentanyl Hameln *(Remifentanil)* 280

Handelsnamen = fett   Wirkstoffe = kursiv

Rem–Rin

Remifentanyl Kabi
(Remifentanil) 280
Reminyl *(Galantamin)* 323
Remodulin *(Treprostinil)* 91
Removab *(Catumaxomab)* 180
Remsima *(Infliximab)* 210
Renacet *(Calciumacetat)* 111
Renacor *(Enalapril + Hydrochlorothiazid)* 35
Renagel *(Sevelamer)* 111
RenaMag *(Calciumdiacetat + Mg^{2+})* 111
Renatriol *(Calcitriol)* 148
Renininhibitoren, direkte 30, 40, 442
Rentibloc *(Sotalol)* 29
Rentylin *(Pentoxifyllin)* 69
Renvela *(Sevelamer)* 111
ReoPro *(Abciximab)* 66
Repaglinid 113
– Endokrinologie 549
Repaglinid HEXAL *(Repaglinid)* 113
Repaglinid Stada *(Repaglinid)* 113
Repatha *(Evolocumab)* 126
Replagal *(Agalsidase alfa)* 136
Reproterol 75, 87
– Anästhesie 653
– Pädiatrie 771
– Pneumologie 478, 479
ReQuip *(Ropinirol)* 310
Reserpin
– Geriatrie 432
Reserpin-Intoxikation 828
Reslizumab 16, 88
– Pneumologie 477
Resochin *(Chloroquinphosphat)* 201, 265
Resolor *(Prucaloprid)* 98
Resonium
– Nephrologie 523
Resonium A *(Polysulfonsäure)* 406
Resorption 831
Respiratorische
– Alkalose 545
– Azidose 545

Respiratorische Infektionen, gezielte Therapie 494
Resprecza *(Alpha-1-Proteinase-Inhibitor)* 71
Restex *(L-Dopa + Benserazid)* 308
Restless-Legs-Syndrom 308, 310, 671
Retacrit *(Epoetin zeta)* 145
Retapamulin 372
– Dermatologie 688–690, 693
Retentio testis 810
Retinitis 246, 383
Retinochorioiditis 726
– Clindamycin-3f-Therapie 726
– Pyrimethamin-3f-Therapie 726
– Toxoplasmose 726
Retinolpalmitat
– Ophthalmologie 722
Retrovir *(Zidovudin)* 250
Revatio *(Sildenafil)* 91
Reverse-Transkriptase-Inhibitoren
– non-nukleosidisch 247
– nukleosidisch 247
– nukleotidisch 247
Revestive *(Teduglutid)* 109
Reviparin 59
– Kardiologie 459
Revlimid *(Lenalidomid)* 190
Revolade *(Eltrombopag)* 72
Reyataz *(Atazanavir)* 251
Rezidivprophylaxe bei Rhythmusstörungen 463
Rhabdomyosarkom 152
Rheologische Therapie 729
Rheuma-Basistherapeutika 200
Rheumatische Erkrankungen 194–198, 203, 204
Rheumatisches Fieber 203, 212, 213
Rheumatoide Arthritis 183, 628
Rheumatologie 193
Rhinex Nasenspray *(Naphazolin)* 393
Rhinisan *(Triamcinolon)* 394
Rhinitis 734
– allergische 85, 86, 393–395
– bei Kindern 793
– vasomotorische 395
Rhinivict *(Beclometason)* 394

Rhinokonjunktivitis, allergische
– bei Kindern 793
Rhinologika 393
Rhinopront *(Pseudoephedrin + Triprolidin)* 395
Rhinospray *(Tramazolin)* 393
rHu-Epo
– Nephrologie 526
Rhythmusstörungen 461
– bradykarde 467
– Rezidivprophylaxe 463
– tachykarde ventrikuläre 450
Riamet *(Artemether + Lumefantrin)* 264
Ribavirin 258
– Gastroenterologie 518
Ribavirin-CT *(Ribavirin)* 258
Ribavirin-ratioph. *(Ribavirin)* 258
Ribobandron *(Ibandronsäure)* 132
Ribocarbo-L *(Carboplatin)* 154
Ribodocel *(Docetaxel)* 162
Ribodoxo *(Doxorubicin)* 164
Ribodronat *(Pamidronsäure)* 132
Riboepi *(Epirubicin)* 164
Riboflavin 146
Ribofluor *(Fluorouracil)* 159
Riboirino *(Irinotecan)* 166
Ribometa *(Zoledronsäure)* 133
Riboposid *(Etoposid)* 162
Ribotax *(Paclitaxel)* 163
Riboxatin *(Oxaliplatin)* 155
Rickettsien 211
Ridaura *(Auranofin)* 201
Riedel-Thyreoiditis 564
Rifabutin 244
Rifampicin 243
– Dermatologie 688, 693–696
– Infektiologie 648–650
– Kardiologie 467
– Neurologie 664, 665
– Ophthalmologie 719
– Pädiatrie 788, 791
Rifaxan *(Rifaximin)* 239
Rifaximin 239
Rifun *(Pantoprazol)* 94
Rilpivirin 15, 248, 251
Rimexolon 383
– Ophthalmologie 725
Rinderbandwurm 647

Rin–Säg

Ringer-Acetat
- Pädiatrie 773

Ringer-Lactat
(Vollelektrolytlösung) 294

Ringer-Lösung 540
- Endokrinologie 541, 563
- Gastroenterologie 515
- Kardiologie 444, 445
- Pädiatrie 769

Ringer-Lösung
(Vollelektrolytlösung) 294

Riociguat 91
- Pneumologie 502
- Rheumatologie 633

Riopan *(Magaldrat)* 95

Risedron HEXAL
(Risedronsäure) 132

Risedronat Heumann
(Risedronsäure) 132

Risedronsäure 132
- Endokrinologie 557, 560

Risedronsäure-CT
(Risedronsäure) 132

Risperdal *(Risperidon)* 351

Risperdal Consta
(Risperidon) 351

Risperidon 351
- Geriatrie 433
- Pädiatrie 803
- Psychiatrie 677, 680–683

Risperidon AL *(Risperidon)* 351

Rispolept Consta
(Risperidon) 351

Ritalin *(Methylphenidat)* 360

Ritalin Adult
(Methylphenidat) 360

Ritonavir 252, 255

Rituximab 183, 210
- Hämatologie 583–587
- Nephrologie 529, 535, 538
- Rheumatologie 629, 635

Rivanol-Lösung
- Ophthalmologie 718

Rivaroxaban 61
- Kardiologie 448, 462, 471, 472
- Pneumologie 498

Rivastigmin 324
- Geriatrie 431
- Psychiatrie 677

Rivastigmin HEXAL
(Rivastigmin) 324

Rivotril *(Clonazepam)* 302

Rixubis *(Faktor IX)* 70

Rizatriptan 317
- Neurologie 662

Rizatriptan HEXAL
(Rizatriptan) 317

Rizatriptan-neuraxpharm
(Rizatriptan) 317

RoActemra *(Tocilizumab)* 210

Robinul
(Glycopyrroniumbromid) 291

Rocaltrol *(Calcitriol)* 148

Rocephin *(Ceftriaxon)* 219

Rocornal *(Trapidil)* 47

Rocuronium 288
- Antagonisierung 289

Rocuroniumbromid Inresa
(Rocuronium) 288

Rocuroniumbromid Kabi
(Rocuronium) 288

Rodavan S *(Dimenhydrat)* 105

Roferon A *(Interferon alfa-2a)* 269

Roflumilast 81
- Pneumologie 483

Rohypnol *(Flunitrazepam)* 354

Rolando-Epilepsie 305
- Pädiatrie 800

Rolenium *(Salmeterol + Fluticason)* 80

Rolufta Ellipta
(Umeclidiniumbromid) 77

Romiplostim 72
- Hämatologie 580

Ropinirol 310
- Neurologie 669, 671

Ropinirol dura *(Ropinirol)* 310

Ropinirol HEXAL *(Ropinirol)* 310

Ropinirol retard
- Neurologie 669

Ropivacain 290

Ropivacain Kabi
(Ropivacain) 290

Rosacea 224, 371, 696

Rosuvastatin 122
- Endokrinologie 553
- Kardiologie 454

Rotarix *(Rotavirusimpfstoff)* 274

RotaTeq *(Rotavirusimpfstoff)* 274

Rotaviren-Immunisierung 274

Rotavirusimpfstoff 274

Röteln-Immunisierung 273

Rotigotin 310
- Neurologie 669, 671

Roxi Aristo *(Roxithromycin)* 227

Roxi HEXAL
(Roxithromycin) 227

Roxithromycin 227
- Dermatologie 686, 692
- Gynäkologie 760
- Pneumologie 484

Roxithromycin Heumann
(Roxithromycin) 227

RSV-Prophylaxe bei Kindern 789

rt-PA 64
- Kardiologie 449, 472
- lokal 673
- Ophthalmologie 728
- Pneumologie 499
- systemisch 673

Rubiefol *(Folsäure)* 149

Rubiemen *(Dimenhydrat)* 105

Rubiemol *(Paracetamol)* 285

Ruconest *(Conestat alfa)* 71

Rudotel *(Medazepam)* 355

Rufinamid 300

Rulid *(Roxithromycin)* 227

Rupafin *(Rupatadin)* 86

Rupatadin 86
- Dermatologie 711, 712

Rupatadin AL *(Rupatadin)* 86

Ruxolitinib 174
- Hämatologie 580, 581

Rytmonorm *(Propafenon)* 50

Rytmonorm SR *(Propafenon)* 50

S

sab simplex *(Simeticon)* 100, 430

Sabril *(Vigabatrin)* 301

Saccharomyces boulardii 101

Sacubitril 14, 39
- Kardiologie 460

Safinamid 311

Sägezahnpalmextrakt
- Urologie 755

Handelsnamen = fett   Wirkstoffe = kursiv

Sal–Seb 917

Salazopyrine *(Sulfasalazin)* 104
Salazopyrine RA
 (Sulfasalazin) 202
Salbubronch Elixier
 (Salbutamol) 75
Salbubronch Forte
 (Salbutamol) 75
SalbuHEXAL *(Salbutamol)* 73
SalbuHEXAL plus
 Ipratropiumbromid
 (Ipratropiumbromid + Salbutamol) 77
Salbulair N *(Salbutamol)* 73
Salbutamol 73, 75, 77
 – Endokrinologie 543
 – Kardiologie 445
 – Pädiatrie 769–771, 777, 779, 789
 – Pneumologie 474–479, 482, 483
Salbutamol-ratioph.
 (Salbutamol) 73
Salicylsäure 376
Salicylsäurederivate 193
Salicylvaseline *(Salicylsäure)* 376
Salizylate 193
Salizylsäure
 – Dermatologie 701, 703, 707, 708, 713
Salmeterol 74, 80
 – Pädiatrie 778
 – Pneumologie 475–477, 482, 483
Salmeterol HEXAL
 (Salmeterol) 74
Salmonella 211
 – enteritidis 511
 – paratyphi 511
 – typhi 511
 – typhi, bei Kindern 781
 – typhimurium 511
Salmonella-typhi-Polysaccharid 271
Salmonellen 511
Salmonellose 232, 511
 – bei Kindern 781
Salofalk *(Mesalazin)* 103
Salpingitis 752, 759
Salvacyl *(Triptorelin)* 405

Salzsäure 297
 – Endokrinologie 545
Salzsäure 7.25% *(Salzsäure)* 297
Salzverlustsyndrom 204
SAMA (short acting muscarinergic-agonist) 76
Samsca *(Tolvaptan)* 141
Sanasthmax *(Beclometason)* 78
Sancuso *(Granisetron)* 106
Sandimmun
 (Ciclosporin) 267, 368
Sandocal-D *(Colecalciferol + Calciumcarbonat)* 148
Sandostatin *(Octreotid)* 109
Sandostatin LAR Monatsdepot
 (Octreotid) 109
Sapropterin 139
Saquinavir 253
Sarkoidose 506
Sarkom 152–156, 161–165, 174, 188, 191, 192
Saroten *(Amitriptylin)* 331
Sartane 25
Sativex *(Tetrahydrocannabinol + Cannabidiol)* 325
Sauerstoff
 – Kardiologie 443, 445, 449–453
 – Pädiatrie 779
 – Pneumologie 478, 479, 486, 497, 500, 504
Sauerstofflangzeittherapie
 – Pneumologie 483
Säureamide 289
Säuren-Intoxikation 829
Saxagliptin 116, 550
Saxenda *(Liraglutid)* 115
Scabies 375, 703
Scabioral *(Ivermectin)* 263
Scandicain *(Mepivacain)* 19, 290
Scenesse *(Afamelanotid)* 15, 378
Scharlach 213, 640
Schaumbildner-Intoxikation 829
 – bei Kindern 774

Schilddrüsenhormone 126
 – Intoxikation 829
Schilddrüsenblockade 128
Schilddrüsenkarzinom 172, 175, 620
Schilddrüsenmalignom 127, 164
Schilddrüsensuppressionstest 127
Schistosomiasis 263
Schizophrenie 343, 347–351, 682
Schlafsterne *(Doxylamin)* 358
Schlafstörungen 343, 353–358
Schlaftabletten N
 (Diphenhydramin) 357
SchlafTabs-ratioph.
 (Doxylamin) 358
Schlaganfall 321, 440
 – Prophylaxe 61, 62
Schleifendiuretika 42
Schleimhautanästhesie 290
Schleimhautläsionen, Auge 390
Schleimhautprotektiva 96, 200
Schleimhautschwellung, Nase 393
Schmerz 17–19, 83, 193–200, 278–290, 315, 331, 332, 343
 – Therapie bei Kindern 794
 – neuropathischer 274, 290, 291, 299, 304, 337
Schock 18, 45, 55, 204
 – anaphylaktischer 17, 20, 55, 85, 204, 205
 – kardiogener 451
 – septischer 55
Schönlein-Henoch-Purpura, bei Kindern 793
Schwangerschaft 440, 833
 – Beratungsstellen für Arzneimittel 423
 – Hypertonus 32
 – Risikoklassen (FDA) 423
Schwarze Salbe Lichtenstein
 (Ammoniumbituminosulfonat) 363
Schweinebandwurm 647
Schwellung 194–197
 – periorbitale 372
Schwermetallintoxikation 429
Schwindel 105, 108, 328, 344, 357, 671
Scopoderm TTS *(Scopolamin)* 107
Scopolamin 107
 – Neurologie 672
Sebelipase alfa 139
Sebiprox *(Ciclopirox)* 373
Sebivo *(Telbivudin)* 249
Seborrhoe oleosa 367

Sec–Sin

Secale-Alkaloide 315
Secukinumab 369
- Dermatologie 709, 710
- Rheumatologie 630, 632
Sedalam *(Lormetazepam)* 355
Sedaplus *(Doxylamin)* 358
Sedativa 352
Sedierung 20, 287, 355, 522
- bei Kindern 796
Sedotussin *(Pentoxyverin)* 84
Seebri Breezhaler
  (Glycopyrroniumbromid) 76
Sehnen(scheiden)entzündung 197
Sekretionshemmung 291
Sekretolyse 81
Sekretolytika 81
Sekundärprophylaxe,
  postinfarzielle 451
Selegilin 311
- Neurologie 670
Selegilin-neuraxpharm
  (Selegilin) 311
Selegilin-ratioph. *(Selegilin)* 311
Selenase *(Selen)* 293
Selenmangel 293
Selergo *(Ciclopirox)* 373
Selexipag 14, 91
- Pneumologie 501
- Rheumatologie 633
Selincro *(Nalmefen)* 362
Sempera *(Itraconazol)* 259
Sennoside 99
Senshio *(Ospemifen)* 15, 413
Sepsis 215–220, 228–236, 240
- bei Neugeborenen 790
Septischer Schock 15
Sequidot *(Estradiol +
  Norethisteron)* 412
Serdolect *(Sertindol)* 351
Seretide *(Salmeterol +
  Fluticason)* 80
Serevent *(Salmeterol)* 74
Seroplex *(Escitalopram)* 336
Seroquel *(Quetiapin)* 351
Serotoninantagonisten 106
Serotonin-Noradrenalin-
  Reuptake-Inhibitoren 337
Serotonin-Reuptake-
  Inhibitoren, selektive 334

Seroxat *(Paroxetin)* 336
Serratia 211
Serroflo *(Salmeterol +
  Fluticason)* 80
Sertaconazol 374
- Dermatologie 705
Sertindol 351
Sertralin 336
- Psychiatrie 679, 684, 685
Sertralin Aristo *(Sertralin)* 336
Sertralin HEXAL *(Sertralin)* 336
Sertralin-neuraxpharm
  (Sertralin) 336
Sevelamer 111
Sevelamer HEXAL
  (Sevelamer) 111
Sevelamerhydrochlorid
- Endokrinologie 559
Sevikar *(Olmesartan +
  Amlodipin)* 38
Sevikar HCT
  *(Olmesartan + Amlodipin +
  Hydrochlorothiazid)* 39
Sevofluran 288
- Anästhesie 653
Sevofluran Piramal
  (Sevofluran) 288
Sevoflurane Baxter
  (Sevofluran) 288
Sevorane *(Sevofluran)* 288
Sevredol *(Morphin)* 279
Sexualhormone 402, 404
Sexuell übertragbare
  Krankheiten 641
Sexuelle Abnormität bei
  Männern 405
SGLT2-Inhibitor-Kombinationen
  117
SGLT-2-Inhibitoren 117
Shigellose 232, 647
Short acting beta-agonist (SABA)
  73
Short acting muscarinergic-
  agonist (SAMA) 76
SIADH 141
Sialadenitis 745
Sibilla *(Ethinylestradiol +
  Dienogest)* 417
Siccaprotect *(Filmbildner)* 390

Sifrol *(Pramipexol)* 310
Signifor *(Pasireotid)* 140
Siklos *(Hydroxycarbamid)* 190
Silapo *(Epoetin zeta)* 145
Silber-2-aminoethylhydrogen-
  phosphat
- Dermatologie 689
Sildegra *(Sildenafil)* 401
SildeHEXAL *(Sildenafil)* 401
SildeHEXAL PAH *(Sildenafil)* 91
Sildenafil 91, 401
- Neurologie 667
- Pneumologie 502
- Rheumatologie 633
- Urologie 757
Sildenafil-ratioph.
  (Sildenafil) 401
Silibinin
- Toxikologie 814
Silodosin 401
Silomat Pentoxyverin
  (Pentoxyverin) 84
Siltuximab 182
Simagel *(Almasilat)* 95
Simbrinza *(Brinzolamid +
  Brimonidin)* 387
Simdax *(Levosimendan)* 57
Simeprevir 253
Simethicon-ratioph.
  (Simeticon) 100
Simeticon 100, 103, 430
- Gastroenterologie 104
- Pädiatrie 774
Simonette *(Desogestrel)* 419
Simplified PESI 496
Simponi *(Golimumab)* 209
Simulect *(Basiliximab)* 267
Simva Aristo *(Simvastatin)* 122
Simvabeta *(Simvastatin)* 122
SimvaHEXAL *(Simvastatin)* 122
Simvastatin 122, 125
- Endokrinologie 553
- Kardiologie 447, 452, 454
- Nephrologie 528
- Neurologie 674
Simvastatin-ratioph.
  (Simvastatin) 122
Sincronium *(ASS + Atorvastatin
  + Ramipril)* 124

Handelsnamen = fett   Wirkstoffe = kursiv

Sinemet *(L-Dopa + Carbidopa)* 308
Singulair *(Montelukast)* 81
Sinusitis 227, 230, 231, 736
– akute bei Kindern 807
Sinustachykardie 461
Siofor *(Metformin)* 113
Sipuleucel-T
– Onkologie 626
Sirdalud *(Tizanidin)* 321
Sirolimus 268
Siros *(Itraconazol)* 259
Sirturo *(Bedaquilin)* 242
Sitagliptin 116
– Endokrinologie 550
Sitosterin 400
Sitosterin Prostata *(Sitosterin)* 400
Sitosterinämie 125, 126
Sivextro *(Tedizolid)* 238
Sixantone *(Leuprorelin)* 405
Sjögren-Syndrom 635
Skabies 263
– bei Kindern 805
S-Ketamin
– Anästhesie 653
Skid *(Minocyclin)* 225, 372
Skinoren *(Azelainsäure)* 371
Skleritis 383, 724
Sklerodermie 633
Sklerose, multiple 665
SLE 201, 203, 209
Smektit 101
SNRI 337
Snup *(Xylometazolin)* 393
Sobelin *(Clindamycin)* 228
Sodbrennen 92
Sodormwell *(Diphenhydramin)* 357
Sofosbuvir 15, 254, 255
– Gastroenterologie 517
Solaraze *(Diclofenac)* 379
Solian *(Amisulprid)* 349
Solifenacin 399
– Neurologie 667
Soliris *(Eculizumab)* 181
Solosin *(Theophyllin)* 80
Solu-Decortin H *(Prednisolon)* 20, 205

Solupen sine *(Dexamethason)* 394
Solutio pyoactanini
– Dermatologie 699–707
Solvex *(Reboxetin)* 338
Somatoforme Störung 685
Somatoforme Störungen 341
Somatorelin 142
Somatostatin 109
Somatostatin HEXAL *(Somatostatin)* 109
Somatostatin Inresa *(Somatostatin)* 109
Somatostatin-Analogon 140
Somatotropin
– Endokrinologie 570
Somatuline Autogel *(Lanreotid)* 142
Somavert *(Pegvisomant)* 142
Somnosan *(Zopiclon)* 358
Somsanit *(4-Hydroxybuttersäure)* 286
Sonnenbrand 378, 379, 702
Soolantra *(Ivermectin)* 371
Soorprophylaxe 539
Sorafenib 175
– Onkologie 610, 620
Sorbitol
– Pädiatrie 782
Sormodren *(Bornaprin)* 313
Sortis *(Atorvastatin)* 121
SotaHEXAL *(Sotalol)* 29
Sotalex *(Sotalol)* 29
Sotalol 29, 51
– Geriatrie 431
– Kardiologie 464, 466, 467
Sotalol-ratioph. *(Sotalol)* 29
Sovaldi *(Sofosbuvir)* 254
Soventol *(Bamipin)* 378
Spannungskopfschmerz 663
Spannungszustände 353–356
Spasmen 319–321
– glatte Muskulatur 399
– Harnwege 98
– infantile 301
– Magen-Darm-Trakt 98
Spasmex *(Trospiumchlorid)* 399
Spasmolyt *(Trospiumchlorid)* 399
Spasmolytika 98

Spasmo-Urgenin TC *(Trospiumchlorid)* 399
Spastik 319–321, 325, 672
Spasuret *(Flavoxat)* 398
Spasyt *(Oxybutynin)* 398
Spedra *(Avanafil)* 401
Spermatogenese, Stimulation 415, 416
Spersacarpin *(Pilocarpin)* 386
Spersadex *(Dexamethason)* 383
sPESI 496
Spice-Intoxikation 829
Spinalanästhesie 290
Spiolto Respimat *(Tiotropiumbromid + Olodaterol)* 77
Spiriva HandiHaler *(Tiotropiumbromid)* 77
Spiriva Respimat *(Tiotropiumbromid)* 77
Spiro comp. *(Spironolacton + Furosemid)* 46
Spiro D *(Spironolacton + Furosemid)* 46
Spiro-CT *(Spironolacton)* 45
Spironolacton 45, 46
– Endokrinologie 542
– Gastroenterologie 519
– Kardiologie 452, 459
– Pädiatrie 776
– Pneumologie 502
Spironolacton-ratioph. *(Spironolacton)* 45
Spiropent *(Clenbuterol)* 75
Sprycel *(Dasatinib)* 172
Spüllösung, antimikrobielle 241
Spülmittelintoxikation 100, 430
Spulwürmer, bei Kindern 781
SSRI 334
Stabile Angina pectoris 453
Stalevo *(L-Dopa + Carbidopa + Entacapon)* 308
Stamaril *(Gelbfieber-Impfstoff)* 273
Stammzellmobilisierung 150
Stammzellenspende 150
Stammzellentransplantation 154
Stangyl *(Trimipramin)* 332
Staphylex *(Flucloxacillin)* 213

Sta–Sum

Staphylococcus aureus
- methicillinresistent 211, 213, 218, 225, 235, 395
- methicillinsensitiv 211, 213

Staphylokokkeninfektionen 213, 237, 395
Stärkederivate 296
Starletta *(Ethinylestradiol + Dienogest)* 417
Starlix *(Nateglinid)* 113
Statin-Kombinationen 123
Status
- asthmaticus 20, 75, 205, 286
- asthmaticus, Ersttherapie 770
- asthmaticus, Pädiatrie 770
- epilepticus 17, 20, 300, 302, 354, 355
- epilepticus, bei Kindern 772
Staurodorm Neu *(Flurazepam)* 354
Stavudin 249
Stediril 30 *(Ethinylestradiol + Levonorgestrel)* 417
Steinkohlenteer 367
- Dermatologie 699
Stelara *(Ustekinumab)* 369
Stella *(Ethinylestradiol + Dienogest)* 417
STEMI (ST-Streckenhebungsinfarkt) 448
Stenotrophomonas 211
Steozol *(Zoledronsäure)* 133
Sterofundin *(Vollelektrolytlösung)* 294
Steroide, synthetische 411
Steroidgenesehemmer 139
Stesolid *(Diazepam)* 17, 354
Stickstofflost-Analoga 152
Stieprox *(Ciclopirox)* 373
Still-Syndrom 209
Stillzeit 833
Stilnox *(Zolpidem)* 358
Stiripentol 305
Stocrin *(Efavirenz)* 250
Strahlenkolitis 104
Strattera *(Atomoxetin)* 359
Strensiq *(Asfotase alfa)* 137
Streptase *(Streptokinase)* 65
Streptococcus viridans 211

Strepto-Fatol *(Streptomycin)* 243
Streptokinase 65
- Kardiologie 449, 470, 472
- Ophthalmologie 728
- Pneumologie 499
Streptokokken 211
- Scharlach 640
Streptomycin 243
Streptozocin
- Onkologie 610, 611
Stressinkontinenz 756
Stressulkusprophylaxe 92
Stribild *(Cobicistat + Elvitegravir + Emtricitabin + Tenofovir)* 257
Strimvelis *(CD34+ Zellsuspension)* 270
Striverdi Respimat *(Olodaterol)* 74
Strongyloidiasis 263
Strontiumranelat
- Endokrinologie 557
StroVac 748
Struma 127, 561
- blande 561
- euthyreot 561
ST-Streckenhebungsinfarkt (STEMI) 448
Stupor
- depressiver 676
- katatoner 675
Subarachnoidalblutung 324
Suboxone *(Buprenorphin + Naloxon)* 281
Substitol *(Morphin)* 279
Subutex *(Buprenorphin)* 281
Succinylcholin *(Suxamethonium)* 289
Succinylcholin Inresa *(Suxamethonium)* 289
Sucrabest *(Sucralfat)* 96
Sucralfat 96
- Gastroenterologie 508
Sucroferric Oxyhydroxide 111
Sufentanil 276, 280
- Anästhesie 654
Sufentanil Hameln *(Sufentanil)* 280
Sufentanil Hikma *(Sufentanil)* 280

Sugammadex 289
- Anästhesie 655
Suizidalität, akute 675
Sulbactam 215–217
- Dermatologie 686
- Gastroenterologie 515, 521
- Gynäkologie 760, 762
- Kardiologie 467
- Pneumologie 485, 490–495
Sulbactam Eberth *(Sulbactam)* 215
Sulfacetamid
- Ophthalmologie 718
Sulfadiazin 231
- Ophthalmologie 726
Sulfadiazin-Heyl *(Sulfadiazin)* 231
Sulfamethoxazol 232
- Dermatologie 687
- Nephrologie 538
Sulfasalazin 104, 202
- Rheumatologie 629, 630
Sulfasalazin HEXAL *(Sulfasalazin)* 104, 202
Sulfasalazin Heyl *(Sulfasalazin)* 104
Sulfonamide 231, 232
Sulfonamid-Intoxikation 829
Sulfonylharnstoffe 112
Sulpirid 344
Sulpirid-CT *(Sulpirid)* 344
Sulpirid-ratioph. *(Sulpirid)* 344
Sulpivert *(Sulpirid)* 344
Sulproston 421
Sultamicillin 217
- Pneumologie 485
Sultamicillin-ratioph. *(Sultamicillin)* 217
Sultanol *(Salbutamol)* 73
Sultiam 305
- Pädiatrie 800
Sumatriptan 317
- Geriatrie 433
- Neurologie 661, 662
- Pädiatrie 801
Sumatriptan 1A *(Sumatriptan)* 317
Sumatriptan HEXAL *(Sumatriptan)* 317

Handelsnamen = fett   Wirkstoffe = kursiv

Sumatriptan-CT
(Sumatriptan) 317
Sumatriptan-ratioph.
(Sumatriptan) 317
Sunitinib 175
- Onkologie 611, 620
Superpep *(Dimenhydrinat)* 105
Supportive Therapie
- Onkologie 594
- bei Immunsuppression 538
Suprane *(Desfluran)* 287
Suprarenin *(Adrenalin)* 17, 55
Supraventrikuläre Tachykardie 461
- bei Kindern 774
Supraventrikuläre Tachykardie
bei WPW-Syndrom 465
Suprefact Depot *(Buserelin)* 405
Surfont *(Mebendazol)* 263
Surgam *(Tiaprofensäure)* 195
Sustiva *(Efavirenz)* 250
Sutent *(Sunitinib)* 175
Suxamethonium 289
Suxilep *(Ethosuximid)* 301
Sycrest *(Asenapin)* 349
Sylvant *(Siltuximab)* 182
Symbicort *(Formoterol + Budesonid)* 79
Sympal *(Dexketoprofen)* 194
Sympathomimetika 54, 73–76
- Auge 386
- Nase 393
Synacthen *(Tetracosactid)* 55
Syndets
- Dermatologie 692, 695
Syndrom
- Bing-Horten 661
- Chylomikronämie 555
- Conn 565
- Cushing 565
- Karzinoid-, bei GEP-NET 574
- prämenstruelles 278
- Restless Legs 671
- von Willebrand-Jürgens 576
- Werner-Morrison 574
- Zollinger-Ellison 574
Synechien 388
Syneudon *(Amitriptylin)* 331
Synflorix *(Pneumokokken-polysaccharid)* 271

Synphase *(Ethinylestradiol + Norethisteron)* 418
Syntaris *(Flunisolid)* 394
Syntestan *(Cloprednol)* 203
Syphilis 646
Syrea *(Hydroxycarbamid)* 190
Systane *(Filmbildner)* 390
Systemische Beta-2-
Sympathomimetika 74
Systemmykose 259
Systral *(Chlorphenoxamin)* 379

T

T3 127
T4 127
Tacalcitol
- Dermatologie 708
Tacholiquin *(Tyloxapol)* 82
Tachyarrhythmie 18
Tachykardie 53
- AV-Knoten, Reentry 465
- paroxysmale 17, 52
- paroxysmale, bei Kindern 775
- Sinus- 461
- supraventrikuläre 17, 18, 20, 28, 30, 49, 50, 465
- supraventrikuläre, bei Kindern 774
- ventrikuläre 17, 49, 50, 466
- ventrikuläre, bei Kindern 775
Tacni *(Tacrolimus)* 268
Tacpan *(Tacrolimus)* 268
Tacrolimus 268, 367
- Dermatologie 699, 701, 704
- Nephrologie 530, 531
Tacrolimus HEXAL *(Tacrolimus)* 268
Tadalafil 91, 402
- Pneumologie 502
- Rheumatologie 633
- Urologie 756, 757
Tadin *(Tamsulosin)* 400
Taenia 647
- saginata 647
- solium 647
Taeniasis 263, 647
Tafamidis 139
Tafil *(Alprazolam)* 353

Tafinlar *(Dabrafenib)* 172
Taflotan *(Tafluprost)* 387
Tafluprost 387
Tagamet *(Cimetidin)* 92
Tagesbedarf
- Aminosäuren 293
- Elektrolyte 293
- Energie 293
- Fett 293
- Kohlenhydrate 293
- Wasser 293
Tagrisso *(Osimertinib)* 15, 174
Takipril *(Prilocain)* 290
Talcid *(Hydrotalcit)* 95
Talidat *(Hydrotalcit)* 95
Talimogen laherparepvec 15, 192
T-ALL 157
Taloxa *(Felbamat)* 306
Taltz *(Ixekizumab)* 16, 369
Talvosilen *(Paracetamol + Codein)* 199
Tambocor *(Flecainid)* 50
Tamiflu *(Oseltamivir)* 247
Tamox 1A *(Tamoxifen)* 415
Tamoxifen 415
- Endokrinologie 564, 574
- Onkologie 615
Tamoxifen HEXAL *(Tamoxifen)* 415
Tamoxifen-ratioph. *(Tamoxifen)* 415
Tamsu-Astellas *(Tamsulosin)* 400
Tamsulosin 400
- Urologie 753, 756
Tamsulosin Beta *(Tamsulosin)* 400
Tamsulosin HEXAL *(Tamsulosin)* 400
Tannin
- Dermatologie 700, 713
Tannolact *(Phenolsulfonsäure)* 363
Tannosynt *(Phenolsulfonsäure)* 363
Tantum Verde *(Benzydamin)* 397
Tapentadol 276, 284
Tarceva *(Erlotinib)* 173
Tardocillin *(Benzylpenicillin-Benzathin)* 212

Tardyferon *(Eisen-II-Ion)* 143
Tardyferon-FOL
  (Folsäure + Eisen) 149
Targin *(Oxycodon + Naloxon)* 280
Targocid *(Teicoplanin)* 236
Targretin *(Bexaroten)* 189
Tarivid *(Ofloxacin)* 230
Tarka *(Verapamil +
  Trandolapril)* 41
Tarmed *(Steinkohlenteer)* 367
Tasigna *(Nilotinib)* 174
Tasimelteon 15, 339
Tasmar *(Tolcapon)* 312
Tauxib *(Etoricoxib)* 198
Tavanic *(Levofloxacin)* 230
Tavegil *(Clemastin)* 17, 85
Tavor *(Lorazepam)* 355
Taxane 162
Taxceus *(Docetaxel)* 162
Taxilan *(Perazin)* 344
Taxomedac *(Paclitaxel)* 163
Taxotere *(Docetaxel)* 162
Tazaroten 367
Tazobactam 211, 215, 217
 - Gastroenterologie 521
 - Pädiatrie 783
 - Pneumologie 485, 490–495, 503, 505
 - Urologie 749, 751
TD Rix *(Tetanus- +
  Diphtherie-Toxoid)* 271
Td-Impfstoff Mérieux *(Tetanus-
  + Diphtherie-Toxoid)* 271
Td-pur *(Tetanus- + Diphtherie-
  Toxoid)* 271
Tecfidera *(Dimethylfumarat)* 327
Tedizolid 238
Teduglutid 109
Teer Linola Fett
  (Steinkohlenteer) 367
Tegafur 160
Tegretal *(Carbamazepin)* 299
Teicoplanin 236
 - Dermatologie 688
Telaprevir 253
Telavancin 236
Telbivudin 249
 - Gastroenterologie 517
Televis Stulln *(Naphazolin)* 389

Telfast *(Fexofenadin)* 86
Telithromycin 227
Telmisartan 26, 37, 38
 - Kardiologie 442
Telmisartan HEXAL
  (Telmisartan) 26
Telzir *(Fosamprenavir)* 252
Temagin Pac *(ASS +
  Paracetamol + Coffein)* 199
Temazepam 356
 - Geriatrie 434
Temazep-CT *(Temazepam)* 319
Temgesic *(Buprenorphin)* 281
Temodal *(Temozolomid)* 156
Temozo Cell *(Temozolomid)* 156
Temozolomid 156
 - Dermatologie 717
 - Onkologie 610, 626
Temozolomid HEXAL
  (Temozolomid) 156
Temsirolimus 176
 - Hämatologie 587
 - Onkologie 620
Tenecteplase 65
 - Kardiologie 449
Teneretic *(Atenolol +
  Chlortalidon)* 39
Tenofovir-Alafenamid 15, 16, 248, 249, 516
 - Gastroenterologie 516
Tenofovir-Disoproxil 248–250, 257
 - Gastroenterologie 516
Tenormin *(Atenolol)* 27
Tensobon comp. *(Captopril +
  Hydrochlorothiazid)* 35
Tensoflux *(Amilorid +
  Bendroflumethiazid)* 45
Tenuate *(Amfepramon)* 134
Tera Tad *(Terazosin)* 400
Terablock *(Terazosin)* 400
Teranar *(Terazosin)* 400
Terazosin 33, 400
 - Geriatrie 432
 - Urologie 756
Terazosin HEXAL *(Terazosin)* 400
Terazosin Stada *(Terazosin)* 33
Terbinafin 262, 374
 - Dermatologie 705, 706
 - Pädiatrie 805

Terbinafin HEXAL
  (Terbinafin) 262
Terbinafin Sandoz
  (Terbinafin) 262
Terbinafin-CT *(Terbinafin)* 374
Terbinafinhydrochlorid AL
  (Terbinafin) 374
Terbinafinhydrochlorid Stada
  (Terbinafin) 374
Terbutalin 20, 73, 75
 - Anästhesie 653
 - Dermatologie 711
 - Pneumologie 474–479, 482
Terbutalin AL *(Terbutalin)* 75
Terfenadin 86
 - Dermatologie 712
Terfenadin AL *(Terfenadin)* 86
Teriflunomid 328
Teriparatid 128
 - Endokrinologie 557
Terlipressin 141
Terzolin *(Ketoconazol)* 374
Testim *(Testosteron)* 402
Testogel *(Testosteron)* 402
Testopatch *(Testosteron)* 402
Testosteron 402
 - Endokrinologie 571
Testosteron-Depot
  (Testosteron) 402
Testosteronundecanoat 402
Testoviron-Depot
  (Testosteron) 402
Tetanus- + Diphtherie- +
  Pertussis-Toxoid 272
Tetanus- + Diphtherie-Toxoid 271
Tetanus-Immunglobulin 271–274
Tetmodis *(Tetrabenazin)* 329
Tetrabenazin 329
 - Neurologie 657
Tetracosactid 142
Tetracyclin 95, 225, 370
 - Gastroenterologie 510
 - Infektiologie 642
Tetracyclin Wolff
  (Tetracyclin) 225
Tetracycline 224
Tetrahydrobiopterin (BH4)-
  Mangel 139
Tetrahydrocannabinol 325

Handelsnamen = **fett**   Wirkstoffe = *kursiv*

Tetrazepam
- Neurologie 663, 672
Tetrazyklische Antidepressiva 333
Tetryzolin 390
- Ophthalmologie 720
Tevabone *(Alendronsäure + Alfacalcidol)* 131
Tevanate *(Alendronsäure)* 131
Tevanette *(Desogestrel)* 419
Teveten Mono *(Eprosartan)* 25
Teveten plus *(Eprosartan + Hydrochlorothiazid)* 36
Teysuno *(Tegafur + Gimeracil + Oteracil)* 160
Thalassämie 146, 577
Thalidomid 192
- Hämatologie 591, 592
Thalidomide Celgene *(Thalidomid)* 192
Thallium-Intoxikation 829
Tham Koehler 3M *(Trometamol)* 297
Thealoz *(Trehalose)* 390
Thealoz Duo *(Trehalose + Hyaluronsäure)* 390
Theodrenalin 56
- Anästhesie 652
Theophyllin 20, 80
- Anästhesie 653
- Dermatologie 711
- HNO 735
- Kardiologie 445
- Pädiatrie 771, 778
- Pneumologie 474–477, 483
Theophyllin-ratioph. *(Theophyllin)* 80
Therapeutische Breite 832
Thevier *(Levothyroxin)* 127
Thiamazol 128
- Endokrinologie 562, 563
- Pädiatrie 784
Thiamazol Henning *(Thiamazol)* 128
Thiamazol HEXAL *(Thiamazol)* 128
Thiamin 146, 147
- Psychiatrie 676, 678
- Toxikologie 822

Thiaziddiuretika, Geriatrie 432, 433
Thilo-Tears *(Filmbildner)* 390
Thiobitum *(Ammoniumbituminosulfonat)* 363
Thioctacid *(Alpha-Liponsäure)* 329
Thioguanin
- Hämatologie 588
Thioguanin Aspen *(Tioguanin)* 157
Thioguanin Wellcome *(Tioguanin)* 157
Thiopental 285
- Anästhesie 652
Thiopental Inresa *(Thiopental)* 285
Thiopental Rotexmedica *(Thiopental)* 285
Thioridazin 344
- Geriatrie 433
Thioridazin-neuraxpharm *(Thioridazin)* 344
Thomapyrin Classic Schmerz *(ASS + Paracetamol + Coffein)* 199
Thomapyrin Intensiv *(ASS + Paracetamol + Coffein)* 199
Thomasin *(Etilefrin)* 55
Thrombolyse 673
Thrombangitis obliterans 69, 470
Thrombininhibitoren 62, 71
Thrombocid *(Natrium-Pentosanpolysulfat)* 380
Thromboembolie 58, 59, 61, 65
Thromboembolische Risiken 64
Thrombopenie 72
Thrombophlebitis 380, 470
Thrombose 58, 59, 61, 65
- Akuttherapie 471
- Prophylaxe 58–61
Thrombozytendysfunktion 141
Thrombozytenkonzentrat
- Pädiatrie 785
Thrombozythämie, essentielle 189, 190, 581
Thrombozytopenische Purpura 267
Thybon *(Liothyronin)* 127

Thyreoiditis 564
- de Quervain 565
- Hashimoto 564
- Riedel 564
- subakute 565
Thyreostatika 127
Thyreotoxische Krise 128
Thyronajod *(Levothyroxin + Kaliumiodid)* 127
Thyrotardin-inject *(Liothyronin)* 127
Thyrozol *(Thiamazol)* 128
TIA 67, 68
Tiamon *(Dihydrocodein)* 83
Tianeptin 340
- Psychiatrie 679
Tianeurax *(Tianeptin)* 340
Tiaprid 329
- Neurologie 657
Tiaprid HEXAL *(Tiaprid)* 329
Tiapridal *(Tiaprid)* 329
Tiapridex *(Tiaprid)* 329
Tiaprid-neuraxpharm *(Tiaprid)* 329
Tiaprofensäure 195
Tibiafraktur 134
Tibolon 413
- Gynäkologie 765
- Neurologie 667
Tibolon Aristo *(Tibolon)* 413
Ticagrelor 68
- Kardiologie 447, 448, 451
Tic-Erkrankungen 347
Ticlopidin 68
- Geriatrie 433
Ticlopidin HEXAL *(Ticlopidin)* 68
Ticlopidin-ratioph. *(Ticlopidin)* 68
Tigecyclin 225
- Dermatologie 688
Tigreat *(Frovatriptan)* 316
Tiklyd *(Ticlopidin)* 68
Tilicomp Beta *(Tilidin + Naloxon)* 283
Tilidin 276, 283
- Geriatrie 431
- Neurologie 671
- Ophthalmologie 731
Tilidin HEXAL comp. *(Tilidin + Naloxon)* 283

Tim–Tra

Timo Vision *(Timolol)* 385
Timo-Comod *(Timolol)* 385
TimoHEXAL *(Timolol)* 385
Timolol 385, 387, 388
- Ophthalmologie 725, 729–731
Timolol 1A Pharma *(Timolol)* 385
Timonil *(Carbamazepin)* 299
Tim-Ophtal *(Timolol)* 385
Timo-Stulln *(Timolol)* 385
Timox extent *(Oxcarbazepin)* 300
Tinatox *(Tolnaftat)* 374
Tinea capitis 705
Tinea corporis 705
Tinidazol
- Infektiologie 641
Tinnitus aurium 744
Tinzaparin 59
- Kardiologie 471
- Pneumologie 498
Tioblis *(Ezetimib + Atorvastatin)* 125
Tioguanin 157
Tiopronin 430
- Urologie 755
Tiorfan *(Racecadotril)* 101
Tiotropium
- Pneumologie 482
Tiotropium (Softhaler)
- Pneumologie 477, 483
Tiotropiumbromid 77
Tipiracil 15, 160
Tipranavir 253
Tirgon *(Bisacodyl)* 99
Tirofiban 68
- Kardiologie 447, 448
Tirofiban HEXAL *(Tirofiban)* 68
Tirofiban Hikma *(Tirofiban)* 68
Titralgan *(ASS + Paracetamol + Coffein)* 199
Titretta *(Paracetamol + Codein)* 199
Tivicay *(Dolutegravir)* 257
Tixteller *(Rifaximin)* 239
Tizanidin 321
- Neurologie 667, 672
Tizanidin Teva *(Tizanidin)* 321
T-lymphoblastisches Lymphom 157
TNF-alpha 184, 206

Tobi *(Tobramycin)* 229
Tobi Podhaler *(Tobramycin)* 229
Tobramaxin *(Tobramycin)* 381
Tobramycin 229, 381
- Pädiatrie 790
- Pneumologie 492, 503, 505
- Urologie 749, 751
Tobramycin B. Braun *(Tobramycin)* 229
Tobrazid *(Tobramycin)* 229
Tocilizumab 210
- Rheumatologie 629
Toctino *(Alitretinoin)* 367
Tofacitinib 16, 210
Tokolyse 18, 423
Tolcapon 312
Tolcapon-neuraxpharm *(Tolcapon)* 312
Tolid *(Lorazepam)* 355
Tollwut-Immunisierung 274
Tollwutimpfstoff 274
Tollwutimpfstoff (HDC) inaktiviert *(Tollwutimpfstoff)* 274
Tolnaftat 374
- Dermatologie 705
Toloniumchlorid 430
- Toxikologie 825, 829
Tolperison 321
- Geriatrie 433
Tolperison HEXAL *(Tolperison)* 321
Tolperison Stada *(Tolperison)* 321
Tolterodin 399
- Geriatrie 434
- Neurologie 667
- Urologie 756, 757
Tolterodin HEXAL *(Tolterodin)* 399
Tolterodin Puren *(Tolterodin)* 399
Toluidinblau *(Toloniumchlorid)* 430
Tolura *(Telmisartan)* 26
Tolvaptan 141
- Endokrinologie 541
Tonometrie 381
Tonotec *(Amlodipin + Ramipril)* 14, 41
Tonsillitis 737

Tonsillopharyngitis
- Streptokokken 222
- Streptokokken bei Kindern 808
Topamax *(Topiramat)* 303, 318
Topiramat 303, 318
- Neurologie 657–662, 673
- Pädiatrie 799
Topiramat Heumann *(Topiramat)* 303
Topiramat Migräne Stada *(Topiramat)* 318
Topiramat-neuraxpharm *(Topiramat)* 303
Topisolon (Desoximetason) 365
Topoisomerase-I-Hemmer 166
Topotecan 166
- Onkologie 597, 598
Topotecan Medac *(Topotecan)* 166
Topsym *(Fluocinonid)* 365
Toragamma *(Torasemid)* 42
Torasemid 42
- Endokrinologie 541–543
- Gastroenterologie 519
- Kardiologie 443, 450, 459
- Nephrologie 526, 528
Torasemid HEXAL *(Torasemid)* 42
Torem *(Torasemid)* 42
Torisel *Temsirolimus* 176
Torsade de pointes 292, 466
Tostran 2% *(Testosteron)* 402
Toujeo *(Insulin glargin)* 118, 119
Tovanor 76
Toviaz *(Fesoterodin)* 398
Toxogonin *(Obidoximchlorid)* 430
Toxoplasmose 231, 240
- Retinochorioiditis 726
TP-Ophtal *(Pilocarpin + Timolol)* 388
Trabectedin 192
Tracleer *(Bosentan)* 90
Tramadol 200, 276, 283
- Anästhesie 655
- Dermatologie 714
- Endokrinologie 558
- Gastroenterologie 515
- Neurologie 671
- Pädiatrie 795
- Rheumatologie 628

Handelsnamen = fett   Wirkstoffe = kursiv

Tramadolor *(Tramadol)* 283
Tramadol-ratioph. *(Tramadol)* 283
Tramal *(Tramadol)* 283
Tramal long *(Tramadol)* 283
Tramazolin 390, 393
Trametinib 175
Trancolong *(Flupirtin)* 284
Trancopal Dolo *(Flupirtin)* 284
Trandolapril 24, 41
Tränenersatzmittel 720
Tränenkanalinfektion 381
Tranexamsäure 66
 - Pädiatrie 785
Tranexamsäure HEXAL *(Tranexamsäure)* 66
Transbronchin *(Carbocistein)* 82
Translarna *(Ataluren)* 137
Transtec PRO *(Buprenorphin)* 281
Transthyretin-Amyloidose 139
Tranxilium *(Dikaliumclorazepat)* 354
Tranylcypromin 334
 - Geriatrie 431
 - Psychiatrie 679
Tranylcypromin Aristo *(Tranylcypromin)* 334
Tranylcypromin-neuraxpharm *(Tranylcypromin)* 334
Trapidil 47
Trastuzumab 183
 - Onkologie 614, 619
Trastuzumab Emtansin 183
 - Onkologie 620
Trasylol *(Aprotinin)* 66
Travatan *(Travoprost)* 387
Travex One *(Tramadol)* 283
Travoprost 387, 388
 - Ophthalmologie 730
Trazodon 340
Trazodon HEXAL *(Trazodon)* 340
Trazodon-neuraxpharm *(Trazodon)* 340
Tregor *(Amantadin)* 314
Trehalose 390
 - Ophthalmologie 720
Tremor, essentieller 29
 - bei Kindern 802
Trenantone *(Leuprorelin)* 405, 415

Trental *(Pentoxifyllin)* 69
Treosulfan 154
 - Onkologie 623
Treponema 211
Treprostinil 91
 - Pneumologie 501
Tretinoin 192, 371
 - Dermatologie 695, 715
Trevicta *(Paliperidon)* 350
Trevilor *(Venlafaxin)* 338
TRH 142
TRH Ferring *(Protirelin)* 142
Tri Thiazid *(Triamteren + Hydrochlorothiazid)* 45
Triamcinolon 205, 394
 - Dermatologie 699–702, 704
 - Ophthalmologie 733
Triamcinolonacetonid 364, 375
 - Dermatologie 698
 - HNO 740
 - Rheumatologie 627, 628
Triamgalen *(Triamcinolonacetonid)* 364
TriamHEXAL *(Triamcinolon)* 205
Triampur comp. *(Triamteren + Hydrochlorothiazid)* 45
Triamteren 40, 44, 45, 46
 - Kardiologie 440
 - Neurologie 672
 - Pneumologie 502
Triamteren comp.-ratioph. *(Triamteren + Hydrochlorothiazid)* 45
Triapten *(Foscarnet)* 372
Triarese *(Triamteren + Hydrochlorothiazid)* 45
Triazolam 356
 - Geriatrie 434
Trichinose 263
Trichomoniasis 233
Trichuriasis 263
Triclosan 366
 - Dermatologie 699, 707
Triebdämpfung 404
Trientine, Endokrinologie 560
Trifluridin 15, 160
 - Ophthalmologie 722
Trifluridin/Tipiracil
 - Onkologie 610

Trigeminusneuralgie 299, 663
Trigoa *(Ethinylestradiol + Levonorgestrel)* 418
Trihexyphenidyl 313
Trileptal *(Oxcarbazepin)* 300
Trimethoprim 232
 - Dermatologie 687
 - Geriatrie 431
 - Nephrologie 538
 - Pädiatrie 809, 810
Trimineurin *(Trimipramin)* 332
Trimipramin 332
 - Geriatrie 431
 - Psychiatrie 679
Trimipramin-neuraxpharm *(Trimipramin)* 332
Trinordiol *(Ethinylestradiol + Levonorgestrel)* 418
Tripelennamin 379
Tripletherapie
 - französische 509
 - italienische 510
Triprolidin 395
 - Geriatrie 432
Triptane 315
Triptorelin 405
Triquilar *(Ethinylestradiol + Levonorgestrel)* 418
Trisequens *(Estradiol + Norethisteron)* 412
Trisiston *(Ethinylestradiol + Levonorgestrel)* 418
Triumeq *(Dolutegravir + Abacavir + Lamivudin)* 257
Trivastal *(Piribedil)* 310
Triveram *(Atorvastatin + Perindopril+Amlodipin)* 42, 124
Trizivir *(Lamivudin + Zidovudin + Abacavir)* 249
Trizyklische Antidepressiva 330
Trofosfamid 153
Tromcardin Kalium + Magnesium *(Kalium + Magnesium)* 292
Trometamol 297
Tropicamid 388
 - Ophthalmologie 724
Tropisetron 107
 - Anästhesie 654

Tro–Uro

Trospi *(Trospiumchlorid)* 399
Trospiumchlorid 399
- Geriatrie 434
- Neurologie 667
- Urologie 756
TRPV1-Rezeptoragonisten 291
Trulicity *(Dulaglutid)* 115
Trusopt *(Dorzolamid)* 386
Truvada *(Emtricitabin + Tenofovir)* 248
Truxal *(Chlorprothixen)* 343
Truxima *(Rituximab)* 183, 210
Tryasol Codein *(Codein)* 83
Trypanosomiasis 240
Tryptophan 358
Tuberkulose 242–244, 648
- bei Kindern 791
- Halslymphknoten 649
- Haut 650
- Lunge 648
- Meningitis 649
- Miliar 649
- Pleuritis exsudativa 648
- urogenitale 650
Tuberkulostatika 241
- Kombinationen 243
- Reservemittel 244
Tuboovarialabszess 752, 759
Tularämie 243
Tumenol, Dermatologie 701
Tumor, hormonaktiv 109
Tumorlyse 130
Tumornekrosefaktor-alpha 184, 206
Tumorschmerz 198, 278, 279
Turfa Gamma *(Triamteren + Hydrochlorothiazid)* 45
Turixin *(Mupirocin)* 395
Tutofusin *(Vollelektrolytlösung)* 294
Tutofusin G5 *(Vollelektrolytlösung)* 294
Tutofusin H G5 *(Halbelektrolytlösung)* 294
Tutofusin OPG *(Zweidrittelelektrolytlösung)* 294
Tuttozem N *(Dexamethason)* 364
Twinrix Erwachsene *(Hepatitis-A- + -B-Impfstoff)* 273

Twinrix Kinder *(Hepatitis-A- + -B-Impfstoff)* 273
Twynsta *(Telmisartan + Amlodipin)* 38
Tygacil *(Tigecyclin)* 225
Tyloxapol 82
Typhim Vi *(Salmonella-typhi-Polysaccharid)* 271
Typhus 214
- Immunisierung 271
Tyrocidin
- Dermatologie 688
Tyrosinämie 139
Tyrothricin 397
- Dermatologie 688
Tysabri *(Natalizumab)* 328
Tyverb *(Lapatinib)* 113
T-Zell-Lymph, kutanes 189

U

Übelkeit 19, 97, 105–108, 204, 357
- bei Kindern 782
- chemotherapieinduzierte 97
- postoperative 97
- strahlentherapieinduzierte 97
Überaktive Blase 319
Übergangszellkarzinom 161
UDC *(Ursodeoxycholsäure)* 102
Udima *(Minocyclin)* 225, 372
Udrik *(Trandolapril)* 24
Ubretid *(Distigmin)* 322
Ulcus duodeni 96
Ulcus ventrikuli 96
Ulcus molle 647
Ulipristalacetat 419
- Gynäkologie 764
Ulkus
- gastroduodenales 92–96
- Haut 372, 379
- Hornhaut 382
Ulkuskrankheit 509
- bei Kindern 783
Ulkusprophylaxe 92–94, 96
Ulkustherapeutika 92
Ultibro Breezhaler *(Glycopyrroniumbromid + Indacaterol)* 77
Ultiva *(Remifentanil)* 280

Ultracarbon *(Kohle, medizinische)* 101, 429
Ultracortenol *(Prednisolon)* 383
Ultreon *(Azithromycin)* 226
Ulunar 77
Umeclidiniumbromid 77
- Pneumologie 482, 483
Unacid PD *(Sultamicillin)* 217
Unasyn PD oral *(Sultamicillin)* 217
Unat *(Torasemid)* 42
Unerwünschte Wirkungen 833
Unimax *(Felodipin + Ramipril)* 41
Uniphyllin *(Theophyllin)* 80
Unizink Zink 293
Unofem *(Levonorgestrel)* 419
Unruhe 20, 343–345, 357
Unruhezustände 677
- bei Kindern 803
Uptravi *(Selexipag)* 14, 91
Uralyt-U *(Kalium-Natrium-Hydrogencitrat)* 405
Urapidil 20, 34
- Gynäkologie 761
- Kardiologie 442, 443
- Toxikologie 815
Urapidil Carino *(Urapidil)* 34
Urapidil Stragen *(Urapidil)* 34
Urat-Nephropathie 130
Uratsteine 759
Urbason *(Methylprednisolon)* 205
Urea
- Dermatologie 699–703, 706
Ureotop *(Harnstoff)* 376
Urethritis 227, 751
- Chlamydien 642
- Herpes simplex 643
- Mykoplasmen 646, 751
Urgeinkontinenz 757
Urikostatikum 129
Urikosurika 129
Urivesc *(Trospiumchlorid)* 399
Uro Methin *(Methionin)* 406
Urogenitaltuberkulose 650
Urogenitalinfektionen 225–230
Urogenitalsystem 523, 746
Urokinase 65
- Kardiologie 472
- Ophthalmologie 728
- Pneumologie 499

Handelsnamen = fett   Wirkstoffe = kursiv

Urokinase medac
 (Urokinase) 65
UROKIT Doxo-cell
 (Doxorubicin) 164
Urolithiasismittel 405
Uromitexan (Mesna) 192
Urorec (Silodosin) 400
Urosepsis 749
Urospasmolytika 398
Uro-Tablinen
 (Nitrofurantoin) 234
Urothelkarzinom 161
UroVaxom (E.-coli-Lysat) 748
Uroxatral (Alfuzosin) 400
Urso (Ursodeoxycholsäure) 102
Ursochol
 (Ursodeoxycholsäure) 102
Ursodeoxycholsäure 102
 – Gastroenterologie 519, 521
Ursofalk
 (Ursodeoxycholsäure) 102
Urtikaria 85, 86, 379, 711
 – akute 711
 – bei Kindern 794
 – chronische 85, 712
 – Luftnot 711
 – Quincke-Ödem 711
 – Schock 711
Urtimed (Rupatadin) 86
Ustekinumab 369
 – Dermatologie 709, 710
 – Rheumatologie 632
Uterus myomatosus 415
Utrogest (Progesteron) 410
Utrogestan (Progesteron) 410
UV-Protektiva 378
Uveitis 208, 383, 724
 – anterior 724
 – hintere 725
 – intermediäre 725

V

Vagimid (Metronidazol) 233
Vaginitis, Candida 259
Vaginose, bakterielle 228, 759
Valaciclovir 245
 – Dermatologie 713, 714
 – Infektiologie 643, 644

Valaciclovir 1A Pharma
 (Valaciclovir) 245
Valaciclovir HEXAL
 (Valaciclovir) 245
Valcyte (Valganciclovir) 246
Valdoxan (Agomelatin) 339
Valette (Ethinylestradiol +
 Dienogest) 417
Valganciclovir HEXAL
 (Valganciclovir) 246
Valganciclovir Mylan
 (Valganciclovir) 246
Valium (Diazepam) 17
Valocordin Diazepam
 (Diazepam) 354
Valoron N (Tilidin + Naloxon) 283
 – Neurologie
 – Pädiatrie 799, 800
Valproat HEXAL
 (Valproinsäure) 303
Valproinsäure/Valproat 303
 – Geriatrie 432
 – Hämatologie 582
 – Neurologie 657–659, 662, 668
 – Pädiatrie 772
 – Psychiatrie 681
Valsacor (Valsartan) 26
Valsacor comp. (Valsartan +
 Hydrochlorothiazid) 37
Valsartan 14, 26, 37–39
 – Kardiologie 442, 452, 455, 460
 – Pädiatrie 777, 793
Valsartan HEXAL (Valsartan) 26
Valsartan Puren (Valsartan) 26
Valsartan Stada (Valsartan) 26
Valsartan-ratioph. comp.
 (Valsartan +
 Hydrochlorothiazid) 37
Valtrex (Valaciclovir) 245
Vanco Cell (Vancomycin) 236
Vancomycin 211, 236
 – Dermatologie 688
 – HNO 742
 – Infektiologie 640
 – Kardiologie 467
 – Neurologie 664
 – Ophthalmologie 727
 – Pneumologie 492, 494
 – Urologie 750

Vancomycin Enterocaps
 (Vancomycin) 236
Vancomycin Hikma
 (Vancomycin) 236
Vancomycin-ratioph.
 (Vancomycin) 236
Vancomycinresistente
 Enterokokken 211, 225
Vandetanib 175
 – Onkologie 620
Vaniqa (Eflornithin) 380
Vantobra (Tobramycin) 229
Vaprino (Racecadotril) 101
Vaqta (Hepatitis-A-Impfstoff)
 273
Vardenafil 402
 – Urologie 757
Vareniclin 362
 – Pneumologie 481
Vargatef (Nintedanib) 174
Varicella-Zoster-Immunisierung
 274
Varicella-Zoster-Impfstoff 274
Varilrix (Varizellen-Impfstoff)
 274
Variquel (Terlipressin) 141
Varivax (Varizellen-Impfstoff)
 274
Varizellen 713
 – bei Kindern 792
 – Immunisierung 273, 274
Varizellen-Impfstoff 274
Vascal uno (Isradipin) 31
Vasodilatatoren
 – periphere 443
 – direkte 34
Vasokonstriktiva 389
Vasomotal (Betahistin) 105
Vasopos N (Tetryzolin) 390
Vasopressinantagonisten 141
Vasosan (Colestyramin) 124
Vasospasmen 324
Vectibix (Panitumomab) 182
Vecuronium 288
Vecuronium Hikma
 (Vecuronium) 288
Vecuronium Inresa
 (Vecuronium) 288
Vecuronium-Antagonisierung 289

Ved–Vir

Vedolizumab 210
- Gastroenterologie 513, 514

Velafee *(Ethinylestradiol + Dienogest)* 417

Velaglucerase alfa 139

Velcade *(Bortezomib)* 189

Velmetia *(Sitagliptin + Metformin)* 116

Velpatasvir 15, 255
- Gastroenterologie 517

Velphoro *(Sucroferric-Oxyhydroxid)* 111

Vemlidy *(Tenofovir-Alafenamid)* 16, 249

Vemurafenib 175
- Dermatologie 716

Venclyxto *(Venetoclax)* 16, 192

Venetoclax 16, 192
- Hämatologie 585

Venlafaxin 338
- Psychiatrie 679, 683, 684

Venlafaxin-CT *(Venlafaxin)* 338

Venlafaxin-ratioph. *(Venlafaxin)* 338

Venofer *(Eisen-III-Ion)* 143

Venofundin 6% *(Stärkederivat)* 296

Venookklusive Erkrankung, hepatische 63

Ventavis *(Iloprost)* 90

Ventilastin Novolizer *(Salbutamol)* 73

Ventolair *(Beclometason)* 78

Ventrikuläre Tachykardie 466
- Kinder 775

Vepesid *(Etoposid)* 162

VeraHEXAL *(Verapamil)* 20, 30

Veramex *(Verapamil)* 30

Verapamil 20, 30, 40, 41, 49
- Geriatrie 433
- Kardiologie 441, 450, 461, 462
- Neurologie 661
- Pädiatrie 774

Verapamil-ratioph. *(Verapamil)* 30

Veratide *(Verapamil + Hydrochlorothiazid + Triamteren)* 40

Verätzung am Auge 723

Verätzungen bei Kindern 774

Verbrennung 228, 372, 378, 379
- am Auge 723

Verdauungsenzyme 102

Verdauungsstörung 103

Veregen *(Grünteeblätterextrakt)* 380

Vergentan *(Alizaprid)* 105

Vergiftungen 101, 425
- Pädiatrie 773

Verhaltensstörung 351

Vermox *(Mebendazol)* 263

Vernakalant
- Kardiologie 463

Vernakalanthydrochlorid 52

Verner-Morrison-Syndrom 574

Verrucae vulgares 713

Verrucid *(Salicylsäure)* 376

Verrumal *(Salicylsäure + Fluorouracil + Dimethylsulfoxid)* 376

Verschreibungspflicht 834

Verstauchungen 194

Verteilung 831

Verteporfin 392

Vertigo Meresa *(Sulpirid)* 344

Vertigo Neogama *(Sulpirid)* 344

Vertigo-Vomex *(Dimenhydrinat)* 105

Verwirrtheit 343, 345, 357

Verwirrtheitssyndrom 677

Verzögerungsinsulin 118, 119

Vesanoid *(Tretinoin)* 192

Vesicare *(Solifenacin)* 399

Vesikur *(Solifenacin)* 399

Vexol *(Rimexolon)* 383

VFEND *(Voriconazol)* 260

Viacoram *(Amlodipin + Perindopril-Arginin)* 41

Viagra *(Sildenafil)* 401

Viani *(Salmeterol + Fluticason)* 80

Vibativ *(Telavancin)* 236

Vibrio cholerae 639

Victoza *(Liraglutid)* 115

Victrelis *(Boceprevir)* 252

Vidaza *(Azacitidin)* 159

Videx *(Didanosin)* 248

Viekirax *(Ombitasvir + Paritaprevir + Ritonavir)* 255

Vigabatrin 301

Vigantol *(Colecalciferol)* 148

Vigantoletten *(Colecalciferol)* 148

Vigil *(Modafinil)* 360

Vilanterol 77, 80
- Pneumologie 475, 477, 483

Vimizim *(Elosulfase alfa)* 138

Vimpat *(Lacosamid)* 299

Vinblastin 161
- Hämatologie 589
- Onkologie 595

Vinblastinsulfat Teva *(Vinblastin)* 161

Vinca-Alkaloide 160

Vincristin 161
- Hämatologie 580, 582, 583, 586, 589, 590
- Onkologie 597, 625, 626

Vincristin Liquid L *(Vincristin)* 161

Vincristinsulfat HEXAL *(Vincristin)* 161

Vincristinsulfat Teva *(Vincristin)* 161

Vindesin 161

Vinflunin 161
- Onkologie 596

Vinorelbin 161
- Onkologie 598–600, 617, 622

Vinorelbin Actavis *(Vinorelbin)* 161

Vinorelbin Nc *(Vinorelbin)* 161

VIPom 574

Viramune *(Nevirapin)* 250

Viread *(Tenofovir-Disoproxil)* 249

Virgan *(Ganciclovir)* 382

Viridal *(Alprostadil)* 401

Virupos *(Aciclovir)* 382

Virushepatitis
- A, akute 516
- C, chronische 517

Virusinfektionen der Lider 719

Virustatika 245
- Auge 382
- Haut 372

Handelsnamen = fett   Wirkstoffe = kursiv

Vir–Wah

Virzin *(Aciclovir)* 245
Visadron *(Phenylephrin)* 389
Visanne *(Dienogest)* 410
Visine Yxin *(Tetryzolin)* 390
Visken *(Pindolol)* 29
Vismodegib 192
- Dermatologie 717
Vistabel *(Clostridium-botulinum-Toxin Typ A)* 319
Vistagan Liquifilm *(Levobunolol)* 385
Visudyne *(Verteporfin)* 392
Vitaferro *(Eisen-II-Ion)* 143
Vitamin ADEK
- Gastroenterologie 515, 519
- Pneumologie 505
Vitamin-A-Säure
- Dermatologie 703, 713
Vitamin B 111, 146
Vitamin B1 (Thiamin) 146, 147
Vitamin B1 + B6 + B12 + Folsäure
- Gastroenterologie 519
Vitamin B1 Hevert *(Thiamin)* 146
Vitamin B1-ratioph. *(Thiamin)* 146
Vitamin-B1-Mangel 146, 147
Vitamin B2 (Riboflavin) 146
Vitamin B2 Jenapharm *(Riboflavin)* 146
Vitamin-B2-Mangel 146
Vitamin B6 (Pyridoxin) 147, 665
- Pädiatrie 772, 798
Vitamin B6 Hevert *(Pyridoxin)* 147
Vitamin B6-ratioph. *(Pyridoxin)* 147
Vitamin-B6-Mangel 147
Vitamin B12 147
- Onkologie 604
- Pädiatrie 785
Vitamin B12-ratioph. *(Cyanocobalamin)* 147
Vitamin-B12-Mangel 147, 577
- bei Kindern 785
Vitamin C 147
Vitamin-C-Brause 723
Vitamin C Loges *(Ascorbinsäure)* 147

Vitamin-C-Mangel 147
Vitamin D 147
- Gastroenterologie 515
Vitamin-D-Mangel 148
Vitamin D3 557, 570
Vitamin D3 Hevert *(Colecalciferol)* 148
Vitamin E
- Gastroenterologie 515
Vitamin K 149
- Gastroenterologie 515
Vitamin K1 *(Phytomenadion)* 149
Vitiligo 369
Vitreomakuläre Traktion 392
Viveo *(Tolperison)* 321
Vividrin *(Cromoglicinsäure)* 389, 393
Vividrin akut Azela *(Azelastin)* 389
Vivinox Sleep *(Diphenhydramin)* 357
VMAT2-Inhibitoren 329
Vobaderm *(Miconazol + Fluprednidien)* 375
Vobamyk *(Miconazol)* 374
Vocado *(Olmesartan + Amlodipin)* 38
Vocado HCT *(Olmesartan + Amlodipin + Hydrochlorothiazid)* 39
Volibris *(Ambrisentan)* 90
Volon *(Triamcinolon)* 205
Volon A *(Triamcinolon)* 205, 364
Volonimat *(Triamcinolonacetonid)* 364
Voltaren *(Diclofenac)* 196
Voltaren ophtha *(Diclofenac)* 384
Voltaren plus *(Diclofenac + Codein)* 199
Voluven 10% *(Stärkederivat)* 296
Voluven 6% *(Stärkederivat)* 296
Vomacur *(Dimenhydrinat)* 105
Vomex *(Dimenhydrinat)* 662
Vomex A *(Dimenhydrinat)* 105
Von-Willebrand-Faktor
- Hämatologie 575

Von-Willebrand-Jürgens-Syndrom 576
Vorhofflattern/-flimmern 440, 450, 461
- Therapie 462
Vorhofflimmern 18, 29, 49–53, 61, 62
Voriconazol 260
- Gastroenterologie 507
- Infektiologie 642
Voriconazol Aristo *(Voriconazol)* 260
Voriconazol HEXAL *(Voriconazol)* 260
Voriconazol Mylan *(Voriconazol)* 260
Voriconazol Stada *(Voriconazol)* 260
Vorina *(Folinsäure)* 190
Vortioxetin 340
Votrient *(Pazopanib)* 174
Votum *(Olmesartan)* 26
Votum plus *(Olmesartan + Hydrochlorothiazid)* 37
Vpriv *(Velaglucerase alfa)* 139
VRE 211, 225
Vulvadysplasie 274
Vulvadystrophie 759
Vulvovaginale Atrophie 413
Vulvovaginitis 641, 759
- Candida 759
- Herpes simplex 643
vWF 575
Vyndaqel *(Tafamidis)* 139
Vytorin *(Ezetimib + Simvastatin)* 125
VZV-Expositionsprophylax bei Kindern 792

W

Wachstumsfaktoren 149
Wachstumshormonrezeptorantagonisten 142
Wachstumsunterdrückung 402
WADA 841
Wadenkrämpfe 318
Wahnerkrankung 683

W

Wakix *(Pitolisant)* 15, 304
Warfarin 64
Wärmeautoantikörper 267, 578
Wartec *(Podophyllotoxin)* 380
Warzen 376
Wechselwirkungen 833
Wegener-Granulomatose 201, 634
Wehen, vorzeitige 18, 292, 423
Wehenhemmer 422
Weheninduktion 420
Weichteilinfektionen 214–231, 235–240
Weichteilsarkom 153, 155, 164, 174, 182, 192
Wellnara *(Estradiol + Levonorgestrel)* 412
Wellvone *(Atovaquon)* 240
Werlhof, Morbus 579
Wick Husten *(Dextromethorphan)* 83
Wick Sinex *(Oxymetazolin)* 393
Wilms-Tumor 161, 164
Wilson, Morbus 560
Winkelblockglaukom, akut 731
Wirkmechanismen 831
Wirkung 831
World Anti-Doping Agency 841
WPW-Syndrom 17, 465
Wundinfektion 372

X

Xadago *(Safinamid)* 311
Xagrid *(Anagrelid)* 189
Xalacom *(Latanoprost + Timolol)* 387
Xalatan *(Latanoprost)* 387
Xalkori *(Crizotinib)* 173
Xaluprine *(Mercaptopurin)* 157
Xamiol *(Calcipotriol + Betamethason)* 367
Xanef *(Enalapril)* 23
Xanthinderivate 289
Xanthin-Oxidase-Inhibitoren 129
Xarelto *(Rivaroxaban)* 61
Xelevia *(Sitagliptin)* 116

Xeljanz *(Tofacitinib)* 16, 211
Xeloda *(Capecitabin)* 159
Xenazine *(Tetrabenazin)* 329
Xenical *(Orlistat)* 134
Xenon
– Anästhesie 653
Xeomin *(Clostridium-botulinum-Toxin Typ A)* 319
Xeplion *(Paliperidon)* 350
Xeristar *(Duloxetin)* 337
Xgeva *(Denosumab)* 133
Xidan Edo *(Hyaluronsäure)* 390
Xifaxan *(Rifaximin)* 239
Xigduo *(Dapagliflozin + Metformin)* 117
Ximovan *(Zopiclon)* 358
Xipamid 44, 46
– Kardiologie 459
– Nephrologie 526, 528
Xipamid HEXAL *(Xipamid)* 44
Xipamid Stada *(Xipamid)* 44
Xolair *(Omalizumab)* 88
Xomolix *(Droperidol)* 107
Xoterna 77
X-Systo *(Pivmecillinam)* 15, 215
Xtandi *(Enzalutamid)* 404
Xusal *(Levocetirizin)* 86
Xylocain *(Lidocain)* 49, 290
Xylocitin Cor *(Lidocain)* 49
Xylocitin Loc *(Lidocain)* 290
Xylometazolin 393
– HNO 734, 736, 741
Xylonest *(Prilocain)* 290
Xyrem *(4-Hydroxybuttersäure)* 306
Xyzall *(Levocetirizin)* 86

Y

Yantil retard *(Tapentadol)* 284
Yasmin *(Ethinylestradiol + Drospirenon)* 417
Yasminelle *(Ethinylestradiol + Drospirenon)* 417
Yasnal *(Donepezil)* 323
Yaz *(Ethinylestradiol + Drospirenon)* 417
Yentreve *(Duloxetin)* 406
Yervoy *(Ipilimumab)* 377

Y-Ibritumomab-Tiuxetan
– Hämatologie 584
Yocon-Glenwood *(Yohimbin)* 402
Yohimbin 402
Yomesan *(Niclosamid)* 263
Yomogi *(Saccharomyces boulardii)* 101
Yondelis *(Trabectedin)* 192
Yvette-ratioph. *(Desogestrel)* 419

Z

ZacPac *(Pantoprazol + Amoxicillin + Clarithromycin)* 94
Zaditen ophta *(Ketotifen)* 389
Zahninfektionen 213, 228, 233
Zalain *(Sertaconazol)* 374
Zalasta *(Olanzapin)* 350
Zaldiar *(Paracetamol + Tramadol)* 200
Zalerg ophta *(Ketotifen)* 389
Zaltrap *(Aflibercept)* 188
Zanamivir 247
Zanipress *(Lercanidipin + Enalapril)* 41
Zantic *(Ranitidin)* 92
Zarzio *(Filgrastim)* 150
Zavedos *(Idarubicin)* 165
Zavedos Oral *(Idarubicin)* 165
Zavesca *(Miglustat)* 138
Zavicefta *(Ceftazidim + Avibactam)* 16, 221
Zebinix *(Eslicarbazepinacetat)* 299
Zeffix *(Lamivudin)* 249
Zelboraf *(Vemurafenib)* 175
Zeldox *(Ziprasidon)* 351
Zemplar *(Paricalcitol)* 148
Zentral wirksame Abmagerungsmittel 134
Zentralarterienembolie 728
– Lysetherapie 728
Zentrales anticholinerges Syndrom 816
Zentrales vestibuläres Reizsyndrom 105

Handelsnamen = fett   Wirkstoffe = kursiv

Zen–Zyv 931

Zentralvenenthrombose 729
- rheologische Therapie 729
Zentropil *(Phenytoin)* 300
Zepatier *(Elbasvir + Grazoprevir)* 15, 255
Zerbaxa *(Ceftolozan + Tazobactam)* 221
Zerebrale Ischämie 673
Zerit *(Stavudin)* 249
Zerlinda *(Zoledronsäure)* 133
Zerrungen 194
Zervikale Dystonie 319
Zervixdysplasie 274
Zervixkarzinom 153–155, 165, 274
Zervizitis 759
- Chlamydien 759
Zetia *(Ezetimib)* 125
Zevtera *(Ceftobiprol)* 221
Ziagen *(Abacavir)* 247
Ziconotid 284
Zidovudin 249, 250
Zidovudin Aurobindo *(Zidovudin)* 250
Ziel-INR 64
Zienam *(Imipenem + Cilastatin)* 235
Ziloxicum *(Acemetacin)* 196
Zinacef *(Cefuroxim)* 218
Zinbryta *(Daclizumab)* 15, 327
Zindaclin *(Clindamycin)* 370
Zinforo *(Ceftarolinfosamil)* 220
Zink 293
- Endokrinologie 560
- Intoxikation 430, 829
Zinkit *(Zink)* 293
Zinkmangel 293
Zinkoxid 110
Ziprasidon 351
- Psychiatrie 681, 682
Ziprasidon Actavis *(Ziprasidon)* 351
Ziprasidon HEXAL *(Ziprasidon)* 351
Zirrhose, primär biliäre 519
Zithromax *(Azithromycin)* 226
Zitrat
- Endokrinologie 545
ZNS-Malignome 626

ZNS-Tumoren 154, 156
Zocor *(Simvastatin)* 122
Zodin *(Omega-3-Säurenethylester)* 125
Zoely *(Estradiol + Nomegestrolacetat)* 417
Zofenil *(Zofenopril)* 24
Zofenopril 24
Zofran *(Ondansetron)* 106
Zoladex *(Goserelin)* 405, 415
Zoledron HEXAL *(Zoledronsäure)* 133
Zoledronsäure 133
- Endokrinologie 544, 557
- Hämatologie 590
Zoledronsäure Actavis *(Zoledronsäure)* 133
Zoledronzentiva *(Zoledronsäure)* 133
Zolim *(Mizolastin)* 86
Zollinger-Ellison-Syndrom 92, 93, 94, 574
Zolmitriptan 317
- Neurologie 662
Zolmitriptan HEXAL *(Zolmitriptan)* 317
Zolmitriptan Stada *(Zolmitriptan)* 317
Zoloft *(Sertralin)* 336
Zolpidem 358
- Geriatrie 433, 434
Zolpidem Stada *(Zolpidem)* 358
Zolpidem-ratioph. *(Zolpidem)* 358
Zometa *(Zoledronsäure)* 133
Zomig *(Zolmitriptan)* 317
Zonegran *(Zonisamid)* 300
Zonisamid 300
- Neurologie 657, 658
Zonisamid-ratioph. *(Zonisamid)* 300
Zopiclon 358
- Geriatrie 433, 434
Zopiclon HEXAL *(Zopiclon)* 358
Zopiclon-ratioph. *(Zopiclon)* 358
Zorac *(Tazaroten)* 367
Zostavax *(Varicella-Zoster-Impfstoff)* 274

Zoster 714
- bei Kindern 792
- ophthalmicus 245
- oticus 741
- oticus, bei Kindern 792
Zostex *(Brivudin)* 245
Zovirax *(Aciclovir)* 245, 372, 382
Zuclopenthixol 345
- Psychiatrie 675
Zwangserkrankung 685
Zwangsstörung 332, 336
Zweidrittelelektrolytlösungen 294
Zweiphasenpräparate 763
Zwergbandwurm 263
Zyban *(Bupropion)* 362
Zyclara *(Imiquimod)* 380
Zydelig *(Idelalisib)* 190
Zydlig *(Idelalisib)* 190
Zykadia *(Ceritinib)* 172
Zyklitis 383, 388
Zyklolat *(Cyclopentolat)* 388
Zyklopegie 388
Zykloplegika 388
Zyklusstörungen 410, 422
Zyloric *(Allopurinol)* 130
Zymafluor D *(Colecalciferol + Fluorid)* 148
Zypadhera *(Olanzapin)* 350
Zyprexa *(Olanzapin)* 350
Zyrtec *(Cetirizin)* 85
Zystennieren 751
Zystin, Dermatologie 698
Zystinsteine 405, 755
Zystische Fibrose 102, 504
Zystitis 215, 230, 746
- Dauerkatheterträger 750
- rezidivierende bakterielle 747
Zytiga *(Abirateronacetat)* 403
Zytochrom-P450-System 836
- CYP1A2 836
- CYP2C19 837
- CYP2C9 836
- CYP2D6 837
- CYP2E1 837
- CYP3A 836
Zytomegalie-Ösophagitis 508
Zytotoxische Antibiotika 163
Zytrim *(Azathioprin)* 267
Zyvoxid *(Linezolid)* 237

Die **interaktive Version** des Arzneimittel pocket mit **Arzneimitteln, Therapie, Notfallmedikamenten, Dosierungsanpassungen** bei Niereninsuffizienz, **Leitlinien**, vielen **interaktiven Inhalten zu einzelnen Fachgebieten** finden sich in...

Arzneimittel pocket app

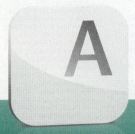

Laden Sie sich das neue Arzneimittel pocket auf Ihr Smartphone!

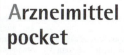

Programmübersicht

pockets

Akupunktur pocket	978-3-89862-291-2
Anästhesie pocket	978-3-89862-787-0
Arzneimittel pocket 2018	978-3-89862-788-7
Arzneimittel pocket plus 2018	978-3-89862-789-4
Arzneimittel Therapie pocket 2016	978-3-89862-773-3
Austria Arzneimittel pocket	978-3-89862-765-8
Bergmedizin Expeditionsmedizin p.	978-3-89862-743-6
Diabetes mellitus pocket	978-3-89862-786-3
Differenzialdiagnose pocket	978-3-89862-754-2
Dolmetscher Medizin pocket	978-3-89862-737-5
EKG pocket	978-3-89862-785-6
Heilpraktiker Kompaktwissen p.	978-3-89862-734-4
HNO pocket	978-3-89862-745-0
Homöopathie für Kinder pocket	978-3-89862-727-6
Homöopathie pocket	978-3-89862-747-4
Kardiologie pocket	978-3-89862-562-3
Kontrazeption pocket	978-3-89862-767-2
Labormedizin pocket	978-3-89862-777-1
Medizinisches Englisch pocket	978-3-89862-239-4
Medizinisches Italienisch pocket	978-3-89862-265-3
Mensch Körper pocket	978-3-89862-712-2
Neuro Imaging pocket	978-3-89862-749-8
Neurologie pocket	978-3-89862-746-7
Notaufnahme Innere Medizin	978-3-89862-548-7
Notfallmedikamente pocket	978-3-89862-776-4
Notfallmedizin pocket	978-3-89862-757-3
Phytotherapie pocket	978-3-89862-764-1
Schmerztherapie pocket	978-3-89862-774-0
Traumatologie pocket	978-3-89862-769-6
Wörterbuch Medizin pocket	978-3-89862-775-7
Wörterbuch Pflege pocket	978-3-89862-753-5

fasts

Anatomie fast – Crashkurs	978-3-89862-276-9
Chirurgie fast – 20h Crashkurs	978-3-89862-261-5
Psychiatrie fast – 6h Crashkurs	978-3-89862-557-9

XXL pockets

Mensch Körper pocket XXL, Band 3	978-3-89862-723-8

XXS pockets

Arzneimitteldosierungen bei Niereninsuffizienz XXS pocket	978-3-89862-756-6
Impfungen XXS pocket	978-3-89862-566-1
Regionalanästhesie XXS pocket	978-3-89862-520-3
Rheumatologie XXS pocket	978-3-89862-560-9
Stroke XXS pocket	978-3-89862-565-4

pocketcards

Anästhesie/Intensivmeds pc Set (2)	978-3-89862-193-9
Anästhesie pocketcard Set (3)	978-3-89862-175-5
Antibiotika pocketcard Set 2017 (2)	978-3-89862-191-5
Assessment i. d. Geriatrie pc Set (4)	978-3-89862-168-7
Beatmung pocketcard Set (5)	978-3-89862-190-8
Diabetes mellitus pc Set (3)	978-3-89862-192-2
Echokardiografie pc Set (2)	978-3-89862-177-9
EKG Lineal pocketcard	978-3-89862-011-6
EKG pocketcard	978-3-89862-172-4
EKG pocketcard Set (4)	978-3-89862-152-6
Elektrolyte/Säure-Basen pc Set (3)	978-3-89862-069-7
Gestationsdiabetes pc Set (3)	978-3-89862-157-1
Gicht pocketcard Set (3)	978-3-89862-156-4
Husten pocketcard Set (2)	978-3-89862-147-2
Kinderanästhesie pc Set (3)	978-3-89862-120-5
Lungenfunktion pocketcard Set (3)	978-3-89862-188-5
Malignes Melanom pc Set (4)	978-3-89862-159-5
Med. Englisch pocketcard Set (2)	978-3-89862-142-7
Med. Sprachtafeln pc Set (3)	978-3-89862-095-6
Neurologie pocketcard Set (4)	978-3-89862-180-9
Normalwerte pocketcard	978-3-89862-114-4
Notarzt pocketcard Set (3)	978-3-89862-167-0
Ophthalmologie pocketcard Set (4)	978-3-89862-117-5
Pädiatrie pocketcard Set (4)	978-3-89862-186-1
Palliativmedizin pocketcard Set (5)	978-3-89862-187-8
Periodensystem pocketcard	978-3-89862-153-3
Pflegeprozess pocketcard Set (3)	978-3-89862-173-1
Psoriasis pocketcard Set (3)	978-3-89862-161-8
Röntgen Thorax pocketcard Set (2)	978-3-89862-182-3
Sono Abdomen pocketcard Set (4)	978-3-89862-185-4

Programmübersicht

pockettools

EKG pockettool	978-3-89862-314-8

Pocket-Leitlinien der DDG

Typ-1-Diabetes (Pocket Guideline 1/6)	978-3-89862-952-2
Typ-2-Diabetes (Pocket Guideline 2/6)	978-3-89862-953-9
Folgeerkrankungen bei Diabetes mellitus (Pocket Guideline 3/6)	978-3-89862-954-6
Diabetes mellitus bei Frauen (Pocket Guideline 4/6)	978-3-89862-955-3
Diabetes mellitus im Kindes- und Jugendalter (Pocket Guideline 5/6)	978-3-89862-956-0
Diabetes mellitus im Alter (Pocket Guideline 6/6)	978-3-89862-957-7

Pocket-Leitlinien der DGK

3. Allgemeine Definition des Myokardinfarktes	978-3-89862-945-4
Akutes Koronarsyndrom ohne ST-Hebung (NSTE-ACS)	978-3-89862-968-3
Aortenerkrankungen	978-3-89862-959-1
Device-Therapie b. Herzinsuffizienz	978-3-89862-924-9
Diabetes	978-3-89862-949-2
Diagnose und Behandlung der hypertrophen Kardiomyopathie	978-3-89862-963-8
Diagnostik und Therapie der Dyslipidämien	978-3-89862-976-8
Diagnostik und Therapie der peripheren arteriellen Erkrankungen	978-3-89862-921-8
Diagnostik und Therapie der pulmonalen Hypertonie	978-3-89862-969-0
Diagnostik und Therapie von Synkopen	978-3-89862-923-2
Fahreignung bei kardiovaskulären Erkrankungen	978-3-89862-913-3
Gendiagnostik bei kardiovaskulären Erkrankungen	978-3-89862-962-1
Herzinsuffizienz	978-3-89862-974-4
Herzklappenerkrankung	978-3-89862-943-0
Implantation von Defibrillatoren	978-3-89862-926-3
Infektiöse Endokarditis	978-3-89862-970-6
Kardiopulmonale Reanimation	978-3-89862-966-9
Kardiovaskuläre Erkrankungen während der Schwangerschaft	978-3-89862-911-9
Kardiovaskuläre Komplikationen onkologischer Therapien	978-3-89862-975-1
Konsensusempfehlungen z. Einsatz der Herzbildgebung mit CT u. MRT	978-3-89862-944-7
Leitlinien für das Management der arteriellen Hypertonie	978-3-89862-948-5
Management der akuten Lungenembolie	978-3-89862-961-4
Management der stabilen koronaren Herzkrankheit	978-3-89862-951-5
Management von Vorhofflimmern	978-3-89862-977-5
Myokardrevaskularisation	978-3-89862-964-5
Nichtkardiale chirurgische Eingriffe	978-3-89862-960-7
Perikarderkrankungen	978-3-89862-971-3
Prävention von Herz-Kreislauf-Erkrankungen	978-3-89862-972-0
Schrittmacher- und kardiale Resynchronisationstherapie	978-3-89862-950-8
Therapie d. akuten Herzinfarktes m. persistierender ST-Streckenhebung	978-3-89862-946-1
Ventrikuläre Arrhythmien und Prävention des plötzlichen Herztodes	978-3-89862-967-6

Publikationen der DGVS

Kodierleitfaden Gastroenterologie, Version 2017	978-3-89862-973-7

Publikationen des RKI

STIKO Impfempfehlungen 2017/2018	978-3-89862-978-2

Stand: Juli 2017

Notizen

Notizen

Notizen

Notizen

Notizen

Notizen

Notizen

Abkürzungen

5-HT	5 Hydroxytryptamin = Serotonin	FI	Fachinformation
ACS	Akutes Koronarsyndrom	G-6-PDH	Glukose-6-Phosphat-Dehydrogenase
ACT	Activated clotting time	G-CSF	Granulozyten-Kolonien stimulierender Faktor
ADHS	Aufmerksamkeitsdefizit-/Hyperaktivitätsstörung	GFR	Glomeruläre Filtrationsrate
AGS	Adrenogenitales Syndrom	GI	Gastrointestinal
akt.	aktualisiert	Glu	Glukose
Amp.	Ampulle	glu-Pot	Glukokortikoide Potenz
Anw.	Anwendung	Glyc.	Glycerol
Anw.Beschr.	Anwendungsbeschränkung	GM-CSF	Granulozyten-Makrophagen-Kolonienstimulierender Faktor
aP	Alkalische Phosphatase		
AP	Aktionspotential	Gran.	Granulat
Appl.	Applikation	Gtt.	Tropfen
AS	Augensalbe	HD	Hämodialyse
AT	Augentropfen	HES	Hydroxyethylstärke
BE	Base excess/Broteinheit	HF	Herzfrequenz
Bed.	Bedarf	Hkt	Hämatokrit
bek.	bekannt	HWI	Hinterwandinfarkt
Btl.	Beutel	HWZ	Halbwertszeit
Btm	Betäubungsmittelrezept erforderlich	HZV	Herzzeitvolumen
		IE	Internationale Einheit(en)
BZ	Blutzucker	Impl.	Implantat
CED	Chronisch entzündliche Darmkrankung	Ind. Stell.	Indikationsstellung
		Inf.Lsg.	Infusionslösung
CPR	Kardiopulmonale Reanimation	Inh.Kps.	Inhalationskapseln
CSE	Cholesterol-Synthese-Enzym	Inh.Lsg.	Inhalationslösung
d	Tag(e)	ini	Initial
DA	Dosieraerosol	Inj.Lsg.	Injektionslösung
DALI	Dosisanpassung bei Leberinsuffizienz	INR	International normalized ratio
		i.o.	intraossär
DANI	Dosisanpassung bei Niereninsuffizienz	ISA	Intrinsische sympathomimetische Aktivität
Dep.	Depot-Lösung	J	Jahr(e)
D.m.	Diabetes mellitus	Jug.	Jugendliche(r)
DTI	Dauertropfinfusion	KG	Körpergewicht
ED	Einzeldosis	KHK	Koronare Herzkrankung
ELF	epithelial lining fluid	KI	Kontraindikation
empf.	Empfohlen/empfindlich	Ki.	Kinder
Emul.	Emulsion	KM	Knochenmark
enth.	Enthalten	KOF	Körperoberfläche
Erh. Dos.	Erhaltungsdosis	Kps.	Kapseln
Erw.	Erwachsene	Krea	Kreatinin
FDA	Food and Drug Administration	KS	Kristallsuspension
FG	Frühgeborene	Ktr.	Kontrolle

Lact	Laktation, Stillzeit	PDT	Photodynamische Therapie
LCT	Langkettige Triglyzeride	Perf.	Perfusor (50 ml)
LI	Leberinsuffizienz	Pfl.	Pflaster
Ling.Tbl.	Lingualtablette	Pholip.	Phospholipide
LL	Leitlinie	PPB	Plasmaproteinbindung
Lsg.	Lösung	PRC	Pregnancy Risk Category
M	Monat(e)	Pro.	Prophylaxe
MAC	Mycobacterium avium intracellulare	PTT	Partielle Thromboplastinzeit
		RAA	Renin-Angiotensin-Aldosteron
MAO	Monoaminoxidase	ret.	Retard
MCT	Mittelkettige Triglyzeride	RF	Risikofaktor(en)
MDS	Myelodysplastisches Syndrom	Rp	Rezeptpflichtig
		Rp-L	Lifestylepräparat
mgl.	Möglich	rt-PA	Recombinant tissuetype Plasminogen Activator
MI	Myokard-/Herzinfarkt		
min-Pot	Mineralokortikoide Potenz	SCLC	Kleinzelliges Bronchial-CA
MRSI	Methicillin-resistente Staphylokokkeninfektion	s.l.	Sublingual
		Sgl.	Säuglinge
MTD	Maximale Tagesdosis	SR	Sinusrhythmus
MTX	Methotrexat	SS(W)	Schwangerschaft(-swoche)
mU	Milliunits	Strg.	Störung
mval	Millival	Supp.	Suppositorium
MW	Molekulargewicht	Susp.	Suspension
NG	Neugeborene	SZ	Stillzeit
NI	Niereninsuffizienz	Ther.	Therapie
NOAK	Neue orale Antikoagulanzien	Trim.	Trimenon
NPA	Neutral Protamin Aspart	TTS	Transdermales ther. System
NPL	Neutral Protamin Lispro	Tx	Transplantation
NSCLC	Nichtkleinzelliges Bronchial-Ca	ULN	Upper limit of normal
		UW	Unerwünschte Wirkungen
NT	Nasentropfen	W	Woche(n)
NYHA	New York Heart Association	Wdh.	Wiederholung
OAK	Orale Antikoagulation	Wi	Wirkung
OP	Originalpackung	Wm	Wirkmechanismus
Osmo	Osmolarität	WW	Wechselwirkungen
OT	Ohrentropfen	Xyl.	Xylit
OTC	„Over the Counter", apothekenpflichtig	z.N.	Zur Nacht
		Zul.	Zulassung
PAH	Pulmonal arterielle Hypertonie	↑	Zunahme/steigern/erhöht
Pat.	Patienten	↓	Abnahme/reduzieren/ erniedrigt
Pck.Beil.	Packungsbeilage		
Ph	Philadelphia-Chromosom	⚕	Doping-relevant
p.i.	per inhalationem	⚘	für ältere Pat. potenziell inadäquates Medikament
PIM	für ältere Patienten potenziell inadäquate Medikamente		
PCR	Polymerase chain reaction		